生命科学名著

THE BIOLOGY OF CANCER（SECOND EDITION）

癌生物学

（原书第二版）

〔美〕R.A. 温博格　著

詹启敏　刘芝华 等　译

科学出版社

北　京

图字：01-2016-3848 号

内 容 简 介

本书是当今肿瘤生物学领域最具权威性的专著。作者从大量文献报道中梳理出已被认可的肿瘤研究理论，形成关于肿瘤发生发展的清晰理论脉络，将近 30 年来癌生物学的最新研究成果系统而全面地进行了论述。读者可以通过本书建立起肿瘤研究的科学理论框架和分支网络，深入理解肿瘤遗传学和肿瘤表型之间的关系，并了解肿瘤研究和治疗的方向与挑战。本书第二版仍然与第一版一样，共分为不同篇幅的 16 章。第二版也继承了第一版所建立的理论框架。第 1～6 章涉及的是当代分子肿瘤学的早期理论发现，这些章节变动较小，第 7 章及之后的章节更新较多，涵盖了癌生物学领域发生的重大进展。

本书适合作为生物学、医学专业本科生、研究生，以及相关领域研究人员的教学和参考资料。

图书在版编目（CIP）数据

癌生物学：原书第二版/（美）R.A. 温博格（R.A. Weinberg）著；詹启敏等译. —北京：科学出版社，2018.9（2022.1 重印）

（生命科学名著）

书名原文：The Biology of Cancer (Second Edition)
ISBN 978-7-03-058619-3

Ⅰ.①癌… Ⅱ.①R… ②詹… Ⅲ.①肿瘤学–生物学 Ⅳ.①R730.23

中国版本图书馆 CIP 数据核字(2018)第 198850 号

责任编辑：李 悦 田明霞 / 责任校对：郑金红
责任印制：张 伟 / 封面设计：刘新新

科学出版社 出版
北京东黄城根北街 16 号
邮政编码：100717
http://www.sciencep.com

北京虎彩文化传播有限公司 印刷
科学出版社发行 各地新华书店经销
*
2018 年 9 月第 一 版 开本：787×1092 1/16
2022 年 1 月第六次印刷 印张：62
字数：1 470 000

定价：398.00 元

(如有印装质量问题，我社负责调换)

与第一版一样，我首先把这本书的第二版献给我亲爱的夫人埃米·舒尔曼·温博格（**Amy Shulman Weinberg**），她在长达几年之久的时间里，每天连续几个小时被我忽视，听我反复唠叨说“本版书马上就写完了”。她值得我带着爱意献上本书！

翻译委员会

黄常志　刘芝华　徐宁志　詹启敏　吕有勇　王明荣
赵晓航　张叔人　林　晨

翻 译 人 员

（按姓名汉语拼音排序）

杜小莉　葛科立　郝佳洁　何　顺　贺　欢　黄常志
黄唯燕　贾立立　李春晓　李　丹　李东东　李　薇
李　燕　林　晨　林德晨　林　虹　刘　梅　刘曙光
刘芝华　吕有勇　罗　清　马怡茗　潘元明　钱海利
宋咏梅　孙玉琳　王博石　王海娟　王明荣　王早早
吴清楠　吴艳红　徐宁志　闫　霜　晏　杰　晏　靖
詹启敏　詹　芸　张叔人　张　薇　张亚平　张　钰
赵连梅　赵晓航　赵晓赛　郑巍薇　钟佳伶　朱红霞
邹丽辉

整 理 人 员

齐　文

参加翻译单位

中国医学科学院肿瘤医院
北京大学肿瘤医院
北京市肿瘤防治研究所

译者的话

恶性肿瘤是当今世界范围内严重威胁人类健康的重大疾病，攻克肿瘤已经成为了全世界的共同目标。众所周知，要征服恶性肿瘤，关键在于理解其发生、发展及转移的机制，而肿瘤生物学正是一门从本质上系统诠释肿瘤生物学行为的综合性学科。

近年来，随着生命科学研究在中国的蓬勃发展，越来越多的年轻人加入了肿瘤研究领域。肿瘤基础研究的成果呈爆发式增长，大大加深了人们对肿瘤生物学的认识。然而，日新月异的海量文献令人眼花缭乱，对于初学者来说，如同置身于凌乱的碎片化世界而不知所从；而对于新加入该领域的年轻研究者来说，强烈求知欲与纷繁资料之间的摩擦碰撞，亦给其带来了极大的困扰。因此，他们迫切需要一本能够及时、系统反映肿瘤研究进展的优秀参考书，来引导他们了解本领域的科学框架，进而能够从海量文献中跟踪领域的最新进展。

该书由美国麻省理工学院怀特黑德（Whitehead）研究所温博格教授所著，是当今肿瘤生物学领域最具权威性的专著。作者从大量文献报道中梳理出已被认可的肿瘤研究理论，形成关于肿瘤发生发展的清晰理论脉络，将近 30 年来癌生物学的最新研究成果系统而全面地进行了论述。读者可以通过本书建立起肿瘤研究的科学理论框架和分支网络，深入理解肿瘤遗传学和肿瘤表型之间的关系，并了解肿瘤研究和治疗的方向与挑战。该书目前已出版至第二版，补充和更新了第一版问世后肿瘤学领域的最新进展，尤其是第 7 章以后的内容。正如作者在书中所说的："可能本书最重要的目标是，使您能够超越本教科书的知识并能够直接阅读原始研究文献。"因此，我们继续组织翻译这本肿瘤学研究领域经典参考书的第二版，希望能为青年科研工作者带来启迪与激励。

该书的翻译工作由中国医学科学院肿瘤医院和北京大学肿瘤医院等单位的一线肿瘤学研究专家共同完成。译者们对相关领域的研究进展有深入的了解，对翻译章节的内容有准确的把握，在翻译过程中力求忠实原著的同时兼顾内容的逻辑性和通顺性。肿瘤学研究发展迅速，新成果、新知识不断涌现，原著中有部分英文名词没有对应的权威中文译文，或者是在学术领域研究人员更熟悉其英文表达，所以在此中文版中保留了英文原词，感兴趣的读者可以从相关文献中获得更多相关知识。此外，原书有部分图表表述不够清晰，我们本着尊重行业习惯和原书内容的原则，未做过多改动。我们希望本书能作为我国肿瘤学研究青年工作者的教学和参考资料，传播肿瘤学研究的新进展，推动我国肿瘤学研究人才的培养和肿瘤学事业的发展。

在此，谨以此书奉献给我国医学界、教育界和科技界的广大读者。

詹启敏　刘芝华

中国医学科学院肿瘤医院

北京大学肿瘤医院

2018 年 3 月 15 日

第二版前言

与其他的生物学研究领域相比，分子肿瘤学这一学科产生得较晚。它的产生可以追溯到 1975 年的一项里程碑性发现。那一年，加利福尼亚旧金山哈罗德·瓦默斯（Harold Varmus）和 J. 迈克尔·毕晓普（J. Michael Bishop）实验室发现正常细胞基因组携带着变异后具有促发肿瘤作用的原癌基因。在此之前，我们基本上对肿瘤形成的分子机制一无所知。从那时起，我们逐渐积累了大量的信息，使我们现在能够在框架和细节上了解正常细胞是如何转化为肿瘤细胞的，以及这些肿瘤细胞是如何协同作用形成致命性的肿瘤的。

有关肿瘤发生的科学文献爆发式增长，今天已经积累了超过百万篇的研究报道，但这么多的研究报道似乎只能作为一个安慰。话说回来，知道的多总比知道的少要好。实际上，这些海量的科学文献也给我们带来了很大的尴尬。到目前为止，我们得到了太多的信息，如果把单项研究发现看作补丁，我们现在对肿瘤的认识看起来就像打满了补丁的被子，被子上各个补丁之间的关系模糊而杂乱，以至于很难把肿瘤研究系统化为一个连贯的科学理论。

我们是带着一种相当积极的心态来写本书的，努力地使这个打满补丁的被子能够看起来更像是一个科学分支，从而能以隐藏在现象背后的一些简单规律来解释这些多种多样的科学发现。实际上，就像其他生物医学研究，甚至物理学和化学领域一样，肿瘤研究本身也是有一个完整的理论框架的，用这个框架的理论来理解那些令人眼花缭乱的肿瘤研究文献就容易多了。

在 1975 年的开创性发现以前，我们对肿瘤在分子水平和细胞水平的发生机制几乎一无所知。但那时已经产生了一些有趣的线索：我们已经知道致癌物通常（但并不总是）作为致突变剂发挥作用，这表明突变基因以某种方式参与了肿瘤细胞的异常增殖。我们已经知道肿瘤的发生通常是一个长期的过程，并且我们已经知道从肿瘤组织中分离出来的单个肿瘤细胞的行为与它们对应的正常组织细胞存在显著差异。

现在，在将近 40 年之后，我们了解了突变基因是如何调控肿瘤细胞的不同行为，以及这些单个肿瘤细胞是如何决定肿瘤行为的。在很大程度上这些进展要归功于实验工具的巨大进步，在当时还非常粗浅的遗传分析方法现在已经发展到能够在几天内完成整个肿瘤细胞基因组测序的技术。（这与 1975 年的技术水平形成了鲜明对比，那时即使寡核苷酸测序也还是一项不得了的工作！）由于知道了细胞基因型对细胞表型具有关键的决定作用，我们现在至少已经能够大概了解为什么肿瘤细胞会表现出那样的生物学行为。一方面，各个肿瘤之间的分子差异表明人类肿瘤可能存在着几百种不同的类型；另一方面，分子与生物化学分析表明，这一令人眼花缭乱的差异性体现的是背后少数几种共同的生物化学特征和分子事件。

有趣的是，在很大程度上这些共性的规律在 6 亿年前就已经决定了。从有机体的发育规则被建立起来的那一刻起，它们就控制了随后包括正常和肿瘤细胞行为在内的所有生物学事件。现代肿瘤研究者不断从这一严格保守的、在进化过程中形成的基本生命法则中获得研究成果。就像在本书中反复指出的那样，我们对肿瘤细胞及肿瘤疾病的许多认识都来源于对蠕虫、果蝇和蛙类细胞的研究。这些法则和原则反复被用来解释人类肿瘤的复杂行为。通过对这些法则和原则进行描述和推理，能够帮助我们理解各种类型的人类肿瘤。

虽然这些基本的原则已经比较清楚，但我们仍缺乏对某些关键细节的了解。这解释了为什么现代肿瘤研究仍然处于活跃的发展阶段，以及为什么每个月都有令人振奋的新发现。虽然这些法则会产生新的观点，但它们并没有威胁到它们本身所代表的事实的客观性，这些正是本书所努力展示的内容。7 年前本书的第一版就已经清晰地描述了这些法则，随后的研究结果也仍然没有能够超越这些生物学法则。

同时，本书也是一本征募手册，因为我们需要新一代的研究者把肿瘤研究继续向前推进。这些新一代的研究者肩负重要的使命，因为本书极力阐述的我们关于肿瘤发生的研究结果还远没有成功应用于肿瘤疾病的预防与治疗。这是当代肿瘤研究的主要问题，虽然夜以继日地工作，但我们对疾病病因的研究仅产生了极少数的具有显著疗效的治疗方法，仍然有一些关键问题没有得到阐明。我们仍然不能理解肿瘤细胞是如何发生转移的，而这是导致 90%以上肿瘤相关死亡的原因。我们对免疫系统在预防肿瘤发生中的作用了解得也非常有限。虽然我们对人类个体细胞中单个信号分子有了较多了解，但我们仍然对这些由分子组成的复杂信号通路是如何决策我们体内的单个细胞“生命与死亡”命运的缺乏了解。这些决策最终决定我们的每个细胞是否会开始进入漫长的癌性增殖过程并最终发展成致命性的肿瘤。

当代的肿瘤研究已经与现代生物医学研究的许多其他领域融合。因此，从本书中学到的内容也将会有助于理解免疫学、神经生物学、发育生物学及其他诸多生物医学研究领域的问题！享受你的本书阅读之旅吧！

R.A. 温博格
马萨诸塞州剑桥市
2013 年 3 月

第一版中文版序

本书的中文版翻译由詹启敏教授及其同事共同完成。

我们现在迎来了肿瘤学研究有史以来最好的时期。30年前，我们对人类肿瘤发病的遗传及分子机制几乎一无所知，但在此之后，我们对这方面的认识增加了很多。实际上，我们现在已经或多或少地了解了一些人类肿瘤发生的共同之处。

事实上，肿瘤学研究不仅仅由好奇心驱使，那些为肿瘤学研究埋单的人（在很多国家是纳税人）期望着有一天我们能够搞清楚肿瘤发生的根本原因，开发一些新的非常有效的治疗方法。然而到目前为止，这种潜力只被发掘了一小部分。相对于我们掌握的大量关于发病机制的信息，由研究产生的新的有效的治疗方法还相对较少，由此也证明了肿瘤发病的复杂性，我们尚需做大量工作。

中国在未来肿瘤学的发展中将起到重要作用。当 30 年前对肿瘤的基础研究刚起步时，中国的生物医学研究还很匮乏，而现在，中国在经济发展和科学研究上正成为世界的领袖。来自中国的研究论文与日俱增，不断发表在世界顶级的学术期刊上，而这仅是一个小小的开端，在接下来的几十年中，中国的实验室将会涌现出大量的前沿科学研究成果。

未来的研究必将被中国经济的发展所推动，但最终，科学发展的决定性因素还是年轻的科研工作者的想象力和活力，没有这些，再多的金钱也不可能推动科学的发展。

这种观念是我最初写这本书的主要动机。希望本书能够吸引大量年轻的科研工作者投身到肿瘤学研究的队伍中来，探索肿瘤发生发展的机制，开发新的诊断和治疗手段。

这本书罗列了过去 30 年间肿瘤学研究领域的概况，年轻的科研工作者可以以此为基础，开展那些激动人心且极具挑战性的肿瘤学研究。如果确实能够做到这一点，那这本书无疑将是成功的。

也许有人会认为中国年轻的肿瘤学研究者应该集中精力研究那些在中国人群而不是西方人群中更具有危害性的疾病，如肝癌和胃癌。但是，这样狭隘的研究领域不能真正体现中国新一代研究者的潜能，他们的视野应该扩展到全人类，而不仅仅局限于自己的同胞。

本书的章节是按照特定的次序排列的，以肿瘤学研究的开始作为开篇，随后的章节则按照历史的进程及逻辑顺序进行安排。通读全书之后，你会真正了解现代肿瘤学研究的原理，而且整装待发，准备进入肿瘤学的研究领域。

尽情享受这个旅程吧!

R.A. 温博格

马萨诸塞州剑桥市

2008 年 6 月 19 日

第一版译者的话

《癌生物学》一书是当今肿瘤生物学领域最具权威性的一本专著。该书的内容深入浅出，从癌症的本质、癌症的病因起源、癌症发生发展的分子机制、癌症的侵袭转移到癌症的免疫治疗及个体化治疗等各个方面，从历史发展的角度，对肿瘤进行了全方位的描述，并对未来肿瘤研究的发展及挑战进行了探讨。

肿瘤作为严重危害人类生命健康的重大疾病已引起人们的广泛关注，世界各国都投入了巨大的人力、物力对此进行研究，并取得了突飞猛进的进展，研究成果日新月异，其发展速度之快、信息量之大，令人目不暇接。但肿瘤是一个非常复杂的疾病，迄今为止人们对此尚缺乏全面而透彻的认识，因此肿瘤学研究目前仍处于一个探索阶段，很多领域需要我们去开拓，不断完善和发展。近几年来，我们欣喜地看到越来越多的青年科研人员加入到肿瘤学研究的队伍中来，他们迫切需要一本能够系统地反映肿瘤学研究进展的优秀参考读物。为满足广大科研人员尤其是年轻学生对肿瘤学研究领域前沿知识的渴求，我们翻译了这本目前享誉全球的《癌生物学》著作。

《癌生物学》这本书内容博大精深，从科学前沿的视野对肿瘤学研究的历史、现状及未来进行了详细的描述，是针对从事肿瘤学研究的科研人员、教师和学生的一本优秀教材，是一本难得的富有启迪性的好书。该书的翻译工作由中国医学科学院肿瘤医院和北京市肿瘤防治研究所的一批工作在肿瘤学研究领域一线的科研人员共同承担完成，每章的译者都是从事和熟悉该方面内容的专家，同时又是活跃在肿瘤学教学领域的主力军，他们对该书内容的背景材料和最新进展都有比较深入的了解。全书翻译力求忠实于原著、准确无误、通俗易懂。

我们希望本书的出版将有助于我国肿瘤学研究领域教学和科研水平的提高，吸引更多的年轻学子加入到肿瘤学研究的队伍中来，培养我们的肿瘤学研究专业人才，为我国的肿瘤学发展做出贡献。谨以此书奉献给我国医学界、教育界和科技界的广大读者。

詹启敏　刘芝华
中国医学科学院肿瘤医院分子肿瘤学国家重点实验室
2008 年 10 月

致 读 者

与第一版一样，本书的第二版仍然共分为不同篇幅的 16 章。第二版也高度认可并继承了第一版所建立的理论框架。7 年前第一版出版后发生了重大进展的领域的相关章节更新较多，而其他（主要是前面的一些章节）则变化较小。前面这些章节涉及的是当代分子肿瘤学的早期理论发现，这些章节变动较小是令人宽慰的。如果这些基础理论章节的内容发生了根本性的改变则是令人非常不安的事，那会意味着本书第一版是建立在沙子上的城堡，再不能相信哪些内容会是经过完善验证的、不可改变的事实了。

建议按本书章节出现的顺序阅读，因为每一章都是建立在前面章节所阐述内容的基础上的。第 1 章是为生物学专业本科生和博士预科学生准备的浓缩预备课程，里面提出了许多后面章节会谈到的背景概念。

贯穿这两版书的驱动力是我们的一个信念，即现代肿瘤研究是一个具有连贯性理论的科学领域，能够用清晰、逻辑的方式进行阐述。本书所讨论的内容中饱含着期望，希望终有一天能证明大部分这些信息能用于设计可用于临床肿瘤实践的新的诊断和治疗策略。您会发现本书中有大量配有显微照片的示意图，您会从中认识到实验结果是如何一点一点地整合起来并形成分子肿瘤学理论的。

正文中还分散存在着许多“信息栏”，其中包含正文主体讨论内容的补充评论。这些信息栏通常包含正文内容的一些轶史或详细阐释。如果对这些内容感兴趣可以阅读一下，如果感觉它们会分散思路则可跳过阅读。这些内容是为了提供一些读者可能会感兴趣的补充资料，为当前本领域研究的大量枯燥观点提供一些“调剂佐料”。“补充信息栏”也是如此，但它们的信息存在于伴随本书的只读光盘（DVD-ROM）*里，是用来详细阐释正文中提出的主题的，并且在全书中交叉引用。由于篇幅限制，补充信息栏的内容无法出现在本书的印刷版中。

您会在全书正文中发现，本书使用了大量的交叉引用，用于所讨论的主题已经在其他章节有所介绍或描述。插入这些交叉引用是为了避免读者为追溯被引用的部分或图表而不断地匆匆浏览其他章节。如果您觉得前面章节对该主题的介绍有用就使用这些交叉引用进行追溯，如果觉得没用则忽略即可。

第 2～16 章的末尾都有一个展望性质的概要——“总结与展望”。这一部分综合了本章的主要概念并提出仍然处于争论中的问题。这部分也考虑了未来研究的发展方向。这个概要以重要概念和思考问题列表的形式展现。有些问题特意设置得比较有挑战性，

---

* 出版者注：英文版原书配有只读光盘，内含“补充信息栏”等内容。但由于此中文版未获得相应授权，故无法提供相关内容。读者可以登录网站（网址：https://wwnorton.com/instructor-resources/9780815342199）提交申请，工作人员审核后提供资源（需 1～2 个工作日）（部分资源需要收费）。图书配套视频可从网站（网址：https://digital.wwnorton. com/cancer2）（需付费）获取。

我们希望这些问题能够使您对许多问题和概念进行更深入的思考。最后，许多章节有一个来自研究期刊的参考读物列表，如果您希望对某个特殊的主题进行更详细的了解，这个参考读物会非常有用。几乎所有被引用的参考文献都是综述文章，其中许多文章既包含对各个研究子领域的详细论述，也包含该子领域的最新进展。除此以外，偶尔还有一些参考文献指向早期的出版物，这有助于说明某个研究领域是如何发展起来的。

可能本书最重要的目标是使您能够超越本教科书的知识并能够直接阅读原始研究文献。全书有您需要理解的关键术语。像其他许多当前的生物医学研究领域一样，肿瘤研究也深受许多发表文章中大量充斥的字母缩写和首字母简写的困扰。您会在本书文后找到一个缩略语表，用于注释这些字母缩写。

本书还新增了一个关键技术列表。这个列表将帮助您了解当前肿瘤研究的技术与实验策略。

伴随本书的光盘也包含每章的 PPT（PowerPoint）展示材料和本书中每个图、表格和显微照片的单个 JPEG 文件（在一个文件夹中）。另外，您还能在这个光盘上发现为学生和教师准备的大量媒体文件，包括视频和录音。有一组视频文件能够帮助理解正文中所叙述的生物学过程。这些视频包含 QuickTime 和 WMV 两种格式，能够在计算机上使用或转移到移动设备上。为了帮助学生和教师理解，作者还录制了以下主题的小讲座：突变与肿瘤起源、生长因子、p53 与凋亡、转移、免疫学与肿瘤、肿瘤治疗。同样，这些小讲座以 MP3 格式文件储存，以便于在移动设备上使用。学生和教师能在 http://www.garlandscience. com 这个网址找到这些媒体文件以及将来的升级媒体文件。在这个网站上，有权限的教师能够进入一个新建立的问题库。这些问题能够检验学生对每个章节的掌握水平。教师网站还提供了所有加兰科技（Garland Science）出版社教科书的教学资源入口。要获得教师资源请联系出版社销售代表或发邮件至 science@garland.com。

“人类肿瘤信号通路”的海报图*概括了许多肿瘤发生过程中涉及的细胞内信号通路。第二版中的该海报图由细胞信号技术（Cell Signaling Technology）公司制作并更新。

由于本书所涉及的研究领域不断产生新的令人振奋的成果，所以本书中所介绍的一些细节或解释可能在本书付印时就已经过时了，甚至同样有可能被证明是错误的。尽管如此，本书所提出的原始概念仍然会是正确的，因为它们是建立在扎实的实验结果的基础上的。

作者和出版商将非常感谢您的反馈。虽然我们尽最大努力减少错误，但您可能仍然会在文中发现错误。如果您能将此错误反馈给我们，这将会给我们带来很大帮助。更重要的是，随着新研究结果出现，本书中所描述的科学内容在几年后需要重新进行诠释。请将您的建议以电子邮件的方式发送至 science@garland.com，我们考虑将您的建议整合在将来的版本中。

“PowerPoint”是微软公司在美国和（或）其他国家注册的商标。

---

* 出版者注：此中文版未获得“人类肿瘤信号通路”海报图的授权。

致　谢

本书中所描述的科学内容来自遍布全世界、高度互动的研究团体的综合成果。在过去的几十年里，这个研究团体的成员极大地推进了我们对肿瘤的理解。以下列出的同道们从各个方面或多或少地为本书的作者提供了帮助，包括提供声音设备、提供关键的科学文献信息、分析复杂甚至是有争议的科学问题，以及逐章阅读并提供中肯的建议等。他们的科学知识和对厘清思路的建议被证明是非常宝贵的。第一版书的成形就获得了大量同道们的帮助，第二版仍然是在诸多同道们的帮助下完成的。以下列出的这些人只是这个研究团体的代表，它的成员无一例外地乐于随时向需要帮助的人伸出援助之手。我非常感谢他们！此处没有一一列出的还有许多提供他们发表论文中的高分辨率照片的同道们，以本书图表说明中的文献引用向他们表示致谢！我向这些为本版书以及第一版书的撰写提供建议的人表示感谢！（为第二版书提供建议的人列于前，为第一版书提供建议的人列于后。）

第二版　埃里克·阿巴特（Eric Abbate）、贾妮斯·阿布科维茨（Janis Abkowitz）、朱利安·亚当斯（Julian Adams）、彼得·亚当斯（Peter Adams）、杰玛·奥尔德顿（Gemma Alderton）、洛德丝·阿莱曼（Lourdes Aleman）、卡里·阿利塔洛（Kari Alitalo）、C. 戴维·阿利斯（C. David Allis）、克劳迪娅·安德尔（Claudia Andl）、安妮卡·安东松（Annika Antonsson）、葆拉·阿普塞尔（Paula Apsell）、史蒂文·阿坦迪（Steven Artandi）、卡洛斯·阿特亚加（Carlos Arteaga）、阿维·阿什肯纳齐（Avi Ashkenazi）、邓肯·贝尔德（Duncan Baird）、埃米·鲍德温（Amy Baldwin）、弗朗西丝·鲍尔克威尔（Frances Balkwill）、艾伦·巴尔曼（Allan Balmain）、戴维·巴特尔（David Bartel）、何塞普·巴塞尔加（Josep Baselga）、斯蒂芬·拜林（Stephen Baylin）、菲利普·比奇（Philip Beachy）、罗伯特·贝克曼（Robert Beckman）、于尔根·贝伦斯（Jürgen Behrens）、罗德里克·贝耶斯贝根（Roderick Beijersbergen）、乔治·贝尔（George Bell）、罗伯特·贝内兹拉（Robert Benezra）、托马斯·本杰明（Thomas Benjamin）、迈克尔·伯杰（Michael Berger）、阿诺德·贝尔克（Arnold Berk）、勒内·伯纳兹（René Bernards）、拉门·贝鲁希姆（Rameen Beroukhim）、唐纳德·贝里（Donald Berry）、蒂莫西·贝斯特（Timothy Bestor）、玛丽安娜·比安（Mariann Bienz）、布赖恩·比里（Brian Bierie）、利昂·比格诺尔德（Leon Bignold）、沃尔特·伯奇梅尔（Walter Birchmeier）、奥利弗·比斯科夫（Oliver Bischof）、约翰·比克斯比（John Bixby）、珍妮·布莱克（Jenny Black）、伊丽莎白·布莱克本（Elizabeth Blackburn）、玛丽亚·布拉斯科（Maria Blasco）、马修·布拉特尼克（Matthew Blatnik）、金特·布洛贝尔（Günter Blobel）、朱利安·布洛（Julian Blow）、布鲁斯·博曼（Bruce Boman）、加雷思·邦德（Gareth Bond）、凯瑟琳·博登（Katherine Borden）、卢博尔·博尔西希（Lubor Borsig）、皮特·博斯特（Piet Borst）、

布莱斯 • 博西（Blaise Bossy）、迈克尔 • 博岑（Michael Botchan）、南希 • 布德罗（Nancy Boudreau）、亨利 • 伯恩（Henry Bourne）、玛丽娜 • 布斯凯（Marina Bousquet）、托马斯 • 布拉布尔茨（Thomas Brabletz）、芭芭拉 • 布兰德胡贝尔（Barbara Brandhuber）、乌尔里克 • 勃兰特（Ulrich Brandt）、詹姆斯 • 布伦顿（James Brenton）、玛尔塔 • 布里亚拉瓦（Marta Briarava）、卡特兰 • 布里斯肯（Cathrin Brisken）、杰奎琳 • 布朗伯格（Jacqueline Bromberg）、迈尔斯 • 布朗（Myles Brown）、帕特里克 • 布朗（Patrick Brown）、泰恩 • 布鲁姆坎普（Thijn Brummelkamp）、费迪南多 • 布鲁诺（Ferdinando Bruno）、理查德 • 布卡拉（Richard Bucala）、珍妮特 • 比泰尔（Janet Butel）、埃利泽 • 卡洛（Eliezer Calo）、希莉诺 • 卡梅伦（Eleanor Cameron）、伊恩 • 坎贝尔（Ian Campbell）、朱迪思 • 坎贝尔（Judith Campbell）、朱迪思 • 坎皮西（Judith Campisi）、刘易斯 • 坎特利（Lewis Cantley）、曹一海（音译，Yihai Cao）、马里奥 • 卡佩基（Mario Capecchi）、罗伯特 • 卡尔森（Robert Carlson）、彼得 • 卡莫利特（Peter Carmeliet）、克米特 • 卡拉韦（Kermit Carraway）、奥里奥尔 • 卡萨诺瓦（Oriol Casanovas）、汤姆 • 切赫（Tom Cech）、霍华德 • 锡达（Howard Cedar）、安 • 钱伯斯（Ann Chambers）、埃里克 • 张（音译，Eric Chang）、马克 • 赵（音译，Mark Chao）、伊恩 • 奇斯曼（Iain Cheeseman）、赫伯特 • 陈（Herbert Chen）、任赞吉（音译，Jen-Tsan Chi）、刘易斯 • 乔多什（Lewis Chodosh）、格哈德 • 克里斯托弗里（Gerhard Christofori）、钟英希（音译，Inhee Chung）、卡伦 • 西乔斯基（Karen Cichowski）、丹妮拉 • 奇米尼（Daniela Cimini）、蒂姆 • 克拉克森（Tim Clackson）、莉娜 • 克拉松-韦尔什（Lena Claesson-Welsh）、米歇尔 • 克兰普（Michele Clamp）、特雷弗 • 克兰西（Trevor Clancy）、雷切尔 • 克拉克（Rachael Clark）、贝亚德 • 克拉克森（Bayard Clarkson）、詹姆斯 • 克利弗（James Cleaver）、唐 • 克利夫兰（Don Cleveland）、戴维 • 科布里尼克（David Cobrinik）、约翰 • 科芬（John Coffin）、菲利普 • 科恩（Philip Cohen）、罗伯特 • 科恩（Robert Cohen）、迈克尔 • 科尔（Michael Cole）、希拉里 • 科勒（Hilary Coller）、凯瑟琳 • 科林斯（Kathleen Collins）、杜安 • 康普顿（Duane Compton）、约翰 • 康代利斯（John Condeelis）、西蒙 • 库克（Simon Cook）、克里斯托弗 • 康特尔（Christopher Counter）、萨拉 • 考特尼奇（Sara Courtneidge）、莉萨 • 库森（Lisa Coussens）、查尔斯 • 克雷克（Charles Craik）、詹姆斯 • 达内尔（James Darnell）、马克 • 戴维斯（Mark Davis）、乔治 • 戴利（George Daley）、提香 • 德兰格（Titia de Lange）、皮埃尔 • 德梅茨（Pierre De Meyts）、于格 • 德泰（Hugues de Thé）、里克 • 德兰克（Rik Derynck）、马克 • 德赫斯特（Mark Dewhirst）、詹姆斯 • 迪卡普里奥（James DeCaprio）、马克 • 德普里斯托（Mark Depristo）、钱宁 • 德（Channing Der）、汤姆 • 迪塞尔（Tom DiCesare）、约翰 • 迪克（John Dick）、丹尼尔 • 迪马约（Daniel DiMaio）、查尔斯 • 迪米特罗夫（Charles Dimitroff）、纳迪亚 • 季米特洛娃（Nadya Dimitrova）、查尔斯 • 迪纳雷罗（Charles Dinarello）、约瑟夫 • 迪保洛（Joseph DiPaolo）、彼得 • 德克斯（Peter Dirks）、维什瓦 • 迪克西特（Vishwa Dixit）、劳伦斯 • 唐豪威尔（Lawrence Donehower）、菲利普 • 多诺霍（Philip Donoghue）、马丁 • 多尔夫（Martin Dorf）、戴维 • 多南（David Dornan）、吉安 • 保罗 • 多托（Gian Paolo Dotto）、史蒂文 • 道迪（Steven Dowdy）、詹姆斯 • 唐宁（James Downing）、哈里 • 德拉布金（Harry Drabkin）、布赖恩 • 德鲁克尔

(Brian Druker)、克里斯林·德苏扎·斯科雷(Crislyn D'Souza-Schorey)、埃里克·迪尤尔(Eric Duell)、帕特里夏·迪夫内(Patricia Duffner)、米歇尔·杜佩奇(Michel DuPage)、罗伯特·杜罗尼奥(Robert Duronio)、迈克尔·戴尔(Michael Dyer)、尼克·戴森(Nick Dyson)、康妮·伊夫斯(Connie Eaves)、迈克尔·埃克(Michael Eck)、米卡拉·埃厄布拉兹(Mikala Egeblad)、查尔斯·艾格布罗特(Charles Eigenbrot)、史蒂夫·埃利奇(Steve Elledge)、罗伯特·艾森曼(Robert Eisenman)、苏珊·厄斯特(Susan Erster)、马内尔·埃斯特列尔(Manel Esteller)、马克·尤恩(Mark Ewen)、帕特里克·艾尔斯(Patrick Eyers)、多里亚诺·法布罗(Doriano Fabbro)、莱因哈德·弗斯勒(Reinhard Fässler)、马克·费瑟斯通(Mark Featherstone)、戴维·费尔瑟(David Felser)、卡伦·费兰特(Karen Ferrante)、索尔达诺·费龙(Soldano Ferrone)、以赛亚·菲德勒(Isaiah Fidler)、芭芭拉·芬格尔顿(Barbara Fingleton)、兹维·菲舍尔松(Zvi Fishelson)、伊格纳西奥·弗洛里斯(Ignacio Flores)、安东尼奥·福吉(Antonio Foji)、戴维·福斯特(David Foster)、A. 雷蒙德·小弗拉克尔顿(A. Raymond Frackelton Jr.)、哈维·沃尔夫·弗里德曼(Hervé Wolf Fridman)、彼得·弗里德尔(Peter Friedl)、深泽贤二(Kenji Fukasawa)、普丽西拉·A. 弗思(Priscilla A. Furth)、弗拉基米尔·加拜(Vladimir Gabai)、布伦达·加利(Brenda Gallie)、杰尔姆·加隆(Jerome Galon)、桑吉夫·萨姆·甘比尔(Sanjiv Sam Gambhir)、利瓦伊·加拉维(Levi Garraway)、耿燕(音译,Yan Geng)、布鲁斯·盖尔布(Bruce Gelb)、理查德·盖尔伯(Richard Gelber)、弗兰克·格特勒(Frank Gertler)、加德·盖茨(Gad Getz)、爱德华·焦万努奇(Edward Giovannucci)、迈克尔·格南特(Michael Gnant)、苏米塔·戈卡莱(Sumita Gokhale)、莱斯莉·戈尔德(Leslie Gold)、艾尔弗雷德·戈德堡(Alfred Goldberg)、理查德·戈德斯比(Richard Goldsby)、杰西·戈梅-纳瓦罗(Jesus Gomez-Navarro)、戴维·戈登(David Gordon)、埃亚勒·戈特利布(Eyal Gottlieb)、斯蒂芬·格兰特(Stephen Grant)、亚历山大·格里诺夫(Alexander Greenhough)、克里斯托夫·卡勒特(Christoph Kahlert)、弗洛里安·格勒唐(Florian Greten)、杰伊·格里索拉诺(Jay Grisolano)、阿图尔·格罗尔曼(Athur Grollman)、贝恩德·格罗纳(Bernd Groner)、郭文君(音译,Wenjun Guo)、皮尤什·古普塔(Piyush Gupta)、丹尼尔·哈伯(Daniel Haber)、威廉·哈恩(William Hahn)、凯文·海吉斯(Kevin Haigis)、马西娅·海吉斯(Marcia Haigis)、威廉·海特(William Hait)、塔诺斯·哈拉佐内蒂(Thanos Halazonetis)、约翰·黑利(John Haley)、斯蒂芬·霍尔(Stephen Hall)、道格拉斯·哈纳汉(Douglas Hanahan)、史蒂文·汉克斯(Steven Hanks)、J. 玛丽·哈德威克(J. Marie Hardwick)、伊斯瓦尔·哈里哈兰(Iswar Hariharan)、埃德·哈洛(Ed Harlow)、鸠山正野(Masanori Hatakeyama)、乔治娅·哈齐瓦西利乌(Georgia Hatzivassiliou)、何林(音译,Lin He)、马赛厄斯·黑布罗克(Matthias Hebrok)、斯蒂芬·赫克特(Stephen Hecht)、克里斯蒂安·赫林(Kristian Helin)、塞缪尔·赫尔曼(Samuel Hellman)、迈克尔·赫尔曼(Michael Hemann)、琳达·亨德肖特(Linda Hendershot)、梅哈德·赫林(Meenhard Herlyn)、朱利安·厄贝热(Julian Heuberger)、菲利普·海因兹(Philip Hinds)、苏珊·希尔森贝克(Susan Hilsenbeck)、米歇尔·赫希(Michelle Hirsch)、安德烈亚斯·霍奇瓦根(Andreas Hochwagen)、H. 罗伯特·霍维茨

(H. Robert Horvitz)、苏珊·霍维茨（Susan Horwitz)、彼得·豪利（Peter Howley)、拉尔夫·赫鲁班（Ralph Hruban)、佩姬·徐（音译，Peggy Hsu)、戴维·黄（David Huang)、保罗·黄（Paul Huang)、罗伯特·休伯（Robert Huber)、霍诺尔·雨果（Honor Hugo)、托尼·亨特（Tony Hunter)、理查德·海因斯（Richard Hynes)、坦·英斯（Tan Ince)、入江洋子(Yoko Irie)、马克·伊斯雷尔(Mark Israel)、让皮埃尔·伊萨(Jean-Pierre Issa)、伊藤义明(Yoshiaki Ito)、迈克尔·伊特曼(Michael Ittmann)、沙莱夫·伊茨科维茨(Shalev Itzkovitz)、泰勒·杰克斯(Tyler Jacks)、斯蒂芬·杰克逊(Stephen Jackson)、鲁道夫·耶尼施(Rudolf Jaenisch)、拉凯什·贾因(Rakesh Jain)、凯瑟琳·詹韦(Katherine Janeway)、艾哈迈丁·杰马尔(Ahmedin Jemal)、哈里·詹克(Harry Jenq)、金·詹森(Kim Jensen)、约瑟夫·吉里尼（Josef Jiricny)、克劳迪奥·乔泽罗（Claudio Joazeiro)、布鲁斯·约翰逊（Bruce Johnson)、坎达丝·约翰逊（Candace Johnson)、戴维·琼斯（David Jones)、彼得·琼斯（Peter Jones)、尼克·乔希（Nik Joshi)、约翰娜·乔伊斯（Johanna Joyce)、威廉·凯林（William Kaelin)、孔杰嘉（音译，Kong Jie Kah)、娜达·卡拉尼（Nada Kalaany)、拉古·卡卢里（Raghu Kalluri)、劳伦斯·凯恩（Lawrence Kane)、安托万·卡诺（Antoine Karnoub)、约翰·卡泽内伦博根（John Katzenellenbogen)、汉丹·凯约马尔西(Khandan Keyomarsi)、凯瑟琳·詹韦(Katherine Janeway)、威廉·小凯林(William Kaelin Jr.)、安德留斯·卡兹洛斯卡斯（Andrius Kazlauskas)、约瑟夫·凯莱赫（Joseph Kelleher)、埃利奥特·基夫（Elliott Kieff)、妮科尔·金（Nicole King)、克里斯蒂安·克莱因（Christian Klein)、帕梅拉·克莱因（Pamela Klein)、弗雷德里克·柯纳（Frederick Koerner)、理查德·科尔斯尼克（Richard Kolesnick)、安东尼·科马罗夫（Anthony Komaroff)、康斯坦丁诺斯·康斯坦托普洛斯（Konstantinos Konstantopoulos)、乔丹·克拉尔(Jordan Krall)、伊戈尔·克拉姆尼克(Igor Kramnik)、威廉·克雷克(Wilhelm Krek)、吉多·克勒默（Guido Kroemer)、伊夫·克鲁格（Eve Kruger)、吉纳维芙·克鲁格（Genevieve Kruger)、马杜·库马尔（Madhu Kumar)、夏洛特·库佩尔瓦瑟（Charlotte Kuperwasser)、托马斯·库佩尔（Thomas Kupper)、布鲁诺·基耶夫斯基（Bruno Kyewski)、苏尼尔·拉哈宁（Sunil Lakhani)、埃里克·兰德（Eric Lander)、刘易斯·拉尼尔（Lewis Lanier)、彼得·兰斯多普（Peter Lansdorp)、戴维·拉盖斯帕达（David Largaespada)、迈克尔·劳伦斯（Michael Lawrence)、埃玛·利斯（Emma Lees)、杰奎琳·利斯(Jacqueline Lees)、罗伯特·莱夫科维茨(Robert Lefkowitz)、马克·莱蒙(Mark Lemmon)、斯坦利·莱蒙（Stanley Lemon)、阿诺德·莱文Arnold Levine、贝丝·莱文（Beth Levine)、罗纳德·利维（Ronald Levy)、埃弗拉蒂·利维-拉哈德（Ephrat Levy-Lahad)、凯特·利德尔（Kate Liddell)、斯图尔特·林（Stuart Linn)、玛尔塔·利平斯基（Marta Lipinski)、乔·利普西克（Joe Lipsick)、爱迪生·利乌（Edison Liu)、戴维·利文斯顿（David Livingston)、哈维·洛迪什（Harvey Lodish)、劳伦斯·克洛布（Lawrence Loeb)、杰伊·莱夫勒（Jay Loeffler)、戴维·路易斯（David Louis)、朱莉-奥罗·洛斯曼（Julie-Aurore Losman)、斯科特·洛温（Scott Lowe)、卢海辉（音译，Haihui Lu)、罗坤新（音译，Kunxin Luo)、马蒂厄·卢平（Mathieu Lupien)、马丽（音译，Li Ma)、伊丽莎白·麦克（Elisabeth Mack)、亚历山大·小麦克雷尔（Alexander

MacKerell Jr.)、本·梅杰(Ben Major)、塔克·马克(Tak Mak)、希瓦·马利克(Shiva Malek)、斯科特·马纳利斯(Scott Manalis)、斯里达尔·马尼(Sridhar Mani)、马赛厄斯·曼(Matthias Mann)、阿尔贝托·曼托瓦尼(Alberto Mantovani)、理查德·马雷(Richard Marais)、让-克里斯托夫·马林(Jean-Christophe Marine)、桑福德·马科维茨(Sanford Markowitz)、罗恩·马莫尔施泰因(Ronen Marmorstein)、劳伦斯·马尔内托(Lawrence Marnett)、克里斯·马歇尔(Chris Marshall)、G. 史蒂文·阿马丹(G. Steven Martin)、琼·马萨圭(Joan Massagué)、林恩·马特里森(Lynn Matrisian)、马西米拉诺·马佐内(Massimilano Mazzone)、桑德拉·麦卡利斯特(Sandra McAllister)、格兰特·麦克阿瑟(Grant McArthur)、戴维·麦克莱(David McClay)、唐纳德·麦克唐纳(Donald McDonald)、戴维·格伦·麦克法登(David Glenn McFadden)、华莱士·麦基恩(Wallace McKeehan)、玛格丽特·麦克劳克林-德鲁宾(Margaret McLaughlin-Drubin)、安东尼·米恩斯(Anthony Means)、勒内·梅德马(René Medema)、科内利斯·梅利夫(Cornelis Melief)、克雷格·默梅尔(Craig Mermel)、马雷克·迈克拉克(Marek Michalak)、布赖恩·米勒(Brian Miller)、尼古拉斯·米西亚德斯(Nicholas Mitsiades)、西比尔·米特纳希特(Sibylle Mittnacht)、霍尔格·莫克(Holger Moch)、尤特·莫尔(Ute Moll)、底波拉·莫尔辛(Deborah Morrsion)、阿里斯蒂德斯·穆斯塔基斯(Aristides Moustakis)、格雷戈里·芒迪(Gregory Mundy)、科尔内留斯·米尔(Cornelius Murre)、露丝·马歇尔(Ruth Muschel)、森希尔·穆图斯瓦米(Senthil Muthuswamy)、杰弗里·迈尔斯(Jeffrey Myers)、哈里克里希纳·纳克沙特里(Harikrishna Nakshatri)、因克·纳特克(Inke Näthke)、杰弗里·尼尔(Geoffrey Neale)、本·尼尔(Ben Neel)、乔尔·尼尔森(Joel Neilson)、M. 安杰拉·涅托(M. Angela Nieto)、艾琳·额(Irene Ng)、英戈·宁德尔(Ingo Nindl)、拉里·诺顿(Larry Norton)、罗尔·努斯(Roel Nusse)、舒吉·奥吉诺(Shuji Ogino)、肯尼思·奥利芙(Kenneth Olive)、安德烈·奥利维拉(Andre Oliveira)、吉尔伯特·奥曼(Gilbert Omenn)、塔梅尔·昂德(Tamer Onder)、摩西·奥伦(Moshe Oren)、芭芭拉·奥斯本(Barbara Osborne)、利利安娜·奥索夫斯基(Liliana Ossowski)、大卫·佩奇(David Page)、克劳斯·潘特尔(Klaus Pantel)、大卫·潘扎雷拉(David Panzarella)、威廉·鲍(音译,William Pao)、琼森·帕克(Jongsun Park)、保罗·帕伦(Paul Parren)、拉蒙·帕森斯(Ramon Parsons)、达瓦库马尔·帕特尔(Dhavalkumar Patel)、马赛厄斯·帕夫拉克(Mathias Pawlak)、托尼·波森(Tony Pawson)、丹尼尔·皮珀(Daniel Peeper)、马克·派费尔(Mark Peifer)、戴维·佩尔曼(David Pellman)、蒂姆·佩雷拉(Tim Perera)、查尔斯·佩鲁(Charles Perou)、玛丽·埃伦·佩里(Mary Ellen Perry)、曼纽尔·佩鲁乔(Manuel Perucho)、理查德·佩斯特尔(Richard Pestell)、朱利安·皮托(Julian Peto)、理查德·皮托(Richard Peto)、斯特凡诺·皮科洛(Stefano Piccolo)、杰基·皮尔斯(Jackie Pierce)、伊莱·皮卡斯基(Eli Pikarsky)、希登·普洛伊格(Hidde Ploegh)、尼古劳斯·普凡纳(Nikolaus Pfanner)、克丽丝蒂·普卢基诺(Kristy Pluchino)、海克·波拉(Heike Pohla)、保罗·波拉基斯(Paul Polakis)、迈克尔·波拉克(Michael Pollak)、约翰·波特(John Potter)、卡罗尔·普里维斯(Carol Prives)、拉约什·普斯陶伊(Lajos Pusztai)、秦学斌(音译,Xuebin Qin)、普里亚姆瓦达·拉伊(Priyamvada

Rai）、特伦斯·拉比茨（Terence Rabbitts）、安贾纳·拉奥（Anjana Rao）、朱莉娅·拉斯泰利（Julia Rastelli）、戴维·罗莱（David Raulet）、约翰·雷伯斯（John Rebers）、罗杰·雷德尔（Roger Reddel）、彼得·雷迪恩（Peter Reddien）、丹尼·赖因伯格（Danny Reinberg）、迈克尔·雷茨基（Michael Retsky）、杰里米·里奇（Jeremy Rich）、安德烈亚·理查森（Andrea Richardson）、蒂姆·里士满（Tim Richmond）、盖尔·里斯布里杰（Gail Risbridger）、保罗·罗宾斯（Paul Robbins）、詹姆斯·罗伯茨（James Roberts）、莱昂纳多·罗德里格斯（Leonardo Rodriguez）、韦罗妮卡·罗德里格斯（Veronica Rodriguez）、马克·罗尔夫（Mark Rolfe）、迈克尔·罗森布拉特（Michael Rosenblatt）、戴维·罗森塔尔（David Rosenthal）、西奥多拉·罗斯（Theodora Ross）、约兰达·罗思（Yolanda Roth）、戴维·罗伊奇（David Rowitch）、布丽吉特·罗耶-波科拉（Brigitte Royer-Pokora）、阿尼尔·鲁斯基（Anil Rustgi）、戴维·萨巴蒂尼（David Sabatini）、埃里克·萨海（Erik Sahai）、杰西·索尔克（Jesse Salk）、利昂娜·萨姆森（Leona Samson）、雅德纳·塞缪尔斯（Yardena Samuels）、本特·萨穆埃尔松（Bengt Samuelsson）、克里斯托弗·桑萨姆（Christopher Sansam）、理查德·桑滕（Richard Santen）、范·萨维奇（Van Savage）、安德鲁·沙罗克斯（Andrew Sharrocks）、布赖恩·沙夫豪森（Brian Schaffhausen）、佩珀·谢丁（Pepper Schedin）、克里斯蒂娜·谢尔（Christina Scheel）、雷切尔·希夫（Rachel Schiff）、约瑟夫·施莱辛格（Joseph Schlessinger）、乌尔里克·朔普费尔（Ulrich Schopfer）、休伯特·斯科尔（Hubert Schorle）、底波拉·施拉格（Deborah Schrag）、布伦达·舒尔曼（Brenda Schulman）、沃尔夫冈·舒尔茨（Wolfgang Schulz）、伯特·舒特（Bert Schutte）、汉斯·施赖伯（Hans Schreiber）、罗伯特·施赖伯（Robert Schreiber）、马丁·施瓦茨（Martin Schwartz）、拉尔夫·斯库利（Ralph Scully）、约翰·塞迪维（John Sedivy）、赫尔穆特·塞茨（Helmut Seitz）、曼纽尔·塞拉诺（Manuel Serrano）、杰弗里·塞特曼（Jeffrey Settleman）、凯文·香农（Kevin Shannon）、菲利普·夏普（Phillip Sharp）、诺曼·沙普利斯（Norman Sharpless）、杰瑞·谢伊（Jerry Shay）、斯蒂芬·舍温（Stephen Sherwin）、施一公（Yigong Shi）、涉谷筑香（Tsukasa Shibuye）、本-蔡恩·希洛（Ben-Zion Shilo）、彼得·西钦斯基（Piotr Sicinski）、丹尼尔·西尔弗（Daniel Silver）、阿伦·辛格（Arun Singh）、米哈伊尔·西特科夫斯基（Michail Sitkovsky）、乔治·小斯莱奇（George Sledge Jr.）、马克·斯劳科夫斯基（Mark Sliwkowski）、戴维·I. 史密斯（David I. Smith）、埃里克·斯奈德（Eric Snyder）、皮埃尔·索诺沃（Pierre Sonveaux）、琼-查尔斯·索里亚（Jean-Charles Soria）、本·斯坦格（Ben Stanger）、希拉·斯图尔特（Sheila Stewart）、查尔斯·斯泰尔斯（Charles Stiles）、杰恩·施托梅尔（Jayne Stommel）、香农·斯托特（Shannon Stott）、珍妮·斯托（Jenny Stow）、迈克尔·斯特拉顿（Michael Stratton）、拉维德·施特劳斯曼（Ravid Straussman）、乔纳森·斯特罗斯伯格（Jonathan Strosberg）、查尔斯·斯特雷利（Charles Streuli）、赫尔曼·苏特（Herman Suit）、彼得·孙（Peter Sun）、托马斯·萨特（Thomas Sutter）、凯西·斯沃博达（Kathy Svoboda）、亚历杭德罗·斯威特-科德罗（Alejandro Sweet-Cordero）、马里奥·斯诺尔（Mario Sznol）、克利福德·塔宾（Clifford Tabin）、谭伟良（音译，Wai Leong Tam）、辛雄泰（音译，Hsin-Hsiung Tai）、竹本真子（Makoto Taketo）、菲莱蒙·坦（Filemon Tan）、迈克尔·唐格里亚（Michael

Tangrea)、大松正宗（Masae Tatematsu）、史蒂文·泰特尔鲍姆（Steven Teitelbaum）、萨拜因·特杰帕尔（Sabine Tejpar）、亚当·泰勒曼（Adam Telerman）、珍妮弗·泰梅尔（Jennifer Temel）、戴维·特南鲍姆（David Tenenbaum）、米内·泰扎尔（Mine Tezal）、琼·保罗·蒂里（Jean Paul Thiery）、克雷格·汤普森（Craig Thompson）、迈克尔·图恩（Michael Thun）、西娅·波梓（Thea Tlsty）、鲁内·托夫加德（Rune Toftgård）、尼古拉斯·汤克斯（Nicholas Tonks）、詹姆斯·特拉格（James Trager）、唐纳德·L. 特朗普（Donald L. Trump）、斯科特·瓦拉斯提安（Scott Valastyan）、琳达·范阿尔斯特（Linda van Aelst）、贝努瓦·范登艾恩德（Benoit van den Eynde）、马修·范德·海登（Matthew Vander Heiden）、马尔滕·范洛伊森（Maarten van Lohuizen）、尤金·范斯科特（Eugene van Scott）、彼得·沃佩尔（Peter Vaupel）、劳拉·范特·弗尔（Laura van't Veer）、乔治·瓦西利乌（George Vassiliou）、因德尔·维尔马（Inder Verma）、加布里埃尔·维克托劳（Gabriel Victora）、克里斯托夫·菲巴恩（Christoph Viebahn）、达尼耶拉·维格尼维奇（Danijela Vignjevic）、伯特·沃格斯坦（Bert Vogelstein）、罗伯特·范德海德（Robert Vonderheide）、丹尼尔·冯霍夫（Daniel von Hoff）、多里安·沃斯奎尔（Dorien Voskuil）、卡伦·沃斯登（Karen Vousden）、杰弗里·沃尔（Geoffrey Wahl）、琳内·瓦尔德曼（Lynne Waldman）、赫伯特·瓦尔德曼（Herbert Waldmann）、格雷厄姆·沃克（Graham Walker）、王荣富（音译，Rongfu Wang）、帕特里夏·沃森（Patricia Watson）、比尔·魏斯（Bill Weis）、斯蒂芬·韦斯（Stephen Weiss）、伊夫·韦斯曼（Irv Weissman）、丹尼·韦尔奇（Danny Welch）、H. 吉尔伯特·韦尔奇（H. Gilbert Welch）、泽纳·韦布（Zena Werb）、马里厄斯·韦尼希（Marius Wernig）、本特·韦斯特马克（Bengt Westermark）、约翰·韦斯特威克（John Westwick）、艾琳·怀特（Eileen White）、福雷斯特·怀特（Forest White）、马克斯·维夏（Max Wicha）、沃尔特·威利特（Walter Willett）、凯瑟琳·威尔逊（Catherine Wilson）、欧文·威特（Owen Witte）、艾尔弗雷德·维廷霍费尔（Alfred Wittinghofer）、诺曼·沃尔马克（Norman Wolmark）、索皮特·旺卡姆（Sopit Wongkham）、理查德·伍德（Richard Wood）、尼古拉斯·赖特（Nicholas Wright）、吴旭（音译，Xu Wu）、戴维·温福德-托马斯（David Wynford-Thomas）、迈克尔·亚夫（Michael Yaffe）、杨静（音译，Jing Yang）、詹姆斯·尧（音译，James Yao）、优素福·亚登（Yosef Yarden）、罗伯特·雅克（Robert Yauch）、叶昕（音译，Xin Ye）、萨姆·尹（音译，Sam Yoon）、理查德·尤尔（Richard Youle）、理查德·扬（Richard Young）、帕特里克·扎里卡尔（Patrick Zarrinkar）、安·曹贝尔（Ann Zauber）、伊里·扎瓦迪尔（Jiri Zavadil）、张琳（音译，Lin Zhang）、艾丽西亚·周（Alicia Zhou）、乌尔里克·齐博尔德（Ulrike Ziebold）、卡伊·津恩（Kai Zinn）、约翰尼斯·朱伯（Johannes Zuber）、詹姆斯·茨维伯尔（James Zwiebel）。特别感谢东京大学的真本·马克·武人（Makoto Mark Taketo）和阿默斯特学院（Amherst College）的理查德·A. 戈德斯比（Richard A. Goldsby）。

第一版　琼·阿博特（Joan Abbott）、艾克-格特·阿基利斯（Eike-Gert Achilles）、杰瑞·亚当斯（Jerry Adams）、卡里·阿利塔洛（Kari Alitalo）、詹姆斯·艾利森（James Allison）、戴维·阿尔珀斯（David Alpers）、弗雷德·阿尔特（Fred Alt）、卡尔·安德森（Carl Anderson）、安德鲁·阿普里基安（Andrew Aprikyan）、乔恩·阿斯特尔（Jon Aster）、

劳拉·阿塔尔迪（Laura Attardi）、弗兰克·奥斯汀（Frank Austen）、约瑟夫·阿夫鲁奇（Joseph Avruch）、苏尼尔·巴德夫（Sunil Badve）、威廉·贝尔德（William Baird）、弗朗西丝·巴尔克维尔（Frances Balkwill）、艾伦·巴尔曼（Allan Balmain）、艾伦·巴奇（Alan Barge）、J. 卡尔·巴雷特（J. Carl Barrett）、戴维·巴特尔（David Bartel）、雷纳托·巴塞尔加（Renato Baserga）、理查德·贝茨（Richard Bates）、菲利普·比奇（Philip Beachy）、卡米尔·贝德罗西安（Camille Bedrosian）、安娜·贝尔金娜（Anna Belkina）、罗伯特·贝内兹拉（Robert Benezra）、托马斯·本杰明（Thomas Benjamin）、伊农·本-内里亚（Yinon Ben-Neriah）、伊泰·本-波拉特（Ittai Ben-Porath）、布拉德福德·伯克（Bradford Berk）、勒内·伯纳兹（René Bernards）、安东·伯恩斯（Anton Berns）、肯尼思·伯恩斯（Kenneth Berns）、莫妮卡·贝斯勒（Monica Bessler）、尼尔·博米克（Neil Bhowmick）、玛丽安娜·比安（Marianne Bienz）、莱恩·比约格（Line Bjørge）、哈拉尔德·冯伯默尔（Harald von Boehmer）、加雷思·邦德（Gareth Bond）、蒂里·布恩（Thierry Boon）、多林-波格丹·博尔扎（Dorin-Bogdan Borza）、克里斯·博肖夫（Chris Boshoff）、诺埃尔·鲍克（Noël Bouck）、托马斯·布拉布尔茨（Thomas Brabletz）、道格拉斯·布拉什（Douglas Brash）、卡特兰·布里斯肯（Cathrin Brisken）、加勒特·布罗德（Garrett Brodeur）、帕特里克·布朗（Patrick Brown）、理查德·布卡拉（Richard Bucala）、帕特里夏·比夫莱（Patricia Buffler）、托尼·伯吉斯（Tony Burgess）、苏珊娜·比尔索（Suzanne Bursaux）、兰德尔·伯特（Randall Burt）、斯蒂芬·巴斯廷（Stephen Bustin）、珍妮特·比泰尔（Janet Butel）、莉萨·巴特菲尔德（Lisa Butterfield）、布莱克·卡迪（Blake Cady）、约翰·凯恩斯（John Cairns）、朱迪思·坎皮西（Judith Campisi）、哈维·坎托（Harvey Cantor）、罗伯特·卡迪夫（Robert Cardiff）、彼得·卡罗尔（Peter Carroll）、阿林多·卡斯特拉尼奥（Arlindo Castelanho）、布鲁斯·夏布纳（Bruce Chabner）、安·钱伯斯（Ann Chambers）、霍华德·张（音译，Howard Chang）、安德鲁·切斯（Andrew Chess）、安·张（音译，Ann Cheung）、林达·琴（Lynda Chin）、弗朗西斯·基萨里（Francis Chisari）、赵云杰（音译，Yunje Cho）、玛格丽特·舒（音译，Margaret Chou）、卡伦·西乔斯基（Karen Cichowski）、迈克尔·克拉克（Michael Clarke）、汉斯·克利夫斯（Hans Clevers）、布伦特·科克伦（Brent Cochran）、罗伯特·科菲（Robert Coffey）、约翰·科芬（John Coffin）、塞缪尔·科恩（Samuel Cohen）、格雷厄姆·科尔迪茨（Graham Colditz）、凯瑟琳·科林斯（Kathleen Collins）、戴夫·科姆（Dave Comb）、约翰·康代利斯（John Condeelis）、苏珊娜·科里（Suzanne Cory）、克里斯托弗·康特尔（Christopher Counter）、萨拉·考特尼奇（Sara Courtneidge）、桑德拉·考恩-雅各布（Sandra Cowan-Jacob）、约翰·克里斯皮诺（John Crispino）、约翰·克里斯曼（John Crissman）、卡洛·克罗斯（Carlo Croce）、蒂姆·克鲁克（Tim Crook）、克里斯托弗·克拉姆（Christopher Crum）、马西娅·克鲁兹-科雷亚（Marcia Cruz-Correa）、杰拉尔德·库尼亚（Gerald Cunha）、乔治·戴利（George Daley）、里卡尔多·达拉-法维拉（Riccardo Dalla-Favera）、艾伦·丹德烈亚（Alan D'Andrea）、希·丹格（Chi Dang）、道格拉斯·丹尼尔斯（Douglas Daniels）、詹姆斯·小达内尔（James Darnell, Jr.）、罗伯特·达内尔（Robert Darnell）、加利纳·戴奇曼（Galina Deichman）、提香·德兰格（Titia de Lange）、于格·德泰（Hugues de Thé）、

邓初夏（Chuxia Deng）、爱德华·丹尼斯（Edward Dennis）、卢卡斯·丹尼斯（Lucas Dennis）、罗纳德·德皮尼奥（Ronald DePinho）、西奥多拉·德弗罗（Theodora Devereaux）、汤姆·迪塞尔（Tom DiCesare）、朱尔斯·迪恩斯塔格（Jules Dienstag）、约翰·迪乔瓦尼（John DiGiovanni）、彼得·德克斯（Peter Dirks）、伊桑·德米特罗夫斯基（Ethan Dmitrovsky）、丹尼尔·多诺霍（Daniel Donoghue）、约翰·Doorbar（John Doorbar）、G. 保罗·多托（G. Paolo Dotto）、威廉·达夫（William Dove）、朱利安·唐沃德（Julian Downward）、格伦·德拉诺夫（Glenn Dranoff）、撒迪厄斯·德赖亚（Thaddeus Dryja）、雷蒙德·杜波依斯（Raymond DuBois）、尼克·杜斯贝里（Nick Duesbery）、米歇尔·杜佩奇（Michel DuPage）、哈罗德·德沃夏克（Harold Dvorak）、尼古拉斯·戴森（Nicholas Dyson）、迈克尔·埃克（Michael Eck）、沃尔特·埃克哈特（Walter Eckhart）、阿格里斯·埃夫斯特拉迪斯（Argiris Efstratiadis）、罗伯特·艾森曼（Robert Eisenman）、克劳斯·埃伦纽斯（Klaus Elenius）、史蒂文·埃利奇（Steven Elledge）、埃利萨·埃佩尔（Elissa Epel）、约翰·埃皮格（John Eppig）、雷蒙德·埃里克松（Raymond Erikson）、詹姆斯·埃什尔曼（James Eshleman）、约翰·埃西格曼（John Essigmann）、杰勒德·埃文（Gerard Evan）、马克·尤恩（Mark Ewen）、方国伟（音译，Guowei Fang）、尤利·费贡（Juli Feigon）、安德鲁·范伯格（Andrew Feinberg）、斯蒂芬·费勒（Stephan Feller）、布鲁斯·芬顿（Bruce Fenton）、斯蒂芬·费西克（Stephen Fesik）、以赛亚·菲德勒（Isaiah Fidler）、杰拉尔德·芬克（Gerald Fink）、阿兰·费希尔（Alain Fischer）、兹维·菲舍尔松（Zvi Fishelson）、戴维·费希尔（David Fisher）、理查德·费希尔（Richard Fisher）、理查德·弗拉维尔（Richard Flavell）、里卡尔多·福德（Riccardo Fodde）、M. 朱达·福尔克曼（M. Judah Folkman）、戴维·福斯特（David Foster）、尤塔·弗兰克（Uta Francke）、埃米尔·弗赖（Emil Frei）、埃罗尔·弗里德伯格（Errol Friedberg）、彼得·弗里德尔（Peter Friedl）、斯蒂芬·弗兰德（Stephen Friend）、乔纳斯·弗瑞森（Jonas Frisen）、伊莱恩·富克斯（Elaine Fuchs）、玛格丽特·富勒（Margaret Fuller）、然·卡伊（特迪）·冯[Yuen Kai (Teddy) Fung]、凯尔·弗奇（Kyle Furge）、阿马尔·加贾尔（Amar Gajjar）、约瑟夫·高尔（Joseph Gall）、唐纳德·加南（Donald Ganem）、朱迪·加伯（Judy Garber）、弗兰克·格特勒（Frank Gertler）、查伦·吉尔伯特（Charlene Gilbert）、理查德·吉尔伯森（Richard Gilbertson）、罗伯特·吉利斯（Robert Gillies）、多伦·金斯伯格（Doron Ginsberg）、爱德华·焦万努奇（Edward Giovannucci）、因纳·吉特尔曼（Inna Gitelman）、史蒂夫·戈夫（Steve Goff）、路易斯·戈尔德（Lois Gold）、艾尔弗雷德·戈德堡（Alfred Goldberg）、米切尔·戈德法布（Mitchell Goldfarb）、理查德·戈德斯比（Richard Goldsby）、约瑟夫·戈尔茨坦（Joseph Goldstein）、苏珊·戈林（Susanne Gollin）、梅拉·戈尔山（Mehra Golshan）、托德·戈卢布（Todd Golub）、杰弗里·戈登（Jeffrey Gordon）、迈克尔·戈登（Michael Gordon）、西阿墨恩·戈登（Siamon Gordon）、马丁·戈罗夫斯基（Martin Gorovsky）、阿尔科·戈特（Arko Gorter）、乔·格雷（Joe Gray）、道格拉斯·格林（Douglas Green）、约拉姆·格罗纳（Yoram Groner）、约翰·格罗普曼（John Groopman）、史蒂文·格罗斯曼（Steven Grossman）、顾伟（音译，Wei Gu）、戴维·格廷（David Guertin）、皮尤斯·古普塔（Piyush Gupta）、巴里·古斯特森（Barry Gusterson）、丹尼尔·哈伯（Daniel

Haber)、詹姆斯·哈伯(James Haber)、威廉·哈恩(William Hahn)、凯文·海吉斯(Kevin Haigis)、塞尼蒂罗·箱守(Senitiroh Hakomori)、艾伦·霍尔(Alan Hall)、迪纳·古尔德·哈尔默(Dina Gould Halme)、道格拉斯·哈纳汉(Douglas Hanahan)、菲利普·哈纳沃特(Philip Hanawalt)、阿德里安·哈里斯(Adrian Harris)、柯蒂斯·哈里斯(Curtis Harris)、林赛·哈里斯(Lyndsay Harris)、斯特芬·哈里森(Stephen Harrison)、金伯利·哈特韦尔(Kimberly Hartwell)、利兰·哈特韦尔(Leland Hartwell)、哈拉尔德·祖尔豪森(Harald zur Hausen)、卡罗尔·赫克曼(Carol Heckman)、鲁思·海曼(Ruth Heimann)、塞缪尔·赫尔曼(Samuel Hellman)、布赖恩·黑明斯(Brian Hemmings)、洛塔尔·亨尼豪森(Lothar Hennighausen)、米恩哈德·赫林(Meenhard Herlyn)、格伦·赫里克(Glenn Herrick)、阿夫拉姆·赫什科(Avram Hershko)、道格拉斯·厄曼(Douglas Heuman)、理查德·霍兹(Richard Hodes)、简·霍伊梅克斯(Jan Hoeijmakers)、罗伯特·霍夫曼(Robert Hoffman)、罗伯特·胡佛(Robert Hoover)、戴维·霍普伍德(David Hopwood)、加布里埃尔·霍托巴吉(Gabriel Hortobagyi)、H. 罗伯特·霍维茨(H. Robert Horvitz)、马歇尔·霍维茨(Marshall Horwitz)、艾伦·霍顿(Alan Houghton)、彼得·豪利(Peter Howley)、罗伯特·休伯(Robert Huber)、蒂姆·亨特(Tim Hunt)、托尼·亨特(Tony Hunter)、斯蒂芬斯·赫斯汀(Stephen Hursting)、南希·海因斯(Nancy Hynes)、理查德·海因斯(Richard Hynes)、安东尼奥·亚瓦罗内(Antonio Iavarone)、J. 德克·伊格尔哈特(J. Dirk Iglehart)、坦·英斯(Tan Ince)、马克斯·英曼(Max Ingman)、马克·伊斯雷尔(Mark Israel)、库尔特·伊瑟巴赫(Kurt Isselbacher)、泰勒·杰克斯(Tyler Jacks)、鲁道夫·耶尼施(Rudolf Jaenisch)、拉凯什·贾因(Rakesh Jain)、布鲁斯·约翰逊(Bruce Johnson)、戴维·琼斯(David Jones)、理查德·琼斯(Richard Jones)、威廉·小凯林(William Kaelin Jr.)、拉古·卡卢里(Raghu Kalluri)、亚历山大·坎布(Alexander Kamb)、巴顿·卡门(Barton Kamen)、马诺利斯·卡维塞利斯(Manolis Kamvysselis)、康一斌(音译，Yibin Kang)、菲利普·坎托夫(Philip Kantoff)、保罗·坎特罗威茨(Paul Kantrowitz)、简·卡尔斯雷德(Jan Karlsreder)、迈克尔·卡斯坦(Michael Kastan)、迈克尔·考夫曼(Michael Kauffman)、威廉·考夫曼(William Kaufmann)、罗伯特·凯贝尔(Robert Kerbel)、斯科特·克恩(Scott Kern)、汉丹·克约马西(Khandan Keyomarsi)、马克·基施纳(Marc Kirschner)、克里斯托夫·克莱因(Christoph Klein)、乔治·克莱因(George Klein)、尤尔·克鲁格(Yoel Kloog)、艾尔弗雷德·克努森(Alfred Knudson)、弗雷德里克·柯纳(Frederick Koerner)、安东尼·科马罗夫(Anthony Komaroff)、肯尼思·科劳奇(Kenneth Korach)、艾伦·科曼(Alan Korman)、伊娃·克拉马洛娃(Eva Kramarova)、杰基·克拉维卡(Jackie Kraveka)、威廉·克雷克(Wilhelm Krek)、夏洛特·库佩尔瓦瑟(Charlotte Kuperwasser)、詹姆斯·基拉诺斯(James Kyranos)、卡萝尔·拉博纳(Carole LaBonne)、彼得·莱尔德(Peter Laird)、塞尔焦·兰普雷克特(Sergio Lamprecht)、埃里克·兰德(Eric Lander)、劳拉·兰德韦伯(Laura Landweber)、刘易斯·拉尼尔(Lewis Lanier)、安德鲁·拉萨(Andrew Lassar)、罗伯特·拉特克(Robert Latek)、莱斯特·劳(Lester Lau)、德里克·勒罗伊特(Derek Le Roith)、李钟(音译，Chung Lee)、李景文(音译，Keng Boon Lee)、理查德·李(Richard Lee)、杰奎琳·利

斯（Jacqueline Lees）、鲁道夫·利贝尔（Rudolf Leibel）、马克·莱蒙（Mark Lemmon）、克里斯托夫·伦格尔（Christoph Lengauer）、杰克·伦兹（Jack Lenz）、加布里埃尔·莱昂（Gabriel Leung）、阿诺德·莱文（Arnold Levine）、贝丝·莱文（Beth Levine）、杰伊·利维（Jay Levy）、罗纳德·利维（Ronald Levy）、弗朗·莱威特（Fran Lewitter）、弗雷德里克·利（Frederick Li）、西明·利（Siming Li）、弗兰克·利伯曼（Frank Lieberman）、伊莱恩·林（Elaine Lin）、乔基姆·林纳（Joachim Lingner）、马丁·利普金（Martin Lipkin）、乔·利普西克（Joe Lipsick）、戴维·利文斯顿（David Livingston）、哈维·洛迪什（Harvey Lodish）、劳伦斯·洛布（Lawrence Loeb）、爱德华·勒克勒（Edward Loechler）、迈克尔·洛策（Michael Lotze）、劳伦斯·卢姆（Lawrence Lum）、维基·伦德布拉德（Vicky Lundblad）、戴维·麦克弗森（David MacPherson）、仙都来·马尼（Sendurai Mani）、阿尔贝托·曼托瓦尼（Alberto Mantovani）、桑迪·马科维茨（Sandy Markowitz）、拉里·马内特（Larry Marnett）、G. 史蒂文·马丁（G.Steven Martin）、谢默斯·马丁（Seamus Martin）、琼·马萨圭（Joan Massagué）、帕特里斯·马特韦（Patrice Mathevet）、保罗·松代拉（Paul Matsudaira）、安德烈亚·麦克拉里（Andrea McClatchey）、弗兰克·麦考密克（Frank McCormick）、帕特里夏·麦克马纳斯（Patricia McManus）、马克·麦克梅纳明（Mark McMenamin）、U. 托马斯·迈耶（U. Thomas Meier）、马修·迈耶森（Matthew Meyerson）、乔治·米勒（George Miller）、内森·米塞利斯（Nathan Miselis）、兰德尔·穆恩（Randall Moon）、戴维·摩根（David Morgan）、丽贝卡·莫里斯（Rebecca Morris）、西蒙·康韦·莫里斯（Simon Conway Morris）、罗伯特·莫谢拉（Robert Moschel）、伯纳德·莫斯（Bernard Moss）、保罗·米勒（Paul Mueller）、安雅·米勒-霍迈（Anja Mueller-Homey）、威廉·A. 马勒（William A. Muller）、格雷戈里·芒迪（Gregory Mundy）、卡尔·明格尔（Karl Münger）、兰斯·芒恩（Lance Munn）、鲁思·马歇尔（Ruth Muschel）、李·纳德勒（Lee Nadler）、戴维·G. 内森（David G. Nathan）、杰里米·纳森斯（Jeremy Nathans）、谢尔盖·内多帕索夫（Sergei Nedospasov）、本杰明·尼尔（Benjamin Neel）、戴维·诺伊豪斯（David Neuhaus）、唐纳德·纽迈耶（Donald Newmeyer）、伦纳德·诺尔金（Leonard Norkin）、劳埃德·奥尔德（Lloyd Old）、肯尼思·奥利芙（Kenneth Olive）、塔梅尔·恩代尔（Tamer Onder）、摩西·奥伦（Moshe Oren）、特里·奥尔-韦弗（Terry Orr-Weaver）、芭芭拉·奥斯本（Barbara Osborne）、米歇尔·帕加诺（Michele Pagano）、戴维·佩奇（David Page）、阿西特·帕里克（Asit Parikh）、克里斯·帕克（Chris Parker）、威廉·保罗（William Paul）、阿曼达·保洛维奇（Amanda Paulovich）、托尼·波森（Tony Pawson）、马克·派费尔（Mark Peifer）、戴维·佩尔曼（David Pellman）、戴维·菲利普斯（David Phillips）、杰奎琳·皮尔斯（Jacqueline Pierce）、马尔科姆·派克（Malcolm Pike）、约翰·平塔尔（John Pintar）、玛丽卡门·普拉纳斯-席尔瓦（Maricarmen Planas-Silva）、罗兰·波谢（Roland Pochet）、丹尼尔·波多尔斯基（Daniel Podolsky）、比阿特丽斯·波戈（Beatriz Pogo）、罗伯托·波拉基维奇（Roberto Polakiewicz）、杰弗里·波拉德（Jeffrey Pollard）、尼古拉·波佩斯库（Nicolae Popescu）、克里斯托夫·波伦巴（Christoph Poremba）、里士满·普雷恩（Richmond Prehn）、卡罗尔·普里维斯（Carol Prives）、维托·夸兰塔（Vito Quaranta）、彼得·拉比诺维奇（Peter

Rabinovitch)、阿尔·拉布森（Al Rabson）、普里亚姆瓦达·拉伊（Priyamvada Rai）、克劳斯·拉杰夫斯基（Klaus Rajewsky）、斯里达尔·拉马斯瓦米（Sridhar Ramaswamy）、阿纳普尔尼·兰加拉詹（Anapoorni Rangarajan）、杰弗里·拉维奇（Jeffrey Ravetch）、伊拉里亚·瑞贝（Ilaria Rebay）、约翰·里德（John Reed）、史蒂文·里德（Steven Reed）、艾伦·赖因（Alan Rein）、伊志仁（音译，Ee Chee Ren）、伊丽莎白·雷帕斯基（Elizabeth Repasky）、杰里米·里奇（Jeremy Rich）、安德烈亚·理查森（Andrea Richardson）、戴夫·理查森（Dave Richardson）、达雷尔·里赫尔（Darrell Rigel）、詹姆斯·罗伯茨（James Roberts）、黛安娜·罗迪（Diane Rodi）、克利福德·罗森（Clifford Rosen）、杰弗里·罗森（Jeffrey Rosen）、尼尔·罗森（Neal Rosen）、内奥米·罗森堡（Naomi Rosenberg）、迈克尔·罗森布拉特（Michael Rosenblatt）、西奥多拉·罗斯（Theodora Ross）、马蒂娜·鲁塞尔（Martine Roussel）、史蒂夫·罗森（Steve Rozen）、杰弗里·鲁宾（Jeffrey Ruben）、若泽·拉索（José Russo）、戴维·萨巴蒂尼（David Sabatini）、朱利恩·塞奇（Julien Sage）、罗尼特·萨里德（Ronit Sarid）、爱德华·索斯维尔（Edward Sausville）、查尔斯·索耶斯（Charles Sawyers）、戴维·斯卡登（David Scadden）、戴维·沙茨（David Schatz）、克里斯蒂娜·谢尔（Christina Scheel）、约瑟夫·施莱辛格（Joseph Schlessinger）、安雅·施密特（Anja Schmidt）、斯图尔特·施尼特（Stuart Schnitt）、罗伯特·舍恩（Robert Schoen）、罗伯特·施赖伯（Robert Schreiber）、爱德华·斯科尼克（Edward Scolnick）、拉尔夫·斯库利（Ralph Scully）、哈罗德·赛弗里德（Harold Seifried）、威廉·塞萨（William Sessa）、杰弗里·塞特曼（Jeffrey Settleman）、弗格斯·沙纳汉（Fergus Shanahan）、杰瑞·谢伊（Jerry Shay）、詹姆斯·雪莉（James Sherley）、查尔斯·谢尔（Charles Sherr）、伊桑·施瓦赫（Ethan Shevach）、施嘉和（音译，Chiaho Shih）、弗兰克·西切里（Frank Sicheri）、彼得·西钦斯基（Peter Sicinski）、桑迪·西蒙（Sandy Simon）、黛娜·辛格（Dinah Singer）、阿瑟·斯卡林（Arthur Skarin）、乔纳森·斯基珀（Jonathan Skipper）、朱迪·斯莫尔（Judy Small）、吉尔伯特·史密斯（Gilbert Smith）、劳伦·松佩拉克（Lauren Sompayrac）、霍尔格·松德尔曼（Holger Sondermann）、盖尔·索南沙因（Gail Sonenshein）、底波拉·斯佩克特（Deborah Spector）、迈克尔·斯伯恩（Michael Sporn）、埃里克·斯坦布里奇（Eric Stanbridge）、E. 理查德·斯坦利（E. Richard Stanley）、路易斯·施陶特（Louis Staudt）、菲利普·斯坦纳（Philipp Steiner）、拉尔夫·斯坦曼（Ralph Steinman）、冈瑟·斯滕特（Gunther Stent）、希拉·斯图尔特（Sheila Stewart）、查尔斯·斯泰尔斯（Charles Stiles）、乔纳森·斯托耶（Jonathan Stoye）、迈克尔·斯特拉顿（Michael Stratton）、比尔·萨格登（Bill Sugden）、杉村隆志（Takashi Sugimura）、约翰·沙利文（John Sullivan）、内文·萨默斯（Nevin Summers）、卡勒姆·萨瑟兰（Calum Sutherland）、克利福德·塔宾（Clifford Tabin）、约翰·泰纳（John Tainer）、尤西·泰帕莱（Jussi Taipale）、高桥信一郎（Shinichiro Takahashi）、马丁·托尔曼（Martin Tallman）、史蒂文·坦嫩鲍姆（Steven Tannenbaum）、苏珊·泰勒（Susan Taylor）、玛格丽特·坦佩罗（Margaret Tempero）、寺田正木（Masaaki Terada）、萨特维尔·特维提亚（Satvir Tevethia）、琼·保罗·蒂里（Jean Paul Thiery）、威廉·梯利（William Thilly）、戴维·索利-劳森（David Thorley-Lawson）、杰伊·蒂什菲尔德（Jay Tischfield）、罗伯特斯·托勒

纳（Robertus Tollenaar）、斯蒂芬·汤姆林森（Stephen Tomlinson）、迪米特里奥斯·特里切普鲁斯（Dimitrios Trichopoulos）、伊莱恩·特鲁希略（Elaine Trujillo）、詹姆斯·乌门（James Umen）、亚历克斯·范德埃布（Alex van der Eb）、维姆·范埃格蒙德（Wim van Egmond）、黛安娜·范希姆斯特（Diana van Heemst）、劳拉·范特·弗尔（Laura van't Veer）、哈罗德·瓦默斯（Harold Varmus）、亚历山大·瓦尔沙夫斯基（Alexander Varshavsky）、安娜·维里奇（Anna Velcich）、阿肖克·文基塔拉曼（Ashok Venkitaraman）、比约恩·文斯特罗姆（Björn Vennström）、因德尔·维尔马（Inder Verma）、谢利亚·维奥莉特（Shelia Violette）、伯特·沃格斯坦（Bert Vogelstein）、彼得·福格特（Peter Vogt）、奥尔加·沃尔佩特（Olga Volpert）、埃文·沃斯伯勒（Evan Vosburgh）、杰弗里·沃尔（Geoffrey Wahl）、格雷厄姆·沃克（Graham Walker）、赫尔诺特·沃尔特（Gernot Walter）、杰克·万兹（Jack Wands）、伊丽莎白·沃德（Elizabeth Ward）、乔纳森·沃纳（Jonathan Warner）、伦道夫·沃特尼克（Randolph Watnick）、I. 伯纳德·温斯坦（I. Bernard Weinstein）、罗宾·韦斯（Robin Weiss）、欧文·韦斯曼（Irving Weissman）、丹尼·韦尔奇（Danny Welch）、H. 吉尔伯特·韦尔奇（H. Gilbert Welch）、泽纳·韦布（Zena Werb）、福雷斯特·怀特（Forest White）、迈克尔·怀特（Michael White）、雷蒙德·怀特（Raymond White）、马克斯·维夏（Max Wicha）、沃尔特·威利特（Walter Willet）、欧文·威特（Owen Witte）、理查德·伍德（Richard Wood）、安德鲁·怀利（Andrew Wyllie）、约翰·维索梅尔斯基（John Wysolmerski）、迈克尔·亚夫（Michael Yaffe）、山下幸子（Yukiko Yamashita）、乔治·延科波洛斯（George Yancopoulos）、杨静（音译，Jing Yang）、摩西·雅尼夫（Moshe Yaniv）、叶俊男（音译，Chun-Nan Yeh）、理查德·尤尔（Richard Youle）、理查德·扬（Richard Young）、斯图尔特·尤斯帕（Stuart Yuspa）、克劳迪奥·扎农（Claudio Zanon）、戴维·扎里泽（David Zaridze）、帕特里克·扎里卡尔（Patrick Zarrinkar）、布鲁斯·策特（Bruce Zetter）、德拉赞·齐蒙吉奇（Drazen Zimonjic）、伦纳德·索恩（Leonard Zon）、邹伟平（音译，Weiping Zou）。

通过认真阅读文本，研究生们提出了非常有益的建议，使本书许多章节的质量得到了提升，避免了许多最初版本中存在的书写问题和表达困惑的部分。他们是杰米·魏安特（Jamie Weyandt）（杜克大学）、马修·克罗（Matthew Crowe）（杜克大学）、威尼斯·卡利尼桑·邱（Venice Calinisan Chiueh）（加利福尼亚大学伯克利分校）、伊薇特·索伊涅尔（Yvette Soignier）（加利福尼亚大学伯克利分校）。

杰米·魏安特（Jamie Weyandt）也为符合资格的教师资源网站使用者提供了题库。

柯尔斯滕·希基（Christine Hickey）在几年的时间中一直负责帮助组织每个章节的大量文件。她的帮助成效非凡。麻省理工学院怀特黑德研究所图书馆的戴夫·理查森（Dave Richardson）无数次地从巨大的图书馆中找到我们所需要的文献，而且极其神速！

虽然本书署名为一位主编，但实际上这涉及了许多人的工作。本书枯燥的文本编辑工作是由伊丽莎白·扎亚茨（Elizabeth Zayatz）和理查德·K. 米基（Richard K. Mickey）两位超人般的编辑完成的。本书目前的清晰程度和可读性，都得益于他们在语义澄清、语言优化、语法润色，以及去繁化简的图片使用方面所付出的巨大努力。我感觉非常幸运，能有两位如此优秀的人全程审视我的写作过程。而且，说实话，我从他们身上学到了很多。

我向他们表达最诚挚的赞美之情。

书中的许多图片都是奈杰尔·奥姆（Nigel Orme）的杰作，他是一位天才般的插图作者。他对图片设计的创意及对精准和细节的追求也同样是极其值得称赞。

出版社负责本书的组织和设计，并在本项目完成的每一步骤中给予了坚定的支持与鼓励。丹尼丝·沙克（Denise Schanck）在本书完成过程中的每一步都给予了指导和肯定。她永远是那么和蔼亲切，从任何角度来讲她都是一位超级优秀的出版家。她在出版设计方面的天赋和对出版质量标准的把握堪称楷模。由她来掌控本书质量，所有作者都会像我一样感到何其幸运！

初期，本书复杂的组织和整合工作由雅内特·斯科比（Janete Scobie）提供编辑和后勤支持，后期较长时间是由阿利·博基基奥（Allie Bochicchio）完成的。他们两位多才多艺，永远保持着快乐工作，无私且乐于助人。如果没有他们两位在加兰科技出版社技巧高超的组织工作，本书将是一堆混乱不堪的材料。

获得无数图片的出版许可这一真正艰巨的任务落在了贝姬·海因茨-巴克斯特（Becky Hainz-Baxter）的肩上。即使在现在互联网和电子邮件发达的时代，这也是一项令人望而生畏的工作。如果没有她的帮助，就不可能有机会向读者分享这些开创了现代肿瘤学研究的大量图片。

本书的排版设计是埃玛·杰夫科克（Emma Jeffcock）的杰作。她超级能干，在如何使图片和页码更便于读者访问方面具有准确无误的直觉判断。她还为本书提供了宝贵的编校支持，使本书枯燥的文本在许多方面得到了提升。

本书相关的电子媒体是迈克尔•莫拉莱斯（Michael Morales）的作品，他能把可视化材料条理清晰而有效地组织起来，这可以从本书附带光盘的电子文件中得到充分证明。他和他的编辑助理拉米亚·哈里克（Lamia Harik）为本书的细节、完整性，以及提供可访问插图方面做出了出色工作，不但可使读者获得更多信息，还使本书的撰写更加完整。我们对此致以感谢！

除此以外，亚当·森德罗夫（Adam Sendroff）、阿兰·门萨（Alain Mentha）和露西·布罗迪（Lucy Brodie）也为本书提供了宝贵的组织和设计工作。

总而言之，加兰科技出版社的团队是一个独一无二的集体，每个人的才能都无可挑剔，而且每个人都永远和蔼可亲、乐于助人。本书的其他作者也会像我一样，为在第二版的准备过程中所获得的支持感到无比荣幸！

简 要 目 录

关键技术列表

凋亡细胞：各种检测技术（图 9.19）
凋亡细胞：用 TUNEL 方法检测（补充信息栏 9.2）
染色质免疫共沉淀（补充信息栏 8.3）
循环肿瘤细胞：用微液体设备检测（补充信息栏 14.3）
比较基因组杂交（CGH）（补充信息栏 11.4）
DNA 序列多态性：用聚合酶链反应检测（补充信息栏 7.3）
胚胎干细胞：鼠多能细胞系的制备（补充信息栏 8.1）
荧光激活的细胞分选技术（FACS）（补充信息栏 11.1）
基因克隆策略（补充信息栏 1.5）
基因克隆：分离编码黑色素瘤抗原的基因（补充信息栏 15.11）
基因克隆：分离转染人类细胞的癌基因（图 4.7）
基因敲入和敲除：鼠胚系基因的同源重组（补充信息栏 7.7）
组织病理学染色技术（补充信息栏 2.1）
用 shRNA 和 siRNA 敲降基因表达（补充信息栏 1.4）
激光捕获显微解剖（补充信息栏 13.5）
DNA 甲基化位点鉴定：应用序列特异性聚合酶链反应（补充信息栏 7.4）
癌基因激活突变的鉴定（图 4.8）
通过限制性片段长度多态性鉴定抑癌基因（图 7.13）
单克隆抗体（补充信息栏 11.1）
致突变性检测：埃姆斯实验（图 2.27）
探针构建：src-特异性 DNA 探针（图 3.20）
再生克隆（补充信息栏 1.2）
逆病毒载体构建（补充信息栏 3.3）
筛选突变癌蛋白（图 16.25）
诱导小鼠皮肤癌（图 11.30）
DNA 印迹与 RNA 印迹（补充信息栏 4.3）
端粒酶活性检测：TRAP 分析（补充信息栏 10.1）
DNA 转染（图 4.1）
转基因小鼠：制备肿瘤易感品系（图 9.23A）

详 细 目 录

第 1 章　细胞和有机体的生物学与遗传学特性

简单或者有核的原生质体是所有生命的基础。因此所有的生命体都是同源的，所有的生命形式在根本上都具有同一特性。化学家也发现生命体的物质组成具有惊人的相似性。

托马斯·亨利·赫胥黎（Thomas Henry Huxley），
进化生物学家，1868 年

在大肠杆菌中发现是正确的规律一定也同样适用于大象。

雅克·莫诺（Jacques Monod），分子生物学先驱，1954 年

20 世纪的生物学革命对生物学研究的各个领域都有深远影响，癌症研究也是其中之一。这次革命的成果不仅揭示出遗传学的大致轮廓与细节内容，还解释了细胞如何生长与分裂，如何聚集并形成组织，以及组织如何在特定基因的调控下发育。本书后面的内容将直接或间接地对这一门新学科进行描述。

这次革命开始于 20 世纪中叶，由沃森和克里克发现 DNA 双螺旋结构引发并且一直延续至今。然而，那次突破性发现距今的时间还确实太短，以至于我们还无法完全理解其重要意义和长远影响。在那次发现后逐步发展起来的分子生物学解决了 20 世纪很多重要的生物学问题——细胞或组织的遗传组成如何决定其形态与功能。

如果没有这些分子生物学的基础，现代癌症研究会像其他许多生物学科一样成为一门描述性的学科，只能对各种生物现象进行分类，而无法解释其发生机制。

现在，生物学各个分支学科的发现不断丰富着我们对癌症发生的理解，而这些发现大多依赖于分子生物学和遗传学理论。出乎意料的是，我们对癌症的许多深入理解并不是从癌症研究者的实验室得来的。相反，对酵母、蠕虫和果蝇等多种生物体的研究为我们提供了大量知识资源，推动癌症研究迅速向前发展。

那些引领这次科学革命的人们站在 19 世纪巨人的肩膀上，尤其是达尔文和孟德尔（图 1.1）这两位巨人。这两位先驱建立的概念影响着现代生物学思想的各个方面，如果没有这些概念，分子生物学和当代癌症研究都将是不可想象的。因此，在本章中我们将经常提及达尔文提出的进化过程和孟德尔构建的遗传学体系。

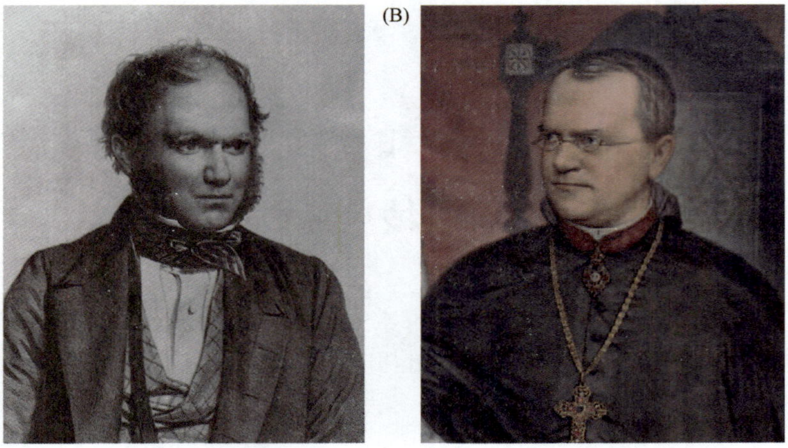

图 1.1 达尔文和孟德尔 （A）达尔文于 1859 年出版的《物种起源》深刻地影响了人们对生命起源、机体复杂性的进化及物种亲缘关系等的思考。（B）达尔文的进化论在孟德尔的成果出现之前一直缺乏遗传学基础。达尔文的进化论与孟德尔的遗传学相结合是大部分现代生物学思想的基础。［A，来自格雷斯·K. 巴布森（Grace K. Babson）的收藏，经加利福尼亚圣马力诺亨廷顿图书馆（The Huntington Library, San Marino, California）许可复制。B，感谢捷克共和国布尔诺摩拉维亚孟德尔博物馆（Mendelianum Museum Moraviae, Brno, Czech Republic）。］

1.1 孟德尔建立了遗传学基本定律

在 19 世纪 60 年代，孟德尔发现了基因如何从一个复杂的生物体传递下去的遗传定律，这一定律至今仍然基本没有改变。孟德尔追踪豌豆繁育的工作和结论很快就被人们遗忘了，直到 1900 年才被 3 个相互独立的研究者再次发现。在其后的 10 年中，人们发现那些孟德尔遗传学定律适用于所有的有性生物体，包括后生动物（多细胞动物）及后生植物（多细胞植物）。

孟德尔最基本的见解源自他意识到遗传信息是以微粒的形式从一个生物体传递给其后代的。这也就意味着，生命体所携带的所有遗传信息——当今术语称为“基因组”——是由现在被命名为基因的一个个相互分离、相互独立的信息单位组成的。直到最近几年，我们才开始精确了解哺乳动物的基因组中包含多少个不同的基因。近期对人类基因组的分析已将基因数量确定为 21 000 个左右，稍稍高于黑腹果蝇基因组中确定的 14 500 个基因。

孟德尔的研究同时提示，生物体的物理和化学组成能够被划分为一系列独立可分离的实体。他更进一步指出不同的解剖部分是由不同的基因控制的。他发现控制豌豆是否平滑的遗传物质与控制植株高矮和花朵颜色的遗传物质是相互独立的。实际上，这些个体中每一个可观察的性状都可以追溯到一个独立的基因作为其蓝图。因此，孟德尔的研究表明生命体的遗传组成（即基因型）可以划分为数百个甚至数千个独立的信息单位；那些可观测的、表面的形态（即表型）相应地也可以被细分为大量相互独立的物理或化学特性（图 1.2）。

孟德尔的理论启动了长达一个世纪的遗传学研究计划，这些遗传学家应用孟德尔原理来研究各种实验动物数以千计的性状，包括果蝇（黑腹果蝇）、蠕虫（秀丽隐杆线虫）、鼠（家鼠）。在 20 世纪中叶，遗传学家也开始应用孟德尔原理去研究单细胞生物的遗传

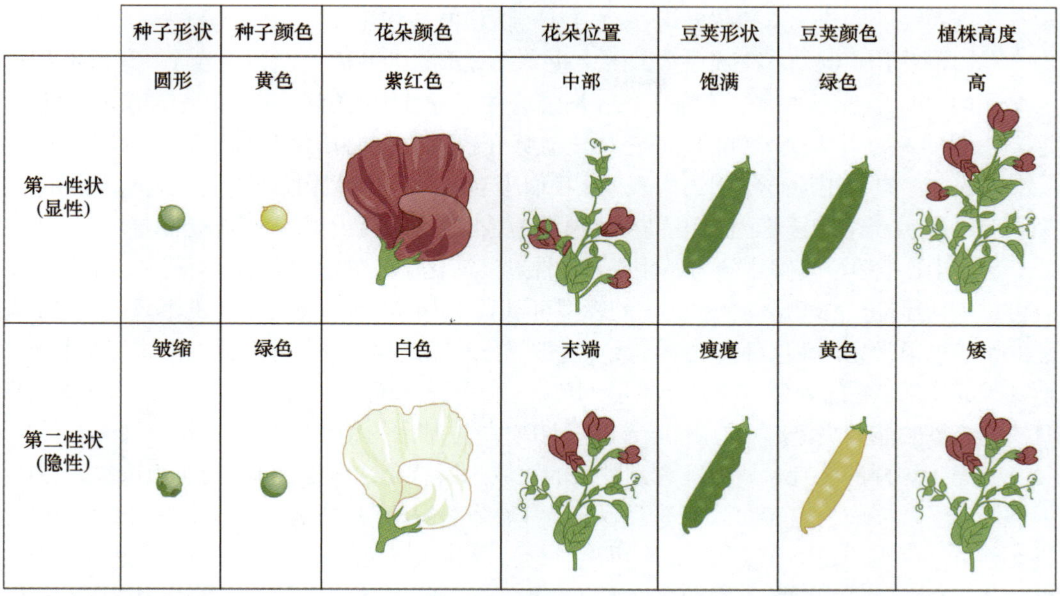

图 1.2　颗粒遗传说　孟德尔的一项主要见解：生命体的遗传物质是由独立的信息小体组成的，而每一个信息小体都对应于一项可观测的性状。图中所示的是孟德尔育种实验中所研究的豌豆植株的 7 种性状。其中每一种性状都存在两种可观察的表现形式（表型），由被称为等位基因的不同形式的基因控制。当两个差异等位基因同时存在于一株植物时，其中“显性”性状（上行）通常可以被观察到，而“隐性”性状（下行）则不会被观察到。［感谢 J. 波斯特尔思韦特（J. Postlethwait）和 J. 霍普森（J. Hopson）。］

行为，如细菌（大肠杆菌）、面包酵母和酿酒酵母。基因型决定表型的原则也同样适用于更为简单的生物体及其遗传体系。

虽然孟德尔遗传学代表了当代遗传学的基础，但是，自从 1865～1900 年孟德尔遗传学被提出后，它也经历了不断调整和扩展。例如，很多单细胞生物都通过无性方式进行繁殖，也就是说不需要交配，这就使孟德尔的最初理论有进一步调整的需要。此外，他认为生命体中的每一个特征都可以追溯到某一基因发出的指令，该观念随后也被认为过于简单化了。生命体绝大多数可观测的性状都能够追溯至多个基因的共同作用。几乎所有存在于复杂生命体基因组中的基因都在多个器官、组织和生理过程的发育与维护中发挥多元的作用。

孟德尔遗传学第一次揭示出遗传信息在复杂植物和动物的基因组中是冗余存在的。孟德尔推测决定花的颜色和豆的形状的基因各有两个拷贝。而现在我们了解到这种 2 倍冗余存在于除性染色体以外的整个基因组中。因此，更高等生命体的基因组又被称为二倍体。

孟德尔的观察结果同时也表明，一个基因的两份拷贝可能携带不同甚至相互矛盾的信息。因此，一个基因拷贝可能赋予豌豆表面的特性，另一个则赋予表面光滑的特性。在 20 世纪，同一基因的不同拷贝又被称为等位基因。如果生命体携带两个相同的等位基因，那么该生命体被称为纯合子。相反，如果携带的是两个不同的等位基因，该生命体则被称为杂合子。

由于同一基因的两个等位基因可能携带相反的指令，因此关于基因型如何决定表型的观点也变得更为复杂。孟德尔发现在决定某一性状的最终表现形式时，其中一个等位基因通常起主导作用。例如，在豌豆基因组中决定豌豆形状的基因可能为杂合子，该基因携有一个圆的和一个皱缩的等位基因。但是，携带这种等位基因的豌豆植株总是结出圆的豌豆。这表明圆的等位基因是显性的，而它总是能够在决定表型时压倒其隐性等位基因（皱缩）（图 1.2）。（如果使用遗传学用语来表述，我们应当说由某一基因的一个等位基因编码的表型相对于由另一个等位基因编码的表型来讲是显性的，而后一种表型则是隐性的。）

事实上，把等位基因划分为显性或者隐性过度简化了生物学的现实。某些基因的等位基因可以呈共显性，也就是一个表达出的表型可以呈现为两个等位基因混合的形式。不完全外显的例子也很常见，在这种情况下，某一显性等位基因是存在的，但由于生物体基因组中其他基因的作用，它的表型不能完全显示。因此，一个等位基因的支配地位不是由这一基因自身决定表型的能力决定，而是由其与该基因其他等位基因的相互作用所决定。

考虑到这样的区别，我们注意到肿瘤的发展也具有显性和隐性的例子。例如，一类使细胞倾向于发展成为癌症的等位基因会编码有缺陷的酶，正常情况下这些酶参与 DNA 修复进而维持基因组的完整（在第 12 章再次讨论）。在普通人群中，这些缺陷等位基因相当罕见，并且功能隐性。因此，它们在许多杂合子（一个野生/突变基因型）的基因组中存在但不呈显性。然而，两个携带同一 DNA 修复基因隐性缺陷等位基因的杂合子可能会交配。按平均值计算，上述配对亲代的子代中，有 1/4 将继承两个缺陷等位基因，在它们的细胞中存在特殊的 DNA 修复缺陷，且这些子代发生特定种类癌症的概率将大大提高（图 1.3）。

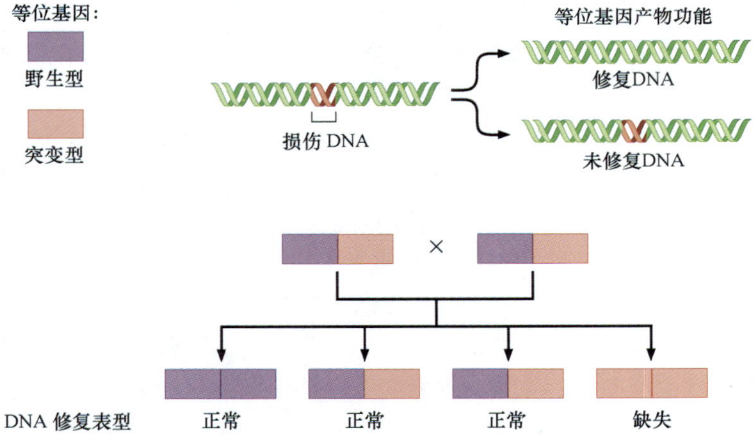

图 1.3　基因型和表型的差别　个体的表型通常不能表明其基因型。例如，某一性状表型正常的个体，在基因型的水平上，可以携带控制该性状的基因的一个野生型（正常的）等位基因和一个突变型（有缺陷的）等位基因。相对于野生型等位基因，突变型等位基因是隐性的，野生型等位基因是显性的。针对这一基因，这样的个体是杂合子。图示，两个个体交配，它们的表型均正常，但是对于某一控制 DNA 修复功能的基因来说它们是杂合子。平均来说，在其 4 个后代中，3 个表型正常，并且其细胞显示正常的 DNA 修复功能。其中一个将获得两个野生型等位基因（纯合子），另外两个将像其父母一样，是杂合子。然而，第四个子代将获得两个突变型等位基因（纯合子）并且表现出突变表型。在这种情况下，其细胞缺失由该基因所控制的 DNA 修复功能。细胞缺乏适当 DNA 修复功能的个体通常易患癌症，见第 12 章所述。

1.2　孟德尔遗传定律有助于解释达尔文进化论

在 20 世纪早期，人们并不清楚同一基因的不同等位基因是如何产生的。最初人们认为，信息内容的变异似乎从进化开始就已经存在于物种共同的基因库中。这一观点不久后便发生了改变，在 20 世纪二三十年代，人们开始认识到遗传信息是易变的，遗传文本中的遗传信息如同其他文本中的信息一样，是可以被改变的。突变被认为是改变基因中信息内容的“肇事者”，它可以把一种等位基因转变为另外一种等位基因，或是由之前普遍存在于某一物种中的等位基因创造出新的等位基因。一个在某一物种大多数个体中都存在的等位基因通常被称为野生型，这种命名方式表示该等位基因天然地存在于众多健康组织中，并且与正常的结构和功能相对应。

在一个物种进化的周期内，突变不断地改变着它的基因组，该过程通常会持续几百万年。突变能够随机改变基因组及其组成基因，使物种不断修改完善其基因组，即通过产生新的基因型以获得新颖、改良的表型。基因组持续突变的结果是使一个物种的遗传多样性在其进化历史中不断累积。因此，一个物种所有成员的基因组（即此物种的基因库）中的等位基因将随着该物种逐渐古老而变得更加异质化。

这也意味着，与较为年轻的物种相比，较为古老的物种的基因组中携带有更多不同的等位基因。与黑猩猩相比，人类作为一个相对年轻的物种（历史不足150 000年），所拥有的等位基因和遗传多样性仅为其1/3，可推断黑猩猩的历史是我们的3倍之长。

一个物种基因组中的等位基因在数百万年中持续多样化，在一定程度上与达尔文最初提出的自然选择压力有关。一个基因的某些等位基因与其他等位基因相比可能会产生更为有利的表型。因此携带这些等位基因的个体，与那些属于同一物种但缺少这种等位基因的成员相比，能够繁育更多的后代。因此，自然选择使很多通过随机突变获得的等位基因不断地被清除。最终，不利的等位基因将从等位基因库中消失，有利的等位基因数量上升，而这个物种的整体适应能力也因此得到不断的提高。

在距离孟德尔的理论被再次发现和孟德尔遗传学复兴一个多世纪之后的今天，我们逐步认识到在我们自己和所有哺乳动物的基因组中所蕴藏的大部分遗传信息似乎并不产生特定表型。鉴于在 1944 年发现遗传信息是由 DNA 分子编码的，基因组中这些非编码的部分通常被称为无用 DNA（junk DNA）（图 1.4）。只有大概 1.5%的哺乳动物基因组 DNA 携带编码蛋白质结构的序列信息。近期对人、小鼠和狗基因组的序列比对结果显示，另外约 2%的基因组携带调节表达和其他未知功能的重要信息。

突变随机发生于基因组中，它不加选择地改变有作用的基因和无用 DNA，因此绝大多数突变改变遗传信息——DNA 的核苷酸序列——对细胞和组织的表型没有影响。这些对表型并不产生影响的突变，从自然选择的观点上来看属于中性突变（图 1.5）。正是由于这些突变创造出来的等位基因是无效的，它们的存在无法被依赖于

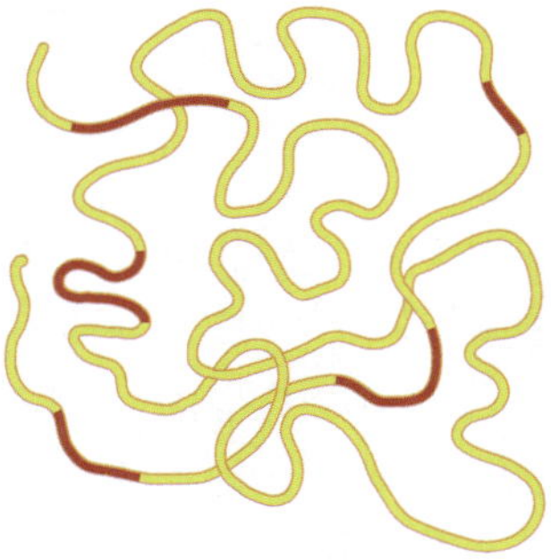

图 1.4　人类基因组中重要的生物学序列　人类基因组可以被视为漂浮在无用 DNA“海洋”上（黄色部分）的、相当小的重要生物学序列（大约占所有基因组的 3.5%，红色部分）“小岛”的集合。为了便于说明，对携带生物学信息的序列的比例进行了放大。（随着时间的推移，人们意识到，那些在细胞、机体生理机能方面发挥重要作用并编码某些非编码 RNA 的基因位于这些基因间隔区，因此，所有定位于人类细胞约 21 000 个蛋白编码基因之间的基因组序列是无用的垃圾——这一笼统的分类过于简化了。）

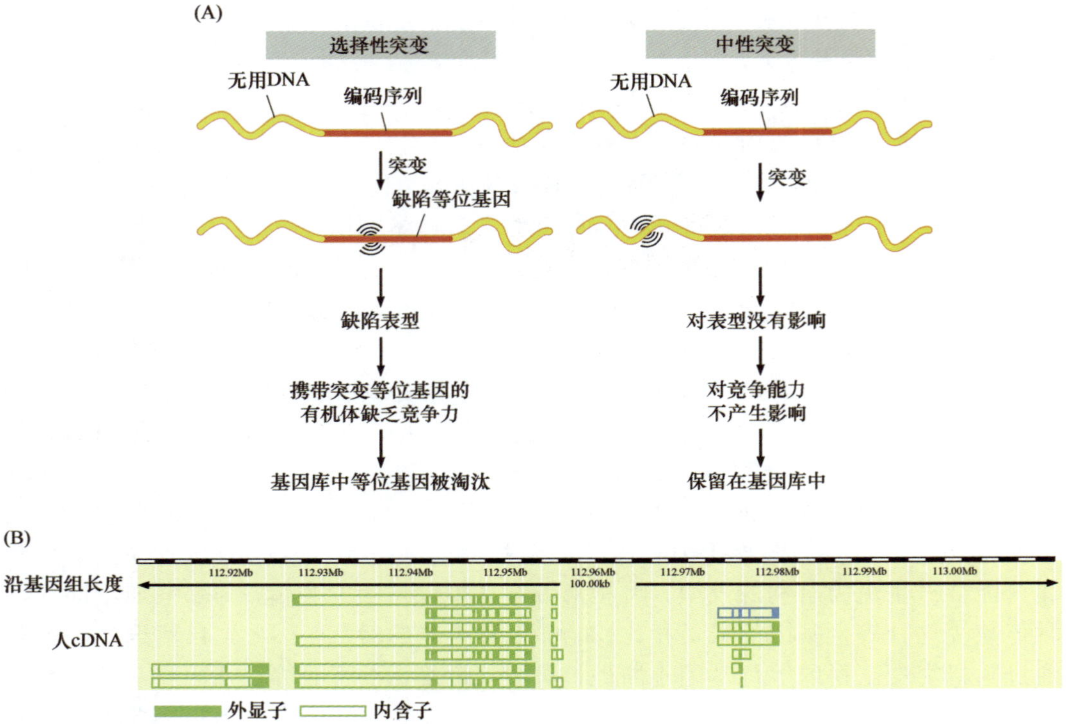

图 1.5　中性突变与进化　（A）大多数基因的编码序列（红色）已在遥远的进化历程中得到完善。因此，很多影响氨基酸序列及蛋白质结构的突变（左）产生的等位基因会影响生命体存活的能力。由于这个原因，这些突变等位基因很可能从物种的基因库中消失。相比之下，在无用 DNA（黄色）中发生的突变不会对表型产生影响，因此能够保留在该物种的基因库中（右）。这就解释了为何编码的 DNA 序列在这漫长进化过程中的改变是缓慢的，而无用 DNA 序列却迅速地发生着变化。（B）图中所示为一个 0.1Mb 的小片段物理图谱，该片段位于人类 1 号染色体第 112 912 286 碱基对和第 113 012 285 碱基对之间，包含 4 个基因，每一个由数个小岛（实心矩形）组成。这些小岛由已知或可能产生 mRNA 分子片段（外显子）的序列和没有生物学信息的长间隔序列（内含子）相间组成（图 1.16）。基因间的大段 DNA 序列不与任何特定的生物学功能相联系。［B，感谢英国桑格研究所（The Wellcome Trust Sanger Institute）。］

观测表型的早期遗传学者发现。但是，随着 DNA 测序技术的出现，人们发现人类等生命体的基因组中存在数十万计甚至数百万计的功能上的无效突变。其中，每个人的基因组都携带自身特有的一系列功能上无效的遗传学改变。多态性起初是指同一个物种中的正常个体彼此间外形和构成上的差异。现在，遗传学家运用遗传多态性这个概念来描述个体间功能上相同的 DNA 序列的区别，这些区别表明每个人的基因组都是独一无二的（图 1.6）。

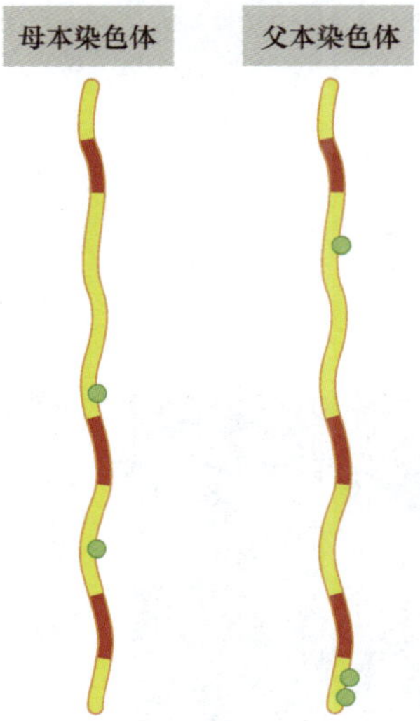

图 1.6　人类基因库中的多态性差异　因为大部分人类基因组 DNA 并不编码重要的生物学信息（黄色部分），所以它们的进化相对迅速，积累了许多微小的序列差异——多态性(图 1.5)，这种多态性能够像孟德尔等位基因一样进行传递，但它们在基因组中的存在只能通过 DNA 测序等分子生物学技术来确定。图中圆点（绿色）表明存在于该染色体位点的序列与其在人类基因库中的正常形式不同。例如，一段优势序列可能是 TAACTGG，而其变化形式 TTACTGG 可能仅由少数人携带，这就构成了一种多态性。当多态性只存在于一条染色体而不存在于另外一条时，即使其附近的基因（红色）以纯合子的构型存在，该区域也是杂合性的。

基因组中大约3.5%的序列被确定具有生物学功能，这部分序列在进化过程中的行为与无用 DNA 显著不同。无用 DNA 序列发生的突变对生命体的生存不会产生影响。因此，发生于物种基因组非编码序列中的突变能够在其基因库中幸存下来，并且在其进化历史中逐渐累积。相反，影响编码序列的突变通常会导致其功能的丧失，并且由此导致生命体丧失生存能力；因此，这些突变能够通过自然选择压力从基因库中淘汰，这就解释了为什么在漫长的进化过程中，决定生物学表型的遗传序列仅缓慢地发生变化（信息栏1.1）。

信息栏 1.1　进化压力显示某些基因是高度保守的　许多基因所编码的细胞性状对细胞生存是必不可少的。这类基因对突变非常敏感。突变能够通过改变现有基因而不断产生新的基因序列，自然选择则对这些序列进行检测，并且决定它们所产生的表型是否比先前存在的形式更加有益。

几乎不变的是，细胞和生命体生存所必需的基因序列在数百万年前就已经得到了完善。因此，在这些基因中发生的改变几乎都是有害的，将会损害细胞甚至生命体的生存力。这些突变等位基因很快就会丢失，因为携带它们的突变体将无法产生后代。这就解释了为什么在进化过程中很多基因序列是高度保守的。更精确地说是它们所编码的蛋白质的结构是高度保守的。

事实上，我们自身细胞中存在且必需的绝大多数蛋白质最初都是在单细胞真核生物进化时产生的。无数的观察结果显示，多数人类蛋白质都能够在单细胞真核生物中找到类似物，如面包酵母。另外一些高度保守的基因和蛋白质则起源于第一个多细胞动物，这些基因使不同的器官得以发育并且具有不同的生理功能。因此，另外一部分人类基因和蛋白质在蠕虫与两翼昆虫中也存在副本形式（图 1.7）。

早在 1.5 亿多年前所有哺乳动物的祖先出现的时候，现代哺乳动物所有的生化和分子特征就已经存在了。这些特征在漫长的进化时间里只发生了微小改变，表明在各种哺乳动物出现前它们就已经达到最优化。这也同时解释了为什么所有哺乳动物的胚胎发生、生理和生物化学特征都非常相似。因此，通过研究实验室小鼠得出的结论对人类也同样适用。

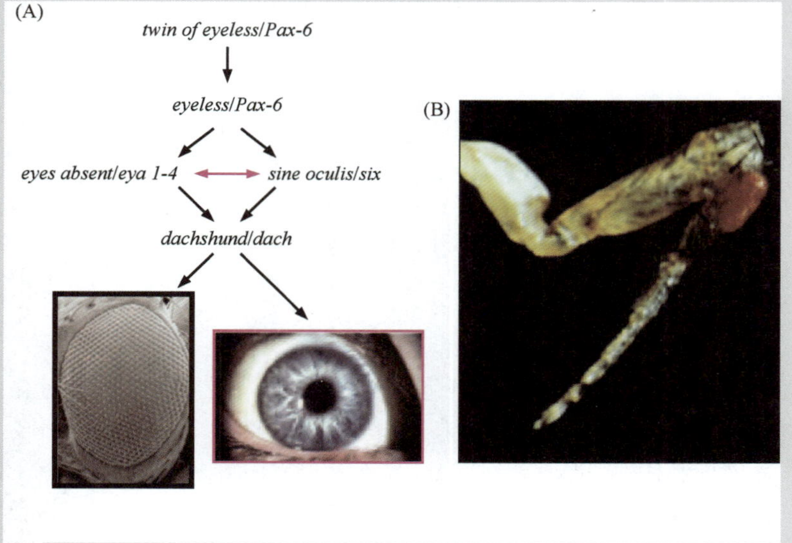

(C)

人类	F G L A R A F G I P I R V Y T H E V V T L W Y R S P E V L L G S
裂殖酵母	F G L A R S F G V P L R N Y T H E I V T L W Y R A P E V L L G S
酿酒酵母	F G L A R A F G V P L R A Y T H E I V T L W Y R A P E V L L G G
人类	A R Y S T P V D I W S I G T I F A E L A T K L P L F H G D S E I
裂殖酵母	R H Y S T G V D I W S V G C I F A E N I R R S P L F P G D S E I
酿酒酵母	K Q Y S T G V D T W S I G C I F A E H C N R L P I F S G D S E I
人类	D Q L F R I P R A L G T P N N E V W P E V E S L Q D Y K N T F P
裂殖酵母	D E I F K I P Q V L G T P N E E V W P G V T L L Q D Y K S T F P
酿酒酵母	D Q I F K I P R V L G T P N E A I W P D I V Y L P D F K P S F P

图 1.7　基因功能的高度保守性　蝇与哺乳动物最近的共同祖先生存于 6 亿多年前，两者的眼睛具有完全不同的组织结构。但是，控制两者眼睛发育的基因（蝇为 *eyeless*，小鼠为 *Pax-6/small eye*）是可以互换的—— 来自某一生命体的基因能够替换另一生命体相应的突变基因并重塑野生型功能。（A）在编码信号转导系统组分的基因中，调控眼睛发育的组件（黑色为蝇，粉色为小鼠）是高度保守和可以互换的。（B）当小鼠 *Pax-6/small eye* 基因和果蝇 *eyeless* 基因在蝇胚胎不恰当的位置（异位）表达时，将导致蝇腿部发育出眼睛，这也证明两种基因是可以互换的。（C）同源蛋白质的氨基酸序列显示出基因功能在漫长进化过程中的保守性。这里，我们同时给出人类蛋白质的氨基酸序列，以及两种分别从裂殖酵母和酿酒酵母中获得的相应蛋白质的序列。［A，感谢 I. 瑞贝（I. Rebay）。B，感谢沃尔特·格林（Walter Gehring）。C，改编自 B. Alberts et al., Essential Cell Biology, 3rd ed. New York: Garland Science, 2010.］

1.3　孟德尔遗传定律决定基因和染色体如何运转

在 20 世纪的最初 10 年，人们发现孟德尔遗传定律与在光学显微镜下可见的染色体的行为有惊人的相似之处。孟德尔认为基因和染色体都成对存在。很快人们发现复杂生命体中几乎所有细胞都拥有相同的染色体组，而这一染色体组，常被称为核型，在每个细胞生长分裂周期中都被复制一次。

基因与染色体之间的行为相似性使人们推测被称为基因的信息包是由染色体携带的，并随后通过数百种方法对其进行了验证。每条染色体都以线性形式携带自己的一系列基因。时至今日，我们了解到哺乳动物基因组上可能排列有数千个基因（人类 1 号染色体——染色体组中最大的染色体，至少拥有 3148 个不同的基因）。显微镜下可以观察到，染色体的长度与它所携带的基因数量是成比例的。

每个基因都定位于特定染色体的特定位点。该位点通常被称为遗传位点。整个 20 世纪，遗传学家都在致力于绘制某一物种染色体上遗传位点的图谱（图 1.8）。

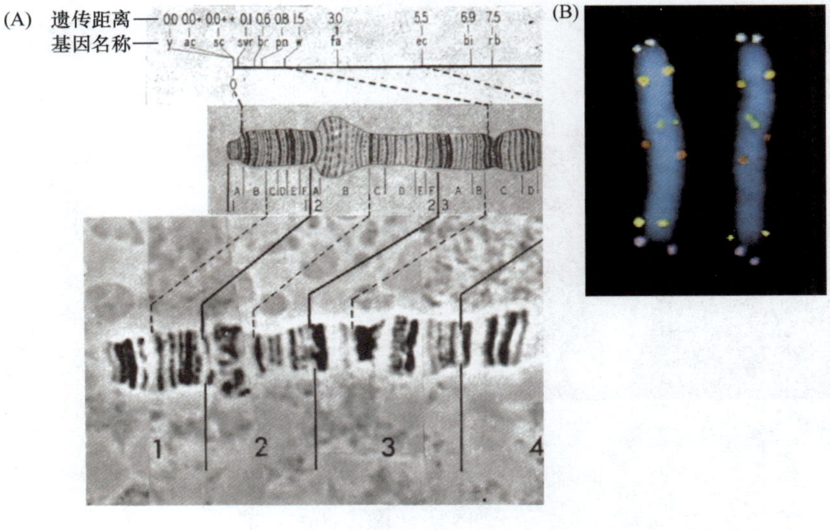

图 1.8　染色体上的基因定位　（A）果蝇染色体的物理结构可以利用其唾液腺染色体来绘制，该染色体上亮（疏松）、暗（紧密）染色体区域（下图）交替出现，产生带型。基因杂交产生了沿染色体排列的各种各样的遗传位点的线形图谱（上图）。这些位点随后与物理显带图谱对应起来，如同图中所展示的果蝇 1 号染色体左臂的起始部分。（B）DNA 探针能够与各种不同特异性基因杂交，使用一种特异性的荧光染料或者联合使用几种荧光染料对探针进行标记，能够在染色体上定位具体基因的位置。对中期染色体进行荧光原位杂交（FISH）显示，6 个基因定位于人类 5 号染色体的不同位点（每个基因都由两个点表示，因为染色体在有丝分裂中期以二倍体的形式存在）。[A，引自 M. Singer and P. Berg, Genes and Genomes. Mill Valley, CA: University Science Books, 1991. 来自 C.B. Bridges, *J. Hered.* 26: 60, 1935. B，感谢戴维 · C. 沃德（David C. Ward）。]

人体大多数细胞都以二倍体形式存在，生殖细胞（精子和卵细胞）中却不然。这些细胞仅携带每个染色体和基因的单个拷贝，因此又被称为单倍体。在睾丸和卵巢形成生殖细胞的过程中，染色体对发生分离，其中一条随机进入精子或者卵细胞。当精子和卵细胞在受精结合时，两个单倍体基因组在受精卵中融合形成新的二倍体基因组。生命体中所有细胞都直接来源于这个二倍体细胞，并且继承了其二倍体基因组的精确拷贝。在人类等大型多细胞生命体中，这意味着该基因组的完整拷贝存在于身体的几乎全部 3×10^{13} 个细胞中。

随着人们认识到基因存在于染色体中，以及人体中几乎所有的细胞都拥有一套完整的染色体组，一个新的结论应运而生：基因通过影响单个细胞的行为来产生整个生命体的表型。而另外一种观点——生命体染色体中某些独特的解剖位点所存在的一组基因能够控制整个生命体的发育和生理功能——现在看来并不可信。

性染色体违背了染色体成对出现的规则。在雌性有胎盘动物的细胞中存在两条相同的 X 染色体，它们的行为与常染色体（非性染色体）相似。但是在雄性中，X 染色体与 Y 染色体配对，其中 Y 染色体相对较小并且携带较少的基因信息。人类的 X 染色体约携带 900 个基因，而 Y 染色体仅携带 78 个不同的基因，这些基因由于存在冗余现象仅编码 27 种不同的蛋白质（图 1.9）。

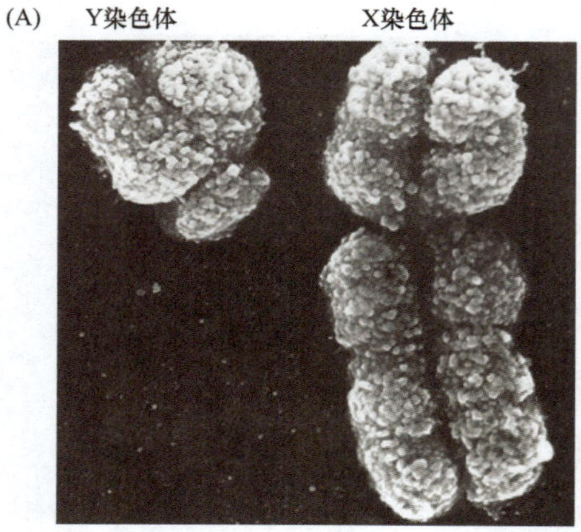

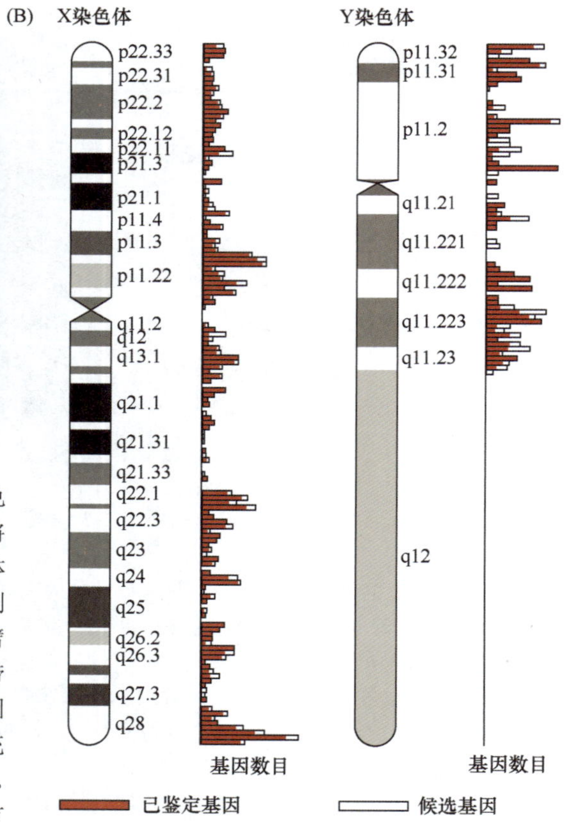

图 1.9　人类性染色体物理图谱　(A) 人类 X、Y 染色体的扫描电镜显微照片，与 22 对常染色体（非性染色体）一样已被测序。(B) 此图将染色体细胞学图谱(对细胞有丝分裂中期染色体进行染色并显微检测得到)与具体的 DNA 序列相对应。人类染色体的短臂称为“p”臂，长臂称为“q”臂，每一条染色体都根据其不同的带型分成不同的区域，经序列分析确定了相应基因(染色体右侧柱状图)。已鉴定的基因用红色填充条表示，而那些候选基因的序列用空白条表示。后者只占染色体的小部分。人类 Y 染色体约有 57 兆碱基对（Mb），而 X 染色体约有 155Mb。［A，感谢 Indigo 仪器（Indigo® Instruments）公司。B，感谢英国桑格研究所（The Wellcome Trust Sanger Institute）。Ensembl 基因组数据库网址 http://www.ensembl.org.］

性染色体结构上的不对称性使雄性处于生物学上的不利地位。很多对生命体的发育和功能至关重要的基因都位于 X 染色体上，而成对出现的 X 染色体能够保证生物体更加健壮。即使其中一条 X 染色体上的基因拷贝存在缺陷（即没有功能的突变等位基因），存在于另一条 X 染色体上的基因拷贝也能够继续完成该基因的任务，以确保其正常的生物学功能。雄性的性染色体则缺乏这一自动防护故障系统。色盲基因就属于此类基因，该疾病多发于雄性个体，因为编码视网膜色彩感应蛋白的基因位于 X 染色体上。

这种性别之间的差异在某种程度上被 X 失活机制缓解了。在胚胎发生早期，在雌性胚胎的每一个细胞中，两条 X 染色体中的一条被随机失活。失活将导致该染色体上几乎所有的基因沉默，并且使之收缩成称为巴氏小体的微粒。随后，该细胞的所有子代细胞将遗传这种染色体失活模式，并且因此继续携带同样失活的 X 染色体。因此，雌性携带 X 染色体相关基因的冗余拷贝的优势也只是相对的（补充信息栏 1.1）。

色盲症的例子显示拥有两个基因拷贝确实能够保证生物学功能的维持。如果一个拷贝由于突变而失活，尚存的基因拷贝往往能够编码野生型显性。这种功能性冗余存在于常染色体携带的绝大多数基因中。正如我们稍后会看到的，这一机制在癌症的发展中起着重要作用，因为几乎所有防止细胞增殖失控的基因都以两个拷贝的形式存在，而只有当两个拷贝全部失活时，才会使其失去生长抑制功能和发生肿瘤细胞增殖。

1.4　绝大多数癌细胞的染色体都发生了改变

单个基因由于太小而不能通过光学显微镜进行观察，基因中的细微突变则更是如此。因此，在癌症中起作用的绝大多数突变并不能通过显微镜进行观测。然而，如果细胞基因组发生较大范围的改变就能够通过光学显微镜检测。这种改变早在 1892 年就被注意到了，特别是在癌细胞中。

现今，我们了解到，癌细胞往往存在各种结构异常的染色体，如整条染色体丢失，存在额外染色体副本，以及一条染色体臂与另一条染色体臂融合。整个染色体结构的变化拓展了我们对突变如何影响基因组的认识：由于染色体结构和数量的改变也构成了遗传改变，这些改变应当被看作是突变的结果（信息栏 1.2）。重要的是，在癌细胞中观察到的异常染色体提示这些细胞在遗传上可能是异常的，也就是说它们是突变体（图 1.11）。

染色体的正常结构通常称为整倍体核型状态。整倍性意味着每条常染色体都以正常结构成对存在，而 X 染色体与 Y 染色体也以适合于性别的数目存在。整倍体染色体组的异常形式——非整倍性可见于许多癌细胞。非整倍性通常只是癌细胞调节失控状态的一种结果。然而，非整倍性与肿瘤细胞增殖之间的关系提示着一个观点：染色体额外拷贝的获得或者染色体的丢失能够产生对癌细胞及其失控增殖有利的遗传结构。

1.5　引发肿瘤的突变累及生殖细胞和体细胞

突变能够改变基因包含的信息内容，而作为结果的突变等位基因能够由亲代传递到子代。这种由上一代至下一代的传递由生殖细胞（精子或者卵细胞）执行，因此称其发生于胚系（图 1.10）。重要的是，突变等位基因在胚系内向后代的传递只有在满足下列条件时才会发生：相应的突变必须发生于精子或者卵细胞基因组所携带的基因中，或者发生于生殖腺中精子或者卵细胞的直接前体细胞的染色体组中。胞体染色体中发生的突变也可能影响一些细胞，但是此类突变不会传递给其后代。因为这种体细胞突变不能进入代与代之间遗传传递的运载工具——精子或者卵细胞的染色体中。

体细胞突变在癌症形成的过程中起重要作用。正如本书中反复提到的，一个体细胞突变能够影响整个细胞的行为，而在细胞不断生长和分裂的过程中，该突变能够被传递给其每一个子代细胞。单个祖细胞最终可能产生数百万个甚至数十亿个子代细胞，称为一个细胞克隆。

每个细胞中都存在精密的细胞修复系统，它们不断监控着细胞的基因组，一旦发现突变序列就用适当的野生型序列对其进行替换，根除突变序列。我们将在第 12 章中详细介绍修复系统。这一系统能够将破坏基因组和传给子代细胞的突变数量保持最低，并以此来维持基因组的完整性。生物体克隆的成功显示了令人震惊的基因组修复效率：由已经分化的细胞核（来自成人）产生完整生物体的能力，揭示成人细胞基因组本质上是受精卵基因组的复制品，受精卵比体细胞出现早许多年和许多细胞分裂代次（补充信息栏 1.2）。

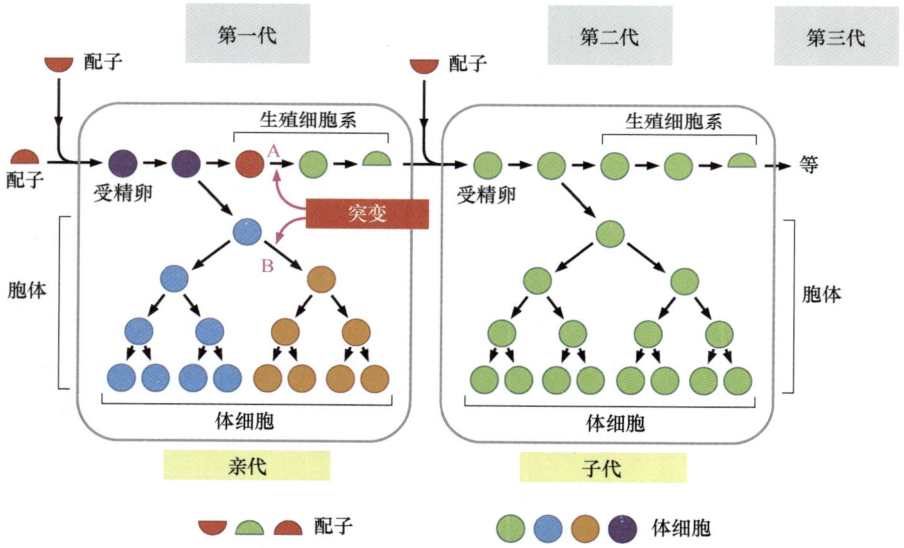

图 1.10　胚系突变与体细胞突变比较　突变 A 发生于性腺胚系基因组中，能够通过配子——精子或卵细胞（半圆），从亲代（左上）传至子代。一旦成为受精卵，突变的等位基因就能够传递给子代（中间）身体内性腺以外的所有细胞，即胞体，以及通过生殖细胞系和配子传递至第三代（未显示）。然而突变 B（左）仅影响亲代的一个体细胞基因组，只能传递给该亲本身体内此突变细胞的直系后代，并不能传递给子代。（改编自 B. Alberts et al., Essential Cell Biology, 3rd ed. New York: Garland Science, 2010.）

信息栏 1.2　癌细胞通常是非整倍性的　在 20 世纪早期，人们就通过异常结构染色体的存在和染色体数目的改变发现，细胞基因型的改变通常伴随并且可能引发癌细胞增殖失控。这些正常整倍体核型的改变可以划分为许多类型。结构上看似正常的染色体可以产生额外的拷贝，导致肿瘤细胞核中出现这些染色体的三个、四个甚至更多的拷贝（图 1.11）；这种正常染色体数目异常的情况也是非整倍性的表现。

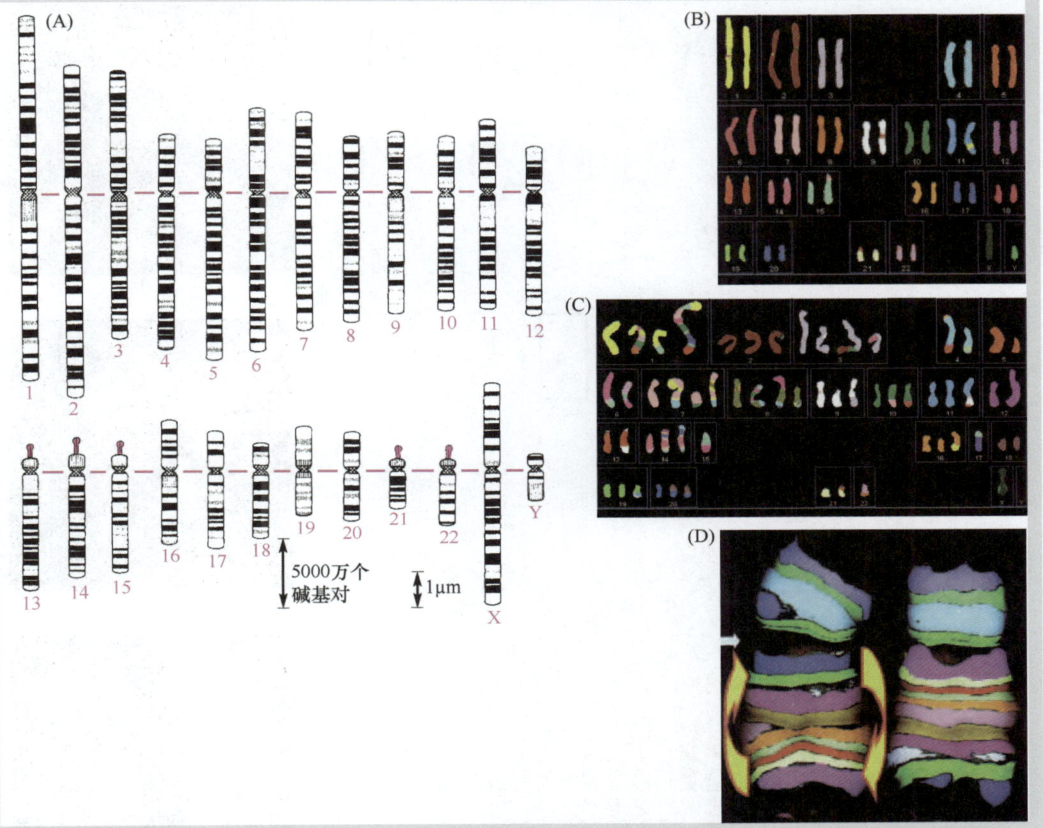

图 1.11　正常与异常的染色体补体　(A) 通过对中期染色体染色可以得到每条染色体特征性的明暗带型，这里展示了全套的人类染色体；其着丝粒排成一行（粉线）。(B) 多色光谱核型（SKY）分析技术和多色荧光原位杂交（mFISH）技术，使得实验者能够用不同的颜色绘出每条中期染色体（使用不同荧光染料标记特异性 DNA 探针，并将其与染色体杂交）。图像中显示的颜色是由计算机生成的。这里呈现的是人类正常细胞的二倍体核型（染色体上与大部分区域不同颜色的小区域代表杂交信号）。(C) 图为人类胰腺癌细胞的非整倍体核型，其染色体数量异常并且存在大量易位（染色体间片段交换）。(D) 图中所示染色体来自一位苏联核武器工业工人的细胞，该工人曾经暴露于放射性元素钚。研究者运用 mFISH 技术用特异性荧光染料对染色体内部的亚区进行标记，结果显示正常 5 号染色体臂的绝大部分（右侧）发生了倒转（左侧）。[A，改编自 U. Francke, *Cytogenet. Cell Genet.* 31: 24-32, 1981. B 和 C，感谢 M. 格里戈罗娃（M. Grigorova）、J.M. 斯坦斯（J.M. Staines）和 P.A.W. 爱德华兹（P.A.W. Edwards）。D，引自 M.P. Hande et al., *Am. J. Hum. Genet.* 72: 1162-1170, 2003.]

染色体可能经历多种结构上的改变，一段片段可能从一条染色体臂上断裂下来并且融合到另外一条染色体臂上，从而导致染色体易位（图 1.11C）。此外，染色体片段可能在不同染色体对的染色体间交换，从而导致相互易位。一段染色体片段也可能发生倒转，这将影响位于断裂融合位点附近的基因的调控（图 1.11D）。

此外，染色体的一段片段能够额外发生多次拷贝，所得到的拷贝首尾相连融合为一个均匀染色区（homogeneously staining region，HSR；图 1.12A）。染色体片段也

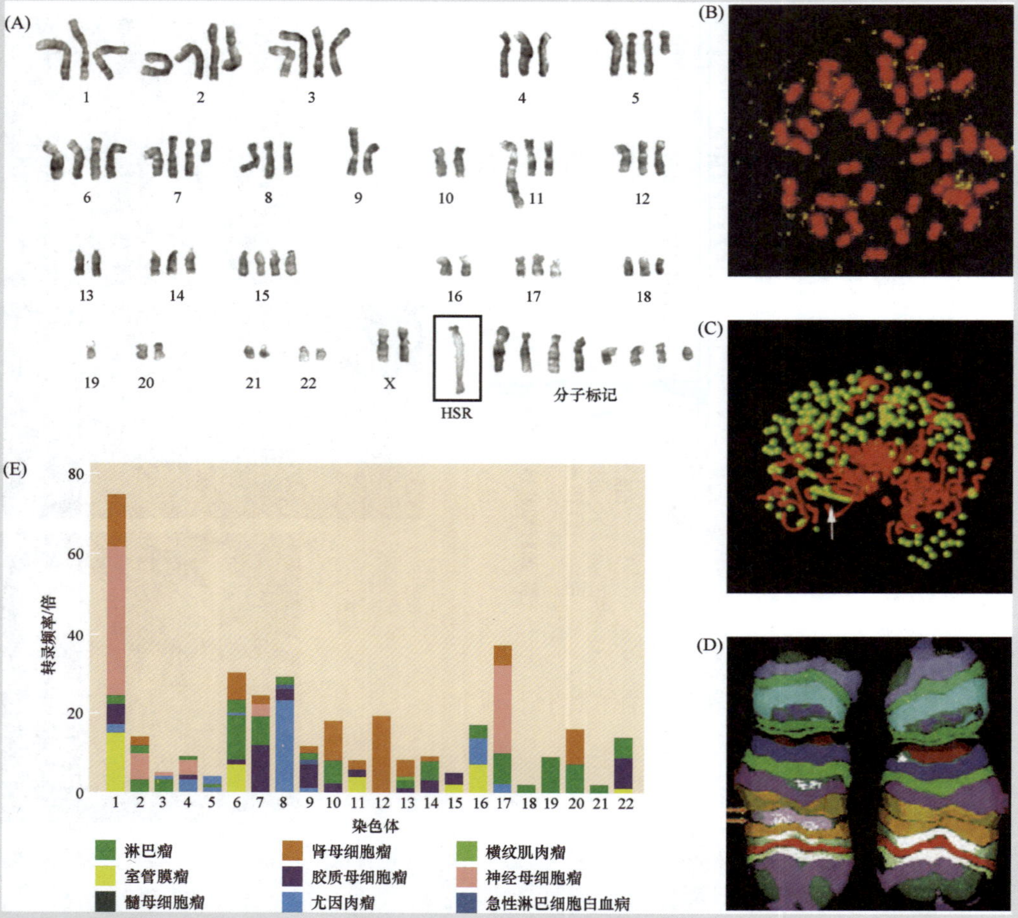

图 1.12 染色体片段拷贝数的增加和减少 （A）人神经内分泌肿瘤中，癌基因 *myc* 拷贝数扩增（8.9 节）使得整个染色体被染为白色（矩形），形成一个均匀染色区（HSR）。（B）双微染色体（DM）是由脱离正常位点的染色体片段而来的，并且可以作为染色体外遗传因子被反复复制；如同正常染色单体，这些结构在有丝分裂中期也会发生倍增。FISH 显示，鼠乳腺癌细胞中，位于双微染色体的癌基因 *HER2/nue* 的拷贝数扩增（黄点）。（C）有时，一个扩增的基因可以同时存在于 HSR（嵌套于染色体内）和双微染色体内。这里对细胞 COLO320 进行分析，结果显示染色体（红色）中存在多拷贝的癌基因 *myc*（黄色）。图中的箭头指示 HSR，可见细胞中同时存在大量 DM。（D）使用 mFISH 技术分析显示，在暴露于钚辐射后，人类正常 5 号染色体（左侧成对的箭头）的一个片段发生丢失（中间缺失，右）。（E）对 9 种不同儿科癌症的调查显示，每种类型的癌症具有特征性的基因扩增与缺失模式，并伴随着受累基因的相应表达改变。例如，神经母细胞瘤（粉色）常常发生 1 号染色体和 17 号染色体上基因拷贝数的变化，并且这些基因转录表达水平发生相应的改变。（A，引自 J.-M. Wen et al., *Cancer Genet. Cytogenet.* 135: 91-95, 2002. B，引自 C. Montagna et al., *Oncogene* 21: 890-898, 2002. C，引自 N. Shimizu et al., *J. Cell Biol.* 140: 1307-1320, 1998. D，引自 M.P. Hande et al., *Am. J. Hum. Genet.* 72: 1162-1170, 2003. E，引自 G. Neale et al., *Clin. Cancer Res.* 14: 4572-4583, 2008.）

可能被从染色体上切除，并且在核内扩增为很多拷贝，产生称为双微染色体（图 1.12B）的亚染色体片段。后面的两种变化引起这类片段所携带基因的拷贝数量增加，导致基因扩增。有时，两种形式的扩增共存于同一个细胞（图 1.12C）。这些基因扩增可以通过增加促生长基因的拷贝数以促进癌细胞的生长。

在某些情况下，一些生长抑制基因在癌细胞发育的过程中发生缺失。例如，当位于染色体臂中部的片段发生丢失，而其两侧的染色体区域重新连接时，就构成了中间缺失（图 1.12D）。

如上所述基因拷贝数改变（包括扩增与缺失）表明肿瘤细胞基因组发生了广泛的紊乱，而基因扩增和缺失不过是其中的偶然事件。然而，随着人类肿瘤核型和基因组研究的深入，已经清楚的是，基因组的一些特定区域在某些类型肿瘤中会发生特异性缺失，其他类型的肿瘤并不发生这种缺失（图 1.12E）。这些是本书中贯穿的要点——特定基因的获得和缺失有益于特定类型肿瘤的增殖。这提示不同类型的肿瘤在从正常组织中的前体细胞逐渐发育至肿瘤的过程中，经历了不同的遗传学改变。

然而，没有绝对可靠的损伤检测和修复系统。遗传序列的一些突变能够在修复系统的监察下幸存下来，并且稳定存在于细胞基因组中，随后复制成为新的 DNA 分子并传递给子代细胞。这就意味着基因组中积聚的大部分突变是修复装置偶尔失察的结果，而其他的突变则是由于灾难性的损害超过了修复系统的修复能力。

1.6　DNA 序列信息中的基因型通过蛋白质决定表型

孟德尔遗传学中对基因的研究基本上是数学的抽象概念，其解释了基因的传递规律，但是并没有指明它们如何创造了细胞和生命的表型。表型的属性涉及甚广，从复杂的遗传学行为特性到细胞和亚细胞器的形态学特性（形状、形式）再到细胞代谢的生物化学特性不一而足。基因型如何决定表型这个谜是 20 世纪生物学研究的主要问题。因此在 20 世纪后半叶及随后的 21 世纪，很多分子生物学家致力于寻找两者之间的联系。

分子生物学为理解基因型和表型之间的联系提供了概念框架。在 1944 年，DNA 被证明是携带细胞遗传信息的化学实体。9 年后，沃森和克里克阐明了 DNA 分子的双螺旋结构。又经过了 12 年也就是 1964 年，人们认识到 DNA 双螺旋结构中的碱基序列决定了蛋白质的氨基酸序列，而细胞中每种蛋白质的独特结构和功能都由其氨基酸序列决定。因此，由 DNA 分子碱基序列决定的氨基酸序列为蛋白质的构建提供了所有信息。

蛋白质在细胞内合成后，就开始通过多种途径构建表型。蛋白质能够在细胞内汇集，创建细胞结构的组分，更确切地说，构建细胞骨架（图 1.13A 和 B）。当被分泌至细胞之间的空间时，这些蛋白质形成细胞外基质（ECM），它能够将细胞连接起来形成复杂的组织（图 1.13C 和 D）。正如我们下面将看到的，ECM 的结构经常被恶性肿瘤细胞破坏，从而使肿瘤细胞能够迁移到正常情况下无法到达的组织和器官中。

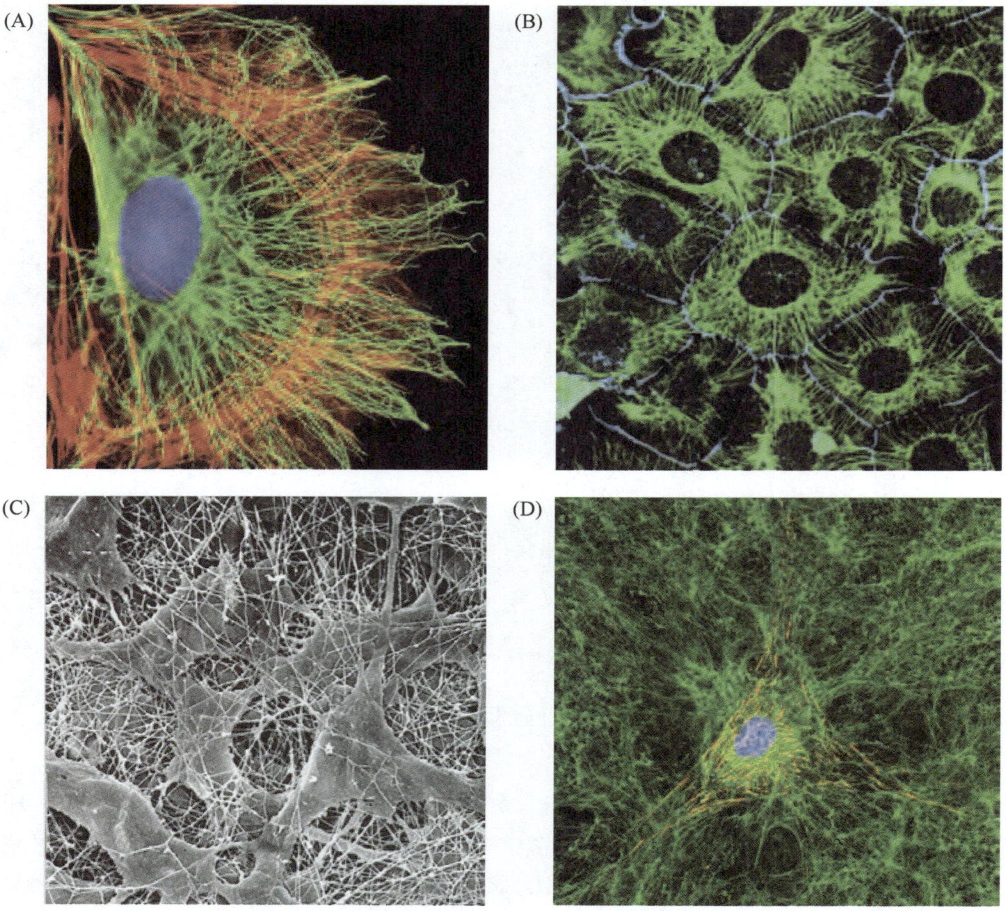

图 1.13　细胞内与细胞外的支撑结构　细胞骨架由中间纤维、肌动蛋白微丝骨架及微管组成的复杂网络结构装配而成。它们共同作用产生细胞的形态并使其能够运动。（A）在培养的细胞中，由肌动蛋白（橘色）组成的微丝骨架形成平行于细胞表面的束状结构，同时，由微管蛋白（绿色）组成的微管经细胞核（蓝色）向外辐射。两种纤维与细胞表面的突起形成有关。（B）图示为运用角质素特异性抗体（绿色）检测到的上皮细胞中的角质素——一种重要的中间纤维。细胞的边缘用第二抗体标记，该抗体与细胞膜蛋白（蓝色）发生反应。（C）细胞能够分泌出一系列不同的蛋白质，它们在胞外组装为细胞外基质（ECM），扫描电镜下显示为由胶原纤维、糖蛋白、透明质烷及蛋白聚糖构成的复杂网状组织，其中还镶嵌着成纤维细胞（结缔组织细胞）。（D）NIH 3T3 细胞系在癌细胞生物学研究中有广泛应用。图中显示其位于细胞外基质的纤连蛋白纤维（绿色）的网状结构中。细胞与纤连蛋白的结合是由细胞表面的整合素受体（橙色、黄色）介导的。［A，感谢艾伯特·图森（Albert Tousson），仪器采用伯明翰阿拉巴马大学的高分辨率成像设备。C，感谢 T. 西田（T. Nishida）。D，引自 E. Cukierman et al., *Curr. Opin. Cell Biol.* 14: 633-639, 2002. ］

很多蛋白质具有酶的功能，催化中间代谢过程中的数千个生化反应；如果没有这些酶的有效介入，几乎没有代谢反应能够自发发生。蛋白质还能够收缩并且产生肌收缩和细胞运动（运动性，图 1.14）。细胞的运动性也在癌症的发展中发挥一定的作用，它能够使癌细胞散布于整个组织甚至迁移到相距很远的器官。

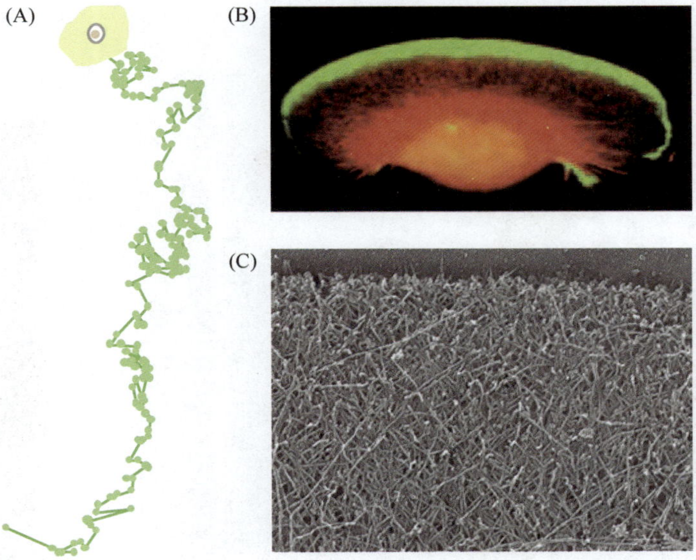

图 1.14　细胞运动性　（A）培养皿中单个细胞的运动能够按一定的时间间隔绘制并以电子信号标记。图片描绘了人血管内皮细胞（形成血管内壁的细胞种类）朝着两种位于底部的诱导剂的运动，这两种诱导剂分别是血管内皮生长因子（VEGF）和 1-磷酸鞘氨醇（S1P）。推测这种移动对于肿瘤中新生血管的形成至关重要。每一个点表示每 10min 间隔所绘制的一个位置。这种运动性是通过形成细胞骨架的复杂的蛋白质网络实现的。（B）该前进细胞是鱼角膜细胞，其运动的前沿（绿色）由肌动蛋白纤维网络推动，如 C 图所示。（C）所示为运动细胞前沿中所聚集的肌动蛋白纤维网络。［A，感谢 C. 弗曼（C. Furman）和 F. 格特勒（F. Gertler）。B 和 C，引自 T. Svitkina and G. Borisy, *J. Cell Biol.* 145: 1009-1026, 1999. 洛克菲勒大学出版社版权所有。］

在癌症形成的过程中最重要的是，蛋白质能够在细胞之间传递信号，由此使复杂组织中各种类型的重要细胞保持适当的数量。在单个细胞中，某一蛋白质从胞外接收到信号、处理这些信号并且将其传递给细胞中的其他蛋白质；这种信号传递功能通常称为细胞内信号转导，其在癌症的发生中发挥重要作用，因为肿瘤细胞的异常生长大多由细胞内信号转导分子的异常功能引起。

蛋白质功能的多样性意味着细胞和有机体的各方面表型都可以由蛋白质的作用来完成。一旦我们认识到这一点，就可以用最简单的分子术语来描述基因型和表型：基因型信息存在于 DNA 分子的碱基序列中，而表型则由蛋白质的作用决定。（实际上，这一描述是过于简单化的，因为它忽略了 RNA 分子作为 DNA 序列与蛋白质结构之间中介物的重要作用，忽略了新近发现的一些 RNA 分子具有酶或调控特定基因表达的功能。）

与简单的细菌原核细胞一样，在复杂的动物真核（细胞核的）细胞中，DNA 序列在转录过程中也复制为 RNA 分子；一个正在发生转录的基因被称为活跃表达的基因，而不转录的基因则被认为是受到抑制的。在最简单的转录过程中，一段基因能够转录产生同等长度的 RNA 分子，RNA 分子一旦被合成，其中的碱基序列就被核糖体翻译成氨基酸序列。所得到的大分子可能包含数百个甚至数千个氨基酸，并且卷曲成为独特的三维结构，形成有功能的蛋白质（图 1.15）。

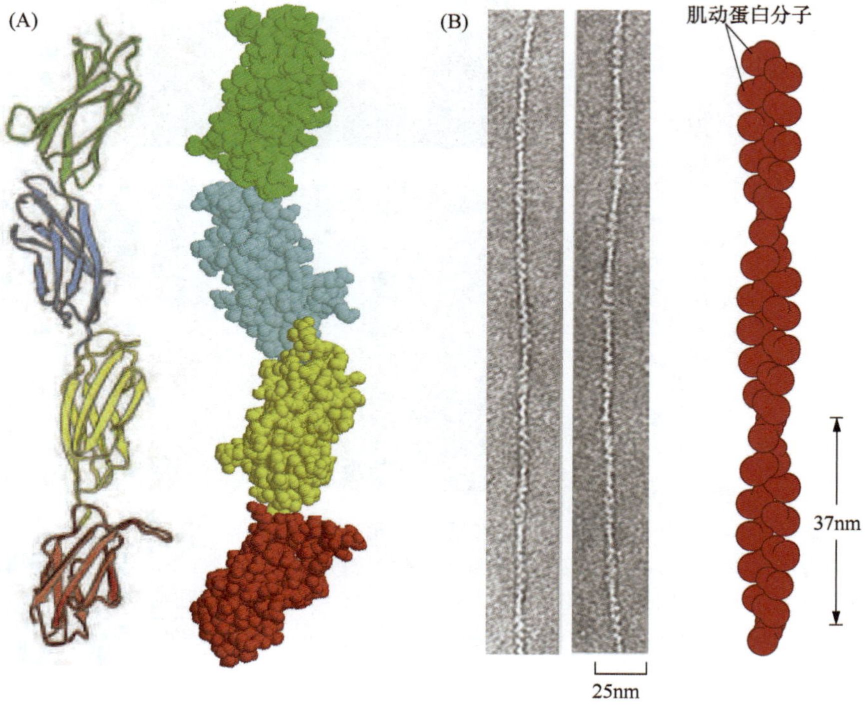

图 1.15 蛋白质和蛋白多聚体的结构 （A）纤连蛋白是一种重要的细胞外基质蛋白（图 1.13D），其部分三维结构可以用带状图来表示（左图），以演示构成该蛋白质的氨基酸链的走向，也可以在空间结构模型（右图）中表示出单个原子的位置。纤连蛋白的一个结构域是由 4 个结构相似的亚基构成的，这 4 个亚基在图中用 4 种不同的颜色表示出来。（B）肌动蛋白（左图）是细胞骨架（图 1.13 和图 1.14）的重要组成部分，是由单独的蛋白质分子聚集组成的，在图中用不同的双叶状小体表示（右图）。[A，改编自 D.J. Leahy, I. Aukhil and H.P. Erickson, *Cell* 84: 155-164, 1996. B，左图，感谢罗杰·克雷格（Roger Craig）；右图，引自 B. Alberts et al., Molecular Biology of the Cell, 5th ed. New York: Garland Science, 2008.]

蛋白质的翻译后修饰使某些化学基团与蛋白质链中特定的氨基酸残基共价结合；这些修饰分子主要包括磷酸、糖基、甲基、乙酰和脂质基团（信息栏 1.3）。因此，大部分细胞表面蛋白的胞外区域和几乎所有的分泌蛋白都是糖基化的，具有一个或多个共价结合糖侧链，Ras 家族的蛋白质定位于胞质，并且在癌症发展过程中发挥重要的作用，它就含有结合在羧基端的脂质基团。另一种同样重要的翻译后修饰是蛋白酶对蛋白质的裂解，该酶具有在特定位点切断氨基酸链的能力。相应的，最终得到的成熟形式的蛋白质比最初合成的形式更短一些。随着合成的完成，很多蛋白质被指派到细胞内的特定位置，或者被分泌至胞外。这些蛋白质被分派至哪个目的地由新合成蛋白质的短氨基酸序列（寡肽）指定，后者就如同邮寄地址，以确保这些蛋白质被投递到特定的胞内位点。

信息栏 1.3　人体中存在多少种不同的蛋白质？　虽然有人尝试评估出人类基因的总数（略多于 21 000 个），但是想要从中推测出人类基因组所编码的不同蛋白质的总数仍然非常困难。最简单的评估方法是假设每个基因都仅仅编码一种蛋白质。但是，这种假设是过于简单的，因为它忽略了由一个基因转录得到的前体 mRNA 可能具有几种选择性剪接模式，从而最终得到多种不同结构的 mRNA 编码的不同蛋白质（图 1.16）。因此，在某些细胞中，某一基因产生的 mRNA 分子可能包含一些外显子，而在另一些细胞中，这些外显子却被剪切了。这种选择性剪接模式能够产生不同结构的 mRNA 和蛋白质编码序列。其中一个最极端的例子是，人们发现某个果蝇基因通过各种不同前体 mRNA 的选择性剪接机制能够产生 38 016 种不同的 mRNA 及蛋白质。人类的基因组中也同样存在具有复杂选择性剪接机制的基因。

蛋白质复杂性的另外一个层面源于蛋白质的翻译后修饰。转运至细胞表面的蛋白质和以可溶性形式释放至胞外的蛋白质在糖基化过程中通常被修饰添加各种糖基，而胞内蛋白质则通常经历其他类型的化学修饰。存在于细胞增殖调控信号转导通路中的蛋白质通常被磷酸化，磷酸基团通过共价键与丝氨酸、苏氨酸或者酪氨酸残基相连。磷酸化通常会影响这些蛋白质的某些功能。类似的，围绕在 DNA 周围、控制 RNA 聚合酶合成核不均一 RNA（hnRNA）的组蛋白则通常被甲基化、乙酰化和磷酸化修饰，以及更加复杂的翻译后修饰。

构成蛋白质的多肽链在其合成后也可能在特定的位点发生断裂，通常会产生较小的蛋白质，显示出与前体蛋白质不同的功能。随后我们将描述信号是如何通过蛋白酶在细胞中传递的。在这些情况下，蛋白质 A 可能会切割蛋白质 B，从而激活其蛋白酶活性；由此获得的蛋白质 B 则可能进一步切割蛋白质 C 等。总的来说，选择性剪接和翻译后修饰产生了更多不同的蛋白质分子。

在真核细胞中，RNA 合成是一个复杂的过程。在转录为 RNA 分子的最初阶段，其长度与亲本基因的长度大致相等。然而，在其延伸的过程中，或大或小的 RNA 片段就从逐渐变长的 RNA 分子中被切除下来。这些片段称为内含子，不久后被丢弃，并且对 RNA 分子的编码功能不产生影响（图 1.16）。

每个内含子两侧的保留序列称为外显子，它们在剪接过程中重新连接在一起。最初合成的 RNA 分子及其在各个拼接阶段产生的衍生物，与其他基因的核 RNA 转录产物共同构成 hnRNA。转录后修饰的最终产物可能仅仅是 hnRNA 前体的一个小小的片段。成熟的 RNA 分子随后被导出进入细胞质成为信使 RNA（mRNA），其作用是作为核糖体聚集氨基酸的模板，并且最终合成蛋白质。某些成熟 mRNA 的长度甚至不及其前体 mRNA（pre-mRNA，通常指细胞质 mRNA 的前体——hnRNA）的 1%。RNA 转录后修饰和蛋白质翻译后修饰的复杂性，使细胞中产生了大量不同的蛋白质（信息栏 1.3）。

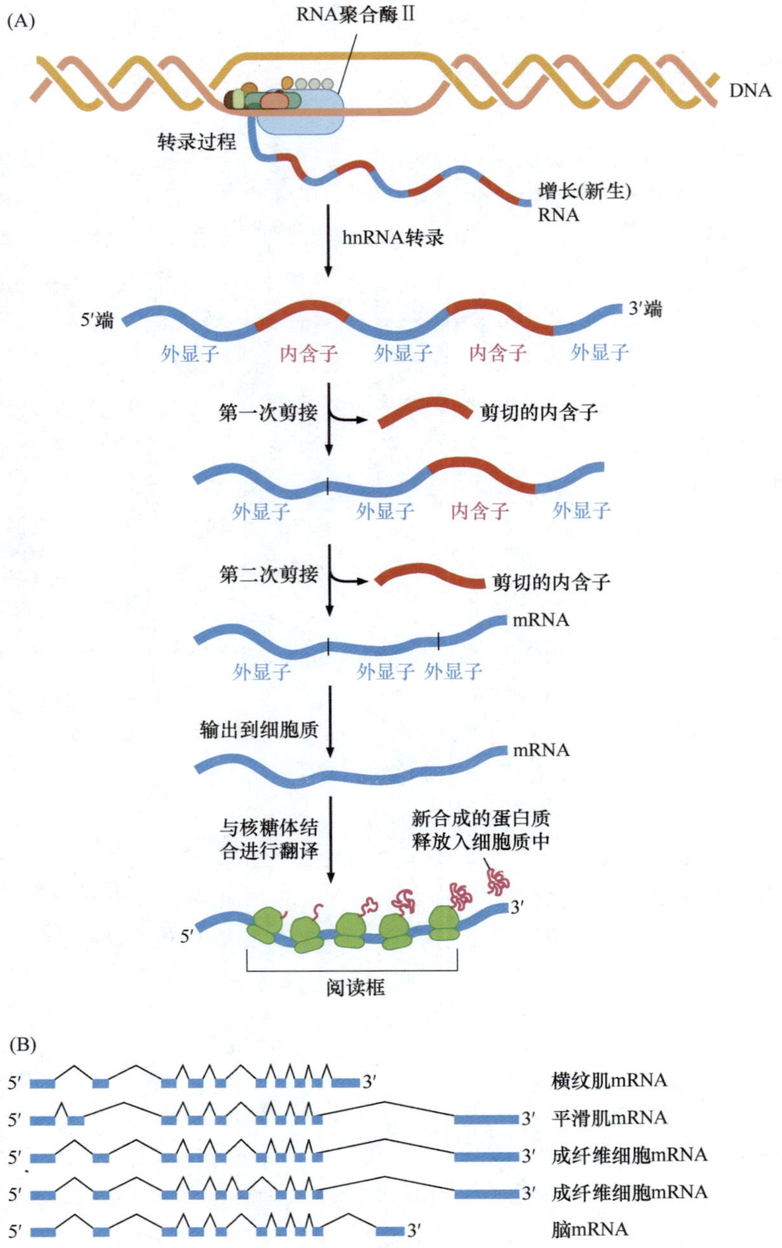

图 1.16 前体 mRNA 的加工 （A）RNA 聚合酶Ⅱ通过合成 DNA 链的互补 RNA 拷贝来构成核不均一 RNA（hnRNA）（红色和蓝色）。这些 hnRNA 被称为前体 mRNA。在逐步去除内含子（红色）后，成熟的 mRNA 将只含有外显子（蓝色）。（B）一条前体 mRNA 可能通过多种不同形式进行剪接，从而得到不同的成熟 mRNA，编码不同的蛋白质分子。图示的是 α-原肌球蛋白前体 mRNA 的选择性剪接模式，其 mRNA 产物能够编码细胞（和肌肉）收缩的重要元件。在该图中，内含子用黑色插入符表示，外显子用蓝色矩形表示。（B，改编自 B. Alberts et al., Molecular Biology of the Cell, 5th ed. New York: Garland Science, 2008.）

值得重视的是，最初转录的前体 mRNA 可以通过选择性剪接加工成为一系列有区别的 mRNA 分子，这些 mRNA 分子结合不同的外显子（图 1.16B）。实际上，我们的基因组 95%以上的基因所产生的前体 mRNA 会经历选择性剪接。选择性剪接所获得的 mRNA 可以携带被更改的阅读框。例如，某一蛋白质不同的亚型存在于癌细胞中，但不存在于正常细胞中。或者，这些剪接事件可以影响 mRNA 的非翻译区，如微小 RNA 的靶向区域（微小 RNA，1.10 节）；微小 RNA 与 mRNA 相互作用，通过调节 mRNA 的翻译或者稳定性改变其功能。有意思的是，一个特定前体 mRNA 通过选择性剪接形式产生的蛋白质在细胞中表达水平过高时，会使细胞由正常状态转换为癌细胞增殖状态。这一作用令人震惊，可以想象，某一调节剪接的蛋白质将介导细胞内许多甚至所有前体 mRNA 的剪接，而不是仅仅影响涉及特定细胞生物学功能的基因子集，如细胞转化。此外，2008 年一项关于选择性剪接 mRNA 的调查发现，与正常人类乳腺细胞相比，在乳腺癌细胞中，41 个 mRNA 显示了不同的选择性剪接形式；事实上，这些选择性剪接 mRNA 能够作为这些细胞癌变状态的诊断标志物。更令人激动的是，2010 年发现在细胞经历上皮-间质转化（EMT）的过程中，多达 1000 个前体 mRNA 经历了选择性剪接。EMT 是癌细胞用于获得高度恶性特征的一个重要转分化步骤，将在第 14 章进行讨论。

1.7　基因表达方式也决定表型

在哺乳动物基因组中存在 21 000 个左右的基因，它们在单个细胞中协同作用创造出哺乳动物的复杂表型。21 世纪生物学的中心目标就是找出这些基因的功能与生命体生理学、发育生物学和疾病发生之间的关系。然而这个问题具有相当大的复杂性，因为在哺乳动物体内存在数百种不同的细胞类型，每一种细胞都具有独特的行为、代谢作用和生理特征。

这种复杂性是在生命体发育过程中获得的，因此该研究属于发育生物学的范畴。发育生物学家一直致力于研究一个在所有多细胞生命体组织中固有的问题。动物体的所有细胞都是其受精卵的直系后代，并且所有这些细胞所携带的基因组都是受精卵中基因组的精确拷贝（补充信息栏 1.2）。而事实上，动物体不同细胞的表型具有极大的差异（如皮肤细胞与脑细胞之间），这种遗传学上的相同性引出了一个发育生物学的中心问题：如果机体细胞都携带相同的遗传模板，那么各种细胞类型是如何获得不同表型的？在过去的 30 年，大量的文献都从不同角度证实了这一点，不同类型细胞对基因组的读取有不同的选择性（图 1.17）。

随着早期胚胎中细胞不断地生长与分裂，位于胚胎中不同部位的细胞开始聚集出现不同的表型，这一过程称为分化。分化的细胞开始定型形成特定类型的组织而不是其他组织（如形成肠组织而不是神经系统）。与此同时，它们将始终保持相同的基因组。这种差异将引出一个简单的结论：人们迟早会发现，分化现象的出现是由于一些基因在某些细胞中有表达（即转录）而在另一些细胞中没有表达。

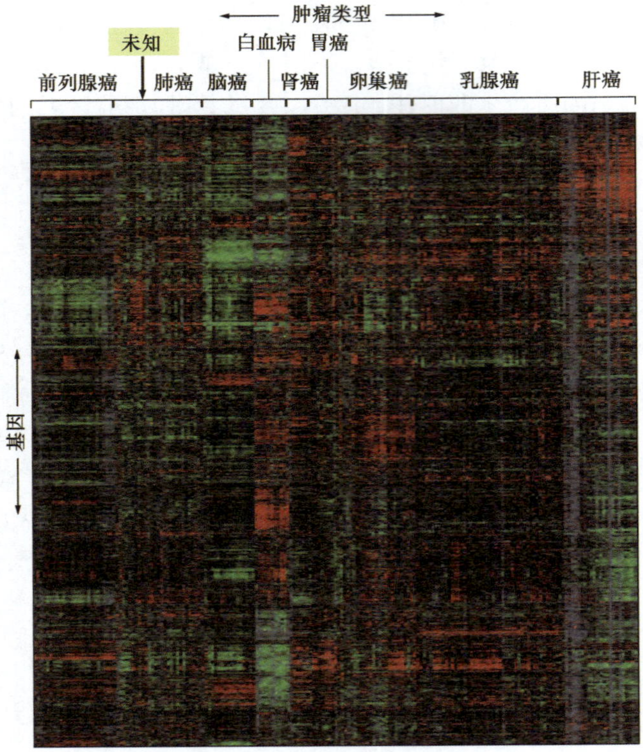

图 1.17　基因表达微阵列的宏观分析　基因表达微阵列使人们能够研究细胞中数千个基因的表达水平。在本图中，高于平均水平的表达均显示为红色的像素点，而低于平均水平的则显示为绿色的像素点。平均水平显示为黑色像素点。研究者对 142 例人类肿瘤（由左至右排列）的 mRNA 进行分析。在每一病例中，分别对 1800 个选定的人类基因的表达水平进行了测定（由上到下）。可见每种肿瘤都有其特征基因表达谱。在该情况下，一种未知类型的肿瘤（黄色标记）被判定为肺癌，因为其基因表达模式类似于一系列已鉴定的肺癌。［感谢 P.O. 布朗（P.O. Brown）、D. 博特斯坦（D. Botstein）和斯坦福表达协作（The Stanford Expression Collaboration）组织。］

通过在一些特定的细胞中表达，一组基因编码合成一组蛋白质和 RNA 分子，这些蛋白质与 RNA 最终协同创造出一种特定的细胞表型。据此，机体中每种分化细胞的表型原则上可以理解为在该细胞类型中表达的特定基因的集合。

哺乳动物细胞中的基因可以根据其功能划分为两大类——管家基因和组织特异性基因。很多基因所编码的蛋白质被广泛需要以维持机体中所有细胞的生存，或者维持所有细胞共同拥有的某种生物学功能。这些共同表达的基因被称为管家基因。在某些分化细胞中，绝大多数的表达基因都是管家基因。

分化细胞中一小部分基因——组织特异性基因，则专一性地产生该细胞特异性的蛋白质及表型。例如，细胞表达 3000～5000 个管家基因，而仅有不到 1000 个组织特异性基因负责细胞区别性的、分化的特性。在每种分化细胞中，基因组中约 21 000 个基因中有相当一部分是未表达的，因为它们对于细胞的特异分化过程或者共性的管家目的并不是必需的。

1.8　组蛋白修饰和转录因子调控基因表达

前述的分化表明，细胞要表现出复杂的、组织特异性的表型需要一系列基因的协同表达和抑制另一些基因的表达。这种协同表达是转录因子（TF，图 1.18）作用的结果。许多这类蛋白质结合于基因调控区的特异性 DNA 序列，从而决定基因是否表达。TF 结合的核苷酸序列通常称为序列基序，一般很短，长 5～10 个核苷酸。一些 TF 以分子水平尚不完全清楚的方式为 RNA 聚合酶（在前体 mRNA 情况下为 RNA 聚合酶Ⅱ）提供了接近基因从而启动转录的机会，而另外一些 TF 则可以阻止 RNA 聚合酶接近基因，以确保该基因的转录被抑制。

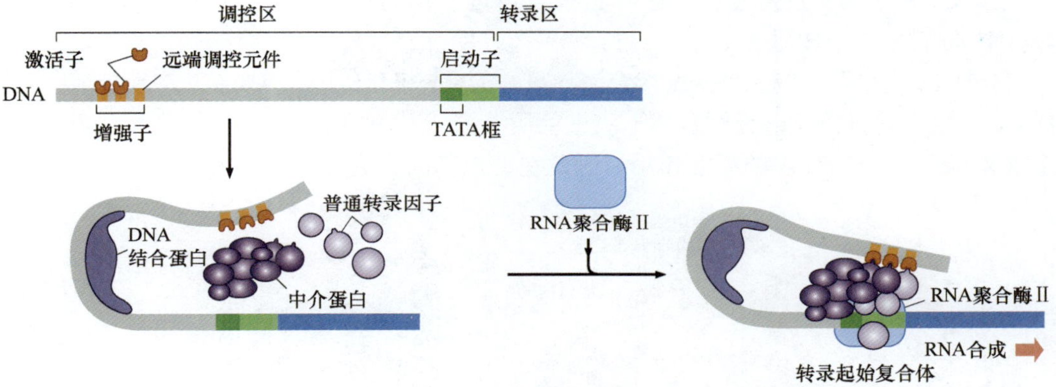

图 1.18　基因表达的调控　基因的调控区包含基因调控蛋白（转录因子）结合的特异性 DNA 片段，而这些转录因子通常以多蛋白复合物的形式存在。这个案例中的 TF 与定位在启动子上游一段距离的增强子序列（橘色）相结合，执行激活子（浅棕色）的功能。此外，基因的启动子序列（暗绿色、浅绿色）包含 RNA 聚合酶Ⅱ和相关转录因子共同结合的区域。结合的转录因子通过中介蛋白与转录起始复合体相互作用，影响染色质的结构（特别是包装 DNA 的组蛋白；见图 1.19 和图 1.20），从而创建特定的染色质环境，使 RNA 聚合酶Ⅱ能够起始 RNA 转录（橘红色箭头）。（通用转录因子通常作用于基因组中很多基因，促进转录起始，而特殊的转录因子则调控小部分表达。）尽管通常情况下，一个基因可被分为两个重要功能区，即不发生转录的调控区和转录为前体 mRNA 和 mRNA 的转录区，一些调控序列（增强子）可能定位于基因的转录区，通常在内含子中。（引自 B. Alberts et al., Molecular Biology of the Cell, 5th ed. New York: Garland Science, 2008.）

转录因子的功能非常强大，因为单一类型的转录因子就可能同时影响一大类下游应答基因的表达，而每个基因都在其启动子区域含有识别序列，允许转录因子结合在其启动子上（图 1.18）。一种转录因子引发细胞或器官多种改变的能力通常称为多效性。在肿瘤细胞中，一个功能失调的多效性转录因子可以同时协调一大类应答基因的表达，使其共同作用以产生癌细胞的主要表型。对人类基因组中可能编码转录因子的基因进行计算，发现 1445 个潜在编码转录因子的基因（约为人类基因组携带基因的 7%）。这还不包括经前体 mRNA 选择性剪接所产生的这类蛋白质的变异体。

绝大多数基因的转录依赖于几种不同 TF 的共同作用，其中每一种 TF 都必须位于基因启动子中或者周围的适当位点（即增强子），并且必须协同作用以激活基因的表达。这意味着一个基因的表达通常是几种 TF 共同作用的结果。因此，细胞中多种基因的协同表达通常称为基因表达程序，它依赖于多种 TF 在大量基因启动子上的共同作用。

图 1.18 显示的是，通过 RNA 聚合酶Ⅱ（polⅡ）控制转录起始，从而调控基因的表达，并且转录过程从一个方向进行。事实上，对于许多基因（很可能绝大部分基因）polⅡ分子定位于基因的启动子并且从两个方向开始转录 DNA。当新生 RNA 转录延伸至 60～80 个核苷酸后，polⅡ停止运动，这一过程称为转录暂停。一部分停滞的启动方向正确的聚合酶复合体，则在后来生理信号的诱导下恢复延长产生全长前体 mRNA，而其他聚合酶则保持停滞不再继续转录。允许停滞的 polⅡ继续转录延伸的因子还未被完全阐明，但在调节基因表达上，它们可能与传统定义的 TF 一样重要。Myc 是一个重要的致癌蛋白，它被发现可以作为抗“暂停”蛋白允许细胞内数以千计的基因完全转录。

图 1.18 也显示，TF 和 RNA 聚合酶均只与 DNA 相互作用。事实上，在真核细胞中，DNA 由复杂的蛋白质混合物包装形成染色质（图 1.19）。这些染色质蛋白负责调控 TF 及 RNA 聚合酶与 DNA 的相互作用，因此在调控基因表达方面具有重要作用。

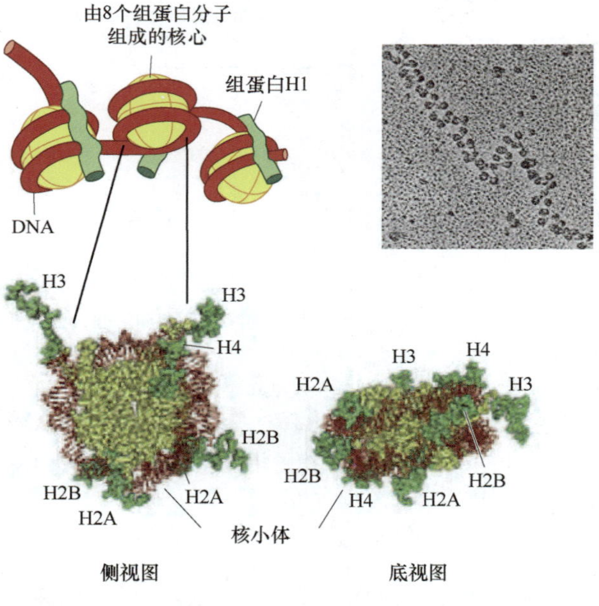

图 1.19　染色质结构的组成　通过电子显微镜（右上）检测染色质显示，DNA 与小球状蛋白共同形成核小体，呈现为链珠状。DNA 双螺旋（左上，红色）缠绕每一个核小体核心约 1.7 圈，该核心（黄色）是由 4 种不同组蛋白分子（每个分子有两个拷贝）形成的一个八聚体；通常一个额外的组蛋白 H1（绿色）定位于外侧。方法显示（下图），核小体的核心（黄色）是圆片形，并且这 4 种组蛋白各自的氨基端尾部（绿色）延伸到核心外。（上部示意图，引自 W.K. Purves et al., Life: The Science of Biology, 5th ed. Sunderland, MA: Sinauer, 1998. 下部示意图，引自 B. Alberts et al., Molecular Biology of the Cell, 5th ed. New York: Garland Science, 2008. 显微照片，引自 F. Thoma, T. Koller and A. Klug, *J. Cell Biol.* 83: 403-427, 1979.）

染色质的核心是由DNA绑定到核小体上组成的，核小体是八聚体，由两个拷贝组成，每个拷贝又由4种不同的组蛋白（H2A、H2B、H3和H4）组成，H1是第五个组蛋白，它结合到某些而不是所有的核小体八聚体上。这种染色质结构的基本组成（即链珠状）存在于所有的染色体中。

核小体的球状核心是染色质的基本支架，有两种修饰方式。首先，一些标准的组蛋白，如组蛋白H2A和H3，在少数核小体中可被变体形式，如组蛋白H2AZ、H3.3（由不同于编码标准组蛋白的基因指定）替换。实际上，在整个染色质中分散着许多这样的变体组蛋白，它们对于染色质结构和转录调节的准确作用尚不清楚。

再者，4种标准组蛋白的转录后修饰影响染色质结构和转录。这些修饰并不直接改变核小体的球状核心，而是影响核心组蛋白的氨基端尾（图1.20A），后者由球状核心向外延伸并接受多种共价修饰，其中最突出的是甲基化、乙酰化、磷酸化和泛素化。例如，一种组蛋白磷酸化与发生于有丝分裂的染色质凝聚、基因表达的普遍停止有关。在细胞周期的其他阶段，核心组蛋白的乙酰化通常与基因活跃表达有关，而甲基化通常与基因表达抑制相关。然而，图1.20B仅仅显示了各种各样使人困惑的组蛋白修饰的一个例子，组蛋白H3的甲基化与基因抑制和表达均相关，这取决于受甲基化影响的赖氨酸残基的位置。

越来越多的证据显示，各种各样的组蛋白修饰对允许或阻止染色体DNA特定区域上RNA聚合酶转录这一功能十分重要（图1.20C）。此外，染色质的修饰状态可由母细胞传给子代细胞，这一机制尚未完全阐明。这方面的研究有很大的不确定性：已经发现多达60种不同的组蛋白修饰酶，其对转录调控和细胞学的作用尚不清楚。甚至有更多数量的蛋白质与这些酶结合成复合体，并将它们导向不同的染色质底物。随着更加高效的测序技术应用于癌细胞基因组，越来越多编码这些酶的突变等位基因被发现。

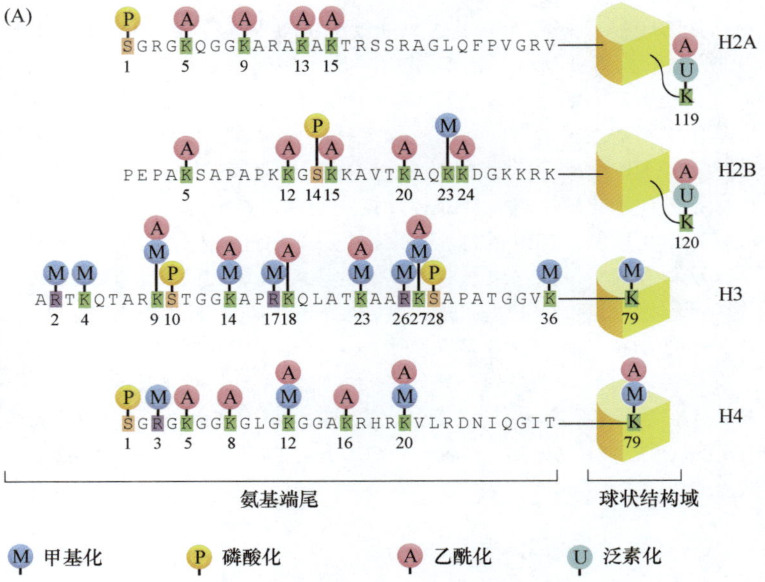

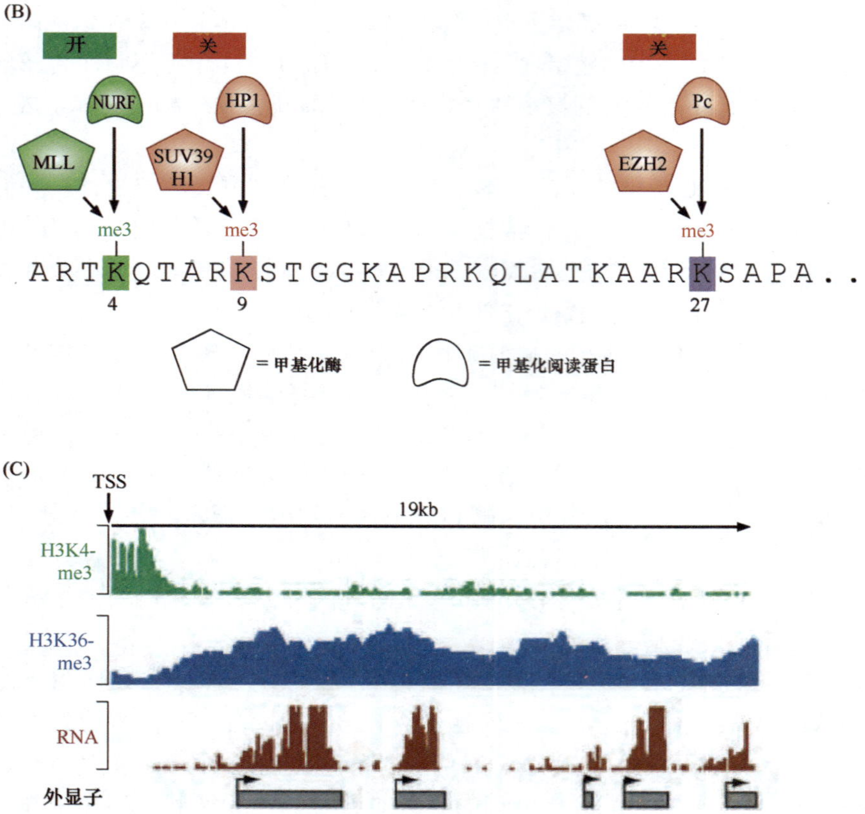

图 1.20　组蛋白尾的翻译后修饰　（A）每一个组蛋白的氨基端尾可通过多种化学基团的共价结合获得修饰，这些化学基团通常为甲基、乙酰基、磷酸和泛素基团。这些修饰通过组蛋白修饰酶完成并因此改变染色质的结构和功能，这些修饰能够被组蛋白去修饰酶移除。（B）组蛋白修饰的一个例子是组蛋白 H3 氨基端区域的 3 个赖氨酸残基（K）的修饰（氨基端在左侧；每一个赖氨酸残基下的数字表示残基的序号）。每一个残基可以通过组蛋白甲基转移酶（HMT）被三甲基化（标为“me3”）。K4 残基的三甲基化由 MLL1 HMT 执行；所产生的甲基化标记被 NURF（核小体重塑因子）复合体识别，有助于基因活化（绿色）。相反的，SUV39H1 和 EZH2 HMT 分别在 K9 和 K27 残基执行的三甲基化引起基因表达抑制（红色）。由这两种 HMT 所产生的甲基化标记分别被 HP1 和 Pc 识别。一旦结合，HP1 能够触发形成异染色质并因此阻断转录。此图没有显示其他产生单甲基化和双甲基化标记的甲基化酶，以及能够移除这些残基上修饰标记的组蛋白去甲基化酶。（C）利用抗体免疫沉淀特定类型的修饰组蛋白，随后对该沉淀物进行 DNA 测序，由此可绘制多种组蛋白的修饰位点。以这种方式发现包含组蛋白 H3 赖氨酸 4 残基三甲基化（H3K4me3，绿色）的核小体位于基因的转录起始位点（TSS）。这样的相关性表明，包含 H3K4me2 的核小体与 TSS 相关，而那些包含 H3K36me3 的核小体与活跃转录基因相关。当对 RNA 分子（红色）进行分析时，相对于被迅速降解且寿命较短的内含子序列，外显子的序列寿命较长且丰度也较高。此处所研究的基因功能尚不了解。（A，引自 H. Santos-Rosa and C. Caldas, *Eur. J. Cancer* 41: 2381-2402, 2005. B，引自 S.B. Hake, A. Xiao and C.D. Allis, *Brit. J. Cancer* 90: 761-769, 2007. C，引自 M. Guttman et al., *Nature* 458: 223-227, 2009.）

1.9　可遗传的基因表达由额外的机制控制

上述对基因表达调控机制的描述仅提供了一部分解释，即在一个人类细胞中已经建立的基因表达程序是如何传递到子代的。例如，一个在培养基中生长的成纤维细胞的特定基因表达程序能够被其 10～20 代直系子代细胞继续表达。由于成纤维细胞中表达或抑制某一基因的决定信息并不印记在基因的 DNA 序列中，这提示着细胞采用另外一种方法，即通过调节表观遗传的生物化学机制，以稳定维持上述决定信息并使其由一代细胞传递至子代。

除了上述组蛋白修饰的传递，另一种调节基因表达的重要表观遗传机制依赖于 DNA 的共价修饰，尤其是 DNA 甲基转移酶，该酶使甲基基团直接结合于 DNA 双螺旋中 CpG 二核苷酸的胞嘧啶碱基。被甲基化的 CpG 二核苷酸通常定位在转录启动子附近，并且这种甲基化一般抑制附近基因的表达。对维持甲基化的生化机制已经有了充分的理解：维持 DNA 甲基转移酶识别新近复制 DNA 的半甲基化片段，对与 DNA 链中已经甲基化的 CpG 互补的未甲基化片段的 CpG 二核苷酸进行甲基化（图 1.21）。

导致之前未甲基化的 CpG 岛重新甲基化的机制仍未完全阐明。然而，近期研究揭示了这一过程的相反过程是如何发生的：Tet 酶氧化 5′-甲基胞嘧啶的甲基基团，产生羟甲基、甲酰基、羧基基团。发生改变的核苷酸可被 DNA 修复酶（第 12 章）切除，并替换为胞嘧啶核苷；或者，当含有氧化的胞嘧啶核苷的 DNA 被复制时，甲基化酶将不能甲基化互补链。这一研究尚未鉴定 Tet 酶的调控机制。

甲基化 CpG 岛本身并不直接阻断转录，而是影响染色质蛋白的结构，这些蛋白质的主要作用是包装染色体 DNA 并将其呈现给 RNA 聚合酶以便转录。尤其是甲基化 CpG 结合蛋白特异地与甲基化二核苷酸结合，并影响附近染色质的结构，而这一方式目前我们了解得很少。也有证据显示，特定组蛋白的修饰能够从相反的方向影响 DNA 甲基化的状态。

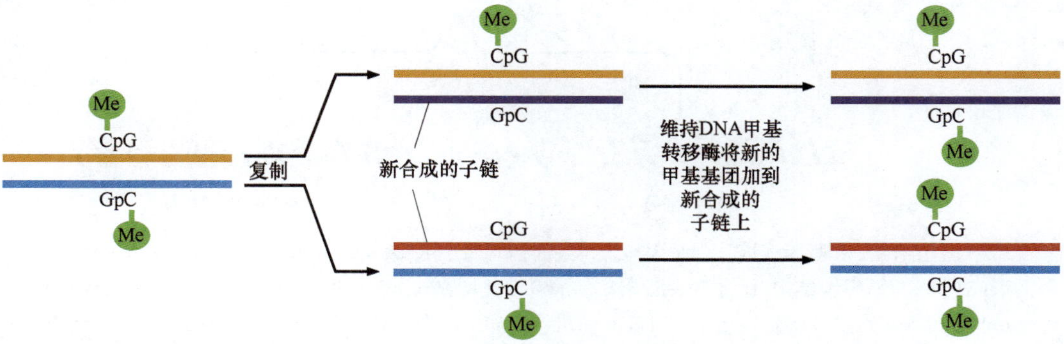

图 1.21　DNA 复制后甲基化的维持　当互补 CpG 位点被甲基化（绿色甲基基团，左）的 DNA 双螺旋复制时，新合成子代双螺旋中的新合成子链（紫色，红色）上的 CpG 缺乏甲基基团，因此新 DNA 双螺旋是半甲基化的。然而其合成不久后，维持 DNA 甲基转移酶检测到半甲基化的 DNA 并将甲基基团（绿色）结合到其 CpG 上，从而产生与复制之前亲代双螺旋同样构象的甲基基团。亲代双螺旋中未甲基化的 CpG 位点会被维持 DNA 甲基转移酶忽略，并在新合成子链中维持未甲基化状态。

1.10　非传统的 RNA 分子也影响基因表达

1953 年发现了 DNA 双螺旋，在这之后的 10 年发展了分子生物学的中心法则，提出细胞中的信息流由 DNA 经 mRNA 传至蛋白质。此外，非信使 RNA 分子——核糖体 RNA 和转运 RNA——被认为是翻译机器的组分，小核 RNA 对前体 RNA 的剪接与成熟具有重要的作用。在 20 世纪 80 年代，研究显示某些种类的 RNA 可以作为酶。因此，在一些生化反应中，某些 RNA 可以取代蛋白质发挥酶的作用，这一观点拓展了 RNA 的功能。

在 20 世纪 90 年代，揭示了一种新类型的 RNA 分子，它们的功能是控制细胞质内特定 mRNA 的水平，或者这些 mRNA 翻译的效率，或者同时对二者进行调控。这些微小 RNA（miRNA）仅仅长 21～25 个核苷酸，通常产生于更大的核 RNA 前体切割产物。依据图 1.22，一个初始微小 RNA 转录物加工后在细胞质内形成 miRNA，后者是核蛋白复合体 RISC（RNA 诱导沉默复合体）的组成部分。这些复合体与一系列 mRNA 靶点相关，这些靶点通常位于非翻译区，其序列的一部分或者全部与复合体中的 miRNA 互补。这种互补能够导致 mRNA 翻译抑制或者 mRNA 降解，或者两种作用同时发生。

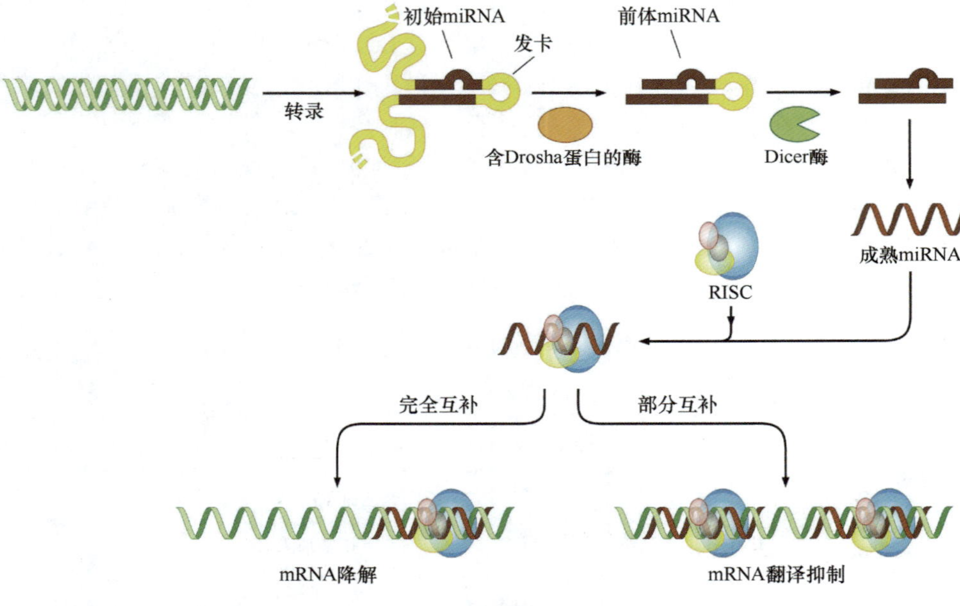

图 1.22　微小 RNA 和基因调控　由基因转录得到的初始微小 RNA（pri-miRNA）由于核苷酸序列自身互补而形成 RNA 双链发卡结构，包含 Drosha 蛋白的酶复合体切除 pri-miRNA 的一小部分，形成的前体 miRNA（pre-miRNA）输出至细胞质，并在此被 Dicer 酶进一步加工，产生具有 21～25 个核苷酸的成熟 miRNA。成熟 miRNA 结合核蛋白复合体 RISC（RNA 诱导沉默复合体）并与细胞质中的 mRNA 通过完全或部分互补而相互作用，导致 mRNA 降解或者翻译抑制。已发现几十个 miRNA 能够调节肿瘤形成的多个步骤，对肿瘤形成的关键步骤发挥促进或阻断作用。Dicer 酶丢失与肿瘤进展相关，并且 miRNA 表达模式分析与 mRNA 表达模式分析相似（图 1.17），已被证实对多种癌症类型的分类有效。[感谢 P.A. 夏普（P.A. Sharp）。]

在人类细胞中已经发现了超过 650 种不同的 miRNA，并且这个家族还在壮大。尽管尚不清楚有多少 miRNA 参与翻译和 mRNA 稳定性的调节，但那些影响 mRNA 功能的 miRNA 至少调节了人类基因组中 1/3 基因的表达。此外，单一一种 miRNA 可以调节许多不同种类 mRNA 的表达，使之对多种细胞过程表现出多效性。

对 76 例肺癌中 mRNA 和相应蛋白质的调查显示了 miRNA 在调节基因表达方面的潜在重要性。在所研究的基因中，仅有 20%基因在 mRNA 表达和蛋白质表达水平密切相关。其余 80%基因，蛋白质合成速率（miRNA 对此具有很大的影响）和蛋白质翻译后寿命（补充信息栏 7.4）对实际蛋白质水平具有很大的影响。由于是蛋白质而非 mRNA 负责产生细胞表型，这也显示了以 mRNA 水平作为基因活性指标的局限性。

Let-7 是由秀丽隐杆线虫表达的 miRNA，是两种最先被描述为 miRNA 的其中之一。它能够抑制蠕虫和其他哺乳动物中 *ras* 基因的表达，我们将在随后了解到（第 4～6 章），Ras 蛋白在许多常见人类癌症的发展中具有关键的作用。由于这一开创性工作，人们认识到十多种 miRNA 的过表达或缺失与多种人类癌症的形成、肿瘤恶性特征的获得相关。这些 miRNA 获得了“oncoMiR”的专称，并且这一家族成员将继续增加（补充信息栏 1.3）。此外，Dicer 酶（图 1.22）与 miRNA 的成熟相关，其缺失能够促进小鼠肿瘤的形成，而这一机制我们还不是非常清楚。有意思的是，K-*ras* 基因的一种突变体在其 mRNA 的 3′非翻译区发生了单一核苷酸的改变，这种改变能够阻止 *Let-7* 的识别，并与具有促进增殖作用的 K-Ras 蛋白水平升高相关，使患某种形式肺癌和乳腺癌的风险增加两倍。

在发现微小 RNA 的 10 年后，另一种不寻常的 RNA 出现在人们的视野：多种 lncRNA（长链非编码 RNA）分子存在于细胞核与细胞质中，并以我们尚不了解的方式调节基因表达。这一发现源于人们意识到，人类基因组中 4%～9% DNA 转录成相应长度（200 个核苷酸以上）的 RNA 分子，却没有发现其确定的蛋白质编码序列及明确的功能。一些 lncRNA 具有多腺苷酸尾，有些则没有多腺苷酸尾。一部分已被阐明的 lncRNA 在功能上协助蛋白质发挥作用——这些蛋白质以一种或另一种方式调节转录，而通常 lncRNA 作为支架支撑特定染色质修饰蛋白。越来越多的观点认为这些由人类基因组编码的数千种不同的 lncRNA 是细胞调节机制的重要分子成员。

lncRNA 在癌症发展中的作用研究才刚刚开始。例如，lncRNA *HOTAIR* 的上调表达与人类乳腺癌和结肠癌转移行为相关。更重要的是，在癌细胞强制表达 *HOTAIR* 引起转录抑制蛋白复合体 PRC2 定位到某一染色体位点，改变组蛋白 H3K27 的甲基化（图 1.20），并促进癌症的侵袭和转移。

miRNA 和 lncRNA 的行为使我们窥见哺乳动物细胞内基因表达、调控的复杂性。像这样，某一基因的转录被允许后，会有数种干预机制调控其最终产物—— 蛋白质的积累以执行该基因的实际功能。这些机制中有：①前体 mRNA 的转录后加工，包括选择性剪接模式；②mRNA 产物的稳定性或降解；③mRNA 翻译调节；④翻译后修饰，改变蛋白质产物的稳定性或者使其降解。这些机制强调了上述观念，即某一基因转录的速率几乎不能反映其在细胞中的蛋白质产物水平。因此，如我们所见，mRNA 不同的表达模式有助于我们区分各种肿瘤细胞，但是我们仍然很难从中推断出这些细胞的行为。

1.11 组成多细胞动物的生物大分子在长期进化过程中是高度保守的

这些对细胞生物学、遗传学和进化的理解部分来自我们对地球上生命历史的认识。多细胞生物在 7 亿年前的一次生命进化时就出现在这个星球上。对遗传、生化、胚胎发育进行调控的重要机制一经建立，它在至今为止的子代传递中就基本未发生改变（图 1.23；也见于图 1.7）。不同动物门类中共有的这些保守性质对肿瘤研究具有深远的影响，因为通过对更加原始、在遗传学上更容易操作的生命体进行研究获得的结果，如很多通过研究蝇和蠕虫所得到的结论，都被证实同样适用于哺乳动物（包括人类）组织的发育和功能。

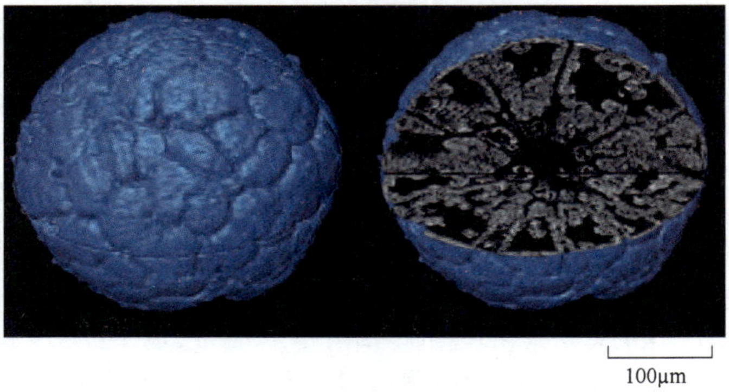

图 1.23　多细胞生物的生物特性保守性的可见证据　从寒武纪到现在，多细胞生物发育的信号通路几乎没有发生变化，这一令人吃惊的可见证据来自：利用同步加速器产生 X 射线，在亚微米分辨率水平观察显微镜下的化石，生成这一图像表明，这一早寒武世（约 5.3 亿年前）囊胚与现代刺胞动物或节肢动物有关。其与当代多细胞生物囊胚的相似性表明，除了保守的分子和生化机制外，从寒武纪时期多细胞生物门出现开始，胚胎发育的某些特征几乎没有改变。表面（左）和内部卵裂模式（右）均被显示。（引自 P.C.J. Donoghue et al., *Nature* 442: 680-683, 2006.）

通过观测哺乳动物中不同的生命体，人们发现它们之间生物化学和细胞生物学方面的差异是非常小的。由于这些原因，我们将在本书中交叉描述鼠生物学和人类生物学特性，并且假设两者在本质上是相同的。只有当种属特异性的差异非常重要时，才会指出这些差异。

细胞中复杂的信号通路似乎在所有哺乳动物中都以相同的形式存在。令人更加吃惊的是其组成元件具有互换性。人类蛋白质不能够代替其在鼠细胞中同源蛋白质起作用的情况是非常罕见的（信息栏1.4）。对多种蛋白质来说，这种功能和结构上的保守性也使其能够在进化关系较远的有机体之间互换。其中最显著的案例（图1.7）是控制哺乳动物和蝇眼睛发育的基因及其蛋白质。沿着进化史往前回顾的话，就是前述的组蛋白和染色质重塑机制。事实上，许多哺乳动物细胞中的分子和生化机制在原核生物中就已经显著存在了。

信息栏 1.4　同源物与同系物　所有高等脊椎动物（鸟类和哺乳动物）似乎都具有相当多数目的基因，约 21 000 个。几乎鸟类基因组中所有的基因都能够在人类基因组中找到高度同源的对应基因。鼠与人类基因间的同源性甚至更高，显示出这两种哺乳动物在进化关系上具有较近的亲缘性。

在每个物种的基因组中都存在这样的基因，它们所包含的信息和编码的相关蛋白质结构与另外一个基因很相似。这些基因就形成了基因家族。例如，在人类基因组中编码珠蛋白的一组基因就构成了这样一个基因家族。这些相关基因出现于进化过程的某一时刻，是由一个已存在基因复制所产生的两个子代基因不断发生歧化而产生（图 1.24）。与癌症发展更加直接相关的是人类基因组编码的 500 多个蛋白激酶。激酶的功能是将磷酸基团连接到其底物蛋白上，几乎所有的这些激酶都是某个单一基因家族成员在进化过程中经过数百次基因复制和歧化而产生的（补充图 16.5）。

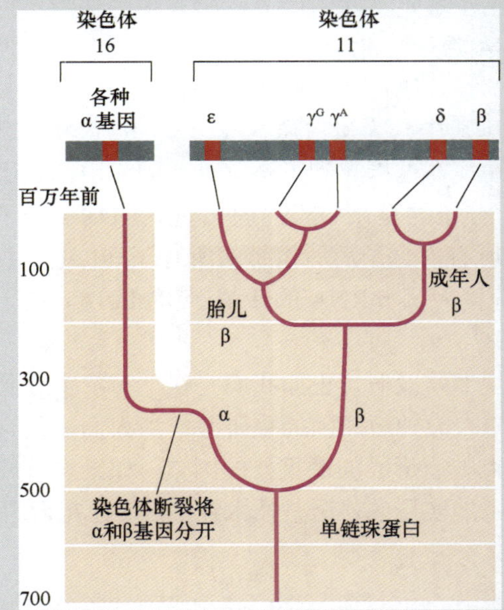

图 1.24　基因家族的进化　机体复杂性的演化，部分原因是蛋白质的生理功能日益特化。新蛋白质在很大程度上是通过基因复制所产生的两个基因发生歧化而进化获得的。基因不断复制而产生的歧化能够产生大量多基因家族。图中所示的祖先珠蛋白基因能够编码血红蛋白的蛋白质组分，它在脊椎动物的进化过程中不断复制，导致人类两条染色体上存在大量不同的珠蛋白基因。这些珠蛋白具有不同的氨基酸序列，它们所发挥的生理学功能也各不相同。（引自 B. Alberts et al., Molecular Biology of the Cell, 5th ed. New York: Garland Science, 2008.）

同一物种或者不同物种基因组中基因的相似性称为彼此具有同源性。通常人类基因可以在另外一个物种中找到精确的副本。这两种密切相关的基因称为彼此的同源基因。因此，人类 c-*myc* 基因的同源基因是鸡的 c-*myc* 基因。在人类基因组中存在其他类似于 *myc* 的基因（如 N-*myc* 和 L-*myc*），它们同属于 c-*myc* 基因家族，但并不是彼此或者鸡 c-*myc* 基因的同源基因。

我们在本书中提到基因时，通常不会提及其被分离时所属的物种。这样做是因为在绝大多数情况下，小鼠基因的功能与其在人类或者鸡中的同源基因的功能是没有显著区别的。

1.12 基因克隆技术为正常和肿瘤细胞研究带来革命性变化

直到 20 世纪 70 年代中期，在分子水平对哺乳动物的分析主要局限于对 DNA 肿瘤病毒基因组的研究，对病毒的研究将在随后的第 3 章中描述。这些病毒在每个细胞中都具有很高的拷贝数（分子数量），并且通常含有相对简单的基因组。这就使得生物学家能够快速纯化病毒并研究病毒基因的详细结构和功能，这些基因在其宿主体内行使类似于宿主基因的功能。相比之下，当时在对细胞基因进行分析基本上是不可能的，因为它们数目众多（每个单倍体基因组中有数万个）并且通常嵌入复杂的基因组中（每个单倍体基因组中包含 3200 万个碱基对）。

这一切都随着基因克隆技术的出现而发生了改变。此后，细胞基因组能够被片段化和创建基因组文库。各种 DNA 杂交技术能够用于鉴定文库中研究者感兴趣的基因组片段，特别是携带部分或者整个被研究基因的 DNA 片段。将这种片段从文库中回收，并将其大量扩增能够得到纯化的、克隆的 DNA 片段，该片段称为克隆基因（补充信息栏 1.4）。其他技术还用于获得在细胞核中合成后转入细胞质中作为蛋白质合成模板的 mRNA 对应的 DNA 拷贝。逆转录酶（RT；图 3.18）的发现在这里起到了至关重要的作用。应用这种酶能够在体外（如在试管中）合成 mRNA 分子的互补 DNA 拷贝。这些 DNA 分子称为 cDNA，其携带了 mRNA 分子在剪接去除所有内含子后所携带的所有序列信息。我们在本书中将频繁提及基因组中基因的 DNA 克隆及其 mRNA 的转录产物 cDNA，由于篇幅的限制，我们将不对克隆过程进行详细叙述。

对于肿瘤研究者来说，基因克隆技术的出现非常及时。正如我们将在下一章中看到的，20 世纪 70 年代的研究忽视了肿瘤病毒作为人类肿瘤病因的重要性。当人们还没有开始关注病毒时，细胞基因就被认为是导致人类肿瘤形成的最重要的因素。如果没有新发展的基因克隆技术，对这些基因的研究是不可能实现的，这些技术在 20 世纪 70 年代后期开始被广泛应用于肿瘤病因研究。

参考读物

Amaral PP, Diner ME, Mercer TR & Mattick JS (2008) The eukaryotic genome as an RNA machine. *Science* 319, 1787–1789.

Bartel DP (2004) MicroRNAs: genomics, biogenesis, mechanism and function. *Cell* 116, 281–297.

Bartel DP (2009) MicroRNAs: target recognition and regulatory functions. *Cell* 136, 215–233.

Bhaumik SR, Smith E & Shilatifard A (2007) Covalent modifications of histones during development and disease pathogenesis. *Nat. Struct. Mol. Biol.* 14, 1008–1016.

Cedar H & Bergman Y (2009) Linking DNA methylation and histone modification: patterns and paradigms. *Nat. Rev. Genet.* 10, 295–304.

Chi P, Wang GG & Allis CD (2010) Covalent histone modifications: miswritten, misinterpreted and mis-erased in human cancers. *Nat. Rev. Cancer* 10, 457–469.

Deng S, Calin GA, Croce CM et al. (2008) Mechanisms of microRNA deregulation in human cancer. *Cell Cycle* 7, 2643–2646.

Esquela-Kerscher A & Slack FJ (2006) Oncomirs: microRNAs with a role in cancer. *Nat. Rev. Cancer* 6, 259–269.

Esteller M (2008) Epigenetics in cancer. *N. Engl. J. Med.* 358, 1148–1159.

Fernandez AF, Assenov Y & Martin-Subero J (2011) A DNA methylation fingerprint of 1,628 human samples. *Genome Res.* 22, 407–419.

Frese KK & Tuveson DA (2007) Maximizing mouse cancer models. *Nat. Rev. Cancer* 7, 654–658.

Füllgrabe J, Kavanagh E & Joseph B (2011) Histone onco-modifications. *Oncogene* 30, 3391–3403.

Gancz D & Fishelson Z (2009) Cancer resistance to complement-dependent cytotoxicity (CDC): Problem-oriented research and development. *Mol. Immunol.* 46, 2794–2800.

Kim E, Goren A & Ast G (2008) Insights into the connection between cancer and alternative splicing. *Trends Genet.* 24, 7–10.

Lander ES (2011) Initial impact of sequencing the human genome. *Nature* 470, 187–197.

Melo SA & Esteller M (2010) Dysregulation of microRNAs in cancer: playing with fire. *FEBS Lett.* 13, 2087–2099.

Nabel CS, Manning SA & Kohli RM (2012) The curious chemical biology of cytosine: deamination, methylation, and oxidation of genomic potential. *ACS Chem. Biol.* 7, 20–23.

Ponting CP, Oliver PL & Reik W (2009) Evolution and functions of long noncoding RNAs. *Cell* 136, 629–641.

Rodriguez-Paredes M & Esteller M (2011) Cancer epigenetics reaches mainstream oncology. *Nature Med.* 17, 330–339.

Sparman A & van Lohuizen M (2006) Polycomb silencers control cell fate, development, and cancer. *Nat. Rev. Cancer* 6, 846–856.

Ting AH, McGarvey KM & Baylin SB (2006) The cancer epigenome—components and functional correlates. *Genes Dev.* 20, 3215–3231.

Ventura A & Jacks T (2009). MicroRNAs and cancer: short RNAs go a long way. *Cell* 136, 586–591.

Wang GG, Allis CD & Chi P (2007) Chromatin remodeling and cancer, part I: covalent histone modifications. *Trends Mol. Med.* 13, 363–372.

（黄常志　黄唯燕　李燕）

第 2 章　癌症的本质

1902 年发表关于双受精海胆卵发育的研究结果时，我提出了一个设想，恶性肿瘤可能是细胞发生多级有丝分裂导致的染色体异常所致。因此，在很长一段时间内，我围绕着这个设想进行了大量的实验，虽然迄今为止仍未获得成功，但我从未怀疑该设想的正确性。

西奥多・博韦里（Theodor Boveri），病理学家，1914 年

肿瘤以一种独特又令人恐惧的方式摧毁一个人，像人机体自身一样但变得高度增殖，疯狂蔓延，掠夺营养，并且不受控制。它们是最切实可见也是最可怕的人类疾病，尽管已经有超过 70 年的实验研究历史，但是我们对肿瘤仍然知之甚少。

弗朗西斯・佩顿・劳斯（Francis Peyton Rous），肿瘤病毒学家，
诺贝尔获奖演讲，1966 年

多细胞动物组织内的细胞组成，使其有可能在进化中呈现出解剖学上的巨大多样性。而这种多样性，大部分是由构建组织和器官这座大楼的砖块——单个细胞具有极大的自主性和多功能性所致。在多细胞动物中，绝大部分的细胞内都含有完整的生物体基因组，其所包含的信息量大大超过了任何一个细胞本身的存活所需。在组织发育完成后，很多细胞仍然保持着生长和分化的能力。细胞增殖和参与组织形态形成（机体各种形状）的能力使成熟组织在整个生命过程中具有自我维护的能力。这种维护作用包括修复伤口和替换因长期为机体服务而损伤的细胞。

同时，这种自主性和多功能性也会带来极大的危险。它们使组织和器官中的单个细胞能获取整个基因组的信息，其中很多信息对特定细胞而言通常是关闭表达的，并且有碍于正常组织的普通存活及功能发挥。但是，这些基因组序列常常会受到多种机制的破坏进而发生结构改变，引起其携带的信息内容发生改变。这些突变基因可使细胞获得全新的且通常是异常的表型，往往与细胞正常功能相冲突。其中一些基因突变可能会改变细胞本来的增殖程序，进而导致大量细胞生长失控不再遵循维持正常组织结构的规则。

如上所述，肿瘤的形成是正常细胞背离机体发育规则发展所致。尽管机体有特殊的机制来预防这种情况，但肿瘤细胞还是找到了生存之道。正常细胞严格按照设计好的程序去参与构建不同的组织，从而使机体生存下来。而肿瘤细胞却有截然不同、目标更加集中的生长程序，它们好像只考虑一件事情：尽可能地自我繁殖。

2.1　肿瘤起源于正常组织

19 世纪中晚期的发现使我们了解到一个受精卵是如何发育成为组织和复杂器官的。这其中最重要的发现莫过于：所有组织都是由细胞及其产物组成的，所有细胞都来源于原有细胞的分裂。将两者综合起来就能够得到下面的结论：复杂生命体的所有细胞都来源于特定的细胞谱系，而这些细胞谱系又能够追溯至受精卵。反过来说，就是受精卵能够通过不断地生长与分裂来产生机体中的所有细胞。

这些认识对肿瘤起源的研究产生了深远的影响。之前，许多人认为肿瘤是一种通过某种方式植入患者体内的异物，而现在，随着组织学的发展，肿瘤也如正常组织一样，能在显微镜下被我们观察研究。对正常组织与肿瘤组织切片进行的对比观察表明，肿瘤组织也和正常组织一样，是由大量的细胞构成的（图 2.1）。当代肿瘤研究常会用到多种组织学技术，最常用的一些技术见信息栏 2.1。

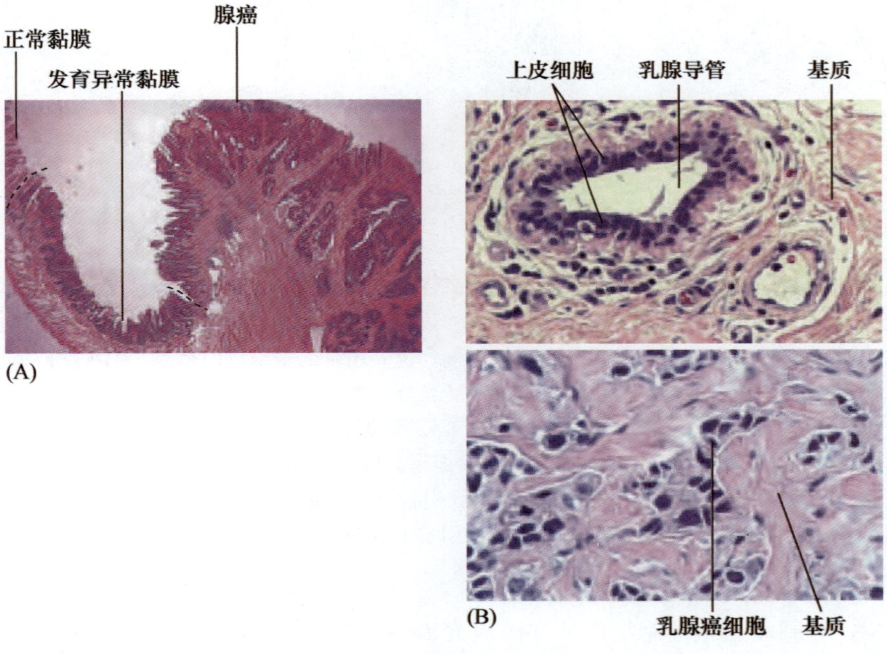

图 2.1　正常组织和肿瘤组织　（A）低倍镜下的小肠回肠段上皮组织切片，反映了正常组织和癌组织之间的连续性变化。左边是正常上皮层，称为黏膜。中间是高度异常的黏膜组织，称为不典型增生，右边是典型的肿瘤组织——一个开始入侵其下层组织的腺癌。（B）高倍镜下观察一对人乳腺组织切片，显示出正常组织结构在肿瘤中变得混乱。在正常乳腺中（上图），乳腺导管由上皮细胞包围构成（核染成深紫色）。这些腺管被称为基质的间质组织包裹，而基质由结缔组织细胞（如成纤维细胞和脂肪细胞）与胶原蛋白（粉色）构成。在侵袭性的乳腺导管癌中（下图），构成腺管的正常上皮细胞转化成肿瘤细胞，这些肿瘤细胞具有异常大的细胞核（紫色），不再具有结构良好的腺管，且侵袭到了基质（粉色）中。［A，引自 A.T. Skarin, Atlas of Diagnostic Oncology, 3rd ed. Philadelphia: Elsevier Science Ltd., 2003. B，感谢 A. 折茂（A. Orimo）。］

此外，大量事实表明，各种不同类型的肿瘤常常都是源于它们各自起源的自身正常组织，而不是外界的入侵体。然而，肿瘤确实有在体内迁徙的能力：在许多患者体内，多种肿瘤都能在距其原发组织很远的地方检测到，因为癌细胞能在体内扩散并且形成新的癌细胞克隆（图 2.2）。这些新克隆，即转移灶，都可被溯源到肿瘤发生的最初部位，即原发性肿瘤。

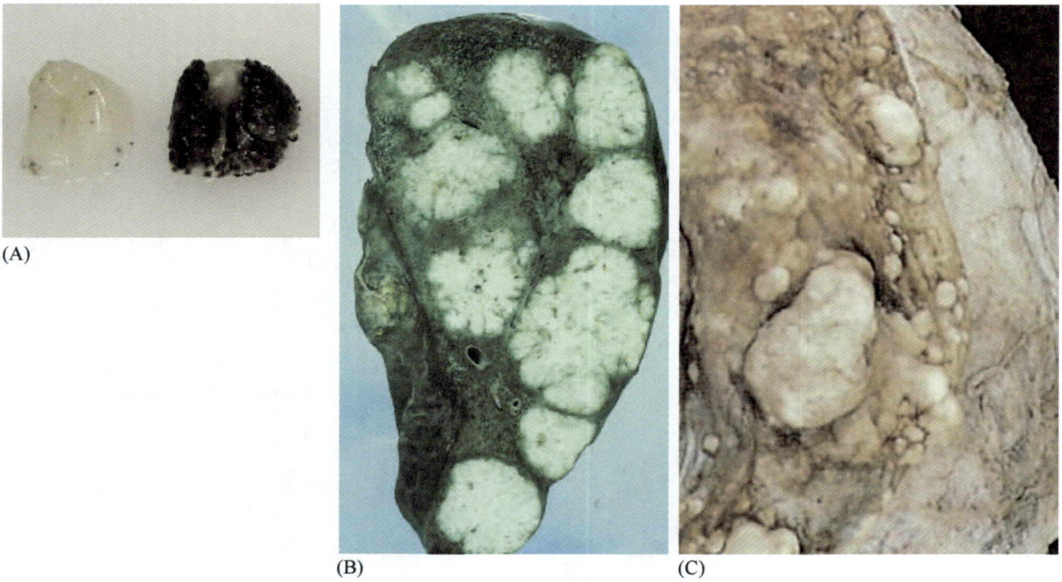

图 2.2　肿瘤的远处转移　很多类型的肿瘤最终都将释放出癌细胞，这些癌细胞迁移到身体较远的位点形成二级肿瘤，也就是我们所说的转移灶。（A）可以很方便地在小鼠模型中进行转移灶研究，因为黑色素瘤细胞所产生的明显的黑色素沉积可以被精确定位。图示的是小鼠的肺，左图小鼠的黑色素瘤转移几乎完全被抑制，而右图是尾静脉注射 B16 黑色素瘤细胞两周后小鼠的肺，可见其表面已经布满了数百个转移灶（黑点部分）。（B）晚期结肠癌患者常常发生肝转移（白色部分）。血液由结肠引流至肝的门静脉，为结肠癌细胞的肝转移提供了直接通道。（C）乳腺癌常常转移到脑部。图中，死亡患者去掉硬脊膜覆盖的右脑中有巨大的转移瘤。[A，引自 F. Nimmerjahn et al., *Immunity* 23: 41-51, 2005. B，感谢彼得 • 艾萨克森（Peter Isaacson）。C，引自 H. Okazaki and B.W. Scheithauer, Atlas of Neuropathology. Gower Medical Publishing, 1988.]

通常，对肿瘤组织细胞组成的详细研究表明，其组织结构的排列比周围正常组织要混乱无序得多（图 2.1）。这些组织病理学的结果为 21 世纪的研究提供了一个重要的尚待证明的观点：肿瘤是由一群失去了组成正常组织能力的细胞构成的。简单地说，即恶性肿瘤可以看作一类细胞功能失常引发的疾病。

在微观结构上，肿瘤组织与正常组织差异巨大，但它们在组织学上仍然存在某些相似之处。因此，理论上讲所有肿瘤都应该能追溯到其发源的特定组织或器官，我们可以通过对肿瘤切片进行组织病理学分析来为此提供关键线索。这个简单的想法为肿瘤的分类提供了新方法，即根据可能的组织来源进行分类。此方法把那些在不同组织和器官表现出完全不同功能的肿瘤，划分为一个大类，因为它们在组织学上具有相同或相似的组织结构。

同样，组织病理学使人们能够了解肿瘤的临床表现（如其对患者的整体影响）与其显微结构之间的关系。更重要的是，依据肿瘤侵袭性生长的程度不同，可以将其划分为两个大类。那些只在某一处生长而不侵袭邻近组织的为良性肿瘤，而能侵袭邻近组织和发生转移的称为恶性肿瘤。

事实上，除少数由于扩张而压迫到重要组织器官的肿瘤块以外，绝大多数原发性肿瘤是良性且对宿主无害的。尽管如此，有些良性肿瘤也可能造成临床问题，因为它们会释放出高浓度的激素，从而导致机体生理失衡。例如，甲状腺瘤（癌前上皮增生）能导致过量甲状腺激素释放入循环系统，导致甲状腺功能亢进；而垂体腺瘤则能够释放过量生长激素，导致某些组织过度生长，即肢端肥大症。虽然如此，由良性肿瘤引起的死亡却很少见，绝大多数与肿瘤相关的死亡都是由恶性肿瘤引起的。更具体来说，有 90%的死亡是由恶性肿瘤侵袭转移所致。

2.2　肿瘤源于机体内多种特定类型的细胞

人类大多数肿瘤来源于上皮组织。上皮细胞是构成体腔、管道和表皮的规则排列的层状细胞，如皮肤是机体的外覆层。20 世纪初，组织学研究表明，正常上皮组织都具有相似的结构。在上皮细胞之下是基底膜（有时也称基底层），基底膜则把上皮细胞与下面起支持连接作用的间质层细胞分隔开（图 2.3）。

基底膜是细胞外基质（ECM）的一种特殊形式，主要由上皮细胞分泌的蛋白质构成。另一种特殊的基底膜将组成毛细血管和较大血管内层的内皮细胞与外层特殊的平滑肌细胞分隔开。总体来说，这些基底膜都作为组织的脚手架结构。另外，在后面将会提到，细胞的多种生物学活性信号分子会附着于基底膜。

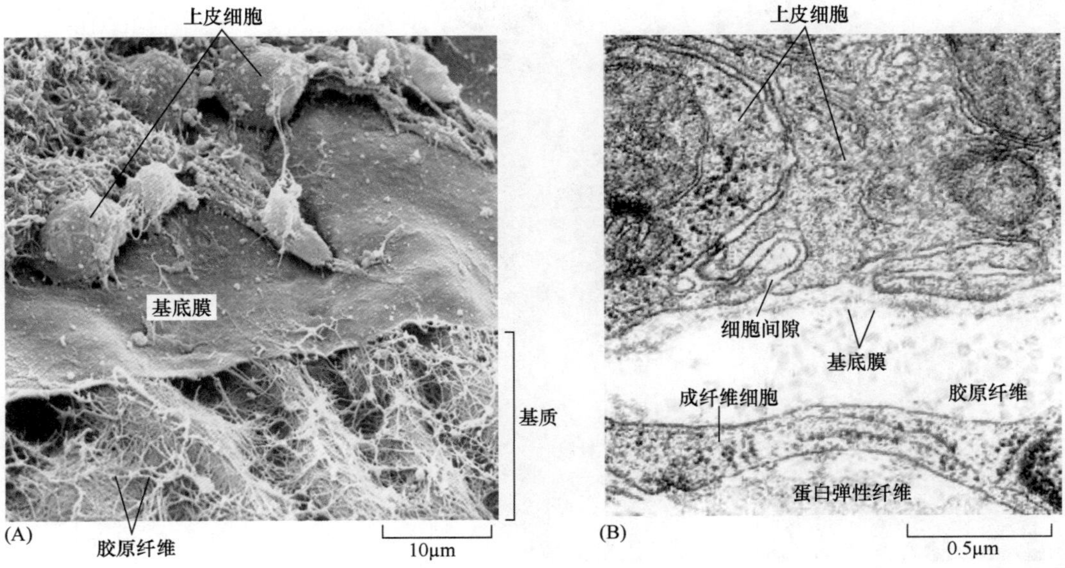

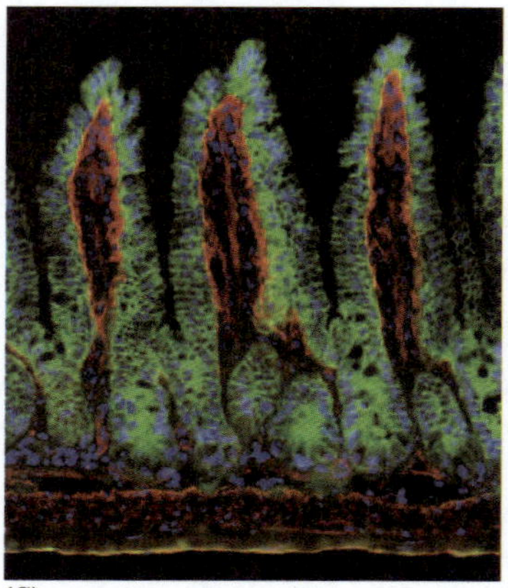

(C)

图 2.3 基底膜 （A）这是一张鸡角膜上皮电镜扫描图，显示了上皮组织的基本结构。图中，上皮细胞附着于基底膜的一面。基底膜又称基底层，此处为一连续薄层状结构，通过基底膜可以把细胞外基质蛋白联成一个网络。基底膜下层是基质细胞和网络状的胶原纤维，胶原纤维网络使基底膜的下层锚定到细胞外基质的间质中。（B）通过透射电镜在高倍镜下观察小鼠气管上皮切片。图中基底膜清晰可见，数个上皮细胞在基底膜之上，基底膜之下是胶原纤维、成纤维细胞和弹性纤维。请注意基底膜并没有在细胞间隙处中断。（C）基底膜不能用常规染色方法检测示出，但我们可以用抗基底膜蛋白的特异抗体（此图中红光）标记后，通过荧光显微镜观察。绿色所示为抗 E-钙黏蛋白抗体标记的小鼠小肠上皮细胞，细胞核染色呈蓝色。基底膜将绒毛外层的上皮细胞（称为肠上皮细胞）与构成绒毛核心的间质细胞（未染色）分隔开。[A，感谢罗伯特·特雷斯塔德（Robert Trelstad）。B，引自 B. Young et al., Wheater's Functional Histology, 4th ed. Edinburgh: Churchill Livingstone, 2003. C，引自 Z.X. Mahoney et al., *J. Cell Sci.* 121: 2493-2502, 2008（封面图）.]

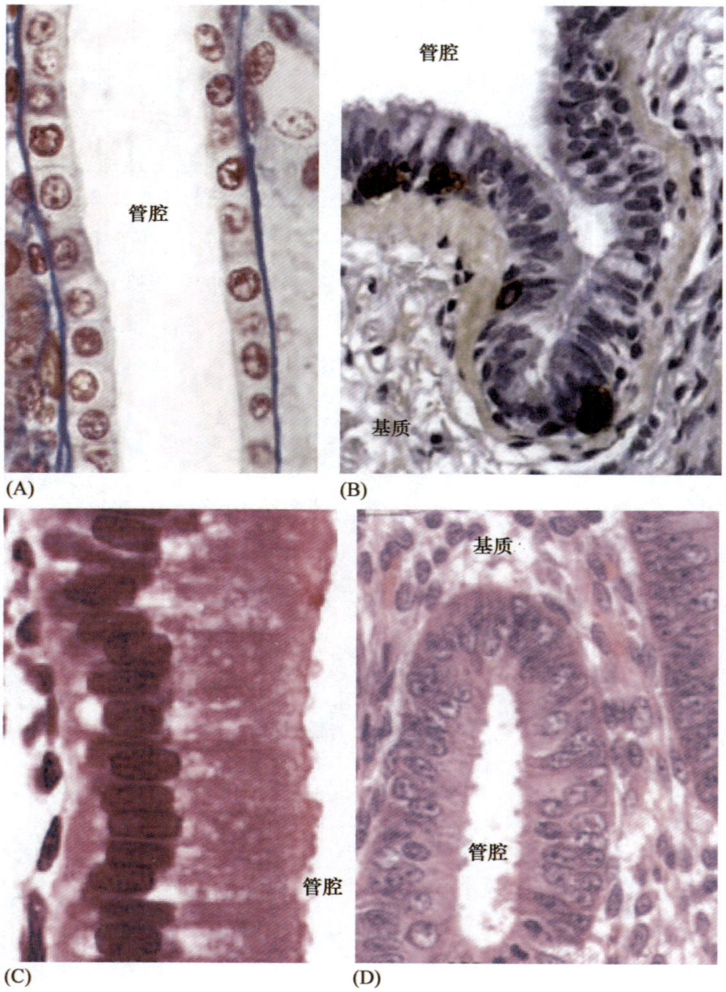

图 2.4 上皮组织的结构 机体内大多数上皮组织的结构：成熟的、已分化的上皮细胞位于组织的最表层。在很多组织中，位于这层细胞之下的是次分化的上皮细胞，图中未标出。基底膜（图 2.3）位于上皮细胞层之下，通常在光镜下不可见。图中依次是（A）肾集合管、（B）肺小支气管、（C）胆囊柱状上皮、（D）子宫内膜的上皮组织。这些上皮细胞的主要作用就是保护其内侧的组织，使其不与上皮细胞组成的管腔中的内含物接触。图 C 显示了上皮细胞的另一个特性：顶端-基底极性，即每一个上皮细胞都呈现出**顶端**面朝向**管腔**（右图），**基底**面朝向基底膜的排列方式。这种极性排列使上皮细胞核靠近基底部，而数以百计的细胞表面（以及相关细胞骨架）及骨架相关蛋白（未示出）特异性定位于顶端面或基底面。除此之外，相邻上皮细胞之间通过侧面建立了几种独特的连接。（引自 B. Young et al., Wheater's Functional Histology, 4th ed. Edinburgh: Churchill Livingstone, 2003.）

为什么我们对上皮细胞如此感兴趣呢，因为它产生了人类最常见的恶性肿瘤，称为癌。在欧美国家有 80%以上的与肿瘤相关的死亡是这类肿瘤引起的。其中包括胃肠道（包括口腔、食管、胃、小肠和大肠）上皮细胞层来源的肿瘤，还有皮肤、乳腺、胰腺、肺、肝、卵巢、子宫、前列腺、胆囊和膀胱来源的肿瘤。正常上皮组织的例子见图 2.4。

上述组织所包含的细胞是由脊椎动物早期胚胎的 3 个胚层发育而来的。其中，肺、肝、胆囊、胰、食管、胃和肠的上皮组织都由内胚层发育而来。皮肤来源于外胚层，而卵巢来源于中胚层（图 2.5）。对于癌来说，其发育学上的组织来源并不能提示其组织病理学分类。

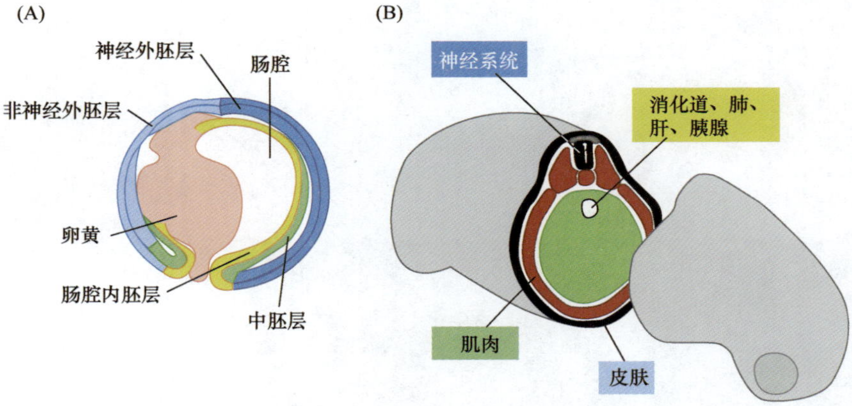

图 2.5 胚层图 （A）复杂的多细胞动物组织都是由 3 个胚层发育而来的——外胚层（蓝色）、中胚层（绿色）、内胚层（黄色），每一个胚层都分化发育为各种不同的细胞。（B）在蝌蚪的幼年时期，皮肤和神经系统由外胚层（黑色）发育而成，而结缔组织，包括骨骼、肌肉和造血细胞则来源于中胚层（红色），消化系统及其衍生物，如肺、胰腺和肝等由内胚层（绿色）发育而来。所有脊椎动物的发育都遵循这一规律。（改编自 T. Mohun et al., *Cell* 22: 9-15, 1980.）

各个组织的上皮和基质细胞共同形成和维持了其表皮层结构。从进化的角度来看，组织和构建上皮组织的胚胎学机制似乎在 6 亿年前多细胞动物进化的早期就已经形成了，这些机制在多细胞动物的进化过程中屡次发挥作用，建立起了具有多种生理功能的各种组织和器官。

绝大多数癌可被分为两类，分别反映与上皮细胞相关的两个重要的生物学功能（表 2.1）。一些上皮细胞层的主要作用是封闭腔穴或管道的表面并且保护其下层细胞（图 2.6）。这种上皮细胞发展而来的癌称为鳞状细胞癌。例如，覆盖皮肤和大部分口腔的上皮细胞会发生这类肿瘤。

表 2.1 各种癌症

常见腺癌的组织位置	常见鳞状细胞癌的组织位置	其他癌
肺	皮肤	小细胞肺癌
肠	鼻腔	大细胞肺癌
乳腺	口咽	肝细胞癌

续表

常见腺癌的组织位置	常见鳞状细胞癌的组织位置	其他癌症
胰腺	喉	肾细胞癌
胃	肺	移行细胞癌（膀胱）
食管	食管	
前列腺	宫颈	
子宫内膜		
卵巢		

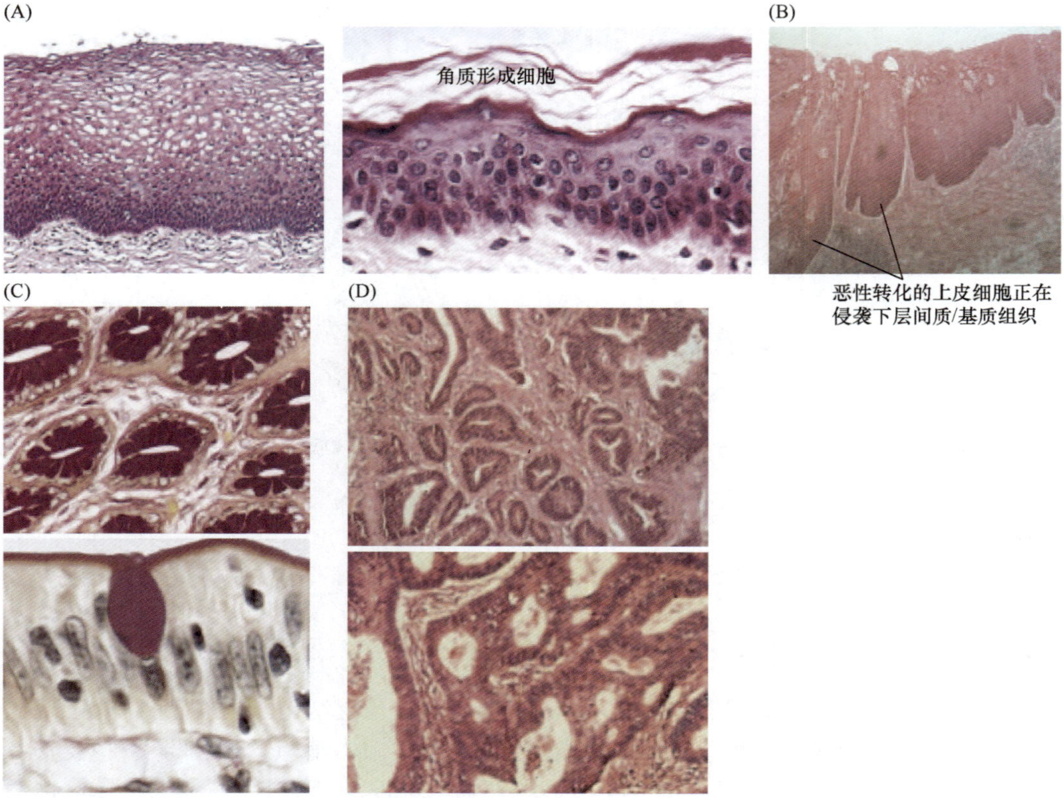

图 2.6 上皮细胞及其来源的癌 根据正常上皮细胞的形态和功能及其来源的癌可以将上皮划分为几个亚型。本图展示了鳞状细胞癌和腺癌的起源。（A）正常的鳞状上皮细胞呈扁平状，其作用是保护上皮细胞及其下面的组织不受管腔内物质的作用；至于皮肤，则是保护其不受外界有害物质的作用。子宫颈的鳞状上皮细胞（左）与皮肤上皮细胞（右）的组织排列十分相似，成熟的扁平细胞在最外层，不断脱落（如皮肤的角质形成细胞），取而代之的是下层的次成熟细胞。（B）在食管癌中，恶性转化的上皮细胞正在侵袭下层的基质/间质组织。（C）在某些组织中，上皮中的腺细胞通过分泌黏多糖来实现保护作用，在另一些组织中，它们分泌的蛋白质在管腔中起作用或者分布于身体中较远的位点。胃壁上的小凹孔就是由黏液分泌细胞排列而成的（深红色，上图），在小肠上皮组织中（下图），单个的杯状黏液分泌细胞（紫色）被柱状上皮细胞所包围，后者的作用是吸收水分。（D）这些来自胃（上图）和结肠（下图）的腺癌都表现出了腺管的特征，从这些特征我们可以清楚地看到，它们是从一些像图 C 所示的分泌型上皮细胞衍生而来的。（A 和 C，引自 B. Young et al., Wheater's Functional Histology, 4th ed. Edinburgh: Churchill Livingstone, 2003. B 和 D，引自 A.T. Skarin, Atlas of Diagnostic Oncology, 3rd ed. Philadelphia: Elsevier Science Ltd., 2003.）

还有许多上皮组织中存在特殊的具有分泌能力的细胞，它们可以释放分泌物到自身形成的导管或腔穴中。这种细胞来源的肿瘤称为腺癌。通常这些分泌物的作用是保护上皮细胞层不受腔穴内物质的作用（图 2.6）。肺和胃的上皮细胞所分泌的黏液就分别保护其不受空气（及空气颗粒物）和胃酸的腐蚀作用。在某些器官，如肺、子宫、子宫颈中，上皮细胞层能够发展为单纯的腺癌或鳞状细胞癌；而在更多的情况下，这些器官来源的肿瘤会包含这两种类型的癌细胞。

其余的恶性肿瘤来源于机体的非上皮组织。非上皮组织来源的癌症中，第一大类来源于机体的各种结缔组织，它们都来源于胚胎的中胚层（表 2.2）。这一类称为肉瘤的肿瘤，只占临床肿瘤的 1%。它们来源于多种间质细胞，包括分泌胶原的成纤维细胞及其相关结缔组织细胞，它们是肌腱和皮肤的细胞外基质的主要组分；脂肪细胞，它们在胞质中储藏脂肪；成骨细胞，在胶原基质中聚集磷酸钙结晶以形成骨骼；还有组成肌肉的肌细胞（图 2.7）。相对多见于儿童的血管肉瘤是由血管内皮细胞的前体细胞产生的。上皮组织的基质层包含多种间质细胞。

表 2.2　数种常见的肉瘤

肿瘤类型	一般认为的起源
骨肉瘤	成骨细胞
脂肪肉瘤	脂肪细胞
平滑肌肉瘤	平滑肌细胞（如消化道）
横纹肌肉瘤	横纹肌/骨骼肌细胞
恶性纤维组织细胞瘤	脂肪细胞/肌细胞
纤维肉瘤	成纤维细胞
恶性血管内皮细胞瘤	内皮细胞
软骨肉瘤	软骨细胞

第二大类非上皮组织来源的恶性肿瘤由各种组成造血系统的细胞转化而来，包括免疫系统的细胞（表 2.3 和图 2.8）。这些细胞同样来源于中胚层。红细胞、能分泌抗体的浆细胞、T 淋巴细胞（简称 T 细胞）和 B 淋巴细胞（简称 B 细胞）均来源于这些细胞。白血病泛指造血细胞谱系的恶性衍生物，它们不同于红细胞，细胞内没有细胞色素，而且能够自由地穿行于循环系统中。白血病的肿瘤细胞是散布在循环系统中的单细胞群，而淋巴系（T 淋巴细胞和 B 淋巴细胞）肿瘤则能够聚集在淋巴结形成实体瘤，在美国，这一类型的肿瘤占所有肿瘤相关死亡率的 7%左右。

第三大类也是最后一大类非上皮组织来源的肿瘤，是由构成中枢和周围神经系统的各种细胞恶性转化而来（表 2.4）。这类肿瘤通常被称为神经外胚层瘤，反映了其是从早期胚胎的外胚层发育而来，包括胶质瘤、胶质母细胞瘤、神经母细胞瘤、神经鞘瘤和髓母细胞瘤（图 2.9）。此类肿瘤只占已发现的恶性肿瘤的 1.3%，在肿瘤相关的死亡中，有 2.5%由该类型肿瘤造成。

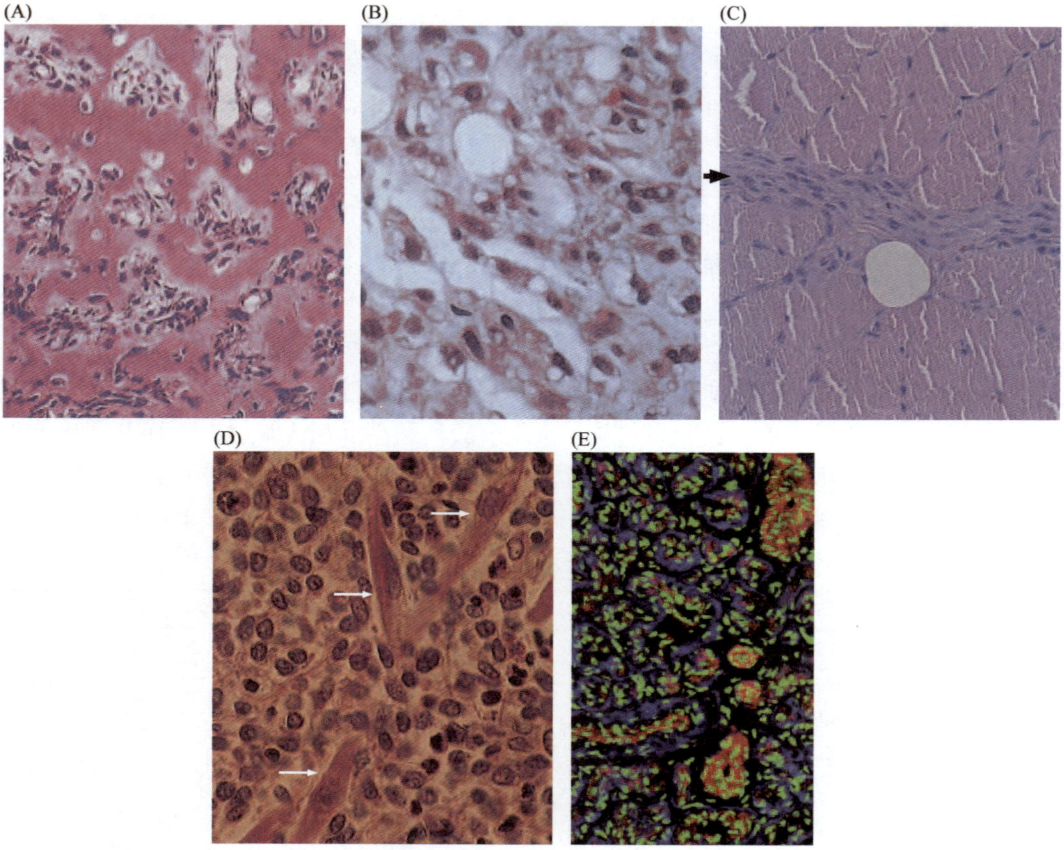

图 2.7　间质细胞肿瘤　（A）此图为骨肉瘤，可见恶性转化的成骨细胞（核呈深紫色），它们与周围的细胞外基质构成了矿化骨骼（粉色）。（B）脂肪细胞的作用是在各种组织中储存脂肪小体，而脂肪肉瘤就是由此细胞转化而来。图中的脂肪肉瘤细胞由于脂肪小体的存在而呈现泡沫状。（C）平滑肌肉瘤（箭头处，核呈深紫色）由平滑肌（浅紫色）细胞转化而来，被正常平滑肌纤维（浅紫色）分割成孤立的小肿瘤细胞群生长。（D）横纹肌肉瘤由横纹肌细胞转化而来，此处的癌细胞（核呈暗红色）被许多正常肌细胞（箭头处）包围。（E）血管瘤——常见于婴幼儿的一类肿瘤，原发于形成大小血管管腔的内皮细胞。在此肿瘤中那些致密分布的毛细血管也是由内皮细胞形成的（核呈绿色，细胞质呈红色）。与上皮细胞类似，内皮细胞也形成了一层基底膜（图中蓝色）并附着于此。（A～C，引自 A.T. Skarin, Atlas of Diagnostic Oncology, 3rd ed. Philadelphia: Elsevier Science Ltd., 2003. D，引自 H. Okazaki and B.W. Scheithauer, Atlas of Neuropathology. Gower Medical Publishing, 1988. E，引自 M.R Ritter et al., *Proc. Natl. Acad. Sci. USA* 99: 7455-7460, 2002.）

表 2.3　多种常见的血液系统肿瘤

急性淋巴细胞白血病
急性髓细胞性白血病
慢性髓细胞性白血病
慢性淋巴细胞白血病
多发性骨髓瘤
非霍奇金淋巴瘤（non-Hodgkin lymphoma，NHL）[a]
霍奇金淋巴瘤（Hodgkin lymphoma，HL）

a. 非霍奇金淋巴瘤，也称淋巴细胞淋巴瘤，可以不同的分类标准分成 15～20 个区别明显的小类。

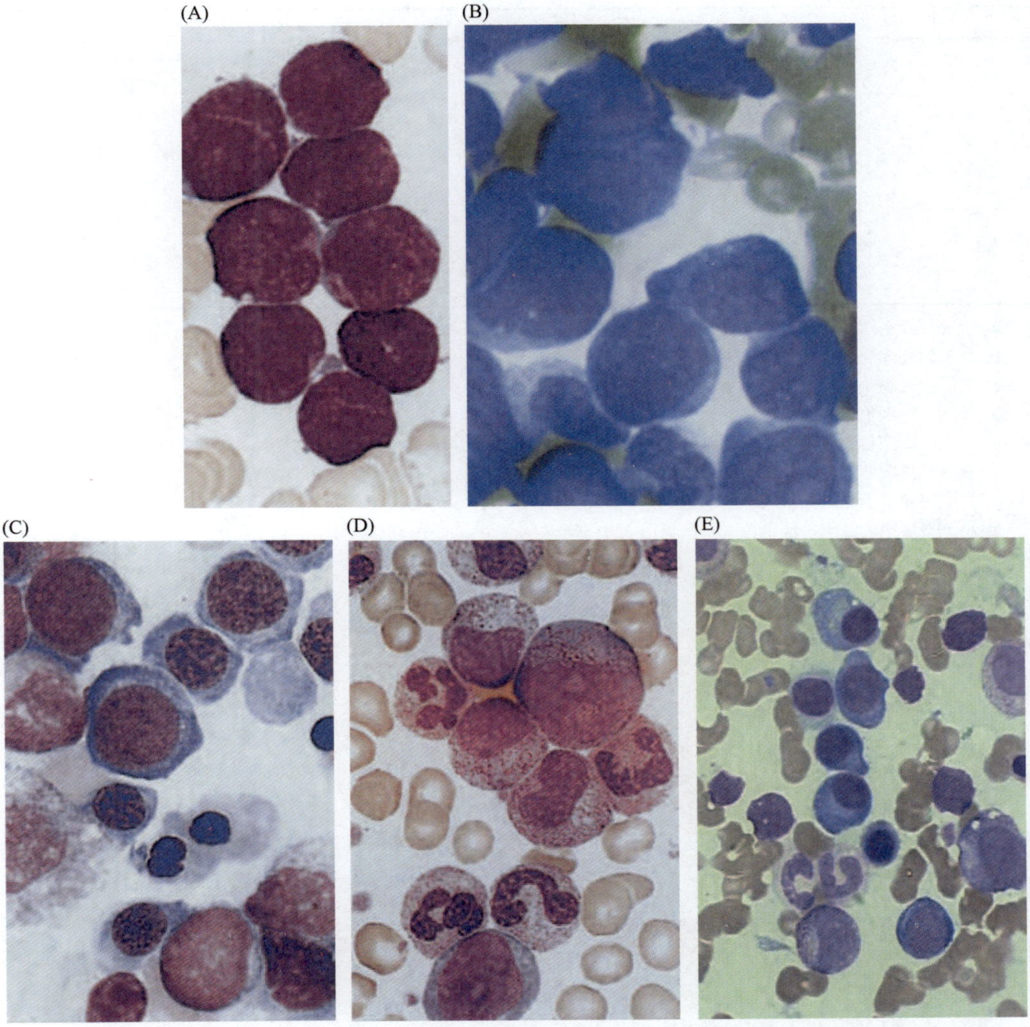

图 2.8　造血系统恶性肿瘤　造血系统恶性肿瘤有多种类型。（A）急性淋巴细胞白血病（ALL），来源于 B 淋巴细胞系（80%）和 T 淋巴细胞系（20%）（15.1 节）。此肿瘤（紫红色）的特殊抗原标志表明它是来源于前 B 细胞的。（B）急性髓细胞性白血病（AML）细胞，与大多数造血系统恶性肿瘤一样，在其巨大的细胞核外仅有少量的细胞质。它们由形成各种粒细胞和单核细胞的前体细胞转化而来，后者发育成巨噬细胞、树突状细胞、破骨细胞和其他组织特异性吞噬细胞。（C）红白血病，其中的成红细胞与分化红细胞的前体细胞极为相似。（D）在慢性髓细胞性白血病（CML）中，出现了一系列自骨髓细胞系分化而来的白血病细胞（核呈红色），说明在此病中，骨髓干细胞能够分化成多种不同的细胞。（E）多发性骨髓瘤（MM）是由 B 淋巴细胞谱系中的浆细胞恶性转化所致，而浆细胞的功能是产生和分泌抗体分子，所以其形态上具有较大的细胞质区，为蛋白质合成、加工、成熟和分泌提供场所。此图展现了多发性骨髓瘤中处于不同分化时期的浆细胞（核呈紫色）。所有显微图片中背景上众多轻微着色的是红细胞。（引自 A.T. Skarin, Atlas of Diagnostic Oncology, 4th ed. Philadelphia: Elsevier Science Ltd., 2010.）

表 2.4　多种神经外胚层恶性肿瘤

名称	来源细胞
多形性胶质母细胞瘤	高度恶化的星形细胞瘤细胞
星形细胞瘤	星形胶质细胞（典型的胶质细胞）[a]
脑膜瘤	蛛网膜细胞[b]
神经鞘瘤	轴突周围的施万细胞[c]
视网膜母细胞瘤	视网膜视锥细胞[d]
神经母细胞瘤[e]	周围神经系统细胞
室管膜瘤	覆盖脑室的细胞[f]
少突胶质细胞瘤	覆盖轴突的少突胶质细胞[g]
髓母细胞瘤	小脑颗粒细胞[h]

a. 中央神经系统中对神经元起支持作用的非神经细胞。
b. 大脑的脑膜层。
c. 周围神经系统中形成轴突外面的绝缘髓鞘层。
d. 日光下对颜色的感光器。
e. 这类肿瘤源自交感神经系统的细胞。
f. 脑内充集液体的腔。
g. 大脑内类似于施万细胞的一种细胞。
h. 小脑皮层内的低级神经细胞（举例见图 2.9B）。

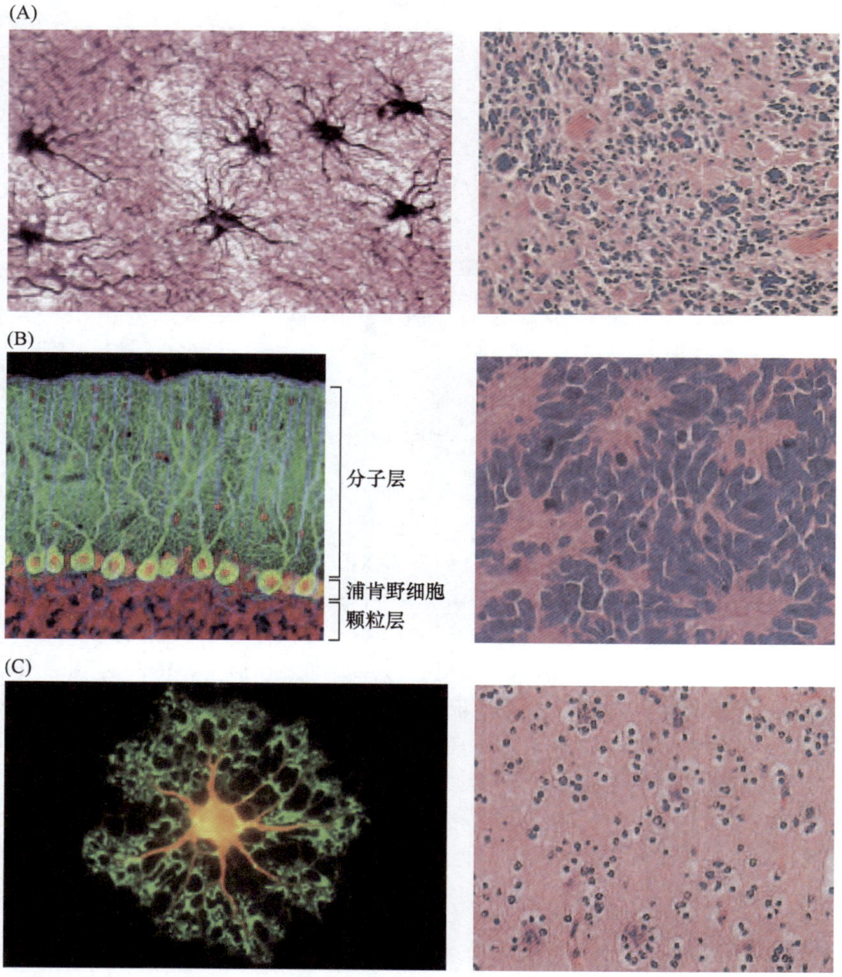

(D)

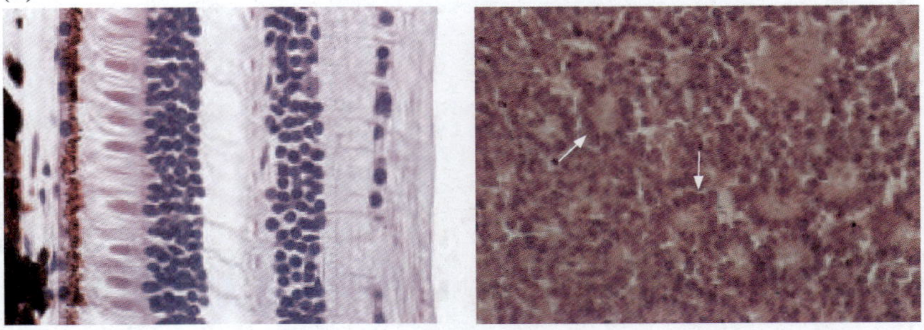

(E)

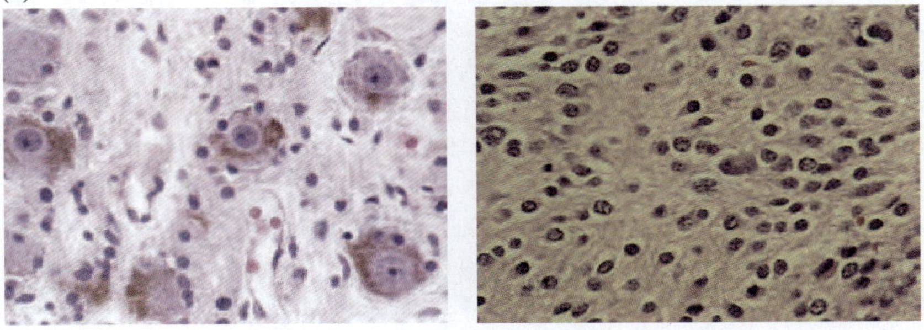

图 2.9　神经外胚层瘤　（A）星形胶质细胞——一种非神经细胞，作为脑的支持细胞（左图，深紫色），可能是星形细胞瘤和胶质母细胞瘤（右图）的前体细胞。多形性胶质母细胞瘤是根据构成肿瘤的众多不同神经外胚层细胞类型命名的。这些肿瘤细胞具有大小不一的细胞核（紫色）。（B）小脑的颗粒层细胞（左图）处于皮质区的浦肯野细胞层和分子层之下。右图是能形成髓母细胞瘤的颗粒细胞的前体细胞，它能分化发育成神经元、神经胶质细胞和色素神经上皮细胞（核呈紫色，细胞质呈粉色）。如图所示，约有 1/3 的此类肿瘤细胞呈花环状。（C）右图显示的是一个少突胶质细胞瘤，起源于少突胶质细胞，是一种外胚层来源的非神经细胞，在中枢神经系统中起到支持和绝缘轴突的作用。图中每一个肿瘤细胞核都有个空环围绕，是此种肿瘤的特征。左图是正常少突胶质细胞，具有数量众多的分支（树突），每一个分支都与一个或数个轴突联系，并形成绝缘的髓鞘。胞体由 O4 少突胶质细胞标记物进行染色（黄色/橙色），树突末端（绿色）由一种髓鞘形成相关的 CNPase 染色。（D）视锥细胞、视杆细胞和其他神经细胞（左图）是构成正常视网膜的重要组分，视网膜母细胞瘤（右图）就是来源于这些形成视网膜细胞的母细胞。视网膜母细胞瘤通常呈花环状，图中用箭头表示。（E）周围神经系统中的交感神经节细胞（左图中较大者）易形成神经母细胞瘤（右图），此肿瘤多发于儿童。单个的肿瘤细胞由高密度的纤维网络包围，这种纤维网络在神经元轴突-树突形成的过程中起到与其他神经元交换信息的作用。[A、D 和 E，左侧图，引自 B. Young et al., Wheater's Functional Histology, 4th ed. Edinburgh: Churchill Livingstone, 2003. A～C，右侧图，引自 H. Okazaki, B.W. Scheithauer, Atlas of Neuropathology. Gower Medical Publishing, 1988. B，左侧图，感谢托马斯·迪林克（Thomas Deerinck），NCMIR/Science Source。C，左侧图，感谢 R. 阿迪（R. Hardy）和 R. 雷诺兹（R. Reynolds）。D 和 E，右侧图，引自 A.T. Skarin, Atlas of Diagnostic Oncology, 3rd ed. Philadelphia: Elsevier Science Ltd., 2003.]

2.3　一些不适于上述分类的肿瘤

不是所有的肿瘤都可以很切合地划分到以上四大类肿瘤中。例如，黑色素瘤来源于皮肤和视网膜中含色素的黑色素细胞，而黑色素细胞则是由胚胎中的神经嵴发育而来。尽管与神经外胚层细胞的发源地如此接近，但随着发育进行，它却如一个流浪者般最终落脚在了皮肤和眼睛的组织中，为其提供色素，而与神经系统没有任何直接联系（图 2.10）。

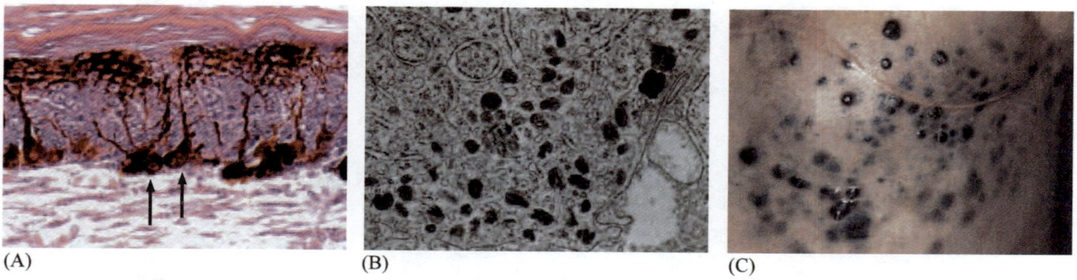

图 2.10 黑色素细胞与黑色素瘤 （A）黑色素细胞（箭头示出）通常分散于皮肤的基底角质形成细胞间（图 2.6A），能够形成色素颗粒。它们具有长而细的指状胞质突起，用于将色素颗粒储存于角质形成细胞的细胞质中，而角质形成细胞是上皮的主要组成部分。皮肤表面死亡的角质形成细胞层（上层）和基质细胞（下层）也同样清晰可见。（B）此图中于电镜下可见的色素颗粒使黑色素瘤受到研究者的偏爱，因为它们形成的转移灶（图 2.2A）能够被迅速检测到。一旦黑色素瘤直接从皮肤表层侵入到了下层的基质内，它们就很可能转移到远处组织中。（C）该案例向我们清楚地展示了这种疾病转移的性质和能够被迅速检测到着色的转移灶。（A，引自 W.J. Bacha Jr. et al., Color Atlas of Veterinary Histology, 3rd ed. Ames, IA: Wiley-Blackwell, 2012. B 和 C，引自 A.T. Skarin, Atlas of Diagnostic Oncology, 3rd ed. Philadelphia: Elsevier Science Ltd., 2003.）

在小细胞肺癌（SCLC）中有许多具有类似于神经分泌细胞特征的细胞，就像肾上腺中的某些神经嵴来源的细胞一样，具有分泌功能。这类细胞通常能对神经信号做出反应，分泌具有生物活性的肽类。迄今为止还未确定这种多发于吸烟者的小细胞肺癌是否起源于神经外胚层细胞，这些细胞会嵌入肺中并与其共同生长发育。而另一种看法认为，这些源于肺部内胚层细胞克隆的肿瘤，失去了一些自身上皮细胞的特征，同时又呈现出了一些神经外胚层细胞谱系的特征。

这种细胞谱系的转换和随之而获得一套全新的已分化成熟的特性通常被称为转分化作用。发生转分化的细胞，在胚胎发生期就转变成了另一种组织细胞，而且这种细胞谱系的转变并非不可逆转，在特定的情况下，细胞能从一种分化成熟的细胞谱系转化成另一种细胞谱系。这种转分化作用不仅能影响到正常细胞，还能对肿瘤细胞产生作用。例如，在很多恶性肿瘤的边缘区域，上皮组织来源的肿瘤细胞自身形态和基因表达程序会发生改变，从而获得类似于其周围间质组织来源的基质细胞的特征。这种细胞表型的显著改变称为上皮-间质转化（EMT），说明了这些通常只表现上皮样特征的细胞其实具有极大的可塑性。正如后面的章节（第 13、14 章）要提到的，这种转变恰恰赋予了恶性肿瘤细胞侵袭到邻近正常组织的能力。

在众多非典型恶性肿瘤中，畸胎瘤是最奇怪也是最特殊的一种，因为我们甚至无法将它具体分类到哪一种具体类型的肿瘤中。畸胎瘤每年全球新发病例约为 10 000 例，由于其特殊性及其展现出的胚胎干细胞（ESC）的生物学性质而备受生物学家的关注；利用胚胎干细胞可对小鼠胚系进行基因改造，这也是现在干细胞治疗技术发展的中心环节。畸胎瘤是生殖细胞（卵细胞和精子）前体（1.3 节）在发育早期未能迁移到正确的位置，并在发育过程中一直处于异位所致。它们保留了早期胚胎细胞的多能性——具有发育分化成绝大多数组织的能力。在一个“正常”畸胎瘤内不同区域的细胞，多数是良性原位生长，且能分化成多种不同的类似于成熟组织形态的“组织”（图 2.11）。通常情况下，在同一个畸胎瘤中能看到组成胚胎的 3 个胚层——内胚层、中胚层、外胚层（图 2.5）——的细胞，且它们都能发育出可识别的结构，如牙齿、头发和骨头。偶尔，这类肿瘤会表现出高度的恶性并且对生命造成严重威胁。

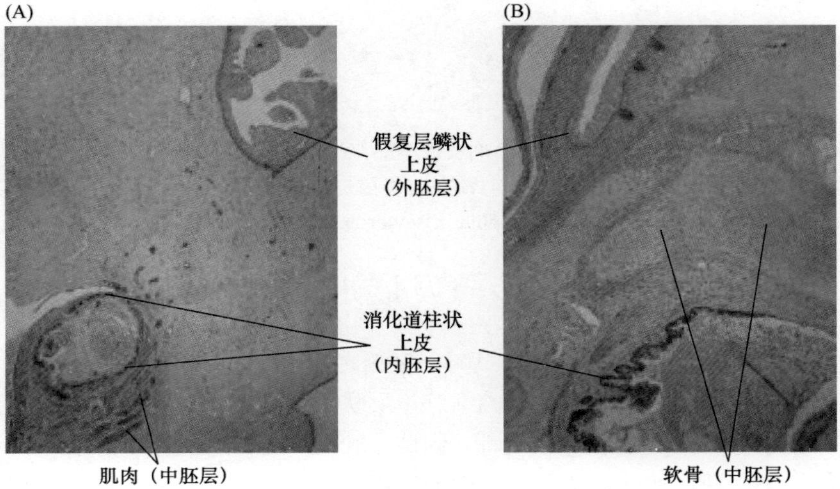

图 2.11　畸胎瘤　图中所示畸胎瘤是通过将人类的胚胎干细胞（ESC）植入到小鼠中所得到的，它与其来源的幼儿身上自发形成的畸胎瘤具有相同的**拟表型**。这种“成熟”的畸胎瘤具有完全分化的细胞，原位生长，且不具备侵袭性。两张切片照片（A、B）展示了此类肿瘤的典型特征，早期胚胎 3 个胚层（图 2.5）中不同的肿瘤部分各自分化为不同的组织。［感谢苏米塔·戈卡莱（Sumita Gokhale）。］

另一个有趣的事实是，通过对良性成熟的畸胎瘤进行核型分析和分子生物学分析，我们发现其中的肿瘤细胞的基因是野生型。这意味着此种畸胎瘤细胞的基因组是不同肿瘤类型中唯一呈现野生型的，而本书中所讲述到的其他类型的肿瘤，其基因组通常都有各种各样的基因突变。

尽管会出现一些例外，如畸胎瘤和 EMT 产物，但大多数肿瘤还是遵循一个共同的关键生物学原理：虽然肿瘤细胞与其原发的正常细胞在生物学行为上有很大的区别，但是它们仍保留了一些正常组织细胞的显著特征。这些特征为我们研究肿瘤的起源提供了重要的线索，病理学家能依据这些特征进行肿瘤活检，并判断出肿瘤起源于哪个组织，进而进行分类，这种判断甚至不需要知道活检的肿瘤组织是从解剖学上的哪个部分得到的。

在少数情况下（2%～4%），病理学家会发现某些肿瘤已经完全丧失了其发源组织的特异性和分化特征。这部分细胞即发生了去分化作用，针对这种进行退行性发育的间变性肿瘤，病理学上用于判断肿瘤起源的标准就不再适用了（图 2.12）。发生去分化的这类肿瘤通常被归入“未知原发灶癌”（CUP），从名称上也反映出了很难从患者身上找到相应的原发性肿瘤的部位。

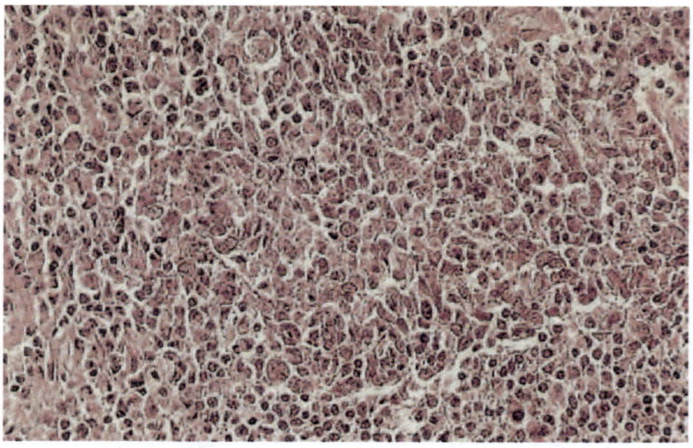

图 2.12　起源不明的间变肿瘤　此图为一个间变肿瘤的组织切片图，如图所示，很难判断此肿瘤起源于哪种组织。用针对组织特异蛋白的抗体进行染色也不能提供可靠的信息进行判断。（引自 A.T. Skarin, Atlas of Diagnostic Oncology, 3rd ed. Philadelphia: Elsevier Science Ltd., 2003.）

2.4　肿瘤是多阶段、多步骤发展形成的

在正常组织和高度恶化的肿瘤组织两个极端之间，机体组织形态还存在着丰富的中间过渡状态。这些处于不同异常阶段的细胞，反映了细胞逐步从正常组织过渡到越来越具有侵袭和转移能力的恶化状态的过程。因此，肿瘤的每一个表型都代表了肿瘤发生发展过程中的一个阶段。如此，从这些不同的组织形态我们就可以得知，肿瘤的发生发展是一个复杂的、多阶段的过程，关于这一点我们将会在第 11 章详述。

还有一些特殊的细胞肿块，它们与正常组织之间只有微小的差别，但是在细胞数量上异常增多。这种肿块称为增生（图 2.13）。虽然形成增生组织的细胞的增殖明显不受控制，但其发育成为组织的能力与正常细胞别无二致。

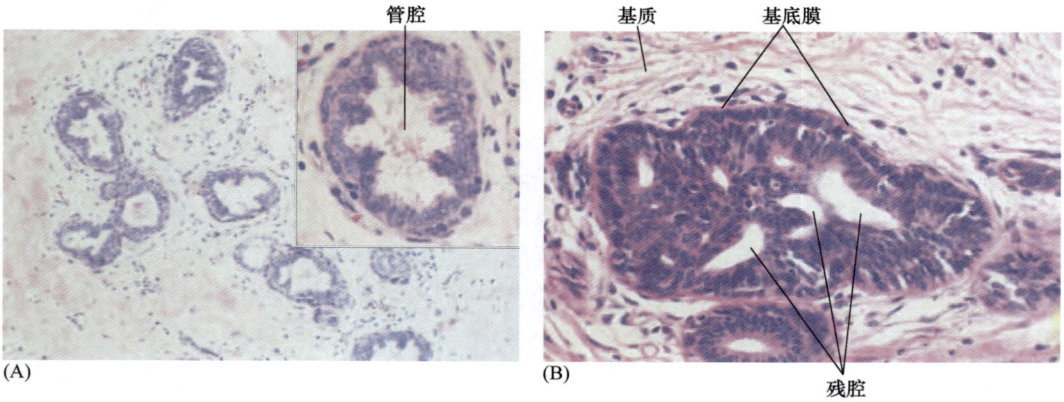

图 2.13　正常和增生的上皮组织　正常乳腺导管上皮组织与其不同程度增生组织的比较。（A）从图中低倍和高倍（内图）的组织切片可以看出，在轻度增生的乳腺导管中，腺管上皮细胞开始聚集并且向管腔内突出生长。（B）在进一步增生的乳腺导管中，上皮细胞聚集在一起几乎完全充盈于整个腺管，但它们并未穿透基底膜（图中未标出）并侵入下面的基质。（引自 A.T. Skarin, Atlas of Diagnostic Oncology, 3rd ed. Philadelphia: Elsevier Science Ltd., 2003.）

与来源正常组织相比，仅发生了微小变化的过程称为组织转化，也称化生。在这种组织中一种正常的细胞层被另一种细胞取代，后者通常不会出现在此正常组织中。而这些入侵细胞虽然生长在了错误的位置，但在镜检下往往表现得与正常细胞无异。化生常常发生在上皮组织的过渡带中，该处是不同类型上皮细胞的交汇处。这种过渡带多见于子宫与子宫颈及食管与胃的连接处。在上述两个连接处，扁平上皮细胞往往会急剧地转变成分泌黏液型上皮细胞。例如，食管癌变前的一个早期指征就是出现一种巴雷特食管（Barrett's esophagus）化生情况，食管中的扁平上皮细胞会被一种常见于胃部的分泌型上皮细胞取代（图 2.14）。尽管这些细胞具有非常正常的外观，但这种化生通常被认为是食管癌的早期病变步骤。实际上，出现巴雷特食管的患者发展成为食管癌的风险比正常人高 30 倍。

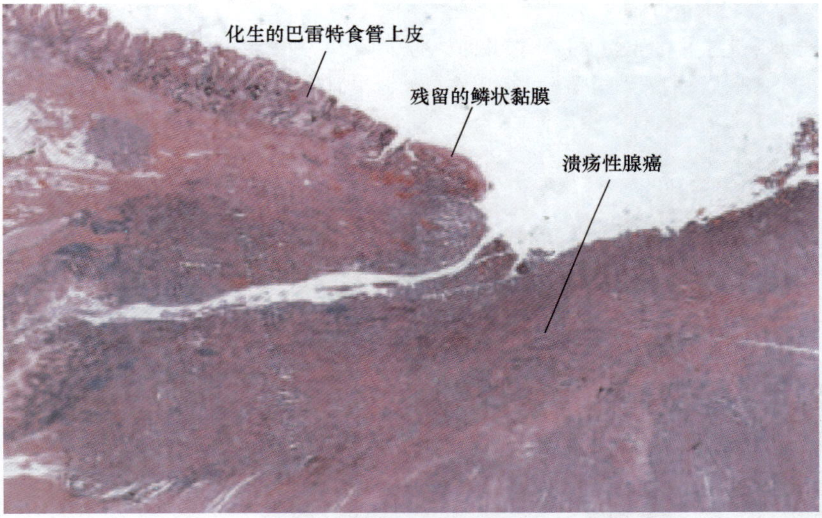

图 2.14　上皮细胞的化生　在某些癌变前状态，正常存在的上皮细胞会被其邻近组织的上皮细胞取代，这个过程就称为化生。例如，在巴雷特食管（或称巴雷特食管炎）中，原来构成食管鳞状黏膜壁的扁平细胞，被来自胃壁内层的分泌型细胞所取代（巴雷特食管化生）。这种化生一般是由于长期性的胃酸回流，而且容易导致食管癌的发生。这种食管癌发展于食管，却来源于胃部细胞（溃疡性腺癌）。（改编自 A.T. Skarin, Atlas of Diagnostic Oncology, 3rd ed. Philadelphia: Elsevier Science Ltd., 2003.）

另一种比化生更为异常的组织改变称为不典型增生。这类组织在细胞学上的表现是异常的，其改变包括细胞核大小和形状改变，细胞核染色加深，核质比例增大，细胞核分裂能力增强，以及与组织中正常分化相关的胞质特征丢失（图 2.15）。在不典型增生组织中，原见于正常组织的不同类型细胞的数量、比例都发生了改变。总的来说，单个细胞和细胞数量的重大变化使整个组织形态结构发生了改变。不典型增生是完全良性肿瘤与恶性癌变之间的过渡状态。

在上皮组织中比不典型增生表型更加异常的是腺瘤、息肉、腺瘤性息肉、乳头状瘤，而位于皮肤上的称为疣（图 2.16）。它们通常形成大块的增生物以致肉眼可见，包

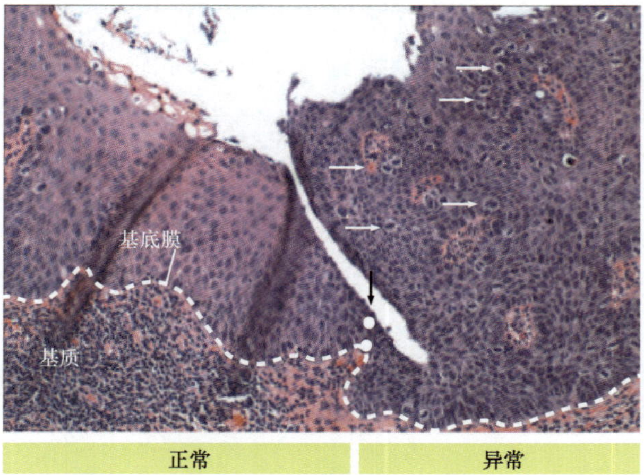

图 2.15　不典型增生上皮的组织结构　在此图中的晚期子宫颈鳞状上皮内瘤病变中（白色点线右，黑色箭头处），上皮细胞还未突破基底膜（图中不可见，用白色虚线表示），也未入侵到下面的基质层。不典型增生组织中的细胞持续堆积生长至腔体表面（上部），而正常上皮细胞则越发呈弥散分布（左侧），且随着细胞分化，细胞质占比更多（粉红色）。图中也有许多细胞出现有丝分裂的特征（白色箭头处），表明此类肿瘤中细胞增殖旺盛。［感谢坦 · A. 英斯（Tan A. Ince）。］

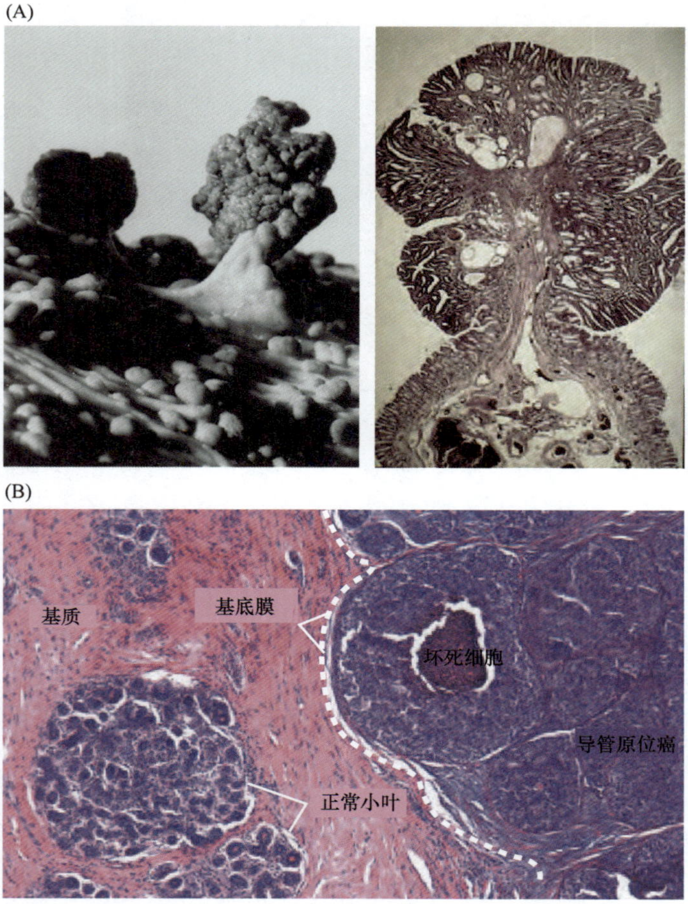

图 2.16　侵袭前的腺瘤和癌　腺瘤，在某些器官中被称为息肉，具有与正常组织和不典型增生组织显著不同的形态学特征。（A）在结肠中，侵袭前肿块的形态有的表现为肠壁扁平增厚（无蒂息肉，未示出），也有图中展示的茎状肿块（有蒂息肉），这些肿块也称为腺瘤，并不穿透基底膜，也不侵袭到下面的基质层。左图是息肉普通照片，右图是其显微切片照。（B）正常人类乳腺小叶（紫色细胞岛，图中左半部分）是包含导管的巢状结构，且被大量纤维基质（粉色）包裹。乳腺导管内癌，也称为导管原位癌（紫色，右图虚线部分），其癌细胞充盈于导管且将其撑得很大，但它们也没有突破基底膜侵袭到下面的基质层。在病变导管中有坏死性癌细胞团（深红色），可能是血供不足所致。［A，左图，感谢约翰 · 诺瑟弗（John Northover）和英国癌症研究中心（Cancer Research, UK）；右图，感谢安妮 · 坎贝尔（Anne Campbell）。B，感谢坦 · A. 英斯（Tan A. Ince）。］

含了正常上皮组织细胞的所有类型，这些细胞大量向外扩张，形成肉眼可见的肿块。在显微镜下观察，腺瘤中的组织是不典型增生的，它们通常长到一定大小便停止生长，并且绝不穿过基底膜，所以与基底膜下方的上皮组织仍然是隔开的。正是由于这一点，一般认为它们是良性的。

更进一步的异常状态是侵袭到下层组织的肿块。这种侵袭意味着恶性肿瘤细胞成功地穿过了基底膜的封锁，侵犯到邻近的基质中（图 2.17）。在这里，我们首次接触到能威胁患者生命的恶性肿瘤细胞。临床肿瘤学家和外科医生通常用“癌”来代表这种肿块或比其更严重的情况。在本书中，与同期很多其他肿瘤研究出版物一样，“癌”被用来泛指各种类型的异常增生（类似于在上皮组织中，“癌”指获得了侵袭能力的肿块）。这些良性的或者恶性的肿块，都被统称为瘤，表示其是一种新的组织类型（有些研究者把瘤专指恶性肿瘤）。有关肿瘤的病理学分类总结见图 2.18。补充信息栏 2.2 则讨论了关于这些分类的组织学原则。

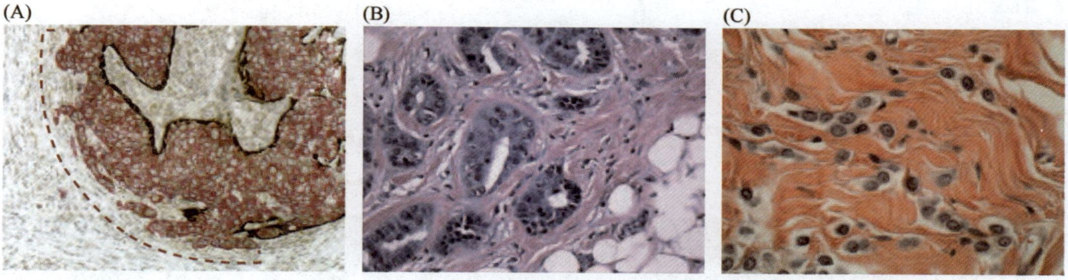

图 2.17　侵袭癌　肿瘤只有在其突破基底膜进而侵袭到附近的基质层时才被视为恶性的。（A）图中的乳腺癌细胞（深红色），之前是一个导管原位癌（DCIS，图 2.16B），现正在广泛地（虚线）突破肌上皮细胞（深褐色），并附着到基底膜上准备侵入间质；这说明它们获得了一个新的特性：侵袭性。（B）一旦突破了基底膜，进入间质后，具有侵袭性的肿瘤细胞就能表现出许多不同的形态。此图中为浸润性乳腺导管癌，小岛状的上皮肿瘤细胞（深紫色）弥散分布于间质中（紫红色）。由乳腺癌细胞形成的大量不成熟导管仍然可以看出癌的导管样特征。（C）此图为侵袭性乳腺小叶癌，单个肿瘤细胞（核呈深紫色）侵入到间质（橙红色）中，通常以单队列的形式前进。［A，引自 F. Koerner, Diagnostic Problems in Breast Pathology. Philadelphia: Saunders/Elsevier, 2008. B 和 C，感谢坦 • A. 英斯（Tan A. Ince）。］

正如前面所提到的，原发性肿瘤细胞能通过循环系统转移到机体远处而形成新的癌细胞克隆。这个过程非常复杂，需要癌细胞侵袭到邻近的组织中，进入血管和淋巴管，通过这些管道迁徙到身体远端，并再次突破血管或淋巴管，侵入下层组织，在此处形成新的癌细胞克隆。这些步骤将会在第 14 章详细讨论。

这里列出的各种异常生长形式代表了不断恶化的组织异常程度，它们似乎是恶性肿瘤进展过程中的停顿点，在该过程中正常组织逐渐发展为高度恶化的癌组织。然而，以上描述仅仅提示出这些异常生长形式之间这种前体-终产物的可能关系（如正常组织→增生组织→发育异常→成瘤→迁徙转移），而这一关系尚未得到证实。

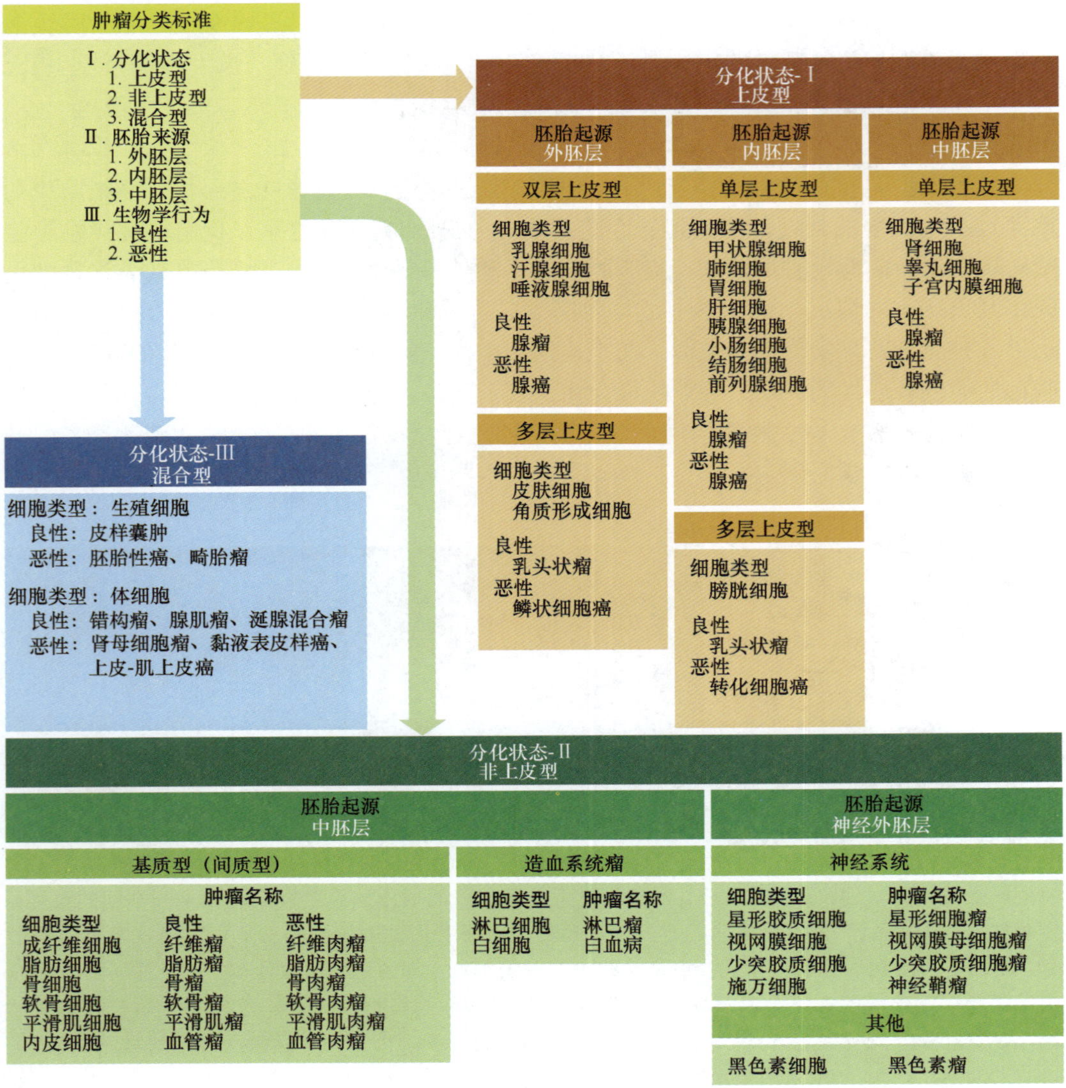

图 2.18　肿瘤的分类　一个清晰明了的组织学分类对于肿瘤的研究十分重要。然而，由不同器官和组织发展而来的各种肿瘤很难用单一的标准，如以形态学或分子特征，进行归类划分。因此，联合运用组织特征、组织起源、分化阶段、生物学行为对大多数十分复杂的人类肿瘤进行分类，非常有助于我们对其进行诊断和治疗。这里的分类将重点考虑 3 个关键的肿瘤生物学行为：肿瘤的胚胎组织学起源、肿瘤的正常细胞学起源、肿瘤发生转化后的表型特征（如上皮与间质的比较），以及其继续发展所呈现的恶性程度和状态。这样的划分虽然不能包括全部人类肿瘤，但已经包括了绝大多数恶性肿瘤。［感谢坦 • A. 英斯（Tan A. Ince）。］

2.5　肿瘤由单克隆发育而来

即使我们接受了肿瘤是从正常细胞逐步转化而来的概念，另外一个问题也依然未被解决，即需要多少正常细胞作为祖细胞才能最终聚集成肿瘤（图 2.19）？肿瘤是由单个的细胞跨越了从正常到异常的界限发育而来的呢，还是有一大群细胞历经这种改变，然后每一个都发展成了肿瘤中的单个细胞亚群呢？

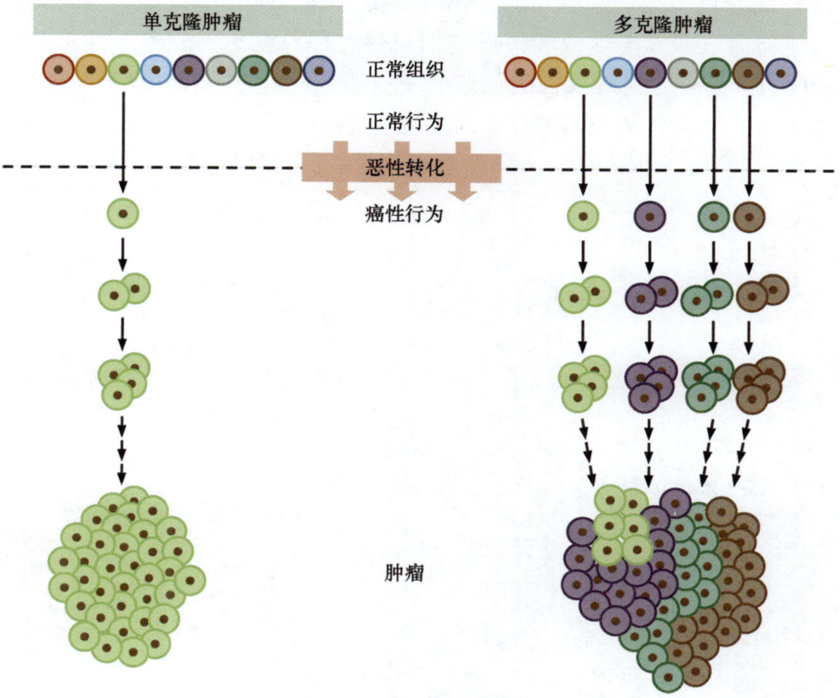

图 2.19　肿瘤的单克隆性和多克隆性　理论上，肿瘤可以起源于单克隆或者多克隆。在多克隆肿瘤（右图）中，多种细胞跨越了正常到恶性转化细胞的界限，从而变成了一个肿瘤块中遗传学上有显著区别的各细胞亚群祖先。在单克隆肿瘤（左图）中，只有单个细胞从正常状态转变成具有癌性行为的状态，它是一个肿瘤块中所有细胞的祖先。

对这个问题最有力的回答就是确定肿瘤块中是否所有细胞都具有一种共同的、高度特异性的遗传或生化标记。例如，随机出现的体细胞突变可以视为细胞的独特标记，如果这种标记出现在肿瘤块中所有的细胞里，就可以说此肿瘤块中所有细胞都起源于同一个突变的细胞，并且都从这个共同的祖先那里继承了这种突变标记。这种起源于单个祖先的细胞克隆，就称为是单克隆性的。同样地，如果肿块是由一系列具有不同遗传学特征的细胞亚群构成的，而这些细胞之间并不存在共同的祖先，那么该肿块就被称为是多克隆性的。

确定肿瘤细胞群体克隆性的第一个实验，实际上是依赖于细胞内天然存在的、表观遗传学的标记物。如第 1 章所述，在雌性哺乳动物早期胚胎的体细胞中，每个细胞内的两条 X 染色体会随机地发生失活现象，只保留其中一条。这种失活事件，使该失活染色体上几乎全部基因的转录都被抑制，而且其核型的改变也证明发生了 X 染色体失活，失活的那条 X 染色体凝集浓缩，形成称为巴氏小体的小颗粒（信息栏 1.1）。一旦胚胎细胞中发生了某条（来自母方或者父方）X 染色体失活，由此胚胎细胞发育而来的全部成熟组织细胞就都将与其祖先保持一致，细胞中相同的 X 染色体均失活。

因此，在机体内一个细胞的谱系来源可以追溯到其胚胎时期的祖细胞，这也就是谱系追踪的概念。葡萄糖-6-磷酸脱氢酶（G6PD）的基因就在 X 染色体上，超过 30%的美国黑人女性在此位点上呈现杂合状态。也就是说，两个等位基因能编码该酶的两种不同形式，并且能够通过凝胶电泳或者根据它们对热处理具有不同的敏感性将其区分开。由于 X 染色体失活，这些杂合体女性的每一个细胞都只表达两个 *G6PD* 等位基因中的一个，从而在细胞内合成不同的 G6PD（图 2.20）。在杂合性个体的大多数组织里，约有半数的细胞合成其中一种形式的 G6PD，另外半数细胞合成另一种形式的 G6PD。1965 年曾报道

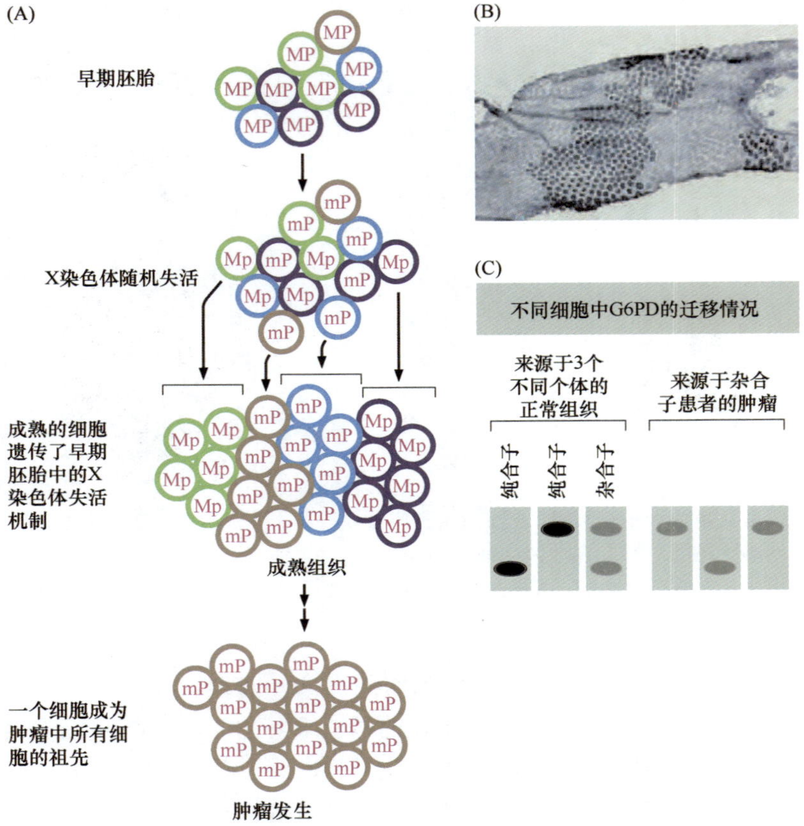

图 2.20　X 染色体失活模式和肿瘤的单克隆性　（A）在雌性胚胎的早期，分别来自父本（P）和母本（M）的两条 X 染色体都处于相同的活化状态，但不久后其中一条便会发生随机失活。这种失活几乎完全抑制了相应染色体上所有基因的表达。个体发育成熟后，所有从一个胚细胞发育而来的子细胞，其相应的那条 X 染色体同样处于失活状态。因此，成熟雌性个体就是由部分 Mp 型克隆和部分 mP 型克隆细胞共同组成的，其中小写字母表示失活状态。（B）由 X 染色体上两种不同等位基因编码的 G6PD 对热失活处理有不同的敏感性。因此，在本病例中对杂合体的肠切片组织进行轻微加热，可见热不敏感细胞（图中深蓝色点状）与热敏感细胞的分布。每一小片细胞都是来自于同一个胚细胞，在其胚胎期就已经确定失活的是来自母方的还是父方的染色体。（C）用淀粉凝胶电泳对两种类型的 G6PD 进行分析，结果显示 G6PD 杂合体肿瘤患者的所有肿瘤细胞都表达该酶两种形式中的一种。这表明在肿瘤内所有细胞都来自一个共同的祖细胞，具有某一条确定的失活 X 染色体。以上结果提示我们，瘤体中的癌细胞呈单克隆性生长。（B，引自 M. Novelli et al., *Proc. Natl. Acad. Sci. USA* 100: 3311-3314, 2003. C，改编自 P.J. Fialkow, *N. Engl. J. Med.* 291: 26-35, 1974.）

了对非裔美国人杂合体中发生的平滑肌肉瘤（位于子宫壁的良性肿瘤）的观测结果，每一个平滑肌肉瘤总是只表达 G6PD 两种可变形式中的一种。这说明很有可能此肿瘤所有细胞都来源于一个共同的祖细胞，只固定表达一种等位基因。

这个关于肿瘤源自单克隆的概念随后又得到了多次证明。其中一个证据来自于对骨髓瘤的研究，骨髓瘤主要是源自能分泌抗体的浆细胞的母细胞——B 淋巴细胞。通常情况下，B 淋巴细胞库由数量极多的、区别明显的亚群构成，经过免疫球蛋白（抗体）基因的重排作用，每一个亚群细胞都分泌一种特异性的抗体。与之相比，骨髓瘤患者的浆细胞产生相同的抗体，提示它们是从之前的复杂异质群体细胞中的某一单个细胞发育而来的，具有共同的祖细胞（图 2.21A）。

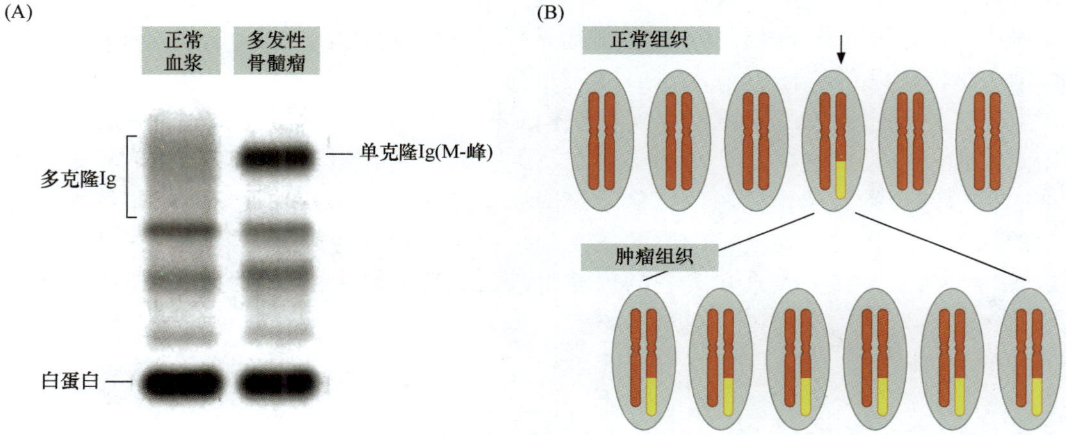

图 2.21　肿瘤单克隆性的其他证明　（A）在凝胶电泳中，正常血浆 Ig 分子（如抗体）的迁移显示它是一种异质性分子群体（多克隆 Ig，左泳道上图），这种异质性也表明有不同谱系（多克隆群体）的血液细胞参与抗体的产生。但是，在多发性骨髓瘤中只有一种单一类型的抗体分子（称为 M-峰），它是由一个单克隆群体的抗体分泌型肿瘤细胞所产生的。（B）此图显示的是一种少见的染色体易位（箭头处），发生在两个非同源染色体之间——红色和黄色染色体。这种发生在具有正常核型细胞群体（上排）上的易位，使受累细胞能够从正常细胞中区分出来（图中只显示了两条易位染色体之一）。由于在某一肿瘤中所有细胞都有这种很少见的易位现象（下排），这就说明它们都是从同一个发生了易位的祖细胞发育而来的。［A，感谢 S. 陈江（S. Chen-Kiang）和 S. 埃利（S. Ely）。］

或许关于肿瘤单克隆性的最有力证据来自于对癌细胞染色体的观察。在有丝分裂中期染色体凝集的时候，显微镜下可见肿瘤细胞染色体有一系列异常畸变。通常由一个小概率的遗传学事件所引发的特异的染色体异常，在同一瘤体的所有细胞中都能看到（图 2.21B）。这就清楚地表明，同一瘤体中所有恶性细胞都来源于同一个祖细胞，当此祖细胞染色体发生重组后，这种变化也都遗传到其所有子代细胞。

虽然很多结果都为肿瘤克隆是单克隆提供了强有力的证据，但肿瘤的发生、发展是一个极其复杂的过程。作为反例我们可以设想，在一种组织中 10 个正常细胞同时从正常状态向恶性状态（或至少前恶性状态）转化，10 个祖细胞连同它们的子细胞都不受控制地异常增殖（图 2.19），每一个祖细胞都能发育成一个单克隆群体，总体来看，由这 10 种细胞群体构成的肿瘤就是多克隆性的了。

很可能 10 个克隆中的每一个与其他 9 个克隆在某些特性上都具有细微的差别，其中包括群体细胞倍增时间。通过简单的数学知识可以证明，如果一个克隆具有比别的克隆稍微短一点的倍增时间，那么它迟早会长得大于其他所有克隆，这一克隆也会不断地扩增以致在整个肿瘤块中占据主导地位，使这个肿瘤看起来像一个单克隆群体。实际上，许多肿瘤的发生发展都需要很漫长的过程，这就为肿瘤块中某一单克隆群体发展成为优势群体提供了充裕的时间。因此，一个大瘤体表现出的单克隆性，并不能严谨地证明肿瘤在最初发展时期也是单克隆性的。

第二个影响判断的因素来自肿瘤细胞群体的遗传和表型的不稳定性。第 11 章我们将会详细讨论，一个肿瘤细胞群体可以是一个十分均质的细胞集合（成长为一个单克隆群体），但很快由于其中不同的细胞各自出现了不同的突变，这一群体又变得十分异质。这种由突变导致的异质性往往会掩盖肿瘤是单克隆群体的事实，因为子代细胞具有的很多遗传学标记只存在于某些特定的细胞亚群中。

以上这些容易发生误判的事实使我们对肿瘤的单克隆性的判断变得更加复杂和困难。但一个已经被广泛认可的事实是，大多数人类肿瘤都是单克隆群体，即从单个的祖细胞开始逐步走向恶性转化。这些祖细胞通常被称为起源细胞，并且随着认识的深入，人们发现这些祖细胞的发育分化程序依然会持续影响着其分裂增殖出的后代。实际上，在人类众多类型的肿瘤中，虽然我们能指出它们最初的癌细胞是从哪些组织里发展出来的，但要精确鉴定出其来源的正常细胞及其分化状态还是比较困难的。

2.6 肿瘤细胞表现出能量代谢异常

肿瘤细胞群体的单克隆性在 1965 年才首次得到证明，但人们早在 40 年前就观察到了它们的另一个有趣且独特的性质：大多数肿瘤细胞的能量代谢与正常细胞有巨大的差异性。1924 年奥托 • 瓦尔堡（Otto Warburg）首先报道了这一现象，后来他由于发现呼吸酶（即细胞色素 *c* 氧化酶）而获得诺贝尔奖。在有氧条件下，正常细胞在细胞质中能通过糖酵解途径将葡萄糖分解成丙酮酸，随后丙酮酸被输送到线粒体，进一步分解为二氧化碳，此即三羧酸循环（图 2.22A）。在厌氧或者缺氧条件下，正常细胞的糖酵解途径被限制，丙酮酸只能被还原为乳酸，分泌到胞外。瓦尔堡发现许多类型的肿瘤细胞即使暴露在有充足氧气的环境中，它们的葡萄糖利用途径最终也还是产生乳酸（图 2.22B）。

被瓦尔堡称为肿瘤细胞“有氧糖酵解”的这种代谢方式，由于其每分解一个葡萄糖分子只能得到两个 ATP 分子，在能量学上显得很不经济。因为在三羧酸循环中有氧分子参与的情况下，一个葡萄糖分子的有氧糖酵解途径能提供 36 个 ATP 分子。机体中的大多数正常细胞正是通过这种由血液系统带来氧分子进而进行有氧糖酵解的途径获得高效供能的。而即使在提供充足氧气的情况下，肿瘤细胞也不使用常规糖酵解途径，这实在是一种非常与众不同的生物学行为。

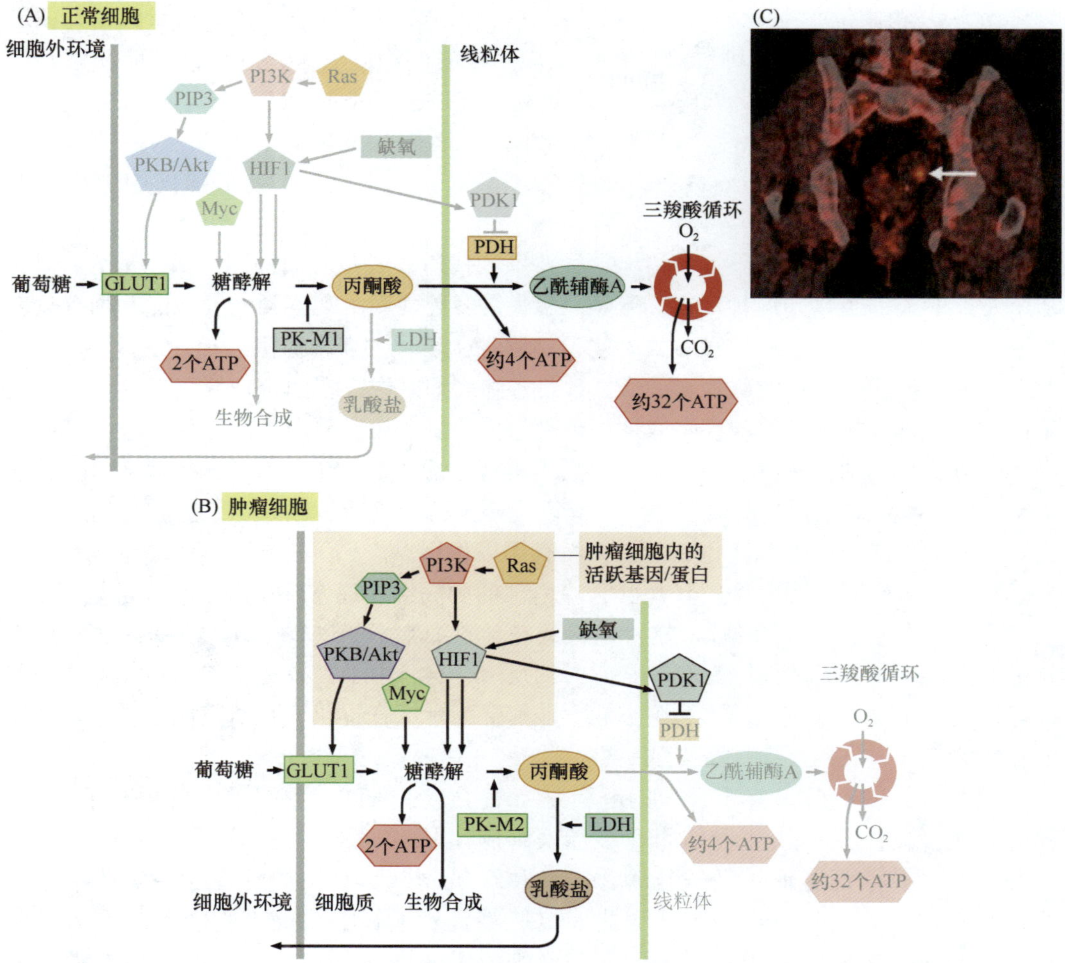

图 2.22　肿瘤细胞中不同的糖代谢途径　(A) 大多数不增殖的正常细胞通过获取氧分子，将葡萄糖通过葡萄糖转运蛋白 (GLUT) 运输入胞内，再通过糖酵解和三羧酸循环进行分解。在糖酵解的最后一步，丙酮酸激酶的 M1 亚型的存在可以确保产物丙酮酸被运送到线粒体，再在丙酮酸脱氢酶 (PDH) 的作用下进行氧化，生成乙酰辅酶 A，进入三羧酸循环。通过这种方式，线粒体每分解一个葡萄糖分子就能产生 36 个 ATP 分子。(B) 在肿瘤细胞中，在有充足氧供应的条件下，GLUT1 将大量葡萄糖运输至胞质中进行糖酵解。丙酮酸激酶的 M2 亚型将丙酮酸转化为乳酸脱氢酶 (LDH-A) 的底物，生成大量乳酸，分泌出胞外。由于只有极少量的葡萄糖被运输至线粒体进行分解，故每个葡萄糖分子只分解得到 2 个 ATP 分子。此外，糖酵解途径中的大量中间产物被用于其他生化合成途径。这种代谢调节方式十分类似于处于旺盛分裂时期的正常细胞，它们也将大量糖酵解的中间产物用于其他物质的生化合成途径。图中酶用方框表示，葡萄糖代谢用椭圆形表示。低分子量化合物用六边形表示，调节蛋白用五边形表示。(C) FDG-PET 技术正是利用肿瘤细胞中含有高活性的 GLUT1，使得肿瘤细胞内聚集了大量葡萄糖，使肿瘤在人体内被检测到。图片展示的是 FDG-PET 技术的应用，它在一例没有症状的乳腺癌患者体内检测到了一个微小的肿瘤（亮橙色，箭头处）。同时我们也应用 CT 技术拍摄出患者组织的轮廓。这种高灵敏度的技术为该患者的早期卵巢癌给出了最早的诊断提示。(C，引自 R.A. Milam, M.R. Milam and R.B. Iyer, *J. Clin. Oncol.* 25: 5657-5658, 2007.)

由于肿瘤细胞使用的是一种很不经济的糖代谢方式，因此它们需要大量的葡萄糖进入细胞内进行分解。在多种肿瘤中，如上皮来源的癌和血液系统肿瘤，都能观察到这种行为。它们高表达葡萄糖转运蛋白，如 GLUT1 等，以便能跨膜转运大量葡萄糖。放射生物学家利用这种特性，在循环系统中注入有同位素标记的［^{18}F］-氟代脱氧葡萄糖［2-deoxy-2-(^{18}F)fluoro-D-glucose，FDG］后，能观察到其在肿瘤细胞中快速聚集（图 2.22C）。

在 20 世纪 50 年代，瓦尔堡指出这种特殊的代谢方式是肿瘤细胞形成的动力，但在那个时期的人们不接受这种观点。然而，最终在多种肿瘤中观察到他发现的这种有氧糖酵解方式，并且现在认为这种方式确实是细胞发生转化的众多原因之一。

有氧糖酵解，又称为瓦尔堡效应，对其在肿瘤细胞中存在的合理性仍然存在很多的争议：为何 80%的肿瘤细胞要采取这种糖酵解的方式，而不采用到线粒体中进行三羧酸循环的方式对葡萄糖进行分解呢？明显后者能提供更多的 ATP 以供肿瘤细胞的生长和增殖。有氧糖酵解是否是肿瘤细胞维持其表型必需的？又或者它只是细胞转化后的一个无意义的副效应，对细胞转化和生长并没有因果作用？

有关有氧糖酵解的一个解释是肿瘤块内部的肿瘤细胞通常都呈现缺氧（供氧不足）的状态，这在第 13 章会详述。这种缺氧状态导致细胞不能进行充分的糖酵解进而提供充足的 ATP，就像正常细胞在缺氧状态时的反应一样。由于具备瓦尔堡效应，肿瘤细胞很好地适应了这种缺氧环境，但这依然不能解释为什么在提供充足氧气的条件下，肿瘤细胞依然不加以利用以合成更多的 ATP。

关于有氧糖酵解另一个合理的解释是，除了产生 ATP，糖酵解还有第二个作用：糖酵解途径的中间产物可以作为很多涉及细胞生长（如核苷酸和脂类的合成）的分子的前体。肿瘤细胞通过糖酵解途径的负反馈机制，阻断糖酵解途径的最后一步，使细胞内积累了大量早期中间代谢物。这些糖酵解途径的中间产物能参与许多重要的生化合成反应。相对于肿瘤细胞，正常细胞没有那么强的增殖活性，也不需要大规模的生化合成反应，葡萄糖主要用来产生 ATP 以维持其正常代谢（据估计，正常细胞使用了超过 30%的葡萄糖来提供 ATP，而肿瘤细胞则仅使用 1%的葡萄糖产生 ATP，这是两者在代谢上的巨大差异）。

至于肿瘤细胞采用这种有氧糖酵解方式的真正原因，现在还不得而知。然而，不管这个问题的最终答案是什么，还有一个问题摆在我们面前：肿瘤细胞是如何精确调控，使其绕过线粒体糖代谢过程的呢？丙酮酸激酶（PK）催化糖酵解的最后一步——将磷酸烯醇丙酮酸（PEP）催化为丙酮酸。正如之前就了解的，通常情况下，糖酵解产物丙酮酸被运送到线粒体中并参与到三羧酸循环中（图 2.22）。丙酮酸激酶的 M1 亚型在大多数成体组织中特异表达，而 M2 亚型则在早期胚胎细胞、快速生长的正常细胞和肿瘤细胞中表达。PK 的 M1 亚型调控丙酮酸由细胞质运送到线粒体，而在肿瘤细胞内表达的 M2 亚型则调控丙酮酸在细胞质内分解为乳酸。与 M1 亚型相比，M2 亚型的催化效率非常低，这就导致了糖酵解中间产物大量聚集，并参与到其他生化合成通路中。另外，肿瘤细胞中三羧酸循环的相对失活并非由线粒体的缺陷所致：它们在肿瘤细胞中正常存在，而且完全有能力接收丙酮酸并使其进入三羧酸循环。

许多实验结果表明，肿瘤细胞的生长的确依赖于 PK 的 M2 亚型的存在，同时也依赖于较高水平表达的 GLUT1 和乳酸脱氢酶 A（LDH-A），后者将丙酮酸分解为乳酸，再分泌至胞外（图 2.22B）。以上三者中任意一个受到抑制，肿瘤的生长速度都会减慢，且有时候这种效应非常显著。类似的结果为我们提供了重要的启示：肿瘤细胞的这种异常葡萄糖代谢为其创造了生长和增殖的生理学环境。

2.7　癌症在不同人群中的发生频率存在很大的差异性

癌症的本质表明它是一种机体紊乱、生物学秩序崩溃的疾病。更具体地说，肿瘤中的这种紊乱状态是细胞增殖调节失控导致的，正常情况下这种调控机制决定机体的细胞于何时、何地进行增殖。实际上，在机体内发生癌变的机会是很大的。体内大于 10^{13} 个细胞中的大部分始终携带着从前使其在体内持续存活且将来还能够再次增殖的遗传信息。这就解释了为什么在哺乳动物的整个生命过程中，机体的许多部位都存在细胞增殖失控的风险。

更准确地说，一个人产生肿瘤的风险远远比 10^{13} 个细胞组成的群体产生肿瘤的风险要大，这个细胞数只表示了在成年期的任何一个时间点上体内具有的处于稳定状态的细胞的平均值。人的一生平均要形成 10^{16} 个稳定的细胞，这些细胞代表着数不清的细胞事件，包括细胞死亡和更新（几乎每秒会发生 10^7 个生物学事件）。这些事件在人体组织中持续存在。正如我们将会在第 9 章和第 12 章提到的，每次经过复杂的细胞生长和分裂过程产生新的细胞，其间有许多容易出错的地方。因此，细胞发生灾难性事件的机会是很大的，包括无意中形成肿瘤细胞。

鉴于每一个正常的生物学过程（如持续地细胞分裂）都有致癌的风险，逻辑上，世界上的人群也有相似的发生肿瘤的概率。然而，根据世界各地临床诊断的结果和发病率来看，一些癌症发病率差异显著（表 2.5），而另一些癌症（表 2.5 中未示出）在世界范围内的确显示了相似的发病率。所以我们简单地认为所有癌症在不同人群中的发病风险都一样就明显是错误的。有些肿瘤会发生，有些不会发生。这个认识让我们重新考虑肿瘤是怎样形成的。

在 100 多种人类癌症中，有很大一部分是由随机的、不可避免的事件所引起的，因而在不同人群中有相似的发病率。这对于某些儿童肿瘤似乎是正确的。除某些特殊癌症发病率相对稳定以外，某些因素在特定的人群能显著地提高肿瘤的发病率。这两大重要因素就是遗传因素和环境因素。

遗传因素和环境因素中，哪个才是造成各地区肿瘤发病率差异的决定因素呢？尽管许多疾病相关基因在不同人群基因池中的分布并不一样，但这并不能解释为什么在世界范围内不同癌症的发病率有如此大的差异。关于这一点，通过研究移民者的癌症发病率就能得到很好的解释。例如，日本人患胃癌的风险比美国人要高 6～8 倍（图 2.23）。然而，对移民至美国的日本人进行的研究显示，他们的第一代子女患胃癌的风险就已经与周围的美国人相差无几。对大多数肿瘤来说，其发病风险是和“环境”相关的，这里的“环境”，包括生活环境和生活方式。

表 2.5　癌症发病率和死亡率的地域差异

癌变位点	特定癌症发病风险最高和最低的国家及地区 [a]		相对风险 H/L [b]
	发病风险最高的国家及地区	发病风险最低的国家及地区	
皮肤（黑色素瘤）	澳大利亚（昆士兰）	日本	155
唇	加拿大（纽芬兰）	日本	151
鼻咽	中国（香港）	英国	100
前列腺	美国（非裔美国人）	中国	70
肝	中国（上海）	加拿大（新斯科舍）	49
阴茎	巴西	以色列（德系犹太人）	42
子宫颈（子宫）	巴西	以色列（非犹太人）	28
胃	日本	科威特	22
肺	美国（路易斯安那，非裔美国人）	印度（马德拉斯）	19
胰腺	美国（洛杉矶，韩裔美国人）	印度	11
卵巢	新西兰（波利尼西亚人）	科威特	8
癌变位点	特定癌症死亡率最高和最低的国家及地区 [c]		相对风险 H/L [b]
	死亡风险最高的国家及地区	死亡风险最低的国家及地区	
肺（男性）	东欧	西非	33
食管	南非	西非	16
肠（男性）	澳大利亚、新西兰	中非	15
乳腺（女性）	北欧	中国	6

a. 引自 C. Muir, J. Waterhouse, T. Mack et al., eds., Cancer Incidence in Five Continents, vol. 5. Lyon: International Agency for Research on Cancer, 1987. 摘自 V.T. DeVita, S. Hellman and S.A. Rosenberg, Cancer: Principles and Practice of Oncology. Philadelphia: Lippincott, 1993.

b. 相对风险：发病率最高的国家或地区的年龄调整死亡率除以发病率最低的国家或地区的年龄调整死亡率。这些数字指年龄相关的概率，如与一个国家相比，另外一个国家 60 岁公民死于某种癌症的相对概率。

c. 引自 P. Pisani, D.M. Parkin, F. Bray and J. Ferlay, *Int. J. Cancer* 83: 18-29, 1999. 该研究将人类划分为 23 个地理区域并且研究了所有地区各种癌症的相对死亡率。

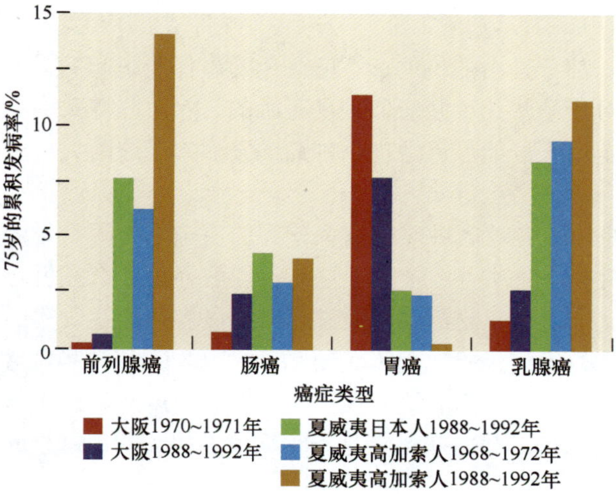

图 2.23　不同国家间癌症发病率的比较　公共卫生记录数据显示了不同国家间同一肿瘤发病率的显著差异。图中显示了一组肿瘤在日本和美国夏威夷的发病率数据。图中还显示日本人移民到夏威夷后，其第一代子女某些肿瘤的发病率就已经与当地居民非常接近了。说明日本和美国人群的肿瘤发病率差异并不是由遗传学差异造成的。（引自 J. Peto, *Nature* 411: 390-395, 2001.）

如表 2.5 所示，某些肿瘤在不同人群中的发病率确实存在巨大差异。在中国，乳腺癌的发病率是美国或北欧地区的 1/6。 当排除了遗传因素后，我们可以得出结论，只要处于与中国女性相似的生活环境和生活方式，85%发生于美国的乳腺癌理论上是可以避免的。即使是在美国人中，肿瘤导致的死亡率也存在着极大的差异：患肿瘤的风险可由某些确定因素的影响而增高。基督复临安息日会的教义中反对吸烟、酗酒、吃肉，该会教友死于癌症的概率只有普通人群的 3/4。

对于研究癌症病理学机制的人来说，这些发现使他们得出一个不容忽视的结论：绝大多数常见肿瘤都是由于一些体外的物质或试剂进入体内，以某种方式攻击和破坏了机体组织形成的。在少数肿瘤中，其发病率的显著差异可能是由于生殖行为的不同和随之引起的女性机体内激素环境的显著变化引起的。

想象一下，如果能避免饮食和生活习惯中的致癌因素，就可以使肿瘤导致的死亡率下降 50%，在所有疾病导致的死亡中由肿瘤所致的死亡比例就能够下降到 10%。在这样的条件下，假设在人的一生中每个个体约有 10^{16} 次细胞有丝分裂，那么在 10 个个体的一生中总共 10^{17} 次细胞分裂才会出现一个细胞能够直接或间接导致临床可检测到的肿瘤。现在，我们知道了虽然有很多内在的因素可以导致癌症发生，但机体肯定具备一系列高效的防御措施来避免或者延缓癌症的发生，才能使我们在这个星球上存活 70～80 年。这些防御机制是本书许多讨论内容的主题。

2.8　某些特定的因素包括生活方式能提高患癌风险

在现代流行病学建立的一个世纪前，人们就发现某些肿瘤的发生与特殊射线或者生活方式有关。第一个报道来自英国医生约翰·希尔（John Hill），他于 1761 年注意到了鼻癌的发生与长期过度吸烟有关。14 年后，伦敦的一名外科医生珀西瓦尔·波特（Percivall Pott）报道了他所遇到的相当数量的青少年阴囊癌患者，他们小时候都有当烟囱清洁工的经历。之后不到 3 年，丹麦清扫者工会就要求其成员每天洗澡以去除皮肤上可能的致癌物。这项措施可能是欧洲大陆阴囊癌的发病率在一个世纪之后还远低于英国的原因。

从 16 世纪中期开始，波希米亚的圣约阿希姆斯塔尔（现为捷克共和国的亚希莫夫），大量开采银矿。在 19 世纪的前 50 年，肺癌这种在当时几乎很少听说的疾病在矿工中的发病率很高。因此，职业暴露与特定类型的癌症具有相关性。

1839 年，一位意大利医生报道了修道院中的女性患乳腺癌的概率是多次生育的普通女性的 6 倍。到 19 世纪末人们才确定，某些职业暴露和生活方式与癌症密切相关，并且是一些类型的肿瘤发生的原因。

到 20 世纪前 10 年，人们已经发现了越来越多的致癌物质。那时刚刚发明了 X 射线管，操作这些仪器的物理学家患肿瘤的概率较高，而且肿瘤通常发生于被照射的位置。这些研究结果终于在很多年后解释了为什么圣约阿希姆斯塔尔的矿工很容易患肺癌：从矿井中开采出来的矿石具有很强的放射性，这就大大提高了矿工的肺癌发病率。

1949 年和 1950 年两组流行病学家的研究发现了可能是环境暴露和肿瘤发生之间最确凿的关联性证据。据他们报道：重度吸烟者一生中患肺癌的风险比不吸烟者高 20 倍。

这项重要研究的原始数据列于表 2.6。这些流行病学的相关性对随后的肿瘤研究是非常重要的，它们提示癌症的发生一般都有特定的、可归属的原因，并且终有一天将会追溯出这些原因与组织恶性转化之间的因果关系。在 1949～1950 年的报道后半个世纪内，流行病学家又发现了一系列与某些癌症强烈相关的环境和生活方式因素（表 2.7）。在对一些因素进行的研究中，研究者发现了这些因素导致肿瘤发生的特定生物学机制。

表 2.6　每日吸烟者患肺癌的相对风险 [a]

	终生不吸烟者	吸烟者			
发病前近期每日吸烟数量（每位患者）	—	≥1，<5	≥5，<15	≥15，<25	≥25
相对风险	1	8	12	14	27

a. 相对风险表示相对于不吸烟者患肺癌的风险，并将不吸烟者患肺癌的概率定义为 1。

引自 R. Doll and A.B. Hill, *BMJ* 2: 739748, 1950.

表 2.7　人类肿瘤的已知或可疑因素

美国已知或者疑似与人类肿瘤相关的环境和生活方式的因素 [a]	
类型	占总病例的百分比 [b]/%
职业暴露导致的肿瘤	1～2
生活方式导致的肿瘤	
烟草相关（位点：肺、膀胱、肾）	34
饮食相关（蔬菜摄入过少，亚硝酸盐和盐摄入过多）（部位：胃、食管）	5
饮食相关（高脂肪，低纤维，烧烤/油炸食品）（部位：肠、胰腺、前列腺、乳房）	37
烟草和酒精（部位：口腔、喉）	2

与肿瘤有因果关系的致癌物 [c]	
癌症	暴露物
阴囊癌	烟囱烟凝结物
肝脏血管癌	氯乙烯
急性白血病	苯
鼻腺癌	硬木粉尘
骨肉瘤	镭
皮肤癌	砷
间皮瘤	石棉
阴道癌	己烯雌酚
口腔癌	鼻烟
ER+乳腺癌 [d]	激素替代疗法（E+P）[e]

a. 引自 American Cancer Society. Cancer Facts & Figures 1990. Atlanta: American Cancer Society, Inc.

b. 大量的肿瘤都是由高热量饮食结合这些生活方式因素共同作用引起的。

c. 引自 S. Wilson, L. Jones, C. Coussens and K. Hanna, eds., Cancer and the Environment: Gene-Environment Interaction. Washington, DC: National Academy Press, 2002.

d. ER+，雌激素受体阳性。

e. E+P：包含雌激素和孕酮的疗法。

2.9 某些化学试剂能够诱发肿瘤

煤焦油冷凝物与珀西瓦尔·波特研究中的致癌物相似，在 20 世纪初被用于诱导家兔产生皮肤癌。在家兔耳部皮肤的同一处反复涂抹这种物质，几个月后便会诱发恶性肿瘤。这项研究结果最早由山川胜三郎（Katsusaburo Yamagiwa）在 1915 年报道，但当时没有引起科学界的注意（图 2.24）。现在回过头来看，此研究是一个巨大的进步，因为它直接体现了煤焦油内的化学物质的致癌作用。同样重要的还有山川和佩顿·劳斯的研究工作（在第 3 章描述），其证明了在实验动物身上人工诱发肿瘤是能够实现的。在取得这些突破之前，研究者只能等待在野生或者驯养的动物体内自发地形成肿瘤。而现在，能按照计划好的日程人工生成肿瘤，这通常需要对实验动物进行几个月的处理。

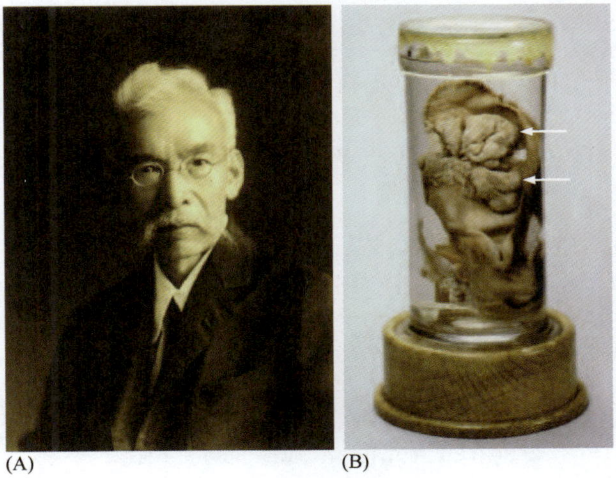

图 2.24 首次通过化学致癌物诱导产生肿瘤　（A）1915 年，由山川胜三郎首次通过化学致癌物反复处理兔耳诱导产生恶性肿瘤，他用的试剂为煤焦油。（B）山川胜三郎诱导兔耳产生的皮肤癌标本（箭头所示处）由东京大学医学博物馆保存。此肿瘤为经煤焦油处理 660 天后采集保存。［感谢 T. 谷口（T. Taniguchi）。］

直到 1940 年，英国化学家才从煤焦油中提炼出几种能显著致癌的组分，它们都能够在小鼠的皮肤上致癌。组分中的 3-甲基胆蒽、苯并[a]芘、1,2,4,5-二苯并[a,h]蒽都是普通的燃烧产物，随后在烟叶燃烧后气体的浓缩物中发现了其中一些碳氢化合物，特别是苯并[a]芘（图 2.25）。这些发现提示我们，某些进入体内的化学物质能够扰乱细胞和组织，并且最终导致肿瘤发生。X 射线也是如此，其能够通过一种看起来明显不同的作用机制诱发肿瘤。

在以上研究结果出现的同时，一项独立研究结果表明肿瘤是一种传染性疾病。正如将在第 3 章详细描述的一样，在 20 世纪前 10 年，研究者发现病毒能感染小鸡并导致白血病和鸡肉瘤。到了 20 世纪中期，研究者又发现了一系列能在家兔、鸡、小鼠和大鼠中诱导产生肿瘤的病毒。由此得出，探寻人类肿瘤产生的原因可以从 3 个不同的方面入手：化学的、病毒的、放射性的，它们是导致肿瘤发生最主要的因素。

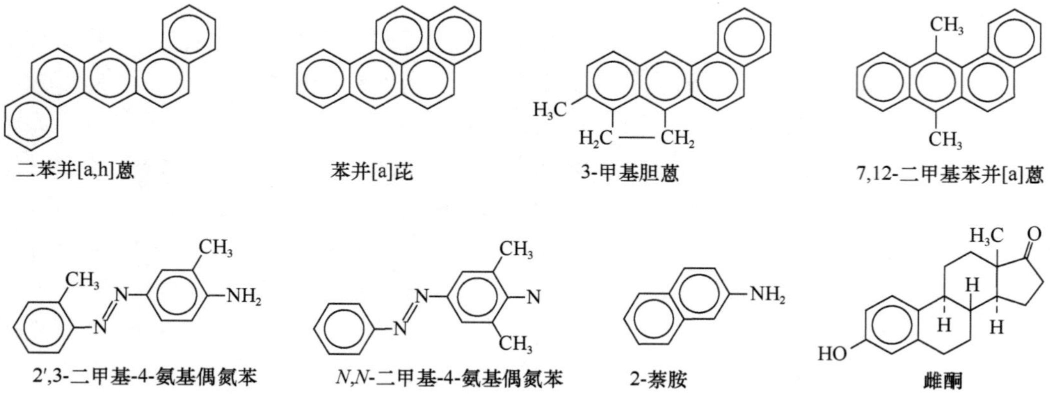

图 2.25　致癌性烃的结构　这些化合物来自有机物（如含碳物质）的不完全燃烧。这里每种化合物的结构在 1940 年前就已确定，每一个都代表一类具有潜在致癌性的化合物。上排 4 个化合物同属多环芳烃（PAH）。（引自 E.C. Miller, *Cancer Res*. 38: 1479-1496, 1978.）

2.10　物理或化学致癌因素都是通过诱导突变起作用的

3 种致癌因素的致癌机制是如此复杂以至于让人们困惑不清，直到人们对果蝇的遗传学研究取得了一些成果时，针对此机制的研究才取得了巨大的进展。1927 年，赫尔曼·穆勒（Hermann Muller）发现 X 射线照射可以诱导黑腹果蝇基因组发生变异。更重要的是，这说明动物经过特殊的处理方法，尤其是辐射作用，其基因组是可以发生改变的，其所包含的遗传信息也就发生了改变。同时，这也提示 X 射线诱发肿瘤的一种机制：辐射作用可能使正常细胞的基因发生突变，而这种突变就很可能导致细胞向恶性状态转化。

到 20 世纪 40 年代末，第一次世界大战芥子气战时使用的许多烷化剂也被证明是对果蝇基因具有致突变作用的。随后，在实验动物体内证实了它们中的大部分都有致癌作用。根据这些发现，许多遗传学家推测肿瘤是一种基因突变的疾病，而那些如 X 射线或某些具有致癌作用的化学试剂，就是通过使机体发生基因突变而致癌的。

其实类似的推测在更早些时候就出现了。早在 1914 年，德国生物学家西奥多·博韦里在前人的基础上提出，作为遗传信息载体的染色体，在癌细胞内是处于异常状态的，因此癌细胞可能是一种突变细胞。但他的发现与同时期很多别的关于肿瘤起源的推测一样，在当时获得的支持很少。直到 1960 年，在许多慢性髓细胞性白血病（CML）中发现大量具有异常结构染色体的细胞。这种以其发现地被命名为费城染色体的染色体是这种肿瘤的一个显著特征（图 2.26）。这种在此癌症中大量出现的染色体异常现象表明，它与肿瘤的发生有着密切的因果关系，但这在当时很难证明。

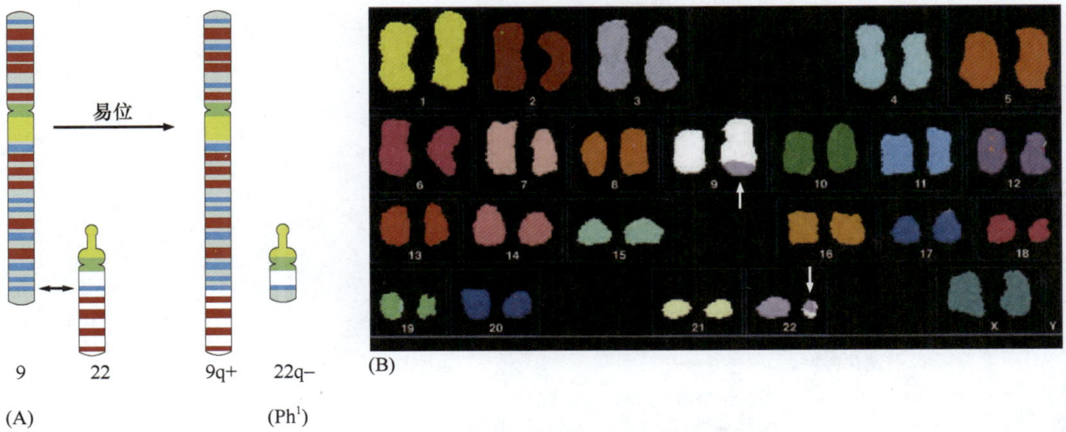

图 2.26　费城染色体的结构　对慢性髓细胞性白血病细胞中期染色体带型的分析中，第一次发现了绝大多数 CML 细胞中存在特征性的小染色体（称为费城染色体或 Ph[1]）。(A) 通过对染色的中期染色体进行光学显微镜观察确定的带型示意图。由于产生两个改变的染色体（9q+，22q−）的易位是交互的（如两条染色体都发生了相应的丢失和获得），而发生交换的染色体臂的大小是不相等的，导致 22 号染色体被极大地截短了（如 22q−）。箭头指示的是发生交换的位点，称为易位断裂点。(B) CML 易位引起的肿瘤细胞核型的细小改变在光谱核型分析中清晰可见，该方法使用了染色体特异性的探针，联合应用荧光染料并且由计算机着色，以观察 CML 细胞的全部染色体片段。图中显示了两条 9 号染色体中的一条，在其长臂获得了一段淡紫色的片段（该颜色指示 22 号染色体）。相反，其中一条 22 号染色体的长臂末端(箭头处)则获得了一段白色区域(9 号染色体的特征)。[A，引自 B. Alberts et al., Molecular Biology of the Cell, 5th ed. New York: Garland Science, 2008. B，感谢托马斯·里德（Thomas Ried）和妮科尔·麦克尼尔（Nicole McNeil）。]

1975 年，加利福尼亚大学伯克利分校的细菌遗传学家布鲁斯·艾姆斯（Bruce Ames）的研究结果进一步证明了致癌物能导致基因突变。经过数十年在小鼠和大鼠体内的实验证明，不同化学致癌物的致癌能力差别很大，这种差距甚至达到了 100 万倍。例如，1mg 的黄曲霉毒素（生长于花生和小麦中的霉菌内的化合物），其致癌潜力是人工合成的对二氨基联苯的 10 000 倍。艾姆斯提出疑问，如此多的致癌化合物是否也是突变诱导剂，那些具有强致癌作用的化合物是否也具有很强的致基因突变作用呢？

在艾姆斯探究这个问题的初期就遇到了一个麻烦：没有一个有效的指标来衡量各种化学试剂诱发突变的能力。因此他自己设想了一个办法来解决这个问题。他用各种不同的化学致癌物分别处理沙门氏菌，然后让其在皮氏培养基内生长，通过计数细菌形成的菌落数来衡量各种致癌物对细菌的诱发突变能力。

具体来说，艾姆斯采用了一种突变沙门氏菌菌株，此菌株在不含组氨酸的培养基中不能生长。此突变位点被认为具有回复突变的能力。当暴露于诱变剂之下的细菌在此位点发生了回复突变后，具有此野生型基因的细菌就能在艾姆斯设计的选择培养基中生长，直至形成肉眼可见的克隆（图 2.27）。

从原理上讲，艾姆斯只需将待测试的化合物加入有这种突变沙门氏菌菌株的培养基中即可，通过对形成的菌落进行计数，就能衡量此化合物的致突变能力了。但实际操作起来就会觉得障碍重重。对多种化学致癌物的详细研究显示，当某种致癌物分子进入实

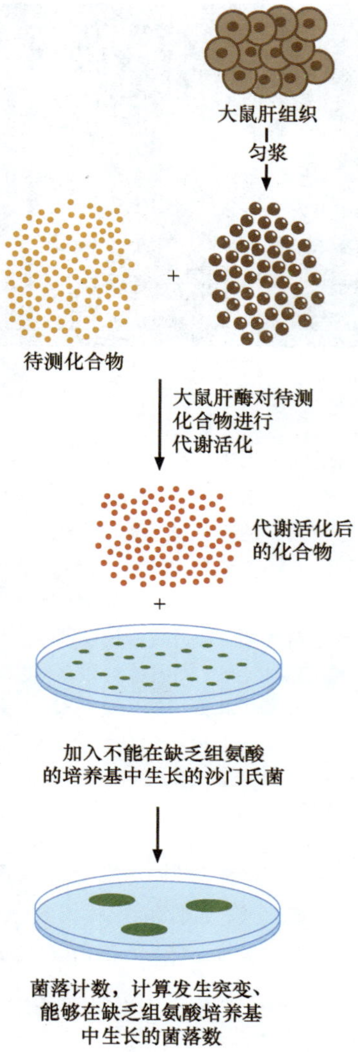

图 2.27　测定致突变能力的埃姆斯试验　埃姆斯试验能定量评估待测化合物的致突变潜能。首先要将大鼠（或其他动物）的肝经匀浆器磨碎，释放出能把化合物代谢激活成致突变状态的酶。然后将大鼠肝匀浆液（褐色点）与待测化合物（橙色）混匀，这样能使待测化合物转变成有活性的状态（红色）。再将此混合物（仍含肝匀浆产物，未标出）加入有突变沙门氏菌（绿色小点）的培养基中。此突变菌需要组氨酸才能生长，而此培养基不含组氨酸，因此，只有那些发生了回复突变，变成不依赖组氨酸的基因型（和表型）才能在此培养基上生长，而且它们每一个都会长成一个肉眼可见的克隆（绿色），表示暴露于激活化合物后有多少变异细菌（和它们不变异染色体）发生了回复突变。

验动物体内组织后，它们会代谢成别的化学物质。在很多情况下，相比于最初引入体内的化合物，其代谢产物诱发肿瘤的能力更强。这些代谢产物一般都有很高的反应活性，能与细胞中的很多分子，如 DNA、RNA 和蛋白质形成共价键。

这种最初引入实验动物体内未经修饰的化合物称为前致癌物，它们经过代谢能变成有活性的致癌物，称为终致癌物。这种化合物间的转变使我们对艾姆斯的致突变试验产生了疑问。如果许多化合物都需要经过代谢才能被激活成有活性的致癌物的话，那也就是说在代谢激活前它们是不具备诱发突变能力的。鉴于细菌与哺乳动物在新陈代谢上具有极其显著的差异，在实验动物的组织中出现的前致癌物代谢激活过程，在艾姆斯的沙门氏菌中应该是很难完成的。

更早时期的研究已经证明，许多化合物进入机体后在肝中发生代谢，转变成其他的物质。而且，很多代谢过程在试管里就可以实现，只要把化合物和肝匀浆物简单混合即可。所以艾姆斯把大鼠肝匀浆物与待测的化合物混合，然后加入有沙门氏菌的培养基中（现在我们知道了在肝内催化前致癌物代谢激活的酶，在机体中的正常作用其实正好相反，是参与化合物的解毒作用的。见 12.6 节）。

通过这项实验，艾姆斯证明许多已知的致癌物同时也是具有致突变潜力的。更重要的是，他发现了这两种能力之间的关系。强致癌化合物同时也是很强的致突变剂。那些作用不是很强的致癌物诱导突变的能力也较弱。这一相关性大约跨越了 5 个数量级（图 2.28）。

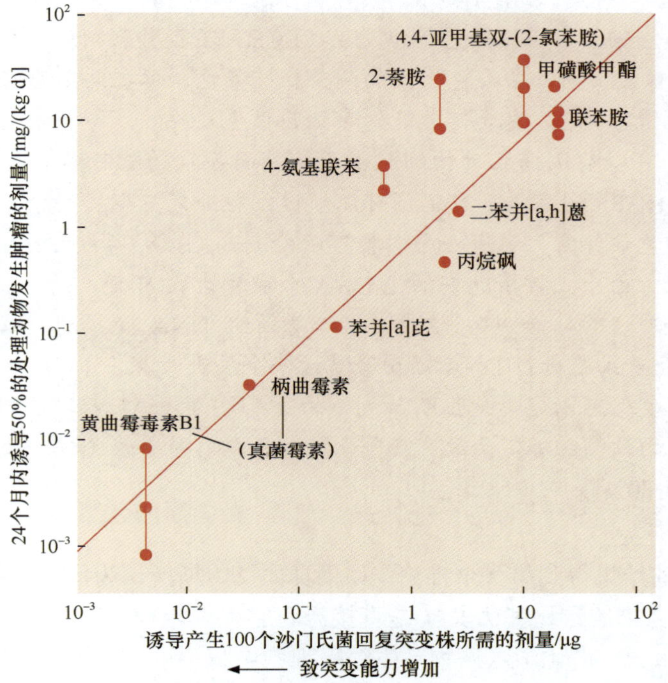

图 2.28　致癌能力和致突变能力　这张重对数坐标图展示了一组化合物（纵坐标）的致癌能力与其致突变能力的关系，致癌能力由实验动物（大鼠或小鼠）研究定量，致突变能力由艾姆斯试验定量（图 2.27）。横坐标和纵坐标的数据定义为得到一个可观察效应（50%处理过的动物生长出肿瘤或突变沙门氏菌长出 100 个克隆，即回复突变体）所需的化合物总量，具有最强致癌和致突变能力的化合物出现在图左下方。请注意图中每个参数都跨越了 5 个数量级。（改编自 M. Meselson et al., in H.H. Hiatt et al., eds., Origins of Human Cancer, Book C: Human Risk Assessment. Cold Spring Harbor, NY: Cold Spring Harbor Laboratory Press, 1977.）

如我们所读到的，人们注意到致癌物同时也是诱变剂的现象比艾姆斯的工作早了 1/4 个世纪。尽管如此，他的研究结果还是极大地鼓舞了那些希望探寻肿瘤起源的工作者，因为这些结果说明了致癌物与致突变剂之间存在如此直接的联系。因此他们推测：既然艾姆斯已经证明那些化合物对细菌具有诱导突变的能力，而细菌与动物细胞的基因组都是由相同的物质——双链 DNA 构成的，很可能那些能使沙门氏菌基因组突变的化合物同样也能诱导动物细胞基因组发生突变。因此，“艾姆斯试验”同样应该可以用来测试不同化合物进入哺乳动物体内后诱导突变的能力。而且根据致癌能力和致突变能力之间的关系，艾姆斯试验可以检测出许多物质的致癌能力，进而能够推测出它们对人类健康的危害程度。到 1976 年，艾姆斯及其研究组已经报道了 300 多种有机化合物的致突变效力。随后又相继发明了很多其他实验来测试化合物的致突变能力（信息栏 2.1）。

信息栏 2.1 其他一些用于评估致突变能力的实验有助于评估潜在的致癌性 艾姆斯试验只是测试化学致癌物的致突变效力的实验之一。还有很多别的实验把哺乳动物细胞直接暴露于待测的化合物中，然后用一系列不同的生物数据读数来测试化合物的致突变效力。例如，姐妹染色单体交换（SCE）实验用来测试在细胞生长分裂周期的后期（如 G_2 期）同一条染色体上的两条姐妹染色单体之间是否发生了互换。很多致突变剂都能诱导 SCE 发生，也能诱导细胞核生成碎片，即产生细胞微核。通过遗传学方法我们可以检测哺乳动物细胞由于变异而导致的胸苷激酶或次黄嘌呤磷酸核糖基转移酶（HGPRT）丢失。我们还可以通过细胞分裂中期核型分析来检测由待测化合物引起的染色体异常。还有一种实验可以检测如 G_1 或 G_2 期细胞 DNA 标记的程度（详见第 8 章）；由于正常情况下细胞 DNA 合成发生在 S 期，这种“非 S 期标记”，有时称为“期外 DNA 合成”，这也是检测基因组 DNA 受损的有效指标，因为这类 DNA 合成代表着细胞进行 DNA 损伤修复的一个关键步骤。

没有一个实验可以完美地证明待测物的致癌效力。拿艾姆斯试验来说，它的敏感性（把已确定的致癌物鉴定为致突变剂）约为 54%，特异性（把非致癌物鉴定为非致突变剂）约为 70%。

由艾姆斯的结果得到另一个推论：如果真如艾姆斯所认为的，致癌物同时是致突变剂，那这些化合物的致癌能力其实是直接源自它们对组织细胞诱导产生基因突变的能力。更进一步来说，由化学致癌物产生的癌细胞中将不可避免地含有突变基因。不管这些变异的基因具有怎样的特性，它们都与肿瘤细胞的异常增殖有关。

这个原理适用于由 X 射线导致的肿瘤，因为 X 射线既是致癌因素又是致突变因素，因此有理由认为它也是由于致突变作用而引发肿瘤的。这项研究结果对探寻肿瘤的起源产生了深远的影响。虽然到现在还未完全证明，但从癌细胞携带突变基因的角度来理解癌症这种疾病应该是正确的。

2.11 致突变剂可能是某些肿瘤发生的原因

基因突变与肿瘤发生之间关系的初探结果，无疑给我们研究肿瘤的起源带来了一缕曙光。也许很多肿瘤的发生就是直接源自于物理或化学致癌物的基因突变作用。这些化学诱变剂，尤其是前致癌物，并非只存在于含碳化合物或煤焦油的燃烧产物中。那些天然存在于食物中或在食物加工过程中产生的物质里就含有这些化合物，同样能诱导产生肿瘤。即使食物中不含终致癌物，在肝细胞中或肠道中大量存在的细菌中进行的化学转化作用也可能产生那些具有致突变作用进而具有致癌作用的物质。

随着对肿瘤病因研究的进展，研究人员发现那些能导致人类细胞发生突变的化合物看起来的确都能致癌。但反过来却不尽然：并不是所有的致癌化合物都能诱导发生突变。20 世纪 90 年代，大量艾姆斯试验表明，在小鼠体内具有致癌性的化合物中，多达 40%的化合物在沙门氏菌内不具有明显的致突变能力。因此，关于艾姆斯试验结论的更新说法是：一些致癌物通过其致 DNA 突变能力诱发肿瘤，而其他一些则通过非遗传机制促进肿瘤发生。我们在第 11 章将会详述这些非致突变的致癌物，通常也称为促癌剂。

艾姆斯和其他人用他的实验对一系列食品中的天然成分和人工成分的致突变能力进行了分类，其中包含了众多广泛且大量存在于西方饮食中的植物。对这些从食用植物中提取出的化合物的分析结果让人大吃一惊，因为这些植物中存在着成千上万种有毒化学物质，它们构成了一套防捕食系统，保护自身不被昆虫和大型动物吃掉。而这些天然物质也具有导致基因突变的副作用（表 2.8）。

表 2.8　布鲁斯·艾姆斯对日常食物致癌性的鉴定名单节选[a]

食品	化合物	浓度
黑胡椒	苯哌丙烷	100mg/g
普通蘑菇	伞菌氨酸	3mg/g
芹菜	呋喃香豆素类化合物、补骨脂素[b]	1μg/g、0.8μg/g
大黄	蒽醌	不定
可可粉	可可碱	20mg/g
芥末、辣根	异硫氰酸烯丙酯	不定
苜蓿芽	刀豆氨酸[c]	15mg/g
烧烤类[d]	大量	不定
咖啡	咖啡酸	11.6mg/g

a. 艾姆斯收录了 37 种天然存在的化合物，都已在实验动物身上鉴定出有致癌性；以下每种食物都含至少一种此类化合物：苦艾酒、多香果、茴香、苹果、杏、香蕉、罗勒、甜菜、椰菜、芽甘蓝、卷心菜、香瓜、香菜、豆蔻、胡萝卜、菜花、芹菜、樱桃、红辣椒、巧克力、肉桂、丁香、咖啡、羽衣甘蓝、紫草凉茶、胡荽、玉米、葡萄干、莳萝、茄子、菊苣、大蒜、柚子、葡萄、番石榴、蜂蜜、蜜瓜、山葵、柠檬、小扁豆、莴苣、甘草、酸橙、肉豆蔻、芒果、马郁兰、薄荷、蘑菇、芥菜、洋葱、柑、辣椒粉、荷兰芹、欧洲防风草、桃、梨、豌豆、黑胡椒、菠萝、李子、马铃薯、萝卜、覆盆子、大黄、迷迭香、芜菁甘蓝、鼠尾草、香薄荷、黑芝麻、大豆、星茴香、龙蒿、茶、百里香、番茄、姜黄。

b. 这些化合物在患病的植物中的含量可提高 100 倍。

c. 刀豆氨酸由于释放氧自由基具有间接基因毒性，这可能是在炎症反应中清除含有刀豆氨酸的蛋白质过程中产生的。

d. 一般来说，我们每天会从面包皮、烤面包、高温加工的烤肉焦皮中摄入几克的烤焦物质。

引自 B.N. Ames, Science 221: 1256-1264, 1983; B.N. Ames and L.S. Gold, *Proc. Natl. Acad. Sci. USA* 87: 7777-7781, 1990; L.S. Gold, B.N. Ames and T.H. Slone, Misconceptions about the causes of cancer, in D. Paustenbach, ed., Human and Environmental Risk Assessment: Theory and Practice, New York: John Wiley & Sons, 2002, 1415-1460.

人类相当部分肿瘤是由于直接摄入了这些致突变进而致癌的食物，虽然仍有许多有待研究的地方，但大量的研究结果证明了此观点。例如，那些未加工之前颜色是红色的生肉（如牛肉、羊肉等），经过高温的处理能产生如杂环胺类的物质，这些物质有强致突变作用（12.6 节）。

证明此观点的难度在于几个方面。一个是我们日常饮食的动植物食品含有数千种各种各样的化学物质，它们以各种不同的浓度存在于食物中。几乎所有这些化学物质摄入体内后都经历代谢转化，它们先经过胃肠道然后到达肝脏，所以在体内的各种化学物质的数量是无法计算的。而且每种物质摄入体内后，也许会在某些细胞内聚集，也许会很快地代谢分解而排出体外，这就大大加深了问题的复杂性。

另外，由于各种物质在不同细胞内的代谢过程不同，它们的实际致突变能力在不同的细胞中也显得差异巨大。例如，某些细胞（如肝脏中的肝细胞）能产生出高浓度的生化物质，以失活和清除那些有致突变作用的化合物。而另一些细胞，如成纤维细胞，表达这种生化物质的浓度就低了很多。总的来说，将食物的致突变能力与其在我们体内的实际致突变和致癌能力准确联系起来，已经远远超出了我们现在的能力范围——这是一个极其困难和复杂的问题（信息栏 2.2）。

信息栏 2.2　对人类致癌物的探索　在理想状态下，对人类重要致癌物的鉴定应该辅助应用体外实验，如艾姆斯试验（2.10 节），以及体内实验——将实验动物暴露于可能引起肿瘤的试剂中（2.9 节）。然而，各种实验并不能很好地鉴定出重要的致癌物。但是我们可以通过流行病学的研究来了解它们的致癌能力。例如，最重要的致癌物烟草，由于其对啮齿类动物的致癌能力相当微弱，以至于我们检测不到其实际效力，还有另外一种致癌物——石棉，针对其开展的体内、体外实验结果均不理想。相反，一些常规药物，如苯巴比妥和异烟肼在艾姆斯试验中表现出很高的致癌能力，糖精在雄性老鼠体内也表现出致癌能力。但是，流行病学证据最终显示，长期暴露于这些化合物的人患肿瘤的风险并没有实质性地增加。因此，真正有效的、前瞻性检测人类致癌物的实验仍有待进一步开展。

2.12　总结与展望

从 19 世纪后半叶到 20 世纪前半叶，关于肿瘤和肿瘤细胞的描述就仅限于相对于正常细胞群体而言，它们表现出无节制地疯狂生长。另外，许多肿瘤似乎主要是由一个细胞从正常状态跨越到恶性状态后继续分裂产生的子代细胞构成的，而且它们的数量会扩增到数十亿级从而形成大块的肿瘤。这种现象使人们开始思考肿瘤细胞的本质及其恶性转化的机制。如果我们清楚了细胞失控性增殖的原因，那肿瘤其他方面的问题也就好解决了。

根据现有的观察和实验技术，想要准确地揭示为何细胞改变自己的行为、把自己从一个正常细胞转化为一个恶性增殖的细胞，看起来是相当困难的。致癌物就等于致突变剂的理论，在一定程度上揭示了肿瘤的发展和癌细胞的异常生物学行为是与细胞基因突变分不开的。也许肿瘤细胞里确实存在调控其恶性增殖的基因，而发现这种基因和研究其作用机制的路还很漫长。没有人知道人类基因组中有多少个基因，应该怎样去分析它们。如果突变基因的确在肿瘤发生过程中扮演着重要角色，那么它们应该在整个基因组中只占众多基因的很小一部分，就像藏在干草堆里的针，而基因组这个干草堆的大小却难以估量。

这个关于肿瘤起源的理论后来又由于两个重要的发现而变得模棱两可：首先，艾姆斯试验结果显示许多致癌物没有致突变作用；其次，某些病毒感染似乎与一小部分值得关注的肿瘤的发病率密切相关。不知何故，它们与诱变致癌物和细胞突变基因一样，都有致癌的能力。

20 世纪 70 年代中期，DNA 重组技术，包括基因克隆技术，对生物医学研究领域产生了重大影响。虽然癌症研究者对这些分离和鉴定基因的新技术感到赞叹，但是至少在一开始对于如何利用它们来寻找复杂的致癌基因仍然比较迷茫。但是有一点是肯定的，即癌症的发病机制（疾病发展）在分子水平迟早是要被阐明和理解的。无论如何，通过我们对 DNA、RNA 和蛋白质深入地研究可以阐明众多的生物学过程，那我们也就一定可以靠它们来解决肿瘤的问题。

最后，打破这种僵局的是对致瘤病毒的研究突破，虽然在大多数情况下它们在人类癌症发生过程中起着次要作用。致瘤病毒在遗传学上比较简单，但有潜在的致癌能力。为了理解这些致瘤病毒和它们的重要性，我们需要再次回到 20 世纪初，面对近代肿瘤研究的另一个起源问题。这将是第 3 章要讨论的主题。

未来所面临的一个重要挑战是弄清众多的生物和环境因素（包括生活方式）是如何增加患癌风险的。这些因素中有很多都是很常见的生活因素。例如，表 2.5 中，像结肠癌、乳腺癌和前列腺癌的发病率表现出了很大的地理差异——已无法用不同基因型的易感性来描述此现象。事实上，流行病学家已揭示了众多生活因素（表 2.9）与肿瘤发生

表 2.9　肿瘤病因学中困惑的一些例子：在环境/生活方式和癌症发病率之间一直没有一个关于促发机制的清晰的解释 [a]

生活方式、饮食因、医疗条件	患癌风险
高出生体重	绝经前期乳腺癌↑婴幼儿急性白血病↑
加工过的红肉 [b]	ER+乳腺癌↑肺鳞癌和腺癌↑
童年时期酱油的摄入量	乳腺癌↓
完整加工过的红肉	前列腺癌↑
西方的饮食习惯——高脂肪、高红肉	结肠癌、食管癌、肝癌、肺癌↑
运动	激素相关乳腺癌↓
摄入十字花科蔬菜	前列腺癌↓
高体重指数（BMI）	多种类型肿瘤↑
同一女性生育多名后代	卵巢癌↑
帕金森病	黑色素瘤↑
维生素 D 较低循环率	乳腺癌、CRC 死亡率↑
牙周病	食管癌↑
咖啡的摄入量	肝细胞相关肿瘤↓

a. 相对危险度（relative risk，RR）数据未给出，因并非所有研究都用同一个标准进行 RR 的判定。

↑表示风险增加，↓表示风险降低。

b. 加工过的红肉一般是指之前用烟熏、盐腌或其他化学物质处理过的红肉。

缩写：ER+，雌激素受体阳性；CRC，结肠癌。

之间的关系。但是，我们对这些因素增加患癌风险的生化机制还理解得远远不够。这也正是当前困扰肿瘤研究者的一个重要问题。

只有我们深入了解众多生物学和生活方式因素诱发肿瘤或阻止肿瘤发生的机制之后，才会提出全新的抑癌理念，研发出抑癌方法（远远不同于当下肿瘤被诊断出来后进行的治疗方式）。接下来的许多章节所提供的信息都能帮助我们从本质上去揭示复杂的肿瘤病因。

重要概念

- 19 世纪发现一个生物体的所有细胞都来自于受精卵，这个发现使人们认识到肿瘤不是异物而是来自于正常组织的生长。肿瘤紊乱的组织结构表明了癌症是一种细胞功能失常的疾病。
- 肿瘤可以是良性（局限性、非侵袭性）或者恶性（侵袭性、转移性）的。恶性肿瘤转移是肿瘤患者死亡的主要原因。
- 根据组织来源（上皮、间叶、造血和神经外胚层），肿瘤分为四类。
- 事实上，体内所有的细胞类型都能发生肿瘤，但是大多常见的人类肿瘤来自于上皮组织——称为癌。大多数上皮来源的肿瘤分为两类：来自于形成保护性上皮层的鳞状细胞癌和腺上皮的腺癌。
- 非上皮肿瘤包括：①肉瘤，来自于间质细胞；②造血系统恶性肿瘤，来自于血细胞前体细胞；③神经外胚层肿瘤，来自于神经系统。
- 如果某类肿瘤细胞已经去分化就无法鉴定其来源（失去了组织特异性的特点），这类肿瘤称为未分化肿瘤。
- 肿瘤一般进展迅速，其异常程度可以反映从良性肿瘤至转移瘤之间的各个阶段。
- 良性肿瘤可能是增生性或化生性的。增生组织除细胞数量过多外似乎是正常的，而化生组织则由一种通常不是在此位置的正常细胞类型取代一种正常的细胞类型。化生通常发生在上皮过渡区域。
- 不典型增生型肿瘤中包含细胞学异常的细胞。不典型增生是良性肿瘤和恶变前肿瘤之间的过渡阶段。腺瘤样增生（腺瘤、息肉、乳头状瘤和疣）是不典型增生的上皮瘤，由于它们未突破基底膜而被认为是良性的。
- 突破基底膜并且侵入下层组织的肿瘤属于恶性肿瘤。更进一步的异常是转移瘤，肿瘤扩散至体内其他部位。转移瘤不仅有侵袭突破基底膜的能力，而且获得了运动和适应周围新环境的特性。
- 运用遗传学和生物学标记研究得知，肿瘤是单克隆（来源于同一个祖细胞）而不是多克隆的（来源于多个祖细胞，并且每一个细胞会独立增殖形成一个肿瘤细胞群）。
- 大多数正常细胞通过糖酵解途径分解葡萄糖，并将丙酮酸（糖酵解产物）运送到线粒体内，获得 36 个 ATP 分子和 CO_2。而大多数肿瘤细胞主要依赖糖酵解，产生乳酸，只获得 2 个 ATP 分子。
- 一些肿瘤在国家与国家之间的发病率差异是非常显著的，而且不能简单地归结于偶然因素导致的生物学过程异常。遗传和环境的差异也许能很好地解释这种现象。事实上，流行病学研究已经显示国家之间不同的环境因素（包括生活方式）在肿瘤发病率中是主要的决定因素。

- 实验室研究结果明确指出化学试剂和物理因素（烟草、煤灰、X 射线）能够致癌，这很好地支持了流行病学研究结果。然而，当发现病毒可以引起白血病和鸡肉瘤时，则有了肿瘤被看作一种传染性疾病的可能性。
- 将果蝇暴露于 X 射线或化学试剂，其能发生基因突变，这支持物理或化学因素致癌的理论。由于这些因素也能对实验动物致癌，这就引起了人们的思索，也许肿瘤是一种基因突变疾病，并且致癌物是由于具有诱导基因突变的能力而致癌的。
- 1975 年，艾姆斯试验发现许多致癌物是诱变剂，这就支持了以上观点。另外的研究显示几乎所有诱导机体发生突变的化合物都是致癌物，但反过来却不尽然。因此，一些致癌物通过诱导 DNA 产生突变而致癌，而其他则是通过非遗传机制来促进肿瘤发生的。这些非诱导突变型致癌物称为促癌剂。
- 艾姆斯试验和其他相关实验的结果（虽然还没有彻底得到证明）告诉我们，很大一部分人类癌症的发生都是由于摄入了一些直接或间接致突变进而致癌的食物。

思考问题

1. 一个训练有素的病理学家通过什么来观察鉴定肿瘤的组织起源？为什么对于有些肿瘤究竟起源于哪个组织进行判定特别困难？

2. 在特定的环境下，所有同类型的肿瘤都可以追溯到特定的胚层，而有些其他类型的肿瘤却与胚层没有这样的相关性。符合这两类特征的肿瘤各有哪些呢？

3. 什么证据使我们确信肿瘤起源于自身机体组织，而不是来源于侵入体内的外来物？

4. 对于肿瘤细胞是单克隆性的证据有哪些？哪些观察现象和逻辑推理不支持肿瘤单克隆性的结论？

5. 我们如何评估有多少癌症的发生（通过合理的生活方式）是可以避免的，以及有多少癌症因为与生活方式关系不大而具有稳定的发病率？

6. 艾姆斯试验在检测各种试剂的致癌性时有什么局限性？

7. 如果没有能够直接检测在癌细胞中存在突变基因的方法，那通过什么能够判定肿瘤是一种细胞突变疾病？

参考读物

Ames BN (1983) Dietary carcinogens and anticarcinogens. *Science* 231, 1256–1264.

Bickers DR & Lowy DR (1989) Carcinogenesis: a fifty-year historical perspective. *J. Invest. Dermatol.* 92, 121S–131S.

Greenlee RT, Murray T, Bolden S & Wingo PA (2000) Cancer statistics 2000. *CA Cancer J. Clin.* 50, 7–33.

Greenwald P & Dunn BK (2009) Landmarks in the history of cancer epidemiology. *Cancer Res.* 69, 2151–2162.

Hoque A, Parnes HL, Stefanek ME et al. (2007) Meeting Report, Fifth Annual AACR Frontiers of Cancer Prevention Research. *Cancer Res.* 67, 8989–8993.

Jemal A, Center MM, DeSantis C & Ward EM (2010) Global patterns of cancer incidence and mortality rates and trends. *Cancer Epidemiol. Biomarkers Prev.* 19, 1893–1907.

Loeb LA & Harris CC (2008) Advances in chemical carcinogenesis: a historical review and prospective. *Cancer Res.* 68, 6863–6872.

Lu W, Pelicano H & Huang P (2010) Cancer metabolism: is glutamine sweeter than glucose? *Cancer Cell* 18, 199–200.

Mazurek S, Boschek CB, Hugo F & Eigenbrodt E (2005) Pyruvate kinase type M2 and its role in tumor growth and spreading. *Semin. Cancer Biol.* 15, 300–308.

Peto J (2001) Cancer epidemiology in the last century and the next decade. *Nature* 411, 390–395.

Pisani P, Parkin DM, Bray F & Ferlay J (1999) Estimates of worldwide mortality from 25 cancers in 1990. *Int. J. Cancer* 83, 18–29.

Preston-Martin S, Pike MC, Ross RK et al. (1990) Increased cell division as a cause of human cancer. *Cancer Res.* 50, 7415–7421.

Vander Heiden MG, Cantley LC & Thompson CB (2009) Understanding the Warburg effect: the metabolic requirements of cell proliferation. *Science* 324, 1029–1033.

Wilson S, Jones L, Coussens C & Hanna K (eds) (2002) Cancer and the Environment: Gene-Environment Interaction. Washington, DC: National Academy Press.

（黄常志　罗清　李东东）

第3章 肿瘤病毒

从1909年10月起，在这个实验室里制造出一种鸡类肿瘤……这一新型生长物在行为学上表现出了完全的肿瘤特性，并且由于它的传播途径是无细胞的滤液，因此我认为这种传播模式具有重要的意义。

弗朗西斯·佩顿·劳斯（Francis Peyton Rous），癌症学家，1911年

病毒能够引起很多种人类疾病，包括从狂犬病到天花，甚至到普通感冒。这些传染性病毒绝大多数通过在被其感染的宿主细胞内增殖、杀死宿主细胞，并且释放能够感染附近其他宿主细胞的子代病毒颗粒而致病。病毒引发细胞病变（细胞死亡）的作用，加上它们在组织中快速传播的能力，使得这些传染性病原体在所到之处造成了广泛的破坏。

然而，某些病毒具有独特的复制周期，有时可导致另一种结果。有些病毒并不杀死被感染的细胞，而是促使其宿主细胞不受限制地增殖。这类病毒通常称为肿瘤病毒，它们能够引起肿瘤。

从20世纪70年代开始，人们曾一度集中研究肿瘤病毒，因为人们怀疑这些病毒是导致多种常见人类肿瘤的原因。随后10年中所收集到的证据最终否定了这一观点。因为这些证据显示，只有一小部分人类肿瘤是由病毒引起的。然而事实证明，这些研究对肿瘤学家来说是宝贵的，它像一把钥匙，揭开了许多长期隐藏在人类肿瘤中的秘密，这些肿瘤也包括绝大部分与肿瘤病毒感染并不相关的类型。

正如我们将见到的，20世纪肿瘤病毒的研究历史起伏不定。这些传染性病原体被发现于20世纪的前10年，随后便从科学舞台的中心退出。半个世纪之后，人们对于这些病原体的兴趣又重新燃起。在20世纪70年代，人们对肿瘤病毒研究的狂热达到了巅峰。

肿瘤病毒能引起肿瘤的能力促使很多研究者来仔细探寻它们是如何成功引发疾病的。绝大多数的此类病毒含有相对简单的基因组，只包含少量的基因。然而我们发现有些病毒能够控制被其感染的细胞及其复杂的基因组，并且能够影响细胞的生长。这种行为表明肿瘤病毒已经具有非常高效的基因来干扰被感染宿主细胞本身复杂的调控网络。

研究者通过研究肿瘤病毒和它们的作用机制，改变了肿瘤研究的整个思维模式。肿瘤成为一种基因疾病，并因此可利用分子生物学和遗传学工具进行分析。在刚开始时，没有人能够预测这些肿瘤病毒将会对人类肿瘤发病机制的研究带来怎样革命性的影响。

3.1　佩顿·劳斯发现了鸡肉瘤病毒

在19世纪的后20年中，路易斯·巴斯德（Louis Pasteur）和罗伯特·科克（Robert Koch）的研究发现了引起痢疾、霍乱、狂犬病和其他一些疾病的传染性病原体。在19世纪末，根据这些病原体的过滤特性，它们被分为两个不同的种类。传染性病原体溶液中，能够被滤膜膜孔拦截的是细菌；而其他足够小的、能够穿过滤膜的病原体则被定义为病毒。基于这个标准，引起狂犬病、口蹄疫和天花的病原体被划归为病毒。

肿瘤，也被认为是一种传染性疾病。早在1876年，俄国的一位研究者就报道了肿瘤由一只犬传播到另一只犬：将取自第一只犬的肿瘤组织块移植到第二只犬体内，几周后在该位置长出了肿瘤。随后很多类似的其他实验分别使用了大鼠和小鼠的肿瘤，也获得了成功。

这些早期实验的意义至今仍充满争议。一些研究者认为，这些结果证明了肿瘤是可以传播的疾病。而其他人则不屑于这些移植实验，因为在他们眼中，这些实验仅说明肿瘤能像正常组织一样，可从一只动物身上切下并在第二只动物体内移植生长。

1908年，两位哥本哈根的研究者报道称，他们从鸡白血病细胞中提取得到一种可滤过的病原体，将其注入其他鸟的体内后，这些鸟随后也感染了该疾病。可是这两位丹麦的研究者并没有将他们最初的发现研究到底，这个问题留给了在纽约洛克菲勒研究所工作的佩顿·劳斯，他创立了肿瘤病毒学这一学科（图3.1）。

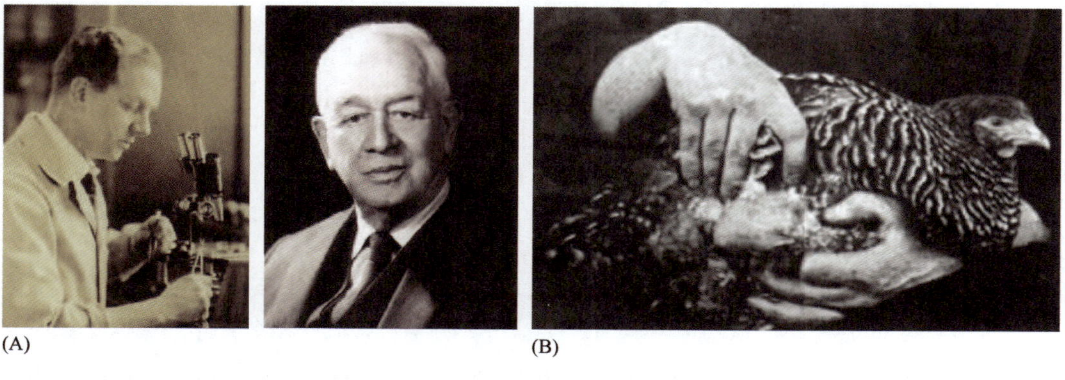

图3.1　佩顿·劳斯和他用于进行现代癌症研究的母鸡　（A）弗朗西斯·佩顿·劳斯于1910年开始他的研究工作，并发现了劳斯肉瘤病毒（RSV）（左）。在50多年后（1966年），他因此项开创性的工作而获得诺贝尔生理学或医学奖——向他的坚持和长寿致敬（右）。（B）他的好运源自一个纽约长岛的鸡农（这个鸡农之后在纽约的洛克菲勒研究所工作）给他带来的一只珍贵的普里茅斯洛克母鸡。这个鸡农希望劳斯能够治疗长在鸡胸肌的巨大肿瘤。劳斯发现了研究的可行性，取出了肿瘤。图中这双关节炎手可能是这位鸡农的。（A，感谢洛克菲勒大学档案馆。B，引自 P. Rous, *J. Exp. Med.* 12: 696-705, 1910.）

1909年，劳斯开始对雌鸡胸肌中出现的肉瘤进行研究。最初的试验中，劳斯将这种肉瘤的碎块植入同一品种的其他鸡体内，成功地接种了肿瘤。随后，作为这个试验的变化形式，他将一块肉瘤碎块在沙子中进行研磨，并将所得到的匀浆液进行过滤（图3.2）。当他把所得到的滤过液注入幼鸡体内后，它们也都产生了肿瘤，有的甚至只用了几周的时间。随后，他发现这些诱导产生的肿瘤经过匀浆后，也能获得具有传染性的病原体。这些病原体也能够感染其他鸟类，在鸟的注射部位产生肉瘤。

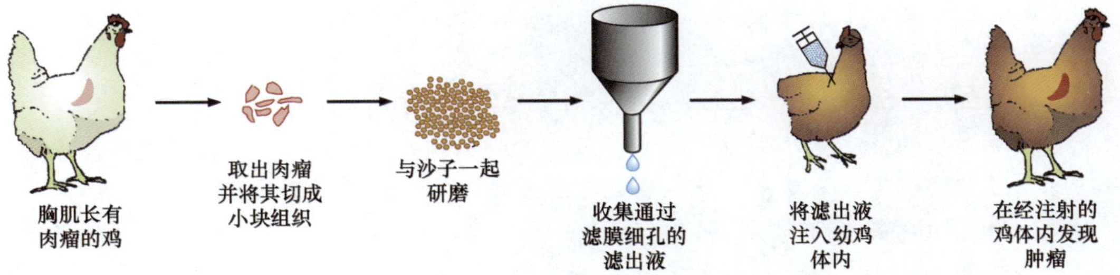

图 3.2 劳斯在鸡中诱导肉瘤发生的流程 劳斯将肉瘤从鸡的胸肌切除，与沙子一起研磨，所得到的组织匀浆液通过细孔径的滤膜过滤。随后将所得到的滤液（透过滤膜的液体）注射入幼鸡的翅膀，几周后能够观察到产生肉瘤。随后他取出新生的肉瘤，重复上述匀浆、过滤和注射的步骤，在另一只幼鸡体内再次观察到了发生肿瘤。这些循环能够无限次地重复，经过反复连续传代，相比最初分离得到的原代病毒，子代病毒诱发肉瘤的速度更快。

诱发肉瘤的病原体，可从一只动物到另一只动物进行连续传代。从这些事实中，我们得出了许多结论，这些结论在今天看来没什么新意，但在当时无疑是革命性的。这种致癌性病原体，无论它的本质是什么，它非常微小，可以通过滤膜，因此它是一种病毒（信息栏 3.1）。这种病毒注射到鸡体内后，能在可预测的时间内引发肉瘤。这种传染性病原体给研究者提供了独一无二的机会，使他们能够按照意愿来诱发肿瘤，而不依赖于等待肿瘤在动物或者人体中自发地、不可预知地出现。除诱发肿瘤的能力外，这种被称为劳斯肉瘤病毒（RSV）的病原体能够在鸡的组织内进行增殖：在被感染而产生的肿瘤组织中能够发现的病毒比最初注射量多得多。

1911 年，当劳斯最终发表了他的工作成果时，另外一个关于传染性兔黏液瘤病毒的报道也同时出现。此后不久，劳斯和他的合作者发现了两种其他的鸡病毒，同时日本另一种鸡肉瘤病毒也被报道了出来。接下来，经历了 20 余年的沉寂后，又有新的肿瘤病毒被发现。然而，当劳斯的最初发现过去半个多世纪后，病毒的分子特性和它们增殖的方式仍然是个谜。

然而，劳斯对肉瘤病毒的研究结果使得某些人更加确信：几乎所有人类疾病都由传染性病原体所引发。在这些人眼中，肿瘤能被添加到一份病因与特定微生物病原体相关联的、不断延长的疾病名单上，这些疾病包括霍乱、结核病、狂犬病和败血症。至 1913 年，戴恩·约翰尼斯·格里布·菲比格（Dane Johannes Grib Fibiger）报道称，大鼠胃癌的发生能够溯源到其含有的螺旋体蠕虫。由于这项工作，他获得了 1926 年的诺贝尔生理学或医学奖，直接有力地肯定了最初由劳斯研究结果所得出的观点：肿瘤也是一种传染性疾病。

信息栏 3.1 病毒具有简单的生命周期 “病毒”这个术语是指多种传染性颗粒，它们能够感染多种细胞并在其中增殖，宿主范围从细菌到植物和多细胞动物的细胞。相比于它们所感染的细胞，病毒个体是非常细小的，通常被称为病毒颗粒。病毒颗粒的结构很简单，在蛋白质外衣（衣壳）下包裹着核酸（DNA 或 RNA），有时在其衣壳外还围绕着一层脂膜。当被隔离时，病毒的新陈代谢很迟缓。它们只能通过感染和寄生于合适的宿主细胞来实现增殖。病毒基因组一旦进入宿主细胞，就能够为子代病毒颗粒的合成提供指令。宿主细胞为病毒蛋白质和核酸的合成提供低分子量前体、蛋白质合成的成套系统，并且在大多数情况下，还提供病毒基因组复制和转录所需的聚合酶。

感染周期的终点是产生数百个甚至数千个后代病毒颗粒，它们随后离开被感染的细胞并且继续感染其他易感细胞。病毒与宿主之间的相互作用有两种形式：一种是烈性的，宿主细胞在感染周期中被破坏；另一种是温和型的，宿主细胞能够存活很长时间，始终包含病毒基因组并释放子代病毒颗粒。

很多双链 DNA（dsDNA）病毒的复制方式与宿主细胞的大分子 DNA 的复制方式非常相似（图 3.3）。这使得它们能够利用宿主细胞的 DNA 聚合酶来复制 DNA；利用宿主细胞的 RNA 聚合酶、以病毒的双链 DNA 为模板转录病毒 mRNA；并且利用宿主的核糖体来翻译病毒 mRNA。病毒蛋白质一旦合成就用于包裹（壳体化）新合成的病毒基因组，组装成完整的病毒颗粒，这些颗粒随后从被感染细胞中释放出去。

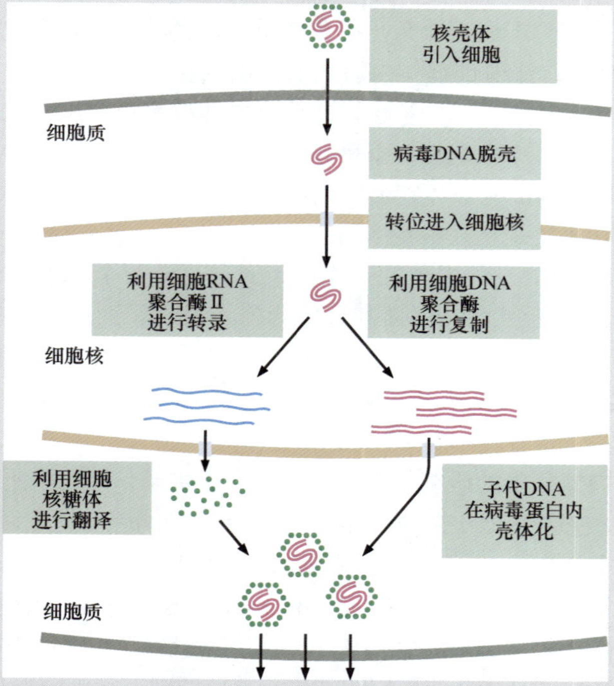

图 3.3　dsDNA 基因组病毒的生命周期　双链 DNA（dsDNA）基因组病毒的生命周期与宿主细胞非常相似。病毒可利用被感染细胞的合成系统一步步合成病毒的 DNA、RNA 及蛋白质。本图并未展示子代病毒颗粒从被感染细胞中释放的过程。（改编自 B. Alberts et al., Molecular Biology of the Cell, 5th ed. New York: Garland Science, 2008.）

由于宿主细胞不能表达 RNA 复制相关的酶，RNA 病毒颗粒的基因组通常通过编码自己的、RNA依赖的RNA聚合酶以达到复制基因组的目的。例如，脊髓灰质炎病毒和狂犬病毒都能够生产这类酶。劳斯肉瘤病毒等RNA肿瘤病毒则通过一种较为迂回的路径完成病毒RNA的复制，这些本章后面将会阐述。

菲比格在获得1926年诺贝尔奖的一年后去世，而他的科学体系也开始瓦解。他所描述的胃肿瘤其实根本不是肿瘤，而是化生的胃上皮细胞。这些胃上皮细胞的化生是由于这些大鼠严重缺乏维生素：它们生活在炼糖厂中，几乎只吃甘蔗。对于仍然是小团体的肿瘤研究者来说，菲比格的诺贝尔奖变得非常尴尬。他们就像谚语所说的“把婴儿与洗澡水一起倒掉”那样不分辨对错，对菲比格的工作和肿瘤能够由传染性病原体引起的观点都持怀疑态度。

人们对肿瘤起源的研究兴趣几乎完全转移到了化学诱发癌变方面。20世纪初发现了能够致癌的化学物质（2.9节）。对劳斯肉瘤病毒和其他肿瘤病毒的研究则在之后衰落，进入了长达几十年的休眠期。

3.2　劳斯肉瘤病毒能够转化被感染的体外培养细胞

劳斯肉瘤病毒研究的复兴主要开始于位于帕萨迪纳市的加州理工学院的雷纳托·杜尔贝科（Renato Dulbecco）实验室。杜尔贝科的博士后同事哈里·鲁宾（Harry Rubin）发现：将含RSV的悬液加入培养有鸡胚胎成纤维细胞的培养皿时，被RSV感染的细胞似乎无限期地存活了下来。RSV似乎能够在这些细胞中寄生，并促使它们在几天、几周甚至几个月中稳定地产生子代病毒颗粒（图3.4）。其他的大多数病毒则相反，它们进入宿主细胞、增殖并迅速杀死宿主；从死亡细胞中释放出众多子代病毒颗粒，继续感染附近的其他易感细胞，不断重复地感染、增殖和破坏细胞这一循环。

最重要的是，培养液中被RSV感染的细胞表现出很多与肿瘤细胞相似的性状。被感染后的细胞聚集而形成焦点簇。在显微镜下，这些细胞与从鸡肉瘤中分离得到的细胞非常相似，呈现出肿瘤细胞特有的圆形形态（图3.5）。而且，其新陈代谢也与从肿瘤中分离的细胞的新陈代谢相似。这一相似性使哈里·鲁宾、霍华德·特明（Howard Temin）（杜尔贝科实验室的一个学生；图3.6）和其他人总结出：细胞转化——从正常细胞到肿瘤细胞的转换——这一过程能够在培养皿中完成，而不仅仅只在复杂的、难以研究的活组织环境中发生。

这些简单的研究结果彻底改变了20世纪肿瘤的研究进程。因为他们清楚地证明了，肿瘤形成可以在单个细胞水平上进行研究，而单个细胞的行为能够在显微镜下进行密切跟踪。这一发现提示，肿瘤整体的复杂生物学行为，某一天有可能通过研究形成肿瘤的转化细胞来了解。因此，越来越多的生物学家开始将肿瘤视为一类细胞功能失调的疾病，而并非异常发育的组织。

特明和鲁宾以及之后的很多人都采用这一实验模型来研究细胞转化的一些基本原理。他们对最初被RSV感染的细胞的命运感兴趣。与未被感染的相邻细胞相比，这类细胞是如何进行增殖的？当细胞暴露于病毒颗粒溶液（通常称为病毒储存液）后，这

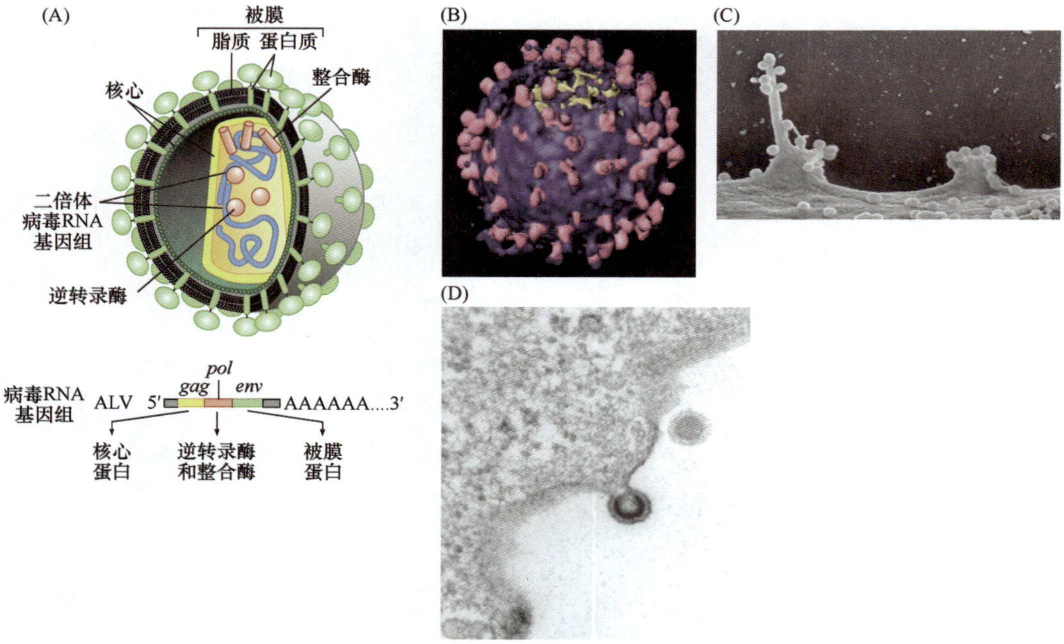

图 3.4　RSV颗粒及相关病毒　（A）逆转录病毒结构的美工重建图，如 RSV，包含 4 种主要的病毒蛋白。糖蛋白突起（由病毒 *env* 基因编码）从脂质双分子层中伸出，使病毒颗粒能够吸附于细胞表面，并且将其内含物注入细胞质中。在这层包膜下有一层由几个核心蛋白所形成的蛋白质外壳，这些蛋白质由病毒的 *gag* 基因所编码。在蛋白质外壳内部有两个完全相同的病毒 RNA 基因组拷贝和许多由病毒 *pol* 基因编码的逆转录酶和整合酶分子。（B）冷冻电子显微术和复杂图像处理算法所产生的第一个高分辨率的鼠白血病病毒（MLV）颗粒的重建图像；MLV 与 RSV 相关，具有与 RSV 相似的结构。红色显示的是糖蛋白突起，紫色显示的是脂质双分子层；其下面的部分核衣壳分辨率较低，显示为黄色。（C）人类免疫缺陷病毒（HIV）核心从乳仓鼠肾（BHK）细胞表面出芽的扫描电镜图。HIV 感染淋巴细胞可产生相似的图像。HIV 与 RSV 和 MLV 属于同一家族。（D）鼠白血病病毒（MLV）颗粒从被感染细胞的表面出芽时的透射电子显微镜图。在核衣壳核心（包含 gag 蛋白、病毒 RNA、逆转录酶和整合酶）离开细胞时，它们利用被感染细胞质膜的一小片脂质双分子层来包裹自己。［A，改编自 H. Fan et al., The Biology of AIDS. Boston, MA: Jones and Bartlett Publishers, 1989. B，引自 F. Föster et al., *Proc. Natl. Acad. Sci. USA* 102: 4729-4734, 2005. C，感谢 P. Roingeard。D，感谢 P. 罗因加德（P. Roingeard）。D，感谢分子生物学实验室（Laboratoire de Biologie Moleculaire）。］

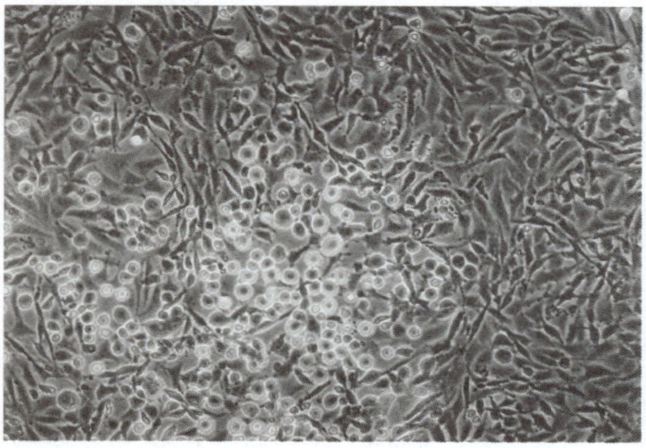

图 3.5　RSV 诱导形成的细胞簇　相差显微镜图显示的是被劳斯肉瘤病毒转化的鸡胚胎成纤维细胞所形成的细胞簇，其周围是单层生长的未感染细胞。这个突起的细胞簇是由圆形的、具有折光性的细胞彼此堆积所形成的。与周围正常细胞的扁平形态形成鲜明对比，正常细胞形成单个细胞层后便停止增殖。［感谢 P.K. 福格特（P.K. Vogt）；引自 J. Hauber and P.K. Vogt (eds.). Nuclear Export of Viral RNAs. Current Topics in Microbiology and Immunology, Vol. 259. Berlin: Springer-Verlag, 2001.］

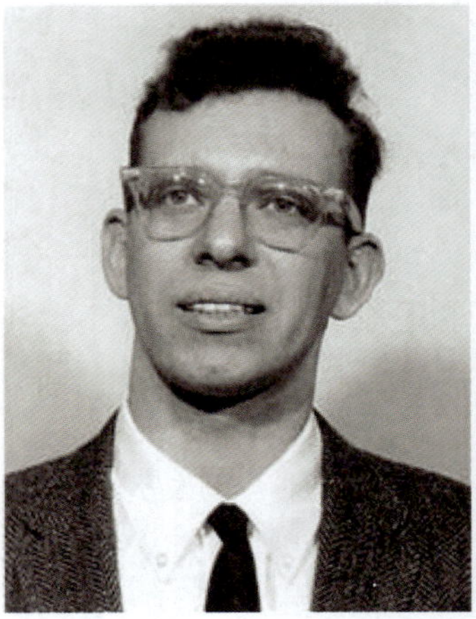

图 3.6 霍华德·特明（Howard Temin） 此图摄于 1964 年，他的工作证明了 Rous 肉瘤病毒具有在体外引起细胞转化的能力，并且进一步证明了病毒能够长期存在于被感染的、转化的细胞中。他推测了 DNA 前病毒的存在，并因与戴维·巴尔的摩（David Baltimore）同时发现了逆转录酶，与其共同分享了 1975 年的诺贝尔生理学或医学奖。（感谢威斯康星大学档案馆。）

两位科学家在培养皿底生长的细胞层上铺一层琼脂胶，以此来防止游离的病毒颗粒从最初感染的细胞传播到培养皿中其他未感染的细胞。因此，鸡胚胎成纤维细胞的任何行为改变，都是由病毒的初始感染所直接导致的。

特明和鲁宾所研究的这一细胞簇显示了普通细胞与转化细胞在行为学上的巨大差异。在最初引入培养皿时，正常细胞呈岛状分散在培养皿底部，然后开始增殖直至充满培养皿的底部，形成一层相互汇合的培养物。然而，一旦细胞达到汇合处，这些正常细胞便停止增殖，形成单个细胞厚度（或略微厚一些），通常被称为一个细胞单层（图 3.7）。

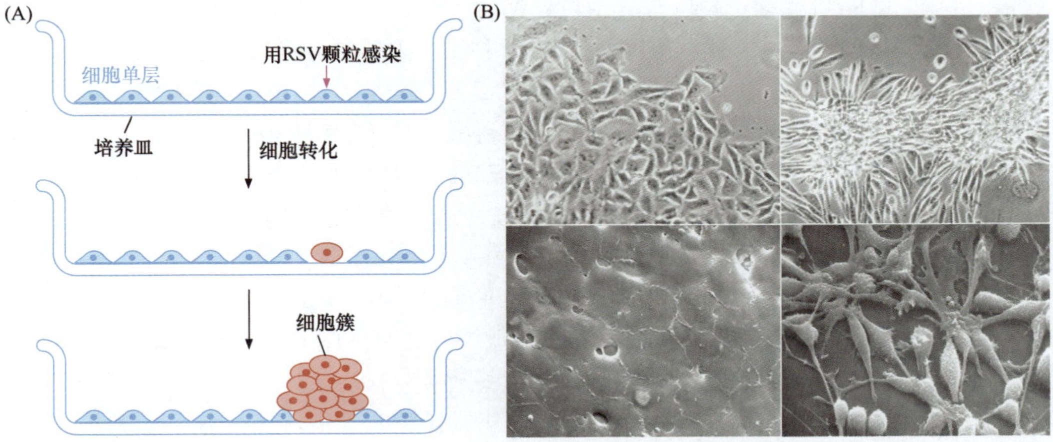

图 3.7 被转化的细胞形成细胞簇 （A）生长于培养皿底部的正常鸡胚胎成纤维细胞（蓝色）形成一个细胞厚度的细胞层——单层。这个单层的形成是由于细胞的“接触抑制”行为——当细胞接触到另一个细胞时，它们便停止增殖。然而，当其中的一个细胞在达到汇合处之前被 RSV 感染，该细胞（红色）和其子代细胞将变为圆形并且丧失接触抑制。随后，它们即使接触到另一个细胞，也将继续增殖，最终聚集成为一个能够用肉眼观察到的、多层细胞的细胞簇（即一个焦点）。（B）RSV 感染和转化的效果能够通过相差显微镜（上行图）和扫描电子显微镜（下行图）进行观察。普通鸡胚胎成纤维细胞铺开生长并且形成连续的单层（左列图）。然而，被 RSV 转化之后，它们聚集起来，变得具有折射性（白色光圈，右上图），并且逐个堆积起来（右列图）。［B，感谢 L.B. 陈（L.B. Chen）。］

正常细胞在形成汇合的单层后便停止生长，这是一种称为接触抑制、密度抑制或者局部抑制程序作用的结果。不知是何原因，较高的细胞密度或者与相邻细胞的接触会导致正常细胞停止分裂。正常细胞的这一行为与被 RSV 感染诱导产生的转化细胞株有极大的不同。后者很明显已经失去接触（密度）抑制，并因此不断增殖，细胞彼此堆积形成多层的细胞簇，这些细胞簇厚得常常用肉眼就能观察到。

在特定的实验条件下，同一个细胞簇中的所有细胞可能都是被一个 RSV 颗粒感染和转化的一个原代细胞的后代。现在，我们称这样一群子代细胞为一个细胞克隆，称这整个细胞簇为一个克隆的产物。

这些细胞簇的行为特征支持这一推测：RSV 在培养皿中诱发的细胞转化与活体动物（包括人类在内）中肿瘤的产生过程具有相似性。在自发产生的人类肿瘤中的所有细胞可能由一个克隆的产物所组成，即由单个共同祖细胞的后代细胞所组成。该祖细胞以某种方式经历转化，并且随后启动复制程序，最终产生数百万个甚至数十亿个子代细胞，它们共同形成块状物。正如之前所讨论的（2.5 节），为了进一步验证这一推测，我们最终还需要对人类肿瘤细胞进行详细的遗传学分析。

3.3 维持转化需要 RSV 持续存在

RSV 诱导产生的细胞簇中的细胞行为显示，转化表型从最初感染转化的鸡细胞传递给了它的直系后代。这种传递引起了另一系列问题：是否 RSV 颗粒感染和转化了细胞簇的祖细胞，并随后继续影响所有直系后代细胞的行为，以保证细胞处于维持被转化的状态？又或者是以另一种方式：RSV 是否以“打了就跑”的方式起作用，即通过打击最初被感染的祖细胞，改变其行为，随后便离开“犯罪现场”？根据第二种方案，祖细胞能够在无 RSV 持续存在的情况下，以某种方式将肿瘤生长的表型传递给它的后代。

特明和鲁宾的工作证明，被 RSV 感染的细胞的后代仍然含有 RSV 基因组的拷贝，但这并不能解决问题。真正的问题在于：这些后代细胞的转化状态是否依赖于所携带的 RSV 基因组发挥的持续影响？

加利福尼亚大学伯克利分校在 1970 年所进行的实验明确地解决了这一问题。他们建立了一种 RSV 突变株：当在 37℃培养时，能够转化鸡细胞，而在 41℃培养时则不能（后者是培养鸡细胞的正常温度）。这一类温度敏感型（*ts*）突变体能够编码局部缺陷的蛋白质，这种蛋白质在某一温度下能够维持其正常结构和功能，而在另一温度下，可能由于蛋白质结构的热变性，突变蛋白失去功能。

在鸡胚胎成纤维细胞被温度敏感型的 RSV 突变体感染后，将被感染细胞置于 37℃（允许温度）培养时，如所预料的一样，细胞发生转化。确实，这些细胞能够在这一较低温度下被培养很多代，而且能像肿瘤细胞一样不断生长和分裂，在形态学上显示了它们的转化特征（图 3.7B）。但是几周后，如果将被感染的培养物的培养温度提高至 41℃（非允许温度），这些细胞就会迅速恢复它们的形态和生长模式，就如同那些从未被 RSV 感染的细胞一样（图 3.8）。

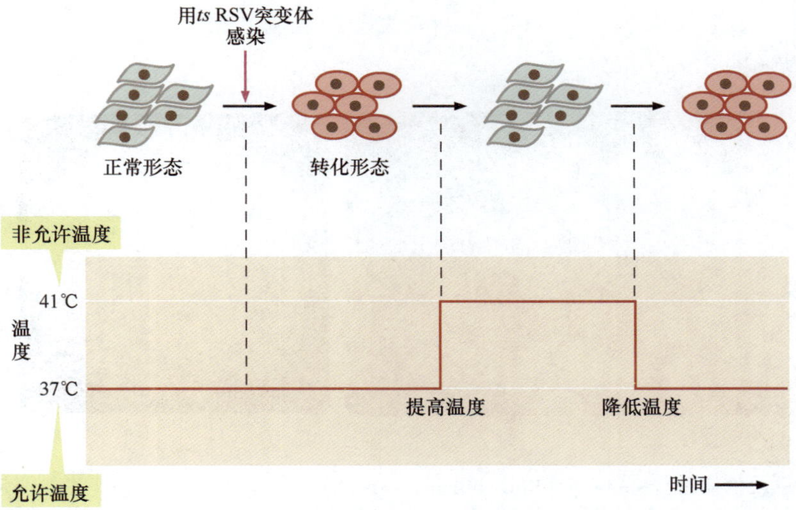

图3.8 温度敏感型突变体和RSV诱发转化的维持 当鸡胚胎成纤维细胞被RSV温度敏感型突变体感染后，并在允许温度（37℃）下进行培养时，病毒的转化功能得到表达，细胞将发生转化。但是，将含有这些被感染细胞的培养物转移至非允许温度（41℃）时，细胞恢复到正常的、未转化的形态。之后，将这些培养物再转移至允许温度时，细胞再次展现出被转化的形态。温度上调时，转化表型消失。这一结果证明：为了保持转化的表型，需要某些温度敏感型病毒蛋白的持续作用。温度下调许多天后，细胞重新获得转化表型，表明：尽管在高温时细胞呈现正常形态，但病毒基因组始终存在于这些细胞中。

伯克利分校的实验得到了简单却非常重要的结论。被温度敏感型突变株感染的细胞，其后代继续呈现出温度敏感型的生长特性，这说明在最初感染发生后的数周，感染性病毒的基因组拷贝都持续存在于这些细胞中。在后代细胞中，RSV基因组拷贝将继续产生一些温度敏感型的蛋白质（具体性质未知）。最重要的是，为了维持被RSV感染的细胞的转化生长表型，需要这种蛋白质的持续作用。

这一工作显示，至少由RSV诱导的细胞转化不是一个“打了就跑”的事情。用肿瘤病毒学家的话来说，病毒的转化基因是引起和维持病毒感染细胞的转化表型所需要的。

3.4 包含DNA分子的病毒也能够引发肿瘤

RSV只是已发现的、能在被感染的动物体内引发肿瘤的病毒之一。至1960年，另外4种肿瘤病毒也同样引起了肿瘤生物学家的注意。其中一种是在劳斯先驱性工作过去1/4世纪后被发现的。该病毒是由理查德·肖普（Richard Shope）在兔中发现的，它能够在皮肤上引发乳头状瘤（疣）。这些病变都是良性的，只有在很罕见的情况下才能够发展为真正的肿瘤——皮肤鳞状细胞癌。

到20世纪50年代末，人们发现肖普所发现的病毒结构与RSV差异很大。乳头状瘤病毒颗粒携带DNA基因组，而RSV颗粒则携带RNA分子。并且，肖普病毒（Shope virus）颗粒由蛋白质外壳包裹，而RSV则在此外还有一个很明显的脂质膜。在接下来的数十年中，相继发现了超过 100 种不同类型的人乳头瘤病毒（HPV），它们都与肖普病毒相似（图 3.9）。

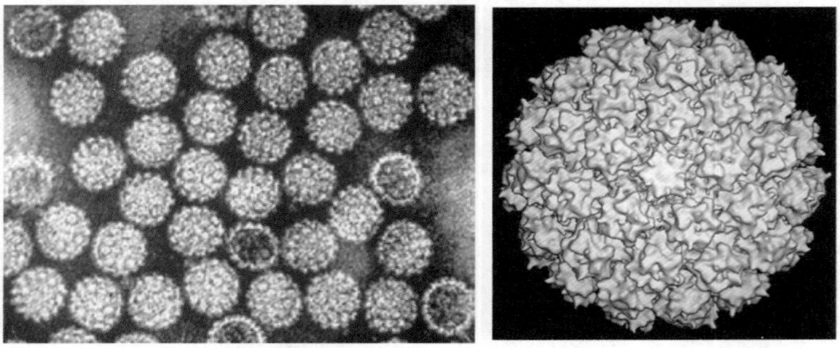

(A) (B)

图 3.9 肖普乳头瘤病毒（Shope papillomavirus） （A）肖普乳头瘤病毒的电子显微图片。这类病毒颗粒含有 dsDNA 基因组，并且缺少逆转录病毒所具有的脂质包膜。（B）低温电子显微图片，结合图像增强，显示了人乳头瘤病毒颗粒的结构。［A，感谢 D. 迪马约（D. DiMaio）。B，引自 B.L. Trus et al., *Nat. Struct. Biol.* 4: 413-420, 1997.］

在 20 世纪五六十年代，人们又分离了多种 DNA 肿瘤病毒（表 3.1）。多瘤病毒于 1953 年被发现，该病毒因能够在小鼠中诱发多种不同类型的肿瘤而得名。SV40 病毒（一系列分离物中的第 40 个猴病毒）在大小和化学组成上与多瘤病毒最为接近。最初发现 SV40 病毒时，它被认为是 20 世纪 50 年代中晚期生产的脊髓灰质炎病毒疫苗中的污染物（图 3.10A）。病毒学研究发现，SV40 病毒颗粒经常隐藏于恒河猴和食蟹猴的肾细胞中，这些细胞通常在疫苗制备阶段被用于繁殖脊髓灰质炎病毒。实际上，SV40 病毒最初在细胞培养物中并不明显，但当用在这些猴细胞中繁殖的脊髓灰质炎病毒去感染非洲绿猴肾（AGMK）细胞时，SV40 病毒因能引起特征性的细胞病变——在被感染细胞的细胞质中产生许多大的空泡（由液体充满的类似于气泡的结构）——而显现出来（图 3.10B）。细

表 3.1 肿瘤病毒基因组

	病毒家族	基因组近似大小/kb
DNA 病毒		
乙型肝炎病毒（HBV）	嗜肝病毒	3
SV40/多瘤病毒	乳多空病毒	5
人乳头瘤病毒 16（HPV）	乳多空病毒	8
人类腺病毒 5	腺病毒	35
人类疱疹病毒 8 型（HHV-8；KSHV）	疱疹病毒	165
肖普纤维瘤病毒（Shope fibroma virus）	痘病毒	160
RNA 病毒		
劳斯肉瘤病毒（RSV）	逆转录病毒	9
人类 T 细胞白血病病毒（HTLV-I）	逆转录病毒	9

部分改编自 G.M. Cooper, Oncogenes, 2nd ed. Boston: Jones and Bartlett Publishers, 1995.

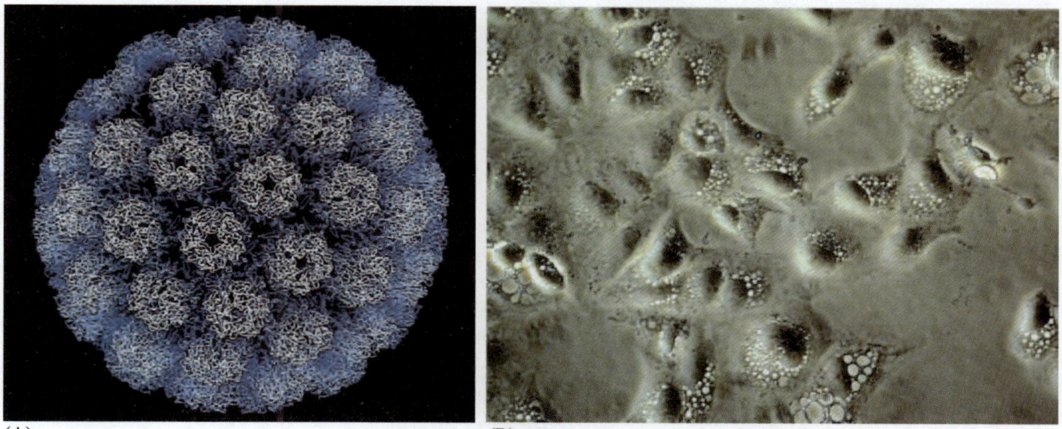

(A) (B)

图 3.10 SV40 病毒 （A）X 射线衍射测定结果显示，SV40 DNA 肿瘤病毒的蛋白质衣壳由病毒编码的 3 种蛋白质构成，这些蛋白质组合成为五聚体和六聚体，呈现出二十面体对称。SV40 的双链 DNA 基因组就存在于这一衣壳内。（B）SV40 病毒在容许的宿主细胞，如几种猴的肾细胞中，启动裂解周期。在此可看到由此引发的细胞病变，包括在细胞死亡前形成巨大的细胞质空泡和释放成千上万的后代病毒颗粒。［A，感谢罗伯特·格兰特（Robert Grant）、斯蒂芬·克拉伊尼克（Stephan Crainic）和詹姆斯·M. 霍格尔（James M. Hogle）。B，引自 A. Gordon-Shaag et al., *J. Virol.* 77: 4273-4282, 2003.］

胞在被SV40病毒感染形成空泡的一天之内就会溶解，并释放出成千上万个后代病毒颗粒。（在脊髓灰质炎病毒疫苗的生产过程中，由于 SV40 病毒的污染，一些被脊髓灰质炎病毒感染的细胞培养物能产生比脊髓灰质炎病毒颗粒更多的 SV40 病毒颗粒！）

SV40 病毒的这种裂解周期与其在小鼠、大鼠和仓鼠胚胎中的行为有着强烈的对比。SV40 病毒在这些啮齿类动物的细胞中并不能进行复制，因此这些细胞被认为是非容许宿主。但是偶尔情况下，在非容许的被感染的细胞群体中，几千个细胞中可出现一个转化株。这个转化株拥有很多与 RSV 转化细胞相似的特性，如发生形态学的改变、失去接触抑制，并且获得了在体内引发肿瘤的能力。基于这一点，SV40 被划分为肿瘤病毒。

据估计，在 1955～1963 年使用的脊髓灰质炎病毒疫苗中，包括口服的活萨宾疫苗和灭活的注射用索尔克疫苗，有 1/3～2/3 含有 SV40 病毒污染，并且有 1000 万～3000 万人通过疫苗接触到这一病毒。1960 年，最先提出的担忧是：SV40 病毒污染可能在许多接种疫苗的人身上引发肿瘤。但值得庆幸的是，接下来 40 年的流行病学研究表明，接种过上述两种疫苗的人患肿瘤的概率并没有增加（补充信息栏 3.1）。

肖普乳头瘤病毒、小鼠的多瘤病毒和SV40病毒都属于DNA肿瘤病毒中的乳多空病毒，这个词指代乳头状瘤、多瘤及 SV40 病毒在其裂解感染中引发空泡。至 20 世纪 60 年代中期，研究表明乳多空病毒的基因组都是由双链 DNA 构成的（图 3.11）。这为研究病毒基因组的实验者提供了巨大的便利，因为当时已经有几项技术能够将这些相对较小的环状 DNA 分子（长 5～8kb）与被感染宿主细胞的染色体中较大的线状 DNA 分子分离开。

人类腺病毒的发现进一步壮大了 DNA 肿瘤病毒的队伍，该病毒能够引发人类的上呼吸道感染，并且能够在被感染的仓鼠身上引发肿瘤。它与 SV40 病毒的行为有着惊人

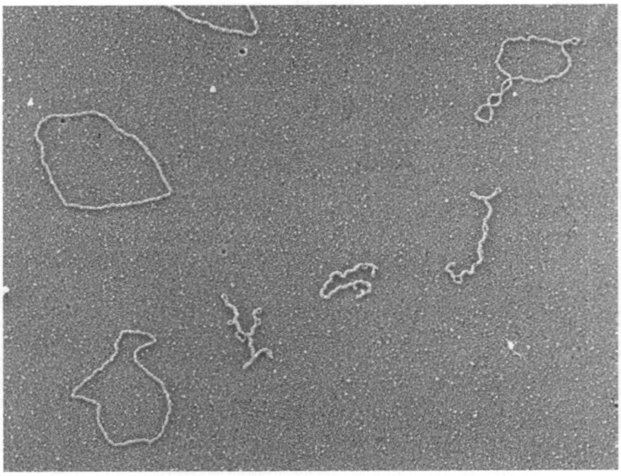

图 3.11　乳多空病毒基因组　电子显微镜分析显示，乳多空病毒 DNA 基因组的结构为双链环状。图中所示为 SV40 DNA：闭合环状的、超螺旋的形态（形态Ⅰ；扭结的 DNA）；松散的、带切口的形态（形态Ⅱ：开放、伸展的环）。形态Ⅲ为病毒 DNA 的线状形态，由双链 DNA 断裂产生，此图并未展示。［感谢杰克·D. 格里菲特（Jack D. Griffith），北卡罗来纳大学。］

的相似性。两种病毒都能够在它们天然宿主细胞中自由地增殖，因此这些宿主细胞被认为是容许宿主。在随后的病毒裂解周期中，容许宿主细胞在释放出后代的病毒颗粒时被迅速杀死。但是当被引入非容许宿主细胞后，腺病毒和 SV40 病毒都停止复制，并且以极低的概率留下转化株克隆。

其他的 DNA 肿瘤病毒都属于疱疹病毒。尽管人类 1 型和 2 型疱疹病毒都显然没有致瘤性（能够引发肿瘤），但当将 *Saimiri* 猴的一种远亲疱疹病毒注射入其他几种猴时，能够引起急性致命的淋巴瘤。另一种疱疹病毒家族的远亲—— EB 病毒（Epstein-Barr virus，EBV），在赤道非洲和新几内亚的小儿伯基特淋巴瘤（Burkitt's lymphoma），以及东南亚鼻咽癌的发生中起着关键作用。最后，天花病毒所属的痘病毒中，至少有两个成员具有致瘤性：肖普纤维瘤病毒和 Yaba 猴病毒能分别在兔子和恒河猴中造成皮肤的良性病变。至今我们对那些具有很大基因组（135～160kb）病毒的致瘤能力仍然知之甚少。

研究者发现，腺病毒和疱疹病毒颗粒含有长的线性双链 DNA（dsDNA）分子，与 RSV 病毒的基因组相似，它们都包含了病毒复制和诱发细胞转化所需的信息。与乳多空病毒相比，疱疹病毒具有庞大的基因组（表 3.1），这提示它们携带有相应的数量巨大的基因。最终，由于乳多空病毒具有相对较小的基因组，成为具有吸引力的研究对象。

乳多空病毒基因组较小，其中的绝大多数显然都与病毒复制有关；其中有一些基因专门编码病毒颗粒的衣壳蛋白。这说明乳多空病毒只有少数基因用于细胞的转化。

以上研究结果极大地简化了肿瘤研究，使我们只需要去研究很少数量的基因和因果机制。没有这样的简化，肿瘤学家只能去研究由非病毒机制诱导的转化细胞基因组中的致癌基因。细胞基因组含有很大数量的基因，可能超过 10 万个。在当时，分析如此复杂的基因组，以及将单个基因从基因组中分离出来还是遥不可及的。

3.5 肿瘤病毒诱导包括细胞致瘤性在内的多种表型变化

如 RSV 转化的细胞一样，由 SV40 病毒转化的细胞也表现出巨大的形态学改变，并出现堆积生长。接触抑制消失只是病毒转化细胞众多表型改变中的一方面（表 3.2）。在本书的后文中将提到，正常细胞在不含血清和血清相关生长刺激因子的培养液中是不能增殖的。而被各种肿瘤病毒转化的细胞，对培养液中这些因子的需求却大大降低。

表 3.2 转化细胞的特征

形态改变（呈圆形，相差显微镜下有折射）
失去接触抑制（能够堆积生长）
不需要固相支持物的支持就能生长（锚定非依赖性）
无限增殖的能力（永生化）
对促有丝分裂生长因子的需求降低
高饱和密度（能在培养基中形成大量细胞）
除去生长因子后不能停止增殖
葡萄糖运输增强
具有致瘤性

部分改编自 S.J. Flint, L.W. Enquist, R.M. Krug et al., Principles of Virology. Washington, DC: ASM Press, 2000.

转化状态的另外一个标志是能够在培养液中长时间增殖。正常细胞在培养液中的增殖潜力有限，在经过一定的、预设的细胞分裂后，最终停止增殖。肿瘤细胞似乎能够在培养液中无限增殖，因此发生永生化（第 10 章）。

当转化细胞悬浮于琼脂胶中时，这些细胞能够增殖为球状的克隆，每个克隆包含几十个甚至几百个细胞（图 3.12）。这种不依赖于与培养皿固相基底接触而增殖的特性，称为锚定非依赖性。相反，正常细胞必须与固相基底接触锚定后才能生长，因此是锚定依赖性的。细胞能够在体外以锚定非依赖性的形式生长，通常预示着当其注射入适当的宿主动物时，能够在其体内产生肿瘤。

这一形成肿瘤的能力—— 致瘤性，是检测细胞是否完全转化（即获得了肿瘤的全部特征）的真正指标。致瘤性的检测实验之一为在体外通过实验转化小鼠细胞，之后将这些细胞注射到同一品种的宿主小鼠体内（信息栏 3.2）。因为宿主和所注射的细胞为同一遗传品系，同源的宿主小鼠的免疫系统不会识别转化细胞为异物，因此就不会试图消灭它们，即不会发生肿瘤排斥反应的过程（第 15 章）。这使得注射的细胞能够在其宿主动物内存活，如果它们确实获得了致瘤性的表型，就能够增殖为大的肿瘤块。（相反，所注射的非致瘤性的细胞群，可以在同系宿主内呈小团生存数周，甚至数月，但体积并不增大。）

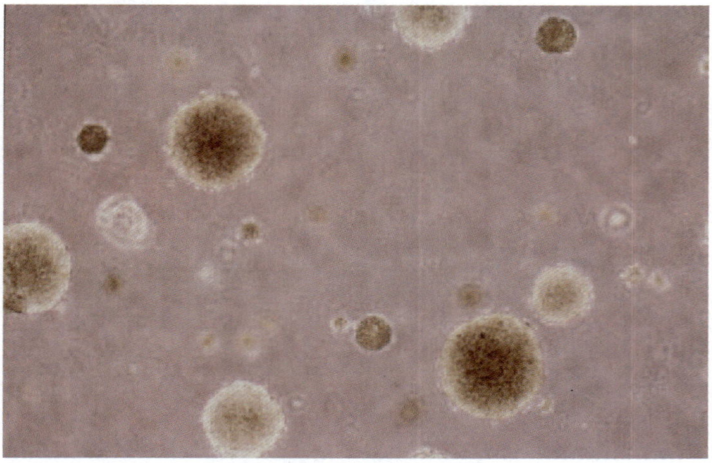

图 3.12　锚定非依赖性的生长　细胞以非锚定的方式生长所形成的克隆的显微照片（视野中每个较大的克隆都包含几百个细胞）。这一实验通常将细胞悬浮于半固体培养基中，如琼脂糖或者甲基纤维素等，以防止它们接触到固体基底，特别是培养皿的底部。细胞在悬浮状态下仍然能够增殖的能力，即锚定非依赖的表型，通常很好地（并非绝对可靠）预示着其在体内能够形成肿瘤。［感谢 A. 折茂（A. Orimo）。］

信息栏 3.2　免疫系统的强弱决定了转化细胞能否形成肿瘤　在 20 世纪，通过多次近亲繁殖获得了不同种系的小鼠和大鼠，这些种系在遗传上是相同的（除了由 Y 染色体引起的性别上的不同）。这类小鼠种系包括 BALB/c、C3H 和 C57/B16 系。在同一种系中，所有个体具有共同的遗传特性，这表示某个种系中的某只动物的组织碎片（包括肿瘤）能够移植到同系的另一只动物中，并且可以在受体动物中稳定生长。

远亲繁殖的群体，如人类和小鼠自然种群，不具有个体间移植组织的能力。除了罕见的同卵双胞胎外，如果将组织由某只动物（或者人类）引入另外一只，受体的免疫系统便会将其作为外来物识别出来。随后，免疫系统着手清除外源组织，并通常快速地完成该过程。这表示，体外转化小鼠细胞的致瘤性的准确检测只有在下述情况下才能实现，那就是转化细胞与其被注入的宿主来源于同系小鼠。近亲繁殖系鸡的缺乏严重限制了禽类在肿瘤研究中的应用。

这种移植的障碍能够通过几种途径来避开。通常，相比于成年动物强壮的、发育良好的免疫系统，年轻动物的免疫系统更容易耐受遗传上外源性的组织。这使得劳斯完成了他的一些实验。然而，更普遍和实用的却是免疫缺陷型小鼠，它缺乏功能完整的免疫系统，因此能够耐受外源基因起源的移植组织，包括其他物种的细胞和组织（称为异种移植物）。经常使用的免疫功能不全的小鼠，包括裸鼠、RAG 和 NOD/SCID 小鼠，在其免疫系统中都有一个或多个关键部件的缺陷。

通常，肿瘤病毒感染细胞的致瘤性不能在同系的宿主动物中进行检测，因为通常被研究细胞的来源物种中不能得到近亲繁殖的同系宿主。这迫使研究者使用免疫功能不全的宿主进行研究，它们的免疫系统能够耐受各种类型的外来细胞，包括来自其他物种的细胞（信息栏 3.2）。很快，裸鼠就成为最常用的宿主，用来检测一系列细胞（包括人源性）的致瘤性。最常见的是将候选的肿瘤细胞进行裸鼠皮下注射，即注入至这些动物的皮肤下方。因为裸鼠不能长毛，它的另一个优点就是使得实验者能够密切观察植入的肿瘤细胞的行为，尤其是可能出现的肿瘤生长（图 3.13）。

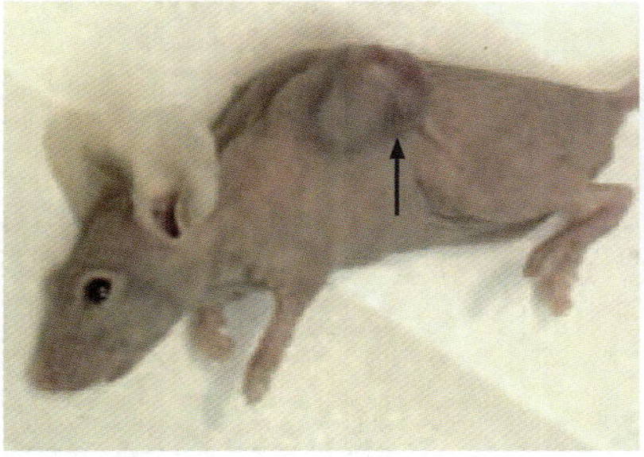

图 3.13 裸鼠 裸鼠在检测致瘤性方面具有两个优势。由于它们缺乏胸腺，免疫功能高度不全，因此更容易接受遗传上不相关的移植细胞，包括其他物种的细胞。此外，由于这类小鼠是无毛的，因此在其皮下注入转化细胞后，研究者更容易密切监测肿瘤（箭头所示）的形成过程。[引自 X.G. Wang et al., *PLoS ONE* 2(10): e1114, 2007.]

正如前文所述，RNA 肿瘤病毒（如 RSV）和乳多空病毒具有较小的基因组，表示它们都只用少量的基因（或许仅用一个基因）来使被感染和转化的细胞发生多种改变。一个基因能够在细胞内引发一系列改变的能力称为基因多效性。尽管我们手中没有多少关于基因数量的直接证据，但极有可能的是，引发细胞转化的肿瘤病毒基因能够多效地作用于细胞中的多种分子靶点。

3.6 肿瘤病毒的基因组通过成为宿主细胞 DNA 的一部分而留在病毒转化细胞内

伯克利分校的实验（3.3 节）提供了有力的证据证明：最初感染的祖细胞的后代细胞，其细胞转化状态的维持需要 RSV 基因组的持续作用。这表示，某些或者全部的病毒遗传信息需要以某种方式保留下来，从转化的母细胞传给它的两个子代细胞，并且通过许多次细胞生长和分裂周期后，继续传给后代细胞。相反，如果这些病毒基因没有传递给后代细胞，将导致细胞逆转成为表现正常生长行为的细胞。

与 RSV 的行为相似，两种被集中研究的 DNA 肿瘤病毒——SV40 病毒和乳多空病毒——所引起的细胞转化，似乎也依赖于病毒基因组在转化祖细胞的后代细胞中持续存在。有证据可间接证明这一点，这些证据大多来自于肿瘤相关蛋白质（T 抗原）的发现。该蛋白质发现于上述两种病毒引发的肿瘤。例如，SV40 病毒在小鼠体内引发肿瘤，从该小鼠体内制备的血清可与一种核蛋白发生强烈的免疫反应。该核蛋白是 SV40 病毒所引发的肿瘤的标志物，在多瘤病毒或者其他致瘤剂引发的肿瘤中并不存在。这表示肿瘤细胞中的病毒基因组能够编码一种蛋白质（此例中的 SV40 病毒 T 抗原），该蛋白质能够在有肿瘤的小鼠或大鼠宿主中引发强烈的免疫应答（图 3.14）。

病毒引发的 T 抗原出现与细胞的转化状态直接相关。因此，失去 T 抗原的细胞，其由病毒引发的转化表型也将同时消失。这种相关性提示，引起细胞转化的病毒序列与编码 T 抗原的病毒序列相关或者紧密相连，但这一点还没有得到证实。

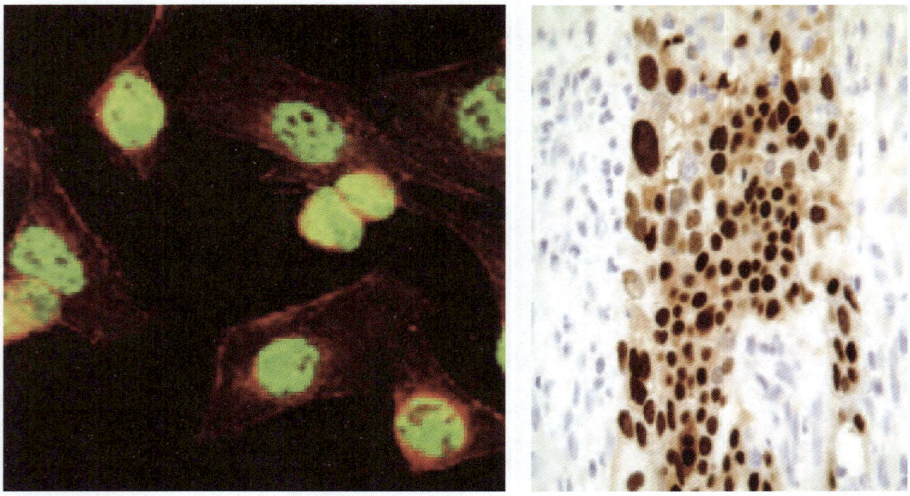

(A) (B)

图 3.14 SV40 病毒 T 抗原的表达 当 SV40 病毒转化的细胞被引入同系宿主中时，宿主能够引发针对 SV40 病毒编码的 T 抗原（肿瘤抗原）的强烈免疫应答，该抗原通常称为“大 T”（LT）。抗 LT 血清，加上合适的免疫荧光标记，能够对病毒转化的细胞进行染色。（A）光学显微镜图显示：用抗 LT 单克隆抗体（不是抗肿瘤血清）对 SV40 病毒转化的小鼠细胞进行染色，显示出 LT 的核定位（绿色）；每个细胞的细胞质用鬼笔环肽进行染色（红色），显示出细胞骨架的肌动蛋白纤维。（B）尽管 SV40 病毒本身很少引起人类肿瘤（3.4 节），但免疫抑制能够使潜伏存在的、SV40 病毒的近亲病毒——BK 病毒活化并有时具有致癌性。此图所示为：一位肾移植患者身上出现的泌尿道上皮（膀胱）癌。肿瘤细胞显示出 T 抗原的强染色，而附近的正常泌尿道上皮细胞并未着色。（肿瘤细胞核大小呈现巨大变异。）［A，感谢 S.S. 特维提亚(S.S. Tevethia)。B，引自 I.S.D. Roberts et al., *Brit. J. Cancer* 99: 1383-1386, 2008.］

病毒基因组经过许多代从细胞到细胞的传递引出了一个重要的概念性问题。通过准确执行染色体 DNA 的复制和有丝分裂程序，在每个细胞生长、分裂周期中，细胞基因几乎完全保真地从母代细胞传递到子代细胞。那么病毒基因组是如何成功地在无限传代的细胞中进行复制和传递的？这一点尤其令人费解。因为病毒基因组似乎缺少某些遗传元件，尤其是形成着丝粒的元件，而这些元件是有丝分裂中染色体正确分配给子代细胞所必需的。

乳多空病毒（如 SV40 病毒和多瘤病毒）DNA 的新陈代谢与其宿主细胞非常不同。当 SV40 病毒和多瘤病毒感染容许的宿主细胞时，病毒 DNA 将作为独立的、染色体外的分子进行复制。在初始感染引入单个病毒 DNA 基因组后，这两种病毒都能形成成千上万个大约 5kb 的环状双链 DNA 分子（图 3.11）。尽管病毒 DNA 的复制需要利用大量宿主细胞的 DNA 复制酶，但是它的复制过程并不依赖于被感染细胞的染色体 DNA 复制。这种发生在 SV40 病毒和多瘤病毒溶细胞周期的非染色体复制为我们理解“它们的病毒基因组是如何在被病毒转化的细胞中持续存在”这一问题提供了线索。毕竟这些病毒转化细胞是非容许宿主，会阻止这些病毒 DNA 的复制。

这一难题于 1968 年得到解答，研究发现在 SV40 病毒转化的小鼠细胞中，病毒 DNA 与染色体 DNA 紧密关联。人们利用离心技术来测定 DNA 分子的分子量，发现这些细胞中的 SV40 病毒 DNA 不再像小的病毒 DNA 基因组（约 5kb）那样沉降。取而代之的是，在病毒转化细胞中，SV40 病毒的 DNA 序列与宿主细胞中的高分子量（>50kb）染色体 DNA 共同沉降下来（图 3.15）。实际上，即使使用最严格的分离方法，包括将其暴露于强碱性的环境中，也不能将转化细胞中的病毒 DNA 从细胞染色体 DNA 中分离出来。

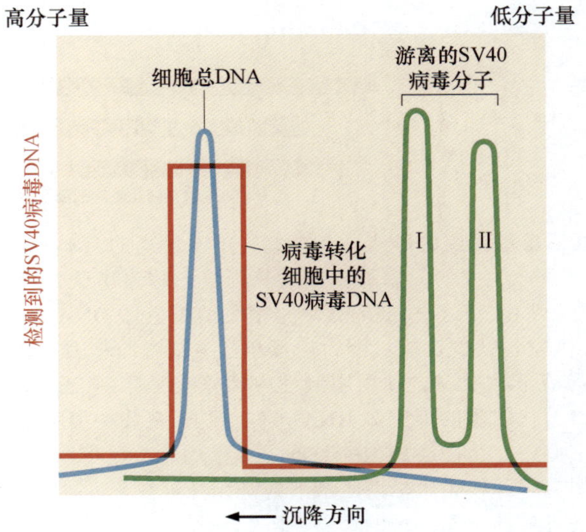

图 3.15 SV40 病毒 DNA 的整合 提取 SV40 病毒转化细胞的 DNA 分子，并用蔗糖梯度（用于防止离心管中不同液体层混合）稳定的碱性溶液离心沉降。在此情况下，高分子量的细胞 DNA（蓝色）在蔗糖梯度中沉降一定的距离（图左侧）。相比之下，从病毒颗粒中提取的 SV40 病毒 DNA（绿色）则沉降得比较慢，这说明它的分子量相对较小。I 型和 II 型病毒 DNA 分别指的是 SV40 病毒的闭合环状的和开环的 DNA（图 3.11）。核酸杂交结果表明：SV40 病毒转化细胞中的 SV40 病毒 DNA 序列与细胞中的高分子量染色体 DNA（红色）发生了共沉淀，表明 SV40 病毒基因组与宿主细胞的基因组有共价结合。（改编自 J. Sambrook et al., *Proc. Natl. Acad. Sci. USA* 60: 1288-1295, 1968.）

这一结果表示，在病毒转化细胞中，SV40 病毒 DNA 插入到细胞的染色体中，并与染色体 DNA 共价相连。病毒基因组与宿主细胞染色体的整合解决了病毒转化的一个重要问题：保证了病毒 DNA 序列从母代细胞传递到后代细胞，因为病毒 DNA 能够在细胞周期的 S 期（DNA 合成期）与细胞染色体共同复制。实际上，通过与染色体整合，病毒 DNA 序列成为细胞基因组的一部分，如同细胞自身基因一样（图 3.16）。

若干年后，人们发现乳多空病毒整合入宿主细胞基因组的能力与一种人类常见肿瘤——宫颈癌的发病机制高度相关。在几乎所有（>99.7%）这类肿瘤中都发现有整合到染色体 DNA 的人乳头瘤病毒（HPV）基因组片段。引起争论的是，人们几乎从未发现完整的病毒基因组整合于肿瘤细胞基因组中。取而代之的是，在肿瘤细胞染色体 DNA 中，只发现了含有致癌（引发癌症）信息的部分病毒基因组，而那些使病毒能够复制和

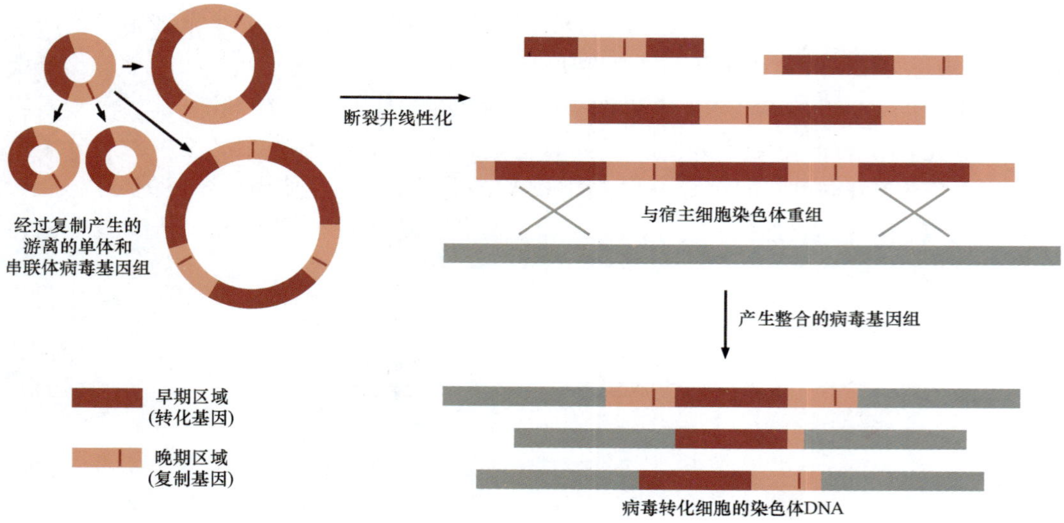

图 3.16　整合的 SV40 病毒基因组的形成　当非整合的（游离的）SV40 病毒基因组（最左上的圆环）复制时，它们经常产生大的、串联重复的基因组，称为**串联体**。单体的和串联的 SV40 病毒 DNA 基因组可以线性化，并以较低的效率与宿主的染色体 DNA 发生重组（灰色），这使得病毒与细胞的 DNA 序列发生共价连接。因为病毒和宿主细胞的基因组缺乏显著的序列一致性，这种重组被称为非同源或非法重组。使用限制性内切核酸酶切割位点图谱分析，可展示 SV40 病毒基因组整合入病毒转化细胞的染色体 DNA 中的结构。在某些细胞中，只有病毒基因组的一部分出现；在另一些细胞中，可能会出现完整的、多重的、头尾串联排列的病毒基因组。SV40 病毒转化细胞仅需要病毒基因组中“早期区域”的基因（深红色）。所以，所有的病毒转化细胞中都至少含有一个未被打断的早期区域的拷贝。但是转化细胞中经常缺少病毒晚期区域片段（粉红色），这一片段对细胞转化并不重要。（改编自 M. Botchan, W. Topp and J. Sambrook, *Cell* 9: 269-287, 1976.）

构建后代病毒颗粒的基因组部分通常缺失或者仅以碎片的形式存在（图 3.16）。有趣的是，在染色体整合过程中，HPV 所丢失或被打断的基因是病毒 *E2* 基因，它的产物可以抑制病毒癌基因（细胞转化中起作用的基因）的转录。没有 *E2* 存在时，病毒 *E6* 和 *E7* 癌基因（在第 8 章、第 9 章讨论）转录活跃，从而驱使宫颈上皮细胞向肿瘤表型转化。

最近发现，疱疹病毒至少有两种不同的分子策略来维持其基因组在感染细胞中长期完整存在。某些嗜淋巴细胞疱疹病毒（感染淋巴细胞），尤其是人类疱疹病毒 6（HHV-6）和鸡马立克病病毒（Marek’s disease virus，MDV），可以将其基因组整合至其宿主细胞染色质 DNA 中的端粒重复序列中（第 10 章）。这一策略使得这些病毒可以建立长期的潜伏感染：当病毒关闭主动复制时，病毒基因组无限期地存在；一段时间后，病毒基因组可以自我切除并进行主动复制。

然而，更为常见的分子策略是：DNA 肿瘤病毒可以使其基因组以游离基因（未整合的基因元件）的形式存在于多代细胞中。同染色体整合一样，这一策略可以使某些疱疹病毒，如卡波西肉瘤病毒（KSHV/HHV-8），以及 HPV 维持其慢性感染。这些病毒不是将基因组共价连接到细胞 DNA，而是部署病毒蛋白，作为游离病毒基因组与细胞染色质之间的桥梁。这可以使病毒基因组搭乘细胞染色体的“便车”，在有丝分裂中确保其定位在核中，并保证病毒基因组恰当地分配给子代细胞（补充信息栏 3.2）。

3.7 逆转录病毒基因组整合入被感染细胞的染色体中

SV40 病毒和多瘤病毒能够将它们的基因组与宿主细胞染色体 DNA 整合，这个发现解决了一方面的疑问，但是由此似乎产生了另一个更难解决的疑问：RSV 如何成功地将其基因组在细胞系中如此多代地传递下去？RSV 的基因组是由单链 RNA 分子组成的（图 3.17），它显然不可能直接与被感染细胞的染色体 DNA 整合。然而，RSV 确实能够成功地将它的遗传信息通过连续的细胞生长和分裂周期传递下去（信息栏 3.3）。

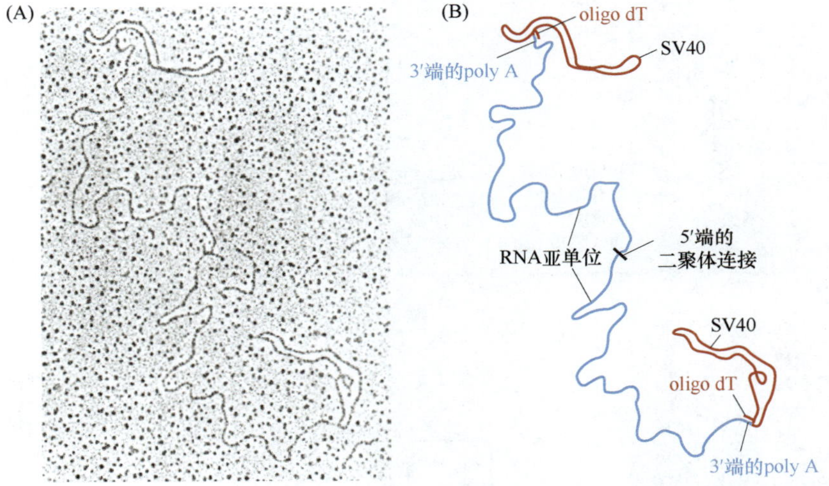

图 3.17 RNA 肿瘤病毒的基因组结构 与 RSV 类似的病毒携带单链 RNA（ssRNA）基因组。特别的是，此类病毒的基因组是二倍体形式，即它携带两个完全相同的病毒基因序列的拷贝。（A）此电子显微镜图显示的是与 RSV 亲缘性较远的被称为“狒狒内源性病毒”的基因组。（B）图 A 中分子的示意图。如图所示，oligo dT（寡脱氧胸苷）尾在酶的作用下被添加到环状 SV40 病毒 dsDNA 分子（红色）上，此环状 SV40 病毒 dsDNA 分子被用来标记两条单链病毒 RNA 分子（蓝色）的 3′端。病毒 RNA 分子（如同细胞 mRNA 分子）在其 3′端存在多腺苷酸（poly A），因此能够与环状 SV40 病毒分子上附加的 oligo dT 尾退火结合。注意，这两条单链 RNA 分子的 5′端相连。（改编自 W. Bender and N. Davidson, *Cell* 7: 595-607, 1976.）

在 20 世纪 60 年代中期和后期，这一问题引起了特明的注意，他提出了一个令很多人嘲笑的、异类的解答，这使得他登陆了科学的荒漠之地。特明称：在感染细胞后，RSV 颗粒（以及其他相关病毒）会合成它们 RNA 基因组的双链 DNA 拷贝，也正是这些病毒基因组的双链 DNA 形式被整合入宿主细胞的染色体 DNA 中。一旦以这种方式整合，病毒基因组的 DNA 形式（称为前病毒）就表现为细胞基因的分子结构，并且在细胞复制其染色体 DNA 时能够同时被复制。另外，前病毒 DNA 还可以作为细胞 RNA 聚合酶转录的模板，由此产生能够组装入子代病毒颗粒的 RNA 分子，或者行使信使 RNA（mRNA）的功能，用于合成病毒蛋白（图 3.18）。

信息栏 3.3 再次感染不能解释 RSV 基因组的稳定传递 RSV 基因组由最初感染的细胞到子代细胞的传递大体可通过这一机制进行解释：病毒感染细胞能够持续释放病毒颗粒，而这些颗粒随后会感染子代细胞。这种再次感染的反复循环能够确保 RSV 基因组在一群细胞中无限存留下去，而并不需要病毒遗传信息的染色体整合——如同 SV40 病毒所采用的策略（3.6 节）。但是，用那些能够感染和转化细胞却不能在细胞中进行复制的病毒株也能够引发细胞群的稳定转化。此外，还发现一些细胞虽然能够被初始的 RSV 感染转化，但是能够抵抗后续的再感染。总之，这些发现有力地否定了 RSV 是通过再感染这一方式在细胞谱系的多次传代中存留下来的。

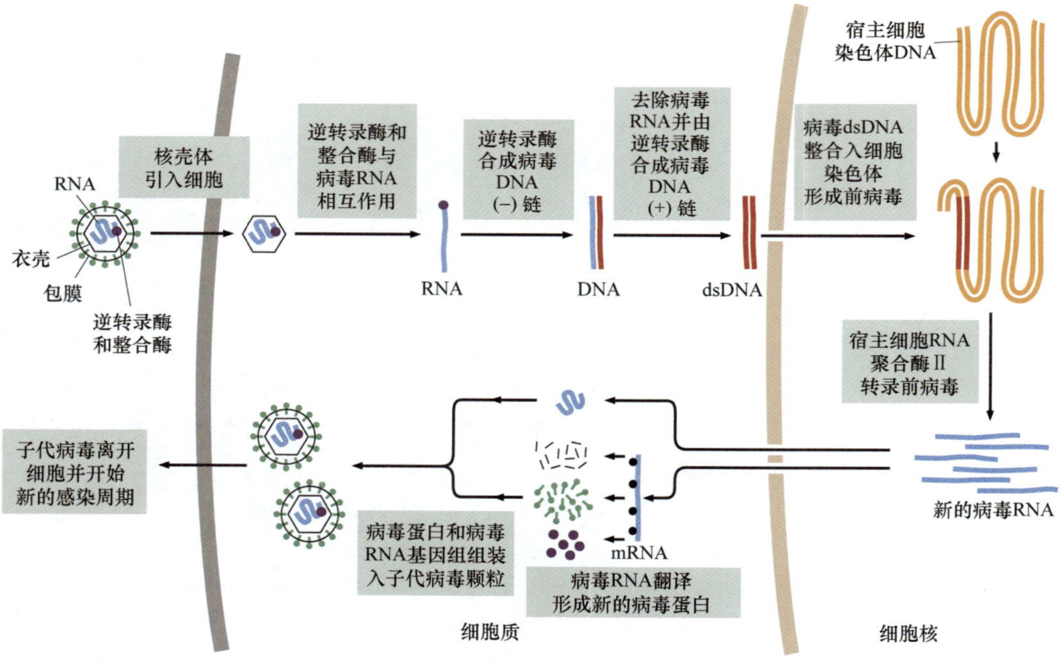

图 3.18 RSV 等 RNA 肿瘤病毒的生命周期 感染性病毒将它的单链 RNA 基因组（蓝色）与逆转录酶（RT，紫色）一起引入细胞质中。在 RT 的作用下，以病毒 RNA 为模板，合成出单链 DNA，随后合成病毒 RNA 的双链 DNA 拷贝（红色）。逆转录合成的 DNA 之后入核，并在此与细胞的染色体 DNA（橙色）发生整合。所得到的整合的前病毒利用宿主的 RNA 聚合酶 II 转录合成子代病毒的 RNA 分子（蓝色）。子代 RNA 分子被输出进入细胞质，并在此或作为 mRNA 来合成病毒蛋白；或被包装入子代病毒颗粒，之后离开细胞并且开始新一轮的感染。（改编自 B. Alberts et al., Essential Cell Biology, 3rd ed. New York: Garland Science, 2010.）

特明提出的逆转录的过程——合成 RNA 分子的 DNA 拷贝——在当时的分子生物学

中并没有先例，当时的观点认为信息的传递是单向的、特定的、DNA→RNA→蛋白质的传递。但是，这一新观点最终获胜了，特明和戴维·巴尔的摩在1970年同时发现RSV和相关病毒颗粒携带有逆转录酶，强有力地证明了这个观点。正如这两支研究队伍所发现的，这种酶具有执行特明所预测的关键复制步骤的功能，这一步骤使得RSV能够经过很多个细胞生长和分裂周期传递它的基因组。

很快，人们发现RSV只是一大类具有相似结构的病毒之一，这类病毒称为"逆转录病毒"，以此来反映在它们的复制周期中信息是由RNA分子反流向DNA的。在逆转录酶发现后的一年中，人们在RSV感染细胞的染色体DNA中发现了前病毒DNA的存在。因此，如同SV40病毒和多瘤病毒那样，逆转录病毒也依赖于将基因组整合入染色体以保证它们基因组的稳定保留和传递。

然而，RSV等逆转录病毒（图3.18）与SV40病毒和多瘤病毒等DNA肿瘤病毒（图3.16）在整合机制上有很重要的区别。整合是逆转录病毒复制周期中很普遍和必要的部分。实际上，逆转录病毒基因组含有合成整合酶的基因。这个整合酶由病毒*pol*基因编码（图3.19），它作为一个大的多聚蛋白的一部分，与逆转录酶一同合成。整合酶的作用在于调节染色体整合的过程。在每个感染和复制周期中，逆转录病毒的基因组（它的前病毒）通过精确的、有序的过程整合入宿主染色体DNA，以保证病毒基因组的完整性，并因此保存所有的病毒基因。这与DNA肿瘤病毒的行为形成对比：其基因组的染色体整合是非常罕见的（≪1/1000感染）。这一整合使得病毒的基因组能持续保存在最初感染细胞的后代细胞中；极少的SV40病毒基因组以一种偶然的形式成功地整合入染色体DNA，但该整合通常只包含野生型基因组的片段。

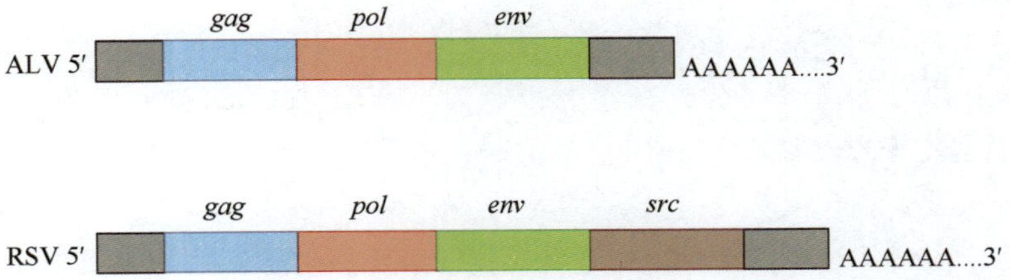

图3.19 劳斯肉瘤病毒的基因组结构 RSV的RNA基因组与常见的鸡致病原——禽白血病病毒（ALV）的基因组密切相关。二者的基因组均包含*gag*基因，该基因所编码的蛋白质与病毒RNA一起形成病毒颗粒的核蛋白核心（图3.4）；*pol*基因编码逆转录酶和整合酶；*env*基因编码病毒颗粒的糖蛋白凸起。此外，RSV基因组还含有一个基因（*src*，棕色），其编码Src蛋白，这一蛋白质会导致细胞转化。此图并未展示这些RNA分子5′端的特殊帽子结构。

3.8 RSV所携带的*src*基因同样也存在于未被感染的细胞中

同乳多空病毒的基因组一样，逆转录病毒的基因组也都非常小（<10kb），其编码能力受到局限，可能只有少数的基因，甚至可能远少于10个。依赖这一小部分的基因，逆转录病毒仍然能够成功地合成病毒基因组复制所需的蛋白质、构建和组装后代病毒颗

粒所需的蛋白质及转化被感染细胞所需的蛋白质。

在 RSV 的例子中，病毒突变株的应用揭示：病毒的复制功能（包括逆转录和后代病毒颗粒的构建）需要一系列基因，而病毒转化功能则需要另外一系列基因。因此，RSV 的某些突变株能够在被感染细胞中很好地复制，产生大量的后代病毒颗粒，但这种突变株缺乏转化的功能。相反，其他一些 RSV 的突变株能够转化细胞，但失去了在转化细胞中复制和产生后代病毒颗粒的能力。

至少有 3 个逆转录病毒基因与病毒的复制有关。其中两个编码病毒颗粒组装所需的结构蛋白质，第三个则编码逆转录酶和整合酶。逆转录病毒颗粒进入宿主细胞后，短时间内，逆转录酶就能复制病毒 RNA 形成双链 DNA；整合酶则负责将新合成的病毒 DNA 整合入宿主细胞基因组（图 3.18）。将 RSV 的 RNA 基因组与失去转化能力的相关逆转录病毒基因组相比可发现：在 RSV 基因组中，仅有非常少量的 RSV 基因组编码剩余的、已知的病毒蛋白而发挥功能——转化。由此，遗传学家推测：RSV 的所有转化功能存在于一个基因内，该基因称为 *src*（读作 sark），来代表其在被感染的鸡体内引发肉瘤的作用（图 3.19）。

1974 年，在加利福尼亚大学旧金山分校，由 J. 迈克尔·毕晓普（J. Michael Bishop）和哈罗德·瓦默斯（Harold Varmus）共同运作的实验室着手制作能特异性识别 RSV 基因组中与转化相关的序列（即 *src*）的 DNA 探针，以了解它的起源和功能（信息栏 3.4）。这种 *src* 特异性的探针随后被用于追踪细胞被 RSV 感染后 *src* 基因的命运。他们的猜想是：在未被感染的鸡细胞的基因组中不会存在 *src* 相关的 DNA 序列。受到感染后，在细胞中能够检测到 *src* 序列，这些序列由感染性病毒的基因组所引入。

信息栏 3.4 *src* 特异性 DNA 探针的制作 为了制作 *src* 特异性 DNA 探针，一位在毕晓普和瓦默斯实验室工作的研究者开发了两种类型的 RSV 病毒株：一种为野生型 RSV 基因组，含有病毒复制和转化所需的所有序列；另一种是突变型 RSV 基因组，虽然能够进行复制，但缺失了转化所需要的 *src* 序列（图 3.20）。利用逆转录酶，他制作了野生型序列的 DNA 拷贝，得到了与病毒 RNA 基因组互补的单链 DNA 分子。之后，他将这个互补的 DNA 分子（通常称为 cDNA）打断成片段，再与缺乏 *src* 序列的 RSV 缺失突变株的 RNA 基因组进行杂交，得到 DNA-RNA 杂交分子。除了编码 *src* 序列的 cDNA 片段外，这些大量的 cDNA 片段均与缺失突变株的 RNA 基因组退火。随后他回收了未形成 DNA-RNA 杂交复合物的 ssDNA 分子（清除杂交复合物）。所得到的 ssDNA 片段能够特异性识别突变型 RSV 基因组中缺失部分的序列，即 *src* 基因的序列。

因为最初的野生型 RSV RNA 逆转录使用了放射性标记的脱氧核苷三磷酸，所以 *src* 特异性的 DNA 片段（构成 *src*“探针”）也就被放射性同位素标记了。通过检测 *src* 探针（结合其放射性）是否能够与细胞 DNA 杂交，就能够检测我们感兴趣的 DNA（如病毒感染或非感染的细胞中所提取的 DNA）中是否携带有 *src* 序列。

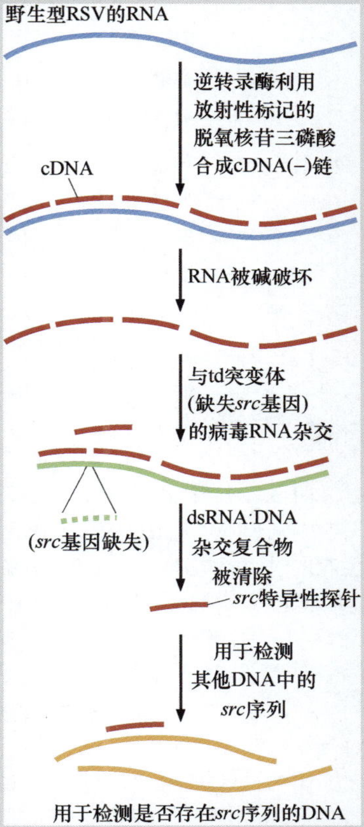

图 3.20 *src* 特异性 DNA 探针的构建 野生型（wt）RSV 病毒的 RNA（蓝色）只有在合成单链（ss）互补的 DNA 分子（cDNA，红色）时才发生逆转录。随后，wt 单链病毒 DNA 与转化功能缺陷（td）的 RSV 突变株的病毒 RNA（绿色）退火（杂交）。该突变株丧失了转化功能，缺失了 *src* 基因。之后，所得到的 dsRNA:DNA 杂交复合物被清除，留下了不能与 td 突变株 RNA 进行杂交的 wtDNA 的 ssDNA 片段。残存下来的 DNA 片段，如果经过放射性标记，可以用作 *src* 的特异性探针来检测各种细胞 DNA（橙色）中的 *src* 相关序列。

然而，这一试验的实际结果与预期的完全不同。1975 年，这个研究小组运用他们的 *src* 特异性探针发现，*src* 序列显然也存在于未被病毒感染的鸡细胞的 DNA 序列中。这些 *src* 序列以单拷贝细胞基因的形式存在，也就是说，每个二倍体鸡细胞基因组中存在两个 *src* 相关 DNA 序列的拷贝——这恰恰是大多数基因在细胞基因组中的存在形式。

鸡细胞基因组中存在的 *src* 序列，不会像那些用于检测它们的杂交实验中所用的人工合成物一样消失。此外，这些 *src* 序列细节上的特点说明，其不太可能是被逆转录病毒插入到鸡的基因组中的。例如，在几种相关的鸟类基因组中，甚至在进化树中相距较远的几种哺乳动物的 DNA 中，也能够容易检测到 *src* 相关 DNA 序列（图 3.21）。与鸡的进化亲缘关系越远的物种，*src* 探针与其 DNA 的反应就越弱。这恰恰是细胞基因的预期行为：该基因原来存在于共同的祖先物种的基因组中，其在几百万年的过程中，逐渐获得越来越多的、不同的 DNA 序列，而其后代物种也随之进化且彼此逐渐远离。

如此多的证据得出这一观点：在未被感染的鸡细胞基因组中存在的 *src* 序列，具有正常细胞基因的所有性质，在每个单倍体基因组中存在一个单独的拷贝，在几千万年中缓慢地进化，并且它也存在于所有现代脊椎动物的共同祖先物种中。这一认识引发了一场思考肿瘤起源的革命。

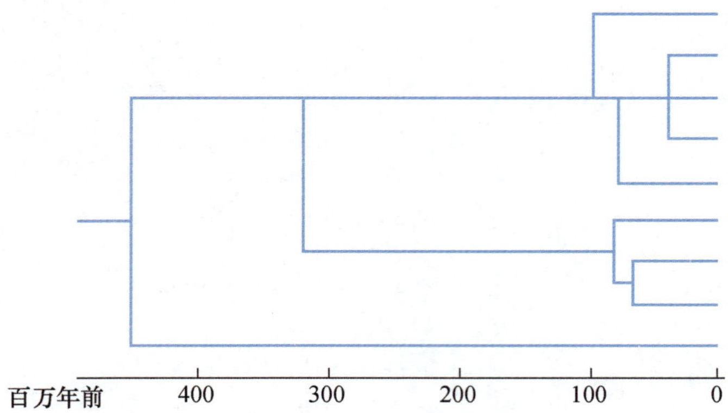

	杂交程度/%	解链温度/℃
RSV-大鼠	70	82
鸸鹋	16	75.5
鹌鹑	48	78
鸡	54	80
火鸡	53	78
鸭	46	76
牛犊	24	65
小鼠	28	65.5
人	29	66.5
鲑	19	66.5

图 3.21　*src* 基因的进化树　*src* 特异性 cDNA 探针（图 3.20）与多种脊椎动物以及被劳斯肉瘤病毒（RSV）近期感染和转化的大鼠细胞的 DNA 退火。这些脊椎动物与鸡的亲缘关系如进化树中所示。横坐标代表鸡和其他脊椎动物的最后一个共同祖先所生存的时间。与 DNA 退火后，探针的放射性强度比例，以及所得杂交产物较高的解链温度都证实：与 RSV 的 *src* 探针杂交最好的是 RSV 转化的大鼠细胞（RSV-大鼠）的 DNA，该 DNA 携带有 RSV 前病毒（作为阳性对照）。（解链温度是指两条核酸链分开时所需的温度，即双螺旋变性的温度。越高的解链温度意味着序列的互补性——两条退火 DNA 的碱基配对——越强，因此，由于在进化中累积的序列差异，远缘物种携带的基因 应该与鸡来源的 *src* 基因探针并不能进行完全杂交，由此产生的杂交复合物在较低的温度就可以被破坏。）鸡的 DNA 的结果显示：RSV 的 *src* 基因与鸡基因组中的相关基因稍有不同。与鸡的亲缘关系较远的物种的 *src* 原癌基因显现出较小程度的杂交。随后的工作揭示：在其他的后生动物门，如节肢动物（如黑腹果蝇）、海绵（其祖先在约 6 亿年前由脊椎动物和其他多细胞动物的祖先分化而来）生物体的 DNA 中也存在 *src* 序列，此图中并未显示。*src* 基因广泛的进化保守性表明：在基因组中含有 *src* 基因的物种中，*src* 基因在其生命中起着至关重要的作用。[感谢 H.E. 瓦默斯（H.E. Varmus），并改编自 D.H. Spector, H.E. Varmus and J.M. Bishop, *Proc. Natl. Acad. Sci. USA* 75: 4102-4106, 1978.]

3.9　RSV 利用从细胞捕获的基因来诱导转化细胞

在正常生物体的基因组中存在着高度保守的 *src* 基因，这种细胞内的 *src* 基因有时称为 c-*src*（即细胞 *src*），其在这些生物体（鸡）及其细胞的生命中发挥着某种作用。这种作用与出现的RSV基因组中的转化*src*基因是如何相互协调的呢？这种病毒转化基因（v-*src*）与鸡的 c-*src* 基因密切相关，但是这两种基因存在极为不同的作用和功能。当位于细胞基因组中时，c-*src* 基因的作用与正常的细胞行为和正常的机体发展相匹配。相反，由 RSV 基因组产生的类似的 v-*src* 基因，则起着潜在的癌基因的作用，该基因能够将普通鸡细胞转化为肿瘤细胞。

这个问题的答案来源于人们开始思考：是否有可能RSV的*src*基因并非天然存在于RSV的祖先逆转录病毒的基因组中？这个假想的病毒祖先，虽然缺失 *src*，却能很好地在鸡细胞中进行复制。实际上，*src* 缺失的逆转录病毒——禽白血病病毒（ALV）——在鸡中很普遍，并且能够从一只鸡传染至另一只鸡。这提示，在鸡细胞感染的过程中，一个类似于这种普通鸡病毒的祖先病毒，通过某些遗传途径用某种方式从宿主细胞基因组中获得某些序列（图 3.22）。所获得的细胞序列（如 *src* 序列）随后与病毒基因组整合，成为该逆转录病毒的第四个基因，先前存在的另 3 个基因是该病毒在被感染细胞中进行复制所必需的（图 3.19）。一旦存在于 RSV 的基因组中，被捕获的 *src* 基因随后就能够被病毒改变和利用，用以转化被感染的细胞。

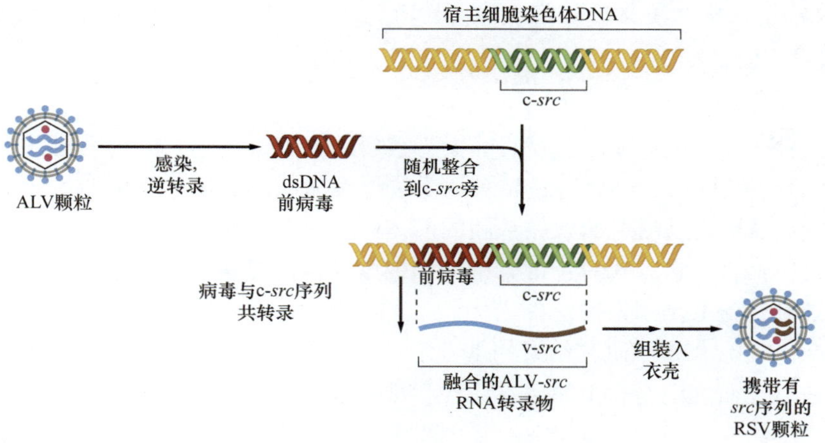

图 3.22 禽白血病病毒捕获 *src* 禽白血病病毒捕获细胞 *src* 基因（c-*src*）的精确机制还不明确。根据广泛接受的模型，在被感染的鸡细胞中，ALV 前病毒 DNA（红色）（偶然）整合到 c-*src* 原癌基因（绿色）的旁边。ALV 前病毒和邻近的 c-*src* 基因随后被共同转录为一条杂交 RNA 转录物（蓝色和棕色）。在切除了 c-*src* 的内含子以后（图中未显示），这个杂交的病毒 RNA 被包装入病毒颗粒。这个病毒颗粒成为劳斯肉瘤病毒（RSV）的始祖（图中未显示 ALV 序列在 v-*src* 基因 3′端的结合，使得 ALV 序列位于这个病毒癌基因的两侧）。

这一模式赋予了逆转录病毒巨大的“智慧”，因为这意味着逆转录病毒可挑选和利用现成的细胞基因为自己所用。这种行为对于病毒来说是非常罕见的，因为实际上其他类型病毒所携带的基因与所感染细胞的天然 DNA 序列几乎没有亲缘关系（信息栏 3.5）。

信息栏 3.5 病毒和它们的基因起源于哪里？ 瓦默斯和毕晓普的实验室关于 RSV *src* 基因细胞起源的发现引发了另一个问题：绝大多数的病毒基因是从哪里得来的，以及病毒是如何起源的？在 DNA 和 RNA 病毒的复制周期中，病毒基因组复制的保真性远低于细胞 DNA 的复制，这使得病毒基因组序列比多细胞动物的细胞基因组序列进化得更快。因此，前体基因序列存在于其他病毒和细胞中的痕迹在亿万年前就被这种快速进化抹掉了。

我们可能将永远不会知道绝大多数病毒基因组是从哪里和如何起源的。也许，病毒在其寄生的细胞出现时就已经存在了。一些病毒可能最初是由细胞基因组断裂出来成为脱离基因，之后开始自谋生路而形成的。RNA 病毒可能残留有早期形式的细胞生命的痕迹——可利用 RNA 分子作为基因组；至于逆转录病毒，则可能具有细胞进化晚期的痕迹，此时逆转录酶样的细胞酶能将 RNA 转为 DNA 基因组。

无论它们的起源如何，绝大多数病毒基因与其宿主基因没有明显的相关性。这显示了瓦默斯和毕晓普发现的独特性。他们发现，虽然看似是偶然的，但逆转录病毒确实能够获得和转导（基因组中）细胞基因。它们基因组的可塑性揭示了逆转录病毒的新用途：可利用重组 DNA 技术，将多种感兴趣基因引入逆转录病毒基因组。这一应用于 20 世纪 80 年代开始活跃，所得到的病毒基因组能够被用作载体，可将这些感兴趣的基因转导入体外培养的细胞和体内的活体组织（后者通常称为“基因治疗”；补充信息栏 3.3）。

但是，关于 c-*src* 基因还需要明确更为重要的一点。在鸡细胞基因组的成千上万个基因中，c-*src* 经过诸如 RSV 等逆转录病毒进行细微的改造后，就可能被转化为潜在的病毒癌基因。由于它是活化的致癌基因的前体，c-*src* 又被称为原癌基因。原癌基因概念的提出具有革命性：它意味着正常脊椎动物细胞的基因组所携带的基因，在特定环境中具有诱发细胞转化甚至引发肿瘤的潜力。

在 1975 年和 1976 年研究结果的基础上，原癌基因 c-*src* 和癌基因 v-*src* 的结构在之后几年内被迅速研究清楚。正如病毒遗传学家所设想的，所有的病毒转化序列都存在于单个病毒癌基因内。在 RSV 的 RNA 基因组中，v-*src* 基因位于其基因组的 3′端，在其之前是 3 个先前存在的逆转录病毒基因，它们与病毒复制有关（图 3.19）。

逆转录病毒获取和激活 c-*src* 基因的方法引发了 3 个进一步的猜想。第一，如果逆转录病毒能够激活这种原癌基因使其成为潜在的癌基因，那么其他类型的突变机制可能也可以通过重塑正常的 c-*src* 而产生相似的结果。可能这一机制在激活细胞原癌基因成为癌基因时，并不需要将正常基因从其所处的细胞染色体中移走。可能诱发肿瘤的信息也早已存在于正常细胞的基因组中，只等待被唤醒。

第二，RSV 的所有转化能力都来自于其基因组中的单个基因 v-*src*。这一点非常重要，正如长期以来所推测的，它预示着单个癌基因能够引发细胞在形态上、代谢上及生长行为上的大量改变。更普遍地说，这意味着其他能够引发肿瘤的基因也有多效性的作用。因此，如果一个被转化的、致瘤的细胞与正常细胞相比有 20～30 处不同的性质，这些多样的改变可能不是源自于 20～30 个不同基因的改变，相反，可能仅仅少数基因的改变就能够使正常细胞转化为致瘤细胞。

第三，RSV 和其 v-*src* 癌基因可能代表了其他逆转录病毒的行为模式，它们同样也能够在体外转化被感染的细胞及在体内诱发肿瘤。或许这些逆转录病毒获得了与 *src* 无关的其他细胞基因。无疑，c-*src* 基因是第一个被发现的原癌基因，其他细胞原癌基因可能隐藏于脊椎动物细胞的基因组中，等待着被某些逆转录病毒捕获和激活。

3.10　脊椎动物基因组中携带有大量原癌基因

历史的偶然：1909 年，长岛的一位养鸡农民与佩顿·劳斯相遇，使 RSV 成为第一个被分离和细致研究的致瘤性逆转录病毒。随后，人们开始了对 RSV 最细致的分子和遗传学分析。然而，在20世纪50年代和60年代，人们发现了其他的鸡和啮齿类动物肿瘤病毒，随即它们被认为是逆转录病毒类，如同RSV一样。

其他转化性逆转录病毒的多样性和它们所引发的疾病说明，它们如RSV一样，可能携带捕获的细胞原癌基因，并且可能利用这些捕获的基因来转化被感染细胞。因此，在v-*src*和c-*src*发现的一年内，人们开始争相去寻找其他的病毒，这些病毒以相似的遗传途径传递，并可能携带其他原癌基因。

另外一种鸡逆转录病毒——MC29骨髓细胞瘤病毒（能够在鸡中诱发一种骨髓恶性肿瘤），也属于这类病毒。MC29基因组中也含有捕获的细胞基因，称为v-*myc*癌基因，这种病毒利用该基因在被感染的鸡中诱发快速生长的肿瘤。如v-*src*一样，v-*myc*基因可溯源至正常鸡细胞基因组中相应的原癌基因。如*src*一样，在与逆转录病毒基因组整合后，*myc*基因也经历了一些重塑。这一重塑过程将有效的致癌能力赋予了某个基因，该基因在此之前在正常鸡细胞的生命中可能发挥良性的、重要的作用。

有趣的是，MC29如同RSV一样，也起源于禽白血病病毒（ALV）。这增强了这一想法：逆转录病毒，如ALV，善于获得细胞基因组的随机片段。所获得的杂交病毒，其生物学能力可能取决于捕获了哪个独特的细胞基因。对于大部分捕获的细胞基因，携带这些基因的杂交病毒可能并不会表现出明显的表型（如诱发肿瘤的潜能）。只有在非常罕见的情况下，当促进生长的细胞基因——原癌基因——被捕获时，杂交的病毒才可能显示出诱发肿瘤的表型，从而使其被发现并且最终被病毒学家所分离。

在哺乳动物中也发现了逆转录病毒，这些病毒与ALV亲缘关系较远，但像ALV一样，能够获取细胞原癌基因并将其转化为有效的癌基因。其中，猫白血病病毒在其基因组中获得*fes*癌基因，产生猫肉瘤病毒；而一种杂交的大鼠-小鼠白血病病毒在不同情况下可获得两个不同的原癌基因：由此产生哈维肉瘤病毒（Harvey sarcoma virus）和柯尔斯滕肉瘤病毒（Kirsten sarcoma virus）两种转化性逆转录病毒，在基因组中分别携带H-*ras*和K-*ras*癌基因。在10年内，与逆转录病毒相关的癌基因已经增加到了20多个，它们大多以最初被发现的病毒来命名（表3.3）。至今已经发现30多个不同的脊椎动物原癌基因。

表3.3 急性转化性逆转录病毒及其所捕获的癌基因[a]

病毒名称	病毒癌基因	物种	主要疾病	癌蛋白种类
劳斯肉瘤病毒	*src*	鸡	肉瘤	非受体TK
Y73/Esh肉瘤病毒	*yes*	鸡	肉瘤	非受体TK
藤浪肉瘤病毒（Fujinami sarcoma virus）	*fps*[b]	鸡	肉瘤	非受体TK
UR2病毒	*ros*	鸡	肉瘤	RTK，未知配体
骨髓细胞瘤29病毒	*myc*	鸡	骨髓性白血病[c]	转录因子
米尔·希尔病毒（Mill Hill virus）2	*mil*[d]	鸡	骨髓性白血病	ser/thr激酶
禽成髓细胞性白血病E26病毒	*myb*	鸡	骨髓性白血病	转录因子
禽成髓细胞性白血病E26病毒	*ets*	鸡	骨髓性白血病	转录因子
禽成红细胞增多症ES4病毒	*erbA*	鸡	成红细胞白血病	甲状腺激素受体
禽成红细胞增多症ES4病毒	*erbB*	鸡	成红细胞白血病	EGF RTK
3611小鼠肉瘤病毒	*raf*[e]	小鼠	肉瘤	ser/thr激酶

续表

病毒名称	病毒癌基因	物种	主要疾病	癌蛋白种类
SKV770	*ski*	鸡	内皮瘤（存疑）	转录因子
网状内皮组织增生症病毒	*rel*	火鸡	未成熟B细胞淋巴瘤	转录因子
阿贝尔松鼠白血病病毒（Abelson murine leukemia virus）	*abl*	小鼠	前-B细胞淋巴瘤	非受体TK
莫洛尼鼠肉瘤（Moloney murine sarcoma）病毒	*mos*	小鼠	肉瘤、成红细胞白血病	ser/thr激酶
哈维鼠肉瘤（Harvey murine sarcoma）病毒	H-*ras*	大鼠、小鼠	肉瘤	小G蛋白
柯尔斯滕鼠肉瘤（Kirsten murine sarcoma）病毒	K-*ras*	小鼠	肉瘤	小G蛋白
FBJ鼠肉瘤病毒	*fos*	小鼠	骨肉瘤	转录因子
斯奈德-泰伦猫肉瘤（Snyder-Theilen feline sarcoma）病毒	*fes*[f]	猫	肉瘤	非受体TK
麦克多诺猫肉瘤（McDonough feline sarcoma）病毒	*fms*	猫	肉瘤	CSF-1 RTK
加德纳-拉希德猫肉瘤（Gardner-Rasheed feline sarcoma）病毒	*fgr*	猫	肉瘤	非受体TK
哈迪-朱克曼猫肉瘤（Hardy-Zuckerman feline sarcoma）病毒	*kit*	猫	肉瘤	青灰因子RTK
猴肉瘤病毒	*sis*	绒毛猴	肉瘤	PDGF
AKT8	*akt*	小鼠	淋巴瘤	ser/thr激酶
禽病毒S13	*sea*	鸡	成红细胞白血病[g]	RTK；未知配体
骨髓增生性白血病病毒	*mpl*	小鼠	骨髓增生	TPO受体
地区家禽实验室v. 30	*eyk*	鸡	肉瘤	RTK；未知配体
禽肉瘤病毒CT10	*crk*	鸡	肉瘤	SH2/SH3接头
禽肉瘤病毒17	*jun*	鸡	肉瘤	转录因子
禽肉瘤病毒31	*qin*	鸡	肉瘤	转录因子[h]
AS42肉瘤病毒	*maf*	鸡	肉瘤	转录因子
Cas NS-1病毒	*cbl*	小鼠	淋巴瘤	SH2依赖的泛素化因子

a. 表中并未列出能产生这些癌基因的所有病毒。“物种”是指病毒最初分离时所在的动物物种。

b. 哺乳动物*fes*癌基因的同源序列。

c. 也可以引发肿瘤和内皮瘤。

d. 哺乳动物*raf*癌基因的同源序列。

e. 鸡*mil*癌基因的同源序列。

f. 鸡*fps*癌基因的同源序列。

g. 也可以引发粒细胞白血病和肉瘤。

h. 行使转录抑制因子功能。

缩写：CSF，集落刺激因子；EGF，表皮生长因子；G，GTP结合；PDGF，血小板衍生生长因子；RTK，受体酪氨酸激酶；ser/thr，丝氨酸/苏氨酸；SH，src同源片段；TK，酪氨酸激酶；TPO，血小板生成素。

部分改编自 S.J. Flint, L.W. Enquist, R.M. Krug et al., Principles of Virology. Washington, DC: ASM Press, 2000. 另部分改编自G.M. Cooper, Oncogenes. Boston: Jones and Bartlett Publishers, 1995.

在不同情况下，存在于哺乳动物或者禽类DNA中的原癌基因都能够容易地在所有其他脊椎动物的基因组中被检出。这些基因，如在鸡、鼠和人类中的c-*myc*，在它们各自的宿主中似乎发挥着相同作用。所有其他未发现的原癌基因可以说也是一样的。很快，人们发现这个庞大的原癌基因系统一定存在于所有哺乳动物和鸟类的共同祖先脊椎动物的基因组中，并与脊椎动物基因组中其他大多数基因一样，都遗传到了它们的现代物种中。

现在，多年过去，我们认识到：这些转化性逆转录病毒为肿瘤研究者了解细胞基因组及其原癌基因群提供了便捷途径。如果没有这些逆转录病毒，原癌基因的发现将极度困难。通过从细胞基因组中将原癌基因调出并且呈现出它们潜在的能力，肿瘤病毒将肿瘤研究向前推进了几十年。

3.11 慢性转化性逆转录病毒通过将其基因组插入细胞原癌基因旁来激活原癌基因

如上所述，每个致癌性逆转录病毒的出现都是由于非转化性病毒［如禽白血病病毒（ALV）或者鼠白血病病毒（MLV）］从被感染的宿主细胞基因组中捕获到了原癌基因。实际上，“非转化性”的前体病毒同样也能够诱发肿瘤，但是它们需要更长的时间来导致肿瘤，通常需要几个月。相反，携带癌基因的逆转录病毒，通常在被注入宿主动物后的几天或者几周内即可引发肿瘤。

当用那些能快速转化细胞的逆转录病毒感染培养液中的细胞时，细胞通常会出现形态学和生长行为的改变，显示出肿瘤细胞的行为特征（表 3.2）。相反，那些缓慢致癌的、非转化性的肿瘤病毒（如 ALV 和 MLV）感染细胞时，这些细胞会释放出子代病毒颗粒，但在形态和生长行为上并不会表现出任何明显的改变。这些细胞缺乏形态学上的变化与这些病毒基因组中缺乏癌基因是相符的。

将这些事实综合起来，会产生一个大疑惑：那些像 MLV 或 ALV 不携带癌基因的病毒是如何诱发恶性肿瘤的呢？

通过研究 ALV 在鸡体内诱发的白血病，更准确地说，是通过对白血病细胞的基因组 DNA 进行详细分析，使得上述疑问在 1981 年得到解答。这些细胞的基因组都整合有 ALV 前病毒的拷贝。这些研究开始的时候，即特明和巴尔的摩的研究发现 10 年后，人们发现前病毒在被感染宿主细胞的染色体 DNA 上的整合位点是随机的。在鸡的基因组中，ALV 前病毒的整合位点可能存在几百万个，而且，每个被感染的白血病细胞的基因组中可能携带一个或多个前病毒。了解这一切以后，研究者开始绘制 ALV 前病毒在白血病细胞染色体 DNA 中整合位点的图谱。

对一系列 ALV 引发的、在单个鸡中独立出现的白血病进行分子分析，得出了一个出乎意料的结果，与之前预想的随机整合位点的集合极为不同。这些白血病细胞基因组中，大多数（>80%）都存在 ALV 前病毒的染色体 DNA 整合，且整合位点紧邻原癌基因 c-*myc*（图 3.23）！这一发现，其本身很难与观点——前病毒在被感染细胞基因组上几百万个整合位点中发生随机整合——相符。

人们很快发现，整合的病毒基因组和细胞的 *myc* 基因间的近距离关联使得这两个遗传元件间存在功能的关联。ALV 前病毒中的病毒转录启动子破坏了 c-*myc* 基因的正常表达调控机制（图 3.23A）。细胞 c-*myc* 基因不再受本来的基因启动子的调控，而是直接受病毒的转录调控。因此，c-*myc* 的表达不再受细胞的精密调控而出现上调或下调，而是受外来“篡权者”的调控，高效持续地表达。实际上，白血病细胞染色体中所出现的这个病毒-细胞基因杂交体，其作用类似于禽骨髓细胞瘤病毒所携带的 v-*myc* 癌基因。

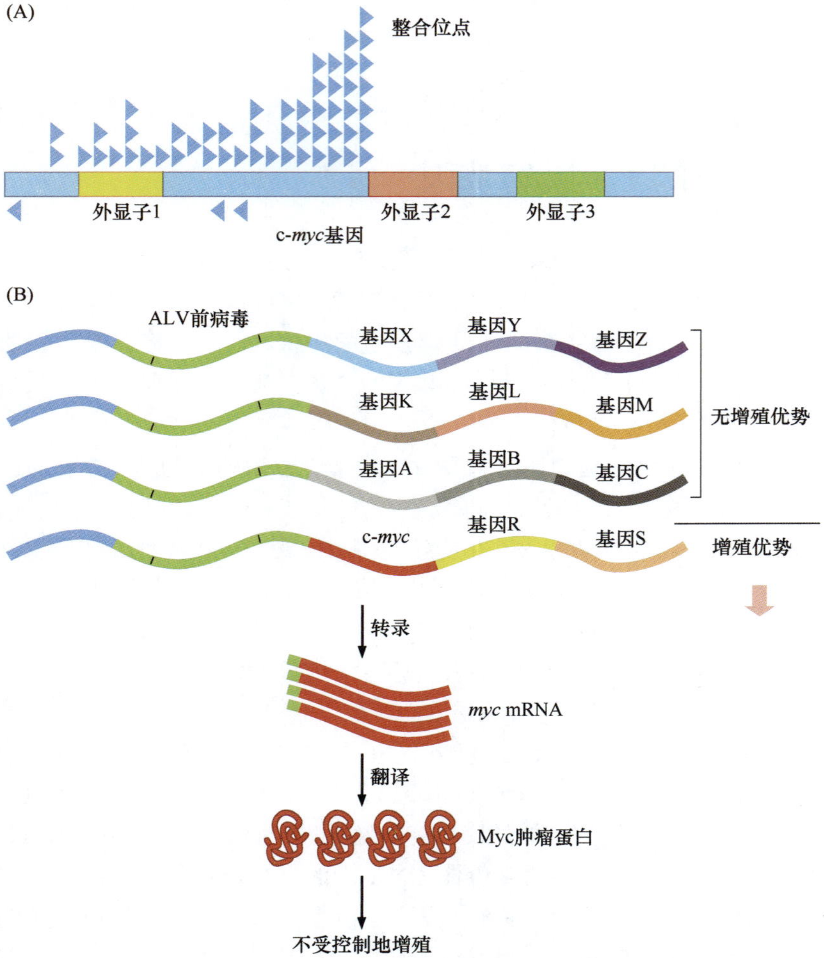

图 3.23　插入突变　没有获得癌基因的病毒，如禽白血病病毒（ALV），其引发肿瘤的作用可以通过将其前病毒 DNA 整合到细胞原癌基因旁来实现。(A)通过对许多由 ALV 引发的 B 细胞淋巴瘤进行分析，发现大部分 ALV 前病毒整合到含有 c-*myc* 原癌基因的 DNA 片段中，通常与 c-*myc* 基因的转录方向相同，其中大部分整合于 c-*myc* 的第一个非编码的外显子和第二个外显子（*myc* 基因的阅读框的起点）之间。(B）ALV 的致癌性可作如下理解：在 ALV 感染鸡淋巴细胞时，ALV 前病毒（绿色）在这些细胞染色体 DNA 中的几百万个不同位点进行随机整合（此图仅表示了 4 个染色体 DNA 图谱）。在罕见的情况下，ALV 前病毒整合（随机地）到 c-*myc* 原癌基因（红色）中。随后可能造成 c-*myc* 基因的转录被 ALV 强力的、持续活化的启动子所控制。因为高水平 Myc 蛋白能够有效地促进细胞增殖，携带这个特殊的整合前病毒和活化的 c-*myc* 基因的细胞将会不受控制地繁殖，最终产生大量的子代细胞而形成淋巴瘤。（改编自 S.J. Flint, L.W. Enquist, R.M. Krug et al., Principles of Virology. Washington, DC: ASM Press, 2000.）

突然间，用于解答疑惑——ALV导致白血病形成——的各种线索相继出现。解答如下：在感染的过程中，ALV在鸡的造血系统中迅速传播至成千上百万个细胞。感染非常成功，使得鸡出现病毒血症，即血液中含有高浓度的病毒颗粒。这些上千万次感染的结果是：每一次感染都能导致ALV前病毒在被感染细胞基因组中的某个位点发生随机整合。在大多数情况下，这种前病毒的整合除了使宿主细胞产生大量的后代病毒颗粒外，对被感染的宿主细胞不产生任何影响。但是在极低的概率下，可能千万分之一的感染中，前病毒碰巧整合于c-*myc*基因旁边（图3.23B）。这个偶然事件最终导致一个爆炸性的结果——c-*myc*基因转化为一个有效的癌基因，它受紧邻整合的前病毒及其转录启动子的作用而持续表达。这种罕见的、携带不受调控的*myc*基因的细胞，随后开始不受控制地增殖，在几周内，其子代细胞进一步发展成为更具侵略性的、形成白血病的肿瘤细胞。

这一过程解释了家禽从最初感染病毒到引发白血病的缓慢动力学。由于前病毒整合激活c-*myc*基因的概率极低，因此在恶性肿瘤被触发之前需要经历几周的时间和几百万次感染。这种特殊的原癌基因的激活机制称为插入突变，这同样也解释了其他作用缓慢的逆转录病毒（如MLV）引发白血病的能力。迄今为止，对禽类和鼠类逆转录病毒感染的研究证明，整合发生在多于25个不同的细胞原癌基因旁。插入突变确实能够作为发现新的原癌基因的有效方法（信息栏3.6）。

信息栏3.6　插入突变发现新的原癌基因　如先前所描述的（3.10节），对具有快速转化能力的逆转录病毒基因组的分析，使研究者鉴定出了一大群原癌基因。插入突变现象（最先发现于ALV基因组插入到c-*myc*原癌基因旁）为这些细胞基因的发现提供了候选的方法。研究者可以研究一系列独立出现的肿瘤，这些肿瘤由本身不含有癌基因的逆转录病毒所引起，如ALV或MLV。更具体地说，即研究者可以分析肿瘤细胞染色体DNA中位于整合前病毒旁的宿主细胞序列，可能会发现前病毒反复整合到一个细胞基因（可能仍然未知）旁，该细胞基因受前病毒的转录启动子作用而活化。这个基因由于被紧密关联的前病毒DNA所标记，因此很容易被克隆。

该策略的最初成果来源于对小鼠乳腺瘤病毒（MMTV）引发的乳腺癌的研究。MMTV也是基因组中不含有癌基因的逆转录病毒。研究人员绘出了由MMTV引发的小鼠乳腺癌细胞基因组中的MMTV前病毒的整合位点图谱。大多数前病毒整合于3个染色体位点，集中位于*int-1*、*int-2*和*int-3*细胞基因旁边（表3.4）。随后发现这3个基因能够编码促进细胞增殖的蛋白质。由于MMTV前病毒的整合，这些基因中任何一个的失控表达，似乎都能够引起细胞增殖进而引起乳腺癌的发生。

*int-1*基因与果蝇的*wingless*基因同源，被重新命名为*Wnt-1*，它是*Wnt*系列基因的先驱。研究发现*Wnt*基因是脊椎动物中重要的有丝分裂原和成形素，即控制形态发生的因子。最近，这一研究策略揭示了另一大类细胞基因，它们中的任何一个被MLV介导的插入突变激活都将在小鼠中引发白血病（表3.4）。

表 3.4 插入突变所活化的细胞基因的例子

基因	插入的突变原	肿瘤类型	物种	癌蛋白类型
myc	ALV	B 细胞淋巴瘤	鸡	转录因子
myc	ALV，FeLV	T 细胞淋巴瘤	鸡，猫	转录因子
nov	ALV	肾胚细胞瘤	鸡	生长因子
erbB	ALV	骨髓成红细胞增多症	鸡	受体 TK
mos	IAP	浆细胞瘤	小鼠	ser/thr 激酶
int-1[a]	MMTV	乳腺癌	小鼠	生长因子
int-2[b]	MMTV	乳腺癌	小鼠	生长因子
int-3	MMTV	乳腺癌	小鼠	受体[c]
int-H/int-5	MMTV	乳腺癌	小鼠	酶[d]
pim-1	Mo-MLV	T 细胞淋巴瘤	小鼠	ser/thr 激酶
pim-2	Mo-MLV	B 细胞淋巴瘤	小鼠	ser/thr 激酶
bmi-1	Mo-MLV	T 细胞淋巴瘤	小鼠	转录抑制剂
tpl-2	Mo-MLV	T 细胞淋巴瘤	小鼠	ser/thr 激酶
lck	Mo-MLV	T 细胞淋巴瘤	小鼠	非受体 TK
p53	Mo-MLV	T 细胞淋巴瘤	小鼠	转录因子
GM-CSF	IAP	粒单核细胞白血病	小鼠	生长因子
IL2	GaLV	T 细胞淋巴瘤	长臂猿	细胞因子[e]
IL3	IAP	T 细胞淋巴瘤	小鼠	细胞因子
K-*ras*	F-MLV	T 细胞淋巴瘤	小鼠	小 G 蛋白
CycD1	F-MLV	T 细胞淋巴瘤	小鼠	G_1 细胞周期蛋白
CycD2	Mo-MLV	T 细胞淋巴瘤	小鼠	G_1 细胞周期蛋白

a. 后来重命名为 *Wnt-1*。

b. 后来证实为编码成纤维细胞生长因子（FGF）的基因。

c. 与 Notch 受体相关。

d. 雄激素向雌激素转变的酶。

e. 细胞因子是指调控各种类型造血细胞的生长因子。

缩写：ALV，禽白血病病毒；FeLV，猫白血病病毒；F-MLV，弗兰德小鼠白血病病毒；GaLV，长臂猿白血病病毒；IAP，脑池内 A 颗粒（细胞内的逆转录病毒样基因组）；Mo-MLV，莫洛尼鼠白血病病毒；MMTV，小鼠乳腺瘤病毒；ser/thr，丝氨酸/苏氨酸；TK，酪氨酸激酶。

部分改编自 J. Butel, Carcinogenesis 21: 405-426, 2000；并引自 N. Rosenberg and P. Jolicoeur, in J.M. Coffin, S.H. Hughes and H.E. Varmus (eds.), Retroviruses. Cold Spring Harbor, NY: Cold Spring Harbor Laboratory Press, 1997. 也部分改编自 G.M. Cooper, Oncogenes, 2nd ed. Boston: Jones and Bartlett Publishers, 1995.

发现插入突变的研究者没有提出的另一个有挑战性的想法是：非病毒的致癌物质或许也能够产生如 ALV 所造成的一样的结果。或许这些其他的致癌物质，包括 X 射线和化学诱变剂，能够不改变原癌基因在细胞染色体中的正常位置而使其发生改变。这一结果可能打乱了细胞的生长调控，这种生长调控的不稳定状态就如同 ALV 引发白血病过程中所出现的不稳定状态一样。

3.12　一些逆转录病毒天然携带癌基因

本章中对逆转录病毒的描述表明这些病毒基本上可以分为两类。某些病毒不携带癌基因，如 MLV 和 ALV，但是能够在初始感染后经历较长的潜伏期（即许多周）后在宿主动物上引发肿瘤。其他病毒，如 RSV，已经从细胞原癌基因前体中获得癌基因，则能够快速引发肿瘤（即几天或者几周内）。

实际上，还存在第三类逆转录病毒与上述两种模式都不相符。人类 T 细胞白血病病毒（HTLV-I）感染了约 1%的日本南部岛屿九州的居民。在一些加勒比海岛屿也出现了地方性的感染，虽然发病率较低。终生 HTLV-I 感染具有 3%～4%的概率发展为成年 T 细胞白血病，并且这些病毒似乎能够通过乳汁传输和母婴传输持续存在于人群中。

尽管进行了广泛的分子研究，但没有任何迹象表明 HTLV-I 前病毒整合位点聚集在特定的染色体区域。因此，HTLV-I 显然不可能运用插入突变来引发白血病。取而代之的是，它引发白血病的能力似乎来源于病毒基因天然编码的一个或多个病毒蛋白。其中了解最透彻的是病毒 *tax* 基因，它的产物能够激活前病毒 DNA 序列的转录，由此产生子代 RNA 基因组。与此同时，*tax* 基因产物似乎能够激活两个细胞基因的转录，这两个基因分别编码重要的生长刺激蛋白白细胞介素-2（IL-2）和粒细胞-巨噬细胞集落刺激因子（GM-CSF）。这些“生长因子”（将在第 5 章中阐述）由被病毒感染的细胞释放，能够促进多种造血细胞的增殖。虽然由此引发的增殖本身不会直接造成白血病，但由 HTLV-I 刺激的细胞似乎能以较低且能预测的概率形成真正的肿瘤变异体。在这一例子中，特定病毒癌基因（特别是 *tax*）的表达似乎是宿主动物中逆转录病毒复制周期中固有的和必要的组成部分，而不是小概率遗传事件导致不同寻常的混合基因组，如 RSV 基因组。

3.13　总结与展望

通过在实验室和人工饲养的动物身上进行研究，肿瘤生物学家于 20 世纪发现了大量能够引发肿瘤的病毒。这些病毒具有 DNA 或者 RNA 基因组，大多能够感染培养的细胞，并且将其转化为致瘤的细胞。这种转化的能力表明，在病毒的基因组中存在强有力的癌基因，这些癌基因具有足够大的能力诱发多种肿瘤细胞的相关表型（表 3.2）。此外，这些病毒所具有的转化培养细胞的能力，为研究其在感染的宿主动物组织中诱发肿瘤的机制提供了线索。

对 RNA 肿瘤病毒，特别是劳斯肉瘤病毒的细致研究，引发了一场重大的观念变革。RSV 的癌基因称为 v-*src*，起源于正常的细胞基因——c-*src*。这个发现揭示非转化性的、慢性致瘤的逆转录病毒，如 ALV（禽白血病病毒），具有获取正常细胞基因并将这些基因转化为高效的转化性癌基因的能力。通过遗传性获取所得到的杂交病毒能够在被感染宿主中快速诱发肿瘤。

c-*src* 基因的发现具有重要的意义。它在非感染细胞基因组中的存在证明：正常的细胞基因组中携带原癌基因，其能够通过序列改变而转化为癌基因（这种改变的详情将在后面几章中进行描述）。来源于禽和哺乳动物的大量逆转录病毒很快被发现携带其他的癌基因，这些癌基因都是以类似的方式从被感染的细胞基因组中获得的。虽然每个原癌基因最先都是在某个脊椎动物基因组中被发现的，但我们现在知道这些基因存在于所有脊椎动物基因组中。所以，一般的脊椎动物基因组都携带许多此类正常基因，它们每一个都具有被转化为活化的癌基因的潜力。

此外，其他原癌基因则是通过研究前病毒在由非转化性的逆转录病毒［如鼠白血病病毒（MLV）和 ALV］所引发的肿瘤基因组中的整合位点而被发现的。这些前病毒随机整合入染色体 DNA，通过插入突变的方式，使原癌基因转变为活化的癌基因。由于与前病毒紧密连锁，这些癌基因能够很容易地被分离。多数情况下，因为存在于剧烈改变的逆转录病毒中，插入突变引导人们重复发现那些已发现的原癌基因，如同 *myc* 和禽髓细胞瘤病毒（AMV）。另外的情况下，通过研究前病毒的整合位点可发现全新的原癌基因，如被 MMTV 活化的 *int-1* 基因的发现。实际上，在关于“几个接受基因治疗的患者患上了肿瘤”的报道出现之前，只有一小部分的肿瘤生物学家对插入突变感兴趣（信息栏 3.7）。

信息栏 3.7　基因治疗有时会产生悲剧的结果　基因治疗最适用于造血系统疾病。因此，由免疫系统关键组分的种系缺失而引起的先天免疫缺陷的幼儿，原则上能够通过运用逆转录病毒载体将缺失的基因转入他们的骨髓干细胞而被治愈（补充信息栏 3.3）。在体外被基因转导的逆转录载体感染后，干细胞被稳定移植入患儿的骨髓中。移植的、经过遗传改造的干细胞所分化形成的子代细胞能够提供缺失的免疫功能，从而逆转先天性的免疫缺陷。

这种基因治疗的方法始于法国。来自 10 名患有先天性重症联合免疫缺陷（SCID）——缺失 T 细胞和 NK 细胞（15 章）——的儿童的骨髓干细胞被莫洛尼鼠白血病病毒（Moloney murine leukemia virus，Mo-MLV）衍生的逆转录病毒载体转染。该载体转导患儿所缺乏的 γc 蛋白编码基因。γc 蛋白为白细胞介素受体的组成成分，而白细胞介素受体与免疫系统的正常发育和调节有关。在接受治疗的 10 名患儿中，有 9 名重建了他们的免疫功能。然而，在该治疗的几年后，其中 4 名儿童患上了 T 细胞型急性淋巴细胞白血病。

对白血病细胞 DNA 的分析发现，这 4 名儿童中的 3 名，病毒载体来源的前病毒整合入 *LMO2* 基因第一外显子的几千个碱基对中。*LMO2* 基因是一种原癌基因，在人类 T 细胞白血病中被激活。对第 4 名儿童的 DNA 分析发现，前病毒整合到另一个原癌基因 *Bmi-1* 旁。这 4 名白血病患儿中的 3 名最终被治愈。并且这 9 名幸存的儿童在治疗后的 10 年都有着重建的免疫功能。

既然已知 *LMO2* 和 *Bim-1* 在白血病发生中起着癌基因的作用，那么极有可能是插入的前病毒导致了这4例白血病。因此，插入突变会导致肿瘤发生成为残酷的现实，在基因治疗中存在这样的可能和远期的风险。在这些发现的基础之上，研究者开始研究新型的病毒载体，这种载体不太可能通过插入突变而活化原癌基因，这为那些希望通过基因治疗手段治疗先天性缺陷的人们提供了新的希望。

原癌基因和癌基因的发现虽然解答了许多问题，但是也引发了许多问题。逆转录病毒编码的癌基因蛋白质（称为癌蛋白），与紧密相关的、由相应的原癌基因所编码的蛋白质在功能上有何不同？癌蛋白转化细胞的生化机制也仍然不清楚。

DNA 肿瘤病毒转化被感染细胞的分子机制则更加不清楚，因为这些病毒编码的癌蛋白与其宿主细胞合成的蛋白质差异很大。这种不同暗示这些病毒癌蛋白不能通过任何简单的、显而易见的方式潜入细胞生长调控机制体系。直到该研究开始10年后，即20世纪80年代中期，它们的转化机制才开始明朗化，我们将于第8章和第9章对其进行阐述。

对于很多肿瘤研究者及支持这一研究的公众而言，有一个最重要的问题推动着研究工作的前进：这些病毒和其所激活的原癌基因在人类癌症的发生中是否起关键作用？正如我们所知，全世界发生的癌症中大约1/5是与感染性病原体相关的。乙型肝炎病毒（HBV）和丙型肝炎病毒（HCV），如同人乳头瘤病毒（HPV），在引发常见肿瘤方面起着重要的作用。实际上，近几年发现，即使是不常发生的人类家族性肿瘤也与病毒感染有关（补充信息栏3.4）。所以，对病毒在肿瘤发病机制中的作用的认识是不断充实和增长的。

即使RNA和DNA肿瘤病毒与个体人类肿瘤的发生无关，我们也应该正确看待关于其转化机制的研究。这些研究揭示了在各种人类肿瘤中发挥主要作用的基因，大大加快了我们在基因和分子层面上对肿瘤发病机制的了解，使得肿瘤研究有了飞跃性的发展，使其从描述性的科学发展成为能够用精确和系统的术语进行解释的科学。

重要概念

- 1910年，佩顿·劳斯发现病毒可在鸡体内引发肿瘤。几十年后，培养的细胞在被劳斯肉瘤病毒（RSV）感染后可转化为肿瘤细胞，这一发现使得肿瘤病毒研究复兴，并使人们认识到可在细胞水平上进行癌症研究。
- 转化的培养细胞具有多种不常见的特性，包括：形态改变、失去接触抑制、锚定非依赖性、缺失生长因子仍能增殖、永生化及致瘤性，后者是细胞完全转化的决定性实验。
- RSV感染诱发的转化表型能够传递给子代细胞，并且依赖于RSV基因产物持续活化。
- 除RSV这类RNA病毒外，几种DNA病毒，包括乳多空病毒、人类腺病毒、疱疹病毒和痘病毒，也能在实验动物或人体上诱发肿瘤。

- RNA 肿瘤病毒的基因组由单链 RNA 构成，而 DNA 肿瘤病毒的基因组则由双链 DNA（dsDNA）构成。
- 由于病毒 DNA 基因组的复制通常不依赖于宿主细胞的 DNA，并且病毒的基因组缺乏在有丝分裂中正常分离的 DNA 片段（着丝粒），DNA 肿瘤病毒基因组由一代细胞向另一代细胞的传递存在着一个概念问题。这个问题直到人们发现 DNA 肿瘤病毒基因组整合到宿主细胞染色体 DNA 后才解决。
- 由于 RNA 肿瘤病毒基因组由单链 RNA 构成，不能与宿主 DNA 整合，并且再次感染的理论也无法解释后代细胞的持续转化状态，霍华德·特明假设：RNA 病毒能够合成其基因组的双链 DNA 拷贝，即逆转录过程。之后，作为正常病毒复制周期的一部分，这些 DNA 拷贝整合入宿主的染色体 DNA 中。这与 DNA 肿瘤病毒有很大不同，对于 DNA 肿瘤病毒来说，整合是非常罕见和偶然的事件，并不是病毒复制过程的一部分。
- 因为 RNA 病毒复制周期依赖于信息的反向流动（即由 RNA 到 DNA），所以 RNA 病毒称为逆转录病毒，而这类病毒基因组的 DNA 形式称为前病毒。
- 在对 RSV 的研究中，研究者发现病毒复制和细胞转化由不同的基因执行，其中转化功能由单独的一个称为 *src* 的基因执行。
- 通过应用能特异性识别 RSV 基因组中的转化相关序列（如 *src*）的 DNA 探针，研究者惊奇地发现：*src* 相关的序列存在于未被 RSV 感染的鸡细胞的 DNA 中。进一步的研究显示，*src* 基因是一种存在于所有脊椎动物中的、正常的、高度保守的基因（其他很多这类基因也被证明具有这种性质）。
- *src* 存在两种形式：支持正常细胞功能的细胞形式（c-*src*）和作为癌基因的病毒形式（v-*src*）。这二者功能上的不同可以这样解释：可能 v-*src* 是 RSV 的祖先病毒从细胞基因组中捕获 c-*src* 并使其发生改变而形成的。
- 由于 c-*src* 可以作为癌基因的前体，其被称为原癌基因，这个术语意味着正常的脊椎动物细胞含有可以被转变为癌基因进而引发肿瘤的基因。
- v-*src* 的行为提示：单个癌基因可以有多效性，能够引起细胞特征的众多变化。c-*src* 的发现提示：其他突变机制也有激活原癌基因（此时原癌基因仍然存在于细胞基因组中的正常位点）的可能性。
- 与 RSV 相反，非转化性的、慢性致癌的逆转录病毒缺乏癌基因，它们通过将其基因组整合到细胞染色体的原癌基因旁——称为插入突变——来发挥作用。这一偶然事件将原癌基因置于病毒转录启动子的调控之下，解除了对基因表达的管制，并导致细胞不受控制地增殖。插入突变能够用于发现新的原癌基因。
- 携带癌基因的、具有快速转化能力的逆转录病毒，它的病毒复制基因被捕获的细胞癌基因序列所替换，这导致所形成的强效转化病毒因缺失复制所必需的病毒基因而无法进行自我增殖（补充信息栏 3.5）。
- 除了非转化性逆转录病毒（通过插入突变起作用）和急性转化性逆转录病毒（通过获得癌基因起作用），还有一种逆转录病毒的致瘤能力源于自身正常的基因产物。这类病毒蛋白是病毒复制所必需的，但是其也具有激活与细胞生长和增殖有关的细胞基因表达的作用。

思考问题

1. 支持和反对肿瘤是传染性疾病的发现各有哪些？

2. 如何证明肿瘤病毒基因组是病毒诱发的肿瘤维持其转化状态所必需的？试想哪种遗传机制使“打了就跑”的方式（成为可能？这种方式中，经过一段时间后，肿瘤表型的维持并不需要肿瘤病毒的存在）。

3. 为什么携带癌基因的病毒，如劳斯肉瘤病毒，在野生鸡群中如此罕见？

4. 哪些证据表明肿瘤病毒在体外所转化的细胞的表型反映着肿瘤细胞在体内的类似表型？

5. 哪种逻辑提示肿瘤病毒基因组的染色体整合是 RNA 肿瘤病毒复制周期中固有的、不可缺少的部分，而对于 DNA 肿瘤病毒复制，它只是一个偶然的副产物？

6. 何种证据显示：原癌基因如 c-*src* 实际上是一个正常的细胞基因，而不是被感染的逆转录病毒插入到种系中的基因？

7. 你如何想象在遥远的进化历史中，DNA 肿瘤病毒和逆转录病毒如禽白血病病毒的出现？

8. 为什么逆转录病毒如禽白血病病毒需要经过如此长的时间来诱发肿瘤？

参考读物

Brower V (2004) Accidental passengers or perpetrators? Current virus-cancer research. *J. Natl. Cancer Inst.* 96, 257–258.

Brower V (2004) Connecting viruses to cancer: how research moves from association to causation. *J. Natl. Cancer Inst.* 96, 256–257.

Bruix J et al. (2004) Focus on hepatocellular carcinoma. *Cancer Cell* 5, 215–219.

Carbone M, Pass HI, Miele L & Bocchetta M (2003) New developments about the association of SV40 with human mesothelioma. *Oncogene* 22, 5173–5180.

Coffin JM, Hughes SH & Varmus HE (eds) (1997) Retroviruses. Cold Spring Harbor, NY: Cold Spring Harbor Laboratory Press.

DiMaio D & Liao JB (2006) Human papillomaviruses and cervical cancer. *Adv. Virus Res.* 66, 125–159.

Flint SJ, Enquist LW, Krug RM et al. (2000) Principles of Virology. Washington, DC: ASM Press.

Hsu JL & Glaser SL (2000) Epstein-Barr virus-associated malignancies: epidemiologic patterns and etiologic implications. *Crit. Rev. Oncol. Hematol.* 34, 27–53.

Kung HJ, Boerkoel C & Cater TH (1991) Retroviral mutagenesis of cellular oncogenes: a review with insights into the mechanisms of insertional activation. *Curr. Top. Microbiol. Immunol.* 171, 1–15.

Martin D & Gutkind JS (2008) Human tumor-associated viruses and new insights into the molecular mechanisms of cancer. *Oncogene* 27, S31–S42.

Moore PS & Chang Y (2010) Why do viruses cause cancer? Highlights of the first century of human tumor virology. *Nat. Rev. Cancer* 10, 878–889.

Newton R, Beral V & Weiss R (1999) Human immunodeficiency virus infection and cancer. *Cancer Surv.* 33, 237–262.

Parsonnet J (ed) (1999) Microbes and Malignancy: Infection as a Cause of Human Cancers. Oxford, UK: Oxford University Press.

Phillips AC & Vousden KH (1999) Human papillomavirus and cancer: the viral transforming genes. *Cancer Surv.* 33, 55–74.

Pisani P, Parkin DM, Muñoz N & Ferlay J (1997) Cancer and infection: estimates of the attributable fraction in 1990. *Cancer Epidemiol. Biomarkers Prevent.* 6, 387–400.

Stehelin D, Varmus HE, Bishop JM & Vogt PK (1976) DNA related to the transforming gene(s) of avian sarcoma viruses is present in normal avian DNA. *Nature* 260, 170–173.

Weiss R, Teich N, Varmus H & Coffin J (eds) (1985) Molecular Biology of Tumor Viruses: RNA Tumor Viruses, 2nd ed. Cold Spring Harbor, NY: Cold Spring Harbor Laboratory Press.

（黄常志　马怡茗　钟佳伶　林虹）

第 4 章　细胞癌基因

大多数恶性肿瘤起源于病毒感染，关于这一点已经是毫无疑问的了。要假定出人类肿瘤的其他病因起源无疑是很困难的。

卢德维克·格罗斯（Ludwik Gross），肿瘤病毒学家，1970 年

20 世纪 70 年代 DNA 和 RNA 肿瘤病毒的发现，为肿瘤生物学家解释人类肿瘤的起源提出了一个简单而有力的理论。人群中普遍存在的病毒会以某种频率感染易感组织，并导致被感染细胞的转化。发生转化的细胞开始不断增殖，最终形成临床上常见的细胞团块，也就是肿瘤。由于那些只含有几个有限数目的插入基因的肿瘤病毒能够成功将正常的啮齿类动物细胞和鸡细胞转化为肿瘤细胞，因此人们推测这些病毒可能同样能使人类细胞发生转化。

尽管这个理论一直很有吸引力，然而随着研究的不断深入，人们却发现用这个理论难以将人类肿瘤的生物学和流行病学特征统一起来。显然，大多数的人类肿瘤并不像传染病那样从一个个体传播到另一个个体。人们也很难找到具有典型小范围流行病学特征的肿瘤病例。更重要的是，自 20 世纪 70 年代以来，研究人员尝试着从多种人类肿瘤中分离出病毒，但均以失败告终。在西方国家常见的肿瘤中，只有宫颈癌和肝癌能够明确地与特定的病毒病原体联系起来。

这些发现导致了两种不同的观点。一些研究者坚持认为肿瘤病毒是所有人类肿瘤的诱因，他们认为当潜伏在人体内的病毒接触到化学或物理致癌物后，这些病毒诱发肿瘤的能力才会被激活。而另一些研究者则完全抛弃了病毒理论，转而开始在细胞基因组成千上万的基因中寻找潜在的致癌者，后者最终获得了成功。到 20 世纪 80 年代后期，人们发现细胞基因组中包含了众多促进癌细胞增殖的基因。

因此，曾经一度被认为是肿瘤关键诱因的肿瘤病毒，最终没能达到人们期望的高度。但是，在证明细胞基因才是肿瘤发生的起源的过程中，肿瘤病毒的相关研究却发挥了重要作用。在接下来的数十年中，发现了大量细胞内肿瘤诱发基因——癌基因和抑癌基因，这都要直接归功于研究人员早期为寻找感染性肿瘤诱发因子所做的努力。

4.1　体内逆转录病毒激活是否能导致肿瘤？

20 世纪初期，日本科学家山川胜三郎的研究表明，化学物质能够诱导实验动物发生肿瘤（2.9 节）。该研究表明，在兔耳朵上连续数月反复涂抹煤焦油能够引发皮

肤癌。20 年代中期，法国巴黎的一篇博士论文记载了百余例肿瘤病例，其中大多数为皮肤癌，这些患者都有在 X 射线环境中工作的经历。显然，这两项研究中肿瘤的直接诱因都是非生物性的，或者为化学有机物或者为射线（2.9 节和 2.10 节）。

尽管这些发现在 20 世纪中叶已经广为人知，但难以撼动当时流行的理论。那时人们认为所有肿瘤都是由某种传染性病原体，也就是肿瘤病毒导致的。在这种情况下，一些支持病毒致癌说的学者，尤其是从事逆转录病毒研究的学者，在 20 世纪 70 年代早期提出了一种新的机制学说，解释了在没有明显外部病毒感染的情况下，肿瘤病毒是如何参与多种肿瘤发生的。

这种新机制的提出源自于逆转录病毒独特的生物学特性。在某些情况下，逆转录病毒的基因组能够整合到各种脊椎动物的生殖细胞基因组中，由此产生的前病毒可以像孟德尔等位基因一样遗传至后代（补充信息栏 4.1）。这些内源性前病毒常常处于转录沉默的状态，而且它们在生物体细胞中的存在也不明显。只有在极少数的情况下，这些通常保留了编码感染性逆转录病毒颗粒能力的内源性前病毒的表达会被唤醒。

从某些品系的小鼠中分离出成纤维细胞，并向其中加入胸腺嘧啶类似物——溴脱氧尿苷（BrdU），能够激活这些细胞中内源逆转录病毒（ERV）基因组。作为应答，这些由于内源性前病毒转录沉默而表面上看没有被感染的结缔组织细胞开始释放逆转录病毒颗粒。同样的，小鼠体内也存在类似的情况，少数细胞中潜在的前病毒有可能会自发激活。一旦这些细胞释放具有感染性的病毒颗粒，它们就能通过细胞间的感染不断增殖，并迅速扩散到全身，诱发白血病。

在了解了内源性逆转录病毒的这种特性之后，有些学者开始假设人类肿瘤也以类似的方式发生。例如，具有诱变能力的致癌物，如烟草中的焦油，可能会诱发潜伏于体内的内源性逆转录病毒激活。由此产生的病毒颗粒，类似于某些品系小鼠体内的逆转录病毒，开始增殖并扩散到全身，导致易感组织形成肿瘤。同时，这些能扩散到全身的内源性病毒可能无法在个体之间传播，这也就解释了为什么肿瘤不像传染病一样传播。另一个相关的假说则认为，逆转录病毒是将病毒癌基因插入生殖细胞基因组中，这些潜在的病毒癌基因能够被多种致癌物激活。

尽管这些假说非常诱人，但人们始终不能从人类肿瘤中分离出有感染性的逆转录病毒颗粒，这些关于人类肿瘤的模型因为缺乏支持性的证据而很快被否定。

事实上，大多数存在于人类基因组中的内源性逆转录病毒基因组都是 500 万年前早期的灵长类动物的生殖细胞受到感染后遗传而来的。从那时起，这些前病毒的序列渐渐发生突变，失去产生特定的具有传染性的逆转录病毒颗粒的能力，成为大量存在于人类基因组中的无用 DNA 序列的一部分（图 1.4）。尽管多达 8%的人类基因组源自内源性逆转录病毒的基因组，但在这些接近 4 万个逆转录病毒起源的基因片段中，只有少数几个被证实具有完整性及编码特定感染性病毒的能力。例如，其中之一的 HERV-K 亚家族，该家族整合至人类生殖细胞的时间相对较晚，前病毒相对比较完整。即便如此，人们也没能发现它们具备产生感染性病毒颗粒或者诱发肿瘤的能力。（直到目前人们也不清楚为什么其他哺乳类动物的生殖细胞在近期的进化过程中能够持续获得新的、功能性的内源性前病毒，而人类却不能。）因此，肿瘤研究者开始寻找其他可能引起人类肿瘤形成的遗传因素。

4.2　检测非病毒性癌基因的策略——DNA 转染

对于那些致力于非病毒性致癌作用研究的人而言，内源性逆转录病毒理论的终结为他们提供了另一种可能的理论。这个理论中，致癌物质作为诱变剂发挥作用（2.10节）。无论是物理因素（如 X 射线）还是化学因素（如烟草中的焦油），这些都能使易感细胞基因组中关键的生长控制基因发生突变，从而诱发肿瘤。这些生长控制基因可能是正常的细胞基因，如由逆转录病毒学家发现的原癌基因。一旦这些基因发生突变，产生的突变等位基因可能发挥活化的癌基因的作用，促使含有这些突变体的细胞发生癌变。

换言之，这个模型——其实只是一个推测——认为化学因素诱导细胞基因发生突变，这些突变基因导致细胞异常生长。事实上，癌细胞是突变细胞这一概念可以追溯到 20 世纪初，源自病理学家戴维·冯汉泽曼（David von Hansemann）和胚胎学家西奥多·博韦里的假说（补充信息栏 4.2）。要估算这些细胞基因组中突变基因的数量基本不可能。另外，通过实验的方法证明这些肿瘤诱发基因的存在也是一个巨大的挑战。如果它们的确存在于化学诱变的细胞基因组中（包括可能的人类肿瘤细胞），要如何去找到它们呢？如果这些基因是由正常细胞基因突变而来，它们隐藏在基因组成千上万甚至数十万的基因中，要找到它们可以说是大海捞针。

为了明确非病毒性癌基因是否在化学诱变的细胞中存在，一种新的实验方法应运而生。该方法将癌细胞的 DNA（或部分基因）导入正常细胞中，并观察受体细胞是否对导入的肿瘤细胞 DNA 产生反应，通过受体细胞在导入肿瘤细胞 DNA 数周后在培养基中形成的集落数来评价受体细胞是否发生了转化——霍华德·特明已经用这种方法对劳斯肉瘤病毒对鸡胚成纤维细胞的转化作用进行了检测（3.2 节）。这种方法依赖于几个实验技术的进展，包括一个有效的基因转染方法。另外，需要明确用于提取 DNA 的癌细胞和合适的受体细胞。

1972 年，一种高效的基因导入方法产生了，很快被命名为“转染”，利用 DNA 和磷酸钙晶体形成共沉淀，在此基础上将裸DNA分子直接转入哺乳动物的细胞内（图4.1）。在此之前，对于共沉淀物如何克服细胞对外来遗传物质的自然抵抗，人们了解甚少。源自于小鼠胚胎成纤维细胞的 NIH 3T3 细胞系被发现尤其适合通过这种方式摄取外源性 DNA 并将其整合至自身的基因组中。

在转染细胞之前还需要选择合适的供体细胞，从中提取 DNA。研究者并不清楚该选择何种细胞。是否每一种癌细胞都携带具有转化能力的基因，如来源于劳斯肉瘤病毒的 *src* 癌基因，关于这一点人们并不清楚。同样，能够将正常上皮细胞转化成肿瘤细胞的细胞癌基因是否在不同的结缔组织细胞（成纤维细胞）、不同的细胞内环境中发挥与其在 NIH 3T3 细胞中类似的作用，也是个未知数。另外还有其他种种问题，例如，由于种群间的差异，转化正常人类细胞的癌基因可能对正常小鼠细胞没有作用。

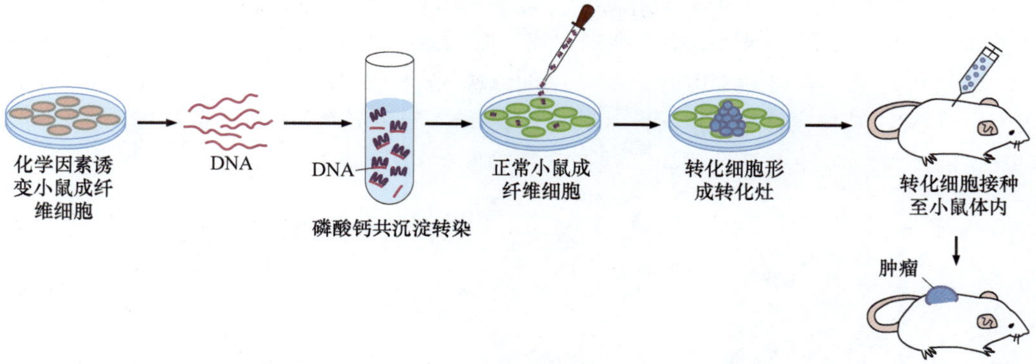

图 4.1　转化细胞 DNA 的转染　转染可以用来检测肿瘤细胞中的癌基因。将生长在培养皿中的癌细胞（粉色）中的 DNA 提取出来（为了简便，双链 DNA 用单链来表示）。将 DNA 加入磷酸盐缓冲液中，加入钙离子，DNA 会与磷酸钙形成共沉淀结晶（粉色和紫色）。将这些结晶加入正常单层培养的细胞（绿色）中，磷酸钙会促进细胞吸收 DNA。如果供体 DNA 中含有癌基因，那么这些癌基因就有可能插入受体细胞的基因组中，并使细胞发生转化。转化的细胞将分裂增殖，逐渐长成肉眼可见的转化灶（蓝色斑点）。将转化灶内的细胞注射至小鼠体内会形成肿瘤。由此，可以用这种方法来检测细胞的转化状态。

出于种种考虑，研究人员选择了来源于小鼠成纤维细胞的肿瘤细胞作为供体。将 C3H10T1/2 小鼠成纤维细胞反复用 3-甲基胆蒽（3-MC）（煤焦油的组分之一，也是强有力的致癌诱变剂）处理，使其发生癌变，获得作为供体的肿瘤细胞。重要的是，这些供体肿瘤细胞的转化并不是外源性病毒感染或者是内源性前病毒基因的激活所致。因此，从这些细胞中检测出的癌基因极有可能是细胞自身基因的突变体。

在 1978～1979 年的实验当中，研究人员用 3-MC 处理不同的小鼠细胞系，诱导其发生癌变，然后提取 DNA 加入 NIH 3T3 细胞培养基中。几周之后，NIH 3T3 细胞形成大量的转化灶。转化灶中的细胞随后被证实具有锚定非依赖生长及致瘤能力（表 3.2）。这个简单的实验证明了供体肿瘤 DNA 中含有能够将正常的 NIH 3T3 细胞转化成具有强致瘤能力的恶性细胞的遗传因子。

此外，从正常 C3H10T1/2 细胞中提取出的 DNA 不能诱导 NIH 3T3 细胞形成转化灶，说明 3-MC 使 C3H10T1/2 细胞的基因组发生了某些改变，产生了一些新的具有转化能力的遗传序列。换句话说，3-MC 能使正常的 C3H10T1/2 细胞基因发生突变，突变后的基因则在导入 NIH 3T3 细胞后发挥了癌基因的作用。

起初，研究人员很难确定在供体肿瘤细胞的基因组中存在一个或是多个能够转化受体细胞的癌基因。在仔细分析转染过程后，研究人员发现只有约 0.1%的供体 DNA 能够通过转染整合至受体细胞的基因组中。也就是说，两个遗传上独立的供体基因同时转入一个受体细胞的概率为千分之一乘以千分之一，即百万分之一可以认为是一个不可能发生的事件。根据这样的推断，研究人员认为供体肿瘤细胞 DNA 中的单个基因诱导了 NIH 3T3 细胞的转化。这个结果同样证明了早先人们用 3-MC 致癌物诱导 C3H10T1/2 癌变的过程中，实际上只有一个基因突变成了癌基因。

这些转染实验非常重要，它们为癌基因的产生与病毒感染无关这一说法提供了强有力的证据。同样，人类肿瘤细胞也可能通过非病毒感染的途径获得具有转化能力的癌基因。如果癌基因的确存在于肿瘤细胞的基因组内，它们是否同样具有转化小鼠细胞的能力？

这些问题很快就得到了解答。从不同的人类肿瘤细胞中提取出的 DNA 被证实均能转化小鼠 NIH 3T3 成纤维细胞（图 4.2）。这意味着无论来源于何处，肿瘤细胞中的癌基因都能够跨越物种和组织的差异，使正常细胞发生转化。

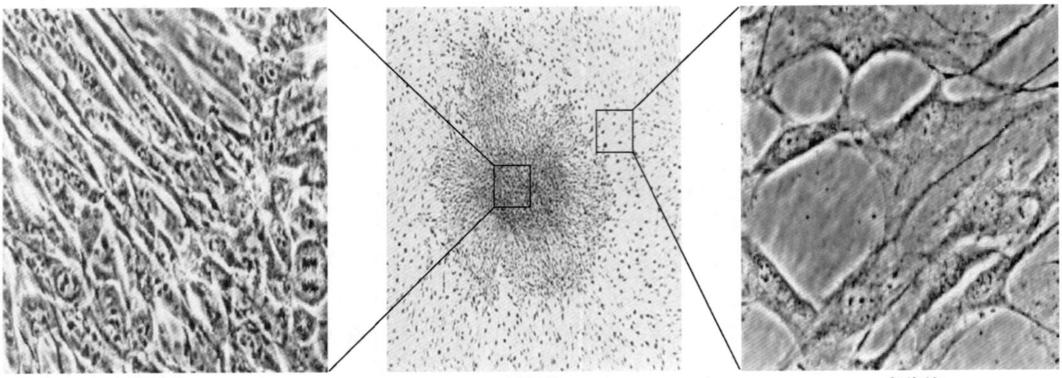

图 4.2　人类肿瘤 DNA 能转化小鼠细胞　通过转染的方法将不同肿瘤细胞的 DNA 转入小鼠 NIH 3T3 细胞中，导致细胞形成转化灶。在低倍显微镜下（中间）观察转染人膀胱癌细胞系 T24 的 DNA 后，NIH 3T3 细胞形成的转化灶。在高倍镜下（左边），转化灶内的细胞与许多转化的成纤维细胞一样呈梭形，并重叠生长。而转化灶周围的未发生转化的 NIH 3T3 细胞（右边）和正常的成纤维细胞一样，宽而伸展，彼此也没有重叠。（引自 M. Perucho et al., *Cell* 27: 467-476, 1981.）

4.3　人类肿瘤细胞中发现的癌基因与逆转录病毒相关

通过转染检测出的人类肿瘤细胞中的癌基因，从表面上看源自没有致癌作用的正常细胞基因。这似乎和逆转录病毒没什么关系（3.9 节）。在逆转录病毒形成过程中，早已存在的正常细胞内的原癌基因通过完全不同的机制被激活，变成癌基因。

人们对此产生了新的疑问：同样的细胞原癌基因是否既可以在某些情况下被逆转录病毒激活，又可以在另外一些情况下被非病毒的诱变剂激活？或者，被逆转录病毒激活的癌基因和被非病毒诱变剂激活的癌基因本来就是两组完全不同的基因？

特异性检测逆转录病毒相关癌基因的 DNA 探针的使用，为这些问题提供了很好的解答。通过 DNA 印迹实验（补充信息栏 4.3），人们用针对哈维大鼠肉瘤病毒中存在的 H-*ras* 癌基因设计的 DNA 探针，在人膀胱癌细胞中检测到了相关的癌基因（图 4.3）。另一个相关的癌基因，即存在于柯尔斯滕肉瘤病毒中的 K-*ras* 基因，同样能够在人结肠癌细胞中被检测到。

人们越来越多地发现，逆转录病毒相关癌基因与非病毒因素诱变癌基因之间存在联系（表 4.1）。随后，研究人员发现，逆转录病毒相关癌基因在人肿瘤细胞基因组中有更

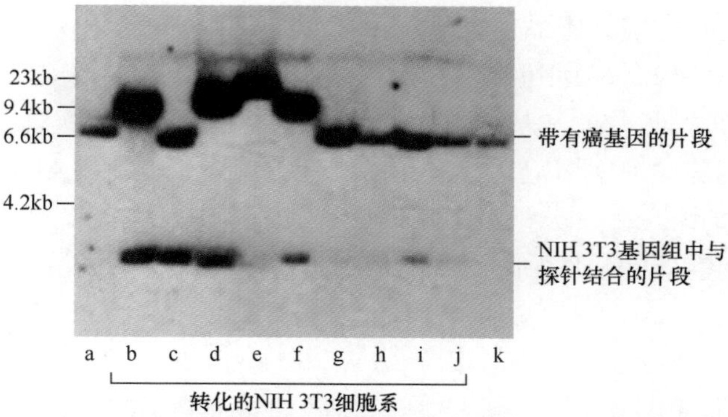

图 4.3　转染的细胞癌基因和逆转录病毒癌基因具有同源性　DNA 印迹（补充信息栏 4.3）能够用来检测逆转录病毒癌基因和细胞癌基因之间是否存在同源性。从逆转录病毒癌基因中克隆出的 DNA 片段在经放射性标记后被作为探针，先用限制性内切核酸酶对转化细胞的基因组 DNA 进行酶切，然后通过 DNA 印迹来检测。本图中显示的是一条经过放射性标记的 H-*ras* 癌基因探针（源自哈维鼠肉瘤病毒基因组）和经人膀胱癌细胞系 EJ 的 DNA 转染并发生转化的 9 株 NIH 3T3 细胞系的基因组 DNA（泳道 b～j）；泳道 a 中是未经转染的 NIH 3T3 细胞 DNA，泳道 k 中为人膀胱癌细胞系 T24 的基因组 DNA。在经过转染的 NIH 3T3 细胞中（泳道 b～j），除了通过转染获得含有癌基因的 DNA 片段之外，还存在代表着内源性 H-*ras* 原癌基因的小分子片段。（引自 L.F. Parada et al., *Nature* 297: 474-478, 1982.）

表 4.1　人类肿瘤中发现的逆转录病毒相关癌基因

病毒名称	种属	癌基因	癌蛋白类型	发现同源性癌基因的人类肿瘤
劳斯肉瘤病毒	鸡	*src*	非受体类酪氨酸激酶	结肠癌[a]
阿贝尔松白血病病毒	鼠	*abl*	非受体类酪氨酸激酶	CML
禽成红细胞增生病毒	鼠	*erbB*	受体类酪氨酸激酶	胃癌、肺癌、乳腺癌[b]
麦克多诺猫肉瘤病毒	猫	*fms*	受体类酪氨酸激酶	AML[c]
猫白血病病毒	猫	*kit*	受体类酪氨酸激酶[d]	胃肠间质肿瘤
鼠肉瘤 3611 病毒	鼠	*raf*	丝氨酸/苏氨酸激酶[e]	膀胱癌
猴肉瘤病毒	猴	*sis*	血小板衍生生长因子（PDGF）	多种肿瘤[f]
哈维肉瘤病毒	小鼠/大鼠	H-*ras*[g]	小 G 蛋白	膀胱癌
柯尔斯滕肉瘤病毒	小鼠/大鼠	K-*ras*[g]	小 G 蛋白	多种肿瘤
禽成红细胞增生病毒	鸡	*erbA*	核受体[h]	肝癌、肾癌、垂体肿瘤
禽成髓细胞性白血病 E26 病毒	鸡	*ets*	转录因子	白血病[i]
禽髓细胞瘤病毒	鸡	*myc*[j]	转录因子	多种肿瘤
网状内皮组织增殖病毒	火鸡	*rel*[k]	转录因子	淋巴瘤

a. 只有少量肿瘤中发生了突变。

b. EGF 受体，相关的 erbB2/HER2/Neu 蛋白在 30%的乳腺癌中过表达。

c. Fms，集落刺激因子（CSF-1）受体，在 AML 中有少量突变；相关 Flt3（Fms 样酪氨酸激酶-3）蛋白在白血病中多有突变。

d. 干细胞受体。

e. 近源的 B-Raf 蛋白在大多数黑色素瘤中存在突变。

f. 其编码的蛋白质在多种肿瘤中过表达。

g. 相关的 N-*ras* 基因在多种肿瘤中有突变。

h. 甲状腺激素受体。

i. 人类 Ets 转录因子家族包括 27 个成员。Ets-1 在多种肿瘤中过表达，其他的则在 AML 和尤因肉瘤（Ewing sarcoma）中存在染色体易位的现象。

j. 相关的 N-*myc* 基因在儿童神经母细胞瘤和小细胞肺癌中过表达。

k. Rel 是构成 NF-κB 的蛋白质家族成员之一，它在多种肿瘤中被激活。

缩写：AML，急性髓细胞性白血病；CML，慢性髓细胞性白血病。

部分改编自 J. Butel, *Carcinogenesis* 21: 405-426, 2000；和 G.M. Cooper, Oncogenes, 2nd ed. Boston and London: Jones and Bartlett, 1995.

多的拷贝数。来源于禽髓细胞瘤病毒（AMV，见 3.10 节）的 *myc* 癌基因在人早幼粒细胞白血病细胞系 HL-60 的基因组中存在多个拷贝。*myc* 基因这些额外的拷贝（二倍体基因组包括 10～20 个拷贝数）是基因扩增的结果，同时也导致其编码的 Myc 癌蛋白的含量增加，从而促进肿瘤细胞增殖。首次在禽成红细胞增生病毒（AEV；见表 3.3）基因组中发现的 *erbB* 基因，在人类胃癌、乳腺癌和脑肿瘤中发生扩增。（成红细胞增多症是一种发生于红细胞前体的恶性肿瘤。）现在人们发现，*erbB* 的同源基因在大多数人类肿瘤中表达增强。

1987 年，被称为 *erbB2*、*Neu* 或者 *HER2* 的 *erbB* 相关基因被发现在许多乳腺癌患者中拷贝数增加（图 4.4A）。其中单个细胞内该基因拷贝数超过 5 个的患者生存率明显降低（图 4.4B）。[卡普兰-迈耶生存分析（Kaplan-Meier 生存分析）将在整本书中用于根据患者的生存状态——无病生存、总体生存或者其他的临床参数，计算从最初的诊断或治疗后生存的时间并绘制相应的曲线。] 值得注意的是，*erbB2/HER2* 基因的扩增，并不总是伴随相应编码蛋白的表达量增加（图 4.4A）。在乳腺癌患者中，该蛋白质表达水平正常的患者确诊后的平均生存期限为 6～7 年，而那些表达水平高的患者仅有 3 年。这种关联表明，*erbB2/HER2* 基因的扩增可能会促进乳腺癌细胞的恶性生长（信息栏 4.1）。

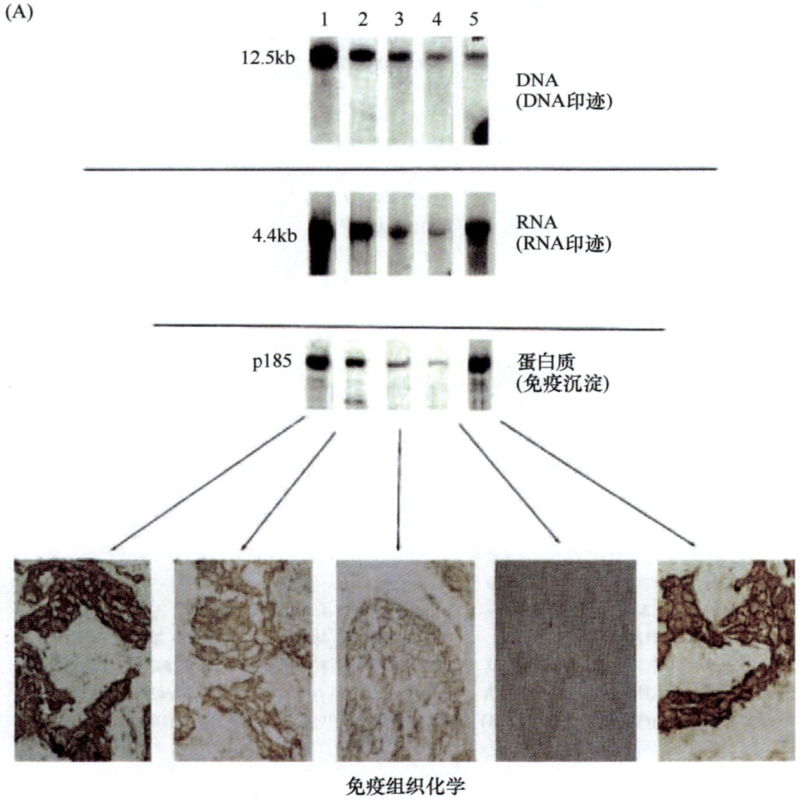

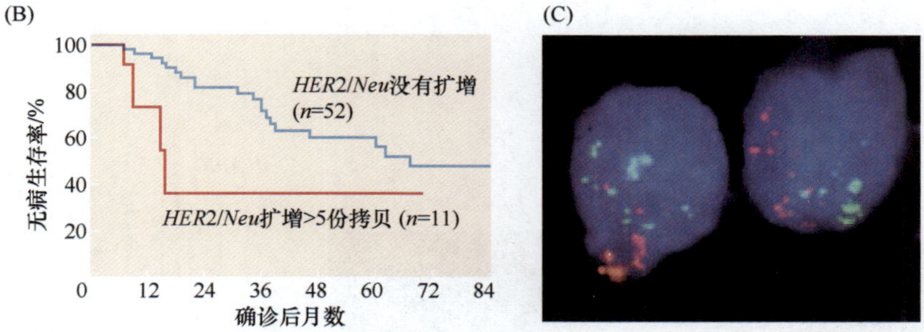

图 4.4　乳腺癌中 *erbB2/HER2/Neu* 癌基因的扩增　(A）通过 DNA 印迹（补充信息栏 4.3）检测 5 例人乳腺癌组织中是否含有额外的 *erbB2/Neu* 癌基因（也称为 *HER2*，是 *erbB* 癌基因的同源基因）拷贝，即发生了扩增。黑色条带为经限制性内切核酸酶酶切产生的片段，结果显示部分乳腺癌病例出现 *erbB2/HER2* 基因拷贝数增加。研究表明 *erbB2/HER2* 癌基因在部分肿瘤中扩增（DNA，泳道 1、2 和 3），另外一些则是在 mRNA 水平过表达，基因本身没有扩增（RNA，泳道 5）。*erbB2/HER2* 癌基因编码的蛋白质水平也可以使用特异性抗体通过免疫沉淀和免疫组织化学实验的方法进行检测（补充信息栏 2.1)。(B）卡普兰-迈耶生存分析显示，*erbB2/Neu* 癌基因扩增与患者的不良预后相关。和缺乏 *erbB2/Neu* 癌基因扩增的患者相比，携带超过 5 份拷贝的肿瘤患者更容易在最初确诊的 18 个月内出现复发。(该研究中的所有患者均已发生淋巴结转移。*n* 为患者数量。)(C）荧光原位杂交（FISH）表明在部分乳腺癌病例中，每个肿瘤细胞核内都有多个识别 *erbB2/HER2* 癌基因的荧光标记（浅绿色），还有些其他的荧光标记则是特异性识别 *CCND1/cyclin D1* 基因的（橘色/粉色）。而在正常二倍体细胞的细胞核中，应该只出现两个点。(第 8 章中将讲述，细胞周期蛋白 D1 通过细胞的生长和分裂周期促进它们的发展。)［A，感谢 D.J. 斯拉蒙（D.J. Slamon）。B，引自 D.J. Slamon et al., *Science* 235: 177-182, 1987. C，引自 J. Hicks et al., *Genome Res.* 16: 1465-1479, 2006.］

在接下来的时间里，出现了许多其他用来检测乳腺癌和其他肿瘤中基因扩增情况的技术，如荧光原位杂交（FISH）等。到2010年，人们采用了各种各样的技术检验肿瘤中扩增基因的致癌作用，包括检测它们的转化作用。通过这项工作，人们发现了77个基因在人类癌细胞基因组中扩增，并且极大地促进了肿瘤的发生发展。

信息栏 4.1　基因扩增也许很难解释　*erbB2/Neu/HER2* 基因在大约 30%的乳腺癌患者中扩增，并且它的扩增往往和不良预后相关（图 4.4），这也似乎解释了许多高度恶性的乳腺癌是如何获得侵略性表型的。众所周知，该基因编码的蛋白质上调了促使细胞无止境生长和分裂的信号，同时也保护它们逃避程序性细胞死亡——凋亡。然而，基因表达谱分析（图 4.5）则给出了一个更加复杂的解释。对 360 例乳腺癌病例进行基因表达谱分析，染色体 17q 上该基因（标记为 *erbB2/HER2*）和在它两侧排列的 160 个基因的表达情况如图 4.5 所示。表达升高的用红色表示，表达正常的用绿色表示。如图所示，大约 1/4（右侧）的乳腺癌病例中，*erbB2/Neu/HER2* 基因的表达升高，由此我们可推测这个基因在许多乳腺癌病例中表达增加。与此同时，在不少病例中，位于该基因两侧的基因表达水平也有所增加。这也就说明 DNA 复制单元——**复制子**——通常包含的染色体 DNA 区域的长度远远超过 *erbB2/Neu/HER2*

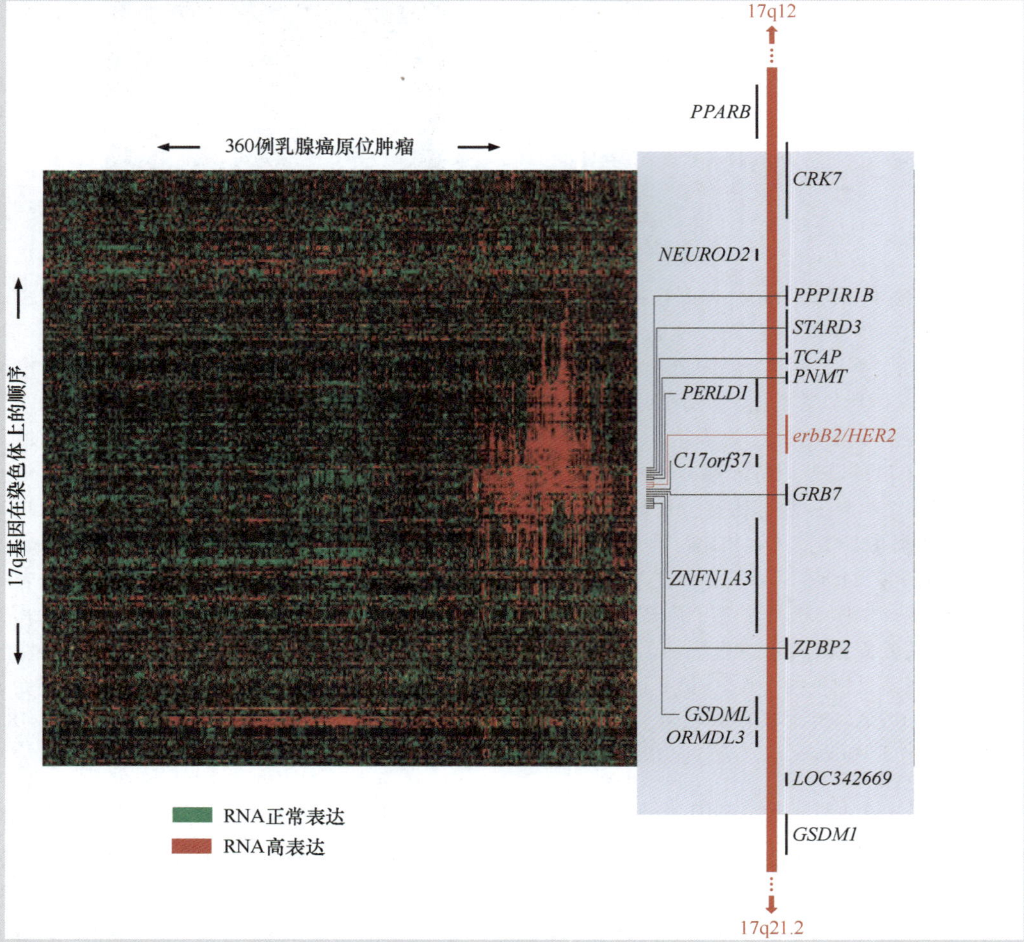

图 4.5　随着 *erbB2/HER2* 基因的表达增加，染色体 17q 上的一些基因表达也同时增加　一些基因的扩增，如 *erbB2/HER2* 基因，通常是染色体上某一个区域整体扩增的结果，这些扩增的染色体片段被称为扩增子，包括了扩增的基因本身和两侧数百万个碱基。扩增子的扩增导致其包含的其他基因也同时扩增，其中一些基因也会影响肿瘤细胞的表型（在此以乳腺癌细胞为例）。本图中显示了 *HER2* 基因两侧的一些基因（右侧的红色竖条）。在此，分析了从 360 例原位乳腺癌组织中提取出的 RNA 样本（纵向，从左到右），同时，该染色体区域的 160 个不同基因的探针据其在人染色体 17q（17 号染色体长臂）上的位置依次排列（横向，从上到下）。具有类似情况的肿瘤，包括 *HER2* 表达的增加，使用计算机进行聚类分析，结果表明（右侧）在很多肿瘤中，*HER2* 两侧的基因同样表达增加。在一些肿瘤中，*HER2* 一侧的基因会随着 *HER2* 共同扩增，而在另外一些肿瘤中，则是 *HER2* 基因另外一侧的基因发生扩增。［感谢兰斯 · D. 米勒（Lance D. Miller），新加坡基因组研究所（Genome Institute of Singapore）。］

基因本身，导致与该基因相邻的基因共同扩增。在这些基因中，也包含了可能对细胞增殖和生存产生正调控作用的基因，如 *GRB7* 和 *PPARB*，前者蛋白质产物能够与 ErbB2 相互作用（第 6 章），后者参与细胞凋亡信号通路（第 9 章）。因此，在这种情况下，许多一并扩增的基因会共同调节人类乳腺癌细胞的恶性表型，并且人们很难将特定的肿瘤细胞表型归咎于单一基因的表达升高，如在这里讨论的 *erbB2/Neu/HER2* 基因。

随着实验方法的不断改进，人们检测肿瘤细胞基因组染色质区域拷贝数增加的能力有了极大的提升，对全基因组中基因扩增或缺失的检测已经成为一种常规手段。在癌细胞中，促进生长的原癌基因往往发生过表达，而抑制生长的抑癌基因则出现缺失，这部分内容将在第 7 章中详细讨论。不同类型的细胞在转变为肿瘤细胞的过程中，其基因组发生了彻底的改变（图 4.6）。

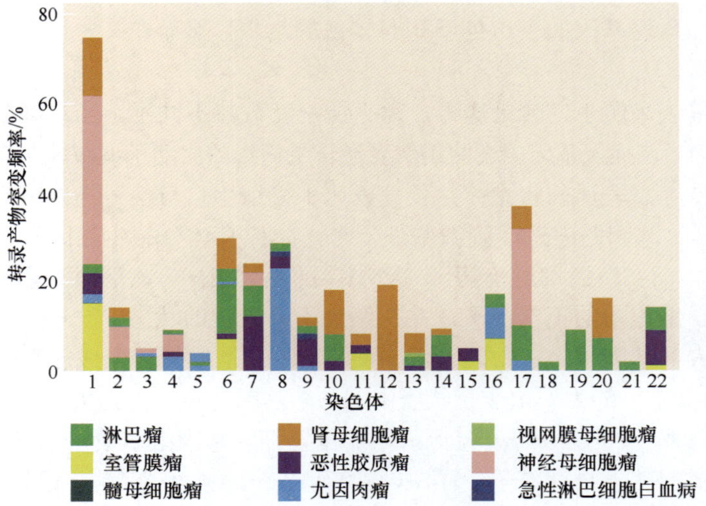

图 4.6　染色体区域非随机性扩增和缺失　对多种儿童肿瘤进行分析，研究人员发现 493 个基因拷贝数的可测量变化与 mRNA 表达水平的变化相平行，也就是说，当染色体某一区域的 DNA 拷贝数增加或者减少，其 RNA 的表达也会发生平行的变化。这种变化已在多种不同类型的肿瘤中被观测到。（这 493 个染色体片段分布在整个人类基因组中，其中 440 个与已知生物学功能的基因相关。）这种平行的变化使人们能够通过检测 RNA 转录产物来代替直接检测相关基因 DNA 拷贝，从而了解相应基因的扩增情况。（转录产物的改变意味着肿瘤细胞中 RNA 的浓度显著高于或者低于正常值。）如图所示，在各种肿瘤中，1 号染色体上出现扩增或者缺失片段的频率最高，这也许可以归咎于该染色体尺寸较大。但这并不能解释为什么在 2 号、3 号、4 号和 5 号染色体上相对较少出现染色体片段的扩增或者缺失，并且它们大小几乎一样。一些肿瘤，如淋巴瘤（绿色），扩增或者缺失片段常出现在不同的染色体上，而另外一些肿瘤，如神经母细胞瘤（粉色），这种片段的变化常常只发生在一或两条染色体上。（引自 G. Neale et al., *Clin. Cancer Res*. 14: 4572-4583, 2008.）

然而，作为第一个被发现的细胞癌基因 *src*，很难在人肿瘤细胞基因组中找到它的突变体。直到 1999 年，也就是 *src* 基因被克隆之后的 25 年，人们才在 12%的晚期结肠癌患者中发现它的突变体。

所有结果表明，许多与禽类或哺乳动物逆转录病毒相关的癌基因能在人类肿瘤细胞基因组中找到相应的突变激活体。意味着在肿瘤发生的过程中，细胞原癌基因既能被逆转录病毒激活，又能被非病毒性诱变因素激活。

4.4 导致蛋白质表达或者结构变化的遗传学改变可以激活原癌基因

尽管人们已经证实，在人类肿瘤基因组中，大量原癌基因以激活形式存在，但是导致它们激活的遗传学改变的机制依旧不是很清楚。在逆转录病毒的基因组结构被研究清楚后，人们也就了解了由逆转录病毒引起癌变的机制。在正常细胞中，每个原癌基因都受到启动子即调节它转录的一段 DNA 序列的调控。随着细胞生理状况的改变，启动子调节这些原癌基因的表达发生相应的改变。通常情况下，细胞会根据自身需要，通过相应的信号通路使原癌基因的表达处于相对较低的水平，然而在某些情况下，细胞会上调这些基因的表达。

如果原癌基因来源于逆转录病毒，那么情况就截然不同了。当在细胞基因组中插入逆转录病毒基因后，插入基因的表达仍然受逆转录病毒的启动子调节（图 3.19 和图 3.22），导致基因处于持续高表达的状态，并且其表达不受细胞自身信号通路的调控。例如，正常情况下，c-*myc* 基因的表达受到细胞外信号，如促有丝分裂生长因子的严格调控（将在第 5 章讨论）。而在禽髓细胞瘤病毒（AMV）的基因组中，该基因（通常被称为 v-*myc*）的表达远远高于细胞内的正常水平，并持续处于高表达的状态。

问题是，人类基因组中正常的 H-*ras* 原癌基因又是如何转变成能在膀胱癌中被检测到的癌基因（4.2 节）的呢？由于膀胱癌中 H-*ras* 基因只有一份拷贝，因此用基因扩增无法解释该基因的激活。自从 H-*ras* 基因从人膀胱癌细胞基因组中被克隆出来（信息栏 4.2，图 4.7），这个疑问就一直存在了。H-*ras* 癌基因是一段包含 6600 个碱基的 DNA 片段。有趣的是，在人类正常基因组中也存在一个同样大小的片段，也就是人类 H-*ras* 的原癌基因。在膀胱癌发生的过程中，H-*ras* 原癌基因发生突变，转变成 H-*ras* 癌基因。

信息栏 4.2　癌基因克隆　人类膀胱癌细胞系 T24/EJ 中的癌基因最初是由两个研究小组克隆出来的。在这之前，人类并不清楚膀胱癌基因与哈维肉瘤中 H-*ras* 癌基因的关系。在不知道结构和序列的情况下分离一个基因，是这两个研究小组面临的挑战。其中一个小组的研究人员用人膀胱癌细胞 DNA 转染 NIH 3T3 小鼠细胞（图 4.7）。他们采用 DNA 印迹的方法（补充信息栏 4.3），使用针对供体 DNA 设计的特定探针，特异性检测随机分布在人类基因组中的近 100 万个 *Alu* 重复序列，这些 *Alu* 序列在小鼠基因组中不存在（更准确地说，小鼠基因组中的重复序列不能被特异检测人类 *Alu* 重复序列的探针所检测到）。在人类基因组中，平均每 5kb 会出现一个 *Alu* 序列。因此，在转染的过程中，人膀胱癌基因就可能将其携带的 *Alu* 序列转入受体小鼠细胞中。

事实上，通过这种方法检测到已转化的小鼠细胞中 *Alu* 序列的转入数量较少（约占整个人类基因组 *Alu* 序列的 0.1%；见 4.2 节）。接着，研究人员将已经发生转化的 NIH 3T3 细胞基因组 DNA 提取出来，重新转染正常的 NIH 3T3 细胞，并对第二次转染后发生转化的细胞基因组进行检测。同样的，只有大约 0.1%的供体 DNA 从供体转入受体(图 4.7)。在第二次转染后转化的细胞中，经过两轮转染后仍然存在的 *Alu* 序列与导致细胞转化的癌基因密切相关。随后，研究人员使用 *Alu* 特异性探针来识别经过第二次转染的细胞基因组中包含 *Alu* 的 DNA 片段的集合（基因组文库），然后用标准的基因克隆程序来检测这个片段。被克隆出来的带有 *Alu* 的 DNA 片段就可能携带膀胱癌癌基因。

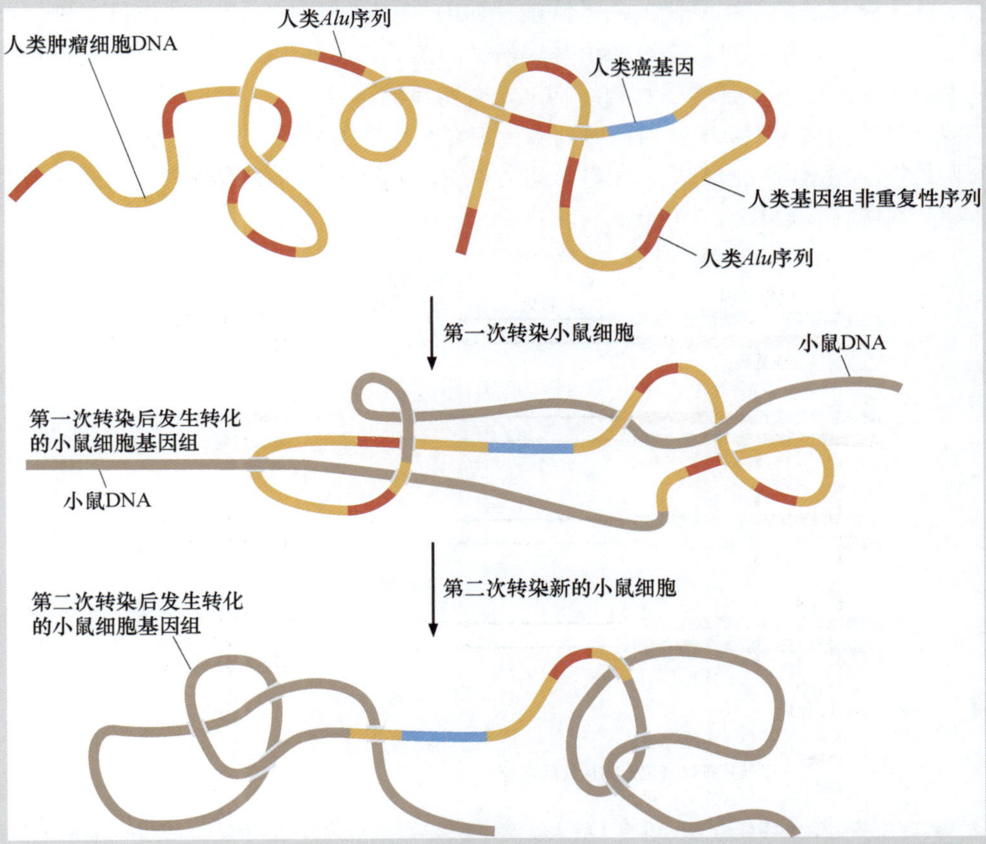

图 4.7　转染细胞的人类癌基因的克隆　克隆人膀胱癌癌基因的方法是利用癌细胞基因组上的 *Alu* 序列（红色片段），*Alu* 序列在人类基因组（橙色片段）中有超过百万个拷贝。所以，几乎所有的人类基因都与至少一个 *Alu* 序列相连。如果含有人类癌基因的肿瘤细胞基因组 DNA 被转染进入小鼠细胞内（棕色片段，并且缺少和 *Alu* 序列相近的序列），插入其中的人类 DNA 就可以用 DNA 印迹的方法（补充信息栏 4.3）使用 *Alu* 序列特异探针将其检测出来。只有大约 0.1%的供体基因组能在第一次转染中转入小鼠细胞内，意味着小鼠细胞内携带转化的癌基因和大约 10^3 个共转染的人类 *Alu* 序列。由于这么多的 *Alu* 序列与癌基因一起共同转染进入小鼠细胞，这些转化小鼠细胞中的供体细胞 DNA 就得到了萃取和片段化，用它再次转染小鼠细胞。仍然只有 0.1%的供体 DNA（来源于第一次转染的细胞）在第二轮的转染中进入小鼠细胞，意味着在第二次转化的细胞中保留下来的人类 DNA 和相关的 *Alu* 序列极有可能与人类癌基因相关(它们能够导致转染的细胞出现表型变化)。将第二次转染后转化的细胞的 DNA 制备成相应的基因组文库（补充信息栏 1.5），其中包含可能被特异的 *Alu* 探针识别的膀胱癌癌基因的 DNA 克隆片段。

另外一个研究小组则采用了一种简洁的方法，在最初的转染中，将膀胱癌细胞的基因和某个细菌基因连在一起，然后在第二轮转染中用探针特异性检测细菌片段，这样，细菌片段和与之相连的膀胱癌细胞基因就可以同时从转化的细胞中克隆出来。

尽管 H-*ras* 原癌基因和癌基因在 DNA 结构上非常相似，但它们发挥着截然不同的作用。从人膀胱癌细胞中克隆的癌基因能使 NIH 3T3 细胞发生转化，原癌基因则不能。要解答这个疑问，就需要知道这两个基因精确的图谱，通过限制性内切核酸酶位点绘制的基因图谱显示这两个基因在物理结构上没有明显的差异。

但是显然这两个 H-*ras* 基因在序列上一定存在一些差异，毕竟它们的功能相差太大。研究人员将原癌基因片段与癌基因片段进行杂交，通过这种方法最终将关键的差异序列（图 4.8）局限在一段长为 350bp 的片段中。

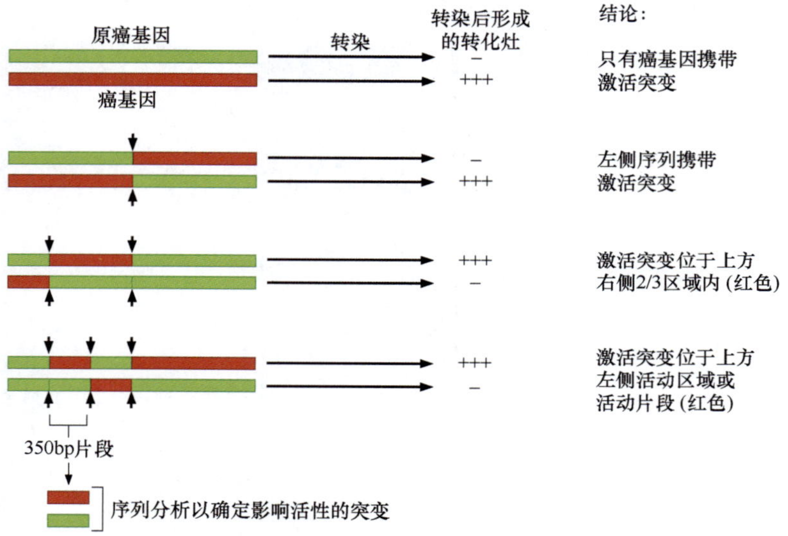

图 4.8　具有癌基因活性突变位点的确定　将人膀胱癌癌基因（红色片段）和近缘的人 H-*ras* 原癌基因（绿色片段）用限制性内切核酸酶进行酶切（竖箭头所指位置），然后将酶切片段相互连接重组成杂合 DNA。用杂合 DNA 转染细胞，使用转化克隆分析（图 4.1）检测杂合 DNA 的转化活性。通过这样的方法，研究人员可以逐步将癌基因中发挥突变激活作用的区域定位在一段包含 350bp 的片段中。对这段序列进行分析，最终确定了具体的突变位点。（引自 C.J. Tabin et al., *Nature* 300: 143-149, 1982.）

通过对这段片段进行测序分析，这个问题最终得到了回答。原癌基因和癌基因之间仅存在一个非常细微的差异——原癌基因中的一个 G（鸟嘌呤）在癌基因中突变成 T（胸腺嘧啶）。这种单个碱基的突变——点突变，就是 H-*ras* 原癌基因转换成能够诱发肿瘤的癌基因的原因（图 4.9）。这个重要的发现几乎同时在 3 个不同的实验室得出，表明这个结果真实无疑。

H-*ras* 基因点突变的发现是肿瘤研究中的一个里程碑。人们首次发现一个基因的突变能够引发恶性肿瘤。同样重要的是，这个基因的改变是体细胞突变的结果。

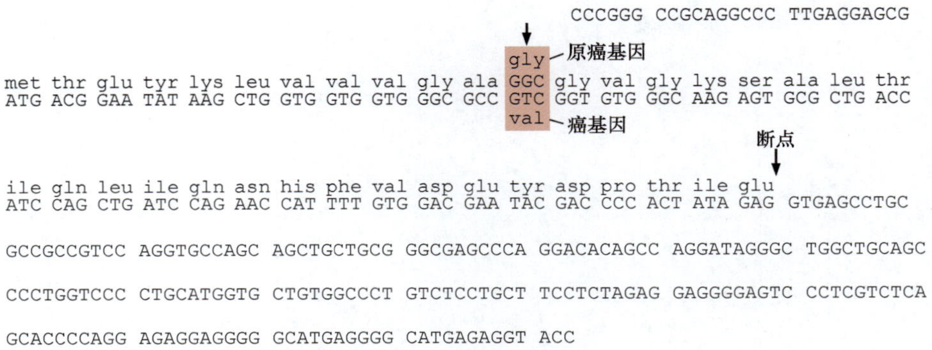

图 4.9　使 H-*ras* 癌基因激活的突变位点　在图 4.8 中曾提到，人膀胱癌癌基因和原癌基因的关键差别位于一段长约 350bp 的片段中。分别对癌基因和原癌基因的这 350 个碱基对片段进行测序，发现了一个核苷酸突变。这个突变的单碱基改变了 H-*ras* 编码的第 12 个氨基酸（箭头所指），将原癌基因编码的甘氨酸变成了缬氨酸。（引自 C.J. Tabin et al., *Nature* 300: 143-149, 1982.）

这个结果为膀胱癌或者其他类似肿瘤的发生找到了一个合理的解释。最早克隆出 H-*ras* 癌基因的膀胱癌标本来自于一位有着 40 年吸烟史的中年男子。在他吸烟的 40 年里，烟中大量的致癌物质被吸入肺中，然后通过血液循环经肾随尿液排出体外。在这个过程当中，有些致癌物质进入膀胱上皮细胞中并接触到它们的基因组 DNA，导致细胞中 H-*ras* 原癌基因发生点突变。H-*ras* 基因突变后的细胞及其子代生长不再受控制，数年之后，形成能够被诊断出来的肿瘤。

重要的是，发生突变的碱基位于 H-*ras* 基因编码蛋白的阅读框内（图 4.9）。这个突变使正常 H-*ras* 基因编码的蛋白质中一个甘氨酸变成了缬氨酸。这种氨基酸变化所导致的 Ras 原癌蛋白功能的改变将在第 5 章和第 6 章中进行讨论。

点突变的发现为癌基因的激活提供了一个不同于 *myc* 癌基因形成的新机制。在 H-*ras* 基因中，所编码蛋白质的结构改变非常关键；而在 *myc* 基因中，基因自身表达水平的失调则是导致其发挥致癌作用的重要原因。

在接下来的 10 年中，研究人员发现了大量人类肿瘤中可发生点突变的 *ras* 基因：H-*ras*、K-*ras* 和 N-*ras*。值得注意的是，这 3 个基因的点突变都发生在 *ras* 基因的阅读框内，导致 H-*ras*、K-*ras* 或者 N-*ras* 基因编码的 Ras 癌蛋白在 12 位，其次是 13 位和 61 位的氨基酸发生改变（图 4.10）。（值得注意的是，这些突变只发生在 Ras 蛋白的一小部分氨基酸上，而实际上 *ras* 原癌基因编码序列上的所有碱基都有可能发生类似的突变。要解决这个疑问，需要对 Ras 蛋白的结构和功能进行深入研究，我们将在下一章中展开讨论。）多年后，对 40 000 个人类肿瘤基因组的检测结果表明，在这些肿瘤中分别有 22%、8.2%和 3.7%的肿瘤含有突变激活的 K-*ras*、N-*ras* 和 H-*ras* 基因。

由于某些未知的原因，这些突变癌基因在不同肿瘤中出现的频率大不相同（表 4.2）。其中一条线索来自于用基因工程小鼠进行的一项实验。在这些基因工程小鼠中，它们原本的 K-*ras* 原癌基因的阅读框被 H-*ras* 癌基因的阅读框替代（基因敲入，见补充信息栏 7.7）。野生型小鼠在经过化学致癌物质诱导后常常发生携带 K-*ras* 癌基因的肺癌；

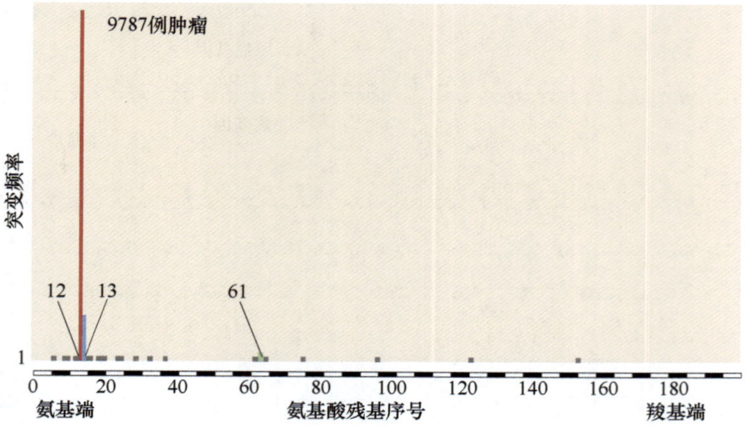

图 4.10 集中的点突变导致 K-*ras* 癌基因的激活 对人类肿瘤中近 10 000 个 K-*ras* 癌基因进行测序，结果表明点突变并非在包含 189 个密码子的阅读框内随机发生，几乎所有的突变都影响了第 12 位密码子，只有 12%的突变影响了第 13 位密码子，极少数的突变则影响了第 61 位密码子。在肿瘤发生发展的过程中，K-*ras* 基因阅读框内的密码子发生突变的概率不相同，意味着存在有利于发生第 12 位、第 13 位和第 61 位密码子突变的细胞快速生长的强烈选择性压力。而发生在阅读框内的其他密码子图标要么对细胞表型没有影响，要么极度不利于细胞生存。[引自癌症体细胞突变目录（Catalogue of Somatic Mutations in Cancer，COSMIC），英国桑格研究所（Sanger Institute/Wellcome Trust），http://www.sanger.ac.uk, accessed March, 2009.]

然而，经过这种处理后，大部分基因敲入小鼠发生了携带 H-*ras* 癌基因的肺癌。这表明调控序列仅调节 K-*ras* 原癌基因的表达，而不影响编码蛋白质结构，从而确定 *ras* 原癌基因在致癌物质的诱变下发生突变激活。

表 4.2 多种人类肿瘤中 *ras* 癌基因的点突变情况

肿瘤类型	带有 *ras* 点突变的肿瘤比例[a]/%
胰腺癌	90（K）
甲状腺癌（乳头状）	60（H、K、N）
甲状腺癌（滤泡样）	55（H、K、N）
结肠癌	45（K）
精原细胞瘤	45（K、N）
骨髓增生异常	45（N、K）
肺癌（非小细胞）	35（K）
急性髓细胞性白血病	30（N）
肝癌	30（N）
黑色素瘤	15（K）
膀胱癌	10（H、K）
肾癌	10（H）

a. H、K 和 N 分别指的是 H-*ras*、K-*ras* 和 N-*ras* 基因。
改编自 J. Downward, *Nature Rev. Cancer* 3: 11-22, 2003.

结构变化和转录表达的改变会共同激活癌基因。例如，禽髓细胞瘤病毒携带的 *myc* 癌基因，由于受病毒启动子的调节而出现表达失调。同时，*myc* 癌基因的阅读框也发生某些改变（并因此改变了相应编码的 Myc 癌蛋白的结构），进一步增强了该癌基因的致癌能力。同样，哈维肉瘤病毒中的 H-*ras* 癌基因的阅读框内存在一个点突变（类似于在膀胱癌癌基因中发现的），此外，在逆转录病毒的启动子作用下，基因的表达水平显著上调。在许多携带 *ras* 癌基因的动物和人类肿瘤中，点突变导致癌基因形成，随后这些基因表达上调，使得肿瘤细胞从突变的癌蛋白中获得更强的信号，不断生长。

4.5　*myc* 癌基因可以通过至少 3 种不同的机制发挥作用

大多数情况下，禽髓细胞瘤病毒中的 v-*myc* 癌基因调节失控导致高表达，从而发挥癌基因的作用，一些研究提示该基因也可以通过其他不同的机制起作用。如 4.3 节中提到的，在某些人类肿瘤中，*myc* 基因受它自身的启动子调节，但是肿瘤细胞基因组中 *myc* 基因的拷贝数远远超过正常细胞中的两个拷贝。在 30%的儿童神经母细胞瘤病例中，c-*myc* 同一家族成员 N-*myc* 同样被发现存在扩增，在一些恶性度较高的肿瘤中尤为明显（信息栏 4.3）。在这两种情况中，基因拷贝数的增加导致基因产物——Myc 蛋白和 N-Myc 蛋白的表达增加。稍后我们将在第 8 章进行讨论，Myc 家族蛋白具有促进细胞生长的作用。因此，Myc 蛋白过量表达，将使细胞的增殖失去控制。

信息栏 4.3　N-*myc* 扩增和儿童神经母细胞瘤　大约 30%的儿童周围神经系统进展性神经母细胞瘤中出现了 N-*myc* 基因的扩增。这种扩增常常形成双微染色体（DM）或者均质染色区（HSR），代表了患者的不良预后（图 4.11）。HSR 包含 N-*myc* 基因

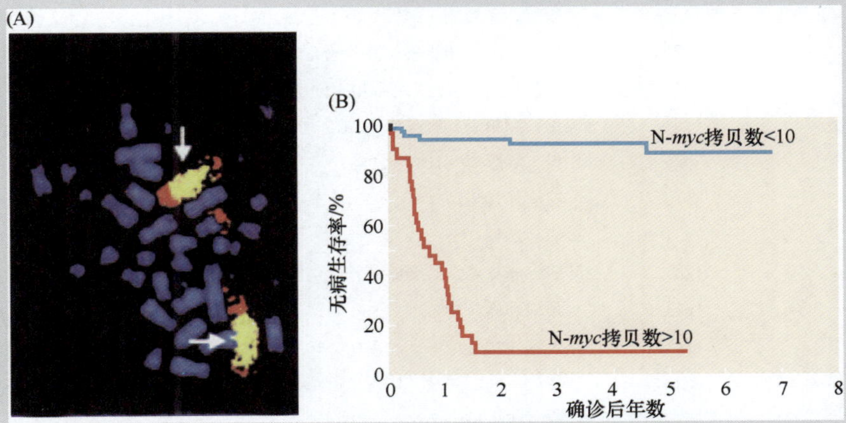

图 4.11　N-*myc* 扩增和神经母细胞瘤的预后　（A）在儿童神经母细胞瘤中，N-*myc* 基因常常发生扩增。荧光原位杂交（FISH）结果表明，这个基因在肿瘤细胞内存在大量的拷贝（黄色）。事实上，N-*myc* 基因的拷贝常常在染色体上串联形成同质染色区（HSR），而不是形成在肿瘤中同样常见的染色体外颗粒，也就是双微染色体（DM）。（B）以无病生存期（EFS）即在最初的诊疗后没有出现临床上显著的肿瘤相关症状作为观测指标，对儿童神经母细胞瘤患者的生存情况进行卡普兰-迈耶生存分析。结果表明，N-*myc* 扩增较少甚至不扩增的患者预后较好，而 N-*myc* 基因大量扩增的患者预后极差，生存时间也大大缩短。（A，引自 C. Lengauer et al., *Nature* 396: 643-649, 1998. B，引自 M.L. Schmidt et al., *J. Clin. Oncol.* 18: 1260-1268, 2000.）

的片段，一般都不在 N-*myc* 基因正常定位的位置，人们已经发现它至少与其他 18 个不同的染色体片段相连。虽然 N-*myc* 基因的扩增最初被认为是神经母细胞瘤的一个特征（并因此成为该疾病的特异性诊断标志物），但是现在人们已经发现各种神经源性肿瘤中，包括星形细胞瘤和视网膜母细胞瘤，均存在该基因扩增的情况，此外，含有神经源特性的小细胞肺癌中也常常出现 N-*myc* 基因的扩增。

顺便值得一提的是全书中所使用的符号。非人类来源的癌基因通常写成斜体的 3 个字母（如 *myc*），而其蛋白质产物则首个字母大写（如 Myc）。*myc* 原癌基因本身通常被写成 c-*myc*，以便与它的两个家族成员 N-*myc* 和 L-*myc* 区分开。而人类的 *myc* 基因则一般写成 *MYC*，蛋白质产物写为 MYC。本书中，我们一般采用非人类来源的癌基因的写法。

对特定区段的染色体 DNA 选择性复制所形成的基因扩增导致 *myc* 基因的拷贝数增加（图 4.5），这使得染色体中较远的区域不受影响。这个特定扩增的染色体区段——扩增子，其长度远远大于 c-*myc* 或 N-*myc* 自身的长度（通常包含 50 万～1000 万个碱基对），因此在细胞分裂中期可以用光学显微镜观察到发生扩增的片段。基因扩增会产生一些重复的长线性染色体区段，其在显微镜下表现为均质染色区（HSR）（图 1.12A）。带有 *myc* 或 N-*myc* 的染色体区段可能会从染色体上断裂，形成一些染色体外的独立重复颗粒（双微染色体；图 1.12B、C）。如今，我们已知在许多人类肿瘤中存在不同癌基因的扩增现象（表 4.3）。

表 4.3 经常发生扩增的染色体区域及其携带的基因

癌基因名称 [a]	人类染色体上的位置	人类肿瘤	蛋白质性质 [b]
MDM4/MDMX	1q32	乳腺癌、结肠癌、肺癌、前 B 细胞白血病	p53 抑制蛋白
PIK3CA	3q26.3	小细胞肺癌、卵巢癌、乳腺癌	磷脂酰肌醇激酶
erbB1/EGFR	7q12-13	恶性胶质瘤（50%）、鳞状细胞癌（10%～20%）	RTK
cab1-erbB2-grb7	17q12	胃癌、卵巢癌、乳腺瘤（10%～25%）	RTK、受体蛋白
k-sam	7q26	胃癌、乳腺瘤（10%～20%）	RTK
FGFR1	8p12	乳腺瘤（10%）	RTK
met	7q31	胃癌（20%）	RTK
K-*ras*	12p12.1	肺癌、卵巢癌、结肠癌、膀胱癌（5%～20%）	小 G 蛋白
N-*ras*	1p13	头颈部肿瘤（30%）	小 G 蛋白
H-*ras*	11p15	结肠癌（30%）	小 G 蛋白
c-*myc*	8q24	多种白血病、肿瘤（10%～50%）	TF
L-*myc*	1p32	肺癌（10%）	TF
N-*myc-DDX1*	2p24-25	神经母细胞瘤、肺癌（30%）	TF
akt-1	14q32-33	胃癌（20%）	丝氨酸/苏氨酸激酶
akt-2	19q13	卵巢癌	丝氨酸/苏氨酸激酶
cyclinD1-exp1-hst1-ems1	（11q13）	乳腺癌和鳞状细胞癌（25%～50%）	G_1 期细胞周期蛋白
cdk4-mdm2-sas-gli	12q13	肉瘤（10%～30%）、头颈鳞状细胞癌（40%）、B 细胞淋巴瘤（25%）	CDK、p53 拮抗蛋白
cyclin E	19q12	胃癌（15%）	细胞周期蛋白
akt2	（19q13）	胰腺癌、卵巢癌（30%）	丝氨酸/苏氨酸激酶

续表

癌基因名称[a]	人类染色体上的位置	人类肿瘤	蛋白质性质[b]
AlB1、*BTAK*	（20q12-13）	乳腺癌（15%）	辅激活物受体
cdk6	（19q21-22）	胶质瘤（5%）	CDK
myb	6q23-24	结肠癌（5%～20%）、白血病	TF
ets-1	11q23	淋巴瘤	TF
gli	12q13	恶性胶质瘤	TF

a. 本表列出的是那些与其连锁基因高频率共同扩增的基因，只有发生频率最高的基因所编码的蛋白质产物被列在右栏中。

b. 缩写：TF，转录因子；RTK，受体酪氨酸激酶；CDK，细胞周期蛋白依赖性激酶；G 蛋白，鸟嘌呤核苷酸结合蛋白。

感谢 M. 寺田（M. Terada），东京，改编自 G.M. Cooper, Oncogenes, 2nd ed. Boston and London: Jones and Bartlett, 1995.

此外，人们发现多种肿瘤中存在染色体不同区段的扩增现象。如图 4.6 所示，一些肿瘤，如肾母细胞瘤，存在多个染色体区段扩增的情况；而另外一些肿瘤，如尤因肉瘤，通常只有一个染色体区段发生扩增。大多数情况下，明确这些染色体区域内关键的生长促进基因仍然非常困难。哪怕只是在一种肿瘤中，如前面所提到的乳腺癌，人们也常常发现存在多个染色体区域扩增的现象（表 4.3）。如后续讨论（第 11 章）中所提到的，这些多样的变化常常被认为是肿瘤细胞用来相互联系形成肿瘤的方式。目前人们对于基因扩增的分子机制所了解得仍然很少，然而，在那些形成 HSR 的重复串联基因中，对扩增基因进行详细的结构分析能够为扩增的分子机制研究提供不错的线索（补充信息栏 4.4）。

对 *myc* 基因表达的调控还存在另一种罕见的方式（3.11 节）。当 ALV 插入基因组中靠近 c-*myc* 原癌基因的位置时，c-*myc* 的表达会受到 ALV 前病毒的调节，导致 c-*myc* RNA 的持续过表达和 Myc 蛋白的含量增加，使细胞获得过量的生长信号。

通过前病毒插入导致 c-*myc* 原癌基因激活的模型给了研究人员一种提示：尽管 c-*myc* 处于染色体的正常位置上，但也有可能因为外源性转录启动子的插入而导致肿瘤发生。在伯基特淋巴瘤（BL）中，就存在类似的情况。这种肿瘤常见于非洲中东部地区的儿童，该病的病因学研究表明，EB 病毒（EBV）（3.4 节）和疟原虫感染常常导致该肿瘤的发生。

但是，无论是疟原虫还是疱疹病毒感染，都无法归为导致恶性肿瘤细胞生长的直接原因。在对分裂中期的肿瘤细胞基因组进行详细分析后，研究人员发现几乎所有的伯基特淋巴瘤都存在染色体易位的情况（图 2.26 也有所示）。也就是说，某一染色体上的某一片段与另外一条染色体上的另一无关片段发生了融合（图 4.12）。这种易位的发生是相互的，例如，当染色体 A 上的某一片段易位到染色体 B 上时，被替换出的染色体 B 上的片段也会连接到染色体 A 上。研究人员发现，在伯基特淋巴瘤细胞染色体中，8 号染色体上的某个片段可能和 2 号、14 号或 22 号染色体上的片段发生了易位。

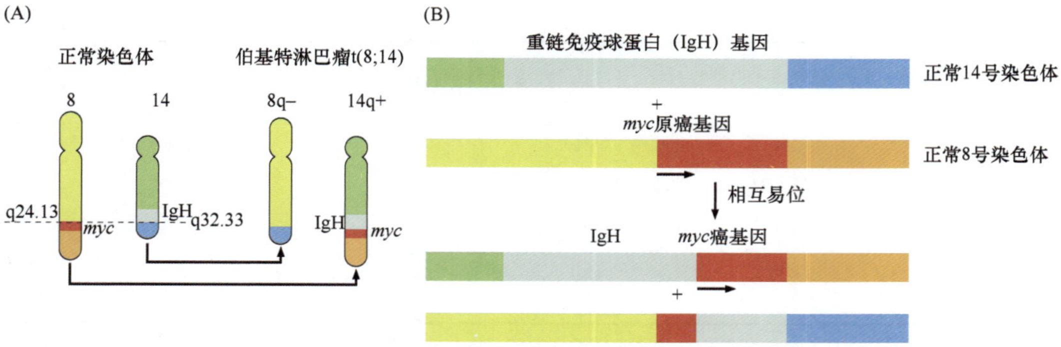

图 4.12　伯基特淋巴瘤中的染色体易位　（A）在伯基特淋巴瘤（BL）中，c-*myc* 基因的表达受到免疫球蛋白基因增强子（图 1.18）的调节，这是染色体易位所导致的结果。2 号、14 号或 22 号染色体上的免疫球蛋白基因和 8 号染色体上 *myc* 基因所在区域发生了易位（发生的比例分别为κ链 9%，λ链 16%，重链 75%）。本图中以最常见的易位 t(8;14)为例。（B）以遗传图谱的方式来描述 8 号染色体上 c-*myc* 基因（红色长方形）受到 14 号染色体上免疫球蛋白重链基因（IgH；灰色长方形）的调控。由于免疫球蛋白增强子序列（图 1.18）直接调节 c-*myc* 基因持续不断地高表达。最终 *myc* 基因编码的 Myc 蛋白结构没有发生改变，但是处于一种不正常的高水平。（随后在 *myc* 阅读框内发生的点突变则进一步增强了 Myc 癌蛋白的功能。）（数据来自 P. Leder et al., *Science* 222: 765-771, 1983.）

1983 年，研究人员发现 *myc* 原癌基因定位于伯基特淋巴瘤细胞 8 号染色体与其他 3 条染色体发生易位的区域中。在易位点（也称为染色体断裂点）的另外一边是免疫球蛋白的启动子区，使 *myc* 基因的表达受到免疫球蛋白启动子的调控。参与这一过程的免疫球蛋白分别是 14 号染色体上的免疫球蛋白重链、2 号染色体上的 κ 轻链及 22 号染色体上的 λ 轻链。已有确切的证据表明，在进化中负责免疫球蛋白基因重排（补充信息栏 15.1）的酶偶尔失去特异性，导致免疫球蛋白基因与 *myc* 重排在一起。但是，这仍然无法解释 EBV 在伯基特淋巴瘤发生中的作用（信息栏 4.4）。

信息栏 4.4　EB 病毒如何诱发肿瘤？　1982 年发现的伯基特淋巴瘤中存在的染色体易位现象，对慢性 EBV 和疟原虫感染引发肿瘤的机制提供了一些启示，虽然这些因素在淋巴瘤发病中的具体机制尚不明确。慢性疟原虫感染和营养不良会减弱儿童的抵抗力，使他们容易感染 EBV，从而导致 EBV 在体内大量复制进而产生永生化 B 淋巴细胞的聚集。在这些细胞中，原本使得免疫球蛋白基因正确重排的酶会发生错误的反应，使免疫球蛋白基因与 c-*myc* 原癌基因错误相连，产生 *myc* 癌基因，并和其他几个 EBV 表达的基因（可能为癌基因）一起促使细胞增殖，最终形成淋巴瘤。另外，EBV 在东南亚人群鼻咽癌（NPC）发生过程中的作用也是一个谜。在东南亚的病毒感染人群中还有一些其他的致癌因素，如生活方式，爱吃咸鱼，这些共同导致鼻咽癌的发生。更让人不解的是，在西方人群中，EBV 感染很常见，常常导致免疫正常（即拥有完整功能的免疫系统）的人群发生单核细胞增多症，但是很少引发恶性肿瘤。

研究人员忽然发现这个复杂的染色体变化机制可以用一种非常简单的方式进行说明：当 *myc* 基因与具有强转录启动活性的免疫球蛋白启动子重排在一起后（图 4.12），*myc* 基因就变成了一个癌基因，导致淋巴细胞不断增殖。因此，获得调节失控的 *myc* 基因的这些少数细胞的增殖将会很有优势。

基于这些结果，研究人员又发现了多种不同的染色体重排可导致已知原癌基因异常表达，大部分参与重排的基因还不是特别清楚（表 4.4）。目前，研究人员已经对超过 300 种不同情况的染色体易位（发生在不同的肿瘤中）进行研究归类，并且已经克隆出超过 100 个易位产生的新基因。这些易位往往在一小部分造血系统肿瘤中被发现。人们又在越来越多的实体瘤中发现了确切的染色体易位，其中一些非常常见。例如，2005 年，研究人员发现约 70%的前列腺癌中存在特定的染色体易位，导致转录因子 ERG 或 ETV1 异常表达。鉴于前列腺癌在西方人群中高发，这个易位可能是人类肿瘤中最常见的染色体易位。（事实上，由于在实体瘤分离及对其细胞基因组后续详细研究中存在困难，因此，缺乏在实体瘤中对染色体易位的界定。）

表 4.4　人类肿瘤中易位导致原癌基因表达失调并因此形成的癌基因

癌基因	肿瘤
myc	伯基特淋巴瘤、其他 B 细胞淋巴瘤、T 细胞淋巴瘤
bcl-2	滤泡状 B 细胞淋巴瘤
bcl-3	慢性 B 细胞淋巴瘤
bcl-6	弥漫性 B 细胞淋巴瘤
hox1	急性 T 细胞白血病
lyl	急性 T 细胞白血病
rhom-1	急性 T 细胞白血病
rhom-2	急性 T 细胞白血病
tal-1	急性 T 细胞白血病
tal-2	急性 T 细胞白血病
tan-1	急性 T 细胞白血病
ETV-1、*ETV-4*	前列腺癌
ERG	前列腺癌

改编自 G.M. Cooper, Oncogenes, 2nd ed. Sudbury, MA: Jones and Bartlett, 1995. www.jbpub.com. 转载经许可。

microRNA 的发现及它们在基因调控中的作用（1.10 节）使得之前模糊的某些染色体易位分子机制变得容易理解。例如，HMGA2 是一种小非组蛋白核蛋白，已经被证实在各种良性和恶性肿瘤中高表达，发挥癌蛋白的作用。*HMGA2* 基因的 3′端非编码区发生断裂，其阅读框与另外一个基因发生了融合（图 4.13）。很长一段时间内，人们认为由易位产生的融合蛋白增强了 HMGA2 的致癌功能（类似情况将在 4.6 节继续讨论）。然而，删除与 HMGA2 融合的蛋白质序列并不影响 HMGA2 融合蛋白的转化能力。这使人们意识到易位还有另外一个目的：使正常 *HMGA2* mRNA 3′UTR 上 microRNA

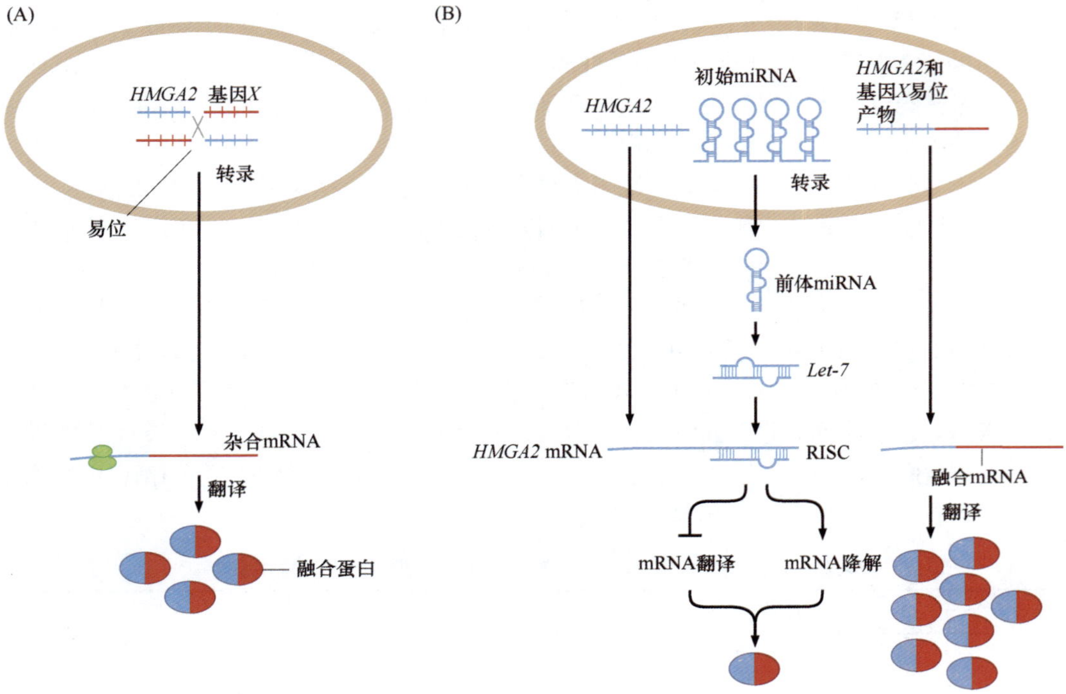

图 4.13　易位使 mRNA 不受 miRNA 抑制　*HMGA2* 基因编码了一个功能仍然不明确的染色质修饰蛋白，这个蛋白质（常与发生易位的基因编码的蛋白质形成融合蛋白）在许多不同类型的肿瘤细胞中高表达，而编码该蛋白质的 *HMGA2* 基因并没有发生扩增。（A）染色体易位将 *HMGA2* 基因（蓝色）和另外一个基因（基因 *X*，红色）融合在一起，编码一种功能性的癌蛋白。（B）后来，研究人员发现这种易位真正的作用在于将 *HMGA2* mRNA 的阅读框与 3′非编码区（3′UTR）断开。在 *HMGA2* mRNA 的 3′UTR 存在 7 个 *Let-7* 的识别位点，*Let-7* 通过与这些位点结合抑制 *HMGA2* mRNA 的翻译，并促进其降解，从而抑制 HMGA2 蛋白的合成。（这里只以其中一个结合位点进行举例说明。）在易位形成的杂合 mRNA 中，这些识别位点消失了，导致杂合 mRNA 不再受到 *Let-7* 的抑制，从而产生大量的融合蛋白（右边）。重要的是，这个融合蛋白中由另外一个基因（基因 *X*，红色）所编码的部分对融合蛋白发挥癌蛋白的作用没有任何影响。（数据引自 P. Leder et al., *Science* 222: 765-771, 1983.）

Let-7 的识别结合位点发生缺失（1.10 节）这种缺失，使所产生的 mRNA 不再受 *Let-7* 介导的转录抑制和降解，最终导致 *HMGA2* mRNA 和蛋白质的大量增加，以一种尚不明确的机制促进染色质重塑（1.8 节）和细胞转化。在这个实例中，染色体易位更多的是将原癌基因从负调节的状态中解放出来，并非让它与正调节因子融合。

在另外一些实例中，染色体易位，如包含 microRNA 的 *myc* 基因，将这些 microRNA 的编码基因与外源性的转录启动子融合，从而增强所编码的 microRNA 的表达。在存在类似易位的肿瘤中，如骨髓增生异常及与之相关的急性髓细胞性白血病，易位上调了 microRNA 的表达，从而阻止了细胞分化，并使细胞处于一种能够演变为高度恶性肿瘤细胞的状态。长期以来，关于那些不影响蛋白质编码基因的易位如何影响细胞行为的疑问一直困扰着人们，而关于 microRNA 的这一发现，以及随后的一些发现，则很好地解答了这个疑问。

重新回到 *myc*，我们发现 c-*myc* 原癌基因存在 3 种激活方式：前病毒插入、基因扩增及染色体易位，这 3 种不同方式最终导致一个相同的结果，即基因失去了正常的生理调节，被迫持续性高表达。

总而言之，导致癌细胞内基因高表达的机制依旧不明确。某些高表达的原因是基因扩增或者染色体易位。但是更多的情况下，这些基因本身并未发生变异，只是调节它们的信号通路发生异常，才引起它们的高表达。还有很多类似情况的病例没有得到研究。而且扩增并不总是导致基因高表达。只有 40%～60%的基因在癌细胞中扩增的同时伴随着转录 RNA（包括蛋白质）的表达升高。这些结果表明，许多基因的表达是通过复杂的负反馈机制来调控的，确保它们在生理状态下发挥正常功能，即使它们在细胞内存在多个拷贝也是如此。

4.6　蛋白质结构改变也会引起癌基因激活

ras 基因中的点突变是第一个被发现的原癌基因点突变。这种点突变改变了原癌蛋白的结构，导致原癌基因的激活。在胃癌、乳腺癌和恶性脑胶质瘤发生的过程中，表皮生长因子（EGF）受体均有参与。在下一章中，我们会对它进行详细的描述。EGF 受体是一个跨膜受体，跨越了从细胞膜到细胞质的区域。EGF 受体及其他 60 个同源受体在识别到胞外配体的存在后将信号传递到相应的胞内通路。在大约 1/3 的恶性脑胶质瘤病例中，EGF 受体丢失了大部分胞外区域（图 4.14）。我们现在知道，这种缺失胞外区域的受体会持续将生长刺激信号传递到胞内，哪怕此时胞外没有 EGF 配体信号的存在。缺失胞外区域的 EGF 受体发挥了癌蛋白的作用，导致细胞的恶性增殖。在第 5 章中，我们将详细地描述生长因子受体转变成癌蛋白时的结构变化。

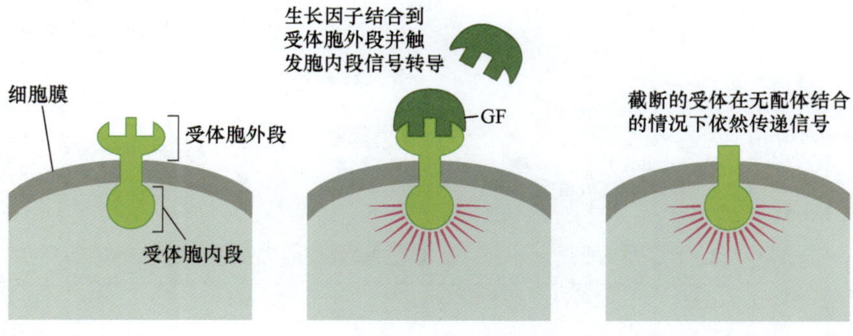

图 4.14　生长因子受体的异常激活　正常情况下，定位于细胞膜上的生长因子受体只有在细胞外的区段与相应的生长因子（GF，也就是生长因子受体的配体）结合后才能向细胞内传递信号。然而，由于受体编码基因的突变或者是受体 mRNA 前体的异常剪切，某些受体胞外段出现缺失，这些缺失胞外段的受体在没有生长因子配体的情况下也能持续向细胞内传递信号。

前一节中提到的染色体易位，以这样或者那样的方式调节了癌蛋白或者 microRNA 的异常表达，更常见的是通过易位形成异常的融合蛋白。最著名的染色体易位出现在慢性髓细胞性白血病（CML，图 2.26）中，出现频率约为 95%。与伯基特淋巴瘤不同

（图 4.12），这些慢性髓细胞性白血病中通过易位形成的融合蛋白，是一个基因的转录调节序列插入第二个基因的阅读框内产生的。

如图 4.15 所示，CML 的易位断裂点右侧为原癌基因 *abl* 的蛋白质编码序列。*abl* 基

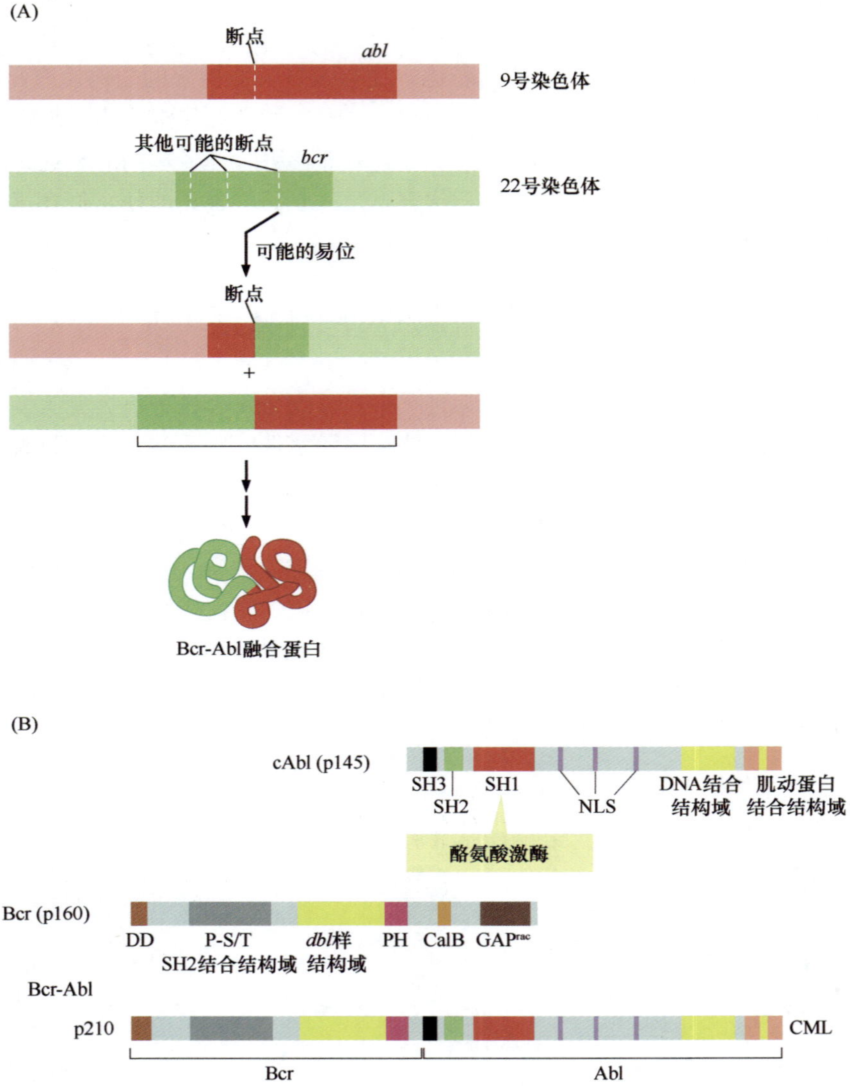

图 4.15 *bcr-abl* 癌基因的形成 （A）携带 *abl* 基因的 9 号染色体和携带 *bcr* 基因的 22 号染色体发生易位，形成杂合基因，该基因编码的 Bcr-Abl 融合蛋白在慢性髓细胞性白血病（CML）中较为常见。*bcr* 基因上另外两处断点参与形成的 *bcr-abl* 易位（此处没有显示）则会诱发其他的造血系统恶性肿瘤。（B）正常 *bcr* 基因和 *abl* 基因所编码的多功能蛋白结构如图所示（顶部和中间），每个不同的结构域用不同的颜色表示。几乎所有 CML 中的染色体易位，都是大部分 *bcr* 基因阅读框与几乎全部 *abl* 基因阅读框发生了融合（下方）。这种易位形成的融合蛋白中酪氨酸激酶（对应于 SH1 结构域）的活性被异常激活，这种异常（将在 6.3 节中进行讨论）是融合蛋白发挥致癌功能的主要原因。（B，改编自 A.M. Pendergast, in A.M. Carella, Chronic Myeloid Leukaemia: Biology and Treatment. London: Martin Dunitz, 2001.）

因作为一个获得性癌基因，最初在阿贝尔松小鼠白血病病毒—— 一种迅速致瘤的逆转录病毒——中被发现（参见表 3.3）。*abl* 基因定位于染色体 9q34（也就是人类 9 号染色体长臂 3 区 4 带），被证实在许多 CML 病例中与染色体 22q11 上的一小段序列融合。[这种融合的标准写法为 t(9; 22)(q34; q11)，t 代表易位，q 代表染色体长臂，p 代表染色体短臂。] 22 号染色体上的这个区域称为断点簇区（breakpoint cluster region），也就是 *bcr*，所有断点都存在于 *bcr* 基因内。Abl 和 Bcr 氨基酸序列融合而成的蛋白质破坏了对 Abl 蛋白的正常调控，并以一种强烈而失控的方式发出生长促进信号。（在其他造血系统恶性肿瘤中发现 *bcr* 基因中另外两个断点形成的不同的 Bcr-Abl 融合蛋白，这些不同的 Bcr-Abl 蛋白未在图 4.15 中展示。）

继 *bcr-abl* 之后，研究人员又发现了数个产生融合蛋白的基因易位，其大部分存在于造血系统恶性肿瘤中（表 4.5）。变化最多的可能是 *MLL1*（混合性白血病）基因，偶尔被称为 *ALL1*，编码一个组蛋白甲基化酶（1.8 节），它与至少 50 个不同的基因发生易位，产生不同的融合蛋白，影响染色质的结构和功能。由于已发现的带有基因易位的病例还不是很多，许多融合蛋白的功能还不是很清楚。在实体瘤中，其中一类融合蛋白在儿科肿瘤（肺泡横纹肌肉瘤）80%的病例中存在两个转录因子的结构域（PAX3 或者 PAX7 与 FKHR）融合，从而产生一种具有远比这两个正常的转录因子更强转录激活能力的融合蛋白。（这个异常的转录因子导致骨骼肌祖细胞数量增加，在获得其他突变之后，形成高度恶性的肿瘤。）

表 4.5 人类肿瘤中染色体易位形成的具有新功能、新结构的融合癌蛋白

癌基因	肿瘤
bcr/abl	慢性髓细胞性白血病、急性淋巴细胞白血病
dek/can	急性髓细胞性白血病
E2A/pbx1	急性前 B 细胞白血病
PML/RAR	急性早幼粒细胞白血病
tls/erg	髓性白血病
irel/urg	B 细胞淋巴瘤
CBFβ/MYH11	急性髓细胞性白血病
aml1/mtg8	急性髓细胞性白血病
ews/fli	尤因肉瘤
lyt-10/Ca1	B 细胞淋巴瘤
hrx/enl	急性白血病
hrx/af4	急性白血病
NPM/ALK	大细胞淋巴瘤
PAX3/FKHR	肺泡横纹肌肉瘤
EML4/ALK	非小细胞肺癌
MLL/various	急性白血病

改编自 G.M. Cooper, Oncogenes, 2nd ed. Sudbury, MA: Jones and Bartlett, 1995. www.jbpub.com. 转载经许可。

每一个易位，即使是那些在多种肿瘤中反复发生的特定类型的易位都是一种罕见的遗传改变所形成的产物。一些导致基因或者蛋白质表达调节的异常，而另一些则编码产生异常的融合蛋白。无论如何，这些易位一旦形成，就将出现在最终形成的肿瘤组织的全部增殖细胞内，也就意味着这些易位导致细胞生长失控。

4.7　总结与展望

20 世纪 70 年代后期，研究人员对各种癌基因相关的研究结果进行归纳总结。大家公认，在哺乳类动物和鸟类的基因组中含有一大类被称为原癌基因的基因，它们发挥着调节正常细胞生长与分化的作用。这类基因的改变将会影响基因的表达或者相应编码蛋白质的结构，从而导致细胞内产生过量的生长刺激信号，此时，这类基因就转变成癌细胞中被激活的癌基因。一旦发生这种转变，就将促进细胞不受控制地生长增殖，也就意味着这些基因在癌变过程中发挥关键作用。

很多癌基因的发现是由于它们存在于具有转化能力的逆转录病毒基因组中，如劳斯肉瘤病毒、禽成红细胞增生病毒及哈维肉瘤病毒。接着，通过转染实验，研究人员又在肿瘤细胞中发现了一类由于接触致癌物质或者自发突变而形成的能够使正常细胞转化的基因。尽管这些肿瘤细胞并没有感染逆转录病毒，但它们携带的癌基因和逆转录病毒中的基因还是有关联的。这也就意味着，原癌基因能够通过两种不同的方式被激活：逆转录病毒感染或者体细胞突变。

体细胞突变所导致的原癌基因激活存在两种情况：一种是使原癌基因编码的蛋白质结构发生改变，另一种则是使相应蛋白质表达水平升高。蛋白质结构的改变包括点突变，如 *ras* 原癌基因；基因易位，如 *bcr-abl*。蛋白质表达水平的上升则是由于基因拷贝数的增加或基因易位导致转录调控的改变，如 *myc* 基因易位后受到免疫球蛋白增强子序列的调控。

很长一段时间内，细胞内的突变基因在癌症发生过程中的作用并不为人所知。早先，研究人员总是观察到人类的某些肿瘤与病毒或者细菌感染相关。随着研究的深入，感染在人类肿瘤发生发展中的重要性变得越来越明确。我们现在知道，全世界大约 1/5 的癌症死亡患者，其癌症的发生都与感染因素相关。全世界 9%的胃癌死亡患者有长期的幽门螺旋杆菌感染。6%的癌症死亡患者死于肝癌，这些患者几乎全部与慢性乙肝、丙肝病毒感染相关。5%的宫颈癌致死病例几乎都有人乳头瘤病毒（HPV）的感染（表 4.6）。

表 4.6　参与人类癌症发生的病毒

病毒[a]	病毒家族	感染细胞	人类肿瘤	传播途径
		B 细胞	伯基特淋巴瘤	唾液
EBV[b]	疱疹病毒	口腔上皮细胞	鼻咽癌	唾液
		淋巴结	霍奇金病[c]	
HTLV-I	逆转录病毒	T 细胞	非霍奇金淋巴瘤	非肠道传播、性传播[d]
HHV-8[e]	疱疹病毒	内皮细胞	卡波西肉瘤、体腔淋巴瘤	性传播、垂直传播[d]

续表

病毒[a]	病毒家族	感染细胞	人类肿瘤	传播途径
HBV	肝脱氧核糖核酸病毒	肝细胞	肝癌	非肠道传播、性传播
HCV	黄病毒	肝细胞	肝癌	非肠道传播
HPV	人乳头瘤病毒	宫颈上皮细胞	宫颈癌	性传播
JCV[f]	多瘤病毒	中枢神经系统	星形细胞瘤、恶性胶质瘤	?

a. 大多数病毒的基因组中携带至少一个生长促进基因或者癌基因。

b. EBV 还参与移植相关的淋巴增殖性疾病、胃癌和皮肤平滑肌肉瘤（艾滋病患者）。

c. 在免疫抑制的淋巴瘤患者中存在多个 EBV 基因组的拷贝。

d. 非肠道传播，从血液到消化道；性传播，通过性交；垂直传播，从父母传给子女。

e. 也被称为 KSHV，即卡波西肉瘤疱疹病毒。

f. JCV（JC 病毒，是 SV40 的近亲）：超过 75%的人群在 15 岁之前就感染该病毒，但仅偶发肿瘤。该病毒被证实与人类中枢神经系统细胞的恶性转化相关，但是其在肿瘤形成中的作用目前尚不明确。

部分改编自 J. Butel, *Carcinogenesis* 21: 405-426, 2000.

无论如何，我们必须将这些由多种感染因素触发的致癌机制整合到更大的人类肿瘤发生机制体系中，这个体系主要取决于本章所述的细胞癌基因的发现。在病毒诱发肿瘤的病例中，人们已经明确许多病毒，包括在书中所提到的 HPV、EBV、人疱疹病毒-8（HHV-8）和两种肝炎病毒（HBV 和 HCV），将病毒性癌基因转入细胞内，可诱发细胞发生表型的转化。

这些病毒携带至少一个能够改变细胞生理的基因。而它们诱发癌变似乎需要一个有利于病毒复制的细胞内环境。病毒癌基因在病毒基因组中已经存在了数百万年，并不是偶然的突变才使逆转录病毒具有了转化正常细胞的能力，如劳斯肉瘤病毒（RSV）。因此，从某种意义上来说，肿瘤是细胞感染病毒之后发生的一种有利于病毒复制的改变的偶然副产物。在第 8 章和第 9 章中我们将讨论这些病毒癌基因是如何导致细胞增殖失调，并抑制细胞凋亡（程序性死亡）的，这是肿瘤发生发展过程中的两个关键变化。

在接下来的两章中我们将具体讨论体细胞突变和各种癌蛋白是如何诱发肿瘤的。起初，研究人员认为细胞内癌基因的发现已经足以解释人类肿瘤的发生发展。但是，很快人们就发现细胞内癌基因和它们的作用只能解释一部分肿瘤的发生发展，还有一些其他的遗传因素参与了肿瘤细胞的恶性生长。此外，了解细胞内应答癌蛋白所释放的生长促进信号的复杂机制对透彻理解肿瘤发生发展也是至关重要的。细胞癌基因的发现是一个良好的开端，但也仅仅是个重要的开始。要透彻了解肿瘤发生发展的全过程还需要很长一段时间的深入研究。

重要概念

- 20 世纪 70 年代中期，由于在大多数人类肿瘤中均无法找到肿瘤病毒，研究人员总结了一个理论用于解释大多数肿瘤的发生原因：致癌因子诱导正常的生长控制基因突变形成癌基因。
- 为了证实癌变细胞所携带的突变基因能够发挥癌基因的作用，一种新颖的实验方法应运而生：将由化学物质诱发癌变的细胞中的 DNA 提取出来，转入正常细胞中，并观察这些细胞是否同样发生癌变。

- 从化学物质诱发癌变的细胞中提取出的 DNA 转入 NIH 3T3 细胞内继续培养，几周后，NIH 3T3 细胞形成大量具有锚定非依赖生长和致瘤能力的转化灶，表明化学物质诱发癌变的细胞所携带的基因能够发挥癌基因的作用，恶性转化正常的 NIH 3T3 细胞，这些癌基因的产生并不是由于病毒感染。
- 人类肿瘤细胞 DNA 转染小鼠细胞的实验表明癌基因诱导细胞转化的能力能够跨越种系和组织的差异。
- 通过转染的方法在人类肿瘤细胞中检测到的癌基因与逆转录病毒中的癌基因均证实其与正常细胞基因组中的正常基因相关。这也就意味着正常的原癌基因能够通过逆转录病毒修饰或者体细胞突变的方式被激活。
- 在肿瘤细胞基因组中，逆转录病毒相关性癌基因的拷贝数常常增加，意味着基因扩增会导致相应的蛋白质产物增加，促进癌细胞的增殖，如 *myc* 基因在多种人类肿瘤中扩增。
- 通过病毒源性转录启动子导致逆转录相关病毒基因的激活是有根据的。然而，在没有病毒存在的情况下，正常的原癌基因如何转变成癌基因，这个问题在很长时间内得不到回答，直至研究人员发现 H-*ras* 基因中的一个点突变能够导致其编码蛋白质的结构异常。这也就为癌基因的激活建立了一个新的机制：癌基因编码相关蛋白质结构的改变，并非蛋白质表达水平的增加会导致癌基因的激活。
- 调节变化和结构改变这两种激活机制均可以形成一个具有活性的癌基因。
- *myc* 癌基因最初是在一种禽类逆转录病毒的基因组中被发现的。在癌细胞中，这个癌基因能够通过几种不同的机制被激活：前病毒插入、基因扩增和染色体易位。
- 基因扩增发生在染色体 DNA 某一段的特定重复区域（扩增子），这导致该区域形成端对端的线性排列，在光学显微镜下表现为染色体上的同质染色区（HSR）。另外，带有扩增片段的区段可能会从染色体上断裂，形成染色体外独立的重复颗粒（双微染色体）。
- 基因易位是指一条染色体的某一个区域与另外一条非同源染色体融合。通过易位，某个基因可以受到一个外源性转录启动子的调控，从而导致该基因过表达，如伯基特淋巴瘤中的 *myc* 癌基因。基因易位同样也可以移除 mRNA 中被 miRNA 识别的正常序列，进而减少 miRNA 对 mRNA 的抑制作用。另外，基因易位还能够连接两个蛋白质编码序列，形成融合蛋白。这种蛋白质的功能与它所来源的两种正常蛋白质的功能截然不同，如慢性髓细胞性白血病中的 Bcr-Abl 融合蛋白。
- 除了以 Ras 癌蛋白为代表的氨基酸替换导致信号激活，以及形成类似 Bcr-Abl 融合蛋白，还有一些其他的蛋白质结构的改变可以激活癌基因。例如，截断的 EGF 受体能够持续不断地发出生长促进信号。

思考问题

1. 我们列举了哪些证据证明内源性逆转录病毒在人类肿瘤发生发展中几乎没有发

挥作用？

2. 为什么某些人类肿瘤相关性癌基因不能用转化灶实验来检测？

3. 染色体DNA区域扩增的分子机制是什么？

4. 原癌基因转变为癌基因有哪几种分子机制？

5. 染色体易位导致原癌基因激活变成癌基因的分子机制有哪几种？

6. 要找到脊椎动物基因组中所有的原癌基因，你会采用什么样的策略？

7. 原癌基因既然可以导致肿瘤，那么在进化过程中，为什么原癌基因没有从细胞基因组中消失？

参考读物

Barbacid M (1987) *ras* genes. *Annu. Rev. Biochem.* 56, 779–827.

Bos JL (1989) *Ras* oncogenes in human cancer: a review. *Cancer Res.* 49, 4682–4689.

Bos JL, Rehmann H & Wittinghofer A (2007) GEFs and GAPs: critical elements in the control of small G proteins. *Cell* 129, 865–877.

Brodeur G (2003) Neuroblastoma: biological insights into a clinical enigma. *Nat. Rev. Cancer* 3, 203–216.

Butel J (2000) Viral carcinogenesis: revelation of molecular mechanisms and etiology of human disease. *Carcinogenesis* 21, 405–426.

Edwards PAW (2010) Fusion genes and chromosome translocations in the common epithelial cancers. *J. Pathol.* 220, 244–254.

Lowy DR & Willumsen BM (1993) Function and regulation of ras. *Annu. Rev. Biochem.* 62, 851–891.

Martin GS (2001) The hunting of the Src. *Nat. Rev. Mol. Cell Biol.* 2, 467–475.

Mitelman F, Johansson B & Mertens F (eds) (2004) Mitelman Database of Chromosome Aberrations in Cancer. http://cgap.nci.nih.gov/Chromosomes/Mitelman

Morris DS, Tomlins SA, Montie JE & Chinnaiyan AM (2008) The discovery and application of gene fusions in prostate cancer. *BJU Int.* 102, 276–281.

Rabbitts TH (1991) Translocations, master genes, and differences between the origins of acute and chronic leukemias. *Cell* 67, 641–644.

Rowley JD (2001) Chromosome translocations: dangerous liaisons revisited. *Nat. Rev. Cancer* 1, 245–250.

Santarius T, Shipley J, Brewers D et al. (2010) A census of amplified and overexpressed human cancer genes. *Nat. Rev. Cancer* 10, 59–64.

（詹芸 刘芝华）

第 5 章 生长因子、受体与癌症

> 某些胚胎血清具有刺激细胞生长的能力，而已转化的细胞则对这些刺激细胞生长的因子需求降低，这些现象皆有可能基于这样一个事实，即这些存在于血清中的因子与某些胚胎或肿瘤细胞合成的转化因子相同或相似。
>
> 戴维·E. 科明斯（David E. Comings），遗传学家，1973 年

癌基因及其前体——原癌基因的发现促使人们提出了一系列问题，其中居于核心地位的问题是，癌基因到底如何通过它们所编码的蛋白质成功地扰乱了细胞的行为。癌蛋白如 Src 和 Ras——癌基因 *src* 和 *ras* 的产物，可同时改变多种细胞的表型。单一种类的蛋白质，是如何同时改变如此众多不同的信号调节通路的呢？

癌蛋白作用机制的重要线索来源于对“正常细胞如何调节其生长及分化”的系统研究。正常细胞从其周围获得生长刺激信号，这些信号被细胞中复杂的信号环路处理并整合，而这一环路决定着细胞是否适合生长及分化（图 5.1）。

细胞表面需要接收胞外信号并将之传递入胞内，则引出了一个极具挑战性的生化问题：细胞内外的空间被细胞膜——一种脂质双层分隔开来，它可以有效拦截几乎所有分子的运动（仅某些极小的分子除外），导致胞膜两侧许多分子（包括离子）的浓度显著不同。细胞是如何通过一张几乎不通透的膜解决转导信号这一难题的呢？既然有这层屏障存在，细胞内部又是如何感知其外周组织正在发生些什么呢？

细胞如何对这些信号进行处理仅仅是细胞间通信这一问题中的一小部分。事实上，6 亿～7 亿年前，第一个多细胞生物（后生动物）的进化依靠以下生化机制的发展——细胞能够接收和处理来源于组织中邻近细胞的信号。如果没有一种有效的胞间通信方式，单个细胞间无法相互协调，而形成结构复杂的组织及有机体则更是难以想象。显然，细胞间通信的建立需要一些细胞具有释放信号的能力，而另一些细胞具有接收并以某种特殊方式产生应答的能力。

细胞间信号的传递在很大程度上由蛋白质负责。因此，信号的释放需要某些细胞能够将蛋白质释放至胞外空间。这种释放，即蛋白质的分泌，由于细胞膜的不通透性变得同样复杂。这些信号蛋白被释放至胞外空间后，受体细胞必须可以感受到它们的存在，本章主要围绕着第二个问题展开，即正常细胞到底是如何从其周围环境中接收信号的。我们即将看到，癌细胞形成的主要原因是细胞信号调节的紊乱。

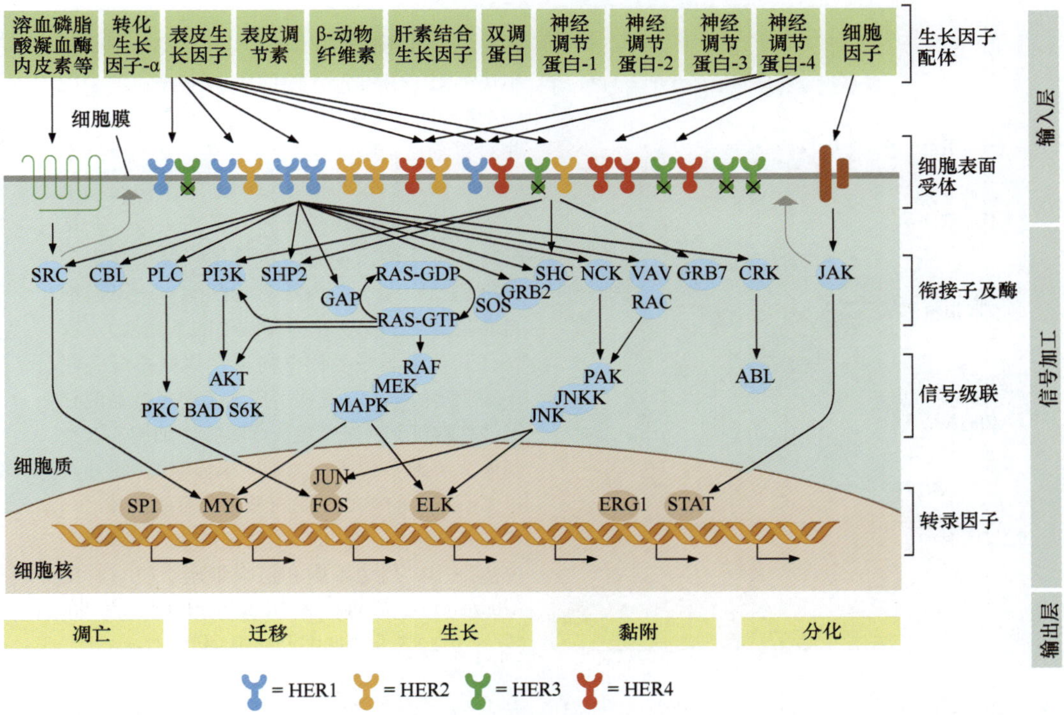

图 5.1　人类 EGF 受体（HER2）信号网络：细胞如何与其周围环境进行沟通　大量蛋白质信使（生长因子配体，顶部浅绿色矩形区域）与一系列复杂的细胞表面受体相互作用，经由细胞膜（灰色）向细胞质内传递信号。在细胞质中，一个复杂的蛋白质信号转导网络对这些信号进行处理，并将信号送至细胞核（底部）内，最终促发一系列生物反应（输出层，底部黄色矩形区）。这一环路的许多组分（包括细胞表面和细胞内部的），都与肿瘤发病机制相关。此图主要聚焦于呈现哺乳动物细胞表面的一小部分受体——EGF 受体及其家族成员。有关细胞内衔接子及酶和信号级联的问题将在下一章中描述。标有“×”的 HER3 胞内区缺乏酪氨酸激酶活性，而该家族中的其他 3 个受体均可检测到激酶活性。（引自 Y. Yarden and M.X. Sliwkowski, *Nature Rev. Mol. Cell Biol.* 2: 127-137, 2001.）

5.1　正常后生动物细胞间生命活动相互依存

前文提到，细胞接收并处理生化信号从而调节细胞增殖，正常的癌基因编码蛋白质常常是这一机制的组成部分。因此，为了能够真正理解癌基因及癌蛋白作用的复杂性，我们需要掌握正常细胞如何调控增殖这一问题。

我们对该问题的探讨始于这样一个基本并具有广泛意义的原则，即正常组织形态的维持由以下几方面构成：保持不同细胞组分的适宜比例；替代缺失细胞；清除额外的无用细胞（图 5.2）。损伤组织必须及时修复，外源感染物质的侵入需经组织内多种细胞的协同合作将其清除。

这些功能的实现皆有赖于细胞间的协同合作。这也就解释了为什么活体组织中的细胞需要持续不断地相互“对话”，而大部分对话由生长因子（GF）负责传达。这些相对分子质量较小的蛋白质经细胞分泌，于细胞间隙转运，最终作用于其他细胞，传递它们独特

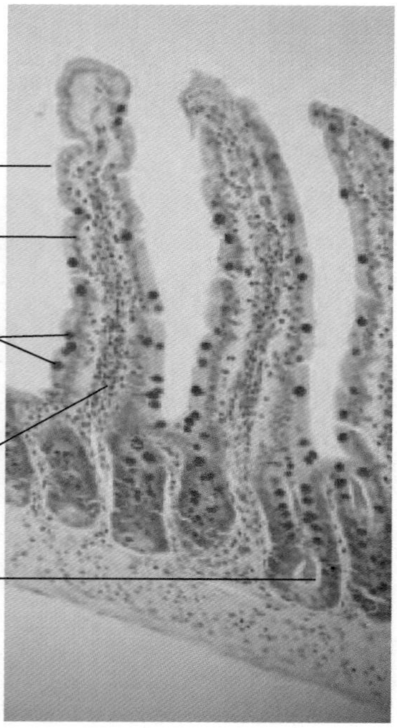

图5.2 组织形态的维持 这里所显示的小肠上皮细胞层阐述了一个事实，即许多不同类型的细胞在一个组织中共存，每一种细胞类型的相对数量及位置必须被严格控制，从而维持组织正常的结构及功能。这一控制主要通过组织内相邻细胞间信号的相互交换实现。在这一特殊上皮内，细胞间信号还确保了新生上皮细胞——在小肠内称为肠细胞——不断地自肠隐窝内生发（在指样绒毛的基底部），以替代其他沿肠绒毛侧壁向顶端移行并最终在顶端脱落的细胞。这些上皮细胞中包括黏液分泌性杯状细胞（暗红色）和吸收性细胞，以及肠内分泌细胞和潘氏细胞（未显示）。此外，每个肠绒毛的中心是间充质细胞聚集的核心，它们共同组成了基质，主要包括成纤维细胞、内皮细胞、周边细胞和巨噬细胞。（引自 B. Alberts et al., Molecular Biology of the Cell, 5th ed, New York: Garland Science, 2008.）

的生物学信息。生长因子将组织内的细胞联结成为一个有机的整体，相互间进行着持续不断的交流沟通。

细胞是否生长由整个组织及整个有机体的需要而定，并非仅出于有利于某些组分生长的目的。正因如此，活体内没有一个细胞被赋予自主权决定该细胞是否增殖或维持静息状态。这一决定需要与组织中其他细胞共同商议后才能做出。周围细胞可以通过促使某种特殊细胞分泌生长因子以刺激靶细胞的增殖，也可以通过释放生长抑制因子而抑制其增殖。最终，一个体细胞做出是否增殖的决定必然反映了周围细胞的群体意见。

从活组织中分离出正常细胞，而后在培养皿中进行培养的实验，可以充分说明个体细胞对环境的依赖性。即使细胞上层的液体介质中包含了所有细胞生长繁殖所需要的营养成分，包括氨基酸、维生素、葡萄糖及盐类，使用此种介质也无法诱导细胞增殖。但是，一旦在这种介质中加入小牛或胎牛的血清，细胞就可增殖，这是因为血清中含有促使细胞增生的生长因子。

血液凝固时可产生血清。血小板相互黏附聚集并逐渐收缩，将血液中的细胞成分网罗其中，红细胞和白细胞均包含于其内。对于受伤组织而言，血凝块的形成有利于阻止继续出血。而血凝块形成并收缩后所剩余的清亮液体，即为血清。

当血小板在伤口处相互聚集以形成血凝块时，它们还通过向其周围释放生长因子[主要是血小板衍生生长因子（PDGF）]，启动伤口的愈合过程（图 5.3）。PDGF 可有效刺激成纤维细胞增生，使之形成包括上皮下细胞层的大部分结缔组织（图 2.3）。像 PDGF 这样的生长刺激因子通常被命名为丝裂原，以显示其促进细胞增殖的能力。更特别的是，PDGF 可将成纤维细胞吸引至伤口处，而后促进其增殖（图 5.4A）。其他的生长因子，如表皮生长因子，除了促进细胞增殖之外还可使上皮形态发生巨大改变（图 5.4B）。如果没有血清中 PDGF 的刺激，在细胞培养皿内培养的成纤维细胞虽然可在几周内存活并保持正常的新陈代谢，但无法继续生长和分裂。

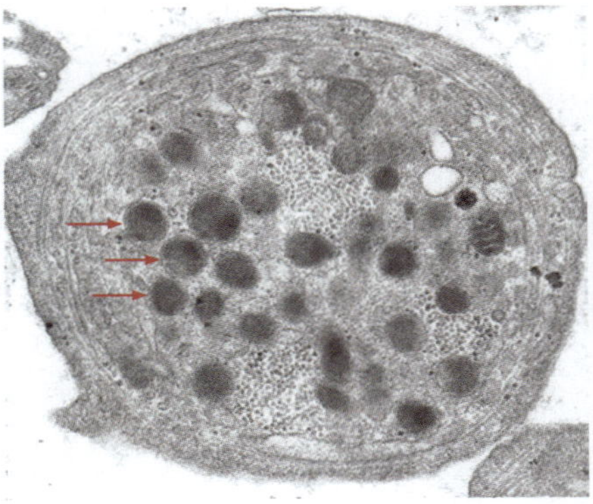

图 5.3　血小板储存 PDGF　血小板携带大量称为 α-颗粒的（胞吐作用）分泌小泡（箭头所示），它们含有大量重要的信号分子，其中最突出的是几种血小板衍生生长因子（PDGF）。在血栓形成过程中，当血小板被活化，这些小泡与细胞膜融合，将小泡内先前储存的生长与生存因子释放至细胞外间质［感谢 S. 伊斯雷尔斯（S. Israels）。］

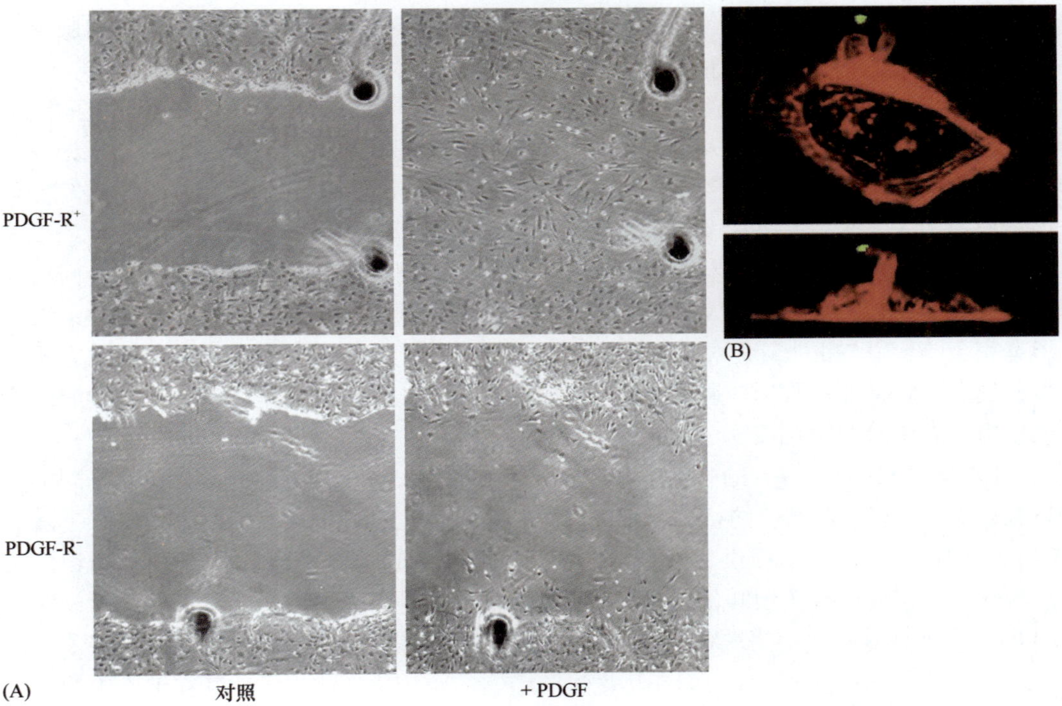

图 5.4　生长因子对细胞的作用　（A）血栓形成时血小板释放的 PDGF 是强有力的成纤维细胞趋化剂和丝裂原，它使得成纤维细胞涌向伤口处以重建组织。在这个伤口愈合的体外模型中，两个培养皿中的单层成纤维细胞均被吸管头划损（左侧 2 图），同时将一种 PDGF（PDGF-BB）加入它们的培养基，48h 内大量野生型成纤维细胞（左上）增殖并移行到伤口处（右上）。然而，对 PDGF 无反应（通过丢失一个细胞表面 PDGF 受体，左下）的突变型成纤维细胞则无法在相同的时间内移行至伤口处（右下）。（B）被固化在磁珠（绿点）上的表皮生长因子（EGF）加入小鼠乳腺癌细胞培养体系 5min 后，细胞将其肌动蛋白细胞骨架（红色）重组，并从细胞质内向生长因子伸出触角（上图，平面观；下图，侧面观）。（A，引自 Z. Gao et al., *J. Biol. Chem.* 280: 9375-9389, 2005. B，引自 S.J. Kempiak et al., *J. Cell Biol.* 162: 781-787, 2003.）

成纤维细胞生长依赖另一种细胞（这里指血小板）释放生长刺激信号，这代表了活体内促进或抑制细胞增殖的数以百计的相似的细胞通信途径。更进一步讲，PDGF 和 EGF 分属于两大类不同的生长因子，这些生长因子控制着细胞间生长刺激信号的传递。

在本章的下述环节中我们将看到，使细胞感知周围环境中生长因子的存在，将信号传入细胞内部，并进一步处理这些信号的信号分子被癌基因编码蛋白质“篡权”。通过取代正常细胞的生长刺激机制，癌蛋白可诱使细胞相信周围环境中存在的正是生长所需的生长因子。一旦诱导成功，细胞便会开始增殖，其反应与大量生长因子存在于其周围介质所介导的反应一样。

5.2　Src 的酪氨酸激酶功能

细胞间信号如何通过生长因子传递的第一条线索来源于对癌基因 v-*src* 及其特定蛋白质产物的生化分析。在此线索的引导下，我们不断深入，依次对该蛋白质、细胞感知生长因子所用的受体和控制正常及恶变细胞增殖的胞内信号通路进行了研究。

对 v-*src* 编码癌蛋白的首次鉴定即引起了人们的广泛注意，这一最早被研究的细胞癌蛋白使肿瘤学家首次能够从生化机制的角度来理解细胞转化。经分子克隆技术处理以后，*src* 癌基因编码蛋白质产物的氨基酸序列可直接从克隆基因的核苷酸序列推导得出。该蛋白质为 533 个氨基酸残基组成的多肽链，其分子质量约为 60kDa。

Src 氨基酸序列的破译未能给揭示癌蛋白到底如何促使细胞增殖及转化这一问题提供多少线索。被 v-*src* 癌基因转化的禽类及哺乳动物细胞显示出许多不同的特性：细胞形态完全改变；与正常细胞相比可从周围介质中更快地摄取葡萄糖；以不贴壁的方式生长；失去接触抑制并且形成肿瘤。不管 Src 蛋白精确的作用机制是什么，其直接或间接地作用于大量的细胞靶点这一事实是显而易见的。

1977～1978 年，睿智的生化学家攻克了 Src 如何发挥作用这一难题。他们研制出能与 Src 特异性识别并结合的抗体（补充信息栏 5.1），当其在同时含有 Src 及腺苷三磷酸（ATP，细胞的万能磷酸根供者）的溶液中孵育时，该抗体被磷酸化。磷酸化是指特定氨基酸残基与磷酸根基团的共价连接。由此可知，Src 是作为蛋白激酶发挥作用的，即将 ATP 的一个高能磷酸基团转移至一个适宜的蛋白质底物（这里指抗体分子）（图 5.5）。Src 并不常规地磷酸化抗体，但在早期试验中它的磷酸化功能提示，其在细胞中的作用模式涉及特定蛋白质底物的磷酸化。

除了其自身的激酶活性，Src 本身就是一个磷酸化蛋白，即它携带可与其自身的一个或多个氨基酸侧链形成共价连接的磷酸基团。同时，这也表明 Src 可作为底物被蛋白激酶磷酸化——自磷酸化或者充当其他激酶的底物。最初，人们根据其分子量及其磷酸化的蛋白质状态而将之命名为 $pp60^{src}$，以下简称为 Src。

Src 激酶功能的揭示意义深远。原则上，一种蛋白激酶可以磷酸化细胞内多种不同的蛋白质底物（以 Src 为例，目前已可列举出多于 50 种不同的蛋白质底物）。一旦被磷

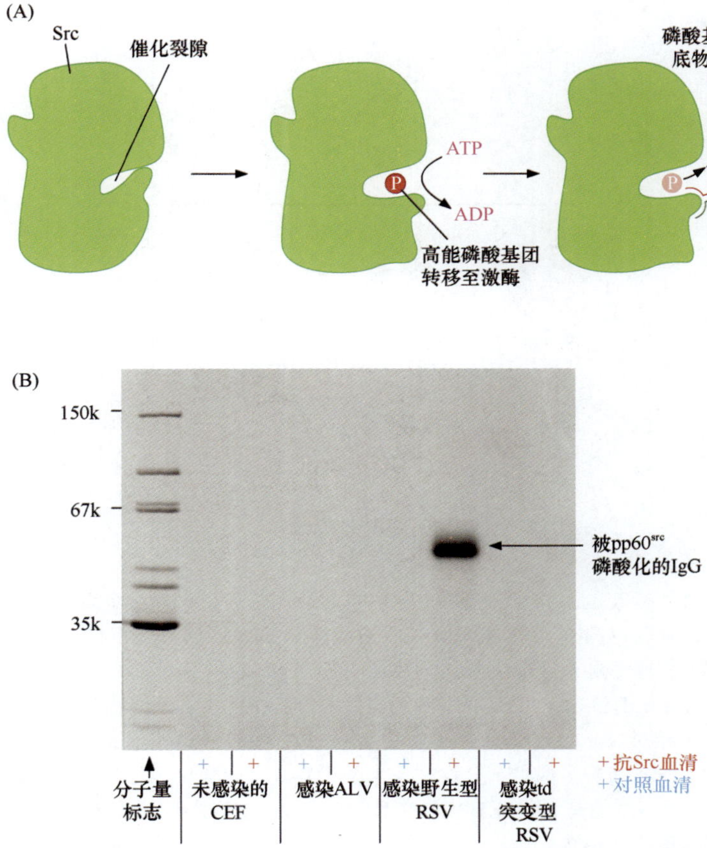

图 5.5　Src 磷酸化　蛋白激酶通过从 ATP 上移去高能 γ 磷酸键并将其与底物蛋白的丝氨酸、苏氨酸和酪氨酸侧链上的羟基连接而起作用。(A) 用于免疫沉淀 Src 分子的抗体（补充信息栏 5.1）也可作为该激酶磷酸化的底物。在细胞中，Src 可磷酸化大量的蛋白质底物。(B) 该实验首次证实，生化反应与癌蛋白相关。用正常兔血清（蓝色+标记）或用 RSV 诱导的、表达 Src 的肿瘤兔血清（瘤体中包含抗 Src 的抗体；红色+标记）共同免疫沉淀含有 ^{32}P 标记的放射性 ATP 的细胞裂解物。裂解物制备来源如下：未感染的鸡胚成纤维细胞（CEF）；被禽白血病病毒（ALV）感染的 CEF，其缺乏 *src* 癌基因；被野生型（wt）RSV 感染的 CEF；被 RSV 转化缺陷（td）突变株感染的 CEF，其缺乏功能性 *src* 基因。结果显示，只有肿瘤兔血清和感染野生型 RSV 的 CEF 裂解物的结合得到一个与沉淀抗体共迁移的、被强 ^{32}P 标记的蛋白质，说明抗体分子被 Src 癌蛋白磷酸化了。(B，引自 M.S. Collett and R.L. Erikson, *Proc. Natl. Acad. Sci. USA* 75: 2021-2024, 1978.)

酸化，这些底物蛋白的功能可能会发生改变，进而改变其下游靶点的功能。这种作用机制（图 5.6）似乎可以解释像 Src 这样的蛋白质为何能如此多效地干扰多种细胞的表型。与此同时，其他蛋白激酶也被发现有调节复杂环路的功能，其中以糖代谢中的蛋白激酶最具代表性。

不久之后，人们又发现 Src 与以前发现的其他蛋白激酶显著不同。已知其他的蛋白激酶是将磷酸基团连接到丝氨酸和苏氨酸残基的侧链上。然而，Src 则磷酸化蛋白质底物的某些酪氨酸残基（图 5.7）。对细胞内被磷酸化的氨基酸残基进行仔细地定量分析更显示该酶活性与众不同。在正常细胞内 99%以上的磷酸化氨基酸为磷酸

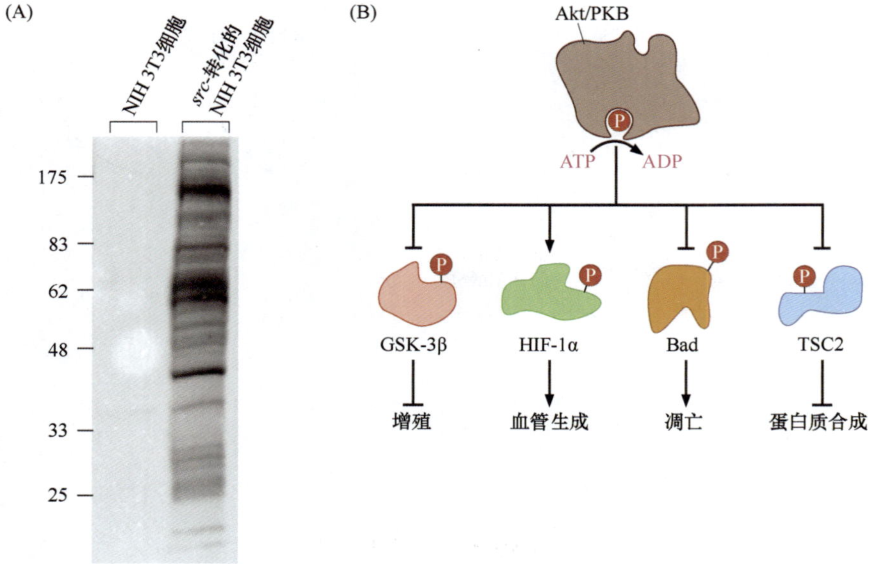

图 5.6　蛋白激酶的作用　（A）这张用凝胶电泳分离的蛋白质放射自显影图描述了这样一个事实，即细胞内由猴肉瘤病毒表达的 Src 激酶可以改变大量不同蛋白质的磷酸化状态。这一免疫印迹分析使用一种抗磷酸化酪氨酸抗体特异性地检测了携带磷酸化酪氨酸残基的蛋白质（Src 激酶的作用产物）（图 5.7）。左侧泳道显示的是未转化的鼠 NIH 3T3 成纤维细胞裂解产物中的蛋白质，泳道一片空白，这表明在没有 Src 表达的细胞中相对缺乏含有磷酸化酪氨酸的蛋白质；右侧泳道显示的是表达活化 Src 激酶细胞的磷酸化蛋白。（B）一种蛋白激酶的多效性往往来源于其具有磷酸化并因此改变大量不同底物蛋白质功能状态的能力。这里列举的是 Akt/PKB 激酶的作用，它是一种丝氨酸/苏氨酸蛋白激酶，可以通过磷酸化主要调控蛋白而广泛地影响生物过程（在这里没有给出这个激酶的大量其他已知底物）。因此，Akt/PKB 可以使 GSK-3β 的抗增殖作用、Bad 的促凋亡能力和 TSC2 的翻译抑制作用失效，并活化 HIF-1α 的血管发生（诱导血管生成）功能。在本图及本书中，箭头表示刺激信号，而直角线条（横杆）表示抑制信号。（A，引自 S.M. Ulrich et al., *Biochemistry* 42: 7915-7921, 2003.）

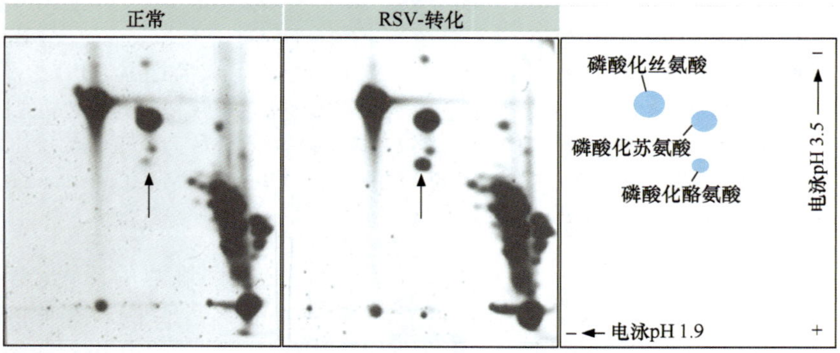

图 5.7　Src 激酶的底物特异性　我们可以用电泳法分离 3 种常见的磷酸化氨基酸——磷酸化酪氨酸、磷酸化苏氨酸和磷酸化丝氨酸。在本图中，自右向左的电泳 pH 为 1.9，自下向上的电泳 pH 为 3.5。右图显示的是 3 种磷酸化氨基酸经电泳后的预期位置。在正常鸡胚成纤维细胞（CEF，左图）中呈现大量的磷酸化丝氨酸和磷酸化苏氨酸，而磷酸化酪氨酸则基本缺失（箭头所示）。然而，在 *src*-转化的 CEF 中（中图），磷酸化酪氨酸的水平（箭头所示）则显著上升。电泳图右下侧呈现的是无关的磷酸化复合物及无机磷。［感谢 T. 亨特（T. Hunter）。］

化丝氨酸和磷酸化苏氨酸，磷酸化酪氨酸仅占这些细胞内全部磷酸化氨基酸总量的 0.05%～0.1%。

我们发现细胞经 v-*src* 癌基因转化后，胞内磷酸化酪氨酸水平显著升高，占这些细胞磷酸化氨基酸总量的 1%（这有助于解释图 5.6A 中两条带间的显著差异）。当用其他癌基因（如 H-*ras*）转化相同的细胞时，我们发现这些细胞的磷酸化氨基酸组分并没有什么改变。因此，磷酸化酪氨酸残基的产生是 Src 的特有属性，并且至少未参与所有的细胞转化机制。在随后的研究中人们得出了另一条与之相关的结论：在哺乳动物细胞中，通过酪氨酸磷酸化传递信号的这种机制主要出现在丝裂原信号转导通路中，而其他信号转导途径中所涉及的成千上万的激酶，则基本上全部依赖磷酸化丝氨酸及磷酸化苏氨酸来传递信息。

丧失磷酸化底物蛋白能力的突变型 Src 也同时丧失了它的转化功能。故而不断累积的证据皆指向一点：Src 通过其酪氨酸激酶活性及磷酸化这些细胞中的一组仍未全部鉴定的蛋白质而成功地转化细胞。作为重要的起始线索，这些进展再次围绕该研究领域提出了另一重要的问题，即酪氨酸残基的磷酸化是如何导致细胞转化的？

5.3　EGF 受体的酪氨酸激酶功能

在对 v-*src* 癌基因克隆并测序之后，其他许多急性逆转录病毒的癌基因也通过分子克隆得以分离并进行了 DNA 测序。遗憾的是，在绝大多数案例中，这些蛋白质产物的氨基酸序列未对其生化功能的研究提供多少线索。而接下来的又一重大发现则是由其他研究领域得出的。对细胞间如何进行信号交换感兴趣的细胞生物学家分离出许多参与胞间信号传递的蛋白质，并测定了这些蛋白质的氨基酸序列。令人意外的是，这些信号蛋白与某些癌基因的蛋白质产物密切相关。

这一研究始于表皮生长因子（EGF），它是第一个被发现的生长因子。最初发现 EGF 可促进新生小鼠提前睁眼。不久之后，人们发现，EGF 对多种上皮细胞具有有丝分裂作用。

对由 EGF 刺激生长的细胞，EGF 可结合于这些细胞表面，而其他无法与 EGF 结合的细胞则对其有丝分裂原作用无反应。综合而言，这些观察结果提示存在一种细胞表面蛋白——EGF 受体（EGFR），它可特异性识别胞外的 EGF，并与之结合，将信息向胞内传递。从生化角度来说，EGF 是其同源受体——这个仍处于假说阶段受体的配体。

分离 EGFR 蛋白极具挑战性，因为该受体和其他很多受体一样在细胞内的表达水平非常低。研究者通过使用一种人类肿瘤细胞（子宫上皮癌细胞）巧妙地解决了这个问题，该细胞可表达高水平的 EGFR——比正常水平高 100 倍。这些细胞可产生大量受体蛋白质，之后通过生化方法对其分离纯化并进行氨基酸序列分析。

EGFR 的氨基酸序列为我们了解该蛋白质的整体结构特征，以及这一结构如何产生功能开启了一个重要的窗口。其较大的 N 端结构域有 621 个氨基酸残基，突入细胞外空间（故命名其为胞外结构域），主要负责识别并结合 EGF 配体。EGF 受体所具有的第二个特征结构域（跨膜结构域）为许多细胞表面糖蛋白所共有，这个跨膜结构域由 23 个氨基酸残基组成，由胞外穿过细胞膜的脂质双层伸入细胞质，这段跨膜结构域的存在可以由位于该蛋白质序列正中间的连续延伸的一段疏水氨基酸残基推导得出；EGFR 蛋白的这段结构域在构成细胞膜的脂质双层这一高度疏水的环境中稳定存在。最后，C 端（即最后合成的链的末端）由 542 个氨基酸残基组成 EGF 受体的第三个结构域，伸展进入细胞质（图 5.8A）。

(A)

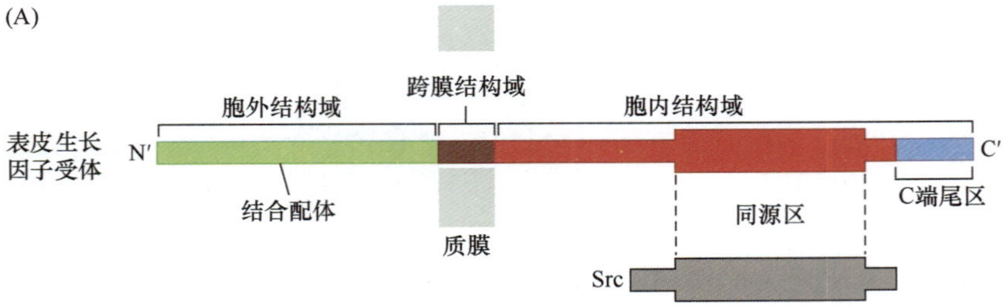

(B)

```
Src   RESLRLEAKLGGGCFGEVWMGTWNDTTR-----VAIKTLKPGTMSPE--AFLQEAQVMKK
Abl   RTDITMKHKLGGGQYGEVYEGVWKKYSLT----VAVKTLKEDTMEVE--EFLKEAAVMKE
Fes   HEDLVLGEQIGRGNFGEVFSGRLRADNTL----VAVKSCRETLPPDIKAKFLQEAKILKQ
ErbB  ETEFKKVKVLGSGAFGTIYKGLWIPEGEKVKIPVAIKELREATSPKANKEILDEAYVMAS
Raf   ASEVMLSTRIGSGSFGIVYKGKWHGD-------VAVKILKVVDPTPEQLQAFRNEVAVLR
Mos   WEQVCLMHRLGSGGFGSVYKATYHGVP------VAIKQVNKCTEDLRASQRSFWAELNIA

Src   LR-HEKLVQLYAVVSEEP-IYIVIEYMSK-----GSLLDFLKGEMGKY--------LRLP
Abl   IK-HPNLVQLLGVCTREPPFYIITEFMTY-----GNLLDYLRECNRQE--------VSAV
Fes   YS-HPNIVRLIGVCTQKQPIYIVMELVQG-----GDFLTFLRTEGAR---------LRMK
ErbB  VD-NPHVCRLLGICLTST-VQLITQLMPY-----GCLLDYIREHKDN---------IGSQ
Raf   KTRHVNI--LLFMGYMTKDNLAIVTQWCEGSSLYKHLHVQETK-------------FQMF
Mos   GLRHDNIVRVVAASTRTPEDSNSLGTIIMEFGGNVTLHQVIYDATRSPEPLSCRKQLSLG

Src   QLVDMAAQIASGMAYVERMNYVHRDLRAANILVGENLVCKVADFGLARLIEDNEYTARQG
Abl   VLLYMATQISSAMEYLEKKNFIHRDLAARNCLVGENHLVKVADFGLSRLMTGDTYTAHAG
Fes   TLLQMVGDAAAGMEYLESKCCIHRDLAARNCLVTEKNVLKISDFGMSREEADGVYAASGG
ErbB  YLLNWCVQIAKGMNYLEERRLVHRDLAARNVLVKTPQHVKITDFGLAKLLGADEKEYHAE
Raf   QLIDIARQTAQGMDYLHAKNIIHRDMKSNNLFLHEGLTVKIGDFGLATVKSRWSGSQQVE
Mos   KCLKYSLDVVNGLLFLHSQSILHLDLKPANILISEQDVCKISDFGCSQKLQDLRGRQASP

Src   AKF--PIKWTAPEAALYGR---FTIKSDVWSFGILLTELTTKGRVPYPGMVNREVLDQVE
Abl   AKF--PIKWTAPESLAYNK---FSIKSDVWAFGVLLWEIATYGMSPYPGIDLSQVYELLE
Fes   LRLV-PVKWTAPEALNYGR---YSSESDVWSFGILLWETFSLGASPYPNLSNQQTREFVE
ErbB  GGKV-PIKWMALESILHRI---YTHQSDVWSYGVTVWELMTFGSKPYDGIPASEISSVLE
Raf   QPTG-SVLWMAPEVIRMQDDNPFSFQSDVYSYGIVLYELMA-GELPYAHINNRDQIIFMV
Mos   PHIGGTYTHQAPEILKGEI---ATPKADIYSFGITLWQMTT-REVPYSGEPQYVQYAVVA

Src   R--GYRMPCPPECPESLHD----LMCQCWRKDPEERPTFKYLGAQLLPA
Abl   K--DYRMERPEGCPEKVYE----LMRACWQWNPSDRPSFAEIHQAFETM
Fes   K--GGRLPCPELCPDAVFR----LMEQCWAYEPGQRPSFSAFYQELQSI
ErbB  K--GERLPQPPICTIDVYM----IMVKCWMIDADSRPKFRELIAEFSKM
Raf   GR-GYASPDLSRLYKNCPKAIKRLVADCVKKVKEERPLFPQILSSIELL
Mos   YNLRPSLAGAVFTASLTGKALQNIIQSCWEARGLQRPSAELLGRDLKAF
```

图 5.8 EGF 受体的结构 （A）表皮生长因子受体（EGFR）是一个由胞外结构域（绿色）、穿过细胞膜的跨膜结构域（棕色），以及胞内结构域（红色，蓝色）组成的复杂蛋白质。胞外结构域负责结合 EGF。氨基酸序列的相似性（B 图）表明，EGFR 胞内结构域的一个区域（红色宽矩形）与 Src 癌蛋白的一个区域（灰色）相关。（B）将 EGFR（这里标记为 ErbB）胞内结构域的氨基酸序列与 Src 序列相同的区域（绿色）进行对照（使用单字母密码子），结果显示：EGFR 同 Src 相似，通过酪氨酸激酶方式传递信号。Src 和 ErbB 序列相似度似乎相当分散，然而这些共有残基仍然显示了清晰的进化相关性（同源性）。其他病毒癌蛋白，如这里显示的 Abl 和 Fes 序列，也被发现与这两者有相似的氨基酸序列。癌基因 *raf*、*mos* 表达的病毒癌蛋白作为丝氨酸/苏氨酸蛋白激酶，其相关性更远，与 Src 和 EGFR 共有序列更少。短横线表示一种蛋白质中缺失却存在于它的一个或多个同源蛋白中的氨基酸残基；这些短横线用于最大限度地展示同源蛋白之间的序列比对。（改编自 G.M. Cooper, Oncogenes, 2nd ed. Sudbury, MA: Jones and Bartlett, 1995. www.jbpub.com. 转载获许可。）

从 EGF 受体的整体结构可以大致推断出它是如何发挥作用的，其胞外结构域与 EGF 结合之后，一个信号被转导通过细胞膜以激活受体的胞内结构域，胞内结构域一旦被激活，将释放促使细胞生长分裂的信号。有重要意义的是，对该胞内结构域的检测显示，它与已知的 Src 蛋白有明确的序列相似性（图 5.8B）。

EGF 受体如何在胞内释放信号这一问题的答案瞬间变得清晰起来：一旦其胞外结构域结合 EGF，其胞内结构域的 Src 样激酶将以某种方式被激活，之后磷酸化某些胞内蛋白质的酪氨酸残基，从而使细胞增殖。随后的测序实验结果显示，许多酪氨酸激酶都有整体的结构相似性，其中许多具有产生癌蛋白样的作用（图 5.8B）。

自从这些对 EGF 受体结构的分析开展以来，大量结构相似的其他受体也纷纷得到阐述（图 5.9）。正如后文将讨论到的那样，任一受体都有其独立的一个或一系列生长因子配体（表 5.1）。借助于这些独特的生长因子-受体组合，可激发胞内含刺激细胞生长分裂在内的多重生物学效应。这些效应中较为重要的是细胞形态、细胞生存及细胞运动的改变。

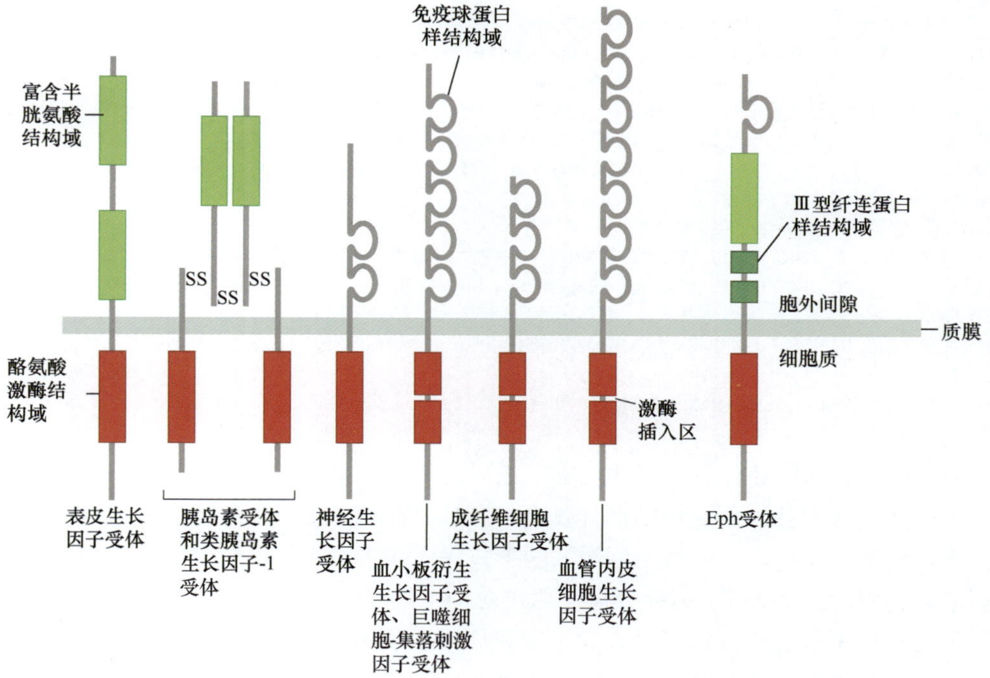

图 5.9　受体酪氨酸激酶的结构　EGF 受体（图 5.8A）仅仅是由人类基因组编码的一大组结构相似的受体中的一员，这些受体酪氨酸激酶可以根据其结构的特点分为不同的家族。此处列出这些家族中最具代表性的受体。它们都具有非常相似的胞内酪氨酸激酶结构域（红色）。在许多此类分子中（如 PDGF 受体），这些激酶区域被小的“插入”区打断。这些受体酪氨酸激酶的胞外结构域（伸入胞外空间，绿色或灰色）结构高度变异，反映它们可以识别并结合大量胞外配体（引自 B. Alberts et al., Molecular Biology of the Cell, 5th ed. New York: Garland Science, 2008.）

表 5.1 肿瘤发生常常涉及的生长因子（GF）及受体酪氨酸激酶

GF 名称	受体名称	受生长因子调控的细胞
PDGF[a]	PDGFR	内皮细胞，血管平滑肌细胞，成纤维细胞，其他间充质细胞，神经胶质细胞
EGF[b]	EGFR[c]	多种上皮细胞，某些间充质细胞
NGF	Trk	神经元细胞
FGF[d]	FGFR[e]	内皮细胞，成纤维细胞，其他间充质细胞，血管平滑肌细胞，神经外胚层细胞
HGF/SF	Met	多种上皮细胞
VEGF[f]	VEGFR[g]	毛细血管及淋巴管内皮细胞
IGF[h]	IGFR1	多种细胞类型
GDNF	Ret	神经外胚层细胞
SCF	Kit	造血细胞，间充质细胞

a. PDGF 包含 4 种不同的多肽链：PDGF-A、PDGF-B、PDGF-C 和 PDGF-D。这些 PDGF 受体至少由α和β两种不同的亚基组成，它们可以同源二聚化或异源二聚化并以不同的方式连接配体。

b. EGF 家族的配体，都与 EGFR（ErbB1）和（或）ErbB1 的异源二聚体和与其相关的一个受体（角标 C）结合，包括（除 EGF 外）TGF-α、HB-EGF、双调蛋白、β细胞素和上皮调节蛋白。除此以外，其他相联配体结合于 ErbB2 和 ErbB3 或 ErbB4 的异源二聚体，它们包括由神经调节蛋白（NRG）mRNA 选择性剪接产生的 epigen 和一系列蛋白质，包括调蛋白（HRG）、胶质细胞生长因子（GGF），以及研究较少的感觉与运动神经元来源的生长因子（SUDF）等。

c. EGFR 家族由 4 种不同的蛋白质组成，包括 ErbB1（EGFR）、ErbB2（HER2，Neu）、ErbB3（HER3）和 ErbB4（HER4），它们通常以异源二聚体形式与配体结合，如 ErbB1+ErbB3、ErbB1+ErbB2 或 ErbB2+ErbB4。ErbB3 没有激酶活性，当它与 ErbB2 共同形成异源二聚体时被 ErbB2 磷酸化。ErbB2 本身没有配体，但有很强的酪氨酸激酶活性。ErbB3 和 ErbB4 与神经调节蛋白结合，神经调节蛋白通过选择性剪接产生 15 个以上配体家族成员。

d. FGF 是 GF 中的一个大家族。它们的原型为酸性 FGF（aFGF）和碱性 FGF（bFGF）。除此之外，该家族中还包含其他已知的成员。

e. 目前已有 4 种详细研究的 FGF 受体。

f. 目前已有 4 种已知的 VEGF：VEGF-A 和 VEGF -B 参与血管发生，而 VEGF-C 和 VEGF-D 主要参与淋巴管发生。

g. 目前已有 3 种已知的 VEGFR：VEGFR1（也称为 Flt-1）和 VEGFR2（也称为 Flk-1/KDR）参与血管发生；VEGFR3 参与淋巴管形成。

h. 两种已知的 IGF：IGF-1 和 IGF-2 均与胰岛素的结构相似，刺激细胞的生长（如细胞体积的增大）和生存，它们同时还具有丝裂原活性。

部分改编自 B. Alberts et al., Molecular Biology of the Cell, 5th ed. New York: Garland Science, 2008.

有趣的是，这些受体及其配体代表了相对近期的进化产物，在大多数单细胞真核生物产生的蛋白质中找不到它们的前体蛋白。它们中有许多在后生动物生命第一次出现以前已进化出来，并且以一种清晰可辨认的形式保留在大多数，甚至可能是几乎所有的现代后生动物中。这就解释了为什么仅仅通过对简单的后生动物生物体（如蠕虫和果蝇等）中细胞间通信系统的研究就可以大大丰富我们对生长因子及它们如何发出信号的理解。出乎意料的是，近期的研究显示至少在一种单细胞真核生物的基因组中存在受体酪氨酸激酶基因，这种生物可能和所有后生动物的共同原生动物祖先密切关联，并且其受体可能是许多存在于包括我们自己在内的现代后生动物细胞中的受体酪氨酸激酶的原型（补充信息栏 5.2）。

5.4 被改变的生长因子受体可发挥癌蛋白样作用

1984 年，人们证实 EGF 受体序列与已知的由 *erbB* 癌基因编码的癌蛋白序列高度相关，这一发现极具震撼力。该癌基因最初是在禽成红细胞增生病毒（AEV）的基因组中被发现的，AEV 是一种可迅速诱导前体红细胞白血病（即红白血病）的逆转录病毒。由此，细胞生物学的两个不同领域被联系起来。一个被细胞用于感知周围环境中生长因子的蛋白质被挪用（以禽类的蛋白质形式）为一种由逆转录病毒基因编码的强力癌蛋白。

一次具体的研究中，人们发现由 AEV 的 *erbB* 癌基因编码的癌蛋白缺少 EGF 受体 N 端胞外结构域的序列（图 5.10）。在没有 N 端序列的情况下，ErbB 癌蛋白无法辨认及结合 EGF，然而，它发挥了细胞增殖刺激因子的功效。这一发现引出了一个有趣的推论并在随后被证实：胞外结构域的缺失可通过某种方式使被截短的 EGF 受体蛋白向细胞内源源不断地发送生长刺激信号，而完全不依赖于 EGF。多年后，我们在 1/3 的人胶质母细胞瘤中发现这些被截短的 EGF 受体，而其他人类肿瘤中出现的比例较小。而后，我们在乳腺癌中发现了 ErbB/EGFR 的同源分子，如 ErbB2、HER2 及 Neu，它们与不良预后密切相关。

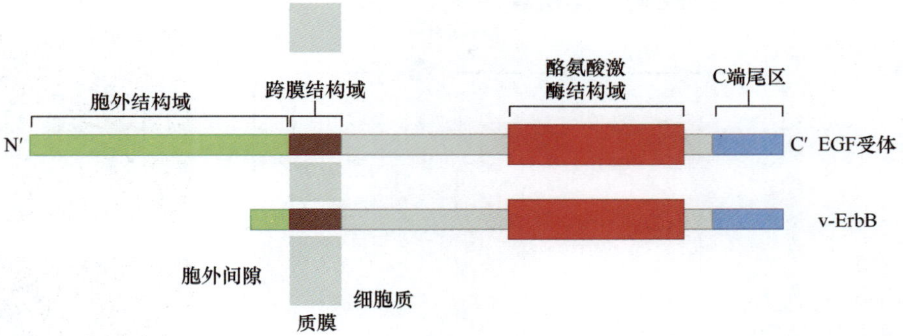

图 5.10　EGF 受体和 v-ErbB　EGF 受体和禽成红细胞增生病毒的 v-ErbB 癌蛋白高度相似。更具体来说，v-ErbB 蛋白是由 EGF 受体基因的变体序列所编码的，它是缺少正常胞外结构域（绿色）的截短体。这个截短体无须 EGF 配体的刺激就能持续发出有丝分裂信号。

如图 5.11A 所示，编码生长因子受体的基因突变，包括那些特异性截短的受体，可以激发配体非依赖的受体活化。实际上，包括使某些受体的跨膜区（如图所示）或胞外和胞内结构域（未展示）发生氨基酸替代在内的一系列突变，可以激发配体非依赖的受体活化（事实上，图 5.11 介绍了我们即将深入讨论的另一观点，即生长因子常会通过触发受体二聚化以激活受体）。在第 16 章中，我们将看到这些结构改变的受体如何影响人类肿瘤对抗癌治疗药物的反应。

这些对受体功能的理解为长期以来一直存在于肿瘤细胞生物学中的问题提供了答案。正如前面所提到的，正常细胞通过从其培养基中获得生长因子而维持生长早已众所周知，然而癌细胞在生长和生存过程中对生长因子的依赖性则大大降低。ErbB-EGFR 间的关系为癌细胞这一特性提供了一个简单明了的解释：ErbB 癌蛋白所释放的信号与那些经配体激活的 EGF 受体所释放的信号非常相似。然而，不同于 EGF 受体的是，ErbB

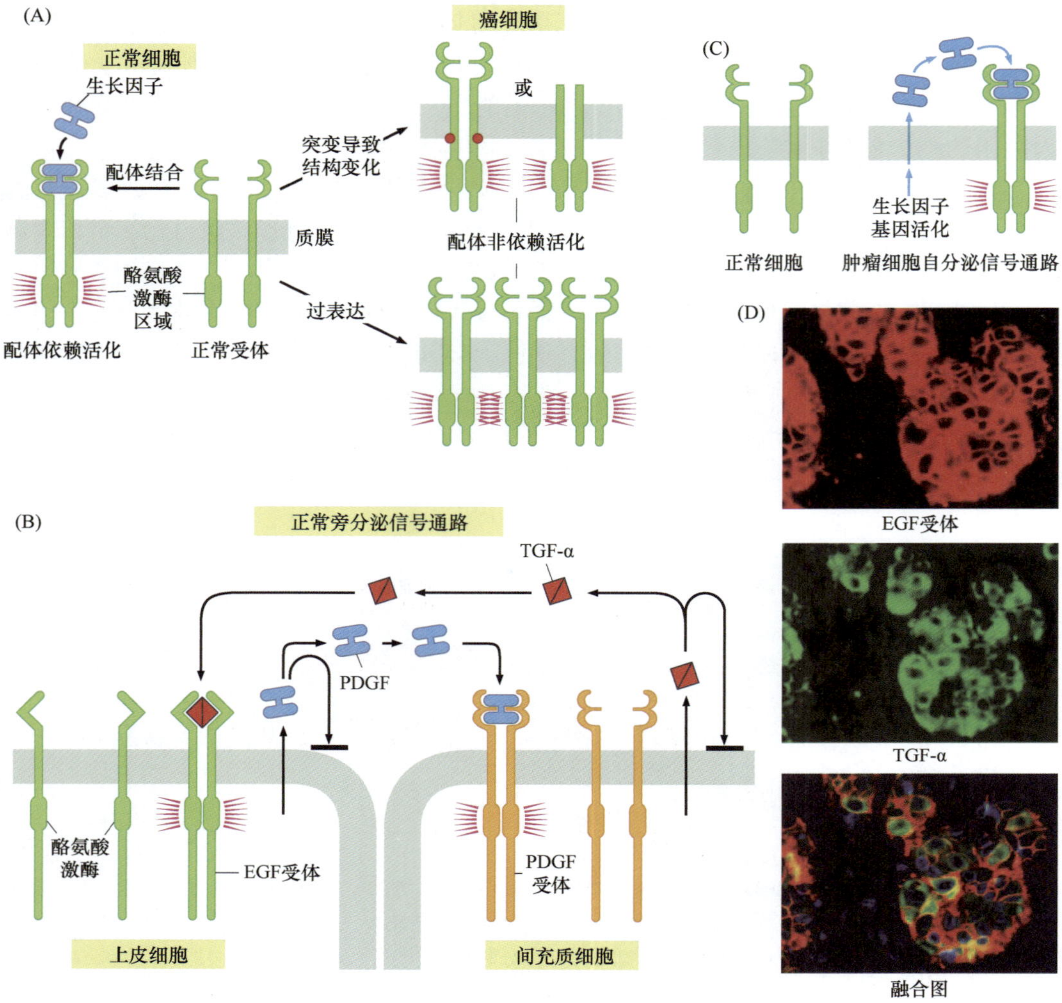

图 5.11　受体激活失调　(A) 功能正常的生长因子受体在与配体（左侧，蓝色）结合后向胞内释放信号（红色穗状）。然而，编码受体分子（右侧上图）的基因突变可以引起蛋白质结构的细微变化（如氨基酸替代），可引起配体非依赖的受体激活。更显著的受体结构变化，包括胞外结构域缺失（图 5.10），同样也可导致信号失调。在许多人类肿瘤中，受体蛋白质过度表达（右侧下图）。过多数量的正常结构受体分子可以导致这些分子频繁碰撞，从而自发二聚化并且释放信号（红色穗状），如此也可引起配体非依赖的受体激活。(B) 一般来说，正常细胞不会合成并释放与之所表达受体同源的生长因子配体。本图展现的是上皮细胞产生 PDGF（间充质细胞所表达的 PDGF 受体的配体）；相反，间充质细胞通常产生 TGF-α，它与 EGF 相似，能与上皮细胞表达的 EGF 受体相结合。无论如何，由上皮细胞产生的 PDGF 无法在该细胞表面发现其同源受体（水平条所示），防止了自分泌信号的无意激活。(C) 相比之下，在许多类型的肿瘤中，肿瘤细胞获得了为其表达的生长因子受体产生配体的能力（右侧）。这就形成了一个自我刺激或自分泌的信号环路。(D) 在人类浸润性乳腺癌的连续发展过程中未染色的基质（黑色）包围着癌细胞岛，其中亦可以发现自分泌信号的情况。上面部分免疫组化染色显示 EGF 受体表达（红色），而中间部分染色显示的是 TGF-α 表达（绿色），TGF-α 是 EGF 受体的 EGF 样配体。当这两个图像叠加（底板）时，同时表达受体和配体的细胞被染成黄色。细胞核被染成蓝色。(D，引自 J.S. de Jong et al., *J. Pathol.* 184: 44-52, 1998.)

癌蛋白可以持续不断地向细胞内发放生长刺激信号，从而使细胞认为周围存在着大量的 EGF，而其实那里可能什么也没有。

正如在第 4.6 节中所提及的那样，我们已经认识到，EGF 受体的截短序列存在于一系列人类肿瘤细胞中。例如，在许多胶质母细胞瘤和肺癌中，EGF 受体的 mRNA 缺少由外显子 2～7 所携带的编码序列，这源于该受体的基因中相应的 DNA 序列缺失。更具广泛意义的是，人们发现在人类肿瘤中存在多种与 EGF 受体结构相似的生长因子受体过表达（信息栏 5.1 和图 5.11A）或结构改变（表 5.2）。

信息栏 5.1　受体过表达源于一系列分子机制　受体过表达会使细胞对细胞外的低浓度生长因子更敏感；另外，受体过表达会引起非配体依赖活化，这是由质量作用效应使受体自发二聚化（图 5.11A）。

在某些癌细胞中，受体过表达是由于编码基因转录速率升高，相应地造成 mRNA 和蛋白质水平升高。在许多类型的人类肿瘤中，这些受体基因常常发生扩增，导致 mRNA 及受体蛋白质进一步成倍增加。

此外，其他更为精细的机制也能造成细胞表面受体分子数增加，受体寿命的调控机制是其中之一。许多受体仅在有限的时间内出现在细胞膜表面，随后即通过胞吞作用而被内化。胞吞，即一小块细胞膜连同相关蛋白质被一同拉入细胞质，形成小泡。随后，这些小泡中的内容物被送入溶酶体中，它们在那里被降解，也可能再循环重新回到细胞表面。

有一种称为亨廷顿相互作用蛋白 1（HIP-1）的蛋白质，是协助胞吞的蛋白质复合体的一个组成分子。HIP-1 在许多人类肿瘤中过表达。由于某些尚未阐明的原因，HIP-1 过表达阻止了许多细胞表面蛋白的正常内化，其中包括 EGFR。其结果是，过表达 HIP-1 的细胞在细胞表面累积了过量的 EGFR，在这种情况下鼠成纤维细胞 NIH 3T3 变得对 EGF 高度敏感，这就解释了为什么这些细胞可以在含极低浓度的生长因子的血清中活跃生长（0.1%），而正常 NIH 3T3 细胞在这个血清浓度的培养条件下会进入停止生长的静息状态。在维持正常 NIH 3T3 细胞正常生长的 10%血清培养基中，这些细胞则会发生转化。

另一种称为细胞周期 G 期相关激酶（GAK）的蛋白质，可有效促进 EGFR 的胞吞。当它的表达受到抑制时，细胞表面的 EGFR 水平可增加 50 倍之多。另一种称为 c-Cbl 的蛋白分子通过单泛素化的共价修饰方式标记配体激活的 EGFR（在补充信息栏 7.5 中介绍）。这一修饰导致 EGFR 被胞吞并随后在溶酶体中被降解。病毒癌蛋白 V-Cbl 及其他几种胞内蛋白质（Sts-1、Sts-2）能够阻止 EGFR 胞吞，导致细胞表面累积高水平的 EGFR。具有较普遍意义的是，由于受体过表达导致的自发受体二聚化和对生长因子的高反应性可能是多种人类肿瘤体内生长的驱动因素。

表 5.2　酪氨酸激酶 GF 受体在人类肿瘤中的变化 [a]

受体名称	主要配体	改变类型	肿瘤类型
EGFR/ErbB1	EGF，TGF-α	高表达	非小细胞肺癌、乳腺、头和颈、胃、直肠、上皮、前列腺、膀胱、肾、胰腺、卵巢癌、胶质母细胞瘤
EGFR/ErbB1		胞外结构域缺失	胶质母细胞瘤、肺癌及乳腺癌
ErbB2/HER2/Neu	NRG，EGF	过表达	30%的乳腺癌
ErbB3,4	配体种类多样	过表达	口腔鳞状细胞癌
Flt-3	FL	串联重复	急性髓细胞性白血病
Kit	SCF	氨基酸取代（替换）	胃肠道间质瘤
Ret	GFL	与其他蛋白质融合、点突变	甲状腺乳头状癌、多发性内分泌腺瘤综合征 2A 及 2B 型
FGFR2	FGF	氨基酸取代（替换）	乳腺、胃、子宫内膜癌
FGFR3	FGF	过表达、氨基酸取代（替换）、易位	多发性骨髓瘤、膀胱和子宫颈癌、急性髓细胞性白血病
PDGFRβ	PDGF	易位	慢性粒细胞白血病

a. 见图 5.16。

5.5　生长因子基因可转变为癌基因：以 *sis* 为例

随着血小板衍生生长因子（PDGF）的发现及其氨基酸序列的鉴定，癌蛋白可激活丝裂原信号通路这一理念又得到了进一步丰富。1983 年，人们发现 PDGF 的 B 链序列与由猴肉瘤病毒 v-*sis* 癌基因编码的癌蛋白高度相关。再一次，我们对快速转化型逆转录病毒的研究收获颇丰。

人们发现 PDGF 蛋白的结构与 EGF 无关，并刺激与之不同的细胞系增生。PDGF 主要刺激间充质细胞，如成纤维细胞、脂肪细胞及平滑肌细胞的生长；在大脑中，PDGF 也能促进特定类型的神经胶质细胞生长与存活，相比之下，EGF 的丝裂原活性则主要（并非全部）作用于上皮细胞（图 5.11B 的示例）。当 PDGF 受体被分离后，该受体的特异性作用始为人知：人们发现 PDGFR 表达于间充质细胞的表面，而在上皮细胞则没有表达；EGFR 则主要表现为一种与之相反的表达模式（与 EGF 受体相同的是，PDGFR 的胞内结构域利用酪氨酸激酶向细胞内传递信号，见图 5.9）。

PDGF 与 *sis*-编码癌蛋白间的联系向我们提示了另一个癌蛋白转化细胞的重要机制：猴肉瘤病毒感染细胞后，它的 *sis* 癌基因促使被感染细胞释放大量 PDGF 样 Sis 蛋白到其周围细胞外空间中。在那里，PDGF 样分子与释放它们自身细胞上的 PDGFR 结合。其结果是造成这些细胞上 PDGF 受体强烈活化，在大量细胞中该配体激活 PDGFR 产生持续的生长刺激信号。

这些发现同时还解开了一个长期存在的谜团。虽然大部分急性转化型逆转录病毒使一系列被感染细胞发生转化，但据我们所知，猴肉瘤病毒只能转化成纤维细胞，却无法转化上皮细胞。PDGFR 表现出的细胞类型特异性解释了为什么细胞对猴肉瘤病毒所致的转化具有不同的易感性。

有丝分裂信号体系中的蛋白质又一次与病毒癌蛋白紧密地联系在了一起。在本例中，病毒感染细胞合成并释放刺激自身产生应答的生长因子，而并非由一种类型的细胞向其附近的另一种类型的细胞释放生长因子信号（通常称为旁分泌信号），或由机体中的一种组织经由循环系统向另一远隔组织释放信号（内分泌信号）。它代表的是一种自我刺激，或自分泌信号系统，该系统中的细胞可生产作用于自身的有丝分裂原（图 5.11C 和图 5.11D）。[该自分泌信号机制还可解释弗兰德白血病病毒（Friend leukemia virus），即另一种鼠的逆转录病毒是如何诱发疾病的，见信息栏 5.2。]

信息栏 5.2　自分泌信号破解了弗兰德白血病病毒导致白血病的奥秘　弗兰德小鼠白血病病毒（FV）的生物学功能曾经是一个重要的未解之谜。这种逆转录病毒在小鼠体内能够迅速导致红白血病，然而对病毒基因组进行仔细检测，却没有发现任何从细胞基因组中所获得的那些明显的癌基因，这和所有其他能够迅速致癌的逆转录病毒不同。FV 似乎只包含了所有逆转录病毒复制所必需的 *gag*、*pol* 和 *env* 三个基因（图 3.19）。

一个与 FV 共同复制的较小的逆转录病毒基因组为此提供了一些提示。这个较小的基因组是由一个野生型逆转录病毒基因组删除了其大部分基因而产生的，只携带表达病毒糖蛋白的基因，源自逆转录病毒 *env* 基因并与其相似。（通常 *env* 编码糖蛋白的功能是使逆转录病毒的病毒颗粒黏附靶细胞，并使病毒颗粒的膜与这些细胞的质膜融合）这个糖蛋白被称作 gp55，它所表现的一些具体特征解释了 FV 如何导致红白血病的难题。gp55 可以看作生长因子促红细胞生成素（EPO）的类似物。通常当血液中的氧浓度低于正常值时，从肾脏中释放的 EPO 结合于骨髓中表达 EPO 受体的成红细胞的直接前体细胞（成熟红细胞的前体细胞）。EPO 受体激活使这些细胞的数量上升，并且刺激它们分化成为红细胞（red blood cell）。在 FV 感染的小鼠体内，gp55 从感染的幼红细胞中释放出来，以自分泌的方式结合并且刺激感染细胞的 EPO 受体，从而促进其增殖（由此产生的红细胞前体细胞大量积累并且经历某些突变成为肿瘤）。目前还不清楚弗兰德白血病病毒成功改造逆转录病毒糖蛋白使其成为有活性的 EPO 类似物的机制。

事实上，我们已知许多肿瘤细胞可以产生并释放大量它们自身亦可应答的生长因子（表 5.3）。一些人类癌症，如某些肺癌，可产生至少 3 种不同的生长因子，特别是转化生长因子-α（TGF-α）、干细胞因子（SCF）及胰岛素样生长因子-1（IGF-1）；同时肿瘤可表达这 3 种配体的受体，从而同时确立了 3 条自分泌信号环路。这些信号环路对肿瘤生长具有重要作用。例如，在一项对小细胞肺癌（SCLC）患者进行的研究中，那些癌细胞表达 Kit（即受体 SCF）的患者，确诊后的平均存活时间仅为 71 天，而那些癌细胞不表达 Kit 的患者，则可平均生存 288 天。

表 5.3　产生自分泌生长因子的人类肿瘤举例

配体	受体	肿瘤类型
HGF	Met	子宫内膜异位瘤、侵袭性乳腺癌和肺癌、骨肉瘤
IGF-2	IGF-1R	结直肠癌
IL-6	IL-6R	骨髓瘤、头颈鳞状细胞癌
IL-8	IL-8R A	膀胱癌
NRG	ErbB2[a]/ErbB3	卵巢癌
PDGF-BB	PDGFRα/β	骨肉瘤、神经胶质瘤
PDGF-C	PDGFRα/β	尤因肉瘤
PRL	PRLR	乳腺癌
SCF	Kit	尤因肉瘤、小细胞肺癌
VEGF-A	VEGFR（Flt-1）	神经母细胞瘤、前列腺癌、卡波西肉瘤（Kaposi sarcoma）
TGF-α	EGFR	肺鳞状细胞癌、乳腺及前列腺癌、胰腺癌、间皮瘤
GRP	GRPR	小细胞肺癌

a. 同时也称为 HER2 或 Neu 受体。

自分泌肿瘤的冠军应该是卡波西肉瘤，它是一种与形成淋巴管的内皮细胞密切相关的肿瘤（补充信息栏 3.4）。迄今为止，已经报道卡波西肉瘤能够产生 PDGF、TGF-β、IGF-1、Ang-2、CC18/14、CXCL11 和内皮素（所有细胞来源的配体），以及这些配体的受体。同时，该疾病的致病因素是存在于卡波西肉瘤细胞中的人类疱疹病毒-8（HHV-8）基因组，它能产生另外两种配体——vIL6 和 vMIP，它们的同源受体也存在于发生肿瘤的内皮细胞前体表面。

这些案例中的大部分情况是编码不同丝裂原生长因子的细胞基因由于某种原因出现表达失调，导致原本不表达高水平丝裂原的细胞高表达这种蛋白质，HHV-8 的致病模式是一个例外，它促使感染细胞合成两种新的、不由细胞基因组编码的生长因子。

一般来说，自分泌信号环路似乎意味着组织和器官存在着潜在性危险。在正常组织中，个体细胞的增生几乎都依赖于从其他细胞获取的信号；这种相互依赖性确保了细胞种群及组织结构的稳定性。一个获得控制自身增生能力的细胞（通过产生自己的丝裂原）会造成巨大的危险，因为自我强化的正反馈环路往往会导致整体生理失衡。（然而，自分泌信号环路在某些正常生理情况下也有明确作用，如我们将在 14 章见到的能稳定维持干细胞自身特性的自分泌信号。因此，有可能存在一些自分泌环路维持细胞特定的正常分化状态，而其余那些传递丝裂原信号的自分泌环路主要局限于癌细胞中。）

值得注意的是，这些由自分泌信号环路激活所产生的结果与受体蛋白质结构改变时非常相似，如 ErbB/EGFR 的表达。在这二者中，细胞都产生自己的丝裂原信号，并对外源性丝裂原的依赖性大大降低。有趣的是，这些动态变化对于抗肿瘤药物的研发有着重要意义（信息栏 5.3）。

信息栏 5.3　自分泌信号机制影响抗肿瘤药物治疗的研发　某抗肿瘤新药的疗效测试往往从分析药物影响（体外）培养细胞生长和（或）生存的能力开始，之后将这些肿瘤细胞植入宿主鼠体内，以形成肿瘤（体内）。这些荷瘤小鼠的肿瘤移植物对药效的反应常常用于预测所研究的药物是否会有临床效果，即阻止肿瘤继续生长或使其在患者体内缩小的能力。

在某些情况下，肿瘤细胞的体外药物反应性可预测其体内行为，而在另一些情况下则不能。一些药物研发者的经验告诉我们，这一差异性行为与肿瘤细胞系生成的自分泌生长因子有关。那些可以合成大量自分泌生长因子的肿瘤细胞的药物体外和体内疗效往往相似，而那些不分泌生长因子的肿瘤细胞的体外和体内反应截然不同。这似乎说明分泌生长因子的肿瘤细胞无论在体内还是体外都可创造出其独特的生长因子环境。相反，那些不分泌生长因子的细胞在体外依赖于血清相关丝裂原，在体内则依赖于附近的宿主细胞分泌的生长因子；宿主细胞分泌的生长因子可能与血清中的丝裂原成分有很大差异，从而导致肿瘤出现不同的反应性。

5.6 受体酪氨酸激酶依赖转磷酸化发挥作用

在细胞如何发生转化这个问题上，癌基因 *sis* 和 *erbB* 提供了很好的解释。通过为细胞提供持续生长信号刺激，癌蛋白能够驱动周而复始的细胞生长、分裂，这些都是积累大量癌细胞从而形成肿瘤所必需的。然而，这样的生物学解释回避了有丝分裂信号的一个核心生化问题，具有酪氨酸激酶活性的生长因子受体（通常称为受体酪氨酸激酶或 RTK）是如何成功地将信号从胞外传递到胞内的？

酪氨酸激酶的酶活性是由这些蛋白质的胞内结构域产生的，这就又重新提出了一个问题：生长因子受体怎样利用它们的酪氨酸激酶结构域来发出信号以回应配体的结合？

为了解决这个问题，研究者运用如EGF处理能够表达其同源受体EGFR的细胞，几秒钟后检测蛋白质的磷酸化（图 5.12）。依据合理推测，伴随配体与生长因子受

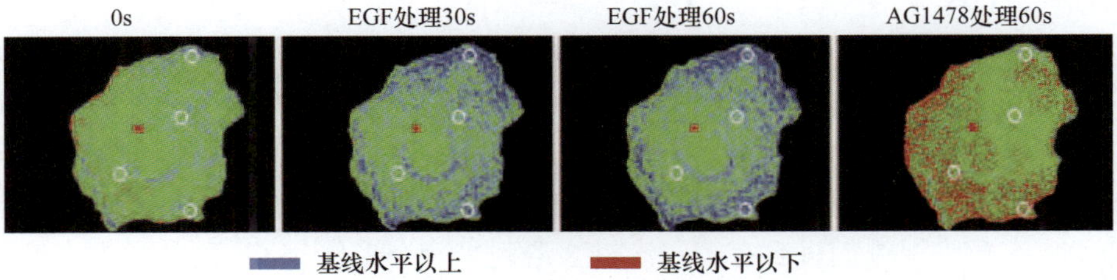

图 5.12 配体处理后 EGFR 酪氨酸磷酸化的形成 利用一种能与 EGFR 磷酸化酪氨酸特异性结合的荧光试剂，能够直接观察配体结合后受体的激活情况。本图展示了猴肾细胞在基线水平（EGF 处理 0s）、30s、60s 后的受体激活情况，另外，继 EGF 处理细胞 2min 后用 EGFR 激酶抑制剂（AG1478）处理 60s，结果发现 EGF 诱导的 EGFR 激活可被迅速逆转。受体活性高于基线水平显示为蓝色，受体活性低于基线水平显示为红色。AG1478 处理的反应表明，甚至在 EGF 加入前细胞也存在较强的 EGFR 活性。（引自 M. Offterdinger et al., *J. Biol Chem.* 279: 36972-36981, 2004.）

体的结合，多种胞质蛋白的酪氨酸残基将被磷酸化。实验中确实发现了很多发生酪氨酸残基磷酸化的蛋白质，但是这些蛋白质中发生酪氨酸磷酸化最显著的是受体分子本身（图 5.13）。因此，这些受体看起来是能够自磷酸化的。

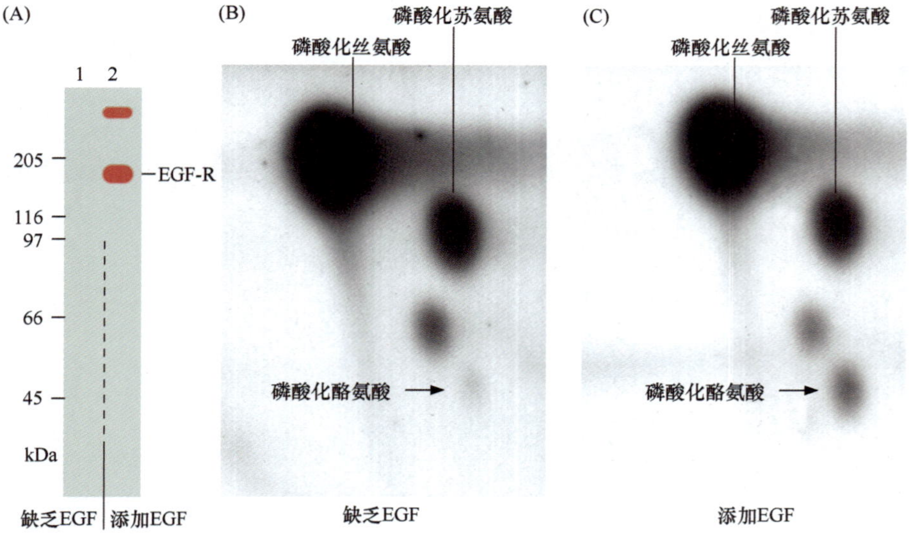

图 5.13　表皮生长因子受体的自磷酸化　（A）高表达 EGFR 的人表皮样癌细胞 A431 在含 $^{32}PO_4^{3-}$的培养基中培养，然后暴露于 EGF，放射性标记蛋白可与抗磷酸化酪氨酸抗血清发生免疫结合（泳道 2）；在没有 EGF 处理时，凝胶电泳结果没有显示条带（泳道 1）。（B）在缺乏 EGF 时，$^{32}PO_4^{3-}$标记的富含磷酸化氨基酸的蛋白质（电泳图见图 5.7）。（C）当添加 EGF 到人表皮样癌细胞 A431 时，右下方的点变强；根据内参标记表明这是磷酸化酪氨酸。[A，引自 A.B. Sorokin et al., FEBS Lett.268: 121-124, 1990; B 和 C，感谢 A.R. 小弗拉克尔顿（A.R. Frackelton Jr.）。]

另一个线索来源于很多生长因子配体的结构：它们通常是二聚体，形成同源二聚体（两个完全相同的蛋白亚单位形成的）或异源二聚体（两个相似但不同的亚单位）。第三条线索来源于很多跨膜蛋白有类似 EGF 和 PDGF 受体的结构，在质膜上具有横向流动性。也就是说，只要这些受体蛋白的跨膜结构域嵌入脂膜双分子层中，它们就可以相对自由地徘徊于细胞表面。

综上所述，这些事实提示了一个简单的模型（图 5.14）。在没有配体的情况下，一个生长因子受体通常以单体（一个亚基）的形式嵌入质膜。当其生长因子配体（配体为同源二聚体）存在时，受体分子就会结合在配体两个亚基中的一个上。其后，配体-受体复合物将在质膜上徘徊直到有第二次机会遇到另一个受体分子，配体中没有结合受体的那个亚基将和第二个受体分子结合。这样，以二聚体形式的配体作为桥梁，把两个受体分子成功地交联在一起。

事实上，用 X 射线对结合于受体胞外结构域的生长因子进行研究，发现了这些配体导致受体二聚化的一系列机制（图 5.15），例如，对于 EGFR 相关受体来说，单个的单体配体分子分别结合到单体受体分子的胞外结构域，通过远离配体结合部位的位点发生空间构象改变，使受体发生二聚化（图 5.15C）。

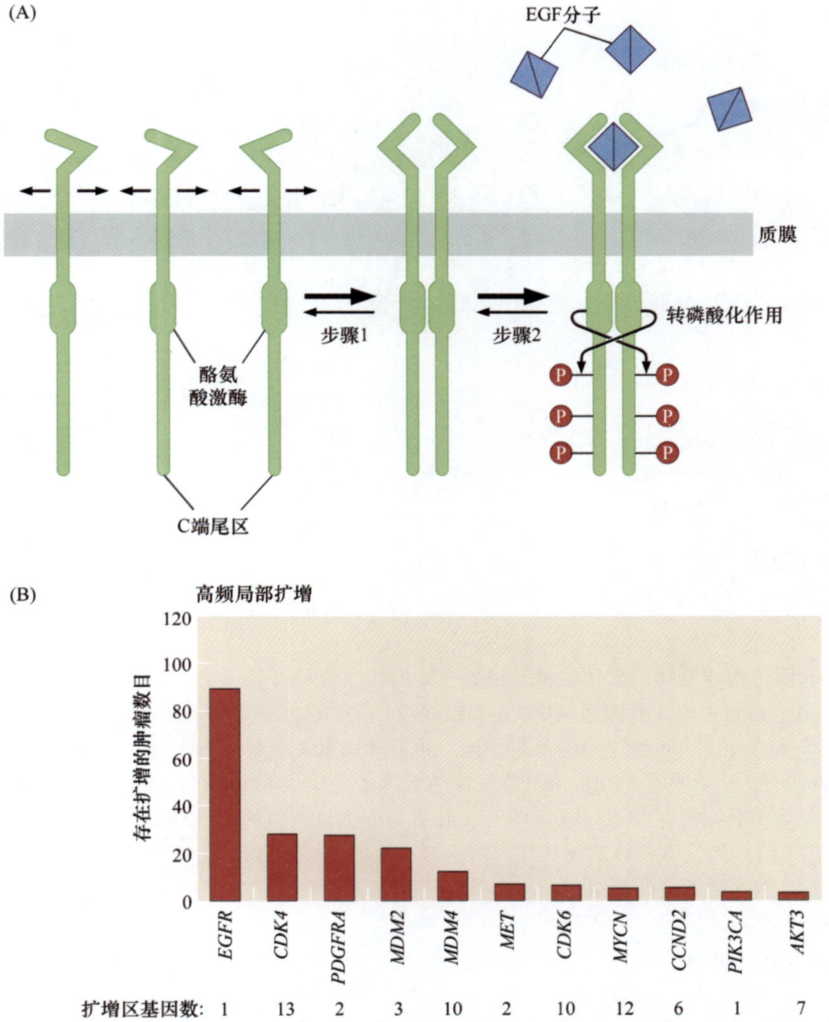

图 5.14　受体二聚化、配体结合、转磷酸化作用和胶质母细胞瘤的发病机制　(A) 在没有配体结合时，生长因子受体分子（左，绿色）在质膜平面自由横向迁移。在此，以 EGFR 的横向迁移为例进行详细描述。当两个受体分子相遇时，它们形成同源二聚体且持续时间短暂；受体的胞外结构域发生构象改变并获得与生长因子配体结合的强亲和力（第一步）；随后 EGF 配体分子的结合可导致受体二聚体的稳定性增强并激活酪氨酸激酶（TK）结构域（第二步）；每个受体亚基磷酸化另一个亚基的 C 端尾区——转磷酸化作用（箭头）。其他生长因子尚未有如此细致的研究，可能也表现为类似的方式。(B) 图 A 所描绘的受体功能活化过程将解释 *EGFR* 基因扩增，以及由此导致的 EGFR 蛋白高表达如何赋予胶质母细胞瘤细胞增殖优势。对 206 例胶质母细胞瘤的测序结果表明染色体区域的局部扩增可导致位于这些区域内的基因拷贝数变化（CNA）。在 206 例肿瘤中，约有 90 例肿瘤中存在 *EGFR* 基因所在的染色体区域扩增；相比之下，其他生长因子受体（PDGFRA、MET）和癌基因所在的染色体区域只存在少数扩增。（大部分扩增的 *EGFR* 基因编码野生型蛋白质，这表明受体扩增引起的任何效应一定是由受体分子在细胞表面表达数量的增多导致的，而不是受体分子结构改变所引起的信号触发失调。）这些脑肿瘤细胞表面大量的 EGFR 分子必然驱使这些分子随机碰撞的频率增加从而发生二聚化（图 A 步骤 1）。每个受体名称下面的数字表示该受体基因所在扩增子内发生共扩增的基因数目。（B，引自 The Cancer Genome Atlas Research Network, *Nature* 455: 1061-1068, 2008.）

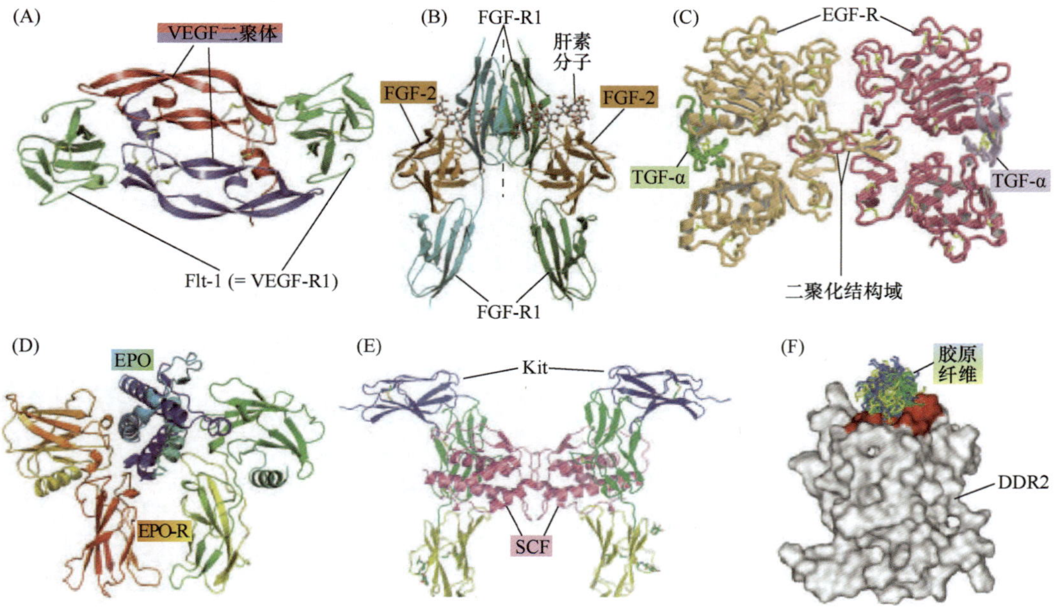

图 5.15　生长因子诱导受体二聚化的替代机制　X 射线晶体衍射显示了许多生长因子配体如何引起受体二聚化。(A) 血管内皮生长因子 (VEGF) 以同源二聚体 (红色，蓝色) 形式与称为 Flt-1 (绿色) 的两个受体单体结合，从而使它们结合在一起。此复合物模式图是一个仰视图，即从质膜向外看，例示二聚化机制如图 5.14 所示。(B) 成纤维细胞生长因子受体 1 (FGFR1) 与其配体 (FGF-2) 不相互直接接触，而是由肝素分子相连 (线条图)。(肝素是细胞外基质的一种糖胺聚糖组分。) 每个 FGF-2 单体 (暗橙色) 结合到受体单体的配体结合结构域 (绿色，蓝绿色)。受体亚基的每个配体结合结构域如侧视图所示，由两个亚结构域组成，一个结合于 FGF-2 配体上面，另一个结合于 FGF-2 下面。两个二聚化受体分子之间的交界面如虚线所示。(C) 肿瘤生长因子-α (TGF-α) 是 EGF 受体的一个选择性 EGF 相关配体，以独立的单体 (绿色，左；紫色，右) 分别结合到两个受体亚基的前侧 (暗黄色，深粉色)。图为面向质膜的俯视图，受体单体通过暴露其指样结构域 (finger-like domain) 来响应配体结合从而介导它们的“背靠背式”二聚化。因此，两个配体分子其实并没有直接联系，因为每个配体分子实际上距离直接参与受体单体二聚化的区域很远。(D) 一些生长因子起到单个多肽链的作用。单个红细胞生成素 (EPO) 分子 (蓝色/蓝绿色) 能够同时与两个受体分子 (EPOR) (橙色/红色和绿色/黄色) 建立联系，从而导致它们的二聚化。(E) 类似 VEGF，干细胞因子 (SCF) 是一个同源二聚体配体，能够结合到两个 Kit 受体分子上；如侧视图中所示，一个 SCF 分子 (品红色) 结合在左侧 Kit 分子的前面，而另一个结合在右侧 Kit 分子的后面。(F) 胶原蛋白作为一种细胞外基质蛋白，是非常规的 RTK 配体，因为它不是以可溶形式作用于它的两个受体酪氨酸激酶，即盘状结构域受体 (DDR1 和 DDR2)。DDR2 的胶原结合结构域 (红色) 的空间填充图显示其通过结合三螺旋纤维状胶原蛋白 (横截面，蓝色，绿色，黄色线条图) 从而导致受体成簇聚集，具体方式尚不清楚。[A，引自 C. Wiesmann et al., *Cell* 91: 695-704, 1997. B，引自 A. Plotnikov et al., *Cell* 98: 641-650, 1999. C，引自 T.P.J. Garrett et al., *Cell* 110: 763-773, 2002. D，感谢 J.S. 芬纳-穆尔 (J.S. Finer-Moore)，引自 R.S. Syed et al., *Nature* 395: 511-516, 1998. E，引自 S. Yuzawa et al., *Cell* 130: 323-334, 2007. F，引自 O. Ichikawa et al., *EMBO J.* 26: 4168-4176, 2007.]

一旦两个受体分子的胞外结构域通过与配体结合而发生二聚化，胞质部分通常也会被拉在一起。每个激酶结构域磷酸化另一受体胞内结构域里的酪氨酸残基。所谓的“自磷酸化”（图 5.13）其实是名不符实的。这种双向的相互磷酸化作用被称为转磷酸化作用（图 5.14）。（事实上，目前还不清楚是否单一孤立的激酶分子能够磷酸化自身。）

这些酪氨酸残基的磷酸化至少导致两种后果。激酶催化裂隙（即蛋白酶发挥功能的区域）通常受蛋白质的环结构阻隔，从而阻止激酶与其底物有效结合。阻隔“活化环”的关键酪氨酸的转磷酸作用可导致该环结构移开，从而可使底物分子直接进入催化裂隙。另外，转磷酸作用还可导致生长因子受体胞质部分激酶区域以外的一系列酪氨酸残基磷酸化（图 5.14A）。后续章节将进一步介绍这些磷酸化事件使受体分子激活多种下游信号通路。

正如前面所说，一些受体可能和其他受体发生异源二聚化，如在人类乳腺癌中过表达的 HER2/ErbB2/Neu 受体（图 4.4）通常和其同家族分子 HER1/EGFR 或 HER3 异源二聚化（图 5.1）。由于 HER2 缺乏其自身识别的配体，很可能单一配体分子结合的 HER1 或 HER3 便足以触发配体激活的受体异源二聚化和信号传递。HER3 激酶结构域缺失，但其 C 端胞质尾区可以作为 HER2 激酶的磷酸化底物，所产生的磷酸化酪氨酸使 HER3 向细胞内释放信号。

受体的二聚化模型解释了生长因子受体分子的过表达如何参与肿瘤的形成，即生长因子受体在细胞表面的表达水平远远超过了正常细胞（信息栏 5.1）。由于受体分子可以自由地在质膜平面横向迁移，它们的高数量使得分子之间经常发生碰撞，这种碰撞类似配体结合所引发的受体二聚化并导致转磷酸作用、受体激活和信号传递。如表 5.2 所示，EGFR 在很多人类肿瘤中过表达，且主要在癌中表达。在此类肿瘤中，这种过表达可导致配体非依赖的受体二聚化激活。

事实上，控制受体行为的机制是既复杂又多变的。以 EGFR 为例，如图 5.14 所示，自发的受体二聚化实际上先于配体结合并赋予受体胞外结构域更强的配体结合亲和力；但是只有结合配体以后才会激发酪氨酸激酶活性。这表明在许多过表达 EGF 受体的人类肿瘤中，EGFR 分子在质膜平面横向迁移过程中碰撞频繁，使得发生自发二聚化的受体数量也就大大增加；这些在细胞表面增加的高亲和性受体有利于癌细胞增殖。换言之，过多的 EGFR 表达似乎使癌细胞对周围环境中低水平的 EGF 和 TGF-α配体过度响应了。

然而，这并不能解释所有的过表达受体成功驱动癌细胞增殖的本质。Met 受体展示了另一种机制——配体非依赖的二聚化和受体激活。实验证据显示，人 Met 受体［其配体是肝细胞生长因子（HGF），也称为散射因子（SF）］在转基因小鼠的肝细胞中高表达可致肝癌（HCC）。由于人的 Met 受体不能结合小鼠的 HGF/SF 配体（这些小鼠中唯一可用的配体），这就只能把所观察到的受体激活和细胞转化归因于配体非依赖过程，具体来说就是过表达的 Met 受体分子发生了自发二聚化。

多种结构改变能在没有受体过表达的情况下引起配体非依赖的受体二聚化。突变的 Neu 是解释这一机制的极佳例子，Neu 是人类 HER2/ ErbB2 的大鼠同源物。暴露于诱变剂乙基亚硝基脲（ENU）的怀孕母鼠，生下的幼鼠往往在 3～6 个月之后倾向于患神经外胚层肿瘤。分析这些肿瘤中该受体跨膜结构域的序列发现，它们几乎均携带一个点突变，导致缬氨酸被谷氨酸残基取代，这种改变有利于受体在即便没有配体结合的情况下也能发生组成性二聚化，从而形成一个强力的癌蛋白。

像 HER2/ErbB2/Neu 一样，EGF 和 FGF（成纤维细胞生长因子）受体可能受点突变或缺失影响而产生组成性激活受体；体细胞突变改变这些受体的胞内结构域，从而扰乱这些受体结构域的相关酪氨酸激酶活性。在非小细胞肺癌中，大约有 10%病例存在表皮生长因子受体突变，这些突变决定了作用于该受体分子的治疗药物的特异性应答，具体内容我们将在第 16 章学习。受体的结构改变在膀胱癌中更为普遍：已发现这些肿瘤中至少有 60%存在 FGFR3 结构改变。缺乏胞外结构域的 EGF 受体截短突变体保持组成性激活的确切机制还不是很清楚（图 5.10）。

RTK 的重大结构改变也可以形成癌蛋白。例如，肝细胞生长因子（HGF）受体 Met 和神经生长因子（NGF）受体 TrkA 均被发现在某些肿瘤中因基因融合而转化为癌蛋白。除了胞外结构域截短外，基因融合还可导致受体其他部分与不相关蛋白质融合，通常使得受体分子易发生二聚化或寡聚化（图 5.16）。这就导致这些受体组成性的、不依赖配体的二聚化，这也解释了这些融合蛋白的致癌能力。在不同类型的细胞中，受体结构的其他微妙变化也可以促进受体的配体非依赖激活（信息栏 5.4）。

虽然我们非常强调受体的二聚化，但它只是受体酪氨酸激酶分子在结合配体后发生的分子变化之一。越来越多的证据表明，除了二聚化，配体结合的胞外结构域还经历某种类型的旋转或立体转换，这种转换通过质膜传递至激酶胞内结构域，使其本身转变成更利于转磷酸作用的新构象。事实上，在一些受体酪氨酸激酶中，即使没有配体结合，组成性的二聚化也是可能存在的，配体只是使受体分子的胞外和胞内结构域同步旋转，从而有利于其激酶结构域转导信号。

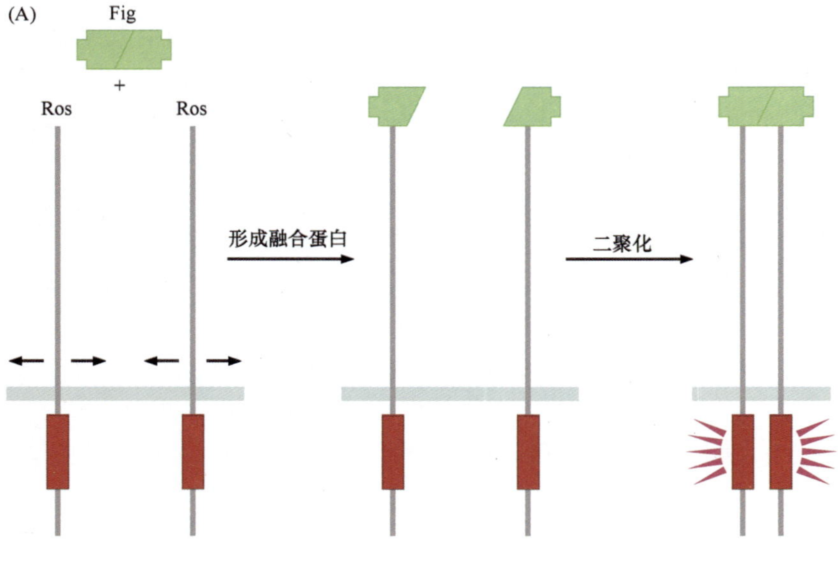

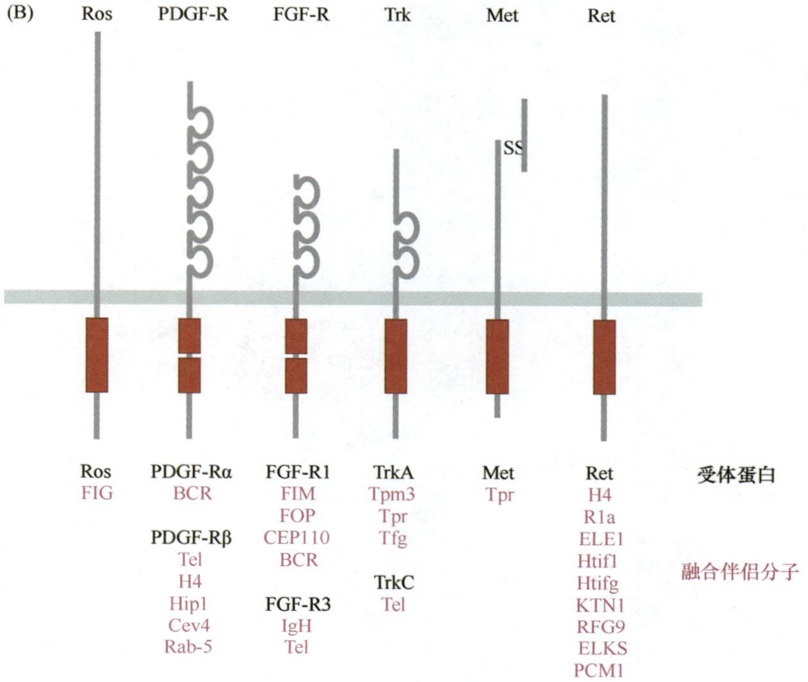

图 5.16　基因融合导致组成性受体二聚化　（A）类似其他 RTK，Ros 受体（左下）通常在质膜平面自由迁移，需要配体结合来诱导二聚化。然而在胶质母细胞瘤中，*ROS* 基因胞外结构域的阅读框与相邻的 *FIG* 基因的阅读框融合，*FIG* 基因编码一个能自发二聚化的蛋白质（绿色，左上）。所产生的融合蛋白（右）因 Fig 结构域的二聚化将两个 Ros 受体拉在一起，从而导致组成性的、不依赖配体的二聚化和信号转导。（B）在一些恶性肿瘤中，当编码生长因子受体（黑色）的基因碰巧与通常能形成二聚体或高阶寡聚物（红色）的基因融合时，其产物可将一对受体单体拖到一起。这里列出的是人类肿瘤中存在的一些突变融合受体；在某些情况下，特定受体可以选择和某个可形成寡聚物的蛋白质发生融合。[B，感谢 A. 查尔斯特（A. Charest）。]

信息栏 5.4　单个受体酪氨酸激酶突变可导致多种不同类型的肿瘤　Kit 蛋白最初是作为猫肉瘤逆转录病毒的癌蛋白被发现的。*kit* 原癌基因编码一个受体酪氨酸激酶，其配体为干细胞因子（SCF），是刺激血液中各种类型血细胞形成（造血过程）及多种非造血细胞（包含黑色素细胞和介导肠动力的细胞）发育的一个重要生长因子。在多种恶性肿瘤中均发现 Kit 受体的突变形式能够以配体非依赖形式组成性激活。在一些犬白血病中，突变 Kit 受体靠近跨膜结构域的胞质面的近膜区残基存在很普遍的氨基酸替换。

肠起搏细胞控制肠平滑肌的蠕动收缩，其正常发育依赖于 Kit 受体。而事实上，一旦 *kit* 基因在小鼠中发生胚系失活（因而在所有细胞中均失活），就不会有肠起搏细胞了。胃肠道间质瘤（GIST）似乎也起源于这一类细胞，其普遍存在类似于从犬白血病中发现的 Kit 受体胞内近膜氨基酸替换。对 Kit 受体和相关受体酪氨酸激酶的结构分析表明，这一受体的近膜域在调节受体活性方面发挥抑制作用，该抑制作用可被该结构域的氨基酸替换和缺失所破坏，这在 GIST 中是很常见的（图 5.17）。在一组 GIST 患者中，*kit* 基因外显子 11 存在微小（错义）突变的患者，经初步诊断和治疗 4 年后仍能存活，而只有一半整个外显子缺失的患者能存活超过 4 年。

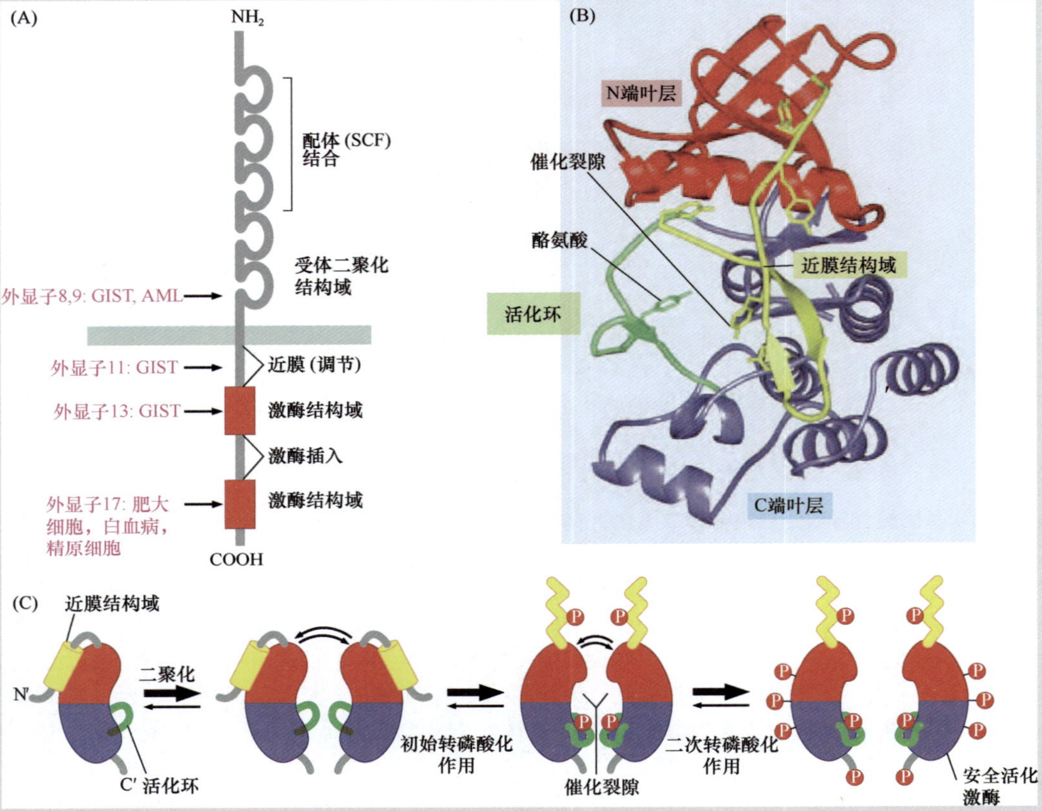

图 5.17　多重结构改变影响 Kit 受体激活　（A）Kit 受体可组成性激活，许多不同类型的人类肿瘤中均可发现其突变体（红色）。大多数 Kit 外显子的改变包含 mRNA 阅读框的错义点突变。GIST，胃肠道间质瘤；AML，急性髓细胞性白血病。（B）Flt-3 受体的胞内结构域与 Kit 的胞内结构域很相似，图中显示为带状结构。与几乎所有的蛋白激酶类似，它由 N 端（红色）、C 端（蓝色）及两者之间的催化裂隙组成。催化裂隙通常受“活化环”（绿色）和近膜结构域（黄色）的阻挡。活化环中的酪氨酸残基一旦被磷酸化就会使该环位置发生改变，从而使底物进入催化裂隙。（C）Kit 受体几乎在所有胃肠道间质瘤（GIST）中都存在突变，这种突变往往会影响其近膜（JM）结构域，图中表示为黄色柱体，位于 Kit 酪氨酸激酶 N 端的上面［侧视图，质膜（未画出）上面］。配体结合到 Kit 受体，最初导致 JM 结构域的酪氨酸残基转磷酸化，然后使它从 N 端旁侧分离出来；所产生的磷酸化结构（黄色锯齿）位于激酶域的上面，离开了原来的位置。随后，活化环（绿色）上的一个关键酪氨酸残基［通常阻碍催化裂隙（图 B）］的转磷酸化进一步促进激酶功能活化。JM 结构域缺陷的突变 Kit 受体，即使在没有配体结合的情况下，也可发生部分活化。［A，感谢 D. 埃默森（D. Emerson）。B，引自 J. Griffith, *J. Mol Cell* 13: 169-178, 2004. C，引自 P.M. Chan et al., *Mol. Cell. Biol.* 23: 3067-3078, 2003.］

关于同源二聚体受体行为的更多细节正在被揭示出来：起初，配体结合后受体似乎形成一个非对称复合物，即一个亚基的胞内结构域作为激酶磷酸化另一亚基的酪氨酸残基，随后第二个亚基才能转磷酸化第一个亚基。此外，受体亚基胞内结构域能发生多位点磷酸化，但这些磷酸化是以特定顺序发生的，而不是随机发生的（具体讨论见 6.3 节）。

人类基因组测序揭示了在人体组织中可能表达的全部受体酪氨酸激酶。在人类基因组的大约 20 000 个基因中，至少有 59 个基因编码的蛋白质具有 EGF 和 PDGF 受体的一般结构，即配体结合胞外结构域、跨膜结构域和酪氨酸激酶胞内结构域。根据其结构的异同，进一步将这些受体分为亚类（图 5.9）。迄今为止，这些受体只有少数被证明能导致人类肿瘤发生。其他受体是否也参与人类肿瘤发生还需进一步研究证实。重要的是，某些受体酪氨酸激酶基因的突变等位基因也可在人类胚系传递。这解释了一些家族性癌症综合征的起源，该家族中受影响的家庭成员患该类型肿瘤的风险大大增加（信息栏 5.5）。

信息栏 5.5 突变的受体基因能通过人类胚系传递 *ret* 基因编码一种受体酪氨酸激酶，在甲状腺乳头状癌常存在突变形式（尤其是那些甲状腺不慎接触 X 射线的患者）。在这些肿瘤中，*ret* 基因往往和其他基因发生融合，导致染色体易位（图 5.16B）。结果导致 Ret 融合蛋白以配体非依赖方式组成性激活。较微小的 *ret* 等位基因突变可以在胚系中遗传而导致遗传性癌症综合征，称为多发性内分泌肿瘤（MEN）2A 和 2B 型，以及家族性甲状腺髓样癌。

MEN 是一种比较罕见的综合征，在一般人群中发病率为 1/30 000。在 MEN-2A 型中，甲状腺是初发灶，几乎所有的患者都伴随甲状腺乳头状癌。此外，次发肿瘤灶为肾上腺（导致嗜铬细胞瘤）和甲状旁腺（增生或腺瘤）。MEN-2B 型表现为甲状腺、肾上腺及肠道神经节的神经细胞肿瘤风险增加。MEN-2A 型通常起源于一个遗传位点突变，该突变造成 Ret 受体酪氨酸激酶胞外结构域中半胱氨酸残基被替换。MEN-2B 型是由该受体酪氨酸激酶域的一个氨基酸被替换所致。

遗传性乳头状肾癌是由于患者遗传了 *met* 基因的突变等位基因，其编码肝细胞生长因子（HGF）受体。*met* 等位基因的胚系突变通常携带点突变，引起 Met 酪氨酸激酶结构域氨基酸被替换，导致受体以配体非依赖的方式组成性激活。（在罗特韦尔犬品种中，一个点突变会影响 Met 的近膜结构域，并可在约 70%的这类宠物中通过胚系传递，从而提高患癌风险。）

一个日本家庭的成员（图 5.18）被报道携带 Kit 受体的突变等位基因。类似 *kit* 的体细胞突变（信息栏 5.4），这一胚系等位基因影响 Kit 受体近膜结构域并导致胃肠道间质瘤（GIST）。如果将此突变引入小鼠胚系等位基因，继承这个突变等位基因的小鼠将发生和人体中 GIST 一样的肿瘤，这是无法区分的。

这里所描述的家族性癌症综合征是很少见的，因为绝大多数此类综合征涉及的基因胚系突变会在细胞水平上形成失活的隐性等位基因。这些等位基因包括抑癌基因和

DNA 修复基因，将分别在第 7 章和第 12 章进一步介绍。在一般情况下，突变的组成性活性的癌基因不能存在于生殖细胞中，因为它们的功能在细胞水平上表现为显性等位基因，并因此对正常胚胎的发育具有高度破坏性。隐性等位基因的单拷贝可存在于生殖细胞中，然而只有在幸存的野生型显性等位基因丢失的情况下，它们在细胞中的功能才会显现出来。由于这种丢失很少发生，因此直到个体发育晚期才会表现出突变等位基因的致癌表型。

上述所列的受体酪氨酸激酶基因的显性等位癌基因似乎与正常发育兼容，因为它们的表达（如 *ret* 和 *kit* 基因）只限于小部分组织类型中，甚至可能在胚胎形成中进一步延迟，从而使胚胎正常发育免受这些促生长等位基因的破坏性影响。

2005 年报道的一种罕见家族性癌症综合征的遗传特征在一定程度上打破了这种理论：受精卵中存在一个与人类正常发育不兼容的突变活化的 H-*ras* 原癌基因拷贝，遗传了这个等位基因的个体会患科斯特洛综合征（Costello syndrome）。这种病的特点是智力低下、出生体重高，有心肌病（心脏肌肉病理缺陷），并有发生肿瘤的趋势；这些病症使这些个体不能存活至成年。（这也解释了为何 12 例患者携带的突变全部为新生突变，即突变是在精子或卵子形成过程中产生的，而不是遗传于父母。）值得注意的是，尽管这些个体的所有细胞均存在着一个高渗透性的激活的 H-*ras* 癌基因等位基因，但是大部分器官系统发育相对正常（4.4 节）。

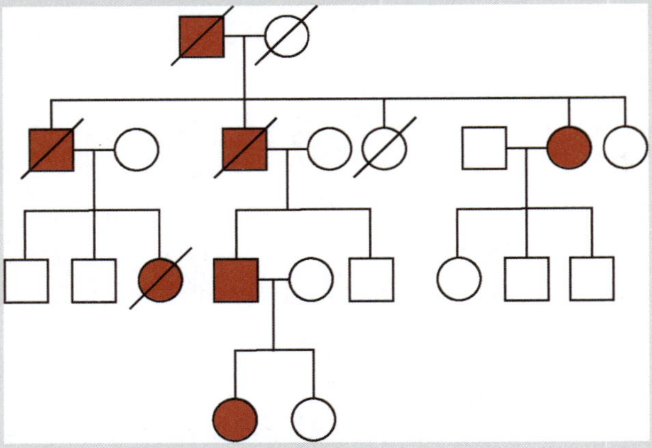

图 5.18　家族性胃肠道间质瘤（GIST）　胃肠道间质瘤起源于下消化道的间质起搏细胞，这与常见的结直肠癌不同，后者发生于肠腔的上皮细胞层。这里描述了一个病例家族，编码突变的组成性激活的 Kit 受体酪氨酸激酶的等位基因已至少遗传了 4 代，受累者发生 GIST 和（或）肠梗阻。这一等位基因突变使受体蛋白的近膜结构域出现单个氨基酸残基缺失（图 5.17），通过这么多代遗传表明该胚系突变等位基因的表型常常推迟至生育期后才表现出来。受影响的个体，红色；男，方形；女，圈；已故者，画斜杠。（引自 T. Nishida et al., *Nat. Genet*. 19: 323-324, 1998.）

5.7　其他类型的受体介导哺乳动物细胞与环境的交流

从根本上说，肿瘤就是单个细胞与周围组织的微环境进行适当交流失败导致的结果。由于细胞要从周围环境中接收各种各样的生化信号，这就提示许多类型的受体参与了肿瘤的发病机制。早在 20 世纪 80 年代，后生动物中一些不同类型受体的发现就使人们认识到上述受体酪氨酸激酶(RTK)只是结构多样的众多受体类型之一。类似 RTK，其他类型受体也是特异性识别细胞外特定的配体或相关配体基团，一旦与之结合就将信号转导入胞内。

有一类受体在调控各种类型造血细胞发育的信号转导过程中至关重要，它也利用了酪氨酸激酶活性。但在这种情况下，主要发挥作用的激酶 Jak（Janus kinase）是独立的多肽，它和这些受体的胞内结构域非共价连接。这类受体包括红细胞生成素（erythropoietin，EPO）受体和血小板生成素（thrombopoietin，TPO）受体，EPO 受体调控红细胞的发育，而 TPO 受体调控血小板前体（即巨核细胞）的发育。免疫调节剂干扰素的受体和调节不同免疫反应的白细胞介素的受体都是这类受体的成员。当这一类细胞因子受体分子被配体结合而发生二聚化时，与之相连的 Jak 相互磷酸化并激活(图 5.19)；然后，激活的 Jak 使受体分子的 C 端尾部磷酸化，从而使受体激活并释放信号，类似前边章节描述的受体酪氨酸激酶。我们将在下一章讲解 Jak 信号通路的细节。

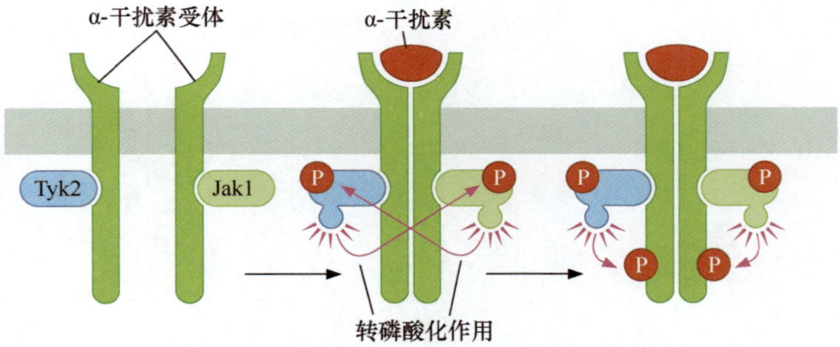

图 5.19　细胞因子受体的结构　与红细胞生成素受体和血小板生成素受体一样，干扰素受体（IFNR，深绿色）以非共价形式与 Jak 家族的酪氨酸激酶（TK）连接（Tyk2 和 Jak1）。当配体（α-干扰素）结合后，两个 TK 通过转磷酸化作用来相互激活。接下来，TK 再磷酸化受体亚基的 C 端尾部，使受体处于一个信号活化的构象（就像在 5.6 节描述的受体酪氨酸激酶）。

转化生长因子-β（TGF-β）及相关配体的受体结构类似受体酪氨酸激酶，即它们有一个配体结合胞外结构域、跨膜结构域和激酶胞内结构域。但是，这些受体总是以异源二聚体形式发挥功能，如 I 型和 II 型 TGF-β 受体复合物（图 5.20）。重要的是，它们的激酶结构域磷酸化丝氨酸和苏氨酸残基，而不是酪氨酸残基。TGF-β 在肿瘤发病机制中发挥重要作用，它们能抑制正常上皮细胞的增殖，同时促进已经转化的细胞获得侵袭能力。当配体结合后，一个含有组成性丝氨酸/苏氨酸激酶活性的 II 型 TGF-β 受体亚基，被带到一个 I 型 TGF-β 受体亚基附近，然后将其磷酸化。I 型 TGF-β 受体亚基的激酶被激活后，磷酸化胞质蛋白并使其入核，从而激活特定靶基因。一系列的 TGF-β 相关因子，包括活化素（activin）和骨形成蛋白（bone morphogenetic protein，BMP）也利用类似的受体信号转导方式；因为它们在肿瘤发展过程中的作用尚不明确，这里我们不进一步讨论。我们将在第 8 章更详细地介绍 TGF-β 信号。

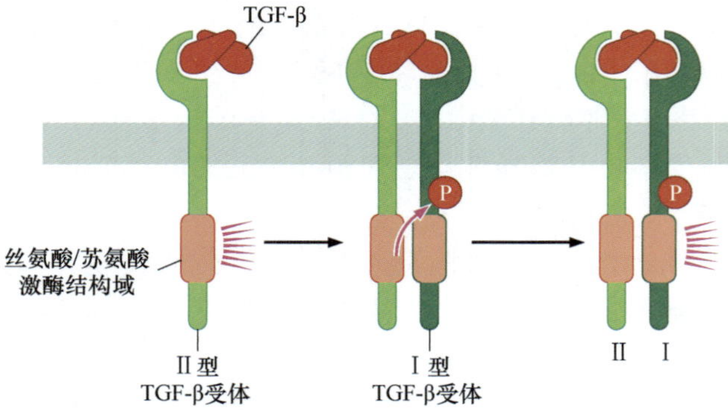

图 5.20　转化生长因子-β 受体的结构　转化生长因子-β 受体的结构表面上类似受体酪氨酸激酶（RTK），这两种类型的受体均通过激酶胞内结构域来转导信号。然而，TGF-β受体的激酶结构域特定地磷酸化丝氨酸和苏氨酸残基，而不是酪氨酸残基。当Ⅱ型受体（TGF-βRⅡ）通过结合 TGF-β配体进而接触到Ⅰ型受体（TGF-βRⅠ）后，它可以磷酸化Ⅰ型受体而激活其激酶活性。活化的Ⅰ型受体激酶通过磷酸化特定的细胞质底物来释放信号。

Notch 受体（简称为 Notch）和它的多个选择性配体（NotchL，Delta，Jagged；图 5.21）是一个更为原始的跨膜信号系统。重要的是，这些配体是由信号发射细胞（signal-emitting

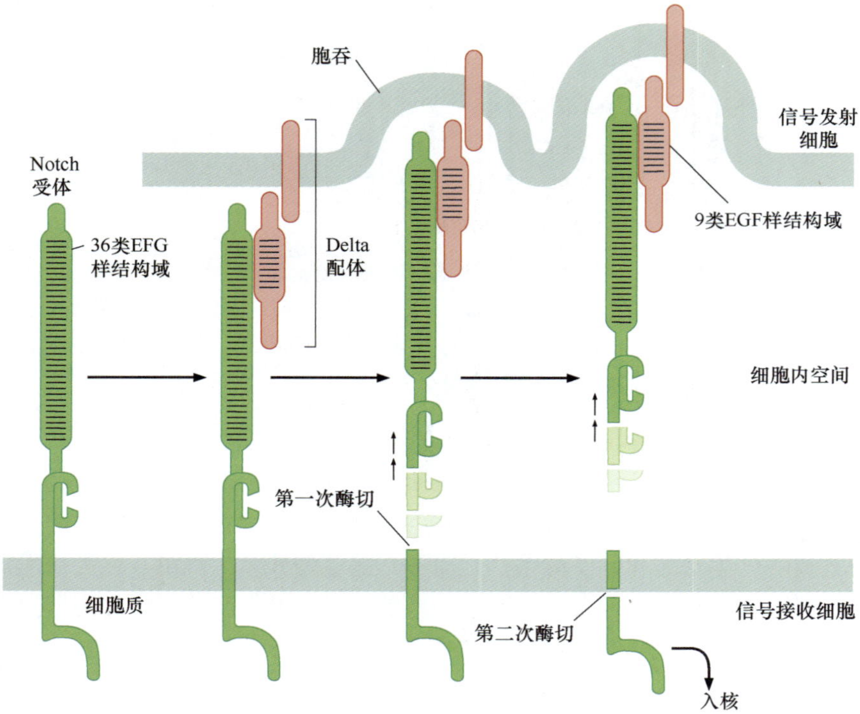

图 5.21　Notch 受体的结构　Notch 受体（绿色）体现了一类非常原始的信号形式。它由非共价作用相连的两个部分组成。当它与相邻细胞表面的配体结合后（如 NotchL 或图中所示 Delta，粉红色），配体 Delta 通过胞吞作用进入配体表达细胞，从而触发 Notch 受体两次连续的蛋白酶酶切作用。最终导致 Notch 受体 C 端胞质片段释放并入核，从而改变某些基因的表达。哺乳动物有 5 种不同的 Notch 配体和 4 种不同的 Notch 受体。

cell）表达出来的固定在细胞表面的蛋白质。因此，配体-受体相互作用需要信号发射细胞和信号接收细胞（signal-receiving cell）之间物理距离靠近，这不像之前描述的例子，配体是由位于一定距离外的细胞分泌到细胞外空间的可溶性蛋白。这种类型的信号被称为近分泌信号（juxtacrine signaling）。（事实上，EGF 家族的某些生长因子也以细胞表面蛋白的方式呈递给信号接收细胞，即 EGFR 阳性细胞。）

有趣的是，相当多的证据表明 Notch 配体表达细胞必须使配体与 Notch 受体结合后，才能通过机械力切断信号接收细胞的 Notch 胞外结构域。（这种机械力是由将配体拉入配体表达细胞胞质内的胞吞作用产生的！）机械张力的存在使 Notch 胞外结构域容易被蛋白酶酶切，随后的第二次蛋白酶酶切使 Notch 的胞内结构域释放一个蛋白片段。该片段入核并作为转录因子复合物的一部分激活一系列应答基因的表达。一半的成人 T 细胞白血病中存在组成性激活的 Notch 突变体，其能在配体非依赖的情况下活化。

而另外一个称为 Patched（Ptc）的受体，是含反复出入胞膜的多次跨膜结构域的受体。这种结构的受体通常称为蛇形受体。当 Patched 被配体 Hedgehog（Hh）家族蛋白结合时，Patched 会从另一个称为 Smoothened（Smo）的蛇形 G 蛋白解离。

奇怪的是，Patched-Smoothened 信号系统依赖于初级纤毛的细胞结构，该结构曾被视为早期单细胞真核生物纤毛或鞭毛的退化痕迹。许多但并不是所有类型的哺乳动物细胞的表面都有初级纤毛（图 5.22B）。通常情况下，Smo 和 Gli 转录因子在初级纤毛来回进出，往复循环（图 5.22A 和 C）。然而，当 Hedgehog（Hh）配体结合到其质膜上的同源受体 Patched 上时，Smo 和 Gli 就在初级纤毛富集，Gli 从转录抑制因子转换成转录诱导因子，并进入细胞核。

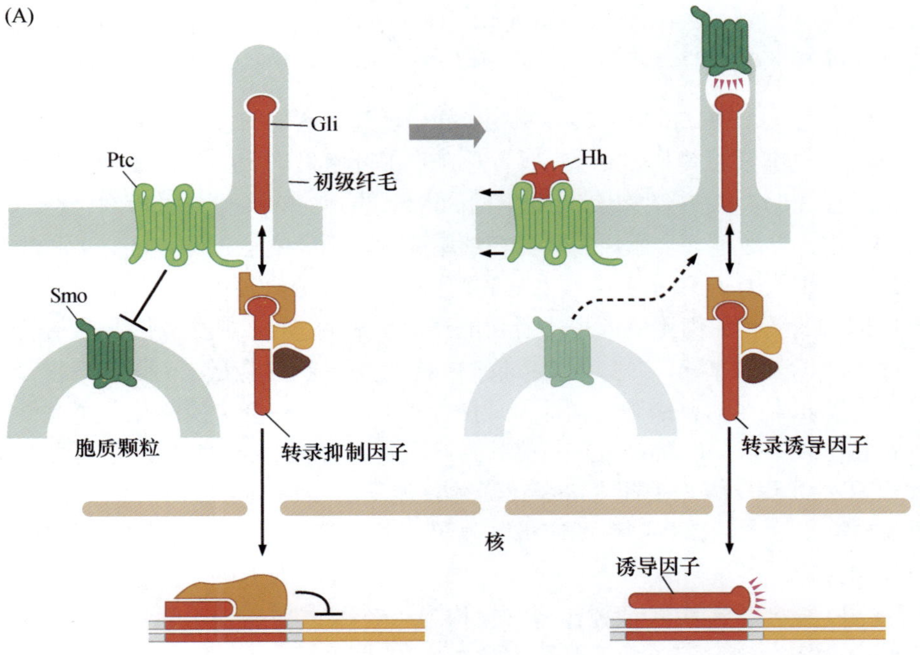

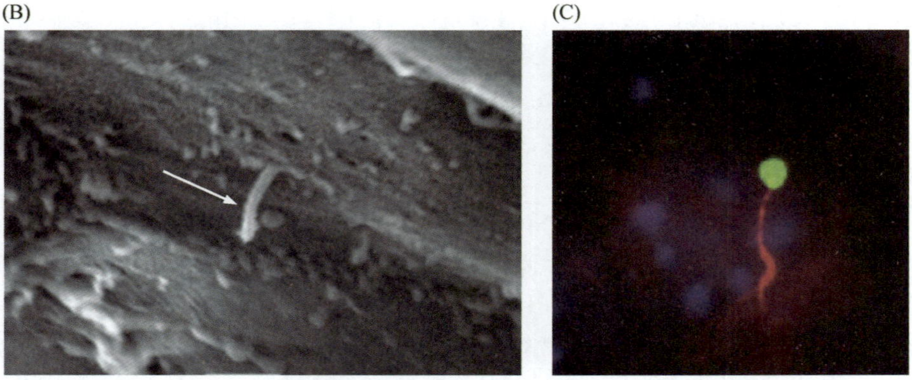

图 5.22　Patched-Smoothened 信号系统　Hedgehog 通路利用自己独特的信号系统。（A）Smoothened（Smo）是一个位于细胞质囊泡膜上的七次跨膜受体（深绿色），受 Patched（浅绿色）抑制时呈现惰性（左），Patched 含有 12 个跨膜结构域（左上角）。防止 Smoothened 移动到初级纤毛上的这种隔离似乎依赖于 Patched 对 Smoothened 的催化作用。在这种状态下，Gli（红色）被切割，产生一种能进入细胞核的蛋白质并发挥转录抑制因子作用。然而，当 Hedgehog 配体结合 Patched（右）时，后者将 Smoothened 从它的隔离状态中释放，Smoothened 移动到初级纤毛的表面，以一些未知的方式防止 Gli 水解，使 Gli 进入细胞核并作为一种转录诱导因子发挥作用。此外，还有一种解释机制指出，Smoothened 在初级纤毛循环进出。当没有 Hh 结合时，Patched 与初级纤毛紧密相连并阻止 Smoothened 在纤毛的积累；当 Hh 存在时，Patched 失活，因而允许 Smoothened 在纤毛的积累。（B）虽然在大多数细胞表面受体的讨论中提到这类受体是随机散布在质膜表面的，但实际上许多受体仅出现在细胞表面的局部特定区域。Smoothened 受体（与 PDFG-α受体类似）表达在初级纤毛的表面（白色箭头），初级纤毛是许多，甚至所有哺乳动物细胞质膜的突出部分，这里所示的是上皮细胞表面的初级纤毛。（C）Gli 在细胞溶胶和初级纤毛的尖端来回循环可以通过实验被阻遏，将 Gli（绿色）限制于初级纤毛（红色茎状）尖端，这清楚地展示了其生化循环的一个时相。[A，感谢 D. 托马斯（D. Thomas），并改编自 S. Goetzand K.V. Anderson, *Nature Rev. Genet.*11: 331-344, 2010. B，引自 C.J. Haycraft et al., *PLoS Genet.*1(4): e53, 2005. C，引自 J. Kim, M. Kato and P.A. Beachy, *Proc. Natl. Acad. Sci. USA* 106: 21666-21671, 2009.]

Wnt 代表另一个独立的信号转导系统。如前所述，它们的发现可追溯到果蝇的突变基因 *Wingless* 及小鼠相关基因 *int-1*，后者是在小鼠乳腺瘤病毒插入造成突变的研究中发现的（信息栏 3.6）。人类至少有 19 种不同的 Wnt 蛋白。Wnt 蛋白紧紧结合在细胞外基质（ECM）中，并通过一个脂质尾结合在细胞膜上，不能随意扩散，这似乎和我们前面所讨论的个别生长因子不同（事实上，许多生长因子被分泌很可能也附着在 ECM 上，通常再由携带其受体的细胞所产生的蛋白酶释放出来）。Wnt 类生长因子激活卷曲蛋白（Frizzled，Frz）受体家族，是如同 Patched 一样的复杂多跨膜受体（图 5.23）。

当没有 Wnt 信号时，细胞质糖原合成酶激酶-3β（GSK-3β）磷酸化几个关键促增殖蛋白，包括β-联蛋白（β-catenin）并使其降解。但是，当 Wnt 结合到卷曲蛋白受体时会触发一系列级联反应，关闭 GSK-3β活性，使下游蛋白质逃脱降解从而促进细胞增殖（图 5.23A）。这个通路在肿瘤发病机制中起着至关重要的作用，我们将在接下来的几个章节详细讨论。

β-联蛋白的水平受 Wnt 调控，通常被称为“经典的 Wnt 信号通路”，是 Wnt 与其卷曲蛋白受体影响细胞行为的两种方式之一。某些 Wnt 配体与它们相应的卷曲蛋白

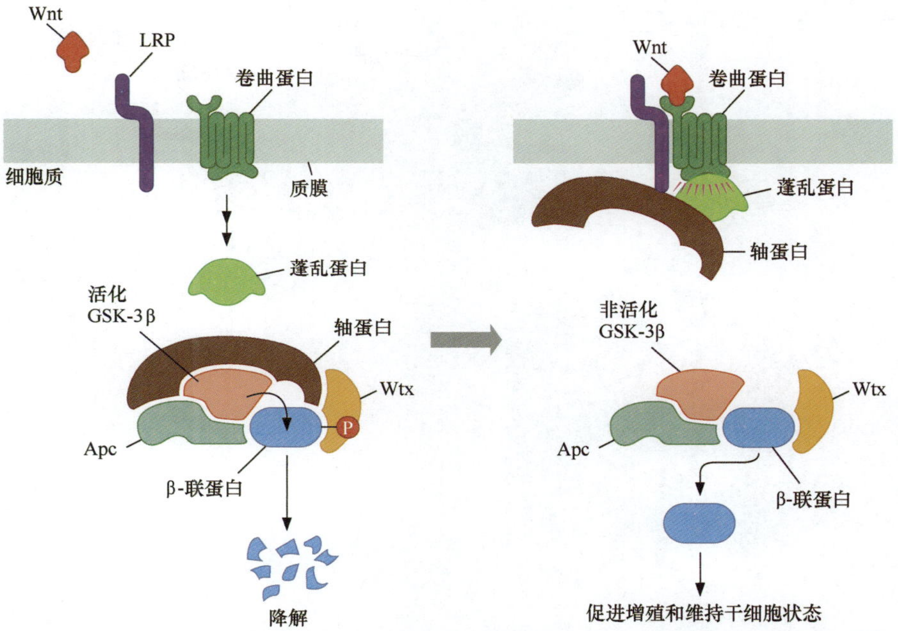

图 5.23　卷曲蛋白受体介导的经典的 Wnt 信号通路　Wnt 蛋白受体是跨膜蛋白——卷曲蛋白（Frz）家族的成员。在经典的 Wnt 信号通路中，没有配体结合时（左），复合物中的轴蛋白（axin）（棕色）和 Apc（淡蓝绿色）允许糖原合成酶激酶-3β（GSK-3β，粉色）磷酸化β-联蛋白（蓝色），导致β-联蛋白被蛋白酶水解而迅速降解。然而，当 Wnt 配体结合到特定的卷曲蛋白受体（右，深绿色）和 LRP 受体（紫色）上时，卷曲蛋白受体被激活，并通过蓬乱蛋白（Dishevelled）（浅绿色）和轴蛋白（深棕色）抑制 GSK-3β。这样β-联蛋白就能在细胞核累积并促进细胞增殖。

受体一起，通过一个完全不同的生化途径转导信号，称为“非经典的 Wnt 信号通路”（图 5.24A）。近来的研究令人们意识到 Wnt 在肿瘤细胞的表型调控中起到关键作用，包括运动、侵袭和维持自我更新潜力。非经典的卷曲蛋白受体能够激活鸟嘌呤核苷酸结合蛋白（简称为 G 蛋白），G 蛋白的功能与 Ras 类似，可作为一个“开-关”样的双相开关，在 GTP 结合的活化状态和 GDP 结合的非激活状态之间转换（图 5.30）。由于这些非经典 Wnt 通路蛋白能调节 G 蛋白，故称之为 G 蛋白偶联受体（GPCR）。

G 蛋白结构复杂，是由α、β、γ亚基组成的异源三聚体。如图 5.24A 所示，一旦 GPCR 与其配体结合，受体则发生目前尚未阐明的构象改变，触发 G 蛋白的α亚基释放 GDP 而结合 GTP。然后α亚基与β亚基和γ亚基分离，α亚基和β+γ亚基复合物分别与各自的效应蛋白相互作用，将信号传递至细胞内部。在非经典的卷曲蛋白受体通路中，活化的α亚基的效应蛋白是一个磷酸二酯酶（PDE），而β+γ复合物则激活一个不同的效应蛋白——磷脂酶 C-β（PLC-β）。最后，α亚基通过水解其结合的 GTP（转变为 GDP）来关闭自身活化状态并重新和β+γ亚基结合在一起。这些异源三聚体则恢复为失活状态，即非信号转导状态，从而等待下一次配体活化 GPCR 信号。

最近一项研究指出人类基因组序列，除了可编码受体酪氨酸激酶以外，还能编码 11 个转化生长因子-β 样受体、4 个 Notch 受体、一个或两个 Patched 受体和 10 个卷曲蛋白受体。远不止于此，还有一系列像 Patched 和卷曲蛋白这样的蛇形跨膜受体。例如，许多

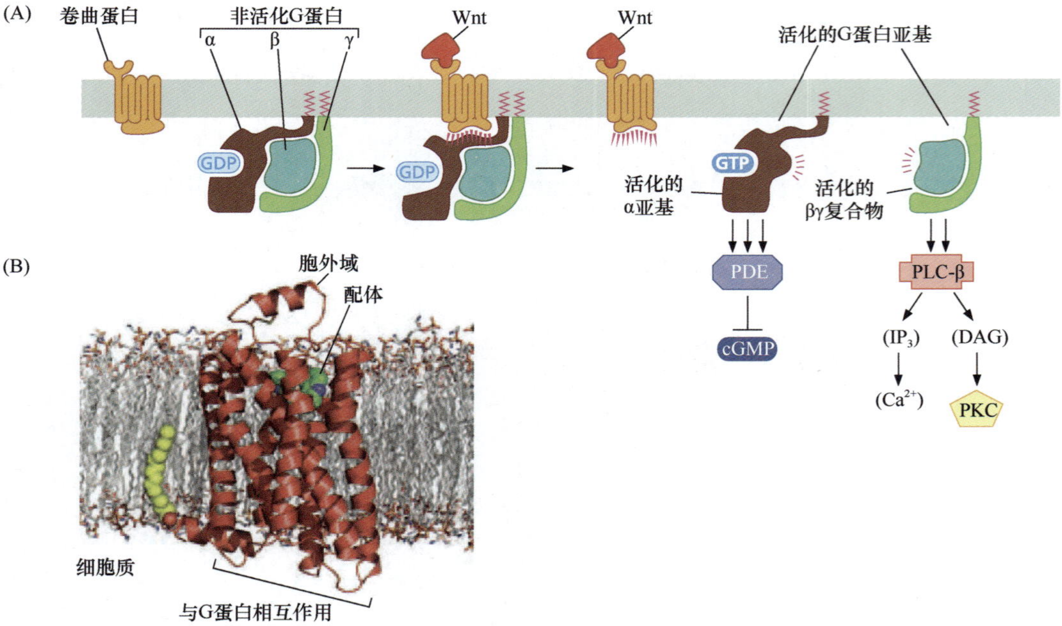

图 5.24　卷曲蛋白受体介导的非经典 Wnt 信号通路　（A）在非经典 Wnt 信号通路中，Wnt 结合至另一类卷曲蛋白受体。受体-配体复合物随后与一个由α、β和γ三个亚基组成的异源三聚体 G 蛋白结合。随后配体激活型受体刺激 G 蛋白的α亚基释放 GDP（二磷酸鸟苷）并结合 GTP（三磷酸鸟苷）（浅蓝色）。α亚基与β+γ亚基解离。解离后，α亚基（褐色）和β+γ复合物（蓝色，浅绿色）可以分别调控关键酶：α亚基激活磷酸二酯酶（PDE），从而减少了环磷酸鸟苷（cGMP）的水平；而β+ γ亚基激活磷脂酶 C-β（PLC-β），其产物可提高细胞内钙离子浓度并激活一种蛋白激酶 C（PKC）。GTP 水解为 GDP，α亚基关闭信号，其作用类似 Ras 蛋白（图 5.30）。（B）由于获得 G 蛋白偶联受体（GPCR）晶体存在困难，因此其结构尚不清楚。继 2000 年获得视紫红质（rhodopsin）的晶体结构，2007 年又获得β2 肾上腺素受体的晶体结构，其由 7 个α螺旋（红色）结构组成。低分子量配体（绿色）结合于受体的核心部位，胆固醇分子（黄色）嵌入周围的脂质双层膜中。一些 GPCR 专门结合低分子量配体，而另一些，如卷曲蛋白受体，结合高分子量的多肽配体。（B，引自 V. Cherezov et al., *Science* 318: 1258-1265, 2007.）

卷曲蛋白类受体正好跨膜 7 次（图 5.24B）。还有非经典的卷曲蛋白受体，这类 GPCR 通过激活 G 蛋白传递信号。

哺乳动物基因组中有 1000 多个 GPCR 编码基因。这些基因中的 400 个左右是发挥嗅觉受体功能的 GPCR，而占大多数的 600 多个基因则是它们的假基因。这些受体功能多样，多参与嗅觉、味觉、视网膜感光及脑中不同神经递质的指令。这些受体虽然数量巨大，但迄今为止仅发现与少数人类恶性肿瘤形成有直接联系（详见第 6 章）。然而，GPCR 中的趋化因子受体，在招募细胞进入肿瘤相关基质过程中发挥重要作用，为肿瘤细胞提供必要的生理支持，详见第 13 章。

5.8　核受体感受低分子量脂溶性配体的存在

细胞感受各种胞外信号的能力取决于信号配体的化学性质和质膜对极性化合物（包

括大多数多肽）的通透性。这就需要产生两种主要类型的受体：由于多肽 GF 和 GPCR 的低分子量极性，均不能穿透细胞膜，它们相应的受体则在细胞外环境中展现出精巧的配体结合胞外结构域。

另一类信号配体，属于低分子量和相对疏水的分子，包括类固醇性激素、类维生素 A 和维生素 D。它们的疏水性使其容易穿透细胞膜并进一步进入细胞核。在细胞核里，它们可以结合并激活一系列充当转录因子的核 DNA 结合蛋白。在这一机制中，不需要在各种细胞表面受体和核内转录机制之间起中介功能的胞质内信号级联通路（图 5.1），因为这些“核受体”可以结合它们的配体并直接调控靶基因的表达。人类 48 个左右的核受体中最主要的为结合雌激素、孕酮和雄激素这 3 种类固醇激素的受体。这 3 种受体在人类恶性肿瘤，尤其是乳腺癌、卵巢癌和前列腺癌的发展中发挥重要作用。

核受体分子包含一个 DNA 结合域、铰链区和一个保守的配体结合域，这 3 个区域两侧有可变 N 端和 C 端结构域。一些核受体保留在细胞质中直到配体结合才触发入核，有的则结构性地结合染色质。一旦与染色质相结合，这些受体以同源或异源二聚体的形式结合（图 5.25A）到由它们所调控表达的基因启动子区内或附近的一段 DNA 识别序列上；这些识别序列通常称为激素应答元件（HRE），由数目可变的间隔区序列所隔离的一对六核苷酸组成（图 5.25B）。

雌激素受体（ER）与其天然配体 17β雌二醇（通常称为雌激素或 E2）（图 5.25C）结合可引起 ER 配体结合袋附近α螺旋的构象转变；这些转变可使受体吸引某个受体辅激活物（co-activator），并释放辅阻遏物（co-repressor），这些辅激活物和辅阻遏物是将信号从 ER 传递到转录机构的蛋白质。这些中介蛋白经常通过修饰附近组蛋白或通过招募组蛋白修饰酶来发挥作用（1.8 节）。经修饰的染色质能够允许或禁止 RNA 聚合酶Ⅱ对相关基因的转录。选择性雌激素受体调节剂（SERM）（如他莫昔芬），可使 ER 释放辅激活物（图 5.25D）并招募辅阻遏物（未标出），从而有效阻断 E2 信号；因此，当 SERM 用于治疗 ER 阳性乳腺癌患者时，此信号通路阻断可以产生很大的临床益处。例如，在一个临床试验中，利用他莫昔芬治疗原发性肿瘤为 ER 阳性的绝经后乳腺癌患者，即阻断其 E2 信号，可使术后复发率降低约 50%。

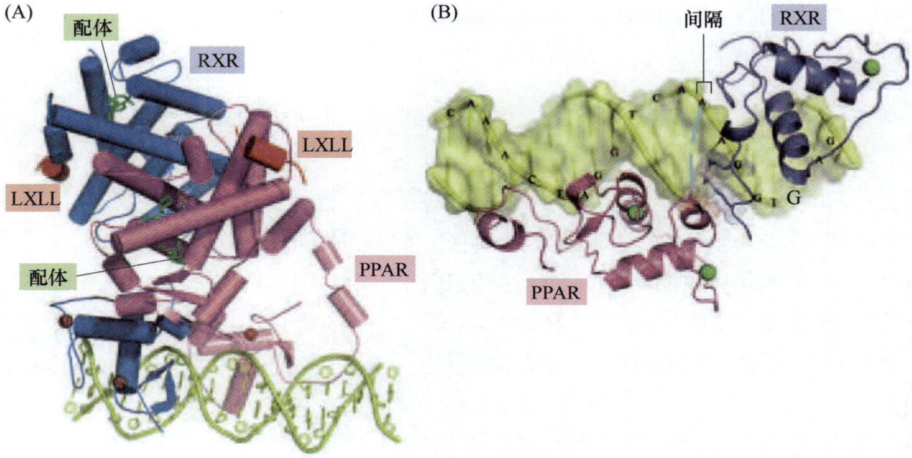

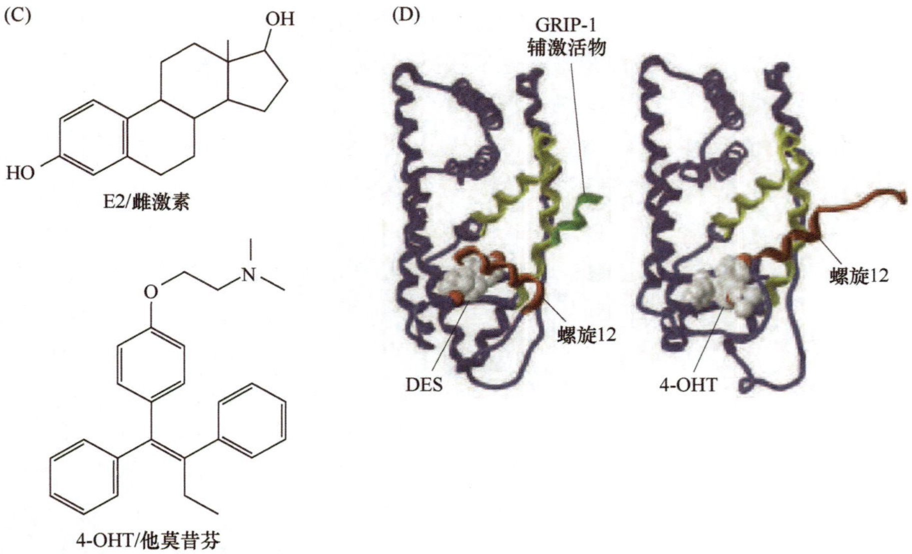

图 5.25　核受体　（A）雌激素受体（ER）为同源二聚体。许多核受体为异源二聚体，每个单体分别结合自己的配体，并分别识别 DNA 上的特定位点。图中所示为唯一已被阐明的核受体复合物的结构，即 PPAR-γ（过氧化物酶体增殖物激活受体γ，浅紫色）和 RXR（视黄素 X 受体，蓝色）的异源二聚体复合物。每个受体的辅激活物（红色）的 LXLL 结构域（L 为亮氨酸，X 为可变的氨基酸残基）使辅激活物直接结合到受体，然后再招募染色质修饰酶到附近的染色质。两个受体的配体（绿色）为罗格列酮（Rosiglitazone）（与 PPAR 结合）和 9-顺维甲酸（与 RXR 结合）。锌离子为红色点。（B）图 A 中所示受体的两个亚基的 DNA 结合域的详解图，分别与两个 AGGTCA 序列之一结合（由单个碱基对序列隔开）。其他核受体的两个 DNA 识别位点可由不同长度的碱基对隔开。（C）其他核受体的配体 17β雌二醇（有时称为雌激素或 E2），可引起雌激素受体（ER）构象改变，使受体结合一个辅激活物，从而导致转录活化。一旦与假配体结合，如药物 4-羟基他莫昔芬（4-OHT），会导致受体的另一种立体化学结构转变，导致其失去辅激活物并与辅阻遏物结合，这也就解释了为什么他莫昔芬能拮抗雌激素信号通路产生治疗作用。（D）E2 模拟物己烯雌酚（DES，白色，左）和 4-OHT（白色，右）相比较，揭示了螺旋 12（红色）的位置转变。伴随 DES 的结合，雌激素受体（ER，暗紫色/蓝色）能够与 GRIP-1（糖皮质激素受体反应蛋白-1）辅激活物（绿色）的一个结构域相结合。然而，如果与 E2 拮抗剂 4-OHT 结合（右），ER 的螺旋 12 移位阻碍了辅激活物的结合，从而阻断转录激活。（A 和 B，引自 V. Chandra et al., *Nature* 456: 350-356, 2008. D，改编自 A.K. Shiau et al., *Cell* 95: 927-937, 1998.）

5.9　整合素受体感受细胞与细胞外基质间的联系

对正常细胞和转化细胞的研究为认识另一类型细胞表面受体提供了线索，即专门感知细胞外空间一类不同分子的细胞表面受体。转化细胞的重要属性就是锚定非依赖生长，即可不附着固定基质而增殖，如培养皿底部（3.5 节）。这种行为与正常细胞形成对比，正常细胞增殖需要固体基质。实际上，在没有固体基质时，许多类型的正常细胞会激活一种程序性死亡（细胞凋亡），通常称为失巢凋亡。细胞的这一死亡过程将在第 9 章详细探讨。

对细胞黏附的培养皿底部的固体基质进行生化分析表明，大部分细胞并不直接锚定到玻璃或塑料培养皿的表面。它们是连接到大部分组织内细胞间空隙的细胞外基质（ECM）的复杂分子网络。ECM 由一系列糖蛋白组成，包括胶原、层粘连蛋白、蛋白聚糖和纤连蛋白（图 5.26）。细胞进入培养皿，会分泌 ECM 组分黏附到玻璃或塑料；一旦 ECM 分泌完成，细胞便附着到这种基质上。因此，锚定依赖真实地反映了正常细胞为了生存和增殖对周围 ECM 组分的需求。

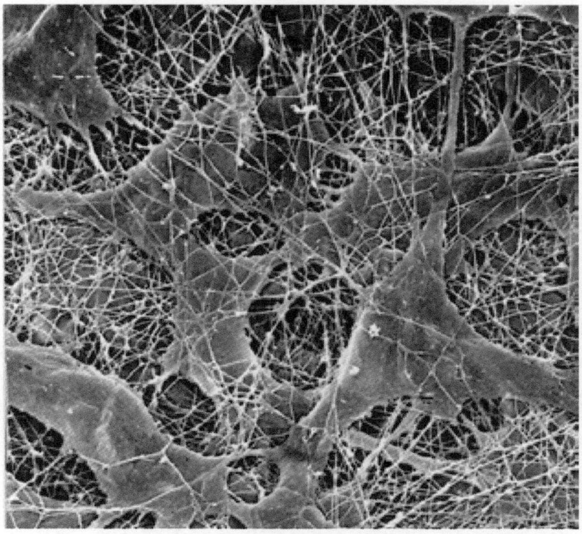

图 5.26　细胞外基质　这一电子显微照片的结果表明，大鼠角膜的成纤维细胞植根于特化的角膜细胞外基质中（ECM）。该 ECM 的许多组分，包括糖蛋白、透明质酸、蛋白多糖均被移除以突显 ECM 的主要组分—— 胶原纤维。因此，相应活体组织内 ECM 中的纤维密度实际上是更高的。[感谢 T. 西田（T. Nishida）。]

锚定依赖的特性使细胞能够感知自己是否已成功接触到 ECM。在 20 世纪 80 年代中期科学家认识到，这种感知依赖于专门的受体，这种受体能告知细胞它与 ECM 联系的强度以及 ECM 的特定分子类型（如胶原、层粘连蛋白、纤连蛋白）。ECM 中胶原纤维的识别由一对不寻常的 RTK 完成，称为盘状结构域受体（discoidin domain receptor，DDR）（图 5.15F）。然而，大部分 ECM 组分的识别是由一类专门的细胞表面受体完成的，称为整合素（integrin）。从效应上，相当于 ECM 的分子组分作为整合素受体的配体。同时，整合素通过将细胞拴系到由 ECM 形成的“脚手架”上来创建组织的机械稳定性。

整合素构成一个异源二聚跨膜细胞表面受体大家族，该受体由 α 亚基和 β 亚基组成（图 5.27）。至少存在 18 个 α 亚基和 8 个 β 亚基，已知有 24 个独特的异源二聚体。这些受体的胞外结构域可与特定的 ECM 组分结合。表 5.4 表明，每个整合素异源二聚体结合特定 ECM 分子或某一类 ECM 亚组分。例如，研究较多的 α5β1 整合素，是纤连蛋白的主要受体，纤连蛋白是脊椎动物组织中 ECM 的一个重要糖蛋白组分。层粘连蛋白是包含多个结构域的 ECM 大分子，已知可被多达 12 个不同的整合素异源二聚体结合。

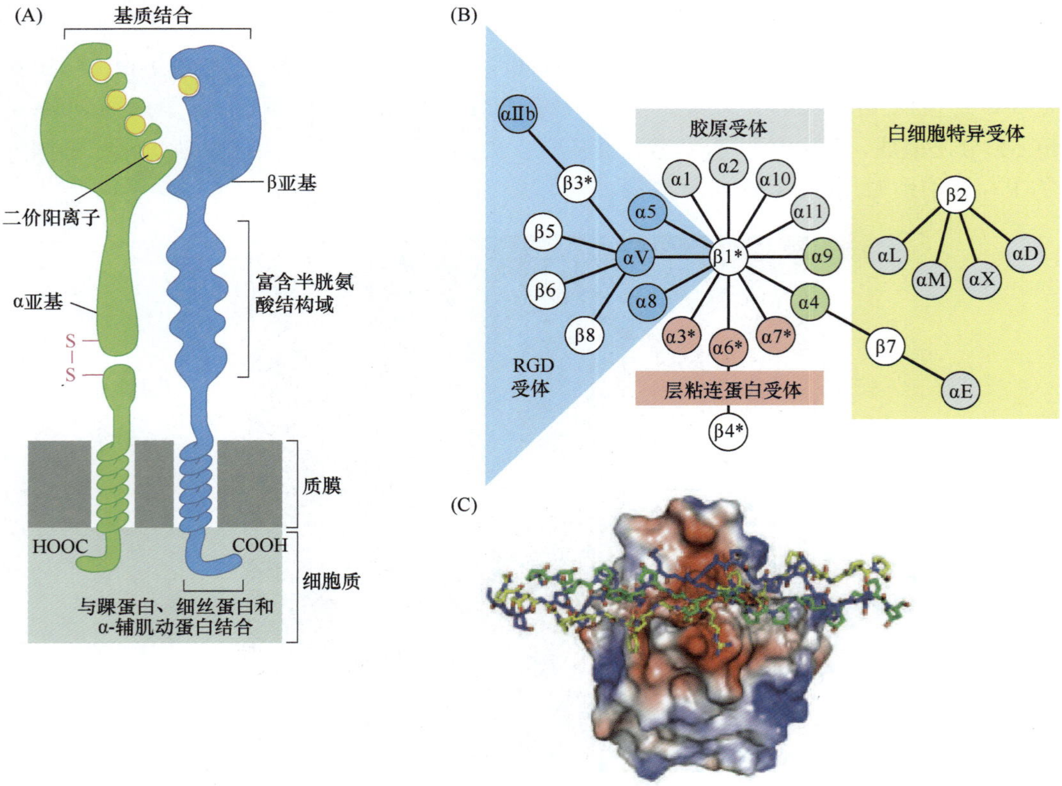

图 5.27　整合素的结构　整合素分子作为细胞表面异源二聚体受体，由一个 α 亚基和一个 β 亚基组成（绿色，蓝色）。(A) 这些受体的胞外结构域可与细胞外基质（ECM）的特定组分结合。二价阳离子（黄点），尤其是镁、锰及钙，以多种方式调节配体-受体结合。同时，胞内结构域（主要是β亚基）通过中间蛋白与细胞骨架（主要是肌动蛋白纤维）相连接。此外，胞内结构域可吸引各种信号转导蛋白，当胞外结构域与 ECM 配体结合时即可将之激活。(B) 整合素α亚基和β亚基以各种特定组合形成异源二聚体，结合多种 ECM 配体并转导多个信号到细胞内。实际上，细胞中每个α亚基与每个β亚基所能形成的异源二聚体（24 个）比理论上预测的组合（114 个）要少得多。(结合伴侣最多的β亚基是β1，可与 12 种不同的α亚基相结合，从而形成许多不同的整合素异源二聚体。) RGD 受体被发现可识别细胞外基质蛋白的精氨酸-甘氨酸-天冬氨酸三肽基序，该序列是这些整合素识别的核心序列并启动结合作用。层粘连蛋白是基底膜的重要组分（图 13.6）。星号表示选择性剪接的胞内结构域。(C) 图为整合素-细胞外基质结合的例子：α2β1 整合素（空间填充结构）的胞外结构域与三螺旋结构的 I 型胶原（线条图）结合的晶体结构。整合素胞外结构域的红色表面斑块含较多酸性侧链，而蓝色表面斑块含碱性氨基酸。(B，引自 R.O. Hynes, *Cell* 110: 673-687, 2002. C，引自 J. Emsley et al., *Cell* 101: 47-56, 2000.)

表 5.4　整合素及其胞外基质配体列表

整合素	胞外基质配体	整合素	胞外基质配体
α1β1	胶原蛋白、层粘连蛋白	α7β1	层粘连蛋白
αvβ3	玻连蛋白，纤连蛋白原，血小板应答蛋白	α2β3	纤维蛋白原
α5β1	纤连蛋白	α6β4	层粘连蛋白-上皮半桥粒
α6β1	层粘连蛋白		

部分引自 B. Alberts et al., Molecular Biology of the Cell, 5th ed. New York: Garland Science, 2008；以及引自 H. Lodish et al., Molecular Cell Biology. New York: W.H. Freeman, 1995.

整合素通过它们的胞外结构域结合其 ECM 配体，成簇排列形成黏着斑（图 5.28A）。这种成簇聚集会影响质膜的细胞骨架，因为一些整合素通过其胞内结构域直接或间接地和细胞骨架的重要组分相连接，如辅肌动蛋白、黏着斑蛋白、踝蛋白和桩蛋白（图 5.28B 和 C）。

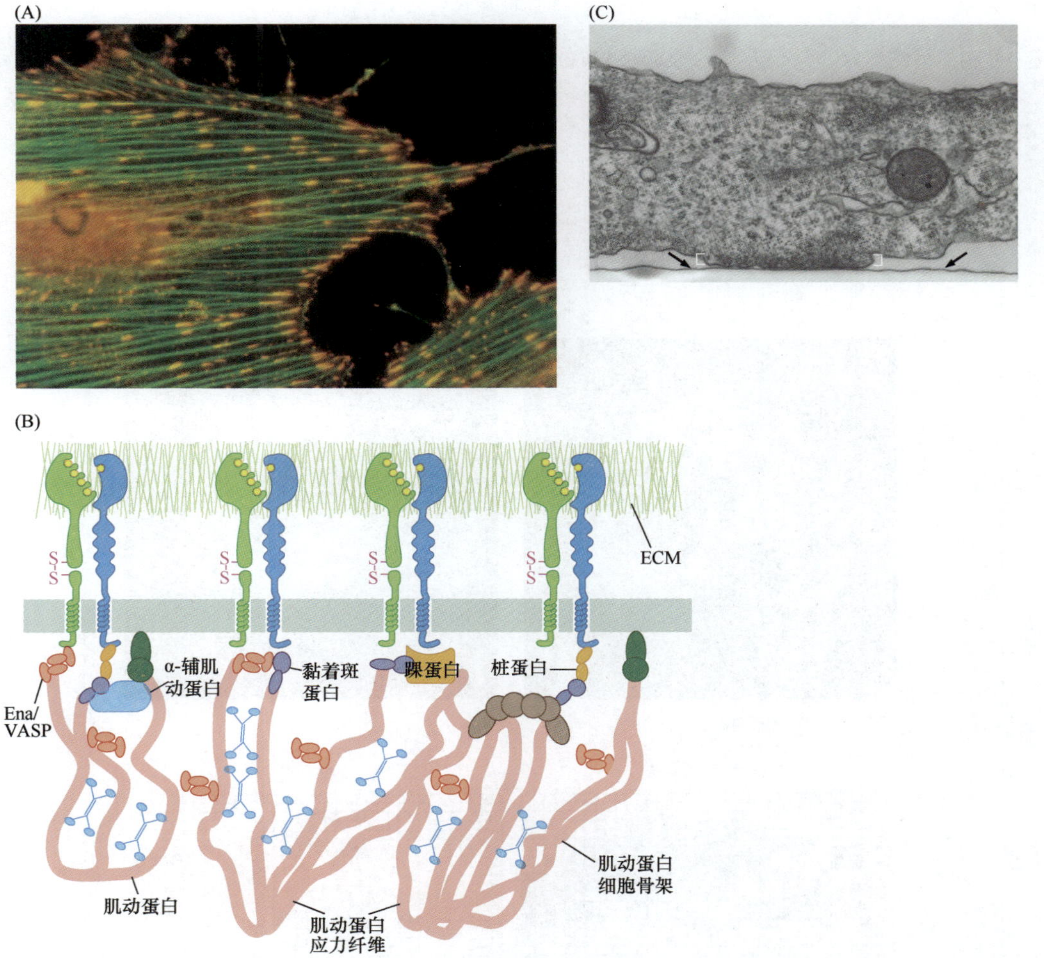

图 5.28　整合素结合到 ECM 和细胞骨架　（A）荧光显微图片显示，细胞表面的离散的细长点（黄色/橙色），称为黏着斑，细胞利用整合素结合到细胞外基质（ECM）。这里看到的大多数斑点是在这些细胞的腹侧形成的，也就是说，这些细胞的下侧直接与培养皿表面上的细胞外基质结合。这个黏着斑的形成也影响肌动纤维（绿色）形成的细胞骨架。（B）整合素（绿色，蓝色）组成的示意图显示，整合素通过每个异源二聚体的 β 亚基的胞外结构域与 ECM（绿色纤维，上）连接，通过其胞内结构域与肌动蛋白细胞骨架（粉红链状）连接。一系列的中介蛋白质，如肌动蛋白、黏着斑蛋白和踝蛋白，作为这些连接的纽带蛋白。（C）图为垂直于培养皿底面的透射电子显微镜照片，可见在鸡晶状体细胞腹侧和底层的固体基质之间形成一个黏着斑；这种条件下，吸附在培养皿表面的 ECM 分子为一条暗线（箭头）。直接与基质连接的上方的高电子密度细胞质物质（白色括号），包含形成黏着斑的大量整合素相关蛋白和肌动蛋白纤维，从该角度看宽度达几微米。（该图像的分辨率不能区分单个肌动蛋白纤维或整合素分子。）［A，感谢基思·伯里奇（Keith Burridge）。B，改编自 C. Miranti and J. Brugge, *Nat. Cell Biol.* 4: E83-E90, 2002. C，引自 O. Medalia and B. Geiger, *Curr. Opin. Cell Biol.* 22: 659-668, 2010.］

黏着斑的形成也可能使整合素的胞内结构域激活多种细胞应答反应，包括细胞迁移、增殖和存活。例如，整合素能够通过触发释放抗凋亡信号减少失巢凋亡。整合素的功能在许多肿瘤的发生过程中仍然是至关重要的，这表明肿瘤细胞通常不会演变到可以不依赖整合素来存活和增殖（信息栏 5.6）。

信息栏 5.6　一些整合素对肿瘤的发生必不可少　在靶组织中选择性失活（“敲除”）基因能够评估各种信号蛋白在肿瘤发生中的作用。例如，β1 整合素编码基因在小鼠种系中失活导致胚胎死亡；但是，引入一个“条件性失活的”等位基因到小鼠种系，即以靶向方式在特定器官或组织灭活该基因。如图 5.29 所示实验，β1 整合素等位基因的两个拷贝从小鼠乳腺上皮细胞的基因组中被选择性敲除，但在所有其他组织中均保留。这种 β1 整合素基因的两个拷贝失活对乳腺的正常发育影响很小。

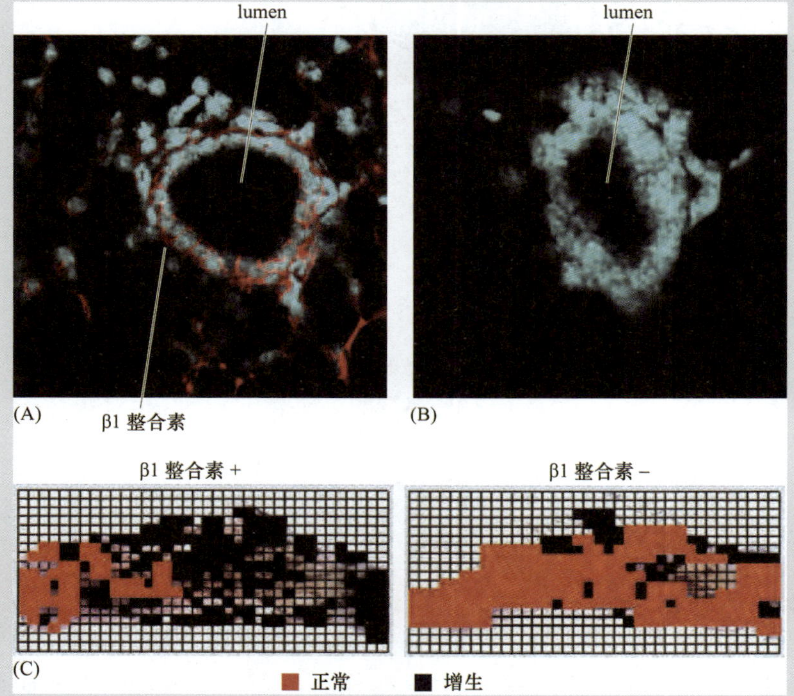

图 5.29　β1 整合素与乳腺瘤的发生　小鼠乳腺的 β1 整合素编码基因的选择性失活实验表明其在肿瘤发生中的重要作用。（A）正常的小鼠乳腺导管（蓝色）上皮细胞表面的 β1 整合素免疫染色（红色）。（B）当缺失 β1 整合素时，导管形态仍正常。此外，乳腺的整体发育也正常（未示出）。（C）镜检结果显示，转基因小鼠容易发生乳腺癌癌前增生性结节（左）（由于乳腺中选择性表达了一种癌基因），腺体中检测到大量的结节，其丰度用黑色方块表示。相比之下，其间正常上皮用红色方块表示。然而，在 β1 整合素表达缺陷的小鼠乳腺中（其编码基因失活，见补充信息栏 7.7），插入癌基因不能诱发形成大量癌前结节（右）（引自 D.E. White et al., *Cancer Cell* 6: 159-170, 2004.）

在这些小鼠胚系细胞中再插入多瘤病毒的中 T 癌基因，并置于使其仅能在小鼠乳腺组织表达的启动子控制之下，在拥有完整 β1 整合素基因的小鼠中，这种致癌基因通常会触发癌前增生结节并进展为侵袭性乳腺癌。然而，当 β1 整合素在这些癌基因表达的乳腺上皮细胞中缺失（选择性基因的失活）时，观察到增生结节的数目降低超过 75%，结节中 β1 整合素阴性细胞完全无法进一步进展为乳腺癌（图 5.29C）。详细的分析表明，β1 整合素表达缺失允许表达癌基因的乳腺上皮细胞生存下来，但具有抑制其活跃增生形成肿瘤的能力。

另一方面，整合素也是最不寻常的。通常，我们认为受体的功能是从细胞外向细胞质传递信息，整合素确实发挥了这样的功能。除此之外，来自细胞质的信号也可控制整合素与其 ECM 配体结合的亲和力。这种“由内向外”的信号使细胞能调节整合素与不同类型的 ECM 或同一 ECM 的不同位点的结合，从而打破已有的连接并在自己的位置上建立新的联系。细胞外接触的快速调节使细胞能够摆脱组织内的一个微环境并进入另一微环境，甚至在体外横贯单层 ECM。成纤维细胞缺乏黏着斑激酶（FAK），该激酶是与整合素胞内结构域相连的一个信号分子，故该细胞不能重塑其黏着斑并缺乏运动性，表明由 FAK 调控的信号转导对整个细胞质细胞骨架的重塑很重要—— 此结构可使细胞变形并迁移。我们将在第 14 章讨论细胞的运动性在癌细胞的侵入和转移过程中是何等重要的一种能力。

这些各式各样的受体酪氨酸激酶和整合素表明哺乳动物细胞利用专门的细胞表面受体来感知细胞外存在的两种不同类型的蛋白质。一些受体，如 EGF、PDGF、卷曲蛋白受体，感知可溶性（或溶解）的生长因子；而另一些，尤其是整合素，则感知细胞与基本不溶的 ECM 骨架的结合（有时两种类型的受体，如整合素和 RTK，会横向接触并相互调控。随着对这些细胞表面蛋白的深入了解，我们越来越认识到这些横向联系的重要性；见补充信息栏 5.3）。总的来说，这些受体使正常细胞在进行细胞生长和分裂前能确定是否满足两个前提条件：细胞必须感应到在其周围有充分的有丝分裂生长因子和充分的可锚定的 ECM 特定组分。

已经知道，一旦细胞携带活化 *ras* 癌基因，细胞增殖的两个条件就被废除了。*ras* 转化细胞可在较低浓度的血清和血清相关有丝分裂生长因子的条件下生长；此外，许多种 *ras* 转化细胞能够以锚定非依赖的形式增殖。这些行为在某种程度上表明，Ras 癌蛋白能够模仿配体激活生长因子受体和衔接 ECM 组分的整合素转导入细胞的信号。需要进一步研究正常的 Ras 蛋白和 Ras 癌蛋白的结构与功能才能深入理解上述各种信号的生化基础。所以，我们要追溯到 20 世纪 80 年代初来看看 Ras 的功能之谜是如何解开的。

5.10 Ras 蛋白作为信号级联反应的下游因子，发挥类似 G 蛋白的功能

有丝分裂生长因子信号通路中（5.3 节和 5.4 节）*erbB* 和 *sis* 两个癌基因的发现，为

把已知的癌蛋白 Ras 联系到该通路发挥了重要作用。癌基因 *ras* 可以使细胞发生和 *src*、*erbB* 及 *sis* 转化细胞相同的改变。那么，是否细胞内存在这样一个桥连的分子信号通路，使得信号从蛋白 A 传给蛋白 B，再由蛋白 B 传给蛋白 C 呢？如果真的存在，是否 Ras 蛋白处于 *erbB* 和 *sis* 的下游呢？由这些多种蛋白质传递的信号是否最终集中在假设的信号级联反应末端的共同靶基因上呢？

在生物化学水平，我们都知道生长因子类配体活化受体酪氨酸激酶，这些受体酪氨酸激酶胞内结构域被活化。但是当受体被磷酸化之后，哪些蛋白质会受到影响呢？这种磷酸化如何使细胞进入有丝分裂反应从而进入活跃的生长和分裂周期？在 20 世纪 80 年代早期，由于生物化学方法无法提供有效的研究工具，对于受体酪氨酸激酶下游这个假设的信号级联反应的研究曾一度停滞。

一直以来，人们投入大量精力对 Ras 蛋白进行生物化学研究。哺乳动物细胞中有 3 个不同的 *ras* 基因（表 4.2）编码 4 种不同的 Ras 蛋白（K-*ras* 的 mRNA 前体经选择性剪接形成两种蛋白质）。由于这 4 种 Ras 蛋白拥有几乎相同的结构和功能，在以后的讨论中，我们统称其为“Ras”。它们的蛋白质 C 端都共价结合了由法尼基（farnesyl）、棕榈酰（palmitoyl）或香叶酰香叶酰（或者它们中的数个组合）组成的脂质体尾巴。这个脂质体尾巴使 21kDa 的 Ras 蛋白锚定在细胞膜的细胞质面。

（许多年里，人们一直认为这种膜锚定是通过多个脂质体尾巴直接插入细胞脂质双层膜的疏水基团中实现的。但是近来的研究发现，实际情况比这更复杂。以 H-Ras 为例，它的棕榈酸酯的确直接插入细胞膜的细胞质面，但它的法尼基基团插入一种特殊的法尼基结合蛋白的疏水口袋中；而后者既易与 H-Ras 蛋白和其他伴侣蛋白相互作用，又增强了 H-Ras 对各种质膜的结合能力。）

就像异源三聚体形成的 G 蛋白一样（5.7 节），Ras 可以结合并水解（即剪切）鸟苷酸。这种类似 GTP 酶的作用和 Src、ErbB 的酪氨酸激酶作用模式完全不同。但有趣的是，这 3 种癌蛋白对细胞行为的影响极为相似。

通过进一步与 G 蛋白对比，我们发现：①Ras 蛋白处于非活化状态时，结合一个 GDP 分子；②当上游信号级联通路传来刺激信号后，Ras 蛋白释放结合的 GDP 分子；③结合一个 GTP 分子取代释放的 GDP 分子；④结合了 GTP 分子后，Ras 蛋白转化为活化的、可以传递信号的构象；⑤一小段时间后，Ras 蛋白自身的 GTP 酶发挥功能，剪切 GTP，从而使自身再一次回到非活化的、不能传递信号的构象（图 5.30）。因此，Ras 蛋白就像一个电灯开关，能在预定的时间自动关闭。

更具体地说，我们假设的信号传递链是这样的：受体酪氨酸激酶传递的有丝分裂信号，激活了一种鸟嘌呤核苷酸交换因子（GEF）；活化的 GEF 使静止的 Ras 蛋白释放 GDP 并结合 GTP 而活化；活化的 Ras 蛋白将信号传给下游未知的靶基因群。当 Ras 蛋白水解 GTP 后，这个信号传递过程便宣告结束，Ras 蛋白也恢复到静止状态。在信息栏 5.7 中，我们将会提到一种称为 GTP 酶激活蛋白（GAP）的蛋白质，它们可以激活并促进 Ras 蛋白顺利水解 GTP。如图 5.30 所示，Ras 作为一个信号传递蛋白，接收上游级联反应信号，并把信号传递到通路下游。

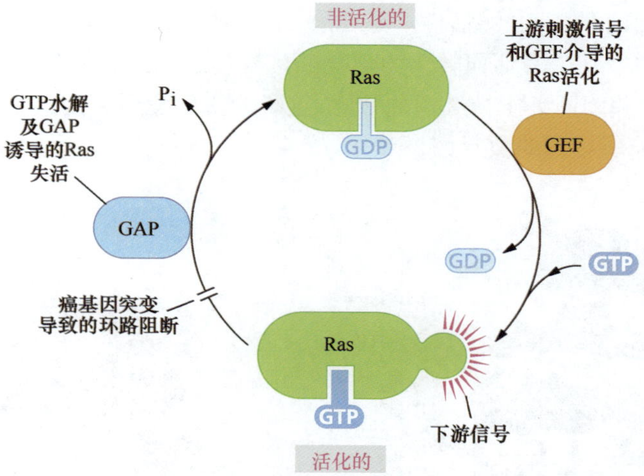

图 5.30　Ras 信号环路　Ras 蛋白的生物化学研究表明，Ras 蛋白就像异源三聚体 G 蛋白一样，是一个二元开关，在非活化状态下结合 GDP（顶部），在活化状态下结合 GTP（底部）。因此，结合 GDP 的非活化 Ras 蛋白在受到鸟嘌呤核苷酸交换因子（橘黄色）刺激后，释放 GDP 并结合 GTP，从而成为活化的 Ras 蛋白。一小段时间后，Ras 蛋白自身的 GTP 酶活性使 GTP 水解为 GDP，信号传递就终止了（左侧）。Ras 蛋白的 GTP 酶活性通常被它在活化状态时遇到的 GAP（GTP 酶激活蛋白）所激活。致癌点突变引起的氨基酸替换可以使 Ras 蛋白的 GTP 酶活性失活，从而阻断 GTP 降解，使得 Ras 一直处于活化的信号传递状态。

信息栏 5.7　GTP 酶激活蛋白与癌症　当把 RAS 蛋白纯化出来进行研究时，只有很低水平的 GTP 酶活性。但是，在活细胞中，结合了 GTP 的 Ras 蛋白可以和一类称为 GTP 酶激活蛋白（GAP）的分子发生相互作用。这种相互作用使 Ras 蛋白的 GTP 酶活性增加了 1 000 000 倍，从而引起 Ras 蛋白由结合 GTP 的活化状态迅速转换成结合 GDP 的非活化状态。（Ras-GAP 蛋白是研究最透彻的两个与 Ras 相互作用的 GAP 之一，它可以插入 Ras 蛋白的 GTP 酶结构域的裂缝中，从而参与 GTP 转化为 GDP 的酶催化过程。有趣的是，Ras-GAP 对突变的 Ras 癌蛋白几乎没有激活其 GTP 酶活性的作用，这有助于解释为什么在 Ras 突变细胞中大部分 Ras 被 GTP 结合。）

GTP 结合的激活 Ras 蛋白存在时间是由它遇到 GAP 分子所需要的时间来决定的。因为 GAP 本身是由其他信号所调控的，这就意味着 Ras 蛋白的 GTP 酶活性是由其他信号通路间接调控的。而且，就如后面所言（7.10 节），如果细胞缺失一种称为 NF1 的 Ras-GAP，将导致细胞 Ras 蛋白的 GTP 酶活性异常低下，使结合 GTP 的 Ras 蛋白积累，从而导致 Ras 信号通路超活化，最终形成神经外胚层肿瘤。

人们在对哈维肉瘤病毒点突变 *ras* 癌基因编码的 Ras 蛋白进行详细的生化分析时，发现了一个惊人的现象：突变的 Ras 癌蛋白和其他正常 Ras 蛋白一样，可以结合 GTP，但是它丧失了大部分的 GTP 酶活性（图 5.31）。因此，它可以被上游刺激信号和鸟嘌呤核苷酸交换因子（GEF）激活而转化为活化的信号传递状态。但是一旦被激活，突变的 Ras 蛋白不能自动关闭而处于持续活化状态。这说明点突变引起的氨基酸替换破坏了 Ras 蛋白行使正常功能所必需的负反馈调节环。

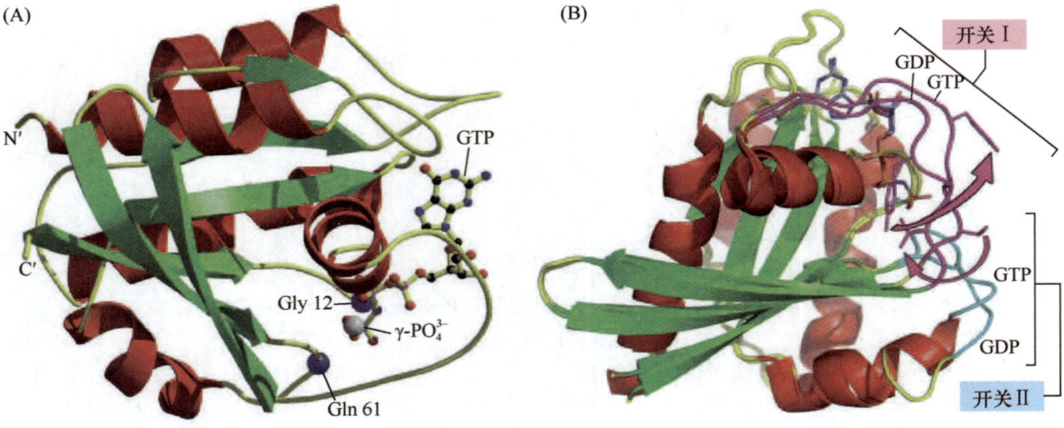

图 5.31　Ras 蛋白的结构及与 GTP 结合后的反应　（A）此图显示的是通过 X 射线晶体衍射检测到的 Ras 蛋白多肽骨架和α螺旋（红色）、β折叠（绿色）结构域。GTP 用短棒状表示，人类肿瘤中 Ras 蛋白经常发生变异的两个氨基酸残基（12 位甘氨酸和 61 位谷氨酰胺）用深蓝色球表示。显而易见，这两个氨基酸残基都和 GTP（灰色球）的γ-磷酸化相关。这就有助于解释为什么这些位点的氨基酸残基替换会影响 Ras 蛋白的 GTP 酶活性，也因此解释了为什么在人类肿瘤细胞基因组中更易出现编码这些氨基酸的密码子发生突变；相反，Ras 蛋白其他位置的氨基酸残基替换可能损害的是 Ras 蛋白内在的信号激发功能，而且不大可能会促进 Ras 蛋白的功能。（B）GDP 被 GTP 替换引起 Ras 信号通路的活化，也使 Ras 蛋白的两个区域发生构象改变（这里展示的是从稍微不同的角度观察的图形）。开关 I（洋红色）和开关 II（蓝色）都经历了 GDP 到 GTP 的构象转换（如图 GTP 和 GDP 所示的位置）。开关 I 的构象转换也用洋红色箭头显示出来。这些转换使 Ras 蛋白可以和下游效应因子直接结合（图 6.13 和图 6.14）。鸟嘌呤核苷酸用短棒显示。［A，感谢 A. 维廷霍费尔（A. Wittinghofer）。B，感谢 I.R. 维特尔（I.R. Vetter）和 A. 维廷霍费尔（A. Wittinghofer）。］

这清晰地解释了 Ras 蛋白作为癌蛋白的机制：Ras 癌蛋白产生长时间的信号（很可能是无限长时间的）使细胞持续处于信号的作用之下，取代了正常状态下的短时间精确定量的生长信号。后续研究又在肿瘤细胞中发现了其他水平的 Ras 蛋白调控（信息栏 5.7）。

这些发现为在多种人类肿瘤中发现 *ras* 基因突变这一现象提供了合理解释。如前所述（4.4 节），点突变形成的癌蛋白属于错义突变（通常造成一个氨基酸替换）而不属于无义突变（造成蛋白质翻译提前终止）。这些突变大都发生在 *ras* 基因阅读框的第 12 位、第 13 位或者第 61 位密码子上（绝大部分都在第 12 位密码子上，见图 4.10）。

我们可以猜想：基因组 DNA 上这些特殊的核苷酸位点可能更易于被致癌物攻击并发生改变。但是，利用 X 射线结晶学方法对 Ras 蛋白的详细结构研究为我们提供了更令人信服的结果（图 5.31）。Ras 蛋白的第 12 位、第 13 位和第 61 位氨基酸残基都位于 Ras 蛋白行使 GTP 酶活性的区域。因此，几乎这 3 个氨基酸发生的任何替换，如前面介绍的甘氨酸到缬氨酸的替换，都能破坏 Ras 蛋白的 GTP 酶功能。[确切来说，它们破坏了 GTP 酶激活蛋白（GAP，见图 5.30）触发 Ras 水解其结合的 GTP 的能力。]

了解了这些，我们就可以立刻理解为什么在多种人类肿瘤基因组中只发现了仅仅影响少数有限数目氨基酸残基的点突变。*ras* 原癌基因的大片段改变（如缺失），在肿瘤中并不常见，因为它们往往引起 Ras 蛋白功能缺失而不是增强。同样，大部分 *ras* 原癌基因点突变产生的突变 Ras 蛋白往往失去而不是增强了转导生长刺激信号的能力。只有当 Ras 蛋白的信号传递能力保持完好，而其 GTP 酶负反馈调节机制被选择性抑制（蛋白质中 3 个氨基酸任何一个发生氨基酸替换）时，Ras 蛋白才能获得促进细胞增殖和使细胞发生转化的能力。

只有那些极少数发生突变导致 Ras 蛋白 3 个氨基酸残基中任何一个（第 12 位、第 13 位，极少数情况下第 61 位，见图 4.10）发生替换的细胞，才能获得比其野生型细胞更强的生长能力，从而有机会成为癌细胞前体细胞。因此，虽然统计学上影响 Ras 蛋白任何一个氨基酸残基的点突变都是可发生的，但是在肿瘤细胞中仅能发现少数可以赋予细胞巨大生长优势的突变。如果细胞的点突变只影响 Ras 蛋白的其他氨基酸残基，那么细胞将维持原有的正常表型或者可能失去生长增殖能力。

5.11　总结与展望

早在 20 世纪 80 年代，癌基因 *erbB* 和 *sis* 的发现就揭示了生长因子信号通路和细胞转化机制之间的密切联系。更具体一点说，这些联系提示细胞转化是由有丝分裂信号通路的过度活化引起的。这种观点引发了科学家对癌发生的生物化学机制方面的研究兴趣。就此展开了许多生长因子受体及它们的生物化学作用机制研究。

生长因子受体研究的一个主要问题是：它们是如何将细胞外信号传递到细胞内的。很快建立了一个简单的模型用于解释这个问题：生长因子受体的配体结合在它们的胞外功能区，这样就促进受体分子结合成为二聚体。生长因子受体的胞外区先发生二聚化，这又促进受体胞质区的二聚化，这样就可以使受体胞内区结构域发送信号。

然而这个模型并不能在生物化学水平解释生长因子受体是如何传递信号的。对 Src 蛋白的生物化学研究可以提供一些线索。Src 是一种酪氨酸激酶，这类激酶可以将不同蛋白质底物的侧链酪氨酸残基磷酸化。在分析了数个生长因子受体的氨基酸序列后，发现它们的胞质结构区和 Src 有着结构和功能上的相似性。因此，生长因子受体是通过酪氨酸激酶来传递生物化学信号的。

于是这个信息被整合到受体二聚体模型中：当生长因子受体与配体结合形成二聚体后，每个受体单体的酪氨酸激酶就磷酸化另一个受体单体的胞内结构域。这样受体分子的胞质区产生了磷酸化尾巴，并以某种未知的形式将信号传递下去。我们将在下一章节集中讲述下游信号传递机制。

尽管二聚体模型很有启发性，但后来发现它还是过于简单了：即使在没有配体的时候，有些生长因子受体也是能聚集成簇的，配体结合对这些受体分子的立体结构影响甚微。

在许多人类肿瘤中，细胞内都存在受体信号通路的过度活化。通常，这些受体都是过表达的，导致机制尚不清楚的配体非依赖活化。各种类型的受体结构变异也会引起高度的配体非依赖活化。这些大都是体细胞突变的结果。但是人类基因组中也发生了受体基因的某些等位基因突变，这些等位基因突变多和各种先天肿瘤易感综合征相关。

细胞感受胞外环境刺激的方式很多，受体酪氨酸激酶仅仅是其中之一。再比如与受体酪氨酸激酶家族非常相似的 TGF-β 受体，也有结合配体的胞外区和传递信号的激酶胞质区。不同的是，TGF-β 受体属于丝氨酸/苏氨酸激酶，它们有着与酪氨酸激酶显著不同的作用机制，我们将在后面章节详细讨论。

目前已经发现了很多不同的信号转导受体，其中包括 Notch、Patched-Smoothened 和卷曲蛋白类。它们利用不同的转导机制向细胞质传递信号。本书讲述的不同信号受体通路在多种人类肿瘤的发病机制中发挥重要作用。在本书的第 9 章，我们也介绍了另一种受体，它们通过参与程序性细胞死亡——凋亡而发挥作用。

细胞还必须能感知它们和细胞外基质（ECM）的接触。ECM 是由分泌性糖蛋白与蛋白多糖形成的一种把细胞镶嵌在组织中的物质。另外一种受体——整合素，在 ECM 中发挥着至关重要的作用。异二聚体整合素受体通过结合细胞外基质成分而将刺激细胞增殖和抑制细胞凋亡的信号传递给细胞。

另一组类似的研究证据阐述了在肿瘤发病机制中扮演重要角色的 Ras 蛋白的生物化学特性。Ras 蛋白像一个双相开关一样，不断地在可发送信号的活化状态和静息状态之间转换。在肿瘤细胞中发现其等位基因突变引起的 Ras 蛋白 GTP 酶口袋发生氨基酸替换，导致 Ras 蛋白正常开关机制丧失。这使得 Ras 蛋白长时间处于可以发送信号的持续活化状态，从而使细胞持续接收强烈的有丝分裂信号。

尽管这些研究揭示了细胞信号传递机器中单个分子（如 Ras、RTK）是如何发挥功能的，但是不能揭示这些蛋白质之间是如何相互联系的。也就是说，信号转导通路的整合机制还是一个谜。细胞生理学研究强烈提示 ErbB（即表皮生长因子）和其他受体酪氨酸激酶与 Ras 蛋白参与共同的信号通路，Src 也参与其中。尽管这些癌蛋白生物化学功能不同，但是它们对细胞有着相似的作用：都使单层生长的细胞层叠生长，失去接触抑制，失去对锚定生长的依赖性，减少细胞对培养基中有丝分裂生长因子的需求。这些相似的功能提示它们可能参与一个共同的信号级联反应。

Ras 和酪氨酸受体的一种可能联系来自人们发现 *ras* 癌基因可以使多种细胞产生和释放生长因子这个现象。其中较突出的就是转化生长因子-α（TGF-α），它是一种表皮生长因子样生长因子，多种癌基因转化的细胞可以释放这种生长因子。同 EGF 一样，TGF-α 也能结合并激活 EGF 受体。这就提示了如下可能：一旦 TGF-α 被 Ras 转化的细胞释放，它们就以自分泌的方式激活该细胞表面的 EGF 受体（图 5.11C）；由此引发了类似于突变的持续活化的 EGF 受体产生的一系列反应。从这个角度来看，Ras 蛋白似乎在生长因子受体的上游发挥作用，而不是作为受体下游信号级联反应的一个重要分子（图 5.32A）。

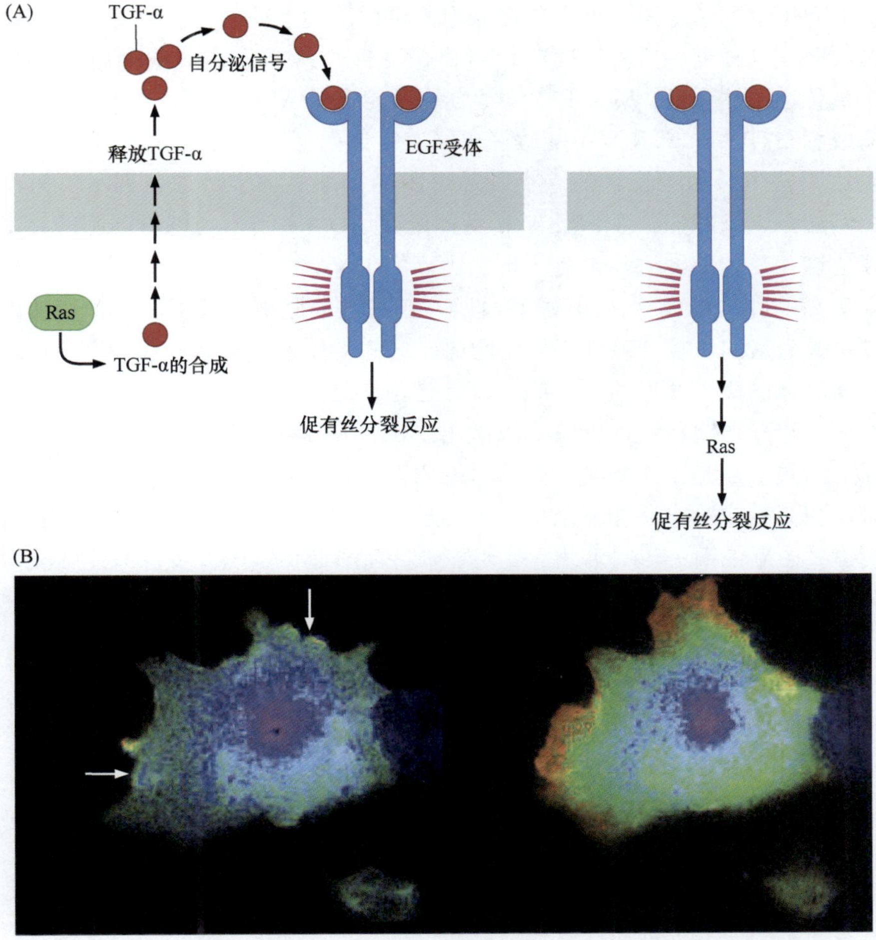

图 5.32　Ras 转化细胞的两种机制　（A）左侧描述了 Ras（绿色）在正常状态下是如何促进细胞增殖的。对 Ras 转化细胞的观察发现，转化细胞释放出许多生长因子，如图中显示的 TGF-α（红圈）。这些生长因子一旦被分泌出来，就以自分泌的方式激活一些受体（如图中显示的 EGF 受体），从而促进细胞增殖。在这种情况下，Ras 位于 EGF 受体上游。右侧是另外一种机制：这种机制中 Ras 定位于生长因子受体（如 EGF）的下游。（B）许多证据支持后一种机制理论。如这张照片显示，向细胞加入 EGF 5min 后，先前靠近细胞表面的非活化的 Ras 蛋白（蓝色阴影）开始被活化（红色阴影），这个反应发生得如此之快，说明 EGF 受体和 Ras 蛋白之间存在密切联系。（有趣的是，细胞的这种活化只发生在没有接触附近其他细胞的两侧部位——白色箭头。）（B，引自 N. Mochizuki et al., *Nature* 411: 1065-1068, 2001.）

最后，这种自分泌只能解释 Ras 蛋白的一小部分功能，因为 Ras 蛋白也可以转化缺乏生长因子受体的细胞。而且，大量证据表明生长因子受体与配体的结合导致 Ras 快速活化（图 5.32B）。这就只剩下一种可能：配体活化的生长因子受体和 Ras 蛋白之间存在直接的信号传递。于是研究者开始对受体酪氨酸激酶和类似 Ras 蛋白所组成的下游信号级联反应分子的生物化学进行研究。

用生物化学方法研究这些蛋白质之间的相互关联存在很大的局限性。就如我们本章所讲的，生物化学方法是揭示单个独立的胞内蛋白质功能的有力工具。但是在研究这些不同蛋白质之间是如何相互关联时的作用是有限的。如果细胞内真的存在由 A 至 B 至 C 的这种信号传递级联反应，那么生物化学方法只能解释 A 或者 C 是如何单独作用的（如作为激酶或者 GTP 酶），却几乎不能解释蕴藏在它们内部的信号转导通路是如何整合的。

过表达某些生长因子受体的人类肿瘤细胞的详细生物学特性也揭示了另一维度的复杂性。例如，人乳腺癌中 HER2/Neu 受体过表达（4.3 节）与肿瘤细胞的异常表型相关。过表达这些受体的乳腺癌细胞表现出更高的 DNA 合成速度、更高的锚定非依赖生长能力和更高的肿瘤形成率（即致瘤率性），当肿瘤细胞被移植到宿主小鼠体内时更易于转移，对雌激素的生长依赖性降低。因此，这些受体蛋白赋予肿瘤细胞更多特性。对于调节受体活化的简单线性级联反应来说，这些作用似乎是不协调的。其实，有多个独特的下游信号转导通路从这些受体中发散出来，每条通路都产生一种不同的肿瘤细胞表型。同样的，我们还是无法描绘这些信号通路及它们的组成。

只有发掘新的实验方法和复杂信号转导通路的研究思路，才能打破这个僵局。遗传学为我们提供了新的研究工具和思路。然而，目前的遗传学研究方法只能在相对简单的实验生物体上操作，尤其是果蝇、线虫和酵母这些遗传学实验手段已经比较成熟的模型生物。

如同我们后来发现的那样，这些信号级联反应的成功阐明还需要另一个因素。我们从对简单多细胞动物和单细胞真核生物的遗传学分析中已经获取了大量信息。那么它们的信号转导研究成果能否同样适用于哺乳动物细胞呢？对这些问题的探讨对于肿瘤生物学家是大有裨益的。因为细胞内信号级联反应是非常保守的，而且几亿年以来几乎保持不变。因此，我们从线虫、果蝇和酵母中发现的信号通路的组织和设计可以适用于哺乳动物细胞。这些极大地丰富了我们对肿瘤细胞生物学领域的认知，但它们在被发现之初至少从表面上看与人类肿瘤没有任何联系，重大进步经常来源于不经意的发现，这种例子在肿瘤研究中经常见到，揭示这些重大发现的科学家从来没料想到他会成为人类抗癌大战中的尖兵。

受体信号通路的生物化学研究不断为这些蛋白质在肿瘤发生发展中的作用提供新的证据。近期研究发现，受体酪氨酸激酶与其他细胞表面蛋白，如整合素等有着潜在的相互作用，这些相互作用影响受体的定位及其与配体的结合（补充信息栏 5.3）。我们对细胞外基质空间内生长因子浓度的调控机制，包括蛋白酶如何活化潜在的生长因子前体或如何释放细胞外基质中全禁锢的生长因子等方面均知之甚少。而且，细胞也分泌多种抑制性蛋白拦截细胞外因子，从而阻止生长因子结合它们的受体。一些抑制性蛋白可以结合生长因子使它们持续处于非活化状态，还有一些抑制性蛋白作为“诱饵受体”发挥功能：它们具有真受体蛋白的配体结合结构域却不能传递下游信号。

信号转导级联反应的复杂性还表现在不同的配体和它们的受体结合可以产生完全不同的效应。例如，当表皮生长因子受体（EGF 受体）与生长因子配体结合后，受体就会内化并被溶酶体降解；但是当 TGF-α结合相同的受体后，内化的受体就会再循环到细胞表面。

这里我们略过了数量最多的一类受体酪氨酸激酶（RTK）家族——Eph 受体及其配体肝配蛋白（ephrin）。和 Notch 受体及其配体一样，肝配蛋白局限在配体呈递细胞的表面；当受体-配体结合发生时，信号就会被双向传递。也就是说，信号被同时传递到参与近分泌作用的两个细胞中。这种配体-受体对在肿瘤发生发展中的作用机制研究才刚刚开始。

随着对细胞表面受体研究的深入，就会发现我们目前对其在活体组织包括肿瘤中的作用机制的认识还是很粗浅的。而且，我们将生长因子及酪氨酸激酶视为细胞内调节信息传递的首要方式也会被发现是过于狭窄的。人类有 103 种磷酸酪氨酸磷酸酶（PTP），其功能与酪氨酸激酶相反，在调节细胞内磷酸化酪氨酸（包括被酪氨酸激酶磷酸化的酪氨酸）方面发挥着重要作用。具有较窄底物特异性的分泌蛋白酶也有可能是细胞-细胞间信号的传递者，但我们目前对这 300 个左右分泌蛋白酶本身以及它们如何影响细胞间信号了解甚少。许多这些正常的信号通路在肿瘤中可能发生了紊乱。所有这些都表明对于驱动肿瘤生长的复杂信号环路来说，我们只发现了其中最容易被发现的冰山一角而已。

重要概念

- 由于多细胞生物只能在自身个体细胞发展协调的情况下才能存活，因此当第一个多细胞动物产生的时候，细胞和细胞之间交流的问题就已经有了解决方案。这种细胞信号的调节紊乱是肿瘤形成的关键。
- Src 蛋白是一种蛋白激酶——可以将 ATP 的磷酸转移到细胞内其他蛋白质上，这也第一次给人们研究癌蛋白的功能提供了信息。Src 可以磷酸化不同的蛋白质底物，而且这些底物可以分别影响不同的下游靶蛋白，这就解释了在 RSV 转化的细胞内，Src 是如何造成多种表型变化的。
- Src 把底物蛋白的酪氨酸磷酸化，而不是像大多数蛋白激酶一样磷酸化底物的丝氨酸或苏氨酸残基。有丝分裂信号通路倾向于采用酪氨酸磷酸化方式。
- 对受体酪氨酸激酶（如表皮生长因子）的研究揭示了细胞外信号是如何传递到细胞质内的。一旦生长因子配体与受体 N 端胞外区结合诱发受体发生二聚化，二聚化的两个受体单体就会彼此磷酸化对方的 C 端胞质区，由此有丝分裂信号得以传递下去。
- 二聚化模型解释了过表达的生长因子受体是如何促进肿瘤形成的：由于受体分子数量众多，它们在细胞膜上频繁碰撞形成二聚体，进而发生磷酸化，受体被活化并发送有丝分裂信号。
- 影响 3 个酪氨酸激酶结构域的多种突变都可能产生配体非依赖活化。胞内区截短的表皮生长因子受体可以辨识结合配体，却不能以野生型受体蛋白的方式传递生长刺激信号。使受体胞外区易于发生二聚化或寡聚化的基因融合事件可以产生持续激活的受体。在一些肿瘤中还可以发现受体胞质区的氨基酸替换或者缺失。
- Sisman 肉瘤病毒的 Sis 癌蛋白提示了细胞转化的另外一种机制。Sis 癌蛋白使病毒感染细胞释放大量 PDGF 样蛋白，这些蛋白质可以结合到细胞的 PDGF 受体上。通过这样一个自分泌环的方式，细胞可以调控自身的有丝分裂。

- 除了酪氨酸激酶型受体，其他类型受体也在肿瘤发生发展中发挥重要作用。
  - 缺乏酪氨酸激酶结构域的细胞因子受体，它们依靠非共价结合（而不是共价结合）酪氨酸激酶来传递信号。
  - TGF-β 受体的激酶胞内结构域主要磷酸化丝氨酸和苏氨酸残基，而不是酪氨酸残基。
  - Notch 受体不能通过磷酸化激活，而是依靠蛋白酶的作用释放其胞内结构域片段进而参与基因表达。
  - Patched-Smoothened 系统通过一个跨膜蛋白相互调控，进而调节转录调控因子。
  - Wnt 因子与经典卷曲蛋白受体结合可以激发一连串级联反应从而阻止细胞质内激酶降解 β-联蛋白。
  - G 蛋白偶联受体触发 G 蛋白二聚化，从而使 G 蛋白从结合 GDP 的非活化状态转换到结合 GTP 的活化状态。这是非经典 Wnt 受体和许多 G 蛋白偶联受体在体内的作用方式。
- 整合素是一个异源二聚体跨膜细胞表面受体大家族，它们以 ECM 作为配体。一旦和配体结合，整合素通过它们的胞质区与细胞骨架成分结合起来而形成黏着斑。整合素可以使信号传入细胞或传出细胞。
- 尽管 Ras 蛋白似乎在酪氨酸激酶信号级联反应的下游，但是二者相关联的生物化学机制尚不明了，因为目前并未发现酪氨酸激酶与有着 GTP 酶活性的 Ras 蛋白之间有明显联系。
- 正常 Ras 蛋白与癌蛋白 Ras 的区别就在一个错义突变，这个突变使 Ras 的 GTP 酶活性消失，使其不能正常水解 GTP，从而使 Ras 处于长期活化状态而无法自动关闭。

思考问题

1. 为什么正常组织中的自分泌信号是一个内在不稳定力量？

2. 细胞暴露在生长因子中引起的反应通常是逐渐削弱的（如半小时），在这之后细胞就对其失去反应。根据学到的知识，细胞对生长因子的反应逐渐削弱的机制可能是什么？

3. 举例说明生长因子受体与配体结合后活化通常是依赖受体的二聚化的，而不是受体分子的其他改变？

4. 异源三聚体 G 蛋白和低分子量 G 蛋白（如 Ras）有何异同？

5. 对低等生物（如线虫、酵母和果蝇）的研究对于揭示细胞内级联信号传递及细胞表面受体有何意义？

6. 整合素有一套独特的调控方式，细胞内信号意识到了整合素结合其胞外配体（即细胞外基质）的亲和力。为什么这种信号通路在细胞迁移过程中非常重要？

参考读物

Andrae J, Gallini R & Betsholtz C (2008) Role of platelet-derived growth factors in physiology and medicine. *Genes Dev.* 22, 1276–1312.

Angers S & Moon RT (2009) Proximal events in Wnt signal transduction. *Nat. Rev. Mol. Cell Biol.* 20, 468–477.

Arnaout MA, Mahalingam B & Xiong JP (2005) Integrin structure, allostery, and bidirectional signaling. *Annu. Rev. Cell Dev. Biol.* 21, 381–410.

Bethani I, Skånland SS, Dikic I & Acker-Palmer A (2010) Spatial organization of transmembrane receptor signaling. *EMBO J.* 29, 2677–2688.

Birchmeier C, Birchmeier W, Gherardi E & Vande Woude G (2003) Met, metastasis, motility and more. *Nat. Rev. Mol. Cell Biol.* 4, 915–925.

Bos JL, Rehmann H & Wittinghofer A (2007) GEFs and GAPs: critical elements in the control of small G proteins. *Cell* 129, 865–877.

Bray SJ (2006) Notch signaling: a simple pathway becomes complex. *Nat. Rev. Mol. Cell Biol.* 7, 678–689.

Cohen MM Jr (2010) Hedgehog signaling update. *Am. J. Med. Genet.* 152A, 1875–1914.

Desgrosellier JS & Cheresh DA (2010) Integrins in cancer: biological implications and therapeutic opportunities. *Nat. Rev. Cancer* 10, 9–22.

Dorsam RT & Gutkind JS (2007) G-protein-coupled receptors and cancer. *Nat. Rev. Cancer* 7, 79–94.

D'Souza B, Miyamoto A & Weinmaster G (2008) The many facets of Notch ligands. *Oncogene* 27, 5148–5167.

Evangelista M, Tian H & de Sauvage FJ (2006) The Hedgehog signaling pathway in cancer. *Clin. Cancer Res.* 12, 5924–5928.

Geiger B & Yamada KM (2011) Molecular architecture and function of matrix adhesions. *Cold Spring Harbor Perspect. Biol.* 3:a005033.

Giancotti FG & Ruoslahti E (1999) Integrin signaling. *Science* 285, 1028–1032.

Hynes RA (2002) Integrins: bidirectional allosteric signaling machines. *Cell* 110, 673–687.

Hynes RO (2009) The extracellular matrix: not just pretty fibrils. *Science* 326, 1216–1219.

Jura N, Zhang X, Endres NF et al. (2011) Catalytic control in the EGF receptor and its connection to general kinase regulatory mechanisms. *Mol. Cell* 42, 9–22.

Kirsits A, Pils D & Krainer M (2007) Epidermal growth factor receptor degradation: an alternative view of oncogenic pathways. *Int. J. Biochem. Cell Biol.* 39, 2173–2182.

Lee JS, Kim KI & Baek SH (2008) Nuclear receptors and coregulators in inflammation and cancer. *Cancer Lett.* 267, 189–196.

Lemmon MA & Schlessinger J (2010) Cell signaling by receptor tyrosine kinases. *Cell* 141, 117–134.

Massagué J (2000) How cells read TGF-β signals. *Nat. Rev. Mol. Cell Biol.* 1, 169–178.

Michaud EJ & Yoder BK (2006) The primary cilium in cell signaling. *Cancer Res.* 66, 6463–6467.

Mikels AJ & Nusse R (2006) Wnts as ligands: processing, secretion and reception. *Oncogene* 25, 7461–7468.

Mosesson Y, Mills GB & Yarden Y (2008) Derailed endocytosis: an emerging feature of cancer. *Nat. Rev. Cancer* 8, 835–850.

O'Malley BW & Kumar R (2009) Nuclear receptor coregulators in cancer biology. *Cancer Res.* 69, 8217–8222.

Schlaepfer DD & Mitra SK (2004) Multiple contacts link FAK to cell motility and invasion. *Curr. Opin. Genet. Dev.* 14, 92–101.

Schwartz MA & Ginsberg MH (2002) Networks and crosstalk: integrin signalling spreads. *Nat. Cell Biol.* 4, E65–E68.

Shi Y & Massagué J (2003) Mechanisms of TGF-β signaling from cell membrane to the nucleus. *Cell* 113, 685–700.

Streuli CH & Akhtar N (2009) Signal co-operation between integrins and other receptor systems. *Biochem. J.* 418, 491–506.

Tian A-C, Rajan A & Bellen HJ (2009) A Notch updated. *J. Cell Biol.* 184, 621–629.

Varjosolo M & Taipale J (2010) Hedgehog: functions and mechanisms. *Genes Dev.* 22, 2454–2472.

Wennerberg K, Rossman KL & Der CJ (2005) The Ras superfamily at a glance. *J. Cell Sci.* 118, 843–846.

Witsch E, Sela M & Yarden Y (2010) Roles for growth factors in cancer progression. *Physiology* 25, 85–101.

Zlotnik A (2006) Chemokines and cancer. *Int. J. Cancer* 119, 2026–2029.

（徐宁志　王早早　刘梅　闫霜）

第 6 章　细胞内信号网络决定癌症的诸多特性

任何活细胞都携带着 10 亿年来它们的祖先经历的遗传事件。你无法期待用短短几个字就能准确解读一个拥有如此精致信息的古老物种。

马克斯·德尔布鲁克（Max Delbrück），遗传学家，1966 年

癌症是一种细胞增殖失控疾病。由于癌细胞的增殖行为如此异常，我们可能会认为癌细胞创建了全新的调控自身生长和分化的方式，也就是说，癌细胞的信号调控网络与正常健康细胞的截然不同。然而，这些想法实际上在很大程度上夸大了正常细胞和癌细胞之间的差别。事实上，这两种类型的细胞利用几乎完全相同的调控网络。癌细胞仅仅对细胞内现有的调控机制稍加改变。它们只稍微调整一下已有的调控系统，而不是破坏其全部机制或重新组装一个新系统。

本章将讲述这个调控系统，即在细胞质内运行并调控细胞生长与增殖的信号处理系统。一块电路板由复杂排列的硬件组成，包括电阻线、电容器、二极管和晶体管。细胞的调控网络也由相互联系的组分构成，而这些组分无一例外，都是蛋白质。虽然单个蛋白质的结构及其功能都相对简单，但这些蛋白质组成的网络异常复杂。

在第 5 章，我们了解到细胞表面的受体广泛地接收信号并把信号转导到细胞质内。在本章，我们将要探讨这些大部分由生长因子受体发出的信号是如何被加工并整合入细胞质中的。这些信号在加工后大多被传递到细胞核中，在那里它们为细胞增殖提供重要的调控信号。我们将在第 8 章中讨论细胞核的控制中心——细胞周期时钟。

单个细胞可以表达 2 万种甚至更多的蛋白质，其中的大部分都包含在下面将要讲述的细胞质调控网络中。这些调控蛋白在细胞质中浓度不同且定位各异，且并非漂浮于水样的细胞质中，而是呈现为浓稠的汤汁状。事实上，细胞 30%的体积被蛋白质而非液体溶剂占据。

这些蛋白质必须能以特异而且精确的方式相互交流。需要高度的特异性是由于信号网络中的重要组分（如激酶）有许多的同源体——一些具有相同进化起源和含有相同结构的蛋白质。例如，在哺乳动物细胞中有超过 400 种结构相似的丝氨酸/苏氨酸激酶。除此之外，在一个线性的信号级联通路中，一个信号蛋白必须只能识别来自它上游的信号蛋白，然后将信号传递给下游的信号蛋白。这样一来，就能够在很大程度上忽略细胞内成千上万的无关蛋白质（图 6.1）。

这就意味着信号通路网络中每一个蛋白质组分都必须解决两个问题。首先是特异性：它如何才能只和仅占胞内蛋白质中很小一部分的，即其特定的信号伴侣分子进行信号交换？其次这个蛋白质如何在黏稠的细胞质及细胞核中迅速甚至瞬间地与其信号伴侣分子取得联系呢？

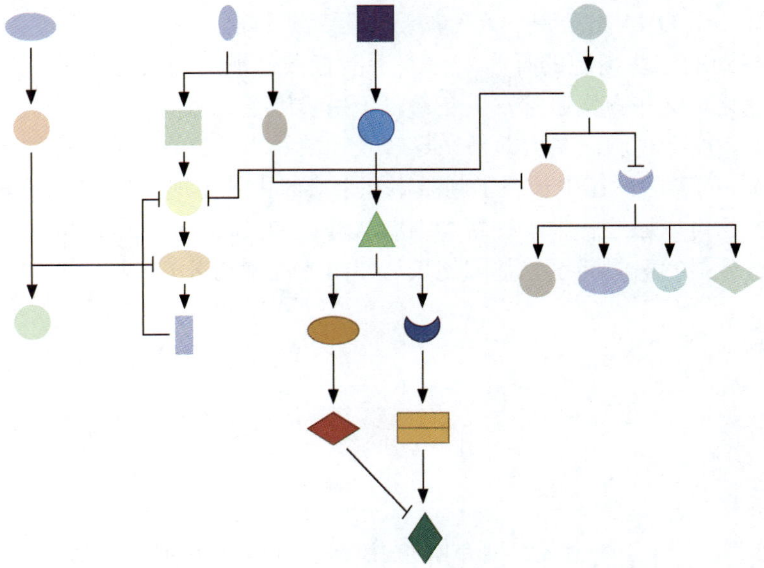

图 6.1　信号级联　该虚拟的信号网络显示了一个信号转导级联——一系列信号蛋白如同分子队列一样运转，从上游信号源（紫色方块）到指定的下游靶点（深绿色菱形），同时避免错误地激活细胞内的其他大量信号蛋白（模糊绘制的符号）。箭头表示一个激活信号，而一条带直角末端的线（横梁）表示抑制信号。

我们研究这个信号网络是因为它的设计和运转能为阐述肿瘤的发生机制提供线索。因此，前面几章中讲述的癌蛋白的致癌能力，大部分是通过产生可扰乱正常调控系统的信号来实现的。从某种意义上来说，癌症确实是一种增殖异常的疾病。但当我们更加深入地了解癌细胞时，我们将会在另一个层面上了解到：癌症实际上是一种信号加工异常的疾病。

本章可能是本书所有章节中最有挑战性的一章。困难来自信号转导的生物化学机制极其复杂。这一领域存在太多论据，但仅有少数可以统一。因此，本章内容可以分解成知识点来理解，要求完全统一则比较困难。

6.1　一条从细胞表面至细胞核的信号通路

暴露于有丝分裂原的细胞，其生长和分裂表现出明显的、复杂的调控机制，其中包含着成千上万种胞内蛋白的协同作用。那么，生长因子是如何通过简单地结合并激活它们的受体而成功地引起这些改变呢？这些增殖体系的失调又是如何引起细胞转化的呢？如果 Ras 蛋白真的可以进入这一调控网络，那它又是如何整合到这一网络之中的？

对于这些问题的认识的重要进展来自于 1981 年的实验，即利用清除生长因子的血清培养正常细胞（使用正常成纤维细胞）的实验。在“血清饥饿”期间，培养的细胞都可逆地进入了不生长的静止状态，称为 G_0 期。处于 G_0 期几天后，“血清饥饿”的细胞又被置于新鲜血清中以获得充足的有丝分裂生长因子。此实验的目的是将所有的培养细胞都诱导至一个活跃生长和分裂同步的状态。的确，经过 9～12h 后，这些原先静止的细胞大多数开始了 DNA 的复制，几小时后又开始了细胞分裂。

我们观察到的这些细胞的行为变化并不能直接体现出胞内发生了众多不明显却很重要的分子变化，这些变化通常发生在暴露于生长因子之后的几分钟内。例如，在不到 1h 的时间内，100 多种胞内基因即被诱导转录（图 6.2）。这些基因表达被我们称为即早期基因（IEG）的表达，在生长因子刺激不到半小时内就迅速增加。如表 6.1 所示，其中一些基因产物可以通过各种途径帮助细胞从静止的 G_0 期进入活跃的生长分裂期。实际上，有关实验显示，阻断这些基因的表达能阻止细胞离开 G_0 期。

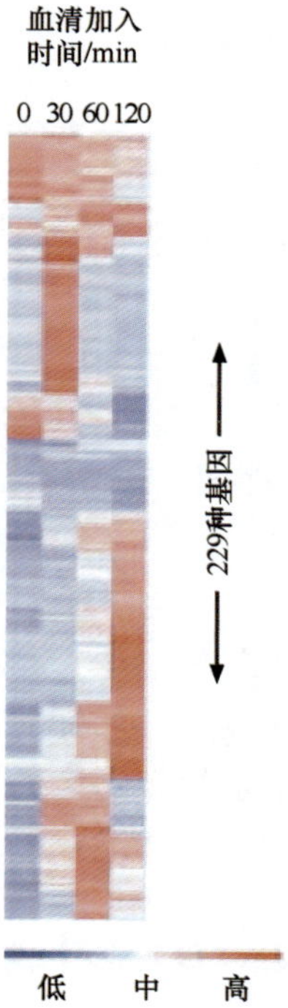

图 6.2　即早期基因的表达　血清饥饿的细胞暴露于新鲜血清的 2h 内，大量的"即早期基因"（IEG）就被诱导表达。IEG 的表达甚至发生在蛋白质合成被阻断的时期，表明这些基因表达所需要的转录因子已经事先存在于血清饥饿的细胞中。这里观测了 14 824 种基因在 30min、60min 和 120min 时的表达情况。对表达谱的分析鉴定出 229 种基因（无标记，由上而下排列）与 IEG 有相似行为。根据基因表达的时间不同，可将其归为 10 种亚类，并且每一种都具有特异的诱导时间。在某些情况下，一些基因先被诱导表达而后又被抑制。红色代表 RNA 高表达，蓝色代表低表达。某些 IEG 仅短暂表达后即被抑制（即便血清及其相关的有丝分裂生长因子依然存在于培养基中）。（引自 A. Selvaraj and R. Prywes, *BMC Mol. Biol.* 5: 13, 2004.）

1981 年实验的另一个衍生实验，是用新鲜血清和放线酮一起处理细胞。放线酮是一种能阻断所有胞内蛋白质合成的物质。尽管抑制了蛋白质合成，即早期基因的诱导依然正常进行。这表明在血清加入的时候，激活即早期基因的转录所需要的蛋白质就已经就位了。换句话说，这些基因的诱导不需要蛋白质的从头合成。

这些结果同样证明，除了细胞表面的生长因子受体，胞内还存在另一些能将促分裂信号从细胞表面迅速传递到细胞核内转录因子的蛋白质（图 5.1）。很明显，这些胞内信号转导蛋白的功能性激活并不依赖于其浓度的增加（因为放线酮对此信号传递无明显影响）。生长因子激活酪氨酸激酶受体后，这些下游蛋白质的激活依赖于其结构、构象和胞内定位的改变。

即早期基因编码一些有趣的蛋白质（表 6.1）。其中一些是转录因子，它们一旦被合成，就能诱导下一轮基因的表达，包含 *myc*、*fos* 和 *jun* 等最初鉴定的与逆转录病毒转化相关的基因。其他即早期基因则编码分泌型细胞因子（cytokine），或者编码细胞骨架蛋白。

表 6.1　一些即早期基因 [a]

基因名称	基因产物定位	基因产物功能
fos[b]	细胞核	AP-1 转录因子的成分
junB	细胞核	AP-1 转录因子的成分
egr-1	细胞核	转录因子锌指结构
nur77	细胞核	相关甾类受体
srf-1[c]	细胞核	转录因子
myc	细胞核	bHLH 转录因子
β-actin	细胞质	细胞骨架
γ-actin	细胞质	细胞骨架
tropomyosin	细胞质	细胞骨架
fibronectin	胞外	细胞外基质
glucose transporter	质膜	运输葡萄糖
JE	胞外	细胞因子
KC	胞外	细胞因子

a. 这里列出的仅为一小部分即早期基因（IEG，见图 6.2）。

b. 一组 *fos* 相关基因的诱导表达也作为即早期基因，其中包括 *fosB*、*fra-1* 和 *fra-2*。

c. Srf 是结合在其他即早期基因启动子区的转录因子，这些即早期基因包括 *fos*、*fosB*、*junB*、*egr-1*、*egr-2*、*nur77*，以及细胞骨架基因，如肌动蛋白和肌球蛋白。

部分改编自 H.R. Herschman, *Annu. Rev. Biochem.* 60: 281-319, 1991；并引自 B.H. Cochran, in R. Grzanna and R. Brown (eds.), Activation of Immediate Early Genes by Drugs of Abuse. Rockville, MD: National Institutes of Health, 1993, 3-24。

在有丝分裂原加入后 *myc* 基因的 mRNA 水平迅速增加，清除有丝分裂原后又立即下降。另外，Myc 蛋白本身的变化也非常迅速，半衰期仅为 25min。这些结果显示 Myc 蛋白的表达水平可以作为胞外局部有丝分裂原含量的指示剂。

另外，我们也应当注意到，Myc 作为信号蛋白在很大程度上依赖于其细胞核内浓度的变化。这与 Ras 和 Src 等胞内信号转导蛋白的作用方式明显不同。这些胞内蛋白在有丝分裂原信号的作用下通过共价键和非共价键的变化来改变结构，而非表现为浓度上的明显增加。这个差异可以从正常的 *myc*、*ras* 和 *src* 基因转化为癌基因之后的变化体现出来：肿瘤中 Myc 蛋白下调（为组成性表达且不受生理信号调节），而 Ras 和 Src 蛋白是发生构型改变，而非蛋白质含量增加。

在即早期基因 mRNA 被诱导 1h 内，第二轮诱导基因表达就开始了。这些延迟早期基因的诱导表达会被放线酮有效阻断，表明它们的表达依赖于蛋白质的从头合成（图 6.3）（实际上，这些延迟早期基因的表达似乎依赖于即早期基因表达出来的转录因子）。

给含静止细胞的培养基中添加生长因子除了能迅速诱导细胞核内基因表达外，还能引起细胞生理上的其他变化。静止细胞暴露于血清后，通过活化一些具有促核糖体起始 mRNA 翻译功能的蛋白质，使胞内蛋白质的合成速率显著增加。一些生长因子可以诱导细胞运动，表现为沿培养皿的底层移动。其他一些生长因子可以引起决定细胞形态的平滑肌肌动蛋白纤维重组，来协助构建细胞骨架——这是决定细胞形态的支架（图 6.4）。还有许多生长因子为细胞存活提供信号，保护细胞不会激活一些不利于细胞生存的反应，如细胞凋亡之类的自杀程序。

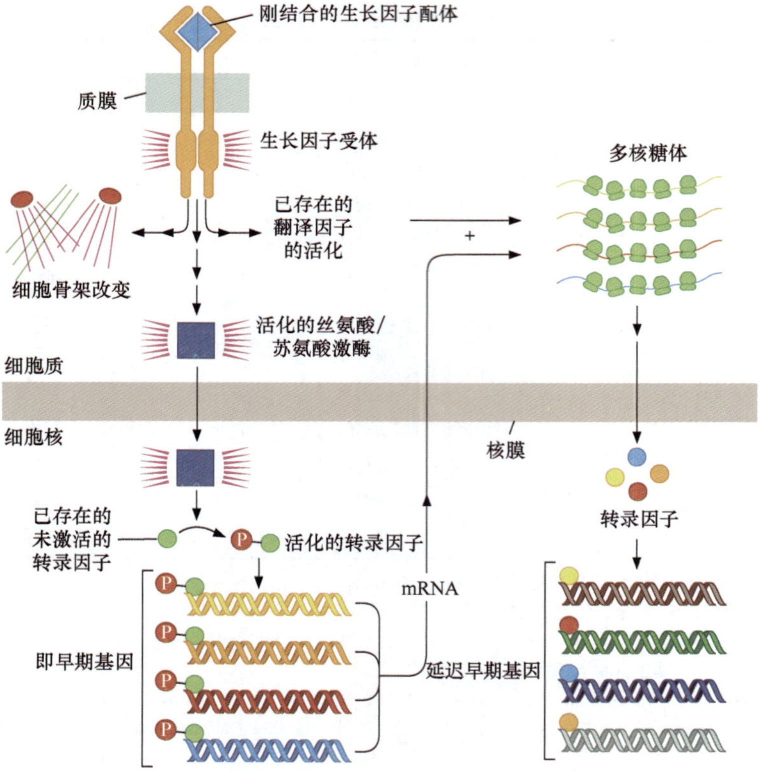

图 6.3　即早期基因与延迟早期基因　血清加入到细胞培养基后，其中的促有丝分裂生长因子可引起细胞生理上的巨大变化，表明当生长因子受体被配体结合并激活后可以释放广泛的生物化学信号。在生长因子刺激的几分钟之内就可以观察到一些即早期基因的转录（左下），而延迟早期基因的转录则稍后进行，因为它们的转录依赖转录因子的合成（右下）。

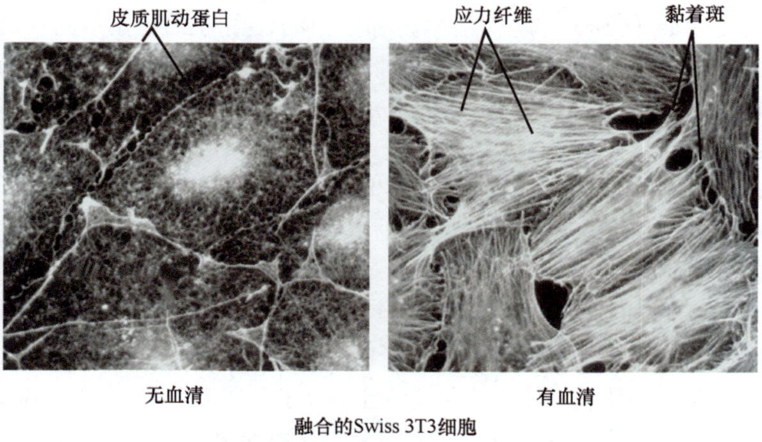

图 6.4　血清诱导下细胞形状变化　和其他许多类型的细胞一样，血清饥饿状态下的鼠 Swiss 3T3 细胞经血清刺激后，其细胞骨架发生了巨大的变化。在血清饥饿的状态下绝大多数多聚肌动蛋白在质膜下形成一层皮质肌动蛋白。然而在血清加入的 10min 内，由整合素诱导而成的黏着斑就出现了（图 5.28），这些黏着斑与应力纤维相连并遍布整个细胞。此外，血清刺激能诱导细胞活动性大幅增加［很大程度上是由培养基中的血小板衍生生长因子（PDGF）介导］。［感谢 A. 霍尔（A. Hall）。］

这些形形色色的反应表明配体激活生长因子受体后，可发散出一系列不同的生化信号，并且这些信号作用于胞内的不同靶点。一些信号可以直接转导入细胞核内，调节基因表达；另外一些则明显靶向细胞质，包括蛋白质合成系统及构建细胞骨架结构的蛋白质。

清楚地了解这些信号级联是如何明确调控的对于回答肿瘤问题来说意义重大：如果一些癌蛋白真的持续给予细胞有丝分裂信号（第 5 章），那么癌细胞的这种转化状态就应该是正常细胞暴露于生长因子环境中的放大版本。事实上，癌细胞的许多特点确实可以追溯为生长因子激活后的反应，但也有另外一些特点无法通过细胞对这些因子的初始反应来预测（信息栏 6.1）。

信息栏 6.1　短期的、由有丝分裂原引起的转录反应不能代表持续生长细胞的基因表达　如果按照简单的逻辑推理，血清饥饿后给予细胞生长因子刺激而随即观察到的转录反应，可用来预测有丝分裂原信号持续激活下的转录状态（无论是在生长因子还是某种癌蛋白的持续刺激下）。相应的，在转化细胞内，生长因子在 1h 内诱导的即早期基因和延迟早期基因也应高速率地持续表达。

然而，肿瘤细胞中的某些即早期基因和延迟早期基因确实呈高表达水平，而其他一些细胞则不然。这种不一致性是由负反馈作用，以及一些基因瞬间表达后又立刻关闭造成的。例如，*fos* 基因是一种原癌基因，在血清刺激后快速表达并到达峰值，然后在血清刺激的 1h 内迅速下降（图 6.2）。Fos 蛋白产生就是其转录关闭的原因，一旦 Fos 蛋白合成，就成为它自己 mRNA 合成的抑制分子。众多负反馈机制可以保证细胞在生长因子刺激下产生的生化反应仅在瞬间发生。更通俗一些，负反馈机制的存在是为了确保这些通路中的信号被严格控制在一定的强度和作用时间内（6.13 节）。

6.2　Ras 蛋白处于复杂信号级联的中心位置

细胞对于生长因子的不同反应给那些对胞内信号转导感兴趣的人带来了挑战，因为此前对胞内交互信号通路的组织及功能几乎都一无所知。经过大约 10 年（20 世纪 80 年代），这些通路慢慢地像一个游戏拼图那样被拼凑起来，其线索来自于许多资料。故事起始于 Ras 蛋白，并顺延着信号通路级联上下延伸，直至信号链最终彼此连接在一起。

在上一章（5.10 节）中我们讨论过 Ras 的特点，似乎可以解释它是怎样作为一个双向开关来发挥作用，但并没有表明它是如何与整个信号网络联系起来的。实际上，Ras 在一条信号通路中发挥的作用有可能不依赖生长因子及其受体的调控。

最终，一个完全未预料到的领域的进展揭示了 Ras 的作用机制。果蝇（*Drosophila melanogaster*）眼部发育的遗传学研究显示，一系列基因的产物对组成果蝇复眼的光感元件——小眼的正常发育起关键作用。其中一个重要的基因被称为 *sevenless*，当其缺失时，每个小眼的第 7 个细胞都无法正常形成（图 6.5）。在克隆并测序该基因后，研究者发现 *sevenless* 基因编码的蛋白质含有酪氨酸激酶受体普遍存在的结构，即哺乳动物的成纤维细胞生长因子受体。

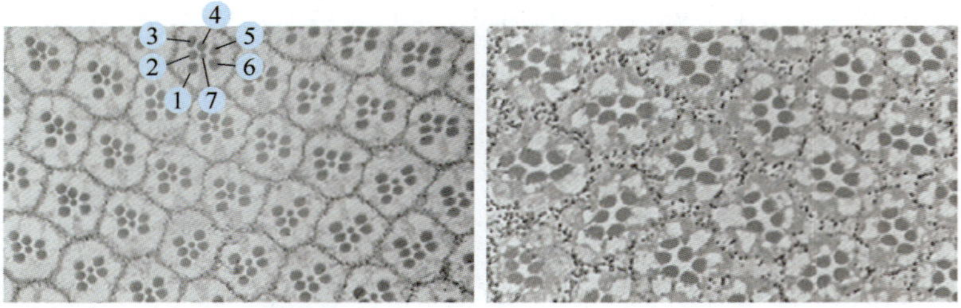

图 6.5　果蝇眼部的结构　果蝇复眼的光感元件——小眼的研究显示每一个小眼由 7 个细胞组成，居中央的 1 个被其余 6 个围绕，如电镜图像所示（左）。一个携带 *sevenless* 突变基因的果蝇，其第 7 个也就是中间的细胞会缺失（右）。而后，发现 *sevenless* 基因编码一种成纤维细胞生长因子（FGF）受体的同源物。[感谢 E. 哈芬（E. Hafen）。]

其他一些突变的影响则与 *sevenless* 突变相似。遗传互补实验表明这些突变影响的基因产物都调控 *sevenless* 的下游通路，实质上处于一条线性信号转导级联上。其中一个下游蛋白是由一个名为 *son of sevenless* 简称为 *sos* 的基因编码的。密切观察酵母的生化过程，发现 Sos 蛋白与参与激活核苷酸交换的 G 蛋白如 Ras 有关。这些酵母蛋白，通常被称为鸟嘌呤核苷酸交换因子（GEF），可通过诱导 G 蛋白释放 GDP，以便为 GTP 的结合提供位点（图 5.30）。这样便可将这些 G 蛋白从无活性状态诱导为活化的、可释放信号的构象。而这个精细的反应是 Sos 作用于 Ras 之后的结果（图 6.6）。因此，Sos 就是长期以来寻找的可将 Ras 转化为活性状态的上游刺激因子，是调控 Ras 的关键组分。

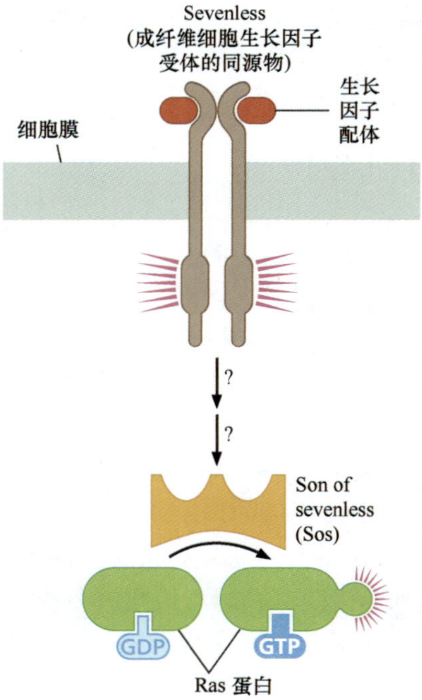

图 6.6　Sos 蛋白　果蝇眼睛的遗传学研究表明，另一种基因的产物存在于信号级联中 Sevenless 蛋白的下游（图 6.5），并且是一种 GEF（橘色），可以激活 Ras 蛋白。该基因被命名为 *son of sevenless*，简称 *sos*。

随后陆续发现了信号级联中的其他中间分子。其中的两个（Shc 和 Grb2）是通过对与磷酸化受体或衍生肽有相互作用的蛋白质进行遗传和生化筛选而发现的。很明显这些蛋白质的功能是作为接头蛋白，在生长因子受体和 Sos 之间起桥连作用；这些桥连蛋白的作用稍后会详细讨论。第三个此类的接头蛋白称为 Crk，是一种由 CT10 鸟肉瘤病毒编码的癌蛋白。

这些发现表明，这条信号通路的最初起源在 6 亿多年前所有现代后生动物门的共同祖先身上就已经很完善了。这条通路一旦形成，后代细胞内的这条级联的主要成分就相对稳定不再变化了。实际上，这条级联上的每个蛋白质组分由于太保守，以至于很多情况下，一个门（如脊索动物门）的蛋白质组分可以和另一门（如节肢动物门）的组分互换并重组形成一条具有功能的信号通路。

综上，来自于这些远亲动物门的遗传和生化数据经过糅合，提示人们有这样一条线性信号级联：酪氨酸激酶受体→Shc→Grb→Sos→Ras。但这条级联只给出了一条信号通路的框架，并未在相互作用的生化方式上说明各种蛋白质间是如何传递信号的。

6.3　酪氨酸磷酸化调控着许多胞内蛋白质信号的定位和功能

在遗留下来的未解决的生化问题中，最重要的恐怕就是生长因子受体的激酶作用。这些受体上酪氨酸残基的磷酸化对于传递信号重要吗，或者只是一个无关的小插曲？如果这种磷酸化是重要的，那么它是如何激活下游复杂的信号通路的呢？

两种机制似乎能够解释这一问题。第一种认为受体偶联的酪氨酸激酶活性能够磷酸化一系列靶蛋白。这种共价修饰可以改变蛋白质的三维构象（立体化学），即可使每种蛋白质处于活化状态，以便信号级联中的信号能传递下去。这种模型意味着受体分子自身的磷酸化是信号转导中第二重要的事情。

另一种模型认为，生长因子结合后引起的受体胞内区磷酸化可影响它们下游信号分子的定位，而不是它们的活性。一旦它们重新定位于胞质内的新位点，这些下游分子就可向胞内的其他靶点释放信号。

结果显示，第二种模型，即蛋白质的重新定位被证明是更加重要的。对 Src 蛋白结构的分析给予了我们更明确的提示。研究人员发现了 3 种不同的氨基酸序列结构域，每一种都既存在于 Src 蛋白中，又存在于其他的无关蛋白质中。这些序列被称为 Src 的同源结构域 1、2、3（SH1、SH2、SH3），对于解开受体信号通路这个谜题起了关键的作用（图 6.7）。

Src 蛋白的 SH1 结构域代表它的催化结构域，并且和 Src 构型相似的所有受体酪氨酸激酶和非受体酪氨酸激酶中都存在相似的结构域。这个共有的序列表明所有这些激酶具有共同的进化起源。

20 世纪 80 年代的精确生化分析揭示了 Src 及其他信号蛋白中 SH2 结构域的作用。这个约含有 100 个氨基酸的小结构域（图 6.8）作为内部的“受体”发挥作用。SH2 受体的配体是一个短肽序列，它包含磷酸化的酪氨酸及其 C 端为一个含 3～6 个残基的特异多肽序列。

很快，就发现存在许多不同的 SH2 结构域，每一种结构域都存在于不同的蛋白质中，并和特异的、含有磷酸化酪氨酸的多肽序列结合，这个多肽序列作为其配体。迄今为止，已有相当数量的 SH2 结构域根据其序列特异性被进行了分类。预计人类基因组可编码至少 120 种不同的 SH2 结构域，每种 SH2 结构域都是一个大分子蛋白的一部分，并且每种

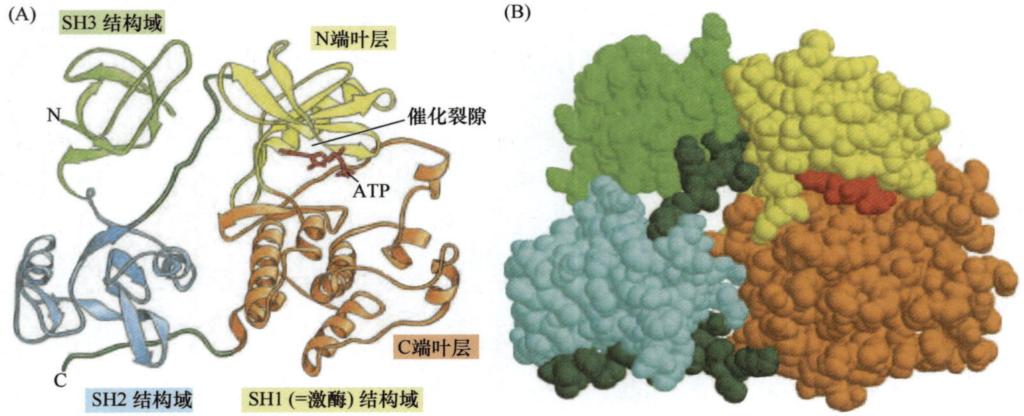

图 6.7　Src 蛋白结构域的结构　Src 蛋白的序列研究表明，3 种不同的结构域也存在于其他的信号蛋白中。（A）在这个通过 X 射线晶体衍射分析获得的 Src 蛋白的带状图中螺旋表示 α 螺旋，带状表示 β 折叠。如同许多后面将要分析到的其他蛋白激酶，SH1 的催化结构包含两部分（右图），即 N 端和 C 端激酶结构域（黄色和橙色）。ATP 的结合位点就位于这两个末端之间（红色棒图）。SH2 和 SH3 结构域（蓝色和浅绿色，左侧）参与底物识别和催化活性调节。连接序列用深绿色表示。（B）以同样颜色标示的 Src 空间结构填充图。（引自 B. Alberts et al., Molecular Biology of the Cell, 5th ed. New York: Garland Science, 2008.）

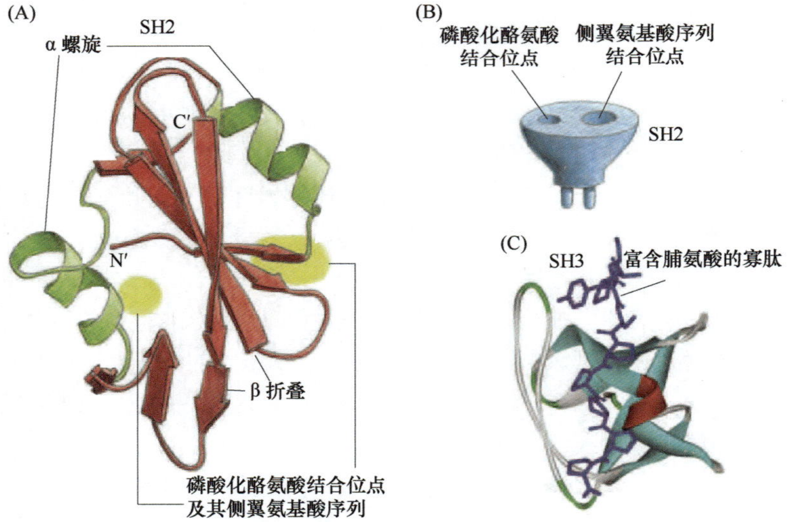

图 6.8　SH2 和 SH3 结构域的结构与功能　（A）该图显示的 SH2 结构域和图 6.7 中的 SH2 结构域来自不同视角。通过 X 射线晶体衍射发现，一个典型的 SH2 结构域包含约 100 个氨基酸残基，并由一对 α 螺旋（绿色）包围着的一对反向的 β 折叠（红色）组成。SH2 结构域中和它的“配体”（一个含有磷酸化酪氨酸的肽段，由一个磷酸化酪氨酸及侧翼氨基酸序列组成）相互作用的位点用黄色圆点表示。（B）正如示意图中所描绘的，SH2 结构域起到一个模块化插头的作用：它既能识别磷酸化酪氨酸，又能识别磷酸化酪氨酸 C 端的侧翼氨基酸序列。这些侧翼氨基酸残基决定了结合的特异性，这种特异性指的是被特定 SH2 结构域识别并结合的含磷酸化酪氨酸的多肽序列的特征。（C）SH3 结构域（带状图）也与图 6.7 中的视角不同，可通过其富含脯氨酸的寡肽的伴侣蛋白来识别。（A，数据基于 G. Waksman et al., *Cell* 72: 779-790, 1993. 引用获爱思唯尔许可；B，引自 B. Alberts et al., Molecular Biology of the Cell, 5th ed. New York: Garland Science, 2008. C，引自 S. Casares et al., *Protein* 67: 531-547, 2007.）

SH2 都能结合具有侧翼寡肽序列的特定磷酸化酪氨酸残基。（细胞内有 10 种蛋白质携带两种 SH2 结构域，所以在细胞中共有 110 种含不同 SH2 结构域的蛋白质。）*

最普遍的情况是，一个 SH2 结构域可使携带它的蛋白质与一个伴侣蛋白结合，这个伴侣蛋白具有特异的磷酸化酪氨酸及侧翼氨基酸序列，从而使这两种蛋白质发生物理结合。一些含有 SH2 结构域的蛋白质并不具有催化活性，而另一些这类蛋白质，除了具有 SH2 结构域，还携带与 Src 蛋白本身的酪氨酸激酶活性完全不同的催化位点。例如，一种类型的磷脂酶 C 携带一个 SH2 结构域，磷脂酰激酶 3-激酶（PI3K）的 P85 亚基也是如此。而即将在信息栏 6.2 讨论的 SHP1 蛋白则携带一个与磷酸酶的催化结构域连接的 SH2 结构域，该磷酸酶结构域具有去磷酸化活性，对抗激酶的磷酸化作用。

信息栏 6.2　一个含 SH2 结构域的分子因具有负反馈调控机制而能决定奥林匹克竞赛的结果　磷酸酪氨酸磷酸酶（PTP）是一类含 SH2 的酪氨酸激酶受体伴侣分子，可以去除磷酸酪氨酸上的磷酸基团。一旦通过 SH2 定位于一个被配体激活的磷酸酪氨酸激酶受体上，这种特定的磷酸酶（称为 SHP1）就可以除去酪氨酸残基上的磷酸基团并使受体无法募集其他下游信号分子。在这种情况下，SHP1 这类酶可以建立一种负反馈环来关闭激活的受体。实际上，SHP1 磷酸酶可以关闭许多受体通路，其中包括促红细胞生成素（EPO）因子的受体，该受体对促红细胞生成素产生应答，并刺激红细胞生成（图 6.22）。

一些个体携带一种突变的受体基因，其编码的红细胞受体缺失 SHP1 磷酸酶的停泊位点。在表达这种突变受体的细胞中，缺失负反馈环调控会使促红细胞生成素因子受体超活化，导致红细胞数量远超过正常水平，因而血液携带氧的能力增加。在一个芬兰家庭中有几个携带这种遗传基因缺陷的成员，这种缺陷对他们赢得奥运会越野滑雪项目金牌起到关键的作用！麻烦的是，在许多白血病和非霍奇金淋巴瘤中 SHP1 的表达都被关闭了，这导致肿瘤中多种有丝分裂原受体分子都呈过度激活状态。

这些发现表明不同蛋白质的催化结构域和 SH2 结构域作为独立的结构模块发挥作用。这些模块在进化过程中以不同的组合方式连接起来，而这些蛋白质的 SH2 结构域能使蛋白质在细胞中定位于特定位点，尤其是含有能被 SH2 结合的特异磷酸化酪氨酸的蛋白质。

SH2 结构域的相关发现最终回答了酪氨酸激酶受体是如何发出信号的问题。详情如图 6.9 所示。配体诱导的受体转磷酸作用的结果是受体分子（如血小板衍生生长因子-β 受体等）胞内区产生特征性的磷酸酪氨酸残基谱；同样，表皮生长因子受体的胞内区也具有特异性的磷酸化酪氨酸。这些磷酸酪氨酸残基（其 C 端的氨基酸序列决定了其特异性）对各种含 SH2 的胞内蛋白具有亲和力，尤其是胞质内可溶区（细胞溶胶）的一些常见蛋白质（它们能够在细胞质内自由定位）。于是，在被配体结合激活后不久，一个生长因子受体就被一系列伴侣蛋白——通过 SH2 结构域结合到其磷酸化酪氨酸残基上所修饰。

例如，配体激活的血小板衍生生长因子可以募集 Src、PI3K、Ras-GAP（可激

* 译者注：言外之意是其余 100 种蛋白质含有一个 SH2 结构域。

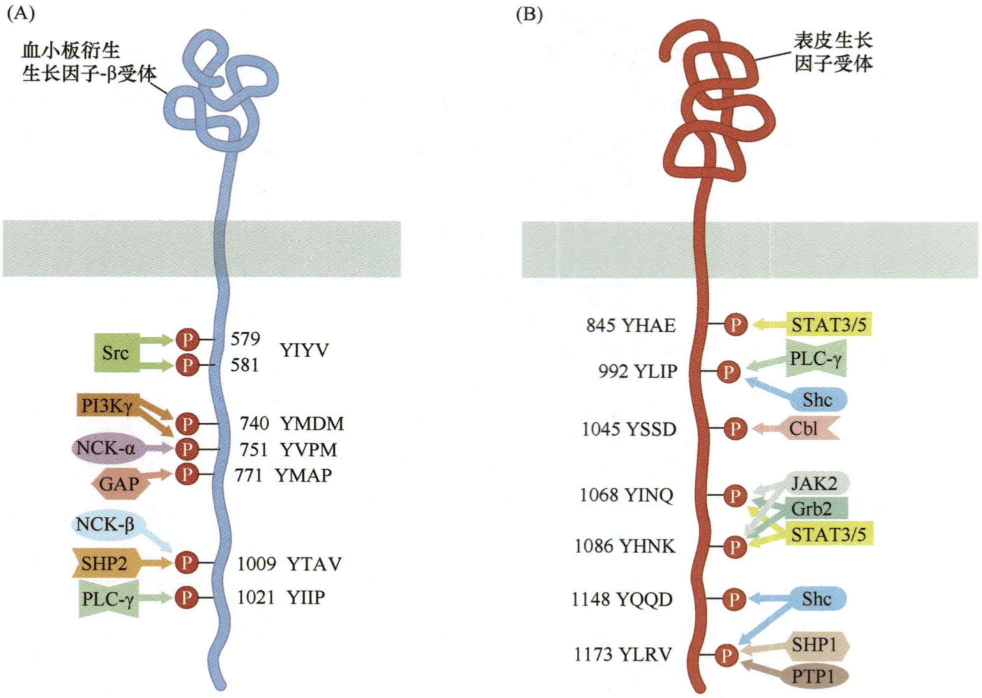

图 6.9　磷酸化受体募集的信号转导蛋白　（A）省略酪氨酸激酶结构域的血小板衍生生长因子-β 受体（PDGF-β）分子结构示意图，显示了在配体结合并激活后其 C 端的大量酪氨酸残基发生了磷酸化（受体多肽链上的酪氨酸残基位置用数字来表示）。多肽链左侧是 7 种完全不同的胞内蛋白质，每一种蛋白分子都可通过 SH2 结构域结合 PDGF-β 受体上一种以上磷酸化酪氨酸。每一个酪氨酸残基 C 端的 3 个氨基酸残基（用单一字母表示）决定了这 7 个含 SH2 结构域蛋白结合位点的特异性。（B）与之类似，表皮生长因子受体结合配体之后也会产生这样的磷酸化酪氨酸谱，且常与 HER2 受体蛋白形成异源二聚体。然而，和表皮生长因子受体结合的含 SH2 蛋白与 PDGF-β 受体结合的含 SH2 蛋白大不相同，所以此受体激活的下游信号通路与 PDGF-β 受体不同。（A，改编自 T. Pawson, *Adv. Cancer Res.* 64: 87-110, 1994. B，改编自 R. Sordella et al., *Science* 305: 1163-1167, 2004.）

活 Ras 的 GTP 酶活性；见信息栏 5.7）、SHP2（含 SH2 的酪氨酸磷酸酶 2）和 PLC-γ（磷脂酶 C-γ），这些蛋白质都携带至少一个 SH2 结构域（图 6.10A）。当血小板衍生生长因子受体的胞内尾部和激酶区（称为“激酶插入区”）中间很短的一段酪氨酸磷酸化后，这些蛋白大量结合到血小板衍生生长因子受体上。一旦定位于 PDGF 受体上，一些含 SH2 结构域的蛋白就成为 PDGF 受体激酶的酪氨酸磷酸化底物。（是否所有这些含 SH2 的 G 蛋白或其他蛋白能够同时结合于配体激活的单个血小板衍生生长因子受体分子还不清楚。）

一个生长因子是如何激发细胞产生不同生物化学和生物学反应的，以上这些相关蛋白质的生物化学多样性至少给我们的问题提供了一种答案。每一种蛋白质都控制着自身下游的信号级联，而每种级联都影响不同方面的细胞行为。含 SH2 蛋白质与受体分子结合后就会激活它们相应的信号级联。一些含有 SH2 的蛋白质可以激活负反馈环并最终关闭受体信号通路（信息栏 6.2）。

由于酪氨酸激酶受体的胞内结构域位于质膜内表面，由受体募集而来的含 SH2 蛋白

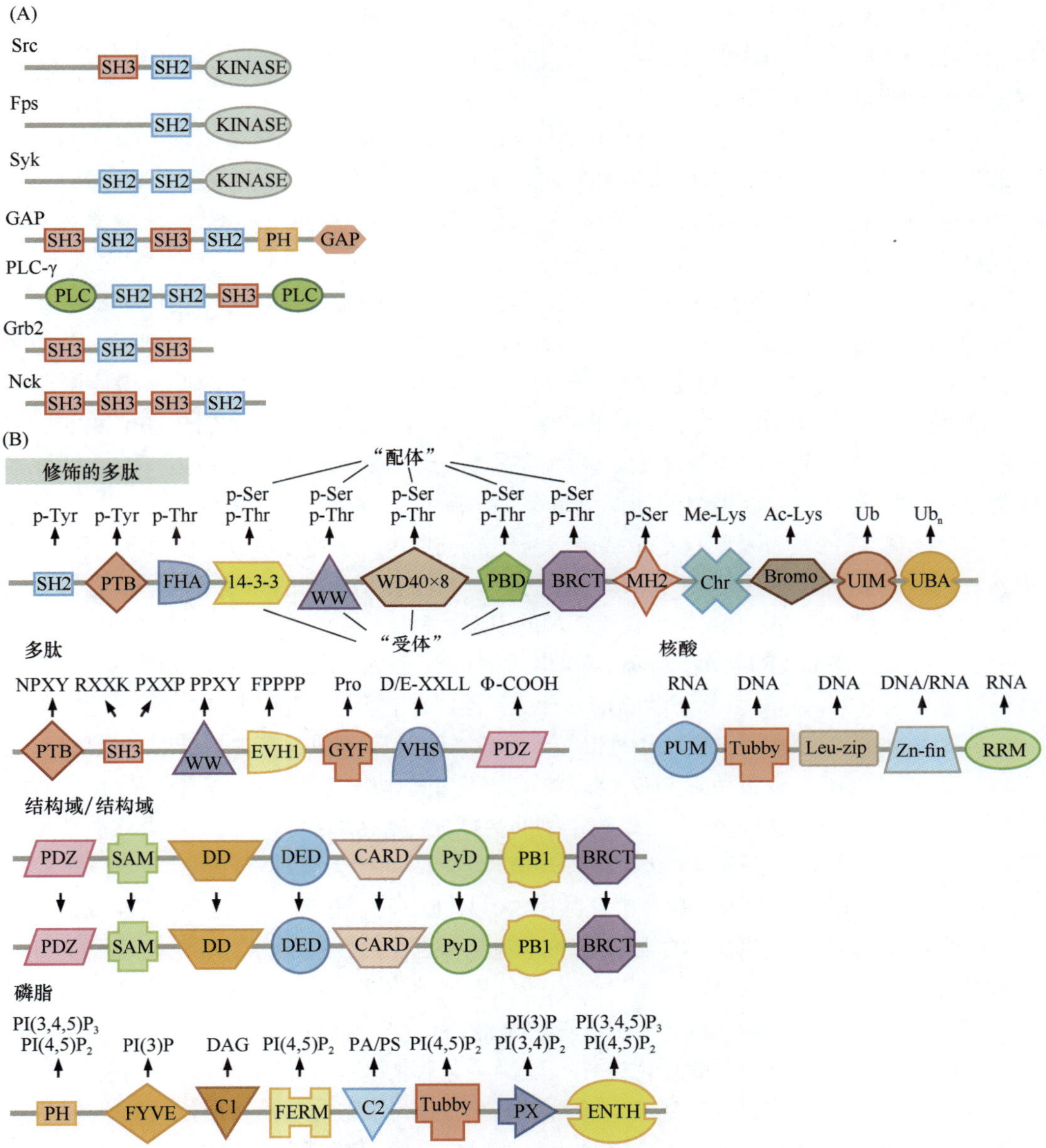

图 6.10　蛋白质结构中作为模式单位的蛋白质相互作用结构域　（A）特异的多蛋白复合体由 SH2、SH3 和 PH 等结构域组成，这些结构域分别结合磷酸化酪氨酸、富脯氨酸序列和 PIP3（将在 6.6 节中讨论）。正如这里所显示的，进化使这些结构域模板化。在最早被发现的 3 个酪氨酸激酶（Src、Fps 和 Syk）中，它们与酪氨酸激酶的催化结构域如 GAP 结构域（GTP 酶激活蛋白）或 PLC 结构域（磷脂酶 C）结合。位于下方的图显示两种只含有 SH2 和 SH3 结构域，而不含催化结构域的接头蛋白；每一种接头蛋白都作为其他成对蛋白的连接枢纽，其中一个蛋白质携带一种特异性的磷酸酪氨酸（可结合 SH2），而另一个蛋白质携带富含脯氨酸结构域（可结合 SH3 结构域，见图 6.12）。（B）分子“配体”通过与互补的“受体”结构域结合来形成分子间复合物，其范围要远比图 A 中显示的大很多。正如图中所示，许多修饰过的氨基酸残基、肽段、核苷酸和磷脂都可作为配体与受体结构域结合。此外，一些特定的结构域（“结构域/结构域”）倾向于形成双分子同源二聚体。[A，改编自 T. Pawson, *Adv. Cancer Res.* 64: 87-110, 1994. B，引自 T. Pawson and P. Nash, *Science* 300: 445-452, 2003. 感谢 M.B. 亚夫（M.B. Yaffe）。]

质也就靠近质膜，因此也与由各种原因结合到质膜的其他蛋白相临近。这种靠近使得各种含 SH2 蛋白质可直接与质膜相关蛋白或磷脂相互作用，故而产生一系列生化信号，并通过各种信号级联传递下去。

例如，Ras GTP 激活蛋白（Ras-GAP）可被一种磷酸化受体所募集而与 Ras 靠近。大部分 Ras 蛋白通过其 C 端的亲脂链被永久锚定于质膜上。这就使 Ras-GAP 蛋白与靠近的 Ras 分子相互作用，并且激活 Ras 来水解自身结合的 GTP，使其从活化状态转变为失活状态（图 5.30）。

类似的，当磷脂酰肌醇 3-激酶（PI3K）定位于质膜附近时，它可以接触并磷酸化嵌于膜内的肌醇脂质。我们将在 6.6 节讨论这种酶和它的作用机制。另一个例子是磷脂酶 C-γ（PLC-γ），当它通过受体定位于质膜后，可以裂解一种膜相关的磷脂（磷脂酰肌醇 4,5-二磷酸，缩写为 PIP2）而得到两种产物，每一种产物都具有强大的传递信号的能力（图 6.16）。因此，在酶被其磷酸化受体募集后，酶与底物的距离也被拉近，这就使许多酶促反应得以发生（或以更快的速率进行）。

SH2 结构域的发现及其存在于多个信号转导蛋白中这一事实解决了一个长期存在的困惑。人类细胞中表达的几十种受体酪氨酸激酶都携带几乎相同的酪氨酸激酶信号发射结构域，但这些受体在与配体结合并激活后却能引发各种不同的细胞反应。根据后来的认识，每种受体酪氨酸激酶（RTK）在结合其配体之后都能产生各自特异性的含磷酸化酪氨酸的肽段序列（图 6.9），并吸引其下游的信号伴侣，这时才解开了一直存在的谜题。近年来进行了许多受体酪氨酸激酶（RTK）之间相互作用的系统研究，例如，表皮生长因子受体（EGF receptor）以及细胞质中各种含 SH2 结构域蛋白的相互作用蛋白（补充信息栏 6.1）。从长远角度来看，这些研究将提供构建模式机制的数据库，来帮助预测一旦一个受体被其配体激活后，如何改变一个细胞的生化和生理功能。但是，即使拥有这些信息，大量变量的存在也会增加想要精确了解各个受体酪氨酸激酶（RTK）功能的难度（补充信息栏 6.2）。

SH3 结构域是 Src 蛋白中的第三个序列模板（图 6.7），它能特异地结合伴侣蛋白中的富含脯氨酸序列结构域，这些富含脯氨酸的序列就作为 SH3 结构域配体来发挥作用（图 6.8C）。（SH3 结构域中的一个小区域似乎能够识别结构不同的配体。）这些 SH3 结构域的演化是一个相对古老的进化事件（能确定其起源于 15 亿年前），因为在酵母 *S. cerevisia* 的蛋白质中至少存在 28 种不同的 SH3 结构域。与此相反，SH2 结构域似乎是后来才出现的，在约 6 亿年前后生动物出现的时候，酪氨酸磷酸化才被广泛应用。

在 Src 蛋白的 SH3 结构域这个例子中，有证据表明这个结构域可以识别并结合特定的富含脯氨酸结构域的底物，这些底物一旦与 Src 结合，可被 Src 的激酶活性磷酸化。其他证据则指出， Src 蛋白本身就含有富含脯氨酸的连接结构域，可以与其自身的 SH3 结构域相连，形成分子内连接（信息栏 6.3）。通过分析人类的基因组序列，发现了 253 种不同的 SH3 结构域，每种都是一个大分子的一部分。

信息栏 6.3　Src 蛋白的 SH2 和 SH3 结构域都有两种功能　在我们的描述中，SH2 结构域使携带它的蛋白质具备识别并结合其他含磷酸化酪氨酸的蛋白分子的能力，进而形成双分子复合物。在如 Src 这样的酪氨酸激酶中，SH2 基团还发挥着一种完全不同的作用。如大多数信号分子一样，Src 激酶通常被保持在功能沉默构象。这种失活状态是通过 Src 蛋白中的一个负调控结构域来维持的——一个肽段伸展并插入 Src 蛋白中的催化位点来阻止底物与激酶结合。这个阻断结构域（有时称为“活化环”，图 5.17）部分是通过 Src 的 SH2 基团来固定的，SH2 基团识别并结合在 Src 蛋白自身的 527 位磷酸化酪氨酸上。由此，SH2 基团形成了一个分子内的桥连而非分子间的桥连（图 6.11A）。

一些受体（如 PDGF 受体）能够被配体结合激活并在胞内结构域中出现酪氨酸磷酸化，成为 Src 蛋白上的 SH2 结构域的结合位点。此时，Src 上的可变 SH2 基团就打开分子内键而与 PDGF 受体形成分子间键，使 Src 与 PDGF 受体结合（图 6.11B）。类似的，Src 蛋白上的 SH3 基团能打开连接片段形成的分子内键并结合于 PDGF 受体的一个寡肽上。这样，Src 蛋白的催化裂隙转化为具有活性的构象，并通过磷酸化相应的底物来放大 PDGF 受体传递的信号（图 6.11C）。

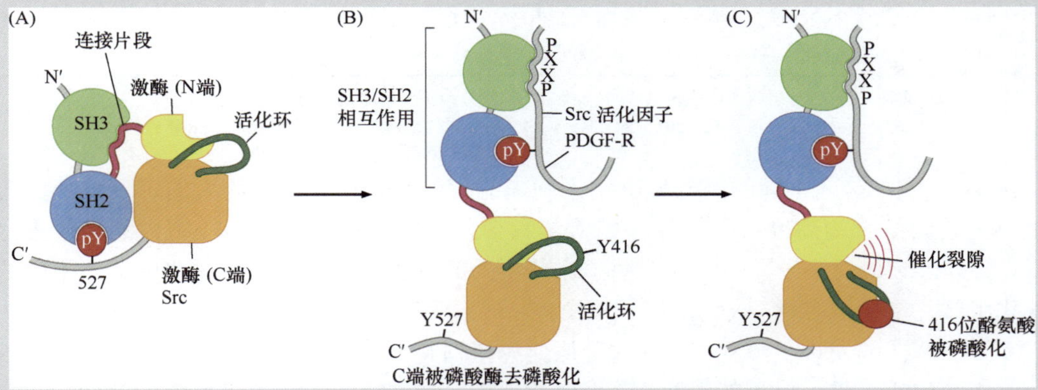

图 6.11　Src 蛋白的结构与功能　（A）Src 蛋白的 SH2 基团（蓝色）通常以分子内形式结合邻近 C 端的 527 位磷酸化酪氨酸残基（pY；红色）。这种结合使位于 N 端和 C 端之间的 Src 蛋白激酶结构域催化活性被阻断。同时，SH3（浅绿色）结构域结合在位于激酶 N 端和 SH2 结构域之间连接片段（品红色）的富含脯氨酸序列上。（B）然而当 PDGF 受体（这里称为“Src 活化因子”）磷酸化后，它的一个磷酸化酪氨酸（红色）就作为 Src 蛋白上 SH2 基团的配体，使 SH2 从分子内结合模式转变为分子间结合模式。同时，Src 蛋白的 SH3 基团从分子内结合位点上脱离下来而结合到受体的富含脯氨酸的结构域上（PXXP）。这些改变使 Src 蛋白上的催化裂隙开启，这种构象的改变使其活化。（C）最终，416 位酪氨酸的磷酸化使起阻断作用的寡肽活化环（深绿色）从催化裂隙上移开，产生具有完全酪氨酸激酶活性的 Src 蛋白。（改编自 W. Xu et al., *Mol. Cell* 3: 629-638, 1999.）

从劳斯肉瘤中分离出来的 Src 癌蛋白，是正常 c-Src 蛋白的一种突变形式，其 C 端寡肽序列中的 527 位酪氨酸残基被其他无关氨基酸序列替代。因此，这个位点再也无法形成磷酸化酪氨酸，进而也不能形成分子内抑制环来阻断 Src 催化活性。病毒癌蛋白（v-Src）就可以保持持续活化的状态。在人类结肠癌的肝转移病例中，有报道过 Src 蛋白的另一个类似突变，即正常 Src 蛋白 C 端的 6 个氨基酸缺失（包括 527 位的酪氨酸）。虽然 Src 激酶在许多结肠癌中都高度活化，但 Src 蛋白的结构性突变在人类癌症中非常罕见。

SH2 和 SH3 结构域是最先被识别与分类的蛋白质结构域系列（图 6.10B）。这些特异性结构域中每一种都能识别并结合伴侣分子上的一个特定序列或结构。其中一些特异性结构域识别并结合伴侣蛋白上的磷酸化丝氨酸或磷酸化苏氨酸，而另一些则结合在特定的磷酸化膜脂上（表 6.2）。另一种名为 PTB 的特殊结构域，如 SH2 一样可以识别并结合在磷酸化酪氨酸残基上。但是，在这种情况下，磷酸化酪氨酸配体的特异性是由其 N 端相邻的氨基酸残基决定的。

表 6.2　不同蛋白质携带的结构域 [a]

结构域名称	配体	含这种结构域的蛋白质举例
SH2	磷酸化酪氨酸	Src（酪氨酸激酶），Grb2（接头蛋白），Shc（支架蛋白），SHP2（磷酸酶），Cbl（泛素）
PTB	磷酸化酪氨酸	Shc（接头蛋白），IRS-1（胰岛素受体酪氨酸激酶信号接头）
SH3	富含脯氨酸	Src（酪氨酸激酶），Crk（接头蛋白），Grb2（接头蛋白）
14-3-3	磷酸化丝氨酸	Cdc25（CDK 磷酸酶），Bad（凋亡调控因子），Raf（丝氨酸/苏氨酸激酶），PKC（蛋白激酶 C 丝氨酸/苏氨酸激酶）
Bromo	乙酰化赖氨酸	P/CAF（转录协同因子），染色体蛋白
PH[b]	磷酸化肌醇磷脂	PLC-δ（磷脂酶 C-δ），Akt/PKB（丝氨酸/苏氨酸激酶），BTK

a. 至少有 32 种结构域已得到鉴定。此表格列出了经常与有丝分裂信号转导相关的 6 种结构域。

b. 磷酸化肌醇结合结构域包括 PH、Fab1、YOTB、Vac1、EEA1（FYVE）、PX、ENTH 及 FERM 结构域。

综上所述，这些不同的结构域阐明了胞内的信号流是如何受到约束的，信号分子与靶蛋白之间结合的高度特异性保证了信号只会传递给目标靶蛋白而非胞内的其他蛋白质。另外，一系列信号蛋白实验表明了这些不同的结构域作为模块在进化中按照不同的方式组装，来确保各种分子间相互作用的特异性（图 6.10B）。

SH2 基团的发现也解释了 Src 这种原始癌蛋白是如何在正常细胞中发挥作用的，以及劳斯肉瘤病毒是如何重新组装 Src 蛋白的结构以使其成为一个癌蛋白的(信息栏 6.3)。

6.4　SH2 和 SH3 结构域解释了生长因子受体如何激活 Ras 并获得信号传递的特异性

SH2 和 SH3 结构域的发现与它们作用机制的阐明，使一些重要问题的解决变得可能。现在的生化线索可以精确地解释受体→Sos→Ras 级联是如何操作的。

最终的线索来自于对 Grb2 蛋白结构的分析。Grb2 包含两个 SH3 结构域和一个 SH2 结构域。它的 SH3 结构域对 Sos 中两个不同的富含脯氨酸序列具有亲和力，而它的 SH2 结构域则可与众多生长因子受体的 C 端磷酸化酪氨酸结合。因此，Sos 这个通常看起来在细胞质内自由漂浮的蛋白质，现在通过 Grb2 接头蛋白被定位到受体分子上（图 6.12）。

对 Grb2 蛋白及与其构象相似的蛋白质结构（如 Crk）进行深入分析表明，它们除了 SH2 和 SH3 结构域之外并不携带其他功能结构域。显然，这些接头蛋白的作用就是把不同的蛋白质连接起来。（图 6.12 还展示了另一种桥连形式，即一个生长因子受体通过 Grb2 或 Shc 与 Sos 连接时所采用的方式。）

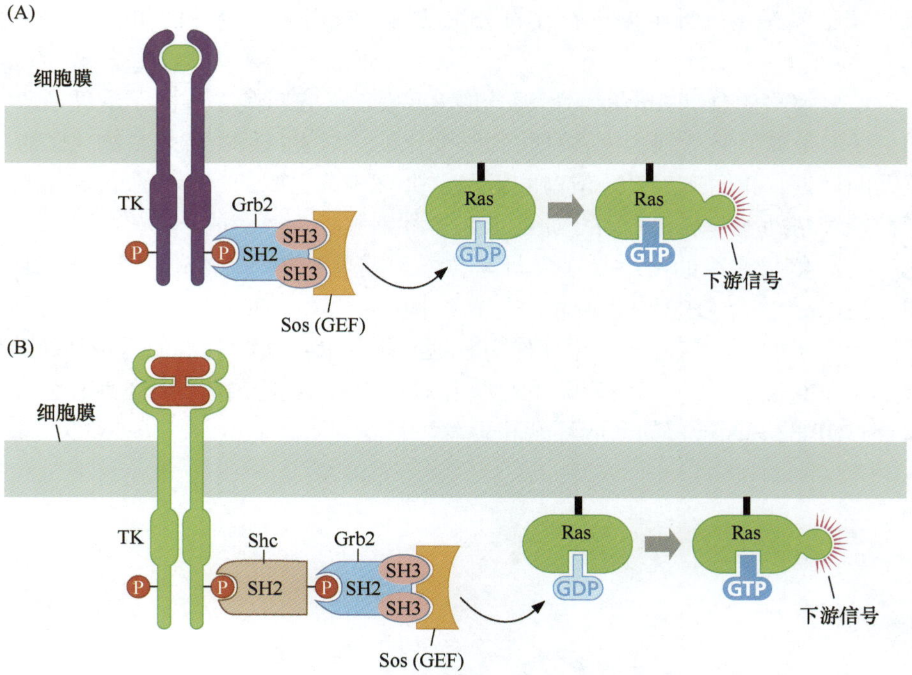

图 6.12　由 Grb2 和 Shc 桥连蛋白形成的分子间连接　（A）Sos、Ras 鸟嘌呤核苷酸交换因子（GEF）和配体激活的生长因子受体之间的连接是通过桥连蛋白实现的，正如这里显示的 Grb2。Grb2 的两个 SH3 结构域（粉红色）结合在 Sos 的富含脯氨酸结构域上（橘红色），它的 SH2 结构域（浅蓝色）结合在受体 C 端的一个磷酸化酪氨酸上。（B）另一种结合形式可通过两个桥连蛋白的结合（Grb2 和 Shc）来实现。Grb2 利用它的 SH3 结构域结合 Sos 蛋白，而利用它的 SH2 结构域来结合 Shc 上的磷酸化酪氨酸（米色）；后者利用它自身的 SH2 结构域来结合配体激活的受体的磷酸化酪氨酸。（改编自 G.M. Cooper, Oncogenes, 2nd ed. Sudbury, MA: Jones and Bartlett, 1995. www.jbpub.com. 转载获许可。）

一旦 Sos 蛋白通过 Grb2（或者 Grb2 及 Shc）与受体连接，它与 Ras 蛋白的距离就会被拉近，而大部分 Ras 蛋白都被永久性地锚定于质膜内侧。Sos 与 Ras 分子的直接相互作用诱导后者释放 GDP 并结合 GTP。这种鸟嘌呤核苷酸的转换使 Ras 蛋白信号通路激活。因此，这条生化通路可显示如下：受体→Grb2→Sos→Ras 或者受体→Shc→Grb2→Sos→Ras。

由于配体活化的受体可募集众多信号蛋白（图 6.9），Sos-Ras 通路只代表生长因子受体发动的众多信号级联之一。

6.5　Ras 调控的信号通路：Ras 下游 3 条重要的信号通路——激酶级联

一个生长因子所引发的多种细胞反应现在可以通过它的同源受体（可以特异性结合细胞因子受体）激活的一系列特异性的下游信号通路来解释。细胞受体受到特异性的生长因子刺激之后，激活的细胞内每一条通路都可以诱导产生这样或那样的生物学改变。另外，在接受持续生长因子刺激的癌细胞中，相应的信号可能被放大，这种持续生长因子信号是由肿瘤细胞内存在自分泌信号环或者一个突变的组成性活化受体造成的。

下游信号通路的分支并不能解释突变的 Ras 蛋白（它只是生长因子受体多条下游通路中的一条）是如何激活细胞内各种生物学变化的。这里，信号转导生物化学再一次提供了关键的证据。我们知道 Ras 蛋白的下游至少有 3 条主要的信号级联，这些通路作用的多样性能够帮助解释 Ras 蛋白是如何引起多种细胞行为改变的。

这些下游信号通路的网络是在酵母遗传学和哺乳动物细胞生化分析的基础上建立起来的。当 Ras 结合 GTP 时，两个“切换结构域”发生切换，使效应环可以和一些作为 Ras 效应分子的下游信号分子相互作用。这些行使 Ras 实际功能的蛋白质统称为 Ras 效应分子（图 6.13）。每一种效应分子对结合 GTP 的 Ras 蛋白的效应环具有强亲和力，而对结合 GDP 的 Ras 蛋白的效应环亲和力差。

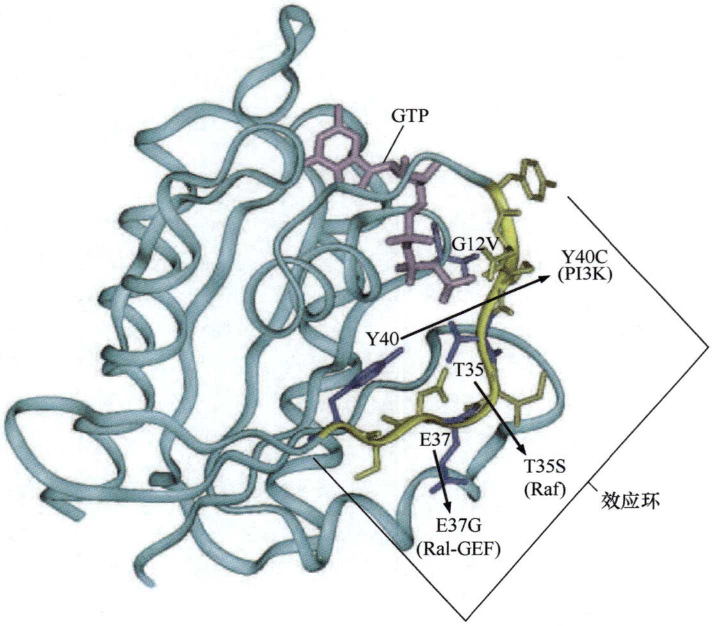

图 6.13　Ras 效应环　Ras 蛋白的晶体衍射结构，此图是图 5.31 的不同观察角度，用带状图表示（大部分为绿色）。鸟嘌呤核苷酸（紫色）和相邻的甘氨酸残基一起显示出来，当后者被缬氨酸替代的时候，导致了 Ras 蛋白的 GTPase 失活（12 位甘氨酸→缬氨酸）。效应环（黄色）至少与 Ras 下游的 3 种效应分子相互作用。氨基酸置换（箭头所指）会影响效应环中的 3 个氨基酸残基，形成 3 种不同形式的 Ras 蛋白，可以分别选择和 PI3K、Raf 或者 Ral-GEF 相互作用。［感谢 R. 拉特克（R. Latek）和 A. 兰加拉詹（A. Rangarajan），数据改编自 U. Krengel et al., *Cell* 62: 539-548, 1990.］

第一个被发现的 Ras 效应分子是 Raf 激酶（图 6.14）。像大多数细胞内的蛋白激酶一样，Raf 磷酸化底物蛋白的丝氨酸和苏氨酸残基。远在发现它与 Ras 结合之前，Raf 激酶就已经在快速转化鼠逆转录病毒和同源的鸡逆转录病毒的过程中被确定为癌蛋白了（表 3.3）。

Ras 激活 Raf 的反应依赖于 Raf 在细胞质内重新定位。Ras 蛋白一直都锚定于质膜上，通常通过它的疏水 C 端结合在质膜的内表面。一旦 Ras 结合了 GTP，Ras 对 Raf 的

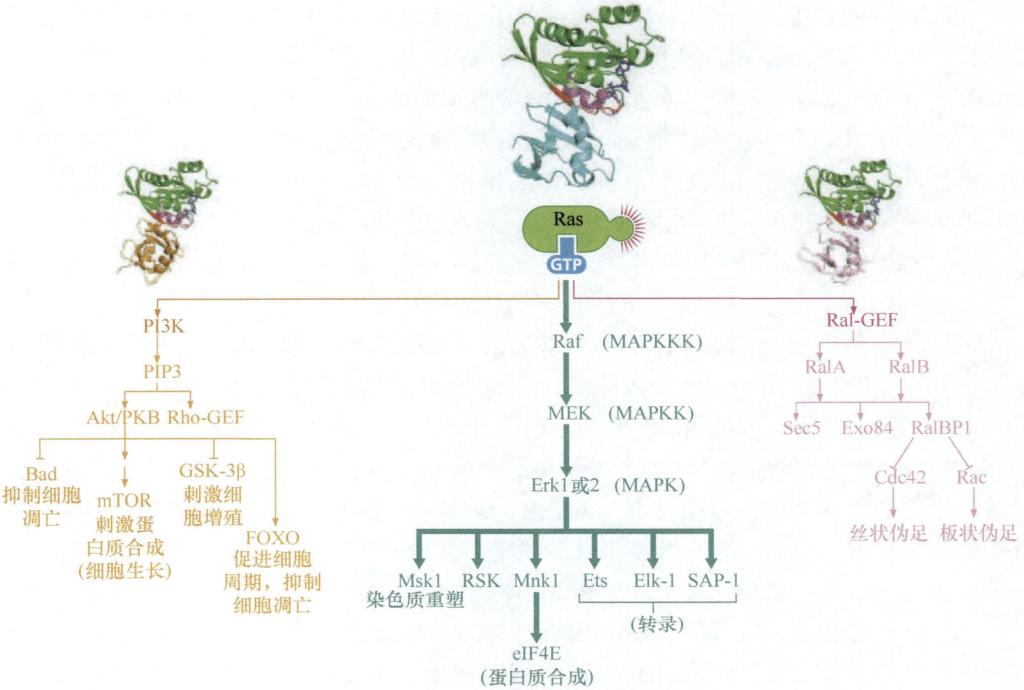

图 6.14　Ras→Raf→MAP 激酶通路　这条信号级联是哺乳动物细胞中 MAPKKK→MAPKK→MAPK 一系列类似信号通路之一（绿色，居中）。在该种情况下，Ras 活化了 Raf 激酶（即一个 MAPKKK），后者磷酸化并活化 MEK（MAPKK），MEK 磷酸化并激活 Erk1 或 Erk2（MAPK）。（这两个另外的 Ras 效应通路将在图 6.15 和图 6.21 中作进一步分析。）然后 Erk1/2 磷酸化胞内负责调控翻译核内转录因子的激酶。这个双分子复合体显示 Ras 效应结构域（红色，紫色）与 Raf 的 Ras 结合结构域相互作用。（引自 M.E. Pacold et al., *Cell* 103: 931-943, 2000; N. Nassar et al., *Nature* 375: 554-560, 1995; 和 L. Huang et al., *Nat. Struct. Biol.* 5: 422-426, 1998.）

亲和力将增加三个数量级，活化的 Ras 就可以通过其效应环结合 Raf。在这种结合形成之前，Raf 存在于细胞质中，与 Ras 结合之后，Raf 通过 Ras 定位于质膜附近（或者，在某种情况下，定位到其他胞内质膜上）。

其他一些蛋白质可以作为骨架增强 Ras 与 Raf 的物理结合，另一些蛋白质可能引起 Raf 关键氨基酸残基的磷酸化或去磷酸化，进而改变其三维构象。Raf 活化后通过磷酸化激活第二个激酶 MEK（MAPKK）。MEK 实际上是一种"双特异性激酶"，既可以磷酸化丝氨酸/苏氨酸残基，又可以磷酸化酪氨酸残基。MEK 利用这两种功能来磷酸化另外两种激酶，胞外信号调控激酶 1 或 2（通常指的是 Erk1 或 Erk2）。一旦被活化，每一种 Erk 都可以磷酸化底物，然后调节包括转录在内的各种胞内进程。

这种激酶信号级联通常称为 MAPK（丝裂原活化蛋白激酶）通路。实际上，在哺乳动物细胞中存在一系列这样的信号级联。Raf 起始的信号级联下游的 Erk1 和 Erk2 可以称为 MAPK。磷酸化 MAPK 的激酶通常称为 MAPKK，在本级联中，MEK 扮演这个 MAPKK 的功能角色。磷酸化 MAPKK 的激酶则通常称为 MAPKKK（图 6.14）。在这种定义下，Raf 可以认为是一种 MAPKKK。

越来越多的证据表明，这些组成许多信号级联的激酶由骨架蛋白维系在一起。例如，KSR1 把 Raf、MEK 和 Erk 组装在一起，从而保证 Raf 能与其底物 MEK、MEK 与其底物 Erk 相互靠近。通过调控这些骨架蛋白的活性，细胞能够控制信号在各个级联的传递。

在这些信号级联中我们了解到，激酶 B 被激酶 A 磷酸化通常引起激酶 B 的功能激活。例如，当 MEK 被 Raf 激活后，MEK 就作为一种可以传递信号的激酶被活化了。这种丝氨酸/苏氨酸磷酸化与生长因子受体胞内区酪氨酸残基磷酸化的结果不同。受体的磷酸化可以募集信号伴侣分子并且将伴侣分子重新定位，而 Raf 引起的 MEK 磷酸化可以引起其结构的改变并进而导致其激酶功能活化。

位于这条级联底部的 Erk 激酶一旦被激活，就可以磷酸化胞内底物并可以转位至细胞核内，在细胞核里磷酸化转录因子，其中的一些转录因子可以启动即早期基因和延迟早期基因表达。例如，如图 6.14 所示，Erk 可以直接磷酸化一些转录因子（Ets、Elk-1 和 SAP-1），也可以磷酸化并激活一些激酶，来磷酸化并激活其他转录因子。同时，这些下游激酶磷酸化两个染色质相关蛋白（HMG-14 和组蛋白 H3），使之构象发生改变；这些特定的修饰使得染色质处于一种易于转录的构型（1.8 节）。Mnk1 激酶是 Erk1 和 Erk2 的一种胞内底物，通过磷酸化作用活化翻译起始因子 eIF4E，从而协助胞内蛋白质的合成。

当 Erk 磷酸化 Ets 转录因子后，后者可以激活重要的生长调控基因的表达，如那些编码肝素结合表皮生长因子（HB-EGF）、细胞周期蛋白 D1、Fos 和 $p21^{Waf1}$ 的基因。（后 3 种基因的功能将在第 8 章详细描述。）

在 Raf→MEK→Erk 通路诱导激活的基因中，编码 Fos 和 Jun 这两种转录因子的即早期基因的激活尤为重要。一旦合成这两种蛋白质，它们就相互结合形成 AP-1。AP-1 是一种在肿瘤细胞中广泛存在的、高度活化的异源二聚体转录因子。人们对 Fos 和 Jun 的特殊重要性的认识，源于它们最初都是作为逆转录病毒相关癌基因的产物而被发现的（表 3.3）。

Ras→Raf→MEK→Erk 通路只是 GTP 结合的 Ras 蛋白活化的下游信号级联之一（图 6.14）。这条激酶级联在细胞转化中非常重要，因为在许多种细胞中转导入突变的致癌 Raf 蛋白激酶时，能够诱导出由 Ras 癌蛋白引起的大部分转化表型。因此，在这些细胞中，Raf 通路是 Ras 癌蛋白转化能力的重要执行者。另外，如上所述，除了活化一些生长促进基因外，这条通路还使细胞失去了锚定依赖性和接触抑制性。同样，它也对 Ras 蛋白所引起的细胞形态改变起着重要作用。

在某些肿瘤中，Raf 下游的信号通路可在没有任何 Ras 直接参与的情况下强烈活化。在 60%～70%的黑色素瘤细胞中含有一个与 Raf 同源、称为 B-Raf 的突变蛋白质，其携带的氨基酸突变可使其激酶活性增加约 500 倍。[这种在黑色素瘤中常见的突变，可解除 B-Raf 的激活环对其催化裂隙处的阻碍（类似图 5.17）。] 在其余的黑色素瘤细胞中，又有 1/3 含有编码活化 N-Ras 癌蛋白的突变。在人类的所有肿瘤中，*ras* 癌基因很少与 *B-raf* 突变共同存在，表明这两个癌基因具有相互重合的功能，因此彼此功能相对冗余。这个激酶可使 60 多个蛋白质的磷酸化水平增加，30 多个蛋白质的磷酸化水平下降，几乎所有的这些变化都是通过 Raf 和 B-Raf 的共同下游效应分子 Erk 直接介导的（图 6.14）。目前已经有多种不同的假说解释细胞的大量信号通路采用类似的多激酶级联形式这一问题（补充信息栏 6.3）。

6.6 Ras 调控的信号通路之二：调控肌醇脂类和 Akt/PKB 激酶

Ras 蛋白的另一个重要的下游效应分子能促使 Ras 引发其他细胞反应（图 6.15）。对于肿瘤来说，这些效应中最重要的就是抑制细胞凋亡（程序性细胞死亡）。这种抗凋亡的活性对于癌细胞极其关键，因为大多数癌细胞都是处于细胞凋亡被激活的边缘状态。第 9 章将详细讨论这些内容。

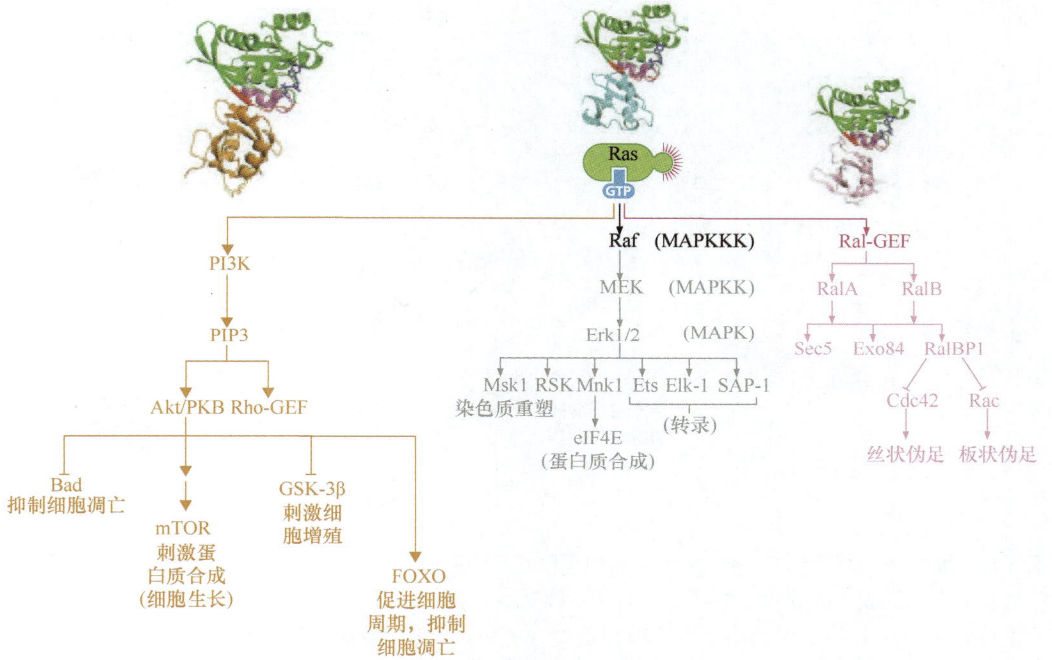

图 6.15 PI3K 通路 Ras 的第二条效应通路（橙色，左）始于其结合并激活磷脂酰肌醇 3-激酶（PI3K），生成 3,4,5-三磷酸磷脂酰肌醇（PIP3）。这又导致含 PH 结构域的分子［如 Akt（又称 PKB）和 Rho 鸟苷酸交换蛋白（Rho-GEF）］结合到细胞膜上去。Akt/PKB 能灭活 Bad（抑制凋亡）、灭活 GSK-3β——它是生长促进蛋白如 β-联蛋白细胞周期蛋白 D1 和 Myc 的拮抗分子，以及激活 mTOR（一种可以刺激蛋白质合成和细胞生长的激酶，还可以磷酸化 Akt/PKB，见第 16 章）。这个双分子复合物（上）显示了 Ras 的效应结构域（红和紫色）与 PI3K（橙色）的 Ras 结合结构域相互作用。（引自 M.E. Pacold et al., *Cell* 103: 931-943, 2000；N. Nassar et al., *Nature* 375: 554-560, 1995；和 L. Huang et al., *Nat. Struct. Biol.* 5: 422-426, 1998.）

早期的生化研究提示细胞膜的磷脂结构可能只是为细胞内外的水环境提供屏障。这些磷脂都是双亲性的，即具有一个亲水性的头部和一个疏水性的尾部（图 6.16A）。磷脂分子的这种极性很好地解释了脂双层的结构，如细胞膜中脂质的亲水性基团朝向胞外和胞内的水环境，而疏水性基团则浸埋在疏水的膜中间。（第 5 章讨论过的生长因子受体的跨膜结构域就包含疏水性氨基酸，从而使这些结构域能够被包埋在这一疏水性环境中。）

20 世纪 70 年代的研究表明，真核细胞中的一些膜相关磷脂具有与维持膜结构完全无关的功能。一些磷脂的亲水性头部含有肌醇基团。肌醇是一种水溶性碳水化合物分子

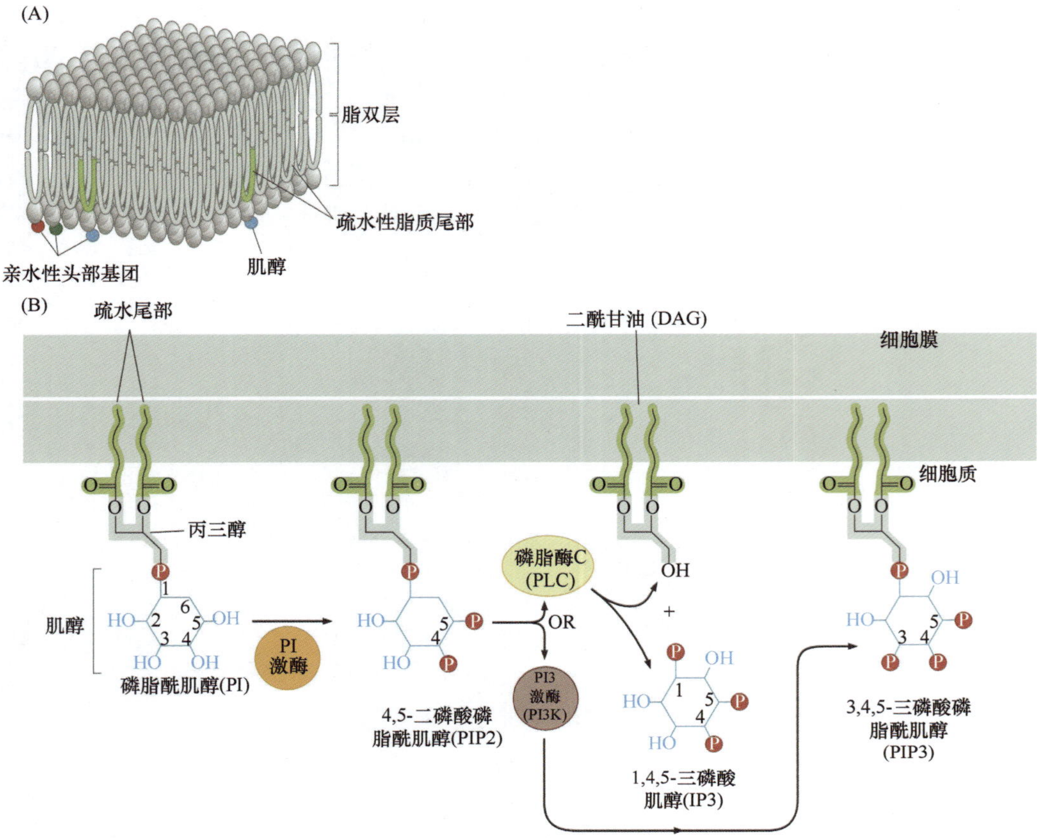

图 6.16　脂双层的生化结构　（A）所有的细胞膜都是由脂双层组成的，脂双层亲水性的头部基团（灰色椭圆）突出到膜内外的水溶性环境，而疏水性尾部（绿色，灰色）则埋藏在脂双层非水溶性的空间里；有一小部分的头部基团含有肌醇葡萄糖（蓝色）。（B）磷脂酰肌醇（PI）（左）由 3 部分组成：2 个插入到细胞膜中含长烃基尾部的脂肪酸（绿色）、甘油（灰色）和通过磷酸二酯键连接到甘油上的肌醇（浅蓝色）。PI 激酶能给肌醇的各个羟基加上磷酸基团，生成如图所示的 PIP2 等产物。PIP2 被磷脂酶 C 切割，生成能激活蛋白酶 C（PKC）的二酰甘油（DAG）和诱导钙离子从胞内钙库释放的 1,4,5-三磷酸肌醇（IP3）。而 PIP2 也能被 PI3K 进一步磷酸化，生成 3,4,5-三磷酸磷脂酰肌醇（PIP3）。PIP3 形成后，其磷酸化的头部基团吸引含 PH 结构域的蛋白质，使之能结合到细胞膜的内表面上。

（更准确地说是一种多元醇）。这种磷脂的肌醇部分能被磷酸基团修饰，形成的磷酸肌醇，接着与磷脂分子的疏水性基团部分相分离。由于其是完全亲水的，IP3 能扩散到远离膜的部位，从而实现其作为一种胞内激素、把信号从细胞膜传递到细胞远端的作用（图 6.16B）。这种胞内激素通常称为第二信使。DAG（图 6.16B）是这种分离作用的另一产物，其能激活细胞中一种重要的信号激酶——丝氨酸/苏氨酸激酶，即蛋白激酶 C（PKC）。另外，磷酸化的肌醇也能与磷脂保持连接，嵌入细胞膜，从而作为某些胞内蛋白的锚定位点。

目前已知磷脂的肌醇部分能被几种不同的激酶修饰，并且每种酶都特异性地修饰肌醇的某一羟基，如磷脂酰肌醇 3-激酶（PI3K）能给嵌在细胞膜的磷脂酰肌醇（PI）3′-羟基加上一个磷酸基团。在已发现的几种 PI3 激酶中，最重要的可能是磷酸化 PI(4,5)P2（又称 PIP2）的 PI3K。PIP2 自身在肌醇部分的 4 位和 5 位含有磷酸基团，经 PI3K 修饰后肌醇获得了第三个磷酸基团，因此 PIP2 变成了 3,4,5-三磷酸磷脂酰肌醇（PIP3，图 6.16B）。

注意这条信号通路的组成与我们前面一节提到的 Ras→Raf→MEK→Erk 级联通路有着显著的不同。在这条通路中，一个重要的激酶（PI3K）是将磷酸基团加到磷脂上而不是蛋白质底物上。

在这章的前面部分我们简略地提到过 PI3K（参阅 6.3 节，图 6.9A）。在那里我们描述这种酶能通过其调节亚基的 SH2 基团结合到一些配体激活的受体上，并磷酸化位于细胞膜上的含肌醇磷脂。研究发现 GTP 激活的 Ras 也能结合 PI3K 并增强其功能活性（图 6.17）。

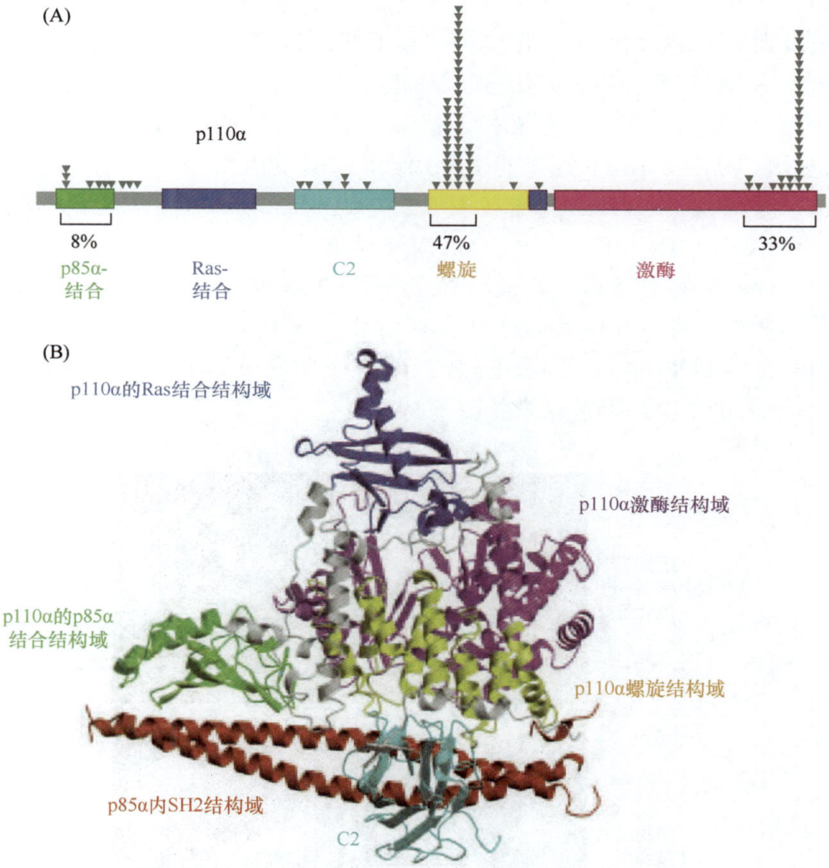

图 6.17　Ras、生长因子受体和体细胞突变对 PI3K 的激活作用　PI3K 是一个调控细胞生长和增殖的重要酶。这个酶最重要的形式由一个称为 p110 的催化亚基和一个称为 p85 的调节亚基所组成，并且能够被 Ras 癌蛋白及酪氨酸磷酸化的生长因子受体激活。（A）p110α的多结构域结构。（B）p110α和 p85α SH2 结构域的丝带模型。p110α（蓝色）的 Ras 结合结构域使之可通过 Ras 连接到细胞膜（此处未显示）。p85α亚基通过其两端的两个 SH2 结构域，结合到配体激活的生长因子受体胞内尾部的磷酸化酪氨酸残基上。p110α的催化亚基显示为紫色。目前仍不清楚 p110 的激活是否需要 p85、p110、Ras 和一个配体激活的 RTK 同时相互结合，还是 p85 与一个配体激活的 RTK 结合，或 p110 与 Ras 结合就足以激活。SH2 结构域似乎能亲和性地结合到脂膜上。（引自 C.-H. Huang et al., *Science* 318: 1744-1748, 2007.）

（事实上，有证据充分证明，仅当 PI3K 的调节亚基 p85 结合到一个配体活化的生长因子受体的磷酸化酪氨酸上时，H-Ras 蛋白才可以有效激活 PI3K。）因此，PI3K 是 Ras 下游的一个直接效应物。如同 Raf 与 Ras 的结合，PI3K 与 Ras 的结合使 PI3K 与膜紧密联系在一起，从而靠近其定位于膜上的底物 PI。

一旦这些相互作用中的一种或几种激活 PI3K，它就能在多种信号通路中发挥枢纽作用，如下所述。最好的证明就是该酶能被多种信号分子激活，如 PDGE、神经生长因子（NGF）、胰岛素样生长因子-1（IGF-1）、白细胞介素-3 和整合素连接的细胞外基质（ECM）（6.9 节）。

磷脂酰肌醇的肌醇头部被磷酸化后，对细胞膜结构和功能都几乎没有任何影响（含肌醇磷脂是细胞膜的次要成分）。但磷酸化后的肌醇头部突出胞膜，容易被一些胞质蛋白识别和结合。这些蛋白质通过磷酸肌醇锚定在膜上后，便能释放出特定的信号。

PIP3 的肌醇头部在 3 位、4 位和 5 位都带有一个磷酸，似乎是磷酸化肌醇最重要的组成基团，见图 6.16B。许多与 PIP3 作用的胞质蛋白都有一个普列克底物蛋白（pleckstrin）同源物（PH）结构域（表 6.2），这个结构域对三磷酸化的肌醇头部有很强的亲和力（图 6.18 和图 6.19）。Akt 又称为蛋白激酶 B（PKB），是一种含有 PH 结构域的丝氨酸/苏氨酸激酶，它或许是最重要的含 PH 结构域的蛋白质之一（Akt/PKB 是另一种最初因为发现其由逆转录病毒相关癌基因编码而被鉴定的蛋白质）。因此，当 PI3K 生成 PIP3 时，Akt/PKB 激酶分子便通过其 PH 结构域结合到从细胞膜延伸到细胞内的 PIP3 肌醇头部（图 6.19）。

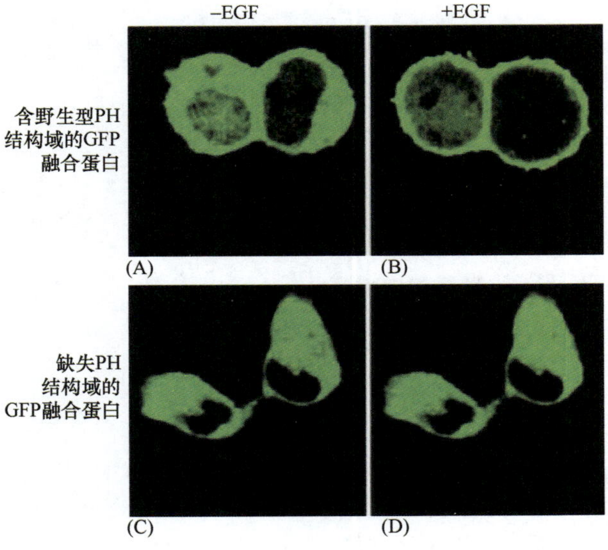

图 6.18　细胞膜上含 PH 结构域的蛋白质向 PIP3 迁移　PIP3 头部基团通过 PI3K 生成后（图 6.16B），成为含有 PH 结构域蛋白质的锚定位点。这一磷酸化和定位过程在 PI3K 激活后迅速发生，如这张显微照片所示，发荧光的蛋白质（绿色荧光蛋白，GFP）与一个含 PH 结构域的蛋白质融合表达，加入 EGF（表皮生长因子）后 1min 这一融合蛋白从在细胞质内弥散分布（A）迁移到细胞膜内表面（B）。但是，当融合蛋白的 PH 结构域缺失时（C），加入 EGF 不能改变其在细胞内的分布（D），依然弥散地分布在细胞质中。（引自 K. Venkateswarlu et al., *J. Cell Sci.* 112: 1957-1965, 1999.）

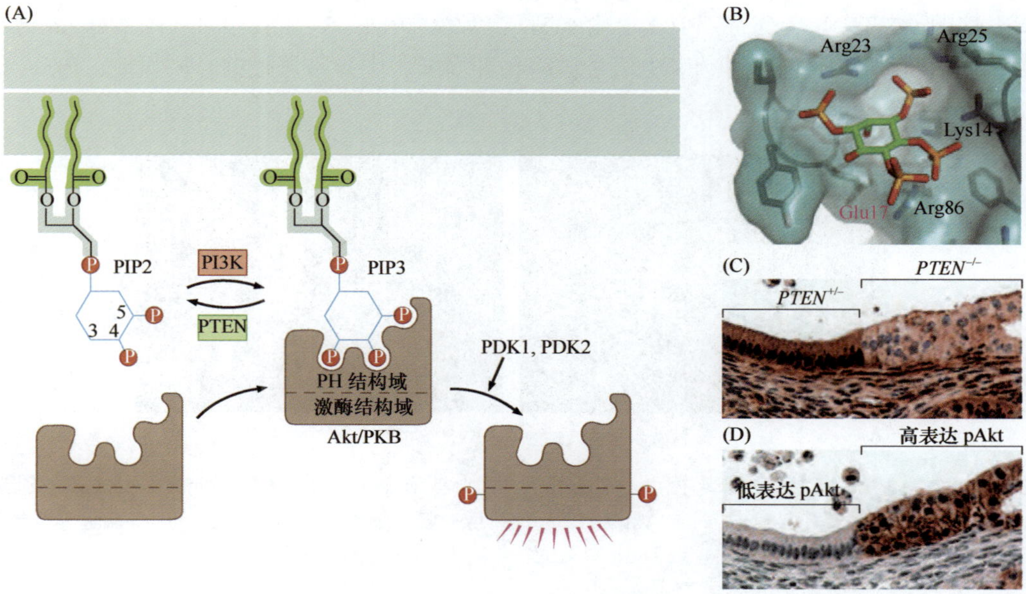

图 6.19　PH 结构域锚定到 PIP3 上　（A）PI3K 催化 PIP3（蓝色线条）（图 6.16B）生成一个细胞内含 PH 结构域蛋白的锚定位点。这种被锚定的蛋白质中最重要的有 Akt/PKB 激酶（棕色）。一旦通过其 PH 结构域锚定在细胞膜内表面，Akt/PKB 就被其他两种激酶（PDK1、PDK2）磷酸化而激活（右下）。最近证据证明，PDK1 含有 PH 结构域，可以不依赖 Akt/PKB 的活化而传递致癌信号。PDK2 是一种 mTOR 蛋白，这一蛋白质将在第 16 章讨论到。Akt/PKB 随后磷酸化各种调控细胞增殖、存活和细胞体积的底物。但当 PTEN 也存在并活化时，它能使 PIP3 去磷酸化，使其转变为 PIP2，因此使 Akt/PKB 失去在细胞膜上的锚定位点。（B）Akt/PKB 结合 PIP4（结晶模拟 PIP3 的头部基团）的立体化学图。静电和氢键使得 PH 结构域特异性结合在肌醇头部基团。在一些乳腺癌、结直肠癌和卵巢癌中，基因组点突变引起 PH 结构域的 17 位谷氨酸变为赖氨酸，导致它与 PIP3 的亲和力增加，使 Akt/PKB 与膜结合，并持续活化。（C）这一反应的动力学可在 $PTEN^{-/-}$基因型的基因工程小鼠中观察到。这些小鼠的子宫上皮细胞经常丢失另外一个野生型等位基因，形成 $PTEN^{+/-}$细胞，往往发生局部异常增生和囊肿。当用抗 PTEN 血清免疫染色时，这些右边的上皮细胞已经没有 PTEN 表达，并且体积变大，显示了 PIP3 通路在细胞体积方面的调控作用。（D）当用抗磷酸化的 Akt/PKB 抗体去转染同一损伤部位时，右边的细胞显示出高水平的磷酸化 Akt，而左边的则活性很低。[B，感谢 D. 范阿尔滕（D. van Aalten）。C 和 D，引自 K. Podsypanina et al., *Proc. Natl. Acad. Sci. USA* 98: 10320-10325, 2001.]

Akt/PKB 与细胞膜的结合（以及紧接着的 Akt/PKB 磷酸化）导致其激酶活性的激活。磷酸化激活后，Akt/PKB 对一系列的底物进行磷酸化，从而对细胞产生各种各样的效应。Akt/PKB 对细胞主要有三方面的生物学效应（图 5.6B）：①减小细胞启动程序性细胞死亡的可能性，促进细胞的存活；②刺激细胞增殖；③刺激细胞生长，即狭义上的细胞体积大小的增长（图 6.20）。同时，它也能以一种目前尚不明确的机制影响细胞迁移和血管生成——促进新的血管形成。

PI3K 及紧接的 Akt/PKB 的激活是受到严密调控的。在缺乏生长因子刺激、停止生长并处于静息状态的细胞中，胞内的 PIP3 的水平是很低的。而一旦这种细胞遇到有丝分裂原（mitogen），细胞中 PIP3 的水平迅速上升。细胞内使 PIP3 和其他磷酸化 PI 分子在通常情况下维持在低水平的是一系列磷酸酶，其能逆转类似 PI3K 的激活效应。最有代表性的是 PTEN，它能将 PIP3 中由 PI3K 等激酶加上的 3′-磷酸移除（图 6.19）。这种移除提示两种可能导致 Akt/PKB 信号通路在肿瘤细胞中异常调控的不同机制：PI3K 的过度激活或者 PTEN 的失活。

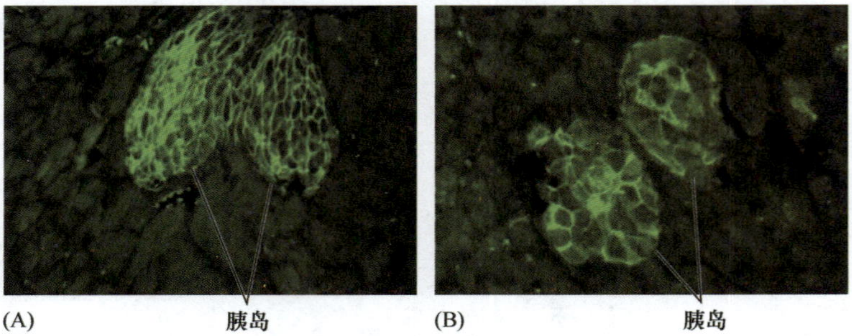

图 6.20 Akt/PKB 与细胞生长调控 正常情况下，当血糖浓度升高时胰岛的内分泌细胞分泌胰岛素。（A）正常胰岛的显微图。（B）如果 Akt/PKB 选择性地在胰岛细胞里组成性激活，这些细胞会长至正常细胞体积的 4 倍以上。（引自 R.L. Tuttle et al., *Nat. Med.* 7: 1133-1137, 2001.）

Akt/PKB 丰富的生物学功能必然要求其能磷酸化各类涉及不同信号通路的底物（表 6.3）。其中一种首要的功能——促进细胞的存活——依赖于 Akt/PKB 能抑制任何可能激活程序性细胞死亡的信号。关于细胞凋亡我们将在第 9 章详细讨论。总之，我们只需记住：Akt/PKB 的磷酸化作用可以抑制一些促细胞凋亡的蛋白质。

表 6.3 Akt/PKB 对细胞存活、增殖和生长的作用

生物学功能	Akt/PKB 的底物	描述	功能性结果
抗凋亡	Bad（促凋亡）	Bcl-X 拮抗分子，与 Bad 类似，属于 Bcl-2 蛋白家族，调控线粒体膜孔（9.13 节）	抑制
	胱天蛋白酶 9（促凋亡）	影响程序性细胞死亡的蛋白酶级联的组成部分（9.13 节）	抑制
	IκB 激酶，简称 IKK（抗凋亡）	由 Akt/PKB 磷酸化而活化（6.12 节）	活化
	FOXO1TF，原名 FKHR TF（促凋亡）	磷酸化可以阻止其核转位及活化抗凋亡基因	抑制
	Mdm2（抗凋亡）	由 Akt/PKB 磷酸化而活化，可以引起 p53 破坏（9.7 节）	活化
增殖	Gsk-3β（抑制增殖）	磷酸化 β-联蛋白、细胞周期蛋白 D1、Myc（7.11 节、8.3 节、8.9 节），引起它们的降解；并可以通过 Akt/PKB 磷酸化而失活	抑制
	FOXO4，原名 AFX（抑制增殖）	诱导 CDK 抑制分子 p27Kip1（8.4 节）和一些促进凋亡基因的表达；当被 Akt/PKB 磷酸化后可以从细胞核内转出	抑制
	p21Cip1（抑制增殖）	CDK 抑制分子，与 p27Kip1 相似（8.4 节）；当被 Akt/PKB 磷酸化后转出细胞核；在胞质中 p21Cip1 的磷酸化可以抑制胱天蛋白酶，发挥抗凋亡功能（9.13 节）	抑制
生长	Tsc2（抑制生长）	被 Akt/PKB 磷酸化后 Tsc1/Tsc2 复合物解离，mTOR 活化，上调蛋白质合成（16.15 节）	抑制

Akt/PKB 的增殖调控功能依赖于其对细胞生长分裂即细胞周期进展过程中重要蛋白质的干扰。我们将在第 8 章中学习到更多关于细胞周期这一复杂机制的知识。

除此之外，Akt/PKB 还能使调控细胞蛋白质合成速率的相关蛋白质发生巨大变化。Akt/PKB 通过中介分子诱导激活 mTOR 激酶，而激活后的 mTOR 激酶可磷酸化一种翻译抑制因子 4EP-BP，并使之失活。同时，激活的 mTOR 激酶还磷酸化激活一种翻译激活因子 p70S6 激酶，这些变化使 Akt/PKB 能提高一组 mRNA 的翻译起始效率，加速蛋白质合成，利于胞内蛋白质的积累，从而促进细胞生长（而不是增殖）。我们将在第 16 章对这一通路详细讨论。关于 Akt/PKB 具有促进生长活性的证据来自转基因小鼠实验（图 6.20）：胰腺表达持续活化的 Akt/PKB 突变体的转基因小鼠，其胰腺 β 细胞直径是正常 β 细胞的 2 倍（几乎是 4 倍体积）。

有证据表明还有其他通过 PH 结构域与 PIP3 相结合的细胞蛋白质，并且这种结合有利于激活它们的相关功能。在这些具有 PH 结构域的蛋白质中，有一组类似 Sos 作用的鸟嘌呤核苷酸交换因子（GEF），能激活各种类似 Ras 蛋白并与之有联系的小 GTPase。这一类 GTPase 属于 Rho 信号蛋白家族，这一家族包括 Rho、Rac 和 Cdc42 三个成员。如同 Ras 一样，这些 Rho 蛋白也是双向开关，结合 GTP 时作为具有活性的信号分子，而结合 GDP 时没有信号活性（信息栏 6.4）。Rho-GEF 一旦结合 PIP3 被活化后，它就如同 Sos 对 Ras 蛋白的作用一样作用于 Rho 蛋白。这些 Rho-GEF 能解离结合在 Rho 上的 GDP，使 GTP 结合上来，从而激活 Rho。

信息栏 6.4 Ras 是一组相似蛋白质大家族成员的典型代表 Ras 只是 151 个具有类似结构的蛋白质组成的蛋白质家族的一个成员，这个蛋白质家族称为“小 G 蛋白”，从而与另一个更大的异源三聚体鸟苷酸结合 G 蛋白相区别。后者与七次跨膜细胞表面受体结合并被其激活（图 5.24A）。绝大多数小 G 蛋白都有一个含三个字母的名称，每个名称都是由最初发现和命名的 Ras 蛋白衍生出来的，如 Ral、Rac、Ran、Rho 等（Cdc42 蛋白是 Rho 家族的一个成员，因为是通过酵母遗传研究发现的而保留了其特殊的命名）。

这些蛋白质序列各异，但都有一相似序列，位于各自结合并水解鸟苷酸的位点。每个小 G 蛋白都能像双向开关一样发挥作用，进行 GTP—GDP—GTP 的循环往复，呈现开或关的状态。跟 Ras 一样，这些蛋白都由特异性的鸟嘌呤核苷酸交换因子（GEF）来激活（GDP 转换为 GTP），也都由特异性的 GTPase 激活蛋白（GAP）激活其 GTPase 活性或使其失活。

每个小 G 蛋白都控制一种不同的细胞生理或生化过程，包括细胞骨架的结构和凋亡的调控、细胞内囊泡的运输以及凋亡。有一种小 G 蛋白甚至能调节蛋白质穿过核孔。这些不同的细胞生物学过程唯一的共同点就是，需要被某类双向转换机制调控，而这也正是小 G 蛋白最适合的作用方式。

激活 Rho 蛋白的功能与 Ras 显著不同：它参与细胞骨架及细胞与胞外环境黏附结构的重建。通过这种方式，Rho 样蛋白调控细胞形状、迁移及癌细胞转移。例如，Cdc42 与肌动蛋白细胞骨架重组有关，并参与细胞丝状伪足形成。丝状伪足是一种细胞用来探知外部环境和胞外基质黏附的细胞膜指状小突起；而 Rac 则参与形成片状伪足，这是一种位于运动细胞前沿从细胞膜上延伸出来的褶皱（图 14.36 和图 14.37）。这些过程与肿瘤细胞的侵袭和转移密切相关，我们将在第 14 章深入讨论其作用机制。

在多种类型的肿瘤细胞中都存在 PI 代谢物和 *Akt/PKB* 相关通路的失调，而这种失调很多时候与 Ras 蛋白的作用并无关系（表 6.4）。在一些晚期卵巢癌中细胞增殖、侵袭能力增加以及凋亡水平降低与 PI3K 的升高有关，而在其他肿瘤如淋巴瘤、头颈部肿瘤和结直肠癌中则存在 Akt/PKB 酶过表达，并被认为这是信号通路活化的原因。

表 6.4　PI3K 通路在人类肿瘤中的改变 [a]

肿瘤类型	*Akt/PKB* 过度活化	*PIKC3A* 过度活化 [b]	*p85α* [c]	*PTEN*-突变或者被抑制 [d]
胶质母细胞瘤		6%～27%	8%	20%
卵巢癌	约 2%	4%～12%	4%	8%
子宫内膜癌		22%		42%～54%
肝细胞癌		6%～36%		5%
黑色素瘤	约 80%	约 9%		40%～50%
肺癌		3%～4%		9%
肾细胞癌		3%		4%
甲状腺癌		5%		5%
淋巴瘤		3%		8%
前列腺癌		2%		10%
结直肠癌	约 6%	14%～32%	2%～8%	13%～54%
乳腺癌	约 8%	18%～40%	2%	20%～33%
膀胱癌		23%		8%
胰腺癌		25%	17%	
胃癌		8%		

a. 表中的百分比为大约数字。随着肿瘤进展，表中这些改变均显著增加，而且很多文献并没有区分失活的原因是由突变还是启动子去甲基化引起的。

b. *PIKC3A* 是编码 PI3K 的基因家族 16 个成员中唯一一个在肿瘤发生发展过程中发生体细胞突变的基因。这些突变影响 PI3K 激酶的 p110 催化亚基；而常见的基因扩增未在本表中显示。

c. 在肿瘤中常见的 *PI3KR1* 突变影响 PI3K 的调节亚基；PI3K 调节亚基家族其他 4 个成员的突变未在本表显示；编码 p85α 亚基的突变数量很少，但这一结论可能会随收集资料的增多而改变。

d. 表中显示 *PTEN* 的无义突变或者缺失；更多情况下，*PTEN* 的下调是通过启动子区的甲基化或者 microRNA 调控的。(启动子区的甲基化可以引起基因转录关闭；见 7.8 节。)

引自 www.sanger.ac.uk/perl/genetics/CGP/cosmic；T.L. Yuan and L.C. Cantley, *Oncogene* 27: 5497-5510；B.S. Jaiswal et al., *Cancer Cell* 16: 463-474, 2009；D.W. Parsons et al., *Science* 321: 1807-1812, 2008；Y. Samuels and K. Ericson, *Curr. Opin. Oncol.* 18: 77-82, 2006.

近 1/3 的结直肠癌中存在 PI3K 调节亚基 p110α突变导致的 PI3K 过度活化（图 6.17B 和表 6.4）。事实上，这些编码 PI3K 的 *PIKC3A* 基因的α亚型的激活性突变，使 *PIKC3A* 成为人类肿瘤中突变数目第二高的基因，仅次于 K-*Ras* 基因。然而，Akt/PKB 失调更主要的诱因是 PTEN 功能失活，这在多种人类肿瘤中都已发现（表 6.4）。

包括乳腺癌、前列腺癌和胶质母细胞瘤在内的许多不同肿瘤中，染色体的基因突变或 DNA 甲基化使 *PTEN* 基因表达受抑制，导致其丧失活性。总计 30%～40%的人类肿瘤中都存在 PTEN 活性缺失，由此导致 PIP3 磷酸化水平上升，进而引发一系列上述下游事件。PTEN 这种抑制细胞增殖的行为表明其具有抑癌基因的功能。关于抑癌基因我们将在第 7 章进行讨论。

由于 PI3K 激活和 PTEN 失活导致同样的结果——PIP3 增加，我们可以推测出人类肿瘤通常只发生其中一个而不会同时发生两个事件，而事实也确实如此。PI3K 的激活使 PTEN 的失活在肿瘤发生中不再必要了，反之亦然。

6.7　Ras 调控的第三条通路：通过 Ras 同源物 Ral 进行的调控

Ras 下游三大效应通路中的第三条通路涉及一对 Ras 样蛋白：RalA 和 RalB，这两种蛋白质与 Ras 具有 58%的序列同源性（信息栏 6.4）。同 Ras 一样（图 5.30），Ral 蛋白功能的激活依赖于 GTP 取代 GDP 与之相结合。

Ras 和 Ral 之间的信号转导由 Ral 鸟嘌呤核苷酸交换因子（Ral-GEF）介导，Ral-GEF 能促进 Ral 蛋白释放 GDP 并结合 GTP，这与 Sos 对 Ras 蛋白的作用类似。除了 GEF 结构域，每个 Ral-GEF 还有一个能结合活性状态下 Ras 的口袋形结构域。Ral-GEF 与 Ras 的结合，使 Ral-GEF 定位在细胞膜的内表面，而且能引起 Ral-GEF 构象改变，激活其内在的鸟嘌呤核苷酸交换因子（GEF）活性。

RalA 和 RalB 蛋白被激活后，进一步调节信号通路的下游靶基因（图 6.21）。例如，Ral 通路能激活两个蛋白质——Sec5 和 Exo84，来促进 Ras 介导的非锚定依赖生长。

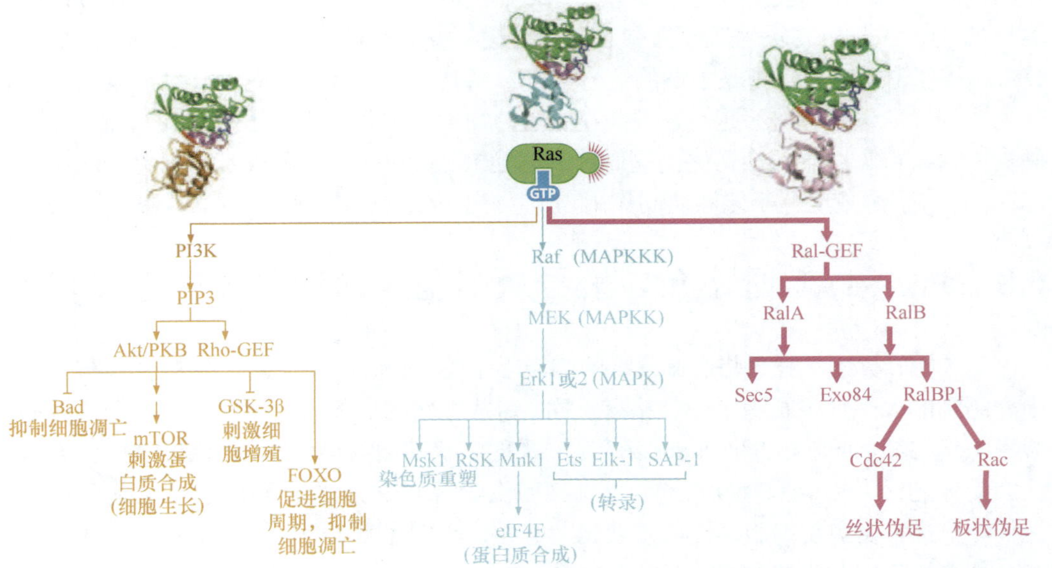

图 6.21　Ral 及其对细胞骨架的调控　Ras 和 Ral-GEF(粉色，右边)的结合使后者能激活 Ral 蛋白(RalA 和 RalB)。结合 GTP 的 Ral 蛋白接着激活多个下游通路，主要激活 Sec5、Exo84 和 RalBP1 通路。激活的 Sec5 和 Exo84 对体外培养的 Ras 转化细胞的非锚定依赖生长及体内成瘤有着重要贡献，而 RalBP1 通过作用于 Cdc42 和 Rac，可重组肌动蛋白细胞骨架从而影响细胞迁移。图中展示了 Ras 的效应结构域与 Ral-GEF 的 Ras 结合结构域之间的结合。(引自 M.E. Pacold et al., *Cell* 103: 931-943, 2000; N. Nassar et al., *Nature* 375: 554-560, 1995；和 L. Huang et al., *Nat. Struct. Biol.* 5: 422-426, 1998.)

另外，RalA/B 信号还能通过作用于 RalBP1，导致上一节提到过的两个 Rho 蛋白 Cdc42 和 Rac 失活。Rac 也能发出有丝分裂信号，并且通过刺激产生活性氧来拮抗 Rho 家族一些蛋白质的作用。尽管目前机制并不清楚，但是 Ral 蛋白可能在促进细胞迁移、促使癌细胞侵袭和转移方面发挥重要作用。

Ras 蛋白是一种具有多重效应的癌蛋白，这可从生化层面上自 Ras 发出的 3 条下游信号通路予以解释。我们希望看到每一种与 Ras 癌蛋白相关的表型（如非锚定依赖性、存活、增殖和生物合成等）都能归为 3 种 Ras 效应蛋白特异性作用的结果，但事实上，事情往往要复杂得多：绝大多数表型似乎是这些效应蛋白共同作用的结果。

事情的复杂性还体现在另外两个方面。首先，我们是把 Ras 蛋白作为单一蛋白质进行讨论的，然而事实上 Ras 家族有 4 种蛋白质（1 种 H-Ras，1 种 N-Ras，2 种 K-Ras），这 4 种蛋白质在细胞中的定位不同，作用方式也略有差异。其次，我们列举的 3 种蛋白质（Raf、PI3K 和 Ral-GEF）并不能包括所有的 Ras 效应蛋白。已经清楚的是 Ras 可以和许多其他蛋白质结合，虽然目前对这些效应蛋白的了解不多，但它们能诱导细胞产生其他变化。

在任何信号通路中，那些处于上游的分子的力量和影响力比下游分子大得多。Ras 癌蛋白（或某一 Ras 的上游调控蛋白发出的刺激信号）能同时激活多条信号通路，诱发多种细胞恶性转化过程中的细胞表型变化。而 Ras 下游通路中的某一条通路异常则只能导致其中的一小部分表型变化，因而产生的癌细胞的生长优势也小得多。这一点由我们前面提到的编码 B-Raf 激酶的基因突变体可以很好地说明，B-Raf 也通过与 Ras 结合而被激活（6.5 节），其突变体在许多人黑色素瘤细胞中均有发现，这种突变体可以形成致癌性的 BRAF，但其转化活性只有发生甘氨酸与缬氨酸替换突变激活的 Ras 癌蛋白的 1/50。从理论上来说，越是下游的信号分子，当其突变时产生的有利于细胞发生恶性转化的作用（如选择优势）越小，因此在人类肿瘤细胞中很少见到这些突变。而且，人类肿瘤中通常可见两条效应通路的同时改变（如 Raf 和 PI3K），而 *Ras* 不是单一的突变；因此，这些下游效应分子能够协同作用，产生类似 Ras 自身突变引起的细胞生物学效应。

6.8　Jak-STAT 通路介导信号从细胞膜向细胞核的直接传递

如 5.7 节所述，对一些造血系统的刺激因子受体进行研究发现，这些受体与上一章中介绍到的大多数生长因子受体略有不同。这些特殊的受体蛋白没有共价结合这些酪氨酸激酶结构域，而是与 Jak（Janus 激酶）一类的酪氨酸激酶形成非共价复合物（图 6.22）。这类受体包括干扰素（IFN）受体、促红细胞生成素（EPO）受体和血小板生成素（TPO）受体。干扰素是免疫细胞功能的重要调节分子（我们在第 15 章将学到）；其余两种受体则分别调控红细胞生成和血小板生成。

由配体结合介导受体发生二聚化后，每个受体分子结合的 Jak 酶将二聚体中另一个受体分子的细胞质尾部酪氨酸磷酸化，其原理与 EGFR 和 PDGFR 在被配体激活后二聚体亚基之间进行交互磷酸化是一致的。形成的磷酸化酪氨酸吸引并结合含有 SH2 结构域的转录因子 STAT（信号转导和转录激活蛋白）。这些 STAT 进一步被 Jak 磷酸化后形成同时含有 SH2 结构域和磷酸化酪氨酸的单个 STAT 分子。重要的是，STAT 的 SH2 结构域能够特异性地结合 STAT 上形成的磷酸化酪氨酸残基，因此形成 STAT-STAT 二聚体，其中每个 STAT 都通过其 SH2 结构域与二聚体中另一 STAT 的磷酸化酪氨酸相结合。形成的 STAT 二聚体迁移入核，作为转录因子发挥功能（图 6.22）。

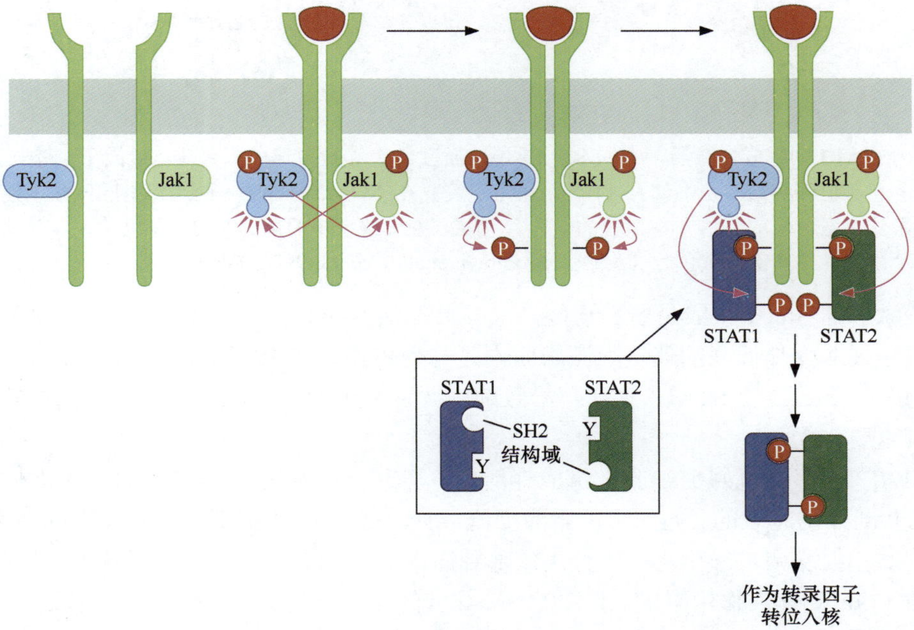

图 6.22　Jak-STAT 通路　Jak-STAT 通路依赖于 Jak 的酪氨酸激酶（如 Jak1、Tyk2）活性，这些激酶通常与多种细胞因子受体非共价结合，包括干扰素、促红细胞生成素（EPO）和血小板生成素（TPO）的受体。一旦配体激活受体形成二聚体，Jak（如 Jak1 和 Tyk2）激酶便彼此相互磷酸化，同时受体 C 端尾部也被磷酸化。形成的磷酸化的酪氨酸残基吸引 STAT 蛋白（如这里显示的 STAT1 和 STAT2）并通过其 SH2 结构域与 Jak 结合并被磷酸化。然后，STAT 通过其 SH2 结构域与另一个 STAT 的磷酸化酪氨酸结合而发生二聚化，进而入核，作为转录因子激活主要基因如干扰素编码基因的表达。这里没有显示 STAT 的另一些激活通路，如 Jak 结合一些 G 蛋白偶联受体（GPCR）激活 STAT，以及某些配体激活的生长因子受体和非受体酪氨酸激酶对 STAT 的直接磷酸化。

STAT 可以激活对细胞增殖和细胞存活极其重要的靶基因，包括如 *myc*、细胞周期蛋白 D2 和 D3（能使细胞通过生长–分裂周期），以及编码强抗凋亡蛋白 Bcl-X_L 的基因等。除了可磷酸化 STAT，Jak 还可磷酸化那些能激活其他促有丝分裂通路的底物，包括前面介绍的 Ras-MAPK 通路。

有关 STAT 促进癌症发生发展最生动的例子来自 STAT3。在 STAT3 中插入一对半胱氨酸残基，突变后的 STAT3 能够自发二聚化并形成共价二硫键从而稳定地交联（图 6.23）。这样形成的 STAT3 突变二聚体在结构和功能上均与正常情况下被 Jak 磷酸化后生成的 STAT3 二聚体相似，但其作为核内转录因子的作用是组成性激活的，因此具有致癌蛋白功能，能转化 NIH 3T3 和其他永生化小鼠细胞。

已知 STAT3 在多种人类肿瘤中被组成性激活，如在许多黑色素瘤中，STAT3 主要是被 Src 激活的，而 Src 本身在这些肿瘤细胞里也是组成性激活的。至少有 4 种属于非受体

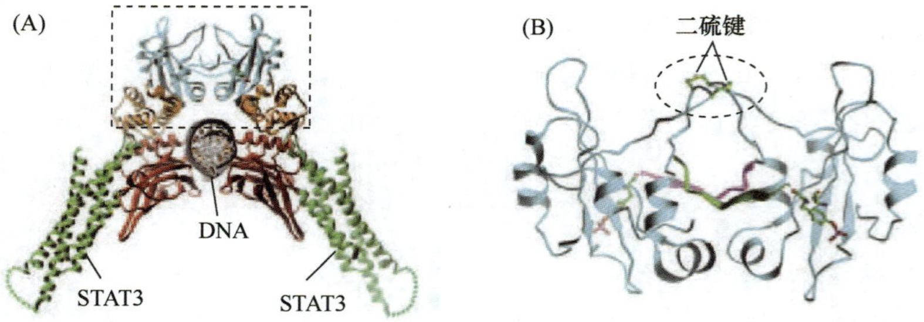

图 6.23　STAT3 的组成性激活　（A）STAT3 蛋白通过其 C 端区域形成二聚体转录因子，跨坐于 DNA 双螺旋上（灰色环状结构，中部）。（B）采用定点突变在 C 端结构域插入两个酪氨酸残基，使其形成共价二聚体。这里显示了图 A 中蓝色的 C 端结构域（在虚线框中的部分）的详细结构。虚线框显示了连接两个单体的二硫键（黄色）。（引自 J. Bromberg et al., *Cell* 98: 295-303, 1999.）

酪氨酸激酶的 Src 家族成员蛋白质能磷酸化并激活 STAT3。这也突出表明了 STAT 在细胞质中是被非受体偶联的酪氨酸激酶而不是与受体相关的 Jak 活化的。抑制这些黑色素瘤细胞中的 Src 能使 STAT3 失活，导致细胞凋亡，表明了 STAT3 在保证肿瘤细胞存活中具有重要作用。

STAT3 在多数乳腺癌细胞中组成性活化，其中一些细胞中 STAT3 的磷酸化是由 Src 和 Jak 共同作用完成的。如同黑色素瘤细胞，逆转这些乳腺癌细胞中 STAT3 的活性导致生长抑制和细胞凋亡。在几乎所有头颈部肿瘤中，STAT3 也是组成性活化的，活化机制可能与 EGF 受体的作用有关。除此之外，在许多胶质母细胞瘤中，一种可以使 STAT3 酪氨酸残基去磷酸化的磷酸酶失活，也能导致 STAT3 被活化。STAT3 活化在引起肺癌和胃癌的恶性表型方面也起着至关重要的作用。形成二聚体的 STAT3 进入细胞核后，可以诱导上百个基因表达，其中许多都是促进细胞增殖、保护细胞免于凋亡的基因。综上所述，各种证据汇合在一起，证明 STAT 是人类多种肿瘤转化过程中的重要调节分子。

6.9　细胞黏附受体信号与生长因子受体信号的交汇

在上一章中，我们读到细胞会持续性地监控细胞外基质（ECM）成分对其的附着情况。一方面，细胞通过整合素与细胞外基质分子粘连后，释放出存活信号到细胞质中，从而降低细胞凋亡的可能性。同时，由细胞内信号引起的整合素激活，能刺激细胞膜特异位点上的整合素分子与 ECM 形成新的连接，增强细胞的运动能力。因此，整合素具有 3 个功能：①使细胞与 ECM 相连接；②通知细胞其是否已经与某些 ECM 成分连接；③通过断开与 ECM 的旧连接，形成新连接，促进细胞的迁移。（事实上，整合素还有第四个目前还不甚了解的功能：它与其胞内协同信号分子可以感应 ECM 和细胞肌动蛋白骨架之间产生的物理张力，细胞感受到这一张力就会发生很复杂的反应。）

如上一章所述，整合素能在一小块称为黏着斑的固定面积上聚集并与许多 ECM 生成连接（图 5.28A）。这种聚集能引起黏着斑激酶（FAK）激活。FAK 是一类类似 Src 的非受体酪氨酸激酶，与一些整合素分子β亚基的细胞内尾部相连，当整合素聚集在黏着斑上时可能通过转磷酸作用被磷酸化。FAK 上被磷酸化的酪氨酸残基可以为 Src 提供锚定位点（图 6.24A）。锚定后的 Src 接着磷酸化 FAK 的其他酪氨酸残基，由此形成的磷酸化酪氨酸残基成为其他含 SH2 结构域的信号分子（如 Grb2、Shc、PI3K 和 PLC-γ）的锚定位点。也有证据表明 Grb2 一旦结合磷酸化的 FAK 后，能重新招募 Sos，后者接着激活其下游的靶基因，包括 Ras 和 PI3K。显然，目前整合素下游信号的许多复杂问题仍待解决（图 6.24B）。已有的证据表明存在最少包括以下这些元件的信号通路：ECM→整合素→Sos→Ras→Raf，PI3K 和 Ral-GEF。

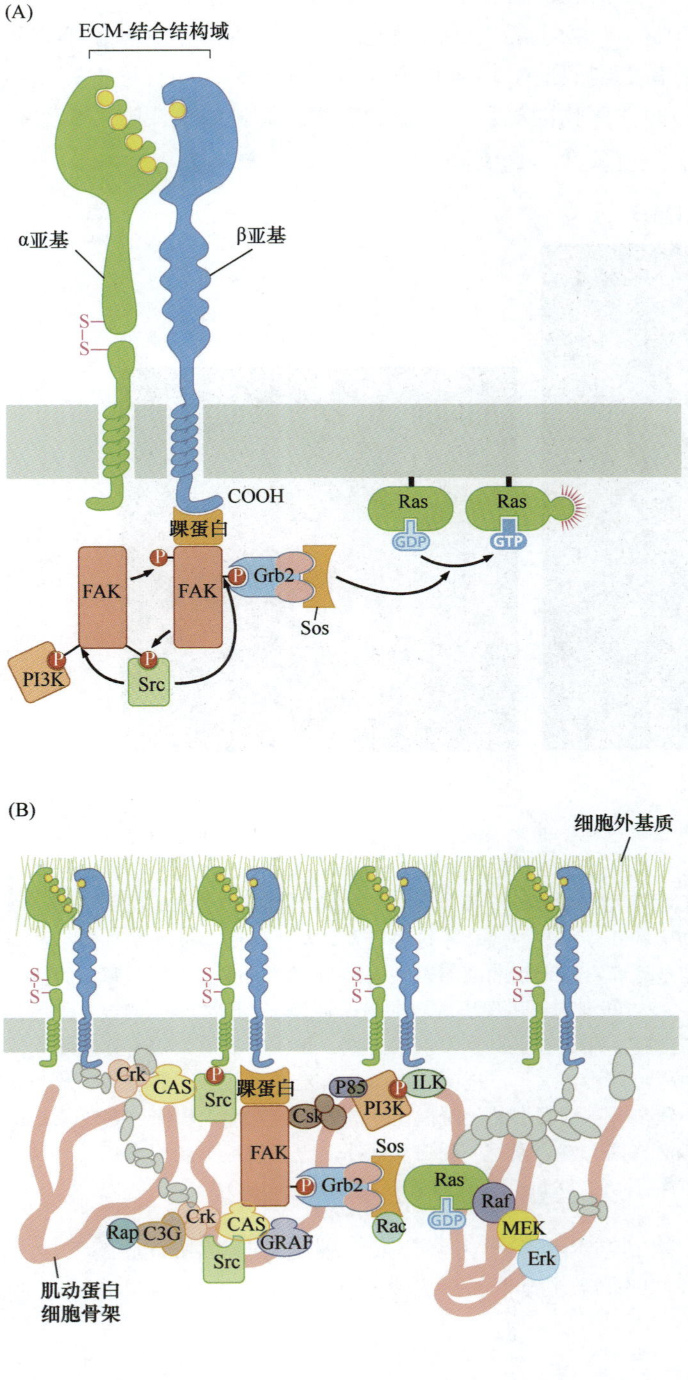

图 6.24　整合素信号转导　（A）整合素由α+β二聚体组成。除了把细胞骨架与细胞外基质连在一起（图 5.28B），整合素二聚体的胞外功能区与细胞外基质结合引发一系列细胞内信号转导蛋白（如黏着斑激酶 FAK）结合到β亚基的胞内结构域。由此导致转磷酸作用及结合的含 SH2 结构域信号分子释放出信号，激活配体激活的生长因子受体信号通路。（B）如图所示，图 A 只表示了复合物的一部分，这种目前了解甚少的复合物由许多信号转导分子组成，整合素与 ECM 结合后这些分子能与各种整合素β亚基的胞内结构域结合。已发现一共大约有 180 个不同的蛋白质与黏着斑发生物理连接。（改编自 C. Miranti and J. Brugge, *Nat. Cell Biol.* 4: E83-E90, 2002.）

整合素信号通路与酪氨酸激酶通路具有惊人的相似性：酪氨酸激酶受体与细胞外的生长因子配体结合，而整合素与细胞外基质结合。一旦激活，这两类感应器激活许多相同的下游信号级联。而且，一些整合素还与酪氨酸激酶受体共定位，并且这种结合似乎是这两类受体激活都必需的。

这种信号通路的交汇似乎能解释 Ras 癌蛋白的一个很重要的细胞生物学效应，即使细胞以非锚定依赖的方式生长。正常情况下细胞依赖整合素信号来衡量正常 Ras 蛋白的活化情况。缺少这种信号时，细胞会认为已经无法与细胞外基质相连接。这将使细胞生长分裂的周期演进受到阻滞，或者更剧烈地引起细胞进入称为失巢凋亡的程序性死亡状态。失巢凋亡通常在细胞失去与固体底物的黏着时被诱导发生，而逃避失巢凋亡似乎代表了乳腺癌启动阶段的最初几个步骤之一（图 6.25）。

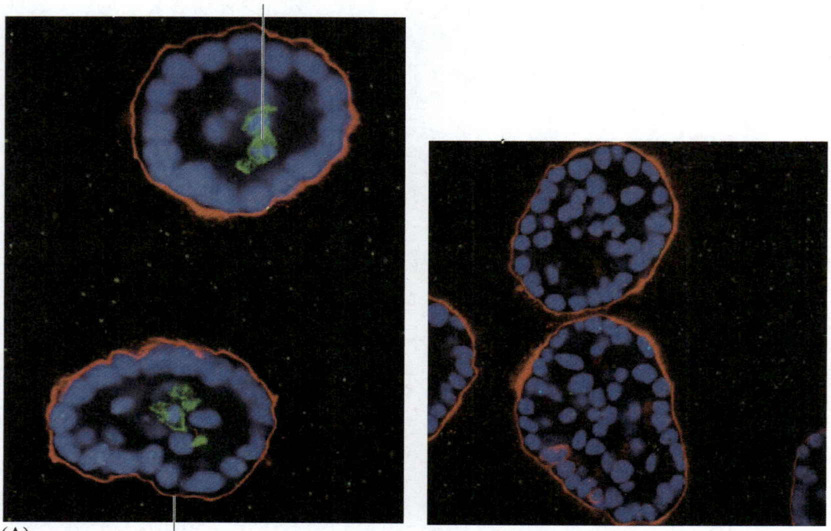

图 6.25　失巢凋亡和形态发生　形态发生过程中的失巢凋亡起到在柱状细胞团中间挖掘通道的作用，从而形成空心的导管。当悬浮培养时，人乳腺上皮细胞（MEC）形成腺泡——一种至少在表面上类似乳腺导管的球状细胞簇。（A）从横截面上可以看到一个腺泡被一层由细胞合成的含 laminin-5（红色）的基底膜（细胞外基质的一种形式）所环绕。那些能成功通过整合素黏结到基底膜的细胞是健康的，其核（蓝色）也较大。而那些不能与基底膜直接连接的细胞发生失巢凋亡，形成一种预示凋亡的蛋白质（激活的胱天蛋白酶 3，绿色）。这些中间细胞还呈现出凋亡的另一种标志，即碎片化的核（蓝色）。这些细胞的死亡会在腺泡中形成一个内腔。（B）在乳腺癌发展的早期，正常的失巢凋亡及其乳腺导管空腔的挖掘作用能被一些抗凋亡蛋白所阻抑。在这里，抗凋亡蛋白 Bcl-X_L 在 MEC 中的表达导致凋亡受到抑制，从而使空腔被填满，与一些在乳腺癌发展起始阶段出现的导管异常增生和原位癌现象相一致。事实上，过表达的 EGFR 可以激活许多与整合素相同的信号通路，也强烈地抑制失巢凋亡，导致空腔被填满（未显示）。［感谢 J.德伯纳特（J. Debnath）和 J.布吕热（J. Brugge）。］

总之，这些不同的结果提示致癌性 Ras 能模仿整合素与细胞外基质黏着后的一个关键下游信号，从而促使细胞获得非锚定依赖生长增殖的特性。产生的结果是致癌性的

Ras 能够“迷惑”细胞，使其认为整合素已经与 ECM 成分成功结合，因此，即使在这种结合并没有发生的情况下，也允许 Ras 转化细胞继续增殖。

6.10　促细胞增殖的 Wnt-β-联蛋白通路

在大多数类型细胞中，似乎 RTK→Sos→Ras 级联在介导细胞对胞外分裂信号的反应中占主导地位，但细胞内并非仅此通路有这样的效应。还有其他尚未完全弄清的信号通路也能对作用在细胞表面的有丝分裂信号产生应答。这其中突出的是由 Wnt 因子调控的通路，在人的各种组织已发现有超过 19 种 Wnt 因子。除了转导有丝分裂信号，这个通路还能使细胞保持在一种相对的未分化状态——这是类似肿瘤细胞的一个重要属性。

如我们在 5.7 节所学到的，Wnt 通路的分子途径是与 RTK→Sos→Ras→Raf→Erk 通路完全不同的。Wnt 因子结合卷曲蛋白受体，抑制糖原合酶-3β（GSK-3β）的活性。在缺乏 Wnt 时，GSK-3β磷酸化几种重要的底物蛋白，使它们被降解。这其中最重要的一种底物是β-联蛋白。β-联蛋白正常情况下在细胞中以 3 种状态存在：它可以结合到细胞-细胞黏附受体的胞内结构区，如 E-钙黏蛋白（图 6.26A），邻近细胞的 E-钙黏蛋白分子可以互相连接形成黏着连接——一种有助于保障上皮层完整、阻止癌细胞转移的细胞间接触（14.3 节）；或者扮演另一种完全不同的角色，存在于细胞质的一个可溶性分子池里，并且很快地降解，存在时间仅不足 20min；最后，它还可以存在于细胞核里面，作为重要的一个转录因子元件发挥作用。

这里我们把注意力集中在不与 E-钙黏蛋白结合的β-联蛋白分子的功能上。正常情况下，在它合成不久，β-联蛋白就会与其他两种细胞蛋白——Apc（腺性结肠息肉瘤蛋白）和轴蛋白（axin）形成多蛋白复合物。这些蛋白质使β-联蛋白与其分解者 GSK-3β结合（图 6.26B）。通过磷酸化β-联蛋白，GSK-3β确保β-联蛋白被泛素化标记，从而导致β-联蛋白的快速降解，这也解释了为什么正常情况下稳定状态的β-联蛋白在细胞质内总保持低浓度。我们将在后面详细讨论这种降解机制（补充信息栏 7.5）。

当 Wnt 信号激活时，GSK-3β的降解作用被抑制，β-联蛋白免于降解，半衰期从 20min 增长为 1～2h，其稳态浓度也相应增加，累积的β-联蛋白便转移进入细胞核，结合 Tcf/Lef 蛋白，激活转录（图 6.26B）。β-联蛋白与 Tcf/Lef 形成的转录因子复合物能激活多个重要靶基因，包括那些编码细胞生长增殖相关蛋白如细胞周期蛋白 D1 和 Myc 的基因，这些基因我们将在第 8 章学习到。

另外，GSK-3β还可磷酸化其他一些重要的生长调节蛋白。GSK-3β可通过磷酸化细胞周期蛋白 D1 而促进其快速降解。因此，Wnt 通路实际上在转录水平和翻译后水平两个层次上调节细胞周期蛋白 D1 的表达水平。Wnt 通路的多种作用机制表明，除了最初被发现的其作为形态发生因子的角色，Wnt 因子还是一种强有丝分裂原，其作用如同许多受体酪氨酸激酶的配体一样。此外，我们将在第 7 章学习到，高水平的β-联蛋白是小肠干细胞保持未分化状态、不分化成小肠壁特异性细胞的重要保证，而且已经证明这种高水平的β-联蛋白正是结肠癌形成的重要因素。

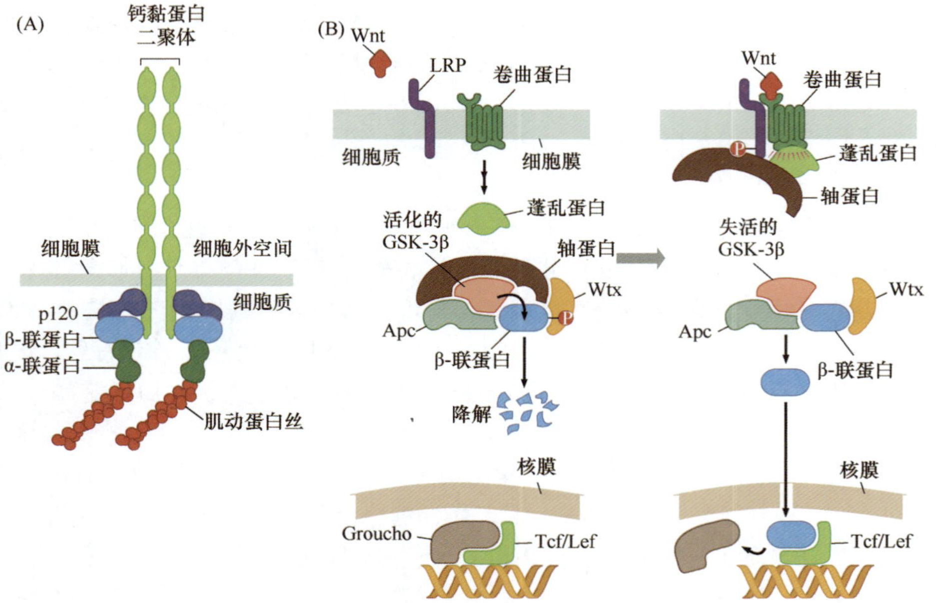

图 6.26 β-联蛋白的多种功能 (A)如同许多整合素一样，钙黏蛋白（浅绿色）是一种跨膜蛋白，与细胞外空间有联系，经中介蛋白与肌动蛋白细胞骨架（红）相连。例如，E-钙黏蛋白的胞内区与 p120 和β-联蛋白相连（深蓝色，浅蓝色），随后再与α-联蛋白单体（绿色）结合。这些结合的精确机制尚不明确。破坏这种黏着连接会引起肿瘤细胞的高度恶性表型。(B)如图 5.23 所示，Wnt 蛋白（红色）通过结合到其卷曲蛋白受体（深绿色）及 LRP 受体（紫色），经蓬乱蛋白作用，抑制 GSK-3β（粉色）的活性，阻止 GSK-3β磷酸化包括β-联蛋白（浅蓝色）在内的底物。逃脱降解的β-联蛋白在细胞质和细胞核里累积，而且一入核，β-联蛋白便与 Tcf/Lef 转录因子结合促进一系列相应靶基因（包括细胞增殖相关基因）的表达。这里未列出其他与β-联蛋白结合的蛋白质，尤其是 BCL9-2/BL9 和 Pygopus，可使β-联蛋白与核内 Tcf/Lef 形成有效的转录复合物。这里显示的通路通常称为“经典 Wnt 通路”，区分于其他的“非经典 Wnt 通路”。在补充信息栏 6.4 中有描述。

如上所述，β-联蛋白的另一种角色是参与形成一种细胞质复合物，使细胞表面黏附受体（如 E-钙黏蛋白）连接到细胞骨架上（图 6.26A）。β-联蛋白这两种毫不相关的角色令人困惑。在上皮细胞中，似乎绝大多数β-联蛋白分子都与细胞膜上 E-钙黏蛋白分子的胞内尾部相结合，而 E-钙黏蛋白则形成细胞与细胞间的黏着连接。因此，可以推测在没有 E-钙黏蛋白的细胞里，β-联蛋白会被释放出来，进而转位入核，启动转录。事实上这确实是可以经常观察到的现象。但是，在一些因为突变而失去 E-钙黏蛋白的肿瘤细胞里，细胞核的β-联蛋白信号好像并没有比正常水平有所提高，这一现象提示也许β-联蛋白的两个储存库的调控是相互独立的，并不互相影响。或者是，为了能进入细胞核，β-联蛋白一旦从细胞间的黏着连接释放出来，应必须躲开 GSK-3β介导的降解，而 GSK-3β的活性则是由另一组不同的调节信号所调控。然而这又引出了另外的问题：为什么一个蛋白质会进化出两种互不相关的功能呢?（在线虫中，这两种功能是由两种不同基因编码的不同蛋白质完成的。）

在许多乳腺癌中，某些 Wnt 因子的表达水平是正常水平的 4～10 倍，提示可能存在自分泌和旁分泌生长促进作用。已有显著证据表明在大约 20%晚期前列腺癌中存在β-联蛋白的细胞核转移，并且 5%～7%的前列腺癌出现β-联蛋白的基因突变，其编码的蛋白质不能被 GSK-3β磷酸化，因而在细胞核大量累积（图 6.27）。这种突变在肝癌、结肠癌、子宫内膜癌、卵巢癌和黑色素瘤中均有报道。我们将在第 7 章学到，Apc 蛋白——这种促进β-联蛋白降解的蛋白质失活，导致几乎所有的结肠癌中β-联蛋白的降解机制都是失活的（图 6.26B）。在其他的肿瘤中，这条通路也有可能以目前尚未发现的机制失调。这条 Wnt-β-联蛋白通路有些时候也被称为经典的 Wnt 通路，以此与另外一条非经典的 Wnt 通路区分；后者由一个亚群的 Wnt 配体激活，不依赖β-联蛋白功能。由于到目前为止发现非经典通路在肿瘤发生发展过程中的作用不甚显著，因此我们仅在补充信息栏 6.4 对其进行讨论。

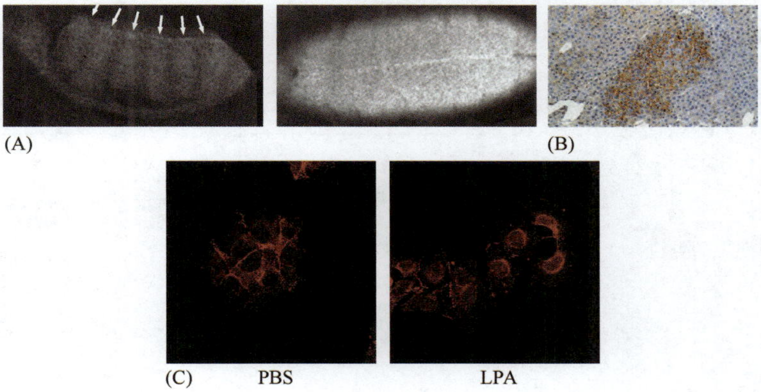

图 6.27　β-联蛋白信号通路的调控　β-联蛋白的水平升高有多种不同途径。(A) 果蝇胚胎通常以条纹状（箭头所指，左）方式表达β-联蛋白。但当编码 GSK-3β的基因失活时，高水平的β-联蛋白在整个胚胎中累积（右）。(B) 暴露于特定肝致癌物的小鼠患肝细胞癌（肝癌），其β-联蛋白发生突变而抵抗 GSK-3β的磷酸化及其降解作用，因而β-联蛋白水平显著上升。视野内可见的肝细胞质内累积β-联蛋白（棕色）可能导致细胞核内β-联蛋白水平（此处未显示）升高，而细胞核内β-联蛋白通过与 Tcf/Lef 转录因子结合，促进细胞增殖。(C) 如图显示了被隔离在黏着附连接及传递 Wnt 依赖性信号入核的两种β-联蛋白的动态变化。当单层培养繁殖的 A431 人表皮细胞癌细胞被短暂地置于 PBS 中时，β-联蛋白（红色）主要定位于相邻细胞的黏着连接。然而，当这些黏着连接因暴露于 LPA 而溶解时，E-钙黏蛋白和β-联蛋白内化进入细胞内部，β-联蛋白重新定位于环核部位（右），这时它可以被结合了 Wnt 配体的卷曲蛋白受体所激活，转位入核（图 6.26）。[A，感谢 E.F. 威绍斯（E.F. Wieschaus）。B，引自 T.R. Devereux et al., *Oncogene* 18: 4726-4733, 1999. C，引自 Y. Kam and V. Quaranta. *PloS One* 4: e4580, 2009.]

6.11　G 蛋白偶联受体具有促进细胞正常增殖和恶性增殖的双重作用

在第 5 章中（5.7 节）我们讲到，G 蛋白偶联受体是一个跨膜蛋白，迂回 7 次通过细胞膜。当 G 蛋白偶联受体与细胞外配体结合时，每一个“蜿蜒”的受体可以激活一种或者几种细胞质内的异源三聚体 G 蛋白。之所以称为异源三聚体是因为 G 蛋白具有 3 个截然不同的亚基（Gα、Gβ和 Gγ），其中 Gα 可以结合 GDP 或者 GTP。以 Ras 蛋白为例，当结合 GTP 时，Gα 处于活化状态。

一旦被 G 蛋白偶联受体激活，异源三聚体 G 蛋白中的 Gα 亚基就会与它的两个“伙伴” Gβ和 Gγ 分离，进一步活化一系列不同的酶类（图 6.28），其中就包括腺苷酸环化酶和磷脂酶 C-β（PLC-β）。腺苷酸环化酶可以将 ATP 转化为环腺苷酸 cAMP，而磷脂酶 C-β 则通过酶切 PIP3 生成二酰甘油（DAG）和三磷酸肌醇（IP3）（图 6.16B），其中 IP3 是细胞质中重要的第二信使，具有刺激细胞增殖的功能。

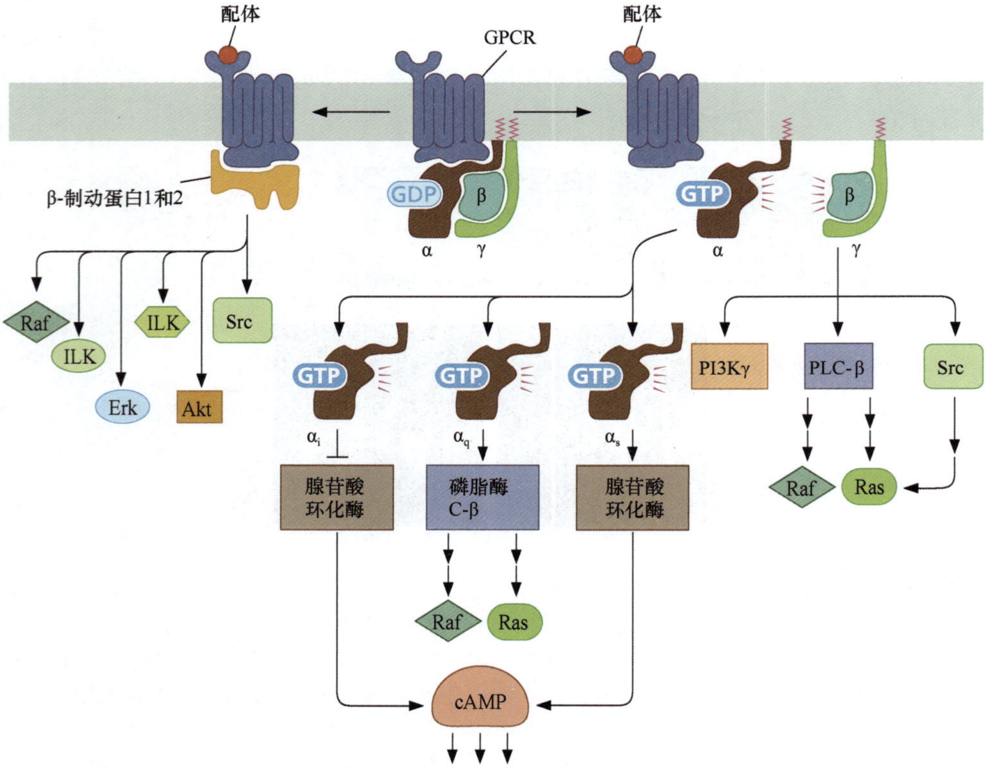

图 6.28　G 蛋白偶联受体　七次跨膜受体可以活化多种异源三聚体 G 蛋白，它们最大的区别在于 Gα 亚基。一旦被 GPCR 所激活，Gα 亚基与 Gβ 和 Gγ 分离，进而激活或者抑制细胞质中的酶类，在这里仅仅显示了其中的两个——腺苷酸环化酶和磷脂酶 C-β（右）。这些酶类再根据细胞类型不同而依次产生促进细胞分裂或者抑制细胞分裂的作用。同时，Gβ+Gγ 二聚体也可以活化它们下游的效应蛋白，包括磷脂酰肌醇 3-激酶 γ（PI3Kγ）、磷脂酶 C-β（PLC-β）和 Src。GPCR 活化后，另一组受体相关蛋白 β-制动蛋白 1 和 β-制动蛋白 2 也开始活化一系列已知在细胞增殖和存活过程中发挥关键作用的激酶(左)。GPCR 信号的两种模式（异源三聚体 G 蛋白和 β-制动蛋白）在肿瘤发展过程中的相对重要性还需要进一步研究。而且，本图仅仅展示了已经发现的 G 蛋白及其效应分子的一小部分。

有证据表明，就连 Src 激酶也可以被某些 GTP 结合的 Gα 亚基所激活。同时，异源三聚体 G 蛋白中的另外两个亚基复合物 Gβ 和 Gγ 也可以激活其他重要的细胞有丝分裂信号蛋白，如某一种形式的磷脂酰肌醇 3-激酶（PI3K）。G 蛋白偶联受体可以激活有丝分裂通路的能力，提示这些受体及相关 G 蛋白引起的信号通路失调可能会在细胞转化和肿瘤发生过程中发挥作用。这种推测是通过分析多种类型人类肿瘤细胞后得出的（表 6.5）。

表 6.5　G 蛋白偶联受体及 G 蛋白在肿瘤发生过程中的作用

G 蛋白或受体	肿瘤类型
G 蛋白活化型突变	
$G\alpha_s$	甲状腺瘤/癌、垂体瘤
$G\alpha_{i2}$	卵巢肿瘤、肾上腺皮质肿瘤
$G\alpha_q$	黑色素细胞来源的肿瘤，葡萄膜黑色素瘤
$G\alpha_{11}$	葡萄膜黑色素瘤
G 蛋白偶联受体活化型突变	
促甲状腺激素受体	甲状腺瘤/癌
促卵泡成熟激素受体	卵巢肿瘤
促黄体（生成）激素受体	Leydig 细胞增生
肠促胰酶肽-2 受体	大肠癌
Ca^{2+}-sensing 受体	多种肿瘤
GPR98	黑色素瘤
GRM3	黑色素瘤
自分泌或旁分泌型活化	
神经调节素 B 受体	小细胞肺癌
神经降压素受体	前列腺癌和小细胞肺癌
促胃液素受体	胃癌和小细胞肺癌
肠促胰酶肽-2 受体	胰腺增生和胰腺癌、胃肠道肿瘤、小细胞肺癌
病毒编码 G 蛋白偶联受体	
卡波西肉瘤疱疹病毒（HHV-8）	卡波西肉瘤
松鼠猴疱疹病毒	灵长类动物白血病和淋巴瘤
绵羊肺腺瘤逆转录病毒	绵羊肺癌

改编自 M. J. Marinissen and J. S. Gutkind, *Trends Pharmacol. Sci.* 22: 368-376, 2001.

近年来，GPCR 介导的第二条信号通路被证明与异源三聚体 G 蛋白介导的信号同样在肿瘤发生过程中发挥重要作用。这条新的信号通路由最初的视网膜的视紫红质信号通路衍生而来。这条光子刺激诱导 GPCR 发出的信号通路可以被一种名为 arrestin 的蛋白质阻滞。这种分子介导某种形式的负反馈，来确保 GPCR 信号在被光子激活后可以仅在限定的一段时间内活化。随后，研究者又发现了视网膜 arrestin 的两个同源蛋白 β-arrestin1 和 β-arrestin2 也在视网膜外的人体所有细胞类型中表达。在多种类型的细胞中，配体活化 GPCR 的同时会激活 β-arrestin 的负反馈反应，激活下游多种信号蛋白，其中包括已知的促进细胞生存及增殖的重要激酶（图 6.28），这些激酶经常出现在关于细胞转化的话题中。

GPCR 在人类肿瘤发生中的重要作用在小细胞肺癌（SCLC）（一种吸烟者常见的肿瘤疾病）中尤为突出。小细胞肺癌细胞释放一些独特的肽因子，某些具有类似神经肽的特性。在某些非小细胞肺癌中，肿瘤细胞可以自发分泌铃蟾肽（亦被称为促胃液素释放肽或 GRP）、缓激肽、缩胆囊素（CCK）、促胃液素、神经降压素和抗利尿激素。同时，表达 G 蛋白偶联受体的细胞可以识别并结合这些因子，从而形成了一个自分泌信号环路。

有直接的实验室证据证明这些自分泌环路可以驱动小细胞肺癌细胞的增殖及存活。实验人员在体外培养的小细胞肺癌细胞的培养基中加入可以结合并中和细胞释放的自分泌生长因子（如促胃液素释放肽，GRP）的抗体，会导致细胞生长迅速停止，甚至发生凋亡。这种反应提示这些细胞是依赖于 GRP-自分泌信号环路而生存的，这也为小细胞肺癌患者的治疗提供了一种新的治疗方式。利用该方法治疗的 12 例小细胞肺癌患者中，1 例达到了完全缓解，并有 4 例患者肿瘤部分缩小。但是，这种治疗策略在近年来并没有进一步进展。

在另一类的肿瘤——甲状腺瘤和某些甲状腺瘤中，编码促甲状腺激素受体（一种 G 蛋白偶联受体）的基因经常发生点突变，这种点突变导致 TSH 受体可以不依赖于配体而组成性活化，进而使得强大的有丝分裂信号释放到甲状腺上皮细胞中（表 6.5）。在其他的甲状腺瘤中，Gα 发生了点突变，这种点突变使得 Gα 失去了通过自身 GTP 酶活性发挥自我关闭的功能，其结果类似于激活了 Ras 信号通路。总之，在 17 种编码 Gα 亚基的人类基因中，至少有 10 种已经被发现在某些类型的细胞和不同的人类肿瘤中发挥癌基因的功能。

在某些疱疹病毒感染时(如人 8 型疱疹病毒 HHV-8,另称卡波西肉瘤疱疹病毒 KSHV（补充信息栏 3.4），G 蛋白偶联受体被意外破坏。这种病毒经常导致艾滋病患者发生血管肿瘤。在病毒进化过程中的某个节点上，病毒获得了一个编码 G 蛋白偶联受体的细胞基因，这个基因在病毒状态下被重新改造，导致其编码的受体可以不依赖于配体而活化，结果导致 HHV-8 感染的上皮细胞（排列在血管壁上的上皮细胞）分泌血管内皮生长因子（VEGF），释放的 VEGF 通过结合上皮细胞自身表面的受体而形成自分泌信号环路，驱动这些细胞增殖。

6.12　另外 4 条“双重定位”信号通路通过不同的方式在细胞正常增殖和恶性增殖中发挥作用

Jak-STAT 和 Wnt-β-联蛋白信号通路均是“双重定位”信号通路的代表，使定位于细胞质中的蛋白质被修饰并转位到细胞核。这两条通路的关键蛋白质（STAT 和 β-联蛋白）一旦进入细胞核，就作为特定转录因子的组分而驱动基因表达。本章我们将简要地总结一下这 4 条通路的下游事件（图 6.29），并举例说明每条通路在人类肿瘤中的异常调控（图 6.30）。

NF-κB　人们发现一类急性转化型火鸡逆转录病毒中的癌基因 *rel*，在 B 细胞淋巴瘤网状内皮组织增生中发挥重要作用。这是首次发现这条通路在肿瘤发生中具有重要作用。后来在研究调控免疫球蛋白表达的转录因子时发现 Rel 属于某一类转录因子家族，后命名为 NF-κB。这些蛋白质在细胞质中形成同源和异源二聚体。

最常见的 NF-κB 异源二聚体由 p65 和 p50 组成。通常，NF-κB 被另一个多肽——IκB（NF-κB 抑制因子）阻滞在细胞质中。在这种状态下，这个信号系统保持沉默。但是，在接收到某些不同来源的信号时，IκB 被磷酸化并迅速降解（回想 β-联蛋白在细胞质中磷酸化后也是同样的命运）。结果，NF-κB 从 IκB 的禁锢中释放出来，并移动到细胞核中，进而激活一大群（至少 500 个）靶基因的表达。

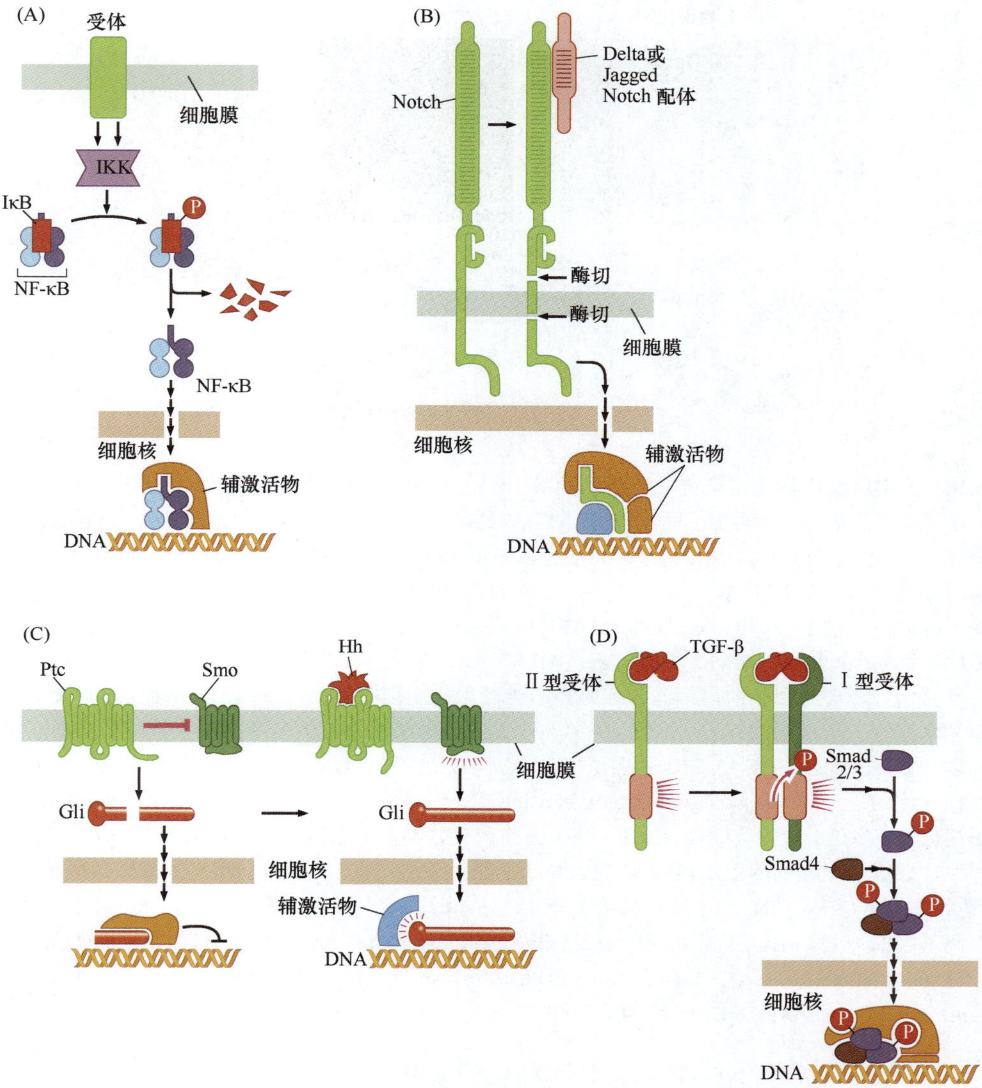

图 6.29　4 种双重定位信号通路　(A) NF-κB 家族转录因子（浅蓝色/深蓝色）以异源二聚体形式存在，被 IκB 阻滞在细胞质中。多种受体和传入的信号可以激活 IKK，IKK 磷酸化 IκB（红色）使得 IκB 被标记后走向降解。NF-κB 从 IκB 释放后转位到细胞核中，在那里活化一大批的基因，其中包括抗凋亡和促进细胞分裂的基因。(B) 细胞表面的 Notch 受体可以结合 Delta 和 Jagged。与配体结合导致 Notch 蛋白被切割，释放出 Notch 的细胞内片段，转位到细胞核中，作为转录因子复合物的一部分发挥作用。Notch 配体和受体的胞外区随后内化，被配体呈递细胞降解（图 5.21）。(C) 在这张 Patched-Smoothened 信号简图中，Hh 与 Ptc 受体结合促使 Ptc 释放出 Smo。Smo 一旦被释放，就可以阻止 Gli 蛋白被切割，完整的 Gli 蛋白转位到细胞核中，行使转录功能。(D) TGF-β 结合到Ⅱ型 TGF-β 受体，将Ⅰ型和Ⅱ型 TGF-β 受体结合在一起，导致Ⅰ型受体磷酸化而活化。活化的Ⅰ型受体磷酸化细胞质中的 Smad2 或 Smad3 蛋白，磷酸化的 Smad 与 Smad4 结合。最后这种异源二聚体 Smad 复合物（由 Smad2/2/4、2/3/4 或者 3/3/4 组成）转位到细胞核中，在那里与相邻的转录因子共同作用，驱动或抑制基因的表达。

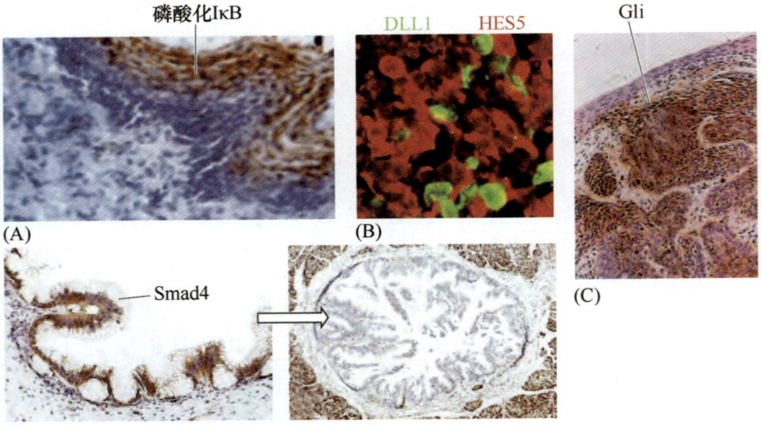

图 6.30　人类肿瘤中双重定位信号通路的异常　（A）NF-κB 通路。磷酸化形式的 IκB 免疫染色（棕色）显示人宫颈癌多阶段发展的早期就有 NF-κB 通路的局部活化。本例标本为低级别鳞状上皮内病变。（B）Notch 信号通路。Notch 通路异常通常是由 Notch 配体的局部过表达导致的。Notch 激活的下游转录靶点为一对 bHLH 转录因子（图 8.27）HES 和 HEY。在人类胶质母细胞瘤中，形成肿瘤微脉管系统的内皮细胞表达 Notch 配体 DLL1（绿色）。这些内皮细胞附近为恶性胶质母细胞瘤细胞。DLL1 激活其 Notch1 和 Notch2 受体，表达 HES5。HES5 是 Notch 通路活化的标志物（橘红色）。这些旁分泌信号还可导致胶质母细胞瘤细胞表达神经上皮干细胞蛋白（Nestin）（未显示）。Nestin 是正常和异常脑组织干细胞的标志。（C）Hedgehog 通路。这条通路在大多数的皮肤基底细胞癌（BCC）中异常，主要表现在 BCC 中 Gli1 蛋白浓度的升高。免疫染色显示（棕色），在正常细胞中 Gli1 很难检测到（浅粉色）。RNA 杂交（Northern blotting）分析显示 BCC 比正常皮肤细胞中 Gli1 的 mRNA 水平高出 40 多倍。（D）TGF-β 通路。这条通路在多数肿瘤中通过多种机制失活。在胰腺癌的进展过程中，低级别恶性胰腺上皮内瘤变（PanlN-1）经常表达 TGF-β 信号通路的关键转录因子 Smad4（棕色，左侧）（图 6.29D）。进展到高级别恶性的 PanlN-3 期（箭头）则经常缺失 Smad4，原因主要是编码基因的突变。（A，引自 A. Nair et al., *Oncogene* 22: 50-58, 2003；B，引自 T.S. Zhu et al., *Cancer Res*. 71: 6061-6062, 2011；C，引自 L. Ghali et al., *J. Invest. Dermatol*. 113: 595-599, 1999；D，引自 R.E. Wilentz et al., *Cancer Res*. 60: 2002-2006, 2000.）

破坏 IκB 并导致 NF-κB 信号通路活化的激酶（称为 IκB 激酶或者简称 IKK）本身也能被众多的因子所激活，包括肿瘤坏死因子、白细胞介素-1β（免疫系统中参与免疫应答的细胞外因子）、脂多糖（细菌感染的标记）、活性氧（ROS）、抗肿瘤药物及 λ 射线等。在肿瘤发生过程中，NF-κB 对细胞存活和增殖具有重要影响。一旦到达细胞核，NF-κB 就可以引起一系列重要的抗凋亡蛋白的基因表达，如 Bcl-2、IAP-1 和 IAP-2（我们将在第 9 章详细介绍这些蛋白质）。同时，NF-κB 可以通过诱导细胞周期调节机制中的重要成员 *myc* 和细胞周期蛋白 D1 的基因表达，参与细胞有丝分裂（第 8 章）。因此，NF-κB 可以保护细胞免于凋亡（程序性细胞死亡），同时驱动细胞增殖。

NF-κB 信号转导通路中的成员在人类恶性肿瘤中极少有突变现象，这条通路通常呈现组成性活化状态，如在乳腺癌中，NF-κB 通路经常处于高度活化状态，这种状态由 IKKε 的功能决定。IKKε 在大约 30%的乳腺癌中高表达。NF-κB 还在多种淋巴来源的恶性肿瘤发生中发挥重要作用：*REL* 基因编码 NF-κB 的一个亚基，在大约 1/4 的弥漫性大细胞淋巴瘤中明显扩增，导致其基因产物的表达增加了 4～35 倍；在 B 细胞淋巴瘤、T 细胞淋巴瘤和骨髓瘤（抗体产生细胞的肿瘤）中，经常发现涉及 *NFKB2* 基因座的基因转位现象。另外，这条通路的失调现象在低恶性的癌前病变中经常出现（图 6.30A）。

Notch　这条通路由 Notch 蛋白调控。关于这条通路的研究可以追溯到 1919 年，那时人们发现了果蝇的一个等位基因可以引起果蝇翅膀边缘形成凹口（notch）。几十年后，人们又发现 Notch 是一个跨膜蛋白，并在哺乳动物中发现了 4 种不同的 Notch 蛋白（4 种不同基因的产物）。如前面章节所讲，Notch 是一个细胞表面受体，当与配体（Jagged 或 Delta-like 蛋白）结合后经历两次蛋白酶切，一次在细胞外结构域，另一次在细胞跨膜区。后一次的酶切从细胞膜附着处释放出一个大的胞质蛋白片段，这个片段随后移动到细胞核中，与其伴侣蛋白一起作为转录因子发挥作用（图 6.29B）。

这条信号通路运转的生化机制与酪氨酸激酶受体完全不同。每次 Notch 受体结合配体后，受体将经历一次不可逆转的共价改变，更明确地说就是蛋白酶切。因此，受体的活化数量与结合的细胞外配体直接相关，每一个 Notch 受体在结合配体后仅能活化一次。而与之形成鲜明对比的是酪氨酸激酶受体则可以在结合配体后的相当长时间里重复释放信号，将生长因子配体所启动的信号大大增强。

Notch 蛋白的胞内区段可作为强有力的癌基因在体外实验中转化细胞。这一现象提示结构改变的 Notch 蛋白在人类肿瘤的发生发展中发挥作用。事实上，在大部分的宫颈癌、一部分大肠癌、前列腺癌和肺鳞癌中都发现了 Notch 蛋白过表达现象。这种过表达经常会伴随 Notch 蛋白细胞内截短区段定位于细胞核内的现象，提示在肿瘤细胞中这条通路处于活化状态。另外，在一些宫颈癌和前列腺癌中也发现了 Notch 的两个配体 Jagged 和 Delta 的过表达现象（图 6.30B）。更引人注目的是，在大约 60%的急性 T 细胞性淋巴细胞白血病（T-ALL）患者中发现了 Notch 的组成性活化状态，究其原因是编码 Notch-1 蛋白细胞外区的 *NOTCH-1* 基因发生了基因缺失。一些实验还发现 Notch 信号通路在癌基因 *ras* 参与的转化细胞的过程中发挥重要作用。虽然多种形式的 Notch 在造血系统恶性肿瘤中表现为癌基因，但在腺癌中发挥抑癌基因功能。因此，Notch 通路与肿瘤发展的关系和细胞类型高度相关。

Hedgehog　以前我们已经提到，当 Patched 受体与其配体 Hedgehog 结合时，改变了 Patched（Ptc）与 Smoothened（Smo）的相互作用，结果导致 Smo 与 Gli 在初级纤毛富集，位置主要在纤毛顶部（图 5.22）。正常状态下，在缺少 Smo 蛋白调节时，Gli 前体蛋白被切割为两个片段，其中一段移动到细胞核中，在那里行使转录抑制因子的功能。但是，当 Smo 被活化时，Smo 与 Gli 在初级纤毛相互作用，Gli 前体的切割被抑制，导致完整的 Gli 蛋白移动到细胞核中，作为转录激活因子发挥功能（图 6.29C）。

Gli 是最初在恶性胶质母细胞瘤中发现的一个高表达蛋白质（命名由来）。一旦高表达，Gli 和其他几个与其有亲缘关系的家族蛋白可以发挥癌基因的功能。随后的研究也发现了该通路异常参与肿瘤发展的其他例证。例如，人 Patched 基因（*PTCH*）遗传性失活突变会导致戈林综合征（Gorlin syndrome）——一种遗传性的肿瘤易感综合征，表现为皮肤多发性基底细胞癌及其他肿瘤的发病危险性增加（尤其是髓母细胞瘤，这是一种小脑细胞肿瘤）。这一类的失活性突变导致 Patched 不能抑制 Smoothened，使得下游不间断地释放活化的 Gli 蛋白到细胞核中。

大约有 50%的散发性皮肤基底细胞癌（体细胞突变而非遗传性突变）携带有 *PTCH* 或者 *SMO*（编码 Smoothened）等位基因的突变。这种基底细胞癌在西方人种中非常常见，庆幸的是其通常都是良性的（图 6.30C）。在其他肿瘤中也发现了 *PTCH* 等位基因的体细胞突变，包括髓母细胞瘤、脑膜瘤、乳腺癌和食管癌等。这些突变与遗传性突变相似，可以中和 Patched 的功能，允许 Smoothened 组成性地活化 Gli 转录因子。最近，在髓母细胞瘤中发现了 *SUFU* 基因的突变等位基因，编码一个特异性抑制 Gli 的蛋白质。而且，目前已经明确至少存在 3 个 Gli 蛋白，其中两个激活转录，另一个则抑制转录。

由于 Patched 信号通路分子结构突变造成的肿瘤，仅仅占这条信号通路过度活化造成的人类肿瘤中的一小部分。事实上，一项涉及食管癌、胃癌、胆管癌、胰腺癌等细胞株及肿瘤的研究显示，所有这些肿瘤中 Patched 受体及其配体（不论 Sonic Hedgehog 还是 Indian Hedgehog）都存在高水平表达。通常 Patched 配体由腺癌中的上皮细胞产生，而 Patched 受体由旁边的基质细胞表达，表明其存在着旁分泌途径。这条活化通路中的下游产物 Gli 因子在基质细胞而非上皮肿瘤细胞核内的积累也验证了上面的观点。而且，利用抗 Hedgehog 的抗体（可以中和两种类型的配体，打破信号通路）处理肿瘤细胞可以使肿瘤细胞增殖停止并死亡，提示基质细胞受到 Hedgehog 配体激活后可以向周边的肿瘤细胞发送分裂及生存信号。在小细胞肺癌中也有相同的发现。综上所述，这些报道都证明了该信号通路在多种起源于胚肠组织的肿瘤发生中具有重要作用。

TGF-β　第四条涉及细胞质蛋白转位到细胞核中的信号通路——以 TGF-β 受体介导的信号通路为代表。TGF-β 和它所引起的信号转导通路几乎在所有的肿瘤发生中起重要作用，包括肿瘤发生早期 TGF-β 在多种类型细胞中阻滞细胞生长及在随后的肿瘤进展期影响肿瘤侵袭的表型。我们将在稍后的 8.10 节和第 14 章具体讨论这条重要的信号通路。这条通路的活化可以将转录因子 Smad 转位到细胞核中，在那里结合特异性的四联核苷酸序列，并与周边转录因子共同作用，诱导多个基因表达并抑制另外一些基因的表达（图 6.29D），在关键因子 Smad 缺失时，上皮性肿瘤细胞可以逃脱 TGF-β 的生长抑制作用而旺盛生长，这种情况在侵袭性胰腺癌的前期经常可以看到（图 6.30D）。

如上所述，Smad 转录因子与其他转录因子不同，它们识别和结合染色体 DNA 的四联核苷酸序列。仅靠 Smad 自身的结合力太弱，不能保证 Smad 结合在 DNA 上。因此，Smad 经常结合在邻近的其他转录因子结合位点的 DNA 区段上，这样 Smad 与其转录因子伴侣之间的蛋白质-蛋白质相互作用保证它们与 DNA 的结合足够强劲，而且相互协作。目前已知 Smad 可以与超过 130 个不同的转录因子形成这种伙伴关系，但大多数功能尚不明确。

6.13　精心设计的信号环路同时需要正向和反向反馈调控

事实上，所有有规则的信号环路均有产生抑制作用的成员对发出正向信号的环路成员进行抗衡及调控。如果没有这些反向调控，那些促进细胞增殖的正向信号将失去控制。就促分裂信号失控而言，可以导致类似肿瘤细胞样的增殖失控。

原则上，限制我们这里所讲的分裂信号通路的有效策略是限制细胞暴露环境的生长因子数量。那样的话，即使细胞表面表达过量的生长因子受体，但由于受体可以结合的 GF 配体数量有限，也可保证这些受体仅有少量被活化，从而限制下游信号通路的活化。

但是，更精准和有效地调控这类分裂信号的策略则是调控效应细胞内部信号的进程。通常情况下，在信号环路活化之前，细胞内信号环路中的负调控成员处于失活状态，但是一旦信号环路开始传递，负调控的蛋白质就会被活化，行使减弱或者阻断更多信号活化的作用。这种可诱导的抑制作用通常称为负反馈。负反馈是细胞内几乎所有信号加工环路的重要特征。

事实上，前两章虽然没有明确提出这个特征，但我们已经提到了很多参与负反馈调节环路的蛋白质。例如，当一个 GF 受体被配体结合活化后发生自身磷酸化，Ras-GAP（图 5.30）的 SH2 区域可以将蛋白质结合到受体的一个磷酸化位点。这样就将 Ras-GAP 带到指定的位置，使其可以激活 GTPase 活性，导致 Ras 失活（图 6.31A）。这样，Ras 蛋白在刚被激活为活化的 GTP 结合状态后，即通过以上反应失活。这个负反馈环路可以保证 Ras 蛋白仅仅释放轻微的有丝分裂信号。图 6.31A、B 和 C 中还描述了其他一些关闭受体信号通路的机制。事实上，大量细胞内信号调控环路的负反馈环路还未揭晓，未来可能还有更多环路被发现。

与负反馈环路相对应的模式是正反馈环路，正反馈环路可以进一步增强原始信号的强度。例如，神经纤维瘤蛋白（NF1）通常与 Ras-GAP 功能相似，可以诱导 Ras 蛋白的 GTP 水解。在细胞没有分裂信号时，NF1 确保 GTP 结合的 Ras 处于极低水平。但是，一旦配体结合的 GF 受体激活分裂信号，细胞内的 NF1 蛋白就迅速降解，为 Ras 扫清障碍，使其迅速活化。这里的正反馈环路可以增强原始活化信号，使其迅速达到最高峰。（随后，NF1 蛋白水平被其他调控机制恢复，确保其最后可以关闭 Ras 信号。）关于 NF1 的功能将在第 7 章详细讨论。

有时候，正反馈机制可以用来稳定某一细胞行为，如使细胞保持某种分化状态。这时，处在某种分化状态的细胞会分泌一种生长因子或者细胞因子，以自分泌的方式来诱导并保持这种分化状态。在第 8 章，我们将讲到细胞内执行某一细胞决策的其他正反馈的例子，正反馈可以确保这一决策不可逆转。例如，一旦细胞决定前进到细胞周期的下一个时相，正反馈环路将增强并且放大这一决策，阻止细胞返回到细胞周期的前一个时相。即便如此，我们还是要记住正反馈环路也有负面作用，至少在其调控的分裂信号通路中是如此：既然正反馈环路允许信号自我强化，它就可能会使细胞增殖这一正常情况下受到精确调控的细胞行为失去控制。

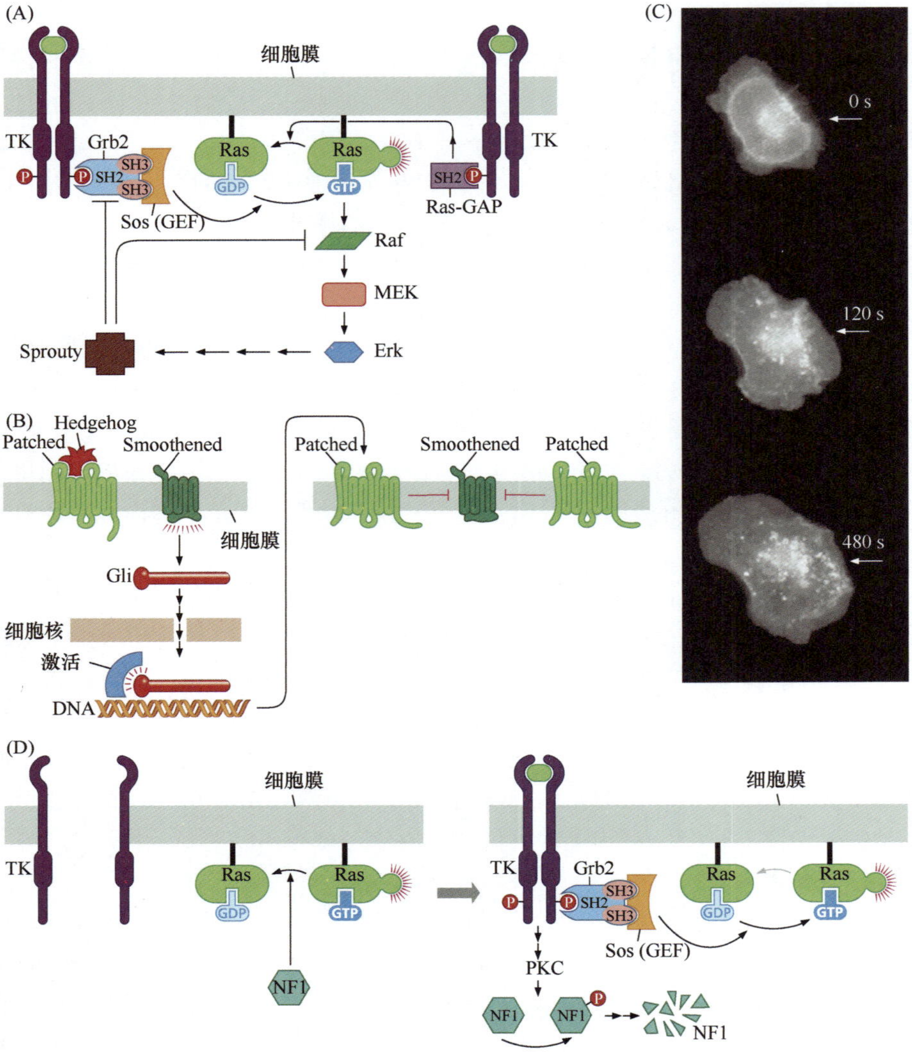

图 6.31　信号通路的正负反馈调控　精细的负反馈环路能确保正常细胞中过度激活的信号迅速降低到正常细胞生理需要的合适水平。(A) 当 GF 受体结合配体后，活化的 Ras→Raf→MEK→Erk 信号通路诱导 Sprouty（棕色，左下）阻止 Grb2 结合到 Sos，使得 Ras 的活化被关闭。Sprouty 也可以结合并且抑制 Raf 及其他靶蛋白（未显示）。与此负反馈环路功能相似，Ras-GAP 通过其 SH2 基团结合到配体活化的受体（右）胞质尾部磷酸化位点，使其可以在此位置通过诱导 Gas 蛋白的 GTP 水解而进一步关闭 Ras 信号通路。(B) Hedgehog 结合 Patched（左上），导致 Smoothened 信号活化，其中一个结果就是通过 Gli 引起 Patched 转录。这些增加的 Patched 分子随后抑制 Smoothened 信号通路。(C) 关闭 RTK 信号通路的一个重要的机制是通过受体分子的内化，阻止其与细胞外的配体结合。通过在培养液中在如图位置（箭头）加入 EGF，使细胞暴露在 EGF 中，EGF 最初引起细胞表面 EGF 受体（在这里标记荧光染料）释放分裂信号到细胞中（未显示）。但是，在 120s 内，在细胞面向 EGF 的一面，发出荧光的 EGFR 被内化；到 480s，细胞的所有表面的受体内化簇都发现了内化的 EGFR。(D) 正反馈机制以 NF1（神经纤维瘤蛋白）的功能为例。在静止的细胞中，NF1 负责 Ras 结合 GTP 的水解及 Ras 相关信号的失活。但是，当 GF 激活的受体开始释放信号时，某种 PKC 激活后磷酸化 NF1，导致其泛素化后降解（补充信息栏 7.5），激活型 GTP 结合 Ras 分子释放的信号迅速增强。(C，引自 M. Bailly et al., *Mol. Biol. Cell* 11: 3873-3883, 2000.)

6.14　总结与展望

肿瘤细胞中的信号转导　肿瘤细胞的一个重要特点就是自身可以生成内源性的有丝分裂信号。这些信号使得肿瘤细胞可以从对于外界有丝分裂信号的依赖性中解放出来，尤其是那些由生长因子传递的信号。对于人类肿瘤发生最重要的有丝分裂通路可能就是我们已经详细讨论过的如下所示的通路：

GF→RTK→Grb2→Sos→Ras→Raf→MEK→ErK

如第 5 章和本章所述，有多种分子机制导致肿瘤细胞中这条信号通路的上游部分持续活化。肿瘤细胞可能获得了合成和释放某些启动自分泌信号环路的生长因子的能力。或者，生长因子受体发生了重大的结构改变。以 EGF 受体为例，在某些肿瘤（如恶性胶质母细胞瘤）中，胞外区的缺失导致胞内酪氨酸激酶可以不依赖配体而活化。

在肿瘤中更为常见的是野生型的受体表达水平升高，如 EGF 受体及其家族成员 ErbB2/HER2/Neu。很明显，这些由乳腺、脑、胃癌细胞所高表达的受体分子，可以引起细胞增殖加速。这些受体的过表达往往是基因转录水平的失调或者编码受体的基因扩增造成的。

经由 RTK→Ras→Raf→MAPK 信号通路发动的信号同时也被受试图削弱信号强度的负反馈机制调节。例如，当 EGFR 与配体结合时，受体配体复合物通过细胞胞吞作用被内吞到细胞内（图 6.31C）。这时，受体可能被转运到溶酶体降解，也有可能重新循环到细胞膜表面。当受体的内吞机制出现故障时，受体在细胞表面过量积聚，进而造成有丝分裂信号增强。EGFR 及其他 RTK 的内吞作用发生故障可能在多种肿瘤细胞的增殖过程中发挥至关重要的作用。我们将在第 16 章再次讲到负反馈调节。这些机制阻碍了最近研发的、某些拟关闭重要信号通路分子的治疗药物的疗效。

我们注意到，从受体下传的有丝分裂信号通路中，Ras 的上游信号转导蛋白在人类肿瘤中少见有报道存在突变。前面讲过 *ras* 基因的编码区第 12、13、61 位密码子的点突变导致 Ras 癌蛋白活化，这些突变蛋白可以长时间地处于激活状态，而不像正常 Ras 蛋白一样受到严格调控，仅短时间活化。这些点突变造成的氨基酸置换（在超过 1/5 的人类肿瘤中发现）使得癌蛋白 Ras 可以抵抗 GTP 酶激活蛋白（GAP）的作用，GAP 在通常状态下可以激活 Ras 的 GTP 酶活性。在第 7 章我们将会谈到神经纤维瘤病中某个失活 Ras 的 GAP 在一些细胞中缺失，导致过量 GTP 结合形式的、激活状态 Ras 蛋白的过度聚集。

继续顺着这条通路向 Ras 下游寻找，我们又找到了一个在人类肿瘤中相对少见的突变蛋白——B-Raf 蛋白。B-Raf 蛋白与 Raf 激酶具有较近的亲缘关系，但是个特例。在我们研究的人类肿瘤细胞株中仅大约 8%发现了其突变形式。更重要的是，大约有一半的黑色素瘤具有 *BRAF* 基因的点突变。*BRAF* 的正常翻译产物与 Raf 一样需要 Ras 的激活才可以活化，而突变形式的 B-Raf 蛋白对于 Ras 的依赖性则大大降低。

另一个例外就是磷脂酰肌醇 3-激酶（PI3K），PI3K 也是在 Ras 的下游直接起作用。前面讲过 PI3K 可以被 Ras 或生长因子活化，或者同时被二者活化（图 6.17），其产物是三磷酸磷脂酰肌醇（PIP3）。到 2010 年已经证明在 1/4 的乳腺癌、输尿管肿瘤及一小部分卵巢癌及胃肠道癌细胞中发现基因组水平 PI3K 基因（*PIKC3A*）的活化型突变。但更为常见的是这条通路的抑制信号有缺陷：在正常状态下，PIP3 的水平被 PTEN 磷酸酶所抑制，而在多种肿瘤中 PTEN 经常发生缺失。大约 15%的人类肿瘤中均有 *PTEN* 基因的失活突变，在其他肿瘤中还发现非基因组水平的 *PTEN* 基因表达缺失，如 microRNA 抑制（1.10 节）。PTEN 功能缺失引起的 PIP3 水平上调与由 Ras 癌蛋白诱导的 PI3K 的过度活化具有同样效果。两种情况下的 PIP3 水平上调均导致 Akt/PKB 的活化，进而对细胞生存、生长和增殖产生广泛影响。

编码 Akt/PKB 的基因在一小部分的乳腺、卵巢及肠道肿瘤中发生突变，处于组成性活化状态。尽管如此，目前我们仍不能解释其复杂性。例如，某些肿瘤中 PTEN 缺失导致 Akt/PKB 活化，但在相同类型的其他肿瘤中 PI3K 活化导致 PDK1 激活，却没有 Akt/PKB 的明显增多。这种反应就无法用图 6.19A 所示的简图解释。

已有的资料表明，从生长因子通过 Ras 到达两个关键分支——Raf→MEK→Erk 和 PI3K→Akt/PKB——是体内大部分非造血系统肿瘤细胞的两条重要分裂通路。其重要性体现在，在人类肿瘤中经常发现该通路的失调。尽管如此，未来研究仍会发现其他通路，如本章提到的 GPCR、Patched、Notch 和 NF-κB 等，与 RTK→Ras 通路竞争，在常见的人类肿瘤中提供分裂信号，驱动细胞增殖。有趣的是，对人类两个最常见的肿瘤——前列腺癌及雌激素阳性的乳腺癌中主导细胞分裂的信号通路仍知之甚少（5.8 节及信息栏 6.5）。为什么细胞分裂信号级联如此复杂呢？例如，为什么我们的细胞拥有 Raf→MEK→Erk 这样复杂的级联却还要在如此精密的分子阵营中需要第四种激酶（RSK）？

信息栏 6.5　乳腺癌和前列腺癌的有丝分裂之谜　乳腺癌及前列腺癌是西方常见的恶性肿瘤疾病，并且已经得到了广泛的研究，但是，对这类肿瘤生长调控的分子水平的理解仍然很模糊。大多数乳腺癌表达雌激素受体（ER），而几乎所有的前列腺癌均表达雄激素受体（AR）；这类核受体与我们已经讲到（5.8 节）的其他细胞表面受体的作用机制有很大不同。其作用机制与其他核受体一样，ER 结合其配体雌激素（更精确地说是雌二醇），随后结合到某些靶基因启动子区的特异性 DNA 序列上；这种结合与转录共调节因子协同作用，启动这些基因的转录。

雌激素在 ER 阳性的乳腺癌细胞中是非常重要的丝裂原。一些对抗雌激素的因素如他莫昔芬可以结合到 ER，阻断其转录激活能力，可以阻止 ER 阳性细胞的生长，并且使肿瘤缩小。这些可以证明雌激素的重要作用。但是，这些都不能完全解释雌激素和 ER 是如何驱动 ER 阳性的乳腺癌细胞增殖的。在雌激素加入到含细胞培养基的几分钟时间内，Ras→MAPK 信号级联即被激活。利用 ER 作为核转录因子的作用似乎无法解释这种快速反应，因为核基因转录改变在半小时之内是无法体现在细胞质中的（以新形成的 mRNA 为模板引起的蛋白质合成）。

另一条重要线索来自于配体活化的 ER 分子被束缚在细胞膜上而不是进入其通常所在的细胞核中。当结合配体后，某些细胞质中的 ER 可以与 Shc 结合。Shc 是重要的含 SH2、SH3 结构域的桥连蛋白，参与 Sos 活化和 Ras 信号通路（图 6.12B）。虽然目前对其知之甚少，但是 ER-Shc 的连接，或许可以解释雌激素是如何激活细胞质内的分裂信号级联的。目前关于乳腺癌的研究已经远比其他类型的肿瘤研究更为透彻，而对这么重要的分裂信号仍不能描述清楚，真是意料之外的事情。

有丝分裂信号通路的组织管理 回顾人类肿瘤中有丝分裂信号通路异常的详细资料，我们可以为这些信号通路的组织情况及其如何影响肿瘤的发病过程勾勒出一个大致的轮廓。进化创造出了像我们一样的多细胞生物体，利用少量的细胞信号通路（甚至一条）来调节不同组织中单个细胞的增殖。事实上，细胞增殖遵循着完全不同的设计方案：我们的每一个细胞都利用某些独特的信号通路来调控自身的增殖（这其中的一条涉及酪氨酸激酶受体，它发挥着尤其重要的作用）。

在每一类型的细胞中，信号转导通路以组合方式来工作，以确保在组织发育过程中及成体组织的维持与修护过程中，细胞只在恰当的地方和恰当的时间发生增殖。而且，不同类型的细胞利用不同的信号通路组合来调节细胞的生长和分裂。这可以帮助我们理解在本章中讲到的肿瘤发生的生化机制为什么那么复杂。

信号转导的生化机制围绕少数基本原则和大量特殊的细节运行起来，这是一个由多种信号通路组成的奇妙机制。其中的很多细节是 6 亿～7 亿年前多细胞生物进化过程中其生物或细胞生理问题的解决方案；更有许多解决方案可以追溯到 10 亿年前的真核生物起源。一旦整合在一起，这些解决方案就变得稳固且相对不变，除非有其他机制的存在，否则随后信号通路的发展都将建立在此基础上。（自然，这些解决方案的最终产物——对于正常发育和一生健康来说最优化的机制通常可以完美运转。在人的一生中，身体内部的细胞需要经过大概 10^{16} 个生长分裂周期，来保证我们大部分人认为的理所应当的极好健康状态。）

本章描述的信号环路大部分都在细胞质中运行，它们通过细胞表面受体，接收来自细胞外的信号（包括可溶性配体，特别是生长因子，或者不溶性的细胞外基质成分，如整合素）。接收到这些受体传入的复杂信号后，细胞质的信号环路再向细胞质和细胞核中的靶分子传递信号。

细胞质中的靶点包括调节细胞形态和运动、能量代谢、蛋白质合成、凋亡机制等决定细胞生死的调控蛋白。其传出的信号转导到细胞核中，在那里调节数千个基因的转录，这些基因参与细胞凋亡和分化及细胞周期运行等生命活动，以后我们将再次讲到这些主题。细胞周期的调节和分化将在第 8 章讲述，细胞程序性死亡——细胞凋亡将在第 9 章讲述，细胞运动调节将在第 14 章讲述。

在本章讲到了很多重要的主题，最主要的是在正常和肿瘤细胞中信号转导的 3 条通路。第一，信号分子的内在活性是可以调节的。这种调节可以通过非共价修饰（如 Ras 结合 GTP）或者受体的二聚化来实现。信号分子还可以使经共价修饰的 MEK 被 Raf 磷酸化，PIP2 被 PI3K 磷酸化，Notch 被蛋白质切割，这就是 3 种实例。

第二，信号分子的浓度是可以调节的，变化通常是数量级改变。例如，β-联蛋白的浓度可以被 GSK-3β 磷酸化下调，而 PIP3 的浓度可以被 PI3K（正向）和 PTEN（反向）同时调节。

第三，信号分子在细胞内的定位是可以被调节的，造成其从非活化位置移动到发挥功能的新位置。最生动的例子就是受体酪氨酸激酶（RTK）的磷酸化及随之吸引多种含

SH2 结构域的分子到磷酸化的酪氨酸部位。这些信号转导分子一旦锚定到受体，就被带到细胞膜上其他分子附近，如 Ras（Sos 的靶蛋白）和 PIP3（PI3K 的靶蛋白）。

细胞质分子转位到细胞核是第三类调节机制的另一种体现。例如，“双重定位”转录因子在细胞质中以非活化形式存在，但以活化转录因子的形式（或其组成成分）转位到细胞核中，如 β-联蛋白、NF-κB、Smads、Notch、Gli 和 STAT 等。

信号在细胞内从一个位置转换到另一个位置的动力学是多种多样的。一是快速反应机制，涉及激酶的级联反应。位于这条级联反应底部的细胞质 MAP 激酶（MAPK）（包括 Erk）在细胞受到丝裂原刺激后迅速活化（时间小于 1min），并快速移动到细胞核中，在那里被磷酸化后激活一系列关键的转录因子。

另一种稍慢但是非常高效的信号转导通路，则是以上提到的激活细胞质内静止的转录因子并将其以活化形式转运到胞核中。到目前为止，最慢的信号转导机制依赖于信号蛋白浓度的调节。这种模式主要是通过改变基因的转录速度、mRNA 翻译、mRNA 稳定性或者翻译后蛋白质产物的稳定性来调节的。

这些机制也适用于其他的信号通路，未在这里讨论的原因是其在肿瘤发展中的作用较小或者未被证实。其中非经典 Wnt 通路在 6.10 节简要提及并在补充信息栏 6.4 中简单论述。另一个通过 Hippo 转导的信号通路在补充信息栏 6.5 中描述。

本章讲到的信号转导通路在我们整个身体的不同种类细胞中似乎以同样的方式组织在一起，这对于我们理解肿瘤的发生和发展具有重要的提示意义。更明确来说，我们在研究某一类型的细胞在恶性转化的过程中得到的生化机制，经常被证实也适用于身体中的其他细胞类型。而日益丰富的人类肿瘤基因异常的数据也强烈支持这一论点。

不同细胞类型中相同的细胞生长调节通路促使我们思考，为什么不同类型的细胞对于细胞外信号的反应如此不同。多数答案最后都归于每一类细胞表面受体类型的不同。原则上，利用细胞表面受体的细胞类型特异性表达，及其细胞内部信号通路的不同组合，我们可以预测不同类型细胞对于外界不同丝裂原和生长抑制因子（如 TGF-β）的不同反应。同样，根据我们对于肿瘤细胞基因组中共存的突变等位基因排列的理解，我们可以预测这些等位基因如何影响细胞生物学行为，以及如何共同作用造成细胞的恶性表型。但是在实际中，我们要想做到这一步还很难，原因至少有如下 9 点。

1. 在本章中，我们仅仅描述了这些通路运转的大致轮廓，并且有意识地避开了很多细节。但是这些细节是至关重要的。例如，这些信号通路的某些步骤经常会同时被多个具有相同功能的差别细微的信号蛋白调控，如共有 4 种结构的 Ras 蛋白、3 种结构的 Akt/PKB、Raf 有和其同源性相近的 B-Raf。在大多数情况下，我们忽略了在一条通路中表面上看起来相同的蛋白质在功能上的差别，使得我们对于这条通路如何作为一个整体来运行的理解还不够全面。

2. 在每一条通路中，复杂的正/负反馈环路可以增强或者削弱信号强度。我们只是简单地提到了这一点，目前已知的反馈环路只是冰山一角。例如，在人类基因组中已经发现了超过 100 个编码磷酸酪氨酸磷酸酶（PTP）的基因，它们负责去除存在于细胞中的 90 个酪氨酸激酶（TK）所结合的磷酸基团，但是我们对于这些重要酶类的调节及其底物知之甚少。

3. 信号通路中的每一个成员作为一个复杂的信号处理装置，在向下游传递之前，都可以放大、削弱或者整合这些来自通路上游的信号。我们还没有一个定量方法来理解特定信号转换蛋白是如何处理信号的。

4. 蛋白质互相传递信号的能力还受到细胞内蛋白质浓度、翻译后修饰（如磷酸化）、细胞内定位等因素的影响。我们才刚刚开始研究到这个复杂问题。例如，4 种 Ras 蛋白在活化后定位在不同的质膜，或近或远地接近它们下游的靶分子。另外，人类细胞中已知有 25 000 个不同的磷酸化位点，每一个位点都与某蛋白质结合，这些修饰对于蛋白质功能的作用仍是未知的。

5. 蛋白质的翻译后修饰（PTM）比上面讲到的磷酸化更加复杂和多样化。蛋白质可以进行甲基化、乙酰化及下章讲到的泛素化。还有多种泛素样的 PTM，其对于蛋白质功能的影响尚不可知，这些修饰类群有 NEDD8、ISG15、FAT10、MNSFβ、Ufm1、six Atg8 paralogs、Atg12、Urm1、Ubl5 和 4 个 SUMO 同源家族成员。

6. 考虑到信号在细胞中播散的时间，可能只有细胞内相互作用的蛋白质共定位时才能发生高效而快速的信号转导，而我们对于蛋白质在细胞内定位及其相互作用的蛋白伴侣了解很少。

7. 细胞内没有一条信号通路是单独运行的，相反，每一条通路都会与其他通路相互联系而受到影响。可以理解的是，对于这些通路间相互作用的研究只能推迟到每一条通路的运转机制被阐明后才能进行。一旦这些相互作用被加入到原来的信号通路的图谱上，那么信号通路就会形成一个网状结构（图 6.32），而不是一系列从细胞膜开始一直直线延伸到细胞核中的平行通路。

8. 即使不存在这些复杂的相互联系，这些信号的终点——细胞表型的特定改变——也是多条汇聚的信号通路组合作用的结果。这些复杂的情况又一次困扰了我们。

9. 关于细胞中信号传递的描述可能从根本上就是有缺陷的。我们一次又一次地在这里谈到，强有力的信号脉冲沿着信号转导通路下传，引起强烈的、明确的细胞反应。事实上，每一个信号级联都像在一个美妙和谐的动态平衡中运转，正向和反向调节因子在这里得到平衡。因此，输入信号（如有丝分裂刺激）的运行就如同牵动蜘蛛网上的一根纤维，能够对整个网络的远端产生轻微的共振。在这里，任何语言和数学表达都不足以描述我们对于信号通路的理解。

许多肿瘤研究者都希望能够画一张完整而精确的细胞线条图——一张描绘细胞通路是如何相互作用的图解。这项任务的困难之一就来自于基因组中基因种类众多。举一个数字，大约有 518 个不同的基因编码种类繁多的激酶蛋白，这其中有 40%存在不同剪切类型的 mRNA 编码结构稍异的激酶蛋白，从而使得细胞中可能存在超过 1000 种不同的蛋白激酶。在 518 个蛋白激酶基因中，90 个编码酪氨酸激酶，其余的编码丝氨酸/苏氨酸激酶。在 90 个酪氨酸激酶中，有 58 个具有生长因子受体信号域，这些蛋白激酶大多参与细胞增殖和生存的调节过程。从这些数据就可以看出肿瘤发病过程中信号环路的复杂性。

关于 Ras 信号通路生物化学的研究也可以说明信号通路的复杂性。在本章中，我们重点介绍了 Ras 在下游 3 条重要信号通路中的作用，特别是 Raf、PI3 激酶（PI3K）和 Ral-GEF（有时称 Ral-GDS），参见 6.5 节、6.6 节和 6.7 节。Ras 蛋白参与多种生化途径，因此就会形成如图 6.33 所示的信号通路模式。

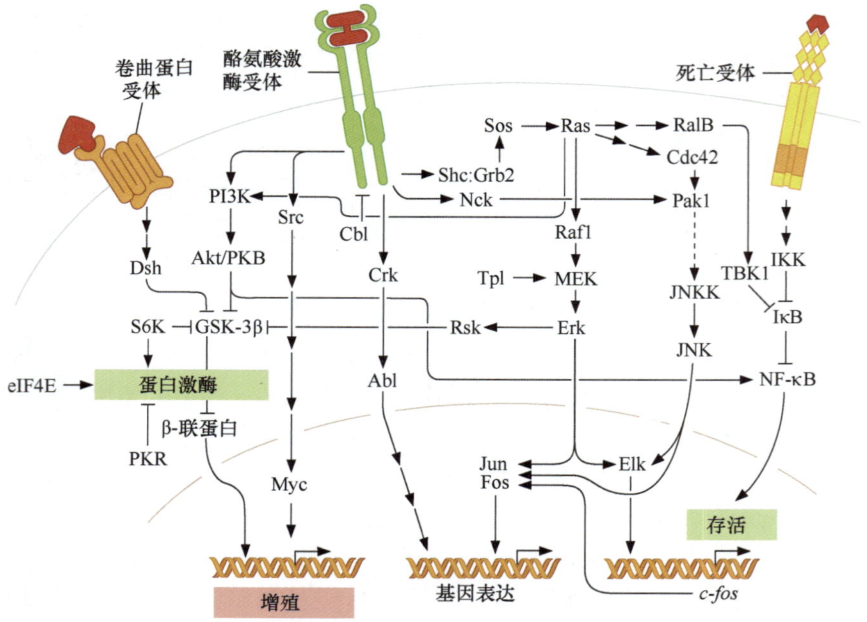

图 6.32　二维信号通路图　我们已经描述了从细胞膜到细胞核的线性信号级联，途中偶尔有分叉点。越来越多的研究显示这些信号通路通过众多的交叉连接和汇聚点而发生相互作用。本简化图给出了一些关于交叉连接的提示。以 GSK-3β 为例，GSK-3β 在 Wnt-β-联蛋白通路中发挥核心作用，但同时被酪氨酸激酶受体下游信号蛋白所调节。我们将在第 9 章讲到死亡受体。（改编自 T. Hunter, *Cell* 88: 333-346, 1997.）

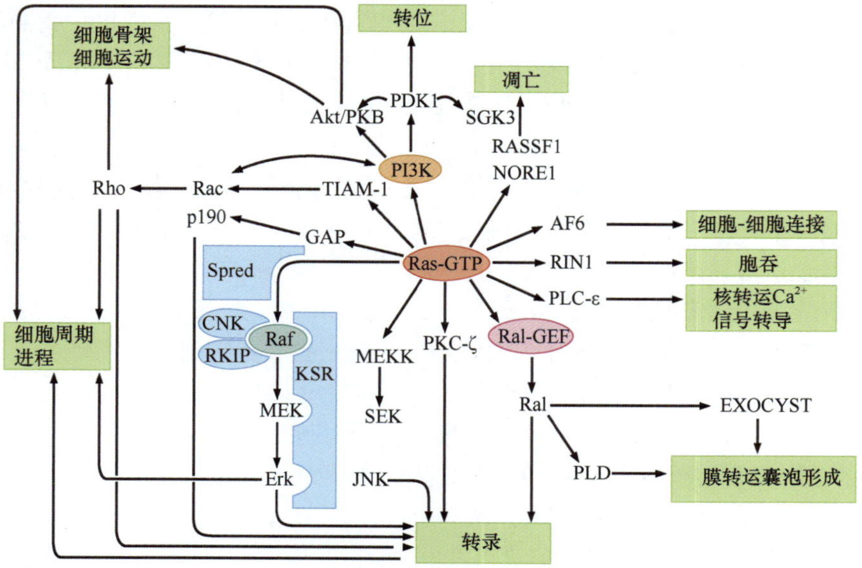

图 6.33　Ras 效应蛋白信号通路　对 GTP 结合的、活化形式的 Ras 蛋白的生化特性的详细分析显示，除 Raf、Ral-GEF 和 PI3K 这 3 个主要的效应信号之外，Ras 蛋白还可以结合到更多的效应分子上。如图所示，至少已经发现了另外 8 个 Ras 相互作用蛋白，其中大部分已经知道或者是预测在传递 Ras 信号到特定下游信号通路过程中发挥重要作用，这些信号通路涉及转录、膜转运、胞吞和翻译等多种功能。（改编自 M. Malumbres and M. Barbacid, *Nat. Rev. Cancer* 3: 459-465, 2003.）

由于我们无法解释信号转导通路如何决定细胞的生物学行为，因此，我们也无法理解另一个难题，那就是肿瘤细胞基因组遗传学：为什么很多类型的人类肿瘤表现出高度特异的基因改变（图 6.34）？为什么 90%的胰腺癌细胞携带突变的癌基因 K-*ras*，而在乳腺癌细胞中这种突变仅仅不足 10%？为什么可以在超过 1/3 的乳腺癌细胞中同时发现 EGF 受体及其同一家族成员 HER2/erbB2 的扩增，而在其他种类的上皮性肿瘤中却很少见到，但这些受体在很多种类的上皮细胞中都有广泛表达？

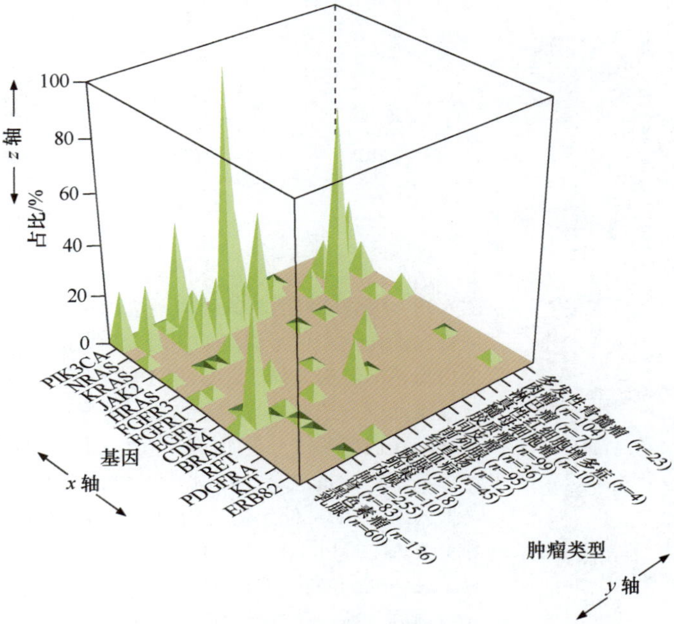

图 6.34　人类肿瘤中癌基因活化频率　三维柱形图展示了人类基因组中常见的、突变活化的癌基因。某个癌基因（*x* 轴）在某一类型肿瘤（*y* 轴）中突变的百分比（*z* 轴）显示在人类肿瘤发展中这些癌基因的参与程度有巨大差别。这种肿瘤类型间存在巨大差别的机制尚不可知。（引自 R.S. Thomas et al., *Nat. Genet.* 39: 347-351, 2007.）

为什么大约有 50%的结肠癌携带突变的 K-*ras* 基因，余下的 50%又是如何获得相似的有丝分裂信号的呢？这些肿瘤有一些携带突变的 B-Raf 或者 PI3K，但是，还有很多肿瘤在 Ras→Raf→MAPK 信号级联和平行的 PI3K→Akt/PKB 信号通路中均没发现明显的基因改变。那么这些肿瘤是否携带我们尚未发现的、可激活其中某条通路的基因改变呢？还是这些肿瘤细胞可以利用某种与这些特定通路无关的机制来自主增殖呢？为什么在肿瘤细胞中发现某些特定突变或改变的基因会联合出现，而其他类型的联合却没有发现呢？

最后，还有一个临床肿瘤学上最重要的问题没有答案：为什么细胞中某些突变的等位基因或者蛋白质的表达谱可以预测患者预后的好坏？目前，我们的研究大都局限在寻找表达模式和临床结果之间的相关性，但是这些相关性很难揭示肿瘤细胞的基因组与这些细胞引起的肿瘤生物学行为之间的因果关系。这些问题及相关未知机制的最终解答尚待时日。

结构生物学领域的快速进展增强了我们解决这些问题的能力：现在鉴定蛋白质分子的精确结构已经成为一种常规程序，包括在肿瘤发生过程中发挥重要作用的信号分子。结构决定功能，因此，明确蛋白质结构可以大大丰富我们对于信号通路在细胞内如何运行的理解。这些蛋白质的结构还远没有完全被揭示，但是这一领域进展迅速，在未来，如图 6.35 所示的精细的蛋白质结构图可以为解决肿瘤生物学最大的难题提供关键线索。

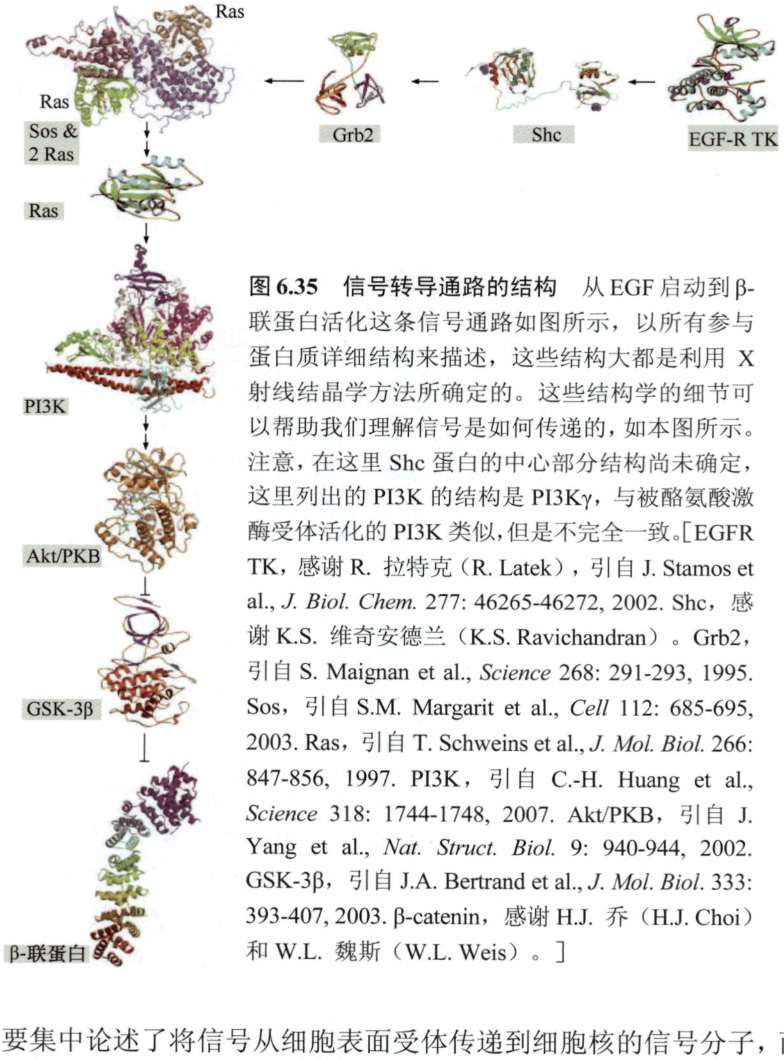

图 6.35　信号转导通路的结构　从 EGF 启动到β-联蛋白活化这条信号通路如图所示，以所有参与蛋白质详细结构来描述，这些结构大都是利用 X 射线结晶学方法所确定的。这些结构学的细节可以帮助我们理解信号是如何传递的，如本图所示。注意，在这里 Shc 蛋白的中心部分结构尚未确定，这里列出的 PI3K 的结构是 PI3Kγ，与被酪氨酸激酶受体活化的 PI3K 类似，但是不完全一致。[EGFR TK，感谢 R. 拉特克（R. Latek），引自 J. Stamos et al., *J. Biol. Chem.* 277: 46265-46272, 2002. Shc，感谢 K.S. 维奇安德兰（K.S. Ravichandran）。Grb2，引自 S. Maignan et al., *Science* 268: 291-293, 1995. Sos，引自 S.M. Margarit et al., *Cell* 112: 685-695, 2003. Ras，引自 T. Schweins et al., *J. Mol. Biol.* 266: 847-856, 1997. PI3K，引自 C.-H. Huang et al., *Science* 318: 1744-1748, 2007. Akt/PKB，引自 J. Yang et al., *Nat. Struct. Biol.* 9: 940-944, 2002. GSK-3β，引自 J.A. Bertrand et al., *J. Mol. Biol.* 333: 393-407, 2003. β-catenin，感谢 H.J. 乔（H.J. Choi）和 W.L. 魏斯（W.L. Weis）。]

本章主要集中论述了将信号从细胞表面受体传递到细胞核的信号分子，而忽略了一条至关重要的致癌信号通路，这条通路在很多人类肿瘤疾病，尤其是乳腺癌、卵巢癌和前列腺癌中发挥关键作用：类固醇受体可以跳过细胞质中的信号通路，直接从细胞膜表面转运到细胞核，在细胞核内结合细胞核受体，如雌激素和雄激素受体（5.8 节）。我们将在第 8 章讲述细胞核受体及其促进细胞增殖的机制。

重要概念

- Src 的 3 个同源结构域（SH1、SH2 和 SH3）的发现促成了如下的受体酪氨酸激酶（RTK）级联模型：配体诱导的相互磷酸化导致 RTK 胞质区尾部一系列酪氨酸位点的磷酸化，每一个磷酸化的酪氨酸可以结合一个特定的含 SH2 的胞质蛋白。这样的重新定位使得含 SH2 蛋白可以与细胞膜上的蛋白质结合，激活下游靶蛋白，或者可以与其他信号转导分子结合，将活化信号传递到其他的靶分子。
- Ras 是一种结合在细胞膜上的蛋白质。连接蛋白在配体活化的 RTK 和 Sos 之间形成一个物理桥梁，Sos 发挥鸟嘌呤核苷酸交换因子（GEF）功能，诱导 Ras 从 GDP 结合状态转化为 GTP 结合状态，导致 Ras 信号活化。
- 活化的 Ras 蛋白通过其效应环与下游的分子伴侣相结合，激发 3 条主要的下游信号级联，这些信号伴侣包括 Raf 激酶、磷脂酰肌醇 3-激酶（PI3K）和 Ral-GEF。其他结合到活化的 Ras 的下游效应蛋白似乎在 Ras 信号通路中发挥次要作用。
- Raf 磷酸化 MEK 的残基，导致 MEK 活化。MEK 随后磷酸化细胞外信号调节激酶 1 和 2（Erk1 和 Erk2）。Erk1 和 Erk2 属于 MAPK（促丝裂原活化蛋白激酶）。Raf 信号级联，即 MAPK 通路，是正常哺乳动物细胞及肿瘤细胞中最重要的促有丝分裂信号通路。
- 磷脂酰肌醇 3-激酶（PI3K）信号通路依赖于 PI3K 磷酸化包埋在质膜中的磷脂，将其转换为 PIP3。PIP3 吸引含有 pleakstrin 同源（PH）结构域的分子（如 Akt/PKB）。活化的 Akt/PKB 继续活化一系列下游蛋白质。PIP3 通常受到磷酸酶的作用，在细胞内保持低水平，最重要的磷酸酶是 PTEN。
- 在 Ras 调控的第三条通路中，Ras 结合 Ral-GEF，导致 Ral-GEF 定位到细胞膜的内表面附近。Ral-GEF 诱导附近的 Gal 将 GDP 转换为 GTP，这样 Ral 就可以活化下游的靶分子。这条通路对细胞产生多种影响，包括细胞骨架变化及细胞运动能力改变。
- 细胞因子受体通过与其非共价结合的 Jak 家族 TK 磷酸化 STAT（信号转导因子及转录激活因子）。STAT 形成二聚体，迁移到细胞核中发挥转录因子功能。
- 整合素（integrin）结合 ECM 的组分形成黏着斑并活化黏着斑激酶（FAK）。FAK 与整合素的细胞质尾段结合。FAK 的磷酸化和它所募集的含 SH2 的分子可以活化多条与 RTK 激活效应相同的信号通路。
- Wnt 调控的信号通路可以使细胞停滞在相对未分化状态，这是肿瘤细胞的一个重要特征。Wnt 通过卷曲蛋白受体阻止糖原合成酶激酶-3β（GSK-3β）标记其底物并使其降解（包括 β-联蛋白），过多的 β-联蛋白转移到细胞核活化重要的生长刺激类基因转录。
- 配体结合 G 蛋白偶联受体（GPCR）活化细胞内的异源三聚体，其 α 亚基的 GDP 转换为 GTP。Gα 亚基与其伴侣 Gβ+Gγ 分离后影响下游许多胞质酶类活性，而 Gβ+Gγ 二聚体也活化下游的效应蛋白，包括 PI3Kγ、PLC-β、Src 和 Rho-GEF。
- 依赖双重定位蛋白的信号通路，如 NF-κB 信号通路，依赖于释放被 IκB 滞留在细胞质的 NF-κB 同源二聚体和异源二聚体的释放。当 NF-κB 的亚基迁移到细胞核后，这些蛋白质作为转录因子活化至少150种基因的表达，包括细胞增殖及抗凋亡基因。

- Notch 受体结合配体后在两个位点发生切割，将其胞质内片段释放并转移到细胞核，作为转录因子复合物的组成部分发挥作用。在大多数的宫颈癌中均发现 Notch 的异常。
- Patched 受体与配体 Hedgehog 结合，导致 Patched 释放 Smoothened 蛋白，Smoothened 蛋白激活下游信号保护细胞内 Gli 蛋白不被切割。这样，完整的 Gli 移动到细胞核中，作为转录激活因子发挥作用；反之被切割的 Gli 会产生片段，作为转录抑制因子发挥作用。
- TGF-β 结合其受体导致胞质内 Smad 磷酸化并释放到细胞核中，在那里辅助多种基因表达。这条通路在许多肿瘤的发病过程中发挥重要作用。TGF-β 在肿瘤发生早期可以抑制细胞增殖，而在晚期则促进肿瘤细胞的侵袭。

思考问题

1. 细胞通过什么分子机制来保证信号沿着一条信号级联下传，到达特定的终点靶分子，而不是无目的地传递给细胞质中的“任意”靶分子？

2. 你可以列举几种导致原癌基因转换为活化癌基因的分子机制吗？

3. 为什么癌基因 *ras* 的点突变非常精准地局限在某些核苷酸，而其他肿瘤相关蛋白的点突变一般都广泛分布在编码这些蛋白质的阅读框中？

4. 决定癌基因 *ras* 活化状态时间长短的因素是什么？

5. 利用蛋白酶处理细胞，蛋白酶切割 E-钙黏蛋白的细胞外部分经常会导致基因表达的快速改变，根据对该细胞表面蛋白的了解，该如何解释这些反应呢？

6. 是什么机制确保生长因子受体发动的信号在细胞质中沿着信号级联传递的过程中被大大增强的？相反，又是哪一种信号级联强烈抑制从细胞表面发出的信号被放大的？

7. 我们需要用什么定量参数来描述特定的信号传递蛋白，才能够利用数学模型来预测这些信号蛋白形成的信号级联传递？

参考读物

Aggarwal BB (2004) Nuclear factor-κB: the enemy within. *Cancer Cell* 6, 203–208.

Albert R & Oltvai ZN (2007) Shaping specificity in signaling networks. *Nat. Genet.* 39, 286–287.

Alonso A, Sasin J, Bottini N et al. (2004) Protein tyrosine phosphatases in the human genome. *Cell* 117, 699–711.

Arcaro, A & Guerreiro, AS (2007) The phosphoinositide 3-kinase pathway in human cancer: genetic alterations and therapeutic implications. *Curr. Genomics* 8, 271–306.

Aster JC, Pear WS & Blacklow SC (2008) Notch signaling in leukemia. *Annu. Rev. Pathol.* 3, 587–613.

Bernards A (2003) GAPs galore! A survey of putative Ras superfamily GTPase activating proteins in man and *Drosophila*. *Biochim. Biophys. Acta* 1603, 47–82.

Bray SJ (2006) Notch signaling: a simple pathway becomes complex. *Nat. Rev. Mol. Cell Biol.* 7, 678–689.

Brembeck FH, Rosário M & Birchmeier W (2006) Balancing cell adhesion and Wnt signaling: the key role of β-catenin. *Curr. Opin. Genet. Dev.* 16, 51–59.

Brognard J & Hunter T (2011) Protein kinase signalling networks in cancer. *Curr. Opin. Genet. Dev.* 21, 4–11,

Brown MD & Sacks DB (2009) Protein scaffolds in MAP kinase signaling. *Cell. Signal.* 21, 462–469.

Buettner R, Mora LB & Jove R (2002) Activated STAT signaling in human tumors provides novel molecular targets for therapeutic intervention. *Clin. Cancer Res.* 8, 945–954.

Castellano E & Downward J (2011) RAS interaction with PI3K: More than just another effector pathway. *Genes Cancer* 2, 261–274.

Chalhoub N & Baker SJ (2009) PTEN and the PI3-kinase pathway in cancer. *Annu. Rev Pathol.* 4, 127–150.

Chang L & Karin M (2001) Mammalian MAP kinase signaling cascades. *Nature* 410, 37–40.

Cohen P & Frame S (2001) The renaissance of GSK3. *Nat. Rev. Mol. Cell Biol.* 2, 769–775.

DeWire SM, Ahn S, Lefkowitz RJ & Shenoy SK (2007) β-arrestins and cell signaling. *Annu. Rev. of Physiol.* 69, 483–510.

Dhillon AS, Hagan S, Rath O & Kolch W (2007) MAP kinase signaling pathways in cancer. *Oncogene* 26, 3279–3290.

Engelman JA, Luo J & Cantley LC (2006) The evolution of phosphatidylinositol 3-kinase as regulators of growth and metabolism. *Nat. Rev. Gen.* 7, 606–619.

Evangelista M, Tian H & de Sauvage FJ (2006) The Hedgehog signaling pathway in cancer. *Clin. Cancer Res.* 12, 5924–5928.

Feng X-H & Derynck R (2005) Specificity and versatility in TGF-β signaling through Smads. *Annu. Rev. Cell Dev. Biol.* 21, 659–693.

Gilman A (1987) G proteins: transducers of receptor-generated signals. *Annu. Rev. Biochem.* 56, 615–649.

Gilmore T (2006) Introduction to NF-κB: players, pathways, perspectives. *Oncogene* 25, 6680–6684.

Goetz SC and Anderson KV (2010) The primary cilium: a signalling centre during vertebrate development. *Nature Rev. Genet.* 11, 331–344.

Guo X & Wang XF (2009) Signaling cross-talk between TGF-β/BMP and other pathways. *Cell Res.* 19, 71–88.

Harvey, K & Tapon, N (2007) The Salvador-Warts-Hippo pathway—an emerging tumour-suppressor network. *Nat. Rev. Cancer* 7, 182–191.

Hazzalin CA & Mahadevan LC (2002) MAPK-regulated transcription: a continuously variable switch? *Nat. Rev. Mol. Cell Biol.* 3, 30–40.

Hsu PP & Sabatini DM (2008) Cancer cell metabolism: Warburg and beyond. *Cell* 134, 703–707.

Hunter T (1995) Protein kinases and phosphatases: the yin and yang of protein phosphorylation and signaling. *Cell* 80, 225–236.

Jiang BH & Liu LZ (2009). PI3K/PTEN signaling in angiogenesis and tumorigenesis. *Adv. Cancer Res.* 102, 19–65.

Kadesch T (2004) Notch signaling: the demise of elegant simplicity. *Curr. Opin. Genet. Dev.* 14, 506–512.

Karin M, Cao Y, Greten FR & Li Z-W (2002) NF-κB in cancer: from innocent bystander to major culprit. *Nat. Rev. Cancer* 2, 301–310.

Karnoub AE & Weinberg RA (2008) Ras oncogenes: split personalities. *Nat. Rev. Mol. Cell Biol.* 9, 517–531.

Keniry M & Parson R (2008) The role of PTEN signaling perturbations in cancer and in targeted therapy. *Oncogene* 27, 5477–5485.

Kim HJ & Bar-Sagi D (2004) Modulation of signaling by Sprouty, a developing story. *Nat. Rev. Mol. Cell Biol.* 5, 441–450.

Legate KR & Fässler R (2009) Mechanisms that regulate adaptor binding to β-integrin cytoplasmic tails. *J. Cell Sci.* 122, 187–198.

Levy DE & Darnell JE Jr (2002) STATs: transcriptional control and biological impact. *Nat. Rev. Mol. Cell Biol.* 3, 651–662.

Lewis TS, Shapiro PS & Ahn NG (1998) Signal transduction through MAP kinase cascades. In Advances in Cancer Research (GF Vande Woude, G Klein eds), pp 49–139. San Diego: Academic Press.

Liu BA, Jablonowski K, Raina M et al. (2006) The human and mouse complement of SH2 domain proteins: establishing the boundaries of phosphotyrosine signaling. *Cell* 22, 851–868.

Malumbres M & Barbacid M (2003) *RAS* oncogenes: the first thirty years. *Nat. Rev. Cancer* 3, 459–465.

Manning BD & Cantley LC (2007) AKT/PKB signaling: navigating downstream. *Cell* 129, 1261–1274.

Manning G, Whyte DB, Martinez R et al. (2002) The protein kinase complement of the human genome. *Science* 298, 1912–1934.

Marinissen MJ & Gutkind JS (2001) G-protein-coupled receptors and signaling networks: emerging paradigms. *Trends Pharmacol. Sci.* 22, 368–376.

Massagué J, Seaone J & Wotton D (2005) Smad transcription factors. *Genes Dev.* 19, 2783–2810.

Moses H & Barcellos-Hoff MH (2011) TGF-β biology in mammary development and breast cancer. *Cold Spring Harb. Perspect. Biol.* 3, a003277.

Nelson WJ & Nusse R (2004) Convergence of Wnt, β-catenin, and cadherin pathways. *Science* 303, 1483–1487.

Neves SR, Ram PT & Iyengar R (2002) G protein pathways. *Science* 296, 1636–1639.

Nusse R. (2008) Wnt signaling and stem cell control. *Cell Res.* 18, 523–527.

Pawson T (2004) Specificity in signal transduction: from phosphotyrosine-SH2 domain interactions to complex cellular systems. *Cell* 116, 191–203.

Pawson T & Nash P (2003) Assembly of cell regulatory systems through protein interaction domains. *Science* 300, 445–452.

Perkins ND (2004) NF-κB: tumor promoter or suppressor? *Trends Cell Biol.* 14, 64–69.

Plas DR & Thompson CB (2005) Akt-dependent transformation: there is more to growth than just surviving. *Oncogene* 24, 7435–7442.

Prior IA & Hancock JF (2012) Ras trafficking, localization and compartmentalized signalling. *Semin. Cell Develop. Biol.* 23, 145–153.

Ranganathan P, Weaver K & Capobianco AJ (2011) Notch signalling in solid tumors: a little bit of everything but not all the time. *Nat. Rev. Cancer* 11, 338–351.

Repasky GA, Chenette EM & Der CJ (2004) Renewing the conspiracy theory debate: does Raf function alone to mediate Ras oncogenesis? *Trends Cell Biol.* 14, 639–647.

Richmond A (2002) NF-κB, chemokine gene transcription and tumour growth. *Nat. Rev. Immunol.* 2, 664–674.

Robinson CV , Sali A & Baumeister W (2007) The molecular sociology of the cell. *Nature* 450, 973–982.

Scheid MP & Woodgett JR (2001) PKB/Akt: functional insights from genetic models. *Nat. Rev. Mol. Cell Biol.* 2, 760–767.

Schubbert S, Bollag G & Shannon K (2007) Deregulated Ras signaling in developmental disorders: new tricks for an old dog. *Curr. Opin. Genet. Dev.* 17, 15–22.

Shaw RJ & Cantley LC (2006) Ras, PI(3)K, and mTOR signaling controls tumour cell growth. *Nature* 441, 424–430.

Shi Y & Massagué J (2003) Mechanisms of TGF-β signaling from cell membrane to the nucleus. *Cell* 113, 685–700.

Tonks NK (2006) Protein tyrosine phosphatases: from genes, to function, to disease. *Nat. Rev. Mol. Cell Biol.* 7, 833–846.

Wellbrook C, Karasides M & Marais R (2004) The RAF proteins take centre stage. *Nat. Rev. Mol. Cell Biol.* 5, 875–885.

Weng AP & Aster JC (2004) Multiple niches for Notch in cancer: context is everything. *Curr. Opin. Genet. Dev.* 14, 48–54.

Wicking C & McGlinn E (2001) The role of hedgehog signalling in tumorigenesis. *Cancer Lett.* 173, 1–7.

Yaffe MB & Elia AEH (2001) Phosphoserine/threonine-binding domains. *Curr. Opin. Cell Biol.* 13, 131–138.

Yarden Y & Sliwkowski MX (2001) Untangling the ErbB signaling network. *Nat. Rev. Cancer* 2, 127–137.

Yuan TL & Cantley LC (2008) PI3K pathway alterations in cancer: variations on a theme. *Oncogene* 27, 5497–5510.

（徐宁志 张薇 何顺 朱红霞）

第 7 章　抑 癌 基 因

让我补充一下，对肿瘤遗传的理解，肿瘤发生的前提是两条染色体中的同源元件（的功能）必须以同样的方式被削弱。

西奥多·博韦里（Theodor Boveri），病理学家，1914 年

原癌基因和癌基因的发现为细胞增殖的驱动机制提供了简单而有力的解释。原癌基因编码的蛋白质通过多种途径参与接收和加工细胞外环境来源的生长刺激信号。一旦这类基因发生突变，其释放的生长刺激信号就处于失控状态。癌蛋白失去原有的精细调控，开始源源不断地释放生长刺激信号，导致肿瘤细胞的不可控生长。

这一精心设计的调控系统在逻辑上意味着促进这一过程的分子必然被另外一些与此过程拮抗的分子所中和平衡。生物学系统也遵循这一定律，由此可知，迄今为止我们讨论的这些生长促进基因只是细胞生长控制过程的一部分。

20 世纪 70 年代和 80 年代早期，与癌基因的已知性质相悖的肿瘤细胞遗传学实验证据逐渐增多，这暗示着存在另一类功能不同的细胞生长调控基因——限制或抑制细胞增殖。这类抗生长基因称为抑癌基因（TSG），这类基因的失活或丢失参与肿瘤形成。一旦细胞丢失这类基因中的某一个，细胞将失去其生长抑制功能。现在，经过近 30 年的时间，我们逐渐认识到抑癌基因的失活在肿瘤发病过程中与癌基因的激活起着同样重要的作用。实际上，在人类许多肿瘤细胞的形成过程中，这些基因在细胞基因组中的丢失可能比癌基因的激活更为重要一些。

7.1　细胞融合实验显示肿瘤表型是隐性的

20 世纪 70 年代的肿瘤病毒研究发现这些感染性病毒携带大量致癌基因，尤其是病毒癌基因。病毒基因组被转入正常细胞后，这些基因将起决定性作用（第 3 章）。一种肿瘤病毒基因组转入正常细胞后会引起这个细胞发生转化。这就意味着，尽管被感染的细胞内维持细胞正常增殖的基因仍然存在并表达，但细胞行为主要受病毒癌基因支配。这是因为病毒癌基因会使这些细胞基因失效，也就是说病毒基因具有所谓的显性表型特性，因此能够引起细胞转化。这提示肿瘤细胞的生长与正常（野生型）细胞生长相比是显性表型，因此可以认为正常细胞的生长是隐性的（1.1 节）。

然而，当时就有人对上述观点持怀疑态度，此外 20 世纪 80 年代的一些研究结果也为这一质疑提供了支持证据，即人类大多数肿瘤并不是肿瘤病毒感染的结果。这使得很多人更加确信人类肿瘤遗传学的根本性问题并未解决。如果人类肿瘤并不是由肿瘤病毒引起的，那么对这些肿瘤病毒的研究结果就可能与了解人类肿瘤发生并无本质的相关

性。在这种情况下，我们需要摒弃所有关于肿瘤起源的预判，转而承认肿瘤细胞表型的显性概率与隐性概率均等。

发现肿瘤相关的隐性等位基因的重要线索最初来源于英国牛津大学的实验。只有当一对等位基因共存于同一细胞或器官时，该对等位基因的差别所在和特定表型才会呈现。根据孟德尔遗传定律，当显性等位基因与隐性等位基因共存时，显性等位基因胜出，细胞呈现显性等位基因所代表的表型。

细胞融合技术非常适合于将维持正常生长的等位基因与导致恶性增殖的等位基因放入同一体系，观察它们表型的外显能力。在这一实验过程中，将两种不同表型的细胞（经常是不同基因型）进行共同培养（图 7.1A）。然后用一种试剂使单层相邻细胞的细胞膜发生融合。融合试剂通常是化学试剂（如聚乙二醇）或病毒糖蛋白（如副黏病毒科的仙台病毒表面糖蛋白）。融合剂可以使两个相互靠近且细胞膜相互接触的细胞融合成一个拥有同一个细胞膜的双核大细胞，即所谓的合体细胞（图 7.1B）。如果大量单层细胞相互之间碰巧非常接近，那么经融合试剂处理后，它们的细胞膜就可能融合，形成单一的合体细胞——一个拥有巨大细胞膜的多核细胞（图 7.1C）。

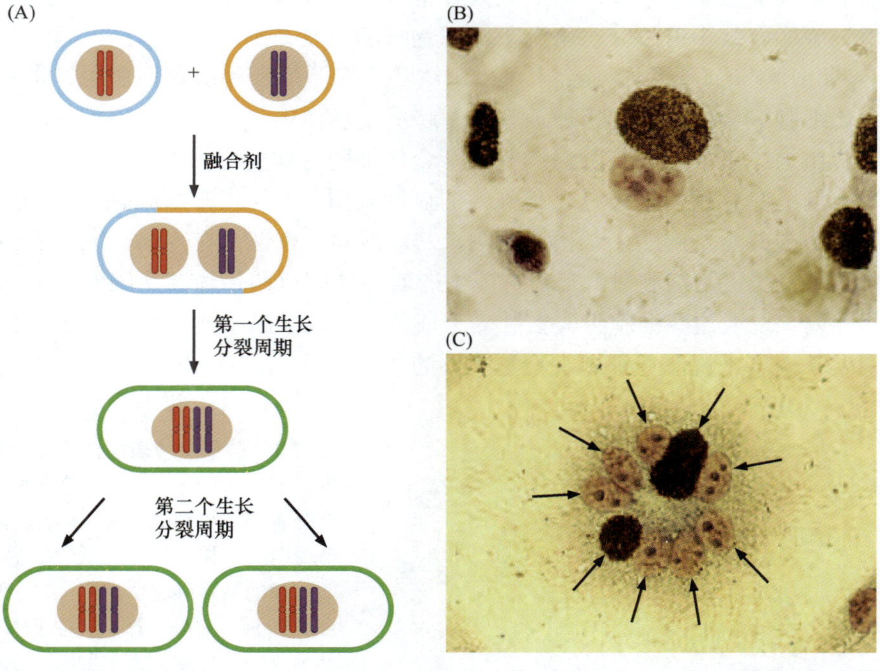

图 7.1　实验性的细胞融合　（A）用失活的仙台病毒或聚乙二醇（PEG）等细胞融合剂处理单层培养的细胞时，邻近生长的细胞将形成多核体（通过使用选择培养基和选择基因标记能够确保来源于两个不同亲本细胞的双核或多核细胞存活，而使来源于单一亲本细胞的融合细胞被剔除）。如图所示，两个邻近细胞形成一个双核细胞。当这个细胞生长至有丝分裂期时，两对亲代染色体进入一个细胞核形成四倍体细胞。经过繁殖，后代细胞经常丢失一些染色体片段，形成三倍体或超二倍体细胞。（B）如图所示，放射性标记的小鼠 NIH3T3 细胞与猴肾细胞融合（使用仙台病毒），产生双核细胞。较大的小鼠细胞核通过放射性自显影被银粒子标记。（C）在这种融合条件下，会形成较多的多核体，但这种多核体细胞不能扩增和分裂成子代细胞。该多核体含有 9 个细胞核（箭头所示）。[B 和 C，感谢 S. 罗森布拉特（S. Rozenblatt）。]

由于这些融合剂的作用是非特异性的，融合细胞的细胞核既可以来源于相同的亲本细胞，又可以来源于不同类型的亲本细胞。如果两种不同来源的细胞发生融合，形成的杂交细胞称为异核体，即包含有遗传学不同的两种细胞核。通过遗传学方法可以筛选携带两种不同遗传学细胞核的融合细胞，同时去除无法融合或携带两个相同细胞核的细胞。例如，每种细胞可能携带一种遗传学标志，使其对某种原来敏感的抗生素产生抗性。在这类试验中，两种细胞混合并用融合试剂处理后，同时暴露于两种抗生素，只有异核体细胞才可以存活下来。

携带多个细胞核的细胞通常无法存活，而双核细胞却往往可以存活并继续生长。当进入有丝分裂期，两个核膜破裂，两对染色体进入有丝分裂期，最终产生的每个子代细胞会形成一个单独的细胞核，而这个细胞核内含有来源于两个亲本细胞的染色体（图 7.1A）。

一些杂交细胞完全接受了来源于两个亲本细胞的基因组，形成四倍体细胞。这些细胞携带的染色体数目远远多于其生长和存活所需的染色体数，因此在随后的培养繁殖过程中，会逐步丢掉一部分染色体，逐渐形成亚四倍体甚至三倍体细胞。有时候，来源于一个亲本细胞的染色体会被优先清除。例如，将人类细胞和小鼠细胞融合，后代杂交细胞会逐渐清除人类细胞染色体，最后只残存很少一部分来源于人类基因组的染色体。

利用细胞融合技术可以获得来源于不同物种的杂交细胞，甚至包括人鸡细胞的杂合体。将 G_1 期细胞与 M 期细胞融合，可以观察哪个细胞周期起决定性作用。将未分化的细胞与分化细胞融合，以确定哪种细胞表型起决定性作用。然而，我们只关注其中一种类型的实验结果：正常细胞与肿瘤细胞的杂合体细胞将如何生长？

当时人们更愿意相信肿瘤是一种强效的显性表型，当与正常细胞融合在一起时，将产生与正常细胞截然不同的生长模式（图 7.2）。然而，有理不在声高。大量实验证据表明，当肿瘤细胞与正常细胞融合后，将产生的四倍体或亚四倍体杂交细胞注射入合适的宿主动物体内，发现这些细胞将失去肿瘤形成能力。这个出乎意料的结果表明相对于正常野生型生长表型来说恶性细胞表型是隐性的。

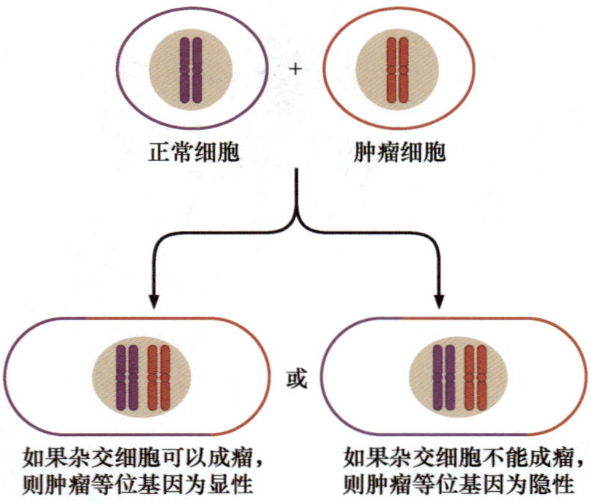

图 7.2　肿瘤遗传表型的显性和隐性　应用细胞融合技术检验肿瘤细胞表型的显性或隐性，理论上将产生两种结果：致瘤的杂合细胞和非致瘤的杂合细胞。实际上，当融合实验所用的肿瘤细胞大部分来源于非病毒导致的人类肿瘤（或化学物质诱导的鼠类肿瘤）时，杂合细胞是非致瘤性的；相反，当肿瘤细胞来源于病毒所致肿瘤时，杂合细胞一般是致瘤性的。

通过肿瘤病毒感染得到的转化细胞与正常细胞进行杂交在这些实验中是一个典型的特例。在这种情况下，通过导入特定病毒癌基因所得到的肿瘤细胞与正常细胞杂交后，其恶性表型占主导地位。因此，肿瘤与正常细胞表型的理论得到了补充和完善：非肿瘤病毒来源的肿瘤细胞与正常细胞融合后，其恶性表型是隐性的。

7.2 肿瘤细胞隐性表型特性的遗传学解释

实际上可以通过一个简单的遗传学模型来解释上述现象。这基于一个常见的遗传学现象：一个突变失活的等位基因在一个完整的野生型等位基因存在时是隐性的。

我们可以这样假设：正常细胞携带可以限制或抑制其增殖的基因。在肿瘤发展过程中，不断发展的肿瘤细胞丢失或失活了一个或多个这样的基因。一旦这些生长抑制基因丢失或失活，肿瘤细胞就会不再受这些生长抑制基因的调控而加速增殖。即只要这些基因缺失，肿瘤细胞就会持续恶性增殖。然而，当肿瘤细胞与正常细胞融合后，这些完整的野生型生长抑制基因将再一次在融合细胞内发挥作用，使肿瘤细胞的增殖——至少是其肿瘤形成能力停止。

由于这些基因的野生型能够拮抗肿瘤细胞表型，因此被命名为抑癌基因（TSG）。抑癌基因的存在一直饱受争议。支持该观点的证据显示，通过一系列突变使基因失活要比通过突变使其激活容易得多。例如，只有 *ras* 原癌基因的第 12 位、13 位和 61 位密码子的点突变才可以使其激活（4.4 节；图 4.10）。与之相反，对于一个抑癌基因或者对其他任何基因而言，其蛋白编码区域很多位点的点突变，或这些基因序列中的核酸片段随机缺失都可以使该蛋白失活。

哺乳动物细胞基因组染色体成对的性质为反对抑癌基因存在的理论提供了合理的依据。如果抑癌基因突变失活能够促进肿瘤细胞的生长，但由于这些等位基因是隐性的，那么理论上一个等位基因的失活对肿瘤细胞应该没有任何影响，因为隐性突变的等位基因与显性野生型的等位基因共存。所以只有当肿瘤细胞中某特定抑癌基因的一对野生型等位基因同时失活后，此细胞才能持续增殖。

两次独立的遗传学改变发生在同一对等位基因上，是一个极其繁杂的过程，在短暂的时间内发生这样的遗传学改变几乎是不可能的。因此两次突变发生的概率比一次突变发生的概率小得多，这样看来在肿瘤形成时间内要使抑癌基因的两个等位基因都失活几乎是不可能的。例如，单个等位基因突变失活的概率是 10^{-6}/细胞代，而等位基因的两个拷贝都发生失活的概率更是低至 10^{-12}/细胞代，再考虑到最初肿瘤细胞数目较少，肿瘤形成需要多个遗传学改变，以及这些突变细胞需要在几十年之内才能扩增成为临床可见的肿瘤，这就更加不可能了。

7.3 视网膜母细胞瘤研究解决了抑癌基因的遗传学困惑

细胞融合技术并不能解决关于抑癌基因是否参与肿瘤形成过程的争论。首先，仅仅这个实验策略几乎无法找到和分离出用于研究或支持抑癌基因假说的特定基因。但最终，对一种罕见的儿童眼部肿瘤（视网膜母细胞瘤）的研究为解决这个问题提供了重要依据。

这种来源于感光细胞的前体细胞的肿瘤，在儿童中的发病率一般为两万分之一（图 7.3）。这类肿瘤在出生至 6～8 岁的儿童中高发，而在这个年龄段之后则较为罕见。

这类肿瘤症候群（即一系列临床特征）表现为两种形式。一些没有视网膜母细胞瘤家族史的孩子表现为单侧眼的单发肿瘤。如果通过放疗或手术将肿瘤从患眼摘除，则患儿视网膜母细胞瘤的复发风险或身体其他部位肿瘤的发病风险并不增高。对于这种没有家族史的患儿，我们通常将其认为是散发病例（这种形式的视网膜母细胞瘤只影响一侧眼球，称为单侧视网膜母细胞瘤）。

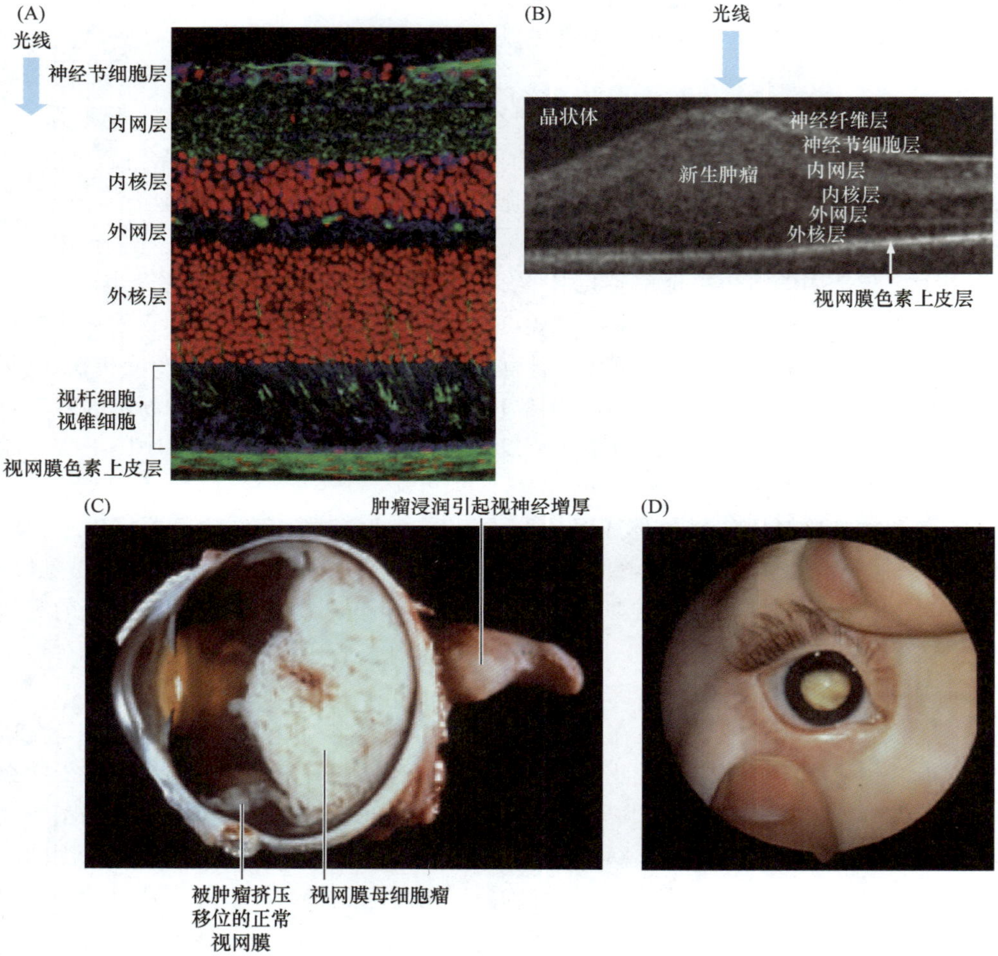

图 7.3　儿童视网膜母细胞瘤　由于未知的原因，尽管在人体大多数细胞中 *Rb* 基因均具有调控细胞增殖的功能，但 *Rb* 基因的缺陷只倾向于在儿童视网膜这一小群高度分化组织内形成肿瘤。（A）肿瘤来源于视网膜细胞中的干细胞前体。这一干细胞可能是这些细胞某个亚型的前体细胞。这张显微照片显示了视网膜横切面，从眼球后部到前部依次为：色素上皮层、外核层、外网层、内核层、内网层和神经节细胞层（视杆细胞和视锥细胞核位于外核层，其光感受器向下延伸至色素上皮层）。（B）傅里叶域光学相干断层成像显示一个来源于 $Rb^{+/-}$ 的婴儿眼球的新生视网膜肿瘤。该新生的肿瘤细胞可能来源于视网膜的内核层。（C）一个正在进展中的大视网膜母细胞瘤切面图，图中显示肿瘤细胞已经逐渐浸润至视神经。（D）视网膜母细胞瘤在临床上最初表现通常为视网膜内出现混浊。［A，引自 S.W. Wang et al., *Development* 129: 467-477, 2002. B，感谢 A. 马利帕特纳（A. Mallipatna）、C. 范登霍温（C. Vandenhoven）、B.L. 加利（B.L. Gallie）和 E. 海恩（E. Heon）。C 和 D，感谢 T.P. 德赖亚（T.P. Dryja）。］

患有家族性视网膜母细胞瘤的儿童，其父母至少有一方早年曾罹患过这种肿瘤并已治愈。在这种情况下，肿瘤一般为双侧多发，因此称为双侧视网膜母细胞瘤。这些患儿在经手术或放疗治愈后，其青春期罹患骨肿瘤（骨肉瘤）的概率极高（比正常儿童高出500倍），并且在成年以后身体其他部位的肿瘤易感性也明显增高（图7.4A）。这些肿瘤患儿如果能够存活至成年期则通常具有正常的生育能力，但他们的后代中有一半的孩子将患有家族性视网膜母细胞瘤（图7.4B）。

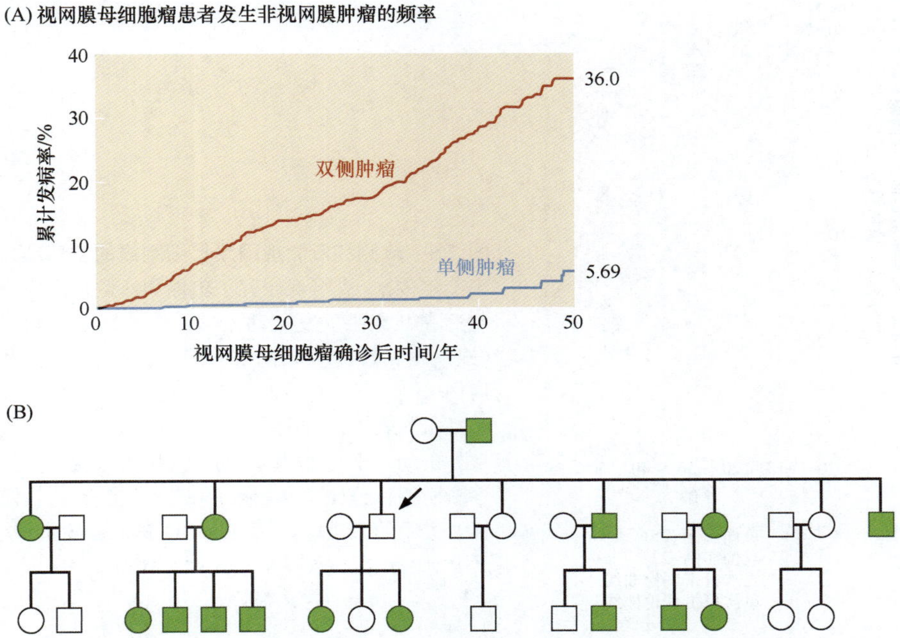

图 7.4　单侧与双侧视网膜母细胞瘤的比较　（A）患有单侧视网膜母细胞瘤且父母双方均为非携带者的儿童，发病呈散发性。而患有双侧视网膜母细胞瘤的儿童，通常具有家族史。图中所示为对1601例在1914～1984年被诊断为视网膜母细胞瘤的临床病例的跟踪调查。该研究结果表明，那些发生双侧视网膜母细胞瘤并治愈的患者（红线所示），在身体其他部位再次发生肿瘤的危险性远远高于单侧视网膜母细胞瘤的患者（蓝线所示）（一部分危险性的增加与患者幼儿期接受放射治疗，如X射线等，引起的眼周肿瘤有关）。（B）遗传性视网膜母细胞瘤患者的家系谱显示，该患者的多名直系亲属均罹患此病。而视网膜母细胞瘤在正常人群中的发病率为1/20 000。在医疗水平进入现代化之前，这些患儿由于得不到有效治疗，通常不能存活至生育年龄，所以这样的多代家系谱比较罕见。男性（方形）、女性（圆圈）、患者（绿色）、非患者（空圈、方形）。在家系谱中有一支出现了隔代遗传（箭头所示），代表了不完全外显，即该基因型未产生相应的表型，其可能的原因与复杂的生物学效应影响最终表型有关。（值得一提的是，图中所示男性一定是该等位基因的携带者，因为他的两个女儿均罹患此病。）［A，引自 R.A. Kleinerman et al., *J. Clin.Oncol.* 23: 2272-2279, 2005. B，感谢 T.P. 德赖亚（T.P. Dryja）。］

家族性视网膜母细胞瘤符合孟德尔遗传定律中的等位基因显性遗传病的特点。实际上，家族性遗传的视网膜母细胞瘤与散发性病例并无不同。由于突变发生在这些患儿父母的精子或卵子形成期，这些孩子的所有体细胞中均携带这种致癌突变。这与那些父母一方基因组中携带有突变的等位基因，通过精子或卵子遗传给后代的疾病具有相同的遗传学环境（大多数这样的突变通常来源于父系基因组，因为细胞生长和分裂的每一个周期都面临 DNA 复制错误而导致突变的危险，而精子形成与卵子形成相比需要更多的细胞周期）。

通过对儿童期家族性或散发性视网膜母细胞瘤的发病动力学的研究，艾尔弗雷德 • 克努森（Alfred Knudson）在 1971 年提出，家族性肿瘤的外显率与单随机事件的发生概率一致，而散发性肿瘤的发病率则与双随机事件发生概率类似（图 7.5）。

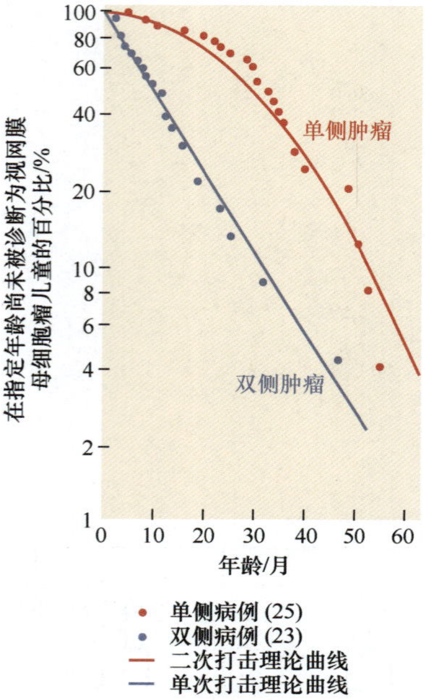

图 7.5　单侧和双侧视网膜母细胞瘤的发病动力学　小艾尔雷德 •克努森研究了单侧和双侧视网膜母细胞瘤在儿童中的发病动力学。他计算出双侧病例（双眼患病）表现为单次打击动力学，而单侧肿瘤病例（仅单眼患病）表现为双次打击动力学。每一个打击代表一次体细胞突变。之后的研究发现这两次打击动力学与 *Rb* 基因的两个拷贝有关。图为未诊断病例百分比（纵坐标）与年龄（按月份，横坐标）关系的散点图。（引自 A. G. Knudson Jr., *Proc. Natl. Acad. Sci. USA* 68: 820-823, 1971.）

上述发病动力学提示我们可能存在这样一个基因，其突变以后可以引起视网膜母细胞瘤，我们暂时将其称为基因 *Rb*。我们推测 *Rb* 基因的突变导致其编码蛋白质功能失活，从而使这一 *Rb* 等位基因表现为隐性表型。如果 *Rb* 基因突变以后所产生的致瘤性是隐性的，那么需要两个 *Rb* 等位基因同时被敲除才会使视网膜细胞发生不可控增殖，产生视网膜母细胞瘤（图 7.6）。

从父母基因组遗传获得野生型 *Rb* 基因的儿童，其视网膜母细胞瘤的形成需要视网膜细胞相继发生两个遗传学改变，使原有的两个功能性 *Rb* 等位基因均失活——这两个遗传学改变均属于体细胞突变（图 7.6）。而在约半数具有视网膜母细胞瘤家族史的儿童中，其发病动力学则完全不同。这些孩子以受精卵胚系遗传的方式，从父母一方中获得一个突变的 *Rb* 等位基因，因此该突变的 *Rb* 基因存在于包括视网膜细胞在内的所有胚胎细胞中。这些视网膜细胞中只要有任意一个细胞发生一次（体细胞）突变就能使仅存的野生型等位基因也失活，使这个细胞内不再有任何功能性的 *Rb* 基因，从而最终发展为视网膜母细胞瘤。

值得注意的是，上述 *Rb* 基因的功能与通过细胞融合实验的结果所推测存在的抑癌基因的性质几乎是一致的（信息栏 7.1）。然而，由于当时 *Rb* 基因尚未被克隆出来，而且也没有其他任何的分子生物学证据显示 *Rb* 基因拷贝通过突变而失活，因此上述理论在当时仍然只是一个比较有说服力的假说。

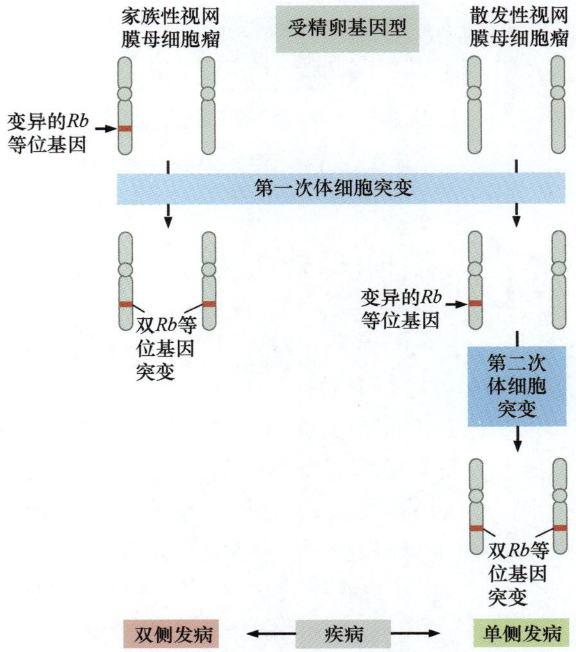

图 7.6 视网膜母细胞瘤形成动力学 克努森预测的两个相关基因（图 7.5）就是位于人类 13 号染色体上 *Rb* 基因的两个拷贝。对于家族性视网膜母细胞瘤患儿，由于其在受精卵时期即获得一个有缺陷的 *Rb* 基因拷贝，因此该患儿所有的视网膜细胞都仅携带一个功能完整的 *Rb* 基因。如果任何一个视网膜细胞中这唯一仅存的 *Rb* 基因因为体细胞突变而失活，那么这个细胞就会失去 *Rb* 基因的所有功能，并开始迅速增殖为肿瘤。而在散发性视网膜母细胞瘤患儿中，其在受精卵时期的两个 *Rb* 等位基因均为野生型，因此肿瘤的发生必须经过两次连续的体细胞突变，才能使视网膜前体细胞所携带的这两个野生型 *Rb* 基因拷贝均失活。对于家族性视网膜母细胞瘤患者而言，仅需要一次体细胞突变即可消除 *Rb* 基因的功能，因此容易累及双眼的多个细胞。由于体细胞突变是一个小概率事件，因此在同一个细胞系中连续两次体细胞突变在理论上来说几乎不可能发生，所以在散发性视网膜母细胞瘤的患者中，一般都只有极少数的细胞受累，故表现为单侧肿瘤。

信息栏 7.1 突变的 *Rb* 基因显性特征和隐性特征共存 本章没有列出关于 *Rb* 基因的分子生物学证据，关于这一点涉及一个长期以来的本质性争论。在器官水平，一个通过遗传获得缺陷性突变 *Rb* 基因的个体，在儿童期的某个阶段必会罹患视网膜母细胞瘤。因此，致病的 *Rb* 等位基因在器官水平表现为显性。然而，当我们研究个体细胞内等位基因突变后的行为特点时，不难发现突变的等位基因表现为隐性性状，因为携带有一个突变型和一个野生型 *Rb* 等位基因的细胞能够维持正常的生命活动。因此，突变的 *Rb* 等位基因在器官水平上是显性性状，而在细胞水平上则表现为隐性性状。（一位坚持应当严谨正确使用遗传学术语的遗传学家会说：视网膜母细胞瘤的表型在器官水平是显性的，而在细胞水平是隐性的。在这里我们暂且概而论之。）

突变体 *Rb* 等位基因在生物体水平上的显性行为取决于在发育中的视网膜中目标细胞群的大小。例如，如果平均每个视网膜中易发生转化的细胞数量为 5×10^6 个（克努森假设为 1×10^6 个），并且 Rb^+/Rb^- 杂合子个体中维持活性的野生型等位基因发生丢失的概

率为 $1/10^6$，那么这个个体的每只眼睛将平均有 5 个细胞发生维持活性的 *Rb* 等位基因丢失导致彻底失去 *Rb* 基因的功能。由于产生的每个 Rb^-/Rb^- 细胞都能够产生视网膜母细胞瘤，因此遗传了 *Rb* 等位基因缺陷的儿童每只眼睛会发生多个（约 5 个）肿瘤。因此，每只眼睛视网膜中杂合性细胞的存在几乎预示着必然发生的视网膜母细胞瘤。

7.4 肿瘤的起始需要清除抑癌基因的所有野生型拷贝

Rb 基因的发现强调了这样一个观点：这个基因的两个拷贝都需要被消除才能诱发肿瘤。但与此同时又引发了另外一个问题：如前所述，在同一个细胞中连续发生两次突变的概率大约为 10^{-12}/细胞代，考虑到发育中的视网膜只存在少量的靶细胞（克努森猜测大约为 10^6 个细胞），那么这些靶细胞是如何先后清除掉自身抑癌基因的两个拷贝而最终发展成为散发性视网膜母细胞瘤的呢？因为从理论上来讲，想要通过这样两次连续的突变清除掉一个抑癌基因的两个拷贝几乎是不可能的。

一些遗传学家对此提出了合理的解释，他们认为当两个 *Rb* 等位基因中的一个由于某种类型的突变而失活时，其发生的频率应该与大多数突变事件相同，即约为 10^{-6}/细胞代。发生这种突变的细胞将成为一个杂合子，即同时含有一个野生型和一个缺陷型的 *Rb* 基因，也就是 $Rb^{+/-}$。由于突变的 *Rb* 基因在细胞水平上的表型是隐性的，因此这个杂合子细胞可以继续表现为野生型。但是当另外一个野生型 *Rb* 等位基因的失活并不是直接由第二次打击导致的突变所引起的时，会发生哪些情况呢？其可能的失活方式之一就是通过与携带野生型 *Rb* 等位基因的同源染色体在配对时交换部分遗传信息来实现的。正常情况下，绝大多数染色体重组发生在减数分裂期。但如果重组恰好发生在一条携带有野生型 *Rb* 等位基因的染色体臂和一条携带有突变型 *Rb* 等位基因的染色体臂进行配对时，情况将会是怎样呢（图 7.7）？由于这种类型的染色体重组通常发生在增殖活跃的细胞内，因此被称为有丝分裂重组，以区别产生精子和卵子的减数分裂时的染色体重组。

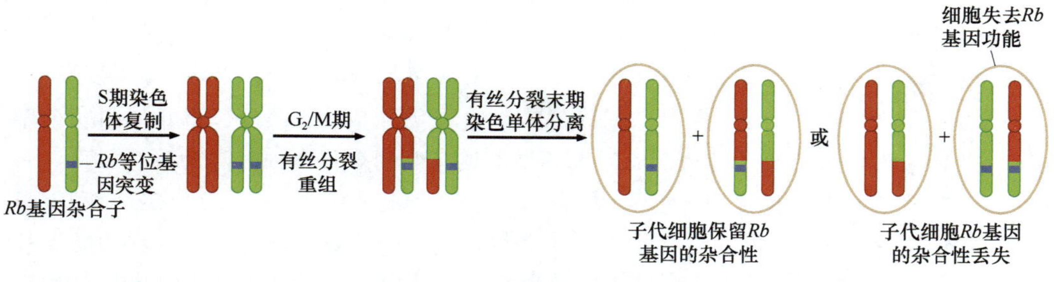

图 7.7　野生型 *Rb* 基因的消除　有丝分裂重组能够导致 *Rb* 这一类基因的突变杂合性丢失（LOH）。在有丝分裂的 G_2 期或 M 期，遗传物质可以在两条同源染色体（如两条 13 号染色体）之间进行交换。随后的染色质分离既可以产生 *Rb* 杂合型的两条姐妹染色单体（突变的 *Rb* 基因在图中以蓝线标示），也可以相同的概率产生 *Rb* 杂合性丢失的两条姐妹染色单体（在同一条染色体臂上的其他基因也一样），因此在子代的两个细胞中一个含有纯合的突变型 *Rb* 基因，另一个则含有纯合野生型 *Rb* 基因。

在这种重组方式中，携带野生型 *Rb* 等位基因的染色体臂可能与其配对的、携带突变型 *Rb* 基因的同源染色体臂发生互换。在这种基于染色体臂进行遗传信息互换的过程中，参与其中的染色体能够保持全长，因此在显微镜下观察时，并不能将其与未发生交换的染色体进行区分。然而在遗传和分子水平，经过这一重组事件的细胞有可能会丢失其原先所携带的野生型 *Rb* 等位基因而变成 $Rb^{-/-}$。这种重组方式的重要意义在于，其发生率为 10^{-5}～10^{-4}/细胞代。与上面提到的发生率为 10^{-6}/细胞代的突变失活相比，其更容易使细胞失去野生型的 *Rb* 基因拷贝。

在有丝分裂重组前，两个同源染色体（以 *Rb* 基因为例，它们位于人类 13 号染色体上）在很多小细节方面是不同的。毕竟，一个是父系来源，另一个是母系来源，它们在很多遗传学位点上都是杂合的（补充信息栏 7.1）。然而，有丝分裂重组可以形成纯合型 *Rb* 基因（即分别产生 $Rb^{-/-}$和 $Rb^{+/+}$基因型），同理在 13 号染色体 *Rb* 位点附近的其他基因也将失去杂合型而转变为纯合体。这种基于某个基因或某条染色体区所发生的遗传学改变通常被称为杂合性丢失，或简写为 LOH（也有人称其为“等位缺失”）。有趣的是，LOH 事件在不同人群中的发生率也不同（信息栏 7.2）。

信息栏 7.2　同系近交能否导致 LOH 高发生率？　实验室培育和野生小鼠实验表明，有丝分裂重组在遗传背景差异较大的同源染色体之间的发生频率比在遗传背景相似或相同的同源染色体之间至少低 10 倍。这提示配对的同源染色体之间有丝分裂重组的发生依赖于两组 DNA 之间存在广泛的核苷酸序列一致性。这一发现对于研究人类肿瘤进程具有重要的提示作用。在很多人类族群中，近亲结婚甚至是直系的堂表兄妹结婚都非常普遍。孟德尔遗传定律显示在这些个体的后代中，染色体同源性区域的频率非常高。根据小鼠遗传实验中获得的提示，这些个体所携带的配对同源染色体极容易发生有丝分裂重组。当两条染色体中的一条携带了一个突变的抑癌基因时（如 *Rb*），有丝分裂重组和 LOH 将使剩下的抑癌基因野生型拷贝发生丢失的可能性显著提高。因此，有可能人类族群中堂表兄妹结婚所生下的后代由于染色体 LOH 发生频率增高而比普通人群更易于罹患肿瘤。但这一推论尚未被验证过。

除此之外，染色体还可以通过其他方式实现杂合性丢失。基因转换就是其中一种（图 7.8）。这一机制发生在染色体 DNA 的复制过程中，延伸的 DNA 子链可以暂时脱离原有的模板链而与同源染色体中另外一条互补的 DNA 母链杂交，并以这条互补链为模板，继续复制直到它重新回归到原有的模板链（这种机制有时又被称为复制选择）。因此，新合成的子代 DNA 链即携带有与母代染色体配对的同源染色体的部分序列。如果这种基因转换复制正好发生在已失活的 *Rb* 基因所在的染色体区，那么子代 DNA 链的 *Rb* 基因就会发生杂合性丢失，而这种基因转换的发生频率在每代细胞复制过程中甚至要高于有丝分裂重组。

值得注意的是，杂合性丢失除了可以发生在同源染色体的复制过程中，也可以直接以整个染色体区断裂和丢失的方式获得，而不是被同源染色体上的另一个拷贝复制而替代。这导致相应染色质区的半合子状态，结果就是细胞内该染色体臂上的所有基因都只剩下一个拷贝，而不是通常情况下的两个拷贝。染色体上某些区域的单拷贝缺

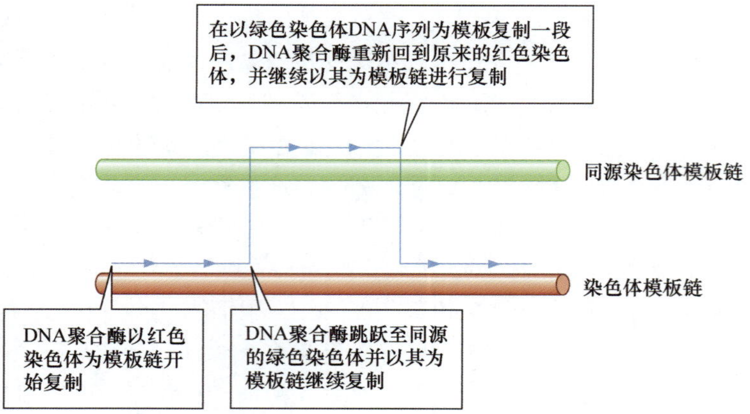

图 7.8　基因转换　在基因转换过程中，DNA 聚合酶最初是以染色体（红色）上的一条链作为模板，合成新的子代 DNA 链（蓝色）。在沿模板链前进一段距离后，聚合酶可能跳跃到另一条同源染色体（绿色）上并以其中一条 DNA 链作为模板继续复制。随后，聚合酶又重新回归至最初的 DNA 模板链进行复制延伸。通过这种方式，突变的抑癌基因，如突变的 *Rb* 等位基因，就有可能从一条染色体转移至它的同源染色体，从而代替原本在这一位点上的野生型等位基因。

失对细胞的存活也许并无明显的影响，但另外一条染色体上仅存的单拷贝区域的丢失却将使细胞产生重大的生物学缺陷。一旦真的发生了这种染色体区段的丢失，鉴于该染色体区域上的所有基因均仅存在一个等位基因，这种染色体区段性的丢失（产生半杂合子状态）也可被认为是杂合性丢失。

在多种肿瘤中，有丝分裂过程中染色体的分离不当（即染色体不分离；图 7.9）引起染色体整条丢失，是导致杂合性丢失的主要原因。在子代细胞内，染色体不分离所产生的 3 条染色体中的一条将被随机丢失，从而导致携带两个同型基因拷贝的染色体被最终保留下来。此外，通过对人类结肠癌细胞核型的详细比对发现，至少在这些肿瘤细胞中，

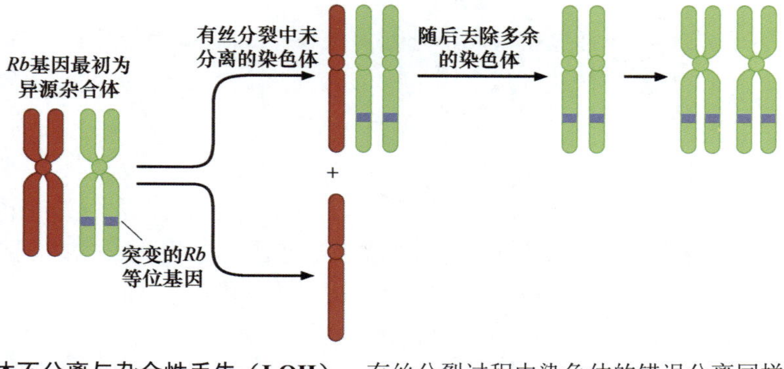

图 7.9　染色体不分离与杂合性丢失（LOH）　有丝分裂过程中染色体的错误分离同样可以导致杂合性丢失。正常情况下，有丝分裂完成后，子代细胞应该被分配得到姐妹染色单体中的一条。但如果姐妹染色单体在细胞质分裂时未发生分离，则一个染色体的两条姐妹染色单体将被分配至一个子代细胞。这一结果会导致一个子代细胞（图中上方所示）中产生三倍体，从而不利于细胞的继续存活，因此该子代细胞将会丢失一条多余的染色体以维持原有的二倍体模式。鉴于被丢失的染色体是随机性的，因此可能导致携带等位基因的同源染色体（图中所示的红色染色体）被丢失，而携带纯合型基因的两条姐妹染色单体被保留下来。

染色体结构异常所引起的细胞核型改变是导致基因杂合性丢失的主要遗传学变化。染色体易位是导致染色体结构异常的主要形式之一，这其中就包括染色体臂在非同源染色体中发生重组。而这些重组通常由 DNA 双链断裂后，不同染色体断端的 DNA 序列发生融合所触发。基于这种模式，染色体上的一些区域可能产生双份拷贝而另一些区域则完全丢失。在后续章节（10.4 节）中我们将继续讨论上述非同源重组在肿瘤进展过程中的发生机制。

杂合性丢失的发生频率远高于基因突变的发生频率，这就意味着野生型 *Rb* 基因的丢失可能更多地依赖于杂合性丢失，而不是通过直接的基因突变（补充信息栏 7.2）。因此，人们普遍认为，大多数视网膜母细胞瘤细胞都会在 13 号染色体 *Rb* 基因及其附近的区域存在杂合性丢失，而不是在这一位置发现由两次独立的事件所产生的、两个突变位点不同的 *Rb* 等位基因。

7.5 *Rb* 基因在肿瘤中常发生杂合性丢失

1978 年，通过对视网膜母细胞瘤细胞中染色体的研究，推测出了 *Rb* 基因在染色体中的定位。在一小部分视网膜肿瘤中，通过对有丝分裂中期染色体核型的分析，发现 13 号染色体长臂上存在部分缺失（信息栏 1.2）。尽管这些缺失分别起始和终止于染色体臂上的不同位点，但它们都有一个共同点，即都导致了染色体长臂 1 区 4 带（即 13q14）的丢失（图 7.10）。该染色体区段的缺失涉及 DNA 上成千上万个碱基对的丢失，从而提示我们在视网膜肿瘤细胞的发展过程中，这一区域存在大量基因的同时丢失。这些有关遗传信息丢失的改变，有力地证实了 *Rb* 基因在染色体中存在被丢失的过程——这也正是抑癌基因理论所预测的结果（在大多数视网膜母细胞瘤中，*Rb* 基因敲除突变只影响很小一部分核酸序列，属于亚微观范畴，因此，只通过对有丝分裂中期染色体伸展的显微分析是观察不到的）。

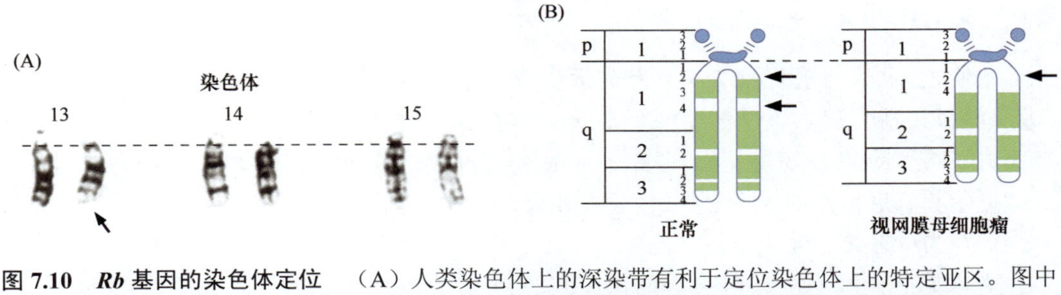

图 7.10 *Rb* 基因的染色体定位 （A）人类染色体上的深染带有利于定位染色体上的特定亚区。图中所示为取自一位 6 岁视网膜母细胞瘤患儿的处于有丝分裂前中期的肿瘤细胞，通过对其致密染色体的核型分析发现，13 号染色体长臂存在缺失（箭头所示），而 14 号、15 号染色体正常。（B）细胞遗传学分析发现该缺失发生在 13 号染色体长臂 1 区 2 带和 4 带之间。（A，引自 U. Francke, *Cytogenet. Cell Genet*. 16: 131-134, 1976.）

所幸的是，在 13q14 染色体区域上精确定位和克隆了另外一个基因。该基因编码一种酯酶 D，在人类基因库中存在两个完全不同的等位基因，其编码的蛋白质在凝胶电泳中具有不同的泳动速率（图 7.11）。酯酶 D 的发现和定位为遗传学家证实杂合性丢失理论提供了一个佐证。杂合性丢失发生时通常影响整个染色体区域。既然酯酶 D 在 13 号染色体长臂上的位置与 *Rb* 基因邻近，那么当 *Rb* 位点在肿瘤发展过程中发生了杂合性丢失时，酯酶 D 位点也应该会经历相同的遭遇。因此，在神秘的 *Rb* 基因尚未被克隆出来之前，酯酶 D 位点可以作为它的一个临时印记。

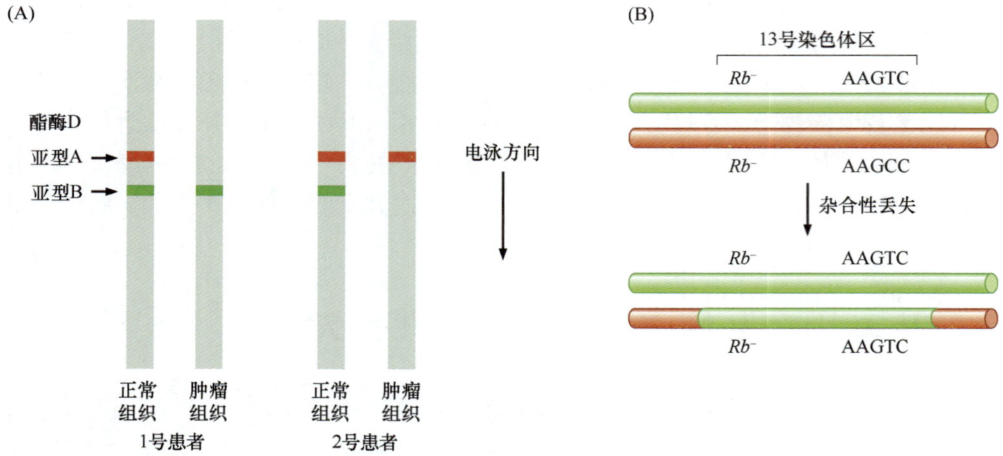

图 7.11　*Rb* 位点杂合性丢失的实证　（A）酯酶 D 的两个异构体（亚型）通过凝胶电泳分离后在酶谱图中的位置。由于受该酶催化反应后生成的产物能在凝胶中呈现条带，因此这些条带可以用来代表该酶的存在与否。某视网膜母细胞瘤患者携带杂合型酯酶 D 等位基因，在其正常组织中由于该酶的两种异构体同时存在，因此在凝胶上呈现两条不同的条带，而在肿瘤组织中只呈现单一条带，表明该位点发生了杂合性丢失（LOH）。比较另一位视网膜母细胞瘤患者正常组织和肿瘤细胞内的酯酶 D，同样发现酯酶 D 在肿瘤细胞内为杂合性丢失——这是编码该酶另一异构体的基因所在的染色体特定区域发生丢失所造成的。（B）一段与 *Rb* 基因在遗传学上位置邻近但至今未被确定属于任何已知基因的“匿名”核酸序列，也可以用来示踪该染色体区域所发生的改变。图中所示的五核苷酸序列最初表现为异源杂合子的形式（上方），但在经历了导致 *Rb* 基因发生杂合性丢失的过程之后也同样呈现出杂合性丢失的模式。（A，改编自 R.S. Sparkes et al., *Science* 219: 971-973, 1983.）

确实，当研究人员仔细分析一些先天性存在杂合型酯酶 D 基因的孩子的肿瘤细胞时（即这些孩子从父母那里遗传了两个不同的酯酶 D 等位基因），发现这些肿瘤细胞确实已经丢失了一个酯酶 D 等位基因，因此他们认为该位点一定发生了杂合性丢失（图 7.11A）。这就提示其邻近位点的 *Rb* 基因一定也会出现杂合性丢失。上述改变符合理论上生长抑制基因的行为：在细胞发生不可控的生长前需要这一基因的两个野生型拷贝均发生丢失。

更常见的情况是，其他一些机制（图 7.7 和图 7.8）所引起的两条染色体之间的遗传信息交换，并不仅仅影响了 *Rb* 基因，同时还会波及位于其两侧的很多基因和遗传印记。由于这些基因和遗传印记与酯酶 D 一样存在杂合性丢失，因此它们的遗传学行为的改变同样受到关注。例如，一段位于 13 号染色体邻近区域的遗传印记序列最初为 AAGCC/AAGTC（即杂合子），现在可能变成了 AAGCC/AAGCC 或 AAGTC/AAGTC（即纯合子；图 7.11B）。与酯酶 D 基因一样，*Rb* 基因附近的核苷酸片段在两条同源染色体发生序列交换时与它“同病相怜”。1982 年完成的对该类型序列的精确分析显示，其结果确实与对酯酶 D 基因定位分析所得到的结论一致。（值得一提的是，遗传印记序列——图 7.11B 中所示的五核苷酸——在染色体 13q14 中的位置可能与 *Rb* 位点之间相隔数千个碱基对。由于其不编码任何蛋白质，因此对其由杂合子转变为纯合子这一构象变化的检测，需要用到一些在细胞 DNA 分子水平上的分析方法，如核酸测序或用一条合适的、序列特异性的探针与之杂交。）

1986 年借助能识别位于染色体 13q14 中无名基因组序列（补充信息栏 7.1）的 DNA 探针，*Rb* 基因最终被克隆出来。幸运的是，这段序列恰好位于 *Rb* 基因序列的内部。正如先前推测的那样，来自克隆出的 *Rb* 基因不同部分的 DNA 探针显示，在视网膜母细胞瘤中 *Rb* 基因确实发生了突变并失活（图 7.12）。在有些视网膜母细胞瘤患者中，突变甚至涵盖了 *Rb* 基因及其两侧 DNA 序列的大片段丢失。这些肿瘤组织 DNA 的 DNA 印迹（补充信息栏 4.3）实验结果显示，突变的 *Rb* 等位基因通常都是纯合子，这就意味着当一条染色体上的 *Rb* 等位基因失效（无功能活性）时，其同源染色体上相应的区域也存在 *Rb* 基因的丢失，从而导致该位点的杂合性丢失（LOH）。上述实验数据直接证实了很多与抑癌基因在肿瘤进展过程中的行为模式有关的理论推断。

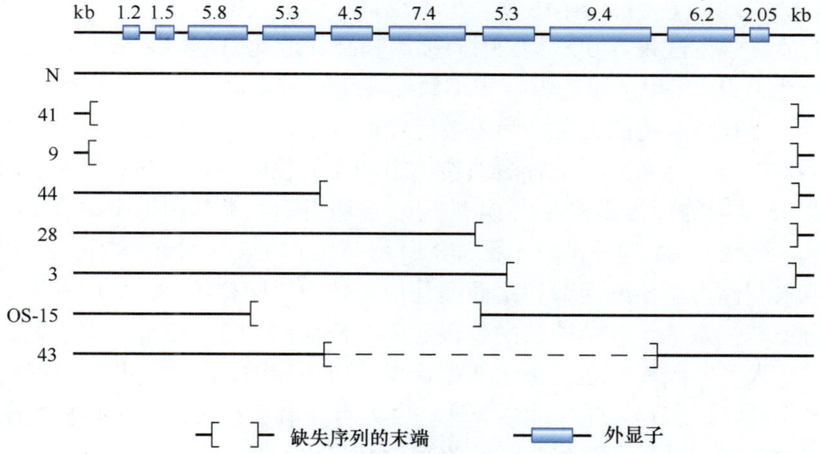

图 7.12 *Rb* 基因突变 用已克隆得到的 *Rb* 基因 cDNA 作为探针，与来自视网膜母细胞瘤和骨肉瘤的基因组的大量 DNA 进行 DNA 印迹实验。图中 *Rb* 基因的 10 个外显子（蓝色柱状）的长度已经被标注。该基因的正常形式包含一段长约 190kb 的染色体区域。然而，对视网膜母细胞瘤的 DNA 片段分析显示，这个基因的重要部分发生缺失（缺失片段以方括号表示）。因此，可以看出，9 号和 41 号肿瘤患者丢失了整个 *Rb* 基因及其两端邻近的基因组 DNA 片段。44 号、28 号和 3 号肿瘤患者不同程度地缺失了 *Rb* 基因的右半部分及其右侧的染色体片段。骨肉瘤（OS-15）和 1 例视网膜母细胞瘤患者（43 号）*Rb* 基因缺失中间部分，强烈提示该 190kb 的 DNA 片段是这些肿瘤形成过程中反复发生突变失活的靶点（虚线表示 43 号肿瘤患者的基因为杂合性丢失），而非其左侧或右侧的 DNA 片段。（引自 S.H. Friend et al., *Nature* 323: 643-646, 1986.）

如前所述，携带缺陷 *Rb* 基因的孩子在青春期还容易罹患骨肉瘤。利用已有的 *Rb* 基因做探针，即可证实这些骨肉瘤患者是否也携带有结构改变的 *Rb* 基因（图 7.12）。同时，这些发现也更突出了一个迄今尚未解决的问题：像 *Rb* 这样的基因，在全身许多组织中均起作用（第 8 章），但为什么当从父母处遗传到其缺陷形式时，子代绝大多数都只发生视网膜和骨组织肿瘤呢？为什么不是所有的组织都面临同样的肿瘤发病风险呢？

7.6 通过杂合性丢失事件寻找抑癌基因

科学家推测人类基因组中散布着大量作用类似于 *Rb* 基因的抑癌基因，并在人类的多种肿瘤发病过程中起到调控作用。20 世纪 80 年代末，致力于发现抑癌基因的研究者面临一个实验上的困惑：对于那些只有当它们从基因组上丢失时才能体现自身价值的基因，我们该如何发现它们呢？与之形成鲜明对比的是那些具有显性作用的癌基因，它们经常在逆转录病毒的基因组中被发现，可以通过转染实验来验证它们的克隆形成能力，或者通过检测它们是否存在于肿瘤染色体的扩增区域来鉴定。

我们需要一个更为普遍的方法，这种方法不能依赖于偶然发现的染色体内的缺失，也不能依赖于染色体上一个抑癌基因附近恰好存在一个已知基因（如酯酶 D）。尽管对 *Rb* 基因的发现就是依靠的上述两个条件，但在通常情况下，对于大多数抑癌基因，寻找起来可就没这么幸运了。

在肿瘤形成过程中，抑癌基因倾向于出现杂合性丢失的特性，为肿瘤研究人员提供了一种新的遗传学方法来寻找它们。因为抑癌基因邻近的染色体区域经常与抑癌基因一起发生杂合性丢失，所以通过在特定类型肿瘤发生过程中总是发生杂合性丢失的无名遗传标志物附近寻找，有可能会发现尚未被克隆的抑癌基因。关于这一点已在图 7.11B 中予以说明，图中一个无名的五核苷酸遗传标志物在染色体中位于 *Rb* 基因的附近，因此被用来代表 *Rb* 基因的行为模式。这个策略可以普遍用于人类基因组中的 DNA 片段定位。再强调一次，这些 DNA 片段不属于已知的任何基因。在一部分个体当中，这样的 DNA 片段能够被限制性内切核酸酶剪切；而在其他个体中，同样的 DNA 片段由于在限制性内切核酸酶识别位点单个碱基的核酸替换而无法被切割（图 7.13A）。由于类似于这样的遗传可变性在人类基因库中是由正常的遗传变异所引起的，因此这些位点就代表了遗传标志物的多态性（1.2 节）。此外，鉴于这些序列存在着可被限制性内切核酸酶剪切和不可被剪切两种不同的结果，我们将其称为限制性（内切酶）片段长度多态性（RFLP）。

肿瘤遗传学家通常利用 RFLP 来判断在某种肿瘤的发生过程中染色体不同区域是否频繁地发生了 LOH。图 7.13B 显示了用 RFLP 技术在一组结直肠肿瘤中寻找 LOH 的结果。在这个病例中，大部分染色体的长臂和短臂都用了至少一个 RFLP 标志物来标记，以便研究整条染色体的变化。值得注意的是，在人类的多种肿瘤中发现 17 号染色体的短臂（p）和 18 号染色体的长臂（q）均存在异乎寻常的高 LOH 发生率，这两条染色体臂的缺失率均远高于肿瘤细胞中平均 15%～20%的染色体 LOH 发生率。（LOH 发生率的平均水平表明在所有的染色体区域均存在一定程度的 LOH 发生倾向。然而，如果 LOH 恰好发生在抑癌基因定位的区域，那么细胞的增殖和存活能力将被提升，从而导致大量扩增的肿瘤细胞中均携带有这种特异性的 LOH。）

人类 17 号和 18 号染色体的特定染色体臂在肿瘤的发生和进展过程中频繁地发生 LOH，这一事实为这两条染色体臂中发生 LOH 的区域还存在其他尚未明确的抑癌基因提供了有力证据。因此，这一遗传学定位为那些在基因组中寻找与结直肠肿瘤发展密切相关的抑癌基因的基因克隆学家提供了明确的指示线索。最近，肿瘤遗传学家已经用其他分子生物学方法检测了人类肿瘤细胞基因组中的序列多态性和缺失。

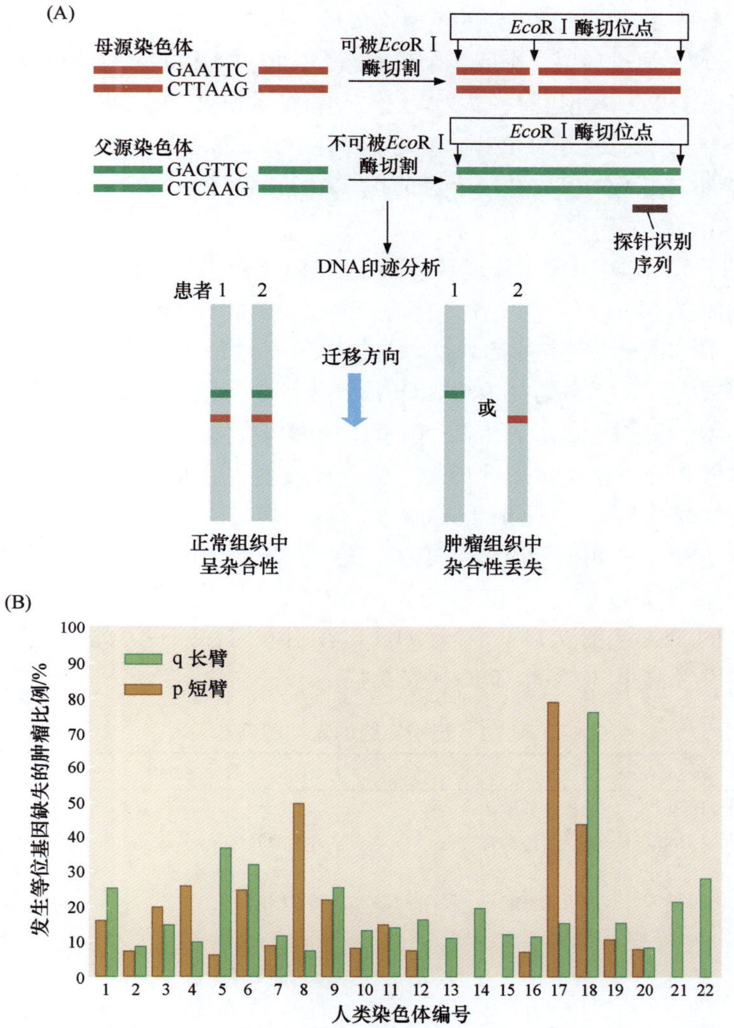

图 7.13 限制性片段长度多态性与抑癌基因定位 （A）以染色体 DNA 区域是否存在限制性酶切位点作为遗传标志物，可以辅助染色体区域的遗传学分析。如图所示，母源（红色）DNA 片段可以被 *Eco*R I 酶切割，而其同源的父源（绿色）片段，由于单核苷酸的替换而无法切割。该核苷酸的替换与否即代表了一种限制性片段长度多态性（RFLP）。使用一个能识别父源片段右侧末端的放射性探针，通过 DNA 印迹分析能够确定剪切是否发生（下图）。因此，我们可以用是否存在剪切片段来追踪遵循孟德尔遗传定律的 DNA 序列。在本例中，两例肿瘤患者的正常组织 DNA 在该染色体区域均呈杂合性。然而，在他们的肿瘤 DNA 中发生了杂合性丢失（LOH），其中一例患者表现为父源等位基因丢失，而另一例患者则是母源等位基因丢失。（B）该技术已被应用于检测结肠癌患者染色体臂层面的 LOH。染色体长臂和短臂分别以绿色和橘色条状图表示。纵坐标显示的“等位基因缺失”或 LOH。由于当时只有极少数的探针可用于检测染色体层面的 LOH，因此这些分析对于关键性的抑癌基因的定位极不精确。（此外，由于位于 5 号染色体长臂且在绝大多数的结肠癌患者中均发生失活的 *APC* 抑癌基因极其庞大，因此其常被认为是由序列的直接突变所导致失活的基因靶点。也就是说，该基因的第一个拷贝失活后，第二个完整的基因拷贝通常因第二次独立突变而不是 LOH 所失活，这就导致研究人员低估了其在结直肠癌发展过程中所起到的作用。）上述资料还明确提示在 8 号染色体短臂中存在着一个尚未被识别的抑癌基因。（B，引自 B. Vogelstein et al., *Science* 244: 207-211, 1989.）

和 RFLP 标志物一样，这些新的策略均依赖于正常和肿瘤细胞基因组中单核苷酸多态性（SNP）的发现。通过使用一个或多个与多态等位位点互补的聚合酶链反应（PCR）引物可以检测到这些 SNP（补充信息栏 7.3）。这个创新技术使人类基因库中大量的 SNP 得到发现和识别。更重要的是，这些 SNP 标志物，不管是由 RFLP 还是由基于 PCR 技术所识别的，都能用于那些通常在绝大多数肿瘤患者的正常组织中以杂合形式存在的、标志性位点的 LOH 分析。

截至 2011 年，在美国大规模遗传异质群体基因库中已有超过 350 万个 SNP 被记录在案，其中 90%的 SNP 位点的等位基因频率超过 10%，剩下 SNP 位点的等位基因频率则至少达到 1%。用一种更实际的说法，这意味着平均每个人的基因组中有 2/3 的 SNP 位点以杂合形式存在，而只有 1/3 的 SNP 位点为纯合形式（因此不适用于 LOH 研究）。这就导致了 SNP 标志物（杂合构象）在个体基因组中以平均每 1kb 的间隔距离出现。这与早期的 RFLP 分析相比极大地增加了检测密度，从而能够在那些基因含量较少的染色体区域内更加精确地定位 LOH 区域。相应地，通过人类基因组中的已知序列在上述区域中也能够更加便利地识别出候选 TSG。这种 SNP 定位技术的分辨率远远超过 1989 年在结直肠癌中定位 LOH 的 RFLP 技术。当时的研究者只能在整条染色体臂的范围内寻找某些位点的 TSG（图 7.13）。尽管如此，在引入这种强有力的定位技术之前，LOH 分析已经发现并克隆了 30 多个 TSG（表 7.1）。

表 7.1　已被克隆的人类抑癌基因

基因名称	染色体定位	家族性肿瘤综合征	散发性肿瘤	编码蛋白功能
SDHB	1p36.1	副神经节瘤	—	琥珀酸脱氢酶
CHD5	1p36.31	皮肤黑色素瘤	多种类型肿瘤	组蛋白识别因子、转录诱导因子
HRPT2	1q25-32	副甲状腺瘤、下颌纤维瘤	副甲状腺瘤	染色体蛋白
FH	1q42.3	家族性平滑肌瘤[a]	—	延胡索酸水合酶
FHIT	3q14.2	—	多种类型肿瘤	二腺苷三磷酸水解酶
BAP1	3q21.1	间皮瘤、黑色素瘤	间皮瘤、葡萄膜黑色素瘤	泛素水解酶
RASSF1A	3p21.3	—	多种类型肿瘤	多种功能
TGFBR2	3p2.2	HNPCC	结肠癌、胃癌、胰腺癌	TGF-β 受体
VHL	3p25-26	冯希佩尔-林道综合征（von Hippel-Lindau syndrome）	肾细胞癌	HIF 泛素化
hCDC4	4q32	—	子宫内膜癌	泛素连接酶
APC	5q21-22	家族性腺瘤结肠息肉病	结直肠癌、胰腺癌、胃癌；前列腺癌	降解 β-联蛋白
NKX3.1	8p21.2	—	前列腺癌	同源盒蛋白
miR-124a[b]	8p23.1	—	多种类型肿瘤	抑制 CDK6
$p16^{INK4A}$[c]	9p21	家族性黑色素瘤	多种类型肿瘤	CDK 抑制因子
$p14^{ARF}$[d]	9p21	—	所有类型的肿瘤	p53 稳定因子
PTC	9q22.3	痣样基底细胞癌综合征	髓母细胞瘤	Hedgehog GF 受体
Let 7a（*miRNA*）[e]	9q22.32	—	多种类型肿瘤	抑制 Ras、Myc
TSC1	9q34	结节性脑硬化	—	mTOR[f]抑制因子
BMPR1	10q21-22	幼年性息肉病	—	BMP 受体
ANXA7	10q21	—	乳腺癌、前列腺癌、胃癌	细胞自噬

续表

基因名称	染色体定位	家族性肿瘤综合征	散发性肿瘤	编码蛋白功能
PTEN[g]	10q23.3	考登病（Cowden's disease）、乳腺癌，消化道肿瘤	恶性胶质瘤；前列腺癌、乳腺癌、甲状腺癌	PIP3 磷酸酶
WT1	11p13.5-6	肾母细胞瘤	肾母细胞瘤	转录因子
MEN1	11p13	多发性内分泌肿瘤	—	组蛋白修饰，转录抑制因子
BWS/CDKN1C	11p15.5	贝-维综合征（Beckwith-Wiedemann syndrome）	—	$p57^{Kip2}$CDK 抑制因子
SDHD[h]	11q23.1	副神经节瘤、嗜铬细胞瘤	嗜铬细胞瘤	线粒体蛋白
CBL	11q23.3	儿童期单核细胞白血病	成人单核细胞白血病	SH2 泛素连接酶，
RB	13q14.2	视网膜母细胞瘤、骨肉瘤	视网膜母细胞瘤；肉瘤；膀胱癌、乳腺癌、食管癌、肺癌	抑制转录；调控 E2F
miR-15a/16-1	13q14.3	—	B 细胞淋巴瘤	抑制 Bcl-2，Mcl-1，周期蛋白 D1，Wnt3a
miR-127	14q32.31	—	多种类型肿瘤	抑制 Bcl-6
CYFIP1	15q11.2	—	肺癌、乳腺癌、结肠癌、膀胱癌	细胞骨架
TSC2	16p13.3	结节性脑硬化	—	mTOR[f]抑制因子
CBP	16p13.3	鲁宾斯坦-泰比综合征（Rubinstein-Taybi syndrome）	AML[i]	转录因子辅激活物
CYLD	16q12-13	圆柱瘤病	—	去泛素化酶
CDH1	16q22.1	家族性胃癌	侵袭性肿瘤	细胞黏附
BHD/FLCN	17p11.2	伯特-霍格-杜布综合征（Birt-Hogg-Dube syndrome）	肾癌，错构瘤	mTOR[f]调节因子
TP53	17p13.1	利-弗劳梅尼综合征	多种类型肿瘤	转录因子
NF1	17q11.2	Ⅰ型神经纤维瘤病	结肠癌，星形细胞瘤，急性髓细胞性白血病	Ras-GAP
PRKAR1A	17q22-24	多发性内分泌性肿瘤[j]	多发性内分泌性肿瘤	PKA 亚单位
DPC4[k]	18q21.1	幼年性息肉病	胰腺癌和结肠癌	TGF-β转录因子
LKB1/STK11	19p13.3	波伊茨-耶格综合征（Peutz-Jeghers syndrome）	错构瘤性息肉	丝氨酸/苏氨酸激酶
RUNX1	21q22.12	家族性血小板失调	AML	转录因子
SNF5[l]	22q11.2	横纹肌样肿瘤易感综合征	恶性横纹肌瘤	染色体重塑
NF2	22q12.2	神经纤维瘤易感综合征	神经鞘瘤；脑膜瘤；脑室管瘤	细胞骨架-细胞膜连接
WTX	Xq11.1	—	肾母细胞瘤	降解β-联蛋白

a. 家族性平滑肌瘤病包括多发性纤维瘤、皮肤平滑肌瘤和肾细胞癌。基因产物为三羧酸循环组分之一。

b. *miR-124a-1* 基因簇还分布在 8q12.3 和 20q13.331。

c. 也可称为 *MTS1*、*CDKN2* 和 *p16*。

d. 与鼠科中的 $p19^{ARF}$ 基因同源。

e. let7 miRNA 编码基因簇分布在人类基因组中 11 个不同的位点。

f. mTOR 是一种丝氨酸/苏氨酸激酶，能够调控 Akt/PKB、TSC1（错构瘤蛋白）和 TSC2（结节蛋白）蛋白的翻译和激活过程，因此能够调控细胞的生长和增殖。

g. 也可被称为 *MMAC* 或 *TEP1*。

h. *SDHD* 编码琥珀酸脱氢酶（琥珀酸-泛醌氧化脱氢酶）的 D 型亚单位，是线粒体呼吸链复合体Ⅱ的组分之一。

i. *CBP* 基因与 AML 染色体转位有关。这些转位提示 CBP 的部分功能是癌基因而不是抑癌基因。

j. 也可称为卡尼复合体（Carney complex）。

k. 编码与 TGF-β信号通路相关的 Smad4 转录因子；也可被称为 *MADH4* 或 *SMAD4*。

l. 人类 SNF5 蛋白是 Swi/Snf 大复合体组分之一，参与染色体重塑，可以通过组蛋白去乙酰化调控转录抑制。横纹肌样肿瘤易感综合征易发生非典型畸胎瘤/横纹肌瘤、脉络丛癌、髓母细胞瘤和肾外横纹肌样瘤。

部分改编自 E.R. Fearon, *Science* 278: 1043-1050, 1997；D.J. Marsh and R.T. Zori, *Cancer Lett.* 181: 125-164, 2002.

SNP 标志物大规模发现技术所获得的革命性成果之一（图 7.14）是在 80 种肿瘤细胞系的基因组中发现人类 9 号染色体上某区域小范围的缺失。其他研究工作发现这个反复发生缺失的染色体DNA 小片段编码了两个被广泛关注的TSG，分别是*CDKN2A* 和*CDKN2B*，相关内容详见第 8 章和第 9 章。通常认为，染色体缺失在整个基因组中的发生是随机的，所以当这些缺失集中发生在某个特定的 DNA 片段时，通常强烈提示该区域内存在一个或多个 TSG，并且该 TSG 使受累细胞获得了增殖优势。

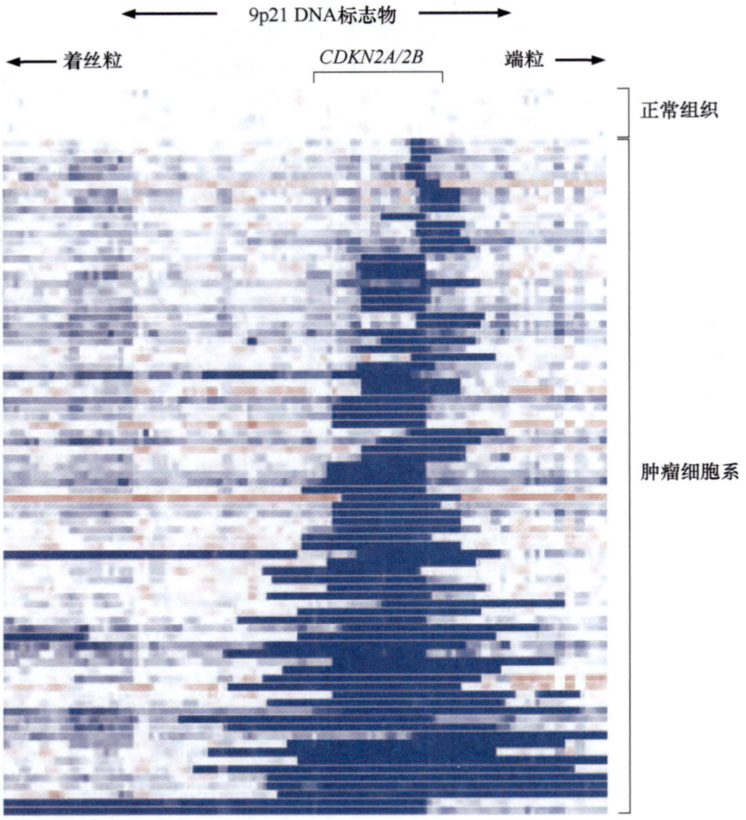

图 7.14　检测携带有抑癌基因的染色体片段的缺失　定位和识别TSG 的策略之一是寻找影响染色体臂小范围缺失的重叠区域。而实际上，目前已经开始通过识别种植在人类整个基因组中不同位点的大量序列标志物和使用高通量测序技术来完成这一工作。在本图中，一共使用了 250 000 个探针集；这些探针在基因组中的平均种植密度为每 12kb 一个。根据是否能与探针发生反应，对 80 个肿瘤细胞系的 DNA（从上到下排列，表示缺失情况）序列进行分析。其中位于染色体 9p21 并涉及邻近 1～2 个 TSG 的短片段存在同源缺失（深蓝条形图）（*CDKN2A* 和 *CDKN2B*）被发现经常出现在肿瘤细胞系中。与之相对的，是其两端邻近的核苷酸序列则很少发生显著扩增（浅红色方框）或丢失（浅蓝色方框）。（引自 S.M. Rothenberg et al., *Cancer Res*. 70: 2158-2164, 2010.）

7.7　抑癌基因突变遗传能够解释多种家族性肿瘤

和 *Rb* 基因一样，在表 7.1 中所列举出的大多数已经被克隆的抑癌基因都与家族性和散发性肿瘤的发生有关。一般而言，遗传了上述有缺陷的基因拷贝都能极大地增加罹患某种特定类型肿瘤的风险，而该类型的肿瘤在正常人群中则通常比较罕见。在某些患者中，如果突变发生在胚系等位基因中，将会导致对多种类型肿瘤易感，就如 *Rb* 基因一样。

我们将在本章的后续内容中详细讨论一些 TSG 编码蛋白的作用机制。然而，即使是粗略地分析（表 7.1），也能清楚地发现，这些基因能够利用多种蛋白在细胞内的不同部位来执行不同的功能，以减少肿瘤发生的风险。实际上，这些在其他方面并无关联的基因的唯一共同特征就是抗癌功能。（表 7.1 中所列的一些抑癌基因目前唯一为人所知的功能就是与散发性肿瘤相关，但目前尚不清楚这些基因的突变形式能否最终出现在胚系细胞中并导致个体对某种类型肿瘤易感。）

当遗传了一个突变的 TSG 等位基因时可能会增加罹患肿瘤的风险，反之则不然：并不是所有的家族性肿瘤综合征都存在遗传性的 TSG 等位基因。例如，我们将在第 12 章介绍，一个发生在胚系细胞中的另一类基因突变也能导致个体对肿瘤易感。这类基因通常负责维持细胞内基因组的稳定性，减少突变和染色体异常的发生率。由于肿瘤的发生取决于个体体细胞基因组的累积突变，因此减少体细胞基因——如这些维持基因组稳定性的基因的突变频率具有高效的抑癌功能。相反，基因组的不稳定性会增加基因的突变率，从而使罹患肿瘤的风险大幅度增加。

因此，人们认识到体内存在着两类不同的家族性肿瘤基因——在本章中讨论的抑癌基因以及将在第 12 章介绍的基因组稳定维持基因。我们将通过以下几个方面来描述这两类基因的不同之处。抑癌基因是通过影响细胞的增殖、分化或死亡来直接调控细胞生物学行为的，具有上述作用的基因有时也被称为看门基因（gatekeeper gene），以表明它们在决定细胞是否进入生长和分裂周期过程中所起到的关键作用。DNA 维持基因则只通过调控细胞内基因突变累积的速率来间接地影响细胞的生物学行为，这些基因由于其对细胞内基因组稳定性的维持作用而又被命名为看护基因（caretaker gene）。与突变的看门基因和看护基因不同，突变的原癌基因很少通过胚系细胞传递（信息栏 7.3）。

信息栏 7.3　为什么突变的抑癌基因可以通过胚系传递，而突变的原癌基因则不能？　已经证实许多家族性肿瘤综合征与突变的抑癌基因胚系传递相关（表 7.1）。然而，肿瘤综合征的发生却很少与突变的原癌基因（如被激活的癌基因）遗传有关。迄今为止，只有很少一部分的原癌基因的胚系突变与一些极罕见的家族性肿瘤综合征相关。这些突变的等位基因包括 H-*ras*（科斯特洛综合征）、*Kit* 和 *PDGFR-A*（家族性消化道间质瘤）、*Met*（遗传性乳头状肾细胞癌）、*Ret*（多发性内分泌瘤病）、*PTPN11*, K-*ras* 和 *SOS*［努南综合征（Noonan syndrome）］、*ALK*（家族性神经母细胞瘤）。突变的 TSG 与突变的原癌基因之间遗传可能性的巨大差别的原因何在呢？

在配子形成即精子和卵子产生过程中所发生的突变可以激活癌基因，因此可能会传递给受精卵。然而，因为癌基因在细胞水平上为显性基因，这些突变的等位基因可能会干扰正在发育的胚胎中各个细胞的行为，从而中断正常组织的发育。结果，携带这些突变癌基因的胚胎不能发育至终末，从而使这些突变的等位基因从该家族的胚系细胞中被消除，并最终从该种群的基因库中消失。（例如，2004年的实验报告表明，由携带了突变激活的K-*ras*癌基因的精子所形成的小鼠胚胎只能发育至妊娠中期，届时它们将由于胎盘和胚胎内发育缺陷而死亡，详见信息栏5.5。值得注意的是，引起的人类科斯特洛综合征和努南综合征的H-*ras*和K-*ras*基因胚系突变形式与其他很多类型肿瘤中都具有的*ras*癌基因完全不同。而且与人类约1/4的肿瘤中由体细胞突变所产生的癌基因不同的是，胚系突变对Ras功能的影响较小，通常只增加了细胞对促有丝分裂信号的敏感性，而不干扰其GTP酶活性。这与小鼠体内的情形一致，即在人类多种肿瘤中*ras*等位基因所呈现的强大促癌功能与正常发育是不可兼容的。）

然而携带有抑癌基因胚系突变的细胞其生物学行为则与上述情况大相径庭。由于这些等位基因在细胞水平上一般是隐性表达，因此它们在胚胎大部分细胞中的存在不易被察觉。基于此，遗传的TSG突变能够与正常的胚胎发育兼容，而它们产生的肿瘤表型只在少数细胞中呈现，并具有较长的时间延后性，从而使携带有这些等位基因突变的个体能够正常发育，其中大部分甚至能存活至成年期。

然而，如果突变的抑癌基因有万分之一或十万分之一的概率发生LOH，并且假设一个成年人具有10^{13}个以上的细胞，那么为什么携带有一个突变的抑癌基因的个体没有形成成千上万甚至是百万个肿瘤呢？这是因为肿瘤的发生是一个多步骤的过程（详见第11章）。这也意味着一个突变的基因（不管它是癌基因还是抑癌基因）对于肿瘤的形成是必要的，但非充分条件。因此，一个遗传了突变的抑癌基因的个体体内的多数细胞虽然很可能也发生了该基因的LOH，但仅有极少数的细胞会获得额外的遗传学改变，而这种改变将引发可在临床上被诊断的肿瘤。

7.8　启动子甲基化是抑癌基因失活的一种重要机制

如1.9节中所提到的，将甲基基团添加至胞嘧啶碱基上可以改变DNA分子的共价结构。在哺乳动物类细胞中，这种甲基化仅被发现存在于鸟嘌呤5′端的胞嘧啶碱基上，即所谓的CpG序列中（这种meCpG修饰经常被命名为“甲基化的CpG”，尽管只有胞嘧啶能被甲基化）。当CpG甲基化发生在基因启动子附近时，它能够引起相应基因的转录抑制。反过来，当发生去甲基化时，该基因可以被转录激活。大量的研究还显示基因组DNA的CpG修饰是导致抑癌基因沉默的重要途径之一。

CpG甲基化状态对转录的影响方式目前尚不明确，但是已经发现其中一种重要的机制：体内存在一种同时包含有能够识别并结合DNA甲基化CpG的亚基和具有组蛋白去乙酰化酶（HDAC）功能亚基的蛋白复合体。一旦这种蛋白复合体结合至DNA，组蛋白去乙酰化酶将去除附近染色体组蛋白分子氨基酸侧链上的乙酰基团。这种组蛋白去乙酰化将引发一系列反应，使染色体构象从转录激活状态转变为转录抑制状态（详见1.8节）。与之相对应的是，有研究表明，组蛋白的修饰状态反过来也能影响附近DNA的CpG序列的甲基化。例如，在某些胚胎细胞中，H3K9Me3（即组蛋白H3第9位赖氨酸的三甲基化）通常可以提示附近的 DNA 的 CpG 序列存在新生甲基化。

并不是所有的后生动物中都存在 CpG 的甲基化现象，这是一种高级进化。在所有动物的发育过程中，很多基因的转录状态在胚胎发生的早期就已经被确定了。该状态一经确定就能被传递至胚胎发育过程中各个阶段的子代细胞内。由于 CpG 甲基化也能够通过细胞遗传的方式被传递（详见 1.9 节），因此其能以一种高效的方式确保与早期胚胎相隔数代的子细胞中仍能维持和强化祖代细胞的发育方向。

我们可以设想，在肿瘤细胞的基因组中，确保 DNA 正确甲基化的机制可能偶尔出错。虽然相关的重要调节机制目前尚不明确，但结果将导致肿瘤细胞基因组的甲基化状态发生两种截然不同的改变。在一些肿瘤的形成过程中，经常会发现肿瘤细胞整个基因组的甲基化水平逐渐降低（利用补充信息栏 7.4 中所介绍的技术可以检测到）。这就意味着，由于某些未知的原因，那些负责维持 CpG 甲基化状态的 DNA 甲基转移酶不能有效地执行正常功能。这种“广泛甲基化不足”有可能与 DNA 上那些不具有特定生物学功能的、高度重复序列所携带的甲基化基团丢失有关，这种丢失与染色体的不稳定性有关，但目前尚不明确其是否直接导致了染色体的不稳定。

与广泛甲基化不足不同的是，在肿瘤细胞基因组中另一类富含 CpG 的 DNA 区域，即所谓的“CpG 岛”，常发生异常高甲基化。这些 CpG 岛通常位于基因的启动子区（图 7.15），

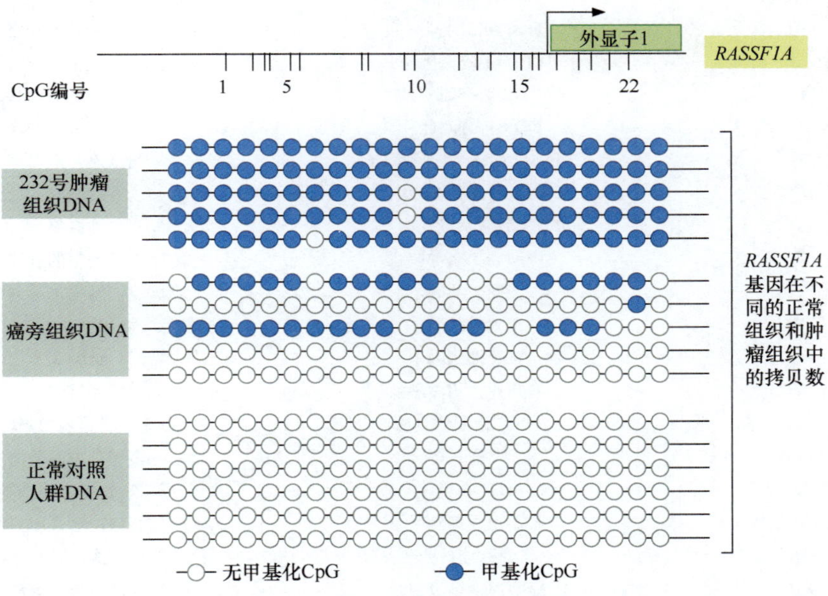

图 7.15 *RASSF1A* 启动子区的甲基化 重亚硫酸盐测序技术（补充信息栏 7.4）已被用于测定抑癌基因 *RASSF1A* 启动子区 CpG 岛的甲基化状态。每个圆圈代表不同的 CpG 核苷酸对在岛中的位置，位于 *RASSF1A* 启动子区内的则以垂直的记号线和编号表示（上图）。填充的圆圈（蓝色）表示甲基化的 CpG，而空的圆圈则表示未发生甲基化。对来源于 232 号肿瘤组织的 5 个 DNA 样品进行分析发现，*RASSF1A* CpG 岛中几乎所有的 CpG 位点都发生了甲基化；而看似正常的癌旁组织则大部分（但并不是所有的）都未发生甲基化。正常对照人群的 DNA 分析显示，在该 CpG 岛中的所有 CpG 位点均无甲基化。（上述结果提示在 232 号肿瘤附近的癌旁组织中已经存在部分异常细胞。）［感谢 W.A. 舒尔茨（W.A. Schulz）和 A.R. 弗洛尔（A.R. Florl）。］

因此由 DNA 甲基转移酶所介导的甲基化可以抑制该基因的转录，从而导致原本应该转录激活的基因被沉默。(最近的研究显示，人类基因组中大约有 70%的基因启动子区存在 CpG 岛，这就意味着理论上总共有 14 000 个基因可经由甲基化而被异常沉默。)

如果在基因的启动子区发生 CpG 甲基化，则可以有效关闭基因表达；相反，基因内部 DNA 序列的甲基化，如外显子序列，则对转录水平的影响甚微。既然启动子区甲基化可同核苷酸序列突变一样使基因表达沉默，因此我们推断甲基化在肿瘤发展阶段，所引起的抑癌基因沉默过程中发挥了重要作用。

实际上，近年来越来越多的证据显示，比起体细胞突变，启动子区甲基化在沉默抑癌基因方面发挥着更重要的作用。胚系突变可引发家族性肿瘤综合征的抑癌基因中超过半数在散发性的肿瘤中经由启动子区甲基化而沉默。例如，当 *Rb* 抑癌基因发生胚系突变时将导致家族性的视网膜母细胞瘤。然而，在散发性视网膜母细胞瘤中，则是由体细胞突变或启动子区甲基化导致该抑癌基因的失活。此外，其余一系列被确认或推测与抑制肿瘤形成相关的基因，其启动子区也被发现处于甲基化的状态（表 7.2）。

表 7.2 人类肿瘤细胞基因组中高甲基化基因

基因名称	蛋白质功能	肿瘤类型
RARβ2	与分化有关的核受体	乳腺癌，肺癌
$P57^{Kip2}$	CDK 抑制因子	胃癌，胰腺癌，肝癌；AML
TIMP3	金属蛋白酶抑制剂	多种类型的肿瘤
IGFBP	IGF-1 隔离因子	多种类型的肿瘤
$CDKN2A/p16^{INK4A}$	CDK4/6 抑制因子	多种类型的肿瘤
$CDKN2B/p15^{INK4B}$	CDK4/6 抑制因子	多种类型的肿瘤
$p14^{ARF}$	HDM2/MDM2 抑制因子	结肠癌，淋巴瘤
APC	β-联蛋白降解诱导因子	结肠癌
ER	雌激素受体	乳腺癌
p73	协助 p53 诱导凋亡	多种类型的肿瘤
GSTP1	突变失活因子	乳腺癌，肝癌，前列腺癌
CDH1	细胞黏附受体	膀胱癌，乳腺癌，结肠癌，胃癌
DKK1	Wnt 抑制因子	结肠癌
DAPK	细胞死亡相关激酶	膀胱癌
MLH1	DNA 错配修复酶	结肠癌，子宫内膜癌，胃癌
PTEN	降解 PIP3	多种类型的肿瘤
TGFBR2	TGF-β 受体	结肠癌，胃癌，小细胞肺癌
THBS1	血管生成抑制因子	结肠癌，恶性胶质瘤
VHL	泛素连接酶	肾癌，成血管细胞瘤
RB	细胞周期调节因子	视网膜母细胞瘤
CASP8	细胞凋亡的胱天蛋白酶	神经母细胞瘤，SCLC
APAF1	促凋亡级联因子	黑色素瘤
CTMP	Akt/PKB 抑制因子	多形性质母细胞瘤

部分改编自 C.A. Eads et al., *Cancer Res*. 61: 3410-3418, 2001；M. Esteller, *Nat. Rev. Cancer* 8: 286-298, 2007.

在不同的肿瘤患者之间 CpG 岛的甲基化程度存在显著差异。在某些患者的肿瘤组织中其高甲基化程度甚至被称为“CpG 岛甲基化表型（CIMP）”。在肿瘤细胞中，约有 5%的基因（即大约 1000 个基因）含有高甲基化的 CpG 岛。目前对于 CpG 甲基化的始动因素还不明确。其中一个受到广泛关注的解释来源于DNA甲基转移酶3B（DNMT3B），在很多存在上述表型的肿瘤中高表达（图7.16），其对DNA序列的甲基化效率受到邻近核小体蛋白的影响（图1.19和图1.20），此外还发现在经遗传学改造后而具有结肠癌发生倾向的小鼠体内，过表达该基因后能够加速肿瘤的形成。

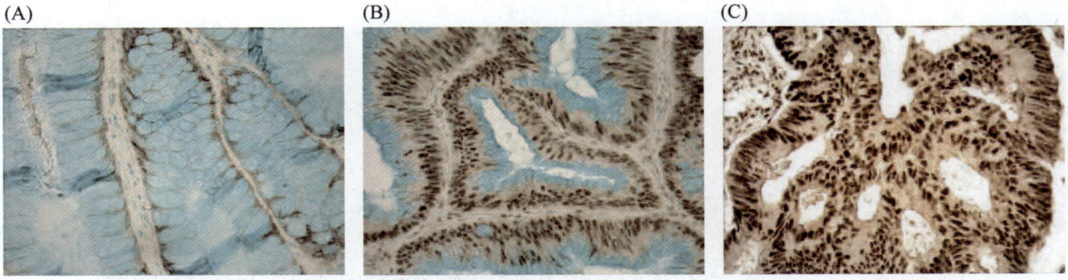

图7.16 DNMT3B在结肠癌中的表达 在肿瘤发展过程中，引起CpG岛高甲基化的DNA甲基转移酶能够通过特异性抗体检测（棕色所示）。在这组正常结肠和肿瘤组织中，DNMT3B的表达水平随肿瘤的进展而增高。（A）在正常的结肠组织中，此酶只在靠近下层间质细胞的细胞质中有少许表达；大部分细胞按照从表层至基底层的方向规律排列，细胞质中充满了将要分泌的糖基化蛋白——黏液素（浅绿）。（B）在分化程度高、浸润性低的结肠腺癌中，DNMT3B在肿瘤细胞核中大量表达，并且远离由肿瘤细胞形成的管腔腺泡（空白透明处），而含有黏液素的细胞则位于表层。（C）在分化程度低、浸润性高的结肠癌中，DNMT3B在所有的肿瘤细胞核中均显著表达，并且细胞顶部不再出现黏液素。（引自K. Nosho et al., *Clin. Cancer Res.* 15: 3663-3671, 2009.）

一些候选的抑癌基因很少因为阅读框的体细胞突变而发生失活。之所以认为它们参与了肿瘤的发生，是因为在大多数肿瘤中都发现其具有启动子区的甲基化。这种情况给试图只通过检测肿瘤形成过程中是否发生了失活突变，来鉴定其是否可以成为候选抑癌基因的研究者增加了难度。以前的研究需要对肿瘤细胞基因组中相关基因的拷贝进行测序，通过有目的地寻找失活突变来确定抑癌基因。但这种分子水平的分析已经不再适用于定义那些参与了肿瘤进展但其沉默主要或完全是经由启动子区甲基化来介导的TSG。

（肿瘤基因组中启动子区的CpG岛经常发生甲基化的原因目前还很难解释清楚，该发现可能仅仅只是反映了所研究的肿瘤细胞中，在该目的基因在正常的分化过程中就已经发生了甲基化。此外，在CIMP肿瘤中出现超过1000个基因同时发生甲基化而沉默的可能性也极小，而且事实上CIMP对肿瘤的形成也影响甚微。取而代之的是，大部分沉默的基因在肿瘤发生过程中只是无辜的旁观者——作为基因组广泛甲基化受牵连者而不是主动参与者。）

原则上，启动子甲基化可以通过两种方式灭活抑癌基因的功能。其中之一是使一个抑癌基因的两个拷贝分别被甲基化。另外一种则是当其中一个拷贝发生甲基化以后，另一个拷贝通过复制该甲基化拷贝所导致的LOH而丢失，结果造成甲基化拷贝复制。实际上，第二种机制的发生频率更高。例如，对吸烟者、曾吸烟者和从未吸烟者的肺组织中$p16^{INK4A}$抑癌基因（详见8.4节）的甲基化研究发现，该基因在44%的吸烟者和曾吸烟者（表面上正常）的支气管上皮细胞中发生了甲基化，而作为对照的那些从未吸烟的人群的细胞中则没有发生任何甲基化。这一染色体区域的LOH在两种吸烟人群中的比例为 71%～73%，而在从未吸烟人群中则只有 1.5%～1.7%。

由 TSG 的甲基化拷贝经常发生 LOH 的现象表明，在每代细胞中甲基化发生的频率相当低，事实上远低于 LOH。（如果甲基化发生频率高于 LOH，肿瘤则会表现为抑癌基因分别来自父本和母本的两个拷贝均被单独甲基化——这种现象在某些肿瘤中经常发生，而在其他类型的肿瘤中则很罕见。）显然，在肿瘤细胞中，更多的是由 LOH 而不是另一次独立的启动子区甲基化而丢失了剩余的那个抑癌基因野生型拷贝。

对上述形态学上正常的支气管上皮细胞的研究也给了我们其他一些启示：调控生长的关键性基因的甲基化通常发生在肿瘤形成这一繁杂过程的早期，甚至远早于组织学上的形态改变。这些表面正常的细胞群体将为最终的癌前病变和恶性生长提供肥沃的土壤。这一观点同样适用于其他器官，如图 7.17 中所示的组织学上正常的乳腺组织。

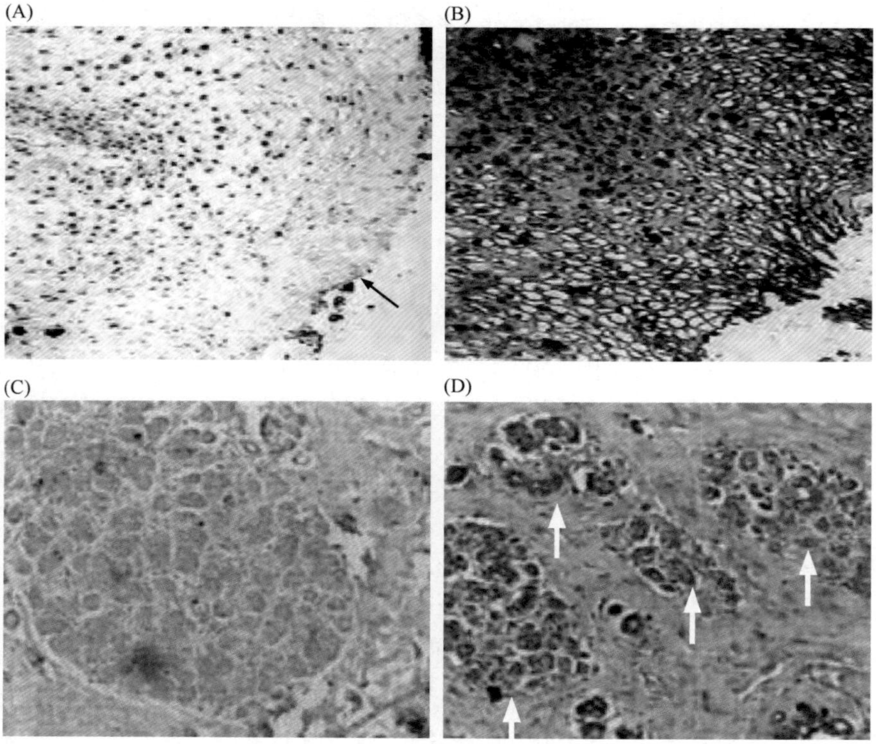

图 7.17 DNA 甲基化的原位检测 在细胞基因组中特殊位点甲基化的存在与否可以通过对固定在玻片上的组织切片进行甲基化特异的聚合酶链反应（详见补充信息栏 7.4）和原位杂交检测。图中 *p16*^{INK4A} 抑癌基因启动子区甲基化状态可以使用一种特异的甲基化探针分析，该基因启动子区被甲基化的细胞区域显示为黑色。（A）在高分化的宫颈鳞状上皮内，位于子宫基底层的细胞核内表现为启动子区甲基化，而表层细胞（箭头所示）则未发生甲基化。（B）在邻近的即将形成宫颈癌的低分化区域，所有细胞均发生了启动子甲基化。（C，D）在这些正常的乳腺组织显微照片中，一些组织学正常的小叶上皮细胞并没有发生启动子甲基化（C），而其他部分（箭头）则均显示了启动子甲基化（D）。表明这种表面正常的小叶上皮细胞已经完成了肿瘤进程中关键的起始步骤。（A 和 B，引自 G.J. Nuovo et al., *Proc. Natl. Acad. Sci.USA* 96: 12754-12759, 1999. C 和 D，引自 C.R. Holst et al., *Cancer Res.* 63: 1596-1601, 2003.）

在肿瘤发生的过程中，因启动子甲基化而沉默的基因也包括负责维持基因组中DNA序列完整性的看护基因（详见第 12 章）。*BRCA1* 基因就是其中一个有趣的例子。它的产物以一种复杂的方式维持染色体 DNA 的稳定，其具体机制目前尚不清楚。*BRCA1* 基因突变的遗传检测结果显示其为一种家族性肿瘤综合征，其携带者终身都存在发生乳腺癌和卵巢癌的高风险（详见 12.10 节）。人们一度认为，*BRCA1* 的失活不会导致散发性乳腺癌，因为在这样一个第二高发的肿瘤中从未发现过该基因的突变。现在我们知道超过半数的散发性乳腺癌患者都携带有失活的 *BRCA1* 基因拷贝，其基因启动子区因甲基化而发生沉默。此外，在约 40%的散发性卵巢癌患者中存在类似情况。

图 7.18 反映了人类多种肿瘤中 12 个基因启动子区的甲基化状态。该图明确地显示出一个基因的甲基化频率在不同肿瘤间存在巨大差异。图中数据也更加肯定了抑癌基因与看护基因一样，都可以发生启动子的超甲基化。通过该图还可得知，在人类众多肿瘤的发生发展过程中，基因启动子区的甲基化普遍存在。

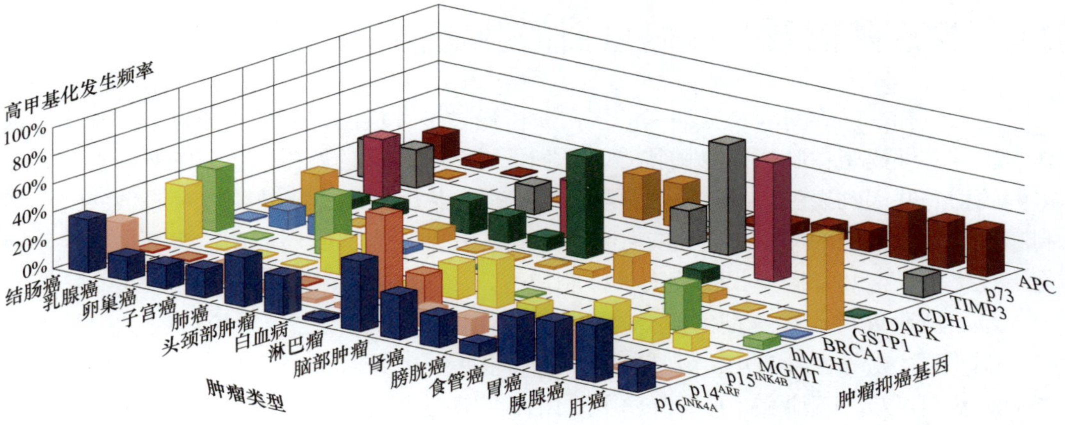

图 7.18 肿瘤细胞基因组中多基因的甲基化 该三维条形图总结了 12 个不同基因（$p16^{INK4A}$、$p15^{INK4B}$、$p14^{ARF}$、*p73*、*APC*、*BRCA1*、*hMLH1*、*GSTP1*、*MGMT*、*CDH1*、*TIMP3*、*DAPK*）启动子区的甲基化状态，这些基因已知或被认为在抑制人类肿瘤发展中发挥重要作用。通过甲基化特异的聚合酶链反应技术（补充信息栏 7.4）可以测定其甲基化状态。在 15 种不同类型的肿瘤 DNA 中分析了上述基因的启动子甲基化状态。每一个柱形图的高度表明了该基因启动子在所示类型的肿瘤中的甲基化比例。所有这些启动子在正常组织中均未发生甲基化（或甲基化水平很低）。（改编自 M. Esteller et al., *Cancer Res.* 61: 3225-3229, 2001.）

在某些类型的肿瘤中，存在多个基因由于启动子甲基化而发生沉默的现象。例如，对 107 例非小细胞肺癌（non-small-cell lung carcinoma，NSCLC）患者基因组中 8 个关键性肿瘤相关基因的甲基化状态进行分析，发现其中 37%的患者至少存在一种基因的启动子甲基化，22%的患者存在两种基因的启动子甲基化，2%的患者有 5 种基因的启动子呈现甲基化状态。虽然只分析了上述 8 个基因，但我们可以设想在肿瘤细胞的基因组中还存在其他多个超甲基化的基因，而它们的失活将通过各种方式促进肿瘤的形成。

维甲酸的作用很好地说明了启动子甲基化的细胞生理学结果。在上皮细胞中，维甲酸是一种潜在的细胞周期阻滞剂，甚至是细胞分化诱导剂。例如，它能阻断乳腺癌细胞的进一步增殖。然而，大多数肿瘤细胞中负责编码关键性维甲酸受体蛋白的 *RARβ2* 基因由于启动子甲基化而沉默。该受体的表达缺失将导致乳腺癌细胞对维甲酸治疗无反应，从而摆脱了生长阻滞，并产生相应的耐药性。

如前所述，启动子区 CpG 的甲基化可吸引组蛋白去乙酰化酶（HDAC）分子，它们能重塑附近的染色质蛋白，使之处于转录抑制状态（详见 1.8 节）。使用一种名为曲古抑菌素 A（TSA）的 HDAC 抑制剂，能够逆转这种去乙酰化反应，使染色质恢复转录激活状态。因此，使用 TSA 处理乳腺癌细胞可重新激活 *RARβ2* 基因的表达，从而恢复乳腺癌细胞对于维甲酸生长抑制效应的反应性。该结果清楚地表明，启动子甲基化是通过组蛋白去乙酰化来促使肿瘤发生的，同时也提示联合使用 TSA 和维甲酸也许是治疗乳腺癌的方法之一。

7.9 抑癌基因及其编码蛋白的肿瘤抑制功能

由前所知，抑癌基因及其编码的蛋白质可通过多种机制抑制肿瘤的进展。确实，这些基因及其编码蛋白唯一的共同特点是它们能够降低肿瘤的发生风险。仔细分析已克隆得到的抑癌基因列表（表 7.1）会发现，其中一些基因的功能就是通过对一系列生长抑制和分化诱导信号的应答来直接抑制细胞增殖；其余作为细胞周期调控组分的基因，则是通过代谢失衡和基因组损伤反应来抑制增殖。

最先被研究得比较透彻的两个抑癌基因分别是本章前面已经讨论过的 *Rb* 基因和 *p53* 基因（又被命名为 *Trp53* 或 *TP53*），它们也是人类肿瘤发生过程中起主要作用的两个抑癌基因。*Rb* 基因编码的蛋白质主要调控细胞的生长和分裂周期，而在人类大部分甚至可以说在几乎所有的肿瘤中，*Rb* 信号通路对生长的调控机制都被阻断了。鉴于 *Rb* 基因的中枢性功能，我们将在第 8 章中专门来讨论该基因及其编码蛋白。抑癌基因 *p53* 及其产物在肿瘤进展中也扮演着同等重要的角色，我们将在第 9 章中详细讨论 *p53* 的功能及由它调控的细胞死亡过程。

其他的抑癌基因的产物分布于细胞内各个部位，可以通过多种方式抑制细胞增殖，这些基因的蛋白质产物实际上参与了几乎所有控制细胞增殖和存活的信号通路。表 7.1 中所列出的部分抑癌基因所编码的蛋白质恰好是 *Rb* 和 *p53* 通路的组分，如 $p16^{INK4A}$、$p15^{INK4B}$ 和 $p19^{ARF}$ 基因，我们将在第 8 章和第 9 章对这些基因的功能做进一步的阐述。

表 7.1 所列的部分抑癌基因的作用机制现在已经研究得比较清楚，但还有一部分基因的功能目前还不明确。我们将在接下来的章节里集中深入探讨其中的 3 个基因，以揭示这些基因产物非常有趣的作用机制。从表 7.1 所列的众多基因中挑选出的范例都非常神奇，因为它们揭示了细胞为防止失控增殖所采取的方式是如何的多样化，也表明确定不同的抑癌基因编码蛋白的特有生化和生物学功能所面临的困难。我们将从细胞表面开始由表及里进行深入阐述。

7.10　NF1 蛋白抑制了 Ras 信号

神经纤维瘤病在 1862 年被弗里德里希·冯雷克林豪森（Friedrich von Recklinghausen）首次报道。我们现在知道 I 型冯雷克林豪森神经纤维瘤病（von Recklinghausen's neurofibromatosis）是一种较为常见的家族性肿瘤综合征，全球的平均发病率为 1/3500。该病的初期症状表现为周围神经系统中发生神经鞘细胞来源的良性肿瘤。在少数病例中，一种通常以丛节状为特点的神经纤维瘤亚型能够进展为恶性肿瘤，称为神经纤维肉瘤。I 型神经纤维瘤病患者罹患神经胶质瘤（一种来源于脑部星形胶质细胞的肿瘤；图 2.9A）、嗜铬细胞瘤（来源于肾上腺），粒细胞白血病（图 2.8B）的风险也会明显增高。上述这些肿瘤细胞来源于不同胚层。

神经纤维瘤病患者还常表现有其他细胞类型的异常，其中包括：咖啡牛奶斑，以皮肤内显著的色素沉着为主要症状；此外还有皮肤和长骨细胞形态学上的细微改变；认知障碍；被称为"Lisch 小体"的虹膜良性病变（图 7.19）。这些症状的出现与否主要受患

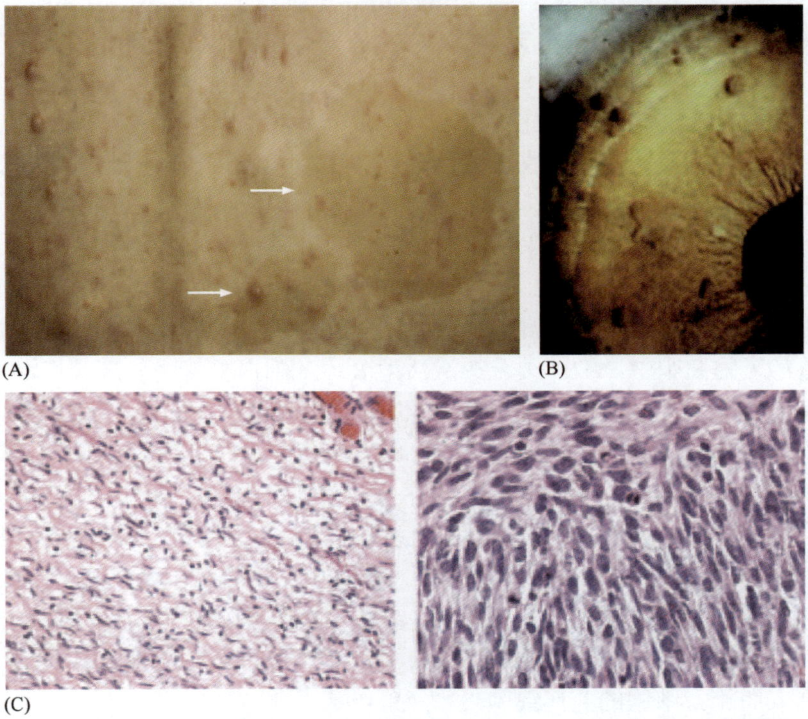

图 7.19　神经纤维瘤病　I 型神经纤维瘤病一系列不同症状的发生均与单个基因的遗传学状态相关，因而被认为是一种综合征。（A）该患者背部存在大量明显的小型皮下结节（即神经纤维瘤）和浅棕色的咖啡牛奶斑（箭头）。（B）此外，Lisch 小体经常在患者眼部的虹膜处被发现。（C）患处组织学上表现为良性的神经纤维瘤（左），偶尔也可进展为恶性周围神经鞘瘤（MPNST，右）。神经纤维瘤组织学上的复杂性极大地增加了鉴别正常前体细胞的难度，这些细胞通常被认为是围绕周围神经轴生长的施万细胞的前体细胞。[A，感谢 B.R. 科尔夫（B.R. Korf）。B，引自 B.R. Korf, *Postgrad. Res.* 61: 3225-3229, 1988，并感谢 J. 基夫林（J. Kivlin）。C，感谢 S. 卡罗尔（S. Carroll）。]

者遗传背景的影响（即个体基因组中所遗传到的其他等位基因的情况），即便是同胞兄弟姐妹遗传了 *NF1* 基因的同一个突变体，通常也会表现相当不同的症状。

NF1 基因于 1990 年被克隆。（Ⅱ型神经纤维瘤病与另外一个完全不同的抑癌基因失活有关。）*NF1* 基因的遗传学行为与 *Rb* 基因非常类似。因此，突变失活的 *NF1* 等位基因也可以通过胚系传递，产生显性表型。在细胞水平上，该基因最初的杂合子（$NF1^{+/-}$）形式通过杂合性丢失的方式，转变成肿瘤细胞中的纯合子（$NF1^{-/-}$）。近半数的神经纤维瘤病患者没有家族史，表明他们携带的这个突变拷贝是由胚系新发突变所导致的。和 *Rb* 基因相似，这种新发突变通常发生在患者父亲的精子形成过程中。

通过对已克隆的 *NF1* 基因测序，我们获知了其所编码蛋白——神经纤维瘤蛋白的功能：它与酵母类的两种蛋白 IRA1 和 IRA2 存在广泛的序列相似性，这两种蛋白是酵母 Ras 的 GTP 酶激活蛋白（GAP），即类似于哺乳动物的 Ras-GAP 蛋白（图 5.30）。和大多数（但不是所有的）真核生物一样，酵母细胞利用 Ras 蛋白来调控它们的代谢和增殖。通过对酵母遗传学的详细分析发现，Ras 蛋白的激活受到 IRA 蛋白的拮抗。诱导 Ras 激活其内在的 GTP 酶活性后，IRA 迫使 Ras 从激活的 GTP 结合形式转变为失活的 GDP 结合形式；哺乳动物的 Ras-GAP 蛋白精确地执行了同样的功能（图 7.20A）。实际上，在 Ras 激活它的下游效应因子之前，Ras-GAP 可能就已经潜在激活它了（详见 5.10 节）。

通过对 NF1 功能的初步研究我们可以大致描绘出缺陷型 NF1 引起疾病表型的轮廓。NF1 在机体中广泛表达，尤其是在成人的外周和中枢神经系统中。一旦细胞受到生长因子的刺激，为使 Ras 信号传递不受 NF1 的干扰，它们可能降解 NF1。然而，在 60～90min 后，NF1 的表达将恢复至正常水平，而且集聚的 NF1 蛋白，将关闭更多的 Ras 信号——一种负反馈调控形式（图 6.31D）。如果神经外胚层和髓系细胞（一种骨髓来源的细胞）中缺失 NF1 的功能，那么 Ras 蛋白将长期维持激活的 GTP 结合状态。实际上，在遗传学背景为 $NF1^{-/-}$ 的细胞中，GTP 结合的激活型 Ras 基础水平就明显高于正常细胞，并且在生长因子的刺激下能够迅速升高（图 7.20B）。其结果是，细胞中 NF1 功能的失活类似于由突变的 *ras* 癌基因所产生的高活性 Ras 蛋白功能（详见 5.10 节）。

神经纤维瘤组织学上的复杂性使鉴定那些异常增殖细胞的最初来源变得非常困难。显微分析（图 7.19C）揭示，众多的细胞类型均发生了异常增殖，包括施万细胞（缠绕和隔离神经轴突）、神经元、神经束膜细胞（类似于纤维细胞，通常位于神经元附近）、成纤维细胞和肥大细胞（来源于免疫系统）。在一些良性肿瘤中，施万细胞是主要的细胞成分，而在其他类型中，成纤维细胞和神经束膜细胞则占主要地位。

有证据表明施万细胞的前体细胞是神经纤维瘤发生 LOH 的最初靶点，一旦这些细胞丢失了所有的 NF1 功能，它们将通过旁分泌信号，诱导一系列其他类型细胞共同增殖，从而产生组织学的复杂性。然而这种共同增殖引发了另外一个有趣的问题：既然这些邻近组织和骨髓中其他类型的细胞基因型为 $NF1^{+/-}$，为何它们会对由肿瘤细胞通过旁分泌所释放的生长刺激信号更为敏感？这种易感性的增加可能是由于它们只携带了正常剂量一半的功能性 NF1 蛋白。在遗传学背景修饰的小鼠中的深入研究神经纤维瘤形成过程中所获得的实验证据也支持这一观点（图 7.21）。

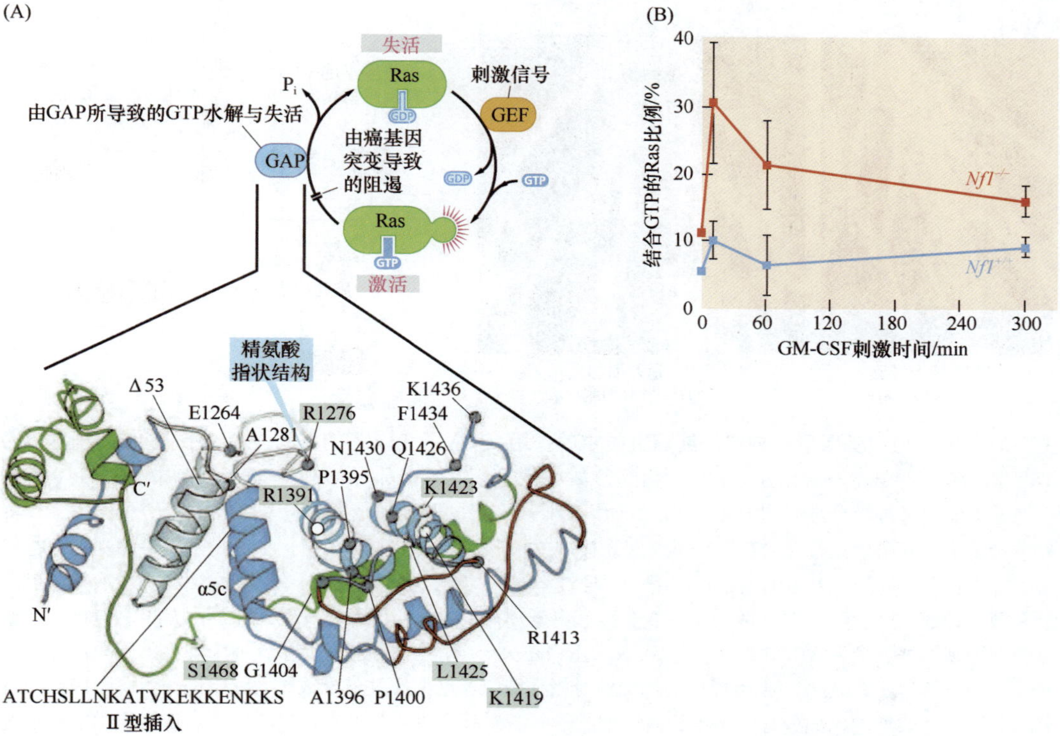

图 7.20　神经纤维瘤蛋白和 Ras 信号周期　（A）如图 5.30 和本图（右上方）所示，Ras 蛋白由鸟嘌呤核苷酸交换因子（GEF）如 Sos 所激活，然后再由 GTP 酶激活蛋白（即 Ras-GAP）失活，循环往复。神经纤维瘤蛋白（NF1）是一种重要的 Ras-GAP 成员，可以使 Ras 的 GTP 酶活性激活达 1000 倍以上。本图显示的是 NF1 与 Ras 相互作用区域的结构。NF1 中一个名为“精氨酸指状结构”（上部）的亚基携带了一个关键的精氨酸（R1276），它能插入到 Ras 的 GTP 酶的裂隙中，从而激活 Ras，将 GTP 水解成 GDP。（突变引起 NF1 精氨酸手指内精氨酸残基被其他氨基酸残基所取代，从而导致 NF1 对 GTP 酶的促进活性下降 1000 倍。）神经纤维瘤病患者中 NF1 的突变体（携带替代氨基酸）用灰色球体表示，同时用灰色方框标记位点；通过实验产生的突变也能引起很多氨基酸替换（灰色无标记的球体），它们也影响了 NF1 的 GAP 功能。白色带有标记（R1391）的球体表示来源于两种途径的突变。此外，图中所示在某患者中发现的大片段删除（Δ53）和插入（“Ⅱ型插入”）均与疾病相关。（B）当来源于野生型（*Nf1*$^{+/+}$）小鼠的粒细胞受到 GM-CSF 生长因子刺激后，激活的 GM-CSF 受体将引起 GTP 结合的 Ras 水平的迅速升高并在接下来的 5h 内缓慢降低（蓝线）。与之形成对比的是，在 *Nf1*$^{-/-}$粒细胞中，GTP 结合的 Ras 基线水平已经增高，在 GM-CSF 刺激后，Ras 的活性水平将提高 3 倍并维持更长的时间（红线）。（A，引自 Scheffzek et al., *EMBO J.* 17: 4313-4327, 1998. B，引自 D. Largaespada et al., *Nat.Genet.* 12: 137-143, 1996.）①

这样看来将肥大细胞（骨髓来源）募集至新生的神经纤维瘤处是这一病理组织复杂的肿瘤形成的关键因素。*Nf1**杂合型小鼠（*Nf1*$^{+/-}$）通常在脊髓的神经根处形成丛节状神经纤维瘤。然而，如果将这些小鼠的骨髓细胞改造为野生型（包括肥大细胞），这些细胞将不再对 *Nf1*$^{-/-}$型施万细胞释放的信号产生反应，并且也不会被大量地募集至新生的神经纤维瘤处（图 7.21A）。其结果是肿瘤的数量将显著降低。这就像图 7.21B 所示的那样，当肥大细胞中（或其前体细胞）只有半量 Nf1 蛋白时将导致明显异常的表型，即

* 译者注：在小鼠中该基因和蛋白分别用 *Nf1* 和 Nf1 表示，对人则分别用 *NF1* 和 NF1 表示。

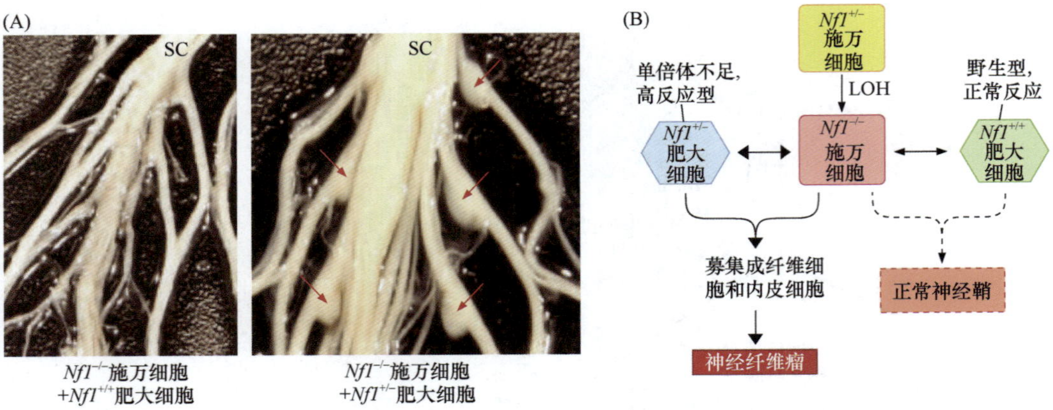

图 7.21　周围组织基因型在神经纤维瘤进展中的作用　（A）在 $Nf1^{+/+}$的小鼠中特异性敲除施万细胞中的 $Nf1^{-/-}$，来源于脊髓的神经根显示相对正常的形态（左）；因此，在目的细胞——施万细胞中缺失 NF1 所有功能并不能引起神经纤维瘤的形成。然而，如果另外再在骨髓来源的肥大细胞中部分敲除 *Nf1*（$Nf1^{+/-}$），将导致脊髓增厚并出现丛节性的神经纤维瘤（箭头，右）。因此，一定是 *Nf1* 单倍体不是基因型的肥大细胞与 Nf1 功能完全缺失的施万细胞的相互作用，才导致了这些神经纤维瘤的生长。（B）A 图所示的观察结果提示来源于骨髓的肥大细胞在生理条件下能够被募集至发育中的脊髓，并诱导正常的形态发生。但是，当这些肥大细胞的基因型为 $Nf1^{+/-}$时，将会导致 Nf1 蛋白缺失一半，这群细胞及其子代细胞都将出现异常行为并对纯合子（$Nf1^{-/-}$）的施万细胞所释放的特殊信号极其敏感。这又反过来导致肥大细胞进一步协助施万细胞募集其他类型的细胞，如成纤维细胞和内皮细胞，并激发其产生异常形态，最终发生病理组织学上复杂的神经纤维瘤。其结果是，出生时携带 $Nf1^{+/-}$基因型的患者体内某些施万细胞发生 LOH 后，将产生 $Nf1^{-/-}$的子代细胞并募集骨髓中杂合型（$Nf1^{+/-}$）的肥大细胞，从而导致神经纤维瘤的形成。[其他的研究结果表明，$Nf1^{-/-}$型的施万细胞能够释放高水平的干细胞因子（SCF），$Nf1^{+/-}$型肥大细胞由于胞内高活性的 Ras 蛋白激活了 SCF 受体（也被称为 Kit）的下游信号通路，因此对 SCF 信号呈现高反应性。]（A，引自 F.C. Yang et al., *Cell* 135: 437-448, 2008.）

单倍剂量不足现象。该现象提出了另外一个有关抑癌基因的问题：理论上抑癌基因（TSG）只有在两个基因拷贝同时缺失的条件下才能产生表型变化，那么其半量蛋白产物（通常在 $TSG^{+/-}$基因型的细胞中观察到）究竟能否对细胞行为产生细微但重要的功能性改变呢（信息栏 7.4）？在肿瘤形成过程中如上所述的多种类型细胞的协同作用将在第 13 章中再做进一步的详细介绍。

信息栏 7.4　单倍剂量不足：并非聊胜于无　抑癌基因失活的克努森假说设定抑癌基因的突变拷贝在细胞水平上呈隐性表型，因此，抑癌基因为杂合子（$TSG^{+/-}$）的细胞理论上应当具有正常表型。证据显示 $Rb^{+/-}$细胞的表型基本正常。只有在丢失了剩余野生型 *Rb* 基因拷贝（通常经由 LOH）的 $Rb^{-/-}$细胞中才发生病理学上的异常；机体内其余 $Rb^{+/-}$组织都将正常发育并具有正常功能。然而，精确的生物化学证据表明那些表达半量抑癌基因产物的细胞与野生型细胞的表型具有天壤之别，除本文所引用的证据之外还有其他一些实例支持上述观点。

遗传学修饰小鼠是研究单倍剂量不足的经典范例。携带单拷贝转录因子 Smad4 编码基因的小鼠（TGF-β通过它抑制细胞增殖，详见 8.10 节）将发生胃肠道息肉，但其来源的肿瘤细胞仍然携带该基因的野生型单拷贝。*p27*^{Kip1}抑癌基因杂合型小鼠具有相似的肿瘤易感倾向，并且在肿瘤细胞中未发现 LOH；该基因编码了细胞周期进程中的一个重要抑制因子（详见 8.4 节）。第三个例子是 PTEN 抑癌蛋白编码基因杂合型小鼠（6.6 节），该 TSG 单拷贝的缺失将显著加速前列腺癌的发生。最后，*Dmp1* 基因单拷贝缺失（该基因编码一个能诱导 *p19*^{ARF} 抑癌基因表达的转录因子，详见 9.7 节），同样将导致细胞对肿瘤易感性的增加。综上所述，至少一半的人类抑癌基因在仅单拷贝缺失的情况下就可引起异常的细胞表型。

对神经纤维瘤发生的研究仍不能完全解答有关神经纤维瘤蛋白这样一个巨大蛋白的其他诸多问题——其 Ras-GAP 结构域只占总质量的 10%，提示该蛋白还具有目前未知的其他功能。可能将来对于该蛋白其他结构域功能的研究能够解答下列问题：在人类基因组中共有 14 个基因编码 Ras-GAP 类蛋白，但为什么仅有 *NF1* 这一个基因与神经纤维瘤的发生有关？还有，为什么我们的基因组需要有这么多不同的 Ras-GAP 蛋白？在其他组织中神经纤维瘤蛋白在调控细胞增殖过程中扮演什么角色？（其对骨髓来源的粒细胞的增殖调控解释了为什么 *NF1* 杂合子携带者罹患儿童期单核细胞白血病的风险比普通人高出 300 倍。）

7.11 Apc 促进了结直肠隐窝细胞外迁

绝大多数结直肠癌（＞95%）为散发性，但有一小部分是由于遗传了具有终身患病风险的等位基因。对于理解遗传性结肠癌最好的例子是结肠腺瘤性息肉，其通常被称为家族性腺瘤性息肉病（FAP），是一种能在结肠中形成腺瘤状息肉的遗传疾病。这种息肉虽然为良性，但能以可预测的低概率进展为恶性肿瘤。在西方国家，有接近 1%的结肠癌是由这种 FAP 导致的。

西方国家人群中由饮食因素引起的结直肠癌发病率较高，原因尚不清楚，其结肠中常见少量散在分布的息肉。70 岁之前，该人群中有半数被发现在结肠中至少长有一个息肉（图 2.16A）。然而，在那些相对罕见的患有家族性腺瘤性息肉病的个体中，通常有几百个息肉覆盖于结直肠的消化道管腔的表面（图 7.22）。

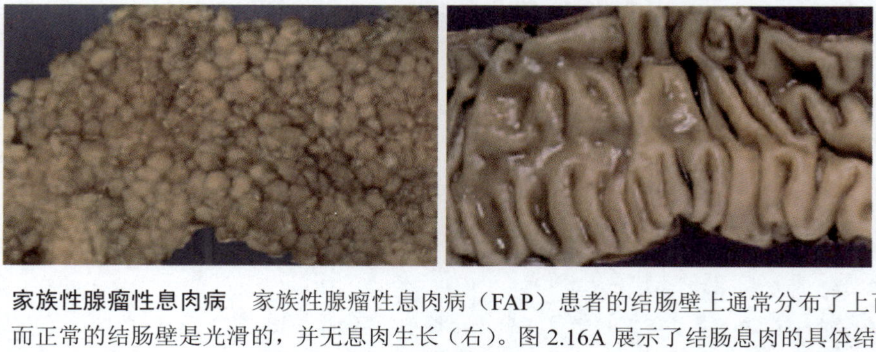

图 7.22 家族性腺瘤性息肉病 家族性腺瘤性息肉病（FAP）患者的结肠壁上通常分布了上百个小息肉（左）；而正常的结肠壁是光滑的，并无息肉生长（右）。图 2.16A 展示了结肠息肉的具体结构。［感谢 A. 怀利（A. Wyllie）和 M. 阿伦兹（M. Arends）。］

APC 基因（信息栏 7.5）的克隆及其之后多年的研究使人们认识到，该基因及其编码蛋白在结直肠内可以调控细胞增殖。结肠和十二指肠是由典型的上皮细胞组成的，有关内容我们会在接下来的章节中进行详细论述。相对未分化的干细胞群在分裂时会产生两种不同类型的子细胞，其中一个子细胞继续维持干细胞特征，从而保证了干细胞在组织中维持恒定数量；而另一个子细胞及其后代则会开始分化。

信息栏 7.5　特殊人群为遗传性肿瘤综合征的检测和相关基因的分离提供了便利　犹他州摩门教徒所代表的人群，为研究人类遗传疾病提供了上佳的机会。该人群中一部分人的祖先最早可以追溯到 19 世纪中期进入犹他州的拓荒者。摩门教徒的传统是早生多育，因此能够产生一个庞大的多代同堂家系——这是遗传学最理想的研究对象。

最重要的是，摩门教条里有追本溯源的信念。因此摩门教会（更确切地说，是耶稣基督后期圣徒教会）鼓励其信徒接受家系普查。为了便于研究工作的开展，摩门教会在犹他州的盐湖市保存了世界上最大的宗系记录档案。人类遗传学家可以通过他们的族谱寻找特殊疾病的易感基因，基于这一点，犹他州的摩门教为人类遗传学做出了重要贡献。

上述因素的契合使获得如图 7.23 所示的人类多代家系谱成为可能；进而使遗传学家能够通过对该家系谱的调查准确揭示出个体易感家族性腺瘤性息肉病的突变等位基因是如何在家族的几代人中传递的，以及该基因是如何以显性的方式调控结肠息肉病的易感性并最终提高了结肠癌的发病风险的。通过关联分析，可以将该易感基因的遗传学传递过程与人类染色体上众多的遗传标志物联系起来，从而揭示该基因与人类 5 号染色体长臂的遗传标志物相连锁并在人群中代代相传的过程。通过定位研究和 LOH 分析，最终于 1991 年克隆了 *APC* 基因。

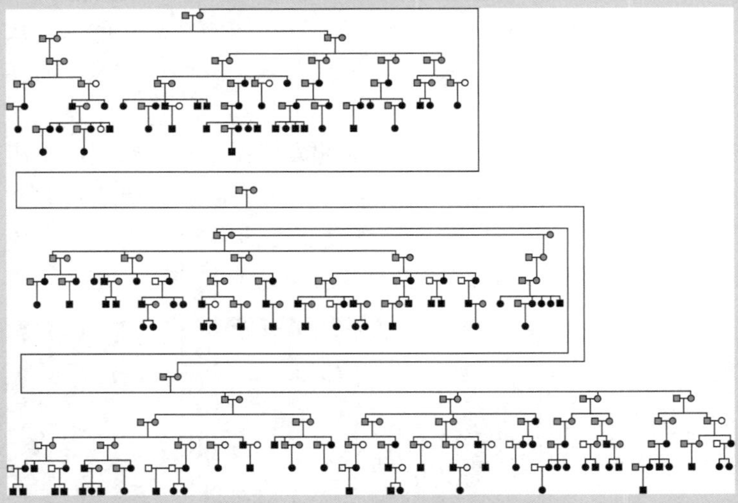

图 7.23　使用大家系描绘的遗传学图谱　通过对一个先天性肿瘤易感性综合征的家系谱中不同个体基因组的分析，可以将相关基因定位精确至人类染色体上一个较小的区域。以 *APC* 基因为例，通过对犹他州盐湖市的家系记录档案中一个具有家族性腺瘤性息肉病家族史的摩门家系谱的研究发现，与该病相关的基因位于人类 5 号染色体长臂一个很小的区域内。患病的个体在此图中用填充的黑色符号表示。［感谢 R.L. 怀特（R.L. White）、M.F. 莱珀特（M.F. Leppert）和 R.W. 伯特（R.W. Burt）。］

在小肠中，一部分分化的上皮细胞负责从消化道中吸收营养，并将营养物质转运至循环系统；在结肠中，这些细胞则主要参与水分吸收。其他特化的上皮细胞则通过分泌黏液素（一种类似于黏液的物质），来帮助保护结肠上皮免受消化液的腐蚀。(在胃肠道中，上述这些功能不同的细胞被统称为肠上皮细胞。）其中位于小肠基底部、由黏液素覆盖的管腔称为隐窝，覆盖的黏液将肠上皮细胞与肠道内容物隔离开来（图 7.24A)。

图 7.24B 中注明了结直肠中干细胞和分化细胞的定位。这些干细胞后代中的一部分仍然位于小肠隐窝的底部，目的是维持恒定数量的干细胞，而大部分细胞则向隐窝外延伸，并向上皮的肠道表皮层分布，在那里形成肠道的上皮层，并逐渐凋亡和脱落。从向外迁移到死亡的整个过程在 3～4 天完成。

图 7.24B 示意了一种对结直肠癌发生高度有效的防御机制，即几乎所有发生了突变的细胞由于仍然承担着保护肠壁的责任，它们注定会在形成肠壁表层之后的几天内死亡。按此逻辑，唯一可以导致肿瘤后续发展的突变形式（及突变的等位基因）就是那些能够同时阻断结肠表皮细胞从隐窝处向外迁移及随后细胞死亡的突变。如果一个结肠上皮细胞获得了这样一种突变，该细胞及其后代就能够在隐窝处富集，而且其子代获得的其他任何等位基因突变都积累在隐窝处，而不是由于外迁和凋亡而很快丢失。这些额外的突变就可能赋予了推动子代细胞向肿瘤进展的潜力。

这些动态变化使人们开始关注调控肠上皮细胞从结肠隐窝向外迁移的分子机制。β-联蛋白是其中最主要的调控因子。请回顾一下 6.10 节所介绍的细胞内可溶性β-联蛋白水平受 Wnt 生长因子调控的相关内容。当 Wnt 与细胞表面受体结合后，β-联蛋白可逃避降解，并在细胞质内聚集，随后迁移至细胞核中，在那里与一组被称为 Tcf 或 Lef 的 DNA 结合蛋白复合体相结合。两者所形成的异源二聚体还可以继续招募其他核蛋白，形成一个高价的多蛋白复合体，该复合体能够修饰染色体，并激活一系列与干细胞表型相关的靶基因表达（以肠上皮细胞为例）(图 6.26B 和图 7.25)。

在结肠隐窝组织中，肠上皮干细胞由于受到隐窝底部基质细胞释放的 Wnt 因子的持续刺激，能够在细胞质内维持高水平的β-联蛋白表达（图 7.24B)，该蛋白随后可以与细胞核内的转录因子 Tcf4 相结合。实际上，干细胞状态的维持依赖于该转录复合体的形成（图 7.25)。然而，当这些干细胞的后代开始向上迁移时，这些子代细胞不再接受 Wnt 信号刺激，从而使细胞内β-联蛋白的水平也急剧降低。其结果是，这些细胞失去了干细胞表型，不再进入细胞周期，转而分化为功能性的肠黏膜上皮细胞。

APC 是腺瘤结肠息肉病基因的产物，负责负性调控细胞内β-联蛋白的水平。在正常隐窝底部的肠上皮细胞中，*APC* 基因基本不表达，从而使β-联蛋白能在细胞质内聚集并转运至核内。然而，当细胞开始向上迁移出肠隐窝时，APC 在这些细胞中的表达水平大幅度增加，并伴随基质细胞分泌 Wnt 信号因子的减少，细胞内β-联蛋白的水平及核内β-联蛋白/Tcf 转录因子复合体的形成量都将逐渐降低。

通过对 APC 表达变化机制的研究可以帮助解答细胞内β-联蛋白水平降低的原因：APC 是一个由 2843 个氨基酸组成的大蛋白，能够与β-联蛋白相结合（图 7.26)。其与两个支架蛋白——轴蛋白和 conductin 一起，形成了一个包括糖原合成酶-3β（GSK-3β）和β-联蛋白在内的多蛋白复合体（图 6.26B)。通过彼此之间的相互结合，GSK-3β可以使

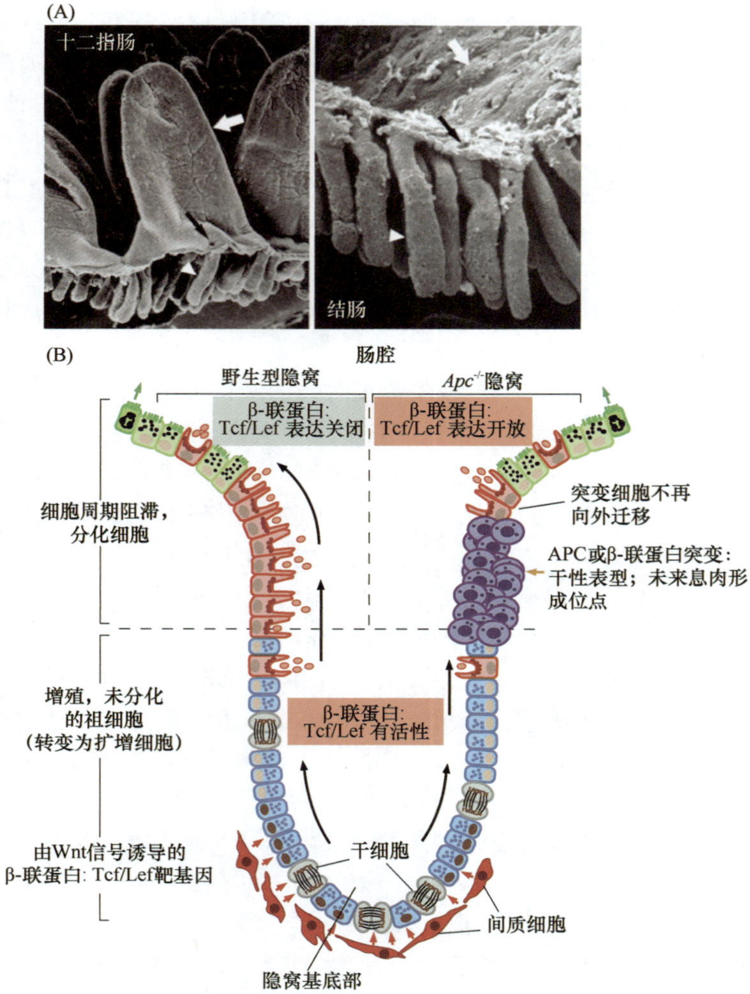

图 7.24　β-联蛋白和结肠隐窝的生物学意义　（A）如图中扫描电镜图所示，小肠（左）和大肠（右）的组织结构很类似，都存在含有干细胞（白色箭头）的深部隐窝及新生肠上皮细胞由基底部向肠道表面迁移（上）、分化，并经细小开口出现于肠腔表面（细黑色箭头）。在十二指肠内，新生的细胞继续沿着突出于肠腔的指状绒毛边缘向上迁移（宽的白箭头），结肠中不含有指状绒毛。但在这两节肠段中，上述细胞将于几天后脱落。（B）结肠隐窝底部所包含的干细胞具有很强的复制能力，并高表达β-联蛋白。这些细胞由于受到间质细胞旁分泌的 Wnt 信号分子的影响，能将细胞内的β-联蛋白水平维持在正常高值（红色；详见 6.10 节）。（隐窝底部的肠上皮细胞中，β-联蛋白分子与 Tcf/Lef 转录因子一起迁移至核内；该机制促进这些细胞的增殖，同时抑制细胞分化。）在正常的小肠中（隐窝左侧），这些干细胞的子代细胞逐渐迁移至肠腔表层（上方）。迁移至肠道表层的细胞，对间质 Wnt 信号的接收逐渐减少而胞内的 APC 水平开始增高；这两种改变共同促进肠上皮细胞内β-联蛋白的降解，进而导致这些表层细胞停止增殖并开始分化，最终在 3～4 天后发生凋亡（绿色小箭头）。与之相反的是，当 APC 蛋白缺失时（隐窝右侧），即便是在缺失 Wnt 信号的情况下，β-联蛋白也能够维持在高水平，从而使未分化而处于增殖状态的干细胞不再向表层迁移，而是聚集在隐窝内，最终引起腺瘤性息肉发生。如图所示，一个变异后不能被降解的β-联蛋白分子（详见 6.10 节）可能产生同样的后果。（A，引自 M. Bjerknes and H. Cheng, *Methods Enzymol.* 419: 337-383, 2006. B，引自 M. van de Wetering et al., *Cell* 111: 251-263, 2002.）

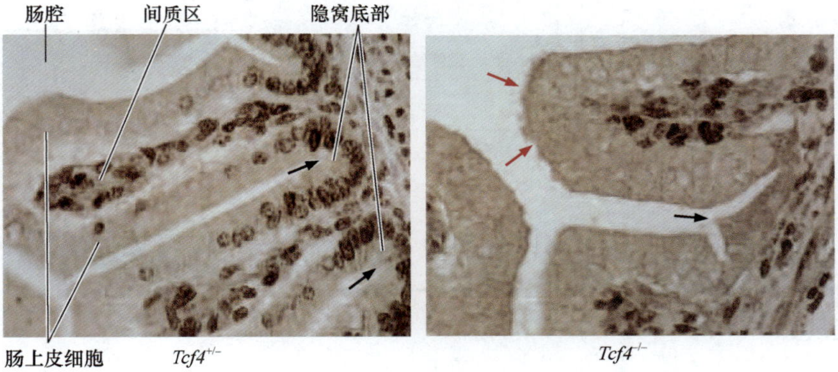

图 7.25 Tcf4 转录因子与隐窝发育 隐窝底部干细胞的形成主要依赖于β-联蛋白的高表达，以及其与 Tcf4 蛋白在核内结合形成的一个激活的转录因子复合体。如图所示，*Tcf4*$^{+/-}$小鼠小肠隐窝底部的表皮细胞（左图，箭头）具有很强的增殖能力，增殖标志物 Ki67 在这些细胞中高表达（细胞核呈深棕色）。当它们沿着小肠绒毛迁移至表层时，将逐渐丧失增殖潜能。（小肠绒毛核心区的间质细胞同样具有高增殖能力，但它们的行为与肠上皮细胞无关。）与之相反的是，在 *Tcf4*$^{-/-}$小鼠中（右图），能够形成一层肠上皮细胞，但缺失了隐窝处具有高增殖能力的肠上皮干细胞（黑色箭头），而且不再形成新的肠上皮细胞，以取代那些由于凋亡和脱落而丢失的细胞。（引自 V. Korinek et al., *Nat. Genet.* 19: 379-383, 1998.）

β-联蛋白中的 4 个氨基酸残基磷酸化，这种磷酸化导致β-联蛋白由泛素化-蛋白酶体途径被降解（补充信息栏 7.5）。综上所述，APC 能够促使β-联蛋白降解，因此当 APC 缺失时，β-联蛋白将在细胞内大量积累。

通过上述研究结果，我们就可以知道 *APC* 基因在结肠隐窝内失活后的重要生物学意义。当总结人类结直肠癌中 *APC* 基因的突变谱时（图 7.26A），我们可以看到其中很多突变会引起 APC 蛋白翻译的提前中止，从而使其丢失了能够与β-联蛋白和轴蛋白相结合并引起β-联蛋白降解的重要功能区。

β-联蛋白积累是 *APC* 失活所导致的最重要的后果，这一现象可以在约 90%的散发性结肠癌患者中发现。该结论也适用于余下的少数（约 10%）携带有野生型 *APC* 基因拷贝的散发性结直肠癌患者。这些病例的部分个体中，*APC* 基因启动子区因甲基化而失活。在其他个体中，编码β-联蛋白的基因携带点突变，能够导致突变的β-联蛋白分子丢失正常情况下可以被 GSK-3β磷酸化的氨基酸残基。未被磷酸化的β-联蛋白突变分子将逃离被降解的命运，并在细胞内累积——这与 APC 丢失所引起的后果完全一致！

当β-联蛋白由于 APC 功能失活或其他机制在肠黏膜细胞的前体细胞中累积时（图 7.26C），这些前体细胞将维持干细胞样的表型，而不再向隐窝外迁移。这将导致大量处于相对未分化状态的细胞在结肠隐窝处聚集（图 7.24B），并最终进展为腺瘤性息肉。同样重要的是，这些聚集的细胞能够发生并维持进一步的突变，从而形成进展型息肉，并在更多突变的累积作用下最终发展成肿瘤。

该模型解释了最终导致人类结直肠癌细胞形成的那些突变的发生次序。APC 功能的失活是这些突变中不可或缺的第一步（或与之等同的其他功能改变）。这些 APC 突变细胞被阻滞在隐窝中，并可能进一步经历一系列其他的基因突变，如 K-*ras*（详见 4.4 节），

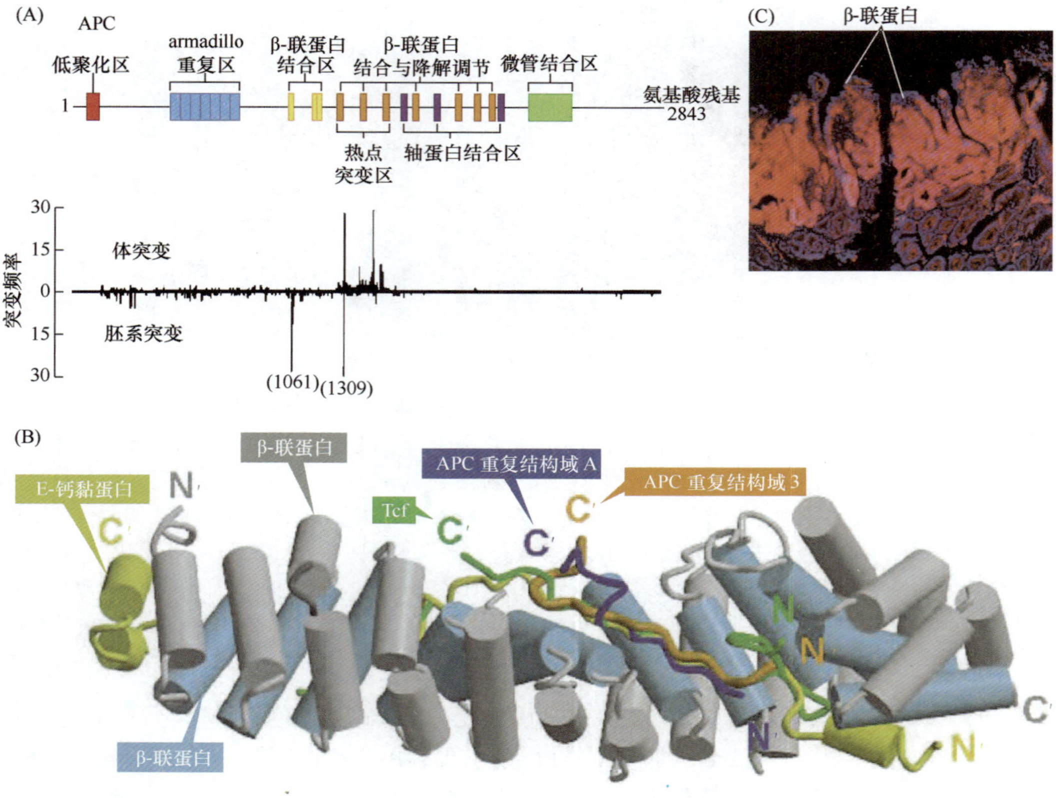

图 7.26 APC、β-联蛋白和 Tcf/Lef （A）该图所示为 APC 蛋白的多结构域模式图（上方），以及其一系列的突变位点（下方）。微管结合区的相互作用对细胞运动和有丝分裂（该蛋白的一种与本机制无关的功能，详见图 7.27）的调节至关重要。（B）显而易见，β-联蛋白分子（浅蓝色，灰色圆柱体）在其生命周期中能与多种不同的伴侣蛋白相结合。当其合成之后，它可以与细胞质内 APC 蛋白（深蓝色，深橙色）两个结构域中的一个相结合，从而导致其自身被蛋白酶体降解。如果β-联蛋白利用同一结构域与细胞表面受体 E-钙黏蛋白（深黄色）的细胞质结构域相结合，那么它就能逃避降解，有关内容详见第 13 章和第 14 章。此外，β-联蛋白还可以进入核内，并与 Tcf/Lef 转录因子（绿色）的某区域结合，从而激活下游一系列靶基因的表达。此处明显可见，3 个伴侣分子都具有相似的β-联蛋白结合结构域。（C）在 Min 小鼠家族性腺瘤性息肉病模型中，通过突变诱导剂，使 *APC* 基因发生失活性点突变。携带有该突变区域的染色体的小肠隐窝细胞有一部分经历了 LOH。在这些细胞中，由于 APC 全部失活，β-联蛋白不再被降解，从而在细胞质中聚集，并进入核内与 Tcf/Lef 转录因子相结合，使下游促进细胞生长的基因表达。其结果是产生了一个过度生长的克隆，如本图所示的腺瘤，其β-联蛋白的表达通过免疫着色显示（上方，粉色），而包括正常隐窝（下方）在内的所有细胞核均为蓝色。[A，引自 P. Polakis, *Biochim. Biophys. Acta* 1332: F127-F147, 1997，并改编自 R. Fodde et al., *Nat. Rev. Cancer* 1: 55-67, 2001. B，感谢 H.J. 乔（H.J. Choi）和 W.I. 魏斯（W.I. Weis），并引自 N.-C. Ha et al., *Mol. Cell.* 15: 511-521, 2004. C，感谢 K.M. 海吉斯（K.M. Haigis）和 T. 杰克斯（T. Jacks）。]

从而引起细胞激进性地生长。重要的是，APC-β-联蛋白通路改变总是最先发生，而后续的遗传学改变的发生次序则是可变的。

近期的研究还发现由 APC 丢失所引起的一个意外后果：APC 以一种目前尚不明确的方式参与了有丝分裂过程中纺锤体微管的形成和部分细胞骨架的调节。缺乏 APC 功能的细胞具有明显的染色体不稳定性（CIN），这将引起有丝分裂过程中染色体的不恰当分离，从而导致染色体数目发生变化。一些 APC 阴性的细胞中染色体数目甚至可以翻倍（或接近两倍），即形成四倍体核型的细胞，而不是通常情况下的二倍体细胞。APC 分子作为纺锤体微管的组分，负责有丝分裂终末期的染色体分离，因而其缺陷会产生染色体分离异常。染色体分离缺陷会导致出现非整倍体，从而使对促进和抑制生长起至关重要作用的基因发生拷贝数的改变。这一改变又会加速癌前病变细胞获得更多基因型及相关表型的突变来促使肿瘤发生。此外，APC 还通过参与细胞质突触的形成来参与细胞运动的调节；缺失这些突触的细胞其运动能力将被显著削弱（图 7.27）。这也进一步解释了为什么 *APC* 突变的肠上皮前体细胞无法迁移出结肠隐窝（图 7.24B）。对于进化过程中为何将上述这些看似毫不相关的功能赋予同一个抑癌蛋白，其机制目前还不清楚。

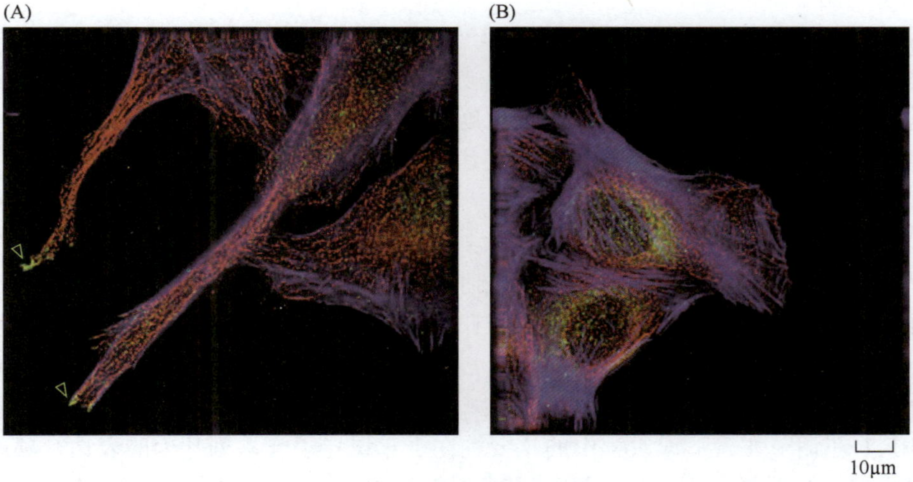

图 7.27　APC 与细胞骨架　APC 的微管结合区（图 7.26A）使其能够调节细胞骨架，并参与某些重要的细胞生命活动，包括有丝分裂过程中微管形成的纺锤体所参与的染色体分离。该研究还发现 APC 能够影响人类骨肉瘤细胞的形态和动力学。（A）当 APC 存在时，这些细胞能够分化出大的突触，在其顶端有大量 APC 分子聚集。微管（红色）是这些突触的核心结构，而皮层肌动蛋白（蓝色）则主要位于细胞膜下方。这些突触对于细胞的运动非常关键。（B）当通过 siRNA（小干扰 RNA）实验抑制 APC 表达以后，上述突触将消失，而通常在细胞中明显表达的微管（图 A）也将消失，或与细胞骨架一起发生重组。突触消失将明显削弱细胞的运动能力。［感谢 K. 克罗博特（K. Kroboth）和 I. 纳特克（I. Näthke）。］

7.12　冯希佩尔-林道综合征：pVHL 调节缺氧反应

冯希佩尔-林道综合征是一种可以发生多种肿瘤的遗传性疾病，包括肾透明细胞癌、嗜铬细胞瘤（肾上腺细胞来源）和中枢神经系统及视网膜的血管母细胞瘤（血管瘤）。该综合征在人群中的发生率约为 1∶35 000，几乎所有的患者都存在 *VHL* 抑癌基因的胚系突变。和突变的 *Rb* 等位基因一样，*VHL* 等位基因突变也属于人类常染色体显性遗传病。此外，和 *Rb* 相似的是，*VHL* 也存在杂合性丢失，从而导致 $VHL^{-/-}$基因型患者的肿瘤细胞仅遗传了一个胚系变异的 *VHL* 等位基因。

VHL 基因的失活也发生在大部分（约 70%）散发性（即非家族性）肾癌患者中。在这些患者中该基因的失活并不是由 *VHL* 等位基因的突变所引起的，而通常是由该基因启动子区甲基化引起的转录沉默所导致的。*VHL* 基因产物 pVHL 的主要功能是促进一个关键性转录因子——低氧诱导因子（HIF-2）的结构破坏。（与其同系家族的其他成员 HIF-1 和 HIF-3 相比，HIF-2 在肾癌进展过程中发挥的作用远大于前两者；但是我们在后面讨论的内容都来源于对 HIF-1 生化属性的研究结果，其在肿瘤发生过程中的作用目前还不清楚。）

功能性的 HIF-1 转录因子由两个必要的亚单位（HIF-1α和 HIF-1β）所组成。在正常氧含量下，pVHL 能够促进 HIF-1α亚单位的降解，其结果是 HIF-1α在合成之后被迅速降解，其半衰期仅为 10min，从而使 HIF-1 在细胞内以非常不稳定的形式存在，并维持失活状态（图 7.28）。

这种蛋白质合成之后就被迅速降解的过程称为“无效循环”。但当细胞处于低氧（异常氧含量）环境时，这种特殊循环将被打破。在此条件下，HIF-1α 将不再被降解，从而在几分钟内得以迅速增加（其半衰期和浓度都将增加 10 倍以上）。功能性 HIF-1 转录因子复合体的形成导致了一系列靶基因的表达，而这些靶基因的产物都与血管形成（形成新的血管）、红细胞生成（产生红细胞）、糖酵解及葡萄糖转运至细胞内有关（最后两个内容请详见 2.6 节有关有氧糖酵解部分）。其生理作用是诱导蛋白质合成，使细胞在短时间的缺氧环境中能够存活，并且能在较长时间内为细胞提供充足的氧气。显而易见，后一种作用主要是在蛋白质的协同作用下，在缺氧组织内形成新生血管。就像我们将在第 13 章所介绍的一样，新生血管的形成对于肿瘤的生长也是至关重要的，它能为肿瘤组织输送氧气和营养物质，同时带走二氧化碳和代谢废物。

HIF-1 在调节血管形成过程中的重要性在于它诱导了一系列基因的表达，其产物主要包括血管内皮生长因子（VEGF）、血小板衍生生长因子（PDGF）及转化生长因子-α（TGF-α）。VEGF 可以募集并促进构成新生血管的内皮细胞的生长；PDGF 可以促进内皮细胞和相关的间质细胞如周质细胞和成纤维细胞的生长；而 TGF-α可以促进包括表皮细胞在内的多种细胞的增生。在低氧条件下的肾组织中，HIF-2 能够促进编码促红细胞生成素（EPO）的基因表达，导致促红细胞生成素在血液循环中迅速增加，从而诱导骨髓中红细胞的生成（详见信息栏 6.2 和 6.8 节）。就目前所知，HIF 一共调节了下游 200 个靶基因的转录，其中大部分靶基因的功能还不明确。

回述到 *VHL* 的功能，其产物 pVHL 在细胞内通常与其他蛋白质共同形成一个复合体。它们的协同作用是捕获一个泛素分子并将其共价连接至特异的底物蛋白上（补充信息栏 7.5）。正如本章前面所提及的，一旦某个蛋白质分子被多泛素化标记以后，它通常就会被转运至蛋白酶体上，并被进一步降解。在这个多蛋白复合体中，pVHL 负责识别和结合 HIF-1α，并募集其他蛋白质至复合体中（图 7.28A），使它们尽量接近 HIF-1α，以便对它进行泛素化。

只有当 HIF-1α两个脯氨酸残基中的一个被氧化成羟脯氨酸时，pVHL 才能与 HIF-1α结合；当缺乏羟脯氨酸时，HIF-1α失去被结合的能力并能逃避降解。HIF-1α中的脯氨酸可以被一种活性依赖于氧含量的酶转化成羟脯氨酸，有人认为隶属于双加氧酶家族的脯氨

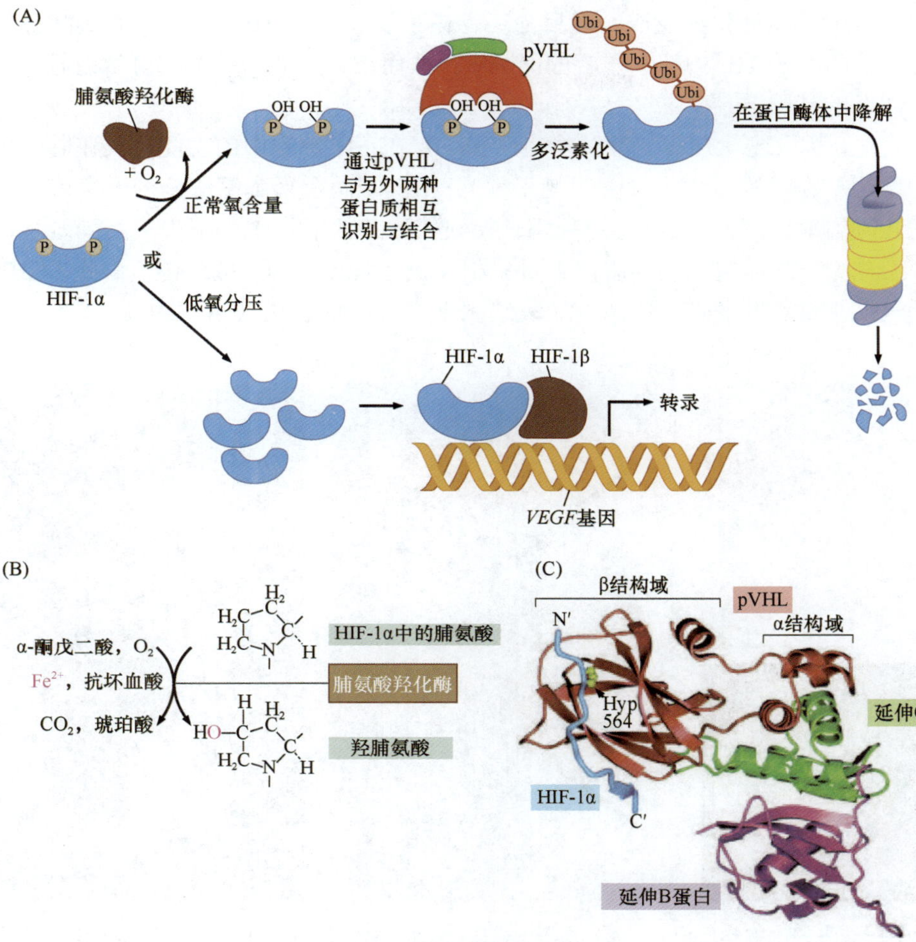

图 7.28　HIF-1 及 pVHL 对它的调节　（A）低氧诱导转录因子-1（HIF-1）由两个亚单位所组成，即 HIF-1α和 HIF-1β，两者共同作用，发挥转录激活功能。（HIF-2 的结构和功能与 HIF-1 类似。）在正常的氧分压下（上图所示），HIF-1α（蓝色）高效合成的同时能被迅速降解。脯氨酸羟化酶（棕色）是一种含铁蛋白的氧化酶，可以将 HIF-1α蛋白中的两个脯氨酸残基（P）氧化成羟脯氨酸（Hyp）残基（羟基基团结构请参见 B 图氧化反应）。氧化的脯氨酸在另外两种蛋白质的辅助下（分别为紫色和绿色）可以促进 pVHL 和 HIF-1 的结合，通过泛素化标记 HIF-1 使其降解。但是，在缺氧条件下（下图所示），脯氨酸羟化酶不能使 HIF-1α的两个脯氨酸残基被氧化，从而使 HIF-1α得以逃避被泛素化并迅速累积。细胞质中聚集的 HIF-1α可以结合 HIF-1β（棕色），形成一个结构稳定的异源二聚体，并作为一个转录因子来促进生理条件下很多重要基因的表达，如血管内皮生长因子（VEGF）基因（VEGF 是血管生成的重要诱导因子，详见第 13 章）。（B）α-酮戊二酸，也称为 2-酮戊二酸，能为该反应中的共同底物提供氧原子（左图）。α-酮戊二酸及其中间产物还是该过程的重要调节因子，这也解释了为什么在人类肿瘤中能够发现一系列三羧酸循环酶的突变（详见补充信息栏 7.6）。（HIF-1α另外一个氧化位点未在本图中展示，该位点能够干扰 HIF-1 转录因子与 p300/CBP 的结合，从而对该复合体的转录活性起到重要调节作用。）（C）HIF-1α蛋白中第一个脯氨酸被氧化后的部分连续剖面图（如 564 位的 Hyp，浅绿色球形）。该位点的氧化能够使 HIF-1α（亮蓝色）中的一个结构域与由 pVHL（红色）、延伸 B（紫色）及延伸 C（绿色）蛋白组成的三聚复合体相结合，从而诱导 HIF-1α泛素化，并导致其被蛋白酶体迅速降解。（C，引自 J.-H. Min et al., *Science* 296: 1886-1889, 2002.）

酸羟化酶（PHD）能催化该反应，但目前还存在争议。一旦 HIF-1α中的脯氨酸被羟基化，它就可以插入 pVHL 的疏水核心的间隙中，从而结合 pVHL 并触发降解过程，进而阻断其所诱发的基因转录（图 7.28A）。

总而言之，从上述现象我们可以推导出 pVHL 在正常细胞中的功能及其在肿瘤组织中失活的原因：在常氧压力下（含氧量正常），HIF-1α两个羟脯氨酸中的一个或两个同时被 pVHL 所识别，导致其被迅速降解。在缺氧的条件下，HIF-1α失去羟脯氨酸，不能被 pVHL 结合，从而得以在细胞内大量累积并执行其转录因子的功能。由此，HIF-1α就能激活包括正常和肿瘤在内的所有缺氧组织中 VEGF 的表达（图 7.29）。

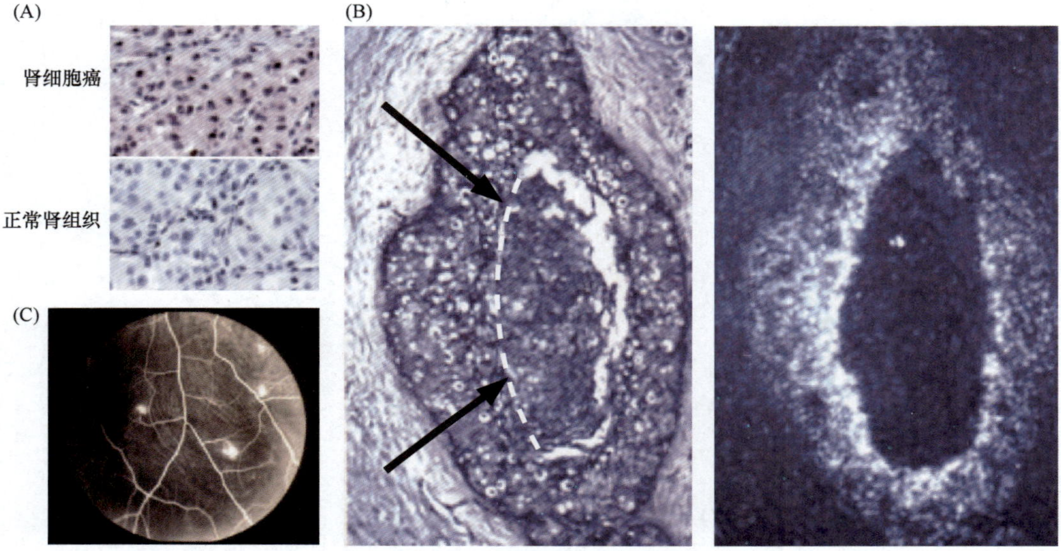

图 7.29　VHL 缺失的生物学后果　（A）由于 pVHL 驱动了 HIF-1α及与其紧密相关的 HIF-2α（其蛋白质失活在某些肿瘤的发展过程中起到了比 HIF-1α更为重要的作用）蛋白降解，因此这两个蛋白质的表达水平可以反映 pVHL 的功能活性。在肾细胞癌中（上图），大量细胞核中均表达高水平的 HIF-2α（深紫色），而该蛋白质在正常的肾组织中基本不表达（下图）。（B）*VEGF* 是 HIF-1α（及 HIF-2α）激活的下游靶基因中最重要的一个，如图所示（左图），在人类乳腺原位癌中，即肿瘤组织局限于原发部位尚未累及周围间质阶段，在肿瘤的中心部位有大量的坏死细胞（箭头，短划线）。利用原位杂交技术（右图）可以揭示出肿瘤组织中 VEGF 的 mRNA 转录水平（白色区域）由外缘氧含量丰富的部位向中心氧含量降低的部位逐渐增加。由于肿瘤组织中心部位的氧含量已不足以维持细胞的存活，这就解释了为什么该部位有大量的坏死细胞，并且此处检测不到 VEGF mRNA 的表达。（C）冯希佩尔-林道综合征的症状之一是在视网膜内出现无法控制的血管形成，如图所示的大片白斑，其产生的原因是细胞内 pVHL 功能缺失导致生成过量的 VEGF。［A，感谢 K.H. 普拉特（K.H. Plate）。B，感谢 A.L. 哈里斯（A.L. Harris）。C，感谢 A. 戈德里克（A. Gaudric）。］

缺氧诱导的 HIF 功能激活可以与另外一个非氧依赖性机制协同作用：在多种肿瘤细胞中存在 PI3K 的激活所伴随的 Akt/PKB 功能上调，其随后可以通过 mTORC1 激酶（详见第 16 章）促进 HIF-1α mRNA 的转录和翻译。而 HIF 的激活可以导致细胞由正常的能量代谢转变为有氧糖酵解，这就是一个世纪前所发现的瓦尔堡效应（Warburg effect）的产生机制（详见 2.6 节）。

在多种肿瘤中 *VHL* 等位基因突变将导致 pVHL 蛋白在癌细胞中的表达缺失。而在其他一些肿瘤中，较轻微的改变将会引起 pVHL 的失活，而不是影响其表达水平。例如，点突变可能影响 pVHL 识别和结合 HIF-1α羟脯氨酸疏水性口袋中的氨基酸残基。通过其他的一些机制也可引起 HIF-1α转录因子的激活从而驱动一系列生长促进基因的表达，包括上述的 VEGF、PDGF 和 TGF-α。此过程使多种具有相应受体的细胞增殖，从而最终导致某种肿瘤发生。此外，肿瘤细胞还可引起 EPO 在血液循环中的含量增加，由于 EPO 具有刺激骨髓产生红细胞的功能，这就解释了为什么在有些冯希佩尔-林道综合征患者血液中红细胞的计数会异常增高。

然而，上述有关 pVHL 作用的描述仍然不能解释其功能失调所引起的所有表型。可以明确的是，pVHL 具有与 HIF-1α降解无关的其他功能。例如，pVHL 失活的细胞不能正确组装细胞外基质中的纤维连接蛋白，并且有确切的报道称 pVHL 可以结合细胞内的纤维连接蛋白。此外，pVHL 还在很大程度上与细胞质微管蛋白的稳定性密切相关。还发现 VHL 能够影响 p53 抑癌蛋白的激活及其所介导的凋亡过程（详见第 9 章），参与调节 NF-κB 信号（图 6.30A）及上皮-间质转化（详见第 14 章）。这些不同的功能表明 pVHL 抑癌蛋白与 APC 一样，在进化过程中被指定参与调控多种不同的细胞生物学功能。

在 21 世纪的头十年一大批癌基因被“揭开了神秘的面纱”。这些基因的产物主要是三羧酸循环之一的碳水化合物代谢反应中的催化酶。本节所涉及的就有琥珀酸脱氢酶（SDH）、异柠檬酸脱氢酶（IDH）及延胡索酸水合酶（FH）。这些代谢酶及其产物是如何引起肿瘤发生的呢？截至 2010 年，人们将这一问题的答案聚焦在以α-酮戊二酸为电子受体的脯氨酸羟化酶及其相关的双加氧酶上（详见图 7.28B 和补充信息栏 7.6）。该现象与另一个与碳水化合物代谢相关的现象——瓦尔堡效应一样（详见 2.6 节），在最初发现时被认为不参与肿瘤进展，但后来都被证实与细胞肿瘤的形成机制牵连甚深。

7.13 总结与展望

抑癌基因组成了一个庞大的基因家族，其共同特点是：不管以何种方式，这些基因的正常功能都是降低人体内出现临床可见肿瘤的可能性。某些 TSG 专门在肿瘤发展的后期，即肿瘤由良性向恶性进展过程中发挥作用。这使抑癌基因的定义被进一步拓展，以便囊括那些具有抑制原发性肿瘤形成功能的基因，以及其他能够限制肿瘤恶性进展的基因，后者有时又被称为“转移抑制基因”。此外，某些 TSG 产物被证实为 microRNA 而非蛋白质，也使这一概念被重新定义。很多 microRNA 功能的多样性使其成为复杂细胞表型的潜在调节因子，包括调节致瘤性转化（详见表 7.1）。因此，蛋白质并不是唯一能够限制细胞无限生长的微小分子。

在大部分病例中，抑癌基因必须在发生双等位基因失活以后才能使肿瘤前体细胞获得增殖和存活能力。但是，也有少部分例外，如 *NF1* 基因，其中的一个拷贝失活以后即可引起细胞的过度生长，即单倍剂量不足现象。另外，在第 9 章中，我们还将讲述另一个抑癌基因 *p53*，当其以杂合子形式存在时，其中一个等位基因的突变可以影响同一个细胞中另一个野生型等位基因的功能，进而产生细胞部分突变的表型。

抑癌基因的发现帮助我们了解了人类肿瘤生物学中的一个主要问题——家族性肿瘤综合征。就像本章所讲述的那样，遗传了这些抑癌基因中的某一个有缺陷的等位基因后仍可以发育成正常的胚胎，而相关的表型缺陷则在多年以后才显现出来，有时甚至可以拖延至中年，并且是由于另外一半有活性的野生型等位基因发生缺失而导致某种肿瘤的发生后，这种抑癌基因的遗传突变才得以被发现。这些野生型等位基因的缺失往往由杂合性丢失（LOH）所引起；而且通过对一组肿瘤中某一特定染色体区域内 LOH 的反复观察，往往可以挖掘出该区域内潜在的其他新的抑癌基因。实际上，在肿瘤细胞基因组中已发现大量染色体区域都存在 LOH，只是迄今为止，只有很小一部分抑癌基因被克隆出来。这就意味着实际存在的抑癌基因远远不止表 7.1 所罗列的那几个。此外，已发现和克隆的基因中有一部分被认为可作为表 7.1 的候选基因，但目前尚无定论。

这些基因的行为多样性为肿瘤研究带来了巨大的困难：评价一个抑癌基因的标准是什么呢？在本书的开始，我们将抑癌基因归纳为一组其产物对细胞的增殖、存活及恶性进程有一定抑制作用的基因超家族。但另外还有一些基因，它们是通过维持基因组的稳定性和抑制基因突变来间接地阻止肿瘤的发生，其具体机制我们将在第 12 章中详细阐述。从一个遗传学家的角度来看，将这两种基因分别看成基因组的“看门神”和“守护者”只是为了人为地加以区分，因为在癌细胞的基因组中，通常可以发现这两种基因的野生型都存在缺失或失活。此外，与守护基因缺陷相关的肿瘤综合征的遗传模式也同上述。然而，对于研究肿瘤形成的生物学机制的人们而言，抑癌基因（看门基因）和基因组稳定性维持基因（看护基因）的概念区别非常重要并受到广泛认同。

当最先发现的抑癌基因（*p53* 和 *Rb*）被克隆出来时，其他很多基因就被冠以抑癌基因“候选者”的名号了，因为它们在肿瘤组织中的表达相对于正常组织而言往往明显降低或缺失。但人们很快就意识到单用这个标准来评价抑癌基因超家族成员存在缺陷，主要是因为在研究中发现，该判断通常是无法确定肿瘤细胞前体细胞的。此外，某些类型的肿瘤不表达某种特定的基因，是因为该基因只在其来源的正常组织的分化过程中表达。因此，在肿瘤细胞中缺乏这种基因的表达可能仅仅反映了一种正常的分化过程未能完成，而不是该基因的病理性缺失。这种仅以基因表达缺失为准则的判断标准不具备说服力。

在某些情况下，某个候选的抑癌基因在早期能确定细胞来源的肿瘤细胞对应的正常前体细胞中是存在表达，而在相应肿瘤细胞中是表达缺失的。这能在一定程度上支持这一候选抑癌基因性质。但这种类型的证据仍然不足以下结论，因为肿瘤细胞中基因表达缺失可能是细胞转化过程中经常发生的大量事件之一，而不是肿瘤发生的根本原因。因此，这一基因的失活也许在肿瘤起始细胞的形成过程中并没有发挥任何作用。

为了回应上述质疑，研究者对他们所感兴趣的候选抑癌基因已经开展了相关的功能实验研究，其中包括将克隆的野生型候选抑癌基因导入完全缺失该基因表达的肿瘤细胞系中，其目的是检测在这些肿瘤细胞中恢复该野生型抑癌基因的功能后，这些细胞是否可以被部分或是完全地逆转回正常生长状态，甚至进入凋亡阶段。然而，由于这些实验当中还伴随着其他很多基因的异常表达，因此这些实验的结果很难解释，即在这些本底并不表达该基因的细胞中外源导入该基因，并使其达到异常高值，通常会使细胞极度不适应从而停止生长甚至死亡。很多从来没被认为是抑癌基因的基因导入细胞后都可以发生上述现象。

因此，在判定一个候选基因是否能成为抑癌基因时，所做的功能测试将更为严格，即在该基因表达缺失的肿瘤细胞中，通过导入该基因，使其达到正常生理水平时可抑制肿瘤细胞生长，而相同组织来源的野生型细胞则不受影响。但是，即便是得到了这样理想的实验结果也并不总是让人信服，因为如前所述，很难找到合适的细胞来作为所研究肿瘤细胞的正常对照。

这些功能学实验产生模棱两可的实验结果，因此有必要引入遗传学标准，来验证诸多候选抑癌基因的真实属性。如果某个基因在肿瘤细胞的基因组中反复发生 LOH，那么它作为抑癌基因的候选资格将会变得可靠得多。但目前仍有太多不确定的因素。毕竟，即使一个基因反复发生 LOH，它也可能仅仅是与同一染色体上某个真正的抑癌基因紧密连锁的基因，而这个抑癌基因才是肿瘤发展过程中真正缺失的基因。

这些顾虑使我们提出了更为严格的抑癌基因定义：只有当某个基因在很多种类型的肿瘤细胞基因组中都会发生 LOH，并且由此导致的纯合等位基因存在明确而显著的失活突变时，该基因才能被称为抑癌基因。（后者可排除那些在人类染色体上仅仅是与真正的抑癌基因连锁的其他基因。）实际上，最近在大规模 DNA 测序和探针技术上所取得的进展，使相关的研究工作更易于开展。例如，对于频繁发生 LOH 的区域，已经从以前染色体大范围粗略筛查进展到现在短小片段精准定位（图 7.14），而像这样的小片段更可能只包含有一个或最多几个基因。

毫无疑问，即使是这些称得上苛刻的遗传分子学标准也仍然存在缺陷，因为它们没有考虑某些特殊的抑癌基因。考虑到有很多抑癌基因是由于启动子甲基化而失活的（详见 7.8 节），在这种情况下，即使在肿瘤细胞的基因组中其等位基因很少发生突变，但该基因已经被有效地沉默掉。（例如，*Runx3* 在胃癌的发生过程中被认为是一种抑癌基因，然而直到目前，在很多肿瘤细胞中它的功能沉默完全是由甲基化所引起的。由于目前尚无肿瘤相关基因 *Runx3* 失活突变的报道，因此还无法明确其功能。）

在小鼠胚系中失活（即敲除）候选抑癌基因是确定其功能的另一有效途径。尽管小鼠和人类在生物学上有很大差异，但由于两者具有哺乳动物所共有的基本特征，因此实验室培育的小鼠可以作为验证人类肿瘤生物学性质的动物模型。

表 7.1 中所罗列的几乎所有的基因都在同系繁殖的小鼠中实现了胚系敲除，其中绝大部分的基因敲除所产生的杂合子都展示出了对某种肿瘤的易感性。在许多情况下，小鼠体内所发生肿瘤的组织特异性与在人体上所观察到的肿瘤存在巨大差异。例如，*Rb* 杂合型小鼠（即 $Rb^{+/-}$）往往发生垂体肿瘤而不是视网膜母细胞瘤——这个结果并不令人感到非常意外，因为人类和小鼠靶细胞群的类型和生长动力学之间存在着巨大的差异。但是，在这种遗传学修饰的小鼠身上，如果有任何一种肿瘤发生频率增高的话，那么仍然可以作为该基因是候选抑癌基因的有力证据。

所有这些解释了为什么要对判断一个基因是否属于抑癌基因家族提出一系列标准。对我们而言，也许最令人信服的标准是根据其功能来判断：一个候选的抑癌基因是否能称得上是真正的抑癌基因主要是看它所编码蛋白质的生物学活性，以及其在细胞调节通路中的位置。

总而言之，在确定候选抑癌基因时各方面的考虑都源于一个中心事实：一个抑癌基因的存在意义只有在其缺失时才能表现出来。这就为针对抑癌基因的各项研究增添了诸多困难，而这些困难又进一步阻碍了对新的抑癌基因的鉴定。

即使有以上困难，我们也仍然可以为抑癌基因确立一些能够经历时间检验的基本标准。首先，我们对这群基因的命名在一定意义上是个误称。它们正常的作用是抑制细胞数量的增加，或者是抑制增殖和促进凋亡，有些还可能与细胞的恶性转化相关——由良性进展为侵袭性癌细胞。如果它们缺失，细胞将会在不恰当的时间和部位存活与增殖（图 7.30）。

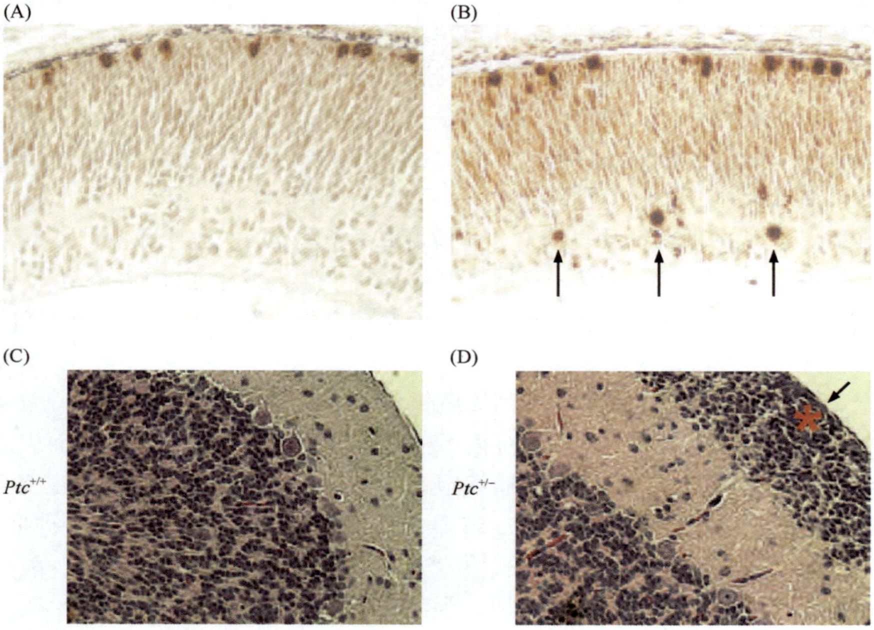

图 7.30　在分化过程中 pRb 和 Patched 蛋白对增殖的抑制　一个有功能的抑癌基因的存在与否对调控细胞增殖和组织发育过程有着深远的影响。（A）在小鼠视网膜的正常发育过程中，视网膜前体细胞增殖被限制在发育中的视网膜上层（棕褐色点），而下层细胞则进入有丝分裂的后期，即分化阶段。在此例中，细胞的增殖情况是使用一种能够识别组蛋白 H3 特殊修饰的抗体来检测的，该修饰形式只在增生细胞中出现。（B）在遗传修饰的小鼠中，其 *Rb* 双等位基因在视网膜中均被选择性失活，从而使发育期视网膜组织中本该处于有丝分裂后期的中下层细胞丧失了正常的分化能力而转变为持续增殖（箭头）。在人体内，类似的现象出现在视网膜母细胞瘤中。（C）在一只含有双拷贝野生型抑癌基因（*Ptc*）的正常小鼠小脑中，外层（右）的颗粒细胞（深紫色）能够迁移至内层（左）并进入后有丝分裂阶段。（D）然而，在 $Ptc^{+/-}$杂合型小鼠中，大量颗粒细胞仍停留在发育期的外层组织中（箭头，红色星号）并持续增殖，这些细胞将成为髓母细胞瘤的前体细胞，这是一种在儿童中最常见的脑部肿瘤。（A 和 B，引自 D. MacPherson et al., *Genes Dev.* 18: 1681-1694, 2004. C 和 D，引自 T.G. Oliver et al., *Development* 132: 2425-2439, 2005.）

即使并不知道所有抑癌基因的共性，但也有另一个基本特点是很明确的：抑癌基因的蛋白产物并不形成单一完整的信号通路，而是在细胞的不同部位执行不同的调节功能，并共同构筑一个错综复杂的信号网络。在本章的开头我们就用简单明确的理论解释了这一现象：所有设计良好的调控系统都有正调控和负调控两个调节组分来相互制约和平衡。因此，所有的正调节信号，如那些促进有丝分裂的信号通路，必然会同时存在负性的调节信号，以确保这些正性调节受到合理的制约。也许肿瘤生物学家早在实验室研究抑癌基因之前就从基本原则中推断出这些。现在看来，他们当时未能向电气工程师和那些对电路控制系统及控制论的复杂性能够驾轻就熟的人请教，真是一大憾事。而这些人很可能在一开始就能预测到抑癌基因的存在。

即使另外 50 多个抑癌基因也被编入目录，pRb 和 p53 蛋白也仍被认为是人类肿瘤病因学中最重要的两个抑癌基因产物。在接下来的两章中我们会进一步阐明其原因。尽管现在尚无充分的证据支持这一观点，但越来越多的事实表明由 pRb 和 p53 所调控的两条信号通路在绝大多数的肿瘤中出现下调。而其他所有的抑癌基因（表 7.1）仅在人类少数几种类型的肿瘤发展过程中发挥作用。

抑癌基因在肿瘤细胞基因组中的表达丢失这一事实让我们提出一个大胆的假设：如果我们能在肿瘤细胞中重新表达这些缺失的抑癌基因，那么就有可能部分甚至完全恢复正常细胞的表型，从而使肿瘤这个难题得到很大程度的解决。这种“基因治疗”还有另外一个引人注目的功效：如果我们将一个抑癌基因通过随机的方式导入正常细胞中，那么该基因在生理表达水平上应该不起任何作用，这样就能减少对正常组织产生意料之外的细胞毒性作用。

虽然理论上基因治疗很吸引人，但实际操作起来却困难重重。很多核心步骤中都需要病毒载体将完整的野生型抑癌基因克隆递送至肿瘤组织细胞内，这种方式的效率还很低。然而，将这些野生型的基因拷贝有效地转移至肿瘤细胞群的每一个细胞中，是治愈肿瘤的必要条件：如果大多数的细胞不能获得这种以载体介导的野生型抑癌基因，那么这些细胞将会成为肿瘤复发的潜在根源。基于这个原因，虽然已知抑癌基因对于我们认识肿瘤病因学有如此重要的作用，但在治疗实践上认知匮乏，仍然需要我们进行更深入的研究和探讨。

不过这种令人沮丧的局面也有例外，目前研究发现抑癌基因的缺失可以使细胞对某些小分子量的药物敏感（对那些贯穿整个肿瘤发生发展过程的细胞则更有效）。例如，在肿瘤的进展过程中，某些类型的肿瘤细胞将会特别依赖于抑癌基因功能缺失后产生的信号。像某样类型肿瘤细胞的存活就依赖于 PTEN 抑癌基因缺失后所引起的 Akt/PKB 持续激活。这就解释了为什么那些能够抑制 Akt/PKB 上游的协同激活因子——mTOR 的药物，对于肿瘤治疗具有乐观前景，尤其是在像胶质母细胞瘤和前列腺癌这样的 PTEN 活性缺失的肿瘤中。但是一般情况下，就像我们将在第 16 章中提及的，目前的药物开发和抗肿瘤治疗的主要进展都是围绕阻断癌蛋白的高活性来实现的。现在只能寄希望于我们对抑癌基因多方面的认知可以作为将来抗肿瘤治疗发展的基础——到那时我们将会拥有更为精湛纯熟的新治疗技术。

重要概念

- 在细胞水平，肿瘤的表型通常是隐性的，这是因为该表型部分依赖于抑癌基因的失活。这就表明，遗传信息的缺失对人类大部分肿瘤的进展起到了关键的作用。

- 抑癌基因通常在肿瘤细胞基因组中以失活、无效等位基因的形式存在，这个事实能够解释肿瘤形成过程中许多具有重要功能的遗传信息丢失的现象。
- 通常只有当一个细胞中抑癌基因的双等位基因都缺失时，才会影响细胞的表型。这就意味着在很多细胞中抑癌基因的失活以杂合形式存在，但并不影响细胞和组织的表型。
- 抑癌基因功能的缺失常由遗传突变或基因启动子区甲基化所导致的表观遗传沉默引起。
- 抑癌基因单一拷贝的失活（通过突变或甲基化）常常会启动另一个等位基因通过其他的方式失活。这些机制往往依赖于抑癌基因所在位点的杂合性丢失（LOH），并且还可能涉及有丝分裂重组、染色体上抑癌基因所在区域的丢失、异常染色体分离（偶联的染色体不分离），或者是 DNA 复制时模板链发生的基因转换。
- LOH 的发生频率常较突变或启动子甲基化高，针对不同的基因其发生频率也不同。
- 如果在一些独立肿瘤病例中的某个染色体某区域内反复发生 LOH，那么常表明该区域内存在抑癌基因。
- 抑癌基因可以通过很多生化机制来调节细胞的增殖。它们的一个共同点是，任何一个抑癌基因发生缺失时都可导致细胞向肿瘤转化或使其进展为高度恶性肿瘤的可能性增加。
- 当发生突变时，由胚系遗传所引起的抑癌基因等位基因缺陷，将显著增加机体对某种特殊类型肿瘤的易感性。
- 抑癌基因常被称为“看门基因”，以表明它们在调控细胞增殖中的重要性，并以此与另一类被称为“看护基因”的基因类型相区别，后者的遗传缺陷也能明显增加罹患肿瘤的风险，但是在体内上述两者的功能完全不同，后者的功能通常是维持细胞基因组的完整性。
- 在肿瘤发生过程中抑癌基因缺失的发生频率明显高于原癌基因被激活为癌基因的频率，而且肿瘤细胞基因组中通常存在多个抑癌基因同时失活。

思考问题

1. 为什么家族性肿瘤综合征只有一小部分是由于遗传了突变激活的癌基因引起的，而大部分是由于遗传了有缺陷的抑癌基因所导致的？

2. 什么因素决定了在每代细胞中抑癌基因失活的频率高于癌基因激活的频率？

3. 在细胞生物学水平，抑癌基因功能的缺失与癌基因激活产生的结果有什么不同？

4. 在某种类型的肿瘤中，抑癌基因发生 LOH 的频率少于 20%，为什么如此低频率的 LOH 却增加了识别和分子水平上分离这些基因的难度？

5. 在将某个基因归类于抑癌基因时需要符合什么标准？

6. 抑癌基因的等位基因遗传缺陷在组织中的作用受哪些因素的影响？

参考读物

Berdasco M & Esteller M (2010) Aberrant epigenetic landscape of cancer: how cellular identity goes awry. *Dev.* Cell 19, 698–711.

Brahimi-Horn MC, Chiche J & Pouysségur J (2007) Hypoxia and cancer. *J. Mol. Med.* 85, 1301–1307.

Comings DE (1973) A general theory of carcinogenesis. *Proc. Natl. Acad. Sci. USA* 70, 3324–3328.

Esteller M (2007) Cancer epigenomics: DNA methylomes and histone-modification maps. *Nat. Rev. Genet.* 8, 286–298.

Esteller M (2009) Epigenetics in cancer. *N. Engl. J. Med.* 358, 1148–1159.

Feinberg AP, Ohlsson R & Henikoff S (2006) The epigenetic progenitor origin of human cancer. *Nat. Rev. Genet.* 7, 21–33.

Foulkes WD (2008) Inherited susceptibility to common cancers. *N. Engl. J. Med.* 359, 2143–2153.

Gregorieff A & Clevers H (2005) Wnt signaling in the intestinal epithelium: from endoderm to cancer. *Genes Dev.* 19, 877–890.

Herman JG & Baylin SB (2003) Gene silencing in cancer in association with promoter hypermethylation. *N. Engl. J. Med.* 349, 2042–2054.

Hershko A, Ciechanover A & Varshavsky A (2000) The ubiquitin system. *Nat. Med.* 6, 1073–1081.

Humphries A & Wright NA (2008) Colonic crypt organization and tumorigenesis. *Nat. Rev. Cancer* 8, 415–424.

Kaelin WG Jr (2008) The von Hippel–Lindau tumour suppressor protein: O2 sensing and cancer. *Nat. Rev. Cancer* 8, 865–873.

Klaus A & Birchmeier W. (2008) Wnt signaling and its impact on development and cancer. *Nat. Rev. Cancer* 8, 387–398.

Logan CY & Nusse R (2004) The Wnt signaling pathway in development and disease. *Annu. Rev. Cell Dev. Biol.* 20, 781–810.

Nelson WJ & Nusse R (2004) Convergence of Wnt, β catenin, and cadherin pathways. *Science* 303, 1483–1487.

Presneau N, Manderson EN & Tonin PN (2003) The quest for a tumor suppressor gene phenotype. *Curr. Mol. Med.* 3, 605–629.

Pugh CW & Ratcliffe PJ (2003) The von Hippel–Lindau tumor suppressor, hypoxia-inducible factor-1 (HIF-1) degradation, and cancer pathogenesis. *Semin. Cancer Biol.* 13, 83–89.

Radtke F & Clevers H (2005) Self-renewal and cancer of the gut: two sides of a coin. *Science* 307, 1904–1907.

Sharma S, Kelly TK & Jones PA (2010) Epigenetics in cancer. *Carcinogenesis* 31, 27–36.

Sherr CJ (2004) Principles of tumor suppression. *Cell* 116, 235–246.

Staser K, Yang FC & Clapp DW (2010) Mast cells and the neurofibroma microenvironment. *Blood* 116, 157–164.

Thoma CR, Toso A, Meraldi P & Krek W (2009) Double-trouble in mitosis caused by von Hippel-Lindau tumor-suppressor protein inactivation. *Cell Cycle* 8, 3619–3620.

Ting A, McGarvey KM & Baylin SB (2006) The cancer epigenome: components and functional correlates. *Genes Dev.* 20, 3215–3231.

Varshavsky A (2005) Regulated protein degradation. *Trends Biochem. Sci.* 30, 283–286.

Wijnhoven SW, Kool HJ, van Teilingen CM et al. (2001) Loss of heterozygosity in somatic cells of the mouse: an important step in cancer initiation? *Mutat. Res.* 473, 23–36.

（贺欢 詹芸 刘芝华）

第 8 章　pRb 与细胞周期控制时钟

人们很容易提出这样的疑问：既然假设的细胞转化可能带来如此巨大的灾难，为什么在细胞转化过程中还要维持它们的存在呢？合乎逻辑的回答就是：它们在细胞周期的某些阶段或者胚胎发育过程中，能够起到不可替代的作用。

戴维 • E. 科明斯（David E. Comings），遗传学家，1973 年

机体每一个细胞的命运受其周围环境中存在的各种信号的影响——这一观点在前面的章节中反复强调。因此，几乎所有类型正常细胞的增殖都必须在促有丝分裂生长因子（mitogenic growth factor）的促进作用下进行。然而，其他信号蛋白，尤其是转化生长因子-β（transforming growth factor-β，TGF-β）可以抑制促有丝分裂生长因子的信号传递，终止细胞的增殖过程。另外，细胞外信号也可以诱导细胞进入有丝分裂后期——细胞分化期。进入这个时期的细胞将不再增殖。

这些功能各异的信号被各种独立的细胞表面受体收集并传递给细胞质中复杂的信号处理通路。这些混杂的信号必须以某种方式处理、整合，并最终形成简单的、二元的命令，如决定细胞是继续增殖还是保持休眠，或者决定静止细胞是否进行分化。这些生物学行为提示，在细胞内部存在一些中央行动调节器——一种专门的信号交换所，接收各种输入信号并做出重要的指令从而决定相关细胞的命运。

目前这些重要的调节器已被鉴定，它们在细胞核中发挥细胞周期时钟的作用。这个名字存在误导，因为这个“时钟”并不能用来计算时间，但是，在更好的称谓产生之前，我们将继续沿用这一名词。这些细胞周期时钟是一些相互作用的蛋白质网络——一种信号传递通路，它们接收胞内和胞外各种不同来源的信号，对其进行整合后决定细胞的命运。如果细胞周期时钟支持细胞增殖，它将整合一些复杂的信号转换因子进入细胞增殖和分裂周期；如果其支持细胞静止，那么它将通过信号因子使细胞保持非增殖状态（图 8.1）。

肿瘤细胞的增殖行为表明，细胞命运的主要调节器不仅受到正常蛋白质的影响，而且受到许多致癌基因编码蛋白的影响，它们参与到不同的信号通路中，破坏正常的细胞调控机制。同样，关键的抑癌基因的蛋白缺失也能导致调控通路的改变，因此，它们同样能影响细胞周期时钟的调控方向。所有癌基因和抑癌基因的分子作用也必然应该从它们对细胞周期时钟影响的角度来解释。鉴于此，我们将用本章的前半篇幅来阐述这一分子机器的正常运转机制，然后继续探讨在人类肿瘤细胞中它是如何被破坏的。

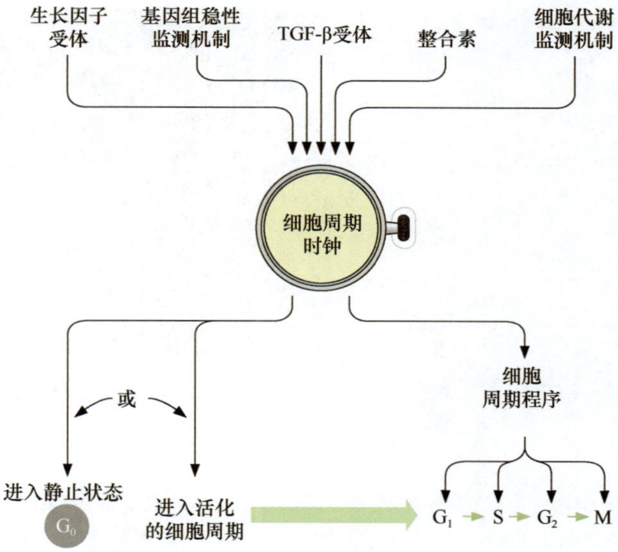

图 8.1　细胞增殖生长的中央调节器　“细胞周期时钟”是指在细胞核中发挥作用的分子通路，它通过整合胞内和胞外各种不同来源的传入信号，决定细胞是否进入活化的细胞周期，或者退回到非增殖的状态。一旦决定细胞增殖时，这一信号通路通过胞内的一系列生化改变，使细胞内容物复制并一分为二成为两个子代细胞。

8.1　细胞生长和分裂受一系列复杂的调控因子协同调控

在有利于细胞指数生长的培养条件下，哺乳动物细胞展示出一个复杂的生长和分裂周期，即细胞周期。一个经过细胞分裂——有丝分裂和胞质分裂新近生成的子代细胞，必须马上决定是否进入下一个新的生长-分裂周期，或者退回到非生长状态，即我们之前命名的 G_0 期。如前所述（5.1 节和 6.1 节），细胞的这一决定受到其周围的促有丝分裂生长因子的强烈影响，足够浓度的生长因子将刺激新生成的细胞维持在活跃的生长-分裂周期中，而生长因子缺失将诱使细胞从有丝分裂进入 G_0 期，即静止状态。

培养基中的生长抑制因子也能促使细胞退出细胞周期，在这些抗有丝分裂生长因子中，转化生长因子-β（TGF-β）具有显著作用。无论是因为缺乏促有丝分裂生长因子，还是由于存在抗有丝分裂因子（如 TGF-β），细胞从细胞周期进入静止的 G_0 期的过程都是可逆的。因此，处于静止期的细胞在添加促有丝分裂生长因子后可以被诱导返回细胞生长分裂周期。然而，有些细胞离开活跃的细胞周期后这个过程是不可逆的，从而失去了返回细胞生长分裂周期的可能，这种情况被称为有丝分裂后期，如大脑中存在的许多种类的神经元都属于这一范畴。

通过细胞分裂而新形成的细胞要想维持在活跃的生长-分裂周期中，需要这些细胞即刻开始准备进入下一次分裂。这些准备必须包括细胞内大分子成分的复制，以确保下次分裂形成的两个子代细胞能够获得相等的成分。这种细胞成分的累积导致细胞体积增加的过程，被界定为细胞的生长过程，从而与细胞的分裂过程相区别。后者是指通过有丝分裂和胞质分裂，一个亲本细胞形成两个子代细胞（图 8.2）的过程。然而，作为一种比较常见的用法，本书通篇使用的“细胞生长”一词，既包含细胞成分的累积，也包含随后的细胞分裂，也就是说这两个过程都被包括在细胞增殖之内。

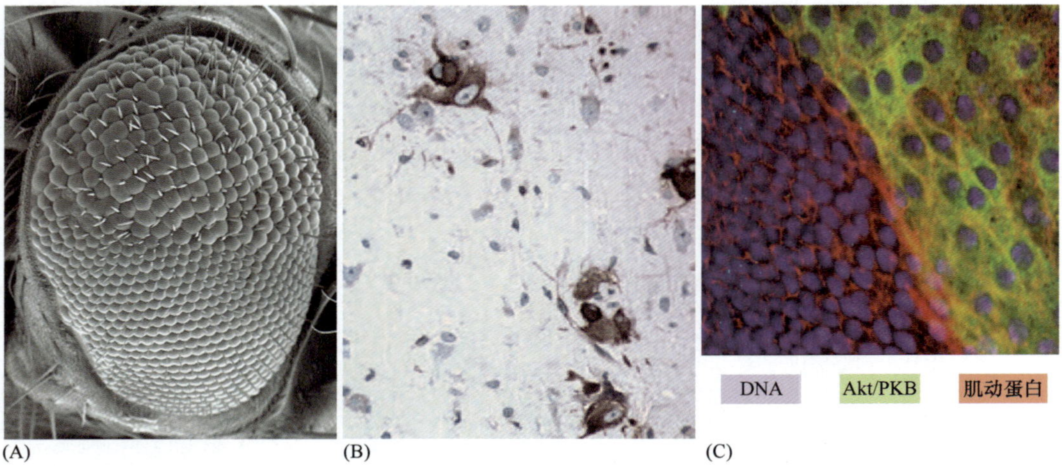

图 8.2　生长与增殖的比较　特定信号蛋白的更替推进细胞生长和分裂的进程，如 *TSC1* 抑癌基因编码的蛋白，使细胞的生长与分裂两个过程不再彼此偶联。（A）在果蝇眼的电子显微镜扫描图中，眼睛上部的小眼细胞已经丧失了蝇同源基因 *TSC1*，导致这些细胞在它们形成过程的细胞周期中经历了更快速的生长，因此这些细胞的体积大于野生型细胞（下部）。（B）同样的生物学行为也发生于结节硬化症患者的大脑中，*TSC1* 遗传变异及随后体细胞中杂合性丢失导致 *TSC1* 的功能缺失。图中可见位于良性生长细胞中的巨细胞（结节）。这些巨细胞（棕色）被抗磷酸化 S6 抗体标记。S6 是一种核糖体蛋白，在调控蛋白质合成及细胞生长中发挥重要作用；在 *TSC1* 功能缺失的细胞中，S6 磷酸化及其功能的激活失去调控。（C）在人类肿瘤细胞中，Akt/PKB 蛋白被高度激活。在发育中的果蝇幼虫的成虫盘中，部分细胞（右上方）中 Akt/PKB 蛋白（绿色）已经被高度激活，与含有正常 Akt/PKB 蛋白（左下方）的细胞相比，这些细胞的细胞核和整个细胞的体积增大。过度激活的 Akt/PKB 在哺乳动物细胞中也可以导致类似的改变。［A，引自 X. Gao and D. Pan, *Genes Dev.* 15: 1383-1392, 2001. B，感谢 J.A. 尚（J.A. Chan）和 D.J. 克维亚特科夫斯基（D.J. Kwiatkowski）。C，引自 J. Verdu et al., *Nat. Cell Biol.* 1: 500-506, 1999.］

细胞大分子的积累涉及许多类型的分子，其中还包括细胞基因组的复制。在许多原核细胞中，这种 DNA 的复制过程在子代细胞形成之后马上开始。然而，在大多数哺乳动物细胞中，细胞大分子合成程序的差异非常大。RNA 与蛋白质的累积在细胞分裂之后立即开始并且持续整个细胞分裂周期。与之不同的是，在细胞有丝分裂和胞质分裂形成子代细胞之后的几小时内才开始 DNA 复制（12～15h）。这个子代细胞形成与 DNA 开始复制的间隙被命名为细胞周期的 G_1 期（第一个间隙）（图 8.3）。在这一时期里，细胞要做出继续生长还是维持静止的决定；对于静止细胞，则要决定细胞是否开始分化。

在许多种培养的哺乳动物细胞中，G_1 期后的 DNA 合成通常需要 6～8h，这一 DNA 合成期被称为 S 期，这一时期的长度在一定程度上是由细胞内庞大的 DNA 含量所决定的（约每二倍体基因组 6.4×10^9 个碱基对）。在此期内，DNA 被精确地复制。S 期的实际时长在不同种类的细胞中是各不相同的，在某些特定的细胞中，如快速分裂的胚胎细胞和淋巴细胞，其 S 期非常短。

经过 S 期后，细胞被认为应该直接进入有丝分裂期（M 期）。然而，大多数哺乳动物细胞在进入 M 期之前都有一个 3～5h 的延迟，这是细胞周期中的第二个间隙，称为

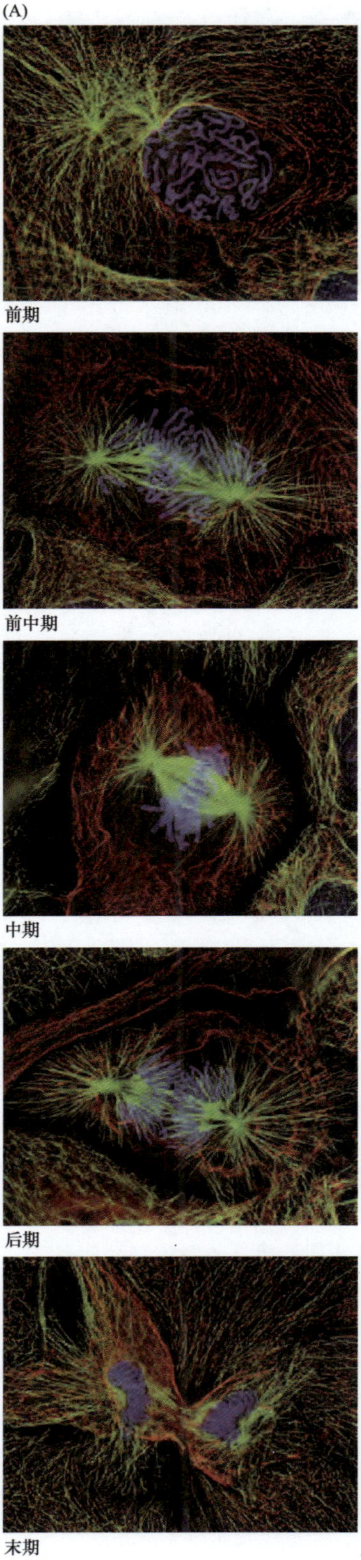

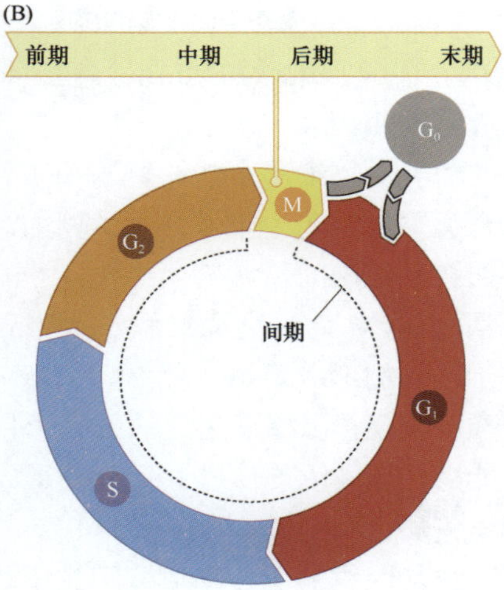

图 8.3　哺乳动物细胞周期　（A）东方蝾螈肺细胞的免疫荧光染色显示有丝分裂（M 期）的 4 个不同亚期（从上至下）。分裂间期（包括 G_1 期、S 期、G_2 期）显微镜下不可见的染色体（蓝色）在有丝分裂前期开始浓缩聚集，变得于显微镜下可见；同时，位于细胞两极的中心体（放射状的亮绿体）开始组装（前两张图）。有丝分裂中期，染色体在细胞中间的平面排列，并且附着于有丝分裂纺锤体的微管纤维（亮绿色，第三张图），与此同时，核膜崩解消失。在有丝分裂后期，染色体的两个姐妹染色单体在纺锤体的牵引下分离，向相反的细胞两极移动（第四张图）。在有丝分裂末期，染色单体被分为两组后（第五张图），姐妹染色单体开始去凝集，在每组染色单体周围形成新的核膜（此刻开始被称为染色质）。在这些亚期之后，细胞进入细胞质分裂期（有时也被认为是末期的一部分），亲本细胞的细胞质分裂，形成两个子代细胞。（B）哺乳动物细胞的生长分裂周期被分成 4 个时相——G_1 期、S 期（DNA 复制）、G_2 期、M 期（有丝分裂）。第五个时相是 G_0 期，是指细胞退出活跃的细胞周期而处于非增殖的静止状态。尽管此处描述为细胞从活跃的细胞周期退出进入 G_0 期发生在早 G_1 期，然而其实际发生时间并不清楚。［A，感谢康利・里德（Conly Rieder）。］

G_2 期。在 G_2 期，细胞为进入 M 期和细胞分裂做准备，具体过程我们了解得还不是很清楚。M 期的完成通常大约需要 1h，包括 4 个独立的亚期：前期、中期、后期、末期，并最终完成细胞质分裂，即细胞质的分离，形成两个新的子代细胞（图 8.3A）。尽管在体外培养的哺乳动物细胞中能够普遍观察到这些时相，但是这也不能完全反映在所有条件下的所有类型细胞的生物学行为。例如，活跃增殖的淋巴细胞其倍增时间仅需要 5h，而有些早期胚胎细胞的倍增甚至更快。

与 S 期一样，M 期的进程也需要非常精确。M 期从每条染色体中新复制的两条 DNA 螺旋化开始，它们形成姐妹染色单体，在细胞核中相邻排列。姐妹染色单体在 M 期的分配必须准确无误，以保证生成的两个子代细胞能够精确地平均分配一条染色单体，不能多也不能少。当染色单体进入新分裂形成的子代细胞核区后，这些染色单体就变成新生细胞的染色质。

这意味着基因组的遗传物质分配到子代细胞必须严格执行两个过程——S 期基因组的精确复制，以及复制的 DNA 在 M 期准确地分配到子代细胞中，任何一个过程的缺陷都将给细胞和组织带来灾难性的后果，并可能导致肿瘤，这一点将在下文中做进一步讨论。

与所有的机制一样，细胞周期中每一步的执行都有可能发生故障，而细胞周期对细胞的重要作用要求细胞周期的每一步都准确无误。因此，细胞还需要具有一系列的监控机制来监督细胞周期的每一步，保证在上一步成功完成之后细胞周期才能进入下一步。如果细胞周期中特定的步骤发生错误，监控机制就会马上中止细胞周期的进程，直到这个错误被修正。另外，有些监控机制用于确保某些特定的步骤在一个细胞周期中完成后就不再重复，直到细胞进入下一个细胞周期，这些监控机制被命名为检查点（checkpoint）或检查点调控（checkpoint control）（图 8.4）。

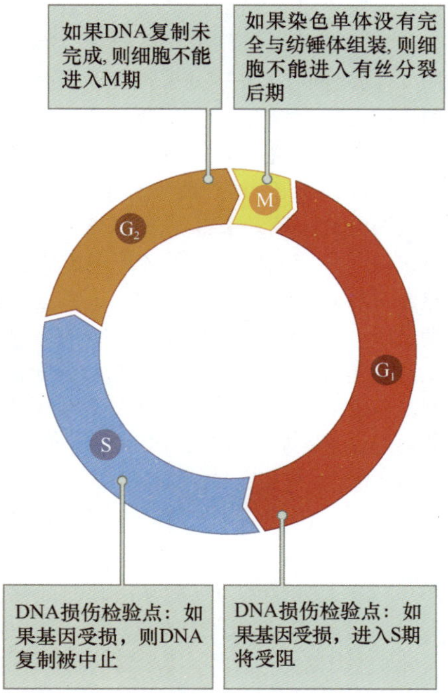

图 8.4 细胞周期中检查点举例 检查点强化了质量控制以保证细胞周期进入下一个循环前各时相的每一必需步骤都要准确完成。细胞在完成 G_1 期各步骤之前不能进入 S 期，直到所有染色体 DNA 完成复制之前细胞将被阻滞进入 G_2 期。同样，直到中期所有染色体正确排列并附着于有丝分裂纺锤体，细胞才能进入有丝分裂后期（成对的姐妹染色单体分离）；如果细胞的 DNA 受到损伤而没有被修复，细胞将不能进入 S 期或 M 期。有些检查点调控（图中未显示）确保某些特定步骤在一个细胞周期中完成后就不再重复，直到下一个细胞周期。

当细胞的基因组需要修复时，有一类检查点能够保证细胞不会从 G_1 期进入 S 期；而在 S 期发挥作用的这类检查点，能够在 DNA 损伤时减慢或者中止 DNA 的复制过程（在哺乳动物细胞中，这一作用可能导致 DNA 的复制时间加倍）；还有一类检查点能够在 S 期 DNA 的复制全部完成以前阻断细胞周期从 G_2 期进入 M 期。DNA 损伤能够触发某些检查点调控，以阻断细胞进入 M 期。在 M 期，高效能的检查点调控能够将细胞周期进程阻断在有丝分裂后期，直到所有染色体都附着到有丝分裂纺锤体上。还有其他一些检查点的调控已经被报道。例如，在 G_2 晚期，解链检查点（decatenation checkpoint）能阻止细胞进入 M 期，直到前面 S 期复制的 DNA 完成解螺旋。有些检查点具有染色体水平的调控效应，因此当这些检查点发生缺陷时能够被观察到（图 8.5）。

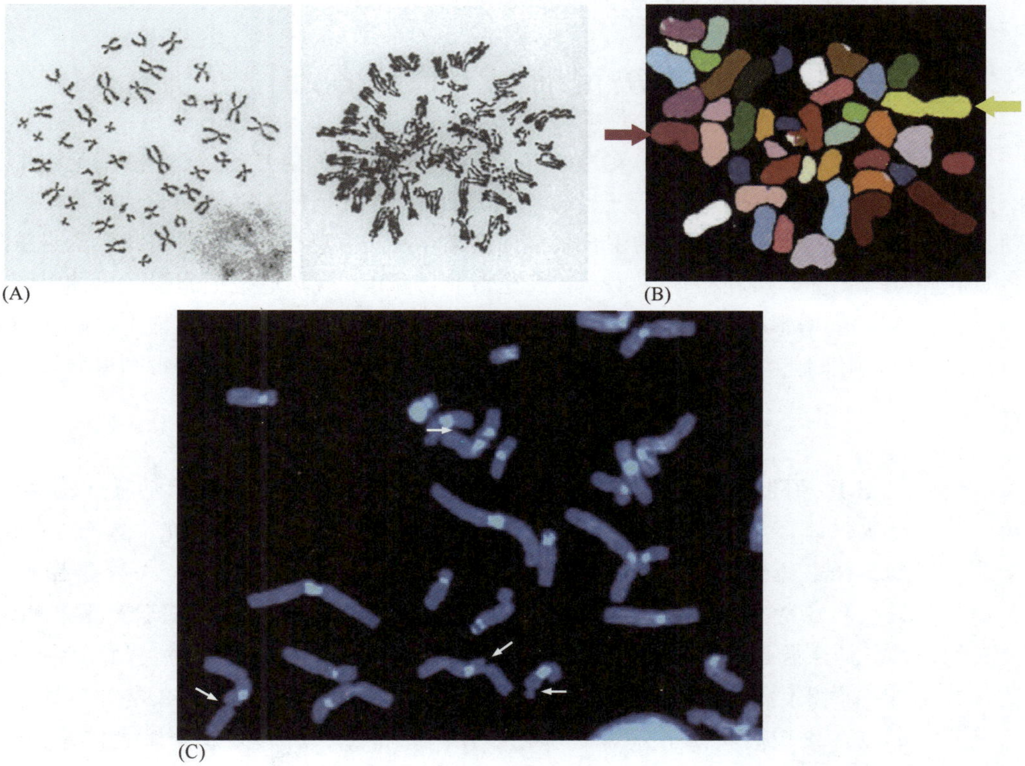

图 8.5　检查点调控缺陷导致的后果　细胞周期关键检查点的调控缺失能够导致细胞核型改变。（A）正常人类细胞核型（左）与缺失 Rad17 检查点蛋白的细胞核型（右）比较，Rad17 防止已经复制的染色体 DNA 在核内意外重复复制，导致核内再复制和细胞倍体的增加。（B）正常情况下，Bub1 蛋白在染色体未完成其赤道板列队时阻断姐妹染色单体的分离。Bub1 缺失时，细胞的染色体增多或丢失。如光谱核型（spectral karyotyping）分析所示，此人类细胞只有一条 1 号染色体（黄色，右上箭头所示）和一条 6 号染色体（红色，左中箭头所示）。（一些其他的红色染色体很明显，但通过其体积和颜色深浅能鉴定它们属于其他的染色体对。）（C）ATR（共济失调毛细血管扩张症 Rad3 相关）蛋白激酶能够阻断 DNA 继续复制，直到中断的复制叉修复完成。ATR 缺失时，染色体上的脆性位点——染色体上特定位点容易断裂——在核型分析中可见。如图所示，在缺失 ATR 的细胞中 13 号染色体和 16 号染色体上的脆性位点明显（白色箭头所示）。（A，引自 X. Wang et al., *Genes Dev*. 17: 965-970, 2003. B，引自 A. Musio et al., *Cancer Res*. 63: 2855-2863, 2003. C，引自 A.M. Casper et al., *Am. J. Hum. Genet*. 75: 654-660, 2004.）

这些检查点的运行也影响肿瘤的形成。用实验方法使肿瘤细胞携带各种组合方式的突变等位基因，随着肿瘤的发展（通常称为肿瘤进展，将在第 11 章讨论），那些携带赋予肿瘤细胞最大增殖优势的突变等位基因的细胞将被保留下来。细胞基因组的可突变性越高，这些细胞获得优势突变的等位基因组合的速度就越快，因此肿瘤进展的总体步伐也越快。在正常细胞周期中，由于检查点调控通常会在 DNA 受损或染色体错排的情况下阻断细胞周期进展，因此这种可突变性和最终的基因组不稳定性是不会出现的。因此，除了获得生长调控基因优势（即激活癌基因和灭活抑癌基因），许多肿瘤细胞还存在着一种或更多种检查点调控失活的情况。一旦这些调控机制发生松懈，初始肿瘤细胞中突变基因和异常核型的积累会更快，导致肿瘤加速生长。第 12 章主要讨论了维持细胞基因组处于完整状态的检查点调控是如何被破坏的。

8.2　G_1 期的特定时相决定细胞生长或者维持静止状态

如前所述，机体内几乎所有种类的正常细胞中都需要外部信号的调控，如细胞在生长和分裂前都需要促有丝分裂生长因子转化的信号刺激。唯一例外的例子来源于非常早期的胚胎细胞，它们能够不接受特异的生长刺激而持续增殖（信息栏 8.1）。对于我们全身正常组织细胞的这种受信号调控的生物行为，其逻辑非常简单：既然这些细胞参与机体组织的精确构成，它们的增殖就必须与组织中的邻近细胞相协调，换句话说，机体不可能让组成其自身的每一个细胞自主决定其生长和分裂（人体由 10^{14} 个细胞组成），否则将导致机体的混乱。

信息栏 8.1　胚胎干细胞表现的高度自主性行为　我们对正常哺乳动物细胞的生物学行为的认识来自几十年来对胚胎和成体组织中各种分化细胞的研究，然而，存在于非常早期胚胎中的细胞其生长遵循完全不同的规律。pRb 蛋白通路和本章阐述的细胞周期时钟机制在所有种类的成体细胞中分别发挥作用。相反，许多实验结果表明，pRb 蛋白参与的生长调控在早期胚胎细胞中不起作用，其中包括体外培养的胚胎干细胞（补充信息栏 8.1）。相同的机制被称为 p53 通路，也与此相同（第 9 章），似乎体外培养中的胚胎细胞的增殖并不需要维持分化细胞增殖所需的有丝分裂原信号。例如，除需要抑制细胞分化的生长因子——白血病抑制因子（leukemia inhibitory factor，LIF）之外，小鼠胚胎干细胞的体外增殖能够通过其内部产生的信号推动（实际上，已有报道称，这些细胞特异性表达一种被称为 E-Ras 的、组成性激活的 Ras 样蛋白）。

胚胎干细胞仿佛保留了很多与多细胞生物的祖先——单细胞生物相似的生物学行为，这些生物学行为是指细胞的生长和存活不依赖于来自周围其他细胞的信号。能证明其高度自主性的有力证据是：当在成体器官的许多解剖部位引入胚胎干细胞时，它们能够形成良性肿瘤（畸胎瘤）。由于这些细胞在遗传学上是野生型，它们代表了野生型细胞具有致瘤性的唯一范例。

过去 25 年的研究成果表明，细胞受控于其周围的胞外环境以及活跃细胞周期的特定时间窗内的生长调控信号，具体来说，活跃细胞周期的特定时间窗内是指从 G_1 期开始直至 G_1/S 期转换前的 1h 或 2h（图 8.6）。研究表明，细胞的 G_1 期决策机制可以从培养细胞对胞外信号的反应观察到。如果在 G_1 期完成 80%～90%以前撤除培养细胞的血清和生长因子，这些细胞将不能继续完成剩余的细胞周期，它们将极有可能返回到 G_0 期的状态；然而，一旦细胞度过了 G_1 期的生长决定时限进入 G_1 期的最后几小时（G_1 期最后的 10%～20%），再撤除培养血清将不能影响它们的生长进程，它们将完成剩下的 G_1 期并最终通过 S 期、G_2 期、M 期。同样，有丝分裂抑制因子，如 TGF-β，也只能在 G_1 期的早期和中期发挥作用，一旦细胞进入 G_1 晚期，细胞的生长就如其周围没有负调节因子一样展开。

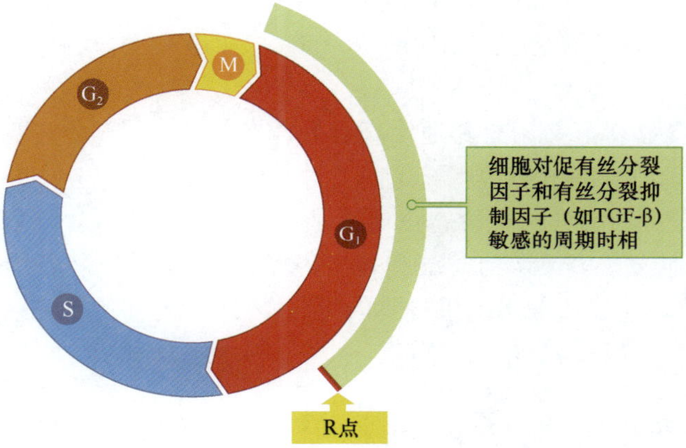

图 8.6　细胞周期中对细胞外信号的反应　细胞对促有丝分裂因子和有丝分裂抑制因子（如 TGF-β）的反应只局限在 G_1 期开始和结束前的一段时间内。这段时间的末尾是限制点（R 点），即细胞在此时间点决定是继续细胞周期的进程进入 M 期、维持在 G_1 期还是退出活性的细胞周期进入 G_0 期。

细胞周期进入 G_1 晚期前完全依赖于细胞外信号，然后成为信号相对非依赖的状态，这种规律表明细胞在接近 G_1 晚期的时候必须做出关键性决定。就是在这个时间段内，细胞将决定是停留在 G_1 期并退出细胞周期而进入 G_0 期，还是加速进入 G_1 晚期从而继续细胞周期进程完成后面的时相。这一关键的转换点被称为限制点或 R 点（图 8.6）。迄今为止，在对大多数哺乳动物细胞的研究中发现，R 点发生在 G_1/S 期转化前的几小时。

如果细胞在 R 点决定继续完成其生长分裂周期，那么它们将自主通过 G_1 期进入 S 期并且严格完成周期中的一系列事件（整个 S 期、G_2 期和 M 期），保证它们分裂成两个子代细胞。即使在其后的周期时相中细胞外环境不存在生长因子，这个决定也将持续完成。随后的细胞周期步骤（S 期、G_2 期和 M 期）将按照规定的时相进行，在没有其他重要差错时，完成 S 期，进入 G_2 期并最后进入 M 期。

由于 G_1 晚期→S 期→G_2 期→M 期的周期进程在正常细胞和肿瘤细胞中是相似的，因此，那些研究肿瘤细胞失控性增殖的人对这一固定的程序可能并不感兴趣。肿瘤研究者更关注 G_0/G_1 期的转化，以及活跃生长的细胞生命中的一个特定时期——这个时间段包含大部分的 G_1 期——此为决定细胞命运的时期。

细胞周期的模式（通过 R 点，完成随后的时相，进入 M 期）也并不是绝对的，在 S 期、G_2 期、M 期介入的代谢性、遗传性或者生理性损伤都有可能暂时中断细胞周期的进程，直到这些损伤解除或修复。然而在许多情况下，活体组织中的细胞能够成功避免这些损伤。这使得 R 点成为决定细胞是否生长的关键决策点。越来越多的证据表明，在许多类型的肿瘤细胞中都存在解除 R 点决定机制紊乱的现象。但是，G_1 晚期的其他决策点仍然对一些肿瘤的异常增殖发挥作用。其中作用非常显著的一个决策点是哺乳动物细胞在 R 点之后至 G_1/S 期过渡之前，需要监测它们与细胞外基质的黏附情况。

如果一个细胞没有正确黏附到主要由整合素调控的细胞外基质中（ECM）（5.9 节），那么它就会停止向细胞周期的下一步进展，直到成功黏附。否则，如果它失去了与 ECM 的所有联系，它就会激活失策凋亡——一种细胞自杀程序。

当正常细胞单层生长在培养皿上时，其通过附着在玻璃或塑料培养皿表面的细胞外基质实现黏附。对于黏附的需求显示出细胞的锚定依赖性表型（3.5 节）。那些失去这一依赖性变得锚定非依赖的肿瘤细胞正常灭活或者缺失了 G_1 晚期检查点。如 Ras、Src 之类的癌蛋白，能够诱导细胞使其认为已获得充分的锚定（6.9 节），而事实上，这些锚定并不存在。

然而，还有一些零散的证据表明 R 点前后有其他检查点的存在。例如，一个重要的检查点位于 R 点与 S 起始期之间，检查细胞是否有充足的营养，如果没有，它会使细胞周期暂停，直到细胞获得足够的营养；另外一个检查点似乎是在允许进程开始前检测是否有足够高水平的活性氧（在其他文章中被认为对细胞有毒害作用）。这些发现表明细胞能够成功通过 G_1 晚期，除了成功通过依赖于这里提到的 R 点之外，还有其他一系列检查点，但目前并不是所有的检查点都研究得十分透彻。

8.3　细胞周期蛋白和细胞周期蛋白依赖性激酶构成细胞周期时钟的核心组件

R 点的存在给我们提出了两个主要的问题：第一，决定在 G_1 期的细胞是继续进行还是退回到非增殖状态的分子机制的本质是什么？第二，被我们称之为细胞周期时钟的机制是怎样发挥作用的？在本章中，我们将先回答第二个问题，然后再回来讨论第一个问题。

如上所述（第 5 章、第 6 章），当细胞信号通过信号调控蛋白向下游一些应答器传递时，信号经常是通过蛋白激酶传递发挥功能。这些激酶完美地完成了这些任务。通过磷酸化多种不同的靶点（即底物），激酶能够产生共价修饰，对底物蛋白的多种固有功能起到开关作用。实际上，细胞周期时钟就是利用一系列蛋白激酶来完成细胞周期各个阶段的：如在 G_1/S 临界期，中心体相关蛋白的磷酸化促使中心体复制，并准备进入 M 期；在 S 期之前某些蛋白质的磷酸化使染色体上 DNA 复制点被激活；在 S 期和 M 期之前，组蛋白的磷酸化促进了染色质构型的改变，使这两个时相能正常进行；对于组成核膜（有时被称为核被膜）的蛋白质（如核纤层蛋白和核孔蛋白），它们的磷酸化最终导致核膜在 M 早期崩解。

参与细胞周期调控机制的蛋白激酶统称为细胞周期蛋白依赖性激酶（cyclin-dependent kinase，CDK），这些蛋白激酶不能依靠自身发挥作用，而必须依赖于调节亚单位——细胞周期蛋白的相互结合才能发挥正常功能。CDK 与其相应的细胞周期蛋白配体构成双分子复合体参与将细胞周期时钟信号向下游传递给数十个（如果不是数百个的话）效应分子，推动细胞生长-分裂周期的运行。

CDK 是丝氨酸/苏氨酸激酶，它们不同于与生长因子受体偶联的酪氨酸激酶及像 Src 一样的非受体激酶。CDK 之间具有 40%的氨基酸序列同源性，因此它们形成了人类基因组编码的大约 430 个丝氨酸/苏氨酸激酶（补充信息栏 16.8）中一个独特的亚家族。细胞周期蛋白与 CDK 的结合激活了激酶的催化活性（图 8.7）。（目前研究比较清楚的例子是细胞周期蛋白 A 与 CDK2，这两个蛋白的结合使 CDK2 的激酶活性增加了 400 000 倍!）与此同时，细胞周期蛋白还具有导向作用，有助于细胞周期蛋白- CDK 复合体在细胞中正确识别蛋白底物。细胞周期蛋白也共同组成了一个不同的细胞蛋白家族，它们都具有大约 100 个氨基酸残基所组成的相同结构域，参与 CDK 的结合和功能性活动。

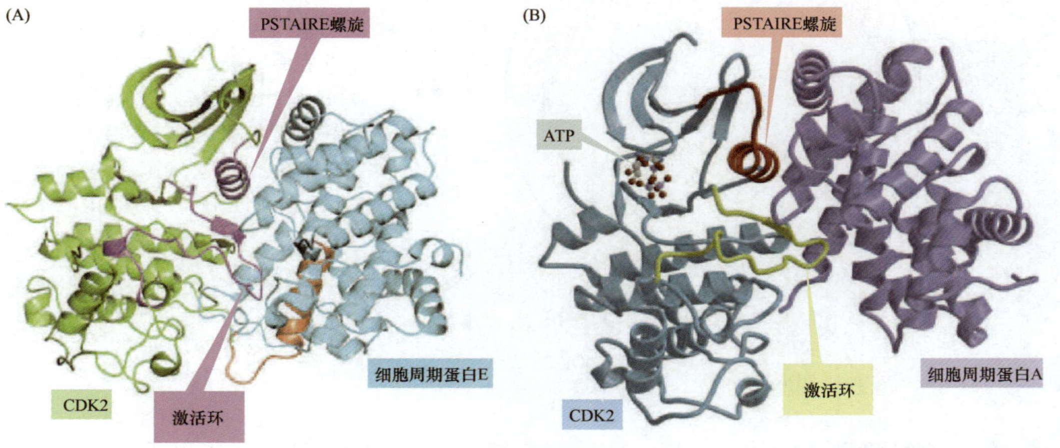

图 8.7　细胞周期蛋白-CDK 复合体　X 射线晶体衍射分析显示，细胞周期蛋白-细胞周期蛋白依赖性激酶（CDK）复合体的空间结构由 CDK2 和它的两种选择性结合分子细胞周期蛋白 A 和细胞周期蛋白 E 组成。在此情况下，细胞周期蛋白通过改变 CDK 催化位点的空间构象，激活酶活性并介导其对适当底物的磷酸化。（A）在细胞周期的 G_1 晚期，细胞周期蛋白 E 介导 CDK2 对底物蛋白的磷酸化，促使细胞进入 S 期。另一个黄色片段参与细胞周期蛋白 E 与中心体的结合。PSTAIRE α 螺旋存在于所有的 CDK 分子中，并且对其与周期蛋白的结合十分必要。激活环（有时称为 T 形环）上的苏氨酸残基被 CDK 活化激酶（CAK）磷酸化，以激活 CDK 的催化功能（图 5.17）。（B）在 S 期，细胞周期蛋白 A 代替细胞周期蛋白 E 介导 CDK2 对底物蛋白的磷酸化，推进 S 期进程。（A，引自 R. Honda et al., *EMBO J.* 24: 452-463, 2005. B，引自 P.D. Jeffrey et al., *Nature* 376: 313-320, 1995.）

细胞周期蛋白-CDK 复合体共同构成了细胞周期时钟调控机制的核心。在 G_1 期的大部分时间段内，两个功能类似的 CDK（CDK4 和 CDK6）依赖于与 3 个细胞周期蛋白（D1、D2、D3）相互作用并由其定位至相应部位，这 3 个细胞周期蛋白统称为 D 型细胞周期蛋白（图 8.8）。G_1 晚期的 R 点之后，E 型细胞周期蛋白（E1、E2）与 CDK2 结合并磷酸化进入 S 期所需的适当底物。随着细胞进入 S 期，A 型细胞周期蛋白（A1 和 A2）代替 E 型细胞周期蛋白与 CDK2 结合，从而保证 S 期的进程（图 8.7）。S 晚期，A 型细胞周期蛋白与 CDK2 解离并重新结合其他 CDK，此复合体被称为 CDC2 或者 CDK1（本书用 CDC2）。随着周期的继续进行，进入 G_2 期后，CDC2 中的 A 型细胞周期蛋白被 B 型细胞周期蛋白（B1 和 B2）所替代。最终，从 M 期开始，B 型细胞周期蛋白参与的

CDC2 复合体触发了有丝分裂复杂过程的前期、中期、后期、末期等许多事件。另一对细胞周期蛋白（cyclin）-CDK 复合体——细胞周期蛋白 C-CDK3 参与了细胞从 G_0 期进入 G_1 期的转换（图 8.3A）。然而，大多数实验室两只小鼠的品系缺少 CDK3，表明它好像对正常细胞周期的调控并不是必要的，目前对其知之甚少。

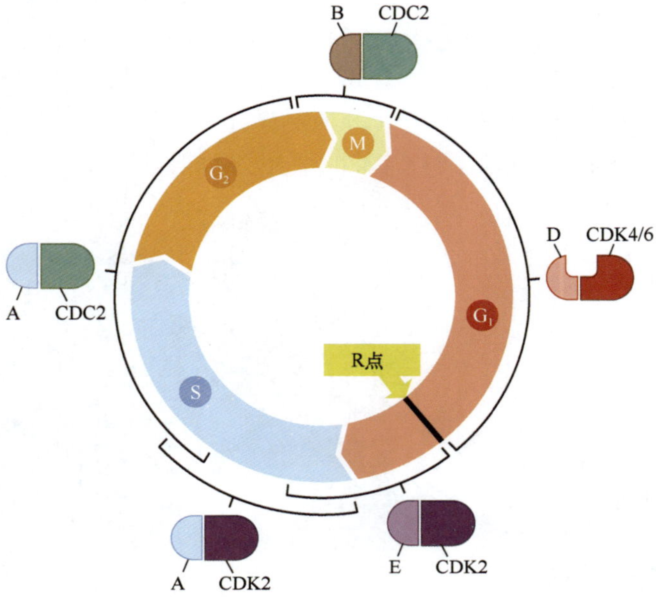

图 8.8　细胞周期蛋白与细胞周期蛋白依赖性激酶的配对　每种细胞周期蛋白都与一个或一系列 CDK 相互结合。D 型细胞周期蛋白（D1、D2、D3）结合 CDK4 或 CDK6；E 型细胞周期蛋白（E1 和 E2）结合 CDK2；A 型细胞周期蛋白（A1 和 A2）结合 CDK2 或 CDC2；B 型细胞周期蛋白（B1 和 B2）结合 CDC2。示意图显示不同 cyclin-CDK 复合体在不同细胞周期时间点被激活。

像所有精确调控的体系一样，各种细胞周期蛋白-CDK 复合体的激活必须是可以调节的，以强化对细胞周期特定时相的调控。其中最重要的调控手段在于其改变了细胞周期的各个时相中细胞周期蛋白的表达水平和效率。与之相对的是，几乎所有的 CDK 表达水平变化都很小。

对细胞周期蛋白与 CDK 调控的最早了解来自对蛙和海胆早期胚胎中有丝分裂调控因子的研究。研究结果显示，B 型细胞周期蛋白的蛋白水平在有丝分裂之前显著升高，这些细胞周期蛋白 B 与 CDC2 形成复合体，促使细胞进入 M 期。在 M 期末，该蛋白的降解导致细胞周期蛋白 B 的水平迅速下降。在下一个细胞周期的早期，细胞中的细胞周期蛋白 B 几乎检测不到，到下一个 M 期之前细胞周期蛋白 B 又开始逐步累积。由于早期胚胎中所有细胞的生长分裂周期都是同步进行的（同步发生），因此所有胚胎细胞可在相同时间点通过 S 期和 M 期。这一现象导致了细胞周期蛋白水平的周期性变化。细胞周期蛋白的名称就来源于此（图 8.9）。

细胞周期蛋白 B 水平随细胞周期显著性变化的现象在其他细胞周期蛋白上也有发生。细胞周期蛋白 E 水平在大多数 G_1 期都较低，在细胞通过 R 点后显著升高，而在细胞进入 S 期后下降（图 8.10）。同时，细胞周期蛋白 A 随着细胞进入 S 期开始表达升高。（虽然细胞周期蛋白 A、细胞周期蛋白 B、细胞周期蛋白 E 都有至少两个亚型，而这些亚型分别行使独立的功能，但我们仅在此笼统地称为细胞周期蛋白 A、细胞周期蛋白 B、细胞周期蛋白 E。）

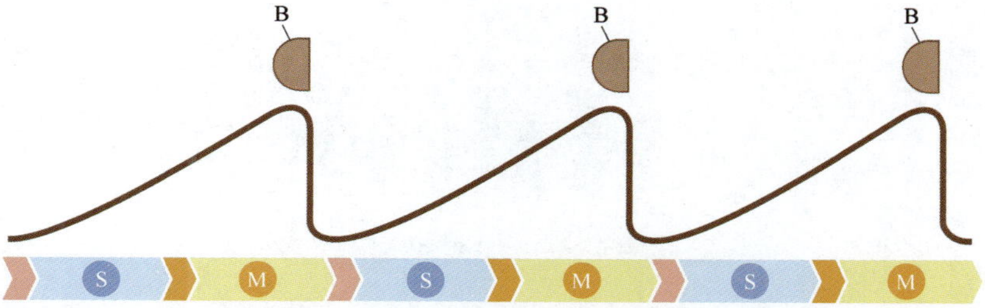

图 8.9 细胞周期蛋白 B 水平的细胞周期依赖性变化 细胞周期蛋白的名称来源于蛙和海胆早期胚胎细胞中细胞周期蛋白 B 水平随细胞周期的变化而波动。这种波动很显著，因为在早期胚胎中细胞周期的进程是同步化的，如所有细胞同时进入 M 期。在这些早期胚胎中，细胞周期中的 G_1 期和 G_2 期（橙色、粉红色 V 形）并不存在，而只是 M 期和 S 期的交替变化。(尽管细胞周期蛋白 B 的水平在 M 期开始之前累积，但直至 G_2/M 期的转换之前细胞周期蛋白 B 的分子不能形成具有催化活性的细胞周期蛋白 B-CDC2 复合体。)

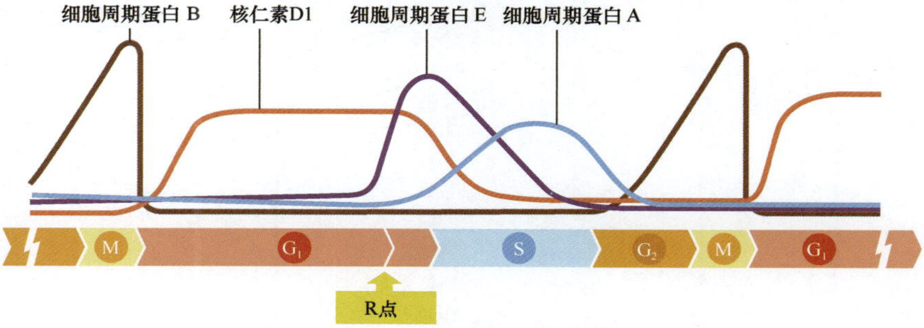

图 8.10 细胞周期中细胞周期蛋白水平的变化 随着细胞周期各个时相的变化，大多数哺乳动物细胞中细胞周期蛋白的水平也发生显著变化。就细胞周期蛋白而言，其蛋白质水平的变化与细胞周期的程序严格一致。然而，细胞外信号，特别是生长因子传递的信号，对于 D 型细胞周期蛋白具有显著的影响。[由于细胞周期蛋白 D1（包括其他亚型）存在于 G_1 期的其他所有细胞周期时相，在 G_1/S 期转化时，它从细胞核转运至细胞质，因而不能对细胞周期的进程继续产生影响。细胞周期蛋白 D-CDK4/6 复合体失活的时间点还未确定。]

各种细胞周期蛋白随着细胞周期时相的变化而快速地改变，是因为它们能够被快速降解，其降解主要是通过泛素化途径进行的，即泛素连接酶将多聚泛素链连接到细胞周期蛋白上介导其降解(补充信息栏 7.5)。多聚泛素链能介导蛋白酶体中的蛋白水解作用。细胞周期蛋白的快速降解及之后的逐渐累积在细胞周期中具有重要的意义，因为它引导细胞周期时钟只向一个方向发展，就像一个齿轮一样。以细胞周期蛋白 B 为例，它保证细胞在完成 M 期之后不能返回重复进行另一个 M 期，而只能继续向前通过 G_1 期、S 期、G_2 期，直到细胞周期蛋白 B 累积到必需的水平，细胞才能再次进入 M 期。

在此程序性变化的细胞周期蛋白中唯一的特例就是细胞周期蛋白 D。细胞周期蛋白 D 的 3 个亚型具有相似的结构，它们的蛋白质水平在细胞生长分裂周期各时相中并没有明显的变化。相反，细胞周期蛋白 D 的水平主要受控于细胞外信号，尤其是由多种促有丝分裂生长因子传递的信号。对于在 3 个亚型中研究最透彻的细胞周期蛋白 D1 来说，生长因子激活的酪氨酸激酶型受体及其下游的多级信号传递导致细胞周期蛋白 D1 的快速累积（图 8.11)。相反，从细胞培养基中撤除生长因子，将导致细胞周期蛋白 D1 水平的快速下降，其半衰期（$T_{1/2}$）约为 30min。

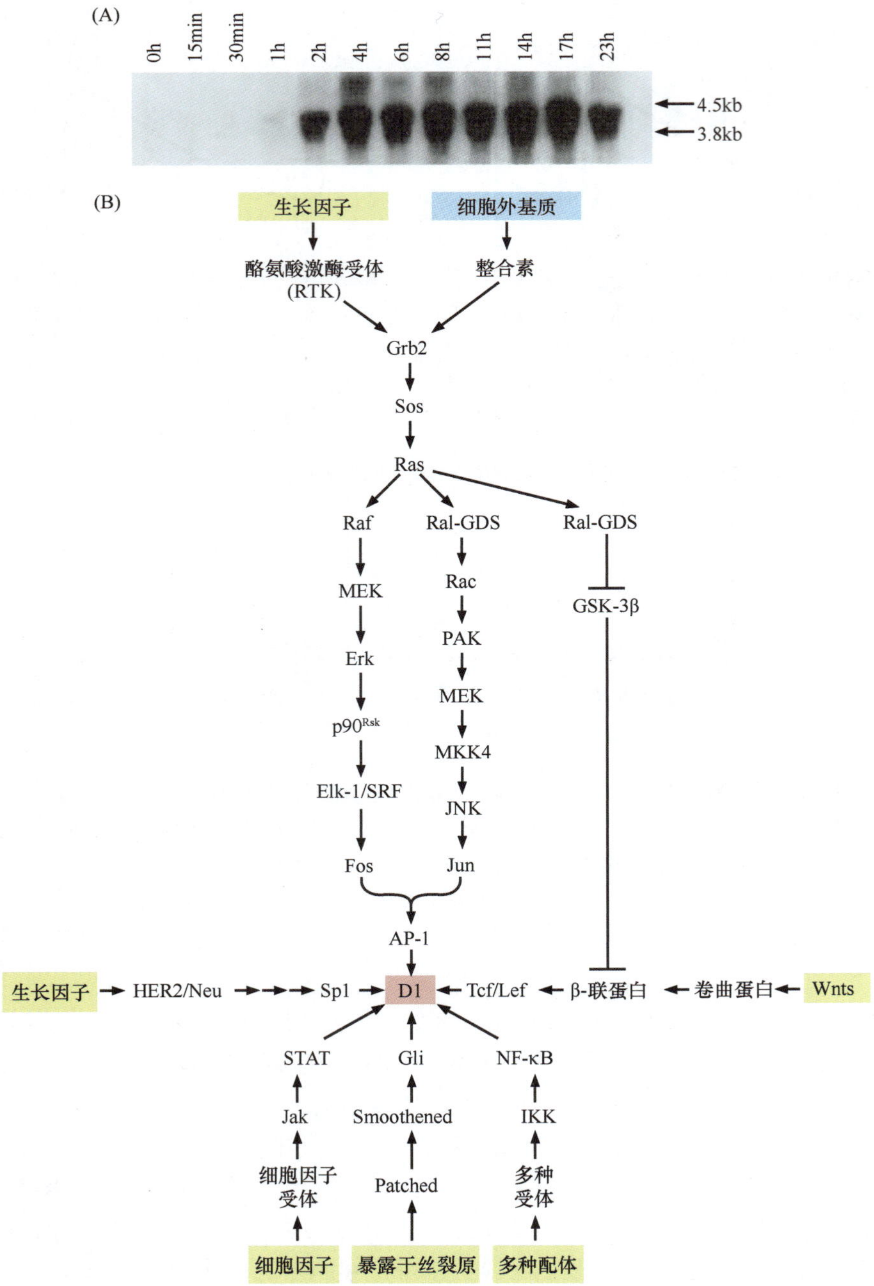

图 8.11　细胞周期蛋白 D1 水平的调控　（A）研究发现，暴露于丝裂原 CSF-1（colony-stimulating factor-1）的巨噬细胞能诱导细胞周期蛋白 D1 的显著表达。图示 CSF-1 饥饿的巨噬细胞系在加入新鲜 CSF-1 后，通过 RNA 印迹法检测随后各时期内细胞周期蛋白 D1 的 mRNA 水平。（B）细胞外丝裂原调控细胞周期蛋白 D1 的部分机制为信号转导级联反应将信号从受体酪氨酸激酶（RTK）上传递至 AP-1 转录因子（TF）（调节细胞核中细胞周期蛋白 D1 转录的因子之一）（AP-1 是一种由 Fos 和 Jun 亚单位组成的 TF 异二聚体，每个分子都由一个原癌基因所编码）。此外，许多信号通路也作用于该基因的启动子，但图中未全部标出。（A，引自 H. Matsushime et al., *Cell* 65: 701-713, 1991.）

对于细胞周期蛋白 D 特异的生物行为的解释如下：它们把细胞外信号传递至在细胞核中起作用的细胞周期时钟。由于细胞周期蛋白 D 的蛋白质水平随着细胞外丝裂原水平而波动，因此细胞周期蛋白 D 不断向细胞周期时钟传递细胞外环境的信号变化。

细胞质中合成的细胞周期蛋白 D 在转运进入细胞核后，与相应 CDK（CDK4 和 CDK6）相互结合形成复合体。由于这两个 CDK 功能相似，我们此后就用 CDK4/6 指代。细胞周期蛋白 D-CDK4/6 复合体具有相同的酶活性和底物特异性，与细胞周期蛋白 D 的亚型无关（不论 D1、D2、D3）。

为什么哺乳动物细胞要表达 3 种似乎冗余的细胞周期蛋白呢？这些看似冗余的细胞周期蛋白使细胞的输入信号更加准确，并增加了反应的灵活性。这 3 个编码基因的各自启动子受不同的信号通路调控，因此基因的表达受不同的细胞表面受体调控（表 8.1）。例如，细胞周期蛋白 D1 的启动子（在人类中通常指 *CCND1*）具有 AP-1、Tcf/Lef 和 NF-κB 转录因子的结合位点（图 8.11B），它们能依次被多种生长因子受体激活；而细胞周期蛋白 D2 的启动子与 Myc 的活化及细胞外信号导致的细胞内 cAMP 累积相关；细胞周期蛋白 D3 与转录因子 STAT3 和 STAT5 相关，而这两个转录因子参与由白细胞介素受体介导的多种造血细胞活化，而参与激活淋巴细胞分化的转录因子 E2A 也能调控细胞周期蛋白 D3 的表达。

表 8.1　细胞外信号诱导 D 型细胞周期蛋白的表达

信号来源	信号通路中间元素	细胞周期蛋白类型
RANK 受体	NF-κB 通路	D1
泌乳素受体	Jak/STAT	D1
雌激素受体	AP-1 转录因子（?）	D1
黏着斑		D1
HER2/Neu 受体	E2F 和 Sp1 转录因子	D1
Wnts-卷曲蛋白受体	β-联蛋白和 Tcf/Lef 转录因子	D1
Bcr/Abl		D2
FSH 受体	环磷酸腺苷	D2
多种有丝分裂原	Myc	D2
白细胞介素-4、白细胞介素-7 受体		D2
白细胞介素-5 受体	STAT3/5	D3
有丝分裂原	E2A 转录因子	D3

注：RANK，NF-κB 的受体激活因子；FSH，卵泡刺激素。

就是利用这种机制，细胞外的多种信号能够通过各种细胞周期蛋白 D 的分子水平来调控 CDK4/6 的激酶活性。最近的研究表明，某些细胞周期蛋白在细胞中还能发挥与调节细胞周期进程无关的生物功能（信息栏 8.2）。

信息栏 8.2　细胞周期蛋白具有除调控细胞周期之外的其他功能　20 年来对细胞周期的研究使人们认为细胞周期调控是**细胞周期蛋白**的唯一功能。实际上，研究表明，细胞周期蛋白 D1 还与雌激素受体（ER）和转录因子 C/EBP β 有关。通过与 ER 结合，细胞周期蛋白 D1 模拟该受体的正常配体（雌激素）激活受体的转录活性。大多数（>

70%）的乳腺癌表达 ER，这一现象解释了雌激素对这些肿瘤细胞产生的促有丝分裂效应。由于细胞周期蛋白 D1 在这些肿瘤细胞中高表达并激活受体，D1-ER 复合体在这些肿瘤细胞中也能产生促进细胞增殖的重要作用。细胞周期蛋白 D1 与 C/EBP β 的结合能够激活转录因子，这种结合被认为在许多类型细胞的分化过程中起关键作用。在小鼠的胚系中敲除细胞周期蛋白 D1 会导致发育小鼠的乳腺严重不发育。这种作用可以通过给乳腺提供细胞周期蛋白 D 的突变体（可与转录因子 C/EBP β 结合但不能激活 CDK4/6）来逆转。因此，在该实验中，这种细胞周期蛋白的非 CDK 结合功能远大于其对 CDK4/6 的激活功能。从更宏观上看，使用染色质免疫沉淀技术至少揭示了细胞周期蛋白 D1 能与基因组上 700 多个位点相结合，其中大多数位于基因的启动子区。这表明，正如上面所提到的，细胞周期蛋白 D1 和转录因子的两种相互作用可能只是冰山一角。

一旦细胞周期蛋白 D-CDK4/6 复合体形成，它们将使细胞从 G_1 期开始通过 R 点。细胞通过 R 点后，其余的细胞周期蛋白（E、A、B）将完成一系列生物学行为，包括从 R 点到 M 期结束的所有程序（图 8.12）。事实上，一旦细胞通过 R 点，细胞周期将会自主进行，而不受细胞外信号的影响。

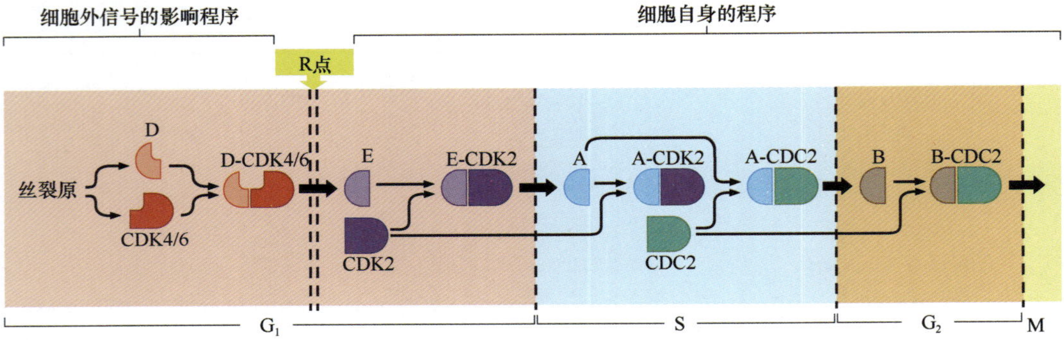

图 8.12　细胞周期中的细胞周期蛋白表达水平调控　细胞外信号在 G_1 期能够强烈影响 D 型细胞周期蛋白的表达水平，细胞中其他细胞周期蛋白的水平受细胞内信号的调控并与细胞周期的进程严格一致。因此，细胞通过 R 点之后，细胞周期蛋白 E-CDK2 复合体被激活，其他细胞周期蛋白-CDK 复合体的形成也符合一定的程序而不依赖于细胞外的生理信号。细胞周期的这种协调运转部分是由于细胞周期某时相中的细胞周期蛋白-CDK 复合体能激活下个时相（如图所示），并且抑制上个时相的活化（图中未显示）。

在随后的周期时相中形成的细胞周期蛋白-CDK 复合体能够对上个时相中的细胞周期蛋白-CDK 复合体产生抑制作用，我们对其具体作用机制知之甚少。例如，当细胞周期蛋白 A 在 G_1/S 期转换时被细胞周期蛋白 E-CDK2 复合体激活后，活化的细胞周期蛋白 A-CDK2 能够使某些转录因子失活，而这些因子在前一时相的 R 点，使曾诱导细胞周期蛋白 E 表达的某些转录因子失活。在 S 晚期和 G_2 早期，细胞周期蛋白 A-CDC2 复合体开始激活细胞周期蛋白 B-CDC2，从而推进细胞进入有丝分裂。而一旦后者被激活，它又反过来抑制细胞周期蛋白 A 的合成。虽然图 8.12 所描绘的机制已经被大量的各种培养细胞所证实，但也可能并非适用于所有细胞，前面提到的对小鼠基因修饰的研究也是如此（补充信息栏 8.2）。

8.4 CDK 抑制剂调控细胞周期蛋白-CDK 复合体

从上文所述看，生理信号对细胞周期时钟的影响仿佛只是通过细胞周期蛋白的表达调控实现的。实际上，还存在其他层面的方式调控细胞周期蛋白-CDK 复合体的活化，继而调节细胞周期进程。

在这些调控方式中最重要的方式来源于一类蛋白，即 CDK 抑制分子，或称为 CKI。迄今为止，已经发现 7 种 CDK 抑制分子能够对抗细胞周期蛋白-CDK 复合体的活化。其中，4 种 INK4 家族的分子（起先被命名为 CDK4 抑制分子）能定向结合 CDK4 和 CDK6 复合体，而对 CDC2 和 CDK2 不起作用。这 4 种抑制分子包括 $p16^{INK4A}$、$p15^{INK4B}$、$p18^{INK4C}$ 和 $p19^{INK4D}$。另外 3 种抑制分子是 $p21^{Cip1}$（有时也称为 $p21^{Waf1}$）、$p27^{Kip1}$、$p57^{Kip2}$，它们对细胞周期晚期存在的细胞周期蛋白-CDK 复合体具有广泛的抑制作用（图 8.13）。（我们发现，每一个 CDK 抑制分子除了影响细胞周期进程外，也会影响其他一些具体过程，包括转录调控、细胞凋亡、细胞命运决定、细胞转移和细胞骨架蛋白组织等，然而由于这些其他功能在肿瘤发展中发挥的作用相对较小，我们不做深入讨论。）$p57^{Kip2}$ 在一定组织的胚胎发育中发挥重要作用，但在肿瘤的发展中作用很小。因此，我们的研究集中在它的两个同源蛋白 $p21^{Cip1}$ 和 $p27^{Kip1}$ 上。

这两类 CDK 抑制分子的作用原理可以通过 $p15^{INK4B}$ 和 $p21^{Cip1}$-$p27^{Kip1}$ 这一对分子来阐述。当 TGF-β 作用于上皮细胞时，它能引起细胞的一系列下游反应从而抑制细胞增殖，其中最重要的是 $p15^{INK4B}$ 水平升高。$p15^{INK4B}$ 能够阻断细胞周期蛋白 D-CDK4/6 复合体的形成（图 8.14），并能抑制已经形成的复合体的功能。如果没有活化的细胞周期蛋白 D-CDK4/6，细胞将不能通过 G_1 早期和中期到达 R 点。一旦细胞通过了 R 点，细胞将不再依赖细胞周期蛋白 D-CDK4/6 的作用。这或许可以解释为什么 TGF-β 在 G_1 早期和中期具有生长抑制作用，而当细胞通过 R 点后其生长抑制作用将部分甚至全部丧失。

$p21^{Cip1}$ 是一种广泛的 CDK 抑制分子，也能够被 TGF-β 诱导，但诱导作用较弱。各种生理应激反应可能导致 $p21^{Cip1}$ 水平升高（图 8.14A），这具有很重要的意义。一旦 $p21^{Cip1}$ 达到一定水平，它就能够在细胞周期的多个时段阻断其进程。所有应激中最严重的是细胞基因组的损伤。在基因组 DNA 持续非修复状态的情况下，DNA 一旦受到损伤，只要基因组还处在未修复状态，被诱导表达的 $p21^{Cip1}$ 将降低已经形成的细胞周期蛋白-CDK 复合体的活性，如细胞周期蛋白 E-CDK2、细胞周期蛋白 A-CDK2、细胞周期蛋白 A-CDC2、细胞周期蛋白 B-CDC2；一旦 DNA 的损伤被修复，$p21^{Cip1}$ 的阻断作用就被解除。这一策略在 G_1 期具有特殊的意义：如果这一时期细胞的基因组被诱变剂损伤，$p21^{Cip1}$ 将阻止细胞通过 R 点（通过抑制细胞周期蛋白 E- CDK2 复合体），以保证细胞不能进入 S 期，直至 DNA 损伤被修复，使得受损的 DNA 序列不会被复制。而且，$p21^{Cip1}$ 能抑制一种被称为增殖细胞核抗原（proliferating-cell nuclear antigen，PCNA）的 DNA 复制关键组件的功能，这一功能能够保证已经开始的 DNA 复制的中止，直到 DNA 损伤修复完成。我们将在下一章讨论 $p21^{Cip1}$ 表达的调控机制（9.9 节）。

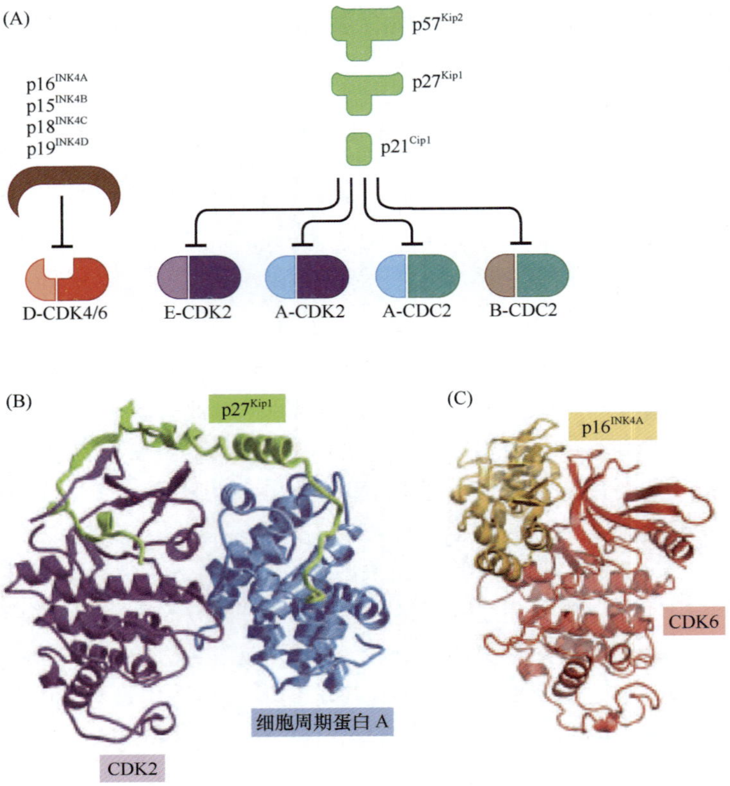

图 8.13　CDK 抑制剂的作用　（A）CDK 抑制分子能够在细胞周期的许多时间点阻断 CDK 的作用。4 个 INK4 蛋白（$p16^{INK4A}$、$p15^{INK4B}$、$p18^{INK4C}$、$p19^{INK4D}$）能够特异性抑制在 G_1 早期和中期活化的细胞周期蛋白 D-CDK4 复合体和细胞周期蛋白 D-CDK6 复合体的作用；与此不同的是，3 种 Cip/Kip CKI 抑制分子（$p21^{Cip1}$、$p27^{Kip1}$、$p57^{Kip2}$）能够抑制在整个细胞周期中起作用的其他细胞周期蛋白-CDK 复合体，在一定条件下，细胞内源性信号（如指示细胞 DNA 损伤的信号）可以通过阻断细胞周期 S 期和 G_2 期活化的细胞周期蛋白-CDK 复合体活性，来阻止细胞周期进展，而 $p21^{Cip1}$ 和 $p27^{Kip1}$ 在 G_1 期能够促进细胞周期蛋白 D-CDK4/6 复合体的形成（图 8.17）。（B）$p27^{Kip1}$ 与细胞周期蛋白 A-CDK2 结合的 X 射线晶体衍射示意图（图 8.7），图示 $p27^{Kip1}$ 的一个结构域（亮绿色）通过封闭位于 CDK 缝隙中的催化活性区的 ATP 结合位点，阻断细胞周期蛋白 A-CDK2 的功能。（C）INK4 的成员，如图示的 $p16^{INK4A}$（红褐色）与 CDK6（红色）和 CDK4（图中没有显示）相互作用。这些 CDK 抑制分子能改变 CDK6 上细胞周期蛋白结合位点的空间构象，降低与 D 型细胞周期蛋白的亲和性。与此同时，它们改变 ATP 的结合位点，继而降低催化活性。CDK4 对 $p16^{INK4A}$ 也具有相同的反应。［B，引自 A.A. Russo et al., *Nature* 382: 325-331, 1996. C，感谢 N.P. 帕夫莱蒂奇（N.P. Pavletich），并引自 A.A. Russo et al., *Nature* 395: 237-243, 1998.］

DNA 损伤和 TGF-β（损伤程度较低）能够提高 $p21^{Cip1}$ 的表达水平（继而阻断细胞周期进程），而促细胞分裂剂能够发挥与 CDK 抑制分子相反的作用，通过这种方式推进细胞周期进程。它们的作用机制是依靠磷脂酰肌醇 3-激酶（phosphatidylinositol 3-kinase，PI3K）通路。PI3K 能直接或间接地被促细胞分裂剂激活，进而激发许多酪氨酸激酶受体（图 8.15A）。Akt/PKB 是一种重要的激酶，它能被促细胞分裂剂活化的 PI3K 激活（6.6 节）。既而 Akt/PKB 能磷酸化位于细胞核中的 $p21^{Cip1}$，促进其从细胞核转运至细胞质，而到达细胞质中的 $p21^{Cip1}$ 将不能对细胞周期蛋白-CDK 复合体产生抑制作用（图 8.15B）。

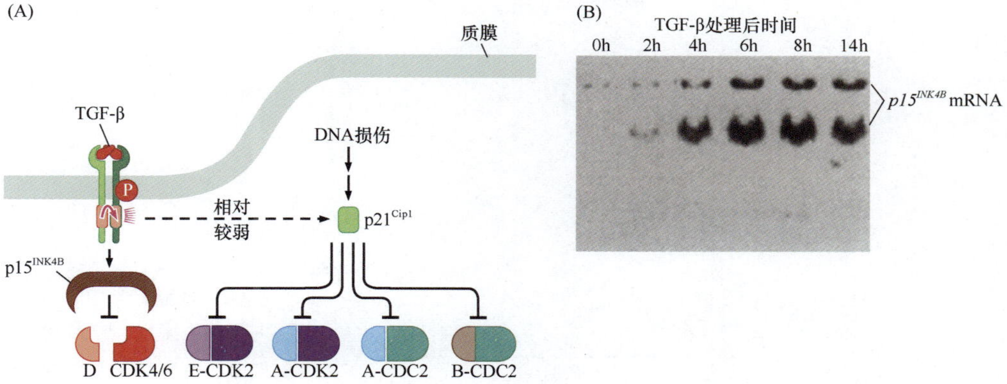

图 8.14 TGF-β 对细胞周期的调控 （A）TGF-β（左上）通过调控 CDK 抑制分子的水平对细胞周期产生影响。它能强烈诱导 $p15^{INK4B}$ 的表达，并且对 $p21^{Cip1}$ 也有一定的诱导作用，其中，前者能够阻断细胞周期蛋白 D-CDK4/6 的反应，后者能够影响细胞周期中其他细胞周期蛋白-CDK 复合体的活化。通过此作用，细胞 DNA 损伤会导致 $p21^{Cip1}$ 的水平快速上升，进而下调 G_1 晚期通过 R 点后活化的细胞周期蛋白-CDK 复合体的活性。（B）当 TGF-β 作用于人角质形成细胞时，RNA 印迹法显示 *$p15^{INK4B}$* 的 mRNA 合成提高了 30 倍。图上部标示了 TGF-β 对这些细胞的作用时间。（B，引自 G.J. Hannon and D. Beach, *Nature* 371: 257-261, 1994.）

同样，Akt/PKB 能够磷酸化 $p27^{Kip1}$（其功能与 $p21^{Cip1}$ 类似），并抑制 $p27^{Kip1}$ 从其合成的细胞质部位转运到细胞核，而 $p27^{Kip1}$ 通常在细胞核中才能发挥其关键作用（图 8.15C）。综上所述，这些信号反应显示了生长促进信号在推进细胞生长的进程中，细胞外生长抑制信号（TGF-β 传输的）是如何阻碍细胞周期运行的。

这些信号的细胞内定位也具有一定的临床意义。例如，在低度恶性（早期）的人乳腺癌中，Akt/PKB 的活化水平很低，因此 $p27^{Kip1}$ 能够在细胞核中发挥其抑制增殖的功能。然而在高度恶性的肿瘤中，累积了大量激活的 Akt/PKB，因而绝大部分 $p27^{Kip1}$ 被定位至细胞质中（图 8.16A），这种细胞内的定位与这些肿瘤患者的生存期相关并且很可能存在因果关系（图 8.16B）。

$p21^{Cip1}$ 与 $p27^{Kip1}$ 存在一种看似很矛盾的生物学行为，在它们抑制细胞周期蛋白 E-CDK2、细胞周期蛋白 A-CDC2、细胞周期蛋白 B-CDC2 作用的同时，又促进了细胞周期蛋白 D-CDK4/6 复合体的形成（图 8.17A）。而且，即使细胞周期蛋白 D-CDK4/6 与其中任一抑制分子结合形成三元复合体，细胞周期蛋白-CDK 复合体仍然能磷酸化它的正常底物。因此，所谓的“CDK 抑制分子”实际上是一个误称。这两个蛋白质（$p21^{Cip1}$ 和 $p27^{Kip1}$）对大多数细胞周期蛋白-CDK 复合体具有抑制作用，但是它们对细胞周期蛋白 D-CDK4/6 具有激活作用。

尽管 $p27^{Kip1}$ 在很多方面与 $p21^{Cip1}$ 具有相似的功能，但它还具有特异的、有趣的生物学行为。当细胞处在 G_0 期时，$p27^{Kip1}$ 累积并结合细胞内为数不多的细胞周期蛋白 E-CDK2，这种结合能抑制复合体的活性。当细胞受到生长因子的作用时，由于促细胞分裂剂能够提高细胞中 D 型周期素的水平，细胞周期蛋白 D-CDK4/6 开始累积。每当新的细胞周期蛋白 D-CDK4/6 复合体形成时，它就会结合一个 $p27^{Kip1}$ 分子。随着越来越多的 $p27^{Kip1}$ 被细胞周期蛋白 D-CDK4/6 复合体捕获，细胞中游离的 $p27^{Kip1}$ 减少。

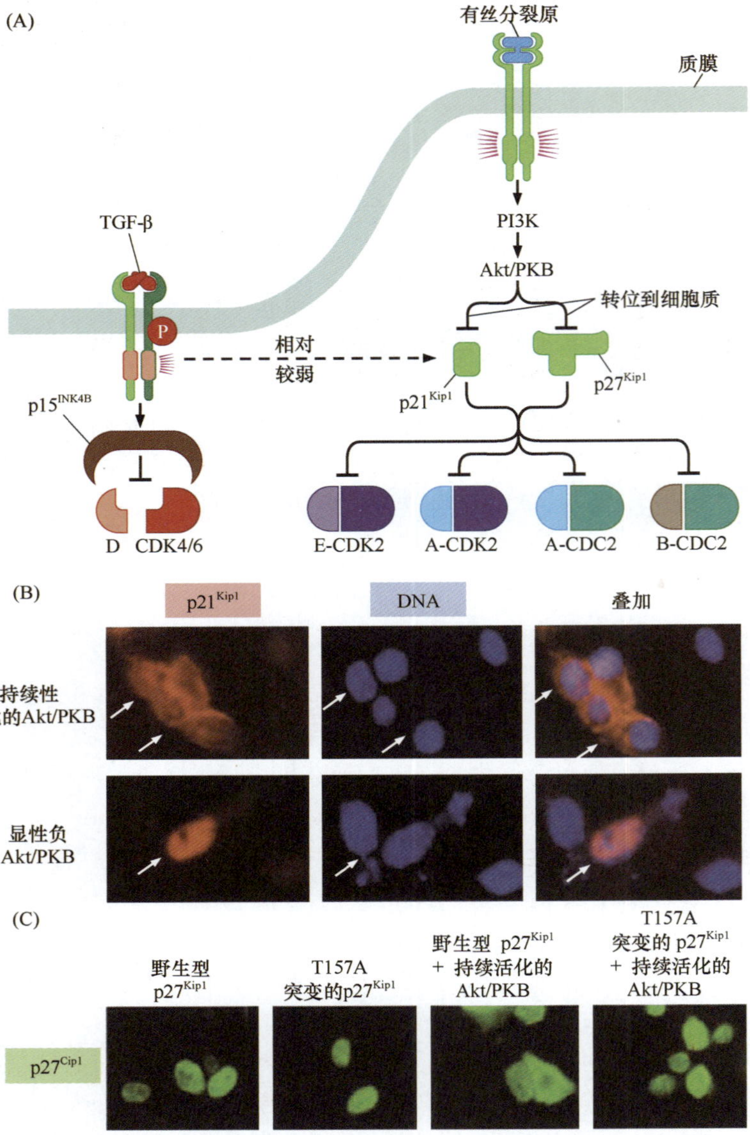

图 8.15　细胞外信号调控细胞周期进程　细胞外信号通过调控细胞内的 CDK，抑制其分子的水平和定位从而影响细胞周期进程。（A）在 G_1 期，TGF-β 诱导 $p15^{INK4A}$ 和 $p21^{Cip1}$（较弱）的表达，对细胞周期蛋白 D-CDK4/6 和细胞周期蛋白 E-CDK2 复合体产生负调节。相反，促细胞分裂剂通过改变 $p21^{Cip1}$ 和 $p27^{Kip1}$ 的磷酸化及细胞质定位，阻断这些 CDK 抑制分子进入细胞核，进而抑制多种细胞周期蛋白-CDK 复合体的活性。（B）活化的 Akt/PKB（上）异位表达能够导致定位于细胞核（蓝色，中）中的 $p21^{Cip1}$ 在细胞质中大量聚集（橙色，左）；与它的细胞核定位相比较（蓝色，中），两图像叠加（右）。相反，Akt/PKB 的显性负表达（干扰 Akt/PKB 的功能）（下）促进 $p21^{Cip1}$ 的细胞核定位，从而抑制细胞周期进程。（C）在正常细胞中（左 1），野生型 $p27^{Kip1}$（绿色）特异地定位于细胞核。当 $p27^{Kip1}$ 突变体缺少可被 Akt/PKB 磷酸化的苏氨酸残基（左 2）时，$p27^{Kip1}$ 的细胞定位不会改变（T157A 突变，使丙氨酸取代了第 157 位苏氨酸）。如果 Akt/PKB 突变导致其持续表达，则野生型 $p27^{Kip1}$ 大量聚集在细胞质中（左 3）；而如果表达不能被 Akt/PKB 磷酸化的 $p27^{Kip1}$ 突变体，则它能对抗 Akt/PKB 的持续激活的作用，一直保留于细胞核内（左 4）。（B，引自 B. Zhou et al., *Nat. Cell Biol* 3: 245-252, 2001. C，引自 G. Viglietto et al., *Nat. Med.* 8: 1136-1144, 2002.）

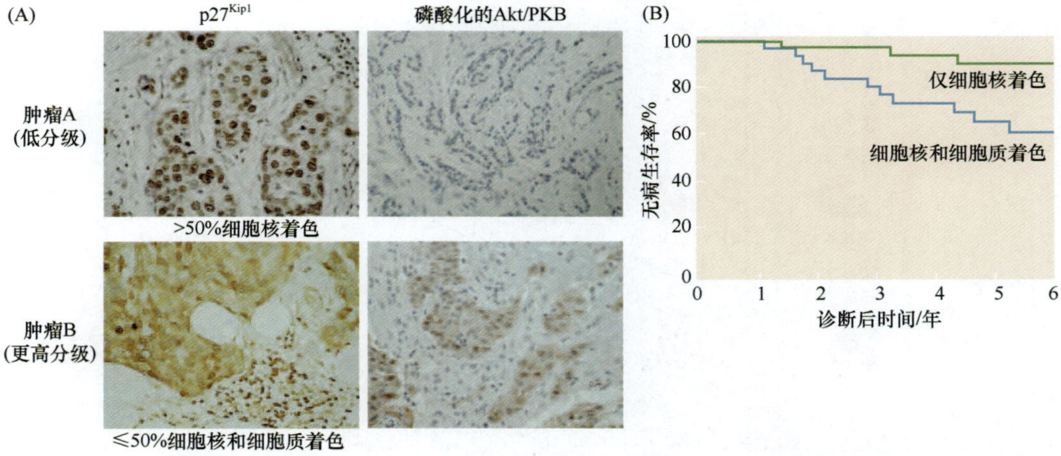

图 8.16　人乳腺癌中 Akt/PKB 对 $p27^{Kip1}$ 功能的抑制作用　多种乳腺癌显示 $p27^{Kip1}$ 具有不同的亚细胞定位，反映了 Akt/PKB 的不同激活状态；后者能够通过特异性的磷酸化（这种酶的功能活化状态）抗体来检测。(A) 在某些低度恶性的原发性乳腺癌中（如肿瘤 A），$p27^{Kip1}$ 特异性定位于细胞核，它能够在大于 50%的细胞核中检测到（褐色区域，左上）；而在这些细胞中不能检测到活化的磷酸化 Akt/PKB（右上）。相反，在某些其他肿瘤中（如肿瘤 B，左下），$p27^{Kip1}$（黄色区域）的细胞核定位低于 50%，而是主要定位于细胞质，但定位于细胞质的 $p27^{Kip1}$ 不能抑制细胞的增殖；在这些肿瘤中，活化的磷酸化 Akt/PKB 很容易被检测到（浅棕色区域，右下）。(B) 卡普兰-迈耶（Kaplan-Meier）图显示，$p27^{Kip1}$ 主要定位于细胞核的原发性肿瘤患者（绿色曲线），在初次诊断和治疗后的 6 年时间里，长期、无病生存率相对较高；而在细胞核和细胞质中都有 $p27^{Kip1}$ 定位的肿瘤患者（蓝色曲线）同期内复发率高，很多患者最终死亡。（需要注意的是，这一临床的关联结果不能证明 $p27^{Kip1}$ 异位与肿瘤进程的因果关系。）［A，感谢 J. 祖博维茨（J. Zubovitz）和 J.M. 斯林格兰德（J.M. Slingerland）。B，引自 J. Liang et al., *Nat. Med.* 8: 1153-1160, 2002.］

几小时后，剩余的 $p27^{Kip1}$ 分子终于从细胞周期蛋白 E-CDK2 复合体上解离（图 8.17B）。一旦细胞周期蛋白 E-CDK2 复合体解除了 $p27^{Kip1}$ 的作用，这一复合体就能推进细胞通过 R 点。正如我们将在以后的章节中看到的（图 8.25），最初被激活的细胞周期蛋白 E-K2 复合体触发了一个自我维持的正反馈循环，导致 $p27^{Kip1}$ 分子发生降解，同时增加新的细胞周期蛋白 E 的分子合成。结果是功能性细胞周期蛋白 E-CDK2 复合体迅速上升以及基本不可逆地通过 R 点。

已有证据表明，机体中许多分化细胞有丝分裂后期被多种 CDK 抑制分子单独或共同调控。例如，在小鼠小脑发育的过程中，处于有丝分裂后期的细胞层 $p27^{Kip1}$ 的表达水平较高，而仍然处于活跃细胞周期中的细胞缺乏这些 CDK 抑制分子（图 8.18A）。一旦小鼠出生后形成，这部分脑组织中的细胞就会由于 $p27^{Kip1}$ 的存在而维持在有丝分裂后期的状态，并且在整个生长过程中 $p27^{Kip1}$ 持续高表达。$p27^{Kip1}$ 在其他组织中存在类似抑制细胞增殖的作用。同时，$p27^{Kip1}$ 等位基因纯合敲除的小鼠表现为体长增加约 30%并且多器官细胞过度增殖。在正常发育过程中，当细胞需要持续增殖以形成组织时，$p57^{Kip2}$（即 $p27^{Kip1}$ 的亲缘蛋白）的表达将会减弱（图 8.18B）。

除了这些 CDK 抑制分子，改变 CDK 自身共价键也是调控细胞周期蛋白-CDK 复合体（信息栏 8.3）活性的一种途径。解除 CDK 抑制分子失调会显著促进肿瘤的发展（详见下文），而其他水平的调控途径在肿瘤发展的特定时期发挥关键作用的证据还很少。

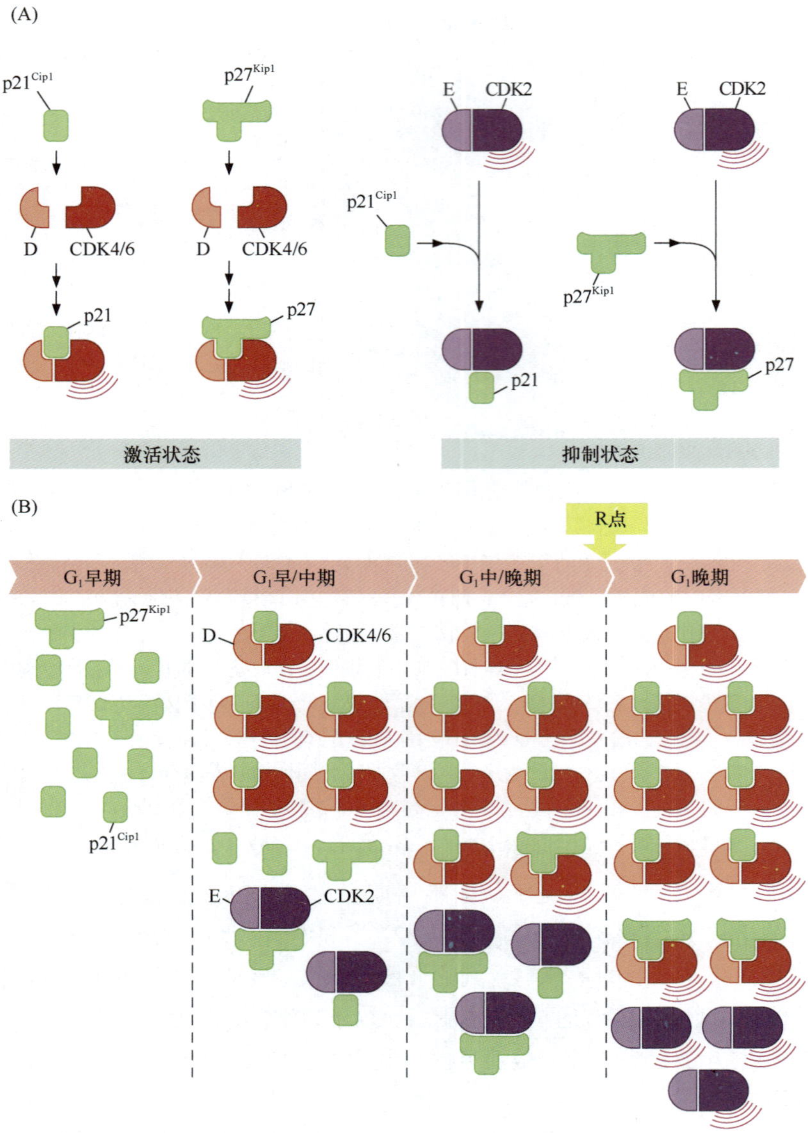

图 8.17　CDK 抑制分子与细胞周期蛋白-CDK 复合体的相互作用　（A）CDK 抑制分子能够在许多方面影响细胞周期蛋白-CDK。CDK 抑制分子的 $p21^{Cip1}$ 和 $p27^{Kip1}$ 家族能够在 G_1 晚期、S 期、G_2 期、M 期抑制细胞周期蛋白-CDK 的活性（本图只显示了细胞周期蛋白 E-CDK2，右），同时还能促进细胞周期蛋白 D-CDK4/6 复合体的形成（此复合体在 G_1 早期和中期激活），并激活其催化活性（左）。（B）处于 G_1 早期的细胞通常具有两种高浓度的 CDK 抑制分子：$p21^{Cip1}$ 和 $p27^{Kip1}$（绿色，左）。随着细胞周期蛋白 D-CDK4/6（红色/粉红色）在 G_1 早期和中期的累积（被细胞外促细胞分裂剂诱导），它们结合并捕获更多 $p21^{Cip1}$ 和 $p27^{Kip1}$ 分子，包括游离的（未与任何细胞周期蛋白-CDK 结合）及与细胞周期蛋白 E-CDK2 结合的两种分子（右，暗紫色）。与细胞周期蛋白 D-CDK4/6 结合的这两类 CDK 抑制分子不能对复合体的催化活性产生负调节作用（图 8.17A）。然而，随着这一程序的持续进行，细胞周期蛋白 D-CDK4/6 从细胞周期蛋白 E-CDK2 上（G_1 晚期）捕获了大量 $p21^{Cip1}$ 和 $p27^{Kip1}$（右）。最终，解离的细胞周期蛋白 E-CDK2（右下）促进 R 点过渡及磷酸化反应发生，从而推进细胞进入 G_1 晚期和 S 期。

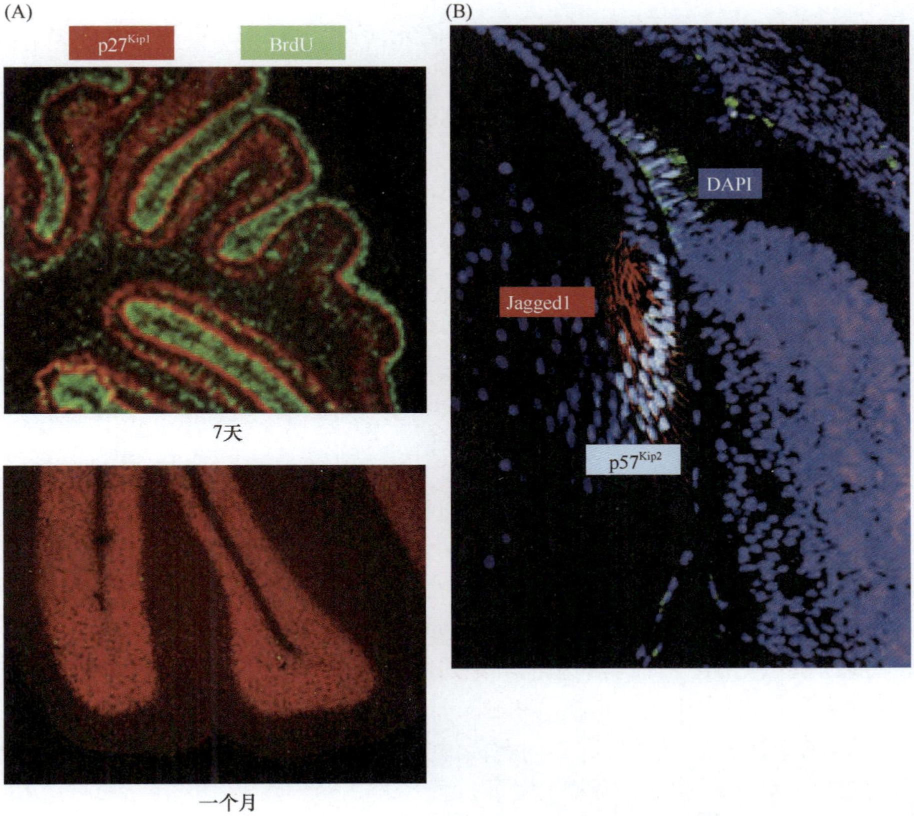

图 8.18　有丝分裂后期 $p27^{Kip1}$ 和 $p57^{Kip2}$ 的作用　组织发育取决于胚胎细胞的分化及 $p27^{Kip1}$ 和 $p57^{Kip2}$ 调控后的有丝分裂后状态。尽管在很多肿瘤类型中发现 $p27^{Kip1}$ 水平下降，但它的同源蛋白 $p57^{Kip2}$ 在肿瘤发生中的作用仍有待研究。（A）哺乳动物的小脑发育大部分是出生后随着细胞的分化和进入有丝分裂后状态而完成的。在小鼠小脑的发育过程中，向细胞中掺入一种脱氧胸腺嘧啶类似物——溴脱氧尿苷（BrdU），利用特异识别 BrdU-DNA 的抗体免疫荧光染色可以检测增殖中的细胞。图示了出生 7 天后的增殖细胞（绿色）同一切片中的 $p27^{Kip1}$ 表达水平（红色，利用荧光标记的特异识别抗体）。如图所示，$p27^{Kip1}$ 在停止增殖的细胞中累积。一个月后，小脑发育完成（下），$p27^{Kip1}$（红色）保持在较高的水平度过成年期，显然是将这些细胞维持在有丝分裂后状态。（B）Notch 信号通路（图 6.29B）在许多组织中参与阻止细胞进入有丝分裂后的分化状态，从而使这些细胞持续活跃增殖。在成长中的鼠晶状体（孕 17.5 天），Notch 配体 Jagged1（红色）诱导表达的转录抑制因子 Herp2（未显示）反过来又抑制 $p57^{Kip2}$（浅蓝色）的表达。通过抑制 $p57^{Kip2}$ 表达，Jagged1 通过 Notch 受体使细胞保持活跃增殖状态，直至晶状体长到合适大小，然后再允许 $p57^{Kip2}$ 表达，允许其进入有丝分裂后状态。细胞核被 DAPI 染色显示深蓝色。［A，上图，引自 T. Uziel, F. Zindy, S. Xie et al., *Genes Dev*. 19: 2656-2667, 2005；下图，感谢 A. 福尔热（A. Forget）、F. 辛迪（F. Zindy）和 M.F. 鲁塞尔（M.F. Roussel），圣犹达儿童研究医院（St. Jude Children's Research Hospital）。B，引自 J. Jia et al., *Mol. Cell. Biol*. 27: 7236-7247, 2007.］

信息栏 8.3　CDK 分子的磷酸化也能调控其活性　还存在另一个调控细胞周期时钟的途径，即 CDK 分子自身共价键的改变。CDK 必须在特定氨基酸残基上磷酸化以激活其功能（图 8.7）。与此同时，其他氨基酸残基上的抑制性磷酸化基团必须被除去。激活性磷酸化的反应来自被称为 CAK（CDK-活化激酶）的丝氨酸/苏氨酸激酶，CAK

本身就是一个周期素-CDK 复合体，磷酸化 CDK 的活化环（通常称为 T 环）（图 8.7），使它们不能被丝氨酸/苏氨酸激酶的催化裂隙捕获。同样重要的是，CDK2 和 CDC2 受抑制性磷酸化的影响，抑制性的磷酸基团可被磷酸酶类 CDC25A、CDC25B、CDC25C 所去除。虽然这些酶在 G_1 期、S 期和 G_2 期的作用还知之甚少，但已经清楚它们在触发 G_2/M 期过渡重译中发挥着重要作用：如细胞周期蛋白 B 在 G_2 期存在于细胞质中，而 G_2/M 期过渡前进入细胞核。CDC2 的 ATP 结合位点附近一个苏氨酸和一个酪氨酸残基的磷酸化能够抑制其激酶活性。CDC25 磷酸酶能够去除这两个抑制性的磷酸基团，从而使细胞周期蛋白 B-CDC2 复合体迅速激活，触发细胞进入有丝分裂的 M 期。CDC25A 和 CDC25B 在某些癌症中过度表达；来自小鼠肿瘤发生模型的证据表明，它们的过度表达可能导致肿瘤进展加速。

8.5　病毒癌蛋白揭示 pRb 阻断细胞周期进程的机制

我们已经从多个角度研究了细胞周期，包括分别清晰地描述了 G_1 期、S 期、G_2 期、M 期 4 个亚期，细胞周期蛋白和 CDK 的周期性变化及对周期进程的调控，细胞外信号通过细胞周期蛋白-CDK 来推动细胞的周期进程和通过 R 点的原理。然而，这些描述并没有从分子水平精确阐明 R 点转换的机制。

肿瘤抑制基因 *Rb* 的发现为这一问题提供了解释。*Rb* 缺陷参与了视网膜母细胞瘤、肉瘤、小细胞肺癌及其他肿瘤的发生发展过程（表 7.1）。随着 1986 年发现了 *Rb* 基因，同时也发现该基因编码一个约 105kDa 的磷酸化核蛋白，这个蛋白被称为 pRb 或 RB，在上述多种肿瘤细胞中都发现该蛋白质的缺失或结构缺陷。

已有的实验结果显示，pRb 的磷酸化与细胞周期的进程相一致。在 G_0 期，pRb 基本是非磷酸化状态；进入 G_1 期后，pRb 上少量的丝氨酸/苏氨酸残基开始磷酸化（低磷酸化）；细胞通过 R 点后，pRb 上大量的丝氨酸/苏氨酸残基被磷酸化（高度磷酸化）（图 8.19）。一旦细胞通过 R 点，pRb 在随后的整个细胞周期中就会持续维持磷酸化状态；在细胞完成有丝分裂后，pRb 上的磷酸化基团被 I 型蛋白磷酸酯酶（PP1）水解去除。这些磷酸基团的水解是下一个细胞周期的必需阶段，由此，pRb 开始进入下一个磷酸化循环。

实际上，pRb 的高度磷酸化与细胞通过 R 点的时间相一致，提示这个蛋白质可能是 R 点转换的分子调节器。另一个关键的证据来源于 1988 年发现的 DNA 肿瘤病毒编码的癌蛋白与 pRb 之间的物理性相互作用。DNA 肿瘤病毒能够通过其编码的癌蛋白使细胞发生转化。与 RNA 肿瘤病毒（如 RSV）编码的癌蛋白不同，DNA 肿瘤病毒产生的癌蛋白与未感染的正常细胞内存在的蛋白几乎没有相似性（3.4 节和 3.6 节）。

1988 年的研究揭示了一个关于 DNA 肿瘤病毒编码蛋白干扰细胞生长的重要调控机制。人类 5 型腺病毒中 E1A 癌基因编码蛋白的生化特征表明，在腺病毒感染的细胞中，这种癌蛋白能够紧密结合许多细胞蛋白，其中就包括 pRb（图 8.20；信息栏 8.4）。随后，在人宫颈癌中发现病毒 SV40 编码的大 T 癌蛋白和某些人类 HPV 病毒编码的 E7 癌蛋白也能与 pRb 物理性结合，形成复合物。

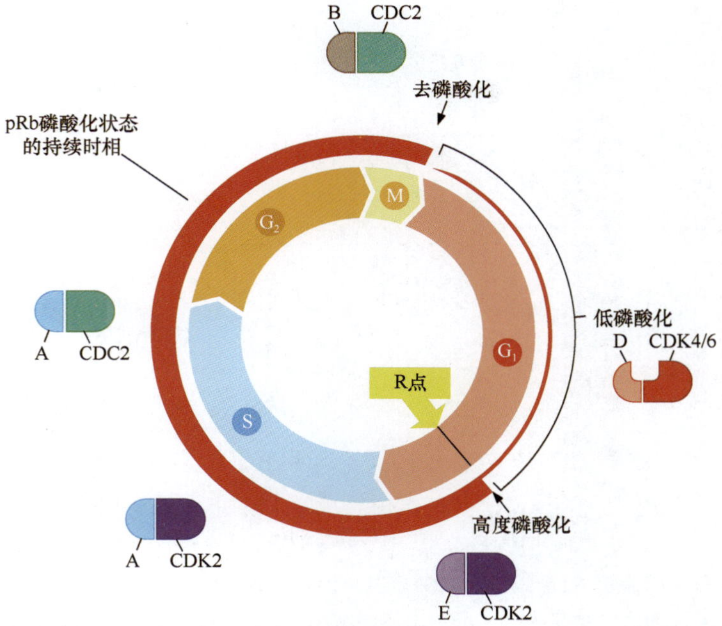

图 8.19　pRb 的细胞周期依赖性磷酸化　pRb 的磷酸化状态（红色环）与细胞周期进程高度一致。随着细胞通过 M/G_1 期转换点，pRb 上绝大多数磷酸化基团被水解去除，pRb 保持非磷酸化状态；当细胞通过 G_1 期后，pRb 被加上少量的磷酸化基团（细胞周期蛋白 D-CDK4/6 复合体的作用），产生低磷酸化 pRb；然而，当细胞通过 R 点后，细胞周期蛋白 E-CDK2 大量磷酸化 pRb，使 pRb 保持高度磷酸化状态；在剩下的整个细胞周期中，pRb 的磷酸化持续增加，直到细胞进入 M 期。

信息栏 8.4　腺病毒有效利用单个病毒癌蛋白结合和隔离多种细胞蛋白　如图 8.20 所示，当腺病毒转化细胞的裂解液与抗 E1A 单克隆抗体孵育时，产生的免疫沉淀物中含有 E1A 蛋白及其他蛋白质。这些蛋白质不是由抗体直接结合的，而是 E1A 蛋白充当抗体分子时连接到另一蛋白质的桥梁，表明在腺病毒转染的细胞内，E1A 蛋白与这些其他的细胞蛋白在先前已形成物理性复合物。（在通过凝胶电泳分析免疫沉淀和放射自显影对复合体成分进行分析之前，需要加入较强的分离剂使这些蛋白复合物彼此分离。）

在这些相关的蛋白质中首先被鉴定的是 pRb，其次是称为 p107 和 p130 的两个蛋白质，这两个蛋白质是 pRb 的同源蛋白。这些研究表明，在腺病毒演变的过程中，它进化出的 E1A 蛋白可以结合这 3 种细胞蛋白，并且明显是为了将这三种蛋白质捕获隔离。pRb 和它的两个同源蛋白常常被称为“口袋蛋白”（图 8.21A），每个蛋白质携带一个可被病毒癌基因如 E1A 插入的沟槽。后来，又鉴定了一个更高分子量的细胞蛋白，称为 p300，并且还有许多其他细胞靶点有待发现。

腺病毒有效利用癌蛋白隔离这 4 种蛋白质的理论对于病毒的复制周期来说是十分必要的。一个病毒感染细胞后需要重置被感染细胞的调控通路，来创建一个支持病毒复制各个步骤的细胞内环境。病毒 DNA 复制是最重要的环节。显然，病毒只有使那些控制细胞处于静息期的调控蛋白功能失活，使受感染的细胞从 G_0 静止状态进入活跃的细胞周期，DNA 才能有效复制。

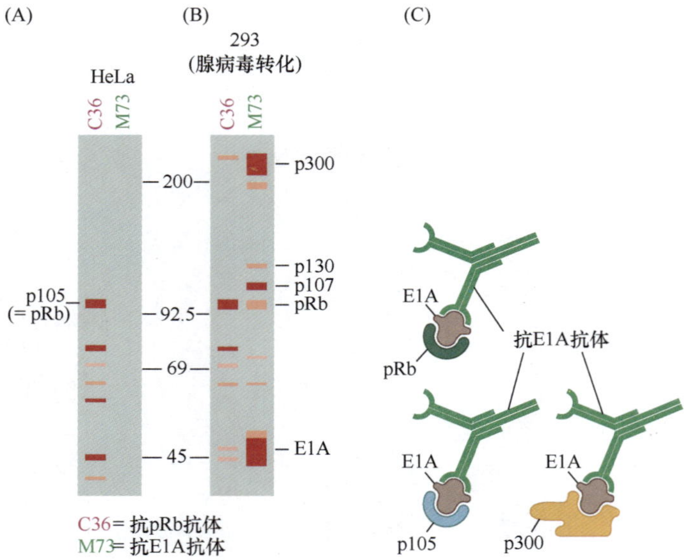

图 8.20　细胞蛋白与腺病毒 E1A 编码蛋白免疫共沉淀　（A）抗 pRb 蛋白单克隆抗体 C36 和 HeLa 细胞的裂解产物孵育的研究结果表明，pRb 蛋白的流动性迁移率约为 105kDa，更迅速地迁移的裂解片段明显低于它（左泳道）。而抗 ElA 抗体 M73 显示这些细胞没有活性蛋白，不能与缺乏腺病毒基因组细胞的蛋白质产生反应。这个图也表明了这种抗体与细胞蛋白没有交叉反应。（B）腺病毒转化 293 细胞的裂解液与抗 pRb 抗体孵育再次显示 pRb 和一些低分子量片段的存在。然而，当使用抗 E1A 抗体 M73 进行沉淀时，显示 E1A 蛋白及一系列的宿主细胞蛋白，包括 pRb、p107、p130、p300。（C）抗 E1A 抗体与宿主细胞蛋白没有交叉反应（泳道 A），这意味着在病毒转化细胞中，一定是 E1A 形成了抗体分子和一些宿主细胞蛋白之间的桥梁。（改编自 P. Whyte et al., *Nature* 334: 124-129, 1988.）

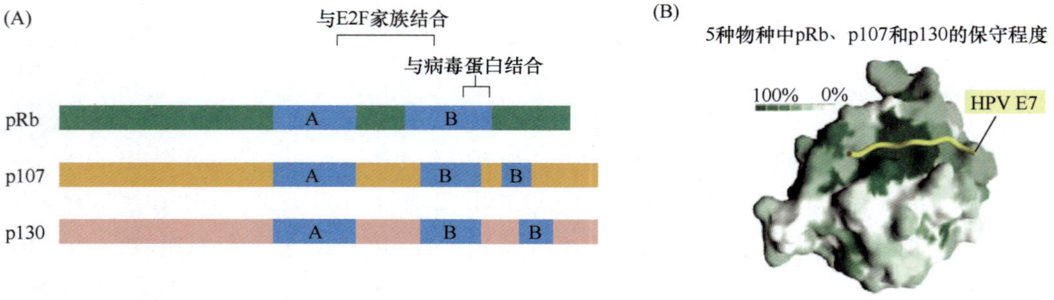

图 8.21　口袋蛋白　（A）pRb 被称为“口袋蛋白”，是具有相似结构的 3 种蛋白质之一。这 3 种蛋白质都能结合病毒编码蛋白质，如腺病毒 E1A 蛋白（图 8.20）、SV40 大 T 蛋白，以及人 HPV E7 蛋白。这 3 种口袋蛋白都能被细胞周期蛋白 D-CDK4/6 复合体磷酸化，不同的口袋蛋白能结合不同亚型的 E2F 转录因子（下文讨论）。口袋蛋白由 A 和 B 两个结构域（蓝色）组成，与病毒癌蛋白和细胞内 E2 相互作用。（B）与病毒编码癌蛋白结合的口袋蛋白小槽（依赖所有癌蛋白具有的 LxCxE 氨基酸序列，“x”代表可变的氨基酸）是 5 种哺乳动物物种口袋蛋白（pRb 蛋白、p107 蛋白、p130 蛋白）的高度保守序列，这种结合结构解释了为什么病毒编码的癌蛋白能结合这 3 种口袋蛋白。这个小槽用空间填充模型表示。序列的保守度通过绿色阴影的深浅表示，深绿色表示为最保守的序列，黄色表示 pRb 上 HPV E7 结合区域的多肽主链。（B，引自 J.O. Lee et al., *Nature* 391: 859-865, 1998.）

3 种不同的 DNA 肿瘤病毒编码的癌蛋白（E1A、大 T、E7）在结构上互相并无相似性，但是它们都能结合同一个细胞蛋白——pRb。这也提示在进化的过程中，至少在 3 种情况下病毒癌蛋白能够干扰细胞 pRb。换句话说，由于进化过程中会选择出更高效增殖的病毒，这一发现也提示 pRb 被这 3 种肿瘤病毒编码蛋白隔绝或功能失活后对于病毒在感染细胞中的高效复制是必需的。

病毒-宿主蛋白复合物的发现加深了我们对 DNA 肿瘤病毒导致被感染的细胞转化过程的理解。对该过程的理解是：在正常细胞中 *Rb* 发挥肿瘤抑制基因的功能，因此，*Rb* 基因通过其编码蛋白 pRb 以某种方式抑制细胞的增殖。DNA 肿瘤病毒通过编码肿瘤蛋白募集结合 pRb 并削弱干扰其活性，最终导致 pRb 的功能失活。这种结合能够阻断 pRb 对细胞周期的调控作用，使细胞表现出染色体上两个 *Rb* 等位基因突变导致的细胞表型。而且，这一发现也提示 DNA 肿瘤病毒能够通过干扰细胞中起关键作用的生长抑制蛋白使细胞发生转化，从而使感染细胞逃避 pRb 产生的正常生长抑制作用。（实际上，HPV E7 蛋白不仅能直接阻断 pRb 功能，还能介导 pRb 的泛素化从而促进其降解；见补充信息栏 7.5。）

实验还发现，DNA 肿瘤病毒编码蛋白能够优先结合低磷酸化的 pRb，而这种低磷酸化的 pRb 主要出现在 G_1 期（图 8.19）。相反，这些病毒编码癌蛋白不能结合 G_1 晚期及随后的细胞周期中出现的高度磷酸化 pRb。这一发现也提示，肿瘤病毒编码蛋白主要作用于特定状态下的 pRb——存在于 G_1 早期和中期的、起生长抑制作用的 pRb，而对那些已经被其他途径失活的 pRb 蛋白则不起作用。

上述证据表明在 G_1 早期和中期的 pRb 是低磷酸化状态的，它对细胞的生长起抑制作用；而在 R 点之后，pRb 是高度磷酸化状态，它丧失了生长抑制功能，即蛋白质的磷酸化使其功能失活。这意味着 R 点转换（这个界点是通过生理标准界定的，即获得生长因子非依赖性）是伴随 pRb 的生化改变完成的，即 pRb 从一个生长抑制蛋白转化成功能惰性状态。这一观点很快被许多其他类型的实验证实。

进一步的研究表明 pRb 的磷酸化是可逆的过程（图 8.19 未充分显示出这种可逆性）。因此，如果细胞在 S 期或 G_2 期受到生理应激，磷酸化的 pRb 可以被目前尚未知的磷酸酯酶水解，从而使 pRb 回到抑制生长的状态。这些应激包括缺氧、DNA 损伤、有丝分裂纺锤体被破坏等。上述 pRb 调控生长抑制的反应推测只是暂时的，一旦细胞生理应激或损伤被解除，这种反应也将被逆转。

8.6　pRb 是细胞周期时钟的限制点门控分子

许多证据表明，当细胞通过 R 点门控后，在 G_1 早期和中期起生长抑制作用的 pRb 被高度磷酸化而失去活性，继而成为部分或完全无活性的生长抑制因子。实际上，pRb 就像这扇大门的守护者一样，使这条通道保持关闭状态，直到 pRb 被高度磷酸化而失去生长抑制功能，这扇大门才打开，才能允许细胞进入 G_1 晚期及后续的细胞周期时相。

既然 pRb 是监控细胞生长与否的关键分子，那么它的磷酸化必须被严格调控。因此，不难想象 pRb 的磷酸化是受细胞周期中的某些组件所调控着的。在 G_1 早期和中期，细胞周期蛋白 D 与其配体 CDK4/6 参与 pRb 的起始磷酸化，并产生低磷酸化的 pRb 蛋白。

既然细胞周期蛋白 D 的表达水平在很大程度上受到细胞外信号尤其是促有丝分裂生长因子的调控，那么我们能归纳出这样一条信号通路：生长因子诱导细胞周期蛋白 D 的表达；细胞周期蛋白 D 与 CDK4/6 相互结合；开始 pRb 的磷酸化过程（图 8.22）。

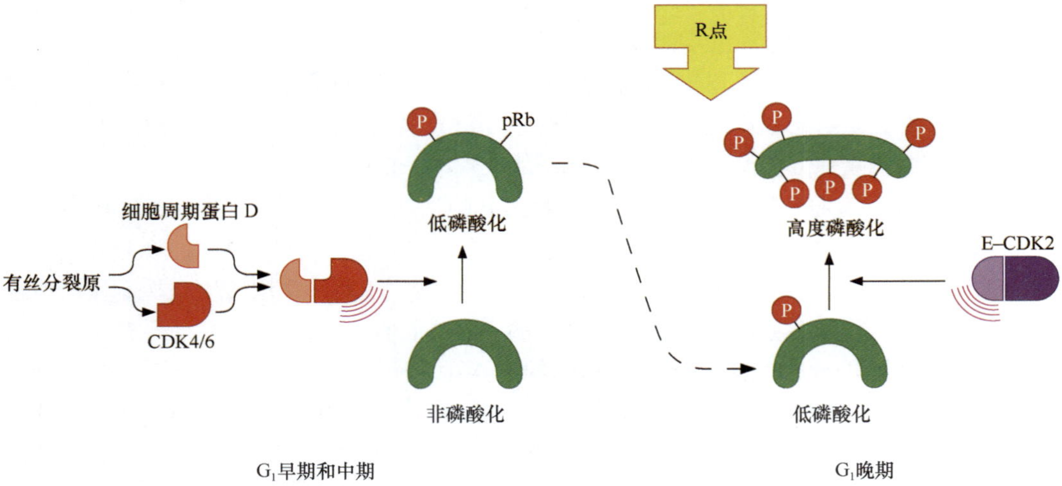

图 8.22　促有丝分裂原对检查点转化的调控　D 型细胞周期蛋白的表达水平在很大程度上受细胞外信号调控，因为细胞周期蛋白 D 与其配体 CDK4 和 CDK6 相互作用能够启动 pRb 的低磷酸化——这是 R 点转化的必要条件。这使得 R 点转化能够对细胞外信号产生反应（图 8.15）。细胞周期蛋白 E-CDK2 对 pRb 的磷酸化（使 pRb 处于高度磷酸化状态并导致其功能完全失活）进一步推进了反应的进程。

在正常的细胞周期中，pRb 的起始磷酸化对于其在 R 点的功能失活是必需的，但是条件并不充分，因为叉点转换需要 pRb 的高度磷酸化。实际上，细胞周期蛋白 E 的表达水平在 R 点显著升高，其与其配体 CDK2 相互作用能促进 pRb 磷酸化的完成，使 pRb 进入高度磷酸化状态而功能失活（图 8.22）。这意味着不经过细胞周期蛋白 D-CDK4/6 的起始磷酸化的 pRb 将不能成为细胞周期蛋白 E-CDK2 复合体的磷酸化底物。pRb 的同源蛋白 p107 和 p130 的磷酸化和功能失活也在细胞周期蛋白 D-CDK4/6 的调控之下，其中或许还包括细胞周期蛋白 E-CDK2 复合体的作用。

如果在从 G_1 早期到 R 点的时间段内撤除促细胞分裂剂，D 型细胞周期蛋白（cyclinD1）的表达水平将大幅度下降。没有细胞周期蛋白 D1 的情况下，pRb 通过尚未知的磷酸酯酶去除其磷酸基团，结果可能导致 pRb 蛋白不能成为细胞周期蛋白 E-CDK2 的磷酸化底物。这一反应强调了在 G_1 早期到 R 点的时间段内持续较强促细胞分裂信号作用的必需性。

细胞一旦通过 R 点，pRb 的高度磷酸化及功能失活状态的维持和加强就主要通过细胞周期蛋白 E、细胞周期蛋白 A、细胞周期蛋白 B 及其各自相关的 CDK 来调控。这些细胞周期蛋白-CDK 复合体都不参与细胞外信号反应——这是细胞周期时钟的特征。我们推测这一细胞周期时钟在 R 点持续发挥作用之后还保证 S、G_2 和 M 期序列事件过渡的顺利进行。

这一程序也揭示了 pRb 作为细胞增殖调控中关键角色的原因。如果 pRb 在细胞中缺失（通过染色体上 *Rb* 基因突变、*Rb* 基因启动子甲基化，或者 DNA 肿瘤病毒编码蛋白的作用），那么该蛋白将不再能监控 R 点。在一些肿瘤细胞中，我们可以看到 pRb 的磷酸化失控导致不适当的磷酸化及 pRb 的功能失活。证据显示，在其他一些肿瘤细胞中，正常情况下 PPI 磷酸酯酶完成的 M/G_1 期转换所必需的 pRb 去磷酸化（伴随功能失活）过程没有出现。这一现象导致 pRb 持续磷酸化，从而它在这些细胞的整个生长分裂周期内始终处于功能失活状态。没有 pRb 的监控作用，细胞通过 G_1 期进入 S 期将不受控制，而正常情况下这种控制能够保证细胞周期在前一个时相全部完成后才能继续进行。事实上，正像我们将要谈到的，pRb 的磷酸化失控也如此普遍。以至于人们开始认为这条重要的信号通路，在几乎所有人类肿瘤中都是紊乱的。

pRb 的活性似乎与其同源蛋白（p107 和 p130）存在相互重叠，这使人们提出一个疑问：为什么 pRb 是这 3 种蛋白质中唯一对肿瘤发生发展起明显作用的蛋白质呢？对于这一问题目前还没有确切的答案，或许是因为这两种同源蛋白在细胞周期中特定的活化时间不同。p130 对 G_0 期细胞发挥特异的细胞增殖有抑制作用，p107 主要在 G_1 晚期和 S 期活化，只有 pRb 的活性转换点正好落在细胞从促有丝分裂剂依赖性生长到促有丝分裂剂非依赖性生长转换的 R 点。

8.7　E2F 转录因子保证 pRb 完成生长/休眠的调控

如上所述，许多证据表明，pRb 的低磷酸化抑制 G_1 的进程，而高度磷酸化使其失去了这种抑制作用。然而，没有证据显示 pRb 是如何执行这种控制作用的。20 世纪 90 年代早期的研究表明，pRb 主要通过一些转录因子（被称为 E2F）完成这种调控功能。

当 pRb（及其同源蛋白，p107 和 p130）处于非磷酸化或低磷酸化状态时，它们能结合 E2F，包括与 DNA 结合的 E2F；然而，当被高度磷酸化后，pRb 和它的同源蛋白（图 8.21）从 E2F 上解离（图 8.23A）。这提示了一个 pRb 调控细胞周期进程的简单模式：在 G_1 早期和中期，E2F 结合在它们调控基因的启动子上；与此同时，这些转录因子与口袋蛋白结合；口袋蛋白参与抑制 E2F 的转录激活作用；相应的，在细胞周期的 G_1 期依靠 E2F 转录的基因仍然处于抑制状态。然而，当口袋蛋白在 G_1 晚期的 R 点被高度磷酸化后，它们与 E2F 解离，允许 E2F 激活下游基因的转录，这些基因的蛋白产物随后诱导细胞从 G_1 晚期进入 S 期。同样，当存在病毒来源的癌蛋白时，它们能通过阻止 pRb 与 E2F 的结合产生与 pRb 高度磷酸化同样的后果（图 8.23B）。

上述只是提供了一个合理的框架，其具体细节更复杂而有趣。“E2F”被认为由 E2F1～E2F8 共 8 个成分组成，其中前 6 个可以和 DP1 或 DP2 结合形成异源二聚体转录因子（图 8.23C、D）；E2F7 和 E2F8 有两个 DNA 结合位点，可以和 DNA 结合，但和 DP1 或 DP2 亚基无关。（在下文的讨论中，我们阐述了多种 E2F 亚基的功能，以及它们与 DP1 或 DP2 配对亚基的关系。）一旦二聚体形成，E2F-DP 复合体就会识别并结合许多基因启动序列中的特异序列元件（TTTCCCGC 或此序列的轻度变异体）。

在本书中，我们定义转录因子是一种能够结合基因启动子，并促进基因转录的蛋白质。实际上，像 E2F 一样的转录因子在转录调控过程中执行两种不同的功能。当结合基

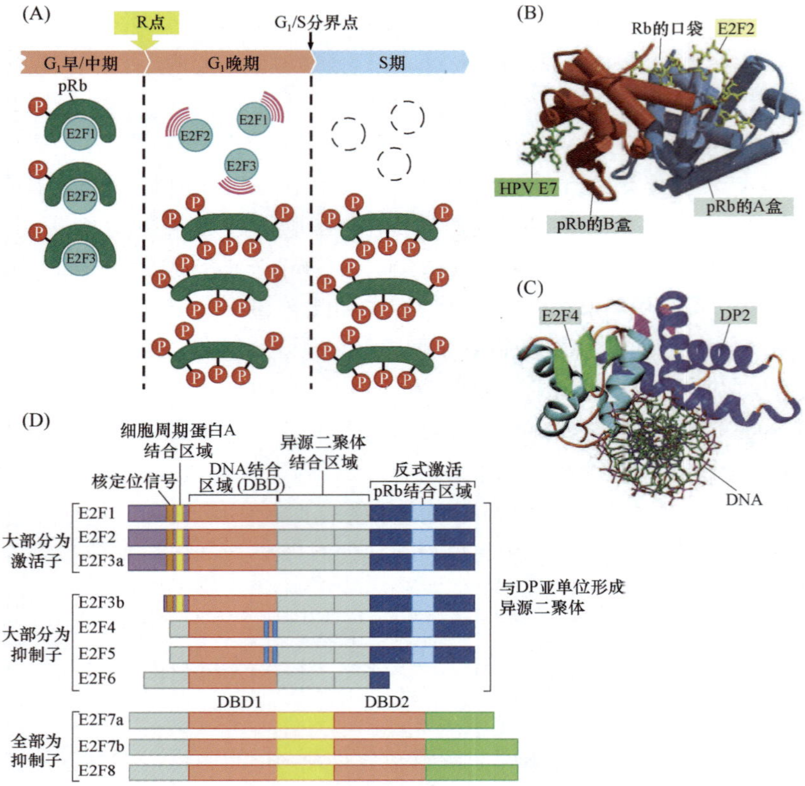

图 8.23　E2F 及它们的相互作用　（A）3 种口袋蛋白—— pRb、p107、p130 通过与 DNA 上结合的 E2F 转录因子相结合，调控 E2F 应答基因在许多细胞周期时相中的表达。当 pRb 结合 E2F1、E2F2、E2F3（左）时，能阻断它们的转录活性区域；并使其他参与染色体修饰和转录抑制（没有显示）的蛋白质结合到 pRb-E2F 复合体上。由于该复合体是通过 E2F 结合到特定基因的启动子序列上的，因此这些多蛋白质复合体抑制这些基因的表达（p107 和 p130 的功能与 pRb 相同，图中没有显示）。口袋蛋白在 R 点被高度磷酸化后释放 E2F，使后者激活相应基因的转录。但是，由于 E2F1、E2F2、E2F3 能够诱导转录抑制因子 E2F7 和 E2F8 的表达（D 图），因此这三个蛋白信号的激活能力在临近 G_1 末期就开始减弱了。随着细胞进入 S 期（右），E2F1、E2F2、E2F3 失活和（或）降解。因此，E2F 仅在 G_1 晚期从 R 点到刚进入 S 期的短暂时间段内发挥激活基因转录的作用。（B）E2F（如 E2F2，黄色短柱体表示）与 pRb（红色和蓝色）的结合能被多种 DNA 肿瘤病毒编码蛋白阻断。图中可见 HPV E7 癌蛋白片段（绿色短柱体表示，左）结合到 pRb 的蛋白浅沟（红色区域，左；同样见于图 8.21B）；这种结合（包括其他次级结合位点，图中未标明）扰动了 pRb 上的 B 盒（红色）和 A 盒（蓝色）形成的"腔"，从而阻断 E2F2（黄色）的转录活性区（C 端）与口袋蛋白的结合。失去 E2F 结合后的 pRb 也失去了抑制细胞周期进程的作用。图中圆柱体表示双螺旋。（C）与 DNA 结合的 E2F 转录因子与 DP 蛋白形成异二聚体。图中通过 X 射线晶体衍射法显示 E2F4-DP2 复合体与 DNA 双螺旋（短柱体，深绿色，红色）的结合。（D）由于有些 E2F 分子存在不同性质，因此这类蛋白质至少包括 10 种。其中 E2F1、E2F2 和 E2F3a 具有转录激活功能，而 E2F3b、E2F4、E2F5 和 E2F6 则以转录抑制功能为主，或完全是转录抑制功能。E2F7a、E2F7b 和 E2F8 属于非典型 E2F 分子，它们都有一个二重 DNA 结合的结构域，使其能够在没有 DP 亚单位作为伴侣分子的情况下结合 DNA。这一类 E2F 都属于转录抑制因子，它们的表达可被 E2F1、E2F2 和 E2F3 诱导，表明存在关闭 E2F1、E2F2 和 E2F3 信号激活的负反馈环。总的来说，E2F4 和 E2F5 在 G_1 早/中期发挥抑制作用，而 E2F7 和 E2F8 则在 G_1/S 过渡阶段的 G_1 晚期发挥转录抑制作用。［B，感谢 Y. 丘（Y. Cho），引自 C. Lee et al., *Genes Dev*. 16: 3199-3212, 2002. C，感谢 R. 拉特克（R. Latek），引自 N. Zheng et al., *Genes Dev*. 13: 666-674, 1999. D，改编自 H.-Z. Chen et al., *Nat. Rev. Cancer* 9: 785-797, 2009.］

因启动序列而缺乏任何相关口袋蛋白（如 pRb、p107、p130）时，E2F（如 E2F1、E2F2、E2F3）可以吸引其他蛋白（如组蛋白乙酰化酶），使邻近染色质重塑并募集 RNA 聚合酶以启动转录。

然而，当 pRb 呈低磷酸化状态时，它能够与已经位于基因启动子区的 E2F 结合（此时 E2F 与多个基因的启动子结合，pRb 与它们结合后也依然能保持这种结合的形式）。一旦与这些 E2F 结合，低磷酸化的 pRb 分子能够封闭 E2F 上的转录活性结构域（图 8.23D）。与此同时，pRb 募集其他抑制转录的蛋白质。其中重要的途径之一是募集组蛋白去乙酰化酶（histone deacetylase，HDAC）到复合体上（1.8 节）；HDAC 通过水解附近组蛋白分子上的乙酰基团，导致染色体构型重塑使之不适应转录激活（图 8.24A）。

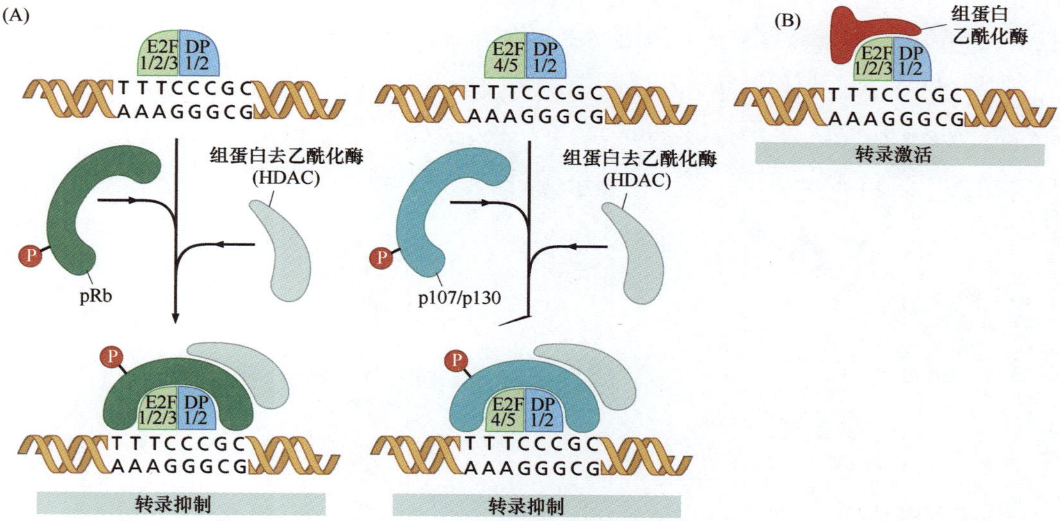

图 8.24　口袋蛋白介导的染色体修饰　（A）低磷酸化的 pRb 通过募集组蛋白去乙酰化酶（HDAC）（灰色）至 pRb-E2F 复合体并结合到基因启动子区域从而抑制转录；这些酶能够水解附近组蛋白上的乙酰基团，引起组蛋白的构型发生变化，从而抑制 RNA 聚合酶在染色体上移动，最终抑制转录（1.8 节）。（B）相反，当 E2F 并没有与 pRb（或者其同源蛋白 p107 和 p130）形成复合物时，它们将募集组蛋白乙酰化酶（红色），使染色体的构型有利于转录。

这意味着，除了通过物理性结合阻断与 E2F 的反式激活结构域，pRb 还发挥转录抑制作用。E2F4 和 E2F5 主要参与抑制基因表达，它们通过与 p107 和 p103 蛋白共同作用募集转录抑制因子结合到启动子区域，进而使得基因表达下调。E2F6、E2F7 和 E2F8 不与口袋蛋白结合，能单独作为转录抑制因子发挥作用。

在休眠状态的 G_0 期细胞，E2F4 和 E2F5 发生富集（与 p130 大量结合），而几乎不表达在增殖状态的细胞中才会大量表达的 E2F1、E2F2 和 E2F3 转录因子。此外，在基因水平丢失 E2F4 和 E2F5 的细胞中，$p16^{INK4A}$ CDK 抑制剂不能再产生生长抑制效应。这意味着抑制细胞周期蛋白 D-CDK4/6 复合体及阻断口袋蛋白磷酸化引起的大部分下游效应，是通过这两个 E2F 与 p107、p130 结合来介导的。最终，这种结合将会抑制启动子区含有 TTTCCCGC 序列的基因的表达。

一旦被高度磷酸化，pRb 将释放 E2F1、E2F2 和 E2F3 复合体，这些 E2F 随后募集转录激活蛋白，包括组蛋白乙酰化酶，它能够修饰染色体的构型使之有利于转录（图 8.24B）。在一系列 G_1 晚期发生特异表达并已知或推测出其对进入 S 期具有重要作用的基因的启动子区都发现含有 E2F 的结合位点。这一系列基因包含了参与合成 DNA 前体核苷酸的蛋白编码基因（如二氢叶酸合成酶和胸苷激酶），以及其他一些直接参与 DNA 复制的基因。（在一项研究中显示 E2F 转录激活作用的直接作用靶点多达 500 个基因。）

在 E2F 激活的基因中最显著的是编码细胞周期蛋白 E 和 E2F1 的基因。因此，通过 R 点以后细胞周期蛋白 E 和 E2F1 的 mRNA 水平迅速上调，蛋白含量也随之增加。因为部分细胞周期蛋白 E 能与 CDK2 作用共同促进 pRb 的高度磷酸化，所以 pRb 的失活将引起细胞周期蛋白 E 水平的上调，而细胞周期蛋白 E 一旦生成，将进一步使 pRb 失活（图 8.25A）。这些通路能够在细胞通过 R 点时形成一个强大并自我加强的正反馈回路。（这种调节也称为“前馈回路”。）

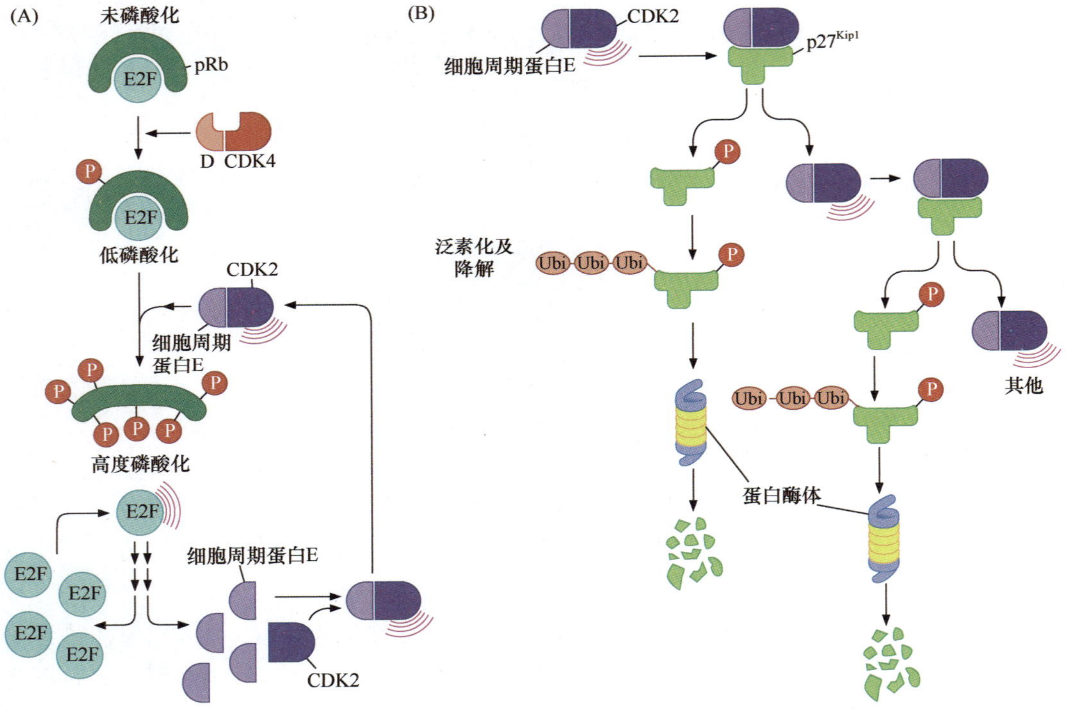

图 8.25　正反馈回路和不可逆转的细胞周期进程　正反馈回路的激活能确保细胞周期的关键步骤不可逆地快速进行。（A）细胞周期蛋白 E-CDK2 复合体促进 pRb 的高度磷酸化，释放 E2F 转录因子，从而促进细胞周期蛋白 E 和 E2F1 的转录，合成更多细胞周期蛋白 E 蛋白并形成更多的细胞周期蛋白 E-CDK2 复合体，细胞周期蛋白 E-CDK2 复合体又继续促进其他 pRb 的高度磷酸化。与此同时，新合成的 E2F1 蛋白促进 E2F1 自身表达，进一步放大其作用。（B）活化的小部分细胞周期蛋白 E-CDK2 复合体随后磷酸化 $p27^{Kip1}$，使其泛素化。$p27^{Kip1}$ 随后降解，释放更多的、受到 $p27^{Kip1}$ 抑制的细胞周期蛋白 E-CDK2 复合体，该过程具有循环放大效应。[此处未提及另一个正反馈回路，即 E2F 在 R 点可增加 *Skp2* 基因的转录（图 8.37），Skp2 蛋白能促进 $p27^{Kip1}$ 降解，从而释放更多被 $p27^{Kip1}$ 抑制的细胞周期蛋白 E-CDK2 复合体。]

在细胞通过 R 点的同时还会激活另一种正反馈回路，其机制如下：细胞周期蛋白 E-CDK2 复合体使 $p27^{Kip1}$ 磷酸化，后者一经磷酸化就迅速发生泛素化降解（图 8.25B）。$p27^{Kip1}$ 分子降解后将释放细胞周期蛋白 E-CDK2 复合体，进而继续磷酸化其他的 $p27^{Kip1}$ 分子使其失活。这种正反馈机制存在于许多调控回路中，从而保证细胞决策能够迅速完成。同样重要的是，它们确保指令一旦下达便不可逆转，细胞通过 R 点的行为正是这种精确调控的典范。

E2F1、E2F2 和 E2F3 促进转录活化的时期是非常短暂的（图 8.23A）。这段时间开始于 R 点，此时 pRb 发生高度磷酸化并释放 E2F。这 3 个 E2F 进而诱导 G_1 晚期重要基因的表达。如前所述，这些基因的产物将为细胞进入 S 期做准备。此后不久，当细胞通过 G_1/S 过渡期进入 S 期时，细胞周期蛋白 A 被激活并与其配体 CDK2 共同磷酸化这些异源二聚体转录因子 E2F 和 DP 的亚基，导致 E2F-DP 复合物解离，并丧失其转录激活能力。与此同时，E2F1（可能还包含其他 E2F）发生泛素化降解；具有抑制 E2F 介导的基因活化能力的 E2F7 和 E2F8 开始表达，并使细胞进入 S 期后的基因表达不再依赖 E2F。综上所述，这些改变能有效关闭 E2F 因子的转录激活作用，而 E2F 作为转录激活因子的短暂作用时刻仅会在下一次细胞周期的 G_1 末期重新出现。

据报道，pRb 能与多种转录因子结合，这些转录因子受到 pRb 及其磷酸化状态的调控。但在绝大多数的研究中，它们与 pRb 相互作用的详细功能并未得到阐释。在所有与 pRb 结合的转录因子中，E2F 在调控细胞周期进程中起到了重要作用。对“血清饥饿”的休眠期细胞（停留在 G_0 期）显微注射 E2F1 蛋白，该转录因子的单独作用就能诱导细胞进入 G_1 期，并顺利进入 S 期，E2F2 和 E2F3 也具有类似的能力。

8.8　多种有丝分裂信号通路调控 pRb 的磷酸化状态

通过本章我们揭示了一系列独特的信号通路，共同作用于细胞周期并调控其功能。作为中央信息处理器，细胞时钟机制收集并加工不同的传入信号，然后通过细胞周期蛋白-CDK 复合体发出能够推动细胞周期运行的信号（图 8.1）。值得一提的是，这些各种各样的信号能调节不同的细胞周期调控点。与核调节最显著相关的信号就是那些受有丝分裂信号调控的通路。由于在所有肿瘤细胞中都有过量的信号激活这些通路，因此这些信号通路与细胞周期时相之间的联系对于我们理解细胞转化和肿瘤的发生发展具有重要意义。

有丝分裂信号转导通过 Ras 使 pRb 先低磷酸化最终高度磷酸化。这种磷酸化作用的启动通过诱导编码细胞周期蛋白 D 基因的表达来实现，特别是细胞周期蛋白 D1 期。当 Ras 信号途径被阻断（通过转入显性负效应突变体 Ras 蛋白）后，血清培养的野生型细胞的增殖被阻断，而缺乏 Ras 作用的突变型 $Rb^{-/-}$ 细胞则能照常进入 S 期。这说明了在 G_1 期中 Ras 的主要功能是确保配体激活的生长因子受体能成功引发 pRb 磷酸化及功能失活，进而产生有丝分裂信号释放。此外，外源过表达细胞周期蛋白 E 或 E2F1 能够绕过显性负效应的 Ras 蛋白引起 S 期前阻滞。上述内容揭示了一条直线指令：生长因子→生长因子受体→ Ras→细胞周期蛋白 D1 和细胞周期蛋白 E→pRb 失活→E2F 活化→进入 S 期。

有丝分裂生长的信号是依赖不同的信号通路来上调细胞周期蛋白 D 的（图 8.26；8.3 节和表 8.1）。这条信号通路中研究比较透彻的是 Ras→Raf→MAPK 信号通路（6.5 节）。例如，这一信号级联反应底层的许多 Fos 家族转录因子（表 6.1），能与 Jun 蛋白形成复合物，产生异二聚体 AP-1 转录因子；这些 AP-1 复合物已知是细胞周期蛋白 D1 基因转录的强力激活因子。此外，许多胞质信号转导蛋白对细胞周期蛋白 D1 启动子区域的影响仍然未知（表 8.1）。如前所述（8.3 节），细胞周期蛋白 D2 和细胞周期蛋白 D3 启动子具有自己的上游调控因子，并能对细胞外信号做出应答。在人类癌细胞中，许多汇聚到这

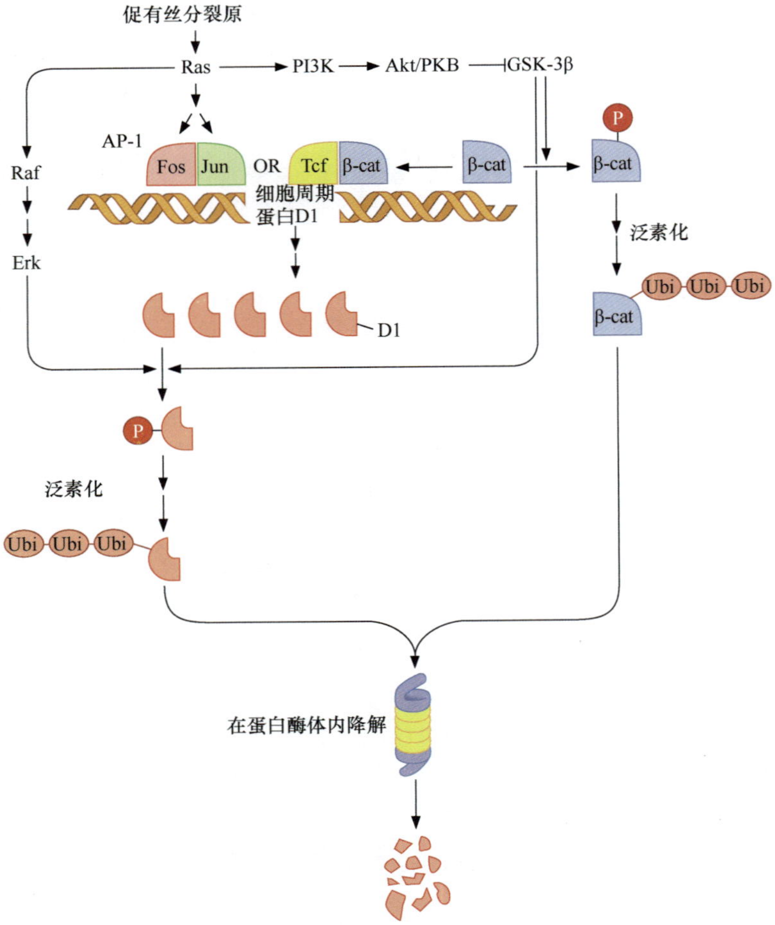

图 8.26　细胞周期蛋白 D1 水平的代偿调节　许多有丝分裂信号转导能调节细胞周期蛋白 D1 的水平。例如，Ras 通路以多种方式调节细胞周期蛋白 D1 的水平。①AP-1 转录因子作用于细胞周期蛋白 D1 的启动子区域，上调细胞周期蛋白 D1 的 mRNA 水平，AP-1 是由 Fos-Jun 组成的异二聚体，二者都会在促有丝分裂原的作用下发生数量增加或者功能激活（图 8.11）。②通过激活 PI3 激酶和 Akt/PKB，Ras 能够抑制 GSK-3β，进而使得 β-联蛋白（β-cat）不被磷酸化、泛素化和降解，令它与 Tcf 转录因子共同诱导细胞周期蛋白 D1 转录。③抑制剂 GSK-3β 还能使细胞周期蛋白 D1 不被其磷酸化而降解。④对 β-联蛋白发挥反向作用的分子是 Erk，定位于 Ras→Raf→MEK→Erk 激酶级联反应的底层（6.5 节）。细胞周期蛋白 D1 被 Erk 磷酸化进而泛素化，在蛋白酶体中被降解。由于 Ras 通路增加细胞周期蛋白 D1 水平的能力似乎大大超过其降解细胞周期蛋白 D1 的能力，总的来说，Ras 有利于细胞周期蛋白 D1 的积累。

两个基因的启动子的通路信号会出现失控，导致某种细胞周期蛋白 D 过表达，引起 pRb 的异常磷酸化和失活，并发生细胞增殖调控异常。

活化后的 Ras 通过磷脂酰肌醇 3-激酶（PI3K）激活 Akt/PKB 激酶，后者能使糖原合成酶激酶-3β（GSK-3β；见 6.10 节和图 8.26）磷酸化失活，该反应有利于细胞生长。GSK-3β 的作用是使 β-联蛋白磷酸化，最终导致 β-联蛋白泛素化，并随后在蛋白酶体内降解。然而，PKB/Akt 磷酸化使 GSK-3β 失活，导致 β-联蛋白积累并入核，在核内与 Tcf/Lef 形成转录因子复合物，促进合成更多细胞周期蛋白 D1 的 mRNA。由于 GSK-3β 磷酸化也可使细胞周期蛋白 D1 蛋白降解（图 8.26），因此 GSK-3β 的失活能进一步上调细胞周期蛋白 D1 的水平。此外，Wnt 生长因子（6.10 节）通过抑制 GSK-3β 的活性可能在细胞周期中也具有类似的功能。

其他有丝分裂信号也会影响细胞周期中的一些特殊元件，使得调控过程更加复杂。例如，在一些了解不多的途径中，细胞持续暴露于血清生长因子中，会引起细胞内 $p27^{Kip1}$ CDK 抑制因子的降解，导致 $p27^{Kip1}$ 这一蛋白整体水平随着细胞周期 G_1 期的进行而逐渐下降。[细胞内 $p27^{Kip1}$ 的缺乏似乎能与细胞周期蛋白 D1-CDK4/6 复合物（图 8.17）诱导的 $p27^{Kip1}$ 失活共同作用，释放由 $p27^{Kip1}$ 抑制的细胞周期蛋白 E-CDK2，整个过程发生在 G_1 晚期，推动了 R 点转换。]

还有其他未知的机制能促进由有丝分裂生长因子推动的细胞周期进程。例如，细胞周期蛋白 D1 与 CDK4 之间的自然结合也是依赖有丝分裂信号的，但其原因未知。上述及其他生长促进信号与细胞周期时相之间的联系将会在未来的研究中得到更多的阐释。

8.9　Myc 蛋白调控细胞增殖或分化的方向

在之前的章节中，我们描述了有丝分裂信号在正常细胞中通过引起细胞周期蛋白 D 水平的上升，导致 pRb 的磷酸化及功能失活；过度的有丝分裂信号在癌细胞中不断放大其效应。在之前的讨论中，我们已经了解，在肿瘤细胞中 pRb 功能受损的两条途径：在视网膜母细胞瘤、骨肉瘤和小细胞肺癌中 *Rb* 基因的突变会使 pRb 丧失功能。在感染并转化了人乳头瘤病毒（HPV）的细胞中也会出现同样的现象。pRb 与病毒来源的 E7 癌蛋白结合在绝大多数（＞99.7%）宫颈癌的发生中（图 8.21B 和图 8.23B）扮演着关键的角色。就目前所知，人类癌细胞会通过多种策略来逃避细胞周期的调控。

我们从 Myc 蛋白开始讲起。Myc 蛋白在调节异常的情况下会成为一种癌蛋白。超过 70%的人类肿瘤中过度表达 Myc（通常称为 c-Myc），或者与其相近的两个同源蛋白——N-Myc 和 L-Myc。Myc 癌蛋白家族的功能与我们在第 4 章、第 5 章和第 6 章中提到的癌蛋白非常不同。其他癌蛋白特别是 Ras 和 Src，在细胞膜附近作用并引发复杂的级联信号，激活细胞内信号转导蛋白，最终激活核转录因子。相比之下，Myc 和它的同源蛋白存在于核内，并发挥促生长转录因子的功能（信息栏 8.5）。

信息栏 8.5　许多癌蛋白具有转录因子的功能　Myc 只是许多能行使癌蛋白功能的转录因子中的一员（表 8.2）。最先提到这类癌蛋白是在即早期基因 *myc*、*fos*、*jun*

的讨论中（6.1 节），这些基因编码的转录因子具有癌蛋白的功能。此后，我们认识了 STAT 蛋白（6.8 节），NF-κB、Notch 和 Gli（6.2 节）蛋白，这些蛋白质也具有双重作用。这些不同的转录因子作用于许多目的基因，来诱发一系列与细胞转化相关的表型。

表 8.2　编码具有癌蛋白功能的转录因子基因的特征 [a]

转录因子	代表基因
亮氨酸拉链+碱性 DNA 结合结构域	*fos*、*Jun*
碱性螺旋-环-螺旋（bHLH）	*myc*、*N-myc*、*L-myc*、*tal*、*sci*
锌指	*myl/RARa*、*erbA*、*evi-1*、*gli-1*
同源框	*pbx*、*Hoxb8*
其他	*myb*、*rel*、*est-1*、*est-2*、*fli-1*、*spi-1*、*ski*

a. 基因是根据其编码蛋白的结构特征分类的。

改编自 T. Hunter, *Cell* 64: 249-270, 1991.

目前仍不清楚这些转录因子的全部靶基因，之所以缺乏对该方面的了解，是因为在实验水平上很难确定这些转录因子（TF）激活或者抑制的基因。随着染色质免疫沉淀（ChIP）技术的发展，通过鉴定转录因子可能结合的转录启动子区域，将有希望解决这个问题（补充信息栏 8.3）。然而，ChIP 技术也无法完全解决这个问题，因为转录因子结合在染色体 DNA 序列后，也无法保证转录因子能通过该段序列调控基因的表达。实际上，对于很多转录因子来说，ChIP 鉴定出的结合区域中只有一小部分（例如，20%或 30%）能确定是转录因子发生作用的重要位点。

这 3 个 Myc 家族蛋白属于一个庞大（多于 100 个成员）的 bHLH 转录因子家族。它们以共同的三维结构命名。这个三维结构包括一个碱性的 DNA 结合结构域，以及与之相连的一个由氨基酸序列构成的“α 螺旋-环状结构-α 螺旋”结构。该转录因子家族成员能与自身或者其他成员形成同源或者异源二聚体。这类二聚体复合物随后与被称为 E-box（由 CACGTG 序列组成）的特异性调控序列所结合，E-box 序列存在于其调控的目的基因的启动子区域（图 8.27A）。

这种情况下，Myc 作为转录因子是起促进作用还是抑制作用，不仅由它自身水平决定，还由与它结合的 bHLH 蛋白水平决定。后者能够增强或者抑制 Myc 作为转录激活因子的功能。Myc 蛋白的磷酸化能调节它的功能及稳定性，当 Myc 与能促进转录激活的 bHLH 配体 Max 结合后，Myc-Max 异源二聚体转录因子将有效地促进一群目的基因表达，其中许多基因的产物对细胞周期具有潜在的促进细胞增殖效应。

（虽然 Myc 受有丝分裂信号的强烈影响，但 Max 的水平在细胞内保持相对稳定。因此，当细胞在血清促有丝分裂原中培养时，Myc 会大量累积；相反，当移除血清中促有丝分裂原时，Myc 的水平将急剧下降。这意味着 Myc-Max 异源二聚体的水平在正常细胞中是由有丝分裂信号所调控的。）

近期的研究表明，Myc 的功能比本书讨论到的其他转录因子更加独特。其他的转录因子可能仅参与转录起始（图 1.18）。但是，对于许多基因来说，当 RNA 聚合酶 II 开始

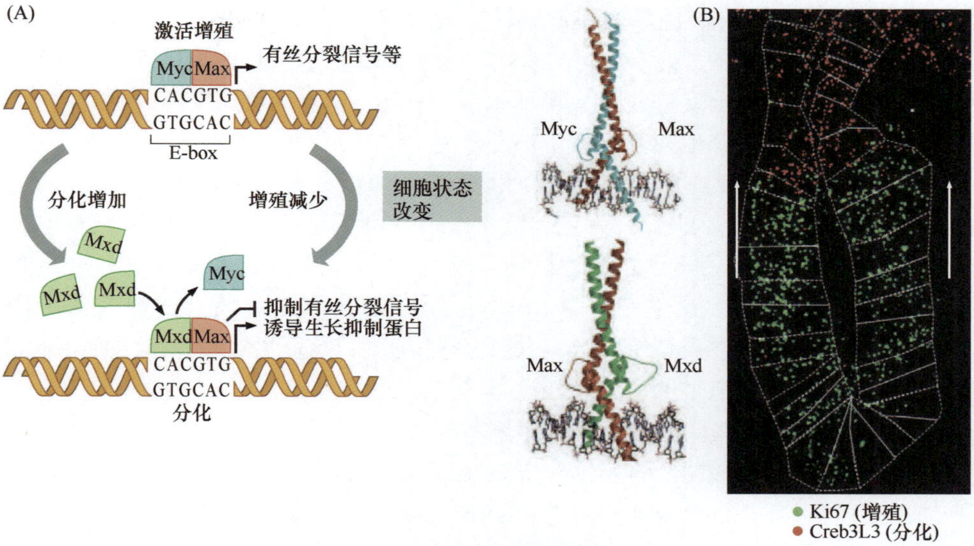

图 8.27　增殖与分化　(A) Myc 属于 bHLH（碱性螺旋-环-螺旋）转录因子家族，能形成异源二聚体，调控一系列具有 E-box 序列（左侧）基因的转录。Myc-Max 复合物可以将 RNA 聚合酶 II 复合物从位于转录起始位点下游的暂停位点释放，促进早期转录延伸，使其继续转录，并合成完整长度的前体 mRNA 转录物；Mxd-Max 复合物则抑制该酶释放。当细胞分化时，Mxd 会逐渐增多，Myc 被 Mxd 取代，抑制细胞分化的 Myc-Max 复合物消失（左侧）。这些跨在 DNA（右侧）上的复合物的真实分子结构揭示了这些蛋白质为什么被称为碱性螺旋-环-螺旋转录因子。(B) 其他组织中也能观察到增殖与分化的互抑作用。利用一种高灵敏的原位杂交技术，能在小鼠小肠的单个细胞中检测到单一基因的 mRNA 分子（图 7.24）。绿点是编码 Ki67 的 mRNA 分子（代表活跃增殖），而红点则是编码 Creb3L3 的 mRNA 分子（代表肠上皮细胞分化）。这两种 mRNA 分子的表达是互斥的，当细胞从一个位置向上迁移到另一个位置时，它的增殖/分化的状态会立即发生改变，这个过程在 1h 内即可完成。（Myc 及其伴侣在该交换中没有显示。）（A，右图，引自 S.K. Nair and S.K. Burley, *Cell* 112: 193-205, 2003. B，引自 S. Itzkovitz et al., *Nat. Cell Biol.* 14: 106-114, 2011.）

转录后，会在一个位于转录起始位点下方约 50bp 处的位点暂停。此时，Myc-Max 异源二聚体结合到 DNA 上，与 RNA 聚合酶 II 复合物发生作用，使其通过暂停位点，并继续转录整个基因，即延伸 RNA 转录物。如果没有 Myc-Max 的作用，RNA 聚合酶 II 将停止在该暂停位点。在一项研究中发现，70%活跃转录的基因在这些暂停位点中都有 Myc-Max 异源二聚体结合。（这个数据引发了一个有趣而又有待于解决的悖论：在活跃生长的细胞中，Myc 结合的基因数超过了在该细胞中 Myc 分子数的总量！）

在后面的章节中将会提到 bHLH 蛋白会参与到某些组织特异性的分化过程中。通过中介分子，Myc 阻止其他 bHLH 转录因子，执行不同的分化过程。因此，当活跃生长的细胞还没有进入有丝分裂后期的分化状态时，Myc 可以促进细胞增殖并阻断细胞分化，这是一种非常精确的生物学调控行为（图 8.27B）。然而，当细胞增殖减缓并开始分化时，因为 Mxd 蛋白水平升高，替代了复合物中的 Myc，Myc-Max 复合物解离（图 8.27A）。后来形成的 Mxd-Max 复合物不再刺激转录，使许多人体组织细胞进入有丝分裂后期的分化状态。

Myc 与许多细胞周期调节的机制紧密相关。最初观察到许多癌基因的相互作用使得啮齿类动物的正常细胞转化为癌细胞。我们之后会在第 11 章重温癌基因的相互作用。

可以肯定地说，*ras* 和 *myc* 癌基因在细胞转化过程中具有高效的协同作用，意味着它们对该过程都有独特的贡献。类似地，在细胞转化中发现一个 *ras* 癌基因与腺病毒 E1A 癌基因具有协同效应。综上，这些结果揭示了 *myc* 和 E1A 基因在该试验条件下具有类似的作用，但它们如何精确地相互作用仍旧是个谜。

E1A 癌蛋白能结合到 pRb 及其 p107 和 p103 同源蛋白上，并使其失活。该作用提示 Myc 蛋白可能对这些重要的蛋白具有类似的作用，特别是对 pRb 的作用。但是，Myc 与 pRb 的直接联系却被否定了。我们已经了解到 Myc 能调节一系列细胞周期重要分子的表达。当具有 *myc* 癌基因的细胞中 Myc 处于异常高水平时，将会促进这些分子的表达，细胞呈现的生理状态类似于 pRb 功能缺乏的细胞。这两种改变都会使细胞脱离 G_1 期的正常调控，而异常通过 R 点。

细胞周期蛋白 D2 基因是 Myc 的众多靶基因之一（图 8.28）。细胞周期蛋白 D2 的高表达会引起 pRb 的低磷酸化（图 8.22）。Myc 还能促进 CDK4 的基因表达，CDK4 表达上调后形成细胞周期蛋白 D-CDK4 复合物使 pRb 低磷酸化，与此同时还能偏离 CDK 抑制因子 $p27^{Kip1}$，进而从抑制作用中释放细胞周期蛋白 E-CDK2 复合体（图 8.17）。Myc 也能促进 Cul1 蛋白的表达，Cul1 蛋白在泛素化降解 CDK 抑制因子 $p27^{Kip1}$ 的过程中起到核心作用。Myc 驱动的多种基因表达改变通过一种或者其他多种方式推动细胞通过 G_1 期。

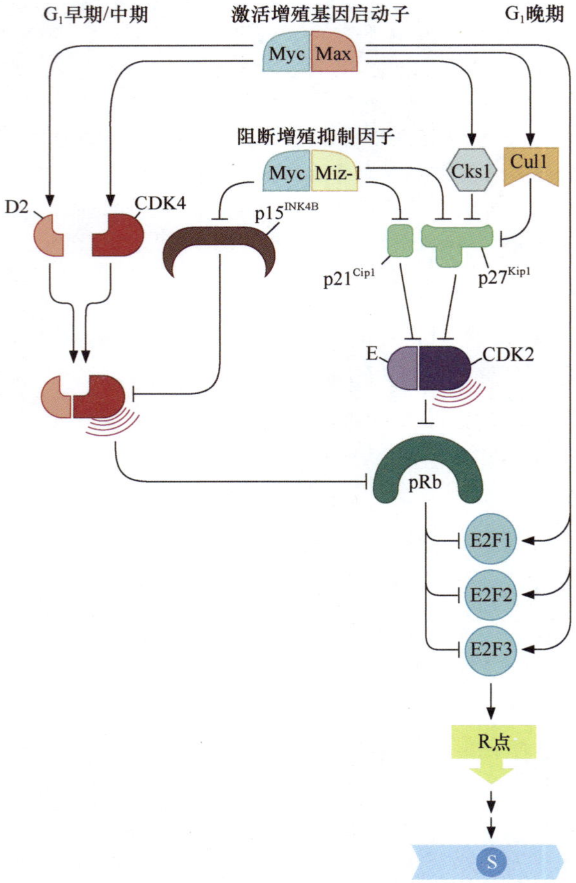

图 8.28 Myc 在细胞周期时钟中的作用 Myc 蛋白与其伴侣 Max（顶端）共同作用调节许多细胞周期进展的正调控和负调控因子。例如，Myc-Max 异源二聚体能诱导生长促进蛋白 cyclinD2 和 CDK4（左边）的表达，它们能促进细胞通过 G_1 早期。与此同时，Myc 不仅能上调 Cul1 和 Cks1（能够降解 CDK 抑制因子 $p27^{Kip1}$，右上方，如图 8.37B 所示）的表达，还能上调 E2F1、E2F2 和 E2F3（右边，下方）的表达，Myc 促进细胞进入 S 期。此外，Myc 作为 Miz-1 的伴侣，还可以抑制 $3p15^{INK4B}$、$p21^{Cip1}$、$p27^{Kip1}$ 的表达，再一次在 G_1 早期、中期、后期发挥作用。

Myc 可以通过与另一个转录因子 Miz-1 的作用，行使转录抑制因子的功能（图 8.28）。Myc 能抑制那些编码 CDK 抑制因子 $p15^{INK4B}$ 和 $p21^{Cip1}$ 的基因表达，这种作用能分别抑制 CDK4/6 和 CDK2 的功能。我们即将在后面提到，TGF-β 会利用这两种 CDK 抑制因子来阻止细胞通过 G_1 期。因此，Myc 通过抑制这两个 CDK 抑制因子的表达，对 TGF-β 的生长抑制功能发挥拮抗作用。这表明了肿瘤细胞处于存在正常细胞增殖抑制因素的情况下（如周围环境存在 TGF-β），还能通过这种重要的方式继续增殖。

最后，Myc 能够诱导编码 E2F1、E2F2 和 E2F3 转录因子蛋白的基因表达。如前所述，这些 E2F 转录因子是被 pRb 及其两个同源蛋白所负调控的。通过使这些促生长转录因子在细胞内积累，Myc 再次打破平衡，促进细胞增殖。

如今，我们开始了解 Myc 癌蛋白是如何有效地调节细胞异常增殖的，其中涉及对细胞周期时相中各种信号传入和传出的调控。这些关键蛋白的水平变化会引起增殖促进和抑制平衡机制的变化，极大地促进了 pRb 失活及细胞生长。

Myc 的很多功能都是干扰细胞周期装置。之前章节中提到的内容能很好地解释 Myc 使细胞增殖脱离调控，并以这种方式促进癌症的发生发展的原因。Myc 的功能代表着细胞生理学中的一个通用规则，而这个规则将影响我们贯穿全书的讨论内容。我们反复提到，像 Myc 这类的蛋白质会启动或关闭下游靶基因，这样表述是为了简化细胞内实际发生的生物学变化。事实上，大多数调节子并非通过完全开启或者关闭靶蛋白来发挥作用，而是逐渐地提高或降低下游靶蛋白的水平。实际上，它们重置了调控转盘，进而改变了信号平衡，使其有利于或不利于某种细胞反应。

也许最能形象地展现 Myc 强大的促有丝分裂能力的实验就是将其改造成融合了雌激素受体（ER）的融合蛋白并使其持续高表达。当缺乏雌激素配体时（如雌激素或他莫昔芬），Myc-ER 融合蛋白在细胞质中处于非激活的沉默状态（5.8 节）。当添加雌激素时，这个融合蛋白就从沉默状态中苏醒，迅速入核，并行使正常 Myc 转录因子的功能。当在表达 Myc-ER 融合蛋白的血清饥饿休眠期细胞（处于 G_0 期）中加入雌激素或者他莫昔芬（但仍在无血清培养基中）时，这些细胞将进入 G_1 期，并向 S 期进行（图 8.29）。这表明在缺乏血清相关的促分裂剂的环境下，Myc 单独作用就能解除所有约束 G_0 期细胞增殖的因素，从而一直推动细胞度过 G_1 期。在通常情况下这项进程需要大量且充分的生长因子刺激才能进行。除了 Myc 以外，还有许多其他的转录因子也能行使广泛的癌蛋白功能（表 8.2）。

对果蝇细胞中 Myc 的功能研究得知，Myc 还对许多细胞周期机制以外的其他目标基因起作用（图 8.30A）。检测这些基因后发现 Myc 在胞内的广泛效应是促进细胞生长，从视觉上而言就是增加细胞的体积。[事实上，Myc 调节的促生长基因数量（包括促进蛋白质合成和整体的能量代谢）超过了 Myc 作用于细胞周期进程的基因。] 对哺乳动物细胞也有指示意义：假设人类的细胞也要长到最小生存体积才能够顺利完成整个细胞周期，Myc 的功能则是通过促进细胞体积增长到最小生存体积，从而保证细胞进入分裂周期而增殖。该效应与 Myc 另一种功能具有协同作用，即调节许多控制细胞通过 R 点的关键蛋白。在癌症的发病机制中，Myc 似乎还具有其他的生物学功能，如其在胚胎干细胞（ESC）中对肿瘤形成的影响（图 8.30B）。总之，Myc 能够调控成千上万个哺乳动物基因的表达，其在细胞周期进程、细胞生长方面的功能及这里提及的功能都只是它诸多功能的一部分。

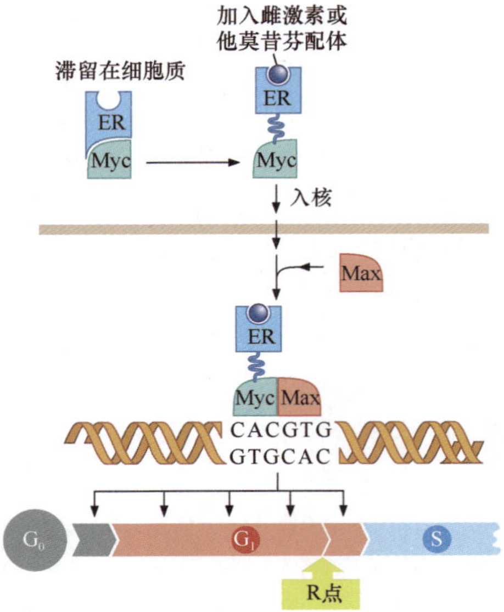

图 8.29　Myc 癌蛋白的效应　通过一个融合雌激素受体（ER）蛋白（蓝色）的实验阐释了 Myc 癌蛋白的广泛效应。当缺乏 ER 配体如雌激素或他莫昔芬时，Myc-ER 蛋白在细胞质中处于沉默状态（与热休克蛋白作用，未显示）。当添加雌激素或他莫昔芬时，Myc-ER 蛋白迅速入核，与 Max 一起在数分钟内激活 Myc 的靶基因。这种激活能够使处于血清饥饿的 G_0 期细胞重新活化并通过 G_1 期进入 S 期，意味着 Myc 能作用于 G_1 期和 G_0 期的多个靶点，推动细胞周期进程。

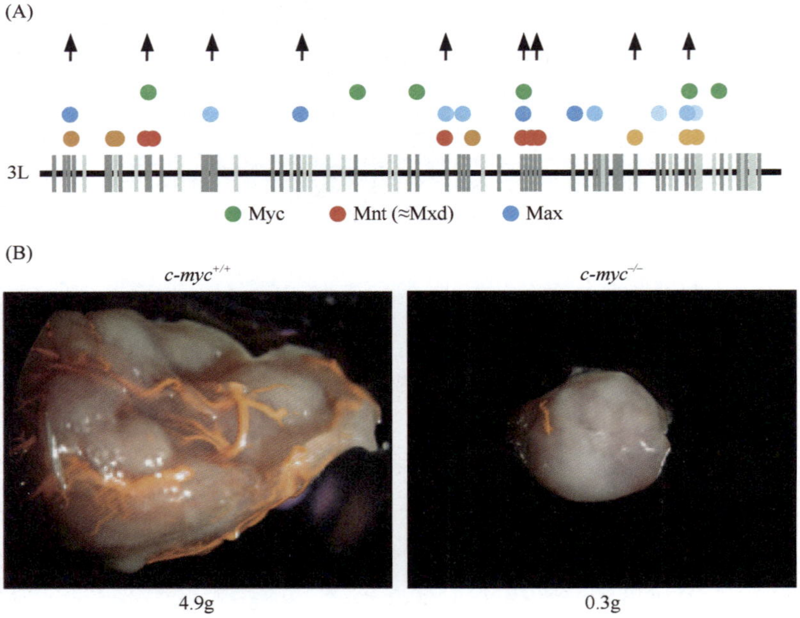

图 8.30　Myc 的广泛效应　Myc 对细胞的效应不仅仅是对细胞周期的调控。（A）果蝇细胞的系统研究显示，Myc、Max 和与 Mxd 相关的 Mnt 转录因子作用的靶基因数量很多，并分散排布在 4 条染色体上。该研究分析了果蝇 Myc（绿圈）、Mxd 样 Mnt（红圈）及 Max（蓝圈）作用于特异 DNA 序列的能力，但这里的结果仅显示了 3 号染色体的长臂（3L）。总之，这项研究表明约有 2000 个果蝇基因启动子与一个或者更多的 bHLH 蛋白有关，大多数启动子相关的基因能被 bHLH 转录因子二聚体上调或者下调。箭头指示的基因是 Myc 在哺乳动物细胞中靶基因的同源基因。（B）其他生物学实验中显示出 Myc 具有多效功能，如小鼠胚胎干细胞（ESC）的致瘤性。野生型 ESC（左边）形成巨大、高度血管化的肿瘤（橙色血管），缺乏 Myc 功能（右边）的细胞则不能成瘤，因为无法形成丰富的血管供应系统。这两种细胞在体外的生长速度相同。（A，改编自 A. Orian et al., *Genes Dev*. 17: 1101-1114, 2003. B，引自 T.A. Baudino et al., *Genes Dev*. 19: 2530-2543, 2002.）

8.10　TGF-β 抑制 pRb 磷酸化引起细胞周期阻滞

TGF-β 是一种主要的生长抑制信号，如果正常细胞特别是表皮细胞要转化成肿瘤细胞，必须存在一套逃避 TGF-β 的机制。我们将会在第 13 章和第 14 章讨论 TGF-β 还会通过强制细胞改变分化程序，来发挥另一种完全不同的作用。但这种表型的变化实际上往往都有利于肿瘤发生，因为这些表型改变使癌细胞提高了锚定非依赖性生长、血管生成及侵袭能力。

TGF-β 有两种主要作用：一种是抑制肿瘤细胞生长，另一种是促进肿瘤细胞生长。这两种作用显然互相拮抗。癌细胞往往能够解决这种困境，学习如何逃避 TGF-β 的抑制作用却又完整保留另一种作用，如促进肿瘤细胞的侵袭能力。毫不意外的是，TGF-β 的抑制作用直接或间接作用于 pRb，pRb 是决定细胞是否增殖的中心调控分子。

我们之前学习了 TGF-β 具有独特的受体，该受体能利用其胞内结构域（而不是酪氨酸激酶）的丝氨酸/苏氨酸激酶发出信号。这些信号已知的初级靶点是 Smad 转录因子家族的蛋白。一对 Smad2（或 Smad3）蛋白分子一旦在细胞质中被 TGF-β 受体磷酸化，它将与 Smad4 蛋白作用（后者并不是受体的磷酸化底物），形成异源三聚体蛋白复合物，入核发挥转录因子的功能（图 6.29D）。

正如我们之前提到的，在细胞周期调控中，TGF-β 最重要的作用靶点是两个编码 CDK 抑制因子 $p15^{INK4B}$ 和 $p21^{Cip1}$ 的基因（图 8.14A），它们的启动子区域中都含有 CAGAC，能募集 Smad3-Smad4 转录因子的异源三聚体复合物。一个 Smad 复合物仅靠自身无法激活这些基因的转录，它会与另一个转录因子 Miz-1 共同作用。Miz-1 在上一节中提到过，它能够与这两个基因启动子区域的邻近 DNA 序列结合从而激活转录（图 8.31，左边）。

我们之前就注意到，Myc 癌蛋白对这两个基因具有相反作用，与 Miz-1 共同作用阻断这两个 CDK 抑制因子的诱导表达。通过抑制编码 $p15^{INK4B}$ 和 $p21^{Cip1}$ 的基因表达，Myc 消除了细胞周期进程中的两个主要阻碍分子（图 8.28）。*myc* 基因产生的高水平 Myc 确保了这两个 CDK 抑制因子的表达能被抑制，从而为细胞周期进程铺平了道路。

在正常细胞中，TGF-β 需要具有决定细胞是否增殖的最终决定能力。为此，TGF-β 必须能抵抗任何 Myc 释放的信号。为了完成这一过程，TGF-β 必须确保 Myc 不会激活抑制因子 $p15^{INK4B}$ 和 $p21^{Cip1}$ 的表达。因此，在正常细胞中，TGF-β 通过阻断 *myc* 原癌基因的表达，使 Myc 远离这些基因的启动子区域（图 8.31，右边）。*myc* 基因启动子上具有一个 TGF-β 激活的 Smad3 转录因子能够结合的序列。邻近这段序列的是可以被 E2F4 或者 E2F5 结合的序列，这两个 E2F 转录因子能够抑制转录（8.7 节）。Smad3 通过与 E2F4/E2F5 加上 p107 形成一个三聚体复合物阻断 Myc 的转录，从而消除细胞调控回路中 Myc 蛋白的生长促进效应。一旦 TGF-β 成功地从 CDK 抑制因子 $p15^{INK4B}$ 和 $p21^{Cip1}$ 的启动子区域移除 Myc，TGF-β 将再利用 Smad3-Smd4 复合物，协同 Miz-1，一起激活这两个启动子，诱导这些重要的 CDK 抑制因子表达（图 8.31，左边）。

许多类型的癌细胞想要顺利生长，都需要逃避 TGF-β 的生长抑制作用。更特别的是，这些癌细胞依赖高水平的 Myc 转录因子来促进增殖，因此必须抑制 TGF-β 的作用来释放 *myc* 转录。这就解释了为什么在一项研究的 12 例人类乳腺癌细胞中，*myc* 的表达对

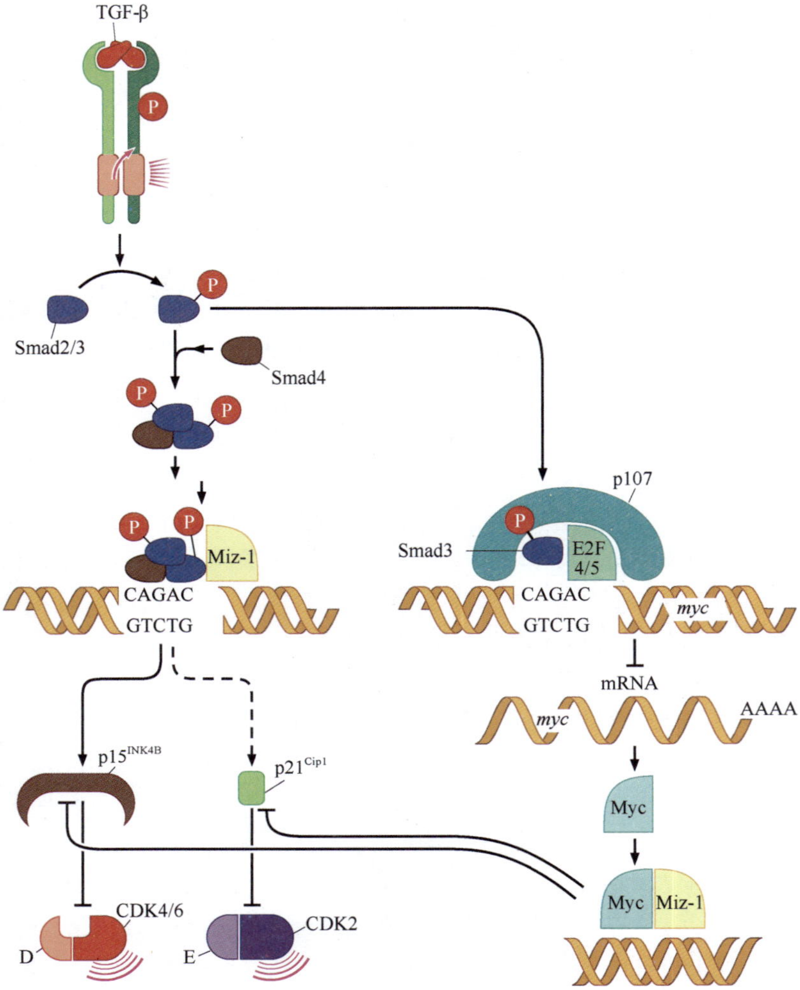

图 8.31　TGF-β 和 Myc 的拮抗作用　TGF-β 利用其受体引起一些 Smad 蛋白磷酸化，如 Smad2 和 Smad3（左上）。两个磷酸化的 Smad2/3 随即与 Smad4 形成异源三聚体复合物，该复合物入核后与 Miz-1 协作诱导 CDK 抑制因子 $p15^{INK4B}$ 和（微弱地）$p21^{Cip1}$ 表达。Myc 与 Miz-1 则抑制这些 CDK 抑制因子的表达。然而，该 Myc 的功能却能被 TGF-β 率先阻断，TGF-β 使 Smad3 与 E2F4（或 E2F5）加上 p107 形成复合物，抑制 *myc* 基因的表达，从而下调 Myc 的水平。这个过程能确保 TGF-β 诱导两个 CDK 抑制因子的表达，即 $p15^{INK4B}$ 和 $p21^{Cip1}$，进而在 G_1 早期/中期阻断细胞周期进程。

TGF-β 施加的抑制作用没有任何反应，尽管其中的 11 例中 TGF-β 仍然能诱导许多其他的细胞反应（因为 *myc* 基因在这些肿瘤中都是野生型的，这意味着某些负责这类基因表达的转录因子出现了异常）。类似地，当 *myc* 突变为癌基因后，这些基因的启动子结构发生了改变，不再对 TGF-β 诱导的抑制作用产生反应。一旦解除了对 *myc* 癌基因的这种抑制，它的蛋白产物 Myc 就会阻止两个 CDK 抑制因子（即 $p15^{INK4B}$ 和 $p21^{Cip1}$）的表达，使其持续维持在一个极低水平。正如之前所提及的，这有助于创造一个允许细胞快速增殖的条件。

通常情况下，癌细胞极力避免 TGF-β 的生长抑制作用，却保留对细胞生长有利的其他 TGF-β 反应。这种逃避 TGF-β 介导的生长抑制的作用通常是通过失活 pRb 信号通路来实现的。在正常细胞中，pRb 对细胞增殖起到“刹车”的作用，它对 TGF-β 起始的信号产生应答而引起细胞增殖停滞。因此，如果通过之前所述的一种机制，使 pRb 蛋白从调控环路中失活，TGF-β 阻滞生长的能力就会被大大地削弱，因为 TGF-β 诱导的 $p15^{INK4B}$ 不能有效地抑制细胞周期的进程。

也会出现 TGF-β 的部分失活，如 Smad2 蛋白编码基因的突变，这些突变经常发现于结肠癌中。Ski 癌蛋白质似乎也能类似地部分削弱 TGF-β 诱导的抗有丝分裂反应（表 3.3）。该蛋白及其亲缘蛋白 Sno 都能与 Smad3-Smad4 转录因子复合体相结合，并阻断后者抑制 *myc* 基因转录的能力。

在一半的胰腺癌中和超过 1/4 的结肠癌中都具有 Smad4 蛋白的失活突变。由于缺乏 Smad4，无论是 Smad2-Smad4 还是 Smad3-Smad4 复合物都无法形成。这两个复合物是 TGF-β 受体派出的、进入细胞核抑制细胞增殖的主要分子。

一些癌细胞具有更加厉害的逃避策略，它们通过失活编码 TGF-β 受体的基因来关闭其产生的所有反应。例如，绝大部分具有“微卫星不稳定性”（一种会引起高频突变的状态，见 12.4 节）的结肠癌存在突变失活的 TGF-βⅡ受体。当这些细胞需要逃避 TGF-β 的生长抑制作用时，它们也需要放弃 TGF-β 可能在肿瘤发生发展中带来的潜在益处，如 TGF-β 促进癌细胞获得侵袭性的恶性表型的能力。

8.11　pRb 的功能与分化调控是密切联系的

正如我们反复在前文提及的，细胞分化对癌症的发生是一个至关重要的过程。我们甚至可以简单地认为体内的细胞存在两种不同的生长状态。其一是它们可能处于相对未分化的状态，在这个状态中，它们保留接收到促增殖的有丝分裂信号后继续分裂的能力。本质上，这是干细胞才有的行为。另外一种状态就是细胞脱离这种未分化的状态而进入另一种分化程度更高的状态，于是它们失去了继续增殖的能力，进入有丝分裂后期。这些重要的细胞生物学事件必须从分子调控的角度进行解释，这些分子事件决定着细胞是保持在活跃的生长-分裂周期（仅可逆性地进入 G_0 期），还是从这一周期中不可逆地退出进入有丝分裂后期，即分化状态。

在对多种类型肿瘤细胞的形成的研究过程中可以清楚地观察到细胞增殖与分化的对应过程（在肿瘤细胞中分化被部分或完全阻断了）（信息栏 8.6），知道了这一点，我们可能会问，在肿瘤形成的过程中，是否必须在细胞调控环路中发生两次独立事件——一个事件是细胞增殖失控，另一事件则是阻断细胞分化。还是有另外一种比较简单的方式，即细胞内某些单次事件就能同时导致增殖失控和分化受阻。

信息栏 8.6　分化阻滞伴随着肿瘤的发生发展　一些造血系统的恶性肿瘤，如白血病，可以分为慢性和急性两种。慢性白血病，如慢性髓细胞性白血病（CML），由很多比较成熟、相对分化的细胞造成，可以迁延数年而不对生命构成威胁（图 8.32）。在一些 CML 病例中，经过 3～5 年的进展会突发高度恶变，变成该种疾病的恶性形式，称为“原始细胞危象（急性期）”。急性期白血病的细胞来源于该疾病慢性阶段时相同的细胞克隆，但是它们分化程度低并且不停地增殖，最终发展成为一种难以治疗并危及生命的疾病。慢性阶段的白血病，患病细胞似乎来自具有自我更新能力的干细胞的突变，但是此时该疾病保持相对良性的性质，因为这些突变细胞能够正常分化成有丝分裂后期的中性粒细胞。当这种分化能力被阻断（通过一些仍未知的遗传改变）时，细胞会受阻于一个低分化程度的干细胞（红细胞或者骨髓细胞类型）阶段，不断增殖，并且子代细胞也无法进入高分化程度的后有丝分裂后期。

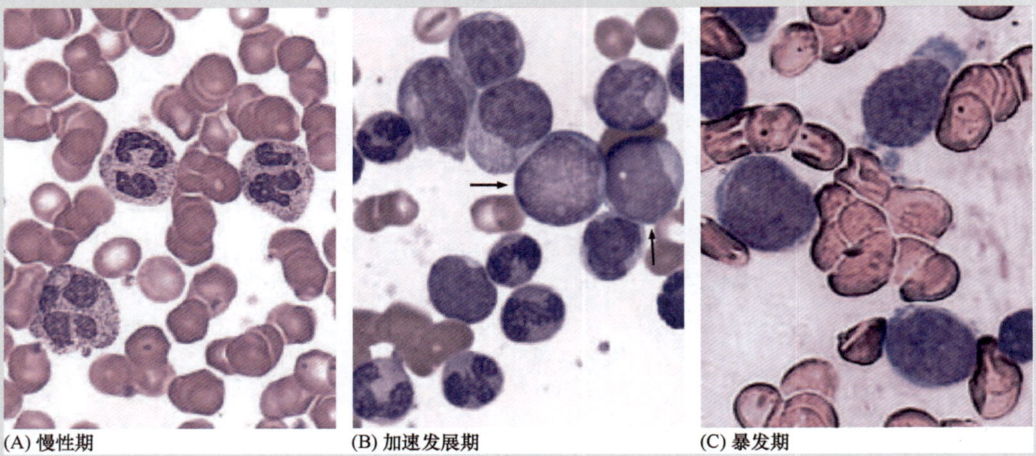

图 8.32　疾病进展及去分化　（A）慢性髓细胞性白血病（CML）产生的血液中的中性粒细胞几乎是完全分化的（紫色细胞，多核）。粉色的细胞是红细胞。（B）多年后，当该疾病从慢性期进入加速时，这些分化程度较高的中性粒细胞会迅速被分化程度较低的原始细胞取代（箭头）。（C）最后，这种加速期会进展为“原始细胞危象”。最后这一阶段将出现急性白血病干细胞的行为。这种白血病干细胞在慢性阶段就已存在，但在急性期失去了分化能力。［A 和 B，感谢 P.G. 马什拉克（P.G. Maslak）。C，感谢美国血液学学会图像库（The American Society of Hematology Image Bank）。］

关于视网膜发育的体内研究和肌细胞分化的体外研究支持后一个观点，即这两个过程之间存在着密切的调控偶联机制。在对视网膜的研究中，pRb 功能缺陷的视网膜前体细胞会阻止杆状感光细胞的正常分化（图 8.33A）。在这些显微图片中，视网膜前体细胞中的 *Rb* 基因散在失活，会导致生成有缺陷的视杆细胞，呈斑片状存在。

一个肌肉生成的实验模型同样能够阐明细胞周期与分化之间的联系。相对未分化的肌原细胞能在体外诱导为肌细胞（肌肉细胞）。通过实验手段提高 $p16^{INK4A}$ 或者 $p21^{Cip1}$ CDK 抑制因子的表达水平可以强制阻断肌原细胞在细胞周期 G_1 期，引起肌原细胞在不能发生分化的条件下（如培养基中高水平的血清生长因子）发生分化（图 8.33B）。同时缺乏两个 *Rb* 基因拷贝并无法表达 pRb 的遗传修饰小鼠的肌原细胞，对转入 $p16^{INK4A}$ 或者 $p21^{Cip1}$ 编码基因引起的分化诱导不能产生响应。此外，在肌原细胞中过表达细胞周期蛋白 D1（促进 pRb 磷酸化及失活）会阻断移除培养基中的生长因子诱导的细胞分化。上述实验都表明低磷酸化的 pRb 是停止肌原细胞增殖和促进它们分化成为肌细胞这两个表面上不相关的功能所必需的。

其他不同的调控因子对分化的共同作用也被揭示出来，其中最引人注目的就是同时

敲除 $p27^{Kip1}$ 和 Mxd 后的粒细胞由于无法积累 $p27^{Kip1}$，并进而阻断细胞在 G_1 期，同时失去了 Mxd 对 Myc 抑制分化的拮抗作用，结果导致细胞无法发生分化（图 8.33C）。

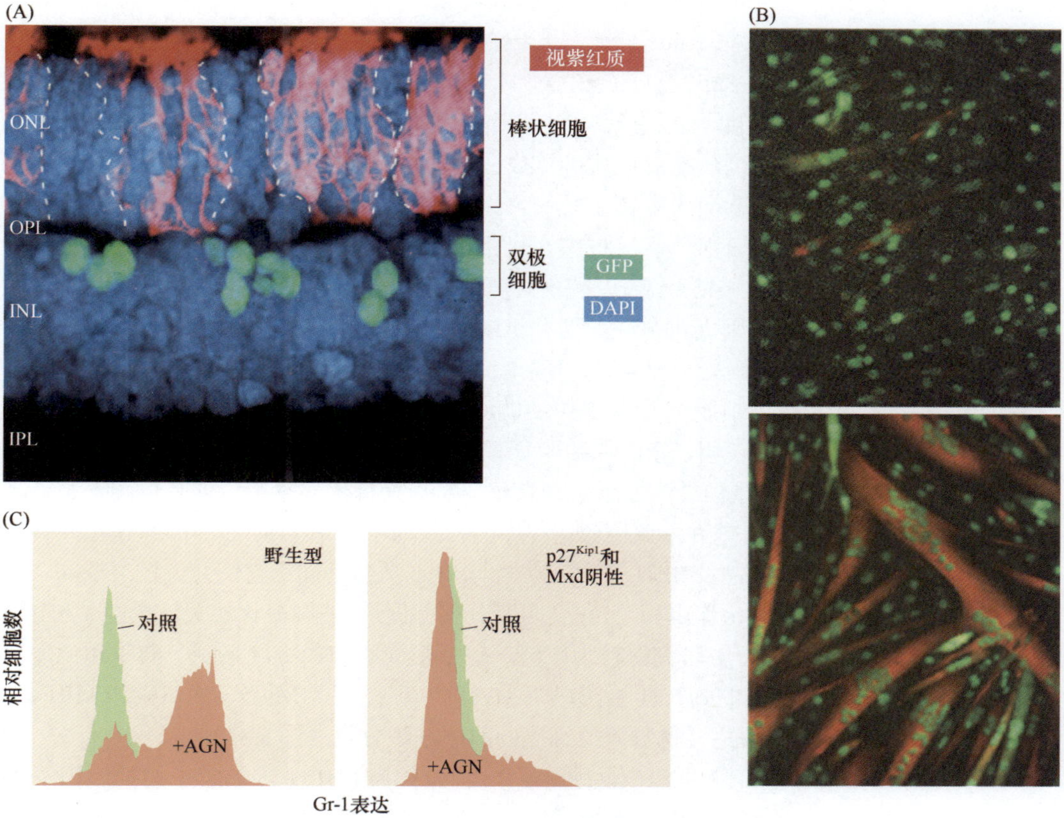

图 8.33　粒细胞、视网膜细胞和肌细胞的分化　（A）视网膜细胞的正常分化依赖 pRb 的存在。正常情况下，视网膜祖细胞向上移动并分化成为不同类型的特化细胞。在两周龄的小鼠眼中，分化成熟的视杆细胞可见表达视紫红质受体蛋白（红色），而未成熟的细胞（虚线）则不表达该蛋白，只能看到被 DAPI 染料标记的 DNA（蓝色）。后者细胞位于带有 GFP 标签的双极细胞之上，带 GFP 标签的双极细胞能标记祖细胞在向上迁移之前失去 *Rb* 基因时的位置。（B）肌原细胞是分化程度较低的肌细胞（肌肉细胞）的前体，能在体外培养并保持低分化状态（上方）。然而，不同的生理信号会刺激它们分化成为肌细胞，然后融合形成肌肉纤维（红色，下方）。例如，去除培养基中的血清（以及相关的生长因子）会导致肌原细胞发生分化。很多实验证明 pRb 的磷酸化失活会抑制细胞分化。相反地，阻止 pRb 磷酸化的信号会有利于诱导分化。（C）Mxd（Myc 拮抗分子，如图 8.27A 所示）和 $p27^{Kip1}$ 促进分化的协同作用显示早幼粒细胞能在 RXR 核受体激动剂的拮抗作用下被诱导分化成 Gr-1 抗原阳性的粒细胞。这个称为 AGN194024（AGN）的激动剂能用来诱导野生型早幼粒细胞（左边）或者敲除 Mxd 和 $p27^{Kip1}$ 的早幼粒细胞（右边）而发生分化。图中可见 Gr-1 分化抗原在大多数野生型细胞中增加了至少 20 倍，而在双敲除的细胞中基本不受影响（如果没有轻微减少的话）。（A，引自 S.L. Donovan and M.A. Dyer, *Vision Res*. 44: 3323-3333, 2004. B，引自 E.M. Wilson et al., Mol. Biol. *Cell* 15: 497-505, 2004. C，引自 G.A. McArthur et al., *Mol. Cell Biol*. 22: 3014-3023, 2002.）

细胞周期的调控与分化之间的其他分子联系也得到了一定程度的揭示。例如，外源表达 CDK 抑制因子，如 $p21^{Cip1}$ 或者 $p27^{Kip1}$，能够诱导神经母细胞瘤、初级神经元细胞

（青蛙）和髓单核白血病细胞分化，而外源表达 E2F4（一类抑制性的 E2F，见 8.7 节）会诱导神经元前体细胞分化。遗传敲除该转录因子（因此具有 $E2f4^{-/-}$基因型）的小鼠会由于胚胎无法发生分化而死于妊娠期。C/EBPβ 转录因子联合 pRb 的作用能诱导脂细胞（脂肪细胞）分化，而 CBFA1/Runx2 转录因子结合于 pRb 并与其共同作用能诱导成骨细胞分化。$p27^{Kip1}$ 的同源蛋白 $p57^{Kip2}$ 的表达对 MyoD 稳定是很重要的，MyoD 是一个能够帮助肌细胞调控分化程序的转录因子。最后，维甲酸能通过降解细胞周期蛋白 D1 作为机制之一，诱导急性早幼粒细胞白血病细胞发生分化。

至少在目前研究较为透彻的生物系统中，多种实验结果都表明了调控 pRb 及其同源蛋白磷酸化状态的机制是细胞分化过程中一个活跃的参与机制。更加特别的是，促进 3 个口袋蛋白（pRb、p107、p130）高度磷酸化（功能失活）的信号能够阻断分化，而阻止 pRb 高度磷酸化的信号则促进分化。这种机制的关联纽带在很多细胞中仍不明晰，暗示着可能还会存在另一个尚处于推测中的理论：当细胞决定退出活跃的细胞周期而进入分化时，它会在 pRb 发挥细胞命运主宰作用的 G_1 期退出细胞周期。

另一种生化实验证据表明，分化和细胞周期之间的重要耦合点是 Myc 蛋白。正如之前提到的（8.9 节），Myc 蛋白会改变增殖和有丝分裂后期分化的平衡，使其更利于增殖。为了解该机制，我们需要清楚许多调控分化程序的转录因子都是像 Myc 一样的 bHLH 转录因子家族的成员。然而，这些 bHLH 蛋白的功能与 Myc 非常不同：它们会调控复杂的、组织特异性的分化程序，而Myc作用相反，它会阻断分化并促进增殖。分化相关转录因子bHLH在不同谱系细胞的胚胎发育中研究得较为广泛，包括形成肌肉、神经系统、胰腺和免疫系统的细胞。例如，4 个不同的 bHLH 蛋白，即 MyoD（见上文）、Myf5、成肌素和 MRF4，通过调控各种特异的分化程序，诱导肌原细胞向肌肉细胞分化（图 8.33）。

Myc 能够提高 Id1 和 Id2 蛋白表达水平，后者能作为 bHLH 转录因子的抑制因子来促进分化。Id1 和 Id2 也属于 bHLH 转录因子家族的成员（Id1～Id4）。Id 蛋白能显性负调控其他 bHLH 转录因子（图 8.34）。此外，Id 还能与 bHLH 转录因子形成异源二聚体，它们不具有 DNA 结合能力（因为它们缺少 DNA 识别的结构域）。这揭示了为何 Id 蛋白能作为 bHLH 诱导分化转录因子的抑制因子，发挥抑制分化的作用。

Id 蛋白在许多生长活跃的细胞中表达水平都比较高，降低了这些细胞分化的可能性。例如，一个 Id 蛋白与 MyoD 作用，抑制 MyoD 在生长活跃的肌原细胞中的肌肉分化程序。在正常的分化过程中，Id 蛋白的水平会降到极低的水平，MyoD 则不受 Id 的影响，而能够与 bHLH 伴侣（称为 E12 和 E47）形成二聚体来激活肌肉特异性的分化程序（图 8.34）。已知在很多类型细胞中，都需要抑制 Id1 蛋白才能使细胞退出细胞周期进入分化阶段，如肌肉细胞、胰腺细胞、乳腺上皮细胞、骨髓细胞、红细胞、心肌细胞、B 细胞、T 细胞和成骨细胞。

如上文所述，Id 蛋白同样与癌症发生有关。在许多正常细胞中，Id2 蛋白被含量丰富的 pRb 分子抑制。然而，在儿童中相对常见的神经团细胞瘤中，过表达的 N-Myc 蛋白经常促进 Id2 的高表达。N-Myc 蛋白是 Myc 的同源蛋白，在细胞中的作用靶点和 Myc 一样（4.5 节）。这种情况下形势发生了改变：在神经母细胞瘤细胞中，Id2 积累到分子摩尔水平，远远超过（＞10×）pRb 的程度。因此，pRb 无法再抑制并调控细胞中的 Id2 蛋白。

后者随后被释放并抑制具有诱导分化功能的 bHLH 转录因子的功能。最近发现了一种完全不同的调节作用：在某些肿瘤中，这些高度不稳定的 Id 蛋白的降解被阻断。Id 蛋白的浓度大大提高，从而阻断了细胞分化。这种机制是多种肿瘤细胞处于低分化状态的基础（补充信息栏 8.4）。

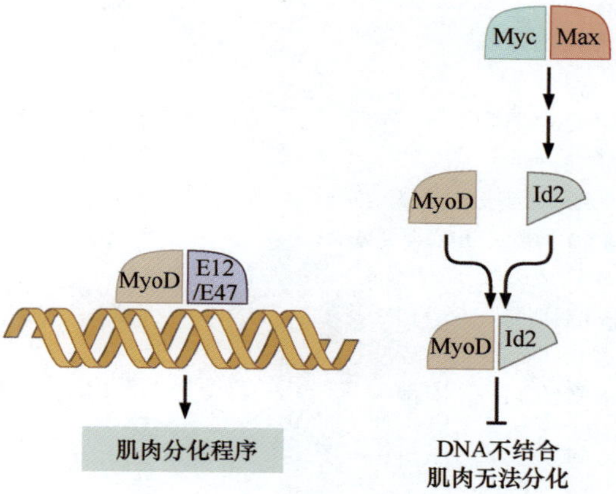

图 8.34 Id 转录因子和分化抑制 谱系特异性的 bHLH 转录因子，如 MyoD（浅黄色），会与广泛表达的 E12 或 E47bHLH 伴侣分子（蓝色）形成异源二聚体。形成二聚体的转录因子将会在多种组织中启动分化程序，包括肌肉（左边）分化。这些功能性的转录因子二聚体复合物能够被 Id 蛋白所阻滞（右边灰色），Id 蛋白与谱系特异性的 bHLH 蛋白形成二聚体，进而阻止后者与 E12 或者 E47 结合。因为 Id 蛋白缺少 DNA 结合的功能域，所以它们可以作为谱系特异性 bHLH 蛋白分子的天然“显性负”抑制因子。Myc（或 N-Myc）与 Max（右上）相互作用能诱导 Id 蛋白的表达（如此处的 Id2），这有助于解释 Myc 癌蛋白为什么具有阻断多种类型细胞分化的能力。

另一个说明 Myc 癌蛋白拮抗细胞分化的例子来源于肝癌的小鼠诱发模型，该小鼠肝癌模型依赖于肝细胞中 *myc* 转基因的表达。一旦 *myc* 转基因被阻断，肝癌便发生退化，与此同时，之前许多缺乏正常肝细胞特征的肿瘤细胞，迅速分化成为正常状态的肝细胞，重新恢复正常肝组织的组织学特性。

这些作用于细胞分化的多种调控过程的蛋白分子，包括 pRb、Myc、Id 和其他调控蛋白，对多种肿瘤的发生发展具有明显作用。由高分化状态的细胞形成的肿瘤恶性程度较低，而由低分化状态细胞形成的肿瘤恶性程度则较高，并且患者的预后更差。

8.12 pRb 的功能在很多人类癌症中失调

pRb 通路的调节异常使癌细胞获得了必不可少的一种表型，即无限增殖。这个结果解释了为何在许多人类肿瘤细胞中调控 R 点转换的 pRb 磷酸化的正常调节机制都遭到了破坏（表 8.3 和表 8.4）。图 8.35 概述了这些被破坏的机制。我们已经清楚细胞通过 R 点调控失控的原因中，最直接的就是突变导致的 *Rb* 基因失活。在一些肿瘤中，通过使 *Rb* 基因的启动子发生甲基化也会导致同样的结果。在其他一些肿瘤中，尽管 pRb 的表达量正常，但仍可能会由于其他病毒来源的癌蛋白而失活（如 HPV E7 蛋白会阻止 pRb 结合并调节 E2F）。

表 8.3　人类肿瘤中引起细胞周期失调的分子改变

特异性改变	临床结果
pRb 改变	
Rb 基因突变失活	视网膜母细胞瘤、骨肉瘤、小细胞肺癌
Rb 基因启动子甲基化	脑瘤或其他
Id1、Id2 功能阻滞 pRb	多种肿瘤、神经母细胞瘤、黑色素瘤
HPV E7 病毒癌蛋白功能阻滞 pRb	宫颈癌
细胞周期蛋白改变	
cyclinD1 基因扩增引起细胞周期蛋白 D1 过表达	乳腺癌、白血病
上游促有丝分裂通路引起 *cyclinD1* 基因启动子活性增强导致细胞周期蛋白 D1 过表达	多种肿瘤
GSK-3β 活性降低导致细胞周期蛋白 D1 降低减少而引起细胞周期蛋白 D1 过表达	多种肿瘤
cyclinD3 基因活性增强引起细胞周期蛋白 D3 过表达	造血系统肿瘤
细胞周期蛋白 E 过表达	乳腺癌
hCDC4 缺失导致细胞周期蛋白 E 无法降解	子宫内膜癌、乳腺癌、卵巢癌
细胞周期蛋白依赖激酶改变	
CDC25A 过表达	乳腺癌
CDK4 结构突变	黑色素瘤
CDK 抑制因子改变	
$p15^{INK4B}$ 基因缺失	多种肿瘤
$p16^{INK4A}$ 基因缺失	多种肿瘤
$p16^{INK4A}$ 基因启动子甲基化	黑色素瘤、多种肿瘤
Akt/PKB 转录因子活化导致 $p27^{Kip1}$ 转录减少	多种肿瘤
Skp2 过表达导致 $p27^{Kip1}$ 降解增加	乳腺癌、结直肠癌、肺癌和淋巴瘤
Akt/PKB 影响 $p27^{Kip1}$ 胞内定位	乳腺癌、食管癌、甲状肠癌、结肠癌
Akt/PKB 影响 $p21^{Cip1}$ 胞内定位	多种肿瘤
Myc、N-Myc 或 L-Myc 导致的多个协同改变	
Id1、Id2 表达上调导致 pRb 功能阻滞	多种肿瘤
细胞周期蛋白 D2 表达上调导致 pRb 磷酸化	多种肿瘤
E2F1、E2F3、E2F3 表达上调导致细胞周期蛋白 E 表达	多种肿瘤
CDK4 表达上调导致 pRb 磷酸化	多种肿瘤
Cul 1 表达上调导致 $p27^{Kip1}$ 降解	多种肿瘤
$p15^{INK4B}$ 和 $p21^{Cip1}$ 表达抑制导致 pRb 磷酸化	多种肿瘤

表 8.4　人类肿瘤中细胞周期时钟的改变

肿瘤类型	基因产物或基因						存在一种变化或多种变化肿瘤的比例/%
	Rb	细胞周期蛋白 E1	细胞周期蛋白 D1	$p16^{INK4A}$	$p27^{Kip1}$	CDK4/6	
胶质母细胞瘤	+	+		+	+	+/+	>80
乳腺癌	+	+	+	+	+	+/	>80
肺癌	+	+	+	+	+	+/	>90
胰腺癌			[a]	+	+		>80
胃癌	+	+	+[b]	+	+	+/[c]	>80
子宫内膜癌	+	+	+	+	+	+/	>80
膀胱癌	+	+	+	+	+		>70
白血病	+	+	+	+[d]	+	+/	>90
头颈癌	+	+	+	+	+	+/	>90

续表

肿瘤类型	基因产物或基因						存在一种变化或多种变化肿瘤的比例/%
	Rb	细胞周期蛋白 E1	细胞周期蛋白 D1	$p16^{INK4A}$	$p27^{Kip1}$	CDK4/6	
淋巴瘤	+	+	$+^{e}$	$+^{d}$	+	/+	>90
黑色素瘤		+	+	+	+	+/	>20
肝癌	+	+	+	$+^{d}$	+	$+/^{c}$	>90
前列腺癌	+	+	+	+	+		>70
睾丸/卵巢癌	+	+	$+^{b}$	+	+	+/	>80
骨肉瘤		+		+		+/	>80
其他		+	+	+	+	/+	>90

注：“+”表示该基因或者其产物在至少 10%的肿瘤中发生改变。基因产物的改变包括异常缺失或过表达。基因改变包括突变和启动子区甲基化。在给出的肿瘤中通常不止发生一种变化。

a. 细胞周期蛋白 D3（不是细胞周期蛋白 D1）在一些肿瘤中上调。

b. 细胞周期蛋白 D2 在一些肿瘤中上调。

c. CDK2 在一些肿瘤中上调。

d. $p15^{INK4B}$ 也被发现在一些肿瘤中缺失。

e. 细胞周期蛋白 D2 和细胞周期蛋白 D3 在一些淋巴瘤中上调。

改编自 M. Malumbres and M. Barbacid, *Nat. Rev. Cancer* 1: 222-231, 2001.

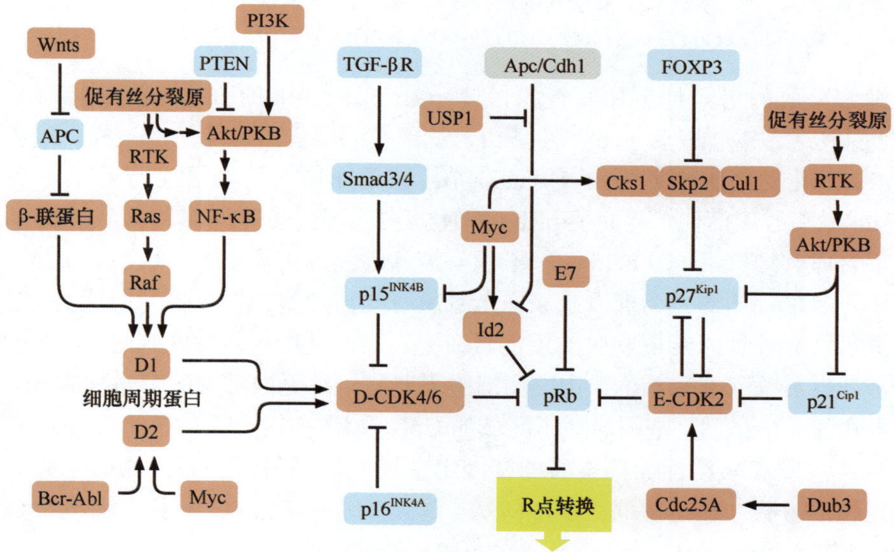

图 8.35　人类肿瘤中的 R 点转换紊乱　在人类肿瘤中决定 R 点转换（黄色，中间，底部）的过程会被多种机制扰乱。红色表示促进细胞通过 R 点的分子，蓝色则表示抑制该过程的分子。几乎在所有人类肿瘤中都会表现出一种或多种促进该过程的分子（红色）过度活化或者抑制该过程的分子（蓝色）失活。在细胞周期 R 点的转换过程中，其表达水平或作用没有发生改变的分子用灰色表示。

在多种人类肿瘤细胞中，另一种致使 pRb 功能失活的策略就是表达极高水平的细胞周期蛋白 D1。这种现象在乳腺癌细胞中十分常见，有报道多达 1/2 的乳腺癌中细胞周期蛋白 D1 蛋白水平升高。在乳腺癌和其他肿瘤中，*cyclinD1* 基因拷贝数增加会导致细胞周期蛋白 D1 蛋白水平升高（基因扩增，图 8.36）。但更常见的方式是，乳腺癌细胞通过调控细胞周期蛋白 D1 的上游信号（8.8 节）通路使细胞周期蛋白 D1 高水平表达。

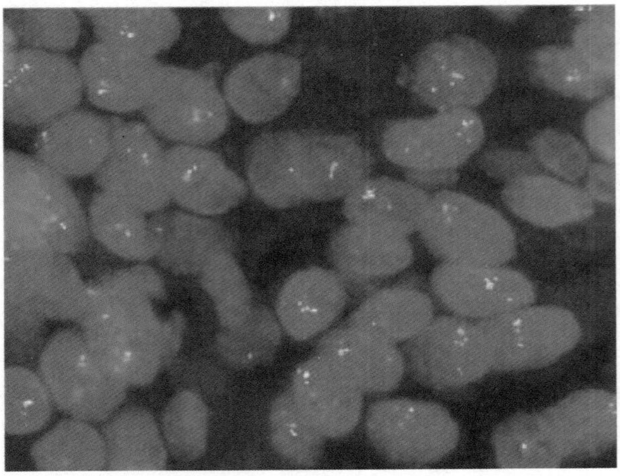

图 8.36　*cyclinD1*基因的扩增　利用荧光原位杂交（FISH）技术能在组织切片上检测特定基因的拷贝数。图示利用针对 *CCND1* 的探针在头颈鳞状细胞癌（HNSCC）中检测该基因的拷贝数。每一个亮点表示该基因的一个拷贝。单个 HNSCC 细胞核被染成紫色。图中可见 *CCND1* 基因存在不同程度的扩增，该扩增在每个细胞中都有 3～5 个拷贝。在 1/3 的 HNSCC 中发现了 *CCND1* 基因扩增，导致细胞周期蛋白 D1 水平升高，进而引起 pRb 磷酸化的调控异常。在人类乳腺癌中可观察到类似的结果（此处未显示）。（引自 K. Freier et al., *Cancer Res*. 61: 1179-1182, 2003.）

癌细胞采取的另一种更加曲折的、使 pRb 机制失活的方式是阻断肿瘤抑制蛋白 $p16^{INK4A}$ 的表达。重新激活 $p16^{INK4A}$ 蛋白，就像其同源蛋白 $p15^{INK4B}$ 一样，能够抑制启动 pRb 磷酸化的细胞周期蛋白 D-CDK4/6。缺乏 $p16^{INK4A}$ 蛋白会导致细胞周期蛋白 D-CDK4/6 激酶过度活化，从而使 pRb 磷酸化失去了刹车机制，最终导致 pRb 磷酸化失调和被不合时宜地灭活（图 8.35）。一类患有家族性黑色素瘤的个体表现为 $p16^{INK4A}$ 基因遗传缺陷。目前尚不清楚为何看起来在全身所有类型细胞都发挥作用的这类 CDK 抑制因子缺失后特异性地影响皮肤中的黑色素细胞，它们是黑色素瘤细胞的正常前体细胞。在多种散发性肿瘤（非家族性）中，癌细胞采取另一种更加常见的策略抑制 $p16^{INK4A}$ 的功能，即甲基化 $p16^{INK4A}$ 基因启动子区域的 CpG 序列（7.8 节）。

在少数散发和家族性黑色素瘤的基因组中还发现了另一种更加巧妙地破坏该调控回路稳定性的方式。在这些癌症中，*CDK4* 基因点突变（R24C 突变）将导致 CDK4 分子对 INK4 家族分子（p15、p16、p18 和 p19）的抑制作用不再敏感。然而这些 CDK 抑制因子在该肿瘤中是完整并且具有功能的，它们正常情况下对 CDK4 靶点有响应但此时却不然。这种情况还使 CDK4 与其配体细胞周期蛋白 D 以异常的方式共同驱动 PRb 磷酸化。[因为 R24C 突变会产生 CDK4 的一个显性等位基因（细胞水平），编码 CDK 的基因的两个拷贝之一发生突变就可以促进肿瘤细胞获得增殖优势，携带一个或两个 R24C 拷贝时小鼠会发生多种肿瘤，包括间叶细胞、上皮细胞和造血细胞来源的肿瘤。]

肿瘤发生中最重要的 CDK 抑制因子是 $p27^{Kip1}$。正如之前所提到的，$p27^{Kip1}$ 在抑制细胞周期蛋白 E-CDK2 复合体的活性中扮演重要的角色（图 8.15）。当细胞退出细胞周期进入 G_0 休眠期时，$p27^{Kip1}$ 水平升高（图 8.37A）。相应地，当细胞再次进入细胞周期并通过 G_1 期时，在 G_1 早期和中期 $p27^{Kip1}$ 的水平逐渐降低，最后在细胞周期蛋白 E-CDK2 复合

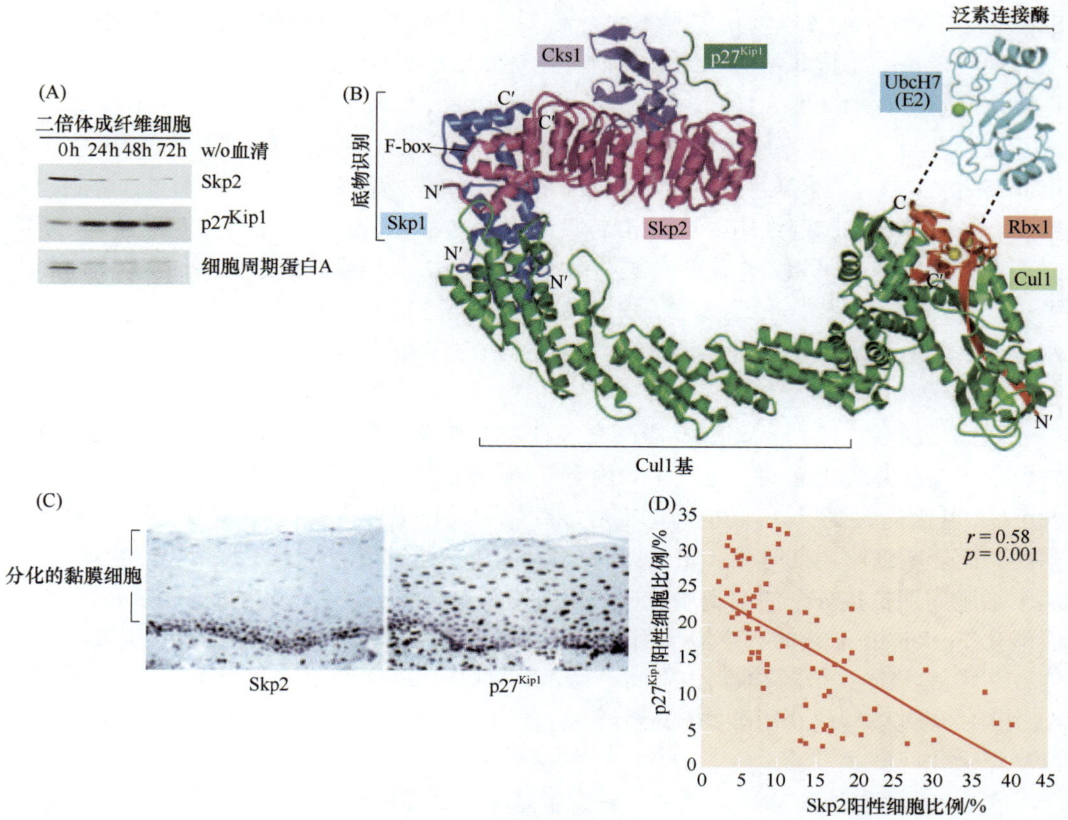

图 8.37　Skp2 抑制 $p27^{Kip1}$ 的水平　$p27^{Kip1}$ 水平受到 SCF^{Skp2} 复合物的调节，SCF^{Skp2} 复合物构成 E3 泛素连接酶，从而泛素化 $p27^{Kip1}$，并使 $p27^{Kip1}$ 在蛋白酶体中降解。(A) 当正常的人类细胞进入 G_0 休眠期时，本例所示情况是由缺乏血清促有丝分裂原诱导的，Skp2 水平下降导致 $p27^{Kip1}$ 积累，后者具有抑制 CDK2 的功能。细胞周期蛋白 A 的缺乏表明细胞已经退出活跃的细胞周期。CDK2 的功能是促进细胞通过 G_1 晚期。(B) 当 $p27^{Kip1}$ 被细胞周期蛋白 E-CDK2 磷酸化后（图 8.25B），$p27^{Kip1}$ 会被一个多蛋白复合物识别并结合，进而发生泛素化，并在蛋白酶体内降解。$p27^{Kip1}$ 的磷酸化结构域（深绿色）与 Cks1 适配蛋白（紫色）和 Skp2 的“掌部”（深红色）结合，形成的复合物通过 Cul1（绿色）与泛素复合物结合，使泛素连接酶 $p27^{Kip1}$ 底物（左）的距离保持在 100Å。Cul1 的共价修饰使其发生弯曲，使得 E2 泛素连接酶接近 $p27^{Kip1}$ 底物。Myc 促进细胞周期的进展是通过诱导 Cul1、Csk1 和 Skp2 的表达，从而使 $p27^{Kip1}$ 泛素化降解来实现的。（这里的 UbcH7 用来表示复合物中行使功能的 E2 泛素连接酶。）(C) 在正常的口腔黏膜中，当 Skp2 水平很低时（左），$p27^{Kip1}$ 的水平升高（右）有利于细胞保持在后有丝分裂状态。在许多肿瘤中观察到相反的情况（未展示）。(D) Skp2 与 $p27^{Kip1}$ 的负相关关系如图中所描绘。（类似的情况见于淋巴瘤和结直肠癌，此处没有展示。）（A，引自 T. Bashir et al., *Nature* 428: 190-193, 2004. B，引自 B. Schulman et al., *Nature* 408: 381-386, 2000；N. Zheng et al., *Cell* 102: 533-539, 2000；N. Zheng et al., *Nature* 416: 703-709, 2002；和 B. Hao et al., *Mol. Cell* 20: 9-19, 2005. C 和 D，引自 M. Gstaiger, *Proc. Natl. Acad. Sci. USA* 98: 5043-5048, 2001.）

体的作用下 $p27^{Kip1}$ 的水平于 G_1 晚期陡然下降。这种水平降低并不是由编码 $p27^{Kip1}$ 的基因转录减少造成的，而是由于 Skp2 蛋白的作用。Skp2 蛋白与 Cul1 蛋白及其他一些蛋白（图 8.37B）共同作用识别 $p27^{Kip1}$ 并使其泛素化降解。实际上，在细胞进入 G_0 期后

Skp2 蛋白的减少能够解释 $p27^{Kip1}$ 水平升高（图 8.37A、C）。有趣的是，当细胞通过 G_1/S 期转换时，一种结构非常类似的复合物（补充信息栏 8.5）也参与到细胞周期蛋白 E 的程序化降解过程中（图 8.10）。

$p27^{Kip1}$ 与 Skp2 的负相关关系在许多人类肿瘤中尤为明显，如乳腺癌、口腔癌和淋巴瘤（图 8.37D）具有高水平的 Skp2 可提示患者的低生存率。此外，在人类食管癌、乳腺癌、结直肠癌和肺癌细胞中检测 $p27^{Kip1}$ 的水平，发现患者的低生存率与这个 CDK 抑制因子的低表达水平相关。在所有这些肿瘤中，Skp2 似乎通过促进重要的 CDK 抑制因子 $p27^{Kip1}$ 降解扮演着一个促进细胞增殖的癌蛋白角色。Notch 蛋白的研究为揭示 Skp2 水平升高的原因提供了线索（6.12 节），Notch 蛋白在许多人类肿瘤中都过度活化，它增加了 Skp2 编码基因的转录。

我们已经多次谈到 Akt/PKB 激酶在多种人类肿瘤中处于过度活化的状态，这是由多种分子的功能障碍引起的，包括生长因子受体的过度激活、PTEN 肿瘤抑制蛋白的缺失及 *PI3K* 基因的突变。这些功能障碍在肿瘤细胞中通过降低重要的 CDK 抑制因子的有效活性，而影响细胞周期时相（图 8.15）。Akt/PKB 能通过磷酸化 $p21^{Cip1}$ 和 $p27^{Kip1}$ 决定这两个细胞周期拮抗分子的细胞质定位，从而抑制它们的活性。与此同时，Akt/PKB 通过磷酸化 Forkhead 家族的一个转录因子，抑制 $p27^{Kip1}$ 编码基因的表达，进一步降低细胞内 $p27^{Kip1}$ 的整体水平。若抑制作用尚不足，Akt/PKB 还能通过第三种方式作用于 $p27^{Kip1}$，Akt/PKB 通过磷酸化（图 8.37B）激活 Skp2，促进其与 $p27^{Kip1}$ 的结合，使得 $p27^{Kip1}$ 最终被泛素化降解。

在 8.9 节我们谈到了 Myc 蛋白在正常细胞中通过多种途径参与细胞周期和许多关键分子的调控。Myc 癌蛋白的功能在本质上与之类似。它们二者的主要或者全部区别在于蛋白质的表达水平不同。在正常细胞中，Myc 蛋白的表达水平主要由细胞内有丝分裂生长因子决定，但是在许多癌细胞中，Myc 蛋白持续表达而不依赖于细胞内的有丝分裂信号。

从这个观点出发，我们能推断出在许多含有 *myc* 癌基因或者其同源基因 N-*myc* 和 L-*myc* 的肿瘤细胞中，Myc 蛋白的效应超过了它的正常作用水平。在 Myc 诱导的多种产物中，Id 类蛋白可能具有最重要的生理学功能。一方面，它们能作为调控细胞分化的 bHLH 转录因子的显性负效应抑制因子；另一方面，它们能与 pRb 结合并通过与病毒性癌蛋白如大 T、E7 和 E1A 类似的作用机制抑制其功能。

事实上，在实验中外源表达的 Id2 蛋白能够取代 SV40 大 T 抗原与 pRb 结合，同样发挥逆转细胞休眠状态的作用。已有报道，该 Id 蛋白在多种肿瘤中过度表达，如子宫内膜癌、头颈癌、乳腺癌、胰腺癌、食管癌、宫颈癌、黑色素瘤和神经母细胞瘤。在多种肿瘤细胞中它的表达水平与肿瘤恶性程度和侵袭性呈正相关。Id 蛋白合成速度高，降解也很迅速，其半衰期十分短暂（Id1、Id2 和 Id3 都少于 20min），因此在细胞内维持稳定的低水平。这意味着在肿瘤细胞中可能存在抑制 Id 蛋白泛素化降解的机制，使其水平大大上调。事实上，在多种肿瘤中也确实报道了该机制的存在（补充信息栏 8.4）。

图 8.35 中展示的多种遗传和生化机制都集中于一个共同的目标，即 pRb 功能失控破坏正常 R 点转化的精密调节机制。在微小活组织中千方百计地通过不同手段破坏重要的 pRb 刹车系统，并由此导致 R 点转换调节失控的细胞会按自然选择的规律获得生长优势。

8.13　总结与展望

所有影响细胞增殖的生理信号及通路，都会或早或晚地以某种方式参与到细胞周期时相的调控中。中央信号处理系统（相当于细胞的大脑），它会接收不同的传入信号，进行加工并决定细胞最终是继续生长还是进入休眠；在休眠的情况下，还要决定退出活跃的细胞周期是否是可逆的。与后一决定相关的是控制细胞进入组织特异性分化的程序。

细胞周期时相的核心分子在包含酿酒酵母在内的单个真核细胞中已经呈现得很清楚了。与多细胞生物的复杂组织相比，单细胞生物如酵母只能对小范围的外部刺激产生应答。这类简单的生物体缺乏存在于脊椎动物细胞表面的多种不同生长因子受体及其他受体，如用来感受和调控细胞与细胞外基质黏附的整合素。酵母细胞也缺乏生长抑制受体，如在哺乳动物组织内具有重要作用的 TGF-β 受体。

所有这些解释了为何动物细胞中调控核心细胞周期外机制的外周组件，在地球生命进化的历史中出现得相对晚一点，大约是 6 亿年前后生动物出现时才进化出的分子事件。大量外部传入信号的处理需求，解释了为什么核心调控机制中需要加入多种不同层面的调控。如果没有这些调节因子，如 CDK 抑制因子，核心调控机制将无法对多细胞个体中庞大的信号做出应答并调控细胞增殖。

在细胞活动中，不仅细胞周期通路与外界建立联系，其他重要的调节因子也加入到了这个复杂的回路当中。实际上，G_1 期进展的中心调控因子 pRb 及其两个同源蛋白 p107 和 p130 的出现，似乎要远远早于多细胞生物。在莱茵衣藻（*Chlamydomonas reinhardtii*）中已经发现参与细胞周期调节的 pRb-E2F 信号通路。莱茵衣藻是一种与陆生植物祖先有亲缘关系的单细胞藻类。（在大豆或者油菜籽中人工改造哺乳动物 $p27^{Kip1}$ 的同源蛋白能大大提高作物产量。）在蠕虫和苍蝇体内也存在类似结构的 pRb 和 E2F 样蛋白，意味着它们在早期多细胞生物中就已经出现了。

pRb 或许并不是 3 个口袋蛋白中第一个进化出现的，但在哺乳动物起源的过程中，它超越了其他两个蛋白质获得了决定 R 点调控的功能。这 3 个蛋白质控制着细胞生长-休眠等多个方面的决定。在这个意义上来讲，这 3 个蛋白质处于细胞周期时相调控的上游。与此同时，这些蛋白质通过影响基因转录，使细胞周期和下游回路产生联系，这种联系必须激活下游回路并产生复杂的生化变化使细胞进入 S 期。[仍有个尚待解决的问题：既然 pRb 调控全身多种细胞的增殖，为何 *RB* 位点杂合的人类仅易感视网膜肿瘤和骨肉瘤？（补充信息栏 8.6）]

某些肿瘤的生长状态可以通过细胞周期的运转作用来解释。我们可以从 pRb 的功能及调控其磷酸化状态的分子，来说明肿瘤细胞的增殖异常。没有 pRb 的调控作用，细胞对具有促进生长作用的癌蛋白如 Ras 的需求水平会大大降低，而且细胞在没有满足先决条件下仍然可以通过 G_1 期，在正常情况下决定细胞是否通过 R 点转换。增殖和阻滞分化之间的关系仍未完全明确，可能是源于 pRb 和其他蛋白如 Myc 等的作用，该作用能同时推动细胞周期通过 G_1 点，并对一些分化程序的主要调控因子起拮抗作用。

令人惊讶的是，有一项重要的细胞增殖调控不依赖于细胞周期。我们即将在第 10 章探讨更多的细节，正常细胞不具有无限增殖的能力，仅能分裂有限的代数，而肿瘤细胞则具有无限增殖的潜能，即具有复制永生性的表型。在细胞中计算分裂代数的分子装置存在于染色体 DNA 中，这些装置似乎并不受到调控细胞周期进程的细胞周期蛋白-CDK 复合体的控制。

还存在着另一种不受细胞周期调控的恶性生长机制。细胞对剧烈的、无法修补的基因损伤发生的应答就是激活细胞程序性自杀——凋亡，这种应答似乎并不与细胞周期机制直接相关。这个过程将会在下一章详细讲述。

癌细胞许多独特的表型与细胞质内的癌蛋白（如 Ras）有关。这里的表型包括细胞运动、细胞形态变化、非锚定依赖、能量代谢的变化和侵袭性。这些行为并不受到核内发生的细胞周期的调控。

尽管癌细胞中细胞周期呈现严重的失控，但我们发现这些变化产生的效应主要在细胞周期的 G_1 期。我们可以理解为，在 G_1 末期发生的 R 点转换是细胞生命中的一个重要事件，如果肿瘤细胞要获得增殖优势，就一定要破坏这一调控机制。但是，一旦细胞通过 R 点到达 G_1/S 转换期，细胞周期剩下的步骤就按照预先设定好的时相自动进行。因此，肿瘤细胞中的 S 期、G_2 期和 M 期，虽然是一个异常复杂的生化和细胞生物学程序，但它却和正常细胞中相应的时相非常相似。这也有助于解释肿瘤细胞的一个常见的特征：它们的生长和分裂循环并不是必须比体内的正常细胞短，而且肿瘤细胞在可能促使正常细胞停止增殖的条件下，仍能进入循环进而持续增殖（图 7.29）。

尽管癌细胞的细胞周期调控失常大部分发生在 G_1 晚期，但仍有许多微小的调控改变延伸到细胞周期晚期。例如，pRb-E2F1 复合物能够调节某些基因的表达，这些基因在调控有丝分裂的复杂步骤中起到重要的作用，其产物有利于染色体浓缩（在分裂中期），并维持中心体功能及染色体的稳定性。近期的研究表明，pRb 功能缺失的细胞不仅会存在 R 点转换调节失常，还会存在染色体不稳定性（CIN），这意味着在 pRb 阴性的细胞中，染色体不稳定性协同 G_1/S 期转换异常加快了多阶段的肿瘤进展过程。

除了 G_1 期进程和染色体稳定性的重要调节因子以外，其他影响恶性生长状态的细胞周期时相分子还包括那些在 G_1/S 期转化、S 期和 M 期发挥检查点调控作用的蛋白分子。它们在一些肿瘤中的失活并不直接对增殖失常起作用。这些调控点的失活使基因组不稳定，能让初期肿瘤细胞的正常基因组发生广泛重排。这些细胞和它们的子代将会检测新的遗传结构，从中寻找有利于肿瘤生长的那些改变，从而使这些细胞呈优势生长。我们将会在第 12 章讲解基因组不稳定性。

此方面还存在很多的空白需要去填补。我们仍旧无法真正理解为何 pRb 失活对肿瘤细胞的发生如此重要，其他两个同源蛋白 p107 和 p130 的失活似乎很少在肿瘤生成过程中优先发生。我们也并不完全了解大多数细胞是如何决定增殖和分化的。相关的观察结果表明，pRb 可以与除广泛研究的 E2F 以外的很多其他转录因子相互作用，这些转录因子能很好地调控促进分化程序相关基因的表达。我们也尚未清楚有多少发挥转录因子功能的癌蛋白（表 8.2）能成功干扰细胞周期。此外，当前许多对细胞周期调控作用的认识（如本章所提及的）可能会在未来的某一天获得重大颠覆。

例如，分别敲除 3 种细胞周期蛋白 D 双拷贝（基因型是 $D1^{-/-}D2^{-/-}D3^{-/-}$）的突变小鼠胚胎能够通过胚胎发育期的大多数阶段，一些胚胎死于发育的第 16 天（完整妊娠期为 20 天）。这些缺少细胞周期蛋白 D 的细胞是怎样成功生长分裂并通过细胞周期 G_1 期的呢？类似地，缺少两个 *cyclinE* 基因（基因型是 $E1^{-/-}E2^{-/-}$）的小鼠胚胎能生长到妊娠中期，在该时期它们会由于胎盘的缺陷而死亡。如果它们能避免这些事件，胚胎能发育到妊娠结束时期，然后死亡。目前所构建的模型还无法得知这些细胞是如何完成 G_1 期的最后几步并起始 S 期的。这些令人吃惊的结果表明，可能存在一个从原生动物祖先继承而来的、正常情况下处于潜伏状态的细胞周期调控机制，能够在后生多细胞动物的细胞周期机制无法正常运转时，承担对细胞周期的调控功能。

正如之前在细胞周期蛋白 D1 及其与转录因子相互作用的内容中提到的，细胞周期时相所扮演的角色经常超出细胞周期调控的范围。例如，胰腺的 β 细胞应答循环葡萄糖水平升高而分泌胰岛素。在该过程中，β 细胞以自分泌的方式释放胰岛素，激活细胞周期蛋白 D2，pRb 被 D2-CDK4 复合体磷酸化，使得一个增强胰岛素分泌的基因（称为 *Kir6.2*）发生了 E2F1 依赖的转录，进而大大加速胰岛素的分泌，降低血糖。这一切都发生在处于稳定 G_0 期的细胞（β 细胞）中。像这样的例子说明，已经在真核原生动物中高度特化的细胞周期装置在进化至后生动物的过程中被用于承担不同的功能，而这些应用甚至已经与细胞周期调控毫无关系。

我们已经认识到一些细胞周期调控的细节，以及在许多肿瘤细胞中受到干扰的各种通路，这些讨论背后的目的都是更多地了解临床疾病。这些变化会影响肿瘤发生及患者的预后。事实上，pRb 功能的缺失对肿瘤细胞及肿瘤的行为具有显著的影响。例如，如图 8.38A 所示，细胞中细胞周期蛋白 E 水平升高的乳腺癌患者预示其肿瘤具有侵袭性的恶性表型和较差的预后，而低水平的细胞周期蛋白 E 则提示了长期的无病生存。在本例情况下，

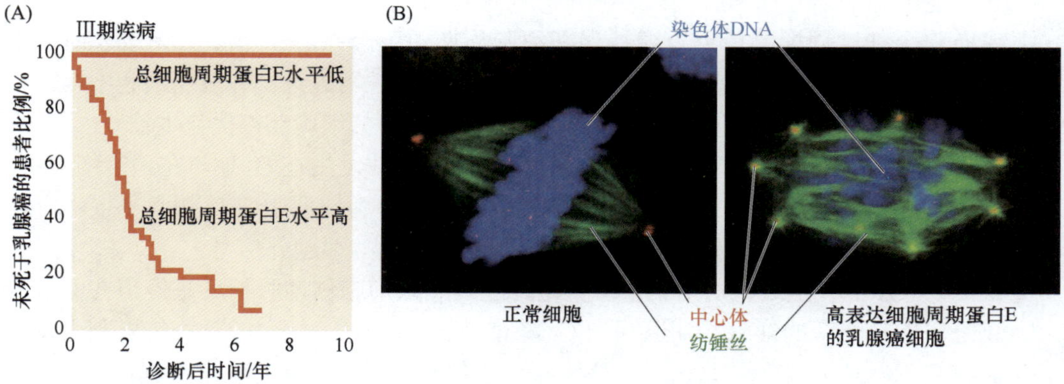

图 8.38 细胞周期蛋白 E 和乳腺癌进展 （A）卡普兰-迈耶（Kaplan-Meier）图展示了III期乳腺癌的临床进展（III期乳腺癌具有相对较大的原发性肿瘤并有癌细胞局部淋巴结转移，但未发生远处转移）。本图表示在诊断后数年（横坐标）内没有死于该病的患者比例（纵坐标）。细胞周期蛋白 E 的总量包含了高分子量和低分子量形式的分子。（B）在正常分裂中，能观察到两极的纺锤体（左侧）。然而，在乳腺癌中，低分子量形式的细胞周期蛋白 E 在细胞质内积累，它们会促进生成多个中心体，进而出现多个纺锤体，此处能看到 8 个。这将导致染色体核型混乱并加速肿瘤发生。（A，改编自 K. Keyomarsi et al., *N. Engl. J. Med.* 347: 1566-1575, 2002. B，引自 R. Bagheri-Yarmand et al., *Cancer Res.* 70: 5074-5084, 2010.）

细胞周期蛋白 E 的 mRNA 表达可能是升高的，通常负责降低细胞周期蛋白 E 水平的机制可能受到了抑制。产生的高水平细胞周期蛋白 E 将会引起 pRb 磷酸化异常并失活。此外，在许多恶性肿瘤中发现低分子量形式的细胞周期蛋白 E，会引起中心体异常扩增（图 8.38B），增加了基因组不稳定性，并加速肿瘤发生发展，这个话题我们将在第 12 章继续讨论。诸如此类的观察让人不得不产生这样的观点，在正常状态下细胞周期是一种抵抗癌症发生的重要机制，但当各种病变引起干扰时，它则变成一个促进癌症发生的重要因素。

我们讨论的 pRb 和细胞周期调控提示，这个蛋白质在众多抑癌基因产物中具有重要作用。事实上，pRb 与另一个蛋白质具有同样重要的地位，这个蛋白质就是同样在正常细胞生理活动及肿瘤发展中起到重要作用的 p53。就本质而言，pRb 调控回路处理细胞与外界的联系，p53 调控回路则具有完全不同的功能，它监控细胞内的情况是否正常，并在细胞内所有重要调控系统正常行使功能的情况下才允许细胞增殖和存活。我们即将在下一章讨论 p53 信号通路失活对癌细胞的发展，这同调控 pRb 功能和 R 点转换的机制失常一样重要。

重要概念

- 细胞周期是由一系列精确调控的事件组成的，它使一个细胞复制并分裂成为两个子细胞。这一系列事件由被称为细胞周期时钟的机制所调控。
- 细胞周期中的具体步骤是由细胞周期蛋白的水平和可用性控制的。细胞周期蛋白通过激活它们的配体（CDK）的催化作用来行使功能，CDK 是丝氨酸/苏氨酸蛋白激酶家族。细胞周期还受到 CDK 抑制因子的调控，后者的作用是抑制细胞周期蛋白-CDK 复合体的功能。
- 细胞周期蛋白 D 主要靠细胞外信号调节，一旦细胞决定进入 G_1 期，其余的细胞周期蛋白就按照预先设定的程序行使功能，其他细胞周期蛋白逐渐积累，继而迅速降解，能够确保细胞周期时钟只朝一个方向进行。
- 遍布整个细胞周期的检查点调控保证细胞周期中不会在上一个步骤完成之前发生下一个步骤，若发生了基因组损伤则细胞周期不能顺利进行。许多癌细胞中存在一种或多种检查点失活，使积累了突变基因和异常核型的细胞获得优势生长。
- 决定生长或休眠，或进入后有丝分裂分化状态的事件发生在 G_1 期。在正常细胞中，决定生长和复制需要来自细胞外环境的信号（因此细胞周期蛋白 D 的水平依赖有丝分裂信号）。此后，细胞周期的其他时相则相对不依赖细胞外信号。
- 限制点（R 点）是细胞决定其是不可逆地进入剩余细胞周期时相还是停留在 G_1 期，还是可能从活跃的细胞周期退回到 G_0 静息期的时间点。由于 R 点决策机制失调会导致细胞增殖失控，因此这一事件经常会使各种类型的细胞变成癌细胞。
- 决定细胞生长或休眠的决策是由 3 个口袋蛋白 pRb、p107 和 p30 的磷酸化状态决定的，而它们的磷酸化状态则是由细胞周期蛋白 D 和细胞周期蛋白 E 控制的。视网膜母细胞瘤蛋白 pRb 控制细胞周期通过 R 点。低磷酸化的 pRb 阻碍细胞周期通过 R 点，而高磷酸化的 pRb 则促进该过程。
- pRb 的磷酸化需要被严格调控。生长因子诱导细胞周期蛋白 D 表达，后者启动 pRb 磷酸化。pRb 低磷酸化后会抑制细胞的生长，似乎也是它被细胞周期蛋白 E-CDK2

复合物高度磷酸化（还有最终失活）的一个必备条件。

- pRb 通过结合或释放基因启动子上的 E2F 转录因子来调控细胞从 G_1 晚期进入 S 期。低磷酸化的 pRb 结合 E2F，而高磷酸化的 pRb 则释放它们。当存在病毒性的癌蛋白时，它们通过阻止 pRb 与 E2F 结合来模拟 pRb 高度磷酸化的效应。
- 在癌细胞中，有许多机制可以使细胞增殖摆脱 pRb 的限制，这些机制中很多会引起 pRb 高磷酸化而使其失活。
- pRb 的功能会在多种途径中丢失，包括过度的有丝分裂信号（这将引起细胞周期蛋白水平升高）、*Rb* 基因突变、病毒来源的癌蛋白与 pRb 结合（如 HPV E7），以及细胞癌蛋白（如 Myc）的作用使 pRb 磷酸化失常或直接影响其活性。
- 细胞分化的调控与细胞周期进展调控是紧密相连的。低磷酸化的 pRb 能够抑制细胞增殖并诱导细胞分化。相反，其他调节蛋白如 Myc 和 Ids 是抑制细胞分化的。
- 在大多数肿瘤中，分化是部分或全部阻断的。一般而言，分化程度越高的细胞，形成的肿瘤侵袭程度就越低。

思考问题

1. 在人类肿瘤中通过突变 pRb 编码基因使其功能丧失，为什么编码其两个同系物 p107 和 p130 的基因在肿瘤细胞基因组中几乎不发生突变？
2. 为什么 DNA 肿瘤病毒能使 pRb 功能失活？
3. CDK 抑制因子缺失是如何影响细胞周期进程的？
4. 何种分子机制能保障细胞一旦通过检查点就能不可逆地完成剩余的细胞周期而进入 M 期？
5. 决定细胞生长休眠的机制是如何与细胞分化决定机制偶联在一起的？为什么这两种进程必须紧密联系？
6. 细胞如何确保具有转录活化作用的 E2F 转录因子只在细胞周期中较短的一段时间内发挥作用?如果 E2F 的作用在细胞周期中延续将会发生什么情况?
7. Myc 癌蛋白以何种途径调控细胞的异常增殖和分化的？
8. 为什么细胞周期从不倒退运行这件事情很重要？
9. 哪一种实验能够说明在某种类型细胞或者胚胎发育的某个阶段中细胞周期是以不同的形式进行的？

参考读物

Adhikary S & Eilers M (2005) Transcriptional regulation and transformation by Myc proteins. *Nat. Rev. Mol. Cell Biol.* 6, 635–645.

Barbacid M, Ortega S, Sotillo R et al. (2005) Cell cycle and cancer: genetic analysis of the role of cyclin-dependent kinases. *Cold Spring Harbor Symp. Quant. Biol.* 70, 233–240.

Bashir T & Pagano M (2003) Aberrant ubiquitin-mediated proteolysis of cell cycle regulatory proteins and oncogenesis. *Adv. Cancer Res.* 65, 101–144.

Blais A & Dynlacht BD (2004) Hitting their targets: an emerging picture of E2F and cell cycle control. *Curr. Opin. Genet. Dev.* 14, 527–532.

Bucher N & Britten CD (2008) G2 checkpoint abrogation and checkpoint kinase-1 targeting in the treatment of cancer. *Br. J. Cancer* 98, 523–528.

Chen HZ, Tsai S-Y & Leone G (2009) Emerging roles of E2Fs in cancer: an exit from cell cycle control. *Nat. Rev. Cancer* 9, 785–797.

Classon M & Dyson N (2001) p107 and p130: versatile proteins with interesting pockets. *Exp. Cell Res.* 264, 135–147.

Classon M & Harlow E (2002) The retinoblastoma tumour suppressor in development and cancer. *Nat. Rev. Cancer* 2, 910–917.

Coletta RD, Jedlicka P, Gutierrez-Hartmann A & Ford HL (2004) Transcriptional control of the cell cycle in mammary gland development and tumorigenesis. *J. Mammary Gland Biol. Neoplasia* 9, 39–53.

Eilers M & Eisenman R (2008) Myc's broad reach. *Genes Dev.* 22, 2755–2766.

Ewen ME & Lamb J (2004) The activities of cyclin D1 that drive tumorigenesis. *Trends Mol. Med.* 10, 158–162.

Foster DA, Yellen P, Xu L & Saqcena M (2011) Regulation of G1 cell cycle progression: distinguishing the restriction point from a nutrient-sensing cell growth checkpoint. *Genes Cancer* 1, 1124–1131.

Frescas D & Pagano M (2009) Deregulated proteolysis by the F-box proteins SKP2 and β-TrCP: tipping the scales of cancer. *Nat. Rev. Cancer* 8, 438–449.

Gil J & Peters G (2006) Regulation of the INK4b–ARF–INK4a tumour suppressor locus: all for one or one for all. *Nat. Rev. Mol. Cell Biol.* 7, 667–677.

Hochegger H, Takeda S & Hunt T (2008) Cyclin-dependent kinases and cell-cycle transitions: does one fit all? *Nat. Rev. Mol. Cell Biol.* 9, 910–916.

Iaquinta PJ & Lees JA (2007) Life and death decisions by the E2F transcription factors. *Curr. Opin. Cell Biol.* 19, 649–657.

Iavarone A & Lasorella A (2006) ID proteins in cancer and in neurobiology. *Trends Mol. Med.* 12, 588–594.

Kim WY & Sharpless NE (2006) The regulation of INK4/ARF in cancer and aging. *Cell* 127, 265–275.

Lammens T, Li J, Leone G & De Veylder L (2009) Atypical E2Fs: new players in the E2F transcription factor family. *Trends Cell Biol.* 19, 111–118.

Lindquist A, Rodríguez-Bravo V & Medema RH (2009) The decision to enter mitosis: feedback and redundancy in the mitotic entry network. *J. Cell Biol.* 185, 193–202.

Liu H, Dibling B, Spike B et al. (2004) New roles for the RB tumor suppressor protein. *Curr. Opin. Genet. Dev.* 14, 55–64.

Macaluso M, Montanari M & Giordana A (2006) Rb family proteins as modulators of gene expression and new aspects regarding the interaction with chromatin remodeling enzymes. *Oncogene* 25, 5263–5267.

Malumbres M & Barbacid M (2001) To cycle or not to cycle: a critical decision in cancer. *Nat. Rev. Cancer* 1, 222–231.

Massagué J (2004) G1 cell-cycle control and cancer. *Nature* 432, 298–307.

Massari ME & Murre C (2000) Helix-loop-helix proteins: regulators of transcription in eucaryotic organisms. *Mol. Cell Biol.* 20, 429–440.

Morgan DO (2007) The Cell Cycle: Principles of Control. Sunderland, MA: Sinauer Associates.

Perk J, Iavarone A & Benezra R (2005) Id family of helix-loop-helix proteins in cancer. *Nat. Rev. Cancer* 5, 603–614.

Reed S (2003) Ratchets and clocks: the cell cycle, ubiquitylation and protein turnover. *Nat. Rev. Mol. Cell Biol.* 4, 855–864.

Sherr CJ (2001) The INK4a/ARF network in tumour suppression. *Nat. Rev. Mol. Cell Biol.* 2, 731–737.

Sherr CJ & McCormick F (2002) The RB and p53 pathways in cancer. *Cancer Cell* 2, 103–112.

Sherr CJ & Roberts JM (2004) Living with or without cyclins and cyclin-dependent kinases. *Genes Dev.* 18, 2699–2711.

Siegel PM & Massagué J (2003) Cytostatic and apoptotic actions of TGF-β in homeostasis and cancer. *Nat. Rev. Cancer* 3, 807–820.

Varlakhanova NV & Knoepfler PS (2009) Acting locally and globally: Myc's ever-expanding roles on chromatin. *Cancer Res.* 69, 7487–7490.

Whitfield ML, George LK, Grant GD & Perou CM (2006) Common markers of proliferation. *Nat. Rev. Cancer* 6, 99–106.

Yamasaki L & Pagano M (2004) Cell cycle, proteolysis and cancer. *Curr. Opin. Cell Biol.* 16, 623–628.

（詹启敏　宋咏梅　晏杰　贯立立　赵连梅　吴清楠）

第 9 章　p53 与凋亡：守护神兼刽子手

为了探寻生命的起因，我们必须溯求于死亡。

玛丽·雪莱（Mary Shelley），《弗兰肯斯坦》（*Frankenstein*），1831 年

毫无疑问，高等生物自身的构成中就蕴含着死亡。

奥古斯特·韦斯曼（August Weissmann），生物学家，1889 年

多细胞动物都能从自身组织中清除有缺陷或者失灵的细胞。鉴于这个功能，哺乳动物在它们的细胞内拥有一个忠实的警卫。几乎在哺乳动物所有的细胞中，p53 蛋白都承担着这项重要的任务，保证细胞机能有条不紊。

假如 p53 接收到细胞代谢紊乱或者遗传物质损伤的信息，它将阻止细胞生长分裂循环的进程，并且同时促进细胞损伤修复。如果 p53 认为代谢紊乱或者基因组的损伤严重到无法修复的程度，则放出信号激活细胞潜在的自杀程序——凋亡。这将导致该细胞迅速死亡，因为如果不清除这样的细胞而任由它继续生长，将对机体的健康和发育造成威胁。

个体中大多数细胞都由凋亡程序控制着，而这些凋亡程序可能是由 p53 激活的。细胞凋亡过程包括一系列显著的细胞学改变，这个过程能使细胞在 1h 内消失得不留任何痕迹。持续存在的、潜在的而又未受损伤的凋亡机制对于初期肿瘤细胞是一个时刻进行中的威胁，因为它专门清除那些将要成为肿瘤的细胞。这解释了为什么恶化前的细胞想要在组织中稳定地生存，就必须让 p53 失活。如果不弄清楚 p53 的功能与凋亡之间的关系，我们就无法了解导致各种人类肿瘤发生的过程根本。

9.1　乳多空病毒导致 p53 的发现

将被 SV40 DNA 肿瘤病毒转化的小鼠细胞注射到具有清楚遗传背景的小鼠体内（同系宿主）时，宿主的免疫系统将产生强烈反应，并针对只在被病毒转化的细胞中存在而正常小鼠细胞中不存在的核蛋白产生抗体（图 9.1）。这种蛋白质称为大 T（large T，LT）抗原，由病毒基因组的一段区域编码。当该病毒感染猴肾细胞并在其中复制时也会表达同样的蛋白质。[作为宿主的猴肾细胞允许病毒在其中完成整个感染（裂解）周期（3.4 节）。]

大 T 抗原是 SV40 病毒产生的具有多种功能的蛋白质，用来扰乱被感染或者转化细胞的调控通路。实际上，在第 8 章中已经提到过大 T 抗原，它能与 pRb 结合并且使其功能失活（8.5 节）。从携带 SV40 诱导肿瘤的小鼠或者仓鼠中获得的抗大 T 血清，早在 1979 年就被用来检测在 SV40 转化细胞中该蛋白质的存在。这个免疫沉淀物中除了大 T，还

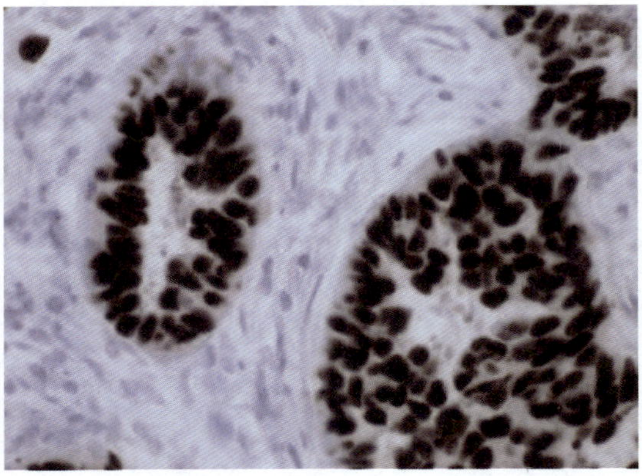

图 9.1　SV40 转化细胞中的大 T 抗原　与 SV40 大 T 抗原（LT）结合的抗体可以被用来检测 SV40 转化的肿瘤细胞核内的 LT。在此图中，这个抗体用于对 SV40，即早基因区域和其他两个基因转化的人乳腺上皮细胞（MEC）进行染色。对由 SV40 转化的小鼠细胞染色也可以得到类似的图像。这种方法将抗体与过氧化物酶偶联来检测 LT，通过产生暗棕色的斑点进行观察。在此图的肿瘤组织中，被转化的 MEC 形成管状（见横切面），它的周围则是正常的间质细胞（浅蓝色细胞核）。[感谢 T.A. 英斯（T.A. Ince）。]

包含一个与其相互作用的蛋白质，分子量为 53～54kDa（图 9.2A）。使用 p53 蛋白的抗血清能在小鼠胚胎肿瘤细胞中检测到这种蛋白质的存在，随后也在许多从未感染过 SV40 的人类和啮齿类肿瘤细胞中检测到了这种蛋白质。但是，用只识别大 T 的单克隆抗体能免疫沉淀到病毒感染的细胞中存在这一 53～54kDa 的蛋白质，而在未被病毒感染的细胞中则检测不到。

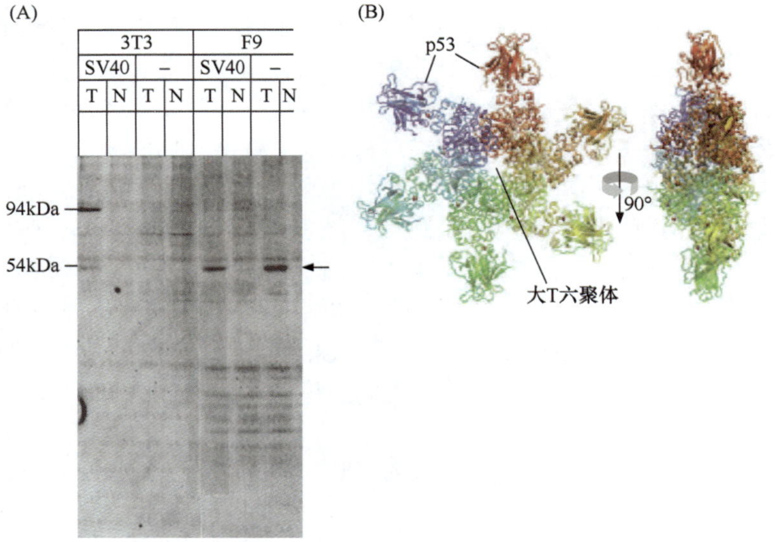

图 9.2　p53 的发现及其与 SV40 大 T 的结合　（A）普通的 BALB/c 3T3 小鼠成纤维细胞（3T3）及 F9 畸胎瘤细胞（EC）被 SV40 转化后，用 ^{35}S-甲硫氨酸处理，产生的裂解液和普通的仓鼠血清（N）或者被 SV40 转化的仓鼠细胞免疫产生的仓鼠抗血清（T）孵育。病毒感染的 3T3 细胞可以与抗肿瘤血清免疫共沉淀一个大约 94kDa 的蛋白质，而未感染的 3T3 细胞则不行。另外，另一种在 54kDa 附近的蛋白质也同样只能在病毒感染的 3T3 细胞中被检测到。同时，这种蛋白质也能在 F9 细胞中被免疫共沉淀，无论其是否被 SV40 感染（箭头所指）。这个数据并没有直接证明 SV40 大 T 蛋白（94kDa 蛋白）与 p53 蛋白有物理作用，但是证明了 p53 在两种不同的转化细胞中的表达都有提高。此外，这些数据还表明，在由 SV40 转化的仓鼠细胞中，其 p53 水平的升高引起了仓鼠免疫系统对大 T 及仓鼠本身 p53 产生免疫反应。（B）X 射线晶体衍射显示，SV40 大 T 分子组装进 p53 同源六聚体中，它的每个组分结合到一个单独的 p53 分子上，并将之束缚。（A，引自 D.I. Linzer and A.J. Levine, *Cell* 17: 43-52, 1979. B，引自 D. Li et al., *Nature* 423: 512-518, 2003.）

综上所述，这些发现揭示了在 SV40 转化的细胞中表达的大 T 抗原能和一种新发现的蛋白质结合，这种蛋白质被命名为 p53（图 9.2B）。能同时与大 T 及 p53 反应的血清可以在一些未被感染的细胞中检测到 p53。而值得注意的是，这些肿瘤细胞是通过非病毒机制转化的（如图 9.2A 中分析的 F9 胚胎肿瘤细胞）。随后的研究证实，p53 来源于细胞，而不是病毒。在同一年，有报道称化学致癌剂转化的小鼠细胞同样表达 p53，进一步肯定了这一结论。

多项证据显示了大 T 蛋白至少有一部分的功能是锚定结合宿主细胞蛋白（大 T 抗原也能与 pRb 结合，即 7 年之后被发现的视网膜母细胞瘤蛋白）。自从 1979 年发现 p53 后，在接下来的若干年中，又发现了许多其他的 DNA 病毒及至少一种 RNA 病毒能够使癌蛋白与 p53 结合或者使其失活（表 9.1）。（我们将在这一章的后面部分讨论，表 9.1 中列出的病毒也能与 pRb 结合，并阻止凋亡。）

表 9.1　扰乱 pRb、p53 和（或）凋亡功能的肿瘤病毒

病毒	病毒蛋白靶向 pRb	病毒蛋白靶向 p53	病毒蛋白靶向凋亡
SV40	大 T(LT)[a]	大 T(LT)[a]	
腺病毒	E1A	E1B55K	E1B19K[b]
HPV	E7	E6	
多瘤病毒	大 T	大 T?	中 T(MT)[c]
猴疱疹病毒	细胞周期蛋白 V[d]		v-Bcl-2[e]
HHV-8（KSHV）	细胞周期蛋白 K[d]	LANA-2	v-Bcl-2[e]，v-FLIP[f]
人巨细胞病毒（HCMV）	IE72[g]	IE86	vICA[h]，pUL37[i]
HTLV-I	Tax[j]	Tax	
EB 病毒	EBNA3C	EBNA-1[k]	LMP1[k]

a. SV40 LT 同时还结合其他细胞内的蛋白质，包括 p300、CBP、Cul7、IRS1、Bub1、Nbs1 及 Fbw7，进而影响许多其他的调控通路。

b. 类似 Bcl-2 起到阻断凋亡的作用。

c. 激活 PI3K，随后激活 Akt/PKB。

d. 与 D 型细胞周期蛋白相关。

e. 与细胞 Bcl-2 抗凋亡蛋白有关。

f. FADD 样白细胞介素-1β 转化酶（FLICE）抑制蛋白：阻断细胞凋亡级联的早期阶段。

g. 与 p107 和 p130 作用并抑制其功能，可能同样靶作用于 pRb，将其在蛋白酶体中降解。

h. 与胱天蛋白酶 8 结合并抑制其功能。

i. 抑制胱天蛋白酶 8 之后，细胞色素 *c* 释放前的凋亡途径。

j. 诱导细胞周期蛋白 D2 的合成，与 $p16^{INK4A}$ 结合并使其失活。

k. LMP1 促进 p52 NF-κB 的激活并由此诱导 Bcl-2 的表达；EBNA-1 通过细胞蛋白 USP7/HAUSP 起作用，降低 p53 的水平。EBNA3C 干扰 p53 功能。

9.2　p53 被发现为肿瘤抑制基因

最初，p53 的功能研究在科研上绕了一个很大的弯路。科学家发现在大鼠胚胎成纤维细胞（REF）中共转染 *p53* cDNA 克隆和 *ras* 癌基因可以转化这些啮齿类动物的细胞。这说明 *p53* 基因可能起着与癌基因 *myc* 类似的作用（有时在小鼠中为 *Trp53*，人类中为 *TP53*），因为在之前的研究中发现了 *myc* 可以与癌基因 *ras* 一起使啮齿类动物的细胞发生转化（11.10 节）。和 *myc* 一样（导入的 *p53* cDNA 可以），*p53* 基因在与癌基因 *ras* 同时表达的情况下，激活细胞生长信号从而导致细胞的转化。

但后来的研究发现事实并非如此。最初的 *p53* cDNA 以肿瘤细胞的 mRNA 为模板合成（而并非正常细胞），而随后从正常细胞中获得的 *p53* cDNA 并不能使细胞转化，反而抑制了细胞的转化（图 9.3）。在比较了这两种 cDNA 的序列之后发现，两者之间的区别在于一个碱基的替换——一个点突变。这个点突变导致了 p53 蛋白中一个氨基酸的改变。因此，最早用于研究克隆编码的一个突变的 p53 蛋白，其功能也发生了改变。

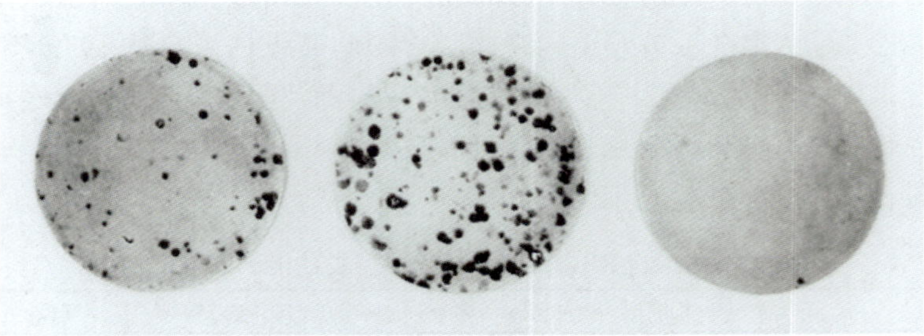

ras+*p53*　　*ras*+*p53* val-135　　*ras*+*p53*
缺失突变　　**点突变**　　**野生型**

图 9.3　p53 在细胞转化中的功能　将一个编码 Ras 癌蛋白的 cDNA 与多种不同剪切形式的 *p53* cDNA 共转染到大鼠胚胎成纤维细胞中。在 *p53* 缺失突变载体中，几乎缺失了全部的 *p53* 阅读框（左），只形成了很少的聚集点。在 *p53* 点突变的情况下（中间），大量聚集点形成。而在野生型 *p53* 的克隆中（右），几乎没有聚集点的形成。［感谢 M. 奥伦（M. Oren）；引自 D. Michalovitz et al., *Cell* 62: 671-680, 1990.］

这些结果显示野生型 *p53* 等位基因的实际功能是抑制细胞的增殖，而当其阅读框发生点突变时，p53 蛋白就会获得促进细胞生长的功能。鉴于这些发现，*p53* 基因最终被认为是一个抑癌基因。

到了 1987 年，研究发现 *p53* 等位基因的点突变在很多人类肿瘤细胞的基因组中广泛存在。大量研究的综合数据显示，在 30%～50%的人类肿瘤中都存在 *p53* 基因的突变（图 9.4）。

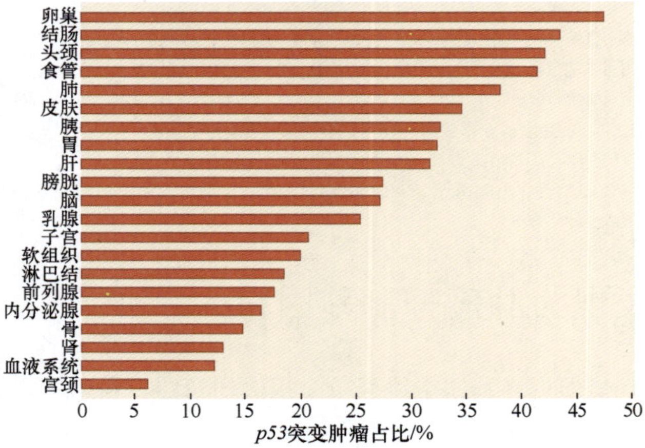

图 9.4　*p53* 等位基因在人类肿瘤细胞中突变的频率　如此图所示，*p53* 等位基因的突变频率在常见的人类肿瘤中是很高的，这些是截至 2009 年 11 月的数据，包括了 p53 在 26 597 个体细胞和 535 个生殖细胞中的突变。这些条柱表示了各种肿瘤中 *p53* 等位基因突变的百分比。最新的研究显示，几乎全部的（119/123）高风险型卵巢癌都携带有突变的 *p53* 等位基因。（引自 International Agency for Research on

Cancer, TP53 genetic variations in human cancer, IARC release R14, 2009.）
实际上，在迄今所有人类肿瘤细胞基因组中，*p53* 是发生突变频率最高的基因，在几乎 1/3 的人类肿瘤中都以突变的形式存在。

随后对于 *p53* 功能的进一步分析显示，*p53* 并不是一种典型的抑癌基因。大多数抑癌基因在小鼠生殖细胞中以纯合子的形式失活时（“敲除”）（通过运用补充信息栏 7.7 中所描述的使靶基因失活的方法），几乎无一例外的是由一个或多个组织的形态出错而导致了胚胎发育中断。这些抑癌基因似乎负调控多种类型细胞增殖来发挥作用，它们在细胞调控通路中的缺失将导致一些细胞的不正常增殖，从而中断其正常发育。

完全相反的是，小鼠生殖细胞中两个 *p53* 基因拷贝的完全缺失对于绝大多数的 $p53^{-/-}$ 胚胎的发育并无明显的影响。因此，*p53* 不能被简单地认为是正常细胞发育中增殖的负调控因子。当然，*p53* 仍是一个明确的抑癌基因，因为当小鼠种系中两个 *p53* 基因拷贝都缺失时，小鼠生命周期会变短（约 5 个月），大多数死于淋巴瘤和肉瘤（图 9.5）。这个特点第一次提示了 p53 蛋白并不操纵增殖或者非增殖信号从而持续影响细胞调控其增殖。相反，p53 似乎是特异地阻止非正常细胞的出现，尤其是那些有可能发展成肿瘤的细胞。

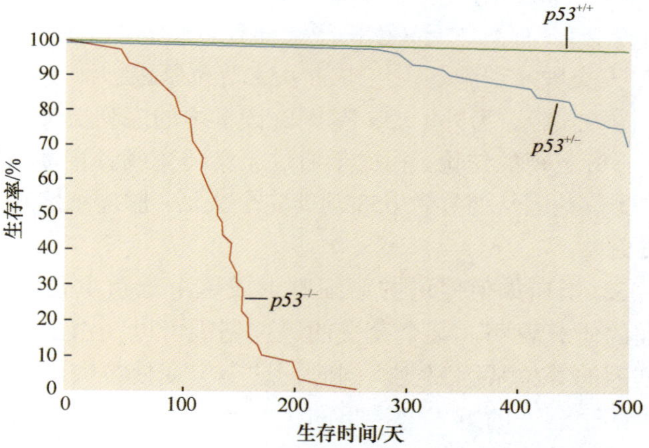

图 9.5　小鼠种系中突变的 *p53* 等位基因的影响　此卡普兰-迈耶（Kaplan-Meier）生存曲线中，纵坐标表示标明的小鼠类型生存率，横坐标表示以天为单位的生存时间。在缺失 p53 功能的 $p53^{-/-}$ 小鼠中（携带两个 *p53* 缺失等位基因），胚胎发育及出生成活率基本没有受到影响，但是在生命的相对早期死亡率较高，大部分死于肿瘤，如肉瘤和白血病。所有的 $p53^{-/-}$ 纯合子小鼠都在大约 250 天的时候死于恶性肿瘤（红色线条），$p53^{+/-}$ 杂合子小鼠（蓝色线条）也在这个时期发生肿瘤，而野生型（$p53^{+/+}$）小鼠（绿色线条）则在几乎 500 天内都没有出现死亡。（改编自 T. Jacks et al., *Curr. Biol.* 4: 1-7, 1994.）

9.3　突变的 p53 干扰正常 p53 的功能

p53 基因在肿瘤细胞基因组中的变化频率显示，许多初期的肿瘤细胞都必须干扰或者破坏 p53 的功能才能旺盛生长。这些观点提出了一个疑问，即这些细胞是如何精确地使 p53 失活的？另外还有一个疑点，*p53* 基因似乎并没有遵循克努森（Knudson）关于抑癌基因丢失的双击理论。例如，有研究发现，编码突变 p53 蛋白的 cDNA 克隆能直接

转化野生型大鼠胚胎成纤维细胞（前文中提到），这直接与克努森关于肿瘤抑制基因如何作用的模型相矛盾（7.3 节）。

依照克努森理论，恶化前的细胞只有同时失去了控制其增殖的抑癌基因的两个拷贝才能获得实质上的变化。按照克努森模型，这些基因的失活是由基因突变造成的“缺失型”隐性等位。因此，在只有一个拷贝的抑癌基因失活的情况下，基因仍有减半的功能，如果剩下的野生基因拷贝足够行使其正常功能，那么恶化前的细胞很难从中获益，或者根本不会获益。如第 7 章中所介绍的，只有抑癌基因由于两次连续失活突变而被去除，或者一个失活突变与杂合性丢失（LOH）同时发生时，才能出现细胞表型上实质性的变化（7.4 节）。

克努森模型很难解释将突变的 *p53* cDNA 导入大鼠胚胎成纤维细胞中出现的结果（图 9.3）。很明显，突变的 *p53* cDNA 能够改变细胞的表型，虽然这些胚胎成纤维细胞中仍然有它们自身的一对野生型 *p53* 基因拷贝。这意味着这些导入的突变 *p53* cDNA 并不是仅仅作为隐性等位基因而失活的，而似乎是当点突变的 *p53* 等位基因被导入这些大鼠胚胎成纤维细胞时，可以主动地发挥某些显性功能。

另一个线索来源于对于多种肿瘤细胞基因组中突变 *p53* 等位基因的序列分析。这些分析说明，绝大多数肿瘤相关的突变 *p53* 等位基因都在它们的阅读框区中存在错义密码子（导致氨基酸的改变），而不是无义密码子（导致多肽链过早终止）。迄今为止，大约超过 26 000 个来自人类肿瘤细胞基因组中的 *p53* 等位基因被测序，发现其中大约 74% 都存在错义突变（图 9.6A）。另外，*p53* 基因阅读框中的序列缺失相对来说较少见。研究者由此得出一个不容忽视的结论，相比于通过无义突变或者直接删除 *p53* 基因的重要部分而形成无效的等位基因从而导致 p53 功能完全失活，肿瘤细胞在 p53 蛋白发生轻微改变的情况下获益更大。

解决突变的 p53 蛋白如何促进肿瘤细胞形成这个难题主要通过两种方法。一是对酵母遗传学方面的研究表明，某个突变的等位基因可以在由于突变而失活的某个基因产物中发现该基因的等位基因突变。同时，这个突变使得突变后的等位基因能够干扰或者妨碍细胞中那个剩下的野生型拷贝的正常活性。这种类型的等位基因被命名为差异显性干扰或显性负等位基因。

另外的线索来自于对 p53 蛋白的生物化学分析，揭示 p53 是一个核蛋白，一般以同源四聚体的形式存在于细胞中，即 4 个相同的多肽亚基组装在一起（图 9.6B、C）。将显性负效应的概念和观察到的这个四聚体形态联系在一起，可以推测出突变的 *p53* 等位基因能有效地干扰在同一个细胞中表达并持续起作用的野生型 *p53* 等位基因。

假设人类肿瘤细胞中存在一个突变的 *p53* 等位基因，编码了一个失去正常功能但仍能形成四聚体的 p53 蛋白。如果这个突变的等位基因和野生型的等位基因在此细胞中共存，那么这个细胞中的 p53 四聚体将包含突变的 p53 蛋白及野生型 p53 蛋白。在不同组合的四聚体中如果有一个突变的 p53 蛋白就会有效地干扰整个四聚体的功能。图 9.7A 表示突变及野生型的 p53 单体可能的 16 种组合，其中 15 种都包含了至少 1 个突变的 p53 亚基，因此可能缺乏部分或者全部的野生型 p53 四聚体的功能。所以，在这种杂合子细胞中（包含一个突变和一个野生型拷贝），只有 1/16 的 p53 四聚体可以完全由野生型的 p53 亚基组成，并具有完整野生型的功能。

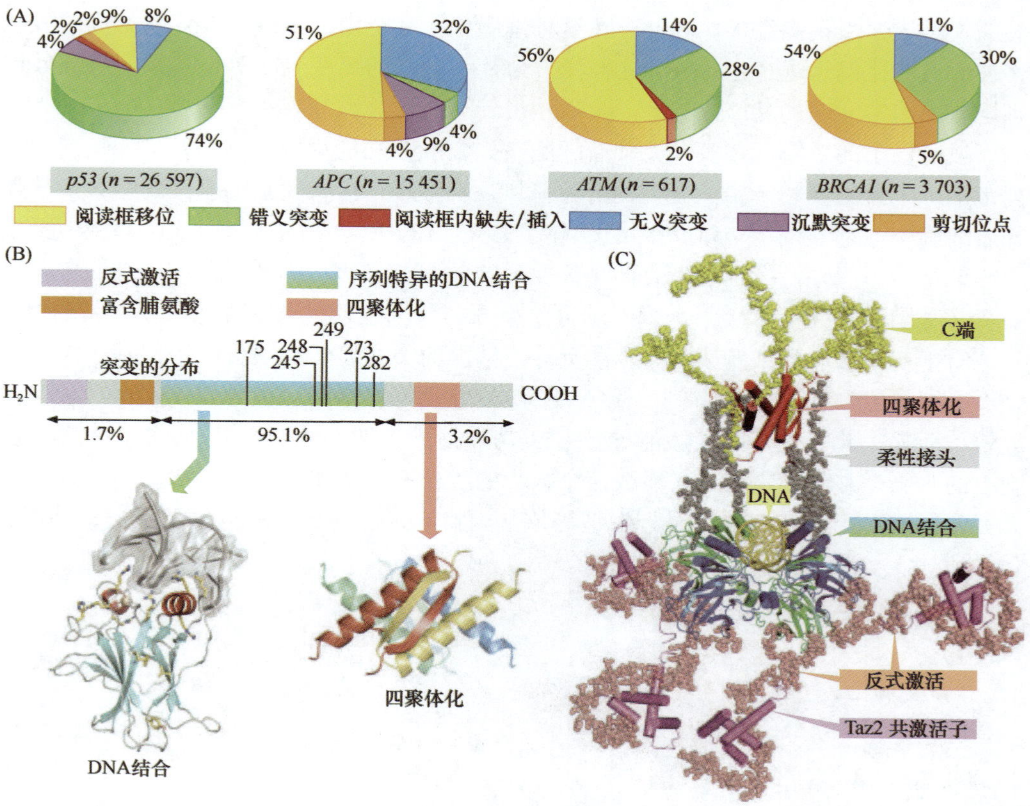

图 9.6　*p53* 突变的本质　（A）如此饼状图所示，点突变的 *p53* 等位基因（几乎都导致了氨基酸的改变，绿色）代表在人类肿瘤中发现的绝大多数的 *p53* 突变的等位基因，而其他类型的突变则相对较少。相反，其他肿瘤抑制基因（*APC*）或者参与基因组稳定性的“看管”基因（*ATM*，*BRCA1*）中的突变多为阅读框移位（黄色），或者无义突变（蓝色），这些都能改变蛋白质的结构，通常都是产生了一个截短的蛋白质，这些有缺陷的蛋白质在细胞中通常很快就被降解。（B）p53 阅读框中导致氨基酸替换的点突变位置被绘制在这里。非常明显，大多数的 *p53* 突变（95.1%）都影响着 p53 蛋白的 DNA 结合结构域。图上方的数字表示在人类肿瘤中常见突变的氨基酸残基序列。这些转录激活结构域使得 p53 与另外一些蛋白质结合，包括 p300/CBP 转录辅激活物及 Mdm2——p53 的敌人。DNA 结合结构域的具体结构及它们的四聚体结构如下图所示。（C）DNA 结合的 p53 四聚体总体结构如图所示。4 个 DNA 结合结构域用绿色和蓝色表示，4 个四聚体结合区域是红色和深红色的α螺旋结构。DNA 双螺旋用黄色表示。4 个 DNA 结合结构域分别与 DNA 结合位点的一半结合；两个拷贝的 DNA 结合位点被少数几个碱基隔开（图 9.12B）。4 个转录激活结构域（深紫色）分别与 p300 辅激活物的 Taz2 结构域（浅紫色）结合，p300 可以通过乙酰化组蛋白及 p53 来激活转录。C 端（黄色）在转录调控中发挥重要作用。（A，引自 International Agency for Research on Cancer, TP53 genetic variations in human cancer, IARC release R14, 2009；和 A.I. Robles et al., *Oncogene* 21: 6898-6907, 2002. B，引自 K.H. Vousden and X. Lu, *Nat. Rev. Cancer* 2: 594-604, 2002；和 A.C. Joerger and A.R. Fersht, *Annu. Rev. Biochem.* 77: 557-582, 2008. C，引自 A.C. Joerger and A.R. Fersht, *Cold Spring Harb. Perspect. Biol.* 2: 000919, 2010.）

将一个突变的 *p53* cDNA 克隆导入（转染）含有一对野生型 *p53* 等位基因的细胞中（图 9.3），这个导入的等位基因通常带有一个高活性的转录启动子，比细胞自身的 *p53* 拷贝启动子活性高得多。所以，在这种转染的细胞中，突变的 p53 蛋白表达量会比内源性的正常 p53 蛋白高得多。因此，在这种细胞中，完全由野生型 p53 亚基形成的 p53 四聚体所占的比例远远少于 1/16。这解释了为什么导入的突变 *p53* 等位基因能够高效地影响这些细胞中 p53 的功能。

按照以上的逻辑，许多人类肿瘤细胞在失去 p53 功能后取得优势，可能是由于它们携带了一个野生型和一个突变型的等位基因。实际上，在 *p53* 基因座突变的大多数人类肿瘤细胞中，都发现了 *p53* 基因的杂合性丢失（LOH；见 7.4 节），这些细胞中野生型的等位基因被清除，产生了具有两个突变 *p53* 的等位基因。因此，在这些细胞中，当一个 *p53* 基因开始突变，接下来剩下的野生型 *p53* 基因也通过杂合性丢失机制被清除。

对于初期的肿瘤细胞来说，显性负等位基因的突变显然比缺失此等位基因而导致完全不能编码 p53 蛋白要更有利（图 9.7B）。显性负等位基因可以导致 15/16 的 p53 功能失效，而缺失此等位基因最多能导致 p53 功能损失一半。（实际上，如果 p53 蛋白在细胞中的水平是被精细调控的，那么这个缺失的等位基因对整个细胞的 p53 浓度则不会有太大的影响，因为剩下的那个野生型等位基因将通过产生更多的野生型蛋白来补偿。）

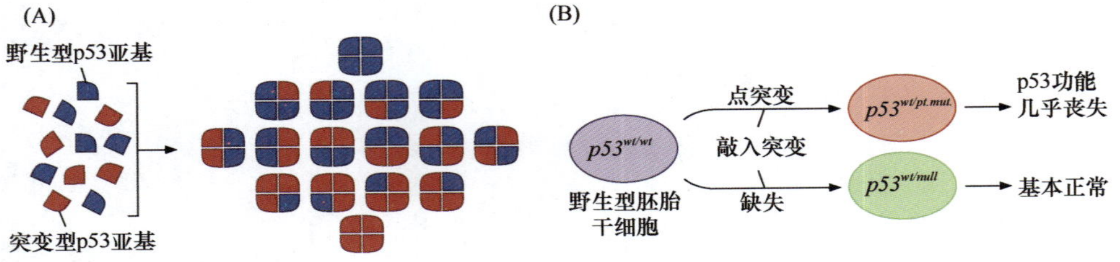

图 9.7　*p53* 作为显性负等位基因的结构和机制　（A）在含有单个突变的 *p53* 等位基因的细胞中，突变的蛋白质通常仍具有形成四聚体的能力，但因为 DNA 结合结构域的突变而丧失其基本功能。由此，细胞内会形成包含不同比例的野生型（蓝色）及突变型（红色）p53 亚基组成的四聚体，单独一个突变的亚基都可能导致整个四聚体功能的丧失。因此，在一个 *p53* 基因杂合的细胞中，15/16 的蛋白质都缺乏完整的正常功能。（B）可能 p53 的显性负效应模型最直接的研究来自于将突变的 *p53* 基因“转入”（补充信息栏 7.7）小鼠胚胎干细胞（ESC）。当转入一个 DNA 结合结构域点突变的 *p53* 基因拷贝到细胞后（上），几乎所有的 p53 功能都丧失了。相反，当转入一个完全失活的 *p53* 基因拷贝（产生一个缺失的等位基因）时，p53 的功能基本正常。

那么，为什么一定要除去剩余的那个野生型 *p53* 等位基因呢？答案似乎在剩下的那 1/16 正常功能的 p53 中，这一小部分似乎都不能被大多数的肿瘤细胞所忍受。所以，为了更好地增殖，它们丢弃了剩下的那个野生型 *p53* 等位基因。图 9.7B 中提到的关于胚胎干细胞（ESC）C 的遗传学研究为 p53 显性负效应模型提供了更多的证据。

9.4　p53 蛋白分子半衰期通常较短

早在 p53 蛋白的 DNA 结合结构域被发现之前，该蛋白在许多正常细胞或者肿瘤细胞的核定位就提示了它可能作为一个转录因子（TF）来发挥功能。目前已知至少 3 种调控转录因子活性的机制：①调控转录因子在核内的水平；②转录因子在核内的水平保持恒定，但其活性必须由一些共价修饰辅助；③调控某个共同转录因子的水平。在一些情况下，这 3 种机制共存。对于 p53 来说，第一种机制——p53 蛋白水平的改变是主要的。p53 蛋白水平的测定表明在不同类型的细胞中其表达存在着巨大的差别，而且当细胞暴露在某些生理学压力下时，表达会快速提高。

这些发现提出了一个疑问，即 p53 蛋白的水平是如何被细胞调控的？许多细胞中的蛋白质分子，一旦被合成就能持续数十小时或者数百小时（如在指数生长期的细胞中，形成核糖体亚基的蛋白质，可能维持许多天）。同时，许多其他蛋白质的代谢是高度不稳定的，几乎一合成就被降解。区分这两类蛋白质的一个方法是用放线酮处理细胞，这是一种能抑制蛋白质合成的药物。在对具有野生型 *p53* 等位基因的细胞进行处理后，p53 蛋白的半衰期大约只有 20min。这说明 p53 是一种高不稳定的蛋白质，在被合成后不久即被降解。

这种合成后被立即降解的过程几乎是一个“无用的循环”，对于细胞来说这是一种高度的浪费。为什么一个细胞会浪费能量和物质来合成一个几乎合成以后就马上被降解的蛋白质呢？其他的蛋白质如 Myc 也有类似的情况（6.1 节）。

在这个表面上看起来浪费的背后，道理其实很简单：当细胞受到某些生理学信号刺激后需要通过迅速增加或者降低某种蛋白质的水平作为应答。从原理上来说，可以通过调控编码这种蛋白的 mRNA 水平，或者该 mRNA 的翻译速率来完成这样的调节。但是，对于某个关键的蛋白质更为迅速的调控，可以通过增加或者降低其稳定性来完成。例如，一个细胞中的 p53 蛋白浓度可以通过抑制其降解而使其在 20min 内加倍。

在正常情况下，一个细胞会持续地高速率地合成 p53 分子并且快速降解它们以达到一个平衡。这样的结果是细胞状态稳定，蛋白质水平很低。由于某些生理学信号的刺激，p53 蛋白降解被阻断，导致细胞内 p53 蛋白水平快速增加。这个发现提出了一个更深层次的问题，即为什么一个正常细胞需要精细地调节 p53 蛋白水平，以及什么样的信号会导致细胞停止 p53 的降解，从而使得此蛋白表达水平快速上升。

9.5　许多信号都能诱导 p53 的表达

20 世纪 90 年代早期，发现了很多能诱导 p53 蛋白水平快速升高的因子。其中包括 X 射线、紫外线、某些能损伤 DNA 的化疗药、DNA 合成抑制剂及分解细胞骨架中微管蛋白的因子。将细胞暴露在这些因子中几分钟后，p53 很快就能由之前的低水平状态到被大量检测到。在 p53 蛋白被快速诱导表达的同时，*p53* mRNA 水平却没有明显变化，并不是 *p53* 基因的转录水平增加而导致蛋白水平的升高。实际上，升高的蛋白水平完全是因为对正常情况下不稳定的 p53 蛋白进行了翻译后修饰而变得稳定，p53 蛋白翻译后的稳定性发生了改变。

在接下来的几年里，能够引起 p53 水平剧烈改变的生理学信号又有了重大的发现。其中包括低氧（缺氧）。无论是正常还是恶性的细胞，当循环不够导致血液中氧气携带量不足时都会发生。接下来还发现，将 *myc* 或者腺病毒携带的 *E1A* 癌基因（8.5 节和 8.9 节）转入细胞后也能引起 p53 水平的上调。

到目前为止，能够促进 p53 表达的刺激因素越来越多。高于正常水平的 E2F1 转录因子表达、染色体 DNA 的广泛去甲基化、DNA 的核苷酸前体不足都能够刺激 p53 的积累。将细胞置于一氧化二氮或者酸性培养基中、细胞内核糖核酸的缺失、RNA 或者 DNA 合成的阻碍也都可以使 p53 蛋白水平升高。

这些发现说明存在很多负责监控细胞系统完整性及功能的传感器。当这些传感器监测到损伤或者异常时，它们将信号传递给 p53 及其调节器，导致细胞中 p53 水平快速升高（图 9.8）。

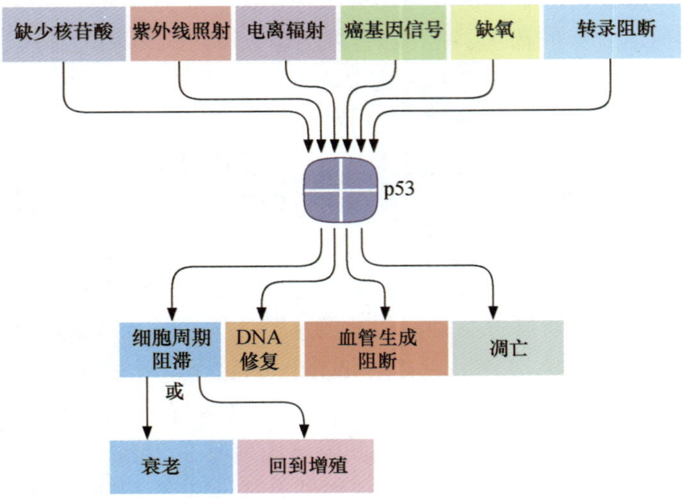

图 9.8　p53 激活信号和 p53 下游效应　关于 p53 功能的研究揭示了许多细胞生理学应激可以导致 p53 水平的快速上调。累积的 p53 蛋白受某些转录后修饰的作用，并将引起一系列的反应。细胞生长抑制反应（“细胞周期阻滞”，通常被称为“生长抑制”）可以是不可逆的（衰老）或者是可逆的（回到增殖）。DNA 修复蛋白与抗血管生成（阻断血管生成）蛋白都被动员起来。在某些条件下，p53 可能会启动凋亡。

在其他研究中能导致 p53 上调的遗传毒性（如 DNA 损伤）因子及生理学信号同样被熟知，它们在某些条件下能抑制细胞生长，导致细胞循环停止，这种反应通常被称为“生长抑制”。在另一些情况下，这些应激信号可能启动凋亡（细胞自杀）程序。如果将这些发现综合考虑，可以得到一个惊人的结论——那些能引起细胞生长阻滞或者凋亡的毒性因子同时也能上调 p53 水平。这些发现只是具有相关性，并不能有力地证明 p53 参与了毒性因子或者应激刺激所导致的细胞生长阻滞或者凋亡。

而决定性的证据来源于对于 p53 功能的详细研究。例如，当遗传毒性因子，如 X 射线，诱发细胞内 p53 水平升高时，$p21^{Cip1}$ 蛋白水平也相应地升高（8.4 节），然而在 *p53* 突变的细胞中则不发生这样的现象。这说明 p53 蛋白能通过诱导 CDK 抑制剂的表达来阻滞细胞周期进程（图 9.9A）。实际上，对电离辐射的长效生物学反应通常都与细胞中 *p53* 基因的状态有关。因此，携带突变 *p53* 等位基因的细胞与野生型细胞相比，在同时暴露于应激原时，进入细胞阻滞或者凋亡的倾向明显要少（图 9.9B）。

综合考虑，这些发现可以整合成一个简单统一的机制模型：p53 持续地接收从多种监控系统传出的信号。如果 p53 接收到特殊的警告信号时，它将阻止细胞的增殖，或者启动凋亡程序（图 9.8）。

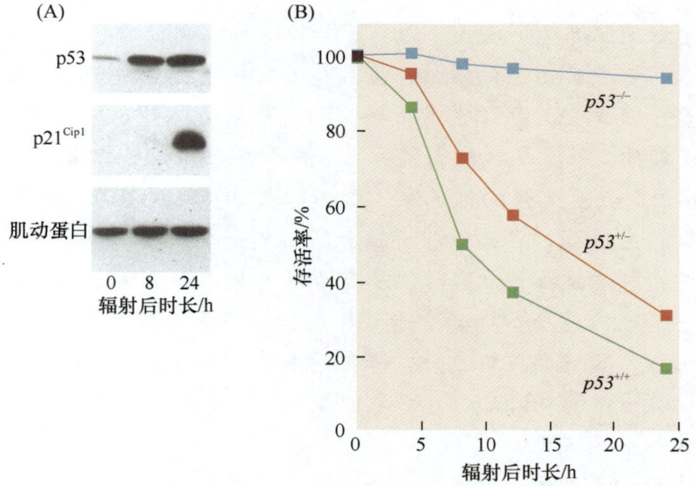

图 9.9　p53 与辐射后细胞的反应　细胞在受到 X 射线照射后，p53 水平明显升高。(A) 一旦在高浓度下（8h、24h）并且在功能上被激活后（此处未检测），p53 将能诱导 $p21^{Cip1}$ 蛋白表达（8.4 节）。$p21^{Cip1}$ 起到一个潜在的细胞周期蛋白-CDK 复合物中 CDK 抑制剂的作用，在 G_1 期、S 期、G_2 期及 M 晚期发挥功能，并且能在细胞周期的任何一个时期阻滞细胞的进一步增殖。全部的 3 个样品，包括对照，都以 actin 作为内参，以保证蛋白电泳时各个样品的上样量一致。(B) 野生型小鼠的胸腺细胞（来自胸腺的粒细胞）在 X 射线照射 25h 后有 80%失去生存能力（绿色），而在 *p53*$^{+/-}$杂合型小鼠（一个野生型，一个缺失的等位基因）的胸腺细胞中，几乎同样多的细胞失去生存能力（红色）。相反，在 p53 纯合子突变小鼠的胸腺细胞中，只有少于 5%的细胞在此期间失去生存能力（蓝色）。在这些情况下，细胞生存能力的丧失主要是由于凋亡（未显示）。[A，感谢 K.H. 沃斯登（K.H. Vousden）。B，引自 S.W. Lowe et al., *Nature* 362: 847-849, 1993.]

实际上，p53 具有抑制细胞生长和促进细胞凋亡的功能，这对于那些向恶性生长期进展的初期肿瘤细胞来说是一个主要威胁。许多应激，包括缺氧、基因组损伤及调控细胞增殖的信号通路失调，是肿瘤细胞在发展成肿瘤的各个时期都会经历的。在这些应激中的任何一种存在的情况下，完整的、有功能的 p53 警报系统就会威胁着可能形成肿瘤的细胞。因此，如果这些细胞要生存或者增殖，p53 的活性必须被减弱或者完全去除。

这解释了为什么大多数或者可能所有的人类肿瘤细胞的 p53 警报系统，必须部分或者全部失活。失去了 p53 的功能，肿瘤细胞可以更好地忍受缺氧、基因组的多种损伤及生长调控通路的失调。一旦一个细胞获得了对这些原本能使其受损伤的因子的抗性之后，它们及其子细胞便为肿瘤的恶性生长铺好了道路。同样，正常细胞也需要避免 p53 过度地活化，因为它威胁到了正常细胞的生存，并会引起维持正常身体功能细胞的缺失（信息栏 9.1）。

信息栏 9.1　过犹不及：过度激活的 p53 导致早衰　在本章中关于 p53 功能的描述提供了足够的证据，证明 p53 在对抗肿瘤发生的过程中，提供了重要的预警及保护功能。如果将 *p53* 等位基因插入小鼠生殖细胞中使其编码持续表达的 p53，会发生什么情况呢？这件事发生在一次实验意外中，原本打算用点突变的等位基因替换生殖细

胞中的野生型 *p53*，但疏忽导致 *p53* 的前 6 个外显子被删除了。这个截断了等位基因编码的 p53 蛋白可以具有持续的活性，甚至并不需要通常激活它的警报信号。携带该等位基因的杂合小鼠完全避免了常常折磨它们的野生型配对小鼠的淋巴瘤、骨肉瘤及软组织（非骨）肉瘤。并且从这些小鼠身上分离的成纤维细胞比它们野生型配对在体外转入 *ras* 癌基因时具有更强的抵抗性。这些结果与其他结果一起，显示了 p53 确实能保护组织避免产生肿瘤，在癌细胞有机会增殖成一个明显的肿瘤之前消灭它们。

但是，这些"肿瘤抗性"小鼠非但没有活得更长，还显示出早衰综合征，它们的生存周期减少了 20%。这个加速的衰老过程包括了通常在衰老的人类中发生的变化，如脊柱弯曲的形成，延迟的伤口愈合，降低的白细胞替换，以及体重、气力、肌肉、骨密度及头发的减少（图 9.11A）。在许多组织中都存在广泛细胞缺失，显示了具有自我更新能力的干细胞的减少。

这些现象提示 p53 在衰老中发挥作用，但是不能完全地证明它。一个自然实验似乎更直接地说明了这个问题：在人类基因组中一个自然发生的多态性，使得 p53 第 72 位的精氨酸被脯氨酸残基替换。体外实验表明，Arg^{72} 蛋白在启动凋亡时几乎比 Pro^{72} 蛋白的效率高 5 倍。荷兰一个 85 岁以上人群的流行病学研究显示，那些携带有 $p53^{Pro/Pro}$ 基因型的人患癌的风险升高 2.54 倍（与那些携带 $p53^{Arg/Arg}$ 基因型的人相比）。但是，那些携带 $p53^{Pro/Pro}$ 基因型的人在该周期研究中高出了 41%的生存率（图 9.11B）。此外，死于衰竭和虚弱的个体在 *Arg/Arg* 的个体中占到了 21%，但在 *Pro/Pro* 个体中只占到了 6%。这类研究加深了这样一个观念，升高的 p53 活性为对抗肿瘤提供了很好的保护，但同时也加重了组织的年龄依赖相关的退化。因此，p53 介导的过度警戒可能会导致有机体整体付出沉重的代价。

9.6 DNA 损伤及失调的生长信号导致 p53 稳定

有 3 个研究得比较透彻的监控系统，其中两个已经介绍过，当检测到损伤或者信号失衡时，将会给 p53 发送报警信号。其中第一个监控系统是对染色体 DNA 双链断裂（DSB）进行应答的，值得注意的是，这些断裂是由电离辐射引起的，如 X 射线。实际上，基因组中任何一个位置的双链断裂都足够引起 p53 水平的上调，对于哪种蛋白质检测到了双链断裂的研究正在缓慢地进行中。现在已经知道这些传感器将信号传递给 ATM 激酶（图 9.10）。（在 12.12 节中会有介绍，ATM 的缺失将导致共济失调毛细血管扩张的疾病，并使细胞对 X 射线发生超敏反应。）接下来，ATM 将信号传递到 Chk2 激酶上。Chk2 激酶能磷酸化 p53，而 p53 的磷酸化能保证其不被一个名为 Mdm2 的蛋白质降解，这些将在后面的章节中进行讨论（图 9.12）。

第二条信号通路可以被单链 DNA（ssDNA）激活，单链 DNA 是由停滞的复制叉产生的，通常是由于 DNA 聚合酶遇到了因 DNA 损伤而改变的碱基。这些 DNA 损伤因子包括某些化疗药物及紫外线照射。ssDNA 感应器通过 Chk1 激酶激活 ATR 激酶，进而使 p53 蛋白磷酸化，从而保护其不被降解。

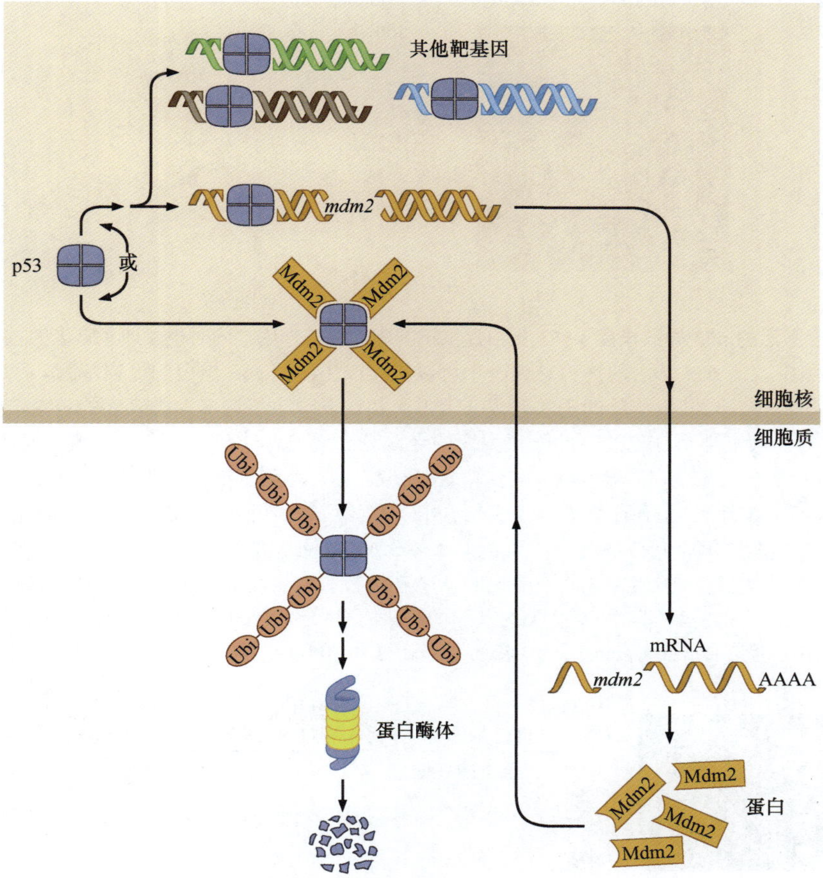

图 9.10　Mdm2 对 p53 水平的控制　在某些生理信号刺激后 p53 浓度上升（此处未显示），p53 四聚体与众多的靶基因启动子区结合，这些靶基因的转录由 p53 诱导（上）。在这些基因中，还包括 *mdm2*，导致了 *mdm2* mRNA 及 Mdm2 蛋白水平的上升（右）。一旦合成，Mdm2 分子就和 p53 蛋白亚基结合，并使其泛素化，并被转运至细胞质中进一步泛素化（此处未显示），随后在蛋白酶体中降解。这个负反馈环保证了 p53 最终回落到一个较低的水平，并且在正常细胞中保证 p53 的浓度在一个非常低的水平。

第三条信号通路是由异常的生长信号引起的 p53 激活，特别是在那些由于 pRb-E2F 控制的细胞周期发生紊乱时。我们会在下文看到，这条通路并不依赖于激酶介导的 p53 水平的改变及信号。由缺氧等其他生理学因素或失衡引起 p53 水平改变的机制，目前仍然不太清楚。

这些错综复杂的信号通路说明了哺乳动物细胞的脆弱。在进化的进程中，一个单一的蛋白 p53 被委以重任，接收来自负责监控许多重要的细胞内生理及生化系统发出的信号（图 9.8）。多种信号汇聚到单个的蛋白质，形状类似于一个漏斗，显示出了一个精妙且经济的细胞信号通路。但这也给细胞带来了一个最大的弊端，即一旦失去这个调控通路的蛋白质，细胞将灾难性地失去监控自身健康的能力，并且将不能对某些系统的失灵采取适当的对抗措施。

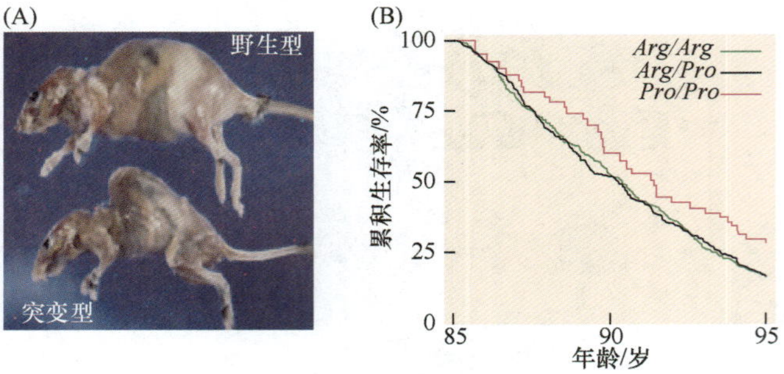

图 9.11　过度激活的 p53 导致早衰　p53 蛋白提供抗肿瘤的保护作用，同时也加速了衰老的过程。(A) 在小鼠生殖细胞中改变 *p53* 基因的拷贝导致一个可以持续产生活性 p53 蛋白的等位基因。正如这里所示，突变的老鼠（下方）与同样年龄的正常老鼠（上方）相比表现出了许多人类衰老的迹象，包括肌肉萎缩、驼背；两种老鼠都是具皮的。此外，突变的老鼠还表现出骨质疏松、多器官衰退及耐受力降低。(B) 荷兰的一个有关 1226 位 85 岁老人的前瞻性研究，显示了他们入组后的生存情况。从这个卡普兰-迈耶（Kaplan-Meier）生存曲线中可以明显看出，在此后的 20 年中，携带 *Pro/Pro* 等位基因（影响 p53 的第 72 个氨基酸）的人与携带杂合基因或者 *Arg/Arg* 等位基因的人相比，生存率显著升高。(这个令人震惊的统计学上显著的相关性并不能说明 *p53* 在调控长寿上起着关键作用，因为这些等位基因有可能与 17 号染色体上的其他与长寿有关的基因的缺失有关联。)(A，引自 S.D. Tyner et al., *Nature* 415: 45-53, 2002. B，引自 D. van Heemst et al., *Exp. Gerontol*. 40: 11-15, 2005.)

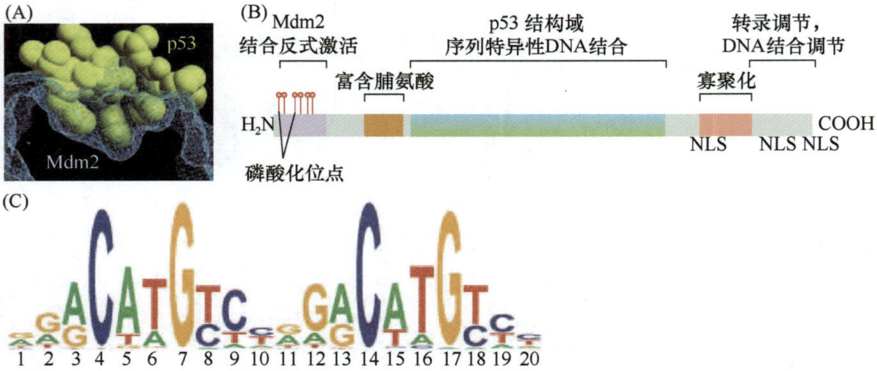

图 9.12　p53 的特殊结构域　(A) 通过 X 射线晶体衍射来显示 p53 和 Mdm2 相互作用的结合界面。p53 的这个相互作用结构域用黄色球棍模型来显示，包括了 p53 的 18～27 号氨基酸残基，互补的 Mdm2 表面结构用蓝色网线表示。(B) p53 蛋白与 Mdm2 的结合发生在其靠近 N 端的一个小的结构域中（图 9.10），而它的转录激活区（参与转录的激活）也在此处。在此区域内的 p53 氨基酸残基的磷酸化（红色“棒棒糖”，没有全部标注出来）阻止了其与 Mdm2 的结合，并且使得 p53 不能被泛素化及降解。附近的脯氨酸富集区（三文鱼肉色）负责 p53 的凋亡功能。在其 C 端是四聚体结合结构域（图 9.6）。其附近是核定位信号（NLS），保证了新合成的 p53 能转运入核，还有调控 DNA 结合的氨基酸序列。(C) 通过运用抗 p53 抗体，免疫共沉淀得到了人类细胞染色质中的 p53-DNA 复合物（ChIP 的过程；见补充信息栏 8.3）。通过对沉淀中 DNA 片段的序列分析，确定了人类基因组中 1546 个位点，在细胞受到放线菌素（一种有效的转录抑制剂）的胁迫后，p53 与这些位点结合。此处显示与 p53 结合的 DNA 序列，字母的相对大小表示在结合位点上一个 DNA 碱基出现的频率。有趣的是，这 1546 个位点中绝大部分也都可以和 p53 的“同源蛋白”——p63 及 p73 结合，本章节的后半部分会介绍。(A，引自 P.H. Kussie et al., *Science* 274: 948-953, 1996. B，引自 D.E. Fisher, ed., Tumor Suppressor Genes in Human Cancer. Totowa, NJ: Humana Press, 2000. C，引自 L. Smeenk et al., *Nucleic Acids Res*. 36: 3639-3654, 2008.)

在一次打击后（实际上，两次打击能使 *p53* 基因的两个拷贝失活），细胞变得对自身的故障开始视而不见。由此它们获得了在某些环境下持续增殖的能力，而在正常情况下这些环境会导致细胞增殖受抑制或者进入凋亡。另外，我们即将会讲到，失去了由 p53 促进的 DNA 修复及稳定基因组的功能，$p53^{-/-}$细胞的子代将获得更多的突变，并且在向形成恶性肿瘤的道路上更快地迈进（信息栏 9.2）。

信息栏 9.2 日光、p53 和皮肤癌 p53 蛋白是对抗日光引起的皮肤癌的重要守护者。当皮肤中的角质形成细胞受到较多紫外线 B 的辐射时，p53 水平将快速地升高并导致细胞凋亡。一个明显的特征就是在日光照射后的若干天，皮肤开始脱落。同时，紫外线 B 也可能导致突变及角质形成细胞中 p53 的突变和功能失活。这些可以在人类皮肤鳞状细胞癌中得到验证，此细胞中等位基因的突变通常发生在双嘧啶区，而紫外线 B 恰恰能造成嘧啶-嘧啶交联（12.6 节）。这些突变的 *p53* 等位基因同样也可以在长期受到阳光损害但外表上正常的皮肤中发现。一旦 p53 的功能由于这些突变而丢失，角质形成细胞就可以在后续的紫外线 B 辐射中存活下来，因为 p53 蛋白不能再引起凋亡。此外，p53 的缺失会导致细胞不能修复紫外线 B 引发的细胞损伤。因此，这些 p53 突变的细胞可能会获得更多额外的突变等位基因，与突变的 p53 一起，使得它们得以形成鳞状细胞癌。

越来越多的证据表明，人乳头瘤病毒（HPV）是在许多上皮细胞肿瘤中都存在的一个因子；E6 病毒的关键作用——编码癌蛋白，可以解释紫外线 B 与 HPV 在这类肿瘤病因学中的协同作用：E6 将 p53 标记并在蛋白酶体中泛素化降解，由此表型模拟了 *p53* 基因的染色体突变失活（补充信息栏 9.1）。有趣的是，缺乏功能型 *p53* 基因拷贝的小鼠在紫外线 B 的照射下，也会形成眼黑色素瘤，即眼睛色素细胞的肿瘤；人类中类似的肿瘤也被怀疑是由紫外线引起的。

此外，p53 在角质形成细胞中还有其他完全不相关的作用，显示了其功能的多样性。在紫外线照射引起损伤后，p53 引起这些细胞释放黑色素细胞调节素（αMSH）。该调节素可以激活邻近的皮肤黑色素细胞产生黑色素，并且将黑色素颗粒转运到角质形成细胞中（图 12.19），导致皮肤颜色加深及引起晒伤！

9.7 Mdm2 消灭其创造者

多种可以影响 p53 警报的信号都有一个共同的作用——导致 p53 蛋白水平的快速升高。研究人员开始了解了这个戏剧性的变化是如何发生的。像许多细胞蛋白一样，p53 蛋白是由泛素蛋白酶体系统降解的（补充信息栏 7.5）。由这个系统降解的蛋白质都会首先被多聚泛素链共价标记结合，然后被转运到蛋白酶体中，并在其中被消化成为寡肽。这个过程中最为关键的一步是起始的标记过程。

在正常的、未被搅乱的细胞中，p53 的降解是由称为 Mdm2（小鼠中）和 MDM2（人类细胞中）的蛋白质调控的。此蛋白质将 p53 作为一个合成后需要立即被泛素化标记且迅速降解的靶蛋白来识别（图 9.12）。Mdm2 最初是在鼠类肉瘤细胞中被发现的，由此细胞染色体中的双微染色体（double minute）编码。接下来，发现人类中 *mdm2* 的同源基因（*HDM2*）在肉瘤中经常扩增。在许多人类肺癌中，Mdm2 都是过表达的，但其机制还不清楚。

由于 *mdm2* 基因还与其他癌基因相关，它的扩增似乎给肿瘤细胞提供了某种直接的、立刻的增殖优势（肿瘤细胞中存在多个双微染色体颗粒；图 1.12B）。Mdm2 蛋白一被鉴定出来，就明确了它是 p53 降解的媒介。实际上，Mdm2 对于 p53 的具体作用比上面描述的要稍微复杂一些。

下面我们将介绍，p53 作为一个转录因子来起作用；Mdm2 与 p53 结合后立即使其调节转录的功能失活。[详细来说，Mdm2 成功地通过以下途径关闭了 p53 的转录功能：①抑制 p53 与 p300/CBP 的结合，后者可以通过组蛋白乙酰化激活转录；②积极地招募能够阻碍 p53 介导的甲基化组蛋白转录的其他酶蛋白（1.8 节）。] 此后，Mdm2 介导单个泛素与 p53 的连接，并将其从核内（p53 主要在核内起作用）转运到细胞质中，接下来对 p53 的多聚泛素化保证了其在细胞质蛋白酶体中的迅速降解。连续而高效的 Mdm2 运作保证了 p53 在正常未受应激的细胞中有 20min 短暂的半衰期。

目前的讨论及图 9.11 显示了 Mdm2 作为一个单体蛋白发挥作用，而实际上它常与其“近亲”MdmX（又称 Mdm4）形成异源二聚体。这个复合物在泛素化导致 p53 降解的过程中发挥主要作用。实际上，有证据显示在缺失 Mdm4 的情况下，Mdm2 不能使 p53 降解。当 MdmX 独自表达时，它似乎只能阻止 p53 介导的转录活性。（此外，MdmX 与其同源蛋白 Mdm2 区分的另外一个重要方面是：它的表达不是由 p53 调控的，这个过程下面将进行阐述。）

在某些环境下，特别是细胞遭遇某些类型的应激或者损伤时，p53 必须被保护起来，以免除 Mdm2 对它们的降解，从而在细胞中累积，并发挥重要功能。一般来说，这种保护通常是通过磷酸化来实现的，Mdm2 不能与磷酸化的 p53 结合，故不能使其泛素化。p53 的磷酸化氨基酸残基位于 N 端结构域（图 9.12）。例如，ATM、Chkl 和 Chk2 等激酶（在 DNA 损伤后激活，9.6 节中介绍）对该位点的磷酸化，改变了 p53 蛋白中通常被 Mdm2 识别并结合的结构域，通过这个方式避免 Mdm2 与 p53 的结合。同时，DNA 损失诱导激活的 ATM 激酶可以磷酸化 Mdm2，使其功能失活并解体。当 p53 和 Mdm2 都被磷酸化以后，Mdm2 不能起始 p53 的泛素化，从而使得 p53 不被降解，其在细胞中的浓度急速增加（图 9.13）。p53 的浓度一旦增加，将引起一系列的下游反应，下面将详细介绍。

值得注意的是，Mdm2 在这里起着癌蛋白的作用，但它与其他在第 4、5、6 章中介绍的癌蛋白机制非常不同。后者是以促有丝分裂信号级联的组件而起作用，并通过模仿那些生长因子与它们受体结合后激发的信号来诱导细胞的增殖。与之相反，Mdm2 通过拮抗 p53 并由此抑制细胞进入细胞周期阻滞，以及进入不生长的衰老期或者凋亡程序。当然，最后的结果一样，癌蛋白与 Mdm2 都能使细胞数量增加。

Mdm2 蛋白的活性及其水平由其他的正负信号调节。这个信号通路使细胞在激活 PI3 激酶（PI3K）通路后，通过 Akt/PKB 激酶引起 Mdm2 的磷酸化（与之前提到的可以被 ATM 激酶修饰的位点不同），将 Mdm2 从细胞质中转入核中，并在核中与 p53 发生作用（图 9.13A）。由于 PI3K 本身由 Ras 和生长因子受体激活，我们逐渐了解到促有丝分裂

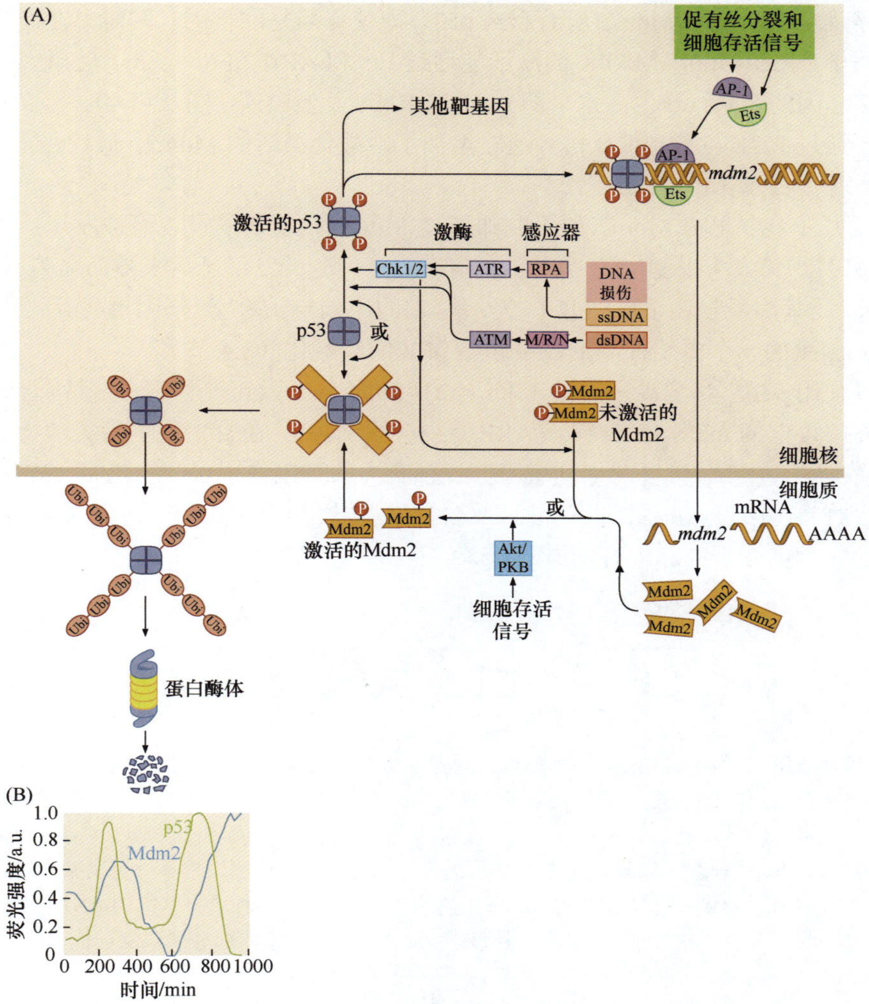

图 9.13　多种激酶对 p53 水平的控制　（A）图 9.10 中所示的 p53 合成和降解的循环可以被一系列的调节子调控。DNA 损伤感应子，如 RPA（复制蛋白 A）及 M/R/N（MRE11/Rad50/Nbs1）复合物，可以检测到 ssDNA 区域/复制受阻 DNA 损伤或者 dsDNA 断裂（DSB），并可分别激活 ATR 和 ATM 两个激酶。这两个激酶可以直接或者通过 Chk1 和 Chk2 间接地磷酸化 p53（中间）的 N 端结构域（图 9.12B）。同时，这些激酶对 Mdm2 分子的磷酸化也能使之失活，阻止它们与 p53 的结合（中下）。这些修饰使得 p53 免于 Mdm2 介导的结合、泛素化及在蛋白酶体（左下）中的降解。与此相反，某些生存信号（如促有丝分裂生长因子释放的信号），通过 AP-1 和 Ets 转录因子而发挥作用，与 p53 一起促进 *mdm2*（右上）基因的表达，继而提高 Mdm2 的 mRNA 水平及蛋白质的合成（右下）。这些生存信号同样也能激活 Akt/PKB 激酶，磷酸化 Mdm2 的另外一个位点并使其激活（下）。被激活的 Mdm2 将与 p53 结合并启动其泛素化及蛋白酶体介导的降解途径。Mdm2 介导的在应激细胞中 pRb 的泛素化降解并没有在此显示。（B）p53 与 Mdm2 直接的互相抑制形成了一个负反馈环路（图 9.10），导致了这两种蛋白质的表达波动。它们的表达水平可以通过使用不同颜色的荧光标签来进行监测。在引起 DNA 损伤的 X 射线照射后，波动的高度和持续时间并不受辐射剂量的影响，但是波动的次数与其相关。似乎像一个电子钟，随着辐射剂量的增大而升高，可能在 DNA 修复或者细胞死亡时还在继续。荧光强度（代表了两种蛋白质的水平）用相对单位（a.u.）来表示。（B，引自 G. Lahav et al., *Nat. Genet.* 36: 147-150, 2004.）

信号通路确实可以影响 Mdm2 从而影响 p53，即使作用是间接的。同时，在促有丝分裂信号通路中，Ras→Raf→MAPK 的激活能通过 Ets 和 AP-1（Fos + Jun）转录因子大幅提高 *mdm2* 基因的转录，产生高水平的 *mdm2* mRNA 及蛋白质（图 9.13A）。提高的 Mdm2 蛋白水平通过 PI3K→Akt/PKB 信号通路增加了磷酸化激活的 Mdm2。最后，这些效应都导致了 p53 蛋白水平的降低。

然而另外一个影响 Mdm2 的机制却通过 Mdm2 拮抗物的发现而被发现，即小鼠细胞中的 $p19^{ARF}$ 和人类细胞中的 $p14^{ARF}$。精确的序列分析发现了后来被命名为 *ARF* 的基因。这个编码基因最早在小鼠细胞中被发现，它的序列与 $p16^{INK4A}$ 基因重叠。后者是 CDK4 和 CDK6 激酶的一个重要抑制剂，可起始 pRb 的磷酸化（8.4 节）。

通过使用 $p16^{INK4A}$ 启动子上游 13kb 处的启动子转录及可变剪切，该基因合成了一个编码可变阅读框的 mRNA，其编码 ARF 蛋白（图 9.14）。在野生型啮齿类动物细胞中表达 *ARF* 编码的 cDNA，可以对细胞增殖产生强有力的抑制作用。但是，当将 *ARF* 的 cDNA 转入缺少野生型 p53 功能的细胞中时，这种抑制作用却没有发现。这说明 ARF 的生长抑制功能完全依赖于细胞中有功能的 p53 的存在。

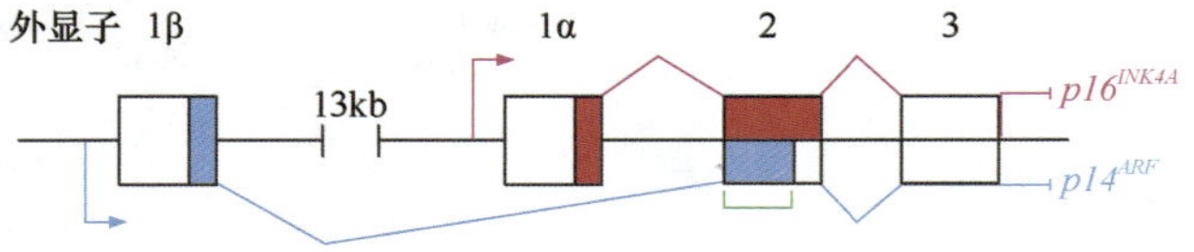

图 9.14　编码 $p16^{INK4A}$ 和 $p14/p19^{ARF}$ 的基因　对于 $p16^{INK4A}$ 基因（红色）的分析揭示了它的第二外显子与小鼠中一个编码 19kDa 蛋白质的基因及人类中一个编码 14kDa 蛋白质的基因重叠。这个 *p14/p19* 基因使用一个可变的转录启动子（蓝色箭头，左），在 $p16^{INK4A}$（红色箭头，中间）启动子上游约 13kb 处。因为其 mRNA 翻译在第二外显子中（红色，蓝色）有一个可变阅读框（绿色支架），所以产生的蛋白质及基因被命名为 $p19^{ARF}$（或者在人类中被称为 $p14^{ARF}$）。这两种重叠基因的 RNA 剪切方式用多个外显子之间的插字符连接表示。盒状表示外显子，而外显子中的填充部分表示阅读框。（引自 C. Sherr, *Genes Dev*. 12: 2984-2991, 1998.）

进一步的研究发现，在野生型细胞中，ARF 的表达可以导致 p53 水平的快速上调。现在已经研究清楚了 ARF 与 Mdm2 结合并抑制其功能这个反应的分子机制，一方面它可以将 Mdm2 隔离在核仁中，即产生核糖体亚基的地方；另一方面则是在细胞质中抑制 Mdm2（图 9.15A）。一旦将 Mdm2 与 p53 的相互作用阻断，p53 就能逃离 Mdm2 介导的泛素化及降解，并由此在细胞内快速高水平地累积。敌人的敌人就是朋友。ARF 能够快速诱导 p53 水平的上调就是因为它能结合并抑制 p53 的敌人——Mdm2。

重要的是，在正常情况下未处理的细胞中，Mdm2 必须发挥其正常功能以保证 p53 的浓度维持在一个较低的水平。正如在小鼠胚胎基因组中两个 *Mdm2* 基因拷贝失活造成的后果所强调的一样，这些胚胎在胚胎发育的很早期就会死亡，因为 p53 达到了无法耐受的高水平，从而抑制了细胞的增殖，或者导致它们死亡。（*Mdm2* 基因失活对于失控的 p53 活性的深远意义是通过小鼠胚胎中这两个基因的纯合子失活，产生 $Mdm2^{-/-}p53^{-/-}$ 基因型已经被研究清楚。一旦 p53 被从胚胎细胞中清除，Mdm2 的缺失就变得可以耐受并且在胚胎中正常发育。）

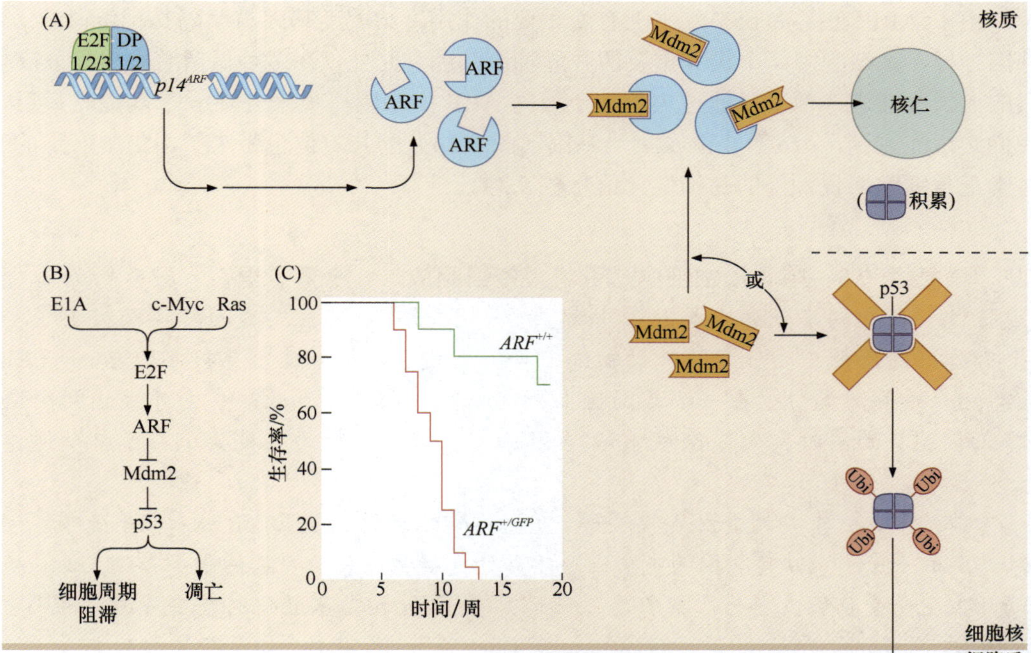

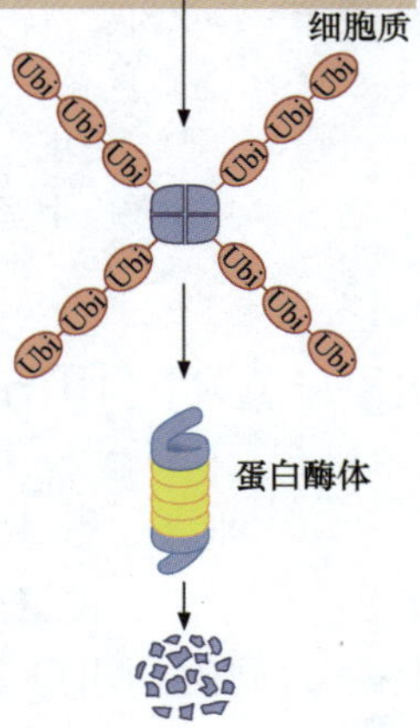

图 9.15　ARF 控制的凋亡　（A）人类 p14^ARF 蛋白（小鼠中是 p19^ARF），图中称为 ARF（浅蓝色，上），能与失活的 Mdm2（金色）作用。目前还不清楚这种结合只在细胞质中发生还是 ARF 将 Mdm2 拖到了核仁中（右上）。一旦中和作用发生，Mdm2 便不能再与 p53 结合并将其泛素化标记（右下）。因此，上调的 ARF 能导致 p53 水平的增加。如此处分图 B 中所示，*p14^ARF* 基因是由 E2F1/2/3 组成的 E2F 转录因子及它们的同伴 DP1/2（图 8.23）所激活的。（B）许多致癌的信号能通过诱导 E2F 活性来诱发凋亡（见 8.7 节），而 E2F 的激活能提高 ARF 的表达。这些信号包括腺病毒 E1A、Myc（=c-Myc）及 Ras 癌蛋白，说明这些信号通路通过高活性的 E2F 信号来清除有缺陷的细胞。（C）在小鼠种系中将一个 GFP（绿色荧光蛋白）编码序列替换一个 p19^ARF 编码基因拷贝。这些小鼠（*ARF^+/GFP*）及野生型小鼠（*ARF^+/+*）与其他携带 Eμ-*myc* 转基因的小鼠交配，而后者会引起 B 细胞淋巴瘤（图 9.23）。*ARF^+/GFP* Eμ-*myc* 小鼠（红色线）比那些只带有 Eμ-*myc* 的小鼠（绿色线）更快产生致死性肿瘤，而且在这些肿瘤细胞中会丢失那个仅存的野生型 *ARF* 等位基因。因此，在没有 ARF 功能的情况下，癌基因 *myc* 的诱导凋亡效应将大量丧失，使得细胞增殖占主导并形成肿瘤。［B，感谢 P.J. 亚昆塔（P.J. Iaquinta）和 J.A. 利斯（J.A. Lees）。C，引自 F. Zindy et al., *Proc. Natl. Acad. Sci. USA* 100: 15930-15935, 2003.］

图 9.15 所示的多种拮抗作用让 ARF 与 p53 结成了同盟，成为一个像 p53 一样的肿瘤抑制蛋白。在许多人类肿瘤中都检测到由遗传学突变或者启动子甲基化引起的 *p16^INK4A/p14^ARF* 基因座的失活。一旦细胞丧失了 ARF 的活性，它就失去了阻断 Mdm2 的功能。后果是 Mdm2 将会自由地促进 p53 的降解，肿瘤细胞将因为 p53 无法在细胞中累积到有用的水平而失去功能。

由于 ARF 在提高 p53 水平上有着重要的作用，$p14^{ARF}$ 基因与编码其靶蛋白的 *p53* 基因一样，是细胞中一个极其重要的肿瘤抑制基因。此外，在多种保留着野生型 *p53* 拷贝的人类肿瘤中，似乎是通过失活两个编码 ARF 的基因拷贝来去除 p53 功能。最后，我们必须注意到，$p16^{INK4A}$ 和 $p14^{ARF}$ 基因（图 9.14）的共定位也带来了由集中产生的、对于正常细胞来说额外的易损性（信息栏 9.3）。

信息栏 9.3　哺乳动物细胞是否将太多细胞放入一个篮子里？　$p16^{INK4A}/p14^{ARF}$ 遗传位点在大约半数的人类肿瘤中都因为一个或多个因素失活的发现而提出了一个有意思的问题：为什么哺乳动物细胞要将这两个调控肿瘤重要抑制通路——pRb 和 p53 的关键蛋白放在一个基因座上？这个单个遗传位点的缺失会导致这两个通路正常调节的同时丧失。仅对 *p53* 自身而言，巨大的能力也被集中在了单个遗传位点上。

将两个这么重要的蛋白质放入一个单独遗传位点的篮子里，看起来似乎是哺乳动物细胞的一个愚蠢决定，因为失去一个单独的遗传位点将会导致两种调控的失活，从而让细胞易受伤害。更为严重的是，$p15^{INK4B}$ 是调控 pRb 磷酸化的重要蛋白，编码它的基因与 $p16^{INK4A}/p14^{ARF}$ 基因座密切相关（8.4 节）。事实上，由于距离如此相近，仅仅缺失 40kb 的染色体 DNA 就会导致这些所有的遗传元件丢失。我们还不太清楚，也许根本没有清楚这个遗传学排列的潜在原理。哺乳动物的进化过程中可能形成了细胞调控机制中的一个并非最佳的设计。

9.8　ARF 和 p53 介导的凋亡通过监控胞内信号来预防肿瘤

ARF 对于 p53 水平的重要调控作用提出了另一个问题：ARF 自身是如何被调控的？在这个例子中，我们在第 8 章关于 pRb 通路的讨论与此非常相关，哺乳动物细胞对于高于正常细胞水平的 E2F1 活性非常敏感（图 9.15B）。实际上，细胞似乎监控着这个特殊的转录因子的活性水平。pRb 通路是否正常行使其功能可以通过一些因素（与 E2F2 和 E2F3 一起）来指示，过高水平的 E2F 转录因子活性为 pRb 功能失调提供了证据。

进化过程中对于那些由于失去 pRb 正常调控（图 9.16）而 E2F 活性太高的细胞，产生了许多种去除它们的办法。失控的 E2F1 活性调控了许多直接参与凋亡程序的蛋白质[包括编码胱天蛋白酶（3、7、8 和 9）、促凋亡的 Bcl-2 相关蛋白（Bim、Noxa、PUMA）、Apaf-1 及 p53 的“同源蛋白”p73 蛋白］的基因表达；这些蛋白质共同诱导细胞进入凋亡，我们将在后面详细介绍。

另外，p53 依赖的凋亡程序经常被上调的 E2F 活性激活。在 $p14^{ARF}$ 基因的启动子区有一个 E2F 的识别序列，在某种目前还不太清楚的机制下，非正常水平的 E2F1 或者 E2F2 活性诱导了 $p14^{ARF}$ mRNA 的转录。ARF 蛋白很快出现，并阻断了 Mdm2 的活性，p53 得以累积并启动凋亡（图 9.15B）。信号级联如下所示：

pRb→E2F→ARF→Mdm2→p53→凋亡

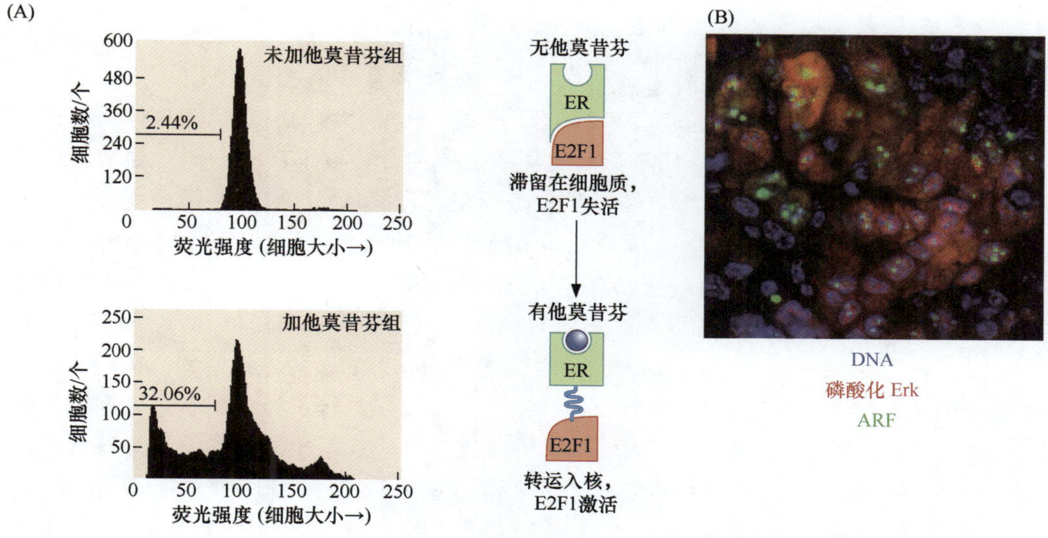

图 9.16　E2F1 与 Ras 介导的凋亡及 ARF 表达　（A）细胞凋亡的状态可以通过荧光激活细胞分选（FACS）的方法来监测，此图中通过这个方法来测量单个细胞或者亚细胞碎片的大小（横坐标），以及给定大小的细胞数（纵坐标）。在这个实验中，E2F1 转录因子（红色）与雌激素受体（ER）蛋白（绿色）融合，使得 E2F1 的活性依靠于他莫昔芬（OHT）——一个雌激素受体的配体。在无他莫昔芬的情况下（上面），E2F1 因子存在于细胞质中，此时大多数的细胞都在大约 100 个单位的群中（2.44%的细胞更小一些）。但是，当他莫昔芬加入细胞后（下面，紫色球形），NLS 被暴露出来，含有 E2F1 的融合蛋白被转运进细胞核中并被激活，导致大量基因的表达，包括一些有促凋亡作用的基因。结果，细胞中明显有一部分（32.06%）比正常细胞要小，表示它们在凋亡过程中被碎片化。（B）在肺腺癌的转基因鼠模型中，癌蛋白 Ras 及其下游效应蛋白磷酸化的 Erk/MAPK（图 6.14）的表达在低分化腺癌及高分化腺癌中逐渐升高。如图所示，那些在细胞质中明显磷酸化（激活的）的 Erk（红色）肿瘤细胞中，其细胞核中存在着成簇的 ARF（绿色）；相反，在那些低分化的肿瘤细胞中，这些标志物都不明显，只能看见 DNA 染色（蓝色）。［A，感谢 K. 赫林（K. Helin），引自 T. Hershko and D. Ginsberg, *J. Biol. Chem.* 279: 8627-8634, 2004. B，引自 D. M. Feldser et al., *Nature* 468: 572-575, 2010.］

这条通路与上面提到的非 p53 依赖的凋亡信号一起完成了清除那些缺乏正常 pRb 功能的细胞。这种 E2F 起始的凋亡似乎可以解释，那些失去了两个拷贝 *Rb* 基因的小鼠胚胎为什么会在妊娠中期因为过度增殖而引发某些关键细胞类型凋亡，包括那些参与红细胞生成和胎盘功能的细胞死亡。

ARF 调控 p53 功能的重要作用的发现，说明了在肿瘤形成过程中 ARF 的功能可能由于许多不同的分子机制而丧失。这种丧失可能赋予肿瘤细胞与 *p53* 基因本身突变相同的后果。实际上，$p14^{ARF}$ 基因转录的调控是非常复杂的，并且因此极易受到许多改变的影响（信息栏 9.4）。

信息栏 9.4　ARF 的去除（从而影响 p53）常通过影响 *ARF* 基因的转录而发生

ARF 的功能在肿瘤细胞中常通过编码 DNA 序列的突变或者 $p14^{ARF}$ 启动子的甲基化（7.8 节）来去除。其直接的后果就是 Mdm2 对于 p53 水平的抑制。在儿童急性淋巴细胞白血病（ALL）及成人急性髓细胞性白血病（AML）中，肿瘤细胞用另外一种有效的方式抑制 ARF 的表达。这些患者的白血病细胞中常存在染色体的转位，一个 *AML1* 或者 *Runx1* 基因与另外一个基因 *ETO* 融合，产生了一个特殊的 AML1-ETO 融合蛋白。AML1 单独存在时可以激活 *ARF* 基因的转录，但是当它与 ETO——一个通常在转录抑制中起作用的蛋白融合以后，这个产生的融合蛋白被 AML1 DNA 结合蛋白介导到 ARF 的启动子区，于是 ETO 蛋白抑制了 $p14^{ARF}$ 的转录，因此导致了 ARF 蛋白不能表达，并由此使得前白血病细胞摆脱了 p53 的功能。类似的，一个 $p14^{ARF}$ 基因的抑制子——TBX2，在许多人类乳腺癌中都过表达。

在感染了鼠白血病病毒（MLV）的小鼠中，*Bmi-1* 基因的表达常因 MLV 的插入而激活（3.11 节），导致了其产物的过表达，它也是 *ARF* 转录的抑制子。还有另外一个基因，称为 *Dmp-1*，编码了 *ARF* 转录所需的一个转录因子。它在小鼠生殖细胞中的缺失会引起肿瘤易感性，提示它作为一个抑癌基因来发挥作用。

有许多机制都可以解释为什么在许多人类恶性肿瘤的基因组中 *p53* 基因常是野生型的，其为抑制 ARF 的表达提供了一个高效的备选消除 p53 蛋白及其功能的策略。

总体来说，细胞因为丧失了 pRb 的控制而对周围的组织形成威胁，当 E2F1 失控时会启动凋亡。E2F1 和凋亡之间的这种联系可以推理出一个观点，即缺失了 pRb 的大多数细胞一般不会形成肿瘤发生前的克隆或者肿瘤，因为这些细胞一旦失去了这个重要的调控机制就会凋亡。

根据这个推理，它与 *E1A* 和 *myc* 癌基因的某些特性相似。它们都是 pRb 调控失常，而且都会高效地引发凋亡。腺病毒 E1A 癌蛋白与 pRb 结合并高效地隔离它及它的同源蛋白。Myc 蛋白则是拉住细胞周期时钟的调控杆，以确保 pRb 通过磷酸化而失活（8.5 节和 8.9 节）。

许多关于 *myc* 癌基因的功能研究表明，此基因同时具有有效促进有丝分裂和凋亡的功能。实际上，*myc* 癌基因有着很强的促进凋亡效应，以至于大多数偶然获得 *myc* 基因的细胞都很快地通过凋亡而被去除。偶尔凋亡程序也可能发生迟缓或者失活，只有在这种情况下 *myc* 的促有丝分裂能力才变得明显。

例如，当 *myc* 癌基因在小鼠的淋巴组织中被激活时，它立刻引起细胞的快速增殖。但是，细胞数量并没有实际的增加，因为新形成的细胞很快就因凋亡而消失了。如果一个带有 *myc* 癌基因的细胞随后又发生了 *p53* 基因的失活，那么 *myc* 诱导的凋亡将减少，而由它引起的突变的淋巴细胞群将大量增殖。由于可能存在与上述相同的通路，在仅带有单个功能性 $p19^{ARF}$ 基因的小鼠中也有类似的效应（图 9.15C）。

这些讨论说明 E2F 诱导的凋亡单独作为一个抗肿瘤的机制，清除那些不需要的、形成肿瘤前的细胞来发挥功能。但是，有关遗传学改变小鼠的研究提供了这样的证据：正常的生理机制也需要依赖 E2F 诱导的凋亡来清除那些在正常免疫系统发育过程中不必要的细胞（信息栏 9.5）。

信息栏 9.5　E2F1 诱导的凋亡参与了正常淋巴的发育　肿瘤细胞中 pRb→E2F1→ARF 通路的描述提示，这条通路只在病理失调的某种情况下才会被激活。但是有证据显示，哺乳动物在正常的发育过程中也利用了这条通路。这个证据来源于在小鼠生殖细胞中两个拷贝失活的 E2F1 编码基因所导致的惊人结果。E2F1 的缺失理论应该导致其加速生殖功能的丧失，因为这个转录因子常通过激活 DNA 复制需要的基因而引领细胞进入 S 期（8.7 节）。但是，有研究发现在生殖细胞中失活 E2F1 编码基因的两个拷贝的小鼠中，小鼠能够正常发育。在出生后，它们的淋巴细胞过度增殖；这个群体中的部分细胞可能会在几个月后发展成淋巴瘤。

淋巴细胞在免疫发育过程中的行为为解释这个自相矛盾的现象提供了一个线索：早期形成的细胞中 99%都因为其具有对身体中已有抗原的反应性而被随机舍弃了，或者因为其他原因而失去功能（15.5 节）。免疫系统运用凋亡来作为舍弃它们不想要的细胞的方法。

这些复杂的现象确实是个谜题，可以组成一个模型：为了消灭这些不需要的淋巴细胞，免疫系统有意引发这些细胞中 E2F1 功能的高度活化。但是在 $E2f1^{-/-}$ 小鼠中，这些淋巴细胞无法激活这条凋亡通路，所以只能积累了大量的这些淋巴细胞，使得它们有助于淋巴瘤的发展。在其他的组织中也有类似的现象，这些突变小鼠中血管肉瘤及肺腺癌的比例也有所提高。

当我们关注 pRb-E2F 在激活 ARF 的轴心作用时，至少另外一个主要的癌通路也对升高 ARF 的表达继而激活 p53 起到了重要作用：Ras 下游的信号通路。过度激活的 Ras 信号或者其下游 Raf 或者 B-Raf（图 6.14），通过 Erk/MAPK 引起 ARF（图 9.16B）及 p53 的表达水平升高。这给了具有高活性 Ras 癌蛋白信号的早期癌细胞很大的选择压力，迫使它们或者失活 p53 的功能，或者被 p53 依赖的凋亡快速消灭。

9.9　p53 作为一个转录因子来阻挡 DNA 损伤后细胞周期的进程及参与修复过程

p53 蛋白有一个 DNA 结合结构域，可亲和地结合含有串联重复两次 Pu-Pu-Pu-C-A/t-T/a-G-Py-Py-Py 序列的基序（Pu 代表嘌呤核苷酸 A 或者 G，而 Py 则代表嘧啶核苷酸 C 或者 T；A/t 代表一个 A 出现的频率比 T 高的位点；而 T/a 则代表了 T 出现的频率比 A 高的位点）。由一个 0～13 个核苷酸组成的随机序列将这两个一前一后串联在一起的识别序列分开（图 9.12C）。这个序列在许多被 p53 诱导（或者抑制）表达的下游靶基因启动子或者起始内含子中被发现。

实际上，p53 的转录激活能力不仅仅依赖于简单的识别并结合含有这个序列的启动子，还需要对 p53 进行复杂的共价修饰，这种修饰多在 C 端结构域（图 9.6C），修饰包括乙酰化、糖基化、磷酸化、核糖基化及 sumo 化。（包括分别和乙酰基、糖基、磷酸基团、核糖及 sumo 基团结合，sumo 是类似于泛素的多肽，可以标记蛋白质将其定位到特殊的细胞位置，通常在核内，如图 9.39 所示。）这些修饰似乎可以影响 p53 与其他转录因子的相互作用，从而调整它的转录功能。[例如，p53 N 端转录激活结构域的磷酸化可以增强其与 p300 辅激活物 Taz2 结构域的结合能力（图 9.6C）；后者随即通过乙酰化其邻近的组蛋白 H3 或者 H4 来激活及 p53 自身的转录。] 实际上，p53 与其他转录因子的组合决定了由 p53 激活的众多基因中的特定靶基因。

如图 9.6B 所示，在人类肿瘤细胞基因组中发现的绝大多数（>90%）*p53* 等位基因突变所编码的蛋白质都在其 DNA 结合结构域中发生了氨基酸的替换。这导致其产生了不能与下游靶基因的启动子结合的、有缺陷的 p53 蛋白，并因此失去了 p53 多种功能中的大部分功能。

前面介绍过，p53 转录因子一个非常重要的靶基因就是 *Mdm2* 基因。当作为一个转录因子激活时，p53 促进了 Mdm2 的合成，而 Mdm2 则能促进 p53 的降解（图 9.10）。这个形成的负反馈环保证了 p53 分子在合成后能很快被降解，使正常细胞中的 p53 蛋白维持在较低的水平。

p53-Mdm2 反馈环解释了 p53 异乎寻常的行为。在带有突变或有缺陷的 *p53* 等位基因的人类肿瘤细胞中，p53 蛋白的表达相对于正常细胞来说几乎维持着非常高的水平（图 9.17）。乍看起来，这似乎很奇怪，因为像 p53 这样一个生长抑制蛋白的表达水平如此高，似乎与恶性细胞的增殖相矛盾。

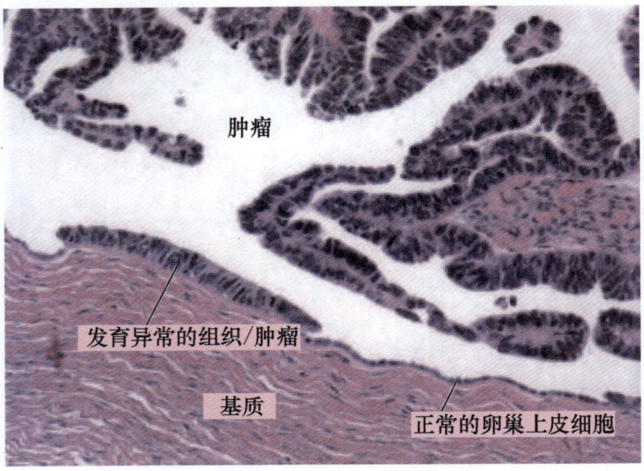

图 9.17　*p53* 突变细胞中 p53 的积累　这个在显微镜下的视野显示的是卵巢癌组织，用和过氧化物酶偶联的抗 p53 抗体染色，细胞核被染成黑色。卵巢癌中大量的上皮细胞（上）由含有高水平的 p53 表达的细胞组成；一小块发育异常的组织（左中）p53 也是阳性的。间质细胞（小的黑色细胞核，粉红色基质，下）是未染色的，正常的卵巢上皮细胞（OSE，下，右）同样也未被染色。[感谢 R. 德拉普金（R. Drapkin）和 D.M. 利文斯顿（D.M. Livingston）。]

这个悖论可以被前面提到的情况解释，即大多数突变的 *p53* 基因导致了 p53 蛋白丧失其转录激活能力。一个直接的后果就是 p53 不能诱导 *Mdm2* 的转录及蛋白质合成。在 Mdm2 缺失的情况下，p53 可以逃脱降解，并累积到一个非常高的水平。这说明很多类型的人类肿瘤细胞积累了这种高浓度的、无功能的 p53 分子。

这个推理解释了为什么在肿瘤细胞群中容易通过免疫染色的方法检测到 p53（图 9.17）。这是在这些细胞基因组中存在突变的 *p53* 等位基因的一个明显迹象。（这个结论还不能轻易得出，但是，通过分析刚被电离辐射处理过的人类组织，这些电离辐射也能在几天内甚至照射后的几周后引起 p53 的广泛表达。）这个推理解释了在被 SV40 感染或者转化的细胞中 p53 蛋白含量较高的原因：p53 被病毒的大 T 抗原隔离，抑制了 p53 诱导的

Mdm2 基因的表达，从而抑制了 p53 的降解（图 9.1）。（通过检测，当 SV40 LT 在细胞中表达时，p53 的半衰期从 20min 延长到了 24h。）

Mdm2 仅仅是由 p53 诱导表达的大量基因中的一个（表 9.2）。前面的讨论中曾涉及过，另外一个非常重要的靶基因就是 $p21^{Cip1}$（在小鼠中有时被称为 *Cdkn1a*），我们曾经提到，$p21^{Cip1}$ 是一种广泛的 CDK 抑制剂（8.4 节）。它的诱导表达解释了 p53 抑制细胞生长（而不是促进凋亡）的活性。实际上，编码 $p21^{Cip1}$ 蛋白的基因最早就是在专为寻找 p53 诱导的基因而设计的实验中发现的。在被发现后不久，就研究清楚了 $p21^{Cip1}$ 起到的一个重要的细胞周期蛋白依赖性激酶（CDK）抑制剂的作用。因此，$p21^{Cip1}$ 抑制了两个 CDK—— CDK2 和 CDC2，它们分别在细胞周期的 G_1 期、S 期、G_2 期和 M 晚期被激活（图 8.8），解释了 p53 是如何阻断细胞周期各个点而向前进展的。

表 9.2 依据功能分类的 p53 靶基因举例（如无特别说明，此表格中的基因表达都是由 p53 诱导的）

基因类型	基因名称	基因产物功能
p53 拮抗剂	*MDM2/HDM2*	诱导 p53 泛素化
生长阻滞基因	$p21^{Cip1}$	CDK、DNA 聚合酶抑制剂
	Siah-1	辅助β-联蛋白降解
	14-3-3σ	将细胞周期蛋白 B-CDC2 束缚在细胞质中
	Reprimo	G_2 期阻滞
DNA 修复基因	*p53R2*	核苷酸还原酶-DNA 前体的合成
	XPE/DDB2	整体 NER
	XPC	整体 NER
	XPG	整体 NER，TCR
	GADD45	整体 NER [?]
	DNA polκ	易错的 DNA 聚合酶
凋亡调节子	*BAX*	线粒体孔蛋白
	PUMA	BH3 线粒体孔蛋白
	NOXA	BH3 线粒体孔蛋白
	p53AIP1	去线粒体膜电位
	Killer/DR5	细胞表面死亡受体
	PIDD	死亡结构域蛋白
	PERP	促凋亡转膜蛋白
	APAF1	胱天蛋白酶 9 的激活子
	NF-κB	转录因子，介导 TNF 信号
	FAS/APO1	死亡受体
	PIG3	线粒体氧化/还原调控
	PTEN	降低抗凋亡的 PIP3 水平
	Bcl-2	抑制抗凋亡蛋白的表达
	IGF-1R	抑制抗凋亡蛋白的表达
	IGFBP-3	IGF-1 束缚蛋白
抗血管生成蛋白	*TSP-1*（血小板应答蛋白）	血管生成拮抗剂

注：NER，核苷酸切除修复；TCR，转录偶联修复。

这个资料也为我们揭示了 p53 在细胞生命中发挥的生理功能。例如，如果某个细胞的染色体 DNA 在细胞周期的 G_1 期受到某些损伤，p53 将被激活，这种激活可同时通过浓度的快速增加和使其作为转录因子发挥作用的翻译后修饰来实现，p53 随即诱导 $p21^{Cip1}$ 的合成，而 $p21^{Cip1}$ 将阻止细胞的进一步增殖。

同时，细胞内的 DNA 修复机器也将被动员起来，对损伤进行修复。其中有些是直接被 p53 诱导的。有研究证明了这个结论，在带有野生型 *p53* 等位基因的细胞中某些 DNA 修复蛋白要比在带有突变 *p53* 等位基因的细胞中能更快地动员起来。例如，缺少功能型 p53 的细胞不能有效地对由苯并[a]芘（存在于焦油中的一种致癌物）引起的 DNA 损伤，以及由紫外线辐射引起的环丁烷嘧啶二聚体进行修复。另外，DNA 修复蛋白切除改变化学碱基后，DNA 聚合酶 β 在重建 DNA 链的过程中发挥着重要的作用，其活性在 p53 缺失的细胞中比野生型的对照中要低得多。我们将在第 12 章中讨论这些 DNA 修复蛋白及它们的机制。

当 DNA 被成功修复后，保护 p53 不被降解的信号将消失。接下来 p53 水平降低而 $p21^{Cip1}$ 的水平恢复正常。这使得细胞周期进程恢复，保证细胞进入 S 期，使得 DNA 的复制得以开始。

这一系列过程的原理很简单：通过将细胞周期进程阻滞在 G_1 期，p53 阻止细胞进入 S 期并对未修复的 DNA 进行复制。如果这样的复制发生了，会将细胞中突变的 DNA 序列传递到一个或两个子细胞中。$p21^{Cip1}$ 在细胞生长抑制活动中的重要性可以通过两个 $p21^{Cip1}$ 基因拷贝都失活的遗传型改变的小鼠来说明。尽管不像 p53 缺失的小鼠那样易发生肿瘤，这些小鼠在后来也有着很高的肿瘤发病率。这个温和的表型正是我们所期望的，因为 $p21^{Cip1}$ 介导了一部分而不是全部的 p53 的肿瘤抑制活性。

如果一个受到 DNA 损伤的细胞已经进入 S 期，那么在复制 DNA 时，由 p53 诱导的 $p21^{Cip1}$ 会在复制时吸引住 DNA 聚合酶机器，并阻挡其沿着 DNA 模板行进。[p21 通过结合增殖细胞核抗原（PCNA），PCNA 与 DNA 关键的 DNA 聚合酶 δ 及 ε 相互作用，从而阻碍复制叉的行进。] 这里仍旧以在 DNA 被成功修复前停止 DNA 的复制为目的。

p53 蛋白还可以通过其他的基因和蛋白质来增强对细胞周期的阻滞。例如，Siah-1，另一个 p53 诱导的基因产物，参与 β-联蛋白的降解；而 β-联蛋白则帮助诱导细胞周期蛋白 D1 的合成，以通过细胞周期的 G_1 期（图 8.11B；8.3 节）。β-联蛋白的丢失可能会引起 *myc* 基因转录水平的降低，除了对于 G_1 期进程的影响，也会引起细胞周期其他各个时期的进程减慢（8.9 节）。

其他两个由 p53 激活的基因编码了 14-3-3σ 和 Reprimo 蛋白（表 9.2），能帮助调控 G_2/M 期的转换。14-3-3σ 蛋白将细胞周期蛋白 B-CDC2 复合体隔离在细胞质中从而阻止其进入细胞核，而细胞周期蛋白 B-CDC2 必须在细胞核内才能发挥其促有丝分裂的作用。这个机制使有丝分裂停止，直到染色体 DNA 被成功修复。

p53 的这些功能使得有人将其称为“基因组的保护神”。染色体 DNA 在受损伤之后，通过阻止细胞周期的进程和 DNA 的复制同时诱导 DNA 修复酶的表达，p53 能够减少细胞基因组中突变累积的比例。此外，在 DNA 损伤被容忍的事件发生时（例如，导致细胞不能修复其 DNA 的损伤），p53 将启动凋亡，进而消灭突变的细胞及它们的基因组。

相反，如果失去了 p53 的功能，细胞将发生复制损伤且具有未被修复的 DNA，这将导致它们产生相对不稳定的基因组，即在细胞增殖中积累了异常高比例突变的基因组。

在一个很有说服力的实验中，将 $p53^{+/-}$的母鼠和公鼠杂交，并用高诱变的致癌剂乙基亚硝基脲（ENU）处理怀孕的母鼠。总共有 168 个后代出生，其中有 70%的 $p53^{-/-}$小鼠（在子宫中受到此致癌剂作用）发生了脑肿瘤，3.6%的 $p53^{+/-}$小鼠也发生了肿瘤，而 $p53^{+/+}$小鼠却没有一个发生脑肿瘤。因此，在 p53 功能缺失的情况下，被 ENU 诱变的胚胎细胞能存活下来，并且产生了形成致死性肿瘤的后代。

p53 的缺失导致了基因组中错误的积累，远远不止由 ENU 引起的点突变。例如，当小鼠成纤维细胞被去除 p53 的功能后，它们出现了非常高频率的染色体丢失和重复（至少一部分是由于 G_2/M 期检查点的丢失），并且出现了大量的中间缺失，即在染色体臂中出现的微小片段的缺失。

9.10　p53 常常引起凋亡程序

正如这章中很多地方所提到的，在某些情况下，p53 能够引起比可逆的细胞周期阻滞更为强烈的反应。在大量不可修复的基因组损伤、缺氧（特别是无氧）或者许多信号失衡的情况下，p53 将会启动凋亡。我们现在将更详细地介绍凋亡程序。

构成凋亡程序的细胞变化依照着精细协调的计划进行。在几分钟以内，质膜形成被称为“泡”的结构；实际上，在延时动画中，细胞表面呈现煮沸状（图 9.18A）。细胞核断裂固缩——这个阶段被称为核固缩（图 9.18B），染色体 DNA 片段（图 9.18E）被裂解为小的片段（图 9.18C）。然而，细胞中其他部分的变化也能被检测到（图 9.18D 和 E）。最后，通常在 1h 内，凋亡的细胞破碎成小的片段，有时被称为凋亡小体，被组织中邻近的细胞或者路过的巨噬细胞快速摄入，由此消除了不久前还存在的活细胞的所有痕迹（图 9.18F）。

巨噬细胞的吞噬作用依赖于进入凋亡的细胞表面呈现出的一个特殊的“吃掉我”信号。因此，正常细胞的磷脂酰丝氨酸（PS）分子只在双层细胞质膜结构的内层中出现。但是，这个不对称的结构在凋亡的过程中会丢失，导致 PS 分子在细胞膜外部呈现，并被巨噬细胞表面特异的膜联受体所识别；巨噬细胞与凋亡细胞的结合会导致吞噬启动。相关的膜联受体蛋白与荧光染料偶联后可以用来对那些将 PS 分子翻转至细胞表面的、正在启动凋亡程序的细胞进行染色（图 9.19A）。当然，其他的方法也可以用来检测组织及体外培养细胞中的凋亡细胞（图 9.19B 和 C；补充信息栏 9.2）。

（有趣的是，有证据显示，如果巨噬细胞或者其他吞噬细胞不能快速而有效地清除这些死细胞，则会导致组织中炎症的发生，并且长期来说，细胞内容物引发自身免疫病的影响更为深远。）

正常的形态发生过程中的凋亡常被用来去除那些不需要的细胞。它在雕琢的过程中将那些不需要的细胞群去除以得到更完美的、有功能的组织和器官（图 9.20）。在遗传学上敲除凋亡机器的主要元件的小鼠中，出现了很多特征性的发育缺陷，包括大脑中过多的神经元、面部畸形、脚趾间蹼化消失的延迟及上腭与晶状体的异常。在大脑发育的过程中，超过半数的初始神经元在形成神经回路的过程中都普遍通过凋亡而被清除。

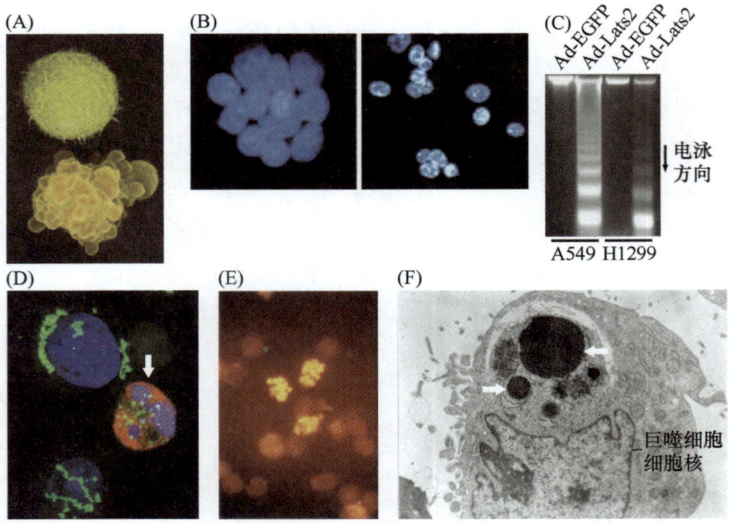

图 9.18　凋亡程序的多种证据　（A）由扫描电子显微镜（SEM）观察得到的这两个淋巴细胞，上面一个是健康的细胞，而下面一个则是进入凋亡的细胞，其表面突出成很多“泡”的结构。（B）HeLa 细胞——人类宫颈癌细胞系，融合成为合胞体（左），在融合前，这些细胞中的一部分已经用十字孢碱处理了，它是一种凋亡诱导剂。这些细胞的细胞核，本来是应该很大的（左），结果却开始固缩，伴随着凋亡的进行。它们的染色质凝缩，核结构被破坏（右），很快细胞核便破碎了。（C）当凋亡被诱导后，此实验中通过腺病毒载体表达促进凋亡的 Lats2 蛋白（第二、四道）、A549 及 H1299 细胞中正常高分子量大小的 DNA（第一、三道）被剪切成低分子量的片段，在凝胶电泳中迁移很快，形成“梯状 DNA”。（D）高尔基体（绿色）通常在正常细胞（左上）的核周围，而在凋亡细胞（箭头）中，高尔基体则成为碎片。染色质被染成蓝色，而 PARP——在凋亡过程中被剪切的核蛋白，则被染为红色。（E）凋亡程序的广泛影响可以通过使用与组蛋白 2B（染色质中）结合的特异性抗体来显示，组蛋白 2B 上 14 位丝氨酸残基能被磷酸化。此抗体可以对凋亡的细胞核染色（已经发生碎裂）。（F）凋亡的最后结果是凋亡小体——凋亡细胞剩下的片段，被邻近的细胞或者巨噬细胞吞噬。在此图中，被吞噬的凋亡细胞固缩的核片段在上方（白色箭头），而巨噬细胞的正常细胞核则在下方。［A，感谢 K.G. 穆谛（K.G. Murti），田纳西州孟菲斯市圣犹达儿童研究医院(St. Jude Hospital, Memphis, TN)。B，引自 K. Andreau et al., *J. Cell Sci.* 117: 5643-5653, 2004；C，引自 H. Ke et al., *Exp. Cell Res.* 298: 329-338, 2004；D，引自 J.D. Lane et al., *J. Cell Biol.* 156: 495-509, 2002；E，引自 W. L. Cheung et al., *Cell* 113: 507-517, 2003；F，感谢 G.I. 埃文（G.I. Evan）。］

凋亡在正常组织的生理学过程中也发挥着重要作用。例如，在小肠中，上皮细胞在 4～5 天的时间内从肠的内褶中来到突出于肠内的绒毛顶端，通过凋亡而持续被清除（7.11 节）。在红细胞发育的过程中（红细胞生成），超过 95%的有核红细胞——成熟红细胞前体，作为常规操作中的一部分，被从骨髓中去除。但是当血液中运输的氧气比例跌到一个阈值时，或者是因为出血、各种类型的缺血或周围空气中低氧压时，促红细胞生成素（EPO；见 5.7 节；信息栏 5.2）将快速上升，并且阻断这些红细胞前体的凋亡，使它们成熟为有功能的红细胞。这使得血液中红细胞浓度快速升高。

另一个生动的例子也能说明凋亡在正常生理学中的作用，即乳腺细胞在子代断奶后的复原。在怀孕过程中乳腺中的上皮细胞为了给婴儿产生奶水而累积了大量的数目，大约 90%细胞在复原过程中通过凋亡而消逝，这个过程常被称为退化。

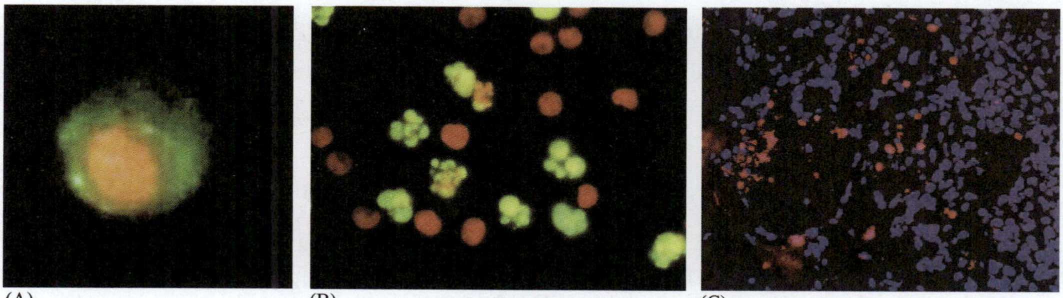

图 9.19　凋亡细胞的检测方法　由于凋亡影响了大量的细胞组分（图 9.18），因此有多种可选方法可以用来检测凋亡，这里介绍其中 3 个。(A) 在凋亡程序的早期，磷脂酰丝氨酸（PS）分子正常应该存在于质膜的内层，却被翻转而暴露于细胞的表面。PS 与膜联受体 V 蛋白相结合，后者与荧光染料耦联，供检测细胞表面暴露出来的 PS（绿色）。这张图中的细胞处于凋亡的晚期，它的质膜可以被染料碘化丙啶（PI）（橘黄色）渗透过去，使得细胞核也被染色。(B) 在 TUNEL 检测中，凋亡的细胞（黄绿色，上）可以被检测是因为它们的染色体 DNA 已经被片段化（图 9.18C），暴露出了可以被末端脱氧核苷酸转移酶（TdT）延长的 DNA 3′端（补充信息栏 9.2），在这里使用 BrdUTP（溴脱氧尿苷三磷酸）作为底物。产生的寡核苷酸尾巴可以被抗 BrdU 的单克隆抗体所识别，该抗体与染料分子相耦联（黄绿色）。除了 TUNEL 检测法染色的凋亡细胞，坏死的细胞群也可以通过运用碘化丙啶染料（红色）来识别，这种染料可以自由地进入坏死细胞中。(C) 在 MMTV-Neu 小鼠乳腺癌组织中使用针对剪切的（激活的）级联蛋白 3（红色）的偶联了荧光染料的抗体及对细胞核染色（蓝色）的 DAPI，该级联蛋白在凋亡程序中发挥至关重要的作用（9.13 节）。由于表达了显性负效应的整合素 β1，肿瘤细胞进入失巢凋亡/凋亡（图 9.22）。值得注意的是，凋亡的癌细胞区域（左）与正常的基质细胞（右）相邻，而后者中的凋亡细胞中非常少见。[A，引自 J. Yamamoto et al., *Clin. Cancer Res*. 12: 7132-7139, 2006. B，©2012 美国生命科技公司版权所有，使用经授权，www.lifetechnologies.com。C，感谢 W. 郭（音译，W. Guo）和 F. 詹科蒂（F. Giancotti）。]

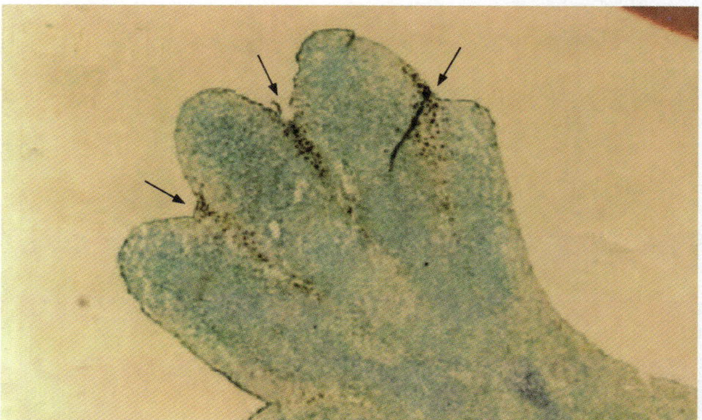

图 9.20　凋亡及正常形态发生　在小鼠的脚掌胚胎中，未来脚趾之间的蹼组织仍旧可见。它们预先通过 TUNEL 检测法标记（图 9.19B），图中用暗点表示（箭头所示）。形成蹼的细胞的凋亡最终使得由蹼连接的脚趾得以形成。(引自 Z. Zaker et al., *Dev. Biol.* 165: 294-297, 1994.)

在更普遍的层面上，凋亡用来保证人类组织中的各种不同类型的细胞保持在一个合适的数量。这个过程的重要性可以通过一个事实说明。我们的肝脏中新形成的细胞与去除的细胞数量相当，几乎是成年人体内细胞的总数（约 3×10^{13}）。绝大多数这种消失的细胞都是通过凋亡来去除的。

这种负责维持常规组织的凋亡似乎并不依赖于 p53 的功能，而是由其他我们稍后会介绍的机制来启动。因此 p53 的活性似乎仅限于非常规的、威胁细胞及组织的紧急情况（信息栏 9.5）。正如前面提到的，在肿瘤的特殊发病机制中，p53 启动的凋亡是生物体清除那些有潜在成瘤能力细胞的一种方法，包括那些获得了生长抑制、解除突变或者基因组受到广泛损伤的细胞。

p53 起始凋亡一部分是通过启动许多组成凋亡机器的下游靶基因的表达来实现的。这些基因编码了不同类型的凋亡前体蛋白（表 9.2）。同时，p53 还抑制了那些抗凋亡蛋白的表达。我们将在 9.13 节了解凋亡程序的生物学细节，以及它们与肿瘤发病机制的关系。

总之，这里介绍的多个研究结果表明，p53 的生物学活性可以被分为两大类。在某些情况下，p53 行使其抑制细胞生长的功能，阻碍细胞周期的进程。在另一些情况下，p53 激活细胞潜在的凋亡机制，并由此确保细胞死亡。这两种调控模型间的选择似乎依赖于生理性刺激或者遗传学损伤的种类、刺激或者损伤的严重程度、细胞类型，以及细胞中其他促进凋亡或者抗凋亡信号的运作。在生化水平上，p53 是如何在阻碍细胞周期和启动凋亡之间进行选择的，还不太清楚。

9.11 p53 的失活为初始癌细胞在肿瘤发展的多个阶段提供了机会

在第 11 章我们即将学到，人类恶性肿瘤细胞的形成需历经至少 6 个以上的不同阶段，因此通常需要多年的时间。在肿瘤细胞形成的早期阶段，原癌基因常通过不同形式的突变而被激活。这种癌基因的激活很容易将细胞置于 p53 诱导凋亡的危险中。举例来说，*myc* 癌基因自身即可启动 p53 依赖的凋亡。因此，具有这样一个癌基因的细胞如果减弱 p53 的功能，就能具备更强的生长优势。

在接下来的肿瘤发展过程中，越来越多的肿瘤细胞会面临着缺氧的问题，因为它们缺乏一个足够庞大的血管网络以提供其充足的血液供氧。在这种缺氧的情况下，正常细胞通常会死亡，而肿瘤细胞则会生存下来，这是因为它们的祖辈细胞在肿瘤发生的早期阶段就会失活 *p53* 基因（各有完全不同的原因）。

在肿瘤发展的多阶段、多步骤的长期过程中，p53 对遗传损伤诱导反应的缺失会允许累积突变高于正常比例的细胞存活下来。这种突变的增多使原癌基因激活和抑癌基因失活相应增多，也会加速前恶性细胞到恶性细胞的演进过程。端粒断裂——进化中的前恶性细胞面临的另一大危险，也是细胞丢失了 p53 依赖的 DNA 损伤反应带来的后果（第 10 章）。

丢失了 p53 功能的初始肿瘤细胞的优势并不仅限于此。依赖 p53 表达的一个重要的靶基因是 *TSP-1*，即血小板应答蛋白-1。在第 13 章我们会看到，TSP-1 是一个在细胞外间隙阻止血管形成的分泌性蛋白。相应地，在肿瘤发展的早期阶段，p53 缺失导致 TSP-1 表达的减少，为成簇的肿瘤细胞得到足够的供血解除了一个重要的障碍。

总之，p53 失活导致的这些多种后果，很好地解释了为什么在正常细胞通常会死亡的情况下，整个警报反应通路系统中的单一成分的失灵，能使肿瘤细胞获得多种改变而存活。

肿瘤细胞得到的这一系列优势也解释了为什么绝大部分肿瘤中，p53 通路通常被破坏。

在几乎过半肿瘤中，p53 蛋白常因其基因阅读框突变而被破坏（图 9.4）。而在剩下的其他肿瘤中，常存在 ARF 蛋白的丢失或者 Mdm2 蛋白过表达。另外，p53 及其拮抗物 Mdm2 的复杂信号网络的缺损也会削弱 p53 的功能（信息栏 9.6）。也有理由怀疑的是还有许多未发现的遗传机制会颠覆 p53 的功能。总之，整个有机体能因体内众多细胞的 p53 守护神而得到保护。一旦它们中有些细胞的 p53 功能缺失，就会使 p53 缺失的细胞自由通往恶性转化之路，整个机体就会遭受严重的打击。

信息栏 9.6　p53 有复杂的同源蛋白　正如通常情况下一些重要的调控蛋白，p53 和 Mdm2 在细胞中都有“亲属”，我们已经发现了 Mdm2 的同源蛋白 Mdm4（也称为 MdmX，见 9.7 节）。在许多情况下，Mdm2 可以降低 p53 浓度，这取决于 Mdm2 和 Mdm4 形成的多种蛋白复合物中的一部分。

p53 就其本身而言，实际上有两个同源蛋白，p63 和 p73，这两个蛋白在细胞内有显著不同的功能。例如，*p53* 基因缺失（由生殖系基因失活创造的，见补充信息栏 7.7），小鼠在出生时正常；*p63* 基因缺失，小鼠有严重的上皮细胞分化发育缺陷，出生后不久便死亡；*p73* 基因缺失，小鼠显示出其他的发育异常，主要影响神经及内分泌组织。不仅如此，对于 $p53^{+/-}$、$p63^{+/-}$和 $p73^{+/-}$（杂合子）小鼠，尽管它们的表型没有 *p53* 突变体明显，但它们有患癌症的倾向。

这些同源蛋白对 p53 依赖性凋亡很重要，因为已经被去掉了两个基因（即 $p63^{-/-}$ $p73^{-/-}$基因型）的两个拷贝的小鼠胚胎成纤维细胞不再能够诱导许多促凋亡基因的表达，并且不能正常进行 p53 依赖性凋亡。混合四聚体混合物包括 p53 亚基及其同源基因作为活化某些 p53 依赖性凋亡程序的转录因子（补充信息栏 9.3）。（过度的 E2F1 触发凋亡，正如 9.8 节所述，可能部分是因为诱导 p73 的表达，p73 可以作为 p53 促凋亡的合作伙伴。）然而，*p63* 和 *p73* 基因的缺失不会影响 p53 的生长抑制作用（由 $p21^{Cip1}$ 诱导物介导），并且 p53 诱导 Mdm2 表达的功能不会受损。

复合物的复杂性来自这些蛋白质的多种形式。例如，全长 p63、p73 与 p53 共同作用可以促进凋亡，然而，N 端截短的 p63 和 p73——两种选择性剪切表现相反，可以抑制 p53 诱导凋亡。但是，*p63* 和 *p73* 两种基因在小鼠生殖系统中的失活导致肿瘤发生率增长，事实上，这两种基因可以抑制肿瘤基因的表达。

9.12　影响 p53 信号通路的遗传突变体等位基因也是肿瘤形成的原因之一

1982 年，有许多家庭被发现对多种不同的肿瘤有着高度的敏感性，这其中包括：恶性胶质瘤、白血病、乳腺癌、肺癌、胰腺癌、肾母细胞瘤和软组织肉瘤（图 9.21）。在这些家族中，过半的成员都被上述这些肿瘤所困扰。有 2/3 的家族成员在他们 22 岁之前就患有这些肿瘤。他们之中有些成员甚至同时并发多种肿瘤。

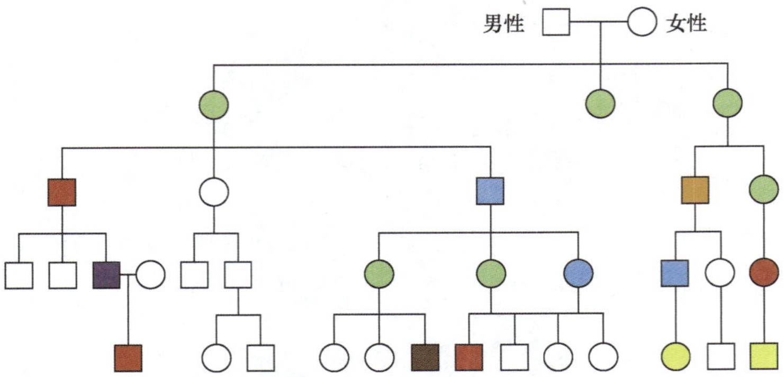

图 9.21 *p53* 等位基因种系突变导致的家族性肿瘤易感性 图中所示患利-弗劳梅尼综合征（Li-Fraumeni syndrome）的家族系谱揭示了不同肿瘤中不断上升的发病率。与大多数的家族性肿瘤综合征单一类型肿瘤发病率增高不同的是，患利-弗劳梅尼综合征的家族人员中发生的肿瘤类别具有多样性。此综合征家族人员患有以下恶性肿瘤：乳腺癌（绿色）、恶性胶质瘤（黄色）、白血病（紫色）、肺癌（蓝色）、胰腺癌（橙黄色）、软组织肉瘤（红色）、肾母细胞瘤（棕色）。男性用正方形表示，女性用圆形表示。（引自 F.P. Li and J.F. Fraumeni, *J. Am. Med. Assoc*. 247: 2692-2694, 1982.）

这种家族性的肿瘤综合征称为利-弗劳梅尼综合征，是被两位人类遗传学家首次发现并认识的。它的最特别之处在于能引起多种类型肿瘤的敏感性，这与我们在第 7 章提到的其他类型的家族性肿瘤综合征相比完全不同。大多数肿瘤抑制基因的等位基因种系突变使得小范围肿瘤类型的敏感性增强（表 7.1）。

1990 年，也就是利-弗劳梅尼综合征首次被发现的 8 年后，研究者发现大多数病例是由于 17 号染色体短臂的 1 区 3 带，也恰好是 *p53* 基因定位的区域存在等位基因突变。在这些肿瘤多发家族 70%的成员中，*p53* 的等位基因突变都遵循着孟德尔遗传法则，从母代传至子代。那些遗传了 *p53* 等位基因突变的家族成员在生命的早期有更高的可能性发生某种恶变。不同肿瘤发生的年龄也各不相同。例如，5 岁时易发生肾上腺皮质癌，16 岁时易发生肉瘤，25 岁时为脑肿瘤，37 岁时为乳腺癌，50 岁时则为肺癌。因为 p53 在体内发挥各种抗癌作用，这个基因的遗传种系突变能导致各种类型的恶变也就变得非常合理。（然而，也有一些有趣的例外，一种家族性肾上腺皮质肿瘤综合征出现在巴西，见补充信息栏 9.4。）

我们知道 *p53* 等位基因突变在利-弗劳梅尼家族的种系传递中意味着分散于 *p53* 阅读框的多种点突变，已被证实了的肿瘤基因组中 26 000 个突变体等位基因的分布也说明了这一点（图 9.6B）。（迄今为止，人们已识别出超过 500 种 p53 的种系突变。）分析种系突变谱就可以发现 CpG 位点的 G:C 向 A:T 的转换。只要 5-甲基胞嘧啶发生自发的脱氨基作用，从而被胸腺嘧啶脱氧核苷所取代，这种转换就可能会发生（图 12.9B）。近年来，一些相似的家族性肿瘤综合征已追踪到 p53 控制通路的其他组成部分（信息栏 9.7）。

信息栏 9.7 家族性肿瘤综合征易感性可能来源于 p53 通路中其他组成部分的缺陷 具有挑战性的是，另一非常类似于利-弗劳梅尼综合征的家族性肿瘤综合征群即突变、缺陷型 Chk2 激酶的遗传突变，Chk2 激酶能磷酸化 p53，保护它免于被破坏，因而能活化 p53 警报系统（图 9.13）。*Chk2* 基因的等位基因种系突变在西方人群中的发生率是 1.1%～1.4%，在乳腺癌人群中则高达 5%，这表明了 *Chk2* 等位基因突变的遗传特性显著地增强了恶变率。

而另一个癌症易感综合征相关的因素来自于 *MDM2* 基因序列启动子区的单核苷酸多态性（single-nucleotide polymorphism，SNP），人类基因的这个区域包含增强子序列，从而能增强 *MDM2* 基因的转录以应答来自于 p53 和 Ras 信号通路的信息，这个表现为 T 对 G 的替换的多态位点称为 *SNP309*，它在群体中十分普遍，在约 12%的美国人口中以纯合子形式存在。它引起 Sp1 转录因子更高亲和性地结合到 *p53* 基因特定的 DNA 片段上，进而导致 Mdm2 高水平表达，结果这一多态纯合个体的细胞 *MDM2* RNA 水平约高表达 8 倍，相应地 Mdm2 蛋白质水平高表达也超过 3 倍，由于衰减了 p53 应答，因而这些细胞将更能抵抗由 DNA 损伤引起的凋亡。

SNP309 的多态性加剧了利-弗劳梅尼家族个体患癌敏感性，携带这一多态的利-弗劳梅尼家族个体平均在 22 岁的时候经历他们的第一次癌症，相对而言没有这个位点替换的成员则平均在 27 岁经历癌症。特殊种类的癌症风险更具戏剧性。例如，如果利-弗劳梅尼综合征患者患软组织肉瘤，这些肿瘤在这一多态纯合子群体中的平均发病年龄是 2 岁，然而携带常见等位基因的成员发病年龄则平均约为 12 岁。此外，这一多态增加了杂合或者纯合核型利-弗劳梅尼综合征患者独立患肿瘤的数量。

在普通人群中 *SNP309* 纯合子患软组织肉瘤的风险显著增加，并且女性纯合子患乳腺癌的平均年龄约为 45 岁，远远早于没有携带这个等位基因的女性 57 岁这个平均年龄。一项 meta 分析结果显示，*SNP309* 位点为纯合子同时携带两个 p53 的 *Pro/Pro* 等位基因（信息栏 9.1）的个体总体而言表现出超过 3 倍的患癌症的风险。这些研究论证了相对普遍的遗传多态性序列是如何深远地对癌症易感性产生作用的，同时也提出了重要碱基的改变是否可以被真正地称为多态这样一个问题，因为多态通常意味着没有病理性结果的遗传变异。

9.13　凋亡是一个依赖线粒体的复杂过程

人们普遍认为，凋亡功能的丧失是人类所有恶性细胞的标志之一。然而，直到现在，我们对凋亡的认识并不完全，也未能完全公平评判自杀程序在肿瘤病因学中的作用。因此，我们现在重新回顾一下凋亡，并展开更深层次的探讨。

尽管 19 世纪的组织学家认识到了凋亡是动物组织中一个普遍的生物学现象，但是在 1972 年，它又被重新发现和深入探讨。在这之前，多细胞动物组织里的细胞通常被认为是因坏死而被单个消灭的。实际上，如表 9.3 所示，这两个过程其实是完全不同的。到了 20 世纪 80 年代晚期，对线虫（秀丽隐杆线虫类）发育的遗传学研究揭示了凋亡在这些微小动物的正常发育过程中参与清除各种细胞（图 10.1）。这样大家逐渐认识到，对于所有的多细胞生物而言，凋亡都是一个基本的生物学行为。

表 9.3 凋亡与坏死的区别

	凋亡	坏死
强烈刺激来源		
	程序性组织重塑	代谢压力
	细胞池大小的维持	营养缺乏
	基因组损伤	pH、体温改变
	代谢紊乱	低氧、缺氧
	低氧	
	信号通路失衡	
形态改变		
影响细胞	单个细胞	成群细胞
细胞体积	减小	增加
染色质	凝聚	断裂
溶酶体	不影响	异常
线粒体	最初形态正常	形态异常
炎症反应	无	明显
细胞命运	凋亡小体被邻近细胞吞噬	裂解
分子改变		
基因活性	需要	不需要
染色体 DNA	特异位点剪切	自由剪切
胞内钙离子	增加	无影响
离子泵	持续作用	消失

改编自 R.J.B. King, Cancer Biology, 2nd ed. Harlow, UK: Pearson Education, 2000.

我们已经知道哺乳动物内 p53 起始的凋亡表明了一个重要的机制，那就是组织可以清除掉那些功能紊乱或不可恢复的损伤细胞。还有一点也很重要，就是我们前面所知道的，凋亡还可以通过不依赖 p53 的其他多种信号通路的方式起始。一个典型的例子如图 9.22 所示，细胞外基质锚定功能的丧失引起失巢凋亡现象，即一个典型的无 p53 介入的凋亡形式。这也暗示着一个重要的问题，即 p53 仅仅是引起程序性死亡的作用者之一，p53 功能的丧失也仅仅是癌细胞逃离凋亡的方式之一。

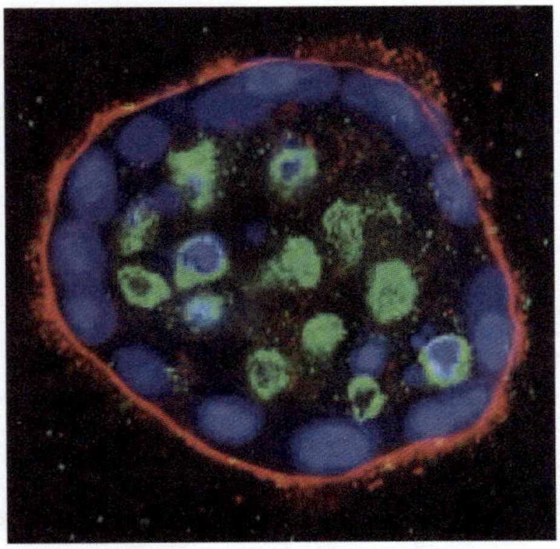

图 9.22 细胞外基质锚定功能的丧失引起失巢凋亡现象 永生化但非致瘤的人类乳腺上皮细胞在细胞外基质蛋白培养基中的悬浮，使得这些细胞以一种锚定非依赖的方式生长。也就是说，不依赖附着固体底物。一些乳腺上皮细胞（大的蓝色的核表示）成功地直接通过整合素（红色表示）而附着于周围培养基中的细胞外基质蛋白中。这种附着能使这些细胞逃避程序性的细胞死亡，也称为失巢凋亡。然而，处于这个球形的细胞克隆群中间的那些细胞因为不能进行附着而活化失巢凋亡，如利用特异性抗体针对参加凋亡的酶（裂解的半胱氨酸蛋白酶 3）染色（淡绿色）表示发生了程序性的细胞死亡。［感谢 J. 德伯纳特（J. Debnath）和 J. 布吕热（J. Brugge）。］

最早所知道的其他参与调节凋亡的蛋白质来自于对 *bcl-2*（B-cell lymphoma gene-2）癌基因功能的了解。与许多人类造血组织肿瘤基因组中发现的癌症相关基因一样，*bcl-2* 基因的致瘤性就是因为染色体的相互易位，也就是 14 号、18 号染色体臂的一部分发生了交换。*bcl-2* 基因阅读框在启动子的调控下导致高度组成型基因表达的位置，处于人类滤泡性 B 细胞淋巴瘤细胞已易位的臂上断裂点连接的位置。

在保证 *bcl-2* 原癌基因在淋巴前体细胞中表达的前提下，将其作为转基因，插入小鼠种系当中，对于这些小鼠的长期生存并没有什么显著影响（图 9.23A、B）。与之不同的是，在这些细胞里表达 *myc* 转基因则会导致淋巴癌，而且过半的小鼠在它们出生后 2 个月就会死亡。然而，如果同时表达这两个转基因（通过 *bcl-2* 转基因小鼠和 *myc* 转基因小鼠育种完成），则会导致其后代更高的死亡率，所有的小鼠均在出生后 2 个月之内死亡（图 9.23C）。

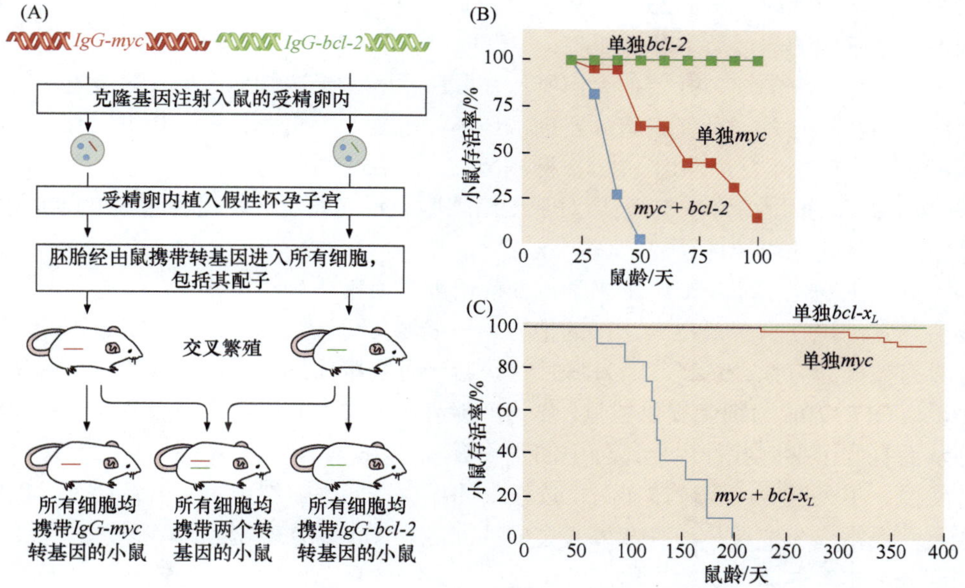

图 9.23 *bcl-2* 样基因和 *myc* 的协同作用 （A）*myc* 和 *bcl-2* 基因克隆的建立，每个基因都受抗体基因启动子（IgG）的调控，保证两个基因均在 B 淋巴细胞系中特异性表达。然后，克隆 DNA 注入受精卵中，以一定的频率通过非同源重组，与 DNA 整合成一个整体。然后导入染色体位点上，通过 DNA 印迹检测验证小鼠细胞中整合系列的存在，随后，在这样的小鼠后代中，预示着整合的 DNA 片段的生殖系传递。这样的遗传插入基因称为转基因。（B）*IgG-bcl-2* 转基因小鼠死亡率没有上升（绿色方形），相反，*myc* 转基因小鼠淋巴瘤死亡率明显上升，在 100 天龄的时候几乎所有的小鼠都死于淋巴瘤（红色方形）。然而，如果 *myc* 和 *bcl-2* 转基因同时存在，则淋巴瘤的生成明显加快，在 50 天龄的时候所有小鼠都不能幸免于难（蓝色方形）。（C）数年以后，有更惊人的结果，在免疫系统中的浆细胞（抗体分泌性的）淋巴细胞中特异表达 *myc* 或 *bcl-x_L*（*bcl-x_L* 是 *bcl-2* 的近亲系，功能类似于 *bcl-2*）的两个转基因种系，只携带 *bcl-x_L* 转基因的正常小鼠和转基因小鼠都存活超过一年，且没有肿瘤的形成（绿色连线）。相似的，大部分的 *myc* 转基因小鼠在 10 个月大时仍然健康，小部分则发现浆细胞肿瘤。然而，当这两系小鼠共同繁殖时，双转基因小鼠在 75 天龄就发生浆细胞肿瘤，在 200 天龄时就全部死亡。（B，引自 A. Strasser et al., *Nature* 348: 331-333, 1990；C，引自 W.C. Cheung et al., *J. Clin. Invest.* 113: 1763-1773, 2004.）

bcl-2 自身不能诱导肿瘤形成，这与它作为一个癌基因的特性是矛盾的，如 *myc* 癌基因那样释放有效的生长促进信号。通过对 *bcl-2* 转基因鼠中淋巴细胞的认真研究，发现 *bcl-2* 在细胞内的作用与 *myc* 或 *ras* 确实完全不同。*bcl-2* 能延长本来会迅速死亡的淋巴细胞的寿命。当这些转基因小鼠中的 B 淋巴细胞在体外培养时，它们的生存期明显得到延长。但在体内，很明显那些 *bcl-2* 表达量超过正常细胞很多倍的淋巴细胞却没有活跃增殖。这解释了小鼠之所以没有造血组织肿瘤，是因为仅仅携带了 *bcl-2* 转基因。

myc 癌基因单独作用时是一个有效的促细胞分裂剂，但它的生长刺激能力却被它的死亡诱导能力所减弱（9.8 节）。然而，*myc* 和 *bcl-2* 若同时作用，则能使 B 淋巴细胞具备更强的恶性行为。因为 *myc* 能快速增殖细胞，而它的死亡诱导作用又能被 *bcl-2* 的生命延长作用所中和。从早期的实验到现在，越来越多的证据强有力地证明了 *myc* 和 *bcl-2* 样癌基因的增效效应（图 9.23C）（这就像我们在 9.8 节中所讨论的，*myc* 的死亡诱导作用能被 *p53* 基因的失活所中和）。

一旦凋亡程序的细节开始被人们所认知，Bcl-2 癌蛋白在肿瘤发病学中的作用也变得明朗。与其说它是一种促细胞分裂剂，还不如说是一个抗凋亡剂。因此，Bcl-2 以与 p53 完全相反的方式发挥作用。Bcl-2 抑制凋亡，而 p53 则促进凋亡。从遗传学术语角度来说，*bcl-2* 癌基因激活和 *p53* 失活对于肿瘤细胞来说起着（一定程度的）相同作用，即都减少凋亡活化的可能性。

无论是生物化学还是细胞生物学方面的研究最后都明确了 Bcl-2 在细胞内发挥作用的场所，它出现在一个最出人意料的地方——线粒体外膜（图 9.24）。刚开始，这个发现并没有被认为有什么意义，因为那时候普遍认为线粒体只特异性地起着代谢作用，也就是以 ATP 的方式为细胞提供能量。作为产能者，线粒体也被认识到能够参与葡萄糖代谢，从而有利于细胞各种生化过程中的生物合成（2.6 节）。

然而，不久以后，线粒体在凋亡过程中的作用被发现。细胞色素 *c* 是这个过程的核心因素，通常位于线粒体内膜和外膜之间的间隙（图 9.24B），作为氧化磷酸化（作用）的一部分，起着传递电子的作用。然而，一旦某些信号起始凋亡，线粒体的外膜开启通道，细胞色素 *c* 就会脱离线粒体，进入外围胞质（图 9.25）。一旦进入胞质，细胞色素 *c* 就可以联合其他的蛋白质引起导致凋亡的级联事件。所以，在真核细胞进化的过程中，在细胞产生大量能量的地方同时还存在着另一完全不相关的功能，那就是产生和释放生化信号，诱导相关变化最终导致细胞死亡。

我们现在知道 Bcl-2 蛋白是一个大而复杂的家族中的一员（图 9.26），它能调控细胞色素 *c* 通过线粒体外膜上的特异性通道释放进入细胞质，这些通道也特异性地决定细胞色素 *c* 和其他的蛋白质（也位于线粒体内膜和外膜间隙）是否从线粒体释放进入细胞质。Bcl-2 家族的一些成员，包括 Bcl-2 自身和 Bcl-X_L，能够保持这些通道关闭，从而使细胞色素 *c* 仍然保留在线粒体中。

然而其他 Bcl-2 相关蛋白，如 Bax、Bad、Bak 和 Bid（图 9.26A），却是起着开启这些通道的相反作用。例如，其中之一的 Bax，它的编码基因是被 p53 转录激活的，它发挥的作用可以解释 p53 怎样成功地诱导凋亡。Bad 可以被 Akt/PKB 磷酸化，从而减弱

Bad 开启线粒体通道的功能。这也很好地解释了 Akt/PKB 激酶的抗凋亡作用。（有趣的是，这个蛋白家族的有些促凋亡蛋白和抗凋亡蛋白与内质网有关，内质网调节钙离子的释放，也影响细胞凋亡的调控。）

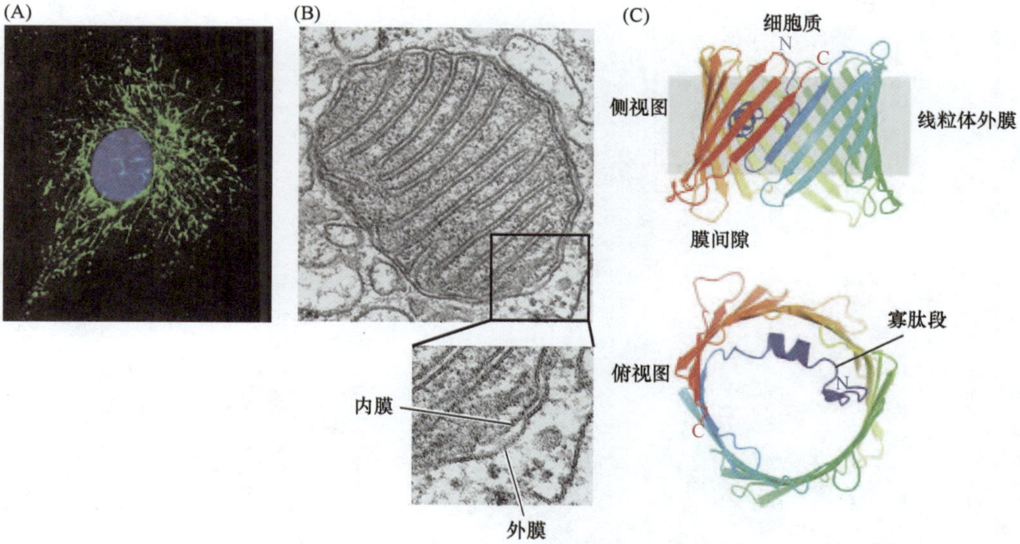

图 9.24　线粒体　（A）线粒体，在人肝细胞的细胞质中被染色（绿色），被认为是细胞氧化磷酸化和合成某些关键代谢物的场所。自从发现线粒体通过释放细胞色素 *c* 调节细胞凋亡以来，线粒体在细胞生命活动中的作用被重新认识。（B）细胞色素 *c* 在电子传递过程中发挥重要作用，正常情况下位于内外膜之间。（C）VDAC1（电压依赖的门控通道-1）位于线粒体外膜，主要负责将促凋亡蛋白释放到细胞质中，X 射线晶体显示，其结构包括 19 个β折叠构成的亲水通道和位于亲水通道内部、负责控制物质进出的寡肽，细胞色素 *c* 也可以通过此通道，我们发现抗凋亡蛋白 Bcl-X_L 结合于第 17 和 18 个β折叠上［A，感谢 D. 伯内特（D. Burnette）。B，感谢 D.S. 弗兰德（D.S. Friend）。C，引自 R. Ujwal et al., *Proc. Natl. Acad. Sci. USA* 105: 17742-17747, 2008.］

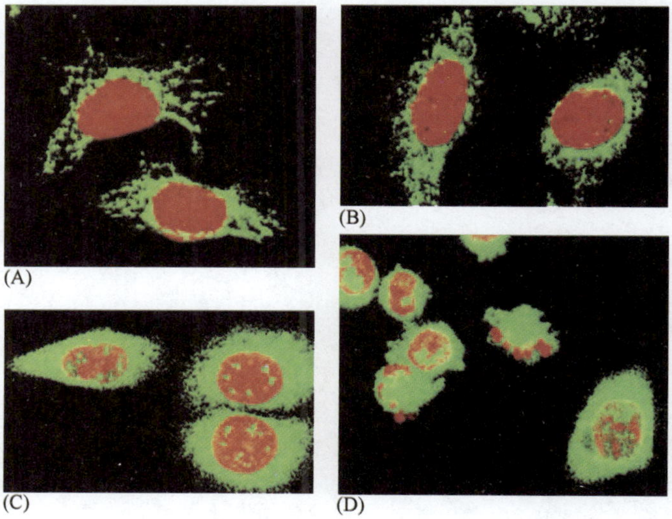

图 9.25　细胞色素 *c* 从线粒体中释放进入细胞质　细胞色素 *c* 可以被特异性荧光标记抗体检测（绿色），与染料标记细胞核区别（红橙色）。（A）起始时，细胞色素 *c* 与线粒体在细胞质中的分布一致（图 9.25A），然而如图（B、C、D）所示，当凋亡逐渐进展，细胞色素 *c* 逐渐从线粒体中释放进入细胞质中，它在细胞质中的染色体变得越来越均匀一致，同时，细胞核表示出与凋亡相一致的断裂（C、D）。（引自 E. Bossy-Wetzel et al., *EMBO J.* 17: 37-49, 1998.）

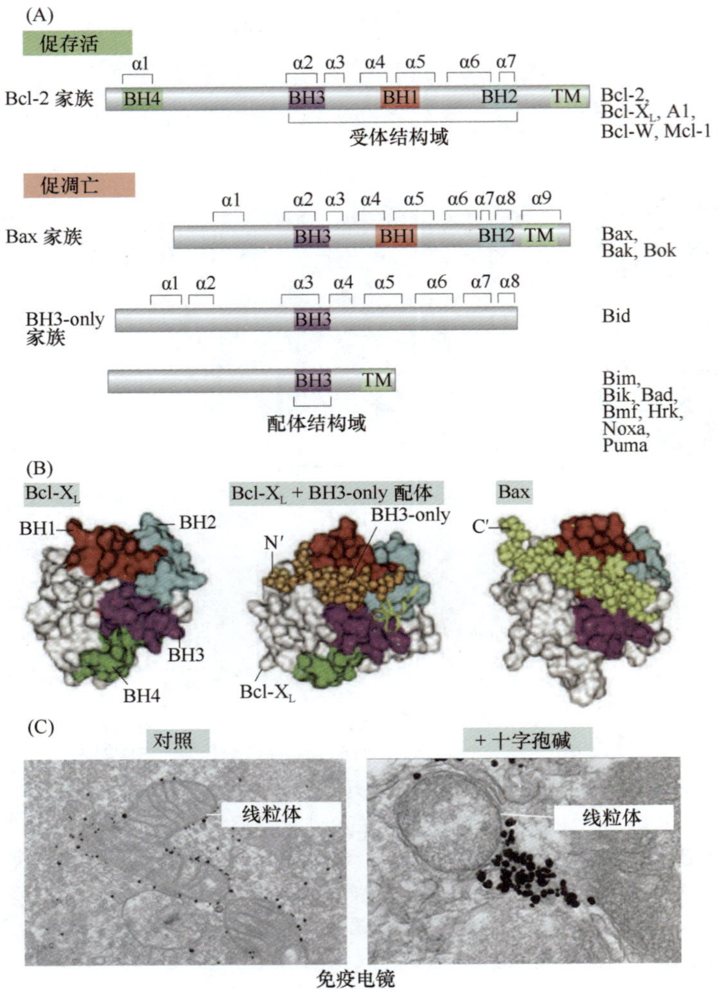

图 9.26　Bcl-2 和相关蛋白　（A）Bcl 是一大类家族蛋白，其成员既有抑制凋亡的作用（顶部）又有促进凋亡的作用（底部）。这些蛋白质都具有一个同样的 BH3 结构域（紫色），有些如 Bcl-2 还具有 BH1 和 BH2 结构域（蓝绿色），一些成员还具有用于锚定于细胞膜上的跨膜结构域（浅绿色）和 BH4 结构域（深绿色），具有 BH4 结构域的蛋白质可以在一定程度上抑制内质网钙离子释放，进而具有抑制凋亡的功能。促凋亡蛋白可以分为 Bax 家族和只含有 BH3 结构域家族蛋白。前者具有 Bcl-2 同源结构域，后者只具有 Bcl-2 同源的 BH3 结构域。Bax 家族蛋白以无活性形式，存在于线粒体外膜或者细胞质基质中，但是无活性的只含 BH3 结构域的蛋白只存在于细胞质基质中，两类促凋亡蛋白在凋亡信号的刺激下被活化和（或）转移到线粒体外膜。（B）Bcl-X$_L$ 抗凋亡蛋白（左）具有 BH1（红）、BH2（蓝绿色）、BH3（紫色）、BH4（绿色）4 个结构域。只含有 BH3 结构域的抗凋亡蛋白可以通过在 Bcl-X$_L$ 抗凋亡蛋白的 BH1 和 BH3 结构域形成的沟中插入一个 α 螺旋，抑制 Bcl-X$_L$ 抗凋亡蛋白功能。另一类促凋亡蛋白 Bax（右）可以将 α 螺旋形成的尾巴圈起，插入自身形成的沟中，形成类似于 BH3-only/Bcl-X$_L$ 的结构（中间）。但是，打开线粒体外膜通道的机制仍有待进一步阐明。（C）Bax 一般存在于细胞质基质中（不可见），Bak 则一般附着于线粒体外膜（黑点在面板）。用十字孢碱诱导细胞凋亡时，可见众多 Bak（黑点），伴随着 Bax（未显示）聚集在线粒体外膜（右图），这些复合体参与了细胞凋亡过程中线粒体的破碎，破碎可能有助于细胞色素 *c* 的释放。（A 和 B，引自 S. Cory and J.M. Adams, *Nat. Rev. Cancer* 2: 647-656, 2002. C，引自 A. Nechushtan et al., *J. Cell Biol.* 153: 1265-1276, 2001.）

在凋亡进行的过程中，大量 Bax 和 Bak 蛋白的复合物聚集在线粒体的外表面上，它们以一种现在我们尚不知道的方式引起线粒体的断裂（图 9.26C）。这样能引起更多的促凋亡蛋白释放入细胞质中，从而使产生 ATP 的主要装置陷入全面崩溃。总而言之，人类的基因组已知能编码 24 种 Bcl-2 相关蛋白。它们中的 6 种是抗凋亡蛋白，剩下的 18 种则是促凋亡蛋白。

每一个通道内的凋亡前体蛋白和抗凋亡蛋白的相对水平决定细胞色素 *c* 是保留在线粒体内还是释放出来。从这个角度来说，线粒体膜通道决定细胞的生存或死亡。例如，丧失了 *Bcl-2* 抗凋亡基因的生殖系双拷贝的小鼠会出现肾衰和因组织内细胞的大面积死亡而引起免疫崩溃，这种致命性的表型能通过一个称为 *bim* 的 *Bcl-2* 促凋亡近亲基因的单拷贝缺失而避免（图 9.27）。这也可以解释为，在这些组织中不同细胞的命运由促凋亡和抗凋亡 Bcl-2 样蛋白之间的精密平衡来掌控。

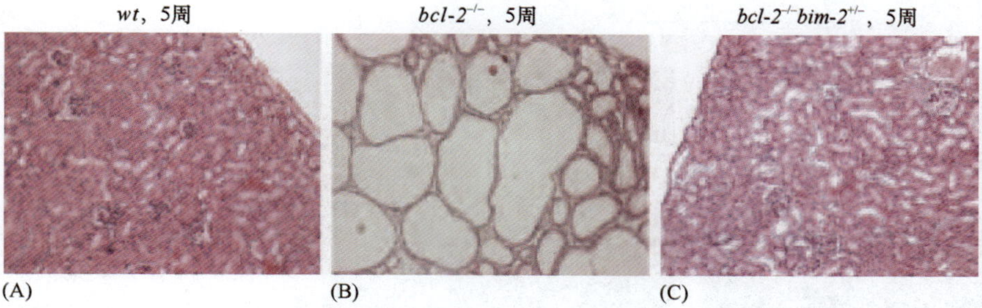

图 9.27 凋亡前体蛋白和抗凋亡蛋白之间的精密平衡 （A）野生型小鼠的肾脏在 5 周龄时结构完整。（B）然而抗凋亡 *bcl-2* 基因的生殖系双拷贝缺失（产生 *bcl-2*$^{-/-}$表型）却导致这个年龄小鼠广泛性的细胞凋亡和多囊性肾病。（C）如果凋亡前体 *bim* 基因的生殖系单拷贝缺失则可以完全避免这种情况的出现（高产 *bcl-2*$^{-/-}$*bim*$^{+/-}$表型）。（引自 P. Bouillet et al., *Dev. Cell* 1: 645-654, 2001.）

这些论证没有说明为什么哺乳动物细胞表达如此多不同的 Bcl-2 样蛋白。在这个实例中，研究得到的重要线索提示，各种各样的细胞生理刺激引起 Bcl-2 相关蛋白活化凋亡前体蛋白，从而对抗 Bcl-2 的作用，有利于线粒体外膜的开放而起始凋亡（图 9.28A）。此外，大量的观察发现，BH3-only 蛋白（图 9.26A）的活性能从编码基因的转录、细胞内定位、蛋白水解切割或磷酸化等各个方面进行调节（图 9.28B）。Bcl-2 蛋白家族的促凋亡蛋白和抗凋亡蛋白的作用各不相同，每个成员都有自己的反向作用伴随者（图 9.28C）。此外，这些蛋白质都可以诱导特定细胞类型中的细胞凋亡。例如，图 9.28D 表明，Bim 在控制乳腺的发展中起到了关键性的作用，使管腔形成了管道。

细胞色素 *c* 一旦从线粒体逃逸至细胞质，它就与 Apaf-1 蛋白形成一个复合物结构，称为凋亡小体（图 9.29）。形成的这个凋亡小体复合物活化潜在的细胞质蛋白酶前体胱天蛋白酶 9（胱天蛋白酶 9），使之变成活化的胱天蛋白酶 9。胱天蛋白酶 9 是半胱氨酸天冬氨酰特异性蛋白酶家族中的一员，编码 12 个这些蛋白酶的基因已经被绘入人类基因组图谱中。

被凋亡小体活化后，胱天蛋白酶 9 剪切前体胱天蛋白酶 3 活化另一相关的蛋白酶（图 9.19C），接着再切割并活化其他前体胱天蛋白酶，形成条链式反应（图 9.30）。这种剪切的顺序相连形成一种信号级联放大。这种行为方式如同我们前面所讲过的激酶级联

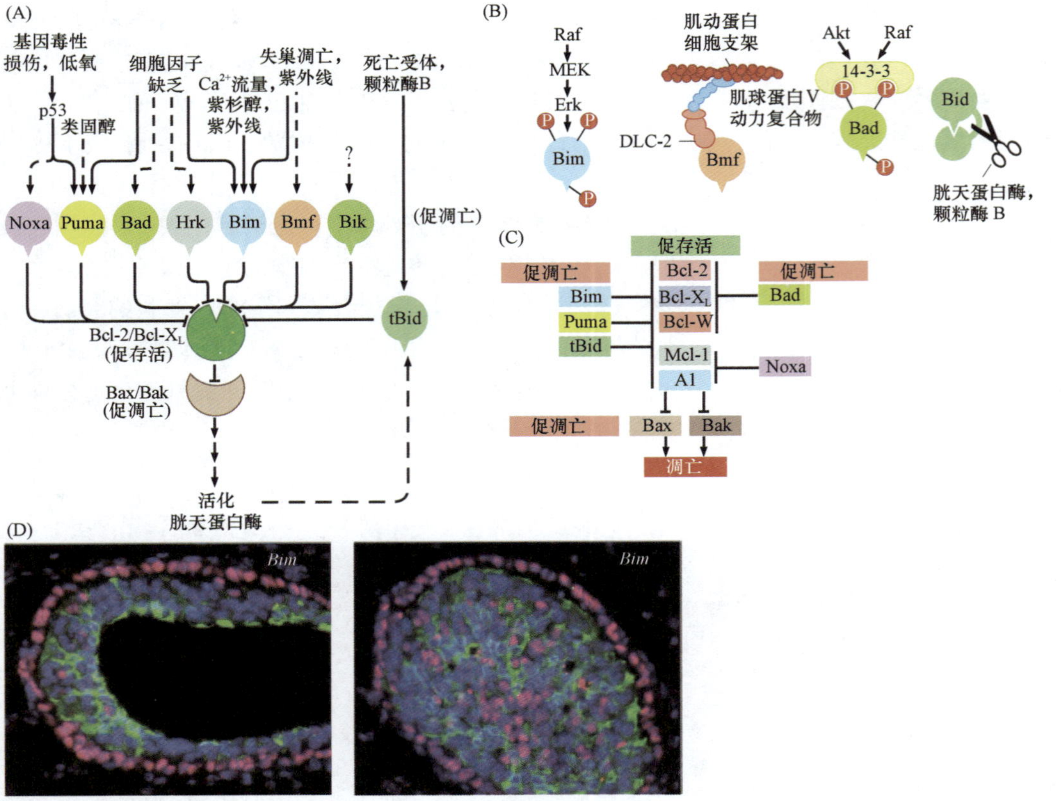

图 9.28　凋亡前体信号通过各种 Bcl-2 相关蛋白作用　（A）Bcl-2 样蛋白的多样性是各种各样的细胞生理刺激通过不同的凋亡前体蛋白去对抗抗凋亡蛋白，如 Bcl-2 和 Bcl-X_L（绿色），因此阻止 Bcl-X_L 蛋白中和 Bax 及 Bak（浅棕色），它们是重要的凋亡前体蛋白，从线粒体膜释放细胞色素 *c*。在凋亡通路下游已激活的胱天蛋白酶（图 9.30）也可以通过蛋白质水解（切割 tBid）激活 Bid 促凋亡功能，从而放大凋亡反应。（B）有多种方式可以控制促凋亡 BH3 蛋白的活动。Bim 在转录水平上受到调控（未显示），翻译后通过 Erk 的磷酸化，导致其泛素化和降解；Bmf 通过动力蛋白轻链（DLC-2）和肌动蛋白细胞骨架固定在一起，似乎将其扣押；细胞骨架裂解释放了它，引起细胞凋亡。通过抗凋亡激酶如 Akt/PKB 和 Raf 磷酸化 Bim，导致 14-3-3 蛋白及无法结合抗凋亡 Bcl-2 和 Bcl-X_L 的蛋白将磷酸化的 Bim 扣押。通过蛋白酶的作用，促凋亡 Bid 蛋白从它的抑制域中释放出来，如在凋亡级联的反应中被激活的下游胱天蛋白酶及细胞毒性细胞释放的颗粒酶（15.3 节）。（C）Bcl-2 蛋白家族的每一个成员都有自己的一套反向作用剂。这个网络的中心是抗凋亡蛋白 Bcl-2、Bcl-X_L、Bcl-W、Mcl-1 和 A1，每个蛋白质都伴随有自己的拮抗物，如 Bcl-2、Bcl-X_L 和 Bcl-W 就对抗凋亡前体蛋白 Bad。在这个网络系统的最底部，是凋亡前体蛋白 Bax 和 Bak。如果没有拮抗剂，它们就会开启线粒体膜通道，从而促进凋亡。图中表明的只是部分 Bcl-2 家族的成员（图 9.26A）。（D）在野生型（*Bim*$^{+/+}$）小鼠中，在延长的乳腺管的固体尖端（末端芽）挖出一个腔，以形成将会出现的管腔（左）。然而，在 *Bim*$^{-/-}$小鼠中，乳腺上皮细胞一直没有形成正常的管腔（右）。p63，基底上皮细胞标记（红色）；mucin1，抗原分泌腔细胞标记（绿色）；细胞核（蓝色）。［A，感谢 J. 亚当斯（J. Adams）；改编自 S. Cory et al., *Oncogene* 22: 8590-8607, 2003. B，引自 S. Cory and J.M. Adams, *Nat. Rev. Cancer* 2: 647-656, 2002. C，感谢 D.C.S. 黄（D.C.S. Huang）。D，引自 A.A. Mailleux et al., *Dev. Cell* 12: 221-234, 2007.］

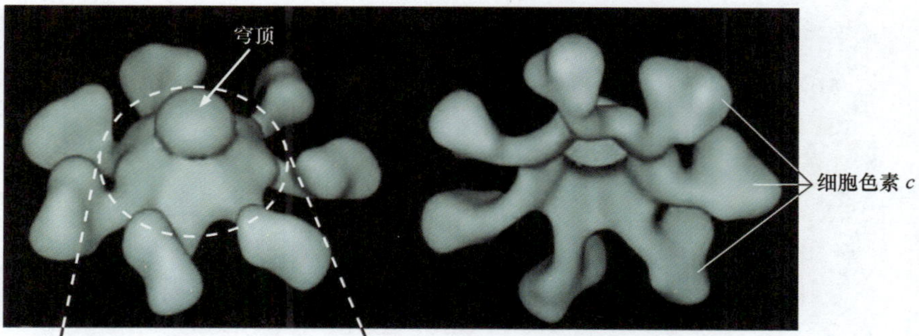

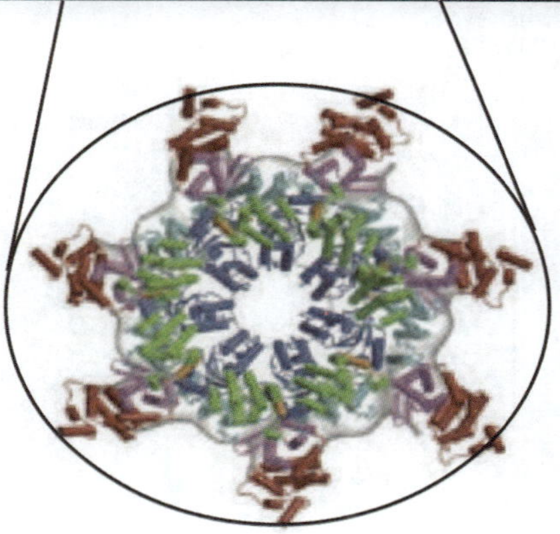

图 9.29　死亡之轮　凋亡小体好比死亡的车轮，是细胞色素 *c* 分子从线粒体释放，和 Apaf-1 共同形成的。它形成一个 7 辐条的车轮，Apaf-1 形成辐，细胞色素 *c* 则在形成辐的顶端（上）（在电子低温显微镜下可观测出）。胱天蛋白酶 9 前体位于轮的中心（圆顶），这样胱天蛋白酶 9 前体就会变成活化的胱天蛋白酶 9。凋亡小体内环更具体的结构由 7 个 Apaf 亚基组成（下），如图中由 X 射线晶体得出的分子模型所示，中间蓝色的单环参与和胱天蛋白酶 9 前体的反应，并使之活化，从而激起凋亡级联放大的反应。（上图，引自 D. Acehan et al., *Mol. Cell* 9: 423-432, 2002. 中图，引自 S.J. Riedl et al., *Nature* 434: 926-933, 2005.）

放大反应（6.5 节），也是一组丝氨酸/苏氨酸激酶以串联的方式逐级活化（每个胱天蛋白酶的催化活化意味着位于级联最上层的相对很小的起始信号能够放大到基底部的大量活化的胱天蛋白酶）。

当细胞质的细胞色素 *c* 活化胱天蛋白酶时，另一个与细胞色素 *c* 一同从线粒体释放出来的蛋白质 Smac/DIABLO 可以失活一组称为 IAP（inhibitor of apoptosis，图 9.30）的抗凋亡蛋白。正常情况下，IAP 以下面两种方式抑制胱天蛋白酶的活性：直接结合从而抑制胱天蛋白酶水解活性（图 9.31）；有些情况下，它们则标记在泛素化胱天蛋白酶上并随之把它降解。如果没有 IAP 持续抑制的影响，胱天蛋白酶可以自由地起始蛋白酶水解切割，最终导致凋亡。

所以，在线粒体膜通道开放以后，凋亡信号以两种方式活化。细胞色素 *c* 释放并活化凋亡小体内的胱天蛋白酶 9。同时，从通道内释放出来的 Smac/DIABLO 失活 IAP，从而使胱天蛋白酶免除 IAP 的抑制。（另外，一个重要的功能蛋白，即胱天蛋白酶 9 被抗凋亡 Akt/PKB 激酶磷酸化，胱天蛋白酶 9 的磷酸化能抑制它功能的发挥，从而也可以解释 Akt/PKB 的抗凋亡功能。）

胱天蛋白酶的级联活化将会一直进行，直到最终剪切“死亡底物”，也就是这个死亡底物的降解能导致细胞的程序性死亡（图 9.30）。这些胱天蛋白酶各自特异性的作用能使它们从功能上分为两类：一类为起始性的胱天蛋白酶，它们才是真正的破坏细胞重要组分的实施者；一类为下游执行胱天蛋白酶，掌控了破坏细胞关键组分的工作。

一系列重要的细胞组分都被这些死亡执行性的胱天蛋白酶如胱天蛋白酶 3、胱天蛋白酶 6 和胱天蛋白酶 7 剪切。它们的剪切降解引起细胞复杂的形态学转化，这些转化伴

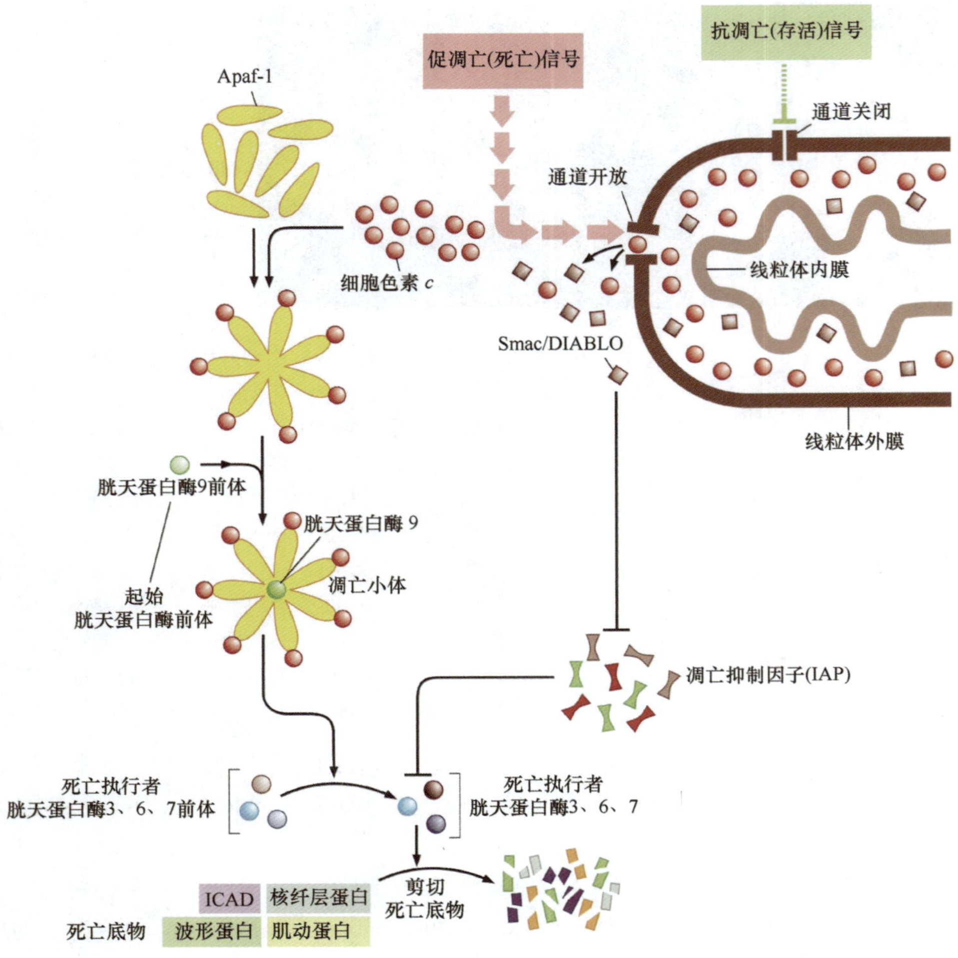

图 9.30 凋亡的胱天蛋白酶级联反应 线粒体外膜（暗褐色）有着决定细胞生存或死亡的关键性的门控通道。抗凋亡信号控制线粒体外膜通道的关闭，相反，凋亡前体蛋白则使之开启。释放入细胞质的重要线粒体分子是细胞色素 *c* 分子（红球）和 Smac/DIABLO 分子（褐色方形）。细胞色素 *c* 聚集 Apaf-1 形成一个 7 辐条的轮状凋亡小体（左，图 9.29）。凋亡小体能把活化前体胱天蛋白酶 9 转换成有活性的胱天蛋白酶 9（绿环），胱天蛋白酶 9 继续剪切并活化前体胱天蛋白酶 3、胱天蛋白酶 6 和胱天蛋白酶 7（左下），转换成死亡决定性的胱天蛋白酶，然后就可以剪切各种“死亡底物”，产生凋亡表型。正常情况下，许多的凋亡抑制物（IAP，右下）结合并失活胱天蛋白酶。然而，同时从线粒体释放出来的 Smac/DIABLO 能对抗这些 IAP（右），从而使胱天蛋白酶免除 IAP 的抑制。

随着细胞凋亡进行。细胞核膜内表面的核纤层蛋白的切割，即与可观测到代表凋亡的染色质凝集和核皱缩（固缩）同时进行。剪切胱天蛋白酶激活的 DNA 酶抑制子（ICAD）能使脱氧核糖核酸酶活化，从而降解染色体 DNA。剪切细胞骨架蛋白，如肌动蛋白、网蛋白、波形蛋白和凝溶胶蛋白，能使细胞骨架塌陷，质膜外生性地水泡状生长，形成“自然死亡”小体，也就是残存下来的浓缩的细胞碎片（图 9.18）。

死亡执行者胱天蛋白酶甚至把它们的作用范围又延伸回到线粒体，也就是凋亡起始的地方。它们的一个重要底物蛋白是线粒体电子传递链的一部分。胱天蛋白酶对它的降解能

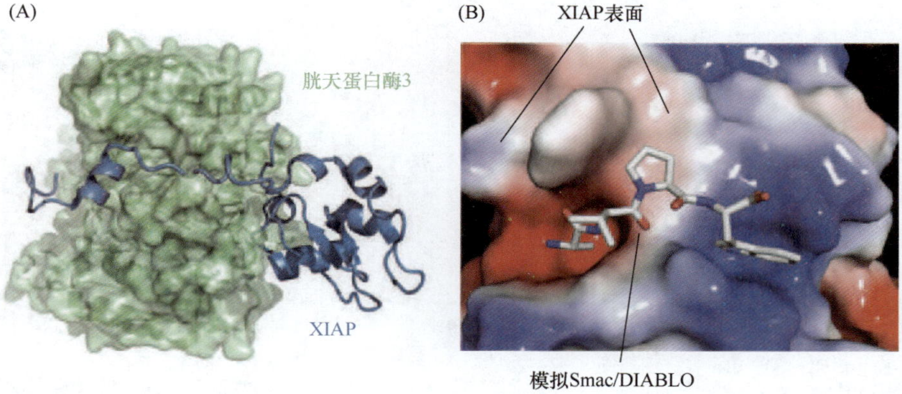

图 9.31　凋亡抑制物的结构和功能　凋亡抑制物（IAP）这个庞大的家族依靠结合并抑制各种胱天蛋白酶分子，从而阻止了胱天蛋白酶级联反应的活化起始的凋亡。（A）这里所示的是 IAP 家族一个称为 XIAP 分子的 BIR3 结构域和胱天蛋白酶 3 所形成的复合物的分子结构。所示为 XIAP 肽链骨架（蓝色），胱天蛋白酶 3 的空间结构模型（浅绿色）。XIAP 的 BIR3 结合域结合在胱天蛋白酶 3 的底物结合槽上，从而阻断其功能。（B）Smac/DIABLO 分子防止 IAP 阻断胱天蛋白酶的正常运转，从而释放胱天蛋白酶 s 引发细胞凋亡。化学合成的 Smac/DIABLO 类似物分子在促进凋亡时扮演相似的角色，这可能有助于杀死癌细胞。这里有一个模仿 Smac/DIABLO 行为的四肽，它结合到 XIAP 表面的凹槽中而使 XIAP 结合到 Smac/DIABLO 分子上。此四肽的化学衍生物已经发展并作为有效的凋亡诱导剂。带负电荷的表面为红色，带正电荷的表面为蓝色。（A，引自 P.D. Mace, S. Shirley and C.L. Day, *Cell Death Differ*. 17: 46-53. B，引自 K. Zobel et al., *ACS Chem. Biol*. 1: 525-533, 2006.）

破坏电子传递链，使 ATP 产生失败，从线粒体中释放活性氧，使线粒体的结构也失去整体性，从而扩增凋亡程序。凋亡多个步骤的有效实施在一定程度上又进一步地增强了凋亡起始信号（例如，剪切得到 NF-κB 转录因子的 Rel 亚基，它促使抗凋亡基因如 *bcl-2* 的表达，破坏了调节机制的平衡）。研究者估计在凋亡的过程中有 400～1000 个蛋白质被剪切，但是还不确定它们中到底有多少正式参与了凋亡的作用，又有多少仅仅是细胞崩解时的受害者。

胱天蛋白酶级联反应是决定凋亡是否发生的主要信号通路，在凋亡起始后，又决定各个凋亡诱导步骤如何活化。在发现 E2F1 活性和凋亡的关系后，这些胱天蛋白酶的精密调节也受到相当的重视。以前，我们知道 E2F 过度活化能导致细胞 pRb 信号通路的紊乱，通过激活编码基因 ARF 的表达而诱导凋亡（9.8 节）。现在，我们也逐渐认识到 E2F，如 E2F1，能够将提高许多重要胱天蛋白酶基因转录水平 5～15 倍。从它们自身来说，这些增强并没有引起凋亡，但是，它们能使细胞对凋亡刺激信号的敏感性增强，如 p53 释放的凋亡刺激信号，从而使细胞更倾向于发生凋亡。（E2F 也能通过诱导许多 Bcl-2 相关促凋亡蛋白的表达，从而使它们的这种促凋亡作用更加复杂化。）

9.14　内外途径凋亡程序均能导致细胞死亡

前面所述的凋亡程序能在许多信号刺激下被 p53 所起始，这些刺激信号包括了重要的基因组损伤、缺氧，以及那些细胞内部生长调节信号的不平衡。总之，一旦 p53 开始活化处于凋亡诱导状态，它就可以推动如 Bax 这样的蛋白编码基因的表达（表 9.2）。Bax

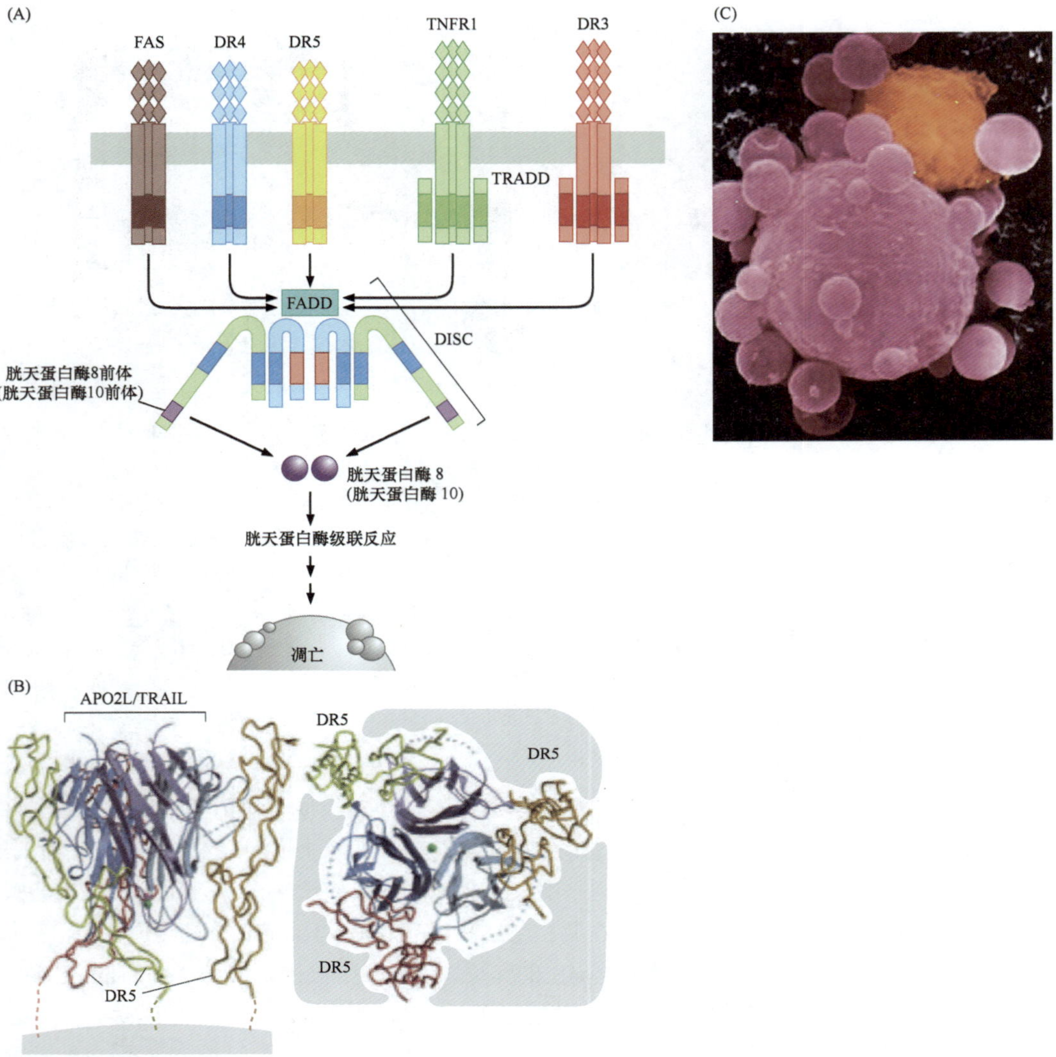

图 9.32　死亡受体　(A) 不同类型哺乳动物细胞表面有 5 个不同“死亡受体家族”，如 FasL 和 APO2L/TRAIL 配体结合 FAS、DR4 和 DR5 死亡受体（左上）。这些受体的胞质尾部连接 FAS 相关死亡结构域（FADD），形成死亡诱导信号复合物（DISC），后者能把酶原胱天蛋白酶 8 和胱天蛋白酶 10 变成它们相应的活化形式，也就是胱天蛋白酶 8 和胱天蛋白酶 10。然后和内途径的胱天蛋白酶级联反应汇聚。在 TNFR1 和 DR3 受体活化后，也是一个类似的顺序发生事件（右上）。这些死亡受体与受体酪氨酸激酶（配体诱导二聚化）不同，区别在于它们的配体复合物，有时称为“死亡配体”，都是同型三聚化而且引起受体三聚化。[将这些配体和生长因子受体的配体作比较（图 5.15），后者导致受体二聚化。] (B) 这里显示的是 APO2L/TRAIL 三聚体配体和同源三聚体 DR5 受体结合在一起的图片。侧视图（左）为下面的细胞表面（灰色），俯视图（右）为正对细胞。在中间的绿色小圆圈代表一种螯合锌离子。(C) 死亡受体的配体，特别是 FasL，常被细胞毒性 T 淋巴细胞（CTL）利用来杀死癌细胞，癌细胞表面通常表达 FAS 受体（CTL 把颗粒酶注入靶细胞，见图 9.34）。在这个彩色的扫描电子显微图中，可见一个 CTL（橙黄色）正在攻击一个癌细胞，从细胞表面的多个泡状突起可知道，细胞正发生凋亡。[A，改编自 A. Ashkenazi, *Nat. Rev. Cancer* 2: 420-430, 2002. B，引自 A. Ashkenazi, *Nat. Rev. Cancer* 2: 420-430, 2002；以及 S.G. Hymowitz et al., *Mol. Cell* 4: 563-571, 1999. C，引自安德烈斯 · 利平斯（Andrejs Liepins）博士/科学图片库（Science Photo Library）。]

能开启线粒体膜通道，细胞色素 *c* 和其他凋亡前体蛋白就能从线粒体释放出来，活化胱天蛋白酶，起始凋亡。PUMA，另一个 p53 诱导的因子，Bcl-2 相关蛋白，可能是 p53 导致细胞凋亡的一个更加重要的因素。在一些细胞中，抑制这个抗凋亡蛋白的表达和 p53 缺失阻止凋亡同样有效。

这一系列的事件有时称为细胞凋亡的内途径，因为起始信号来自细胞内部。还有一些其他称为应激活化的凋亡通路。虽然现在知道的不多，但还有其他一些类型的信号可以不依赖于 p53 使线粒体释放细胞色素 *c*。我们所说的应激事件有：细胞内高钙、高氧、特定 DNA 的损伤和其他一些损伤微管的事件（微管是细胞骨架和有丝分裂纺锤体的重要组分）（图 9.28A 补充了额外的 p53 独立作用机制）。各种肿瘤病毒的感染也可以诱导凋亡。有意思的是，这些病毒还会努力阻止细胞的内途径凋亡程序的起始，这样在它们的感染周期完成之前它们的宿主细胞不会死亡（信息栏 9.8）。

信息栏 9.8　为什么 DNA 肿瘤病毒试图使 p53 失活？ 正如前面所描述的（8.5 节），多组 DNA 肿瘤病毒使癌蛋白特异性失活 pRb。此外，这些病毒灭活 p53 活性（表 9.1），此处有一个问题，为什么宿主细胞蛋白必须被这些病毒灭活。由于它们被称为“肿瘤病毒”，我们可以得出结论，它们为了自身的繁殖，必须制造肿瘤，pRb 和 p53 失活是中心目标。然而，对这些病毒生活周期的严格监测表明，细胞转化是它们复制唯一意外的副作用。正如其他病毒一样，这些病毒优化的唯一结果就是宿主内受感染的组织繁殖速率加倍，这就要重述另一个问题：为什么这两个肿瘤抑制蛋白的失活对病毒的复制如此关键？

DNA 肿瘤病毒寄生于宿主细胞的 DNA 复制体系中，是为了复制自己的基因组。这种机制只是在细胞周期的 G_1 晚期和 S 期进行。因此，这些病毒一开始就需要失活 pRb 及两种 pRb 相关蛋白——p107 和 p130，从而导致感染最初的静态细胞进入 S 期（某些疱疹病毒通过表达有效的病毒编码 D 型周期蛋白达到相同的结果）。在人乳头瘤病毒（HPV）上情况稍有不同：它们感染宫颈上皮的复制细胞，从活化细胞周期中阻断正常增殖的退出，而以细胞分化代替（图 9.33）。

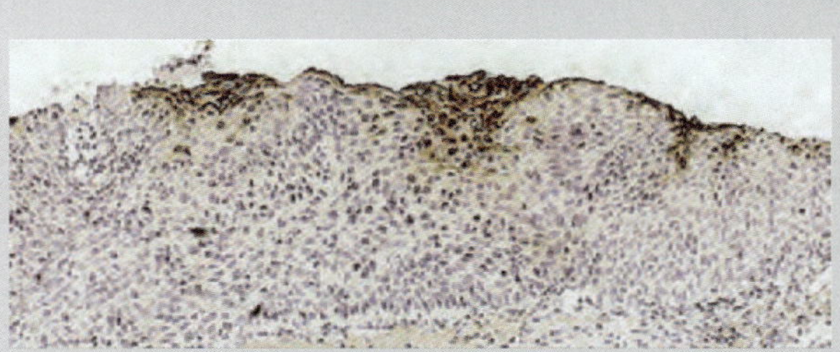

图 9.33　人乳头瘤病毒与宫颈癌的发病机制　这一人乳头瘤病毒（HPV）的组织切片感染宫颈上皮细胞表示，通过用一种免疫 HPV 抗体染色（棕色）进行的免疫组化染色，HPV 感染的细胞群在上皮发育不良的地区，称为高度鳞状上皮内病变（HSIL）。在很大程度上，HPV E7 癌蛋白使 pRb 失活，从而阻断它们进入有丝分裂后期，并且病毒 E6 癌蛋白可以靶向破坏细胞的 p53 功能来抑制凋亡，由此导致的病变以一种较低但是显著的频率发展成为宫颈癌。（引自 K. Middleton et al., *J. Virol.* 77: 10186-10201, 2003.）

被 DNA 肿瘤病毒感染的细胞活化其 p53 警报系统，回应 pRb 的失活。这是对 E2F 过度活化的直接反应，导致 pRb 功能性的失活（9.8 节）；此外，其他一些知之甚少的病毒在引起细胞内变化时可能会引发 p53 活化，而激活 p53 通过凋亡的方式在病毒有机会增殖和产生后代之前威胁并杀死被感染的宿主细胞，所以这些病毒继续消除 p53 的功能，SV40 大 T 抗原结合并隔离 p53（除了结合 pRb），腺病毒通过它的其中一个 E1B 蛋白（E1B55K）来进行，HPV 通过其 E6 蛋白行使这个功能。E6 蛋白同 Mdm2 一样标记 p53，通过泛素化降解 p53。为了成功阻断凋亡，腺病毒安排第二个编码蛋白 E1B（被称为 E1B19K），这个蛋白和 Bcl-2 相关，拮抗两个重要的促凋亡蛋白，Bax 和 Bak（图 9.28）。

这个逻辑无法解释的是，为什么至少一个人类 RNA 肿瘤病毒——HTLV-1 逆转录病毒，会给许多相同的宿主细胞途径失活制造障碍。大概是快速分裂细胞的活化转录机制给予了这个病毒一些优势。

重要的是，凋亡也可以通过其他选择性的途径起始。其中之一就是细胞外信号活化凋亡前体细胞的表面受体。细胞表面受体是跨膜蛋白，通常被称为死亡受体，提示它们具有活化凋亡程序的能力（图 9.32）。在结合了细胞外间隙的相应配体后，死亡受体能活化细胞质中的胱天蛋白酶级联反应，最终和前面所述的内源性凋亡通路汇聚，与内源性凋亡通路一样导致凋亡的发生（图 9.30）。因为活化死亡受体的信号来自细胞外，因此由这种受体所引起的凋亡也称为外源性凋亡程序或受体活化凋亡途径。

死亡受体的配体是肿瘤坏死因子（TNF）家族成员，包括 TNF-α、TRAIL 和 Fas 死亡受体的配体（FasL）（表 9.4）。TNF-α 因为能引起肿瘤细胞的死亡而首先被发现，后来，这一组蛋白配体因为能引起多种表面表达相应受体的正常细胞死亡也相继被发现。与生长因子和它们的受体相似，每个 TNF 样蛋白，包括 FasL 和 APO2L/TRAIL，与它们的相应受体结合（图 9.32）。这个受体家族的许多成员之中大约有 30 个由人类基因组编码，有一个共同的细胞质“死亡结构域”。这些受体和它们的行为因为受体和配体名称的多样性而变得复杂（表 9.4）。

表 9.4　死亡受体和它们的配体

受体名称	配体名称
FAS/APO-1/CD95	FasL/CD95L
TNFR1	TNF-α
DR3/APO-3/SWL-1/TRAMP	APO3L
DR4/TRAIL-R1	APO2L/TRAIL
DR5/TRAIL-R2/KILLER	APO2L/TRAIL

一旦被配体的结合所活化，这些受体的死亡结构域能结合并活化细胞质中称为 Fas 相关死亡结构域蛋白（Fas-associated protein with death domain，FADD）的蛋白质。形成的复合物称为死亡诱导信号复合体（death-inducing signaling complex，DISC），能聚集非活化的、酶原形式的胱天蛋白酶 8，少数情况下是胱天蛋白酶 10，它们都是起始性的

胱天蛋白酶。DISC 引起这些胱天蛋白酶的自我剪切，变成活化的蛋白酶。胱天蛋白酶 8 和胱天蛋白酶 10（此条途径的起始胱天蛋白酶）活化执行死亡的胱天蛋白酶 3、胱天蛋白酶 6 和胱天蛋白酶 7，最后和内途径凋亡程序殊途同归。并且胱天蛋白酶 3 能切割并活化胞质中称为 Bid 的 Bcl-2 相关蛋白（图 9.28A），Bid 转移到线粒体膜通道并使之开放。这样的话，Bid 能通过募集内源性的组分从而增强外源性凋亡程序的信号（图 9.34）。

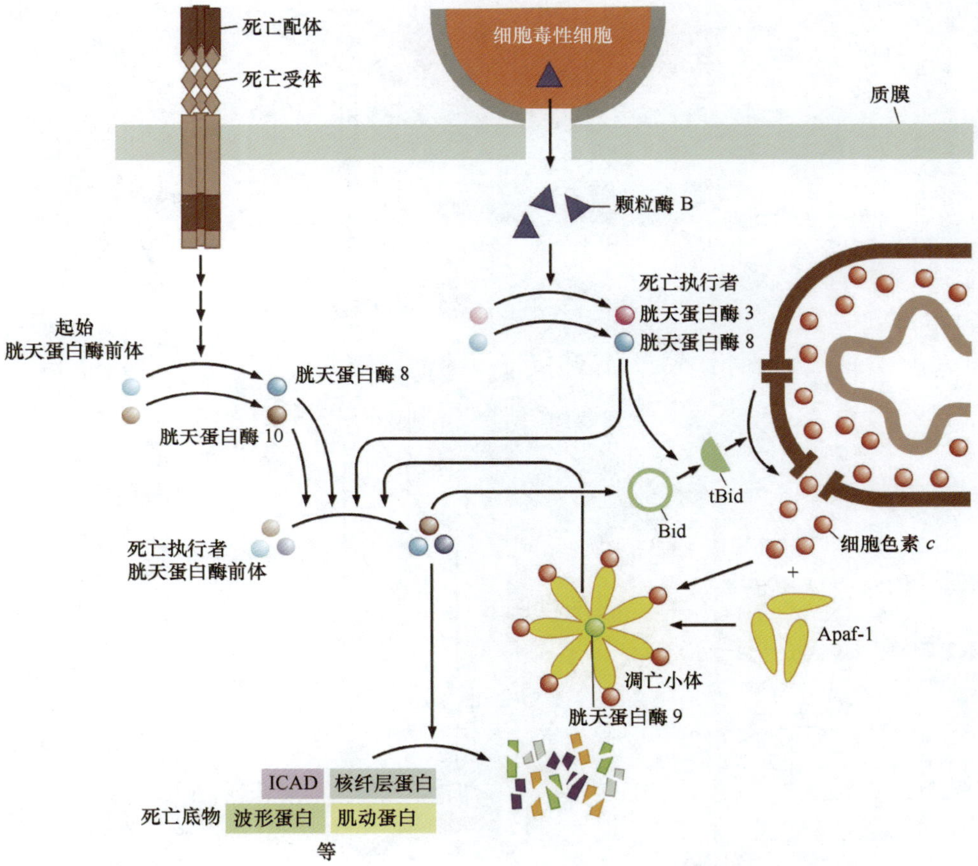

图 9.34 凋亡内途径与外途径汇聚 在死亡受体（图 9.32）把前体胱天蛋白酶 8 和（或）胱天蛋白酶 10 活化成相应的胱天蛋白酶后（左上），后者通过切割和活化执行胱天蛋白酶和内源性凋亡级联反应的汇聚（左中）。另外，在前体胱天蛋白酶 3 活化成胱天蛋白酶 3 以后，后者又能切割活化 Bid（图 9.28B），一个 Bcl-2 相关蛋白（中，绿环），切割后的活化 Bid 能从细胞质转移至线粒体，从而开启线粒体膜通道，形成新的、活化的凋亡小体，从而活化凋亡级联反应（右下中）。其次，选择性的凋亡外源性途径以来自免疫系统的细胞毒性细胞（中上）起始，细胞毒性细胞与靶细胞表面相连，产生颗粒酶分子注入靶细胞。它们能切割并活化前体胱天蛋白酶 3 和胱天蛋白酶 8。

体内有些细胞能利用两条途径启动自身的死亡，而另外一些细胞则只利用二者之一（图 9.35）。举例来说，某个细胞可以通过分泌某个表面死亡受体的配体，从而以外途径启动凋亡，即这个配体以自分泌的方式起始凋亡。细胞到底是采取内源性途径还是外源性途径，与抗凋亡蛋白如 Bcl-2 的活动有关。因此，在那些活化外源性途径的细胞中，

Bcl-2 的过表达并没有起到很大生存上的帮助，因为死亡受体直接启动胱天蛋白酶级联反应从而防止线粒体上相关的内途径凋亡程序的发生。

实际上，还存在着凋亡的第三条途径，其实也是另一条外途径。此途径由杀伤靶细胞的细胞毒性 T 淋巴细胞和自然杀伤（NK）细胞起始。这两种杀伤细胞，也是免疫系

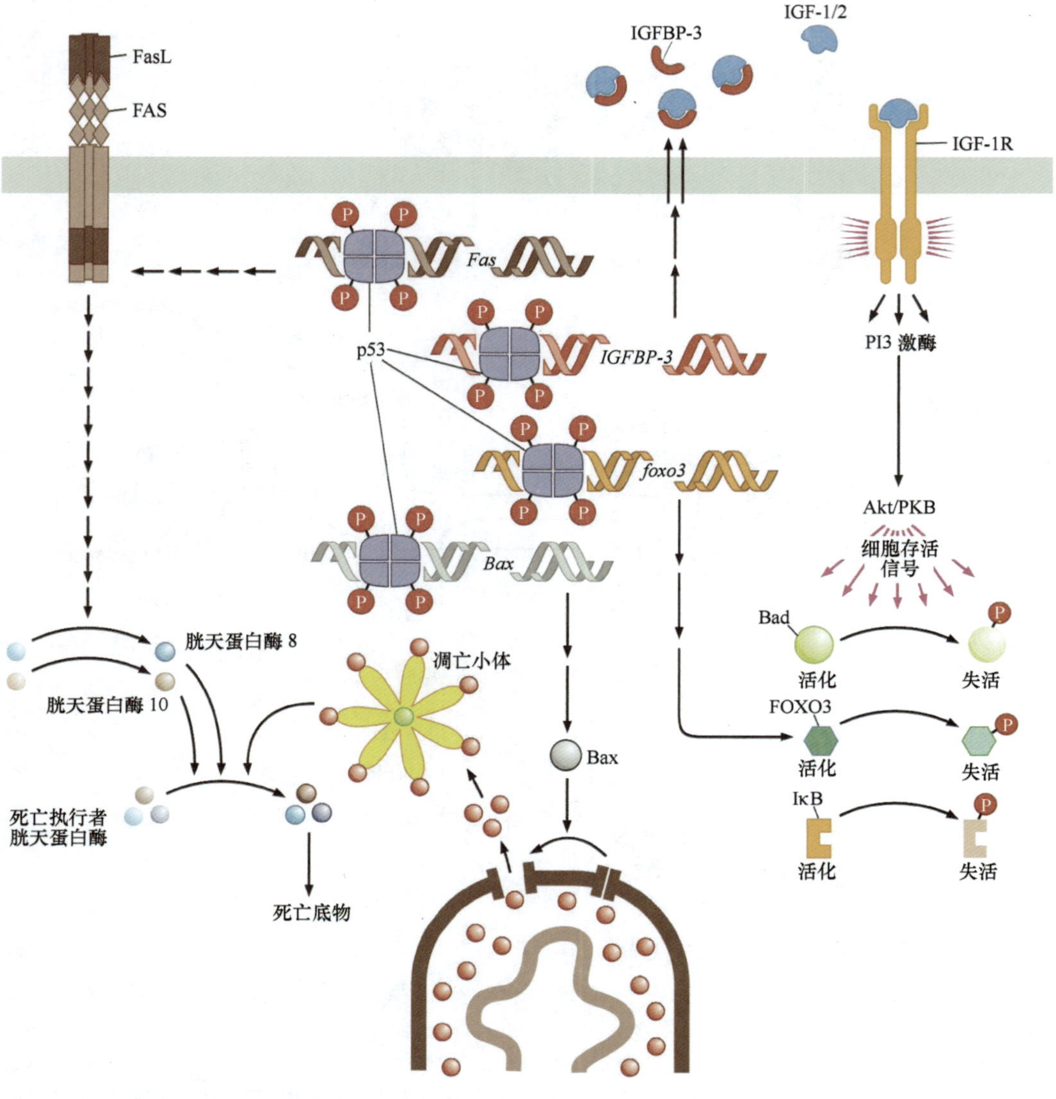

图 9.35　p53 活化凋亡　p53 通过许多信号通路来活化凋亡程序，通过诱导 FAS 受体编码基因的表达，能使细胞表面表达这种死亡受体（褐色，左上），使细胞对可能存在于细胞外间隙的 Fas 死亡受体的配体（FasL）致敏。通过诱导 IGF 结合蛋白 3（IGFBP-3，红色）的表达，p53 导致 IGFBP-3 被释放进入胞外，IGFBP-3 是在胞外结合并分离 IGF-1 和 IGF-2（蓝色，中上），IGF-1 受体（IGF-1R，右上）。一旦 IGFBP-3 缺失，IGF-1 就会结合受体，通过 PI3 激酶释放细胞抗凋亡信号，包括那些能导致促凋亡蛋白 Bad（与 Bcl-2 相关）、FOXO3 和 IκB（对抗 NF-κB）失活的信号。而且，激活促凋亡形式的 p53 促进 FOXO3 促凋亡转录因子的表达，如 Bax（中心）、促凋亡 Bcl-2 相关蛋白，后者能引起细胞色素 *c* 和其他蛋白质从线粒体中释放（中下）。p53 还能失活其他许多抗凋亡剂（未列出）。

统中的前线作战者，能够活化靶细胞表面表达的死亡受体，如 Fas。另外，杀伤性细胞能结合在靶细胞表面，并注入一种被称为颗粒酶 B 的蛋白酶，颗粒酶 B 一旦受制于这些杀伤细胞，就能切割并活化酶原胱天蛋白酶 3 和胱天蛋白酶 8（图 9.34）。进行到这一步，这条途径也就和前面所描述的途径相汇聚，继续作用而引起凋亡。

上面有关对内、外途径凋亡级联反应的描述，使我们对 p53 怎样引起凋亡有了更好的认识（图 9.35）。p53 促进 Bax、FAS 受体和 IGFBP-3 蛋白编码基因的表达（表 9.2）。Bax 拮抗 Bcl-2 的功能从而开启线粒体膜通道，释放细胞色素 *c*。FAS 受体一旦在细胞表面表达，便能增强细胞对胞外死亡配体特别是 FasL 反应的敏感性。IGFBP-3 从细胞释放，结合并分解胰岛素样生长因子-1（IGF-1），这个生长因子能通过细胞自身表面受体来产生营养（生长）信号。因为许多细胞能够保持生命活力是依赖着持续暴露于营养信号，所以 IGF-1 产生的生长信号的减少，就会使它们处于面临凋亡的危险状态，一个被称为“因忽略而死亡”的过程。这就解释了为什么许多癌细胞找到在它们周围的微环境里还能保持着高浓度 IGF 的办法，除了简单地分泌异常大量的 IGF-1 或者相关的 IGF-2，癌细胞可能还会通过 *IGFBP* 基因启动子的甲基化或者增强某些基质金属蛋白酶（matrix metalloproteinase，MMP）的合成和分泌来降低 IGF 结合蛋白（IGFBP）的水平。金属蛋白酶可以切割 IGFBP 分子，从而使其失活。

我们现在返回去讨论第 15 章的外源性凋亡程序，因为这个凋亡程序在癌细胞和免疫系统的复杂性相互作用中起着重要的作用。一方面，免疫系统中的细胞能释放死亡受体的配体（如 FasL），诱导目标癌细胞凋亡；另一方面，癌细胞可以表达和释放死亡配体，这样也能杀死那些距离太近、威胁它们生命安全的免疫细胞。

凋亡途径中复杂的信号通路决定是否发生凋亡。这种选择是通过改变促凋亡蛋白和抗凋亡蛋白之间的平衡而最终决定的，也就是决定是否开启这个“细胞凋亡总开关”。

9.15　癌细胞运用多种方法失活部分甚至全部凋亡机制

如前所强调的，细胞在形成肿瘤的漫长过程中会遇到许多生理应激因子威胁它们的存在，每个生理应激因子都能诱导凋亡。这些因子包括了缺氧、pRb 通路的下调、*myc* 和 *ras* 癌基因的活化和各种形式的 DNA 损伤。这些危险因素解释了为什么大多数甚至所有类型的肿瘤细胞会失活凋亡诱导机制中的重要组分（表 9.5，图 9.36）。我们也可以从有机体整体来审视这些改变。事实上，所有的癌细胞都有抗凋亡的战略机制，这也表明凋亡尽管是潜在的，但也存在于所有的正常细胞中，凋亡可以作为一个阻碍肿瘤形成的、存储的抗瘤机制。

可以说，最重要及广泛存在的抗凋亡机制，我们前面已经提到过，就是 p53 通路的失活。*p53* 基因在几乎过半的癌细胞基因组中都有改变，而在其他大部分肿瘤中，则存在 ARF 不表达。这通常都是因为 ARF 编码基因的完全缺失或启动子的甲基化，后者能抑制转录（1.9 节）。抑制 ARF 表达的其他机制也会干预，如信息栏 9.4 所述。小部分人类肿瘤（多为肉瘤）过表达 Mdm2。这些影响 ARF 或 Mdm2 表达的机制都会降低细胞内 p53 蛋白的水平。最终，在许多人类肿瘤细胞中，p53 就会错误定位，沉默于细胞质中，因此也不能发挥它的主要功能——转录激活。

表 9.5　人类肿瘤中发现的抗凋亡变化的比例

改变	抗凋亡机制	肿瘤类型
CASP8 启动子甲基化	外源半胱氨酸蛋白酶失活	小细胞肺癌、儿童肿瘤
CASP3 抑制	死亡执行者胱天蛋白酶失活	乳腺癌
存活蛋白过表达 [a]	胱天蛋白酶抑制剂	间皮瘤等许多肿瘤
ERK 活化	胱天蛋白酶 8 表达抑制	多种肿瘤
ERK 活化	防止 Bcl-2 降解	多种肿瘤
Raf 活化	14-3-3 蛋白隔离 Bad	多种肿瘤
PI3K 突变/活化	Akt/PKB 活化	胃肠肿瘤
NF-κB 组成性活化 [b]	诱导抗凋亡基因	多种肿瘤
p53 突变	失去诱导凋亡基因	多种肿瘤
$p14^{ARF}$ 基因失活	p53 水平下调	多种肿瘤
Mdm2 过表达	p53 水平下调	肉瘤
IAP-1 基因扩增	拮抗胱天蛋白酶 3、胱天蛋白酶 7	食道癌、宫颈癌
APAF1 甲基化	细胞色素 *c* 失活胱天蛋白酶 9	黑色素瘤
BAX 突变	促凋亡蛋白减少	结肠癌
Bcl-2 过表达	关闭线粒体通道	半数人类肿瘤
PIEN 失活	高度活化 Akt/PKB 激酶	胶质母细胞瘤、前列腺癌、子宫内膜癌
IGF-1/2 过表达	活化 PI3K	多种肿瘤
IGFBP 抑制	抗凋亡 IGF-1/2 拮抗剂减少	多种肿瘤
酪蛋白激酶 II 过表达	活化 NF-κB	多种肿瘤
TNFR1 甲基化	死亡受体表达抑制	肾母细胞瘤
FLIP 过表达	死亡受体抑制胱天蛋白酶 8 活化	黑色素瘤或其他
Akt/PKB 活化	促凋亡 Bcl-2 样蛋白磷酸化并失活	多种类型
USP9X 过表达	Mcl-1 去泛素化	淋巴瘤
Stat3 活化	诱导 $Bcl\text{-}X_L$ 表达	多种类型
TRAIL-R1 抑制	对死亡配体反应表达	小细胞肺癌
FAP-1 过表达	FAS 受体信号抑制	胰腺癌
XAF1 甲基化 [c]	抗凋亡 XIAP 抑制丢失	胃癌
Wip1 过表达 [d]	p53 活化抑制	乳腺癌和宫颈癌、神经母细胞瘤

a. 除了这里所提到的间皮瘤，存活蛋白在胃癌、肺癌和膀胱癌、黑色素瘤中也是一个凋亡抑制剂。许多 *IAP* 基因的表达都由 NF-κB 转录因子直接调控。

b. 诱导 c-IAP、XIAP、$Bcl\text{-}X_L$ 和其他抗凋亡蛋白的合成。

c. XAF1（XIAP 相关因子 1）一般结合并组织最有力的 IAP-XIAP 的抗凋亡作用。

d. Wip1 是一个磷酸酶，能失活 p38 MAPK，从而使之不能磷酸化并刺激活化 p53 的促凋亡功能。

然而，对于许多人类肿瘤来说，仅仅有 p53 功能的丧失并不够，还需要凋亡机制中其他特异组分的改变。例如，许多黑色素瘤细胞会出现甲基化，从而使 *APAF1* 基因的启动子功能失活。*APAF1* 基因编码的细胞质蛋白能和释放的细胞色素 *c* 形成凋亡小体，并活化胱天蛋白酶 9，促凋亡基因 *Bax*（表 9.5）在大多数存在微卫星不稳定性的结肠癌中突变失活（12.4 节）。*BCL2*（人类 *bcl-2*）在滤泡性 B 细胞淋巴瘤中表达失调，在不同组织来源的多种肿瘤中表达都有上调，据估计，至少有一半的人类肿瘤中存在 *BCL2* 的增强表达。

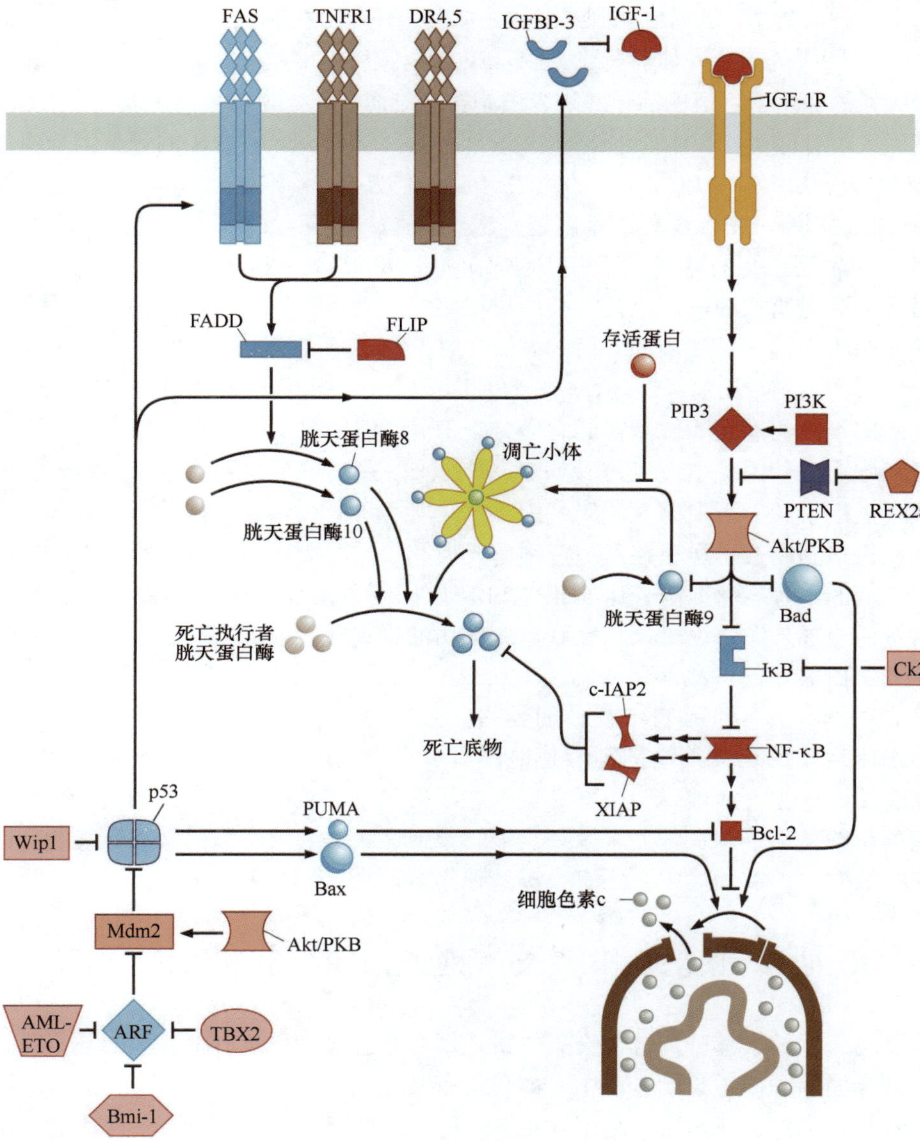

图 9.36　癌细胞抗凋亡机制　癌细胞能以各种逃离方式减少凋亡发生的可能性。本图表示了在不同的癌细胞中，重要的促凋亡蛋白的表达水平和活性下降（蓝色）。相反，某些抗凋亡蛋白的表达水平和活性则上升（红色）（它们中有些是癌细胞中变化了的主要调控者的下游作用物，受上游调控者的改变所影响）。

另外一个对抗凋亡高度有效的机制来自 PI3K→Akt/PKB 通路的过度活化（6.6 节）。这条通路的活化来自酪氨酸激酶受体和 Ras 癌蛋白的联合作用，它们都能活化 PI3K，从而使 PIP3 的水平升高，活化 Akt/PKB（图 6.17 和图 6.19）。破坏 PIP3 的磷酸酶，即 PTEN 编码基因失活，也有着同样的作用。一旦 Akt/PKB 被聚集的 PIP3 活化，它就能磷酸化并抑制促凋亡蛋白，如 Bad、胱天蛋白酶 9 和 IκB，同时磷酸化并活化 Mdm2，也就是 p53 的主要拮抗剂。

许多的肿瘤类型，从白血病到结肠癌，都有另外一个机制保护自己免于凋亡，即活化 NF-κB 转录因子的表达。如前所述，NF-κB 在细胞质中常以失活的形式存在，在某些生理刺激因素的作用下，可以活化并进入细胞核，进而活化大量的下游靶基因（6.12 节）。这些基因大多有促炎症和血管生成的功能。另外，还有许多 NF-κB 的靶基因是凋亡拮抗剂，如 *IAP-1*、*IAP-2*、*XIAP*、*IEX-1L*、*TRAF-1* 和 *TRAF-2*，它们能阻断内源性途径和外源性途径的凋亡程序。NF-κB 的靶基因越来越多地被发现，而且在许多肿瘤细胞中这些抗凋亡基因（和编码蛋白）的过表达可以和这些细胞中 NF-κB 转录因子的过度活化直接相关联。

另一个逃避凋亡的机制在儿童神经母细胞瘤中表现得很明显，N-*myc* 基因的扩增表明了肿瘤的攻击性生长和预期寿命的缩短。对于它本身来说，这种扩增确实威胁神经母细胞瘤细胞的增殖，如前面所述，*myc* 癌基因（N-*myc* 同源基因）的行为是一把双刃剑。这些编码癌蛋白的基因释放潜在的有丝分裂信号，但同时又强烈地促凋亡。许多神经母细胞瘤细胞通过基因扩增过表达 N-*myc*，看起来解决了这个问题，至少一部分通过甲基化或缺失失活了胱天蛋白酶 8 编码基因。

外途径细胞凋亡诱导通路常与癌细胞发展相关。事实证明在有些肿瘤细胞中，此通路常是失活的。有些癌细胞表达 FLIP（FLICE-抑制蛋白），一种通过结合死亡受体的死亡结构域而介导外源性途径凋亡级联反应活化的蛋白质，从而阻断这个反应过程和阻止起始胱天蛋白酶 8 的自我催化活化（图 9.32A）。其他肿瘤细胞通过甲基化 *TNFR1* 编码基因的启动子，从而抑制 TNF 受体的表达。

癌细胞运用的这些策略机制清楚地说明了它们能通过使凋亡的外源性途径失活从而得以存活。这也相应地说明了，免疫细胞经常包围癌细胞，并试图通过释放 TNF 样因子和引起的外途径凋亡程序来杀死它们。看到这么复杂的调节凋亡的连线图，也不难推测在这么多的人类肿瘤中，还有很多其他的抗凋亡机制是我们未知的。

9.16 坏死和自噬：肿瘤发展过程中的另外两个岔口

尽管这一章的大部分内容都在集中讲述凋亡是肿瘤细胞生存的主要障碍，但是从一个细胞到全面的肿瘤生长的过程中可能还会有其他的命运。前面已经提到影响存活的障碍，虽然是顺带提到——坏死。在多细胞生物中，组织细胞通常能够获得适量恒定水平的基本营养物质，如葡萄糖和氨基酸。然而，在通常情况下，肿瘤细胞摄取这类营养物质，因为它们没有产生必需的功能性脉管系统去运输这些基础营养物质。因此，肿瘤细胞可能是营养物质匮乏和缺氧的。另外，在肿瘤形成的早期阶段，肿瘤相关的血管生成（新血管的形成）还不成熟，这个问题我们将在 13 章讨论。

肿瘤发展的后期，异常的肿瘤相关的血管可能会引起缺血——缺乏进入血液需要的营养物质——大部分的肿瘤组织缺乏重要的营养物质从而坏死。表 9.3 表明坏死性的细胞死亡跟凋亡的很多方面不同，并且导致细胞裂解而不产生凋亡小体。重要的是，由于周围组织暴露于坏死细胞的细胞内成分，坏死性的细胞死亡导致的细胞裂解会引起局部炎症反应。

很多肿瘤的坏死中心（图 13.28）在限制肿瘤生长上起到了重要作用。实际上，一个肿瘤的整体大小通常会对大的活性生长中的肿块产生影响。然而，大部分的肿瘤实际上是还没有通过某种机制被清除的、迟钝的坏死组织。有意思的是，如果凋亡反应通过前面所讲的一种机制被阻断，那么将会引发暴露于死亡受体、配体（图 9.32）的细胞坏死。

肿瘤细胞在进入由缺乏营养而导致的坏死过程之前，可能通过别的策略来避免引发细胞坏死性死亡带来的不可逆损伤：细胞可能激活自噬程序，通过降解自身的细胞器来循环利用它们的成分。这样使循环利用的分子能够用来产生细胞存活所必需的能量和中间代谢产物。

和凋亡一样，自噬代表了一个有序细胞生物学过程的运作。为了应对营养物质的匮乏，细胞将停止增殖并激活一系列能量和营养保存措施。另外，自噬过程的激活将导致很多细胞器被有膜小泡包裹起来形成自噬体；自噬体随后融合成细胞质的内体——内吞作用形成的小泡（信息栏 5.1）——之后与溶酶体融合，在溶酶体中进行被膜细胞器（如核糖体、线粒体、内质网）的降解（图 9.37A）。

这些产生的降解产物可以在多个生物学合成途径中被循环利用，使得营养物质缺乏的细胞能够在更长的一段时间内存活。对于肿瘤细胞来说如果它们在一段短暂停滞之后成功获得营养，这段时间的存活将会使它们避免发生坏死（图 9.37B）。在营养物质耗尽的情况下，一些肿瘤细胞可以消耗自身体积的 2/3 以保持活力，一旦获得营养物质就可以恢复大小和激活增殖的状态。[实际上，自噬经常被正常休眠细胞用来清除旧的、损耗严重的细胞器，如遭受氧化或其他形式损伤的线粒体；另外，自噬产生的降解产物还可以被重新用来构建新的细胞器。自噬（的这种作用）同样被用在正常的发育过程中。例如，在受精卵中，自噬被广泛用来降解（卵细胞的）母系蛋白质，产生受精卵所需的氨基酸，合成新的蛋白质（补充信息栏 9.5）。]

自噬“挽救生命”的特征看起来有利于肿瘤细胞的存活和早期肿瘤的产生。按照这个方式发展，这个过程推动了肿瘤的形成（图 9.37C）。此外，自噬过程的一个关键调节因子 Beclin-1，即 Atg6，是一个含有 BH3 的蛋白质，于肿瘤细胞中经常高表达，以避免与凋亡蛋白 Bcl-2 在结构上有相似性（图 9.26A）。Bcl-2 调节线粒体外膜上通道的开放，Beclin 以某些方式，可能通过从内质网中提取膜成分参与自噬体的装配。

自噬促使肿瘤细胞的存活并进一步促进肿瘤发生的过程，Beclin-1 在某些肿瘤中的广泛表达支持了这一观点（图 9.37C）。其理论是当细胞经历了 *ras* 致癌基因引起的恶性转化时，如细胞能量代谢的改变，需要不间断地激活自噬以确保连续的营养物质供应；这解释了为什么 *ras* 驱动的肿瘤中出现自噬突然失活后会迅速瓦解。

事实上，自噬可以通过更复杂的途径影响肿瘤进展。潜在的抗凋亡蛋白 Bcl-2 和 Bcl-X_L 都能通过它们和 Beclin 各自的 BH3 结构域与后者结合（图 9.37D）。Beclin 似乎不能调节凋亡。然而，从相反的方向来看，Bcl-2 或 Bcl-X_L 通过与 Beclin 的结合从而抑制后者激活自噬的能力；进而，这些强力致瘤的蛋白质降低了自噬发生的可能性。另外，当小鼠缺失一个或两个 *beclin1* 基因的生殖系拷贝后，会表现为自发肿瘤形成率升高。此外，在很多人的卵巢癌、乳腺癌和前列腺癌中，两个 *beclin1* 基因拷贝中的一个发生沉默或缺失。在这些情况下，自噬过程似乎扮演了肿瘤抑制机制的角色，而关键的自噬

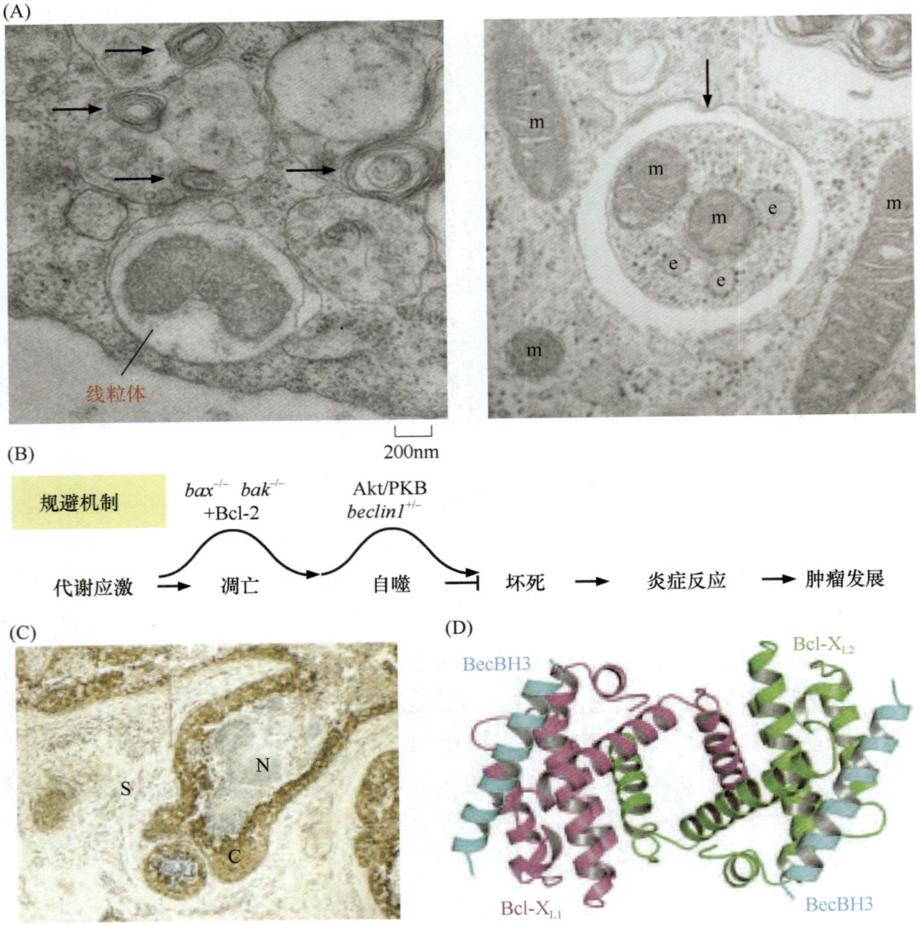

图 9.37　自噬和其他形式的细胞死亡　(A）这些电子显微照片显示（左图）一个完整的线粒体（图的下部分）被吞噬进一个自噬体。箭头指示了自噬体的多层膜结构，其中只有一个（右边箭头）结构是由于自噬体的成分而被完全鉴别出来。右图显示一个自噬体（箭头）围绕线粒体（m）和内质网的片段（e)。(B）在一些情况下，肿瘤细胞可能通过激活凋亡应答代谢压力，如营养物质耗尽。如果通过实验手段表达抗凋亡蛋白（Bcl-2)、使促凋亡基因（*bax* 和 *bak*）失活从而阻断凋亡（弯曲箭头），这些细胞会激活自噬。如果通过实验手段表达 Akt/PKB 激酶失活阻断自噬，同时使 *beclin* 基因（自噬的一个重要调节因子）的一个拷贝失活，这些细胞会进入坏死过程。后者会反过来促进局部的炎症反应，如在第 11 章讨论的，炎症反应通常促进肿瘤发展。(C）乳腺的导管原位癌（DCIS）的一个亚型，学名粉刺癌，显示了高表达自噬主要调节因子 beclin-1（棕色）的活细胞的边缘（C），围绕坏死细胞的中心（N，浅蓝色)。Beclin 阳性细胞激活了自噬，显然是为了应对周围基质（S）中可利用的有限营养物质。值得注意的是，这个 DCIS 亚型比其他亚型的预后差，其中没有观察到管内的坏死；另外，在这里看到的 Beclin 阳性细胞接近具有侵袭活性。(D）凋亡和自噬过程之间复杂的相互作用强调 Beclin 可以被潜在抗凋亡蛋白 Bcl-2 或 Bcl-X_L 直接结合；这种（Bcl-2 或 Bcl-X_L 与 Beclin 的）结合可以阻止 Beclin 引起自噬。这里是两个 Beclin 分子的 BH3 结构域结合到两分子 Bcl-X_L 的 BH3 结构域的晶体结构图。［A，左图，感谢 E.M. 黑利（E.M. Haley）、B.A. 伦德（B.A. Lund）、M.E. 比舍（M.E. Bisher）和 H.A. 科勒（H.A. Coller)；右图，引自 N. Mizushima and B. Levine, *Nat. Cell Biol*. 12: 823-830, 2010. B，引自 K. Degenhardt et al., *Cancer Cell* 10: 51-64, 2006. C，引自 V. Espina and L.A. Liotta, *Nat. Rev. Cancer* 11: 68-75, 2011. D，引自 A. Oberstein, P.D. Jeffrey and Y. Shi, *J. Biol. Chem*. 282: 13123-13132, 2007.］

促进基因 *beclin1* 则作为一个单倍体剂量不足的肿瘤抑制基因发挥作用（图 9.37B）。这个观点可以用其他事实来进一步加强：如人们广泛接受的肿瘤抑制基因如 *p53*、*PTEN*，更倾向于激活自噬程序，现在仍不清楚自噬这种自相矛盾的作用在调节人体肿瘤的形成过程中是否具有更大的影响。

9.17　总结与展望

在本书前面的章节中，我们重点讲解了推动或阻碍细胞增殖的分子机制。这个机制的调节物也就是癌基因和抑癌基因的产物，能够利用细胞外促有丝分裂和抗有丝分裂的信号作用于细胞周期。这些信号最后决定细胞到底是进入活化生长和分裂周期，还是退回到可逆性的静止休眠期，或是进入不可逆的分裂后的分化状态。

本章我们着重讲述了一个完全不同的细胞生理过程，它们中的大部分掌控着细胞内部的健康状况。这些监控机制对细胞内重要的系统进行连续的监控，包括氧和营养的利用、基因组的整个状态及细胞生长调节回路中的信号平衡。如果监控机制发现某一重要系统被损坏或功能失调，相应的警报系统就会响起，生长就会停止，甚至会诱导细胞活化潜在的凋亡机制。另外，如果营养供给严重不足，为了避免代谢崩溃，细胞的自噬程序将会活化。当细胞再次获得营养时，将会渡过难关；如果无法得到，最终细胞将会自我吞噬，并进入细胞坏死模式。

这些监控机制为肿瘤的形成设置了障碍。初期的癌细胞为了完成复杂、多步骤的过程，必须要跨过这些障碍，最终形成恶性肿瘤。随着细胞由正常变为高级别瘤，许多亚细胞系统出现了各种各样的功能异常，导致细胞生长迟缓（8.4 节）、衰老（在第 10 章讨论）、自噬、凋亡或者坏死。

事实上，这里没有全部列出功能异常的肿瘤前期细胞将遇到的所有可能的命运。细胞正面临着由于染色体损伤或错误分离所导致的有丝分裂灾变的威胁，这种细胞死亡形式与凋亡和坏死之间的精确关联尚不清楚。

细胞死亡形式中的任何一种都可以阻止恶性肿瘤形成的这个漫长过程的进展，并且最可能成为肿瘤细胞尝试避免的阻碍。这些尝试通常都失败了，揭示了细胞在癌前病变生长中高度消耗的原因。同时也有利于解释人类肿瘤发病机制中的一个难题：尽管我们每个人一生会经历约 10^{16} 次细胞分裂，但是大多数人不会产生威胁生命的恶性肿瘤，因为肿瘤细胞生存需要面临很多障碍。

p53 是这些反应中的中心参与者，因为它的消除功能是避免细胞凋亡和衰老最常见的方法，细胞衰老代表着其从此退出了细胞周期（10.1 节）。自从 p53 蛋白在 1979 年被发现以后，*p53* 基因和其编码的蛋白质在 50 000 份以上的科学文献中，都是科研工作者研究的主题。这种对单个基因和蛋白质异乎寻常的重视都反映了这个蛋白质在肿瘤发病机制中的核心作用，以及突变的 *p53* 等位基因频繁出现在人类癌细胞基因组。然而，研究者还未能对因为这个蛋白质的存在而引起的最复杂的难题给予圆满的答案：为什么进化创造的细胞交予这个蛋白质如此多的重要功能？一个细胞一旦失去了 p53 的功能，很明显，单一的打击就可以引起众多条件的变化，从而导致增殖的停止或引起细胞凋亡。

在第 11 章我们将看到，这个导致肿瘤发生的复杂的、多步骤的过程涉及细胞多重调控通路。由于 p53 接收来自损伤和不良生理刺激的如此多不同传感器的信号，p53 功能的丧失在这些步骤中也发挥了重要的作用。例如，在膀胱癌、乳腺癌、肺癌和结肠癌发生的早期阶段，当恶化前期生长即将开始时，由于磷酸化的存在，DNA 损伤信号已经活化，并活化 ATM 和 Chk2 激酶。除此之外，ATM 和 Chk2 激酶的 p53 底物也被磷酸化和活化，在肿瘤发生的这个阶段，*p53* 基因还是野生型。这表明了在细胞的这些生长过程中，即使是在肿瘤发生的早期阶段，DNA 损伤也是广泛存在的，p53 在这些细胞生长的过程中努力抑制细胞增殖，有时甚至导致它们的凋亡。相应地，这些恶化前细胞可以通过灭活 p53 功能而消除抑制其细胞生长和促凋亡的作用。

在肿瘤发生的这个阶段，那些缺失了 p53 功能的细胞也会获得某些优势，因为它们有更多的机会可以逃离严重缺氧而导致的 p53 引起的凋亡（一般来说，早期恶化前生长细胞还没有足够的能力使用循环通路中的氧）。而且，因为 p53 诱导强效的抗血管形成分子血小板应答蛋白-1（Tsp-1）的表达，失活的 p53 还可以加速邻近毛细血管网的发展从而解决缺氧问题。

在肿瘤的后续发展中，随着恶性程度的增加，p53 功能的缺失会削弱 DNA 损伤修复系统，同时也允许细胞携带损伤基因组存活。因此导致基因组的突变率升高，肿瘤发展速度加快。另外，p53 功能的丧失还会允许这些肿瘤细胞在受到癌基因如 *myc* 的促凋亡副作用下也能存活。这些结果揭示了 p53 功能的缺失对于组织，乃至对于整个有机体来说是一个多么大的灾难。

转基因小鼠的研究表明，p53 丢失对于肿瘤的发展起到关键作用，X 射线照射可以诱导 $p53^{-/-}$ 鼠生成淋巴瘤和肉瘤。如果在肿瘤细胞中重新表达野生型 p53，淋巴瘤细胞将会迅速凋亡，肉瘤细胞则会进入有丝分裂后的衰老状态。在一个类似的实验中，在 p53 功能缺失的情况下，同时用癌基因 *ras* 转化小鼠的肝祖细胞（胚胎肝细胞），将这些细胞的 p53 功能短暂活化时，移植瘤上出现了大面积的衰老和皱缩（图 9.38）。这些实验充分表明，*p53* 基因监视作用的缺失，导致癌细胞内一些关键的成分自发改变，另外，p53 功能的存在，促使肿瘤细胞快速地消除。（换言之，p53 的失活导致出现多种致命性的变化，特别是加速了肿瘤的发展。）

p53 失活导致的这种灾难性的后果在后期可能会变得更加复杂，特别是 *p53* 突变的肿瘤细胞在临床被发现，并成为化学治疗和放射治疗的靶点的时候。大多数已经成功抗癌的治疗方法是通过破坏肿瘤细胞的基因组，从而导致这些细胞的凋亡。不幸的是，在人类肿瘤中常见的 p53 功能的缺失，使得肿瘤细胞对这些治疗措施不敏感。

目前，尽管我们已有大量关于 p53 蛋白的研究文献，但我们对它的认识仍然非常肤浅。一方面，我们需要更多的相关研究来给出 p53 在人类基因组中调节的基因系统的目录，现在有 120 多个基因是已知的，在表 9.2 中列出了其中的一小部分；另一方面，来自于对 p53 翻译后修饰的分析。如我们所知，p53 的翻译后修饰影响它的稳定性，从而影响它的胞内浓度。另外，也影响 p53 和其他核内转录调节者之间的相互作用，从而调控 p53 活化的靶基因。这种修饰的复杂性如图 9.39 所示，图中给出了至少 6 种不同类型的翻译后修饰，包括磷酸化、乙酰化、泛素化、sumoyl、neddyl 和甲基化，这些分子修饰

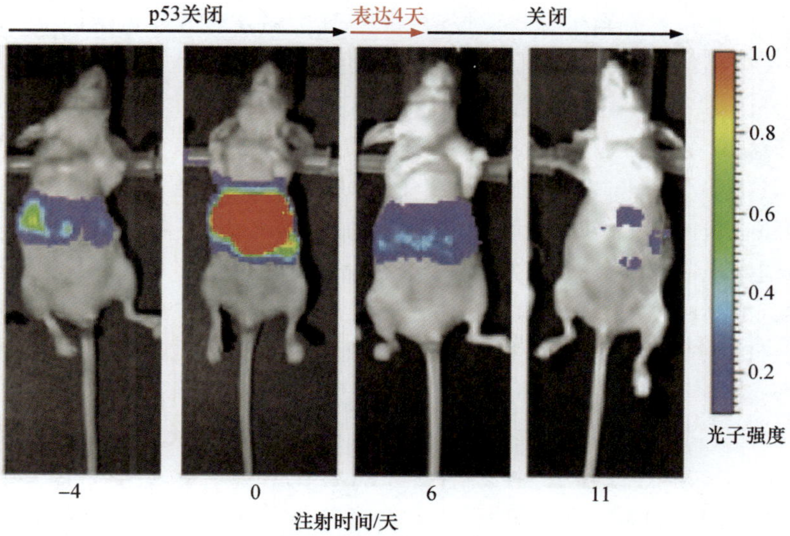

图 9.38　p53 活化诱导衰老　在利用小鼠模型研究肝癌发病机制的实验中，将癌基因 H-*ras* 转入肝祖细胞中，肝祖细胞中 p53 的表达被诱导型 siRNA 抑制（补充信息栏 11.6）。将这些细胞注射到小鼠脾脏，进而定植于肝中。肿瘤生长至相当大小时，关闭了 siRNA 的表达，使 p53 在持续表达 4 天后，恢复 siRNA 的表达；从第 6 天开始，肿瘤明显变小，第 11 天时，几乎检测不到肿瘤。因为肿瘤的大小在抑制 p53 表达后仍不断缩小，所以短暂表达的 p53 似乎可以迫使肿瘤不可逆地进入有丝分裂后期的表达状态，衰老的细胞将被固有免疫系统中的巨噬细胞清除。肿瘤细胞的萤光素酶基因被用于体内成像。

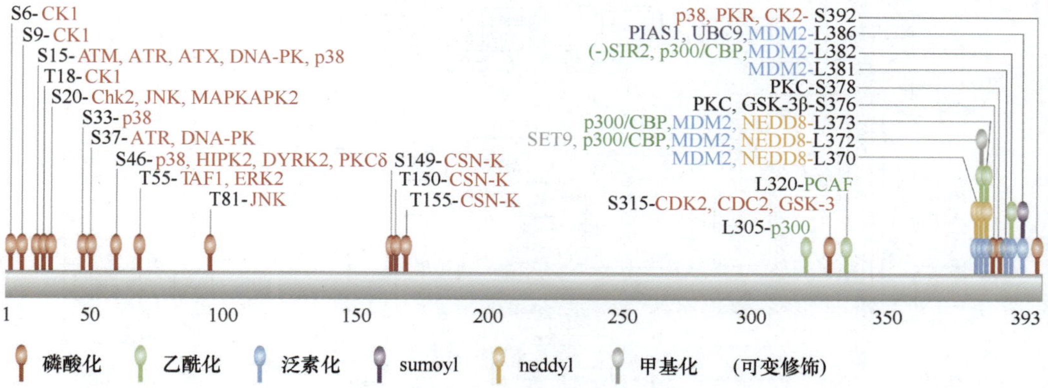

图 9.39　p53 的多种翻译后修饰　多种激酶对 p53 的磷酸化（图 9.13）仅代表了一种对其功能非常重要的修饰类型。除了磷酸化（红色），其他酶也对其进行了修饰，其中包括图中所示的氨基酸残基和残基编号（黑色）上的乙酰化（绿色）、泛素化（蓝色）、sumoyl（紫色）、neddyl（黄色）及甲基化（灰色）基团修饰。图中，氨基酸残基编号的旁边标出了已经知道的各种修饰酶（不同颜色）。只有一小部分的修饰和 p53 的特殊功能有关，其中之一的磷酸化丝氨酸 46 就是通过 4 个不同的激酶来激活 p53 的前凋亡功能的。［感谢 K.P. 奥利芙（K.P. Olive）和 T. 杰克斯（T. Jacks）。］

了人类细胞内的 p53 分子（sumoyl、neddyl 与泛素基团相似，但对它们所连接的蛋白质的作用完全不同）。修饰 p53 的酶，这里列举了至少 28 种，反映了众多不同的信号通路能作用于 p53，并影响 p53 的功能。

然而 p53 的复杂性来自于另一篇报道，一些研究者发现 p53 可定位于细胞质中，远离其正常发挥功能的核位点。细胞质中的 p53 可以与 Bcl-2 相关蛋白发生相互作用，并促进线粒体外膜通道开启，从而加速细胞凋亡的启动。这一领域的研究在快速进展中。

p53 的失活只是癌细胞保护自身免于凋亡的众多手段中的一种。这些避免凋亡的手段还反映在其他各个水平，包括扰乱死亡受体的表达、活化胱天蛋白酶的能力，或者影响胱天蛋白酶自身的活性。癌细胞采取的其他保护性措施还有阻止线粒体外膜通道的开放。这些不同的机制（图 9.36）说明了一个现象，那就是凋亡装置和其他所有良好的调节装置一样，都是通过调节那些相互拮抗要素之间的平衡来发挥作用的。癌细胞通过提高抗凋亡成分的表达水平和活性，从而使之远离凋亡。这些凋亡装置中特异元件的改变联合 p53 缺失的作用，进一步增加了癌细胞对那些通常会引起细胞死亡的信号的抵抗性。

在第 16 章，我们将学习一些最新的治疗思路，即试图动员癌细胞内的促凋亡装置中尚且完整的元件。这些治疗才刚开始，我们也才刚开始认识到凋亡机制提示给人们的治疗癌症疾病的困难和可能性。希望在不久的将来，统管凋亡的通路能被更好地了解（可能如图 9.40 所示），我们能随意地在癌细胞里预测和操纵它的行为方式。

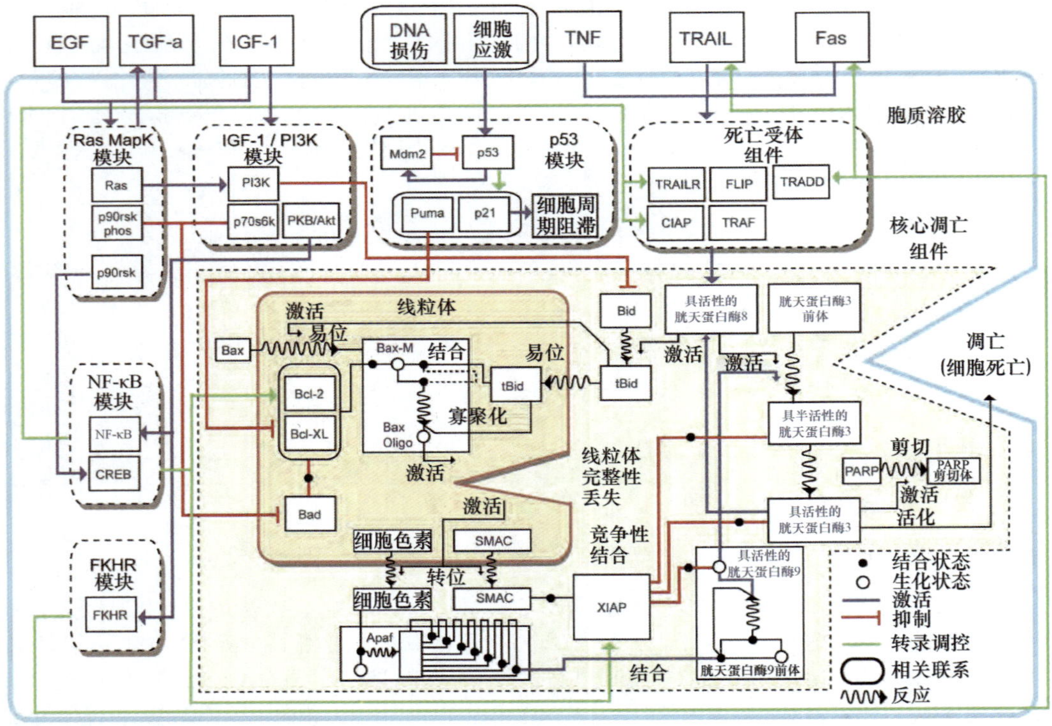

图 9.40　凋亡线路板　凋亡研究的一个目标就是在一定程度上清楚细胞内调控凋亡的信号蛋白之间是怎么相互作用的，以及信号蛋白如何决定起始凋亡。这些工作最后通过数学模型精确地预测凋亡通路对各种细胞内外信号到底是如何反应的，包括各种类型的治疗。而引发信号系统模型建立的初步尝试如图所示。［感谢 I. 哈利勒（I. Khalil）和基因网络科学公司（Gene Network Sciences, Inc.）。］

这些关于控制细胞凋亡机制的抽象讨论，看上去在真实情况下不存在，可能很快会给人类肿瘤带来一个大的疑问：为什么由体重指数（BMI）来衡量的肥胖能够代表肿瘤发生率的一个主要因素？在美国，肥胖是仅次于吸烟的第二大致癌因素。癌症发病率的降低是预防癌症的发生而不是提升治疗的效果。实际上，这给减少肿瘤相关的死亡人数带来了巨大的希望。了解这些现象（如肥胖）将在肿瘤研究中起到前所未有的作用。一个有趣但暂时还没被证明的模型是假设肥胖通过保护早期肿瘤细胞避免凋亡来增高肿瘤发病率（信息栏 9.9）。如果这个猜想被证实了，那么凋亡的研究将会很快在探索肿瘤的起源和肿瘤治疗中发挥更重要的作用。

信息栏 9.9　细胞死亡与美国人的生活方式　在这本书的前面我们关注过多种诱变致癌物的影响，如香烟烟雾，这已经成为人类致癌的关键因素。在过去的 10 年里，流行病学发现在西方工业国家，肥胖是癌症第二个主要的致病因素。人们持续摄入高热量的食物及很少进行体育活动，导致肥胖的比例一直在升高。如图 9.41 所示，高体重指数（BMI）是一种有效的肥胖指标，和美国普遍发生的各种癌症造成的、正在增加的死亡风险密切相关。这些发病率相关性的影响是深远的。数据表明，如果所有人的一生都保持 BMI 在 25 以下，那么在美国，大约每年有 90 000 例癌症患者的死亡是可以避免的。

在某些激素反应的组织中，高 BMI 和上升的癌症风险存在明显的联系。例如，与一般女性人群相比，一名 BMI 为 34 甚至更高的女性，其患子宫内膜癌的相对危险度为 4.8，这可能主要是雌激素（由脂肪细胞产生）刺激了子宫内膜上皮细胞增殖的结果。然而，必须要找到另一种机制来解释在非激素反应的组织中上升的癌症发病率（和死亡率）。因为不同组织都受到影响，所以不管性质如何，这个机制都必须具有系统的功能，那就是能通过信号转导遍及全身。

一个有吸引力但未经证实的假设如下：人们已经知道，肥胖和高水平的循环胰岛素（高胰岛素血症）相关，而后发现，循环胰岛素反过来增加了 IGF-1 的合成和循环 IGF-1 的生物利用度。1998 年的一篇研究测定了循环 IGF-1 的水平，该组中具有最高 IGF-1 水平的四分位数的男性随后发展成前列腺癌的风险比具有最低 IGF-1 水平的四分位数的男性高出了 4.3 倍，超过 60 岁的、具有最高 IGF-1 水平的四分位数的男性增加了高达 7.9 倍的风险。与此相似，另一个研究发现女性的高 IGF-1 水平和上升的绝经期乳腺癌发病率相关。

与此同时，人们已经研究出，高胰岛素血症可以抑制肝脏中 IGF-1 拮抗物的产生，尤其是 IGF 结合蛋白-1（IGFBP-1）。（通常情况下，大量的 IGFBP 结合和隔离循环内高达 98%的 IGF-1。）通过激活 IGF-1 受体（IGF-1R），IGF-1 大量产生，IGFBP-1 水平下降，导致机体内分布着更高浓度的、以游离和生物活化状态存在的 IGF-1，从而 Akt/PKB 为癌变前和恶性肿瘤细胞提供了有效的抗凋亡信号（图 9.35）。（相反地，在实验水平上已经实现了 IGF-1R 在大量癌细胞内停止表达，并很快进入凋亡状态。）重要的是，高胰岛素血症和高水平的循环 IGF-1 因子联合保护癌细胞免受凋亡，由于这两个因素共同通过它们各自的受体激活 PI3K，因此 Akt/PKB 有效地抑制了细胞凋亡。

癌症发展的动物模型将人们的目光吸引到饮食与癌症的联系上。在一项研究中，对小鼠进行了饮食限制，导致一种化学致癌物的出现，致使小鼠患膀胱癌。这种饮食

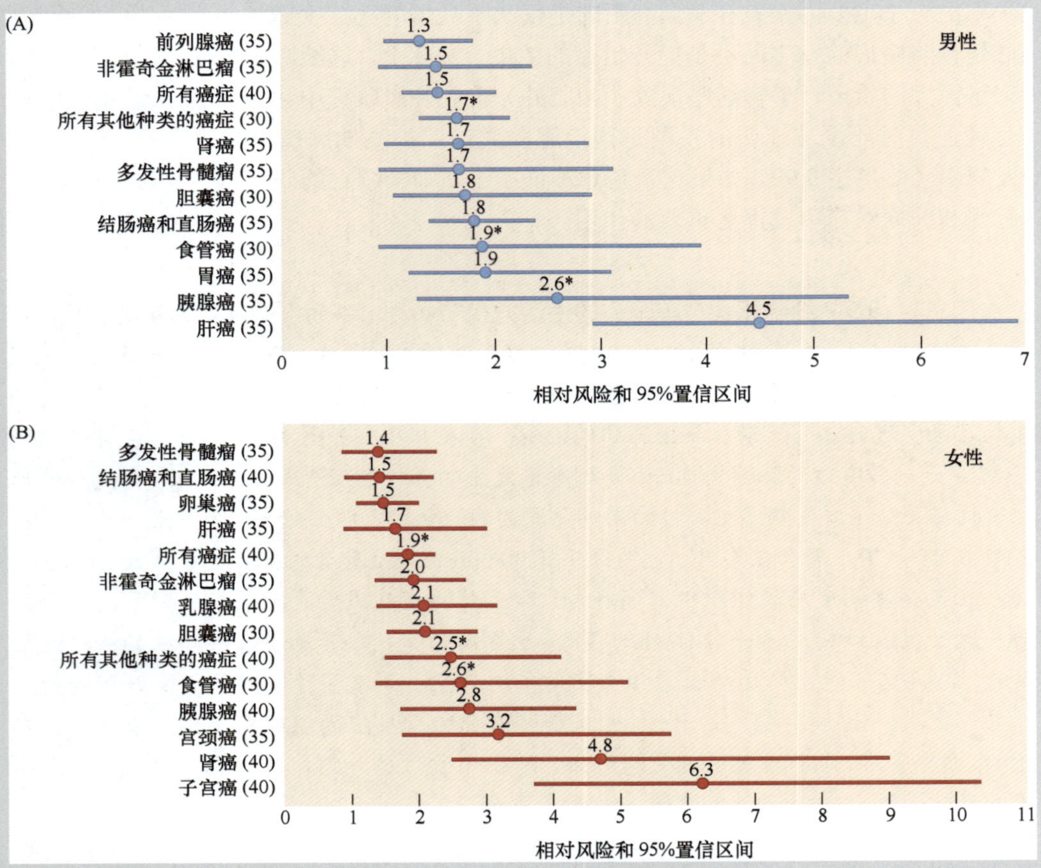

图 9.41　体重指数和癌症死亡率　体重指数（BMI）在很大程度上影响很多癌症的死亡相对风险，BMI 的计算方法为体重（kg）与身高（m）平方的比值。将测试者中的男性和女性根据 BMI 均分为 4 个小组（如四分位法），将算出的癌症死亡率的相对风险与高 BMI 组（肥胖）的死亡率和低 BMI 组（瘦）的死亡率进行对比。在每种癌症情况下，肥胖组被定义为 BMI 大于或等于肿瘤名称后列出的号码（如患有多发性骨髓瘤的女性的 BMI 为 35）。较瘦的组被定义为 BMI 小于或等于 24.9 的男性和女性。在每种情况下，计算出的平均值都标记在点的上方，用侧翼水平线表示 95%置信区间（CI），这表明，真正的相对风险位于水平线表示的 95%可能性区间。星号表示从未吸烟的男性或女性的相对风险。（A）男性癌症死亡率风险。（B）女性癌症死亡率风险。需要注意的是，对于卵巢癌和乳腺癌，这些数据的解释与事实不符，BMI 较高的女性有更高的循环雌激素水平（在于个人情况），这是这些癌症的一个显著风险因素。“所有其他种类的癌症”指的是所有未在上图板块中列出的癌种。（引自 E.E. Calle et al., *N. Engl. J. Med.* 348: 1625-1638, 2003.）

限制造成了循环 IGF-1 水平的下降和肿瘤的形成；恢复饮食限制小鼠（使用渗透微泵）体内的 IGF-1 水平造成凋亡的速率下降了 10 倍，以及早期膀胱癌的细胞增殖速率加快了 6 倍。实际上，对循环 IGF-1 水平的修复完全逆转了饮食限制的影响。

另一项动物研究得出了饮食限制（DR）对各种肿瘤移植瘤生长的影响，正如预期，DR 造成了循环 IGF-1 和胰岛素水平的大幅下降。一些肿瘤的生长对 DR 高度敏感，并且在这些肿瘤中出现了大面积的凋亡，然而其他肿瘤相对并未受到影响。在组成细胞中，DR 几乎没有影响凋亡过程，这些肿瘤对 DR 不敏感，可以活化 Akt/PKB（这可能是因为突变 PI3K 或者 PTEN 的丢失；见图 6.19A 和图 9.35）。然而当缺乏胰岛素和 IGF-1 时，对 DR 敏感的肿瘤细胞的 Akt/PKB 活性出现了显著的下降。并且，饮食通过 PI3K 起作用，是癌细胞生长和生存的重要决定因素，这个机制的细节还有待推敲，但是整体的因果关系已经相当清晰，尤其对于西方社会，让人十分不安。

最后，循环 IGF-1 和胰岛素是导致肥胖相关癌症发病的次要因素，其他的理论机制也已经得到了支持。从观察中得出了最有趣的结论，发病与肥胖症和炎症的各种全身性慢性标志物水平升高相关。我们将会在 11.15 节学习，炎症是一种促进多种肿瘤形成的有效机制，形成了肥胖–炎症–肿瘤的联系。

重要概念

- 有机体试图通过 p53 蛋白警报来阻止肿瘤发展，p53 能在调控细胞增殖的装置发生紊乱或细胞暴露于各种生理刺激的情况下，使细胞进入休眠期或凋亡状态。
- p53 是一种正常情况下以四聚体形式存在、功能上作为转录因子的核蛋白。
- 人类肿瘤中的突变 p53 通常在 DNA 结合域中发生氨基酸替换。突变 p53 干扰野生型亚基，从而和野生型 p53 形成四聚体复合物，干扰其正常功能。
- p53 可以通过诱导 $p21^{Cip1}$ 的表达而使细胞周期停滞，也可以通过诱导许多促凋亡蛋白的表达而导致细胞凋亡。
- p53 在正常情况下快速被降解，但在多种细胞生理作用的刺激下这种周转就会发生阻滞，包括缺氧、基因组损伤、细胞内生长调节机制的信号失衡。
- 如果 p53 的正常快速降解受阻，其功能就会被活化，由此导致的 p53 共价修饰会调节其作为转录因子的活性，激活各种基因的表达，参与凋亡、生长阻滞和衰老等多种细胞反应。
- p53 水平由两个重要的上游调控者调节，那就是 Mdm2 和 $p19^{ARF}$。Mdm2 破坏 p53，ARF 抑制 Mdm2 表达。
- pRb 通路的失调导致 E2F 的过度活化，继而引起 ARF 和 p53 活化。
- 凋亡包括了胱天蛋白酶的级联反应，通常在 1h 内导致细胞破裂，它能被 p53 及外界刺激细胞信号活化，特别是由细胞表面死亡受体转导的信号。
- 胱天蛋白酶的级联反应可以通过线粒体外膜通道开放，释放许多促凋亡蛋白特别是细胞色素 *c* 而活化。
- 线粒体外膜通道的开放由 Bcl-2 相关的促凋亡蛋白和抗凋亡蛋白的相对水平所决定。
- 凋亡功能的丧失可以使癌细胞在一系列细胞生理刺激下存活，包括缺氧、信号失衡、DNA 损失和锚定丧失。
- 癌细胞可以通过许多方法，使凋亡机制失活而存活，并旺盛生长。例如，Akt/PKB 活化，抗凋亡 Bcl-2 相关蛋白水平的增长，*p53* 基因或上游调控者的改变导致的 p53 失活，许多促凋亡蛋白基因启动子的甲基化，线粒体释放的细胞色素 *c* 的干扰，胱天蛋白酶的抑制等。

思考问题

1. DNA 肿瘤病毒可以抑制感染的细胞发生凋亡，那么其分子机制到底是什么？

2. 什么类型的因子决定了 p53 是以抑制细胞生长的方式，还是以促凋亡的方式发挥作用？

3. 对于凋亡装置元件失活的癌细胞，抗癌治疗作用怎样才能取得成功？基于目前已知的生理刺激可以活化 p53 诱导凋亡，那么，可以研发什么样的抗癌治疗药物来对付癌细胞？

4. 如果全面抑制体内所有组织的凋亡，你觉得能预测到哪些副作用？

5. 凋亡装置成分的缺失怎样使癌细胞相比正常细胞，对某些类型细胞死亡更加敏感？

6. 你能列举出在肿瘤发展过程中，癌细胞必须面对的、凋亡诱导的生理性刺激吗？

参考读物

Ashkenazi A (2002) Targeting death and decoy receptors of the tumour-necrosis factor superfamily. *Nat. Rev. Cancer* 2, 410–430.

Baehrecke EH (2002) How death shapes life during development. *Nat. Rev. Mol. Cell Biol.* 3, 779–787.

Bartek J, Bartkova J & Lukas J (2007) DNA damage signalling guards against activated oncogenes and tumor progression. *Oncogene* 26, 7773–7779.

Baserga R, Peruzzi F & Reiss K (2003) The IGF-1 receptor in cancer biology. *Int. J. Cancer* 107, 873–877.

Belyi VA, Ak P, Markert E et al. (2010) The origins and evolution of the p53 family of genes. *Cold Spring Harb. Perspect. Biol.* 2, a001198.

Blattner C (2008) Regulation of p53. *Cell Cycle* 7, 3149–3153.

Brosh R & Rotter V (2010) When mutants gain new powers: news from the mutant p53 field. *Nat. Rev. Cancer* 9, 701–713.

Bursch W (2001) The autophagosomal-lysosomal compartment in programmed cell death. *Cell Death Differ.* 8, 569–581.

Calle EE & Kakas R (2004) Overweight, obesity, and cancer: epidemiological evidence and proposed mechanisms. *Nat. Rev. Cancer* 4, 579–591.

Calle EE, Rodriguez C, Walker-Thurmond K & Thun MJ (2003) Overweight, obesity, and mortality from cancer in a prospectively studied cohort of U.S. adults. *N. Engl. J. Med.* 348, 1625–1638.

Chandeck C & Mooi WJ (2010) Oncogene-induced senescence. *Adv. Anat. Pathol.* 17, 42–48.

Cichowski K & Hahn WC (2008) Unexpected pieces to the senescence puzzle. *Cell* 133, 958–961.

Collado M & Serrano M (2006) The power and the promise of oncogene-induced senescence markers. *Nat. Rev. Cancer* 6, 472–476.

Collado M & Serrano M (2010) Senescence in tumours: evidence from mice and humans. *Nat. Rev. Cancer* 10, 51–57.

Cory S & Adams JM (2002) The Bcl-2 family: regulators of the cellular life-or-death switch. *Nat. Rev. Cancer* 2, 647–656.

Coutts AS & La Thangue NB (2007) Mdm2 widens its repertoire. *Cell Cycle* 6, 827–829.

Cowey S & Hardy RW (2006) The metabolic syndrome: a high risk for cancer? *Am. J. Pathol.* 169, 1505–1522.

Danial NN & Korsmeyer SJ (2004) Cell death: critical control points. *Cell* 116, 205–219.

Eisenberg-Lerner A, Bialik S, Simon HU & Kimchi A (2009) Life and death partners: apoptosis, autophagy and the cross-talk between them. *Cell Death Differ.* 16, 966–975.

El-Deiry WS (2003) The role of p53 in chemosensitivity and radiosensitivity. *Oncogene* 22, 7486–7495.

Evan GI & d'Adda di Fagagna F (2009) Cellular senescence: hot or what? *Curr. Opin. Genet. Dev.* 19, 25–31.

Finlan LE & Hupp TR (2007) p63: the phantom of the tumor suppressor. *Cell Cycle* 6, 1062–1071.

Fischer U, Jänicke RU & Schullze-Osthoff K (2002) Many cuts to ruin: a comprehensive update of caspase substrates. *Cell Death Differ.* 10, 76–100.

Fürstenberger G & Senn H-G (2002) Insulin-like growth factors and cancer. *Lancet Oncol.* 3, 298–302.

Gil J & Peters G (2006) Regulation of the INK4b–ARF–INK4a tumour suppressor locus: all for one or one for all. *Nat. Rev. Mol. Cell Biol.* 7, 667–677.

Giovannucci E (2003) Nutrition, insulin, insulin-like growth factors and cancer. *Horm. Metab. Res.* 35, 694–704.

Green DR & Evan GI (2002) A matter of life and death. *Cancer Cell* 1, 19–30.

Gyrd-Hansen M & Meier P (2010) IAPs: from caspase inhibitors to modulators of NF-κB, inflammation and cancer. *Nat. Rev. Cancer* 10, 561–574.

Harris CC (1996) p53 tumor suppressor gene: from the basic research laboratory to the clinic—an abridged historical perspective. *Carcinogenesis* 17, 1187–1198.

Hippert MM, O'Toole PS & Thorburn A (2006) Autophagy in cancer: good, bad, or both? *Cancer Res.* 66, 9349–9351.

Hursting SD, DiGiovanni J et al. (2012) Obesity, energy balance, and cancer: new opportunities for prevention. *Cancer Prev. Res.* 5, 1260–1272.

Hursting SD, Lavigne JA, Berrigan D et al. (2003) Calorie restriction, aging and cancer prevention: mechanisms of action and applicability to humans. *Annu. Rev. Med.* 54, 131–152.

Igney FH & Krammer PH (2002) Death and anti-death: tumour resistance to apoptosis. *Nat. Rev. Cancer* 2, 277–288.

Joerger AC & Fersht AR (2008) Structural biology of the tumor suppressor p53. *Annu. Rev. Biochem.* 77, 557–582.

Junttila MR & Evan GI (2009) p53: a Jack of all trades but master of none. *Nat. Rev. Cancer* 9, 821–829.

Karin M & Lin A (2002) NF-κB at the crossroads of life and death. *Nat. Immunol.* 3, 221–227.

Kroemer G, Galluzzi L & Brenner C (2007) Mitochondrial membrane permeabilization in cell death. *Physiol. Rev.* 87, 99–163.

Kroemer G et al. (2009) Classification of cell death. *Cell Death Differ.* 16, 3–11.

Kroemer G & White E (2010) Autophagy for the avoidance of degenerative, inflammatory, infectious and neoplastic disease. *Curr. Opin. Cell Biol.* 22, 121–123.

Kuilman T, Michaloglou C, Mooi WJ & Peeper DS (2010) The essence of senescence. *Genes Dev.* 24, 2463–2479.

Larsson O, Girnita A & Girnita L (2005) Role of insulin-like growth factor I receptor in signaling in cancer. *Brit. J. Cancer* 92, 2097–2101.

LeBlanc HN & Ashkenazi A (2003) Apo2L/TRAIL and its death and decoy receptors. *Cell Death Differ.* 10, 66–75.

Levine AJ (2009) The common mechanisms of transformation by small DNA tumor viruses: the inactivation of tumor suppressor gene products: p53. *Virology* 384, 285–293.

Levine AJ, Feng Z, Mak TW et al. (2006) Coordination and communication between the p53 and IGF1–AKT–TOR signal transduction pathways. *Genes. Dev.* 20, 267–275.

Levine AJ, Hu W & Feng Z (2006) The p53 pathway: what questions remain to be explored? *Cell Death Differ.* 13, 1027–1036.

Levine B & Kroemer G (2008) Autophagy in the pathogenesis of disease. *Cell* 132, 27–42.

Lim YP, Lim TT, Chan YL et al. (2007) The p53 knowledgebase: an integrated information resource for p53 research. *Oncogene* 26,

1517–1521.

Lomonosova E & Chinnardurai G (2009) BH3-only proteins in apoptosis and beyond: an overview. *Oncogene* Suppl. 1, S2–S19.

Lowe SW, Cepero E & Evan G (2004) Intrinsic tumour suppression. *Nature* 432, 307–315.

Maiuri MC, Zaickvar E, Kimchi A & Kroemer G (2007) Self-eating and self-killing: crosstalk between autophagy and apoptosis. *Nat. Rev. Mol. Cell Biol.* 8, 741–752.

Marine J-CW, Dyer MA & Jochemsen AG (2007) MDMX: from bench to bedside. *J. Cell Sci.* 120, 371–378.

Matheu A, Maraver A & Serrano M (2008) The Arf/p53 pathway in cancer and aging. *Cancer Res.* 68, 6031–6034.

Mathew R & White E (2011) Autophagy in tumorigenesis and energy metabolism: friend by day, foe by night. *Curr. Opin. Genet. Dev.* 21, 113–119.

Melino G, De Laurenzi V & Vousden KH (2002) p73: friend or foe in tumorigenesis? *Nat. Rev. Cancer* 2, 605–615.

Meulmeester E, Pereg Y, Shiloh Y & Jochemsen AG (2005) ATM-mediated phosphorylations inhibit Mdmx/Mdm2 stabilization by HAUSP in favor of p53 activation. *Cell Cycle* 4, 1166–1170.

Michael D & Oren M (2003) The p53-Mdm2 module and the ubiquitin system. *Semin. Cancer Biol.* 13, 49–59.

Mooi WJ & Peeper DS (2006) Oncogene-induced cell senescence: halting on the road to cancer. *New Engl. J. Med.* 355, 1037–1045.

Ow Y-LP, Green DR, Hao Z & Mak T (2008) Cytochrome: functions beyond respiration. *Nat. Rev. Mol. Cell Biol.* 9, 532–542.

Perry ME (2010) The regulation of the p53-mediated stress response by MDM2 and MDM4. *Cold Spring Harb. Perspect. Biol.* 2, 968.

Pfeifer GP, Denissenko MF, Oliver M et al. (2002) Tobacco smoke carcinogens, DNA damage and p53 mutations in smoking-associated cancers. *Oncogene* 21, 7435–7451.

Plati J, Bucur O & Khosravi-Far R (2008) Dysregulation of apoptotic signaling in cancer: molecular mechanisms and therapeutic opportunities. *J. Cell Biochem.* 104, 1124–1149.

Polager S & Ginsberg D (2009) p53 and E2F: partners in life and death. *Nat. Rev. Cancer* 9, 738–748.

Pollak M (2008) Insulin and insulin-like growth factor signaling in neoplasia. *Nat. Rev. Cancer* 8, 915–928.

Pollak MN, Schernhammer ES & Hankinson SE (2004) Insulin-like growth factors and neoplasia. *Nat. Rev. Cancer* 4, 505–518.

Proskuryakov SY & Gabai VL (2010) Mechanisms of tumor cell necrosis. *Curr. Pharm. Des.* 16, 56–68.

Riedl SJ & Shi Y (2004) Molecular mechanisms of caspase regulation during apoptosis. *Nat. Rev. Mol. Cell Biol.* 5, 897–907.

Rodier F & Campisi J (2011) Four faces of cellular senescence. *J. Cell Biol.* 192, 547–556.

Salvesen GS & Duckett CS (2002) IAP proteins: blocking the road to death's door. *Nat. Rev. Mol. Cell Biol.* 3, 401–410.

Sherr CJ (2006) Divorcing ARF and p53: an unsettled case. *Nat. Rev. Cancer* 6, 663–673.

Sherr CJ & DePinho RA (2000) Cellular senescence: mitotic clock or culture shock? *Cell* 102, 407–410.

Sinha S & Levine B (2009) The autophagy effector Beclin 1: a novel BH3-only protein. *Oncogene* 27, S137–S148.

Taubes G (2012) Unraveling the obesity-cancer connection. *Science* 335, 28–32.

Varley JM (2003) Germline TP53 mutations and Li-Fraumeni syndrome. *Hum. Mutat.* 21, 313–320.

Vaux DL, Cory S & Adams JM (1988) *Bcl-2* gene promotes haematopoietic cell survival and cooperates with c-*myc* to immortalize pre-B cells. *Nature* 335, 440–442.

White E & DiPaola RS (2009) The double-edged sword of autophagy modulation in cancer. *Clin. Cancer Res.* 15, 5308–5316.

Xie Z & Klionsky DJ (2007) Autophagosome formation: core machinery and adaptations. *Nat. Cell Biol.* 9, 1102–1109.

Yee KS & Vousden KH (2005) Complicating the complexity of p53. *Carcinogenesis* 26, 1317–1322.

Youle RJ & Strasser A (2008) The Bcl-2 protein family: opposing activities that mediate cell death. *Nat. Rev. Mol. Cell Biol.* 9, 47–59.

Zahir N & Weaver VM (2004) Death in the third dimension: apoptosis deregulation and tissue architecture. *Curr. Opin. Genet. Dev.* 14, 71–80.

Zhang R & Adams PD (2007) Heterochromatin and its relationship to cell senescence and cancer therapy. *Cell Cycle* 6, 784–789.

Zong WX & Thompson CB (2006) Necrotic death as a cell fate. *Genes Dev.* 20, 1–15.

（詹启敏　宋咏梅　李丹　邹丽辉　赵晓赛）

第 10 章　永恒的生命：细胞永生化与肿瘤形成

机体死亡是由于被耗尽的机体组织不能持续地自我更新以及通过细胞分裂来维持增殖和组织更新的能力是有限的。

奥古斯特·韦斯曼（August Weissmann），生物学家，1881 年

在前面的章节中，我们描述了癌细胞的生物学特征。癌细胞通过癌基因活化和抑癌基因失活来获得这些肿瘤特异的生物学特征。我们即将在第 11 章讲述，人类细胞获得这些肿瘤特征（以及发展为临床可见的肿瘤）通常需要几十年的时间。

在正常人体细胞朝着肿瘤性生长状态进化的漫长时间内，它们经历了长期连续的生长分裂周期循环。然而，如此激烈的增殖方式与正常人类细胞的基本特征相冲突：正常人类细胞只被赋予了有限增殖的能力。一旦正常人类细胞耗尽了所允许的细胞倍增次数的配额，这些细胞群体里的细胞将会停止增殖，甚至会进入细胞凋亡。

这些事实告诉我们一个简单又不可避免的结论：为了形成肿瘤，初期的癌细胞必须突破在正常情况下会限制它们增殖潜能的屏障。它们必须通过某种方式获得异常大量的生长分裂周期循环，只有这样才能成功完成肿瘤的多步骤致瘤过程。

在本章中，我们将会探索限制细胞增殖能力的调控机制，以及为了实现正常细胞的癌变及形成临床可检测的肿瘤，这些调控机制又是如何被打破的。通过打破这种调控机制，细胞获得了无限增殖的能力——永生化的细胞表型，这是肿瘤生长的一个关键阶段。

10.1　正常细胞通过记录细胞增殖代数区别于早期胚胎原始细胞

对于多细胞动物（后生动物）而言，如人类，机体中的每个细胞都是通过一个共同的祖细胞——受精卵分裂、分化而来的。换言之，由存在于胚胎中的单个祖细胞经过多个细胞代次后产生的后代细胞的这一细胞分裂经常被称为一个细胞谱系（cell lineage）。事实上，在相对简单的后生动物——秀丽隐杆线虫（*Caenorhabditis elegans*）中，其成体所有 959 个体细胞的细胞谱系可追踪到同一个起源，可以将其描绘为一个细胞谱（图 10.1）。

然而，追踪一个类似的系谱对于体型巨大且复杂的哺乳动物而言是不可能的，因为总的细胞分裂次数是极大的。例如，成人身体的细胞总数约为 10^{14} 个，整个机体的一生会经历 10^{16} 次细胞分裂。然而，如果仅仅是作为一个理论模型，我们能想象到每个人体中都必然存在着这样一个细胞谱。

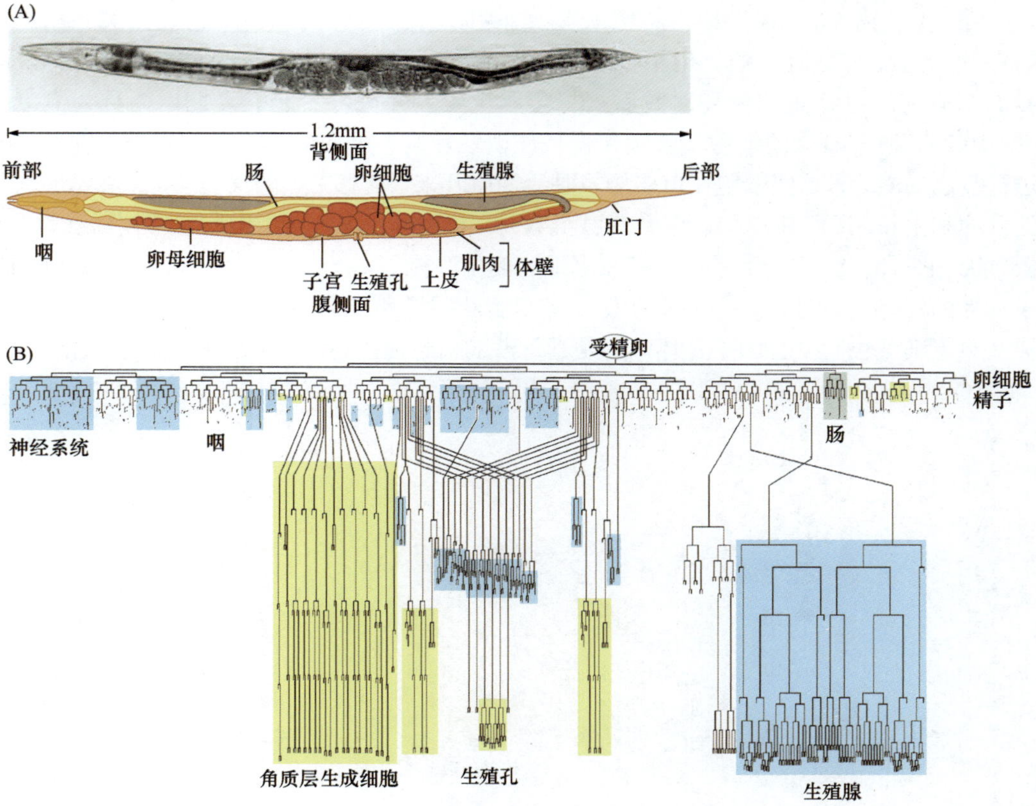

图 10.1　蠕虫体细胞谱系　（A）成年秀丽隐杆线虫由 959 个体细胞组成，这些细胞都起源于同一个受精卵。（B）显而易见，在增殖过程中许多细胞通过凋亡等方式终止生命。每个主要分支中的细胞注定要形成某种特定组织。例如，右侧的大多数细胞参与性腺形成，而最左侧的一小部分细胞将会形成神经系统。[A，引自 J.E. Sulston and H.R. Horvitz, *Dev. Biol.* 56: 110-156, 1977. 美国学术出版社（Academic Press）版权所有。B，感谢得克萨斯大学西南医学中心（University of Texas Southwestern Medical Center）。]

人类发育过程与秀丽隐杆线虫相似，早期胚胎细胞会成为特定细胞系的建立者，而这些细胞系会形成组织特异的细胞表型，即发生细胞分化（8.11 节）。事实上，发育生物学更关注不同细胞系中的单个细胞如何从周围环境获得信息以使它们进入不同的分化程序。然而，发育生物学家并未解决与肿瘤发展相关的重要问题，即是否存在特定的调控机制来决定有机体中某个细胞系在一生中能经历的细胞代数的多少？细胞谱中每个分支的细胞是否能够无限增殖，还是每个细胞分支的复制代数是预先设定并有限的？

我们使用现有的技术还不能精确测量人和小鼠体内特定的细胞谱系经历了多少次连续的生长分裂周期。然而，通过对特定细胞进行体外培养，我们能够粗略估计某个细胞谱系的复制能力。例如，从活体组织中制备成纤维细胞，并将它们接种到培养皿中，然后检测这些细胞能够倍增多少次。（实际操作中，这一实验需要连续传代。为了维持细胞的增殖状态，当第一代培养细胞长满培养皿时，要将细胞消化传代到新的培养皿中，待长满后，再传代到第三个培养皿中，以此类推。）

在 20 世纪 60 年代中期，科学家首次证明，体外培养的啮齿动物或人类胚胎细胞的连续增殖能力是有限的。伦纳德·海弗利克（Leonard Hayflick）研究发现，体外培养的细胞在经过特定的分裂次数后，将会停止生长并进入复制衰老期，简称为衰老期（图 10.2）。通常衰老的细胞会继续保持代谢活性，但不可逆地失去了重新进入细胞周期进行复制的能力。这些细胞在单层培养时会伸展开来，具有更大的细胞质，只要给予充足的营养和生长因子，细胞可存活数周甚至数月；依据其形态，这类细胞经常被描述为“煎蛋”状（图 10.3）。生长因子能维持衰老细胞的生存能力，虽然生长因子可以刺激健康的、未衰老的细胞进行增殖，但并不能使衰老细胞获得增殖能力。和处于增殖状态的细胞一样，衰老细胞也有生长因子受体，但是其下游的信号通路通过某种未知的机制失活了。

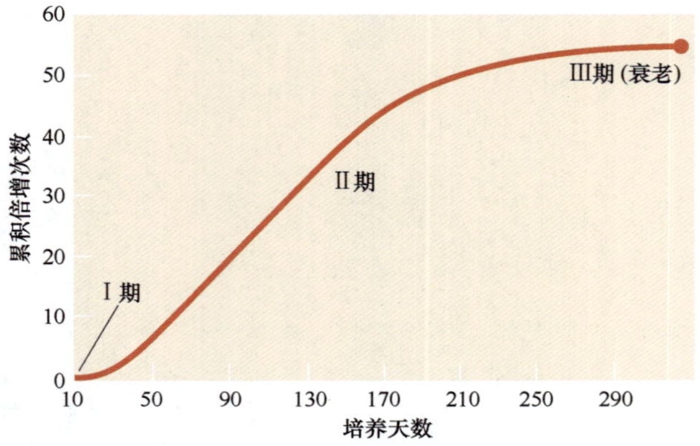

图 10.2　传代培养细胞的增殖能力分析　伦纳德·海弗利克通过测定细胞倍增次数，确定了人成纤维细胞的增殖能力。显而易见，这些取自活体组织的细胞进行原代培养后（I 期），能快速进行 60 次倍增（II 期），随后进入衰老阶段（III期），此时细胞仍可存活但失去增殖能力，这种衰老细胞可以生存一年之久。（引自 J.W. Shay and W.E. Wright, *Nat. Rev. Mol. Cell Biol.* 1: 72-76, 2000.）

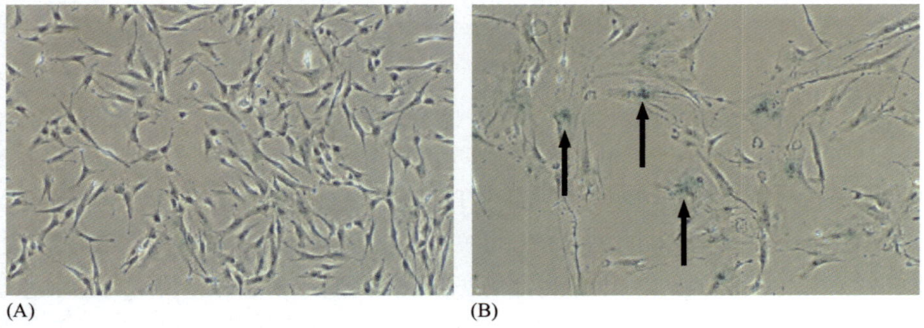

图 10.3　体外和体内形成的衰老细胞　（A）相差显微镜下具有增殖活力的衰老前期细胞，其保持着早期传代细胞的形态。（B）一旦细胞进入衰老期，细胞将会停止增殖但仍能存活。许多衰老细胞具有丰富的细胞质，形态犹如“煎蛋”（两张图放大倍数相同）。衰老细胞能特异性表达酸性 β-半乳糖苷酶，与培养的初代细胞相比，衰老细胞中出现明显的阳性染色（箭头所示蓝色）。[感谢 C. 谢尔（C. Scheel）。]

体外培养细胞在衰老之前具体的复制倍增次数取决于制备细胞的物种类型、组织起源及细胞供体的年龄。实验表明，来自新生儿的细胞与来自中年人或老年人的类似细胞相比，在培养时倍增次数更多（图10.4）。这些生物学行为提示成年个体的细胞在进行组织培养之前已经消耗了部分复制倍增配额。

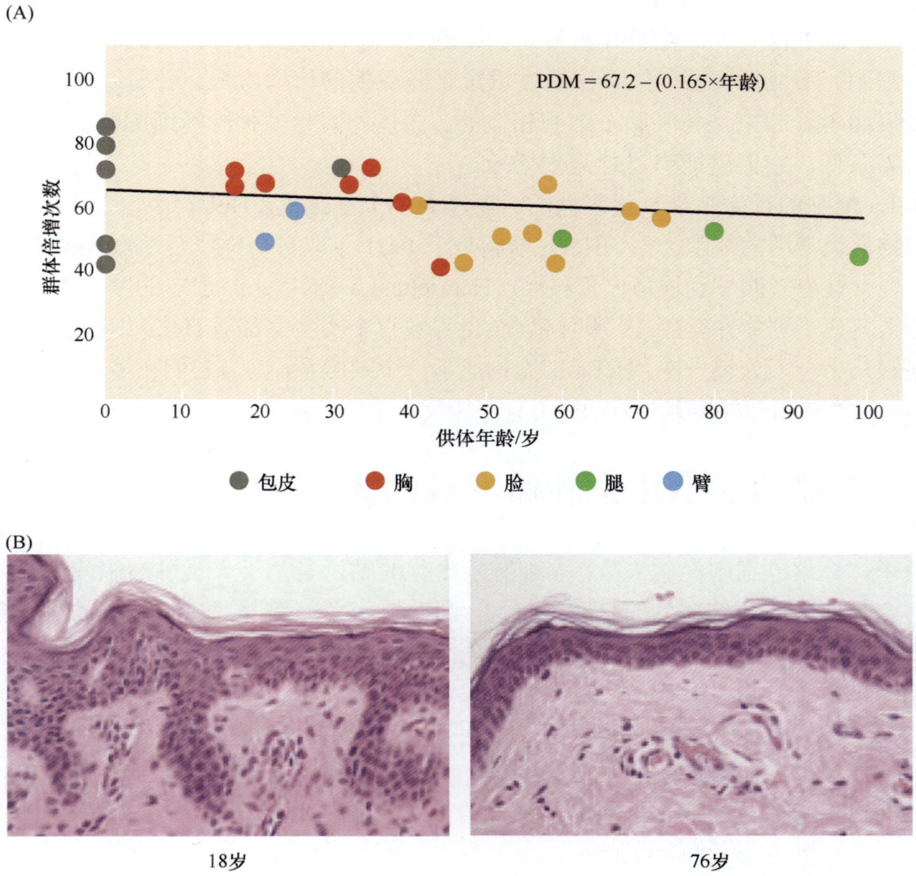

图10.4　细胞增殖能力与机体的年龄成反比　（A）细胞增殖能力可以通过体外培养细胞的平均群体倍增（PDM）次数来确定。此图显示的是根据供体年龄测定的来自不同解剖位点皮肤成纤维细胞的倍增次数（由于细胞增殖能力存在个体间差异，数据点会分布在每个年龄的平均值附近）。（B）由于皮肤中的表皮干细胞会随着年龄增长丧失增殖能力，因此皮肤再生的整体能力会降低，从而导致皮肤角质层变薄（深粉色）并失去年轻皮肤应有的嵴样结构。左图是 18 岁女性的年轻皮肤，右图是 76 岁女性的衰老皮肤。[A，感谢 J.G. 莱茵瓦尔德（J.G. Rheinwald）和 T.M. 奥康奈尔-威尔斯塔德（T.M. O'Connell-Willstaedt）。B，感谢 T. 布伦（T. Brenn）。]

除了这一最简单直接的解释以外，还有其他同样合理的可能性。例如，活体组织内的非分裂细胞可能受到了来自如长期暴露于线粒体释放的活性氧（ROS）的伤害。在这种情况下，随后观察到的在体外增殖能力丧失也许就与这些细胞形成之后的生存时间成正比，而可能与这些细胞谱系已经经历的细胞代数无关。

虽然大多数细胞在体外复制次数有限，但胚胎干细胞则显示出相反的生物学特性。这类细胞来源于早期胚胎组织，在适当条件下，胚胎干细胞可以分化为人体内所有的已分化的细胞谱系（信息栏 8.1）。在体外培养时，如果提供合适的营养，这些细胞会展现无限增殖的潜能，即永生化（这个词有些误导性，因为真正永生化的是胚胎干细胞谱系而不是单个的胚胎干细胞）。

综上所述，已观察到的这些不同现象传递了一个概念：在胚胎形成的最初期，细胞具有无限扩增的能力。但是机体内特定的细胞谱系（如皮肤成纤维细胞、神经细胞及乳腺上皮细胞）形成后，它们似乎已经被设定了胚后期的倍增次数。肿瘤细胞的增殖能力至少在表面上看起来是与胚胎干细胞相似的。在体外培养多种肿瘤细胞时，只要提供合适的培养条件，它们就能够进行无限增殖。

HeLa 细胞的行为是最具代表性的。在过去半个世纪里，HeLa 细胞是研究人类细胞分子生物学最常用的细胞类型。HeLa 细胞是于 1951 年取自一位侵袭性宫颈腺癌患者的，这名年轻女性患者叫亨利埃塔 • 蕾科丝（Henrietta Lacks），来自巴尔的摩（Baltimore），患者不久就死于癌症并发症。从那时起，全世界数百个实验室都对 HeLa 细胞进行了培养，这些细胞几乎一天分裂一次。HeLa 细胞构成了一个细胞系，因为它们在培养中已经建立，与许多细胞离体后体外培养时复制能力有限相反，体外培养的 HeLa 细胞系能够无限传代。

10.2　癌细胞永生化是肿瘤形成的先决条件

由于体外培养细胞经常失败，癌细胞永生化的结论是基于人类肿瘤中的一小部分细胞能够容易地适应体外环境的事实。而且，那些适应体外培养后进行生长的癌细胞通常具有永生化特性，这一事实强烈提示永生化是癌细胞进入恶性生长状态的必要条件，即癌细胞的永生化是形成肿瘤的先决条件。

然而，为什么正常细胞谱系无法永生化生长呢？或许，机体赋予正常细胞有限的增殖能力是一种抗癌防御机制。例如，如果机体的某个细胞偶然发生癌基因活化或抑癌基因失活，那么其后代子细胞将会失控性增殖，这些肿瘤细胞群体将会大量增长。但是，如果细胞的复制潜能有限，这些细胞在成为威胁生命的肿块之前就会耗尽设定的细胞倍增次数，以此来阻止肿瘤发展。

该模型的可信度取决于一些临界值。确切一点地说，我们应当知道形成临床可检测的肿瘤需要经历多少代连续细胞分裂（图 10.5A），以及人体内正常细胞谱系可以进行多少代细胞分裂。我们知道肿瘤是成克隆性生长的，这意味着肿瘤组织中所有细胞都来源于共同祖细胞，而这个祖细胞在某个时间点发生了恶性转化（2.5 节）。基于这一点，我们需要了解人类祖细胞经过多少代增殖才能够形成较大体积的肿瘤。

我们在进行数学推算后可知，假定威胁生命的肿瘤大小为 10^3cm^3，而 1cm^3 的肿瘤块含有约 10^9 个细胞，我们得出 40 次分裂周期指数性生长即可形成 10^{12} 个细胞（图 10.5B），即最初的单个肿瘤细胞在经过 40 次细胞分裂后就可形成末期高度侵袭性肿瘤（$10^3 \approx 2^{10}$；因此 $10^{12} \approx 2^{40}$）。

然而如上所述，体外培养的几种正常人体细胞在进入衰老、停止生长之前能够进行 50 次或 60 次的生长分裂循环，根据计算，50～60 个周期的细胞指数性增殖产生的后代细胞数目远远超过威胁生命的肿瘤所含细胞数。实际上，若以此推算，分裂 60 次的细胞倍增能够产生大约 10^{18} 个细胞，即体积为 10^9cm^3、重约 10^6kg 的肿块。因此，这些数字一定是哪里出了很大问题！

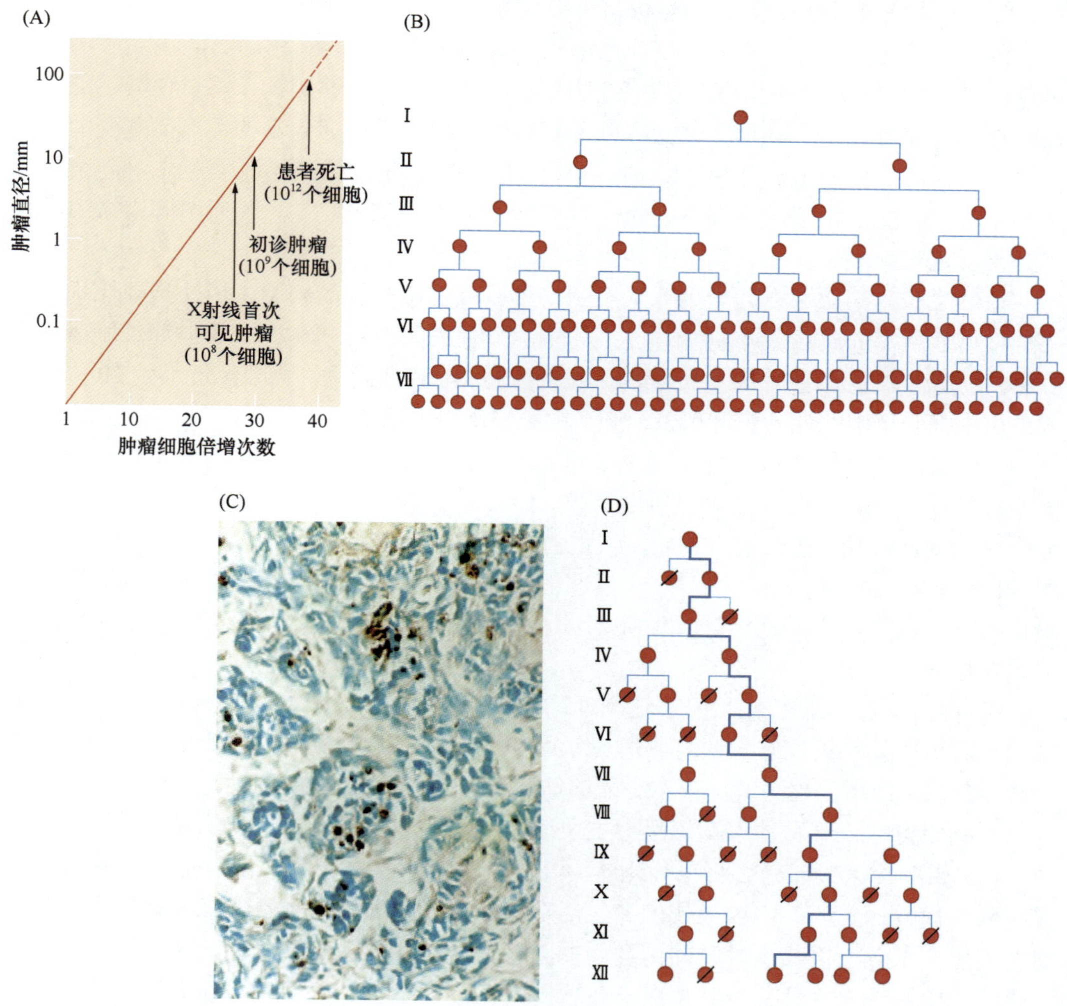

图 10.5　肿瘤细胞增殖谱系模式图　（A）肿瘤的生长——从可检测到可触及再到威胁生命的大小——与肿瘤相关癌细胞的最少倍增次数有关。（B）图 A 假设肿瘤中的癌细胞每分裂一次细胞群作为一个整体在大小上将会倍增（只展示了前 7 代）。由图 A 可估算出，一个祖细胞的后代大约需要 40 个分裂周期即可形成一个致命的瘤体。（C）但事实上，每一代增殖的细胞，包括癌变前期或已癌变的细胞，都有不同程度的衰亡。这种现象在凋亡细胞中体现得很明显，采用 TUNEL 染色被染为深棕色（图 9.19）即凋亡细胞，本图显示的是携带有 *Wnt-1* 转基因的小鼠乳腺瘤中的凋亡细胞。已有研究结果表明，预估的每代增殖细胞中凋亡细胞的数目远小于实际凋亡细胞数目，因为凋亡细胞在 1h 内就被邻近细胞或巨噬细胞消灭了。而且肿瘤中的癌细胞也会衰老，从而不可逆地进入后期分裂。（D）高频率的细胞衰亡使得每一代细胞增殖都丧失大量的细胞（“/”标志显示）。以此推论，一个祖细胞在第 12 代时应该产生 2^{11} 个子代细胞，实际上却只有 5 个细胞存活。所以，癌变细胞要发展成一个对机体有危害的临床占位性肿瘤需要连续增殖分裂的次数更多，但在耗损率未知的情况下，分裂次数也难以计算。此图仅展示了经历 11 次分裂的细胞谱系（粗蓝线）。[A，引自 B. Alberts et al., Molecular Biology of the Cell, 5th ed. New York: Garland Science, 2008. C，感谢 L.D. 阿塔尔迪（L.D. Attardi）和 T. 杰克斯（T. Jacks）。]

我们的计算错误来源于一个错误的前提，即假设肿瘤细胞群体呈指数性增长（图 10.5A 和 B）。而事实上肿瘤的生长行为与此有很大差异。由于机体具有一系列的防御机制，初始的肿瘤细胞增殖十分困难，每一代增殖都有大量细胞死亡（图 10.5C）。在肿瘤发生早期，机体的防御机制包括切断肿瘤细胞生长因子、供应足够的氧，以及使其不能通过血管排出代谢废物等。甚至，这些防御机制能够直接清除行为异常的、癌前病变的细胞（第 9 章）。每一代增殖的肿瘤细胞都有损耗，肿瘤组织中的细胞谱系实际上看起来相当不同（图 10.5D）。由于肿瘤细胞在每一次细胞生成时的高死亡率，肿瘤细胞谱系中的很多分支会消失。

这一生长与消亡并存的增殖方式意味着形成肿瘤所需要的细胞生成次数要比理论上指数性增长所需的次数多得多。例如，按照指数性增长计算，形成 10^3 个肿瘤细胞需要在肿瘤祖细胞形成之后进行 10 次连续的生长分裂循环。而实际上，需要经过至少 20～30 次或更多次细胞增殖才能累积这么多细胞（图 10.5D 也展示了一个子代细胞的细胞谱系）。

经过修正的计算为以下理论提供了可靠的支持：人体赋予自身细胞谱系有限次数的生长分裂循环是一种肿瘤防御机制。例如，如果细胞需经过 100 代的增殖才有可能形成临床可检测的肿瘤，那么很多初始阶段的肿瘤细胞在成功形成这样大的肿瘤之前就会耗尽 50 次或 60 次增殖的正常配额。（事实上，通过计数癌细胞在整个肿瘤生成过程中所累积的突变数目，有人已经计算出临床可见的结肠癌细胞谱系可能经过 2000 次以上分裂才能形成。）

到目前为止，人们已经接受了这个理论，然而还有一些重要的疑问需要解释：整个人体的正常细胞如何记住它们的复制历史？而那些癌变细胞又是如何消除这种复制历史的记忆而获得无限增殖能力的，或至少能够增殖形成肉眼可见、临床可检测的肿瘤？

复制历史这一难题的答案迟早会被发现与细胞中某些分子的行为有关。无论本质上是什么，要解决这一问题必将十分困难。像人类一样复杂的有机体并不拥有计算（机体）细胞分裂代数的生物钟，以把我们和生活在 100 年或 1000 年前的先辈区别开来。当我们人类想要了解在很长一段时间内经历的分裂代数时，一般会请细胞谱系学家将家谱绘制成图。我们体内并没有能够为这个问题提供答案的生物计数装置。那么，更简单的生物单元——单个人类细胞——是如何记录它们代数的呢？

而且，用发育生物学家的话讲，这个代数计算机制很可能是细胞自主性的，即它必须是细胞固有的、不受与之相互作用的周边细胞乃至整个机体的影响。这与癌基因和抑癌基因的作用相反。绝大多数的这些基因产物能够扰乱一些信号通路，而这些信号通路负责对细胞从周围环境接收的信号进行处理，即非细胞自主性的。最后，理论上的代数计算装置必须具有相对的生化稳定性，因为它需要储存一个细胞谱系过去很长时间的，甚至是几十年的历史。

原则上，“世代钟”的计数过程（测量的是经历的细胞代数而不是消耗的时间）可依赖于一些细胞内可溶性分子的浓度，这种分子特征是：①在发育早期合成，随后不再合成；②在多种细胞谱系的祖细胞——胚胎细胞中高表达；③每增殖一代则稀释 2 倍，当其浓度降到一定阈值之后则意味着衰老。虽然从数学的角度来看这是合理的，但在真实的生物学世界里是不可能的。生物化学研究显示，没有一种分子在细胞内的浓度跨度

有 2^{50}～2^{60} 之大。

这一认识使研究者将寻找世代钟执行分子的眼光投向他处。他们提出了两种调控体外生长细胞增殖能力的机制，这可能也适用于体内生长细胞。第一种调控机制是测量细胞谱系在很长一段时间内所遭受的累积性生理应激，一旦细胞遭受伤害超过一定阈值便会停止增殖，这会使细胞进入衰老状态，如第 9 章和上文所述。

第二种调控机制是测量一个细胞谱系经历了多少代复制，一旦预定的细胞增殖次数消耗完，细胞会发出一种更强烈的信号，使细胞进入"危象"，这将导致细胞群体中的多数细胞发生凋亡。我们将依次阐述诱导细胞衰老和危象的机制。

10.3 细胞生理应激限制细胞增殖能力

衰老的开启伴随着两个重要的CDK 抑制分子 $p16^{INK4A}$ 和 $p21^{Cip1}$ 表达的升高(图 10.6A)。如前所述（8.4 节），这些 CDK 抑制分子能够停止细胞周期的进展，使细胞进入非生长状态。总的来说，这些证据表明这两个蛋白质也许是造成体外培养细胞进入衰老状态的原因。以下实验能够支持这一观点，外源性表达 $p16^{INK4A}$，可使细胞形成与衰老细胞相似甚至一致的细胞生物学状态（图 10.6B)。[此处未进行展示，p53 也许同样能促进衰老的发生：p53 的表达水平在小鼠胚胎成纤维细胞（MEF）衰老时会升高 10～40 倍。一旦诱导 p53 高表达，似乎就能通过抑制细胞生长（通过 $p21^{Cip1}$）来阻止细胞进一步增殖。]

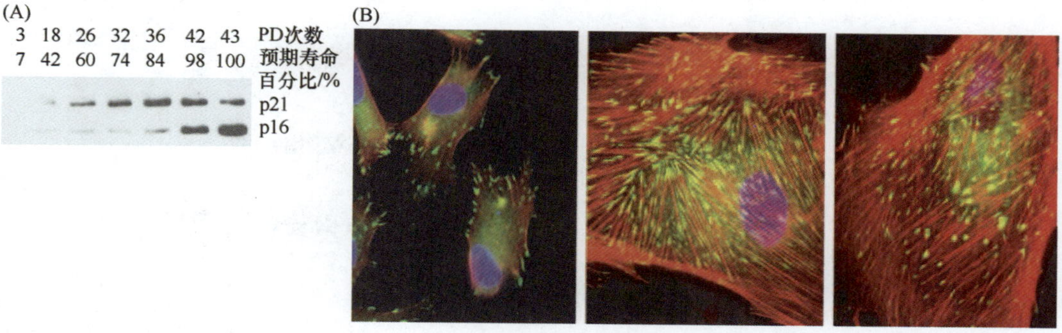

图 10.6 体外培养可诱导 CDK 抑制分子的表达 （A）当体外培养成体子宫内膜的成纤维细胞时，$p16^{INK4A}$ 和 $p21^{Cip1}$ 蛋白会按各自不同的动力学特征被诱导表达。这些细胞的预期寿命是进行 40～43 次群体倍增（PD），然后进入衰老状态。（B）与衰老细胞（中图和右图）相比，正常细胞（左）体积相对较小，与基质（黄色）的灶性接触相对较少，肌动蛋白张力丝较少（橙色）。$p16^{INK4A}$ 过表达诱导出的细胞（中图）表型，与衰老细胞之间没有显著差异（右图），可能是由于 $p16^{INK4A}$ 对 CDK4 和 CDK6 的抑制阻断了 pRb 的高度磷酸化。［A，引自 S. Brookes et al., *Exp. Cell Res*. 298: 549-559, 2004. B，感谢 I. 本-波拉特（I. Ben-Porath）。］

其他类型的实验也支持了 $p16^{INK4A}$ 触发衰老的这一突出作用：体外培养的成功逃脱早衰命运的角质形成细胞经常会被发现携带有编码 $p16^{INK4A}$ 肿瘤抑制蛋白基因的失活突变；通过关闭 $p16^{INK4A}$ 的表达，这些细胞似乎能避免进入分裂后衰老状态。而且，早期衰老的人角质形成细胞会通过异常高表达 CDK4 来避免衰老，而这个细胞周期蛋白依赖激酶能够结合并阻断 p16^{INK4A}（图 8.13A），进而抑制 p16^{INK4A} 抑制细胞增殖的作用。

虽然这些实验能提示直接调控细胞衰老状态的蛋白质分子，但是它们并未揭示决定这些蛋白质何时会被活化的因素。在此情况下，在实验中改变体外培养条件为此提供了重要线索。其中，氧分压的改变是细胞增殖代次最显著的变化，当体外培养细胞的氧分压从 20%降低到 1%～3%时，细胞体外复制寿命大幅度延长。其中一组实验结果表明，人二倍体成纤维细胞在 1%氧分压时的增殖寿命要比在 20%氧分压时延长 20%（即倍增次数会增加 20%）。另一组实验结果表明，3%氧分压与 20%氧分压相比，细胞的增殖能力可提高 50%（图 10.7A）。低氧分压能更确切地反映活体组织中细胞的氧分压，而不像常规组织培养箱里提供的氧分压。

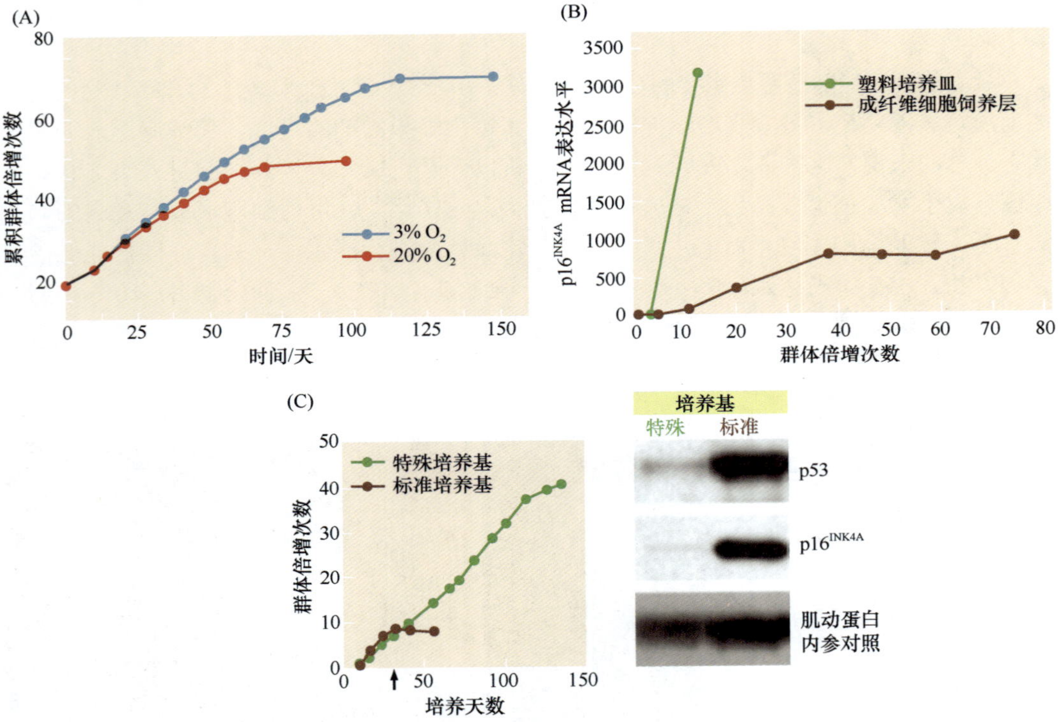

图 10.7　培养条件对启动细胞衰老的影响　（A）图中显示了 3%或 20%的氧分压对体外培养细胞群体增殖能力（纵坐标）的影响。3%的氧分压更接近活体组织细胞的实际生理状况。（B）在活体组织中，上皮细胞需要依赖基质的支持，因此当上皮细胞单独在体外培养时会面临应激反应。当直接培养在塑料培养皿上时，人类包皮角质形成细胞迅速诱导 p16^{INK4A} 肿瘤抑制蛋白的表达（绿线），从而引起生长停滞与细胞衰老。而当这些上皮细胞生长在一层成纤维细胞饲养层之上时（棕线），它们会生长很长一段时间，而不会诱导 p16^{INK4A} 的高表达及衰老。（C）体外组织培养所用的培养基和培养皿的成分对培养的细胞的寿命也有很大的影响。此图展示了将人类乳腺上皮细胞（HMEC）分别培养在标准塑料培养皿、人类 MEC 标准培养基（棕线）及特殊塑料培养皿、特殊培养基（绿线）时的生长状况。培养 21 天后（箭头所示），通过免疫印迹（右侧图）检测 p16^{INK4A} 和 p53 的表达水平。标准条件下生长的细胞里这两个肿瘤抑制蛋白呈高表达，而特殊培养基中的细胞没有出现高表达并继续增殖。（A，引自 Q. Chen et al., *Proc. Natl. Acad. Sci. USA* 92: 4337-4341, 1995. B，引自 B. Fu, J. Quintero and C.C. Baker, *Cancer Res*. 63: 7815-7824, 2003. C，引自 T. Ince et al., *Cancer Cell* 12: 160-170, 2007.）

其他证据也表明氧化损伤的积累可引起衰老。例如，体外培养衰老细胞产生的氧化鸟嘌呤比年轻细胞增加了 4 倍，这表明体外培养逐步造成线粒体功能损伤，导致线粒体的大量活性氧（ROS）泄漏到细胞中，使这些细胞遭受了强烈的氧化损伤。许多导致衰老的氧化损伤发生于细胞的染色体 DNA。

其他体外培养条件对细胞寿命也会有很大影响。以上皮细胞为例，间质饲养层的存在对体外培养上皮细胞的生存与增殖有很大影响（图 10.7B）。培养细胞所使用的培养基似乎也是诱导 $p16^{INK4A}$ 及 p53 表达时间的一个重要决定因素。当使用标准培养基培养人类乳腺上皮细胞时，它们很快会衰老。然而，当使用特殊设计的培养基时，细胞内 $p16^{INK4A}$ 和 p53 的诱导表达及进入衰老状态的时间能够后延很多周（图 10.7C）。（p53 能够诱导具有广泛作用的 CDK 抑制分子 $p21^{Cip1}$ 的表达。）

我们从类似实验获得了其他观点："衰老"这个词实际上是有误导性的。虽然原本使用这个词来表示培养细胞的老化，但是进入衰老状态通常与细胞生存时间的长短无关。因此，它可能仅仅反映了细胞遭受的应激状态，就像上述例子所描述的那样，衰老是由细胞培养条件不佳引起的。如果是这样的话，其他的生理应激因素或许也会触发衰老，这个概念我们将在下面展开讲述。

我们可以想象，与体外培养的细胞相似，组织中的微环境会迫使癌变前细胞或已癌变细胞应对各种生理应激。例如，异常表达 SV40 大 T 抗原可以使培养的人类细胞避免衰老（常称为"复制性衰老"）。大 T 抗原能够通过结合 pRb 和 p53 并使之失活（信息栏 9.8），从而使细胞避免进入衰老状态（图 10.8）。正如在第 8 章和第 9 章描述的那样，在大多数人类肿瘤中，由 pRb 和 p53 这两个肿瘤抑制蛋白所控制的信号通路经常是失活的。因此，当癌细胞从瘤组织中分离出来进行组织培养时，之前在体内发生的 pRb 和 p53 通路的失活可能有助于细胞适应体外培养条件而避免衰老。

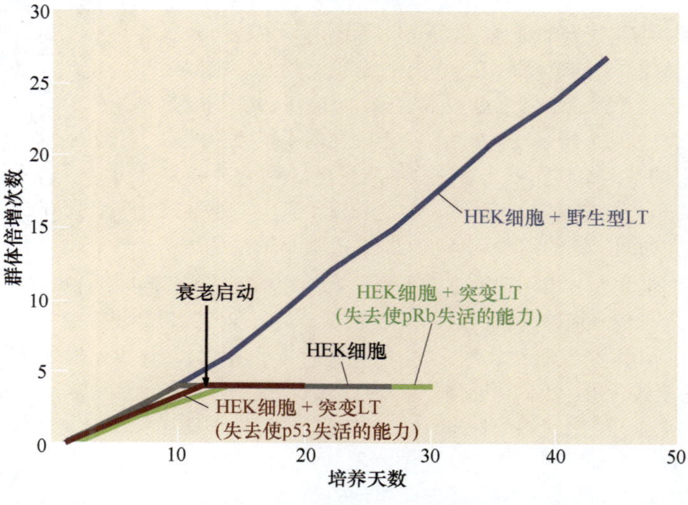

图 10.8　大 T 抗原（LT）在抗衰老中的作用　对人类各种细胞的研究显示，阻止细胞衰老必须伴随着 pRb 和 p53 的失活，通过转染 SV40 大 T 抗原可以防止细胞衰老。如图所示，人胚胎肾（HEK）细胞在体外培养经过 10～12 次群体倍增后出现衰老现象（灰线显示）。然而，如果给这些细胞转染野生型 LT（蓝线条），细胞即可避免衰老，并继续保持增殖状态。而不能结合并抑制 p53（棕色线条）或 pRb（浅绿色线条）的突变型 LT 则不能阻止细胞衰老。（引自 W.C. Hahn et al., *Mol. Cell. Biol.* 22: 111-2123, 2002.）

然而，如图 10.8 所示的实验并没有证实体内的早期癌细胞会经历应激诱导信号。事实上，当研究者将细胞的体外培养条件调整到更接近于体内条件时，体外培养细胞谱系的寿命将会大幅增加（图 10.7），同时体外培养细胞的衰老将会延迟甚至完全避免。这就出现了新的问题，即细胞衰老是否仅仅是体外人工培养的结果，以及它是否会在体内发生。事实上，只有极少数的衰老标志物可用于鉴别组织内存在于庞大的非生长 G_0 期细胞群中的衰老细胞，这使得这一问题的解决变得更加复杂。其中一个广泛应用的衰老标志物是酸性β-半乳糖苷酶，其表达于衰老细胞中（图 10.3）。通过这个标志物证明体内确实会发生细胞衰老（图 10.9）。然而我们正不断发现其他生化标志物，尤其值得注意的是人类衰老细胞会产生大量核染色质改变（信息栏 10.1）。

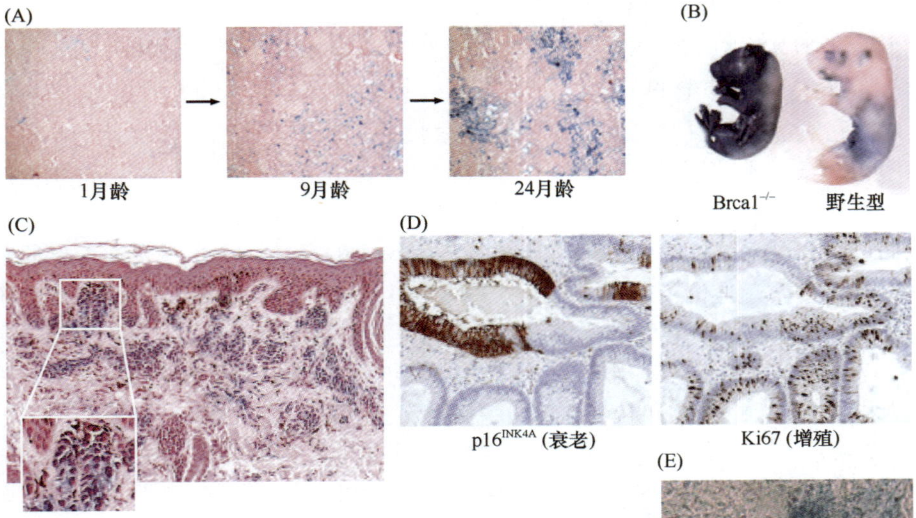

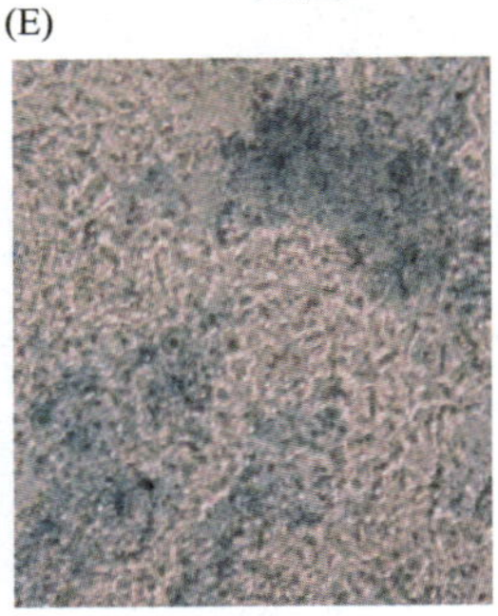

图 10.9　活体组织中细胞衰老的证据　（A）对如图所示年龄的大鼠肾组织进行衰老相关 β-半乳糖苷酶（SA-β-gal，蓝色）检测。类似观察提示组织的正常老化伴随着衰老细胞数量增多。（B）*Brca1* 基因参与维持基因组的完整性（12.10 节），*Brca1* 纯合突变的小鼠胚胎细胞（左图）经历了严重的基因组损伤。当对这些细胞进行 SA-β-gal 检测时（图 10.3），其显示为衰老状态（蓝色），与之相反，野生型小鼠胚胎（右图）并不存在如此广泛的细胞衰老。（C）在不典型增生痣（良性肿瘤、黑色素瘤癌前病变）中出现的衰老人黑色素细胞可被 SA-β-gal 阳性染色（蓝色，见插图）。这提示癌变前细胞由于信号通路异常而进入了衰老期。（D）在人类胃肠道肿瘤（如图所示的是结肠管状腺癌）中，高表达 p16^{INK4A}（暗红色，左图）的细胞通常不增殖，这可以由增殖细胞标志物 Ki67（暗红色，右图）的表达模式看出。相反，增殖细胞不表达 p16^{INK4A}。当存在功能完整 pRb 的情况下，p16^{INK4A} 的高表达是细胞已经进入衰老状态的标志。（E）化疗药物也能够诱导肿瘤细胞衰老，可通过衰老特异性 SA-β-gal 染色判断，染成蓝色为阳性。如图所示是肺腺癌的一部分，该患者在肿瘤切除术前接受过卡铂和紫杉醇治疗。正常肺组织 SA-β-gal 阳性着色的细胞很少。［A，引自 A. Melk et al., *Kidney Int*. 63: 2134-2143, 2003. B，引自 L. Cao et al., *Genes Dev*. 17: 201-213, 2003. C，感谢 D. 皮珀（D. Peeper）；引自 C. Michaloglou et al., *Nature* 436: 720-724, 2005. D，感谢 W.J. 穆伊（W.J. Mooi）。E，引自 R.S. Roberson et al., *Cancer Res*. 65: 2795-2803, 2005.］

信息栏 10.1　衰老对细胞生化有广泛影响　衰老状态可产生多方面显微镜下可见的细胞表型改变，这一事实反映了进入衰老状态的细胞一定发生了大量潜在的生化改变。然而不幸的是，目前只发现了极少的与衰老相关的生化标志物。衰老相关酸性β-半乳糖苷酶（SA-β-gal）的表达是衰老的重要标志，但它不是绝对准确的，因为该蛋白在某些类型的凋亡细胞中也会有一定程度表达。

构成染色质的两种组蛋白其共价改变能够为细胞衰老提供特异性标志物，其中一种是位于人衰老细胞核内的异染色质灶。与异染色质内其他区域类似，这些衰老相关异染色质灶（senescence-associated heterochromatic foci，SAHF）反映了基因表达沉默的染色体区域（图 10.10A）。SAHF 的形成依赖于 pRb 的积极参与，pRb 与 E2F 靶基因联系并吸引一些其他蛋白质，从而引起局部组蛋白修饰和染色质重建；反之染色质重建使染色体形成异染色质区域。重要的是，处于 G_0（静止期）的细胞虽然表现出 pRb 介导的基因表达，但并不会形成 SAHF。

可以用与衰老细胞异染色质内特异性出现的共价修饰组蛋白相互作用的抗体来检测 SAHF，尤其是能够识别 H3K9me 的抗体（即第 9 赖氨酸残基被甲基化的 H3 组蛋白；见图 1.20A）。这个发现为衰老细胞提供了高度特异性分子标志物，同时也让我们了解到负责维持衰老细胞表型的一个关键分子机制。因此，如果细胞缺乏能促进组蛋白 H3 甲基化并帮助 SAHF 形成的酶 Suv39h1（图 1.20B），细胞就不会适时地进入

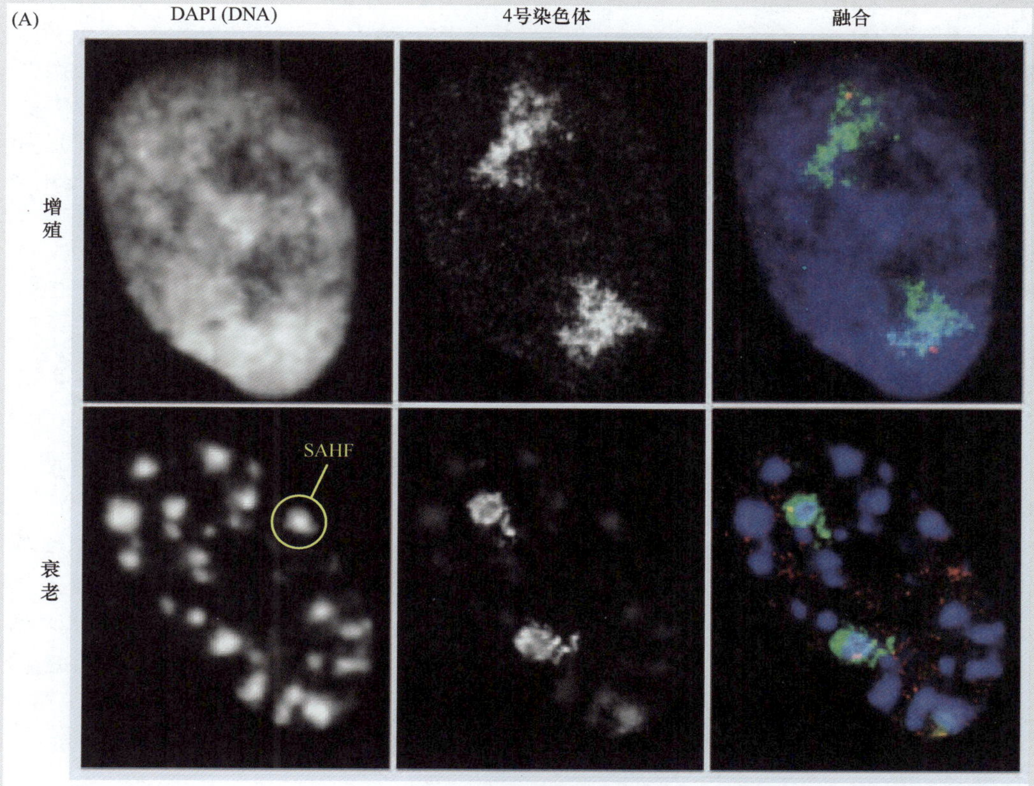

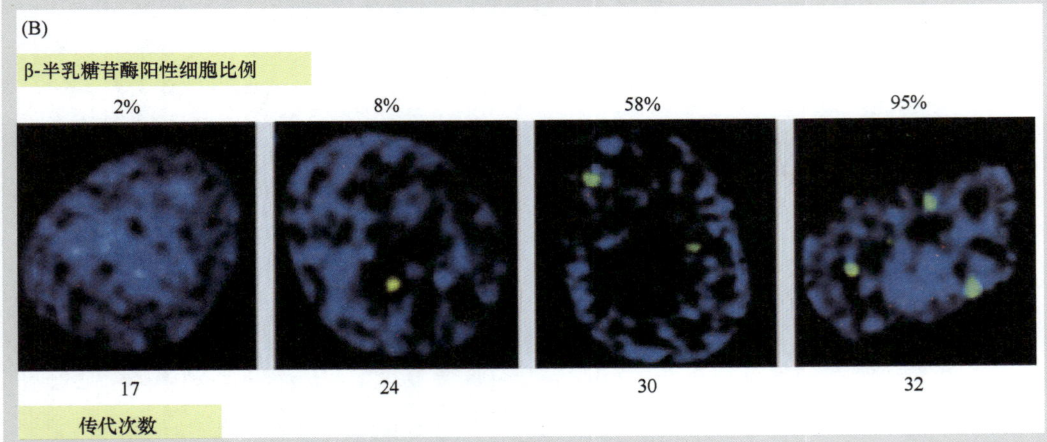

图 10.10　衰老相关灶　衰老相关异染色质灶（SAHF）出现于衰老期，由核小体内组蛋白 N 端和 C 端的共价修饰形成（1.8 节）。（A）通过引入 *ras* 癌基因诱导人成纤维细胞进入衰老状态（下一排）。在仍然活跃生长的对照细胞的细胞核中（上一排），如 DAPI 染色（白色）所示，染色体 DNA 在整个细胞核内分散分布。相反，衰老细胞的 DNA 浓缩成一些离散簇集，即 SAHF。使用 4 号染色体特异性 DNA 探针进行原位杂交（4 号染色体染色）显示，与衰老细胞相比，处于生长状态的细胞，其 4 号染色体显得更加分散。这两张图的重合部分（合并，绿色）显示，在衰老细胞中，每条 4 号染色体 DNA 被凝集到一个 SAHF 中。（通常认为 4 号染色体的行为在所有染色体中具有代表性，在此不详述。）4 号染色体及其他染色体的大部分 DNA 是异染色质，即转录沉默的；然而染色体的小片段（虽然在图中看不到）仍然是常染色质，能够正常转录。其他工作提示 SAHF 代表的是转录被不可逆抑制的染色体片段。（B）γ-H2AX 簇集参与组蛋白的修饰（γ-H2AX 组蛋白 H2A 的剪切体——组蛋白 H2AX 的磷酸化），通常形成于 dsDNA 断裂处两侧的染色质内（12.10 节）；在正常细胞中，通常在 DNA 成功修复后数小时内这些簇集会消失。然而，在 SA-β-gal 阳性的体外培养的衰老人成纤维细胞中，细胞核（蓝色）内的γ-H2AX 簇集（浅绿色点）持续存在，这可能代表了 DNA 的不可逆损伤。这些细胞在体外培养时分别进行了 17 次、24 次、30 次和 32 次传代（从左至右）。（A，引自 R. Zhang, W. Chen, and P.D. Adams, *Mol. Cell Biol*. 27: 2343-2358, 2007. B，引自 O.A. Sedelnikova et al., *Nat. Cell Biol*. 6: 168-170, 2004.）

衰老期。有趣的是，小鼠细胞中似乎不会形成 SAHF，这可能与以下事实相关，即与对应人类细胞不同，小鼠细胞并不会轻易进入衰老期。

而另一个衰老标志物与染色质有关。作为 dsDNA 断裂反应，断裂处两侧染色质的大片区域携带有经过修饰的组蛋白，称为γ-H2AX，组蛋白被修饰过的染色质能吸引适合的 DNA 修复蛋白（第 12 章描述）。这些γ-H2AX 簇集也出现在衰老细胞中（图 10.10B）。由 X 射线引起的γ-H2AX 通常会在射线诱导的 dsDNA 断裂被修复后消失。然而，衰老细胞中的γ-H2AX 则会持续存在，意味着它们代表了累积的不可逆的 DNA 损伤。在人类细胞中，这些持续的未修复 dsDNA 断裂也许为细胞的衰老状态提供了持续的损伤信号。

一些体内研究结果支持衰老是一种生理过程（而不仅仅是细胞人工培养的结果）。

这些体内发现提示，除了体外培养应激，一系列其他细胞生理应激也能诱导细胞进入与复制性衰老一样的细胞状态。这些生理应激包括由高氧（即超过正常氧分压导致细胞内的氧化应激）、内源性活性氧（ROS）、X 射线、化疗药物及功能受损端粒（下文）所导致的 DNA 损伤，以及某些癌蛋白的异常信号转导。此外，衰老细胞比例增加与机体的衰老过程有关甚至可能是造成机体衰老的原因。

体内很多条件可以引起细胞衰老，这些例子解释了为什么我们要如此详细地讨论体外培养细胞的复制性衰老，因为它是研究体内生理过程的一个很好的模型。我们可以想象，对于癌症来说，衰老是肿瘤发展的重要屏障。例如，*ras* 癌基因能够诱导衰老，这意味着衰老是一种自发的细胞反应，能够中止获得癌基因活化的细胞继续增殖，进而阻止肿瘤发生（信息栏 10.2）。由于进入衰老状态通常不可逆，因此衰老也许和凋亡一样能够有效阻止肿瘤的发生。

信息栏 10.2　Ras 蛋白的毒性剂量　正如 16 世纪的炼金术士 Paracelsus 所说：“剂量决定毒性”。当用病毒载体将 *ras* 癌基因转染入体外培养细胞时，发现它能诱导细胞衰老，貌似矛盾地提示了我们这个强效的转化基因（transforming gene）使细胞停止增殖的作用要比促进细胞增殖的作用更强大。这个结论使人迷惑，因为它提示我们几乎所有获得 *ras* 癌基因体细胞突变的细胞很快会进入分裂后衰老状态而不是成为生长迅速的肿瘤的前驱病变。这会阻止这些细胞形成肿瘤。

若干年后，研究者使用不同实验策略，在基因修饰小鼠内使内源性的、染色体上的 *ras* 原癌基因活化，使细胞表达 *ras* 癌基因来研究这一作用（补充信息栏 7.7）。这种活化可由实验刺激所诱导，并且靶向作用于特定组织。在这些条件下，肺和胃肠道中激活 *ras* 基因引起了细胞增生（而非衰老）。在胰腺和骨髓中也观察到了类似的实验结果。

关键性差异需要确定 *ras* 癌基因是如何被表达的：在早期体外实验中，重组病毒载体中高度活化的转录启动子驱动 *ras* 癌基因的表达（补充信息栏 3.3），而后来的小鼠实验中，每个细胞中只有单个拷贝的癌基因，并且其表达是由自身转录启动子所驱动的。因此，促进细胞衰老还是促进细胞增殖的这一差异取决于 *ras* 癌基因的表达水平。这意味着体内监控系统通过诱导细胞衰老能够清除突变的潜在癌变细胞，而由体细胞突变引起的 *ras* 癌基因活化能够躲避这一体内监控系统。

有趣的是，在肺癌模型中，*ras* 癌基因在肺腺癌癌前病变中呈现单个拷贝，但随着肿瘤进展 *ras* 癌基因会出现扩增。在其扩增之前，*p53* 基因是否具有功能对早期肺腺癌几乎没有影响；然而，一旦 *ras* 癌基因开始扩增，*p53* 基因功能丧失对于允许肺腺癌内侵袭性更强的细胞生存及继续扩增就显得尤为重要。（p53 的失活表面上使进化中的肿瘤细胞避免了高水平 Ras 信号所诱导的衰老；而扩增的 Ras，就其本身而言，为这些细胞提供了更强的促有丝分裂刺激从而促进细胞增殖。）值得注意的是，该小鼠肺癌发生模型反映了多种人类肿瘤的行为，即随着肿瘤的进展，突变的 *ras* 癌基因会扩增。

矛盾的是，细胞衰老也能够以一种完全不同的方式促进肿瘤生成。体外培养的细胞衰老研究，包括由癌基因表达引起的细胞衰老研究都显示衰老细胞能够释放一系列促炎性细胞因子，包括白细胞介素、IGFBP 及 TGF-β等。细胞因子的释放是衰老相关分泌表型（senescence-associated secretory phenotype，SASP）的一个表现，其中一些细胞因子中以自分泌的方式来促进细胞衰老，也有一些以旁分泌的方式招募固有免疫系统中的促炎性细胞。正如下一章所描绘的，这些促炎性细胞在促进肿瘤进展中扮演主要角色。因此在某些情况下，衰老状态起初通过对固有免疫细胞的作用来加快肿瘤的多步成瘤过程。衰老细胞能够持续数周甚至数月而不是很快消失（如进入凋亡状态的细胞），这意味着衰老细胞能够在很长一段时间内释放炎症信号，从而扰乱周围组织微环境。

10.4　染色体端粒也会限制培养细胞的增殖能力

原代细胞——直接从组织中制备的细胞——在体外培养长期增殖时面临着两个障碍：第一个障碍就是我们之前描述的复制性衰老，第二个障碍就是危象（crisis）。

以人类胚胎肾细胞为例，表达 SV40 大 T 癌蛋白能够使细胞绕过第一个障碍——衰老（图 10.8），但仍然不能使这些细胞获得永生化。因此，当这些避开衰老的细胞再经过数代增殖后（也许比通常进入细胞衰老时的代数再多 10～20 代），细胞群体就会进入危象期，并出现大规模细胞凋亡。即使 SV40 大 T 抗原具有潜在 p53 失活功能，也无法使逃脱危象相关的细胞凋亡。

衰老细胞虽然停止了增殖，但在相当长一段时间内保存了细胞的生存能力，而细胞危象则是细胞凋亡产生的细胞死亡（图 10.11）。衰老细胞似乎仍然具有相对稳定的（但不完全的）核型，但是危象状态的细胞出现了广泛的核型紊乱。

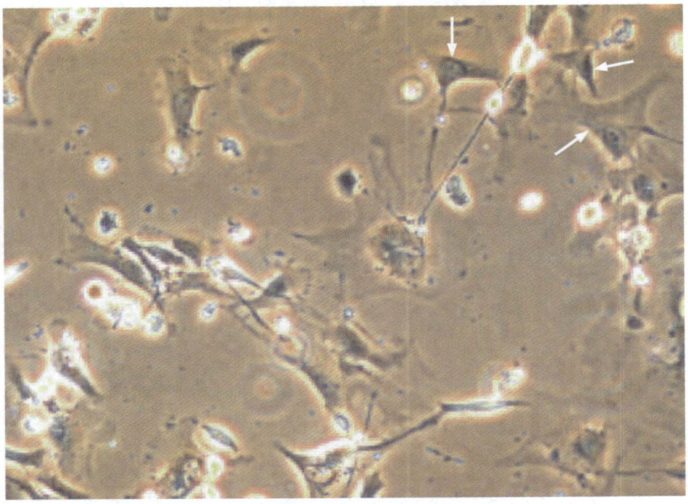

图 10.11　细胞群体危象与凋亡　处于危象中的细胞群体出现广泛的细胞凋亡，正在崩解的细胞比例增加并出现大量细胞碎片（白色反光点）。因为细胞并不是同时进入危象状态，所以细胞群体中仍然有一部分细胞相对正常（右上角，箭头所示）。[感谢 S.A. 斯图尔特（S.A. Stewart）。]

细胞进入危象状态的时间及危象细胞的形态提示了存在控制细胞有限增殖能力的第二种机制，这种机制的作用与触发衰老的机制相互独立。这种机制可能与细胞的染色体 DNA 有关。与导致细胞衰老的机制不同，启动细胞危象的分子装置实际上是一种功能性的计数设备，它能够记录细胞谱系自早期胚胎开始经历了多少次连续生长分裂循环。

乍看之下，染色体 DNA 不太可能是构建哺乳动物细胞“世代钟”的部位。我们知道染色体 DNA 结构具有高度稳定性，因此在细胞分裂复制过程中应该保持不变。相反，世代钟必须依赖持续的分子改变，而且这些变化在每次细胞增殖过程中都能被监测并记录下来。那么如此稳定的染色体 DNA 分子是如何在细胞每经历一次生长分裂周期后就记录一次细胞代数增加的呢？

每个哺乳动物染色体都包含一条极长的 DNA 分子（从 1 号染色体的约 247Mb 到 21 号染色体的约 47Mb）。通过 DNA 转染技术发现，DNA 分子末端会产生严重问题（4.2 节）。一旦线性 DNA 分子导入细胞，在多种核酸酶和 DNA 连接酶作用下，其末端会迅速发生融合，这些酶在大部分哺乳动物细胞中都有活性。虽然线性 DNA 在细胞中本来就不稳定，但是染色体中的线性 DNA 分子却能持续存在。

位于染色体末端的端粒（图 10.12）解释了线性 DNA 分子是如何与细胞中的多种 DNA 修饰酶稳定共存的。端粒扮演着阻止染色体末端融合的角色，这样就防止了染色体之间的彼此融合。实际上，端粒就像鞋带末端的带扣一样，在染色体末端形成一道保护屏障。正如下文所述，当细胞染色体丧失功能性端粒时将触发灾难性细胞危象事件。

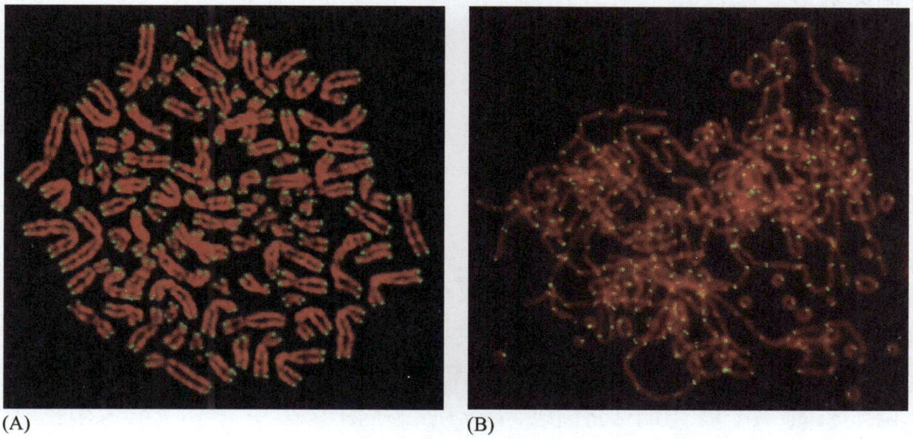

图 10.12　荧光原位杂交（FISH）检测端粒　通过荧光标记的能识别端粒 DNA 重复序列的探针，并利用 FISH 技术能够检测端粒。（A）显微镜下显示，利用微管拮抗剂将细胞阻滞在分裂中期，可见染色体高度浓缩（红色），标记的探针可以清楚地检测到端粒（黄绿色点）。因为细胞处于分裂中期，复制后的两条成对染色单体还没有分离，每个染色单体两端都含有端粒。（B）与图 A 的细胞核型进行比较，在细胞中维持端粒正常结构的关键蛋白 TRF2 失活后（图 10.19），端粒失去保护功能（虽然端粒 DNA 仍然存在），导致所有的染色体末端与末端融合，从而形成一个巨型染色体。［A，感谢 J. 卡尔塞德（J. Karlseder）和 T. 德兰格（T. de Lange）。B，引自 G.B. Celli and T. de Lange, *Nat. Cell Biol.* 7: 712-718, 2005.］

1941年芭芭拉·麦克林托克（Barbara McClintock）（图10.13）在玉米染色体研究中首次发现，末端失去功能性端粒的染色体彼此之间将会迅速发生末端-末端融合。融合后产生的巨型染色体含有两个或多个着丝粒。着丝粒是染色体上的特殊结构，在有丝分裂过程中附着在纺锤体上。图10.12B展示了一种极端融合形式，细胞内所有染色体最终融合成一个巨型染色体。

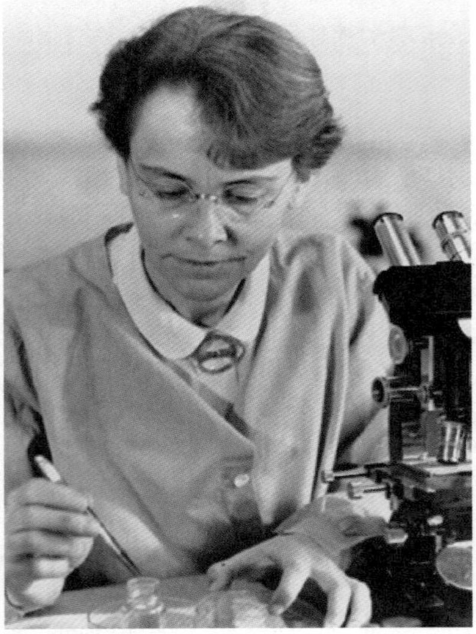

图10.13　芭芭拉·麦克林托克　通过对玉米染色体的研究，芭芭拉·麦克林托克发现了染色体末端的特殊结构——端粒，它可以防止染色体末端之间相互融合。这项工作，加上由她首先发现的玉米基因组中的可移动遗传元件，即转座子，使她荣获1983年诺贝尔生理学或医学奖。［感谢美国哲学学会（American Philosophical Society）。］

细胞中每个端粒DNA由5′-TTAGGG-3′六核苷酸重复序列构成，它们会串联重复数千次，后文也将详细讨论到这点。这些重复序列和相关蛋白一起形成了功能性端粒。正常细胞中的端粒DNA在细胞周期的分裂增殖中呈渐进性缩短，最终因为端粒太短而不能有效保护染色体末端（图10.14），此时就会发生细胞危象、染色体融合及广泛的细胞凋亡。因此在这些细胞中，缩短的端粒记录了细胞自早期胚胎起源开始所经历的细胞增殖代数。

进入危象状态的细胞，起初的染色体末端-末端融合事件通常发生在同一条染色体的两条姐妹染色单体之间（图 10.15A）。成对的染色单体出现在细胞周期的 G_2 期到 S期（此时细胞从亲本染色体产生两条染色单体）之后 M 期（两条染色单体分离）之前（图8.3）。融合更倾向发生在姐妹染色单体末端（而不是两条不相关染色体末端），至少有以下两个原因：第一，由于拥有联合着丝粒，两条姐妹染色单体及其末端在空间上非常贴近；第二，不同染色体臂的端粒DNA由于未知的原因，其缩短速度不同。在DNA复制时重新合成的两条同源的端粒DNA（如人类9号染色体的染色单体长臂末端上的成对端粒）拥有完全一致的分子结构。因此，如果一条染色单体的端粒末端缩短、损伤及变得易于融合，另一条姐妹染色单体的端粒末端很可能处于同样的状态。

在随后的有丝分裂中，这些融合的染色单体的两个着丝粒随着纺锤体迁移而向相反方向移动（图10.15B），由此形成显著的分裂后期桥（anaphase bridge），这经常出现于端粒广泛受损的细胞中。有丝分裂的动力作用最终使双着丝粒的染色单体（即一个染色单体拥有2个着丝粒）在某个随机位点发生断裂（图10.15C）。这将会产生两个新的染色体末端，这些新形成的末端都没有端粒。这种没有端粒保护的染色体末端很容易发生彼此融合，或与其他非同源染色体的无端粒末端发生融合。

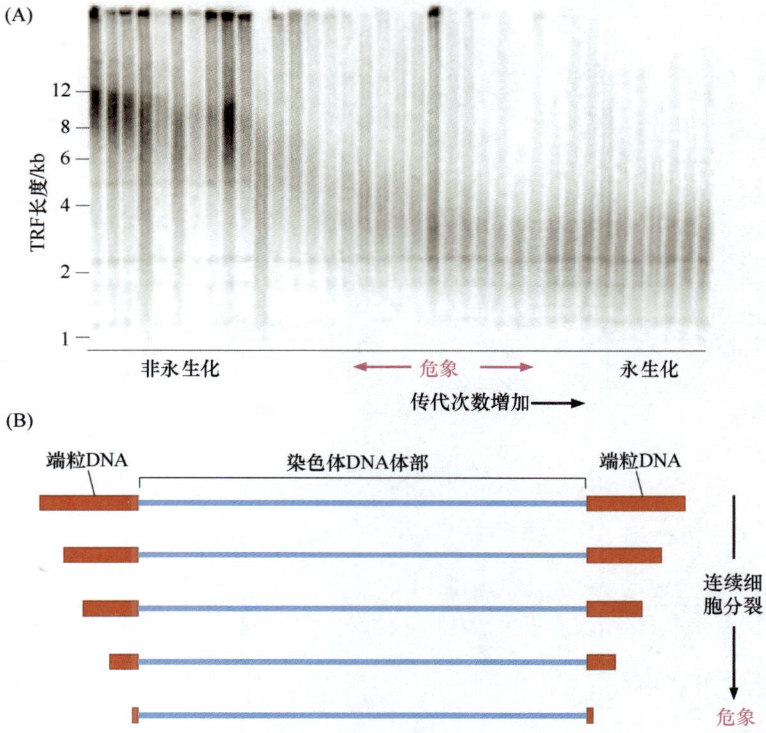

图 10.14　端粒 DNA 缩短与细胞增殖　（A）在这个实验中，对感染 EB 病毒后逃避体外培养所致衰老的人淋巴细胞进行传代培养，每次传代都将部分细胞保留用于进行端粒 DNA 分析。每次传代意味着 3～6 次细胞群体倍增。通过使用一些限制性内切核酸酶处理基因组 DNA 来测量端粒长度，这些限制性内切核酸酶不会切开构成端粒 DNA 的“TTAGGG”重复序列，但是会剪切染色体除端粒外的 DNA。经过此处理后剩下的唯一高分子量基因组片段即为端粒限制性片段（TRF）。其长度可通过凝胶电泳及 DNA 印迹实验进行测量。DNA 印迹实验使用的探针可以识别“TTAGGG”序列。因为细胞间端粒长度不同，每个细胞间端粒 DNA 缩短的程度也不同，所以每个样本中端粒 DNA 的长度异质性很大。如图所示，非永生化人淋巴细胞的 TRF 在每次细胞传代后会缩短 50～100bp。当 TRF 长度小于 3kb 后，细胞进入危象状态。当细胞摆脱危象状态（即永生化）后，其端粒长度保持在比危象状态细胞端粒稍长的状态。（B）模式图显示，端粒 DNA（红色）在周而复始的细胞生长分裂过程中持续缩短，直到失去保护末端染色体的能力，端粒缩短促使细胞进入危象状态。（事实上，图 A 中的 TRF 不仅包括每个端粒末端单纯的 TTAGGG 重复序列，还包括位于每个端粒内侧的大段 TTAGGG 类似序列，而这些类似序列可能并没有保护染色体末端的功能。当 TTAGGG 重复序列少于约 12 个重复拷贝后，端粒就会丧失其保护功能。）需要注意的是，此图并非完全按比例绘制：端粒 DNA 长度通常为 5～10kb，而染色体 DNA（蓝色）通常有数千万个碱基对（bp）。（A，引自 C.M. Counter et al., *J. Virol*. 68: 3410-3414, 1994.）

缺陷的、没有端粒的染色体末端与另一个（非同源的）染色体末端融合的事件会形成含双着丝粒的新染色体，这种新染色体在下次有丝分裂时的命运更不容乐观（图 10.15C）。一种情况是，两个着丝粒不发生断裂而被拉向同一个方向，朝着某一个即将形成的子代细胞移动。另一种情况是，这种染色单体的两个着丝粒分别附着在两个纺锤体上，被牵拉到细胞的两极。在有丝分裂后期染色单体彼此分离时，第二种情况下的染色单体将会再次遭受损伤，会发生染色单体的分离及形成无端粒保护的染色体末端。

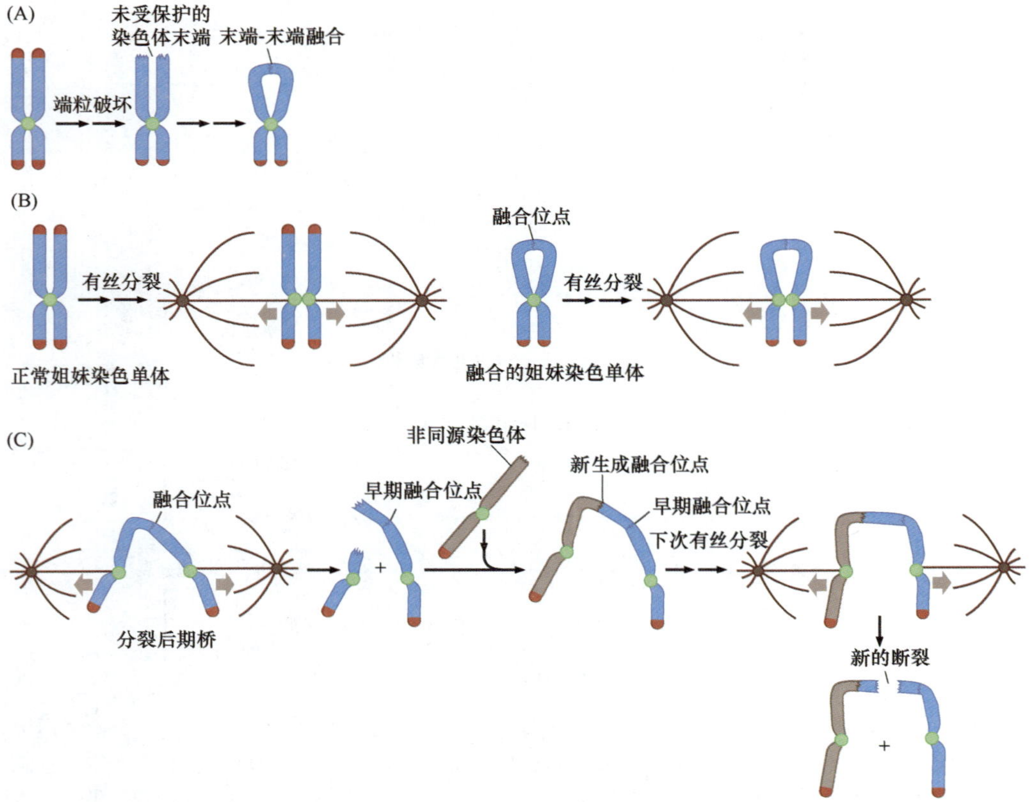

图 10.15　染色体断裂-融合-桥连接机制　（A）当端粒（红色）变得太短而不能保护染色体末端 DNA 时，染色体发生断裂、融合，形成桥状连接。图中显示 G_2 期的染色体结构。它的两条染色单体靠共同的着丝粒附着在一起（绿色）。（事实上，与着丝粒 DNA 相关的一个由多亚单位构成的着丝粒相关蛋白复合物，又被称为动粒，它在 G_2 期将两条染色单体连在一起，并在有丝分裂时将染色体结合在有丝分裂纺锤体的微管上。）由图可见，那些短臂端粒被破坏之前，长臂上的端粒已被破坏。两条刚在 S 期完成复制的长臂末端均受到破坏。因着丝粒存在而使两臂的末端彼此更加接近，彼此融合，形成具有两个端粒和两个半着丝粒的染色单体。（B）在正常有丝分裂过程中，姐妹染色单体沿着丝粒向相反方向牵拉，定位于由两极发出的有丝分裂纺锤体（左）上。同样，染色单体融合后，纺锤体将向两极牵拉，而未觉察到两条染色单体已经融合在一起。（C）正常的成对染色单体分裂时，分离彻底并且接近两个着丝粒，双着丝粒染色体分离与此不同，如图 B 所示，在分裂后期的两极间形成一个桥状连接。最终双着丝粒染色体在某个薄弱环节被撕裂。下个细胞周期，一端没有端粒的大片段（蓝色）可能与另一条没有端粒的染色体末端融合（浅褐色），从而形成一条新的含有双着丝粒的染色体，在随后的有丝分裂中又被拉断，导致再一次的断裂、融合和形成桥连接的环（未显示第一次断裂循环产生的较短染色单体片段）。

这种新形成的染色体末端将会再次尝试与其他染色体末端融合，产生更多双着丝粒染色体，随后在下次分裂中又发生断裂。这一系列事件被称为断裂-融合-桥（BFB）循环，因为它涉及最初有丝分裂后期双着丝粒染色单体的断裂、无端粒染色体 DNA 末端的融合，以及由这些融合导致的双着丝粒染色体的分裂后期的桥再次形成（图 10.16）。一旦发生这些情况，BFB 循环将会造成细胞核型紊乱，从而影响细胞内的许多染色体，正如麦克林托克在 1941 年所提出的那样。

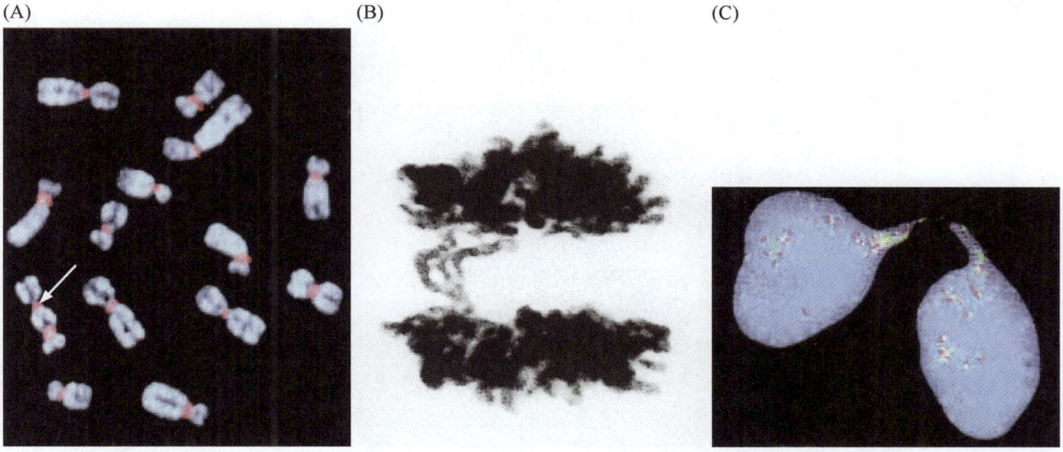

图 10.16　双着丝粒染色体、分裂后期桥和核间桥　（A）来自人胰腺癌细胞系分裂中期的双着丝粒（箭头所示）染色体，着丝粒染成粉色。（B）像这样的含有双着丝粒的染色体通常导致分裂后期桥连接的形成。在人恶性纤维组织肉瘤中可以观察到，两组相对的染色体不能彼此正确分离，因为染色体被多种分裂后期桥连在一起。这样的分裂后期桥（图 10.15）为此类细胞染色体因为不再拥有足够的端粒而发生的断裂、融合和连接提供了明确的证据。（C）虽然大量分裂后期桥在有丝分裂末期或在胞质分裂时发生断裂，但有一些在分裂间期细胞中依旧存在，从而引起如图所示人脂肪瘤细胞子代细胞的细胞核通过染色质桥进行连接。（引自 D. Gisselsson et al., *Proc. Natl. Acad. Sci. USA* 97: 5357-5362, 2000.）

以下事实可支持触发细胞危象的分子机制存在于端粒的这一观点：进入危象状态的细胞和染色体失去端粒后细胞的核型紊乱类型相同。而且，在这些细胞内发生融合的染色体，其端粒特别短，甚至没有端粒。需要注意的是，如果在细胞危象时发生的核型紊乱（又称为“基因灾难”）太严重，那么即使 p53 不发挥作用仍会引起细胞凋亡。

10.5　端粒拥有复杂的分子结构，不会被轻易复制

20 世纪 80 年代中期，人们逐步揭示了端粒及其 DNA 的分子结构。早期认为，如前文所述，在哺乳动物细胞（以及许多其他后生动物细胞）中，端粒由重复的六核苷酸序列组成，其中一条链（富含 G）上为 5′-TTAGGG-3′，互补链上（富含 C）为 5′-CCCTAA-3′。在正常人体细胞中，端粒 DNA 由数千个重复的六核苷酸序列组成，在染色体末端形成 5～10kb 长的序列重复片段。

哺乳动物细胞乃至所有真核细胞的端粒 DNA 都含有一种附加的特殊结构：富含 G 链多出一百至数百个核苷酸，导致该链 3′端单链外悬（图 10.17）。通常发现这种凸出的链会形成一种最不寻常的分子构型——t 环。它发现于 20 世纪 90 年代后期，当时通过

电子显微镜分析端粒 DNA 时发现了一种环形结构，实质上是套索结构（图 10.18A）。这种构型的形成依赖于三链 DNA 复合体的形成(图 10.18B 和 C)。有可能所有端粒 DNA 的末端均含有 t 环，但是由于在电子显微镜下保存和观察此结构的技术上的限制，只有一部分端粒在电子显微镜下可以观察到 t 环。t 环有助于保护线性 DNA 分子末端，因为单链末端的外悬区被巧妙地塞进双链区域，以保护其免受损伤。

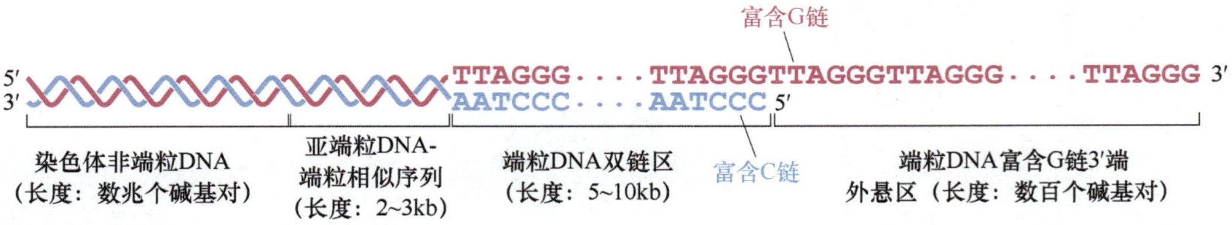

图 10.17　端粒 DNA 的外悬 3′端　端粒 DNA 的富含 G 链（粉色）要比富含 C 链（蓝色）多延伸出数百个碱基对的核苷酸。凸出的 3′端远短于端粒 DNA 的双链（中间）。端粒 DNA 通常为 5～10kb 长（此图未按比例显示）。另外，在功能性端粒 DNA（中间）与非端粒染色体 DNA（最左侧）之间还存在着亚端粒 DNA 区域。亚端粒 DNA 区域里含有 TTAGGG 类似片段，但并没有染色体末端保护功能。然而，由于亚端粒 DNA 含有端粒类似序列，它通常也是端粒限制性片段（TRF；见图 10.14）的组成部分。

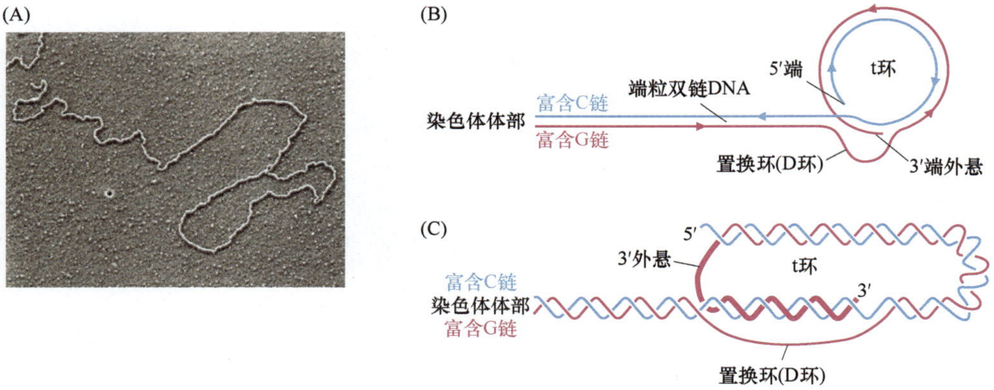

图 10.18　t 环结构　（A）从小鼠细胞中提取纯化的端粒 DNA（通过化学的交联作用保持双链结构稳定性），在电子显微镜下显示染色体末端有一种套索结构——t 环。（B）t 环的示意图显示了 3′端凸出的富含 G 链（粉色）与富含 C 链（蓝色）上的小段区域退火形成置换环（D 环）（粉色链）。图中箭头方向为 5′→3′。（C）图中再次显示了 t 环，3′端伸入染色体形成双链螺旋，在图中用粗线标明（粉色）。（A，引自 J.D. Griffith et al., *Cell* 97: 503-514, 1999.）

相对较长的双链端粒 DNA 和相对较短的外悬单链末端都与特定蛋白质相结合。正如所料，一些蛋白质中含有能够特异识别并结合该六核苷酸序列的结构域，它们能够与端粒 DNA 的双链和单链区结合（图 10.19）。端粒结合蛋白、尚未被发现的相关蛋白及端粒 DNA 一起构成的核蛋白复合体就称为端粒。

在细胞周期的 S 期，复制机制能高效地复制线性 DNA 分子中间的序列，即染色体的主体部分，但复制染色体末端序列是极其困难的。困难之处在于所有 DNA 链的合成必须从已有 DNA 的 3′端开始，DNA 3′端以与引物相似的方式来延伸核 DNA 链。如果没有可用的 DNA 引物，则以 RNA 分子的 3′端作为 DNA 合成的引物（图 10.20）。

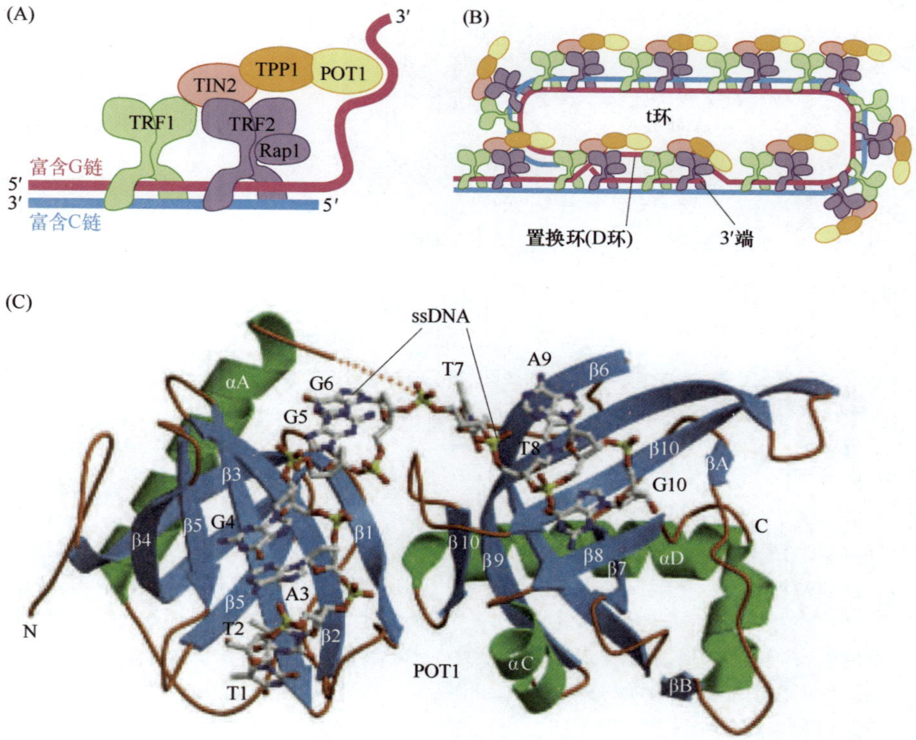

图 10.19　多种端粒特异性蛋白可以结合端粒 DNA　(A)除了拥有复杂的结构(图 10.18)，构成 shelterin 复合物的一些端粒相关蛋白也保护端粒免于降解。其中，TRF1 和 TRF2 能够结合端粒的双链 DNA 部分，而第三个蛋白质 POT1 既能结合富含 G 链的 3′端外悬单链，又能与置换环（D 环）的单链 DNA 结合。(B）每个端粒中会出现多个 shelterin 复合物，它们负责 t 环的结构维持。如图所示，POT1 通过和 D 环结合能够维持其结构稳定性并维持 t 环结构完整性。(C）本图展示的是拥有两个单链 DNA 结合域的人 POT1 蛋白的带状分子结构图，其拥有 α 螺旋、β 折叠及数个环状结构。这两个结构域之间的连接区域已被简化，以橙色虚线表示。POT1 与单链端粒 DNA（棒状结构）的结合有助于 D 环稳定。(A 和 B，引自 T. de Lange, *Science* 326: 948-952, 2009. C，引自 M. Lei, E.R. Podell and T.R. Cech, *Nat. Struct. Mol. Biol*. 11: 1223-1229, 2004.)

如果引物酶（其作用是安置 RNA 引物）恰巧在距模板链（“滞后链合成”发生处）3′端的一定距离处放置了一个 RNA 引物，那么 DNA 聚合酶新合成的 DNA 链的 3′端将缺少一定数量与模板链互补的碱基。(即使引物酶恰巧位于模板链的末端，并合成了一条 RNA 引物，在新合成的子链中仍缺失大约 10 个核苷酸，这正相当于 RNA 引物的长度，因为 RNA 在引物完成起始 DNA 延伸的使命后就被降解了。）最后的结果是 DNA 两条模板链的其中一条末端的核苷酸序列不能被适当复制。

末端复制的问题可以解释正常细胞每一次分裂后端粒 DNA 的缩短。除了端粒 DNA 末端的复制不足，细胞中外切核酸酶也会对端粒 DNA 的末端造成损坏，其最终所导致的端粒末端侵蚀也许会更大。无论何种原因，在许多类型的正常人类细胞中，细胞每分裂增殖一代端粒将会丢失 50～100bp 的 DNA（图 10.14B)。这种对端粒 DNA 的持续性破坏是限制细胞传代能力的分子机制。

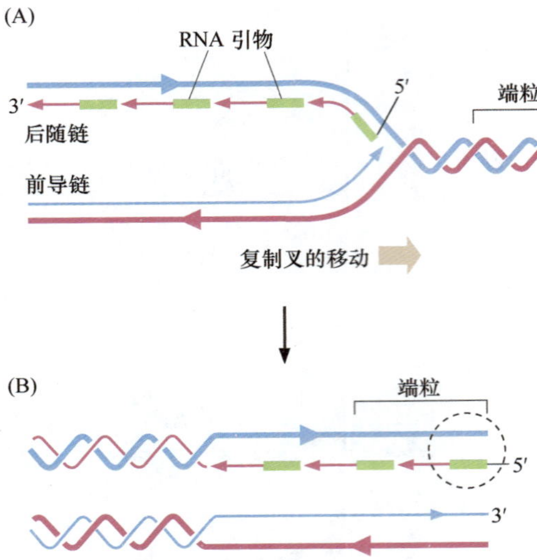

图 10.20 引物和 DNA 合成起始 (A)在正常 DNA 复制过程中，右侧亲本的双螺旋 DNA 在解旋酶作用下解开，使得复制过程持续向右进行。新合成的后随链（上部）由短的 RNA 引物片段引导（绿色方块），引物酶按数百个核苷酸的间隔依次安置这些 RNA 引物。RNA 分子的 3′端作为新合成子链的起始（粉色），在这些 RNA 引物尚未移去、片段尚未融合时，这些片段称为冈崎片段。因为合成按 5′→3′方向进行，所以后随链的合成与延伸的方向和复制叉前进的方向相反。而另一个亲本链的复制（见下部）由于延伸方向和复制叉的移动方向一致，能够连续进行复制，随着亲本链的解旋向 3′端延伸。(B)由于这些原因，前导链 DNA 的合成将会一直进行到端粒的末端（右侧），因此会产生和原来端粒 DNA 序列一致的拷贝。然而，后随链的合成需要用到端粒末端 DNA（环状）附近对应的 RNA 引物。由于此 RNA 引物随后会被移除，而且它可能不会精确地位于蓝色模板链的末端，因此最终合成的 DNA 链是缺少一段亲本链的互补序列的，最后造成部分亲本链 DNA（粗线，蓝色）没有被复制，以及子代细胞基因组中端粒 DNA 序列的丢失。每条链 5′→3′的方向由箭头指示。粗线代表亲本 DNA 链，细线代表新合成链。

可以想象，人类胚胎细胞的端粒 DNA 最初相当长，也许为 8～10kb。随着机体发育过程中不同细胞谱系进行增殖分裂周期循环，端粒 DNA 也在此过程中逐渐缩短。最终，在一些细胞中端粒 DNA 的长度过短以至于不能保护染色体末端 DNA，导致细胞会发生断裂-融合-桥（BFB）的恶性循环及染色体易位融合，如图 10.15 所示。同时也能确定，组织的衰老是单个细胞丧失增殖能力的结果，而这种增殖能力丧失是由端粒损耗导致的。

我们尚未发现如何通过测量端粒长度来精确预测 BFB 循环和细胞危象的开启。其中主要困难之一就在于端粒限制性片段（TRF）（图 10.14A）不仅含有单纯的端粒重复片段（位于端粒末端），还含有长的类似重复片段（位于更内侧的亚端粒区域）（图 10.17）。只有单纯的端粒重复片段能够保护染色体 DNA 末端：当单纯串联重复片段的重复次数减少到 12 次以下时就会丧失末端保护功能。因此，即使仍然有数千个碱基对长度的 TRF 存在，但端粒已经丧失了阻止染色体 DNA 末端融合的能力。

这些间接证据表明通过缩短端粒可以限制细胞的增殖潜能，防止癌细胞扩增。因此，正如前文讨论过的，当一个细胞克隆获得了致癌突变（包括癌基因的激活和抑癌基因的失活），癌细胞中受损的端粒就会限制这个克隆的癌细胞发展成体积较大的、临床可检测大小的肿块的能力。

10.6　早期癌细胞可以通过表达端粒酶逃脱细胞危象

在体内研究癌变前细胞克隆的具体生物学行为非常困难，因此我们不得不通过体外培养细胞进行推论，如人成纤维细胞。前面提到，若通过表达 SV40 大 T 癌蛋白使细胞避免衰老，它们可以继续进行 10～20 次细胞扩增，而后步入危象状态。偶尔，有一小群细胞自发地从大量处于危象期的细胞中存活下来。这些变异的细胞克隆——可能源于千万个危象细胞中的一个——具有继续生长和无限增殖的潜能（图 10.14A）。这些细胞最终会获得永生化，但这一结果可能是随机事件。

这种在体外培养细胞中观察到的转化现象，可以概括体内癌前细胞群的行为。所以，尽管体内、体外这两类细胞群进入危象状态或迟或早，它们均经历了许多代细胞增殖和端粒结构破坏。这个过程中可能产生极少数的永生化细胞，使其自身能够克服端粒缩短带来的后果。但这是如何实现的呢？

一般而言，端粒衰竭和细胞危象似乎是细胞无法逃避的不可逆过程。然而进一步分析发现细胞永生化途径简单而明确，细胞能够通过重建端粒来度过危象期，从而消除之前限制细胞增殖、使其进入危象的分子记忆（即缩短的端粒）。

端粒重建通过端粒酶的作用完成，端粒酶能特异地延长端粒 DNA。通过端粒重复序列扩增实验（telomeric repeat amplification protocol，TRAP）检测发现，在 85%～90%的人肿瘤细胞样品中都能检测到端粒酶活性，而其在正常细胞中水平很低（图 10.21；补

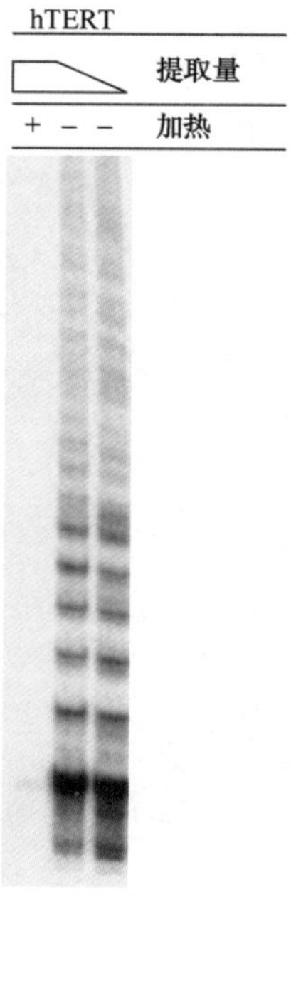

图 10.21　端粒酶活性检测　端粒重复序列扩增实验（TRAP）通过聚合酶链反应（PCR）来扩增端粒酶产物（补充信息栏 10.1），从而检测到细胞裂解物中微量的端粒酶活性。通过凝胶电泳可以使新增加的不同拷贝数的六核苷酸序列的 DNA 分子依据大小分辨开，从而来分析 TRAP 反应的产物。作为阴性对照，在实验开始时，对部分细胞裂解物进行简单热处理，使可能存在的端粒酶变性、失活（第一泳道）；也可以检测在裂解物中除了端粒酶之外是否有其他耐热 DNA 聚合酶存在。在这个实验中，对尚未进入危象状态的细胞转染特异性表达 hTERT（端粒酶催化亚单位）的载体，从而诱导产生高水平的端粒酶活性，此时无论是使用大量提取物（第二泳道）还是少量提取物（第三泳道），都可以很容易地检测出端粒酶活性。（引自 M. Meyerson et al., *Cell* 90: 785-795, 1997.）

充信息栏 10.1)。低水平的端粒酶活性,虽然能最低限度地维持端粒 DNA 的稳定(如修复 t 环或使其再生),但不能阻止每一次正常细胞周期复制分裂过程中端粒的进行性损耗。

一般成人正常细胞中观察到的端粒酶活性都很低,但在某些细胞中也有例外。例如,睾丸的精子细胞中存在高端粒酶活性,功能性活化的淋巴细胞也会表达高水平端粒酶活性。

已有证据表明,端粒酶在早期胚胎生成过程中高表达,而在随后细胞分化形成机体组织过程中大幅减少。所以在早期鼠胚胎和牛胚胎发生过程中,端粒酶在桑葚胚期和囊胚期细胞中高表达,随即消失;很可能在人类胚胎发育中有类似的情形控制端粒酶表达。相应的,人体大多数细胞中虽然含有端粒酶的全基因序列,却因不能足量表达此基因而表现出该酶的活性。

但是,在大量体外培养的细胞进入危象期时,仅少数变异细胞能解除对端粒酶基因的抑制,从而获得高表达的端粒酶,促使端粒 DNA 延长,使细胞进一步增殖。事实上,只要这些细胞的后代(子代细胞)持续表达这种酶,其将会持续增殖乃至获得永生化。当癌变前细胞群体进入危象时,我们认为这些细胞在体内也会经历类似事件,极个别细胞产生永生化的变异体,成为大量癌细胞的祖细胞。

端粒酶的早期研究基于对面包酵母进行遗传分析和对纤毛虫进行生物化学提纯。它是由数个特殊亚基组成的复合酶,部分亚基功能还不清楚。哺乳动物细胞端粒酶全酶的核心由两个亚基组成。其中一个亚基为 DNA 聚合酶,更确切地说是逆转录酶,其作用与逆转录病毒产生的逆转录酶(3.7 节)、其他一些病毒和转座元件类似,能以 RNA 为模板合成 DNA(图 10.22)。但是与其他逆转录酶不同,端粒酶巧妙地组装自身 RNA 模板即第二个必需亚单元,由 451 个核苷酸长度的 RNA 分子的一小部分作为模板来指导全酶的逆转录活性。

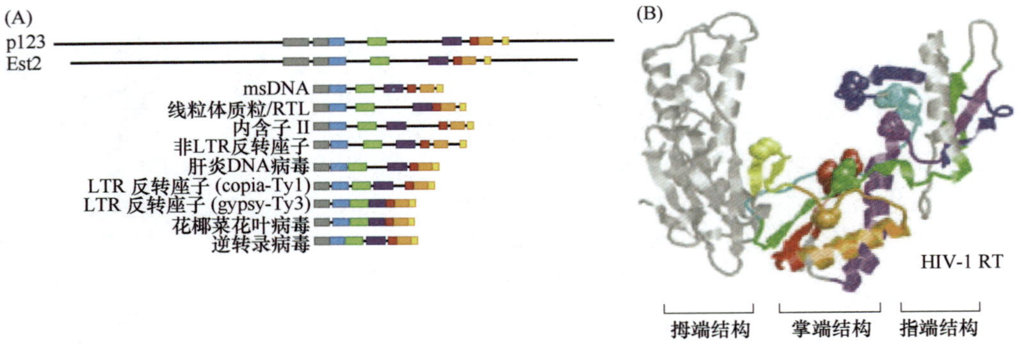

图 10.22　端粒酶的催化亚单位　(A)确定小腔游仆虫(*Euplotes aediculatus*)的端粒酶全酶中催化亚基的氨基酸序列(信息栏 10.3),其编码基因被克隆出来,最初命名为 p123,这个基因与酿酒酵母端粒酶全酶的催化亚单位 Est2(ever-shorter telomere)同源。进一步序列分析揭示了这两个催化亚基与多种逆转录转座子和包括 HIV 在内的逆转录病毒的逆转录酶的催化亚基具有同源关系。(B)HIV 逆转录酶(HIV-1 RT)的三维结构,图中以不同颜色标出了同源区域。(引自 T.M. Nakamura et al., *Science* 277: 955-959, 1997.)

从纤毛虫小腔游仆虫（信息栏 10.3）中分离大量端粒酶蛋白后可以测定端粒酶催化亚基的氨基酸序列，并且能逆向克隆得到编码纤毛虫端粒酶的基因及其人类同源基因。在人类细胞中，这个被称为人端粒酶逆转录酶（human telomerase reverse transcriptase，hTERT）的结构能够合成与端粒酶相关 RNA 分子（*hTR*；其编码基因有时被称为 *TERC*）中六核苷酸序列互补的 DNA 分子，使这些核苷酸结合到端粒 DNA 3′端富含 G 链外悬区域（图 10.24）。端粒 DNA 的互补链据推测由常见 DNA 聚合酶生成。

信息栏 10.3　纤毛虫含有丰富的端粒酶　纤毛虫属于原生动物中的单细胞真核生物。纤毛虫的细胞比较大，所以这类细胞需要相应地以更高的基因表达水平来合成细胞倍增所需要的大量细胞组分。纤毛虫通过形成两个细胞核来解决这一难题。纤毛虫的小核（micronucleus）以二倍体的形式携带完整基因组，这一状态常见于包括哺乳动物在内的后生动物体细胞内；小核负责储存纤毛虫细胞的遗传信息并将其传递到子代细胞中去（图 10.23）。

而大核（macronucleus）携带的是多倍体基因组；以嗜热四膜虫（*Tetrahymena thermophila*）为例，它的大核携带相当于 45 个拷贝的基因组 DNA，而且在每个大核中许多基因组区域可能出现 1000 个拷贝。基因剂量增加使得维持和形成这些细胞所需的大规模生物合成成为可能。而且，纤毛虫中的腹毛纤毛虫（hypotrichs），其大核 DNA 被剪切为相对较短的线性片段，每个片段携带一个完整的功能性基因。这些基因的 DNA 分子末端，就像正常真核细胞染色体末端一样必须被端粒所保护。因此，单个腹毛纤毛虫细胞，如小腔游仆虫（端粒酶的纯化与测序使用的正是此生物），可能携带成百上千个端粒，而不是像一般人类细胞一样通常只携带 92 个端粒。可想而

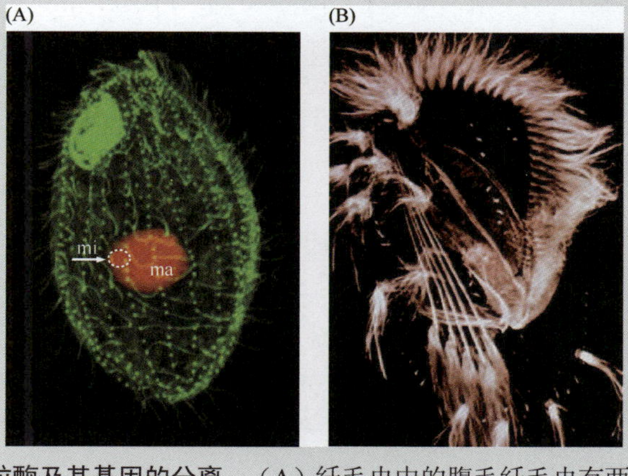

图 10.23　纤毛虫和端粒酶及其基因的分离　（A）纤毛虫中的腹毛纤毛虫有两个细胞核，即大核和小核。大核携带为维持这些大体积细胞进行生物合成所需要的基因，而小核则携带着胚系基因组的拷贝。此图展示的是梨形四膜虫（*Tetrahymena pyriformis*）的共聚焦免疫荧光图片，梨形四膜虫是嗜热四膜虫的近亲，端粒酶正是在嗜热四膜虫中被首次发现并描述的。细胞骨架的微管被抗微管蛋白抗体染为绿色，橙色着色部分为细胞核。由图可见，小核（mi，虚线所示）为大核（ma）中的卵圆形区域。（B）小腔游仆虫的外观。科学家通过从小腔游仆虫中纯化端粒酶的催化亚单位获得了该酶的氨基酸序列与编码基因的克隆。[A，感谢 D. 沃加（D. Wloga）和 J. 格蒂希（J. Gaertig）。B，感谢 A. 奥布森-弗勒里（A. Aubusson-Fleury）。]

知，这些纤毛虫必须相应拥有高浓度的端粒酶来为其大量的端粒服务。这也就解释了为什么纤毛虫被用来进行端粒酶的生化提纯，因为在后生动物细胞中端粒酶的含量非常低。

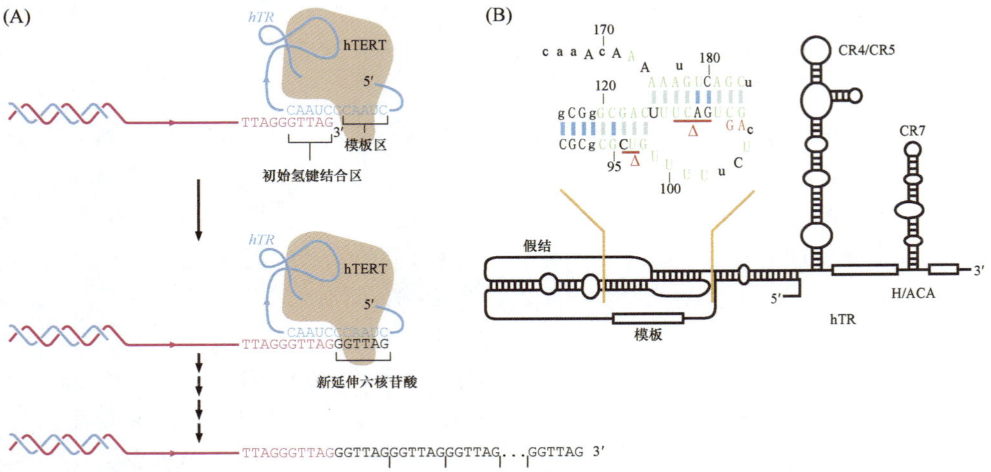

图 10.24　人端粒酶全酶的结构　（A）人端粒酶全酶由两个核心亚单位构成，即 hTERT 催化亚单位（浅棕色）和与之相关的 *hTR* RNA 亚单位（蓝色）（构成功能性全酶还需要 5 个其他蛋白质，有的蛋白质出现两个拷贝）。全酶附着在 3′端富含 G 链突出末端（粉色），部分通过 *hTR* 的氢键结合到富含 G 链的最后 5 个核苷酸上。因此通过对 *hTR* 亚单位序列的逆转录，hTERT 能够以每次 6 个核苷酸的形式使富含 G 链延伸（黑色）。通过重复每次增加 6 个核苷酸这个过程，该酶能在富含 G 链上延伸成百上千个核苷酸。箭头方向为 5′→3′，在完成延伸后，传统的 DNA 聚合酶会结合到互补链（蓝色）完成 DNA 合成。（B）*hTR* 分子仅由 451 个核糖核苷酸组成。在其中心是一个“假结”，这是一种复杂的拓扑结构。除其他特征外，它还有三链螺旋结构。对 51 个物种中端粒酶 RNA 进行比较后发现，一部分核苷酸保守性高于 95%（绿色大写字母），一部分为 80%～95%（黑色大写字母），而其他一部分小于 80%（黑色小写字母）。涉及端粒酶功能的序列突变（红色）时，包含碱基替换或缺失（Δ），将引发病理状态。（B，引自 C.A. Theimer, C.A. Blois and J. Feigon, *Mol. Cell* 17: 671-682, 2005.）

从早期描述中我们可以预测，人类细胞在进入危象之前，原本端粒酶呈阴性表达，*hTERT* mRNA 表达水平低至不可检测。然而，一旦在危象细胞群体中出现一个永生化细胞变异体，其后代通常表达高水平的 *hTERT* mRNA，并表现出高水平的端粒酶活性（图 10.25）。这一现象直接说明解除 *hTERT* 的表达抑制可以使细胞规避危象状态。

端粒酶活性的突然获得可能仅与逃避危象状态相关而非其原因。我们可以通过一个简单实验回答这个问题：在细胞即将进入危象状态之前，转染 *hTERT* 基因的 cDNA，可诱导细胞端粒酶活性并促使已明显缩短的端粒得以延伸，阻止细胞进入危象状态从而使细胞永生化（图 10.26）。

该实验及类似实验结果支持三点结论。首先，端粒酶的全酶可能由多个不同的亚单位构成，在正常危象前人类细胞中仅仅缺失了 *hTERT* 基因编码的催化亚单位；端粒酶全酶的其他亚单位（包括 hTR 端粒酶相关的 RNA 分子）在危象前细胞中都是足量存在的。其次，端粒酶（而不是其他酶）的表达使细胞逃过危象，并且端粒酶特异地作用于

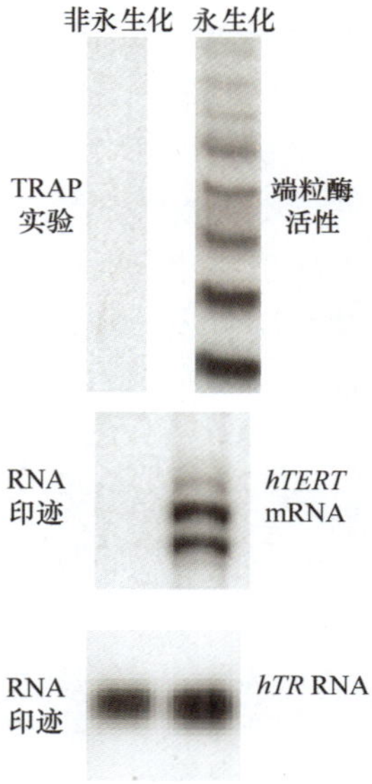

图 10.25　端粒酶活性与细胞危象　细胞群中有极少数单个 B 淋巴细胞能避开细胞危象，启动增殖生长，随之进入永生化状态（图 10.14A）。通过 TRAP 检测可知，危象前期细胞缺乏端粒酶活性（补充信息栏 10.1），而自发永生化细胞端粒酶活性则很高（上图）。在危象前细胞中仍表达的编码端粒酶全酶的催化亚基 *hTERT* mRNA 却高水平出现在永生化细胞中（中图）。然而，作为 hTERT 延伸端粒 DNA 模板（图 10.24A）的 *hTR* RNA 的水平仅轻微上升（下图），表明细胞中的 hTERT 表达水平决定了该酶的活性。（引自 M. Meyerson et al., *Cell* 90: 785-795, 1997.）

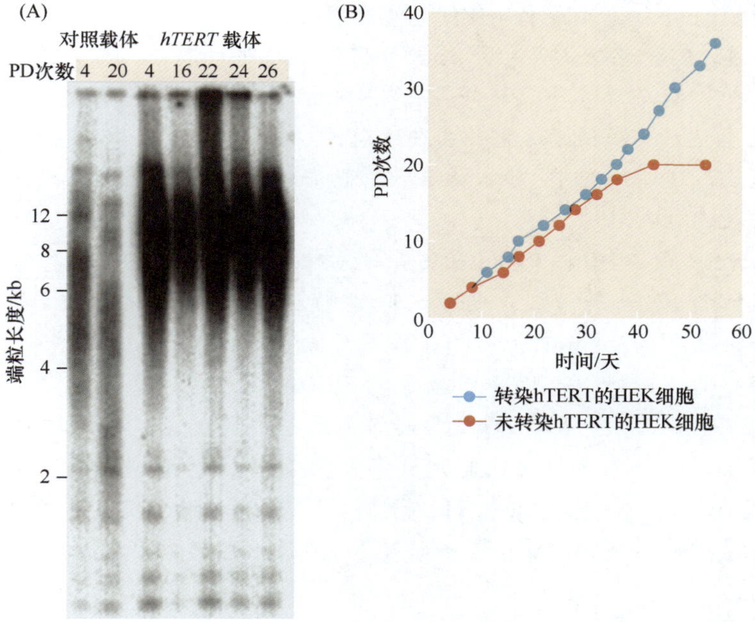

图 10.26　表达端粒酶可阻止细胞进入危象　（A）DNA 印迹分析检测端粒 DNA 长度：首先利用不能剪切端粒六核苷酸重复序列的限制性内切核酸酶消化基因组 DNA（图 10.14A），然后以特异性识别六核苷酸序列的 DNA 探针对酶切后片段进行杂交。如图显示，在端粒酶表达阴性的人胚胎肾细胞中，用不编码蛋白的逆转录病毒对照载体感染细胞，此时细胞的端粒会在第 4～20 次倍增时缩短（左侧两条泳道）。然而，用含 hTERT 的逆转录病毒载体转染细胞，使得端粒长度增加，并在 26 次群体倍增后保持不变（右侧泳道）（因为此时的端粒更长，DNA 印迹分析产生很强的信号），图示端粒长度以 kb 为单位。（B）这群人胚胎肾细胞本来应该在 40 天内进入细胞危象，此时细胞大概经历了 20 次群体倍增（PD，红线）。然而，hTERT 的异常表达（蓝色）使细胞获得了无限增殖能力。［感谢 C.M. 康特尔（C.M. Counter）和 R.L. 贝耶斯贝根（R.L. Beijersbergen）。］

端粒 DNA 上，这些观察表明危象的关键原因之一就是端粒的极度缩短。最后，该实验显示端粒酶活性的获得（如在一些处于危象状态的细胞群中仅有极少数的变异细胞可自发地获得端粒酶活性）足以使细胞逃脱危象并使其子代细胞获得永生化能力。

我们可以进一步推论出端粒酶之所以能使细胞成功避开细胞危象是因为它破坏了“世代钟”的作用。端粒酶高水平表达足以使端粒进行无限增殖并使依赖于端粒持续缩短的“世代钟”逐渐失去作用。肿瘤细胞通过解除 *hTERT* 的表达抑制从而获得了高水平的端粒酶活性，其具体分子机制还不清楚（信息栏 10.4）。

信息栏 10.4 癌蛋白和抑癌蛋白在调控 *hTERT* 表达中发挥关键性作用 在肿瘤进展过程中，调控解除 *hTERT* 转录抑制的机制非常复杂，目前还并不清楚。有多种转录因子可作用于 *hTERT* 启动子。一旦 *hTERT* 转录被激活即可大量地合成 hTERT 蛋白，后者通过与端粒酶全酶的其他亚单位结合，就足以产生高水平的端粒酶活性。Myc 蛋白作为转录因子，其可以控制细胞周期时钟，以及涉及其他细胞生理活动的数千个基因（8.9 节），它也可以促进 *hTERT* 转录。在鼠和人的 *TERT* 基因启动子中至少有两个类似 Myc 蛋白转录因子 bHLH 的识别序列。

此外，通过实验可以证明 Myc 与 hTERT 表达之间的联系，如分离到的人恶性黑色素瘤细胞系中 Myc 高水平表达并具有致瘤性。从该细胞系中分离出的 3 个不同克隆，其 Myc 表达水平降低了 8 倍并失去致瘤性。但通过转染 *hTERT* 基因后可恢复其致瘤性。因此，这些细胞中 Myc 表达水平降低后致瘤性下降的原因很大程度上是 *hTERT* 基因表达的缺失。

除了 Myc 之外，HPV 中的 E6 癌蛋白（补充信息栏 9.1），以及由 Ras-MAPK 信号通路激活的 ER81 转录因子也可以刺激 *hTERT* 的转录。与这些作用方式相反，*MEN1* 抑癌基因产物 Menin（表 7.1）能作用于 *hTERT* 启动子，但结果是抑制 *hTERT* 的转录。扮演类似抑制 *hTERT* 转录角色的还有 p53、Mxd（图 8.27）、WT1 肿瘤抑制蛋白及由 TGF-β 诱导表达的 Sp1 转录因子。有趣的是，与低转录活性相关的 *hTERT* 基因启动子胚系多态性也与卵巢癌和乳腺癌生存期缩短风险有关。相反的，2013 年发现在黑色素瘤基因组中 71%的 *hTERT* 基因启动子都发生了高频突变，而在非黑色素瘤肿瘤细胞 DNA 中这一比例是 16%，这些体细胞突变使启动子活性增强了 2～4 倍。

随着研究的深入，端粒酶正常的生物学功能逐渐明了。在单细胞的真核生物中，如纤毛虫和酵母，细胞的指数生长需要持续高水平端粒酶活性以确保适当长度的端粒来维持染色体的稳定。通过延伸端粒 DNA，原生动物细胞中的端粒酶能够补偿由于大量 DNA 复制机制使染色体末端 DNA 复制不足导致的端粒 DNA 持续性损伤。因此单细胞真核生物不具备发生肿瘤的可能性。

复杂的后生动物，特别是人类的端粒酶表达活性差异较大。由于胚胎后期的细胞中端粒酶表达在很大程度上被抑制，因而这些细胞在进入危象之前的增殖能力是有限的。这一作用机制可能是人体抗肿瘤防御体系的关键因素。

这种理论模型同样为人类细胞如何能规避细胞危象并进入永生化提供了令人信服的解释。但是，它无法解释另一个长期的未解之谜：端粒酶如何使一些类型的培养细胞避免衰老（信息栏 10.5）。

信息栏 10.5 衰老和端粒之谜 据上述实验数据可知，大多数细胞面对各种生理应激时会进入衰老状态，而有些生理应激会持续较长一段时间。这些生理应激包括各种类型的基因改变、癌基因信号、氧化应激，甚至代谢应激。各种细胞进行组织培养时出现的复制性衰老可能主要是细胞经历培养的次优条件所致；而通过提高培养条件可延迟复制性衰老也进一步说明了这点（图 10.7）。

一旦细胞进入不可逆转的衰老，因某种原因它们表现出不可修复的 DNA 损伤。实际上，诱导衰老的许多应激因子都直接或间接地诱导 DNA 损害并发出诱导衰老信号，因而可将细胞稳定维持在衰老状态。在人（而非小鼠）细胞中，衰老相关异染色质灶（SAHF）（图 10.10A）可提示大量细胞增殖基因表达停止。

同其他可靠结果一致，在某些人类细胞中，强制表达 hTERT 可避免衰老。hTERT 表达可使细胞避免衰老而永生化。已知短期培养后端粒会被损伤，而一些最短的端粒已损伤到失去保护端粒 DNA 末端的能力，这些缩短的端粒会释放衰老诱导信号。细胞避免衰老后将进入危象，而更大的端粒破坏可激发 BFB 循环和更广泛的凋亡，因而端粒缩短可作为计时设备，激发衰老及随后的细胞危机。

这两个机制模型是互不相容的：衰老时钟要么被端粒破坏激活，要么被生理应激激活，两者较难分辨。一种可能的机制（图 10.27）是：当细胞经历某些生理应激时

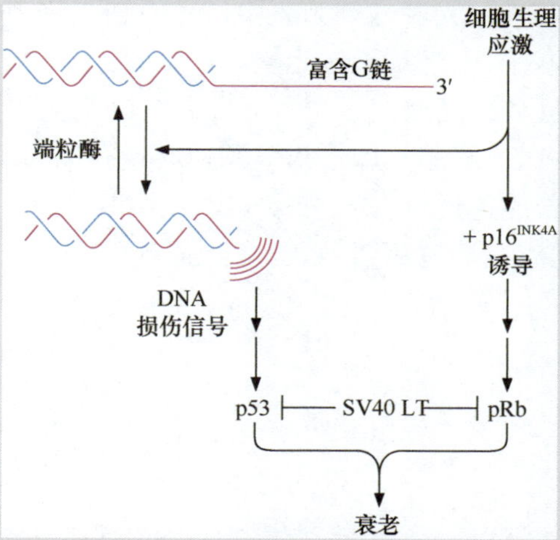

图 10.27 端粒酶的作用和复制性衰老 模式图推测了人体细胞中端粒酶是如何表达调控（通过 hTERT 催化亚基的异位表达来获得）并防止细胞复制性衰老的。在此图中未显示正常存在于端粒末端的 t 环（图 10.18）。端粒 DNA（粉色，顶部）富含 G 的凸出链在细胞衰老后大量降解，表明这种缺失可能是由一定生理应激引起的，产生的平端端粒 DNA 进而释放 DNA 损伤信号激活 p53。p53 与生理应激引起的 $p16^{INK4A}$ 表达（8.4 节），共同促使细胞进入衰老状态。通过逆转富含 G 链的缺失（和 dsDNA 的局部降解），端粒酶能够阻止如人成纤维细胞等一定类型的细胞进入衰老状态。值得注意的是，SV40 大 T 抗原已被证明可隔绝 pRb 和 p53 而使细胞避免衰老（图 10.8）。

降解端粒，而异常功能的端粒释放DNA损伤信号反过来激发衰老。hTERT的大量存在可避免这种端粒降解及衰老，也有其他机制认为hTERT能以端粒非依赖方式阻止预期的衰老。

10.7　端粒酶在肿瘤细胞增殖中起重要作用

上述实验通过培养人衰老前细胞发现可检测到的端粒酶活性是大多数人肿瘤细胞获得永生化的主要原因，而这种永生化是肿瘤细胞持续性增殖的重要特性。这种理论模型通过抑制肿瘤细胞端粒酶活性的实验得到了验证。在端粒酶阳性的细胞中导入反义RNA能降低端粒酶活性。例如，将端粒酶全酶中*hTR* RNA亚基的互补RNA（图10.24B）导入端粒酶阳性的人肿瘤细胞中，这种反义分子可与*hTR*分子退火形成RNA-RNA双链螺旋，从而阻止*hTR*亚基参与端粒DNA的合成。尽管这种技术很难完全阻止*hTR*的功能，但此RNA干扰实验能成功运用在HeLa细胞上，转染反义RNA 23～26天后细胞会停止生长。

相比之下，源于hTERT酶突变体的另一实验技术更有效，该突变体在催化部位携带氨基酸置换，这些置换导致酶催化能力丧失。hTERT突变蛋白在端粒酶阳性细胞中过表达时发挥显性失活作用（9.3节），而干扰细胞内源性端粒酶活性。dn hTERT比内源性hTERT蛋白的表达水平更高，因而可能更专一性地结合端粒酶全酶的其他亚基。当其他分子与dn hTERT蛋白结合时，形成的端粒酶全酶是失活的。

在各种不同端粒酶阳性的人肿瘤细胞系中，dn hTERT亚基的表达能导致端粒酶活性降低至难以检测到的水平，并使细胞延迟一段时间进入危象。在导入dn hTERT后5～25天，细胞发生危象，具体时间取决于导入dn hTERT前细胞端粒DNA的长度。当原来的端粒长度为2～3kb时，细胞立即进入危象。而最初端粒DNA长度为4～5kb时，细胞经历30天甚至更长的传代时间才进入危象（图10.28）。这些延迟反应预示着在dn hTERT导入肿瘤细胞后，端粒逐渐缩短，而当端粒DNA长度缩短到一定阈值时危象才暴发。

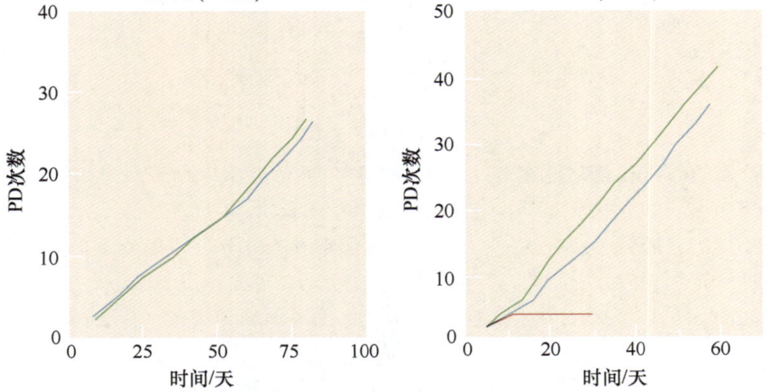

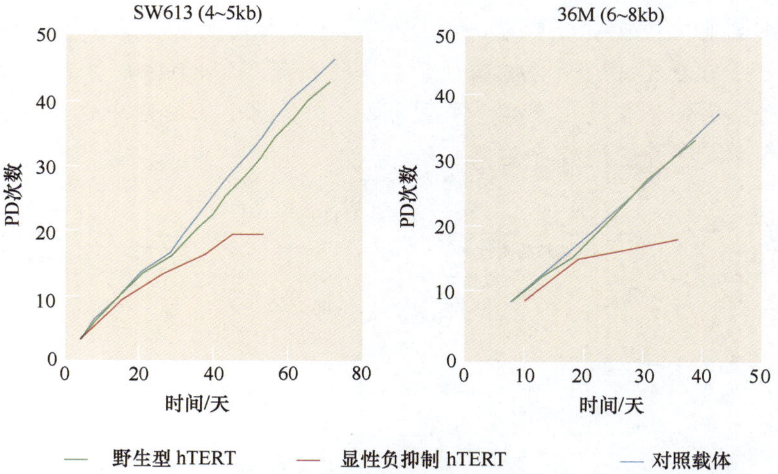

图 10.28　抑制端粒酶活性可导致肿瘤恶性增殖能力丧失　在4种不同的人类细胞中通过载体导入显性负调控（dominant-negative，dn）的 hTERT 蛋白突变体（红线），野生型 hTERT 酶（绿线）和一个空质粒载体（蓝线），其所产生的效应显著不同。它们各自的端粒 DNA 长度均通过 TRF DNA 印迹（图 10.14）实验检测为数千个碱基对。导入空载质粒可允许细胞持续增殖，从而计算细胞的群体倍增（PD）次数；然而，导入 dn hTERT 酶（与野生型只有一个氨基酸的替代差别）却能导致细胞增殖停止。在不同的延迟时间（几天）内，微观检验显示导入的质粒使细胞停止增殖，细胞进入危象状态并出现大量凋亡细胞。LoVo 细胞系表达 dn hTERT 酶后迅速进入危象，因而无法进行确切的细胞计数。（因为 TRF 也包含无功能的亚端粒 DNA，其携带非精确的六核苷酸重复序列，而其有功能的端粒序列的长度远短于观察到的 TRF 长度。）（引自 W.C. Hahn et al., *Nat. Med.* 5: 1164-1170, 1999.）

值得注意的是，端粒酶阳性细胞一旦进入危象后，将观察不到 dn hTERT 酶对细胞增殖的作用，这就排除了另一种可能性：酶突变体本身具有细胞毒性，其对细胞的作用可能是非特异性的毒性损伤。综上所述，这些实验得出的结论是：同原癌基因激活和抑癌基因失活一样，持续的端粒酶活性对肿瘤细胞的增殖十分重要。且此论点可通过一系列小儿肿瘤的研究进一步证实（信息栏 10.6）。

信息栏 10.6　端粒酶促进某些小儿肿瘤的生长　神经母细胞瘤是周围神经系统（交感神经）的肿瘤，常见于幼儿。这些肿瘤的预后不同，有的病例能自发好转，有的不断恶化，发展为侵袭转移性肿瘤，最终造成机体死亡。前面 4.5 节中提到，这些肿瘤中经常有 N-*myc* 基因的扩增，N-*myc* 拷贝数高预示患者预后不良。端粒酶活性对于预测肿瘤的预后更有效。如图 10.29A 所示，神经母细胞瘤组织端粒酶阴性（通过 TRAP 实验检测，见补充信息栏 10.1）的患儿对治疗反应良好，而端粒酶阳性的患儿预后不良。N-*myc* 和 *hTERT* 这两种基因的表达可能有功能上的联系，因为 N-*myc* 同一家族的 *myc* 是诱导 *hTERT* 转录的调控因子（信息栏 10.5）。另一种常见的儿童肿瘤，尤因肉瘤，有着相似的发病基础，尤因肉瘤同样来源于周围神经系统的细胞（图 10.29B）。某些病理学家证明，神经母细胞瘤在婴幼儿的发病中十分常见，但大部分肿瘤能自发消退并从未表现出临床症状。临床上肿瘤自发消退及对治疗反应的预后可从分子水平进行解释。hTERT 低水平表达的神经母细胞瘤端粒缺失并表现出衰老，甚至凋亡。在其他小儿肿瘤中也证实了这一点，因此这一结论具有普遍的指导意义。

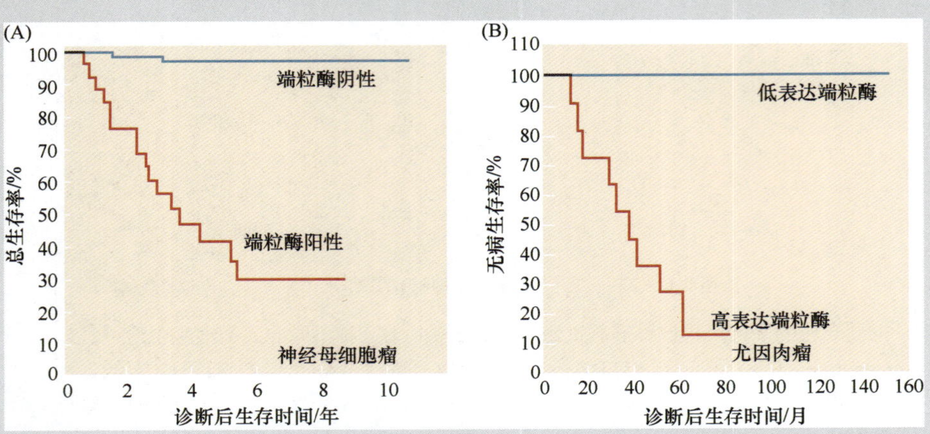

图 10.29　端粒酶活性与小儿肿瘤预后的关系　（A）卡普兰-迈耶（Kaplan-Meier）曲线描述了一组患者诊断或治疗后的无病生存期分析。这组病例为接受非细胞毒性化疗的小儿神经母细胞瘤患者，随访跟踪这些患者的诊断后生存时间（横坐标）。这些病例被分为两组，肿瘤细胞端粒酶活性阳性组（红色）和端粒酶活性阴性组（蓝色）。纵坐标显示患者总体生存状况，即在最初治疗后这些患者的生存率。（B）在尤因肉瘤方面也进行了类似研究。在这组病例中，患者依据端粒酶活性的高低被分为端粒酶高活性（红色）和低活性（蓝色）两组。在这里，纵坐标为无病生存率，也就是肿瘤的生长没有超过初诊时的分级状态。（A，引自 C. Poremba et al., *J. Clin. Oncol*. 18: 2582-2592, 2000. B，引自 A. Ohali et al., *J. Clin. Oncol*. 21: 3836-3843, 2003.）

为了合理解释上述结果，研究者提出“汽车模型”的比喻来解释人类肿瘤细胞的生长：癌基因激活被形象地比喻为踩油门，而抑癌基因失活被比作刹车系统失灵，端粒酶好比是高速公路上的加油站，为一路前行的汽车提供汽油。

10.8　某些永生化细胞在缺乏端粒酶的情况下也能维持端粒的长度

前面章节已提到，85%～90%的人肿瘤细胞中端粒酶为阳性，而其余 10%～15%的肿瘤细胞缺乏可检测到的酶活性。然而，这类肿瘤细胞也能维持最短的端粒长度，满足无限增殖的需要。事实上，这些细胞大部分可通过一种不依赖端粒酶作用的机制来维持端粒 DNA 长度。

这种不依赖端粒酶作用的机制首先在酿酒酵母（*Saccharomyces cerevisiae*）中被发现，随着酵母编码端粒酶全酶的一种亚基基因失活，突变的酵母细胞很快进入类似哺乳动物细胞的衰老状态，导致大批细胞死亡。但仍有极少部分的变异细胞通过利用端粒延长的替代（alternative lengthening of telomere，ALT）机制保护端粒，使细胞存活下来。

ALT 是一种不依赖端粒酶活性的端粒长度维持机制，少数缺乏端粒酶活性的人肿瘤细胞可利用 ALT 维持端粒长度。

关于人类细胞利用 ALT 作用维持端粒长度的分子机制仍知之甚少。一个重要的线索来自一项实验。该实验将一种可示踪的分子标记物——抗新霉素基因——插入处于 ALT 状态的哺乳动物细胞染色体端粒重复序列中，检测子代细胞时发现其他端粒中也携带该分子标记的拷贝（图 10.30）。处于 ALT 状态的细胞端粒序列信息发生了交换。

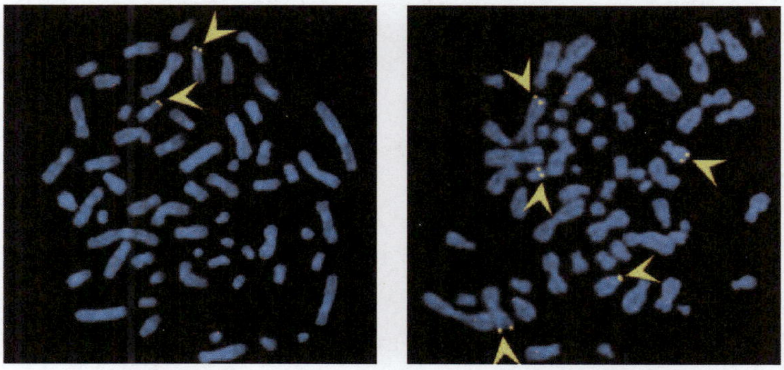

图 10.30　端粒延长替代机制　至少在一些特定细胞中，端粒延长的替代（ALT）依赖于不同染色体之间端粒序列信息的交换。图中显示，在人 GM847 细胞的端粒中通过同源重组靶向插入示踪标记。结果分析发现，导入的示踪标记物已经存在于两个端粒之间（左图，箭头所示）。细胞在 40 次传代后，这个序列整合到 5 条不同的染色体上（右侧，箭头所示）。上述结果是利用荧光原位杂交（FISH）技术在分裂中期细胞中检测失踪标记序列获得的。（引自 M.A. Dunham et al., *Nat. Genet*. 26: 447-450, 2000.）

导致序列信息交换的作用机制依赖于染色体间拷贝选择机制（图 10.31A）。因此，在一条染色体上，复制 DNA 的聚合酶或许在极短时间内以另一染色体作为新生链的模板；然后返回原来的染色体 DNA 继续进行复制。实际上，就是 DNA 聚合酶借用另一个染色体的序列作为模板，并将其序列信息整合到第一个染色体新合成的子链中。此外，ALT 细胞中也会发生端粒之间的不平等交叉互换，这或许可解释这些细胞中为何端粒的长度极不稳定（图 10.31B）。

我们仍未能成功地在 ALT 阳性的人肿瘤细胞中鉴定出维持端粒结构的酶。从酵母细胞的生物学行为推断，在 ALT 状态下的人类细胞中，一些涉及 DNA 修复的酶可能维持了 ALT 细胞的端粒长度。例如，在失去一个参与 DNA 错配修复基因的酵母细胞（12.4 节）中，ALT 的状态很容易被激活。因为错配修复的功能之一便是抑制不匹配的同源 DNA 序列发生再重组。这个发现支持染色体重组对 ALT 状态起重要作用这一观点。同时，在 ALT 细胞中，正常情况下修复双链 DNA 断裂的外切核酸酶可继续消化富含 C 链的 5′端而形成富含 G 链的 3′端悬臂。

ALT 的存在说明一个事实：所有人肿瘤细胞都必须通过使端粒长度维持超过一定阈值的途径来保持细胞的永生化增殖。大多数肿瘤细胞通过解除对 *hTERT* 基因表达抑制，少数早期癌细胞可通过激活 ALT 而发挥作用。

ALT 状态与一些临床常见的特殊肿瘤相关，包括一半左右的骨肉瘤和软组织肉瘤及 1/4 的胶质瘤，但极少见于恶性上皮肿瘤。希望未来可以发现间叶细胞中 *hTERT* 基因抑制相关的一组基因，导致间叶细胞来源的癌细胞依赖 ALT 这一更为简捷的方式达到永生化增殖。如此便可解释 ALT 与特殊肿瘤的相关性。另外，ALT 也可在正常淋巴细胞的特定类型中起作用。

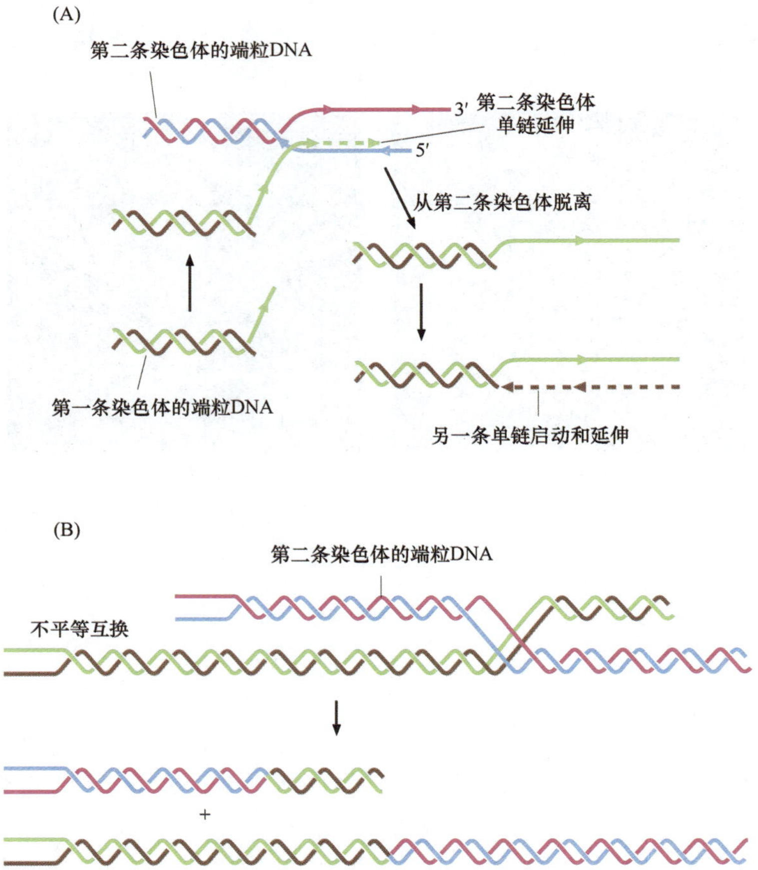

图 10.31　支持 ALT 的替换机制　（A）ALT 细胞中维持端粒的一种可能机制就是端粒间的序列信息交换（图 10.30），这一点可能基于染色体复制过程中 DNA 聚合酶作用依赖于多条染色体模板。通过如下可能的机制来解释：一个端粒（棕色和绿色，左下）延伸 3′突出末端（绿色），取代了另一染色体端粒上相同极性的一条链（粉色），使 3′突出末端退火结合到后一条染色体端粒的互补链上（蓝色）。常规 DNA 聚合酶能以互补链（蓝色）为模板延伸这条链（绿色虚线），随后，富含 G 链从蓝色互补链（蓝色）上解离出来（上图）。新延长的富含 G 链可被常规 DNA 聚合酶转化成双链形式（棕色虚线，右下）。这个过程可被重复数十次，导致序列信息从一个端粒传递到另一端粒上，最终在无端粒酶存在的情况下，端粒长度延长数千个碱基对。（B）端粒酶通过不平等互换机制交换序列片段，导致一个端粒长度增加而另一个端粒长度减少。（注意无端粒酶时，外切核酸酶作用于富含 C 链，产生 3′突出末端；而 ALT 细胞端粒拥有 3′突出末端、t 环结构和 shelterin 复合体。）箭头所示 DNA 链的方向为 5′→3′。

然而为何 hTERT 机制与 ALT 机制相比更占优势，目前仍不明确。同样不清楚的是为何处于 ALT 状态的人类细胞端粒 DNA 的长度超过 30kb，远比那些端粒酶阳性细胞的端粒（5～10kb）长得多。值得注意的是，dn hTERT 酶（10.7 节）可诱导端粒酶阳性的肿瘤细胞进入危象状态，而 ALT 细胞却没有这样的作用。这些事实支持以下观点：①ALT

阳性细胞增殖不依赖端粒酶；②dn hTERT 酶本身不具有细胞毒性。

hTERT 酶为研发新肿瘤治疗方法的研究者提供了令人兴奋的靶点。第 16 章将讲到，如 hTERT 的一些酶，其催化部位可被高特异性的靶向分子药物阻断。值得注意的是，hTERT 与人类免疫缺陷病毒（HIV）的逆转录酶有一定同源性（图 10.22），针对后者的高效药物抑制剂已成功研发出来。这些成功的例子极大地增加了抗 hTERT 药物最终也将研制成功的可能性。此外，hTERT 酶在大部分人类肿瘤中高水平表达，而在正常组织中表达不明显。这为药物的选择性提供了保障，在杀伤肿瘤的同时不影响正常组织。然而，不知为何，hTERT 酶抑制药物一直未能开发出来，在重复实验中低分子量的 hTERT 酶抑制剂始终不能产生理想的药物效果。

ALT 状态对这种药物的研发有重要的作用。已经清楚的是，至少 10%的人类肿瘤将对此类抗端粒酶药物无效，因为 ALT 阳性细胞的增殖不依赖端粒酶活性，而其余大约 90%表现出强烈端粒酶活性的人类肿瘤细胞，可能最开始对此药物的杀伤作用敏感。然而，最终极少数突变的肿瘤细胞可能靠激活 ALT 机制来维持端粒长度，使得这部分新产生的 ALT 突变细胞逃避抗端粒酶药物作用。

ALT 细胞也可表现出端粒和衰老之间的关系。当 ALT 细胞体外导入强表达的 *ras* 基因（携带长质粒）时，转化重组细胞较少存活。然而，当强制让这些细胞表达 hTERT 时，大量的转化细胞存活。这表明由 ALT 细胞携带的长端粒不能保护细胞免受 *ras* 诱导的衰老作用（信息栏 10.2），而只有 hTERT 能保证端粒末端的正确组装和维持。与上述结果一致的是，胶质瘤患者可通过 ALT 机制维持端粒长度，比依赖 hTERT 作用的患者存活时间长。这些发现让我们进一步思考端粒的整体长度，其自身并不能决定进入衰老状态的敏感性，而一些端粒结构（如见信息栏 10.5）或 hTERT 的一些未知功能可影响细胞进入衰老状态。

10.9　端粒在实验小鼠和人类细胞中的不同作用

我们有充分的理由反复将端粒酶的描述集中在人类细胞中。啮齿动物，尤其是那些实验小鼠的细胞，其控制端粒酶表达的方式完全不同。由于某些未知原因，实验小鼠端粒 DNA 的双链区域长达 30～40kb——大约是人类端粒 DNA 长度的 5 倍。事实上，实验鼠的端粒如此之长，在其一生中都不存在端粒被破坏而降解至临界点的危险，甚至通过实验抑制端粒酶的表达也不能使其缩短至此。

小鼠端粒的长度允许其细胞谱系经历更长的传代次数，超过肿瘤一般形成所需的时限。这提示实验小鼠不依赖端粒长度来限制正常细胞谱系进行复制，而且端粒的破坏也并不是促进啮齿类动物肿瘤发生的机制。此外，小鼠体细胞中高水平的端粒酶活性和较长的端粒长度仍旧不足以使肿瘤细胞在此类物种中迅猛增殖（信息栏 10.7）。

信息栏 10.7　长端粒不能完全解释实验小鼠的肿瘤形成和衰老发生　对实验小鼠的研究发现，在干细胞分化（图 10.32A）时，其鼠端粒酶逆转录酶（mTERT）表达缺失，意味着相应端粒酶全酶活性降低。酶活性降低似乎可以解释为何小鼠子代细胞经过多次传代和分化（图 10.32B）后其组织中端粒破坏显著。（实际上，正常人组织也报道过相似的端粒损害。）但是，在分化小鼠细胞中，缩短的端粒（ >30kb ）仍远长于维持染色体末端稳定和完整所需长度（ ≪5kb ）。

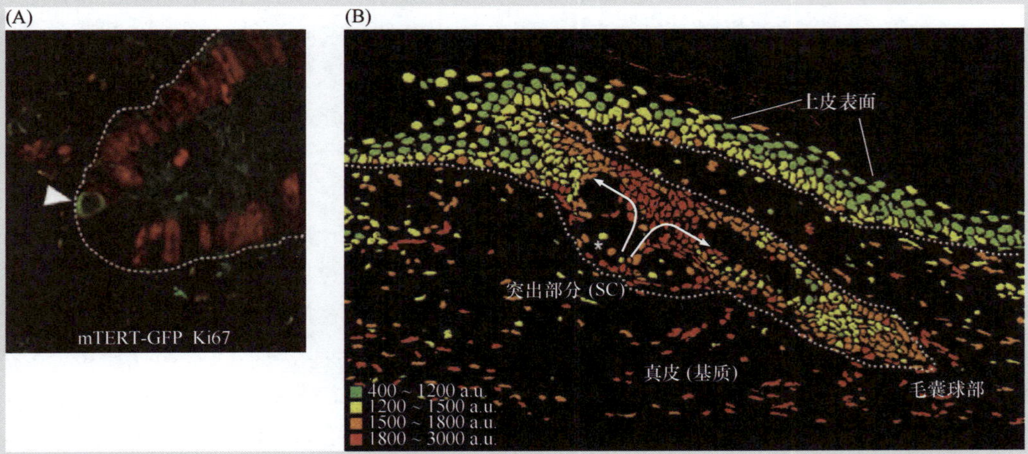

图 10.32 mTERT 功能或许大部分被限制在成年干细胞中 成年小鼠大部分 mTERT 活性可追溯到其在各种组织干细胞中的表达；人类细胞中也发生类似的酶动力学。有两例证据可证明这种限制表达模型。（A）可以在转基因小鼠中构建能表达绿色荧光蛋白（green fluorescent protein，GFP）的 *mTERT* 基因启动子。此外，位于小鼠小肠隐窝处的细胞（图 7.24）可被活跃生长分裂循环（红色）的细胞标志物 Ki67 的抗体免疫标记。这个分析表明在隐窝中位于干细胞位置（箭头所示）的长寿缓慢更新的细胞表达高水平的 mTERT 活性，而它们产生的高分化、快速增生的子代细胞则不能。（B）通过使用特异性标记端粒 DNA 探针的荧光原位杂交（FISH）实验发现，干细胞端粒长度长于它们分化的子代。同时，检测了位于大鼠尾部皮肤的毛根各处的端粒，端粒 DNA 杂交密度通过任意单位（arbitrary unit，a.u.）表示。这些检测结果转换成在凸出部位（干细胞在这富集）的平均端粒长度为（43.9±5.8）kb，而如毛根之间皮肤表面的滤泡间上皮细胞端粒平均长度为（34.1±3.2）kb。箭头表明干细胞的祖细胞向下迁移至毛干产生的毛囊球部，并随着伤口向上迁移至皮肤。不同情况下，迁移伴随着分化增加和端粒缩短。（A，引自 R.K. Montgomery et al., *Proc. Natl. Acad. Sci. USA* 108: 179-184, 2011. B，引自 I. Flores et al., *Genes Dev.* 22: 654-667, 2008.）

这对肿瘤病理形成中端粒的作用有重要意义。我们在下章将讨论，同源性细胞的一致性——肿瘤中正常细胞作为肿瘤细胞的祖细胞——仍未阐明。有时，同源性细胞或许是祖细胞，然而它也可能是正常干细胞（这也将在第 11 章中讨论）。如图 10.32B 所示小鼠，同源性细胞有极长的端粒。这不得不提出一个问题，是否这些长端粒自身能不依赖 mTERT 作用而使小鼠有效发生肿瘤？

也有资料否认上述情况。例如，皮肤基底角质细胞过表达 mTERT 的转基因小鼠患皮肤癌的风险增加了两倍，另一种在多种组织中过量表达 mTERT 的小鼠患乳腺癌风险也大大增加。在上述两种情况下，细胞中过表达的 mTERT 保证了端粒长度。同时，在许多肿瘤模型中，mTERT 活性在多步骤肿瘤形成中逐渐增加。毫无疑问，mTERT 酶促进肿瘤发生的机制不是简单的端粒延长，这点我们在 10.8 节中已经展开讨论。

小鼠端粒的长度给予我们另外的提示：在某种程度上，来自实验小鼠的细胞在离体培养时，具有有限的增殖能力，而这个能力并不取决于端粒的长度。事实上，鼠类细胞在培养基中进行繁衍时能相对容易地获得永生化（筛选逃避衰老而自发永生化的离体细胞）。而与鼠类细胞不同，人类细胞需要 SV40 的大 T 癌基因（逃避衰老，见图 10.8）和 *hTERT* 基因（逃避危机）同时导入才能使细胞永生化。另外，离体培养的小鼠细胞较少发生衰老，可能是因为它们体外培养时不能产生衰老相关异染色质灶（senescence-associated heterochromatic foci，SAHF；见信息栏 10.1），而人类细胞容易发生。

这些种间的显著差异提示端粒缩短——控制人类细胞生物学行为的核心机制之一——与小鼠细胞的生物学行为无关，至少在实验小鼠身上如此。关于物种间控制细胞增殖差异的生物学原理仍是一个谜。引人注目的是，人类细胞在其一生中大约平均经历 10^{16} 次的有丝分裂，远比小鼠 10^{11} 次分裂更具有患肿瘤的危险（即小鼠细胞仅约为人类细胞的 0.1%，小鼠的平均寿命仅约为人类的 1%）。细胞分裂上 10^5 倍的差异使人类细胞患肿瘤的风险相应增加，需要强调的是，体型大、寿命长的哺乳动物（如人类）与体型小、寿命短的物种（如小鼠）相比需要演化一套防御肿瘤的额外机制。（很难做到从这种种间差异中总结出一个较普遍的结论，因为事实上在一些野生小鼠中，其细胞对端粒和端粒酶的调节与人类细胞又非常相似。）

研究者通过使小鼠胚系中编码端粒酶 *mTR* RNA 亚基的基因失活（补充信息栏 7.7），意外地发现端粒在小鼠生命活动中的作用。正如预期的那样，携带突变 *mTR* 等位基因的杂合子小鼠所产生的纯合子突变后代的体内所有细胞都缺乏端粒酶活性。在这类小鼠的一生中，端粒酶阴性表达小鼠的端粒可从 30kb 缩短到大约 25kb，但后者仍长于保护染色体末端端粒所需的长度。

mTR 阴性表达小鼠与野生型小鼠的表型没有明显区别，这一点进一步证明哺乳动物中端粒酶全酶的作用主要是维持端粒的长度，而对组织发育没有明显影响。（然而，继续表达 mTR 但不表达 mTERT 的基因突变小鼠表现出轻微的形态缺陷——一个胸椎转换成腰椎。这一改变显然是由于 mTERT 蛋白的功能与端粒作用不相关：它结合了转录因子复合体从而使β-联蛋白激活 Wnt 信号通路的基因表达，见图 6.26B。这些研究发现在 hTERT 上也得到了验证。）

端粒酶阴性表达的纯合子（$mTR^{-/-}$）小鼠在饲养至少 3 代以上均未出现表型的变化。但是，最终在第 5 代时发现端粒酶阴性的小鼠开始出现明显的表型改变。经过 5 代繁殖后，端粒酶缺失小鼠的端粒长度开始缩短（图 10.33）。这些第 5 代的 $mTR^{-/-}$ 小鼠开始出现病态，缺少创伤修复能力，表明细胞对促有丝分裂信号的反应降低了。当繁殖到第 6 代时，$mTR^{-/-}$ 小鼠这种异常表现进一步加重，同时生育能力明显降低。

第 6 代 $mTR^{-/-}$ 小鼠出生时端粒已经很短，之后也不能维持端粒长度，尤其在有丝分裂活跃的组织中有大量细胞死亡，组织失去功能。例如，增殖旺盛的组织，如胃肠的上皮细胞、造血系统和睾丸组织，开始明显地萎缩（细胞数减少）。这些异常现象与小鼠的遗传学特征并不平行，因为将突变导入生殖细胞中，上述表型在 5 代或 6 代之后才出现。

同时，这些结果进一步显示了人与实验性突变小鼠之间端粒的差异。人类端粒原始长度相对较短，在经历第 1 代繁殖后，失去端粒酶活性就会产生严重机体表型的改变，导致严重的后果（信息栏 10.8）。

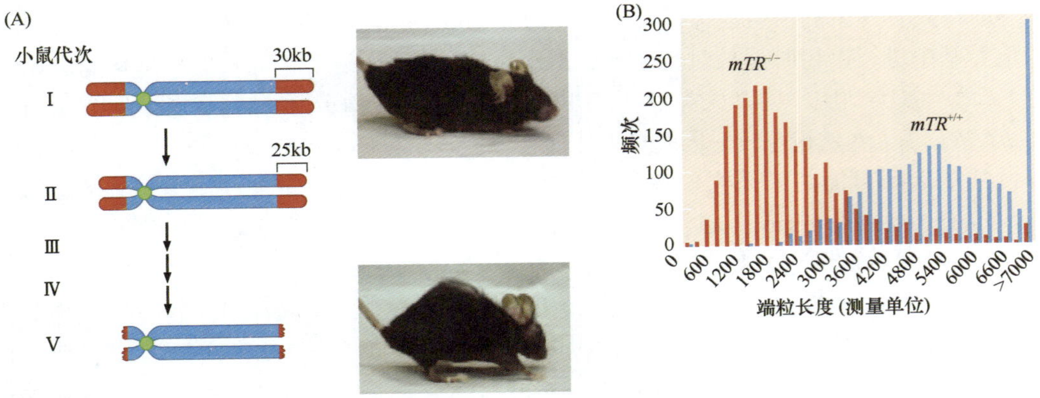

图 10.33　$mTR^{-/-}$小鼠多代繁殖后发生端粒侵蚀损耗　（A）经历若干代繁殖将导致端粒破坏：第一代$mTR^{-/-}$小鼠端粒的初始长度为30kb（红色），经过一代繁殖大约减少了5kb（左侧）。这些小鼠（右上）表型正常，第2代及第3代小鼠也同样正常。但到了第5代，细胞中的端粒已受到一定程度的损害而不能保护染色体末端的结构；组织也相应失去了自我更新和损伤修复的能力，而且这些小鼠出现早衰症状，包括日渐消瘦，驼背（右下）。为方便说明，图像为放大1000倍的端粒结构。（B）端粒长度可通过针对端粒重复序列的探针进行荧光原位杂交（FISH）检测。在这里mTR^{-}等位基因杂交端粒较短的野生型小鼠产生第一代$mTR^{-/-}$纯合子小鼠（红色）的端粒远短于$mTR^{+/+}$野生型小鼠（蓝色）的端粒长度。在这些小鼠群体中还检测到端粒长度存在着异质性，与同一小鼠的单个细胞群体中检测到的端粒异质性一样。图中显示的是所有>7000测量单位的端粒。［A，感谢R.S. 马泽尔（R.S. Maser）和R.A. 德皮尼奥（R.A. DePinho）。B，引自L.-Y.Hao et al., *Cell* 123: 1121-1131, 2005.］

信息栏 10.8　端粒酶功能缺陷与一种人类家族性综合征有关　人类的一种遗传疾病——先天性角化不良症（dyskeratosis congenita，DC），使原来再生能力强的组织，如皮肤、骨髓等不能再生，同时伴有染色体稳定性降低。在该疾病的X连锁形式中，一种蛋白dyskerin出现缺失或功能障碍。dyskerin与端粒酶相关的RNA亚基（*hTR*）结合，并协助*hTR*装配到端粒酶全酶复合体上（图10.24）。*hTR*和*hTERT*编码基因突变可引起该疾病的常染色体显性遗传形式。该疾病增殖组织中的细胞含有染色体融合导致的双着丝粒染色体。而一些个体骨髓造血干细胞再生能力丧失，导致造血系统破坏（图10.34），有些患者最后因为类似10.10节中的小鼠端粒破坏而患白血病。

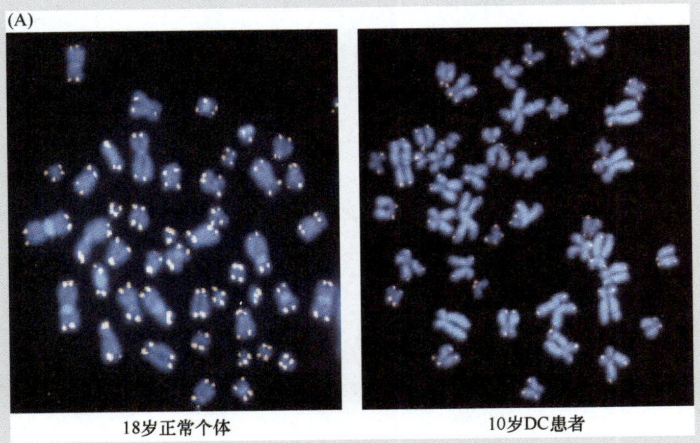

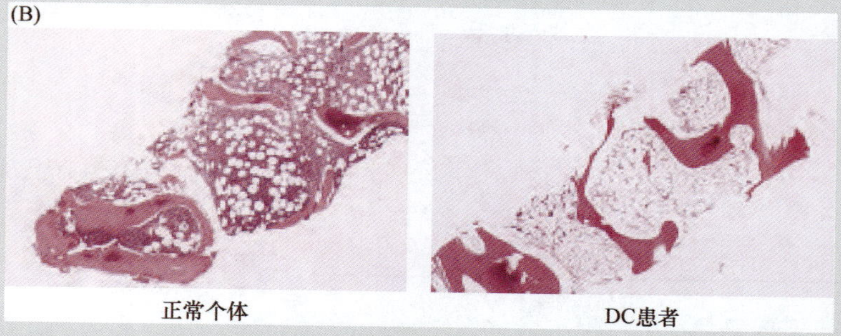

图 10.34　端粒与 DC 患者骨髓造血功能缺陷　DC 患者的许多组织萎缩，其原因可追溯到端粒酶功能缺失或端粒的严重破坏。（A）荧光原位杂交（FISH）用来检测分裂中期染色体的端粒，左图为一来源于 18 岁正常人的细胞，而右图为 10 岁 DC 患者的细胞。后者细胞中的许多染色体端粒太短以致无法被 FISH 检测到。（B）对 DC 患者生命威胁最大的组织萎缩往往发生在骨髓的快速增殖细胞中。图中左侧为正常骨，钙化的骨组织中间（粉色）充满了骨髓造血干细胞（紫色）。然而，生殖细胞 *hTR* 基因突变（右图，参见图 10.24B）的 DC 患者骨组织中完全没有骨髓细胞，这是由于患者的干细胞已经失去维持造血细胞增殖的能力。［A，感谢 S. 库尔卡尼（S. Kulkarni）和 M. 贝斯勒（M. Bessler）。B，感谢 M. 贝斯勒（M. Bessler）。］

10.10　端粒酶阴性小鼠既能增加也能降低肿瘤的易感性

实验小鼠易感自发性肿瘤，大部分为淋巴瘤和白血病。这一易感性的原因是导入生殖细胞的特异性突变能增加肿瘤原癌基因激活或抑癌基因失活的风险。在第 5 代或第 6 代端粒酶阴性小鼠中，其极度缩短的端粒对这些动物的肿瘤发生率影响有多大呢？

这个问题的答案看起来简单，但是我们可以想象这些 $mTR^{-/-}$ 小鼠的细胞退化，仅留下一些勉强维持组织和机体生存的健康细胞。在这些组织中，承担补充分化细胞池细胞数量任务的平台明显也无法再完成该任务了。

由于这些组织中的正常细胞几乎不能自我维持，早期癌细胞应该更难自我维持。从癌前细胞发展到恶性肿瘤的细胞克隆必须经历许多生长分裂循环——一般比邻近正常细胞经历更多的生长分裂周期数目（图 10.35A）。所以，早期肿瘤的形成中被成功激活的细胞克隆可能在完成循环之前被破坏了。

为了验证这一假设，使小鼠生殖细胞抑癌基因失活，编码 $p16^{INK4A}$ 和 $p19^{ARF}$ 的抑癌蛋白（8.4 节和 9.7 节）同时被抑制，产生易患癌的小鼠。正如预料的那样，这些小鼠具有较高的肿瘤易感性，能相对较早地发生淋巴瘤和纤维肉瘤。在致癌物暴露下，这种易感性更加明显。在一系列的实验中，将小鼠用致癌物二甲基苯并[a]蒽（dimethylbenz [a] anthracene，DMBA）处理，接着重复接受紫外线-B（UV-B）照射，20 周后，在 $p16^{INK4A}/p19^{ARF}$ 阴性表达的突变型小鼠中肿瘤发生率为 90%，而同样处理的对照组野生型小鼠在同一时间没有发生肿瘤。

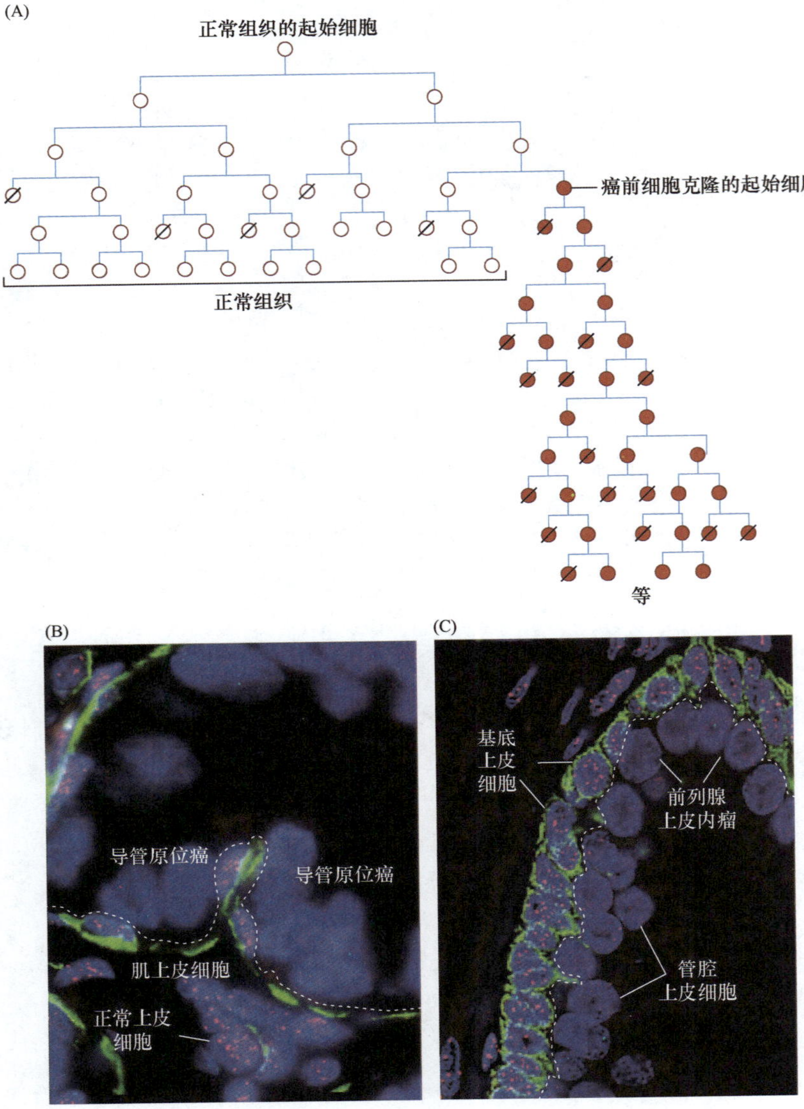

图 10.35　*mTR*$^{-/-}$小鼠和人的正常及肿瘤细胞谱系　（A）显示了在一小片组织中正常细胞的谱系（空心圈）。胚胎中的初始细胞作为这一组织生长发育的祖细胞，如所有的上皮细胞。在某一时刻，一个正常上皮细胞发生改变从而演变成癌前病变细胞的祖细胞（实心红色圈）。这个细胞克隆必须经过许多代的复制，才能最终形成肿瘤。斜线表示在几乎每一代细胞中都有大量的细胞凋亡或坏死。（B）细胞成瘤过程必须经历许多代的细胞繁殖，在这个过程中造成大量的端粒破坏。图中通过 FISH 显示端粒（粉红色）。在正常人乳腺导管的管腔上皮细胞（下部）和肌上皮细胞中均有端粒。但是，在乳腺导管原位癌（DCIS）中，构成肿瘤细胞群体的导管上皮细胞（虚线上部）失去了所有能检测到的端粒 DNA。而在邻近正常肌上皮细胞（虚线下部，α-平滑肌肌动蛋白染色，绿色）仍有深染的端粒（在所有病理片中，细胞核染成蓝色）。（C）在前列腺上皮内瘤变（PIN）——前列腺癌的早期病变中，也有类似的动态变化，许多管腔上皮细胞（下部点线）已经没有端粒 DNA 染色，而细胞角蛋白染色阳性（左上部点线）的基底上皮细胞（左上部）仍显示强阳性的端粒 DNA 信号。［B 和 C，感谢 A.K. 米克（A.K. Meeker）；另见 A.K. Meeker, J.L. Hicks, E.A. Platz et al., *Cancer Res*.62: 6405-6409, 2002.］

进一步实验表明，将 $p16^{INK4A}/p19^{ARF}$ 失活的生殖细胞导入缺少 *mTR*（编码小鼠端粒酶全酶的 RNA 亚基）的小鼠（图 10.24）。在对照组，端粒酶阳性、$p16^{INK4A}/p19^{ARF}$ 阴性的小鼠有 64%发生肿瘤，而在第 4、5 代 $mTR^{-/-}$ $p16^{INK4A}/p19^{ARF}$ 阴性的小鼠仅有 31%发生肿瘤。通过观察小鼠 16 周的生存率，88%端粒酶阳性小鼠因患肿瘤而死亡，而端粒酶阴性的第 5 代小鼠仅有 46%死亡，差异具有显著性。

端粒酶阴性小鼠患癌率低表明，$mTR^{-/-}$小鼠的正常组织在肿瘤发生前已经耗尽所有复制的能量。这些小鼠体内一旦发生肿瘤，初始的肿瘤细胞群在形成肉眼可见的肿块前必须经过许多代的增殖（图 10.35A）。然而，在肿瘤发展的相对早期，这些具有增殖潜力的肿瘤细胞因端粒破坏而启动衰老，肿瘤发生消退。实际上，在人组织中，癌前病变细胞在成瘤的过程中其端粒长度明显缩短，这一改变可能是因为这些细胞周围的正常细胞经历了更多的细胞周期（图 10.35B 和 C）。

敲除生殖细胞两个拷贝 *p53* 基因的小鼠表现与 $p16^{INK4A}/p19^{ARF}$ 失活小鼠完全不同。通常，在 $p53^{-/-}$小鼠引入 *mTR* 基因突变，使小鼠生殖细胞 *p53* 失活导致患癌风险和死亡率增加，这一点与人类利-弗劳梅尼综合征的状况类似（9.12 节）。

分析第 5、6 代 $mTR^{-/-}$伴有 $p53^{-/-}$小鼠的细胞基因组，发现其肿瘤形成率明显高于 $p53^{-/-}$纯合子小鼠。而且肿瘤类型从 $p53^{-/-}$小鼠常见的淋巴瘤和血管肉瘤扩大到人类常见的肿瘤，这一发病趋势在第 7、8 代端粒阴性的小鼠中更为明显（图 10.36）。

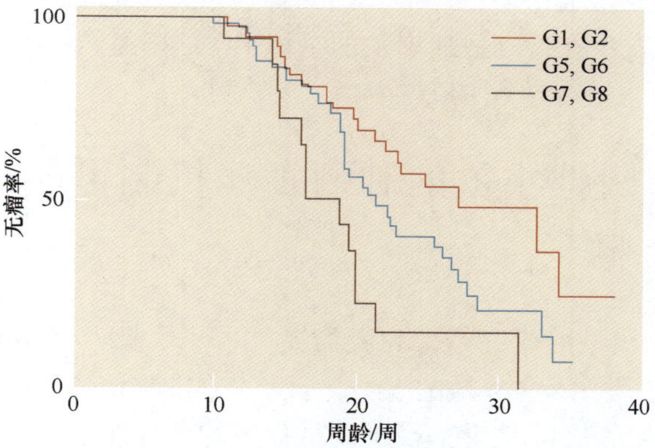

图 10.36　肿瘤易感 $mTR^{-/-}$、$p53^{-/-}$小鼠的肿瘤发生率　通过卡普兰-迈耶曲线分析，随着繁殖传代（G），生殖细胞同时缺失 *p53* 和 *mTR* 基因小鼠的肿瘤发生率明显增加。第 1、2 代（红色）小鼠，到 24 周龄时，大约 50%的小鼠已经检测到肿瘤，而第 5、6 代小鼠（蓝色）的肿瘤发生率快速增长，到了第 7、8 代（棕色），大约 50%的小鼠在 17 周龄就已检测到肿瘤。（引自 L. Chin, S.E. Artandi, Q. Shen et al., *Cell* 97: 527-538, 1999.）

如何解释这一有趣的结果？可以设想当第 5、6 代小鼠的细胞耗尽端粒时，细胞染色体开始进入 BFB（断裂-融合-桥）循环（图 10.15），之后出现衰亡。我们已经明确 BFB 循环中形成的双链 DNA 断裂可通过 p53 依赖的途径引发细胞凋亡（9.6 节），因此，携带正常 *p53* 基因并进入 BFB 循环的细胞可能迅速从组织中消失。

当第 5 代或第 6 代的 $mTR^{-/-}p53^{-/-}$小鼠经历 BFB 循环时，为了生存，需要修复染色体 DNA 断裂损伤。然而，许多细胞由于缺乏关键的促凋亡反应机制——p53——而得以存活下来。尽管染色体核型紊乱，但这些细胞仍然保留着细胞生长和分裂能力，而且这些细胞的染色体能持续数周 BFB 循环。

p53 缺失而不能诱导细胞凋亡，使这一恶性循环不断在细胞中反复进行。结果在 BFB 过程中出现大量染色体易位，而导致细胞的基因组不稳定，此外更重要的是，有证据表明，双链 DNA（dsDNA）断裂会导致断裂处附近染色体的扩增或缺失。

尽管还没有证据证明 BFB 循环会对 p53 阴性细胞产生致命影响，但这种恶性循环一定会影响细胞的增殖能力。这意味着单个细胞要面临很大的选择压力来逃脱 BFB 循环并恢复核型的稳定，一旦完成这一过程，细胞便能快速增殖。由于生殖细胞中 *mTR* 基因已被敲除，在这些小鼠细胞中端粒酶不再被激活。基于这点，一旦细胞通过旁路激活 ALT 端粒维护系统，这些细胞就能稳定祖细胞失去端粒后造成的异常核型而使细胞重新保持增殖状态。

显然，核型紊乱会促使细胞产生新的基因异常状态（包括易位、缺失、扩增），在这些新的基因状态中，有一些可能有助于肿瘤形成。也就是说，基因的不稳定可增加促癌基因结构的发生。这也相应地解释了为什么在 p53 阴性细胞中端粒破坏实际上能推动肿瘤发展。

这些 $mTR^{-/-}$ 小鼠模型发生的情况在人类中也可以找到一些对应现象。前面提到，在 DC 患者（信息栏 10.8）中，一旦进行骨髓移植使崩溃的造血系统成功重建，常常会导致肿瘤发生，一些发展成血液恶性肿瘤（诸如骨髓不典型增生和急性髓细胞性白血病）或胃肠道肿瘤。肿瘤发生在持续快速增殖的组织中，这些组织正是端粒酶活性缺失导致端粒迅速侵蚀的部位，最终导致 BFB 循环。

10.11　端粒酶阴性小鼠的肿瘤发病机制可能同样适用于人类肿瘤

大量转基因小鼠模型的研究结果为我们提供了一个极为有趣的肿瘤发病机制模型（图 10.37），它解释了为什么大多数的人类肿瘤中存在非整倍体染色体。推论一下，在漫长的肿瘤发生发展过程初期，癌前病变细胞群体中的部分细胞丢失 *p53* 基因拷贝。癌变前期细胞经历的缺氧及随后的 p53 相关凋亡事件可能会形成有利于 p53 缺陷细胞生长的选择压力。另外，*p53* 基因拷贝已在初始的肿瘤细胞中丢失，从而降低了癌基因诱导细胞凋亡的可能性（9.7 节）。

有时在 p53 功能缺失后，随着肿瘤不断演进，由于端粒酶活性明显降低，癌前病变细胞的端粒缩短开始加速（图 10.35），并最终被破坏。随之重复的 BFB 循环将导致非整倍体形成。然而，由于这些细胞同样丧失 p53 的功能，它们仍能继续保持一定的缓慢增殖能力。

在已进入 BFB 循环的细胞群体中，总有某一细胞将获得 *hTERT* 基因再表达的能力，这样能够使细胞保持核型稳定从而阻止细胞继续 BFB 循环。可以想象这些细胞一旦恢复了端粒酶活性，将会对其染色体 DNA 的分子末端进行修复，进而使细胞再次迅速增殖。当然，这些再次激活的端粒酶不能使大量的非整倍体复原，这些非整倍体的累积始于端粒破坏，止于 *hTERT* 表达的时间内。（这种情况不仅适用于端粒酶活性，也适用于

ALT 保护基因组免受 BFB 破坏的机制。）

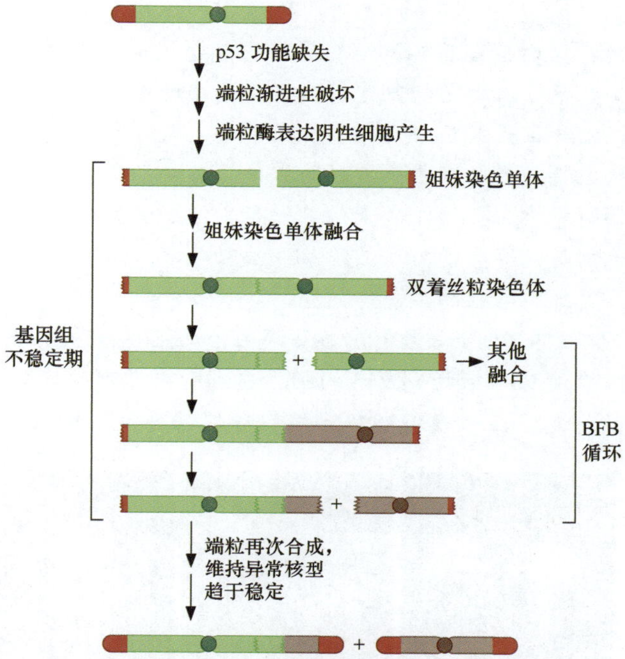

图 10.37　BFB 循环促进人肿瘤形成的机制模型　在肿瘤演进的早期阶段，*p53* 抑癌基因的失活是有利于细胞生存的，因为这样能帮助初始肿瘤细胞逃避凋亡（凋亡原因包括癌基因的激活、血管不足造成的营养匮乏、缺氧、代谢物毒性）。随后，在肿瘤演进过程的癌前细胞群体中，端粒 DNA（红色）破坏到不能保护染色体末端的水平时，BFB 循环（图 10.15）发生，导致染色体重排，在断裂点附近出现 DNA 扩增或缺失（未显示）。经历 BFB 循环的细胞将通过 p53 诱导凋亡的途径被清除，然而，当 p53 功能缺失时，这样的细胞将会生存下来。尽管伴有核型异常的细胞其增殖速度会降低，但其不易发生凋亡。这类细胞的产生将会形成更多的变异体，这些变异的细胞会再生端粒和维持核型稳定，并获得快速增殖的能力。在突变的 $mTR^{-/-}$ 小鼠细胞中（图 10.36），通过 ALT 端粒维持系统激活获得端粒稳定性，而在野生型（如 $mTR^{+/+}$）机体（包括肿瘤患者）中使 hTERT 再表达，可允许端粒重建并保持适当的端粒长度。一旦端粒在所有染色体末端再生，因 BFB 循环而导致的进一步核型异常将会受阻。但是，前期已经生成的任何核型异常将会被保留下来并传递到子细胞群体中。

人胰腺癌演化过程的研究为这一模型提供了依据。在多阶段胰腺组织癌变过程的早期，在低级别腺瘤的有丝分裂细胞（图 11.12B）中，少量的后期桥是 BFB 循环的标志。然而，在发展到重度不典型增生的腺瘤细胞中出现了大量的连接桥。之后，在更晚期的原位癌中，后期桥的水平再次降低。这种生物学行为强有力地支持了这一模型。如上所述，BFB 循环及与之相关的染色体不稳定性通常发生在肿瘤多阶段进程的特定阶段。

另外，根据对人食管癌、结肠癌和乳腺癌的研究发现，端粒相对短的肿瘤预后不良，而长端粒的肿瘤预后较好，包括生存期延长。这里我们再次强调：拥有不适宜长度端粒的肿瘤细胞具有相对频繁的 BFB 循环，或许这是因为它们表达 hTERT 的水平不足以保护和维持端粒 DNA 的长度。BFB 循环随后在肿瘤形成过程中造成一种持续性的染色体不稳定性，产生新的异常基因型，其中的一些变异对诸如恶性增殖和侵袭性生长的表型有利。某些慢性炎症可能与癌症风险增加有关，也可能与端粒破坏和 BFB 循环有关（信息栏 10.9）。

信息栏 10.9　慢性炎症器官中的端粒异常可能导致肿瘤发生　我们将在第 11 章讨论慢性感染或炎症导致人类组织细胞持续性损伤而诱发细胞癌变和肿瘤的过程。这种持续的细胞端粒损耗往往经历十几年甚至几十年之久，往往发生在溃疡性结肠炎、巴雷特食管炎及被乙肝或丙肝病毒感染的组织中。在这些受影响的组织中，分化细胞损失迫使这些干细胞要比正常组织的干细胞进行更活跃的细胞分裂。这种超负荷的复制分裂将会超过干细胞的再生能力，最终导致端粒破坏，激发 BFB 循环，在子代细胞中产生有利于癌变细胞增殖的染色体核型。

这样的机制可以较好地解释为何患各种炎症和慢性感染性疾病的个体中肿瘤发病率高。事实上，在溃疡性结肠炎患者的肠上皮细胞内，可发现后期桥，它是 BFB 循环及端粒破坏的标志。正如我们所料，端粒破坏将导致结肠癌发生（图 10.38）。

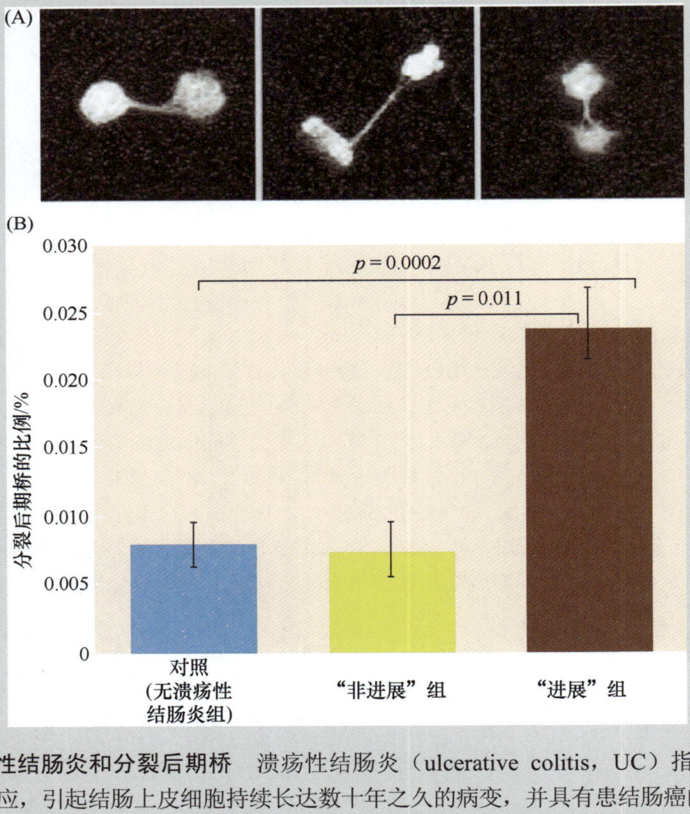

图 10.38　溃疡性结肠炎和分裂后期桥　溃疡性结肠炎（ulcerative colitis，UC）指结肠上皮受到慢性刺激和炎症反应，引起结肠上皮细胞持续长达数十年之久的病变，并具有患结肠癌的风险。（A）UC 患者被分为“进展”组和“非进展”组，前者的结肠已有一个甚至多个肿瘤，后者没有肠道肿瘤。在这些“进展”组患者的结肠上皮细胞中，经常发现有丝分裂后期桥，这是 BFB 循环的标志（图 10.15 和图 10.16），而且这些细胞端粒普遍缩短并有大量的核型异常（未显示）。（B）正常个体的结肠组织和“非进展”组 UC 患者组织细胞后期桥相对较少，而在“进展”组 UC 患者炎症上皮细胞中发现大量后期桥，显示了后期桥与肿瘤发生的相关性。*p* 值表示差异具有显著性。（引自 J.N. O’Sullivan et al., *Nat. Genet.* 32: 280-284, 2002.）

类似地，在巴雷特食管炎细胞（图 2.14）中同样有后期桥，由于胃酸反流加速食管上皮的更新，在很大程度上可导致食管癌发生。

这一模型对广泛存在于人类肿瘤细胞中的非整倍体核型现象给予了明确的解释。虽然没有直接的实验证据，但普遍观点认为，非整倍体核型通过增加促增殖的原癌基因表达清除控制细胞增殖的抑癌基因而使细胞获得生长优势。因此，这一 BFB 循环可能成为加速肿瘤进展的重要因素，即通过增加基因组的不稳定性，使演变中的癌前病变细胞产生大量新的可能具有潜在增殖优势的异常基因型。

但是其他支持此观点的现象却也难证明。例如，2/3 的急性髓细胞性白血病（AML）患者的白血病细胞表现正常核型，而剩余 1/3 的患者细胞表现为各种紊乱的核型。核型正常的肿瘤比紊乱核型的肿瘤的端粒明显更长，这也符合破坏的端粒可能导致正常核型错排的观点。另外，有意思的是，多达 1%的人群携带 *hTERT* 的亚效等位基因——它能产生低活性的酶功能。重要的是，遗传了这种等位基因的个体（该酶仅表现出 60%正常 hTERT 的功能）在 AML 患者中出现的频率要高 3 倍。这表明，这些患者身体中的正常细胞维持正常端粒长度的能力较低，而倾向于使这些人发生核型异常的白血病。事实上，患先天性角化不良症的患者（图 10.34B）发生骨髓异常增生综合征的风险大大增加，而导致患 AML 的风险增加。

对端粒的早熟、病态缩短现象的观察引出了另外一个问题：老年人中显著增加的癌症发病率和死亡率（图 11.3）是否至少部分由端粒正常缩短导致？通过对正常人群中端粒长度的详细测量，确实发现随着年龄增长，端粒明显缩短。如图 10.39A 所示的检测

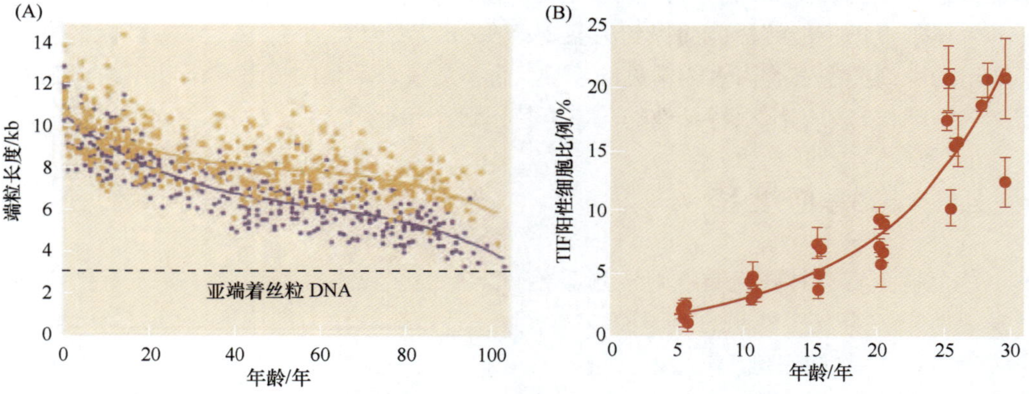

图 10.39　端粒缩短、衰老与肿瘤　（A）对 400 份不同血样中的淋巴细胞和瘤细胞端粒 DNA 长度进行分析，结果表明，随着年龄增加，在两种细胞中端粒长度均持续缩短。测量误差为±0.5kb。水平虚线表示阈值水平，低于阈值水平的端粒 DNA 不能对染色体末端起到保护作用。（B）在不同年龄狒狒的真皮成纤维细胞中可检测到端粒机能紊乱病灶（telomere dysfunction-induced focus，TIF）。只要细胞内 dsDNA 断裂（第 12 章）的标志物γ-H2AX 与端粒 DNA 共定位，便记作 TIF；TIF 代表未修复和明显不可修复的 dsDNA 断裂。它们的积累表示端粒损伤（和导致的细胞衰老）在驱动特定组织老化过程中起重要作用。［A，感谢 G.M. 贝洛赫尔（G.M. Baerlocher）和 P. 兰斯德罗普（P. Lansdrop）。B，引自 U. Herbig et al., *Science* 311: 1257, 2006.］

数据，我们可以从中得到 3 个结论。①在一些（或许是大多数）人组织中，端粒随着年龄增长而逐步缩短。②不同组织中端粒缩短速度不同，很可能是因为不同细胞系有丝分裂活性不同和各干细胞群表达的端粒酶功能水平不同。③每条曲线上的点表示在生命早期端粒 DNA 长度或生命过程中端粒缩短的速度在大量个体间的变异性。（此外，虽然这里没有讨论，但单个细胞中不同染色体的端粒长度也不同，如图 10.33B 所示。）

另外，有研究（这里不详细展开）发现第四个高度相关的结论：正常循环的淋巴细胞端粒长度较短的个体更易患头颈癌、膀胱癌、肺癌和肾癌。在这种情况下，淋巴细胞被认为可代表全身的正常细胞。这表明在正常组织中短端粒意味着终生患各种癌症的风险都增加。（这里我们可回忆之前提到的现象，携带 *hTERT* 亚效等位基因的个体更易患 AML。）

重要的是，在一些老年患者中，端粒的平均长度已经明显缩短，以至于剩余的残留端粒序列大部分由亚端粒 DNA 组成——这是不能阻止染色体末端融合（图 10.17）的端粒相关序列。$mTR^{-/-}p53^{-/-}$小鼠（图 10.36）的行为提示，这些异常功能的端粒或许导致 BFB 循环、突变性增加和癌症演进——这一相关性还未直接证明。

有研究发现，在我们的近亲狒狒的细胞中也出现关于端粒破坏的结果。当狒狒长大后，它们也表现出端粒异常的真皮成纤维细胞的比例逐渐增加（图 10.39B）。将这一现象与人类端粒长度检测结果综合分析，发现端粒的逐渐破坏可导致如衰老相关异染色质灶（信息栏 10.1）等未修复端粒的累积，因而其或许可作为启动和维持这些细胞衰老的一种信号（10.3 节）。实际上，随着年龄的增加，这种损伤端粒在许多其他细胞类型中都有报道。（端粒诱导的衰老对机体整体老化的具体作用目前仍待报道。）

上述观点仍不能解释前面提到的问题：在 $mTR^{-/-}p53^{-/-}$小鼠中，如何影响这些小鼠表现出的肿瘤类型发展为人类常见的癌症，而不是鼠类常见的血液和间叶组织细胞的肿瘤。关于端粒与患病组织特异性的关系有待于进一步研究。

10.12　总结与展望

芭芭拉·麦克林托克首次对玉米染色体末端的端粒进行描述时，并没有预料到这一发现能与肿瘤发病机制的分子模型联系到一起。端粒作为细胞增殖能力的一个主要决定因素，限定了细胞停止增殖并进入衰老状态前所需的增殖分裂周期。人类正常细胞的这种限制增殖潜能的功能是抑制肿瘤发展的主要因素之一，即限制癌前病变细胞克隆的增殖。

这一细胞永生化和肿瘤发病机制的模型表述得简单明了。但是，这并不能掩盖我们对端粒结构和功能知之甚少的事实，本章中的一些结论还有待进一步完善。

本章所表述的学术观点与衰老的关系仍是一个悬而未决的科学问题，衰老是生物学领域的另一重要问题：在人类和其他长寿的哺乳动物中，机体的衰老多大程度上该归结于端粒长度的持续缩短，导致一些组织中细胞的增殖能力丧失，并最终导致细胞大量衰亡而不能维持组织结构和功能的完整性？尽管这种衰老机制的观念很有吸引力，但我们仍需考虑其他可能的机制。例如，在数十年的生命过程中，长年累月遭遇的各种化学和遗传损伤可导致衰老组织中的细胞逐渐丧失生长和修复能力。而这种细胞活力的丧失与端粒缩短可能没有直接关系。

与这些问题相关的是我们之前提出的另一个问题：年龄相关的端粒缩短是否可增加老年人肿瘤的发病率？在下一章，我们将探讨肿瘤形成是一个多阶段过程，且每一步经常需要很多年才能完成，这些动力学本身可以用来解释年龄相关的癌症发生。现在我们或许需要借用另外的机制去解释老年个体肿瘤的发生：或许他们明显破坏的端粒激发了 BFB 循环和遗传不稳定性而加速肿瘤的形成。

这些问题都不可避免地回到了端粒酶及其功能的关注点上。有趣的是，端粒在受精不久后或许是相当短的。然而在卵裂期的胚胎中，发生了类似 ALT 的不依赖端粒酶的染色体重组机制，使即将形成的囊胚中产生长端粒。因此，端粒酶在组织特异性干细胞（它们将生成某种分化细胞谱系）中表达，在高度分化的细胞中表达水平非常低。

已报道的一些类型的干细胞虽然可表达易检测到的端粒酶水平，但这种活性明显不能将端粒维持在一个恒定水平。随着生命延长，端粒长度逐渐缩短也证明了这一点。（由于大部分组织中的分化细胞一般来自相应组织干细胞分化而来的细胞系，因而在这些分化细胞中端粒的逐渐缩短一定反映了相应干细胞的端粒状态。）

这里描述的端粒酶阴性小鼠的实验，主要体现了端粒酶缺失和端粒 DNA 极度缩短的结果：这些细胞在功能性 p53 存在时将进入衰老，并大量死亡——这一机制能够阻断癌前细胞克隆的进一步增殖。然而，没有 p53 作用时，明显缩短的端粒不能激发细胞衰老，相反或许将导致细胞进入各种断裂-融合-桥的循环中而导致更大范围的基因不稳定性（图 10.40）；这种增加的可突变性可加速初期肿瘤的演进。

关于 hTERT 和端粒酶目前仍有很多困惑有待阐明。外源提高 hTERT 表达能保护特定类型的细胞免受 p53 诱导的凋亡。有趣的是，失去催化活性的 hTERT 突变体仍具有这种保护作用。同样地，在斑马鱼中，敲除 *zTERT* 基因导致造血作用（产生各种血细胞）降低，这种效应可通过导入缺乏 TERC 结合结构域而缺乏正常端粒酶活性的 zTERT 突变体逆转。此外，缺乏逆转录酶活性的 TERT 突变体过表达可刺激小鼠毛发生长。

这些 hTERT 非端粒酶相关功能或许某天能与 hTERT 的另一生化活性关联起来：它在细胞核中与染色质修饰酶 Brg-1 蛋白相连，而放大 Wnt-β-联蛋白刺激的转录信号。这种功能似乎可解释为什么 hTERT 蛋白的免疫荧光定位显示 hTERT 沿染色体长度分布而不聚集在末端端粒处。

通过 siRNA 介导细胞 hTERT 失活后，其暴露于各种诱变剂后的修复 DNA 能力明显降低。这种作用不能简单地归因于 hTERT 对端粒 DNA 的作用。回忆之前讲到的事实：通过 ALT 机制（形成非常长的端粒）维持端粒长度的某些细胞在引入 *ras* 原癌基因后不容易发生转化，但如果它们有外源表达的 hTERT 就非常容易转化。类似这样的许多现象表明端粒维持仅是多潜能 hTERT 蛋白的功能之一。

由端粒破坏控制的复制性衰老可作为一种抑制细胞系无限复制能力的机制。最近一些年，这种观点已受到两种发现的挑战。第一，离体细胞培养条件影响复制性衰老的启动。从这方面看，衰老的时间选择不再是培养细胞内在自主发生的过程。第二，之前提到的，各种研究发现 hTERT 有不同于维持端粒稳定的多重功能。总之，这些发现提出了一个问题：是否 hTERT 蛋白使细胞避免衰老的能力与其延长端粒 DNA 有关？

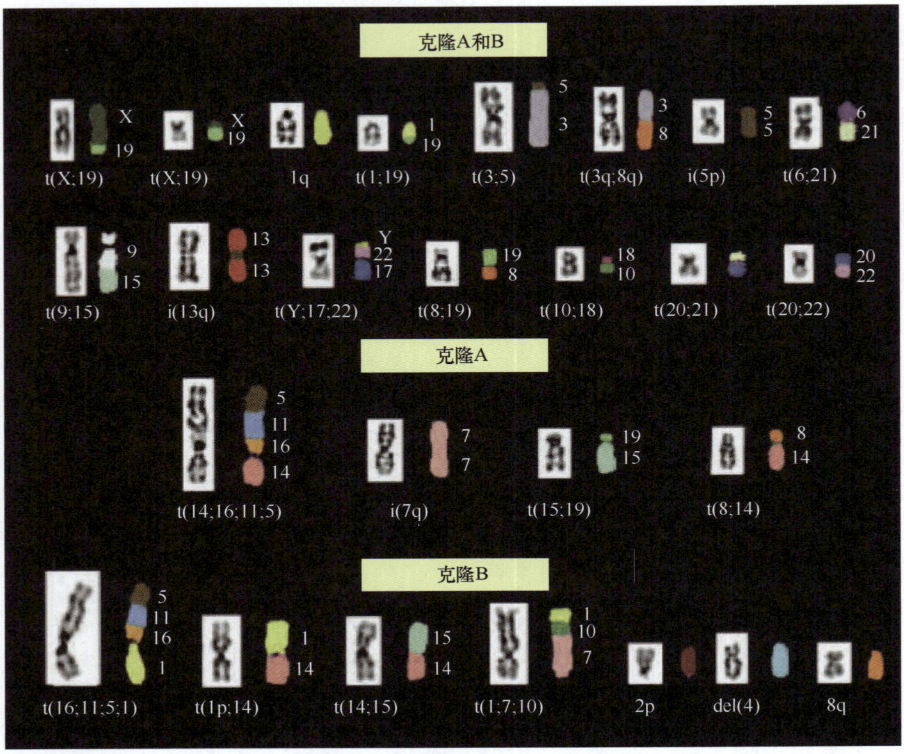

图 10.40　染色体核型异常　这里，通过使用 SKY 技术将每一条染色体标以不同颜色，来揭示肿瘤细胞的染色体核型。在对人类膀胱癌细胞系的两个亚克隆（A 和 B）的观察中，发现大量染色体易位。许多染色体携带来自两个或更多的正常染色体的片段。这一事实充分证明发生了易位。易位用“t”后面接数字表示，来标记染色体片段的亲本来源。“i”代表等臂染色体，也就是早期染色体中同样的臂等长复制。“p”和“q”分别代表染色体的短臂和长臂。“del”则表示染色体片段丢失。“克隆 A 和 B”表示两个亚克隆中共有的异常染色体，而“克隆 A”和“克隆 B”则表示只在相应亚克隆中出现的染色体核型。两个亚克隆共有的染色体易位可能发生于细胞进行体外培养之前，而两个亚克隆间染色体的核型差异则表明培养过程中出现了染色体不稳定性。新暴露于体外培养的肿瘤细胞中可发现相当多的非整倍体。（引自 H.M. Padilla-Nash et al., *Genes Chromosomes Cancer* 25: 53-59, 1999.）

重要的是，这些发现没有影响另一个重要的观点：严重的端粒破坏会激发人细胞衰老，而 hTERT 的异常表达可阻止或使细胞逃避随之而来的死亡。同时，无论起初用培养细胞定义的复制性衰老是否是真实现象，可以明确的是，在活组织中发生了特定类型的衰老（如癌基因诱导的衰老），它们似乎可阻止肿瘤细胞进一步生长。

端粒酶在临床药理方面的应用存在很大争议。一旦 hTERT 在正常端粒酶阴性的人细胞中表达，它就可以提供完整的端粒酶功能并保护端粒，导致永生化。这种提高增殖能力的研究引起了老年医学专家的极大兴趣，如何预防衰老并恢复老年人组织细胞的活力是一个难题。一些专家已经提出端粒破坏是衰老的重要原因。因此，有些研究者提出可利用 hTERT 改善衰老组织增殖能力。但是，由于端粒酶的双重作用，若将端粒酶导入衰老的组织，可能引起原来散布在组织中的某个癌前病变细胞不可逆转地永生化，形成可见的肿瘤。若无端粒酶激活，这些组织可能永远不会发生肿瘤。

下一章中，我们将通过直接有力的实验证据，详细阐述端粒和端粒酶在肿瘤发病机制方面的作用：导入 *hTERT* 基因使正常细胞转化成致瘤细胞的实验中发现，*hTERT* 基因是正常细胞转化的一个不可或缺的成分。没有 *hTERT*，人类细胞就不能发生转化。（细胞转化实验证明了这一点，通过外源基因导入，如 *myc*，可以诱导内源性 *hTERT* 基因的表达，从而完成细胞转化。）

端粒酶的作用好比肿瘤细胞增殖的加油站，这提示了一种新的抗癌治疗策略。端粒酶抑制剂可能会有效地杀死携带相对较长端粒的肿瘤细胞，因为在大多数肿瘤细胞中，端粒酶表达为阳性。如果能成功抑制端粒酶活性，端粒酶抑制剂应当对正常细胞的毒性作用小，因为机体正常细胞的端粒酶水平较低，且仅在 S 期瞬间表达。

由于抗端粒酶药物可杀伤多种人类癌症细胞而对相应的正常细胞仅有轻微副作用，它被认为是在对抗癌症战争中长期寻找的“良方”。（例如，大多数人前列腺癌表现出易检测的端粒酶活性，而正常前列腺组织缺乏可检测的端粒酶活性。）然而尽管这一发现让人很受鼓舞，但一些现实结果并不理想因而不能推广。首先，一些制药公司对新的 hTERT 抑制剂进行研发和临床试验均以失败告终，失败的原因不明确；其次，没有人知道体内正常细胞中低表达的端粒酶活性对细胞的增殖和生存是否有重要作用。因而，即使真的研发出来，抗端粒酶药物的毒性作用也难以预测。

hTERT 功能抑制剂的药物研发失败导致人们提出另一个方案——构建与人端粒酶 *hTR* RNA 亚基模板区域互补的化学修饰的 13nt RNA（图 10.24A）。在培养的端粒酶阳性癌细胞中，这一全酶的抑制因子快速将端粒酶检测活性降低 90%～95%；它的临床效应检测还在进行中。尽管如此，这一有希望的药物治疗作用，尤其是它引起持久临床反应的能力，可能受上述端粒生物学的现实所影响：肿瘤负荷的短期降低之后，或许癌细胞转换成 ALT 维持端粒的状态，从而不依赖 hTERT 也能导致肿瘤继续增殖。因此，利用 hTERT 在人肿瘤中的广泛表达而开发新的肿瘤特异性治疗靶点仍有待进一步探索。

重要概念

- 两种因素限制了培养细胞无限增殖的能力——衰老和凋亡。
- 衰老指细胞长期处于不再增殖的自我存活状态；凋亡指细胞的程序性死亡。
- 体外培养条件引起的生理应激引起细胞衰老；而衰老在限制体内细胞的癌性生长中起重要作用。
- 端粒破坏能诱导凋亡，其结果是大范围的染色体末端与末端融合、核型异常和细胞死亡。
- 大多数癌前病变细胞通过激活 hTERT 表达而逃离危象，端粒酶能特异地通过增加六核苷酸拷贝来延伸端粒 DNA 的长度。

- 一些肿瘤细胞通过 ALT 机制使端粒 DNA 再生以抵抗凋亡。
- 细胞通过端粒酶作用或 ALT 机制来稳定端粒，获得无限增殖能力，而达到永生化。
- 细胞永生化是人类肿瘤发生和发展的先决条件。
- 伴随细胞凋亡的染色体末端融合将导致反复的 BFB 循环，这是多种人类实体肿瘤细胞中非整倍体核型产生的原因。
- BFB 循环可能是癌症早期细胞获得突变等位基因的重要方式，进而加速完全恶化肿瘤细胞的形成。

思考问题

1. 为什么细胞永生化对肿瘤发展如此重要？

2. 哪种类型的证据把端粒和端粒酶与细胞进入衰老状态联系起来，以及有什么样的替代机制使细胞进入这种状态？

3. 若假设在将来研发出端粒酶的特异性抑制剂，成为抗癌药，那么它关闭端粒酶表达会带来什么新的并发症和副作用？

4. t 环的分子构型如何保护端粒 DNA？

5. 端粒酶相关的 *hTR* RNA 分子是如何通过 hTERT 酶来促进并维持端粒 DNA 的？

6. BFB 循环为癌前病变细胞群带来哪些优势？

参考读物

Adams PD (2007) Remodeling of chromatin structure in senescent cells and its potential impact on tumor suppression and aging. *Gene* 397, 84–93.

Artandi SE & DePinho RA (2010) Telomeres and telomerase in cancer. *Carcinogenesis* 31, 9–18.

Aubert G & Lansdorp PM (2008) Telomeres and aging. *Physiol. Rev.* 88, 557–579.

Bertuch AA & Lundblad V (2006) The maintenance and masking of chromosome termini. *Curr. Opin. Cell Biol.* 18, 247–253.

Bessler M, Wilson DB & Mason PJ (2010) Dyskeratosis congenita. *FEBS Lett.* 584, 3831–3838.

Blackburn EH & Collins K (2010) Telomerase: an RNP enzyme synthesizes DNA. *Cold Spring Harb. Perspect. Biol.* a003558.

Blanpain C, Horsley V & Fuchs E (2007) Epithelial stem cells: turning over new leaves. *Cell* 128, 445–458.

Blasco MA (2005) Telomeres and human disease: ageing, cancer and beyond. *Nat. Rev. Genet.* 6, 611–622.

Campisi J & d'Adda di Fagagna F (2007) Cellular senescence: when bad things happen to good cells. *Nat. Rev. Mol. Cell Biol.* 8, 729–740.

Cesare AJ & Reddell RR (2010) Alternative lengthening of telomeres: models, mechanisms and implications. *Nat. Rev. Genet.* 11, 319–330.

Collado M & Serrano M (2010) Senescence in tumours: evidence from mice and humans. *Nat. Rev. Cancer* 10, 51–57.

Collins K (2006) The biogenesis and regulation of telomerase holoenzymes. *Nat. Rev. Mol. Cell Biol.* 7, 484–494.

Coppé JP, Desprez PY, Krtolica A et al. (2010) The senescence-associated secretory phenotype: the dark side of tumor suppression. *Annu. Rev. Pathol. Mech. Dis.* 5, 99–118.

de Lange T (2009) How telomeres solve the end-protection problem. *Science* 326, 948–952.

Flores I & Blasco MA (2010) The role of telomeres and telomerase in stem cell aging. *FEBS Lett.* 584, 3826–3830.

Hayflick L & Moorhead PS (1961) The serial cultivation of human diploid cell strains. *Exp. Cell Res.* 25, 585–621.

Hiyama E & Hiyama K (2007) Telomere and telomerase in stem cells. *Brit. J. Cancer* 96, 1020–1024.

Martinez P & Blasco MA (2011) Telomeric and extra-telomeric roles for telomerase and the telomere-binding proteins. *Nat. Rev. Cancer* 11, 161–176.

Mooi WJ & Peeper DS (2006) Oncogene-induced senescence: halting on the road to cancer. *N. Engl. J. Med.* 355, 1037–1046.

Murnane JP (2010) Telomere loss as a mechanism of chromosome instability in human cancer. *Cancer Res.* 70, 4255–4259.

O'Sullivan R & Karlseder J (2010) Telomeres: protecting chromosomes against genome instability. *Nat. Rev. Mol. Cell Biol.* 11, 171–181.

Prieur A & Peeper DS (2008) Cell senescence in vivo: a barrier to tumorigenesis. *Curr. Opin. Cell Biol.* 20, 150–155.

Shay JW & Wright WE (2011) Role of telomeres and telomerase in cancer. *Semin. Cancer Biol.* 21, 349–353.

Stewart SA & Bertuch AA (2010) The role of telomeres and telomerase in cancer research. *Cancer Res.* 70, 7365–7371.

（吕有勇　晏婧　张亚平　潘元明）

第 11 章　肿瘤发生发展的多阶段模型

我们从那些经过长期生存竞争后而存活下来的优势个体和种族身上可以看到，优胜劣汰是一种永恒的自然规律。

查尔斯·达尔文（Charles Darwin），生物学家，1859 年

恶性肿瘤的形成是一个很复杂的过程，一般需要经过几十年的时间。正常个体的组织细胞通过演化并逐步发展成具有恶性表型的肿瘤，这一过程称为肿瘤进展。肿瘤可以发生在正常人体各种组织中，并随着机体年龄的增长发病率增加。只有在很少数的情况下，癌变的细胞才会进展为临床上可见的占位性病变的肿瘤组织。

肿瘤进展是由于 DNA 序列发生了随机突变累积和表观遗传学改变，从而影响了基因调控网络相关的细胞增殖、生存，以及与恶性表型相关的其他性状。这一复杂的过程反映了进化过程的另一功能，即在正常细胞和肿瘤细胞之间建立了一系列的屏障。因此，肿瘤进展过程中所完成的每一步都可以看作是癌前细胞克隆性生长的障碍屏障被破坏的过程。

有人可能认为，这些阻碍癌前细胞克隆性生长的障碍是相对近期的进化结果。或者我们可以这样理解，是生物进化的力量设计并构建了多细胞生物的结构和生理屏障，具有不断完善和修复的功能，从而可防御细胞异常增殖，降低肿瘤发生的风险。

然而，更有可能的解释是这样的：从大约 6 亿年前后生动物出现开始，细胞失控性增殖的风险就一直伴随着多细胞生物。通过给予组织中的单个细胞一种促进其增殖的能力，即使是简单的多细胞生物中的某个细胞，也可能出现破坏性的增殖失控，这种增殖失控的细胞称为癌细胞。当然，针对癌症的防御系统也一定一直伴随着有机生物的进化过程。

前面的大多数章节主要讲述的是肿瘤的发生过程中某些单独的细胞防癌控制系统。现在我们将这些单独的线索综合起来，看看这些系统的改变到底是如何促进肿瘤形成的。我们首先估计了目前所存在的问题的范围，即组织细胞中发生多少累积性变化可导致人类肿瘤的产生？

11.1　大多数人类癌症的发生发展需要数十年时间

流行病学调查显示，年龄是癌症发病的一个重要因素。在美国，70 岁的男性死于结肠癌的风险比 10 岁儿童高出大约 1000 倍。这一事实告诉我们，包括这一类型癌症在内的许多其他常见癌症（图 11.1）同样需要经过几年或几十年的发生与发展。

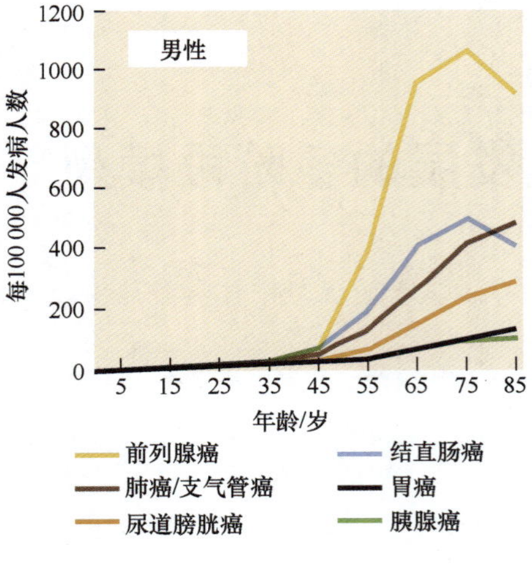

图 11.1　不同年龄阶段的癌症发病率　从图中对各种类型上皮细胞癌的诊断中我们发现，随着年龄的增长，癌症的发病率也迅速增加。这提示我们恶性肿瘤的形成需要经历很长的一段时间。［感谢 W.K. 洪（W.K. Hong），汇编自《SEER 癌症统计回顾》（*SEER Cancer Statistics Review*）。］

一个更直接的例子就是美国男性的肺癌发病率。第二次世界大战之前，吸烟人口是很少的。第二次世界大战期间，大量男性开始接受这种生活习惯。30 年后，即 20 世纪 70 年代中期，肺癌的发病率开始猛增（图 11.2）。同时，吸烟的习惯开始在全世界范围

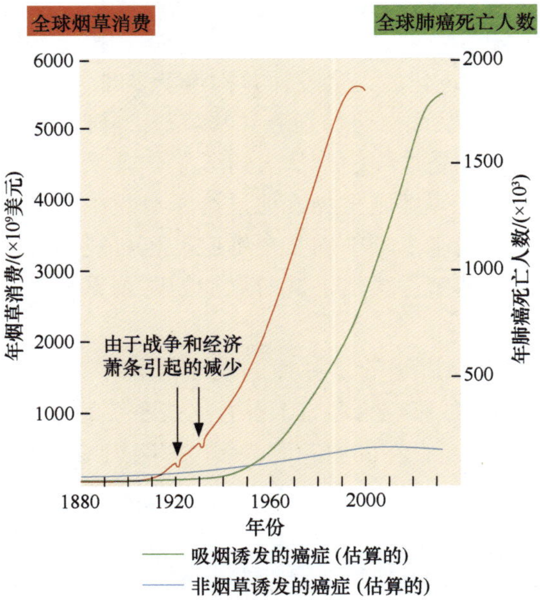

图 11.2　烟草的消费与肺癌　图中两条曲线比较了全球烟草的消费量（红线）与由肺癌造成的死亡率（绿线）的关系。21 世纪四五十年代，与吸烟诱发的肺癌相关的死亡率预计会达到顶峰。在 20 世纪，被认为是“非烟草诱发”的肺癌死亡率有一定升高（蓝线），但这些病例的准确数量并不清楚，而且其中有多少病例是由吸二手烟造成的也有一些争论。（引自 R.N. Proctor, *Nat. Rev. Cancer* 1: 82-86, 2001.）

内传播并在 1990 年达到了顶峰，导致当时每年全球因肺癌而死亡的人数超过了 110 万人，预计在 21 世纪中期死亡率将达到高峰。除美国之外，其他地区在吸烟人口的显著增加和肺癌大规模发病之间，也存在约 30 年的延后性。

癌症的迟发性有一个重要而又意想不到的公共健康意义，即纵使治愈所有的癌症患者对于预期寿命影响也相对较小。大多数人在活到患癌症之前的十年或更长时间之前，就已死于其他疾病，如心脏病。1990 年荷兰对癌症相关死亡率的研究表明，如果去除癌症相关死亡病例，那么全世界人口中男性的预期寿命仅延长 3.83 年，而女性仅延长 3.38 年。

流行病学家已经发展了各种方法预测不同年龄人群中癌症发生的频率。这些方法表明根据癌症类型，疾病的发病率（疾病诊断率）和死亡率为 a^4～a^7 的函数，其中 a 代表患者初次诊断癌症的年龄。将所有的上皮癌作为一个整体来说，由于癌症发病率的增加所产生的死亡风险排在第五位或第六位（图 11.3）。通过代数函数我们可以很容易解释这一现象，用 n 代表产生最终结果的可能性，那么 n+1 这个随机发生并且具有单位时间相对概率的独立事件一定发生在最终结果（这里指已经完成了恶性肿瘤的确诊）之前。事实上一种恶性肿瘤如结肠癌发病率只是在出生后 70～80 年才开始增加。说明每年这种独立事件发生的可能性是很小的。更特殊的是，每个独立事件平均 10～15 年发生一次，而整个连续事件可能需要 40～60 年才能完成。

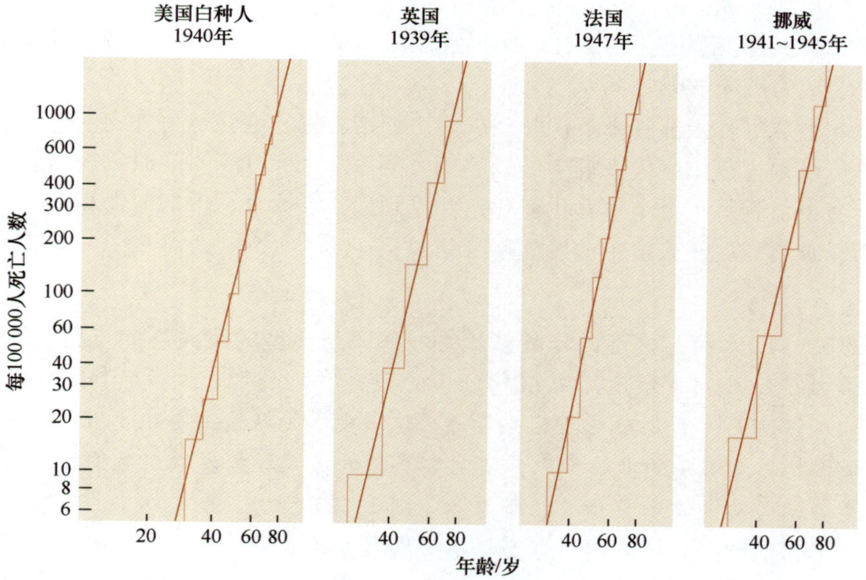

图 11.3　上皮癌与死亡年龄的关系　图中显示了以上 4 个国家 1939～1947 年癌症死亡率的统计数据，这 4 个国家在公共卫生统计学方面一直保持着很高的水平。其中男性癌症患者不同年龄阶段（横坐标）的死亡率（每 10 万人，纵坐标）的对数图存在特定的斜率，这一特点提示我们：癌症发展至致命阶段需要完成 5～6 个限速事件。例如，如果斜率为 5，则可以反映 6 个限速事件。但本分析无法揭示这些具体事件的性质。更有趣的是，同一类型癌症死亡率的斜率在不同的国家是相似的，而不同类型癌症死亡率的斜率稍有不同（未显示）。（引自 A.G. Knudson, *Nat. Rev. Cancer* 1: 157-162, 2001；复制自 C.E. Nordling, *Br. J. Cancer* 7: 68-72, 1953.）

以上这些统计只是给我们研究复杂的肿瘤进展过程提供了比较粗略的估计。事实上，一些关键性的事件可能比其他事件发生得更快。这些利用动力学进行的计算对肿瘤进展过程中变化较慢的、限速的事件有一定影响，而那些变化速度快的事件并没有参与计算。因此，通过使用这种公式得到的实际数据比预计数据要高很多。[考虑到这一事实，在多阶段发生发展肿瘤的后期阶段可能需要更少的时间来完成早期过程，因为：①在以后的增长中，获得多个致癌基因突变的细胞已经学会了如何增殖得更快，减少每次克隆扩张的时间（图 11.15）；②细胞的基因组可能更易变（如第 12 章讨论的那样）。]

此外，几乎所有恶性肿瘤的发生率都与年龄存在着明显的关系，因此，流行病学研究必须考虑年龄因素的作用，而不同人群中年龄分布又存在着显著的差异。对年龄相关发病率的计算，正如比较一个 60 岁美国女性和同一年龄的埃及、哈萨克斯坦或葡萄牙女性乳腺癌发生率的可能性一样。同时，年龄相关性肿瘤发病率的比较研究具有另一个重要意义，即在很长一段时间内某一特定人群中，如将 1930 年与 1990 年美国年龄相关性结肠癌发病风险进行比较，我们可以发现年龄对于这两类人群结肠癌发病率的影响被消除了。

肿瘤发生的多阶段性结论蕴含了另外一个有趣的观点。设想一下，肿瘤的发生需要具备一系列连续的并且不太可能发生的事件，很多这样的事件频繁地在我们机体内发生。总的来说，这些假设提示我们在变老。事实上，我们机体的大量细胞在不停地衰老，但不是所有的肿瘤细胞都在衰老。绝大多数的人不会完成上述所有程序的设定事件（我们会因其他疾病而死亡），因此我们很难意识到肿瘤已经在我们机体内生长了。（由此可见，肿瘤的产生是不可避免的事件。如果我们成功地避免了各种疾病带来的死亡，那么我们迟早会成为肿瘤的牺牲品。）

当然，不是所有人都能患某种肿瘤疾病，如结肠癌。这就是另外的一种可能：a^5 或 a^6 的表达可以预言在大规模人群中结肠癌的发病率。这种可能的限速致病事件在单位时间内从一个个体到另一个个体发生变化，并受到遗传、饮食、生活习惯和其他变量的影响，从而影响结肠癌在人群中的发生率（信息栏 11.1）。

信息栏 11.1　特定癌症的年龄依赖性发病率与典型的成人癌症年龄依赖性发病率差异很大　如图 11.1 所示，从 60 岁开始，随着年龄的增长大多数类型肿瘤的发病率急剧增加。然而，某些癌症显然并不遵循这一规律。从这个图中也可以明显看到，与十年前相比，乳腺癌的发病率比其他主要类型的成人肿瘤发病率显著增加。还有其他一些类型的肿瘤表现出更奇特的动力学（图 11.4）。

这些不同的肿瘤行为表明，为了研究肿瘤形成的动力学机制和发生率，还需要考虑除不断增长的年龄以外的其他因素。随着年龄的变化，可作为肿瘤前体细胞的正常细胞的数量是决定肿瘤形成的一个重要因素。以视网膜母细胞瘤为例，它是由尚未分化的视网膜前体细胞形成的，这些细胞在生命早期就会进入后有丝分裂状态，不能再发生转化，因而 6～7 岁以上的儿童不会再发生这种肿瘤，见补充信息栏 8.6（事实上，约 85%的视网膜母细胞瘤是在 2 岁时被诊断出来的）。虽然睾丸癌发生的生物学原因还不太清楚，但似乎也与生命早期靶细胞数量的巨大变化有关。

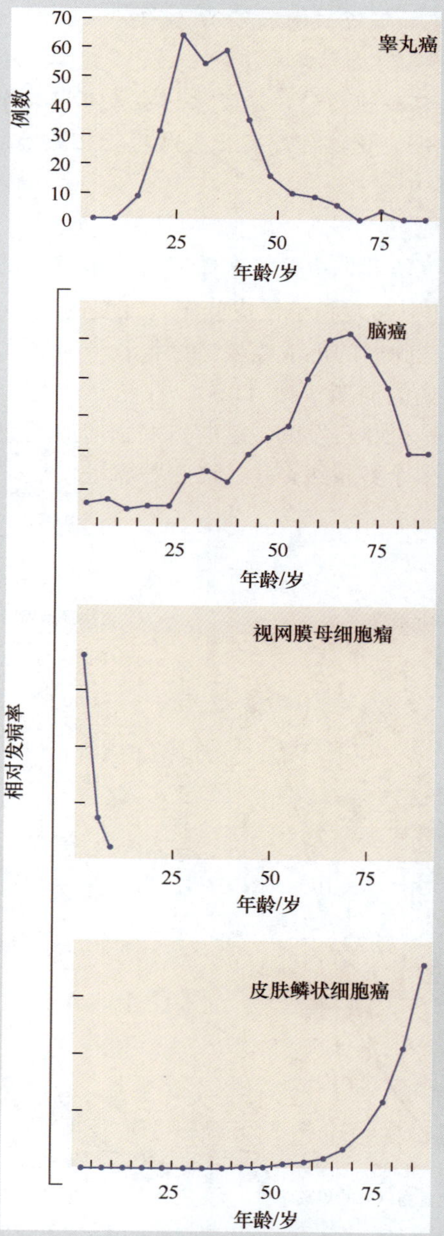

图 11.4　随年龄变化的肿瘤发病率　这些图展示了一些发病率与常见肿瘤发病动力学模式显著不同的肿瘤类型。除睾丸癌以外，纵坐标代表的是与最高发病率相比的相对值。这里以皮肤鳞状细胞癌为例说明成人常见肿瘤的典型发病动力学。［感谢 B. 韦斯特马克（B. Westermark），瑞典癌症登记处（Swedish Cancer Registry）；引自 J. Li et al., *Pediatrics* 121: e1470-e1477.］

另一个因素是暴露于致癌物质的影响，这一因素可能会在生命发展的某一阶段增加致癌风险，但是在生命的早期或是较晚期的影响较小。例如，暴露在广岛和长崎原子弹辐射的人群中，当时 10～19 岁的女性患乳腺癌的风险增加了 7 倍以上，而当时

30～39 岁的女性患乳腺癌的风险仅增加了约 2.6 倍。

视网膜母细胞瘤是一系列儿科肿瘤中的一种，其发病机制与其他成人肿瘤的发病机制明显不同。但视网膜母细胞瘤的快速发展过程表明其发展至恶化的步骤比本章后续将要讨论的肿瘤要少得多。这些问题在很大程度上仍未解决，但它是一个活跃的研究领域。

流行病学从另一个角度给我们提供了多阶段致瘤的重要证据。当我们观察人间皮瘤（大多数由接触石棉或吸烟引起）和小鼠皮肤癌（反复的苯并[a]芘类试剂涂抹引起）的发生频率时，可以发现这些肿瘤的形成需要持续很长一段时间反复暴露于致癌物，并且暴露的持续时间决定了疾病的周期（图 11.5）。在这一情况下，肿瘤的发生是由外源性的致癌物质导致的，而不是机体自发的。这些致癌物增加了肿瘤进展的速率，比自然背景下的肿瘤进展速率快许多个数量级，并且这些肿瘤进展程序在完成之前都需要一个特定的致癌物暴露间期。

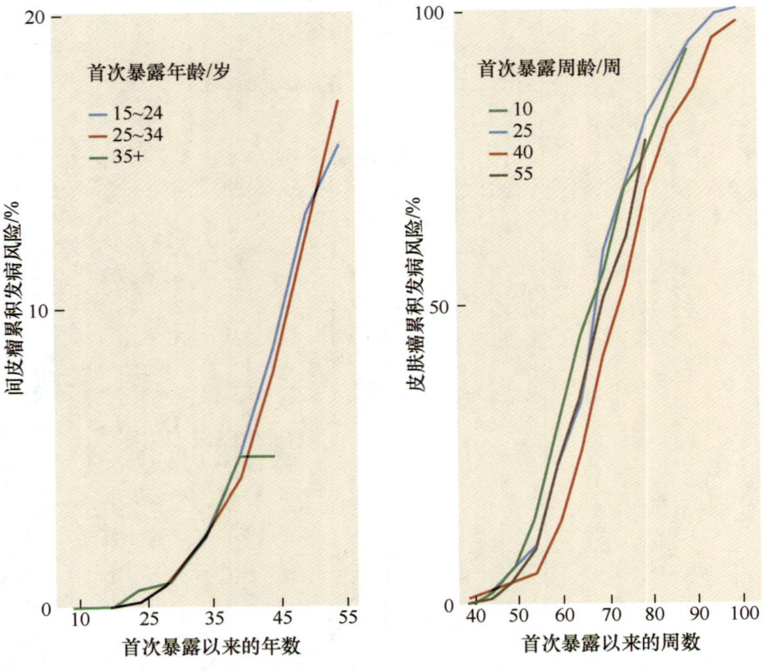

图 11.5　癌症的发病率与致癌物暴露　以上两个图同时反映了是致癌刺激的暴露累积，而不是暴露开始的年龄决定了发生可检测到的肿瘤的可能性。左图描述了美国绝缘材料行业工人的间皮瘤（腹部器官与肺的间皮层细胞发生的肿瘤）累积发病风险，这些工人中很多由于职业原因暴露于石棉环境。右图描述了经过实验诱导而导致小鼠皮肤鳞状细胞癌产生的累积风险。（引自 J. Peto, *Nature* 411: 390-395, 2001.）

11.2　多阶段致癌学说的组织病理学依据

人类肿瘤发生发展的多阶段性概念在肠上皮组织中已经阐述得很清楚。胃肠道管腔内的肠上皮细胞形成了细胞单层（图 11.6），并且这些上皮细胞群处于持续的动态更新中。

在十二指肠和结肠内每分钟有 2000 万～5000 万个细胞死亡并被大量新生细胞取代。

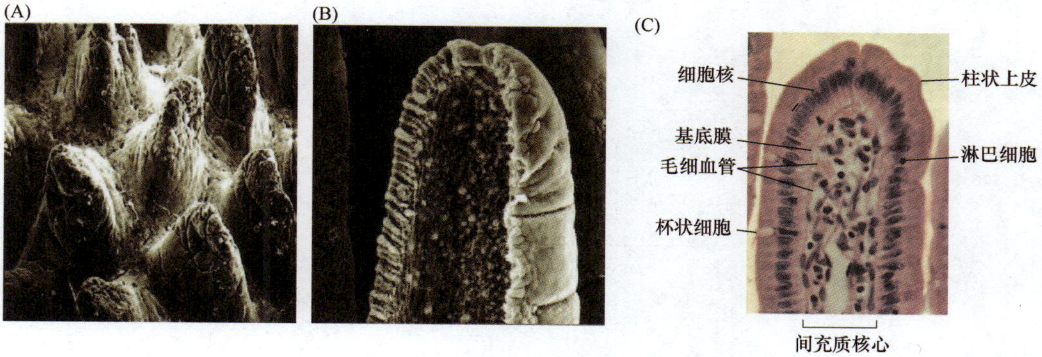

图 11.6　正常肠壁的组织学形态　小肠和大肠（结肠）的上皮细胞排列结构非常相似。然而，此处可见的突出绒毛仅存在于小肠。(A) 肠上皮细胞的扫描电子显微镜图显示，肠黏膜绒毛规则地延伸至肠腔内。(B) 每一个绒毛都覆盖有一层上皮细胞。(C) 每个绒毛的核心都通过基底膜与上皮细胞层分隔开来，绒毛核心包括成纤维细胞、内皮细胞、周细胞和免疫系统的各种细胞（未显示）。[A 和 B，感谢 S. 卡南（S. Canan）。C，引自艾奥瓦大学虚拟医院（University of Iowa Virtual Hospital），《显微解剖图谱》（*Atlas of Microscopic Anatomy*），图版 194。]

这些上皮细胞下面的一层膜称为基底膜或基膜，上皮细胞锚定在这些基膜上。在其他一些上皮组织中，这些基膜是细胞外基质的组成部分，并通过上皮细胞和基质细胞分泌的蛋白质聚集而成（图 2.3）。组成基质的间充质细胞主要是成纤维细胞，但中间还散在着其他类型的细胞，包括形成毛细血管和淋巴管管壁的内皮细胞，以及巨噬细胞和肥大细胞之类的免疫细胞。这些基质细胞下面是一层较厚的平滑肌，其主要功能是通过周期性收缩促进结肠腔内容物运动。

上皮细胞层是大多数结肠癌发生病理变化的位置。结肠癌病理活检分析可以显示多种组织形态，从几乎很难与正常组织区分的轻度恶变到多种细胞混杂的高度恶变。这种由多种组织形态组成的结构很难与正常肠黏膜（结肠腔内层结构）区分开，逐渐形成高度恶变的组织（图 11.7）。与正常的肠道上皮一样，这些肿瘤也由各种不同的细胞类型构成，事实上几乎正常组织中存在的所有类型细胞在肿瘤组织中都存在。

一些增生性病变表现出几乎正常的组织学形态，因此这些细胞的外观和正常细胞相同。然而，这些增生区域的上皮细胞具有显著的分裂能力，从而形成比正常情况下更厚的上皮细胞层。但是有些其他的增生细胞却表现出异常组织学形态，如结肠黏膜上皮细胞不再形成规则的细胞层，个体细胞的形态与正常细胞存在不同程度的差异（图 2.15）。这类细胞增殖称为不典型增生。进一步增殖会使赘生物体积更大、结构异常更加明显，细胞内包含不典型增生细胞且细胞层显著增厚，此时的赘生物称为息肉或腺瘤（图 2.16A，图 11.7）。在结肠中存在着不同类型的息肉；有些沿着结肠生长，有些通过蒂与结肠壁相连。重要的是，这些赘生物通常被认为是良性的，它们都没有突破基底膜而浸润到基质组织。

细胞形态异常更加明显的赘生物如果突破基底膜并向下浸润即认为是恶性组织。这些恶性程度较强的结肠癌与相关癌细胞之间是有分级的，其分级主要依赖于细胞是否侵入基质层和平滑肌层，以及这些增生物中的细胞是否迁移——转移至解剖学上的机体远处位置。

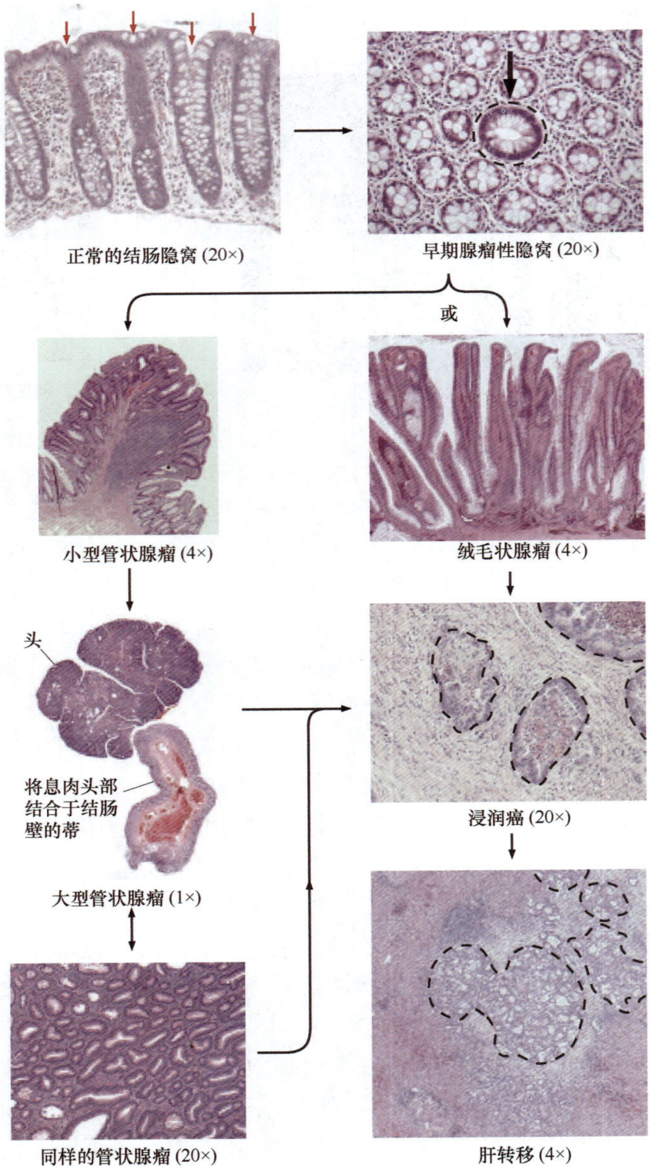

图 11.7　人类结肠癌组织的病理学形态改变　与正常肠黏膜一样，这些赘生物也是由各种不同类型细胞组成的。组织病理学分析显示，人类结肠的各种类型的异常组织可以按异型性递增的顺序排列起来。左上图显示的是正常结肠隐窝的冠状切面（在小肠每根绒毛的基底部都可以发现非常相似的隐窝）。右上图显示的是腺瘤性隐窝的横切面，与正常隐窝相间排列（箭头指向的环形区域）。异常隐窝中的细胞至少会进展成两种不同类型的腺瘤：管状腺瘤和绒毛状腺瘤。左中上图显示了一个小型管状腺瘤的边界，较大的管状腺瘤有时称为蒂状息肉，表示息肉是通过蒂与结肠壁连接在一起的。这两种类型的腺瘤能够进展为浸润性的结肠癌，如图中致密基质包裹的癌细胞岛（圈内结构）所示（右中下）。播散至肝脏（右下角）的肿瘤细胞会形成被一圈募集而来的基质细胞所包绕的肝转移（虚线圈所示）。从这样一个组织病理学进程中，我们可以清楚地发现结肠上皮细胞通过一系列的中间步骤逐渐转化为癌细胞和最终的转移灶。然而，大多数反映这些前体病灶和结局病灶之间关系的证据事实上是很碎片化的。［感谢 C. 亚科布齐奥-多纳休（C. Iacobuzio-Donahue）和 B. 沃格斯坦（B. Vogelstein）。］

将这些演进中的组织表型从正常发展到具有侵袭性进行排序（图 11.7），我们可以看到这种演进过程精确地描述了结肠中肿瘤发展的实际情况。事实上，很多支持这一演化过程的证据仍是间接的。有些肿瘤可能以如图 11.8 所示的一系列的过渡生长物的顺序发展。也有可能我们这里列为中间过渡生长物的组织类型就是该类型组织的最终发展形式，而不会再继续发展成恶性程度更高的肿瘤。在一些结肠癌病例中，也同样存在这种可能，即肿瘤的进展是由赘生物跳过中间过渡形式的组织类型而直接达到更高恶性程度的肿瘤，这种方式比上述演进过程要快得多。其他一些上皮细胞癌也同样具有类似的演进过程（图 11.8A）。在罕见的情况下，可以发现有肿瘤进展过程的多个阶段的组织类型

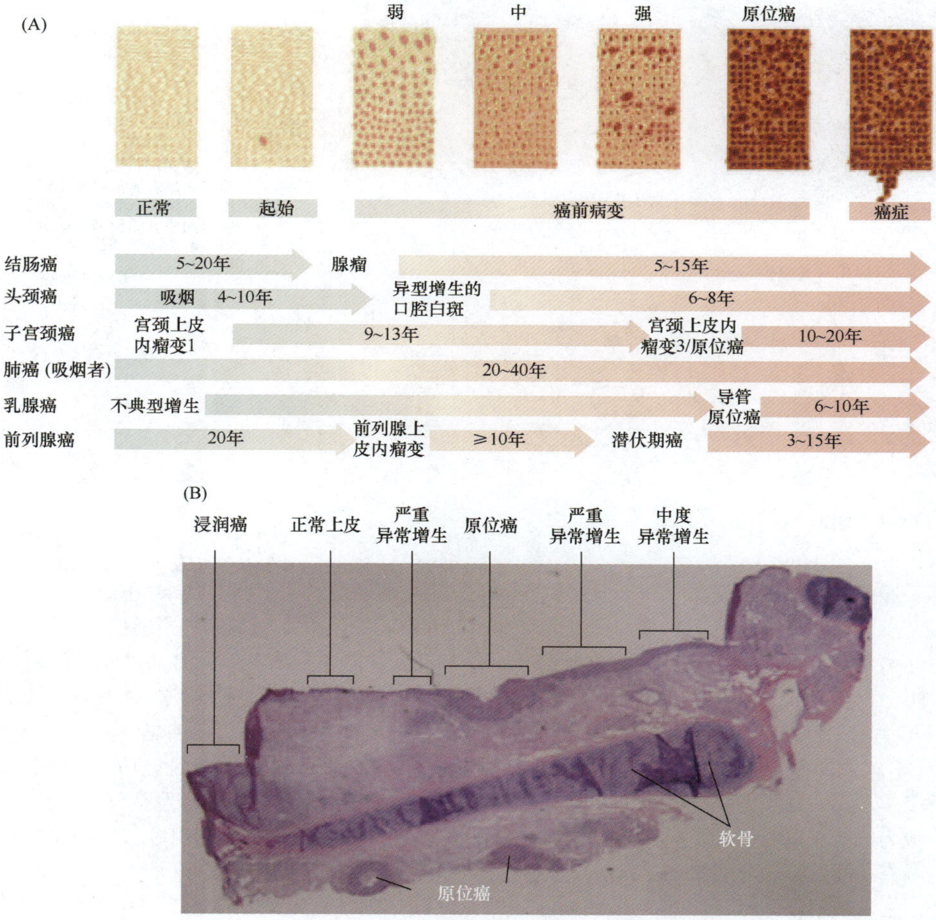

图11.8　不同器官部位的多步骤肿瘤发生过程　（A）不同上皮组织中的肿瘤发生过程的生物学调控机制是非常相似的。因此，这些不同组织部位的多阶段肿瘤发生过程中的组织学类型进展是平行的。在现实中每种组织来源肿瘤的命名有很大的不同，使人感觉各种上皮组织肿瘤发生进程的相似性没有那么明显。（B）由于恶性程度更高的部分通常比它们相应的良性前体细胞生长更快，因此很少能在近距离内看到肿瘤进展多阶段共存的情况。本图所示为肺癌进展。重要的是，虽然这些近距离的异常增殖灶表明它们之间存在着某种关系，但仅凭类似这样的一张图像并不能明确证明这些异常增殖组织间具有前体-产物之间的关系。[A，感谢 W.K. 洪（W.K. Hong）。B，感谢 A. 冈萨雷斯（A. Gonzalez）和 P.P. 马西翁（P.P. Massion）。]

共存于同一组织的情况（图 11.8B）；然而，这种观察结果并不能直接证明各种类型的组织学异常增殖之间具有前体-产物的关系。

以结直肠癌为例，至少有三种类型的证据强有力地支持腺瘤和癌之间存在着前体-产物的因果关系。第一，在一些极少见的情况下，我们确实能看到直接从腺瘤性息肉中长出的癌组织（图 11.9A）。我们可以推断这种长出方式是所有结肠癌发生过程中的常规形式，并且更常见的情况是随着肿瘤的迅速生长，腺瘤组织逐渐被肿瘤组织所取代。

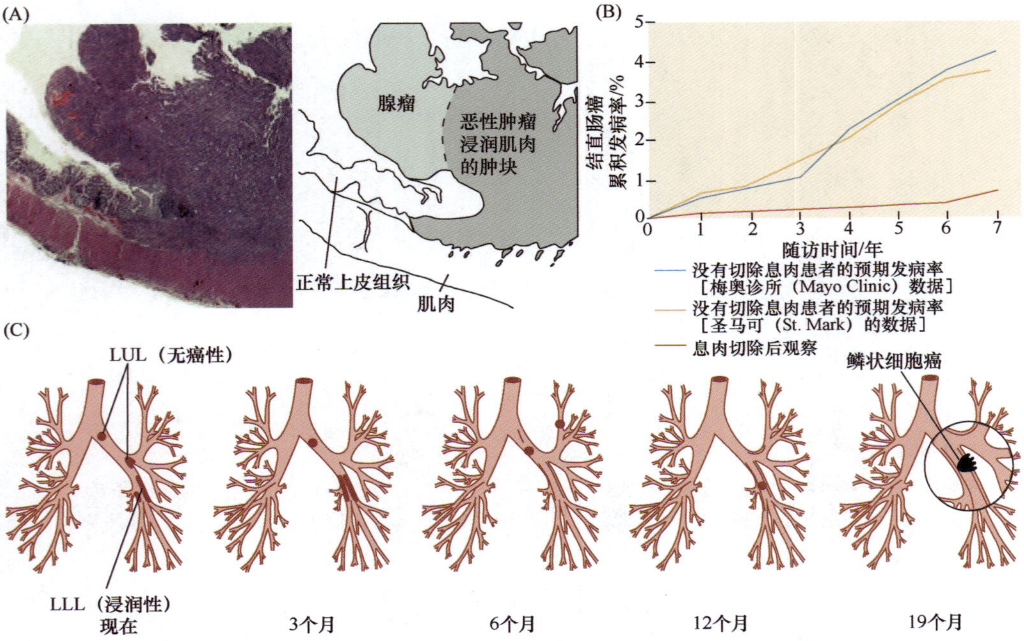

图 11.9　腺瘤转变成癌的证据　腺瘤向癌转变的证据至少可以通过以下两类临床检测发现。（A）癌组织直接从腺瘤组织中生长出来。我们可以准确地区分腺瘤和癌组织。（B）第二个证据可以通过临床上对大量患者进行结肠镜检查获得。通过息肉切除手术，我们清除了临床上可见的息肉组织（外科手术）。图中，两个相互独立的研究（黄-橙线，蓝线）同时对这些人群中癌症发生数量进行了预测。结果发现，结肠息肉手术后的患者中结直肠癌的发病数量在接下来的时间内比没有手术的患者减少了 80%（红线）。（C）如图所示，第三个证据是检测到一个患者癌前病变的肺纤维支气管镜。19 个月时，在左肺下叶病变（LLL；这里所描述的肺部左侧是从患者正前面观察，并且从该角度看是位于肺的右侧）已经发展成为一个真正的鳞状细胞癌（圈），而在左上叶（LUL）的两个肿瘤不再明显。有趣的是，最初特征病变具有相同的相对罕见的 p53 突变，说明它们尽管有一个共同的起源，这种突变也存在于随后发生的癌中。［A，感谢保罗·爱德华兹（Paul Edwards）。B，感谢 W.K. 洪（W.K. Hong），数据引自 S. Winawer et al., *N. Engl. J. Med.*329: 1977-1981, 1993. C，引自 N.A. Foster et al., *Genes Chromosomes Cancer* 44: 65-75, 2005.］

第二，有人对进行结肠镜检的大规模患者人群进行了临床研究。在这些患者中常规进行结肠镜检以监控结肠偶尔发生的腺瘤性息肉，并在一旦发现的时候将其切除。在一项研究随访中发现，那些被切除了息肉的患者在多年后其结直肠癌的发生率降低了 80%（图 11.9B）。这一结果表明，在这一人群中，至少 80%的结直肠癌来源于已经存在的、可检测到的腺瘤；由于结肠镜也会错过一些息肉，因此腺瘤对结直肠癌贡献的比例可能会更高。(这些研究仍然不足以证明所有人类的结肠癌都是由已经存在的腺瘤发展而来的。)

第三种支持癌前病变与恶性肿瘤之间的前体-产物关系的证据来源于对患者个体进行的长期纵向研究。这可能发生在一些不十分常见肿瘤的器官中，并且这些肿瘤可被持续监测，如皮肤、结肠和肺等器官（图 11.9C）。家族性腺瘤性息肉病（FAP；见 7.11 节）中，抑癌基因 *APC* 的突变可能导致肠内大量的息肉病发生（图 7.22）。由于息肉病的检出率低，因此某个息肉可自然地转化为癌症。这种说法可以解释这些个体结肠癌高发的原因。(在这些患者中，息肉的多样性和低转化率估计为每 1000 个息肉 2.5 个事件，有效地排除了癌与特定前体息肉的关联。)

癌症在身体其他组织器官中的发生发展也是相似的，至少在结肠癌中存在多阶段的过程（图 11.8A）。在很多其他的组织如乳腺、胃、肺、前列腺和胰腺中同样存在增生、异型增生、腺瘤。这些赘生物一般被看作起源于该组织的癌前良性病变。但是，这些组织中支持多阶段致瘤的组织病理学证据没有结肠癌中的明显。因为结肠镜检的结果更容易被接受，而其他组织的病理学检查相对较难辨别。(胰腺肿瘤的形成属于例外，将在下面章节讨论。) 在非上皮细胞组织中，包括神经系统、结缔组织和造血系统，更难通过组织病理学证据证明多阶段致瘤假说。

事实上，癌前病变和恶性赘生物的病理形态学改变其实就是肿瘤组织亚细胞结构改变的一种反映。在癌症病例中，上皮组织的改变被看作肿瘤进展和组织形态学改变的驱动。肿瘤组织特别是胃组织中的一些其他类型的细胞通常被认为是一种近似正常的细胞，它们聚集而形成肿块，进而与异常的细胞一起作用促进肿瘤的形成。这类近似正常的细胞在肿瘤形成过程中的作用是非常复杂而有趣的，参见第 13 章。

11.3　肿瘤进展过程中会不断积累遗传学与表观遗传学变化

各种组织中肿瘤进展的驱动力很难从上面所述的组织病理学形态上得出结论。例如，基因表达程序的改变有可能在很大程度上与肿瘤发生过程中细胞和组织的表型相对应。肿瘤进展过程中的某些步骤就可以反映细胞在正常胚胎发育中某些行为的特定变化。我们已知，实际上胚胎发育过程中的所有步骤都依赖于基因表达程序的改变，而不是来源于基因组本身的改变。(多莉克隆羊的诞生清楚地证明了这一点，它表明即使是高度分化的乳腺上皮细胞也包含与刚刚受精的卵细胞完全相同的基因组，见补充信息栏 1.2。)

还有另外一种理论模型认为，肿瘤进展过程中的许多步骤是通过肿瘤细胞中不断积累的遗传改变引起的，尤其是那些散发性突变和启动子甲基化事件。这种理论的支持证据来源于过去几十年的研究，这些研究发现细胞从良性进展至恶性生长状态的过程中会积累越来越多的基因突变。我们在前面章节中已经谈到了许多这样的基因突变。

遗传进展与表型进展之前的平行性最初来源于对人类结肠癌的研究。正如我们提到的，由于结肠上皮相对较容易通过结肠镜检获得，因此我们对这一器官肿瘤进展的遗传学改变了解得更多一些。结肠癌在西方国家是一种常见的疾病，这也使研究者较容易地收集到大量的癌前标本和癌标本进行研究。而且，这也得益于位于美国马里兰州巴尔的摩市的约翰·霍普金斯医学院的研究者对这一肿瘤及其遗传学起源的持续研究。

这些研究者得到的越来越多的证据表明诸如 *ras* 和 *p53* 之类的等位基因突变会在体外的实验条件下导致细胞转化。因此，他们又进一步确定是否能通过检测结肠小腺瘤、中腺瘤、大腺瘤和癌的基因组发现在体内也存在这种关系。令人高兴的是，他们发现在结肠组织从正常至高度癌变进展的过程中，这一系列组织中的上皮细胞会不断积累越来越多的这类基因突变。

这就是这些科学家们在20世纪80年代晚期发现的结果。他们检测的基因包括K-*ras*癌基因和一系列的抑癌基因。实际上，在他们开始工作的时候，他们还不知道哪些抑癌基因参与了结肠癌的发生，因此他们转而寻找在肿瘤进展过程中发生杂合性丢失（LOH）的染色体区域。还记得肿瘤细胞特殊区段的高频率染色体 LOH 意味着这部分染色体区段内包含着抑癌基因，以及癌变中的肿瘤细胞是利用 LOH 机制消除这种抑癌基因的等位基因（即活跃转录的野生型基因）功能的吧（7.4 节）。

在这项具有里程碑意义的工作中，研究者发现早期腺瘤就已经表现出 5 号染色体长臂（即 5q）的 LOH。而对于体积稍大的腺瘤，几乎 50%会另外携带突变的 K-*ras* 癌基因。而在体积更大的腺瘤中，18 号染色体长臂（即 18q）倾向于发生高频率的 LOH。几乎一半的结肠癌会在此基础上发生 17 号染色体短臂（即 17p，图 11.10，图 7.13B）的 LOH。

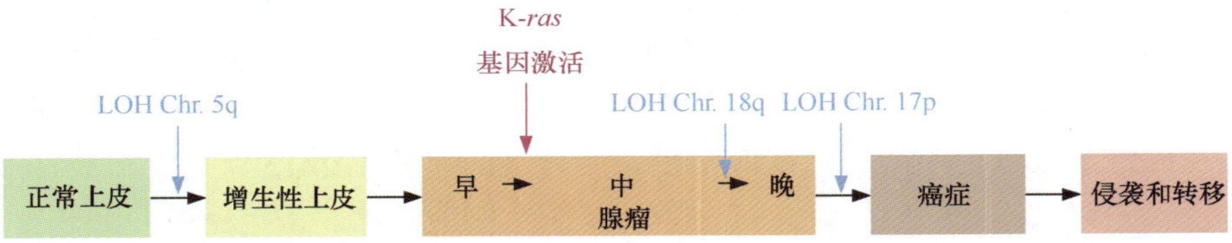

图 11.10　结肠癌进展与染色体杂合性丢失　将不同阶段的结肠癌组织样品的 DNA 提取后进行杂合性丢失分析（图 7.13B）。一般来说，患者正常组织细胞中每条染色体臂上杂合性丢失形式都可以反映一个或多个遗传学特性。随着肿瘤的进展，结肠上皮细胞染色体臂上杂合性丢失数量逐渐增加。某些染色体区域（蓝色字）杂合性丢失频率非常高，提示我们某些抑癌基因通过杂合性丢失机制而失活。K-*ras* 癌基因活化分析（粉色字）表明进化中的癌前细胞的基因组还发生了其他变化（改编自 B. Vogelstein et al., *Science* 244: 207-211, 1989.）

这些结果强烈支持了这样一个观点：在肿瘤进展过程中，随着上皮细胞获得癌变表型，它们的基因组相应表现出越来越多的大量遗传位点改变。这些改变会累及原癌基因激活为癌基因（K-*ras*）及至少三个不同抑癌基因的显著失活，这些基因改变对于结肠癌发生同样重要。这一观点首次提出了我们现在看来的一个相当常见的现象：在人类肿瘤细胞基因组中，失活的抑癌基因数量远远超过被激活的癌基因数量。

在这一遗传事件发现不久就揭示了 5 号和 17 号染色体遗传位点包含的抑癌基因（图 11.11）。染色体杂合性丢失经常累及的 5q21 包含的基因是 *APC*（腺瘤结肠息肉病）抑癌基因（7.11 节），而染色体 17p13 区则被鉴定为 *p53* 抑癌基因的位点（第 9 章）。结肠癌发生过程中染色体 18q 区域所累及的抑癌基因还没有鉴定出来。这一染色体区段在60%以上的人类结肠癌中都存在着杂合性丢失，这段区域包含的最可能的抑癌基因是

DPC4/MADH4，它编码的 Smad4 把 TGF-β受体产生的生长抑制信号传递至细胞核内（图 6.29D）。但是，*DPC4/MADH4* 基因拷贝仅在不到 35%的结肠癌中存在着突变或转录抑制，并且它旁边的一个编码 Smad2 的基因也经常以稍低的频率发生失活。这就使大部分肿瘤中染色体 18q 上被 LOH 或其他机制失活的抑癌基因身份难以确定。

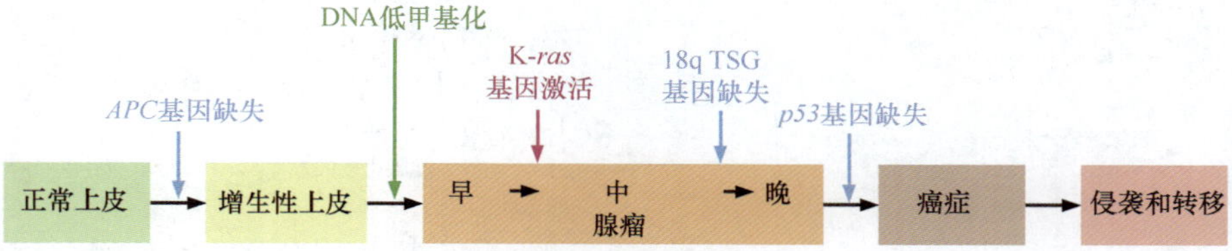

图 11.11　抑癌基因与结肠癌进展　每个发生杂合性丢失（LOH，图 11.10）的染色体区域都会被认为包含抑癌基因（TSG），这些抑癌基因缺失使处于癌前状态的结肠上皮细胞获得了生长优势。最终鉴定的两个抑癌基因（蓝色字）是位于染色体 5q 的 *APC* 和位于染色体 17p 的 *p53*。位于染色体 18q 的抑癌基因身份还不清楚。约一半的结肠癌会携带突变激活的 K-*ras* 等位基因（粉色字）。并且发现大部分进展中的癌前病变细胞的基因组都存在广泛的低甲基化（失去甲基化的 CpG，绿色字）。低甲基化对肿瘤进展的准确作用还不清楚。一些证据表明它能导致染色体不稳定性增加。

解释结肠癌发生发展过程最好的理论包括遗传学改变和上皮细胞恶性转化（图 11.11）。事实上，图中描述了特异性序列的遗传学改变和结肠癌发生发展的关系。这些结肠癌中突变基因或染色体区域的遗传学改变数量是可以计算的。大约 80%的结肠癌在进展的早期有 5 号染色体长臂 *APC* 基因的失活，约 35%的病例存在 K-*ras* 基因突变，不足 50%的病例的 17 号染色体显示有杂合性丢失，约 60%的病例显示 18 号染色体长臂杂合性丢失。另外，多达 30%的结肠癌存在导致 TGF-βⅡ受体失活的突变或启动子甲基化。

因此，大部分结肠癌起始于 5 号染色体的改变，但随后会选择不同的遗传途径实现完全癌变（图 11.12A）。这些其他途径会包含相当数量的遗传改变。通过这些机制，我们可以推测出发生遗传学改变的基因数量。这种说法看起来是合理的，例如，即使是没有获得突变 K-*ras* 癌基因的结肠癌也会携带 Ras 信号通路的其他成分改变。由此认为，这些其他突变会使结肠癌获得类似突变激活的 K-*ras* 癌基因产生的细胞生理优势。

这一假设来源于对 35 例结直肠癌基因组的 90 个不同激酶基因进行测序的结果。在这些病例中，约 15%的肿瘤携带经预测被认为是突变激活的酪氨酸激酶；另一项遗传学研究报道了在约 1/3 的结直肠癌研究样本中存在 PI3 激酶（PI3K，见 6.6 节）110kDa 亚单位的突变。而其他一些在结肠息肉中进行的研究也发现这些缺少激活型 K-*ras* 癌基因的病变经常携带突变的致癌性 B-*raf* 等位基因，它与其同家族分子 *raf* 一样编码一个丝氨酸/苏氨酸激酶（6.5 节）。重要的是，突变的 *ras* 和 B-*raf* 癌基因似乎以互斥的形式存在，从来没发现它们存在于同一例息肉病例中。这些不同的突变激酶是结肠癌进展过程中 K-*ras* 癌基因的最佳功能代替分子。

约翰·霍普金斯医学院的研究者也发现，4 个遗传改变并不总按照图 11.11 中所描述的顺序发生（即使肿瘤的发生是由它们导致的）。染色体 5q 的杂合性丢失几乎总是结肠癌发展最先发生，但随后的基因改变顺序可能因肿瘤而异。*APC* 基因位点在结肠癌发生过程中作为第一步的遗传学事件的作用是通过 *APC* 基因失活的生物学效应来证实的。

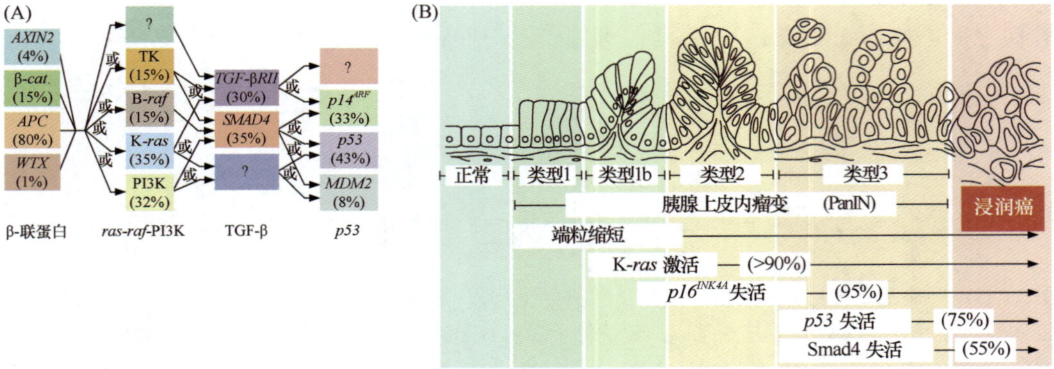

图 11.12 肿瘤进展的其他途径 （A）图 11.11 示例的一系列遗传改变顺序在所有结直肠癌进展过程中并不是一成不变的。APC 功能缺失（或等价功能改变，左列）几乎是所有人类结肠癌开始启动时的共同事件，最明显的证据是结肠息肉中已经具有该基因突变的细胞。所有这些基因的改变看似都能激活β-联蛋白的功能并产生大量结肠镜下所见的息肉（图 7.24 和图 11.23C）。但是，随后基因改变发生的顺序则是可变的。（为了叙述清楚，这里的基因名称反映了它们相应的蛋白质产物。）如图所示，第二步的基因改变可能累及 5 个遗传改变中的任何一个，下一步的基因改变顺序也同样可以各不相同，因此会有许多不同于本图所描述顺序的途径导致结肠癌发生的情况。而且，结肠癌发生过程中发生的遗传和表观遗传学改变步骤的准确数目现在还不清楚。这些遗传改变涉及的基因已经进行了功能分组（第二列显示的是 Ras 通路，第三列显示的是 TGF-β通路，第四列显示的是 p53 通路），但目前只有碎片化的证据支持在结肠癌发生过程中每一功能分组基因与另一功能分组基因是互斥的。此外，没有直接的证据表明这 4 条通路必须全部发生改变才会导致结直肠癌发生。该比例表示的是具有这些基因改变（包括原癌基因激活突变和抑癌基因的失活）的结直肠癌的比例。（B）到目前为止，肿瘤发生中最固定的遗传和表观遗传改变顺序见于常见的胰腺癌的发生过程中。在这些肿瘤进展至高度组织学分级的过程中，几乎所有的肿瘤都会在肿瘤进展的早期获得激活的 K-*ras* 癌基因，然后发生 $p16^{INK4A}$ 缺失和进一步的 *p53* 抑癌基因功能缺失。值得指出的是，大部分驱动胰腺癌进展的关键基因改变在癌前病灶（胰腺上皮内瘤变，PanIN）向侵袭癌转变的过程中就已经发生了［A，感谢 Y. 新津（Y. Niitsu）。B，感谢 R. 赫鲁班（R. Hruban）。］

如 7.11 节所述，正常结肠内皮细胞一旦形成，便会从结肠隐窝中迁移出来，发生分化，并在 3～4 天内发生凋亡。这就使许多对这些细胞基因组有害的突变（如导致 K-*ras* 癌基因激活的点突变）被迅速从组织中清除。但 *APC* 基因功能缺失会使这些细胞滞留在结肠隐窝内。（少量结直肠癌会在 Apc-β-联蛋白通路的其他环节上发生改变，包括β-联蛋白本身，导致产生与 Apc 缺失相似的生物化学状态。）当这些 *APC* 阴性细胞和它们的子代细胞发生其他突变时，这些突变的细胞也会继续被滞留在隐窝中，不会通过迁移出隐窝并发生凋亡而被迅速地清除。然而，我们还无法提出类似的解释为什么结肠癌进展过程中累及的其他基因（*ras*、*p53* 和 *DPC4/Smad4*）的突变会在特定的时间或以特定的顺序发生。实际上，这些其他基因发生突变的顺序在各个肿瘤中是不同的（图 11.12A）。因此，虽然已经明确第一步基因改变导致形成异常的隐窝病灶（ACF），但细胞随后获得的遗传改变相关的特定组织病理学异常表型尚不能确定。

最后，我们应该指出这些不同的遗传和表观遗传改变并不能代表结肠癌进展过程所需遗传改变事件的上限。例如，用于鉴定这 4 个染色体区域的遗传学分析方法仅能确定那些在肿瘤细胞进展过程中发生频率显著高于整条染色体臂上 LOH 背景频率的、累及抑癌基因的 LOH（图 7.13B）。因此，那些发生频率很低的 LOH 事件（即在所分析肿瘤中存在比例为 20%甚至更低）即使会导致细胞基因组中具有重要功能的抑癌基因缺失，也无法通过此分析方法鉴定出来。

包括启动子甲基化发生基因表达抑制的表观遗传学事件（7.8 节）和通过去甲基化发生的去基因表达抑制事件也可能在肿瘤进展中发挥着重要作用。最近的证据表明低甲基化（即正常情况下处于甲基化状态的序列失去甲基化）对基因表达具有我们所认知理论以外的作用：它会导致广泛的染色体不稳定性，这可能有利于肿瘤进展。这一机制具体是如何执行的还不清楚。一个较合理的假说是低甲基化主要发生在高度重复序列，使这些部位正常情况下处于沉默状态的内源性逆转录病毒基因组（4.1 节）和相关的可转座元件被融合至基因组其他部位，从而导致这些元件被激活，并在基因组上不断变换位置，因此导致遗传学灾难事件。

如图 11.11 所示，结肠癌发生过程的“遗传学自传”的研究成果应该推动以类似的方式描述大量其他类型肿瘤特定的癌基因和抑癌基因群。但是，到目前为止只有少量的肿瘤（如膀胱癌、胰腺癌和食管癌，图 11.12B）报道了类似的描绘图。这表明目前我们仍然无法对大部分器官肿瘤进展过程的多步骤事件列出一个肿瘤细胞基因组发生的遗传改变事件的清单。随着更复杂和敏感的分析工具用于肿瘤细胞基因组分析，许多类型肿瘤的遗传特征将会被揭示出来。

肿瘤形成过程中这些多步骤遗传和表观遗传事件的积累可能表明肿瘤发生的最终细胞产物与它们完全正常的前体细胞（起源细胞）之间的相似性很低。但是，越来越多的研究发现，即使经历了几年甚至几十年的演变，正常起源细胞的大部分分化程序仍然存在于其癌变子代细胞中（信息栏 11.2）。因此，即使肿瘤细胞基因组中的某些致癌改变（如 pRB 功能缺失、获得 Myc 功能，见 8.9 节）倾向于导致细胞的分化特征缺失，这一缺失也是不完全的。实际上，大部分肿瘤（约 95%）中都还保留着分化的特征——独特的形态和蛋白质标志物——这使病理学家能够相当准确地把这些肿瘤分成不同的亚型。但是现在还不清楚对这些亚型的定义是否准确地反映了这些肿瘤来源的正常细胞类型（图 11.13）。

信息栏 11.2　忽视肿瘤起源是我们经常面临的挑战　新研发的肿瘤治疗方法越来越精确地靶向于某些特定的肿瘤亚型，这就使诊断肿瘤的来源组织和鉴定其正常细胞（即作为肿瘤中所有恶性细胞前体的正常细胞）来源变得越来越重要（图 2.19）。（因此，大部分类型肿瘤细胞的生物学行为显著受其起源正常前体细胞的基因表达模式的影响，这一点是很明确的。）对于原发性肿瘤，肿瘤发现的器官部位通常能提供关键的线索。然而，在不能发现原发性肿瘤的情况下，准确诊断转移瘤的起源组织或细胞是一项更具有挑战性的工作。

实际上，驱动原发性肿瘤形成的复杂的遗传学与表观遗传学改变发生的顺序（如本章所述）会暴露大部分这些肿瘤的正常起源。而且，许多分化标志物会持续存在于转移灶中。因此，转移灶持续存在的特定形态学和生物化学标志物经常能够使肿瘤病理学家准确地对它们进行分类。但是，仍有约5%的转移灶无法明确分类，因而称之为未知原发灶癌（CUP）。

基因表达芯片分析正逐渐揭示这种CUP的秘密（图11.17），并且现在能够通过这一技术对近90%的这些肿瘤进行分类。总之，传统的和最近发展的肿瘤分类技术为我们提供了大量证据，表明某一组织特异的分化程序不会被致癌突变和抑癌基因缺失所破坏，而是会以相当的保守性传递至正常细胞的癌变子代细胞中。甚至经历几百次细胞分裂代次仍然保持这种特性。而且，对绝大部分肿瘤细胞系来说，即使在体外传代了几十年也仍然保持着组织特异的基因表达特征。目前我们对这些可遗传的组织特异行为的保守遗传机制了解相对较少。但是，随着表观遗传学学科的出现（1.8节和1.9节），这些复杂的分子机制逐渐地被揭示出来。

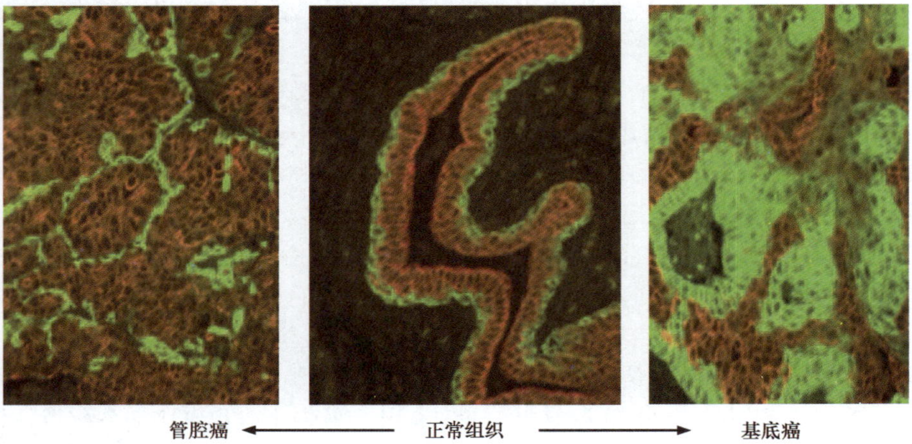

图11.13 人类肿瘤正常乳腺导管分化的特征 正常乳腺导管是由两大类型上皮细胞组成：管腔细胞（橙红色）和基底细胞（绿色），管腔细胞提供各种类型的生理支持。这些细胞类型可以通过免疫荧光染色，使用特异性表达的蛋白分子的抗体加以区别，如细胞角蛋白8和18表示典型的管腔细胞，而细胞角蛋白5在基底细胞中表达。这些标记可将乳腺癌分为两个主要组织学类型——管腔型（左）和基底型（右），由此产生的分类可准确预测乳腺癌患者的预后情况。然而，一些证据表明，这些分类可能无法正确显示各自正常细胞的身份，如某些基底乳腺癌可能起源于管腔祖细胞。（引自J.I Herschkowitz et al., *Genome Biol*. 8: R76, 2007.）

正常细胞的分化程序可能以尚不清楚的方式影响着其子代癌变细胞的行为，包括它们决定子代细胞是保持良性状态还是进展至高度恶性状态。这一观点提示我们：肿瘤的生理行为不能单纯地通过它们在向肿瘤进展的过程中发生的多个体细胞突变和表观遗传改变来理解。这也表明，对正常细胞分化程序的详细了解能在未来帮助我们理解为什么临床中检测到的肿瘤具有这样或那样的行为。

11.4　肿瘤的多步骤进展过程能够解释家族性息肉病和区域癌化

图 11.11 所展示的遗传通路及相关改变描述了许多散发性结肠癌发生过程中的事件。据我们所知，从遗传上来说，发生这些肿瘤的患者的基因分型在受孕时是野生型。结肠癌发生过程中产生的体细胞突变（以及 DNA 甲基化事件）逐渐改变了结肠上皮细胞最初的正常基因组，形成我们在高度恶性结肠癌细胞中所见的遭到破坏的基因组。

以上证据支持了这样一个观点：肿瘤多步骤发生阶段的复杂性表现在正常组织中存在着同样复杂的防御机制以阻止肿瘤发生。这些防御机制必须被一个个地阻断或失活才能使细胞进展至完全恶变的终点。

人类一生中形成的结肠上皮细胞数量巨大（$>10^{14}$ 个），这些防御机制成功地阻断了结肠癌的发生，使散发性结肠癌的发生率保持在很低的水平。但是，对于某些个体来说，实际上已经注定会发生结肠癌，这在 7.11 节和以上内容已经讨论过。例如，*APC* 抑癌基因的胚系等位基因突变使个体容易发生数十个、数百个甚至上千个结肠息肉——这就是家族性腺瘤性息肉病（FAP）。

如前面章节所述，大部分散发性结肠癌发生的起始步骤涉及 *APC* 基因——这也正是家族性腺瘤性息肉病患者所携带的突变基因——失活。（其余的结直肠癌可能是由其他同样破坏了β-联蛋白水平调控的基因改变而发生的，见图 11.12A。）目前，依赖于肿瘤发生的多步骤模型，我们能够理解为什么遗传了突变的 *APC* 等位基因会导致息肉病和结肠癌：作为结肠癌进展的第一步，家族性息肉病患者的所有结肠上皮细胞中已经存在了 *APC* 基因拷贝失活。也就是说，这些患者体内包括结肠细胞在内的所有细胞都是 $APC^{+/-}$基因型而不是 $APC^{+/+}$基因型。

由于在每一代细胞分裂中杂合性丢失是相对高发的事件，家族性息肉病患者生命早期就可能会产生上百个甚至上千个完全失去 APC 功能的结肠上皮细胞，从而进入 $APC^{-/-}$的基因型状态。每个 APC 阴性的细胞成长为腺瘤性息肉的可能性都很大（图 7.22）。这种息肉一旦形成，就很可能会发展为癌。因此，这种天生的肿瘤易感性机制是这一关键限速步骤不再依赖于低频体细胞突变导致的多步骤肿瘤进展过程而加速肿瘤的发生（因为它已经存在于胚系细胞）。

散发性肿瘤累及的器官偶尔也会产生多个独立发生的肿瘤，这种现象被称为区域癌化。在这样的病例中会突然发生两个或更多个被几厘米远的正常上皮细胞隔开的癌前病变或恶性病变。由于任何单一散发性（即非家族性）肿瘤都是高度低频的事件，因此，同时发生多个独立散发性肿瘤看起来几乎是不可能的事件。这些多个增生病变至少表面上看起来与家族性息肉病这种天生肿瘤易感性是相似的。实际上，在这些多个、表面上看来是独立发生的异常增生中经常能发现共同的单一基因突变（或一组突变）。但在这种情况下，这种共同的遗传改变是由体细胞突变产生的。对多步骤肿瘤发生过程的理解为我们解释这种同时多发独立肿瘤的现象提供了依据（图 11.14）。

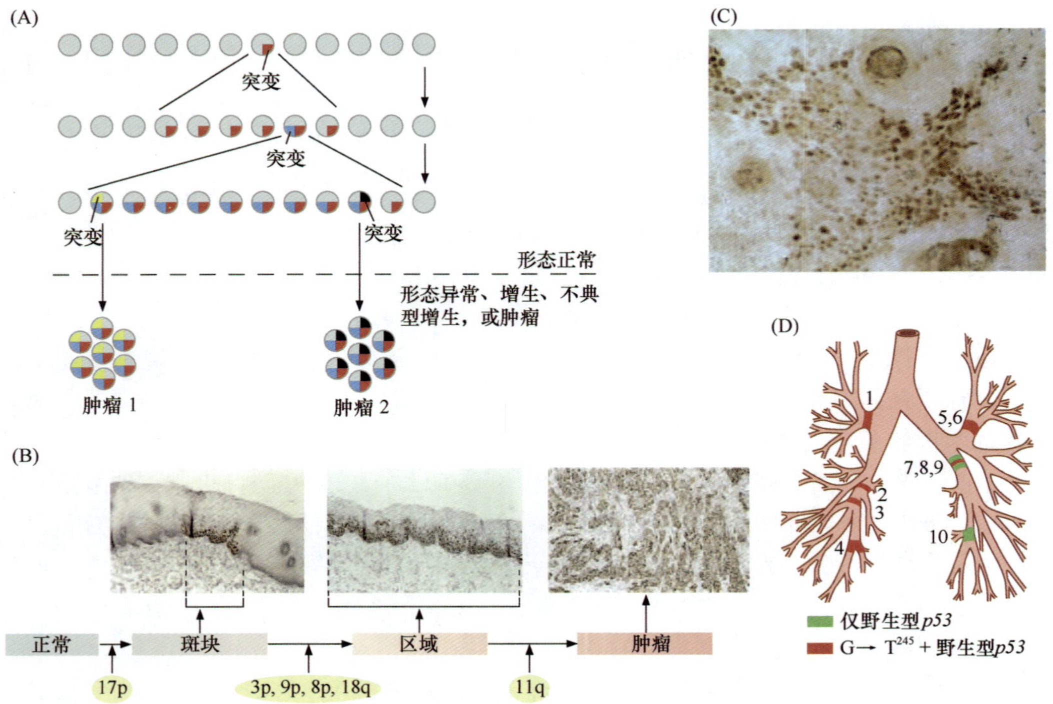

图 11.14　区域癌化　大面积的组织学正常，但遗传学已发生改变的上皮细胞能够发展成多发并且明显独立发生的肿瘤细胞灶。所有这些肿瘤细胞灶都携带这些区域所具有的共同突变以及该肿瘤细胞灶本身后期获得的其他突变。（A）根据区域癌化的一种模型，最初一个细胞携带初始突变（红色扇形，中上部）。经过旺盛的增殖，该克隆中的一些细胞随后获得了第一个突变等位基因（蓝色扇形）。这个获得双重突变的起始细胞随后可能会继续增殖并最终占据大片上皮细胞位置。虽然这些细胞已经经历了多步骤肿瘤发生过程的早期步骤，但这种综合征能够持续形成组织学上看起来尚正常的上皮细胞。随后，位于这个大片区域内不同部位的两个细胞可能会分别获得额外突变（左侧黄色扇形，右侧黑色扇形）。这两簇细胞继续进展将会越过组织学异常形态，产生增生过度、不良增生甚至接近恶性组织（虚线）。虽然来源于相同的起始细胞克隆，但这两个肿瘤是独立发生的。（B）通过免疫学染色，可以在口腔鳞状细胞癌进展的早期发现形态学上正常的小片口腔上皮细胞中存在 *p53* 突变阳性（即 *p53* 突变，见章节 9.9）细胞（左图，灰色点）。随着肿瘤进展，能发现大片的 *p53* 突变细胞存在，这些细胞仍然保持着相当正常的组织学形态，但它们通常已经发生了相应染色体壁上标志基因的杂合性丢失（LOH）（中间）。最终，随着其他基因发生改变，包括 11 号染色体长臂的 LOH，某区域内的部分细胞可能会独立进展为鳞状细胞癌（右）。（C）暴露于阳光下的人皮肤组织中，可能包含多至 3000 个细胞，具有组织学上正常的携带突变型 *p53* 的角质细胞层（通过免疫染色）。这些成片细胞可能是基底细胞癌发生的源头。（D）一个极端区域癌化的例子可见于尸检患者肺部的病变中。在两个肺叶中均可见携带罕见体细胞 *p53* 突变（以纯合型或杂合型构象存在，红色）的细胞，表明它们具有相同的遗传起源（也见图 11.9C）。虽然这些区域确实存在轻度鳞状细胞化生，但还检测不到肿瘤。因此，在患者死亡时这些具有散在突变细胞的区域都还没有发生肿瘤。[B，引自 B.J.M. Braakhuis et al., *Cancer Res.* 63: 1727-1730, 2003. C，感谢 D.E. 布拉什（D.E. Brash）。D，引自 W.A. Franklin et al., *J. Clin. Invest.* 100: 2133-2137, 1997.]

设想一个细胞克隆发生了肿瘤进展的某些起始事件，使这些细胞具有增长和生存优势，但此时还未对组织形态学产生影响。许多年后，这一突变细胞克隆可能已经扩展为一大片外表正常的上皮细胞。在这个区域内相隔很远的两个细胞有可能继续发生独立突变事件，每一个细胞都可能扩增为腺瘤或癌（图 11.14A）。实际上，对看似正常的膀胱上皮、口腔黏膜和皮肤，以及食管和肺上皮进行的遗传学分析发现，尽管许多大片细胞相隔几厘米并且形态上正常，但它们已经携带有突变基因，通常是 *p53* 等位基因突变。另外也有研究观察到具有相同遗传学起源的多个大片不良增生组织分散存在的情况。

在手术切除后的乳腺癌旁组织学正常乳腺组织中，我们观察到了乳腺上皮细胞存在 3 号染色体短臂（即 3p）位点的 LOH 现象。癌旁乳腺组织观察到这一 LOH 的患者后续再发生第二个独立乳腺癌的风险比癌旁乳腺组织中未发现 LOH 的患者要高 4～5 倍。

其他研究也发现，在人乳腺组织中大片形态学上正常的乳腺上皮中，存在着由于启动子甲基化而导致 CDK 抑制分子 $p16^{INK4A}$ 表达缺失的情况。这些片状细胞群可能过表达环氧合酶-2（COX-2）这一强力促癌的蛋白酶（将在 11.16 节讨论）。而且，维甲酸受体β（RARβ），这一具有诱导分化作用和抑制 COX-2 表达的蛋白质在乳腺癌旁的形态学上正常的大片上皮细胞中表达缺失。这种片状“正常”细胞可能是多发、独立肿瘤发生的土壤。

在现在或过去的吸烟者肺内也可发现类似的 $p16^{INK4A}$ 阴性片状支气管上皮细胞层。这种经常携带甲基化 $p16^{INK4A}$ 基因的片状细胞区域可见于未患癌个体的肺内，并在戒烟后也持续存在。在肺癌患者组织学正常的肺组织内，经常也会发现大量携带 *p53* 突变或 K-*ras* 等位基因的细胞。另外，这些细胞中也能发现发生启动子甲基化的抑癌基因。因此，区域癌化通常是由于组织内广泛存在由早期遗传改变事件而使其易于发生肿瘤进展所需的后期事件的细胞，但这些早期遗传改变本身并不导致组织出现组织学形态异常。相似地，在某些器官中也可以发现遗传学上相关但广泛分散存在的不典型增生区域，最终每一个区域都有可能发生肿瘤（图 11.14C 和 D）。

11.5　肿瘤发生似乎符合达尔文进化论

约翰霍普金斯大学的研究者在结肠癌中观察到的现象表明，肿瘤进展过程中发生的组织形态学改变与结肠黏膜细胞发生的遗传改变有关。更重要的是，这些遗传改变实际上是这些细胞及其形成的组织发生表型进化的原因。

早些年曾有其他研究者推测肿瘤发生可以用与达尔文进化论类似的生物过程来理解。对人类结肠癌进展过程进行的遗传学分析结果进一步支持了这一推测。（虽然达尔文本人实际上对基因和遗传学毫无所知，但这一达尔文理论的“现代重生”把孟德尔遗传学和群体遗传学引入了达尔文最初提出的进化过程。）

对于肿瘤进展，进化单元是细胞群体中互相竞争的个体细胞，而不是种群中互相竞争的生物个体。正如现代达尔文进化论所描述的一样，随机突变在细胞群体中产生了遗传多样性。一旦产生遗传异质性群体，那些恰好由突变等位基因赋予的特征，尤其是那些利于细胞在活体组织微环境内生长的特征，就会在选择压力下使细胞（及其子代细胞）获得生长优势。

把达尔文进化论与肿瘤进展多步骤理论结合起来，研究者们就能够把肿瘤发生过程描述为一个系列的克隆扩增过程。这一理论的逻辑为：随机突变能产生具有生长优势和生存能力的细胞。继而这一细胞和它的子代细胞能够比它们周围的细胞更高效地增殖，最终产生一个大的克隆细胞群，从而成为肿瘤组织的主要成分并从遗传上排挤不具优势的邻近细胞。这一细胞克隆早晚会达到足够大的体积（如 10^6 个细胞）使细胞克隆易于随机发生其他具有生存优势的突变（突变频率大约为 $1/10^6$）（图 11.15）。

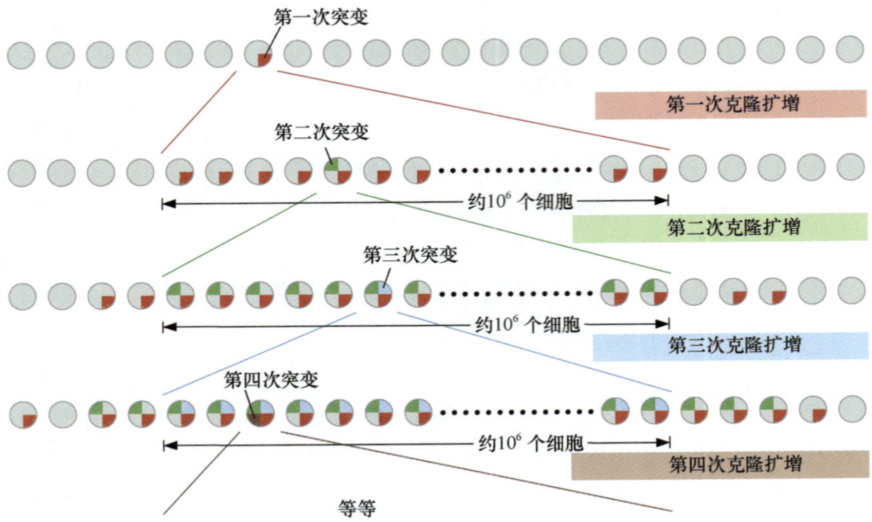

图 11.15　达尔文进化论与克隆演进　达尔文进化论解释的是具有优势基因型及表型的个体数量是如何增加的，可以用与之类似的理论来描述肿瘤进展是如何发生的。一个巨大细胞群体中的单个细胞携带了一个起始突变（红色扇形，上），使它相对于其他细胞具有一定增殖或生存优势。最终，该突变细胞的子代细胞克隆会替代那些不具有这一突变的细胞从而在局部占据主导地位，产生第一次克隆扩增。当这个克隆体积扩增到足够大时（约 10^6 个细胞）就可能发生第二次突变（突变频率约为 $1/10^6$）（绿色扇形），产生具有更强增殖或生存优势的双突变细胞。这一克隆扩增的过程不断重复进行，新形成的突变细胞群代替（“超过”）了先前形成的细胞群，该过程称为“克隆演进”。这又一次产生了一个巨大子代细胞群，其中又会发生第三次突变（蓝色扇形），依次类推。经典达尔文进化论认为有机体通过基因组中的突变推动物种的进化，而在多步骤肿瘤进展过程中细胞群体内的其他可遗传改变（尤其是启动子甲基化事件，见章节 7.8）很可能也发挥了同样重要的作用。重要的是，这一模式没有考虑克隆演进事件所经历的时间间隔可能相差很大。例如，晚期演进事件可能比早期事件进展迅速得多，这是由于已经获得致癌突变的晚期细胞比早期细胞增殖更快且其基因组更容易发生突变。

以上事件导致的双突变细胞将比克隆中的其他 10^6 个细胞同伴更高效地增殖，继而形成一个新的亚克隆，这一亚克隆进一步增长并最终在局部组织微环境中占据主导地位，掩盖并可能消灭其原先的前体细胞群。这一双突变细胞克隆达到较大体积后，又像以前那样发生第三次突变，如此不断重复克隆增殖与基因突变的循环。很可能 4～6 次的此类克隆演变（每一次演变都由一个特定的突变触发）就足以解释肿瘤进展过程中发生的细胞和遗传水平的变化。

可以确定的是，肿瘤进展的达尔文进化模型是非常简化的。例如，必须把基因的表观遗传学改变（准确地说是启动子甲基化，见章节 7.8）在抑癌基因失活中具有重要作用这一发现引入达尔文进化论。（此处，我们发现肿瘤进展与达尔文进化论之间的主要不同之处在于从来没有发现可遗传的表观遗传学改变，如 DNA 甲基化事件，能够驱动物种进化。）

从其他方面来看这一理论也是过于简化的。因此用肿瘤进展过程中受累的遗传位点数量计数来进行估计的话，我们可能就会低估肿瘤进展中所需的不同步骤事件数目。如第 7 章所讨论，抑癌基因的失活总是需要两个步骤才能完成。首先，基因的单个拷贝发生突变失活（或甲基化），随后通过杂合性丢失（LOH）消除幸存、完好的另一个基因拷贝。了解到这一点后，再加上肿瘤进展过程中发生的大部分基因组变化都是抑癌基因的失活突变，我们可以得出一个结论就是，肿瘤进展过程中发生的不同改变的数量大约是相关突变位点数量的 2 倍。

由于这些克隆增殖是由低频率的遗传或表观遗传改变（对于抑癌基因来说是成对改变）引发的，这些克隆的扩增很可能间隔很长时间。在散发性结肠癌发生过程中，两个关键遗传改变事件发生之间可能间隔十年甚至更长时间。对于许多个体来说，整个肿瘤进展过程可能需要一个多世纪才能完成。（例如，关键步骤之一——从息肉演化至侵袭癌——估计需要 17 年之久，根据息肉的不良增生程度有所不同。）但是，也有一些人在很短的时间内发生散发性结肠癌，因此在这些个体的结肠中这一系列程序一定被加速执行了。

我们对绝大多数组织中控制肿瘤进展速率的过程仍旧一无所知。就结肠癌而言，我们知道不同国家之间结肠癌发生速率的差别达 20 倍，并且这一巨大差异是由环境因素导致的，准确地说是由食物导致的，而非遗传易感性所致（如图 2.23 所示，一个人群从一个国家迁移到另一个国家并经过一两代时间以后，发生结肠癌的特征会具有当地国家结肠癌发病特征的典型表现，从而排除了遗传学是癌症风险的关键因素这一假设）。可能是食物中某些特殊成分显著地升高了结肠上皮细胞基因组中突变积累的速度，继而这一突变率的增加缩短了克隆演进之间的时间间隔。也许食用某些食物的个体发生连续克隆进化的时间间隔约为 5 年甚至更短的时间，而在正常人群中通常为 10～20 年。在这种情况下，通常一个世纪才能完成的疾病过程可能在 30～40 年就达到了致癌终点，恰好处于人类生命期之内。

癌前细胞内的某些改变可能与这些外源性食物因素的致癌性发生了协同作用，加速了结肠癌进展的步伐。因此，细胞内复杂的 DNA 维持与修复机制缺陷可能会导致细胞的突变能力增加。例如第 12 章所讨论，一些个体遗传了使细胞 DNA 错配修复能力下降的突变，因而在他们的结肠上皮细胞中可发现大量突变，这些突变会进一步加速结肠中癌前病灶或恶性病灶的形成——遗传性非息肉病性结肠癌（HNPCC）。然而，更常见的是肿瘤进展早期发生的体细胞突变（或启动子甲基化）导致的 DNA 修复机制缺陷。由此导致的基因组突变性升高使结肠癌进展的后续突变步骤发生相对更快了。

最近的研究发现肿瘤的多步骤进展发生过程中所发生的突变数量远远超过驱动肿瘤发生所实际需要的突变数量（信息栏 11.3），这使勾画肿瘤遗传图谱变得更加复杂了（图 11.11 和图 11.12）。

信息栏 11.3　驱动与乘客突变　突变是随机发生于基因组上的，当突变以极小的概率发生在关键基因上时，将导致克隆扩增进而驱动多步肿瘤形成的事件发生（图 11.15）。因此，获得优势等位基因突变的细胞能够承载基因组中其他基因的突变，这些其他的基因突变不影响肿瘤细胞的表型，且与肿瘤进展无关。尽管如此，这些其他的突变等位基因将成为癌症基因组重要的组成成分之一，且与具有重要功能的等位基因一起发挥作用。事实上，这些其他的突变基因被称为“乘客突变”，与主要负责形成克隆扩增的“驱动突变”相区分。这个复杂的动态过程希望从癌症基因组中将驱动突变（因此了解癌症的发展）与乘客突变（这些是无关的干扰）区分开来。因此，在癌症基因组中发现基因突变，就像从不同癌症患者体内的多种肿瘤组织中发现相同的基因突变形式是十分有趣的事情。这种复发性基因突变提供了有力证据表明该特定基因突变确实提供了一个优势选择性，因此从生物角度推动了肿瘤发展。这些驱动突变与乘客突变相比，很少形成癌症基因组中损害基因的突变噪声。例如，在 21 个人胶质母细胞瘤患者的基因组测序分析中，只有 8%的突变被判定是驱动突变，其余部分则为乘客突变。在对某些其他肿瘤的基因组测序时，发现驱动突变相比乘客突变的比例要低得多。

11.6 肿瘤干细胞有助于进一步理解达尔文进化模式中的克隆演化和肿瘤进展

克隆演变模型认为一个突变细胞可以产生一个很大的细胞克隆群体，而在这些数目巨大的子代细胞中，一个新的突变事件可以驱动新一轮的克隆增殖（图 11.15）。传统观点认为癌前（或癌）细胞克隆群体中的所有细胞在生物学上是同质的，它们产生新子代克隆的能力是等同的。然而，一些实验结果使研究人员对此产生了怀疑。在这些实验中，人类肿瘤中的细胞被分为不同亚型。这些分型主要利用细胞表面蛋白来进行。值得一提的是，利用荧光激活细胞分选法（FACS），我们可以通过带有荧光染料的单克隆抗体标记不同亚型的细胞（通过其不同的膜表面蛋白），从而将不同亚型的肿瘤活细胞分离开来（补充信息栏 11.1）。用该方法分离的细胞可以在回收后用于生物学实验，包括在体内测试它们在免疫缺陷小鼠中的成瘤能力。

起初，研究人员使用 FACS 将 AML 分为多数和少数两个细胞群体；在一次实验中，少数群体细胞只占不到 1%。只需将 5000 个左右的这类少数群体细胞注射入宿主小鼠体内就可形成新的肿瘤，因此其被认为具有“成瘤性”；相反，来自多数细胞群体的多达 500 000 个 AML 细胞却不能形成肿瘤。更重要的是，多数细胞群体中的细胞展现了分化粒细胞或单核细胞的很多特性，但其增殖能力有限。这些结果提供了强有力的证据，表明 AML 肿瘤由两种类型细胞组成，小部分是具有自我更新能力的成瘤细胞，大部分是不具有体内增殖能力或仅有很小增殖能力的分化细胞。

随后的实验将这一结果拓展到了从肿瘤中直接分离出的人乳腺癌细胞中。在这些实验中，少数群体的成瘤细胞仅占所有肿瘤细胞的约 2%。200 个这样的细胞在注射入宿主小鼠体内后形成了肿瘤，而来自多数细胞群的多达 20 000 个细胞却不能形成肿瘤（图 11.16）。更重要的是，两个细胞群体中处于活跃增殖周期的细胞比例相同，并且两种细胞群体能从原发实体肿瘤中与非肿瘤细胞（如间质细胞）分离。

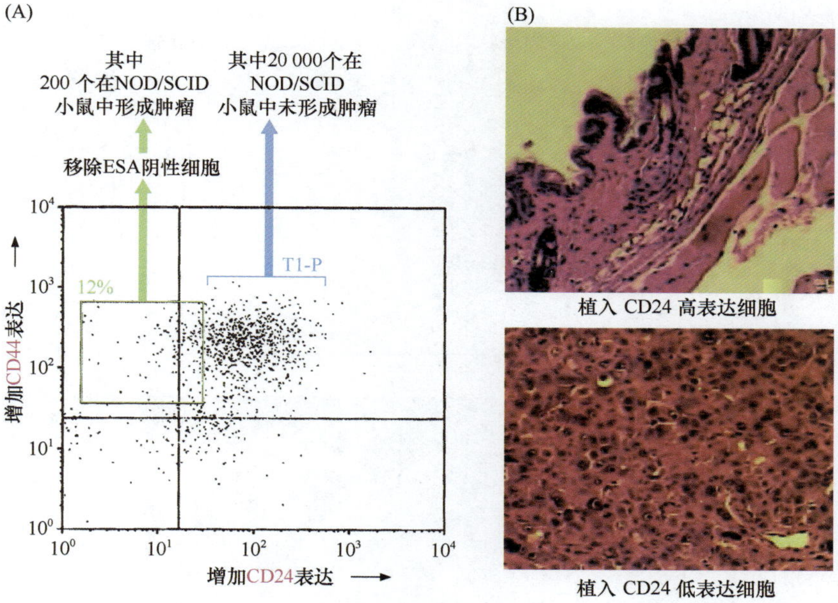

图 11.16　乳腺瘤干细胞增生　（A）从癌旁基质细胞中得到转移性人乳腺癌细胞并分离出来（通过 FACS，补充信息栏 11.1）。同时检测了两个不同的细胞表面抗原 CD24、CD44 的表达，分别用标记有不同荧光染料的特异性单克隆抗体进行检测。横纵坐标轴代表了染色强度的对数值，图中每个黑点代表单个细胞的检测值。在该实验中，有 12%的细胞为 CD24 抗原低表达、CD44 抗原高表达（绿框所示），与 CD24 抗原高表达、CD44 抗原高表达的细胞（蓝框所示）可明显区分开来。（B）12%的少数细胞通过对表达上皮表面抗原（ESA）的细胞进行分选后得到进一步富集，从而去除了不表达这一抗原的癌旁基质细胞。分选得到的 200 个 CD24 低表达、CD44 高表达且 ESA 阳性的细胞，将其注射入 NOD/SCID 免疫缺陷小鼠后可形成肿瘤，然而 20 000 个 CD24 高表达和 CD44 高表达的多数细胞群却难以形成恶性肿瘤。右上图展示了皮下移植 CD24 高表达细胞位点的切片，只能看见部分正常皮肤和皮下肌肉壁（图左侧）；右下图显示了注射 CD24 低表达细胞后形成的肿瘤切片。（引自 M. Al-Hajj et al., *Proc. Natl. Acad. Sci. USA* 100: 3983-3988, 2003.）

少数细胞群体接种后最终形成的肿瘤再次分为了大、小两个细胞群体。和原先一样，这两类细胞的成瘤性差异极大。类似结果随后在脑肿瘤细胞中也得到了证实（图 11.17），随后几年，在其他实体瘤如胰腺癌、直肠癌、肝癌及某些恶性造血系统肿瘤中也均已证明了肿瘤初始细胞亚群的存在。

综上所述，这些实验表明肿瘤细胞群体起源于多种正常上皮组织，其中小部分具有自我更新能力的干细胞就能产生大量增殖潜能有限的子代细胞。上文提及的实验中（图 11.16 和图 11.17），具致瘤性的少数细胞群体会在细胞表面表达特异性抗原标志物，去区分多数细胞群体，进一步表明这两类细胞处于不同的分化阶段。

如章节 8.11 中所讨论的，在许多正常组织中，干细胞（SC）是处于低分化状态的，它们的非干细胞子代会进入较分化的状态。而且，干细胞似乎具有基本无限的增殖能力。由于它们的子代细胞仍然保持在干细胞状态，因而称它们具有“自我更新”能力。相反的是，干细胞形成的较分化的子代细胞通常会进入后有丝分裂状态，并且再也不会重新进入活跃的增殖-分裂周期（图 11.18）。因此，我们推测多种人类肿瘤细胞的行为都遵从这一组织原则。

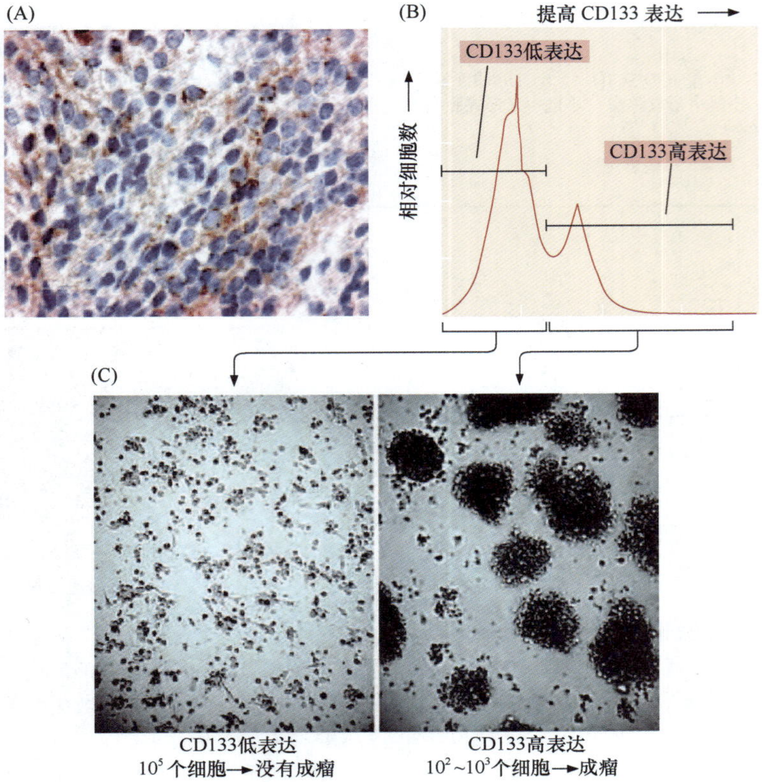

图 11.17　脑肿瘤干细胞的富集　可以用 CD133 这一神经细胞表面干细胞抗原检测到脑肿瘤干细胞。（A）在这一免疫荧光染色的髓母细胞瘤（一种脑细胞肿瘤）的切片中，CD133 高表达的肿瘤细胞分散存在于其他 CD133 低表达的肿瘤细胞中。此处细胞核染为蓝色。（B）采用 FACS 将人髓母细胞瘤来源的细胞（补充信息栏 11.1）分离成 CD133 高表达的细胞和 CD133 低表达的细胞（横坐标）。CD133 低表达的肿瘤细胞群占肿瘤细胞的 80%～85%（左侧峰），而 CD133 高表达的细胞只占肿瘤总细胞的少部分（右侧峰）。（注意，横坐标是以对数形式表达的染色强度。）（C）左侧峰表示的 CD133 低表达细胞在悬浮培养中仅显示了有限的增殖能力（左图）。半固体培养基上以不贴壁形式生长形成克隆（有时称为肿瘤球）的能力经常用来预测细胞的体内成瘤能力。在一些实验中，多至 10^5 个 CD133 低表达细胞也不能在宿主小鼠体内形成肿瘤。而右侧峰中 CD133 高表达细胞在低至 100 个（典型的情况是 1000 个）细胞的情况下就能在免疫缺陷小鼠体内形成肿瘤（未展示）。（引自 S.K. Singh et al., *Cancer Res.* 63: 5821-5828, 2003.）

正常组织中的细胞呈现等级结构的组织形式。干细胞处于等级结构的顶层，它的一个子代细胞仍然保持干细胞状态，而另一个子代细胞则启动分化程序。（由于这一细胞分裂产生两个不同表型的子代细胞，因此通常称为“不对称分裂”，以区别于产生两个完全相同子代细胞的对称分裂。）已经脱离干细胞状态的细胞通常称为过渡扩增细胞，也称为前体细胞（图 11.8B）。这些细胞在许多正常组织中都存在，代表着干细胞和它们的完全分化后代细胞之间的过渡细胞群。过渡扩增细胞/前体细胞能够经过很多代次的对称分裂，它们的子代细胞最终会进入完全分化状态，停止活跃的生长-分裂周期。因此，最初形成的过渡扩增细胞/前体细胞能够扩展出几十个甚至数百个分化的后代细胞。这表明：①干细胞只需要分裂一次就能够产生大量完全分化的子代细胞；②

因此即使在不断地丢失和再生分化细胞的组织中干细胞也仅采用周期性分裂的方式，而不是持续性的分裂方式；③组织内的大部分细胞分裂通常是以指数形式生长的过渡扩增细胞。

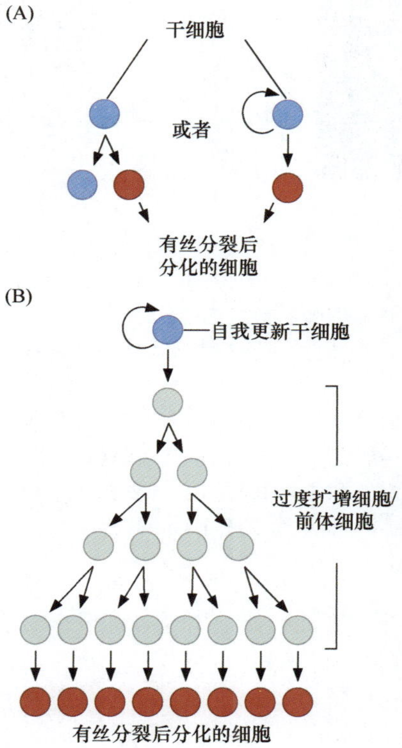

图 11.18　干细胞与它们的后代细胞　（A）最简单的干细胞行为组织方式是干细胞的不对称分裂（蓝色），生成的子代细胞一个成为与亲本细胞一样的干细胞，另一个（红色）则发生分化而失去再次分裂的能力。这可以用两种图示模型来描述，如图所示。（B）在许多组织中可能以更复杂的形式存在。如图 A 所示，分裂干细胞的一个子代细胞成为干细胞。然而，另一个细胞形成“过渡扩增细胞”（有时称为“前体细胞”，灰色），会进入分化程序但并不参与终末期分化。这些细胞以及它们的后代细胞发生一系列对称分裂，它们的后代细胞最终会进入完全分化的有丝分裂后状态（红色）。由于单个干细胞就能扩增出几个、十个甚至数百个处于后有丝分裂期的子代细胞，因此这一干细胞不需要频繁地扩增。而且，以这种方式构建的组织中，大量的细胞增殖是由过渡扩增细胞/前体细胞产生的（见补充信息栏 12.1）。

这一理论被研究者用来解释瘤体内肿瘤细胞的组织。因此，肿瘤起始细胞（通常也称为肿瘤干细胞，CSC）是一种具有自我更新能力的细胞，能够产生组成瘤体的无数肿瘤后代细胞。虽然 CSC 和它的后代细胞在遗传上是完全相同的，但后代细胞由于失去了自我更新能力从而也失去了起始肿瘤形成的能力。实际上，随着调控 CSC 状态的细胞机制不断得到阐明，我们越来越明显地认识到这些 CSC 调控机制与那些相应正常组织中干细胞的调控程序非常相似。换句话说，肿瘤仅仅是利用了它们正常组织来源的干细胞中的调控程序，而不会创造出新的干细胞调控程序。而且，无论正常干细胞还是肿瘤干细胞都是通过持续释放 5.5 节中首次提到的自分泌信号环来使它们持续处于干细胞状态。例如，在某些器官中，TGF-β和 Wnt 因子参与的自分泌信号能够使这两种类型的干细胞持续它们的干细胞状态。

在一些人类肿瘤中发现，表达不同抗原标志物（与正常干细胞表面标志物相同）的肿瘤细胞位于瘤内不同的位置（图 11.19A）。但这种现象并不是在所有的肿瘤类型中都存在（图 11.19B 和 C）。如果要将其称为 CSC，它们（经过 FACS 富集后，见图 11.16 和图 11.17）必须能够表现出比组成瘤体的大部分肿瘤细胞明显升高的肿瘤起始能力。目前，还没有总结出不同类型的肿瘤中干细胞定位模式的共同规律。

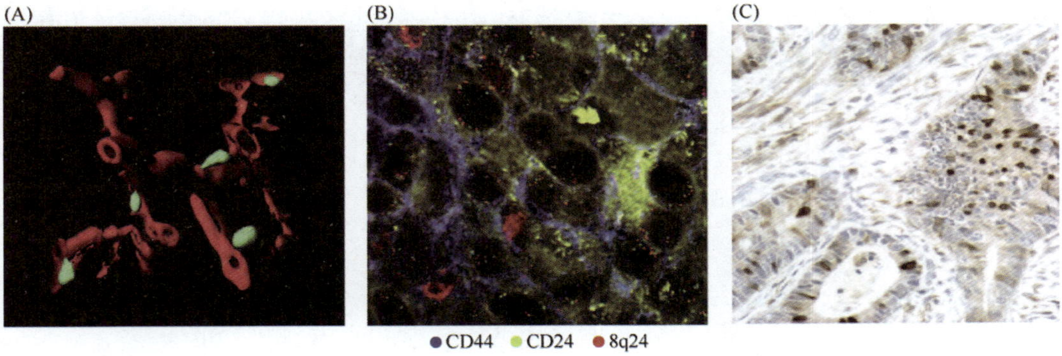

图 11.19　肿瘤干细胞在肿瘤中的定位　（A）在人胶质瘤中，表达 nestin 这一正常神经干细胞标志物（绿色）的肿瘤细胞被植入宿主小鼠后表现出肿瘤起始能力，因此称为肿瘤干细胞（CSC）。这些 nestin 阳性细胞经常位于肿瘤内靠近毛细血管的部位。微血管表达内皮细胞标志物 CD34（红色）。这一三维图像是由 50μm 厚的连续肿瘤切片的显微镜图像通过数码整合而来的。（B）在人乳腺癌的肺转移灶中，高表达肿瘤干细胞标志物 CD44 的细胞（蓝色）与高表达 CD24 的细胞（黄色）（通常含 CSC 的比例较低）分别位于不同的亚区域。［染色体区域 8q24 的探针标记显示一个转移细胞亚群（红色）发生了此区域的广泛扩增。］（C）乙醛脱氢酶 1（ALDH1）是一个能区分一系列正常细胞和肿瘤干细胞的标志物。此图中用 ALDH1 抗体追踪原发结肠癌中高表达这一肿瘤干细胞标志物的细胞（深褐色）。［A，引自 C. Calabrese et al., *Cancer Cell* 11:69-82, 2007. B，感谢 H.-J. 金（H.-J. Kim）和 K. 波利亚克（K. Polyak）。C，引自 S. Deng et al., *PLoS One* 5:e10277, 2010.］

CSC 的存在使肿瘤内的复杂性又增加了一个维度。因此，如前所述，许多正常组织中的干细胞等级结构似乎在同一组织来源的完全发育的恶性肿瘤中也是存在的。很可能多步骤的肿瘤进展过程中的每一步中间阶段形成的细胞群内也存在着相似的干细胞等级结构。先前我们曾勾画了一个正常细胞发展至肿瘤细胞的线性、一维进展过程（图 11.11）。现在，根据最新的研究结果，似乎以二维图的方式描绘肿瘤的多步骤进展过程更合适，每一阶段形成的干细胞衍生出多个不同的亚细胞群，这些细胞群都或多或少地发生了不同程度的分化。

假设多步骤肿瘤进展过程的每个阶段都有这种干细胞等级结构，目前还不清楚每个阶段的细胞是如何进化成为下一阶段的细胞的，尤其是该阶段的哪个肿瘤细胞亚群会获得触发新的克隆扩增所需要的突变以使细胞进入下一进展阶段。而且，肿瘤干细胞的准确正常细胞来源还不清楚：形成的瘤体中所有肿瘤细胞的前体细胞（图 2.19）的正常细胞是干细胞吗？还是过渡扩增细胞或前体细胞（补充信息栏 11.2）？

我们将会在第 16 章读到，肿瘤干细胞的存在不仅仅具有学术上的意义，越来越多的证据表明 CSC 一般对传统的化疗和放射治疗具有较高的抵抗性。因此，这些细胞可能会在初次治疗中存活下来并产生新的肿瘤——这标志着肿瘤的临床复发。

11.7　克隆演进的线性途径过度简化了肿瘤发生的真实过程：瘤内异质性

到目前为止，我们所提出的克隆演进模型（图 11.15）认为肿瘤团块内参与形成某个特定克隆扩增的所有细胞在遗传学上都是彼此相同的，并且肿瘤形成是这些线性克隆扩增的结果。根据这一理论，如果我们要检测癌前或癌细胞团中的细胞，我们几乎总会发现团块中某个遗传学上同质的细胞克隆占据主体成分，这是它过度生长并大范围代替产生它的前体细胞的结果。

但是，肿瘤发生的实际过程却由于另一因素的存在比这个模型所描述的模式复杂得多：随着肿瘤的进展，肿瘤基因组经常会变得更加不稳定，每一代细胞增殖获得突变的概率大大增加。遗传改变以及由此导致遗传差异的速率很快会超过达尔文选择（以及不适合生存的细胞亚克隆的清除）的速率。因此，许多肿瘤团块进展的实际过程并不是一个线性的克隆演进过程，而很可能像图 11.20A 所示的高度分支化的克隆结构，大量遗传上不同的细胞亚克隆共存于一个肿瘤团块中。这些克隆的扩增和随后的克隆替代的动力学机制如图 11.20B 所示。

可以通过跟踪原发性肿瘤中大量细胞内某些单个基因的状态来描述肿瘤团块内细胞的遗传差异。例如，在人的胰腺癌中，肿瘤不同部位的基因组序列分析发现了肿瘤内具有不同遗传特征的亚克隆，每个亚克隆估计含至少 100 万个细胞。有趣的是，其中一些亚克隆会分别产生一组遗传上非常接近的转移灶分布于肿瘤患者身体其他部位。这一话题我们将在第 14 章深入讨论。

每个亚克隆及其相关细胞在肿瘤内的定位并不明确。用计算机技术模拟这些亚克隆产生（这些亚克隆的 DNA 序列或 CpG 甲基化的遗传特征是各不相同的）的模型能够预测每一个亚克隆所占据的位置，这可能是许多肿瘤的结构模式。然而，对肿瘤内每个细胞进行分析会发现情况更加复杂，每个亚克隆的细胞是彼此交织渗透的（图 11.20C）。

在这一克隆变异模型中，每个亚克隆都代表着一个相对稳定、同源的细胞群体，这与处于极端遗传不稳定性状态的情况相反，后者中的每个细胞都不断地产生新的遗传变异组合。图 11.20D 展示了一个这种遗传变异的生动的例子，该图展示了用 FISH（荧光原位杂交）技术检测的人非小细胞肺癌来源的单个细胞的 11 号和 17 号染色体的拷贝数。明显可以看出，17 号染色体的拷贝数（携带周期蛋白 D1 的编码基因）在细胞个体之间差异很大，而 11 号染色体则相对稳定。这种差异性表明所分析的肿瘤细胞基因组的可塑性非常大，甚至可能会随着每次细胞生长和分裂周期而发生改变。这些波动的发生看起来几乎是随机的，其发生的速率远远超过了达尔文选择清除不适合生存的变异细胞亚克隆的能力。

在原发性肿瘤内还存在着其他尚未完全了解的遗传差异性来源。例如，有明确的证据表明，相距很远的转移灶之间的细胞能够重新归巢至原发灶并再次形成肿瘤种植克隆。这意味着在这些转移灶中发生的任何遗传进化（即肿瘤细胞离开原发灶后发生的遗传改变）会被反馈至原发性肿瘤灶的基因池中并成为原发灶的遗传变异来源之一。

对人类肿瘤进行的常规检测还发现了肿瘤内异质性的另一个来源，即表观遗传学可塑性。对肿瘤切片中的蛋白质表达进行免疫荧光染色发现肿瘤内存在着明显不同的小灶状肿瘤细胞亚群（图 11.21B）。原则上，图中所示的 EGF 和 VEGF 受体的表达差异很可能是由于遗传变异导致的。但这种改变也很有可能是由于表观遗传学机制导致的——肿瘤微环境内细胞与细胞之间信号通路的局部波动会使细胞产生表型差异，而这并不能直接用它们的遗传变异来解释。

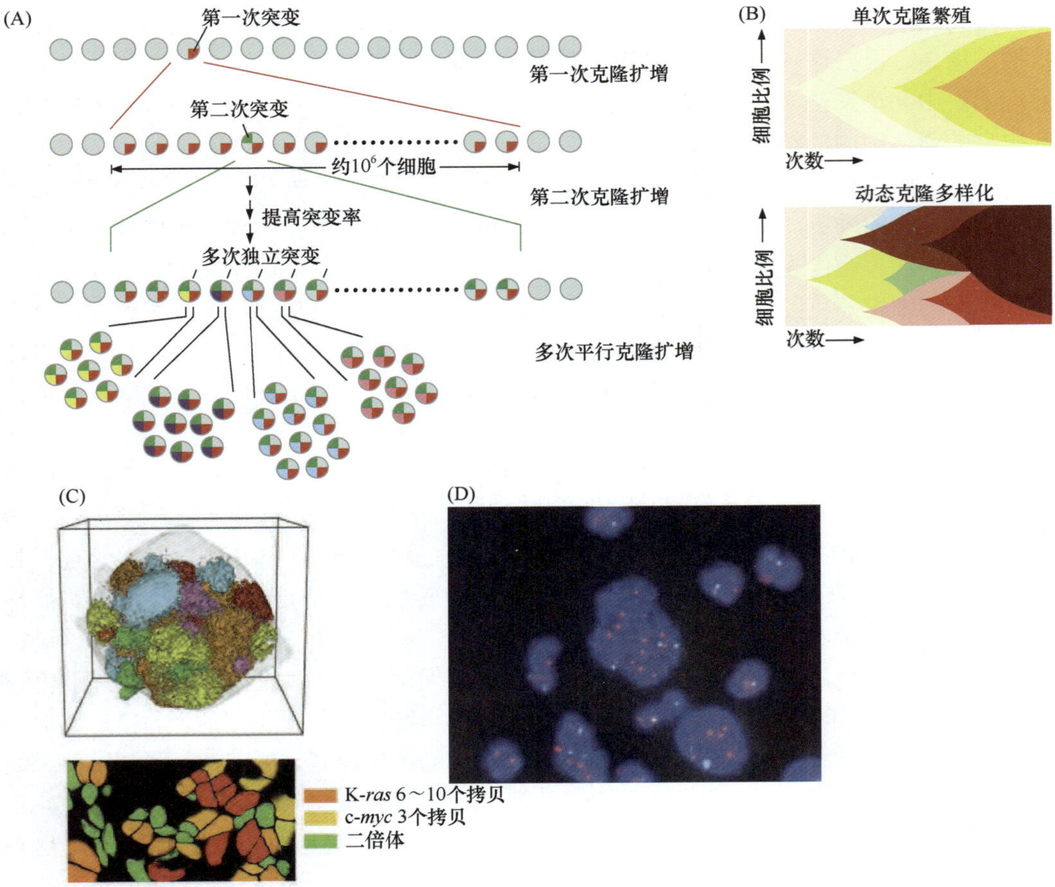

图 11.20　高突变率导致的克隆变异　(A) 在肿瘤进展的过程中，肿瘤细胞的基因组经常会变得越来越不稳定。当发生这种情况的时候，产生突变等位基因的速率可能会超过达尔文选择清除在表型上不适应生存环境的突变克隆的速率。因此，肿瘤团块中会产生越来越多的不同区域，每个区域之间的不同亚克隆在遗传上都是不同的。此图中没有标记出过渡扩增细胞和肿瘤干细胞的参与。(B) 最近对肿瘤内遗传学和表观遗传学（CpG 甲基化）异质性进行的研究为肿瘤内存在着高度变异的不同细胞克隆这一观点提供了实验证据。因此，至少在肿瘤进展的晚期，应该用以下所描述的动态变化模型代替克隆演进的简单线性模型。(C) 虽然图 A 和图 B 表明肿瘤内有不同的肿瘤细胞亚克隆共存，但它们并不一定能描述出这些克隆的拓扑结构和它们的细胞组成。用计算机模拟肿瘤干细胞参与的肿瘤发生过程（上图），能够预测肿瘤内具有遗传学（和表观遗传学）差异的具体区域（单个亚克隆包含约 200 万个细胞）。用荧光原位杂交（FISH）技术对临床肿瘤（本图所示为人乳腺癌）的切片进行染色（下图），发现在肿瘤中共存的三个主要遗传学上不同的亚克隆产生的细胞在结构上互相高度纠缠、混合。这三个亚克隆的细胞有的包含明显的二倍体基因组，有的包含 3 个拷贝的 c-*myc*，也有的包含 6～10 个拷贝的 K-*ras* 以及与其相连锁的基因（还不清楚这两种拓扑模型中哪一种更常见）。(D) 在高级别肿瘤中，细胞内的染色体数目变异非常大，表明细胞之间的遗传异质性很高。在这张照片中，使用 FISH 技术检测了非小细胞肺癌患者的胸腔积液细胞的 11 号染色体（绿色）和 17 号染色体（粉色）的拷贝数。除了染色体数目的改变，还能看到多倍体的巨核细胞。［B，引自 A. Marusyk and K. Polyak, *Biochim. Biophys. Acta* 1805: 105-117, 2010. C，引自 A. Sottoriva et al., *PloS Comput. Biol.* 7: e1001132, 2011，和 N. Navin et al., *Genome Res.* 20: 68-80, 2010. D，感谢 M. 菲格尔（M. Fiegl）；引自 M. Fiegl et al., *J. Clin. Oncol.* 22: 474-483, 2004.］

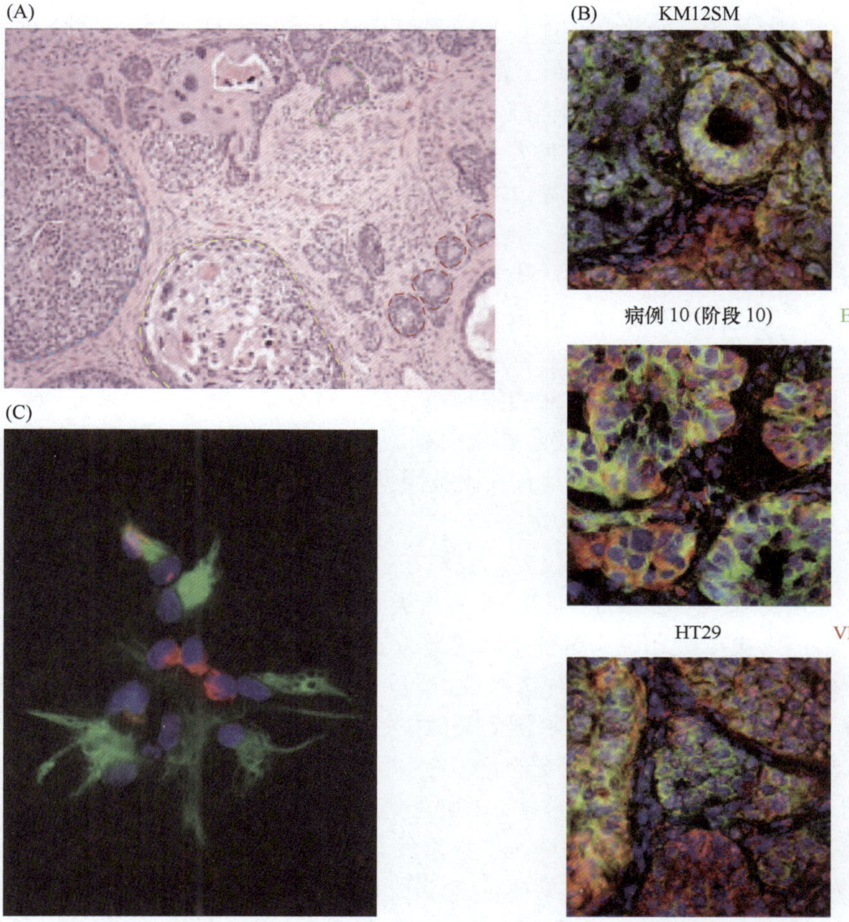

图 11.21　肿瘤细胞群中的表型变异　肿瘤细胞激活选择性分化状态相关的表观遗传学程序，以产生新的表型状态的能力是不依赖于肿瘤内细胞亚群的遗传变异的（图 11.20）。（A）展示了一例 94 岁老年女性的腺样基底细胞癌，这例癌组织显示了异质性的细胞学特征。图的最右侧显示了一排浸润至宫颈基质（红色圈）的小的基底细胞样癌细胞。在它们上面（右上）是一片柱状上皮样分化的细胞（绿色圈）。在图的中心和左侧是两大群鳞状细胞癌巢（黄、蓝色），表现出不同程度的不典型性。这两块癌细胞巢的周围都包绕着一圈基底细胞层，这是 ABC 的典型特征。ABC 特征主要与传统的高级别鳞状细胞上皮内瘤变和 HPV 感染有关。本病例为 HPV16 阳性。在这一特殊肿瘤亚型中出现的高频形态学变异强烈地表明这些岛状细胞是由于癌细胞激活了不同的分化程序导致的，而不是遗传变异的结果。（B）用抗体对 EGF（绿色）和 VEGF（红色）受体进行免疫荧光染色发现在这些肿瘤移植物中的很小范围内也存在着巨大的形态学差异性。共表达这两个受体的细胞显示为黄色。上、下两个小图展示的肿瘤来源于肿瘤细胞系，而中间小图展示的肿瘤来源于手术切除标本。（C）从胶质母细胞瘤中分离出的 CSC 及其来源的肿瘤前体细胞在体外培养的情况下可以被诱导分化成至少两种不同的神经外胚层细胞谱系，一种表达神经元特异的β-微管蛋白（红色），另一种表达星形细胞 GFAP（胶质纤维酸蛋白）标志物（绿色）。这些照片展示的是许多类型肿瘤中常见的现象，即肿瘤中的 CSC 或其产生的肿瘤前体细胞能够像正常组织中的相应干细胞一样，表现出分化成多个不同细胞谱系的能力。[A，感谢 M. 赫希（M. Hirsch）和 M. 洛达（M. Loda）。B，引自 T. Kuwai et al., *Am. J. Pathol.* 172:358-366, 2008. C，引自 T. Borovski et al., *Cell Cycle* 8:803-808, 2009.]

胶质母细胞瘤就是一个恰当的例子，这一肿瘤应该更准确地称之为多形性胶质母细胞瘤，以表明这些肿瘤通常包括多种形态不同的神经外胚层细胞类型（图 2.9A）——几乎可以肯定是，肿瘤内的寡能干细胞样细胞分化成了多种不同的细胞类型（图 11.21C）。胶质母细胞瘤产生血管的机制是这种表观遗传学可塑性的极端例子：胶质母细胞瘤的肿瘤细胞不是通过从肿瘤宿主（将在第 13 章中讨论）中招募正常内皮细胞（形成毛细血管），而是直接从肿瘤细胞转分化成内皮细胞，正常情况下后者来源于完全不相关的胚系细胞谱系（图 13.23）。一旦形成，转分化的内皮细胞与宿主来源的正常内皮细胞共同构建毛细血管，促进肿瘤相关血管生成和肿瘤生长。

诸如此类的研究结果表明可能存在着另一种有趣的现象，是否在肿瘤内共生着不同表型的亚细胞群，它们互相支持彼此的生长和生存，而不是彼此之间直接竞争？最近的研究发现肿瘤内存在的两种不同代谢表型的细胞亚群能够为这一理论提供明确的证据（补充信息栏 11.3）。（这可能表明具有共同基因型的不同肿瘤细胞亚群采用不同的表型以帮助彼此最有效地适应肿瘤微环境。）

如图 11.21 所描述的实验分析仅提示我们在肿瘤细胞进展至完全恶性状态的过程中可能会发生大量的基因变异事件。对从 58 例人类肿瘤中制备的肿瘤细胞 DNA 样本的基因组测序分析能够更准确地说明这种基因变异。（在测定 DNA 的核酸序列以前要利用聚合酶链反应对每例样本的 DNA 进行选择性扩增。）在这个相对小样本量的标本分析结果的基础上进行推论，研究者们估计每例此类散发性肿瘤中至少存在 10^4 个序列变异，其中包括大量单核苷酸改变。令人惊奇的是，在 11 例散发性腺瘤的基因组中也发现了差不多数量的遗传改变事件，这表明在多步骤的肿瘤进展过程中的早期阶段就已经发生了广泛的细胞基因组不稳定和大量的遗传变异事件。

使用比较基因组杂交（CGH，见补充信息栏 11.4）技术发现了更深维度的遗传不稳定性及其导致的遗传变异。CGH 技术用于检测肿瘤细胞基因组中各染色体 DNA 区段拷贝数的增加或减少，并产生大量的遗传信息数据（图 11.22）。一些区段的拷贝数变异会改

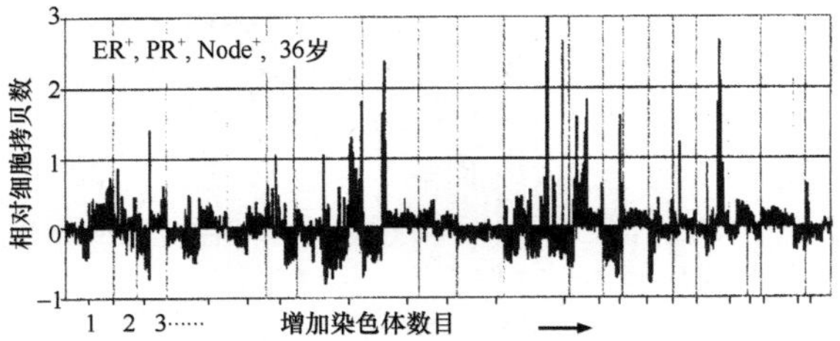

图 11.22 乳腺癌基因组的 CGH 此处用比较基因组杂交（CGH，见补充信息栏 11.4）技术研究了一例 ER^+（雌激素受体阳性）、PR^+（孕酮受体阳性）、$Node^+$（引流淋巴结发现转移的肿瘤细胞）的 4 期乳腺癌患者肿瘤细胞的基因组 DNA。对所有 22 对人类常染色体都用探针进行了标记，每对常染色体的标记结果按一定的数字顺序排列。扩增或缺失的程度用偏离正常拷贝数的数量来表示。由于数据是用对数形式做图，所以正常染色体拷贝数在纵轴上标记为零。染色体扩增显示在直线上方，而缺失显示在直线下方。例如，发现该肿瘤中 8 号染色体上一个片段的拷贝数超过正常拷贝数的 2 个自然对数单位（即系数$>e^2$）。这一分析不能识别出哪些拷贝数改变相关区段在肿瘤发生过程中具有重要作用，哪些拷贝数改变相关区段仅反映了许多晚期人类肿瘤中广泛存在的染色体不稳定性。此分析结果表明在这例肿瘤组织中存在着严重的基因组不稳定性以及由此导致的遗传变异的肿瘤细胞亚克隆。［感谢 J.W. 格雷（J.W. Gray）。］

变关键肿瘤诱导基因和肿瘤抑制基因的水平并影响肿瘤内亚克隆细胞的增殖。发生拷贝数改变的染色体片段的数量远超过肿瘤进展过程中发生的克隆演进数，再一次表明单一肿瘤实体中也包含大量的遗传变异。

这种遗传异质性累积的结果可能体现在两个水平。在特定的肿瘤实体中，不同的亚克隆包含不同的遗传改变的组合，如图 11.20 所示。这种异质性也会影响不同患者中出现的同一类型肿瘤之间的比较。因此，这些肿瘤的基因型（如 20 例患者中出现的处于同一组织病理学分期的结肠癌）之间可能会存在巨大差异。

11.8　实验室条件下很难验证肿瘤发生的达尔文模型

虽然图 11.15、图 11.19 和图 11.20 所描述的肿瘤发生的达尔文模型是有说服力的，但它仍然是一个理论上的假说。这一模型的框架无疑是正确的，但由于一些原因，它的细节却很难进行验证。首先，要明确地证明达尔文模型需要对多步骤肿瘤发生过程中每一步骤所需要的细胞基因组发生的关键遗传学和表观遗传学改变进行鉴定。但是，肿瘤基因组中积累的大量此类改变（11.7 节）远远超过了驱动肿瘤进展所需的克隆演进次数（图 11.15）。因此，对肿瘤进展过程不同状态的细胞基因组进行序列分析可能并不能反映许多克隆演进步骤所需的关键遗传改变。

这种序列分析方法还会遇到另一个问题：就像我们前面提到的，关键肿瘤基因的失活通常是由于启动子甲基化产生的表观遗传学事件导致的（7.8 节）。以这种方式发生功能失活的基因在 DNA 测序上会显示为野生型等位基因，只能通过其启动子的甲基化状态分析或肿瘤细胞内的相应转录物检测才能发现。后者是一种功能基因组学的研究方法，可能也不是非常适用，因为它们不能区别基因沉默是细胞正常分化程序的结果还是启动子甲基化导致的病理性事件。

准确描述达尔文模型需要认识肿瘤多步骤进展过程中每一步骤的动力学特点，即每一步骤需要多长时间。其中的一些步骤，如 *ras* 癌基因的激活性点突变发生的频率可能为每代细胞 $1/10^7$～$1/10^6$，而像杂合性丢失（LOH）这类关键步骤发生的频率要高 100～1000 倍。我们还不知道每代细胞中其他关键事件发生的准确频率，如启动子甲基化（有人估计其频率约为 $1/10^4$）、基因扩增、基因缺失和整条染色体缺失。因此，有些肿瘤进展过程中的一些步骤可能会由于其发生速度非常快而根本不能被认为是“限速步骤”（需要一段时间才能完成，能够减缓整个事件进展至终点——如临床可检测到的肿瘤——的步骤）。

有些步骤可能受到细胞所处的致突变环境的影响，或者在染色体不稳定的情况下仅发生于肿瘤进展过程中很短的一个时间窗（10.11 节）。因此这又导致了另一个可变的因素：如前所述，在肿瘤进展过程中，或这或那的 DNA 修复机制成分改变会导致细胞基因组变得更容易发生突变，这一话题将在第 12 章深入讨论。

毫无例外，这些情况使测定肿瘤进展过程中每一步骤的动力学几乎是不可能的。这又会使所有的单个步骤的动力学即使能够进行测量也是很困难的。原则上，对所有肿瘤细胞的基因组进行测序（这几乎已经成为常规技术）可能能够较可靠地确定至少一种关键的事件：产生人类肿瘤细胞所需要的体细胞突变的最低数量。由于驱动突变是肿瘤进展的关键因素，如果它们发生于经常被突变累及的基因，是可以把它们鉴定出来的（信息栏 11.3）。每个这类驱动突变可能都会导致突变细胞及其后代细胞产生克隆扩增。鉴于这种情况，我们可以通过全基因组测序的方法来确定人肿瘤细胞发生过程中产生的驱动突变的数量。每个肺癌和结直肠癌经常会携带 5 或 6 个此类的突变，表明这可能是肿瘤发生所需要的最低突变数量。不幸的是，通过平行测序产生的一些乳腺癌基因组中并没有发现携带这么多数量的突变数目。而且，在这些肿瘤中经常发现存在几十种核型改变，这给计算肿瘤发生所需最低驱动突变数量的工作又增加了一个复杂的因素。因此，即使最先进的技术也不能准确地解决肿瘤多步骤发生过程的动力学这一问题。

11.9 多重证据表明单个基因突变不能使正常细胞发生转化

在研究肿瘤发生的关键事件时，我们所遇到的上述一些困难预示着完全依赖于对自发肿瘤的观察作为我们了解肿瘤发生和发展特性的唯一途径是行不通的。通过对肿瘤发生过程进行主动干预，即在实验室中对其进行重新模拟，也许能为我们更好地了解肿瘤发展提供许多准确依据。特别是将已知的遗传改变引入到正常（即野生型）细胞中，为准确阐明基因型特异性改变是如何协同重构癌细胞表型提供了前景。

该实验方法的发明可追溯到特明（Temin）的实验（3.2 节）及其后的鸡和哺乳动物细胞培养实验。该实验中，细胞在培养过程中被肿瘤病毒感染从而暴露于其所携带的多种癌基因环境中。随后，DNA 转染这一技术的出现，成功地将癌基因导入培养细胞（参见 4.2 节）。在所有这些实验中，细胞是否成功转化可通过培养皿中细胞的形态转变来衡量。另外，通过对锚定非依赖性生长能力和在合适的动物宿主中形成肿瘤的能力进行检测，可进一步验证这些基因修饰细胞的转化状态（第 3 章）。

其中，一些实验似乎表明，调控哺乳动物细胞转化的遗传机制实际上很简单。例如，通过将一个有活性的膀胱癌 H-*ras* 癌基因突变体导入正常的 NIH 3T3 成纤维细胞（图 4.2），从而获得含有突变的 *ras* 癌基因的转化细胞，并最终能在合适的宿主小鼠体内形成肿瘤（第 4 章）。

外源导入 *ras* 基因而转化 NIH 3T3 细胞这一现象表明，导致这些细胞发生转化所需的因素是非常少的。这些细胞的单一遗传改变（如获得 *ras* 基因致癌突变体）就足以诱导正常细胞发生恶性转化。而且，最初产生 *ras* 致癌基因的突变本身就是一个简单的点突变。这表明诱导 NIH 3T3 细胞内源性 H-*ras* 原癌基因发生点突变也将产生同样的效果，即细胞将被完全转化为肿瘤状态。简而言之，单次点突变就可以将正常细胞转化为肿瘤细胞。

根据之前对人类肿瘤细胞遗传学的讨论，我们知道上述结论显然是错误的。事实上，仅仅单次单基因点突变（包括任何一种单一的突变），其本身不能使一个正常的细胞转变为癌细胞。我们可以用一个简单的估算来验证这个结论：鉴于人类基因组中随机发生特定点突变的比率、体内每天发生细胞分裂的次数（约 3×10^{11} 次）和人体总细胞数（$>3\times10^{13}$ 个），*ras* 基因每天都会产生数千计的新的致癌突变，因此，会有数以百万计细胞携带 *ras* 基因的致癌突变。显然，人类不可能每天都产生大量新的肿瘤。

无论是我们的统计方法还是转化实验都不能准确地算出转化过程的遗传复杂性。通常我们要从用于证实我们假设的实验设计中，尤其是从用于转化分析研究所用的细胞系中去发现问题。例如，NIH 3T3 细胞不是真正的正常细胞，它已经是一个细胞系，细胞系是已经适应了培养环境并且能够无限增殖的细胞群体（10.1 节）。这表明这些细胞在某些环节已经发生了一个甚至更多的遗传或表观遗传学改变，使它们能够在培养条件下以永生化的方式生长和增殖。

早在 20 世纪 80 年代初，研究者就着手检测 *ras* 癌基因导入正常细胞后所导致的结果，这些细胞（如来自大鼠、小鼠或仓鼠胚胎的细胞）在用于转基因实验之前从现成的活体组织中分离，并在体外短期增殖。它们被称为原代细胞，不会像 NIH 3T3 细胞一样短期内就适应组织培养并永生化。

用上述原代大鼠和仓鼠细胞得到的实验结果与先前用 NIH 3T3 细胞观察到的结果截然相反。这些原代细胞不易受 *ras* 基因诱导转化。通过对照实验可毫无疑问地确定这些细胞确实获得了转染的癌基因，并且能够表达编码的 Ras 癌蛋白，但不知为何，它们并没有发生转化反应。

尽管这些永生化细胞表现出许多正常细胞的性状，如接触抑制和锚定依赖性，但它们并不是真正的正常细胞。事实上，由于它们的异常状态使得它们易受 *ras* 诱导转化，因此，我们认为在引入这种致癌基因之前它们就已经经历了某种类型的恶化前遗传（或表观遗传）突变。

显然，可产生永生化细胞系的体外选择压力与那些在活体组织内发展成的恶化前细胞的选择压力是截然不同的。但是，二者的生物学特性和潜在的突变基因有可能是相似的。（事实上，我们在上一章的讨论中已经揭示了在细胞永生化过程中发生改变的调控通路，即 p53 和 pRb 蛋白调控途径，这些通路在包括人体肿瘤在内的各种癌细胞基因组中受到了干扰。）

原代细胞实验已经进一步将活化的 *ras* 致癌基因引入小鼠的结肠上皮细胞。由此产生的 *ras* 致癌基因表达的细胞仅仅是一些增生性上皮细胞，即只是数量上的大量增殖但在其他方面基本上是正常细胞的表型（图 11.23A）。

自发肿瘤的数据也支持单一突变不足以促发肿瘤这一观点。例如，一些人在出生时就携带编码 Kit 生长因子受体的种系突变基因；这样的突变造成一个组成性激活的，且不依赖配体的 Kit 突变受体，其可作为一种有效的癌蛋白发挥功能。即使组成性活化的 Kit 癌蛋白自出生以来就在许多细胞中起作用，且这些人发生胃肠道间质瘤（GIST）的风险确实很高，但这些肿瘤是在出生后几十年才逐渐变得明显（参见信息栏 5.5）。同样，一些人被证实携带种系突变的 H-*ras* 等位基因，其通常也在几十年后才发生肿瘤。另外，在患有早期儿童白血病的单卵双胞胎（即基因型相同）同样也提供了鲜明的例子，即单一突变不能单独作用而产生临床上明显的肿瘤（图 11.23B）。

还有一些结果表明，即使是两个同时突变的等位基因，包括一个活化的原癌基因

（K-*ras*）和一个失活的抑癌基因（*APC*），仍然不足以在人体中引发结肠癌（图 11.23C）。促使人类细胞达到致瘤状态，需要多个遗传改变（可能至少两个）。

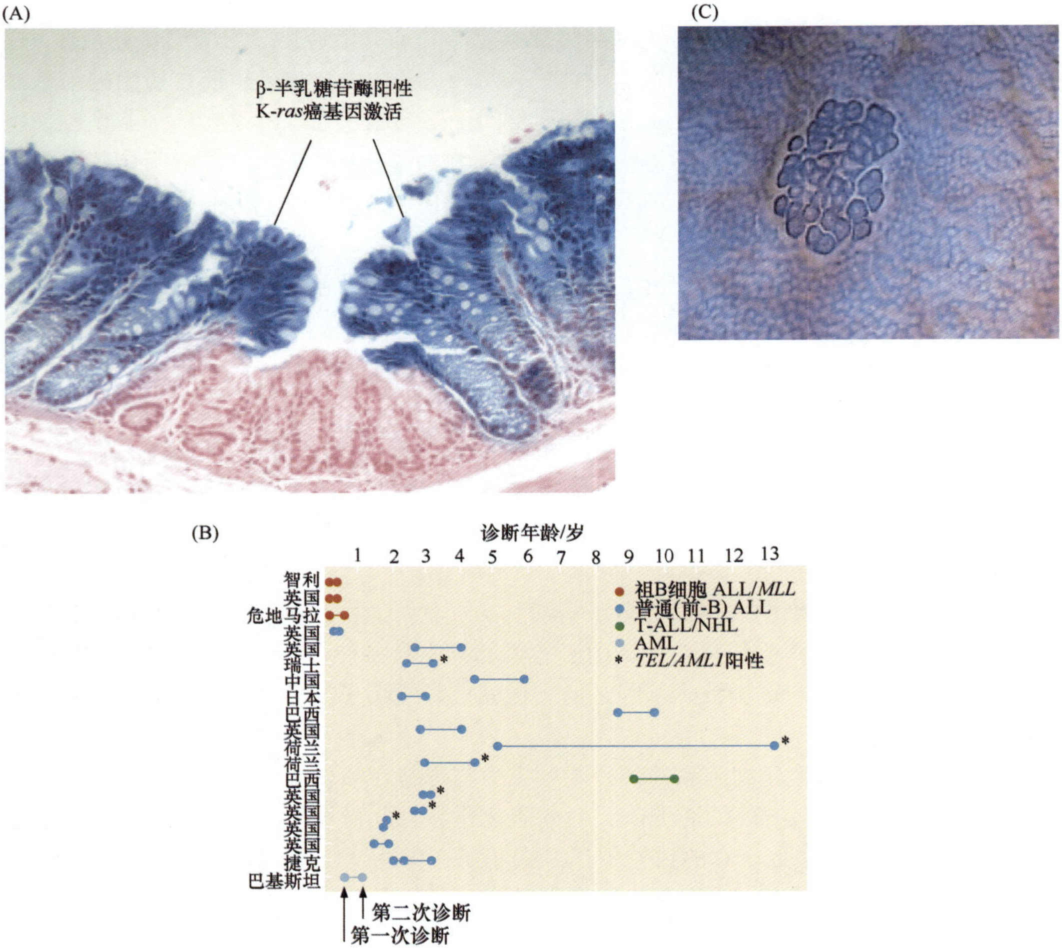

图 11.23 单个或两个致癌病灶不足以发展成完整的肿瘤 （A）通过对小鼠种系改造获得新的结肠上皮细胞，分离并通过腺病毒感染这些上皮细胞，使其获得 K-*ras* 癌基因和β-半乳糖苷酶基因激活突变。如图所示，表达β-半乳糖苷酶（蓝色）和 K-*ras* 癌基因（不可见）的结肠上皮细胞产生局部增生区域，其中上皮细胞表现正常，表明其本身的 *ras* 癌基因不足以将这些细胞转化成致瘤状态。（B）单卵双生（基因型相同）的双胞胎可发生相同类型的白血病，这在全世界范围内都有记载。白血病患者往往有一个共同的染色体标记或突变，表明它们来源于相同的初始细胞克隆。事实上，这些白血病患者是在完全不同的产后年龄被诊断（点所示），这表明这些发生在子宫内的体细胞突变本身不足以引发临床上明显的白血病。图注（右上）和相关颜色表示由不同的基因标记物鉴定出的不同白血病亚型。（C）结肠镜检查清楚地显示人类结肠中的一簇异常隐窝病灶（ACF）。像这样的 ACF 通常携带失活的 *APC* 肿瘤抑制基因和活化的 K-*ras* 致癌基因；虽然它们可能会发展成腺瘤性息肉，但这些息肉本身还不是完整的结肠癌。因此，即使两个致癌基因病变协同作用，其过程也是多步骤的，而且最终也不能使人类细胞发生完全转化。[A，感谢 K.M. 海吉斯（K.M. Haigis）和 T. 杰克斯（T. Jacks）。B，引自 M.G. Garaves et al., *Blood* 102: 2321-2333, 2003. C，感谢 Y. 新津（Y. Niitsu）。]

11.10　细胞转化常常需要多个突变基因协同作用

对于一个完全正常的啮齿类动物细胞，*ras* 基因并不能单独诱导其发生肿瘤细胞转化，这一现象引发了我们的思考：是否存在其他一些癌基因会导致胚胎细胞发生永生化，同时又能使这些细胞对 *ras* 基因诱导的转化更加敏感？20 世纪 80 年代初，研究 DNA 肿瘤病毒时发现，它们的基因组中携带有多个癌基因（信息栏 11.4），如多瘤病毒带有中 T 和大 T 基因两个突变；1982 年，研究人员发现这两个癌基因具有协同促使啮齿类动物细胞发生转化的作用。大 T 癌蛋白有助于细胞适应培养环境并且发生永生化，而中 T 癌蛋白诱导出了许多与 *ras* 癌基因相关的表型，如细胞的聚集、接触抑制性丧失和非锚定依赖性生长。很快，在许多其他 DNA 肿瘤病毒中也发现了同样的多基因协同细胞转化的特征。

信息栏 11.4　DNA 肿瘤病毒基因组的多个致癌基因协同作用通常不能有效地将细胞转化成致瘤状态　啮齿类动物细胞的完全转化需要解除 pRb 和 p53 通路调控的生长抑制，同时需要活化的 Ras 通路或其下游信号来激活有丝分裂信号。由某些 DNA 肿瘤病毒（表 9.1）编码的癌基因蛋白具有这些作用。例如，多瘤病毒大 T 癌蛋白结合 pRb，而其中 T 癌蛋白结合并激活 Src（和相关激酶）、PI3K、PLC-γ 和 Shc，这些是复杂的 Ras 有丝分裂信号通路的主要成员（第 6 章）。

牛乳头瘤病毒（BPV）编译一种 E7 癌蛋白，它可以使 pRb 失活。此外，BPV 还表达 E5 癌蛋白，它可以通过结合并激活血小板衍生生长因子（PDGF）受体二聚体来激活 Ras→MAPK 信号通路；E5 蛋白在细胞质中还可能激活 Src 激酶。另外还有一些研究初步表明人乳头瘤病毒 E5 蛋白也能结合生长因子二聚体，如 EGFR，传递信号进入 Ras 信号级联反应。有些 DNA 肿瘤病毒，如 SV40 和人类腺病毒，并不表达活性的有丝分裂癌蛋白，因此仅限于使细胞发生永生化。除了这些机制，大部分（或许所有的）DNA 肿瘤病毒都能编译抗凋亡蛋白，它们能够使诸如 p53 的肿瘤抑制蛋白失活或者受到抑制（信息栏 9.8）。

虽然许多带有多种癌基因的 DNA 肿瘤病毒能够引发人类肿瘤（表 4.6），但这些病毒感染本身并不能将正常人类细胞完全转化为肿瘤细胞。每一个肿瘤，同时涉及体细胞突变和启动子区甲基化，才能使病毒感染的细胞转化成肿瘤细胞。这些额外需要的（通常理解不深）细胞变化，可以解释为什么不是每个人感染肿瘤病毒后都会形成肿瘤。例如，在西方有 90%的人感染过 EB 病毒，但是只有一小部分人会发展成淋巴瘤。大部分的妇女长时间地感染人乳头瘤病毒（HPV），只有 3%的可能性发展成宫颈癌，再次表明了其他随机事件在病毒促使感染细胞形成肿瘤过程中的重要性。

DNA 肿瘤病毒诱导细胞转化的特征表明细胞内自身突变的基因也可能相互作用诱导细胞转化。实际上，在人早幼粒细胞白血病细胞中就发现携带有活化的 N-*ras* 和 *myc* 两个癌基因，这表明两个癌基因可能共同决定了早幼粒细胞白血病细胞的恶性表型。这个猜想很快就在一个简单的实验中得到了证实：当我们将 *myc* 基因与 H-*ras* 基因共同转染入大鼠胚胎成纤维细胞时，便使其产生了恶性转化（图 11.24），然而，单独转入某一个癌基因并不能使其发生恶性转化。

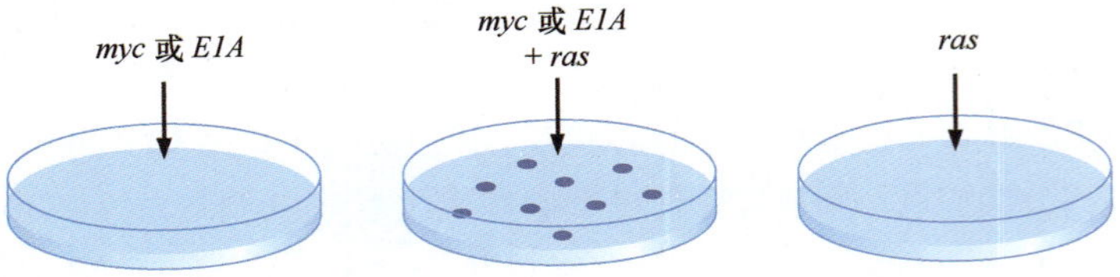

图 11.24　癌基因在体外啮齿类动物细胞中共同作用　通过磷酸钙基因转染技术将传代的大鼠胚胎成纤维细胞或幼仓鼠肾细胞培养物暴露于克隆的 DNA 中，在癌基因的协调作用下使其发生恶性转化(图 4.1)。在这些细胞中（左图）单独导入的 *myc* 基因或腺病毒基因 *E1A* 能够长期并且稳定地存在于早期传代细胞中，但却不能使细胞发生恶性转化。同样，将 H-*ras* 基因引入这些细胞也不能形成肿瘤细胞（右图），尽管在半固体培养基中能形成大量非锚定依赖性生长的细胞集落。然而，在细胞中同时引入 *ras* 和 *myc* 或 *ras* 和 *E1A* 基因则能形成转化细胞，将这些转化细胞接种到同系或免疫缺陷型宿主中可以诱导肿瘤的产生。

这一结果可以得出许多有趣的结论。很显然，这两个癌基因通过两种截然不同的方式影响着细胞表型，每个基因单独作用能使细胞产生某种类型的表型变化，两个基因相互协调、相互补充最终使细胞发生恶性转化。例如，*ras* 基因可以诱导细胞非锚定依赖性生长，相差显微镜下可以观察到圆形有折射的细胞表型，另外还能导致细胞失去接触抑制；而 *myc* 基因使得细胞发生永生化且不依赖生长因子的调控。同样的，在人腺病毒 *E1A* 癌基因和 *ras* 癌基因协同作用转化细胞的实验中得到了相同的结果。再一次发现这两个协同作用的癌基因在细胞表型上有互补效应。

很快，研究者又发现了许多其他相互协同的癌基因能够诱导体外细胞转化和体内肿瘤发生（表 11.1）。例如，*ras* 癌基因也可以与 SV40 大 T 癌基因、多瘤病毒大 T 癌基因，

表 11.1　体内外癌基因共同作用的例子

“*ras* 样”癌基因[a]	“*myc* 样”癌基因[a]	靶细胞和靶器官
体外转化		
ras	*myc*	转染大鼠胚胎成纤维细胞（REF）
ras	*E1A*	转染大鼠肾细胞
ras	SV40 大 T	转染 REF
Notch-1	*E1A*	转染大鼠肾细胞
体内致瘤实验		
中 T	大 T	多瘤病毒诱导的小鼠肿瘤
mil（同 *raf*）	*myc*	MH2 鸟白血病病毒诱导的鸡肿瘤
erbB	*erbA*	禽成红细胞增生病毒诱导的鸡肿瘤
pim1	*myc*	鼠白血病病毒诱导的肿瘤
abl	*myc*	鼠白血病病毒诱导的肿瘤
Notch-1/2	*myc*	转基因鼠胸腺瘤
bcl-2	*myc*	转基因鼠滤泡性淋巴瘤

a.“*ras* 样”和“*myc* 样”代表基因功能的分类，而不是信号通路中的编码基因。“*ras* 样”癌基因通常编码细胞质级联信号组分，而“*myc* 样”癌基因则编码细胞核癌蛋白。

或者和突变的 *p53* 基因共同诱导细胞转化。而 *myc* 基因也能与多瘤病毒中 T 癌基因、*src* 基因，或者 *raf* 癌基因相互协同诱导细胞转化。

大多数情况下，相互作用的两个基因按照功能可分成两种：一种有 *ras* 样特性，另一种有 *myc* 样特性。事实上并不是所有的 *ras* 样或 *myc* 样癌基因都可引起相同的变化，有趣的是，*ras* 样癌基因编码大多数的细胞质癌蛋白，而 *myc* 样癌基因倾向于编码细胞核癌蛋白（表 11.2）。我们现在已知 *ras* 样癌基因参与细胞质中促有丝分裂级联信号反应（第 6 章），而 *myc* 样癌基因则扰乱发生在细胞核中的许多细胞周期调控机制（第 8 章）。

表 11.2　癌基因协同作用的生理学机制 [a]

癌基因对	细胞类型	作用机制
ras+SV40 大 T	大鼠施万细胞	*ras*：增殖及增殖阻滞 大 T：防止增殖阻滞并诱导促有丝分裂元件
ras+*E1A*	小鼠胚胎成纤维细胞	*ras*：增殖和衰老 *E1A*：预防衰老
erbB+*erbA*	鸡红细胞	*erbB*：诱导 GF 依赖性增殖 *erbA*：阻止分化
TGF-α+*myc*	小鼠乳腺上皮细胞	*TGF-α*：诱导增殖和阻止凋亡 *myc*：诱导增殖和促凋亡
v-*sea*+v-*ski*	鸟类红细胞	v-*sea*：诱导增殖 v-*ski*：阻止分化
bcl-2+*myc*	大鼠红细胞	*bcl-2*：阻止凋亡 *myc*：诱导增殖和促凋亡
ras+*myc*	大鼠红细胞	*ras*：诱导锚定依赖 *myc*：诱导永生化
raf+*myc*	鸡巨噬细胞	*raf*：诱导生长因子分泌 *myc*：诱导增殖
src+*myc*	大鼠肾上腺皮质细胞	*src*：诱导锚定和血清依赖 *myc*：延长增殖

a. 在每一对中，第一个癌基因编码一个细胞质癌蛋白，第二个癌基因编码一个细胞核癌蛋白。

这些癌基因之间相互作用的体外实验为体内细胞多级转化模型奠定了基础，同时也为人类肿瘤形成过程中复杂的基因改变提供了理论基础。每一个基因改变都能够使细胞发生一种或者多种表型的变化，最终使得细胞发生恶性转化（表 11.2）。通过实验我们观察到细胞增殖和生存是受一系列不同细胞信号通路调控的，每一个癌基因都干扰着细胞内某个特定的信号通路，肿瘤细胞在形成之前这些通路已经发生了改变。

近年来，我们注意到了癌基因对细胞表型的影响具有多效性，每一个基因都可以导致许多不同的细胞表型改变。尽管如此，单个癌基因也无法通过自身活化使细胞发生恶性转化。正如我们在本章开始提到的那样，癌基因对细胞的影响有着比较明确的进化理论：哺乳动物细胞的基因组中是可以出现原癌基因的。这样的原癌基因对于单个细胞癌变过程中的作用微乎其微，但是很多这种改变的积累对于整个机体的肿瘤形成起到很大的作用。这就有了另一个结论，细胞和组织必须在正常细胞的路径上设置多重干扰，才能防止它们成为致瘤细胞。

有趣的是，在特定实验条件下，研究者可以通过改变单一基因而诱导细胞发生恶性转化。例如，在体外条件下鸡胚成纤维细胞（CEF）仅仅通过劳斯肉瘤病毒（RSV）感染便可致瘤，而在体内，其肿瘤的形成仅发生在一些创伤部位，包括当时肌内注射 RSV 时形成的创伤部位。因此成纤维细胞在创伤修复过程中发生的改变可能会促进 RSV 的 *src* 基因诱导肿瘤细胞转化。类似地，在对大鼠胚胎成纤维细胞处理的实验中显示：当从培养皿中把经过 *ras* 基因转化的细胞分离出来进行培养时，这些细胞甚至不需要类似 *myc* 的另外一些癌基因共同作用便能增殖形成癌细胞克隆。然而当这类细胞被正常的邻近细胞包围时（类似在体内）却不能增殖形成癌细胞克隆。这些单一基因使细胞转化实验能够取得成功，可能是由于我们对活体组织内抗肿瘤形成机制并不完全了解，在活体组织内肿瘤形成还需要其他改变的相互作用。

11.11　转基因小鼠模型在研究癌基因间互作及多阶段细胞转化中的作用

在诸多研究肿瘤发病机制的啮齿类动物模型中，研究人员常常使动物暴露于诱变性致癌剂中，从而随机生成能引发肿瘤的突变等位基因，最终诱发肿瘤。除此方法外，还能通过将一个已发生突变且激活的癌基因插入实验小鼠的生殖细胞，确保该基因能在小鼠的部分组织中表达。这种癌等位基因（oncogenic allele）的表达必须限制在小鼠的少数组织中。（若该基因能在所有组织中表达，包括发育中的胚胎，则胚胎形成会严重受损，从而导致胚胎死亡，母鼠流产或终止妊娠。）

该项技术的早期模式是通过将 *ras* 或 *myc* 基因的癌等位基因插入小鼠种系中（图 11.25），从而生成具有肿瘤易感性的转基因小鼠（图 9.23A）。在一系列重要实验中，研究者将 *ras* 和 *myc* 癌基因插入小鼠乳腺瘤病毒（MMTV）的转录启动子下游。该病毒是一种特异性表达于乳腺组织的逆转录病毒，其启动子仅在乳腺中高表达，在唾液腺中的表达较弱。

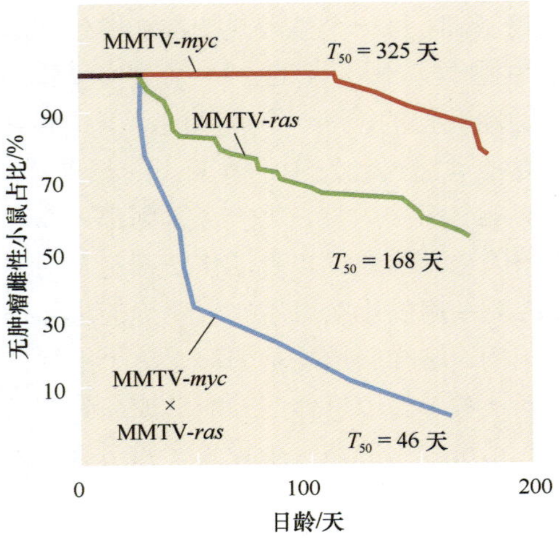

图 11.25　癌基因在易感肿瘤的转基因鼠中相互作用　建立转基因鼠（图 9.23A）有助于明确 *myc* 和 *ras* 癌基因是否会像在体外一样在体内也发生相互作用（见图 11.24）。该研究使用 MMTV（小鼠乳腺瘤病毒）转录启动子驱动两个癌基因，确保其在乳腺组织中高表达。MMTV-*myc* 转基因小鼠和 MMTV-*ras* 转基因小鼠杂交培育出双重转基因小鼠。对 3 种携带不同转基因的小鼠：MMTV-*myc* 转基因小鼠（红线）、MMTV-*ras* 转基因小鼠（绿线）、MMTV-*myc* 和 MMTV-*ras* 双重转基因小鼠（蓝线）追踪观察数月后计算其乳腺癌发病率。将无肿瘤小鼠所占百分比（纵坐标）与不同小鼠生长时间（横坐标）进行比较。“T_{50}”表示导致一半的小鼠发生肿瘤所需要的天数。（引自 E. Sinn et al., *Cell* 49: 465-475, 1987.）

正如我们所预料的，在小鼠的生殖细胞中导入二者中任意一个癌基因都能诱发其子代产生乳腺癌，并有很小的机会诱导唾液腺瘤发生。无论是 *ras* 还是 *myc* 癌基因，尽管它们在这些转基因鼠的绝大多数（而非所有）乳腺上皮细胞中都有表达，但是这些小鼠的乳腺仅显示出了细微的形态学改变（在 *myc* 转基因鼠中）或增生（在 *ras* 转基因鼠中）。此外，该转基因鼠的潜伏期较长，在 4 周龄（MMTV-*ras* 转基因）或 12 周龄（MMTV-*myc* 转基因）的小鼠中才观察到发生乳腺瘤（图 11.25）。这证实了在活组织的正常细胞中，仅单个癌基因的存在不足以将正常细胞转化为肿瘤细胞。相反，这些小鼠的乳腺癌形成动力学指出，在携带 *ras* 或 *myc* 癌基因的乳腺细胞转化为致瘤状态之前，乳腺细胞中需要发生一个或多个额外的随机事件（同见图 11.23A）。

通过上述两种转基因小鼠之间的交配可产生同时携带 MMTV-*ras* 和 MMTV-*myc* 转基因的双重转基因鼠。与仅携带单个基因的转基因鼠相比，这种双重转基因小鼠形成肿瘤的速度更快，成瘤率更高（图 11.25）。因此，外源转入的两种癌转基因能在体内协同互作产生肿瘤，再次印证了 11.10 节中所述的体外实验得出的结论。

有趣的是，即使双重突变的癌基因在绝大多数发育早期的乳腺癌细胞中表达，新生小鼠体内也不会在刚出生就发生肿瘤，而是延迟很长一段时间后才能观察到肿瘤。因此，这两种突变癌基因的协同表达还不足以完全转化小鼠乳腺上皮细胞（MEC），相反，它们显然还需要发生至少一个额外的随机事件，可能是一个体细胞突变，然后才能转化为成熟的肿瘤细胞，进而增殖。（有关随机事件的一点提示是，研究人员通过对 *ras* + *myc* 体外转化的大鼠细胞详细分析得知，这种转化的细胞迟早都会发生突变或启动子的甲基化，从而导致 *p53* 抑癌基因通路的失活，见第 9 章。）

外源转入的癌基因的协同作用在之前就已提及，我们发现 *myc* 和 *bcl-2* 转基因的增效作用能促进淋巴瘤的形成（图 9.23）。在这些实例中，*bcl-2*（以及它的同族 *bcl-*x_L）通过其抗凋亡效应而被大量地诱导出来。这说明癌基因能通过一系列细胞生理学作用协同促进肿瘤的发生，详情见表 11.2。

11.12 人类细胞具有抵抗永生化和转化的能力

通过对小鼠和大鼠的生物学研究，我们可以更好地理解人类生物学的各个方面。虽然 8000 万年可能使人类和啮齿类动物与其最近的共同祖先分离，但是二者大部分的生物和生化特性是大同小异的。此外，人类和啮齿类动物的基因组也十分相似：在人类基因组中发现的大约 20 000 个编码蛋白的基因基本上都可以在小鼠基因组中找到其直系同源物。据推测，人类细胞和啮齿类动物细胞也具有相似的永生化和肿瘤转化的生物学过程。

但是生物学事实并非如此。体外培养时，几次连续传代培养就足以使啮齿类动物细胞永生化。经常出现自发永生化的细胞，这些细胞成为细胞系的祖细胞，如前面讨论的 NIH 3T3 细胞。相比之下，人类细胞几乎不会在连续传代培养之后永生化（第 10 章）。最终，体外培养的人类细胞停止生长并逐渐衰老，而且不会出现自发性永生化的细胞克隆。

细胞转化实验的尝试已显示出明显的种间差异。在导入成对癌基因后（如 *ras* 和

myc；见第 11.10 节），原代啮齿类动物细胞在体外培养过程中发生转化，相同的方法却始终不能使人类细胞获得致瘤性。事实上，这种共转化产生的人类细胞是会衰老的，并不是永生化的。

细胞转化实验的屡屡失败使研究人员无法解决人类肿瘤生物学研究中一个简单而又基本的问题：干扰多少个胞内的信号通路才能将正常的人类细胞转变成癌细胞？人类癌细胞基因组序列分析也不能解决这个问题。如前所述（第 11.7 节），人类癌细胞中存在大量的遗传学改变，其数目远远超过了促使肿瘤发生所需的遗传学改变的数目。这迫使研究人员将细胞转化实验作为解决这个问题的一种替代方法。因此，必须精确地知道将多少遗传修饰引入人类正常细胞才足以促使其转化。

依据先前培养啮齿类动物细胞的经验，细胞一旦在培养过程中永生化，那么它们就能通过 *ras* 癌基因的作用发生转化。此外，人类和啮齿类动物细胞的端粒存在明显的生物学差异（第 10.9 节），因此对引入癌基因的应答不同，这可能是导致部分人类细胞很难获得永生化的原因之一。小鼠细胞内通常含有较长的端粒 DNA（大约有 40kb），而人类正常细胞的端粒要短得多；而且端粒酶的活性在不同物种间存在调控差异。因此，将 *hTERT* 基因与其他癌基因共同引入人类正常细胞中可能有助于诱导其发生永生化。

事实上，在导入 SV40 大 T 基因（因为 SV40 的编码产物能导致抑癌基因 *pRb* 和 *p53* 的失活）的基础上导入 *hTERT* 基因确实能诱导人类细胞永生化（导入人乳头瘤病毒 *E6* 和 *E7* 癌基因同样能成功诱导人类细胞永生化）。并且一旦通过以上这些改变成功诱导人类细胞永生化，那么将激活的 *ras* 癌基因导入这些细胞就可以促使其发生形态学转变。

然而，当将这些细胞植入裸鼠（免疫系统有缺陷的小鼠，确保外源性组织如人类肿瘤不会被免疫系统清除）体内时依旧不能形成肿瘤，说明这些形态转变的人类细胞仍未完全被转化。它们仍然需要更多的修饰才能获得致瘤性，而这一点可以通过引入 SV40 小 T 癌基因实现。SV40 小 T 癌蛋白具有干扰蛋白磷酸酶 2A 功能亚基的性能（PP2A；信息栏 11.5）。

信息栏 11.5　蛋白磷酸酶 2A 是一个极其复杂的全酶　PP2A 包含一系列酶，每种酶由两个调节亚基（A 和 B）和一个催化亚基（C）组成。B 亚基有 18 种亚型，A 亚基和 C 亚基各有 2 种亚型，它们以多种组合关联形式产生了多样化的异源三聚体全酶（图 11.26）。这些磷酸酶的底物上有许多去磷酸化的位点，但这种去磷酸化的位点似乎仅限于磷酸化的丝氨酸和苏氨酸残基。通过阻断一部分 B 型亚基组装成异三聚体（A + B + C）复合物，SV40 小 T（sT）癌蛋白阻止某些关键的细胞磷酸化蛋白的去磷酸化过程，在某种程度上能够促进细胞的转化。

PP2A 的失活是如何帮助人类细胞转化的还不清楚。最有力的线索是：①部分抑制它的 Aα 亚基或者完全抑制 B56γ 亚基的表达能够模拟 sT 癌蛋白促细胞转化的功能；②Aβ 亚基基因在很多常见的人类肿瘤中发生突变；③sT 癌蛋白的作用使得癌细胞在低营养供应的条件下增殖，阻止正常细胞的生长和分裂。

这些结果推论出一个问题，是否某些形式的 PP2A 对不同人类肿瘤的发生起重要作用（很大一部分人类肿瘤并不需要 DNA 肿瘤病毒感染）。虽然发现各种 PP2A 亚基在人类肿瘤中发生突变或缺失，但还没有发现明确且一致的 PP2A 丢失模式。

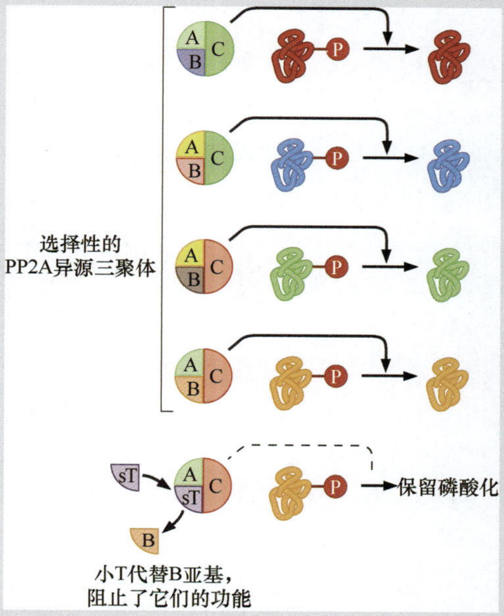

图 11.26　蛋白磷酸酶 2A（PP2A） 全酶由 A、B 和 C 亚基组成。A 和 C 亚基有 2 种亚型，B 亚基有 18 种亚型。其中 C 亚基为催化亚基，B 亚基决定全酶的特异性，而 A 亚基作为支架蛋白将 B 和 C 亚基组装成全酶复合物。各种全酶都是丝氨酸或苏氨酸残基特异性的去磷酸化酶。SV40 的小 T（sT）癌蛋白可以与 A 和 C 亚基（底部）结合，从而阻止 B 亚基与 A+C 亚基的组装，这使得 PP2A 失去其特异性。但是，这将如何有助于人类细胞的实验性转化仍需进一步研究。（改编自 S. Colella et al., *Int. J. Cancer* 93: 798-804, 2001.）

上述实验描述了 5 种不同的细胞信号调节通路，通过改变这些信号通路才能使人类细胞在裸鼠体内形成肿瘤（图 11.27）。它们分别是：①由 Ras 调控的有丝分裂信号通路（第 6 章）；②由 pRb 调控的细胞周期检查点（第 8 章）；③由 p53 调控的损伤

信号通路	Ras	pRb	p53	端粒	蛋白磷酸酶2A
用于解除信号通路管制的基因/药物	*ras*, *MEK*+*Akt/PKB*, *MEK*+*IKBKσ*, *PAK1*+*Akt/PKB*	SV40 *LT*, *CDK4* + *D1*, HPV *E7*, *Rb shRNA*	SV40 *LT*, DN *p53*, HPV *E6*, *p53 shRNA*	*hTERT*, *myc* + SV40 *LT*	SV40 *sT* 在某些细胞中: *myc* *Akt/PKB*+*Rac1*, *PI3K*, *B56 shRNA*

图 11.27　人类细胞转化过程的胞内途径　研究人员通过将各种克隆基因的组合导入细胞，实现了人类细胞的实验转化。最初，他们发现编码SV40 早期蛋白编译区（大T 癌蛋白和小T癌蛋白）、hTERT端粒酶和*ras*癌基因的组合足以使很多种类型的人类细胞形成肿瘤。这 3 个基因可以使以下 5 个不同的信号通路发生异常：①pRb介导的G_1细胞周期调控；②p53 通路；③蛋白磷酸酶 2A（PP2A）通路；④端粒维持通路；⑤Ras有丝分裂信号通路。随后的研究表明其他基因的组合也能够诱发细胞恶性转化。例如，可以通过导入活化的*MEK*（MEK^{DD}）和*Akt/PKB*等位基因组合来模拟激活Ras信号通路。进一步研究表明MEK^{DD}和*IKBKσ*或*PAK1* 和*Akt/PKB*的组合可以取代Ras作为致癌的激活因子。异常表达具有CDK抑制剂抗性的CDK4 和细胞周期蛋白D1 或靶向*Rb*基因的短发夹RNA（shRNA）能够使pRb功能异常；显性负*p53* 等位基因或针对*p53* 基因的shRNA可以干扰*p53* 正常功能；SV40 大T癌蛋白和*myc*的组合能够激活内源性*hTERT*表达来维持端粒的长度；抑制PP2A亚单位B56 合成的shRNA表达载体可以阻碍PP2A的正常功能。现在仍然不清楚是否所有人类细胞的恶性转化都需要这 5 个通路，以及是否自发的人类肿瘤都存在这 5 个通路的异常。图中的逗号表示“或”。

修复信号通路（第 9 章）；④由 hTERT 调控的端粒维持途径（第 10 章）；⑤由蛋白磷酸酶 2A 调控的信号途径，如调节 mTOR、Myc、β 联蛋白和 PKB/Akt 信号蛋白的活性等。（还有与这里列出的 5 种截然不同的信号通路紊乱也可能促使人类细胞发生实验性转化。）

以上实验为我们解释了人类细胞为什么能避免发生恶性转化。同时，也存在一些问题，体外转化的细胞是否能如实反映体内正常细胞癌变过程经历的遗传修饰。显然，其中 4 条途径（包括 *Ras* 和 *hTERT* 基因的激活及 *pRb* 和 *p53* 基因的失活）在人类肿瘤细胞中是常见的。例如，最近一项恶性胶质瘤的遗传学调查中发现 74%的患者涉及 pRb、p53 和 Ras-MAPK 三种信号通路的变化，而且这些患者的肿瘤细胞内 *hTERT* 基因表达都明显上调。然而，第 5 条途径，即 PP2A 的功能紊乱是否能导致人类肿瘤的产生呢？另外，在某些人体组织内的细胞能够产生临床上可检测的肿瘤之前，还可能需要其他遗传学改变，但以上实验并没有验证这一点。这些实验结果同时也给我们提出了有待解决的问题：以上这些遗传学和生物化学的理论是否在所有人类肿瘤中都具有代表性？

如上所述，人类成纤维细胞转化所需要的遗传修饰也适用于一些其他类型的人类细胞：肾细胞、前列腺、卵巢、小气道（肺）上皮细胞，星形胶质细胞中需要转入同样的一组基因才能获得致瘤性。这些转化所必需的相同条件提示我们，在正常细胞成功转化为恶性细胞之前，成人机体多种正常细胞中一套共同的生物化学通路已经被打乱了。将图 11.27 中列出的人类细胞转化所需的 5 个基因突变与从全基因组测序估计出的驱动突变相比较，以得出普遍存在于人类肿瘤细胞中的突变类型（11.8 节），其中在肺癌和结肠癌中能够发现 5 或 6 个基因突变，最新的恶性胶质瘤和胰腺癌的测序结果发现在这两种肿瘤中有（6±2）个基因突变。

综合不同的信号通路研究发现，估计有 6 条通路参与了多种人类实体肿瘤形成中至关重要的事件。尽管如此，某些正常的人类细胞发生肿瘤转化所需要的实际基因变化数目可能比这个数字多或比这个数字少。

例如，某些儿童恶性肿瘤发生在生命的早期，因此很难想象这些肿瘤组织中的细胞具有足够的时间积累成人恶性肿瘤形成所必需的大量突变（和表观遗传修饰）。以上证据提示我们，儿童恶性肿瘤可能是直接通过某些胚胎细胞转化而来的，而这些胚胎细胞可能比成人恶性肿瘤的癌前细胞更容易发生转化（通过更少量的改变）。（事实上，一个研究团队 2012 年在成人肿瘤基因组中发现了大量的突变，却在儿童横纹肌肿瘤中仅发现一个反复发生的突变，这与视网膜母细胞瘤患者基因组中异常简单的突变谱类似。）胚胎干细胞（ESC）就是一个极特殊的例子（可以从非常早期的胚胎中提取胚胎干细胞）。研究发现，胚胎干细胞遗传起源均为野生型，但当导入同系宿主后具有致瘤性（形成畸胎瘤）。事实上，它们似乎是野生型细胞致瘤的唯一例子。也许某些晚期胚胎中的细胞转化所需要的遗传变化数量介于 ESC（0）和成人细胞（5）转化所需的数量之间。

与需要向人类细胞引入 5 种基因修饰来促使其转化明显不同的是，小鼠细胞的转化只需要两种基因改变（如活化 *ras* 和 *p53* 失活）。人类与小鼠细胞转化要求的差异需要用生物学理论来解释。在这两个物种中，进化压力似乎会尽可能降低个体生物在其繁殖寿命期间发生肿瘤的风险。这种风险反过来很有可能受到细胞分裂的影响，因为细胞分裂是产生肿瘤细胞和细胞群的主要驱动因素。因此，一般来讲，癌症风险可能与个体生物体在其繁殖寿命期间经历的细胞分裂数量成正比。事实上，小鼠细胞在其一生中需要经历 10^{11} 次有丝分裂过程，而人类细胞要经历 10^{16} 次有丝分裂。这些数字显示人类肿瘤的发生发展比小鼠存在更多固有的风险。

这种逻辑表明，为了应对由庞大的身躯和较长的寿命周期而造成的固有风险，人类细胞和组织已经进化出更强的抵抗细胞发生转化的能力。这种观点还只是一种推测，仍然有待广泛验证。例如，是否在大黄蜂蝙蝠或伊特鲁里小臭鼩（均大约 2g 重）和蓝鲸（大约 1.3×10^8g 重，图 11.28）体内形成肿瘤，按体细胞比例，分别需要更少和更多的基因突变。（由于通常大动物的存活时间是小动物的 50 倍，哺乳动物一生中累积的有丝分裂次数差异会更大。）

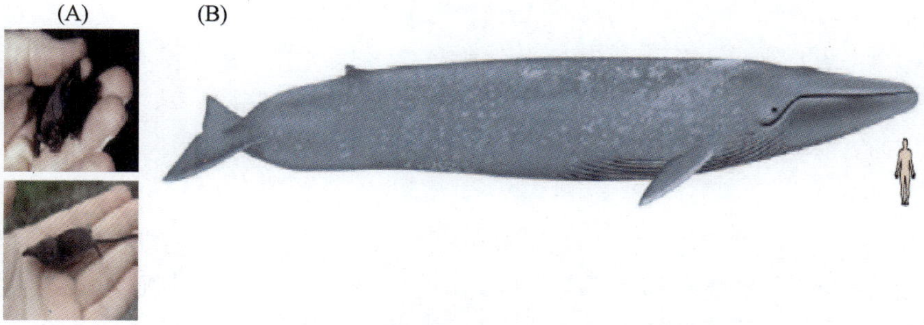

图 11.28　哺乳动物体型和细胞转化的相对风险　虽然各种哺乳动物单个细胞大小相当，但是它们的体重及细胞数目差异巨大。因为每个细胞周期循环都会增加基因组改变的危险，所以肿瘤发生的风险可能因物种而异。（A）泰国的大黄蜂蝙蝠（上）据说是世界上最小的哺乳动物，体重仅有 1.5g，比伊特鲁里小臭鼩（下）还轻。大黄蜂蝙蝠寿命未知，伊特鲁里小臭鼩寿命大约 2 年。伊特鲁里小臭鼩达到生育年龄需要 3～4 周（相对比之下人类需要 12～15 年）。（B）蓝鲸体重大约 1.3×10^8g，达到性成熟需要 5～10 年，寿命大约 80 年，与人类（右下角）非常相似。大黄蜂蝙蝠与蓝鲸体重相差 8 个数量级（细胞数目），寿命相差 40 倍，这意味着二者在一生中经历的细胞分裂数相差 10^9 倍以上。由于大黄蜂蝙蝠的代谢率可能高达蓝鲸的 10^3 倍，而细胞基因组的变异主要来自有氧代谢的副产物（12.5 节），因此蓝鲸发生肿瘤的风险可能是大黄蜂蝙蝠的 10^6 倍。［A，版权归默林 · D. 塔特尔（Merlin D. Tuttle），国际蝙蝠保护组织（Bat Conservation International），www.batcon.org；和斯特拉 · 能泰拉（Stella Nutella）/维基百科（Wikipedia）/CC BY-SA 2.5 所有。B，感谢乌科 · 戈特（Uko Gorter）。］

几种癌基因共同导致小鼠和人类细胞癌化的实验可以为人体恶性肿瘤发生机制的研究提供良好的模型。因此，某一物种细胞中每个基因突变（或启动子甲基化）会干扰另一个胞内信号转导通路，直到所有关键性通路受到干扰或抑制。一旦完成这些干扰或抑制，该细胞就可能彻底转化为具有极强增殖能力的肿瘤细胞（信息栏 11.6）。事实上，对人类肿瘤细胞基因组的分析揭示了更复杂的结果，很难通过这样一个简单的肿瘤发生发展的模型进行解释。

信息栏 11.6　人类恶性肿瘤遗传学混淆了我们对肿瘤发展过程的理解　多阶段致瘤过程的最简化模型认为，每个连续的致瘤步骤都会干扰另一个关键细胞信号通路。由此推论，人类恶性肿瘤细胞基因组中发现的每个基因突变（或甲基化）可以影响一个特定信号通路。而且，肿瘤进展末期累积的突变可以相互作用参与肿瘤的生长。但事实上，一些明确的遗传学证据通常与以上观点相悖。

很多人类结肠癌基因组突变导致 PI3 激酶信号通路和 B-Raf 信号通路激活，这一点很重要，因为这两个突变影响位于 Ras 下游的不同互补途径（第 6 章）。然而，也有许多其他的 CRC 患者具有激活 Ras 和 PI3 激酶的突变，这种情况并不重要，因为 Ras 癌蛋白被认为能够直接激活 PI3 激酶；因此这两个突变似乎在功能上是冗余的而不是互补的。

相反，预计会相互协同作用的突变（如影响 *ras* 和 *p53* 基因的突变）常常是相互排斥的。因此，在人类结肠癌中，患者会携带 *ras* 突变或 *p53* 突变，很少有这两种突变同时发生（与前面所描述的遗传学途径导致肿瘤发生的观点正好相反，见 11.3 节）。同样，在人类膀胱癌中，突变导致成纤维细胞生长因子受体-3 活化的同时，很少发生 *p53* 基因突变，反之亦然。以上事实使我们很难去理解这些基因及其编码的蛋白质是如何作用的，但我们对这一问题的理解迟早会得到更新。

显然，这些实验操作通常将人类细胞转化为局部原发性肿瘤的细胞，这些细胞几乎没有侵袭癌旁组织和远端转移的趋势。因此，分析这些细胞内促使细胞发生癌变所需的基因突变，并不能鉴定出调控进展期、高度恶性肿瘤表型的基因和蛋白质。对于进展期、高度恶性肿瘤的问题将在后面第 14 章讨论。此外，这一“五步法”实验室转化人类细胞的方案回避了一个重要的问题，也就是我们将在下一章要讨论的：由于人类基因组具有很高的稳定性，那么组织内的细胞群在人的生存期中获得肿瘤进展所需的所有遗传变化是几乎不可能的。

11.13　非诱变剂（包括有利于细胞增殖的）在肿瘤进展中的重要作用

本章中涉及的临床观察和实验结果，为我们展示了产生癌细胞所需要的遗传和表观遗传变化的粗略框架。但是，这一框架并不能揭示在肿瘤进展期间这些变化是如何产生的。因此，我们将继续探究体内细胞是如何大量积累突变而形成肿瘤的。

这里提出的一系列遗传变化为肿瘤进展提供了重要的动力。由于这些变化是由诱变剂的作用引起的，这意味着癌症的发展主要或可能完全由致癌物对基因的影响所驱动。这个结论如图 2.28 所示，表明致癌物是一种诱变剂，反之亦成立。当然，我们也需要对该理论做出修正以体现表观遗传变化的重要作用，尤其是那些由基因启动子甲基化所引起的变化（第 7.8 节）。（目前尚不清楚这些甲基化是由外部因子主动激发，还是由于负责调节甲基化的细胞蛋白质的随机错误而自发产生的。）

除了已经明确记载的致突变性致癌物在诱发肿瘤中的重要作用以外（2.9 节），还有大量的证据指向非致突变剂也参与了肿瘤形成。20 世纪 40 年代早期在建立诱发小鼠皮肤癌模型的实验中才第一次认识到非致突变性（有时称为非基因毒性）致癌物在肿瘤发生中的重要作用。这个实验模型是将小鼠皮肤暴露于具有高度致癌能力的焦油成分，如苯并[a]芘（BP）、7,12-二甲基苯并[a]蒽（DMBA）或 3-甲基胆蒽（3-MC；见图 2.25）。在小鼠局部皮肤每日涂抹 DMBA，经过几个月后这一部分皮肤会发生皮肤癌。还有一个实验方案能更好地揭示皮肤癌诱导的机制：使用 DMBA 等药剂进行单次涂抹后，每周再用另一种称为 TPA（12-*O*-十四烷酰佛波醇-13-乙酸酯；图 11.29，这是一种来源于巴豆植物种子的有效的皮肤刺激物，也叫 PMA，即佛波醇-12-肉豆蔻酸酯-13-乙酸酯）的药剂刺激小鼠皮肤同一区域。用 TPA 重复涂布 DMBA 暴露的区域 4～8 周后会出现乳头状瘤（图 11.30A～C）。（这些乳头状瘤在很多方面与在早期结肠癌进展中观察到的腺瘤类似。）

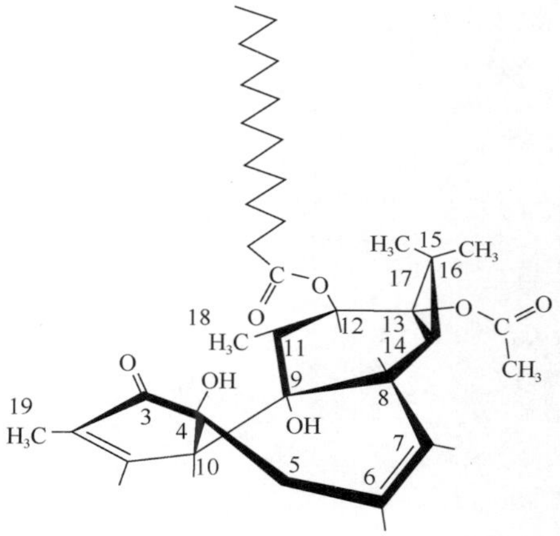

图 11.29　TPA 是皮肤肿瘤发生的重要促进因子　此处显示了 12-*O*-十四烷酰佛波醇-13-乙酸酯（TPA）（也被称为佛波醇-12-肉豆蔻酸酯-13-乙酸酯，PMA）的立体化学结构。TPA 是从巴豆植物，特别是广西巴豆的种子中提取出来的。它在细胞中的主要作用靶点是蛋白激酶 C-α（PKC-α）。

开始时这些皮肤乳头状瘤的存在和生长依赖于持续的 TPA 处理，因为停止 TPA 处理会导致乳头状瘤退化（图 11.30E）。然而，如果 TPA 处理持续数周，则出现 TPA 非依赖性乳头状瘤，这种乳头状瘤在停止 TPA 处理后也不会退化，能够持续很长时间（图 11.30F）。TPA 非依赖性乳头状瘤中的一小部分可能（低概率）在约 6 个月后进一步发展为皮肤恶性鳞状细胞癌。而在没有初始 DMBA 处理的情况下，用 TPA 重复涂抹不能产生乳头状瘤或癌（图 11.30B）。有意思的是，一块皮肤区域用 DMBA 处理一次，然后一年不做处理。一年后当再用 TPA 处理（图 11.30C）这块皮肤时，它会“记得”以前曾经暴露于 DMBA，并进一步形成乳头状瘤。

这些现象的合理解释如下（图 11.31）：由 DMBA 等诱发剂（称为起始剂或“起始子”）进行的单一处理在细胞或细胞群上留下稳定而长期存在的标志；这个标志显然是某种类型的基因改变。随后将这些“引发的”细胞重复暴露于 TPA（称为促进剂或“促进子”）可使这些细胞迅速增殖，而对附近未激活的细胞没有明显影响。（注意，此处使用“促进子”一词与控制基因转录的 DNA 序列无关。）被促进剂激发的始动细胞会局部增殖，并且最终产生乳头状瘤。但是，如上所述，如果停止 TPA 处理，乳头状瘤会消失。因此，促进剂的作用是可逆的，表明它对乳头状瘤细胞产生非遗传效应。很显然，这种非遗传效应，无论其性质如何，都可以与起始剂引起的明显的基因改变协同作用，以驱动细胞的增殖。

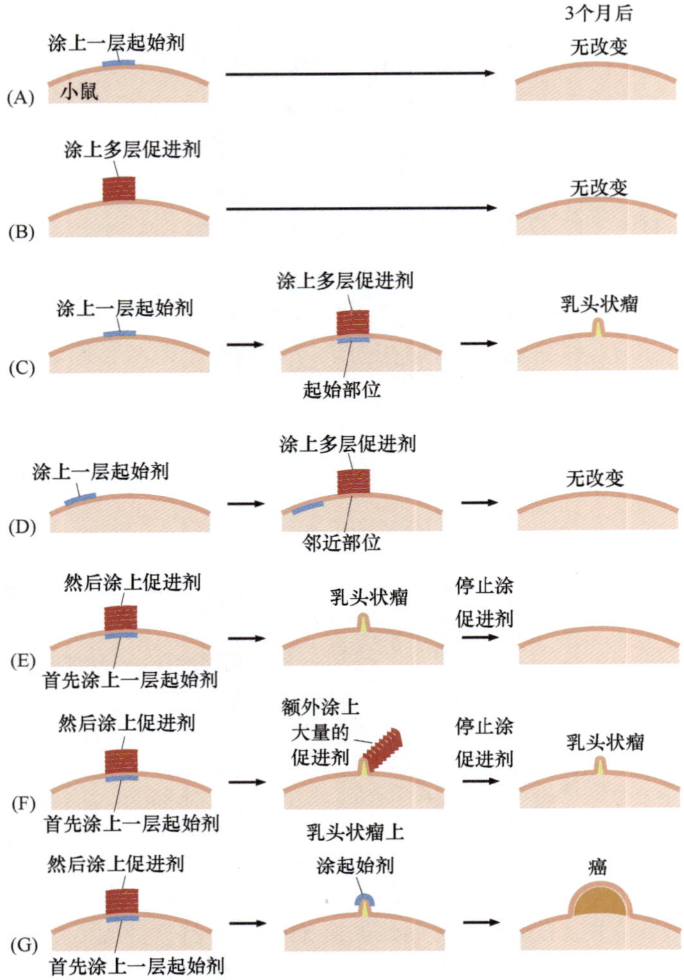

图11.30　小鼠皮肤癌诱导过程　通过在小鼠背上涂抹致癌物来诱导皮肤癌需要起始剂和促进剂以特定的组合方式处理。(A) 用一种起始致癌物如 DMBA 进行单一处理，3 个月后不会导致皮肤癌。(B) 多次促进剂（如 TPA）处理（图 11.29）也不会导致生成大量肿瘤。(C) 如果一块皮肤区域用起始剂涂抹一次，然后反复涂抹促进剂，几个月后经常会出现乳头状瘤。(D) 如果皮肤区域用起始剂涂抹一次，然后使用促进剂重复涂抹另一块附近但不重叠的皮肤区域，3 个月后不会出现乳头状瘤。(E) 在图 C 所示方案的变化形式中，应用起始剂如 DMBA，然后重复 TPA 刺激会导致乳头状瘤。然而，如果在乳头状瘤出现后不久即停止 TPA 肿瘤促进剂反复处理，则肿瘤会退化，表明该乳头状瘤依赖于持续的促进剂刺激。(F) 与图 C 描述的实验方案有所不同，乳头状瘤形成后继续用 TPA 涂抹小鼠背部。此后，中断 TPA 处理。在这样的条件下，部分乳头状瘤会持续发展，提示它们已经不再依赖于促进剂的刺激。(G) 如果通过图 C 或图 F 的方案诱导乳头状瘤形成，然后用起始剂刺激乳头状瘤，即使没有进一步的促进剂处理，也可能会诱发产生肿瘤。

如上所述，如果用 TPA 促进剂处理细胞数月，最终会得到非 TPA 依赖性的乳头状瘤；在这种情况下，即使停止 TPA 刺激，乳头状瘤也会继续增大，最终发展成皮肤癌。这种不可逆的细胞行为变化代表了一种独立的遗传学变化。事实上，通过用第二种起始剂（已经被怀疑是诱变剂）刺激乳头状瘤（图 11.30G 和图 11.31），可以进一步促进肿瘤的发展，这也是肿瘤发生的第三步（起始和促进之后），称为进展；在本书和其他地方，进展这个词普遍地用来指细胞向越来越恶性的生长状态演变。

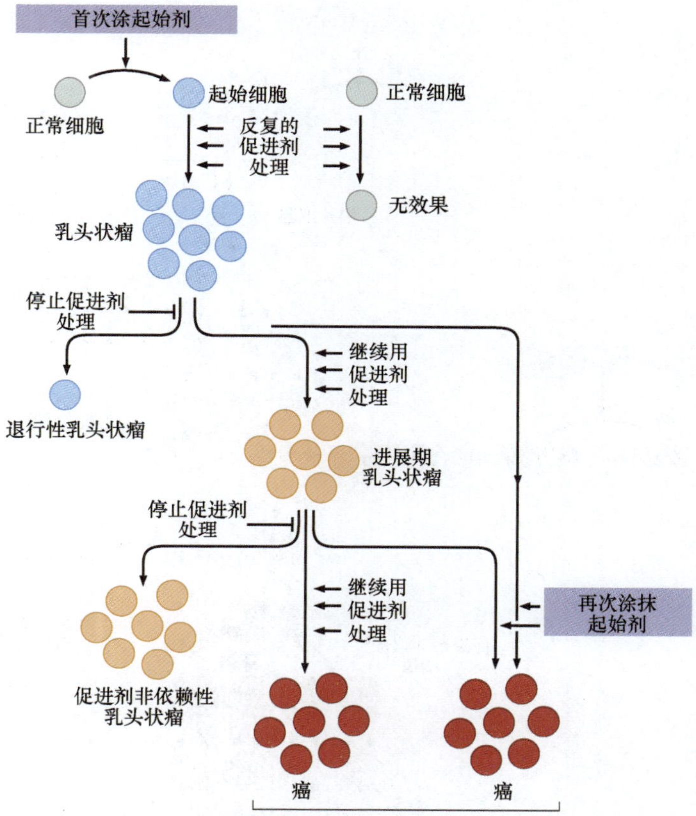

图 11.31　小鼠表皮癌的起始和促进模式图　图 11.30 的观察结果如图所示，起始剂将正常细胞（灰色，左上角）转换成携带突变的起始细胞（蓝色）。用 TPA 促进剂重复刺激起始细胞产生乳头状瘤（蓝色细胞簇），而 TPA 处理正常的邻近细胞（灰色，右上角）则不会产生影响。如果停止用促进剂处理初始形成的乳头状瘤（左中），在这种情况下，则乳头状瘤会退化。或者，如果进一步反复刺激初始形成的乳头状瘤，可以产生恶性程度更高的乳头状瘤（橙色细胞），即使在 TPA 处理停止后乳头状瘤仍然存在（左下）。此恶性程度较高的乳头状瘤经过 TPA 进一步处理可能最终导致癌，但发生率较低（中下部红色细胞）。或者，将初始形成的乳头状瘤暴露于起始剂的第二次刺激，双重突变细胞也会进一步发展成癌，这种情况发生癌的概率更高（右下，红色细胞）。

在首次成功诱导小鼠皮肤癌模型 40 年后，我们发现了参与皮肤肿瘤发生过程的主要基因和蛋白质（图 11.32）。一直以来，DMBA 作为起始剂在皮肤癌发生的过程中确实是一种有效的诱变剂（信息栏 11.7）。它是一种随机作用的诱变剂，用 DMBA 处理的细胞基因组会产生各种各样的突变，但所出现的皮肤肿瘤细胞中常常携带 H-*ras* 基因的点突变，表明这种特定的突变等位基因赋予皮肤细胞一些强烈的选择性优势。

研究发现，重复使用 TPA 处理小鼠皮肤诱导产生乳头状瘤是这种促进剂和 H-*ras* 基因共同作用的结果。长时间用 TPA 处理乳头状瘤可能会导致即使停止 TPA 刺激后乳头状瘤也持续存在。另外，如果将乳头状瘤细胞再次暴露于 DMBA 等起始剂下，这种乳头状瘤可能发展成癌细胞，并且这种癌细胞携带 H-*ras* 致癌突变基因和 *p53* 突变基因。

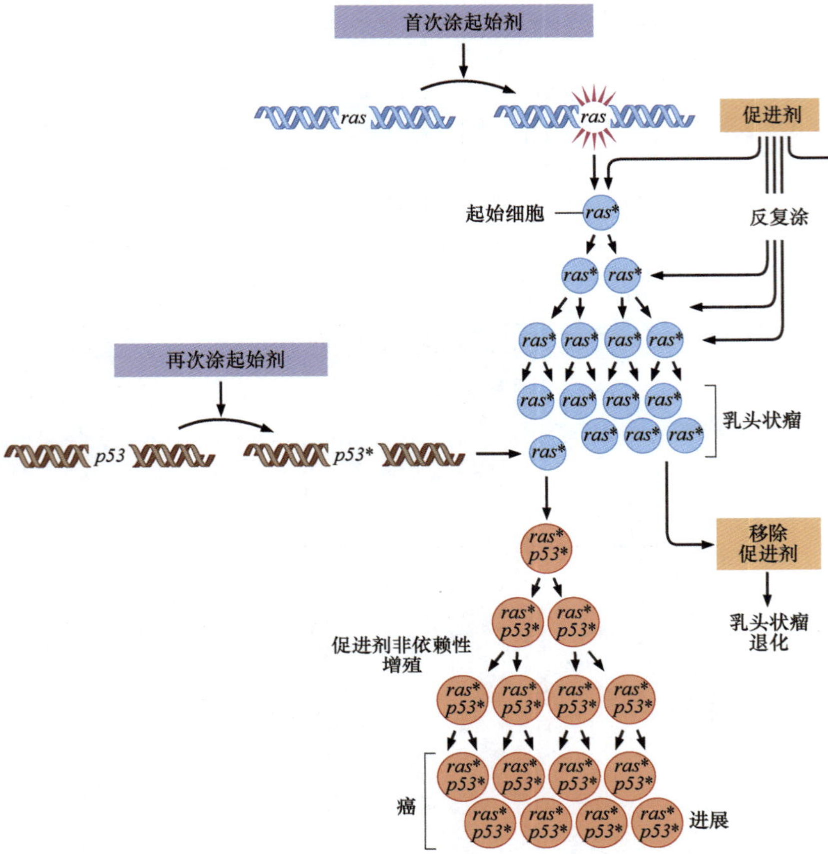

图 11.32　参与小鼠皮肤癌发生的基因和蛋白质　肿瘤起始和促进的现象（图 11.30 和图 11.31）可以在基因水平上理解。起始剂作为诱变剂将 *ras* 原癌基因转化为有活性的致癌基因（左上）。这种起始过程本身对带有这种突变等位基因的角质形成细胞的生物学行为没有影响。然而，当促进剂反复刺激（右上）后，诱导这些携带突变基因的细胞进行异常的分裂增殖，导致乳头状瘤的形成（蓝色细胞）。相反，缺乏 *ras* 致癌基因的细胞（灰色，右上角）不受促进剂的影响，因此不会因反复暴露于该药物而分裂。如果停止促进剂的重复处理（右下），乳头状瘤会退化。但如果乳头状瘤第二次暴露于诱变起始剂（左），则会产生二次遗传损伤，而且二次遗传损伤往往会涉及抑癌基因 *p53* 的突变。这种突变的 *p53* 等位基因与 *ras* 致癌基因协同作用，形成不再依赖于促进剂而增殖的细胞，并能进一步形成癌（红橙色细胞）。这里没有显示随着肿瘤进展而发生的 *ras* 致癌基因扩增。

信息栏 11.7　分子分析显示起始作用是由始动致癌物质的致突变作用直接导致的　实验室小鼠皮肤癌模型为我们验证某些机制假设提供了便利条件。例如，通过逆转录病毒载体将 H-*ras* 癌基因导入小鼠皮肤细胞，可以模拟 DMBA 导致的突变起始细胞的生物学功能，从而能够进一步对 TPA 促进剂的处理产生反应。这一结果表明始动剂产生的 H-*ras* 突变细胞本身就足以产生起始细胞。

小鼠皮肤癌模型的建立还存在其他问题：起始剂如 DMBA 或 3-MC 等致癌物是直接活化原癌基因而产生癌基因的吗？还是间接地激活某些中间分子与 DNA 相互作用产生关键的始动突变？

当小鼠皮肤开始暴露于 MNNG 或 MNU 等烷化剂致癌物时（12.6 节），肿瘤细胞表现出来的是 H-*ras* 遗传位点 G 到 A 的转换（转换是指嘌呤-嘌呤或嘧啶-嘧啶之间的替换）；相反，当小鼠皮肤暴露于 3-MC 时，肿瘤细胞表现出来的是 H-*ras* 基因第 13 位密码子 G 到 T 的颠换（嘌呤-嘧啶或嘧啶-嘌呤的互换）和第 61 位密码子 A 到 T 的颠换；而 DMBA 的刺激则表现为 A 到 T 的颠换。由此可见，核酸的置换是与诱变剂的诱变特性相一致的。

由于特殊的碱基置换能够反映出起始剂的化学特性，这些结果为证明小鼠皮肤癌中 H-*ras* 癌基因上特殊碱基与致癌分子的直接化学相互作用提供了有力证据。此外，如果考虑到 H-*ras* 逆转录病毒载体所产生的效应，还表明这些起始剂对起始肿瘤发生的主要作用来源于它们对 H-*ras* 癌基因的致突变能力。

从信号转导水平上研究这类现象（图 11.33），我们发现 TPA 促进剂是一种细胞增殖刺激剂，它通过激活蛋白激酶 C-α（PKC-α）的细胞内丝氨酸/苏氨酸激酶发挥作用，我们在前面细胞质信号转导的章节部分提到过它。更具体地说，TPA 充当了二酰甘油（DAG）的功能模拟物，DAG 是一种细胞内源性产生的（图 6.16B）、能够激活蛋白激酶 C（PKC）的分子。PKC-α的下游效应物与 H-*ras* 致癌基因以未知的方式协同作用，促进角质形成细胞的增殖形成乳头状瘤，并在罕见情况下发展成癌。通过以上这些对小鼠皮肤癌的研究（图 11.30～图 11.32），我们得出这样的结论：化学诱变剂如 TPA，并不是直接作用于细胞基因组，而是作为一种重要的功能因子驱动肿瘤的进展。而且，这也为我们明确了一个概念：致癌剂不一定是诱变剂。

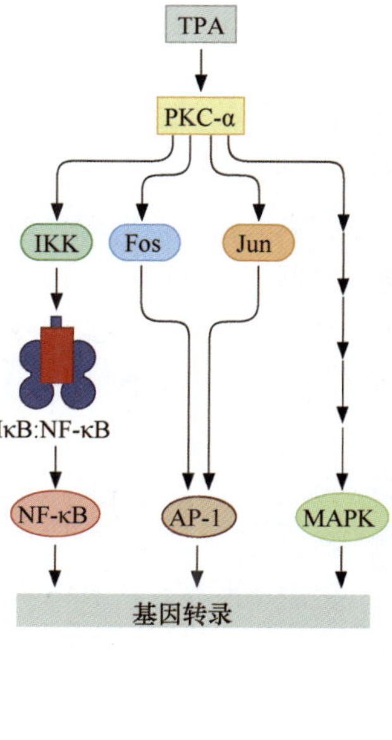

图 11.33 PKC-α激活 Fos、Jun 和 NF-κB 激活的 *ras* 致癌基因与 TPA 激活的蛋白激酶 C-α（PKC-α）协同作用驱动角质形成细胞增殖的确切机制尚不清楚。但已经清楚的是，PKC-α能够与 TPA 结合而被激活后，通过几种不同的信号通路（包括涉及 NF-κB 和 AP-1 转录因子以及 ERK/MAPK 酶的信号通路）来刺激转录。这些生化改变仍未能解释为什么 TPA 能够刺激带有 *ras* 致癌基因的角质形成细胞的增殖，而对附近的野生型角质形成细胞的影响极微。然而，在组织生物学水平上，PKC 的促肿瘤效应是依赖它可以诱发被处理皮肤区域的炎症来实现的。

11.14 毒素和有丝分裂剂是人类肿瘤的促进剂

小鼠皮肤癌的实验模型有助于阐述肿瘤的起始和进展的原理。然而，这一模型无法告诉我们相似的运行机制是如何在人体内引发肿瘤的。事实上，有多种生物化学和生物学机制可以成为肿瘤癌变的促进因素。毒性剂和促有丝分裂剂的作用是导致各种人类组织发生肿瘤的两种常见方式。

口腔和咽喉癌（通常称为头颈癌）是细胞毒性机制促进人类肿瘤产生的一个典型实例。伴有饮烈酒习惯的吸烟者易罹患这种类型的癌症。事实上，长期吸烟伴随经常饮烈酒会导致患头颈癌的风险增加 100 倍。

香烟烟雾中富含多种包括 3-甲基胆蒽（3-MC）在内的致癌物。相比之下，酒精的致突变能力较弱（图 12.14）。烈酒诱导肿瘤的发生主要是由于其对口腔和喉黏膜上皮细胞的毒性作用，饮用含高浓度酒精的饮料后能导致大量细胞死亡脱落。上皮组织中的干细胞通过分裂来再生口腔和喉黏膜上皮细胞。尽管这些干细胞通常以较低和稳定的速率分裂，但是酒精使大量上皮细胞脱落后，干细胞的有丝分裂速率大大增加。

受酒精刺激而增殖的口咽部细胞可能已携带烟草焦油诱导的突变等位基因，后者可以作为肿瘤发生的始动因素。酒精的促进作用引起这些初始细胞进行克隆性扩增，使得它们的子细胞能够获得导致恶性头颈癌的其他突变。这是毒性剂作为促癌剂的一个典型例子。

一般认为，组织中存在多种对某些类型细胞具有高度毒性的化合物。这些毒性物质可以通过促进活细胞增殖而发挥促癌剂的作用。科斯特曼综合征（Kostmann syndrome，婴儿遗传性粒细胞减少症）是一种罕见的遗传综合征，其特征是血液中几乎完全缺失负责杀死细菌和真菌感染性病原体的嗜中性粒细胞。在这类常染色体显性遗传病中，遗传缺失导致嗜中性粒细胞合成特异性弹性蛋白酶（一种蛋白酶）的突变体，且该酶通常在嗜中性粒细胞分化阶段高表达。科斯特曼综合征患者携带的弹性蛋白酶突变体对于其体内的嗜中性粒细胞是具有细胞毒性的，一旦其表达达到一定水平就会导致中性粒细胞凋亡。受血液中性粒细胞减少症（血液中的中性粒细胞数量减少）刺激，前体髓样干细胞大量增殖并分化成嗜中性粒细胞。干细胞来源的嗜中性粒细胞又会受弹性蛋白酶突变体诱导而凋亡，因此所有的中性粒细胞扩增途径都无法挽回中性粒细胞减少的命运，由此干细胞进入无限循环增殖状态。在一些患者中，持续而过度的干细胞增殖会导致急性髓细胞性白血病。这种综合征为我们提供了一个有力的证据：内源性细胞毒素因子可以直接作为肿瘤促进因子发挥功能。

促有丝分裂剂也可以作为促癌剂发挥作用，其中突出的例子是类固醇激素——雌激素、孕酮和睾酮。例如，在女性体内，雌激素和孕酮与生殖细胞的增殖过程密切相关，女性月经初潮和绝经期之间的月经周期控制乳腺导管上皮细胞的增殖和退化（图 11.34）。子宫内膜也经历着相似的增殖和衰退周期。

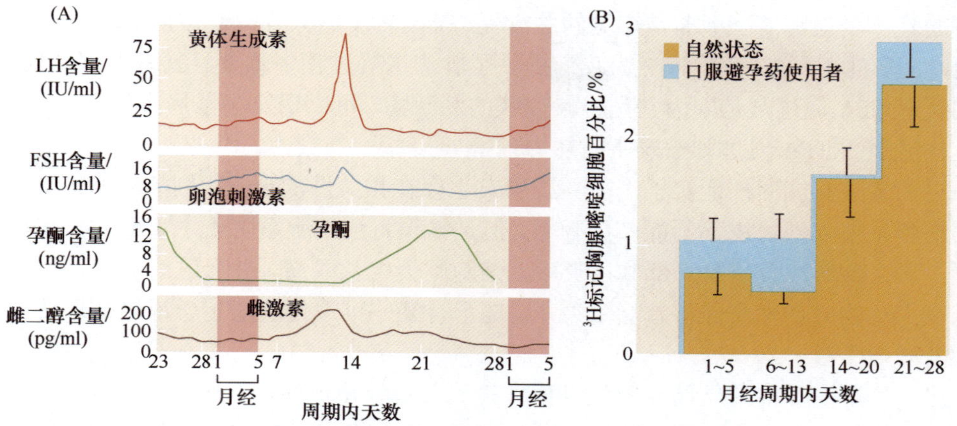

图 11.34　月经周期中激素水平、细胞增殖和乳腺形态学变化的波动　在孕酮、催乳素、雌激素等激素的周期性刺激作用下，乳腺上皮细胞不断增殖，增加了乳腺发病的风险。(A) 月经周期中的激素水平波动非常大。(B) 月经周期性循环导致细胞增殖强烈波动。采用组织活检中由氚 (tritium，^{3}H) 标记的胸腺嘧啶核苷的细胞百分比来表示月经周期天数。使用口服避孕药 (OC) 对 DNA 合成速率的影响很小。[A，感谢 J.A. 雷斯科 (J.A. Resko)；引自 R.A. Rhoades and R.H. Pflanzer, Human Physiology. Philadelphia: W.B. Saunders, 1996. B，引自 T.J. Anderson et al., *Hum. Pathol*. 20: 1139-1144, 1989.]

流行病学调查显示，女性一生中经历的月经周期越多，患乳腺癌的风险就越高。据统计，青春期月经初潮每推迟 1 年则终身患乳腺癌风险下降 20%。(最令人信服的例证来自对同患乳腺癌的同卵双胞胎的研究；双胞胎中初潮更早的人患乳腺癌的风险会增加 5.4 倍。) 45 岁之前绝经的女性患乳腺癌的风险仅为 55 岁或以上才绝经的女性的一半。

切除女性体内雌激素主要来源器官——卵巢，可以降低乳腺癌风险。荷兰的一项研究进一步证实了这一观点。该研究显示，由于霍奇金淋巴瘤化疗的副作用，在 36 岁以前进入更年期的女性患乳腺癌的风险降低了 90%。相反，绝经后患乳腺癌的妇女血清雌激素水平比正常女性平均高出 15%。

雌激素对乳腺癌的影响的确是复杂的。除了上皮细胞之外，雌激素似乎也作用于乳腺中的其他细胞。然而，雌激素 (也许包括孕酮和催乳素等其他激素) 的一个明显作用是可以周期性诱导细胞增殖，使一系列已经始动癌变的乳腺上皮细胞 (MEC) 转变为在各种类型的乳腺癌中所发现的 MEC。(有人认为雌激素的代谢物具有致突变性，这些代谢物促进乳腺癌的发生；如果是这样的话，雌激素的致突变效应很明显被它促进 MEC 增殖的能力掩盖了。) 这是另一个哺乳动物体内的内源性分子而非外源性物质作为促癌剂的例子。因此，雌激素的作用机制十分符合经典促癌剂的特性。

11.15　慢性炎症常促进小鼠和人类肿瘤发生

小鼠皮肤癌发生发展模型提示 (11.13 节)：几乎没有促进人类肿瘤发生相关的分子是完全通过增强细胞毒性或促进有丝分裂来发挥作用的，其中很大一部分分子是通过调控炎症相关机制驱动克隆扩张来诱发肿瘤的。这个小鼠模型是人工构建的，构建过程中使用的是一个正常情况下非常罕见的肿瘤促进剂TPA，它只在动物皮肤肿瘤模型建立中使用。尽管如此，这个模型依然为我们提供了肿瘤进展过程中重要且具有普遍性的信息：我们首选TPA促进剂是因为它是小鼠皮肤的刺激物，可以诱发小鼠局部炎症，而且，抑制炎症能阻断TPA促进肿瘤发生的能力。

更多相关研究同样证实了炎症与肿瘤发生存在相关性的观点。例如，单独将人类结肠癌细胞系植入裸鼠皮下不能产生肿瘤，但是如果将该细胞系附着于塑料片一起植入宿主鼠，那么塑料片会诱发局部基质炎症，细胞则会生长成瘤。并且这时将它们单独植入另一宿主动物时仍然会保持致瘤表型，这提示有某些可遗传的遗传学或表观遗传学改变驱动着肿瘤生长。

另一个证实炎症在结肠癌发生过程中扮演着重要角色的例子来自缺失TGF-β1的突变小鼠的研究，但是这种小鼠倾向于发生致死性自身免疫疾病，而这种疾病会使小鼠在几周内死亡。为了利用这类小鼠，我们构建了通过失活*Rag2*基因拷贝来削弱免疫系统的小鼠模型。*Rag2*基因失活能够防止生成引发自身免疫疾病的抗原特异性淋巴细胞(15.8节)。双点突变鼠（*TGF-β1*$^{-/-}$ *Rag2*$^{-/-}$）的生存期得到显著延长，但它们在3～6月龄就会在结肠出现炎症区域、结肠腺瘤和腺癌。但是如果将双点突变鼠饲养于无菌环境下（结肠缺失常见菌群），那么结肠便无炎症区，也不会发生腺瘤和腺癌。如果将这些无菌饲养的小鼠引入含肝幽门螺杆菌（一种常见的鼠科肠道菌）的饲养环境中，则会发生结肠息肉和结肠癌（图11.35A和B)。这些观察数据说明小鼠体内肠道菌群与炎症发生息息相关。由此推断，患有溃疡性结肠炎的患者具备易患结肠癌的炎症环境（举例见图11.35C)。因此，在正常人群中，结肠局部炎症会诱发腺瘤性息肉，并最终发展为癌。

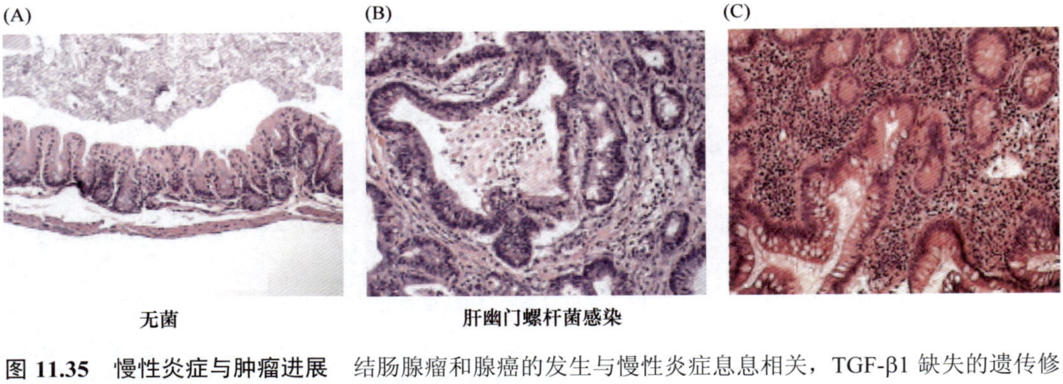

图11.35　慢性炎症与肿瘤进展　结肠腺瘤和腺癌的发生与慢性炎症息息相关，TGF-β1缺失的遗传修饰鼠（TGF-β1能够抑制一些免疫反应）都会在生命早期死于严重的自身免疫病。(A)然而，当通过基因失活种系中用于生成功能性抗体和T细胞受体的Rag2酶（第15章）来削弱小鼠免疫系统后，这些小鼠在无菌条件下饲养就能够成活，且肠上皮在组织学上表现正常。(B)相反，如果这些双点突变的小鼠饲养在含肝幽门螺杆菌的条件下，那么它们的结肠就会被肝幽门螺杆菌感染，并进展为腺瘤和腺癌。这说明肠道菌群引发的慢性炎症是可观察到的结肠病变的重要因素。(C)人类溃疡性结肠炎与结肠黏膜慢性炎症相关，并会导致多年后结肠癌发生风险大大增加。这种情况下，结肠隐窝间基质区会渗入大量炎症相关的淋巴细胞（小的暗紫色核)。[A和B，引自S.J. Engle et al., *Cancer Res.* 62: 6362-6366, 2002. C，感谢D.拉马克（D. Lamarque)。]

慢性炎症在人类其他肿瘤发病机制中同样扮演着明确的角色（表 11.3）。例如，胆囊癌发生率的增加通常与十年以上胆结石引发的上皮内膜炎症相关（图 11.36A）。相似的，东亚常见的肝癌（信息栏 11.8）与长期 HBV（乙型肝炎病毒）感染伴随的肝炎症相关（图 11.36B，左边栏）。HBV 多是在患者年轻时感染的，但其可在体内维持活性长达数十年，而且这类肝炎对人体几乎不会有其他的影响，因为 HBV 诱导的对肝实质细胞的杀伤作用会被存活肝细胞的增殖作用所抵消。

表 11.3 炎症环境与肿瘤发生

肿瘤类型	炎症状态或炎症引发剂
膀胱癌	血吸虫病，慢性膀胱炎
胃癌	幽门螺杆菌诱导的胃炎
肝癌	乙肝/丙肝病毒
支气管癌	二氧化硅
间皮瘤	石棉
卵巢癌	子宫内膜异位
结肠癌	炎症性肠病
食管癌	慢性胃酸反流
甲状腺乳头状癌	甲状腺炎
前列腺癌	前列腺炎
肺癌	慢性支气管炎
胆囊癌	慢性胆囊炎
皮肤鳞状细胞癌	慢性骨髓炎

改编自 F. Balkwill, K.A. Charles and A. Mantovani, *Cancer Cell* 7: 211-217, 2005.

信息栏 11.8 HBV 感染和肝癌的发生存在相关性 流行病学研究指出，很难辨别偶尔接触的某些环境因子与随后显著增加的患癌风险之间的强相关性。但是，世界各地的肝癌发病率差异很大，所以找到肝癌最重要的致病因素是可能的。在世界的某些地方（包括亚洲的大部分地区，尤其是中国，以及撒哈拉沙漠以南的非洲），肝细胞癌（HCC，也称肝癌）是死亡率最高的癌种之一，但是在美国，肝癌的死亡率仅排在第 25 位。

HBV 感染与易感肝癌之间存在着极显著的相关性。1975 年，一项流行病学研究启动之初，通过检测血液中病毒抗原存在与否对 22 707 位中国台湾人员 HBV 状态进行了检测。然后接下来十年跟踪记录这群人的死因。到 1986 年为止，检测到的 3454 例 HBV 阳性携带者中 152 位死于肝癌，19 253 位 HBV 阴性者中仅 9 位死于肝癌。血液 HBV 抗原阳性（具有活性的 HBV 感染肝脏的一种指示）患者肝癌死亡相对风险高达 98.4。这说明携带慢性活性 HBV 感染的人比病毒抗原阴性及明显未感染的人易发或死于肝癌的风险几乎增加 100 倍。这项研究结果和患者接触特定可疑致癌物与其发病率之间相关性的流行病学研究明显不同，那项研究结果显示接触特定可疑致癌物的人群比未接触可疑致癌物的人群发病风险高 2～3 倍，但统计显著性却常徘徊于显著边缘。

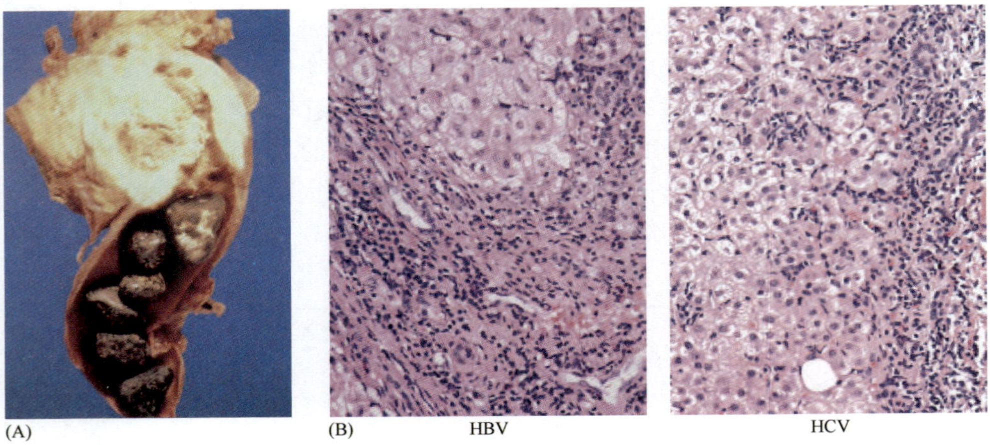

图 11.36 炎症诱发癌症 (A)胆囊上皮内膜癌彩图(上方白色区),这种癌通常是由胆汁沉淀形成的胆结石(下方棕色区)所伴随的炎症诱发的。(B)慢性 HBV 感染会持续诱导肝细胞死亡,同时伴随慢性炎症,这种炎症可通过大量淋巴细胞(左侧小而致密的核)浸润得到证明。这可能导致多年后肝癌发生风险比正常几乎高 100 倍。慢性感染 HCV 患者的肝脏炎症与此非常相似(右侧),炎症细胞大部分位于这张显微图片的右侧。这两种病毒感染导致的组织学炎症环境如此相似,并均会导致肝癌发生风险增加,这说明感染这些病毒的患者高发肝癌的主要原因是炎症状态,而不是这些病毒的一些其他方面的功能。[A,引自 A.T. Skarin, Atlas of Diagnostic Oncology, 3rd ed. Philadelphia: Elsevier Science Ltd., 2003. B,左图,感谢 A. 佩雷斯-阿泰德(A. Perez-Atayde);右图,感谢 A.K. 班(A.K. Bhan)。]

HBV 基因组的确携带了一个 *HBX* 基因,这个基因具有弱致癌性和促凋亡能力,但是这个基因本身很难解释 HBV 慢性感染数十年后诱发肝癌的现象。所以需要进一步探索 HBV 的具体致癌机制。因此,HBV 可能是一种通过类似携带非癌基因的逆转录病毒致癌机制来诱发肝癌的致癌物。回顾一下,这类病毒尤其是禽和鼠白血病病毒能够缓慢且低效地诱发癌症,这些病毒在成功感染人体多个月之后,原病毒会随机整合到一个关键细胞生长调控癌基因附近(3.11 节),由此导致原癌基因表达失调,从而使该基因有效转变为癌基因,为肿瘤形成铺平了道路。

但是 HBV 诱发的肝癌与此情况不同,大量分子实验都未能证实肝癌患者携带的 HBV 基因组能够整合在关键细胞生长调控基因(如 *myc* 原癌基因)附近。因此,HBV 不太可能直接使被感染的肝癌细胞发生致癌突变。

关于 HBV 诱发肝癌的致病机制有两种合理的解释:一方面,HBV 通过调控肝细胞持续增殖来诱发肝癌,这种持续增殖是正常肝细胞很难做到的。持续增殖产生的细胞会替代被 HBV 感染杀死的正常肝细胞。另一方面,HBV 感染会启动免疫系统相关细胞消除被感染的细胞,这种免疫反应会使肝脏长期伴随炎症(图 11.36B)。因此慢性 HBV 感染患者高频发生肝癌的致病机制很可能是这两种促癌机制协同作用。

更多研究发现慢性丙型肝炎病毒(HCV)感染同样会增加肝癌发病率,虽然这两种病毒的基因组结构及复制周期均完全不同,但是它们引起的生物学现象却是非常相似的,它们都可以引发慢性感染、细胞毒性和肝脏炎症(图 11.36B,右侧)。(包括酗酒等引起的不同类型的肝损伤都会导致肝癌发病率增加,但是这种发病风险远远低于 HBV 长期感染。)

促进肿瘤发生的 HBV 也能够和黄曲霉毒素 B1 协同作用。黄曲霉毒素 B1 是由存在于高湿环境下的花生、坚果和玉米上生长的曲霉菌产生的一种强烈致突变化合物(图 2.28 和图 12.17)。HBV 感染和黄曲霉毒素 B1 暴露的协同作用会产生致命性的结果。在上海进行的一项前瞻性小样本流行病学研究中发现，HBV 感染者比未感染者患癌风险高 7 倍；如果食用黄曲霉毒素 B1 污染的食物，那么患癌风险会增加 3 倍；如果同时感染 HBV 和暴露于黄曲霉毒素 B1，患者的患癌风险会比正常人高 60 倍。这些人类肝癌发病机制与小鼠皮肤癌发生发展是非常相似的。

另一个通过诱发炎症来进一步诱发恶性肿瘤的例子是胃黏膜相关淋巴组织(MALT)炎症引发的淋巴癌。75%的 MALT 淋巴癌患者可以通过使用抗生素清除胃部幽门螺杆菌群得到治愈，这种淋巴癌的发生明确依赖幽门螺杆菌作为促癌因素产生的持续刺激；25%的淋巴癌患者不能对这种治疗产生应答，因为它们已发展至“促进剂非依赖型”的阶段，不再依赖于幽门螺杆菌（图 11.31）就能继续增殖，这可能是因为这群患者已经发生了该淋巴瘤中常见的 11 号和 18 号染色体高频易位。

最后值得一提的是，非病毒引发的炎症环境同样也可以增加肿瘤易感性。有一种家族性胰腺炎是由编码消化酶（胰酶）的基因发生遗传性显性等位基因突变引起的。与胰腺产生的其他消化酶相似，这种消化酶最初也是以无活性酶原的方式产生，只有在被分泌到胃肠道后才被激活。目前已经清楚了这一突变酶形式的作用方式：遗传该基因特异突变的患者便会过早激活这种酶，而在胰腺内过早激活的酶原（胰蛋白酶原）会损伤胰腺组织。这些患者一生会反复发生胰腺炎，且患胰腺癌风险达 40%。胰腺组织频繁损伤、愈合及炎症会直接诱发这些致命性的肿瘤。这是一个极端的例子，表明非常常见的病理状态，如持续几十年的低水平亚临床炎症能增加多种人类常见肿瘤的易感性（表 11.4）。

表 11.4　炎症与肿瘤发病机制的关系

许多炎症有发生肿瘤的倾向
肿瘤起源于慢性炎症部位
细胞因子功能多态性与肿瘤易感性和疾病严重程度相关
多种肿瘤组织检测到了不同类型的炎症细胞
多种肿瘤中可以检测到趋化因子，与细胞炎性浸润和细胞迁移相关
肿瘤相关巨噬细胞浸润程度与预存相关
多种肿瘤中可以检测到炎性细胞因子，高水平与预存不良有关
减少细胞因子和趋化因子可降低致癌物带来的肿瘤风险，预防实验性转移和淋巴结增生综合征
炎症因子参与非遗传毒性肝脏致癌物的致癌作用
炎症因子 TNF 在体外可以直接转化细胞
长期非甾体类抗炎药的使用降低了结肠癌的死亡率

感谢 F. 鲍尔维尔（F. Ballkwill）。引自 F. Balkwill and A. Mantovani, *Lancet* 357: 539-545, 2001.

11.16　炎症信号转导通路对肿瘤的促进作用

炎症在肿瘤发生发展中的作用来自大量的流行病学调查，抗炎药物如阿司匹林和舒林酸能降低各种人类肿瘤的发病率。例如，在服用低剂量的非甾体类抗炎药患者中进行的研究指出，患者每天或间隔一天服用 NSAID（一种阿司匹林片剂），持续服用 15 年后，与正常对照人群相比，试验人群患肺癌的风险为 0.68，患乳腺癌（女性）的风险为 0.70，在年轻男性中结直肠癌的发病风险为 0.35。

一项对大型女性人群队列进行了长达七年的流行病学研究发现，那些规律服用阿司匹林的女性发生胰腺癌的风险是对照人群的一半。另外两项对阿司匹林（或另一种 NSAID 药物）用药的研究发现，在幽门螺杆菌（一种寄生在胃部的细菌）感染的个体中，它能使胃癌（除贲门以外）的发病率降低 40%。但在非幽门螺杆菌感染的个体中，它没有降低胃癌的发病率。其他研究也显示阿司匹林能够降低卵巢癌、膀胱癌、前列腺癌的死亡率。而且，NSAID 治疗还能使如图 11.23C 所示的异常隐窝病灶（ACF）消退。2010 年进行的一项大型研究报道每日服用阿司匹林持续 20 年后，能使癌症相关死亡率降低 20%。

（上述结果可能提示能降低某些心血管疾病死亡率的非甾体类抗炎药可能成为临床上疾病防治的常规用药。然而，另一个公共卫生统计研究表明尚需谨慎行事：1998 年因服用非甾体类抗炎药引起胃肠道出血而死亡的病例为 16 550 例，并且在后来继续追踪的随访 10 年里死亡率仍保持在该水平。）

长期服用 NSAID 能够降低肿瘤发生率的流行病学结果以及在小鼠中进行的皮肤癌和肝癌发生的实验结果促使我们了解许多组织中肿瘤发生的生物化学和细胞生物学机制。一项重要的研究线索来源于 TPA 下游细胞靶点的发现——蛋白激酶 C-α（PKC-α）。通过在小鼠角质形成细胞中强力表达该基因发现了该酶在调控 TPA 介导的皮肤炎症方面的重要作用（图 11.37A）。

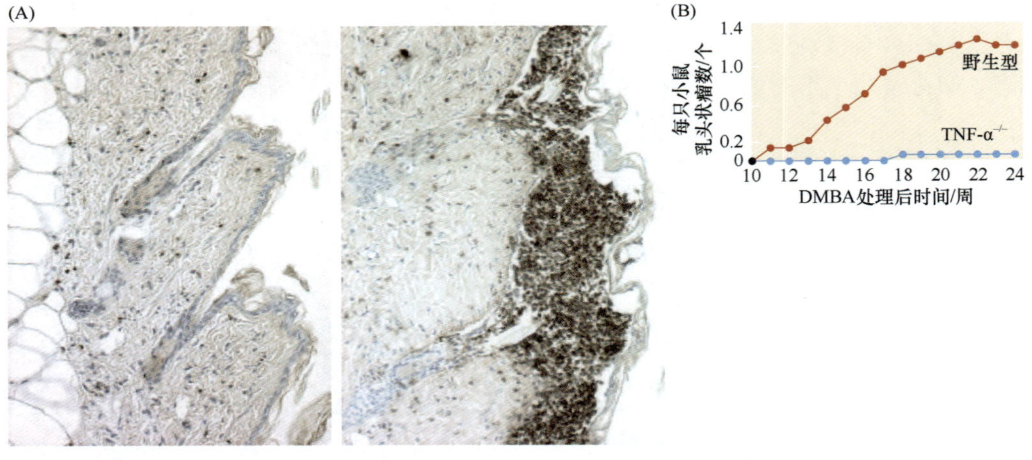

图 11.37　小鼠皮肤诱导反应的关键调节分子　（A）TPA 是通过细胞内丝氨酸/苏氨酸激酶——蛋白激酶 C-α（PKC-α）而发挥作用的。在角质形成细胞过表达激酶 PKC-α的小鼠中突出表现出了 TPA 的炎症介导作用（使用皮肤组织中细胞角蛋白 5 启动子驱动 PKC-α的表达）。野生型小鼠和转基因小鼠经 TPA 处理 18h 后，野生型小鼠（左图）皮肤中几乎没有中性粒细胞（黑点）（中性粒细胞是一个重要的免疫调节器细胞）。相反，通过特异性的抗体可以检测到转基因小鼠皮肤上存在广泛的中性粒细胞浸润。（B）TPA 介导的免疫应答的主要调节分子肿瘤坏死因子-α（TNF-α）是由小鼠上皮和基质细胞生成的。在两个编码 TNF-α的等位基因均被敲除的小鼠种系中（因此在所有细胞基因组中均被敲除，见补充信息栏 7.7），在实验条件下对照小鼠中能观察到的诱导皮肤乳头状瘤生成（皮肤癌的前体）的现象几乎全部消失了。实验中在小鼠皮肤首次涂抹 DMBA 后每周涂抹 TPA 两次，持续 15 周。（A，引自 C. Cataisson et al., *J. Immunol*. 171: 2703-2713, 2003. B，引自 R.J. Moore et al., *Nature Med*. 5: 828-831, 1999.）

在经过 TPA 处理的角质形成细胞中，PKC-α信号通路在一定程度上是通过激活 IKK（IκB 激酶）而导致 IκB（NF-κB 的抑制子）发生磷酸化，释放 NF-κB 使其活化，导致 NF-κB 从细胞质移向细胞核（图 6.29A），从而影响下游一系列基因的转录。而在那些能够阻止细胞凋亡和促进细胞增殖的基因中，NF-κB 能诱导肿瘤坏死因子-α（TNF-α）的表达。TNF-α是一种能趋化免疫细胞（即它是一种细胞因子）至小鼠皮肤及其他上皮组织中产生局部炎症反应的生物分子。（顾名思义，肿瘤坏死因子-α的名称来源于最初发现其能诱导肿瘤细胞坏死，见图 9.32。然而，当随着对其作用的认识不断拓展，才认识到它是一个主要的组织炎症介导分子。）

缺乏 TNF-α基因拷贝及其他相应致瘤因素（如 DMBA 启动子和 TPA 启动子）的小鼠与野生型小鼠一样，其皮肤癌发病率为 5%～10%。对后者（野生型）（图 11.37B）进行 TPA 处理能引起表皮角质形成细胞中表达 TNF-α，从而导致真皮层的基质细胞发生炎症反应。综合上述可得到以下的信号通路：

TPA→PKC-α→IKK→NF-κB→TNF-α→炎症

另一个小鼠的肿瘤模型，小鼠多药耐药（multi-drug resistance）基因 *Mdr* 的种系缺失能诱发肝癌。该基因及其蛋白产物缺失能导致胆汁酸的积聚和慢性肝炎。受累的小鼠肝细胞发育异常，形成肝细胞不典型增生的小结节，进一步发展为局限性肝细胞癌（HCC）和转移癌（图 11.38A）。

在这些小鼠的肝脏中，TNF-α最初是由被诱导炎症的内皮细胞和基质中浸润的大量炎症免疫细胞所释放的，这些免疫细胞包括中性粒细胞和巨噬细胞等（图 11.38B）。释放出来的 TNF-α以旁分泌的方式作用于表达 TNF-α受体的肝细胞。像角质形成细胞中通过 PKC-α发挥作用一样，TNF-α在这些肝细胞中通过 TNF-α受体激活 NF-κB 信号通路（6.12 节）。如上述所述，NF-κB 进入核，激活了抗凋亡基因和包括 TNF-α在内的促进增殖相关基因。进一步产生的 TNF-α一旦从肝细胞中释放出来，就会通过旁分泌效应趋化更多的炎症细胞，并通过自分泌信号放大肝细胞的 NF-κB 信号。

当阻断 $Mdr^{-/-}$（多药耐药基因缺失）小鼠 NF-κB 信号通路时，将强烈地抑制肿瘤发生（图 11.38B）。这种信号通路的抑制可以通过给 $Mdr^{-/-}$小鼠注射抗 TNF-α抗体（阻断炎症基质细胞和肝细胞之间的旁分泌途径）或在肝细胞中抑制 IκB 的表达（抑制其对 NF-κB 的活化作用）来实现。以上两种手段均可导致 NF-κB 信号阻断而引起肝脏的癌前细胞进入凋亡状态。

(A)

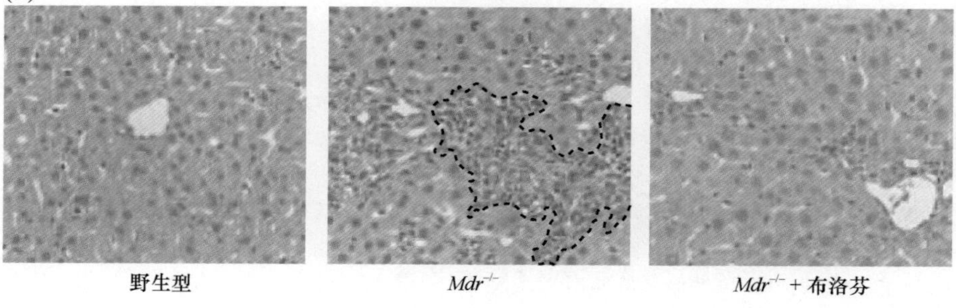

(B)

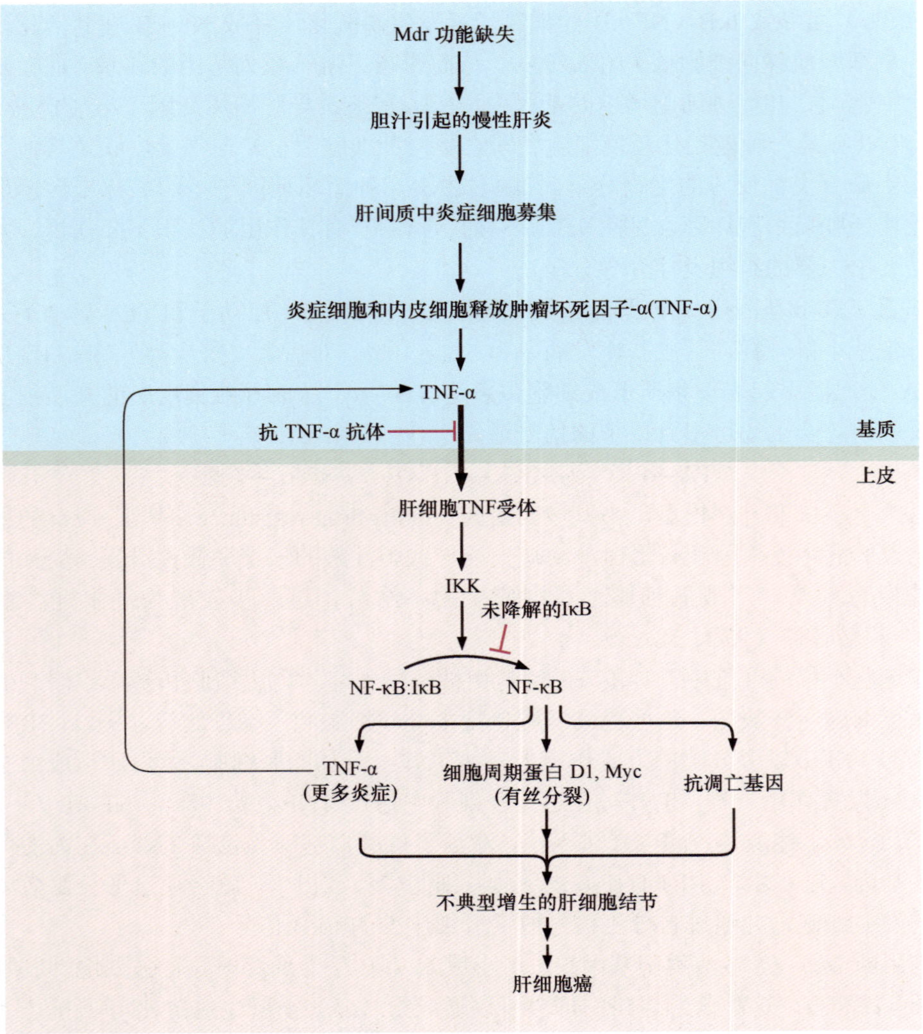

图 11.38　慢性肝炎通过 NF-κB 通路导致肝细胞癌发生　在这些致癌小鼠模型中敲除多药耐药基因 *Mdr* 引起慢性肝炎，在肝实质细胞中产生不典型增生细胞聚集，促进形成肝癌。(A) *Mdr*$^{-/-}$小鼠肝脏的炎症细胞浸润（显示轮廓，中间）与正常小鼠的肝脏组织（左侧）和有效抗炎药物布洛芬处理过的 *Mdr*$^{-/-}$小鼠肝脏组织（右侧）比较。这些有炎症浸润的部位最终发展成肝细胞癌。(B) 这个图表总结了小鼠发生肝细胞癌（HCC）的变化顺序。*Mdr* 基因缺失导致胆汁酸聚积，诱导肝脏慢性炎症，炎症细胞被趋化到肝基质后开始释放 TNF-α，它可以侵犯肝脏上皮之间的肝实质细胞。当 TNF-α被激活后可以结合肝实质细胞的 TNF 受体（图 9.32），通过 IKK 途径激活 NF-κB 信号通路，从而导致许多凋亡抑制蛋白（如 Bcl-X_L）、促增殖蛋白（如细胞周期蛋白 D1）和 TNF-α的表达；额外的 TNF-α表达导致炎症反应被放大。总之，这些基因编码的蛋白质促进不典型增生结节发展成肝细胞癌。这个进程可以被 TNF-α抗体和未降解的显性负调控的 IκB 所阻断。[这些被招募到肝脏基质内对肝细胞内信号产生应答的具体炎症细胞类型还不清楚，部分是因为它们代表着一个复杂的免疫细胞混合体，包括巨噬细胞、T 细胞（包括 NK T 细胞、细胞毒性 T 细胞、调节性 T 细胞）、NK 细胞、肌成纤维细胞，还经常有 B 细胞、中性粒细胞和浆细胞。]（A，引自 E. Pikarsky et al., *Nature* 431: 461-466, 2004.）

事实上，炎症阻止细胞发生凋亡的机制很可能用来解释这类小鼠模型中炎症在肿瘤进展中的重要作用。有趣的是，在肝细胞中关闭 NF-κB 信号通路并不能阻断肝细胞癌的早期进展事件——肝炎、肿瘤发展及不典型增生的发生，但能阻断随后不典型增生向肝细胞癌的进展。因此，这个实验模型说明，TNF-α和 NF-κB 参与了肿瘤的进展阶段，但不是癌症发生的始动因素。

通过对小鼠结肠炎诱发结肠癌的动物模型研究，我们也可以得出类似的结论：IKK 信号失活导致大量肠上皮细胞出现凋亡。缺失 NF-κB 信号通路的细胞不能高水平表达抗凋亡蛋白 Bcl-X_L（图 9.26），反而会引起凋亡前体蛋白 Bax 和 Bak 大量表达。可以推测 NF-κB 在一些肿瘤形成中的作用可能是防止起始上皮细胞发生凋亡。

综上所述，NF-κB 信号通路在炎症组织的上皮细胞中具有高度活性（如肝脏的肝细胞、结肠的肠上皮细胞等）。组织免疫系统的炎症细胞（如巨噬细胞、中性粒细胞、嗜酸性粒细胞、肥大细胞和淋巴细胞等）能够被招募致局部基质产生炎症反应，释放促炎症的信号因子。基质免疫细胞中的 NF-κB 信号通路也能诱导诸如 TNF-α之类的促炎因子释放。例如，在上面谈到的结肠炎和与之相关的结肠癌的动物模型中，阻断肠基质炎症免疫细胞内的 IKK 信号通路也能显著抑制结肠癌的形成。

以上这些内容都没有解释非甾体类抗炎药如阿司匹林、布洛芬、舒林酸是如何阻断肿瘤启动的（包括在 *Mdr*$^{-/-}$小鼠模型中发生的肝细胞癌）（图 11.38）。这些药物以及其他 NSAID 药物都以环氧合酶 2（COX-2；图 11.39）为作用靶点。环氧合酶 2 能够生成一个低分子量的潜在的促炎症分子前列腺素 E_2（PGE_2）。事实上，*COX-2* 基因就是通过 NF-κB 和 TNF-α信号通路诱导表达的。许多上述列举出来的 TNF-α 促炎症效应都依赖于诱导 COX-2 表达和随后的 PGE_2 水平迅速增加。

COX-2 在介导炎症反应中的重要作用可以通过 *Apc* 基因修饰小鼠（*Apc* 基因的种系突变）易感结肠息肉的实验进行说明（7.11 节）：当 *COX-2* 基因在这一小鼠的胚系中失活后，小鼠形成息肉的数量能够减少至 1/7。与 NF-κB 一样，COX-2 在基质炎症细胞和邻近的上皮细胞均有表达，因此该基因失活可能会对这两种细胞均有影响。同样，采用药理学方法（NSAID 类药物）使 COX-2 酶失活后，原本易感肿瘤的转基因小鼠乳腺癌的发生也受到了显著抑制（图 11.40）。

正如所料，通过升高 PGE_2 水平我们可以观察到相反的效应。在自发肿瘤中，肿瘤发生可部分归结于能够降解 PGE_2（图 11.41A 和 B）的 15-羟基前列腺素脱氢酶（PGDH）表达水平降低（图 11.39A）。在实验动物模型中，敲除小鼠生殖细胞中的 *PGDH* 基因将会明显增加结肠癌的发生率。或者，在转基因小鼠乳腺组织中过表达 COX-2 以提高 PGE_2 的水平，这些小鼠患乳腺癌的风险明显增加。与这些实验类似，在小鼠角质形成细胞中过表达该酶，会导致皮肤增生和发育异常。

可以直接证明 PGE_2 具有促癌作用的证据来自 *Apc*$^{+/-}$基因突变小鼠实验。*Apc*$^{+/-}$基因突变小鼠经喂食 PGE_2 后容易发生胃肠道息肉（7.11 节），使患结肠息肉的概率升高 10 倍（图 11.41C）。这些体内组织的反应大概体现了正常肠上皮细胞经 PGE_2 培养后所引发的改变：在 PGE_2 条件下培养的细胞表现出与细胞转化相关的表型——接触抑制丧失，锚定非依赖生长增加，细胞表面 E-钙黏蛋白表达下调，凋亡减少，增殖率提高。

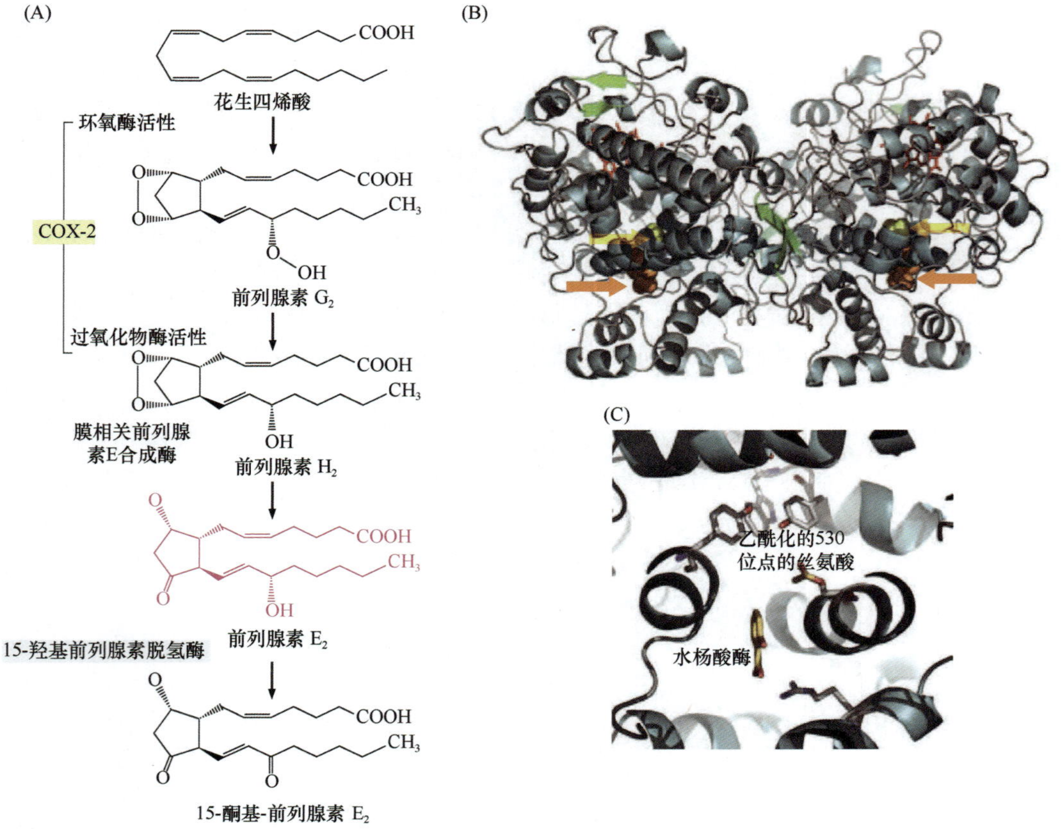

图 11.39　前列腺素代谢和抗炎药的作用　抗炎药之所以对肿瘤具有重要作用在于它能够抑制 COX-2 的催化活性（COX-2 也称为前列腺素 H_2 合酶）。COX-2 在很多组织中能够被炎症诱导产生。（A）COX-2 的这两种不同催化活性最终导致花生四烯酸转变成前列腺素 H_2，后者再代谢成前列腺素 E_2（PGE_2，红色），这些可以产生以上提到的许多促肿瘤反应。15-羟基前列腺素脱氢酶（也称 HPGD）可以把 PGE_2 降解成无活性的 15-酮基-前列腺素 E_2。（B）COX-2 的催化部位是一个同源二聚体，它可以催化花生四烯酸转变成前列腺素 G_2，而它的活性可被广泛应用的抗炎药物——阿司匹林（乙酰水杨酸）所失活。抗炎药可以乙酰化 COX-2 的 530 位丝氨酸（黄点，箭头），使水杨酸能够较弱地结合在催化裂隙中（橘黄色点，箭头）。α螺旋（青色），环（灰色），β折叠（亮绿色），血红素基团（红色）。（C）更多具体细节如下，阿司匹林使 COX-2 的 530 位丝氨酸乙酰化，抑制其活性，使其不能把花生四烯酸转变成前列腺素的前体——前列腺素 G_2；前列腺素 G_2 将进一步被 COX-2 的第二个催化位点转变成前列腺素 H_2。[B 和 C，感谢 R.M. 加拉维托（R.M. Garavito）。]

COX-2 在肿瘤发生早期的一些间质和其他组织的上皮细胞间质中表达（图 11.42）。在某些上皮组织中，COX-2 在上皮细胞层的表达随着肿瘤进展逐渐升高，其水平可达正常水平的 10 倍以上。由于前列腺素 E_2（PGE_2）能够在细胞与细胞间弥散，因此很可能是在肠道肿瘤进展的早期间质炎性细胞中 COX-2 的表达导致前列腺素释放，并以旁分泌的方式作用于周围上皮细胞，产生如上所述的多种转化相关表型。然而，随着肿瘤的进展，肠上皮细胞 COX-2 的表达水平不断上调，促使其以自分泌形式产生 PGE_2，并最终诱导细胞发生转化。

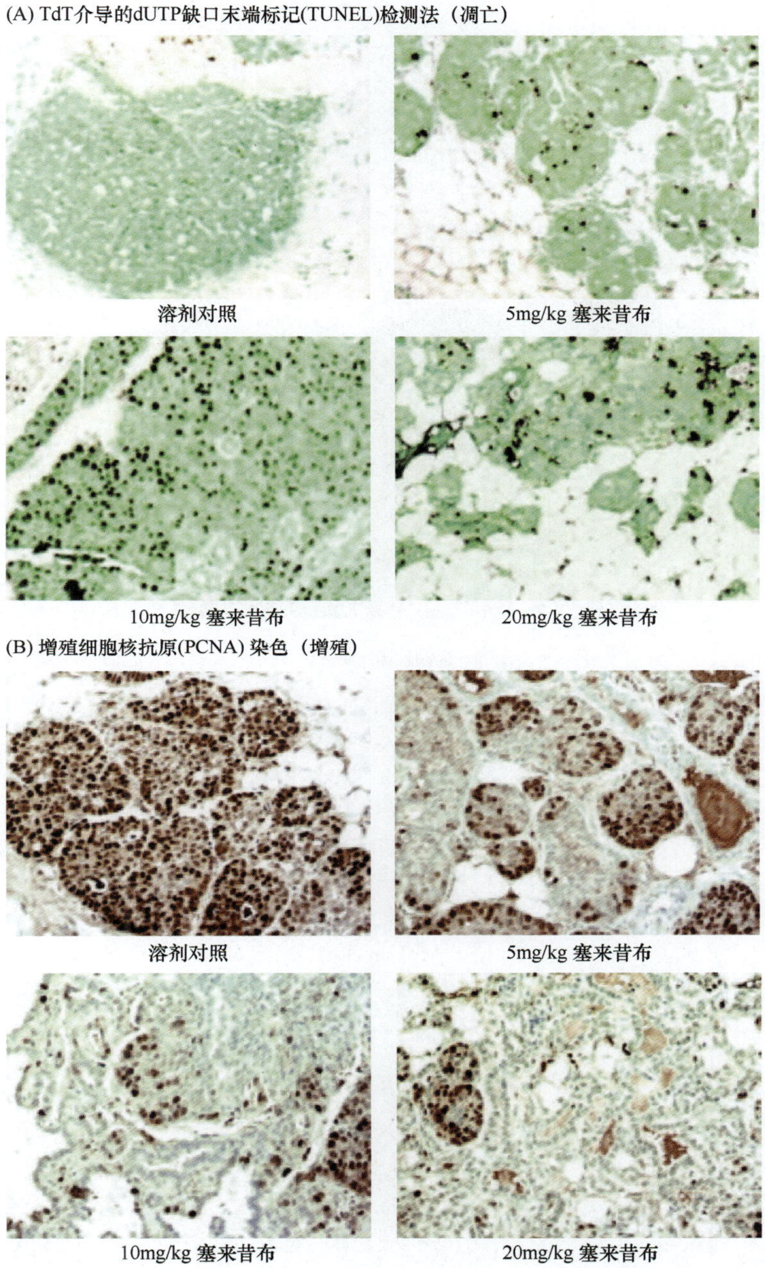

图 11.40　COX-2 在转基因小鼠乳腺癌中的抑制作用　在转基因小鼠乳腺癌病理模型中，恶性肿瘤的进展是由多瘤病毒属 T 癌蛋白所驱动的。非甾体类抗炎药塞来昔布（celecoxib）是一种有效的和选择性的 COX-2 抑制剂，用其处理小鼠后能有效地减少 T 癌蛋白的表达量。它通过诱导凋亡和减少细胞增殖两种互补的方式来起作用。（A）如图所示，通过 TUNEL（一种凋亡标志）染色法（深棕色斑点，见图 9.19）分析，增加药物的剂量能够导致肿瘤细胞数量显著增加（绿色）。在这种情况下，TUNEL 阳性的比例指示肿瘤细胞死亡的程度。（B）相反，PCNA（增殖细胞核抗原，一种细胞周期进展标志）染色法显示，增加塞来昔布的剂量能有效减少细胞增殖。这里所示的所有病例中，塞来昔布的剂量为每千克体重的药物毫克数。（引自 G.D. Basu et al., *Mol. Cancer Res.* 2: 632-642, 2004.）

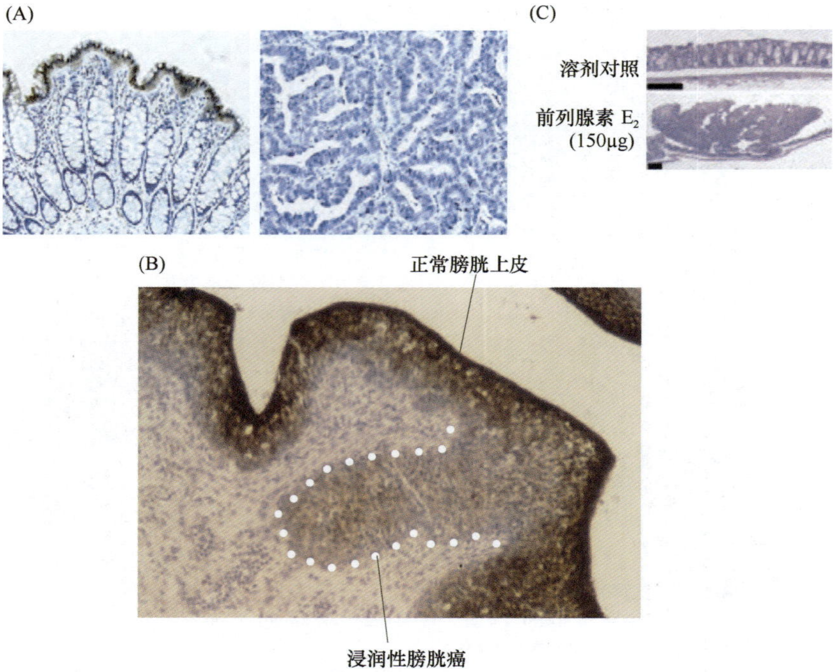

图 11.41　在正常和肿瘤组织中 PGE_2 表达升高　前列腺素 E_2（PGE_2）水平可以由很多种方式上调，造成肿瘤发生率升高。(A)通常 PGE_2 的水平受 COX-2 调控合成和 PGDH 降解比率的影响(图 11.39A)。在很多肿瘤中，上皮和基质细胞中 COX-2（图 11.42）水平升高会通过降低上皮细胞中 PGDH 而得到补充。事实上，PGDH 在大部分的肺癌、结肠癌、乳腺癌和膀胱癌中表达受到抑制。如图所示，PGDH（黑色）在正常的结肠内腔（左）肠细胞中强表达，而在结肠癌（右）中未检测到其表达。(B) 类似地，PGDH（黑色）在正常的膀胱上皮（膀胱涡旋线）细胞中高表达，而在浸润性癌细胞中几乎不表达。(C) 用 PGE_2 饲养 *Apc* 基因突变的小鼠（7.11 节）来提高 PGE_2 的水平，通过与对照组（上）比较可以发现实验组小鼠结肠息肉(下)的数量明显增加。(A，引自 M. Yan et al., *Proc. Natl. Acad. Sci. USA* 101: 17468-17473, 2004. B，引自 S. Tseng-Rogenski et al., *Am. J. Pathol*. 176: 1462-1468, 2010. C，引自 D. Wang et al., *Cancer Cell* 6: 285-295, 2004.)

结肠息肉的早期需要前列腺素（如 PGE_2）诱导的持续炎症来维持。随后，这些息肉进一步向肿瘤方向进展，并且不再依赖前列腺素。这种模式可以通过小鼠皮肤癌模型实验来证实：乳头状瘤发生的早期需要肿瘤启动因子如 TPA 的刺激，而随着乳头状瘤的进展，这种依赖性逐渐消失（图 11.31）。

综上所述，炎症作为一种促癌因素在各种上皮细胞的肿瘤发生发展过程中起着重要的作用（图 11.43）。随着这一过程的多个环节正在不断得到深入研究，对有些内容的认识可能会发生改变，其中有可能产生新认识的就是 NSAID 抑制肿瘤进展的机制：虽然 COX-2 是一个很明确的 NSAID 作用靶分子，但其他一些酶类也可能是这种药物的靶分子，因此，NSAID 减缓或抑制肿瘤多阶段进展的作用也有可能是通过抑制这些酶类实现的。

图 11.43 中描述的肿瘤发生过程让我们从另一个角度来观察肿瘤的发生过程。前列腺素产生的很多细胞表型与癌基因产生的细胞表型具有惊人的相似性，如本书提出的丧

失接触抑制、获得非锚定依赖生长和快速增殖的能力。实际上，癌变启动过程中可以产生一个癌基因作用的拟表型，即由其他多种不同机制产生的一种类似癌基因作用所导致的生物学特征。

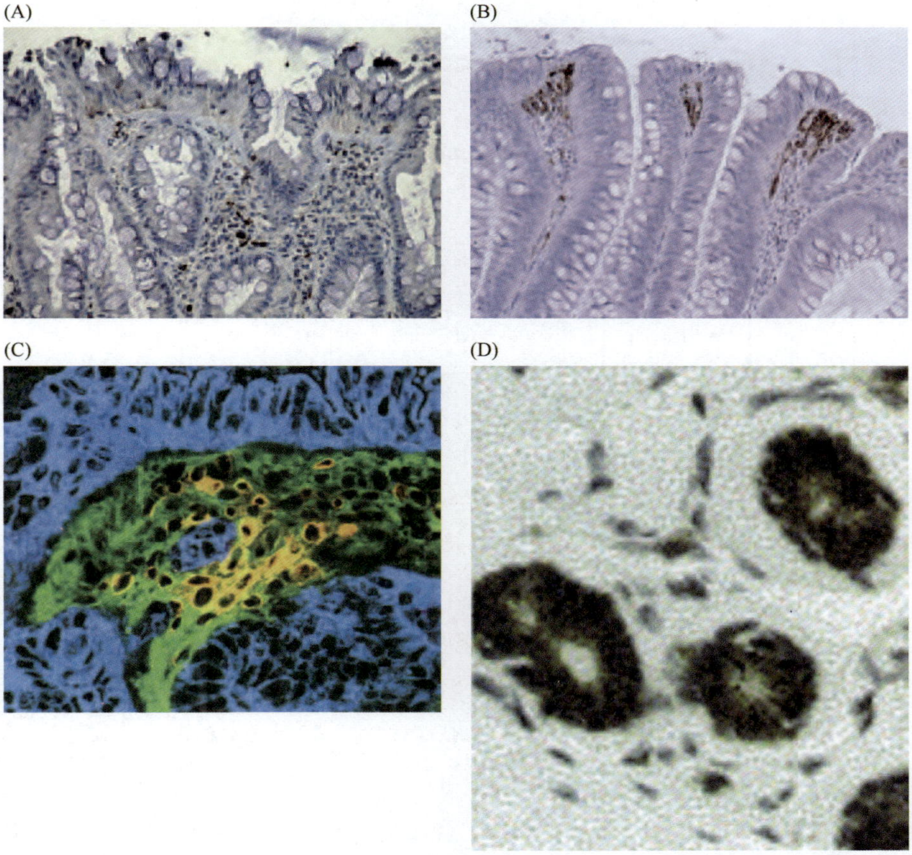

图 11.42　COX-2 的表达和它的 PGE_2 下游产物的作用　前列腺素 E_2 可以通过旁分泌或者自分泌的方式诱导各种组织发生早期的癌前病变。（A）通过免疫染色，我们可以看到 COX-2 在人类结肠息肉组织内皮细胞和巨噬细胞中的表达。（B）恶性度更高的腺瘤性息肉中，在另一种间质细胞——肌成纤维细胞中 COX-2 的表达水平更高。（C）小鼠肠腺瘤性息肉是一种遗传易感性息肉病，主要是因为发生了 *Apc* 基因种系突变（7.11 节）。用抗细胞角蛋白抗体进行免疫染色时，上皮细胞呈蓝色，而与抗波形蛋白抗体结合的间质细胞（85%为成纤维细胞，5%为内皮细胞）则呈绿色。波形蛋白是间充质细胞的细胞骨架蛋白。（D）然而，在人类乳腺中，COX-2（深棕色免疫染色）在癌前病变组织上皮细胞中表达水平升高，而在上皮细胞周围的间质细胞中表达水平并不升高。［A 和 B，引自 P.A. Adegboyega et al., *Clin. Cancer Res*. 10: 5870-5879, 2004. C，感谢 M. 松田（M. Sonoshita）和 M.M. 武人（M.M. Taketo）。D，引自 Y.G. Crawford et al., *Cancer Cell* 5: 263-273, 2004.］

由此可见，癌变启动机制可以与癌基因协同作用共同促进肿瘤的发生，这种方式类似于两个癌基因的共同作用（11.10 节）。因此，早期的肿瘤细胞可能依靠这种共同作用而发生，但其后代细胞获得额外的癌基因作用后即不再需要这种可逆的协同作用来维持肿瘤的持续增殖和生存能力。

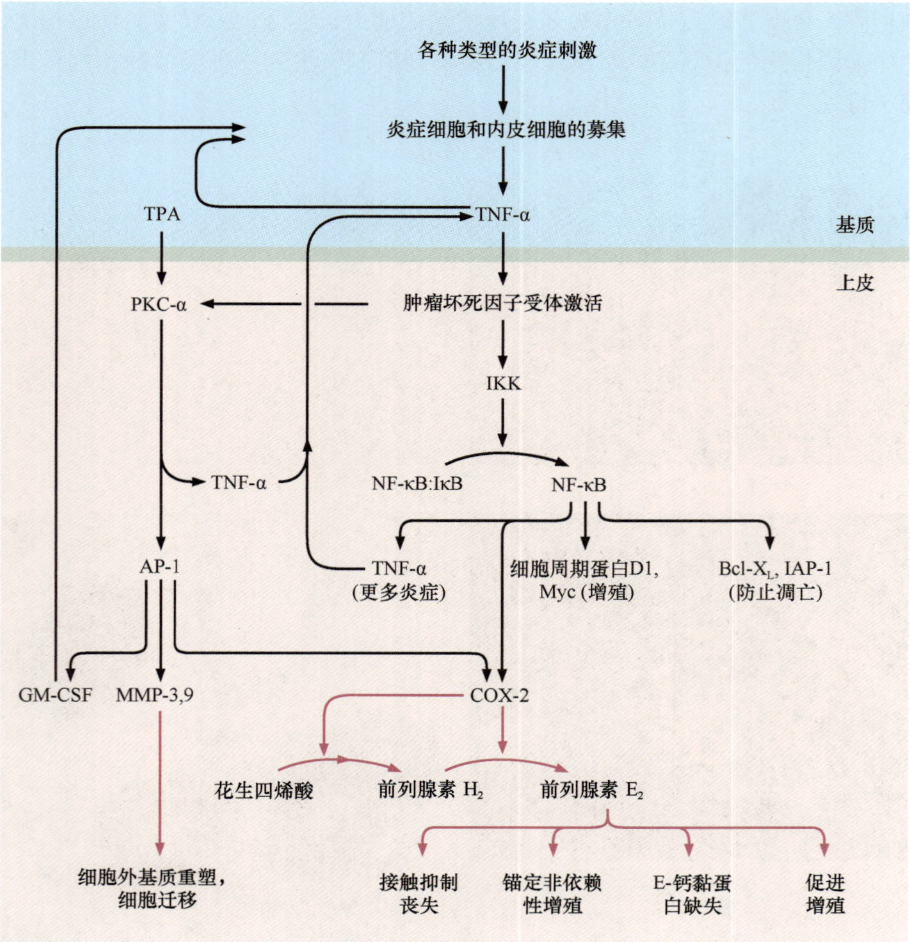

图 11.43　上皮细胞炎症和肿瘤发生模型　如图 11.33 和图 11.38B 所示，皮肤癌和肝癌的诱导发生过程可能代表了一个更加普遍的模式。包括慢性感染、器官损伤、刺激物（如烟草产生的烟）、细胞坏死和衰老等在内的炎症刺激会使炎症细胞募集至炎症部位。这些细胞连同其附近的内皮细胞可以释放出 TNF-α（一种促进肿瘤发生的重要因子）和其他细胞因子共同激活上皮细胞 NF-κB 信号通路，最终导致产生更多的 TNF-α、抗凋亡蛋白（Bcl-X_L、IAP-1 和 IAP-2）、促有丝分裂蛋白（Myc、细胞周期蛋白 D1）和 COX-2。COX-2 产生的前列腺素可以诱导多种肿瘤表型，包括接触抑制丧失、细胞增殖速度增加及获得非依赖性生长的能力。皮肤恶性肿瘤启动因子 TPA 通过激活 PKC-α 而参与此信号通路。除此之外，TPA 激活的 PKC-α 能通过 Fos、Jun 和 AP-1 转录因子诱导有丝分裂信号（6.5 节）。这里没有展示出各种基质细胞产生的前列腺素 E_2（图 11.42）。总而言之，炎症细胞的作用及 TPA 所产生的表型与各种癌基因诱导产生的表型具有相似性，导致初始细胞克隆性增殖，并最终导致子代细胞获得额外的突变等位基因。

11.17　在许多肿瘤组织中肿瘤的启动决定了肿瘤进展的速度

现在已知，有大量人类肿瘤促进剂（表 11.5），它们的共同特征是具有启动肿瘤早期克隆增殖的能力。它们在多阶段致癌过程中的作用机制可以在图 11.15 所描述的克隆演变模型中找到答案。为了使初始细胞获得所需的突变基因，首先它的同源后代数量要多，使小概率的突变事件能够在扩增克隆的某个细胞中发生。没有这样的克隆增生，很难有子代细胞能够积累新的二次突变（因为这种突变是一种罕见事件），因此肿瘤会停止进展。

表 11.5 已知或可疑的人类肿瘤启动刺激因子及其作用位点

因素或过程	肿瘤位置	因素或过程	肿瘤位置
激素类		**化学因子**	
雌激素	子宫内膜	槟榔，石灰	口腔
雌激素和孕酮	乳腺	咀嚼烟草	口腔
排卵	卵巢	胆汁	小肠
睾酮	前列腺	盐	胃
药物类		酸反流	食管
口服避孕药合成代谢类固醇	肝	**物理或机械性创伤**	
镇痛药	肾盂	石棉	间皮，肺
利尿剂	肾	胆石	胆囊
传染性因素		粗粮	胃
乙型/丙型肝炎病毒	肝	头部损伤	脑膜
埃及血吸虫——血吸虫	膀胱	**慢性刺激/炎症**	
日本血吸虫——血吸虫	结肠	热带性溃疡病[a]	皮肤
支睾吸虫——肝吸虫	胆管	慢性溃疡性结肠炎	结肠
幽门螺杆菌——细菌	胃	慢性膀胱炎	膀胱
疟原虫	B 细胞	慢性胰腺炎	胰腺
结核杆菌	肺		

a. 热带性溃疡病是皮肤长期感染导致的，通常是细菌感染的迁延不愈，与营养不良和卫生状况不良有关。

部分改编自 S. Preston-Martin et al., *Cancer Res*. 50: 7415-7421, 1990.

各种各样的肿瘤启动机制至少会通过以下 3 种途径促进肿瘤发展。

第一，如上所述，启动因子可能诱导克隆性生长产生大量细胞群，这样使原本不可能发生的小概率事件成为可能。

第二，由于细胞增殖需要 DNA 复制，而在 DNA 复制过程中经常出现 DNA 序列的突变，反复的细胞分裂也可能给细胞内基因组造成损伤，有丝分裂重组和错误的染色体分离则会导致发生抑癌基因杂合性丢失（LOH），进而促进肿瘤的进展。

第三，正如最后一章所讨论的，周而复始的增殖和分裂过程可能导致干细胞中端粒 DNA 的缩短。随后，端粒缩短和断裂-融合-桥循环（BFB 循环）破坏进一步导致染色体核型紊乱并产生突变。正如 10.10 节所讲到的，在 p53 缺失情况下反复发生的断裂-融合-桥循环可能直接导致肿瘤形成加速。

事实上，有一类肿瘤启动因子（包括炎症）可能在肿瘤进展过程中产生一些额外的效应。募集到组织中的炎症细胞——尤其是巨噬细胞和中性粒细胞——是活性氧（ROS）和活性氮（RNS）的丰富来源。这些高毒性分子通常被炎症细胞释放从而杀灭病原体和宿主细胞。然而在伴随肿瘤发生的慢性炎症过程中，这些释放出的 ROS 和 RNS 可以作为诱变剂，它们可能导致其周围上皮细胞 DNA 发生突变，在上皮细胞内源性致癌效应的基础上进一步增强了致癌能力。

一个有趣且有力的例子能说明炎症的致癌效应。在泰国东北部某地区，超过 70%的人口受到肝吸虫（*Opisthorcis viverrini*）的慢性感染，这种扁形虫寄生虫是发生肝内胆管细胞癌的高风险因素。感染者长期遭受胆管慢性炎症的困扰。8-氧（代）-脱氧鸟苷（8-oxo-dG）是一种 DNA 氧化损伤导致突变的有效标志物，它可以被 DNA 修复酶切除（第 12 章），经尿液排出。在受感染者的体内，8-羟基-2′-脱氧鸟苷的含量是未被感染者的 2 倍。因此，这些有胆管炎症的感染人群体内会积累许多氧化型核苷酸。然而，一旦他们使用抗寄生虫药物后，体内的 8-羟基-2′-脱氧鸟苷会降低到正常水平。

各种不同的研究结果显示致癌物的作用机制被简化了，我们以前用布鲁斯 · 艾姆斯筛选方法（第 2 章）也得出过同样的结论。现在已经很明确，很多致癌物质的作用并不是直接通过损伤 DNA 而产生的。正如我们所提到过的，艾姆斯试验不能检测非致突变因子，这就意味着如果在艾姆斯试验中得到阳性结果就说明化学试剂具有遗传毒性，这也许能预测它们在啮齿类动物和人类当中的致癌能力。然而，艾姆斯阴性结果也并不能排除非遗传毒性肿瘤诱变剂在肿瘤形成过程中的作用。

一些致癌剂（如前面提到的苯并[a]芘，BP）作为一种单独因素反复作用于实验动物能够诱导肿瘤形成。这些因素既具有肿瘤启动因子的作用又具有肿瘤促进因子的作用，因此被称为完全致癌物。这些化学致癌剂在人类致癌过程中只起到很小的一部分作用。由于其浓度太低，大多数遗传毒性致癌物进入人体后很难刺激机体产生细胞毒性效应。因此，由这些因子激发产生的肿瘤主要依赖于其他特异性肿瘤启动因子的作用。

11.18 总结与展望

现代肿瘤研究的一个主要目的是揭示肿瘤发病的根源。本章开始我们就提到遗传改变是驱动肿瘤进展的重要因素。原则上所有的突变都可以追踪到特定的诱变因素。然而，随着我们对癌变的多步骤过程的不断深入讨论，越来越清楚地认识到除了诱变剂以外的其他物质也在肿瘤的发生过程中发挥了重要作用。这一认识是把双刃剑，在为我们探索恶性肿瘤发生根源指出方向的同时，也使我们的这一项工作更加复杂化了。

例如，有可能大部分致癌剂是肿瘤促进剂（而非起始剂），或者说很多类型的人类肿瘤是在完全没有外源性遗传毒理作用的情况下发生的，即没有来自体外的诱变剂。在这些肿瘤中，遗传损伤需要以一种完全内源性的方式产生。

这种推测来自以下两方面的证据。首先，尽管经过了几十年的深入研究，大多数人类肿瘤中并未发现其起源与诱变剂有直接关系。这里有两个显著的例外情况是烟草的燃烧产物和经高温烹饪后的肉类食物所释放出来的燃烧产物（第 12 章）。

其次，据估计，单个人体细胞每天都要进行多至 10 000 次的化学修饰反应。这些修饰反应主要由各种代谢反应生成的内源化学物质产生，在这些内源性诱变剂中，值得注意的是几种类型的活性氧，它们是线粒体氧化代谢的副产物。

很明显，大部分化学损伤都可以被多数细胞中高效的 DNA 修复系统清除（第 12 章）。然而，其中一些损伤逃脱了检测和随后的修复，持续存在于它们最初形成的细胞基因组中。这些损伤以突变的形式传递到子代细胞。在大多数人类组织中，内源性突变的数目很可能远远多于外源性突变的数目。

这一信息使我们可以得到以下的观点：在内源性突变等位基因和非遗传毒性肿瘤启动子的共同驱动下，很多肿瘤细胞逐渐进展为临床上可见的病理学形态。这些促肿瘤机制可能来源于慢性局部炎症或者外源因子，包括食物、感染及含有多种促癌剂的烟雾。如果是这样的话，在大多数肿瘤中寻找作为致病因子的外源性诱变剂注定将要失败。

这些促癌剂（不管其是什么性质）的存在使得设计基于实验室的人类致癌物的筛选变得相当复杂。因此，经常使用的体外诱变检测（2.10 节）（如艾姆斯检测）有可能为我们提供错误的信息，因为这一方法无法检测促癌剂的存在。其他在实验动物中进行的致癌性实验也可能存在局限性（补充信息栏 11.5）。

这些观点意味着关于肿瘤起始及进展的激烈争论具有广泛的公共卫生意义。对致癌等生物学过程的误解将导致我们对应该摄入和应该避免摄入的物质产生巨大的变化（补充信息栏 11.6）。事实上，肿瘤促进机制可以为某些流行病学难题提供解决方法。

突出的疑惑是某些种类的红肉摄入显然与某些类型的肿瘤发病率升高有关。这一致癌作用部分是高温烹饪产生诱变致癌物导致的（12.6 节）。同样，致突变作用只是红肉致癌机制的一部分。红肉摄入致癌效应的研究是一个有趣的话题，其研究结果将解释为什么富含红肉的西方饮食会使发病率升高（补充信息栏 11.7）。

据估计，全世界 9%的癌症死亡事件是胃幽门螺杆菌感染诱发的胃癌导致的；6%的癌症死亡事件是 HBV 和 HCV 慢性感染引起的肝癌导致的。HPV 导致的宫颈上皮慢性感染（主要是 16 型、18 型和 45 型）最终在部分女性中发展为宫颈癌，这占全世界癌症死亡事件的 5%。（这些病毒感染相关的慢性炎症可能与病毒癌基因共同作用。）虽然这些数字很令人沮丧，但是它们为我们减少全世界癌症发生率和死亡率提供了巨大的机会：与我们所摄入的食物和吸入的烟雾相比，感染性疾病更加容易控制和预防（通过免疫）。据估计，全世界有 4.5 亿人为慢性乙肝感染者，而 2 亿人为长期 HCV 携带者。这些数字提示预防这些病毒性疾病可能给人类带来巨大的益处。

炎症过程也被证实参与了很多非病毒性肿瘤的发生。在这些情况下，未来研制抗癌药的机会将来源于炎症生化细节和炎症在肿瘤中特定作用的最新研究进展。很明显，COX-2 处于炎症过程的中心，一系列靶向 COX-2 的抗炎药物（如 NSAID）能够有效降低肿瘤发病率。然而，不幸的是长期高剂量地使用这些药物会在某些个体中诱导产生包括致死性心血管并发症在内的无法接受的副作用。我们推测这些副作用是由于 COX-2 可以产生一系列不同的前列腺素，而这些前列腺素又可以引发很多下游细胞效应。

然而，抗癌药物的研发前景是光明的，未来的药物能够影响 COX-2 信号通路从而起到预防和治疗作用，同时可以避免长期使用 NSAID 所产生的副作用。COX-2 肿瘤促进作用的主要中间产物前列腺素 E_2 被证实至少可以结合并激活 8 种细胞表面受体（5.7 节和 6.11 节），每个受体可激活其特定的下游反应。因此，如果通过研发具有高度特异性的、仅抑制某个受体的药物，将有助于降低炎症相关肿瘤的发生并且很少产生与广谱 COX-2 拮抗剂相关的副作用。

雌激素、孕酮和雄激素在人类肿瘤研究中有很重要的地位，因为它们在乳腺癌、子宫内膜癌和前列腺癌发生和发展过程中发挥非常关键的作用。这类肿瘤在西方肿瘤死亡率中占 9%。这些激素通过刺激相应靶组织上皮细胞而促进其增殖，因此我们可以很容易地将它们整合到肿瘤起始和促进的概念中。另一个全身性激素——胰岛素样生长因子-1（IGF-1）似乎也是一种重要的促癌剂（信息栏 9.9），因为它可以避免癌前细胞发生凋亡，促进其增殖。

重要的是，这些激素在肿瘤形成后仍然发挥着重要作用。在很多已建立的乳腺癌和几乎所有前列腺肿瘤中癌细胞的增殖都依赖于雌激素和雄激素的持续存在。很多肿瘤形成后似乎还需要 IGF-1 的持续刺激。这种持续依赖性使研究者提出了一个目前还未深入研究的问题：恶性肿瘤形成后在多大程度上还依赖于一开始启动肿瘤发生的促癌因子？

一个不同但相关的问题是：成熟的肿瘤还需要起始致癌因子在几十年前导致的突变等位基因的作用吗？还是肿瘤进展初始步骤中的这些早期突变随后会变得不再那么重要，而是随后获得的其他突变等位基因开始接管肿瘤细胞增殖的调控作用？

这一问题最直接的答案来自转基因小鼠模型的实验，在这些小鼠里某些癌基因以组织特异性的方式被激活了；这些基因的活化最终导致这些组织中产生肿瘤。在某些小鼠模型中，实体肿瘤形成后通过各种实验手段将初始转入的基因（如 *myc* 和 *ras*）失活。到目前为止，研究人员在这一模型中观察到的初始启动基因对肿瘤生长的作用是不一致的。

通常，在清除了最初导致肿瘤形成的癌基因后这些肿瘤会迅速地萎缩。因此，在这些情况下，突变致癌等位基因在肿瘤起始和肿瘤维持中都发挥着重要作用。换言之，多步骤癌变随后累积的突变基因并不会使原先的突变变得不重要。然而，也有许多研究报道，抑制了初始的 *neu*、*myc* 或者 *wnt* 癌基因后，肿瘤组织的生长在短暂减缓后重新开始加速。在这些例子中，初始的癌基因在复发肿瘤的增殖中不再是必要条件了。

如果我们目前假设这些小鼠肿瘤形成的模型也反映了人体内肿瘤形成的机制，那么观察到的效应对研发新类型的抗癌药就具有重大意义。我们将在第 16 章讨论。例如，如果我们在人类肿瘤细胞基因组中发现 *ras* 等位基因，那么靶向 Ras 癌蛋白的药物能否治愈这个肿瘤？或者这个曾经在肿瘤形成中起关键作用的癌蛋白随后是否已经与肿瘤细胞的持续增殖和生存毫不相关了？

人类肿瘤细胞基因组中存在的大量遗传改变使描述各种人类肿瘤的“遗传图谱”这一当前主要的肿瘤研究目标变得非常复杂，这些遗传改变编码了这些肿瘤中细胞表型。在大多数人类肿瘤细胞中，DNA 序列改变的数目远远多于对肿瘤进展具有驱动作用的、具有因果关系的遗传改变（及启动子甲基化）数目。目前，我们仅有非常粗略的方法从肿瘤细胞中存在的大量与肿瘤发生无关的遗传改变中识别少数生物学上非常重要的遗传改变。

面对这些难以回答的问题，我们仍然可以乐观地相信我们很快就能够提出一些基本的肿瘤学原则，能够将所有类型的人类肿瘤置于一个相同的概念框架之下。这些原则能够用来解释为什么不同的人类肿瘤会具有某些特定的突变基因（和甲基化）组合。对不同人类肿瘤生物学表型的研究使我们认识到：所有高度进展的人类肿瘤细胞具有一些共同的基本特征，这些特征是它们在通向癌变之路上获得的。这些共同特性有：①对外源促有丝分裂因子的依赖性降低（第 5 章、第 6 章）；②获得对生长抑制信号的抵抗性，如 TGF-β（第 8 章）；③无限分裂的能力，即永生化（第 10 章）；④对凋亡的敏感性下降（第

9 章)；⑤产生新血管的能力，即血管生成（第 13 章）；⑥获得侵袭性和转移（第 14 章）；⑦逃逸免疫系统清除的能力——目前对这一点的报道还较少（第 15 章）。

事实上，本章所描述的一些现象还揭示了另外一个共性。我们关于克隆进化和演变的讨论表明，肿瘤干细胞群体的突变率必须显著高于正常细胞群体才能保证这些事件的发生频率满足肿瘤发生的要求。如果没有这种可突变能力的提高，在人一生中细胞克隆很难积累肿瘤形成所需的多种遗传学改变。总之，这些推测及观察结果表明几乎所有肿瘤都具有的第 8 个属性：获得基因组的不稳定性（第 12 章）。

如果我们相信这 8 个属性，我们至少需要暂时性地把每一个属性的获得和多步骤肿瘤进展中的特定步骤联系起来。例如，我们可以假设人类肿瘤进展的每一个步骤都需要一个特定基因的改变，这个改变可以是基因突变或者表观遗传学的甲基化。此外，我们还可以想象肿瘤进展的每一个步骤产生以上 7 个或 8 个属性之一。这将产生“一个基因，一个表型”的现象，这一点有助于简化我们关于人类肿瘤进展的认识。

这样的理论是很吸引人的，但是它过分简化了肿瘤进展的过程，因为特定基因改变和相应细胞表型改变之间并不存在一一对应的关系。相反，很多肿瘤表型是通过多个基因或者遗传学改变共同作用获得的（图 11.44）。例如，人类肿瘤细胞所展现的凋亡抵抗经常是 Ras 信号转导通路激活（该通路激活抗凋亡的 PKB/Akt 激酶）和 p53 信号转导通路失活共同导致的。

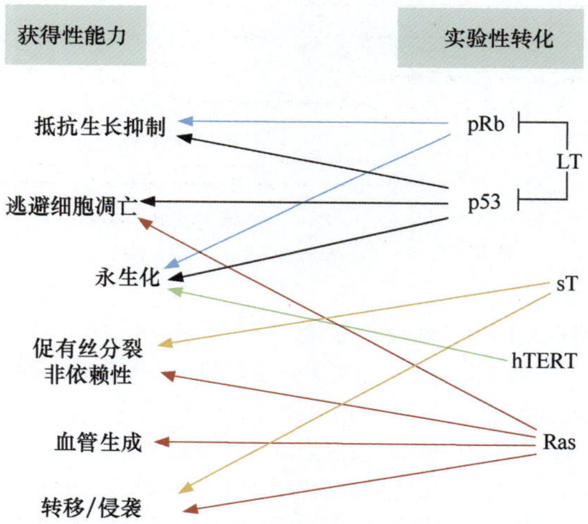

图 11.44　肿瘤细胞基因型与表型对比　在肿瘤进展过程中，人类细胞不断获得了一些不同的肿瘤相关表型。同时，实验室研究也证明了要使人类细胞转化为致瘤状态，必须要向细胞中转入一些不同的基因。这就引出了一个问题，这些导入的基因是如何产生肿瘤发生相关的细胞表型的。正如这里显示的，端粒末端转移酶催化亚单位 hTERT 编码基因仅导致细胞产生永生化表型；而其他一些编码基因如 *SV40* 大 T（LT），在实验中用于中和 p53 和 pRb，影响多种表型。例如，通过使 p53 失活，LT 可以导致细胞产生至少 3 种不同的表型——抵抗生长抑制、逃避细胞凋亡和永生化。而作用最广泛的则是 *ras* 基因所编码的 Ras 蛋白，其能够影响细胞凋亡易感性、对外源性有丝分裂原的依赖性、参与血管生成及侵袭能力和转移能力。因此，基因与肿瘤相关表型是不可能产生一一对应的生物学关系的。（由于发现 hTERT 与 β-联蛋白-Tcf/LEF 转录因子复合物有相互作用，那么它可能不止有在细胞永生化方面的单一作用。）

反之，某些多效能肿瘤基因的突变可能会使细胞同时具有多个不同的表型优势。因此，*myc* 癌基因的活化会同时下调 pRb 信号通路（此通路使细胞对生长抑制信号作出反应），解除 *hTERT* 基因的抑制（促进永生化），并且减少细胞对有丝分裂原的依赖性。因此这些基因及其编码蛋白在细胞内发挥生物学作用的真实方式使我们无法用一个简单的模式来概括。

意识到这个复杂性，我们还可以尝试作另一种假设。我们可以想象肿瘤细胞的每一个生物表型都是细胞中某个调控通路发生改变的直接结果（图 11.45）。如果是这样的话，我们就可以认为肿瘤是细胞中多个不同亚通路的进行性失调导致的。

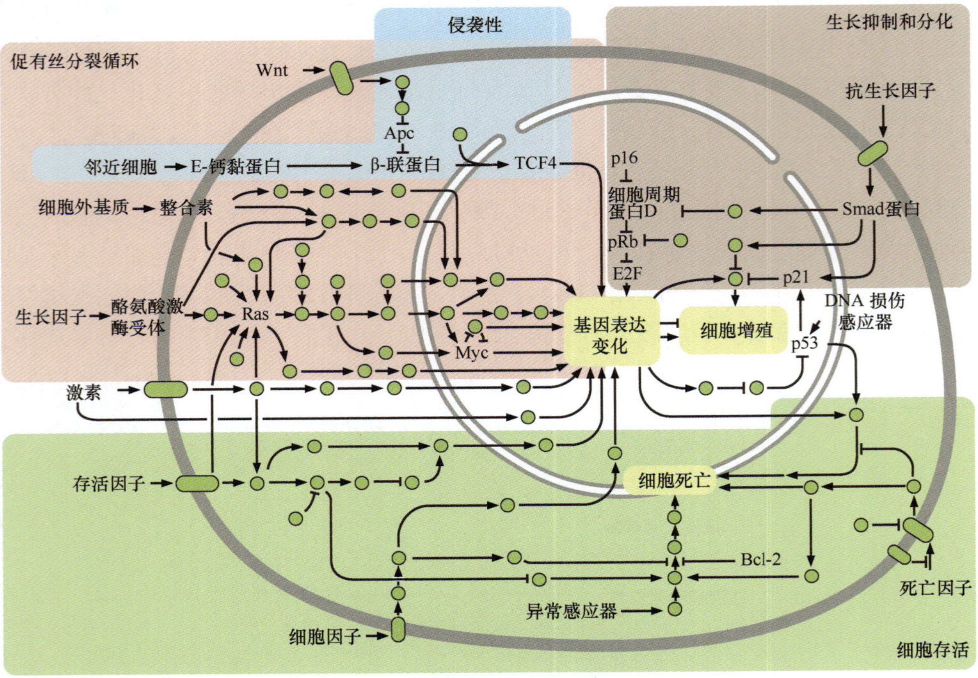

图 11.45　细胞内信号通路以及癌相关基因的协同作用　这是过去 30 年逐渐揭示的哺乳动物细胞内信号转导环路。图上显示只有一部分蛋白质（绿色圈）在我们体内细胞的各种信号通路转导信号流调控中起主要作用。正如这里不同的底纹所示，不同的环路分支调控不同细胞生理进程。因此，促生长、促有丝分裂周期（淡红色）、抑制生长信号通路（浅棕色）、调控凋亡的信号通路（浅绿色），以及控制侵袭和转移的信号通路（淡蓝色）分布在这张哺乳动物细胞主要信号通路总图的不同区域。（注意调控有丝分裂周期的信号通路与肿瘤细胞侵袭行为的调控通路有部分重叠，表明这组相同的蛋白质能够调节这两个生物学效应。）可以推测，终有一天能够从这些不同的信号通路中产生一个能够解释为什么哺乳动物的肿瘤发生是一个多步骤过程的机制。（改编自 D. Hanahan and R.A. Weinberg, *Cell* 100: 57-70, 2000）

仔细观察图 11.45 使我们获得了一些信心。例如，细胞主要通过受体酪氨酸激酶激活（RTK→Ras-MAPK 通路）获得有丝分裂原非依赖性，而凋亡抵抗性是通过调控程序性细胞死亡的亚通路改变而获得的。其他类似的获得性特征的调控也可以归结于这个巨大的通路网络的某个特定部分。尽管如此，因为细胞中各种通路之间存在许多交叉连接，这里仍然没有办法更简洁和简单地把各个信号通路分离开来。另外，肿瘤细胞的某个特定表型往往是数个亚信号通路共同作用的结果。

尽管存在如此多的限制因素，图 11.45 和其他类似的图仍然可以点燃一个在 21 世纪的前几十年可能实现的愿望：在某些问题上，届时我们能够真正详细地理解这些通路是如何运行以调节细胞表型的，从而可以对每个通路的运行进行数学建模。这样，我们就能够从每个通路中特定分子缺陷的相互作用来从整体上理解肿瘤细胞的行为。

最后，希望通过重温肿瘤细胞的第 8 个属性来结束本章——获得基因组的不稳定性。虽然人群中肿瘤的发生率相当高，但鉴于肿瘤进展中每个步骤都是低概率事件，要完成整个癌变过程所需要的事件几乎是不可能的。下一章将集中讨论这一看似矛盾的问题，并揭示这个从数学上看几乎不可能发生的过程是如何成为一个常见的过程并造成 20% 人类死亡。

重要概念

- 肿瘤的形成是一个复杂的多阶段过程，包括复杂的细胞改变和生理学调控机制。
- 这种复杂的过程反映出大多数人类恶性肿瘤的形成需要经历很长一段时间。
- 这些改变包括癌基因的激活和抑癌基因的失活。
- 实验室转化人类细胞比实验室转化小鼠细胞所需要的步骤更多。
- 这些改变影响细胞中多个不同的调控通路，并且通过协同作用的方式产生肿瘤细胞表型。
- 有些改变是由外源性诱变剂暴露直接导致的，暴露于这种诱变剂可能是肿瘤进展过程的“限速”环节。
- 然而，在很多情况下，肿瘤进展的速度是由非诱变性促进因子决定的，它们主要决定突变细胞克隆扩增的速率。
- 在很多人类肿瘤中，这些关键的非诱变性肿瘤促进因子的刺激包括慢性促有丝分裂刺激和炎症。
- 仍然不清楚到底需要完成多少个步骤才能发生肿瘤，主要是由于某些步骤完成的速度非常快（因此可能并不是限速步骤），而其他事件的发生可能需要十年甚至更长时间才能完成。
- 肿瘤多步骤进展过程可以用组织内达尔文进化的形式来描述。然而，由于致瘤过程中某些关键性改变是表观遗传学事件，并且其遗传多样性变化非常迅速，因此用经典的达尔文进化论来描述时需要对其进行修正。
- 在大部分（但不是全部）致癌转基因模型中，在肿瘤进展过程完成后很长一段时间内，启动肿瘤发生所需要的遗传改变对于肿瘤的生长仍然是必需的。
- 人类肿瘤细胞基因组发生的遗传学改变的数目远远超过肿瘤发生到完成所实际需要的遗传学改变的数目。这使肿瘤形成过程中关键性遗传改变的鉴定工作变得更加复杂。
- 肿瘤干细胞的发现改变了以往我们关于多阶段致瘤机制的概念，这些具有自我更新能力的细胞（或接近于前体细胞）可能是遗传改变和克隆选择的对象（而不是肿瘤中的大部分瘤体细胞）。

思考问题

1. 我们知道肿瘤进展的多阶段过程中存在各种各样的遗传学和表观遗传学改变，你认为哪种改变更容易被揭示？而哪种改变更难被鉴定？叙述一下你的理由。

2. 多阶段致瘤过程中由于染色体区段 LOH 导致的抑癌基因的失活可以较容易地进行鉴定，而其他一些抑癌基因的失活却很难通过 LOH 来进行鉴定。请叙述一下决定这种鉴定方式可行性的因素。

3. 哪些证据支持我们体内都存在大量已经启动的癌前细胞这一观点？

4. 哪些证据支持大量致癌物质是人类肿瘤的促进因子，而不是肿瘤发生的启动因子？

5. 可以用哪些不同的方法来估计多步骤肿瘤发生过程中所需步骤的数量？这些方法各存在哪些缺点？

6. 如何将现有的多阶段致瘤假说知识运用到临床上预防肿瘤的发生？

7. 哪些机制可以使慢性病毒感染成为组织内的致癌因素？

8. 描述一下促进肿瘤发生的各种不同机制以及这些机制的相同与不同之处？

参考读物

Al-Hajj M & Clarke ME (2004) Self-renewal and solid tumor stem cells. *Oncogene* 23, 7274–7282.

Alison MR & Islam S (2009) Attributes of adult stem cells. *J. Pathol.* 217, 144–160.

Armitage P & Doll R (1954) The age distribution of cancer and a multistage theory of carcinogenesis. *Br. J. Cancer* 8, 1–12.

Arwert E, Hoste E & Watt FM (2012) Epithelial stem cells, wound healing and cancer. *Nat. Rev. Cancer* 12, 170–180.

Balkwill F, Charles KA & Mantovani A (2005) Smoldering and polarized inflammation in the initiation and promotion of malignant disease. *Cancer Cell* 7, 211–217.

Balkwill F & Mantovani A (2010) Cancer and inflammation: implications for pharmacology and therapeutics. *Clin. Pharmacol. Ther.* 87, 401–406.

Beachy PA, Karhadka SS & Berman DM (2004) Tissue repair and stem cell renewal in carcinogenesis. *Nature* 432, 324–331.

Blanpain C & Fuchs E (2006) Epidermal stem cells of the skin. *Annu. Rev. Cell Dev. Biol.* 22, 339–373.

Borovski T, De Sousa e Melo F, Vermeulen L & Medema JP (2011) Cancer stem cell niche: the place to be. *Cancer Res.* 71, 634–639.

Braakhuis BJM, Tabor MP, Kummer JA et al. (2003) A genetic explanation of Slaughter's concept of field cancerization: evidence and clinical implications. *Cancer Res.* 63, 1727–1730.

Brabletz S, Schmalhofer O & Brabletz T (2009) Gastrointestinal stem cells in development and cancer. *J. Pathol.* 217, 307–317.

Cairns J (1975) Mutation, selection and the natural history of cancer. *Nature* 255, 197–200.

Caldas C (2012) Cancer sequencing unravels clonal evolution. *Nature Biotech.* 30, 408–410.

Cheng J, DeCaprio JA, Fluck MM & Schaffhausen BS (2009) Cellular transformation by simian virus 40 and murine polyoma virus T antigens. *Semin. Cancer Biol.* 19, 218–228.

Cho RW & Clarke MF (2008) Recent advances in cancer stem cells. *Curr. Opin. Genet. Dev.* 18, 1–6.

Cowey S & Hardy RW (2006) The metabolic syndrome: a high-risk state for cancer? *Am. J. Pathol.* 169, 1505–1522.

De Visser KE, Eichten A & Coussens LM (2006) Paradoxical roles of the immune system during cancer development. *Nat. Rev. Cancer* 6, 24–37.

Garcia SD, Park HS, Novelli M & Wright NA (1999) Field cancerization, clonality, and epithelial stem cells: the spread of mutated clones in epithelial sheets. *J. Pathol.* 187, 61–81.

Gold LS, Ames BN & Slone TH (2002) Misconceptions about the causes of cancer. In Human and Environmental Risk Assessment: Theory and Practice (D Paustenbach ed), pp 1415–1460. New York: John Wiley and Sons.

Gonda TA, Tu S & Wang TC (2009) Chronic inflammation, the tumor microenvironment and cancer. *Cell Cycle* 8, 2005–2013.

Grady WM & Markowitz SD (2002) Genetic and epigenetic alterations in colon cancer. *Annu. Rev. Genomics Hum. Genet.* 3, 101–128.

Griner EM & Kazanietz MG (2007) Protein kinase C and other diacylglycerol effectors in cancer. *Nat. Rev. Cancer* 7, 281–293.

Grivennikov SI, Greten FR & Karin M (2010) Immunity, inflammation, and cancer. *Cell* 140, 883–899.

Gupta RA & DuBois RN (2001) Colorectal cancer prevention and treatment by inhibition of cyclooxygenase-2. *Nat. Rev. Cancer* 1, 11–19.

Haber DA & Settleman J (2007) Cancer: drivers and passengers. *Nature* 446, 145–146.

Hahn WC & Weinberg RA (2002) Modelling the molecular circuitry of cancer. *Nat. Rev. Cancer* 2, 331–341.

Hanahan D & Weinberg RA (2011) Hallmarks of cancer: the next generation. *Cell* 144, 646–674.

Hansel DE, Kern SE & Hruban RH (2003) Molecular pathogenesis of pancreatic cancer. *Annu. Rev. Genomics Hum. Genet.* 4, 237–256.

Henderson BE & Feigelson HS (2000) Hormonal carcinogenesis. *Carcinogenesis* 21, 427–433.

Humphries A & Wright NA (2008) Colonic crypt organization and tumorigenesis. *Nat. Rev. Cancer* 8, 415–424.

Karin M & Greten FR (2005) NF-κB: linking inflammation and immunity to cancer development and progression. *Nat. Rev. Immunol.* 5, 749–759.

Kemp CJ (2005) Multistep skin cancer in mice as a model to study the evolution of cancer cells. *Semin. Cancer Biol.* 15, 460–473.

Lin W-W & Karin M (2007) A cytokine-mediated link between innate immunity, inflammation, and cancer. *J. Clin. Invest.* 111, 1175–1183.

Loeb LA & Harris CC (2008) Advances in chemical carcinogenesis: a historical review and prospective. *Cancer Res.* 68, 6863–6872.

Mantovani A, Allavena P, Sica A & Balkwill F (2008) Cancer-related inflammation. *Nature* 454, 436–444.

Markowitz SD (2006) Aspirin and cancer: targeting prevention? *N. Engl. J. Med.* 356, 2195–2198.

Markowitz SD & Bertagnolli MM (2009) Molecular basis of colorectal cancer. *N. Engl. J. Med.* 361, 2449–2460.

Marusyk A & Polyak K (2010) Tumor heterogeneity: causes and consequences. *Biochim. Biophys. Acta* 1805, 105–117.

Merlo LMF, Pepper JW, Reid BJ & Maley CC (2006) Cancer as an evolutionary and ecological process. *Nat. Rev. Cancer* 6, 924–935.

Miller EC (1978) Some current perspectives on chemical carcinogenesis in humans and experimental animals: presidential address. *Cancer Res.* 38, 1479–1496.

Navin NE & Hicks J (2010) Tracing the tumor lineage. *Mol. Oncol.* 4, 267–283.

Nowell PC (1976). The clonal evolution of tumor cell populations. *Science* 194, 23–28.

Parsonnet J (ed) (1999) Microbes and Malignancy: Infection as a Cause of Human Cancers. Oxford, UK: Oxford University Press.

Qian B-Z & Pollard JW (2010) Macrophage diversity enhances tumor progression and metastasis. *Cell* 141, 39–51.

Reich BJ, Li X, Galipeau PC & Vaughan TL (2010) Barrett's oesophagus and oesophageal adenocarcinoma: time for a new synthesis. *Nat. Rev. Cancer* 10, 87–101.

Renan MJ (1997) How many mutations are required for tumorigenesis? Implications from human cancer data. *Mol. Carcinog.* 7, 139–146.

Schedin P (2006) Pregnancy-associated breast cancer and metastasis. *Nat. Rev. Cancer* 6, 281–291.

Shackleton M, Quintana E, Fearon ER & Morrison SJ (2009) Heterogeneity in cancer: cancer stem cells versus clonal evolution. *Cell* 138, 822–829.

Singh A & Settleman J (2010) EMT, cancer stem cells and drug resistance: an emerging axis of evil in the war on cancer. *Oncogene* 29, 4741–4751.

Stiles CD & Rowitch DH (2008) Glioma stem cells: a midterm exam. *Neuron* 58, 832–846.

Stratton MR, Campbell PJ & Futreal PA (2009) The cancer genome. *Nature* 458, 719–724

Thun MJ, Henley SJ & Calle EE (2002) Tobacco use and cancer: an epidemiologic perspective for geneticists. *Oncogene* 21, 7307–7325.

Trichopoulos D, Adama H-O, Ekborn A et al. (2007) Early life events and conditions and breast cancer risk: from epidemiology to etiology. *Intl. J. Cancer* 122, 481–485.

Visvader JE & Lindeman GJ (2008) Cancer stem cells in solid tumours: accumulating evidence and unresolved questions. *Nat. Rev. Cancer* 8, 755–768.

Visvader JE & Smith GH (2010) Murine mammary epithelial stem cells: discovery, function and current status. *Cold Spring Harbor Perspect. Biol.* 4, a004879, Oct. 6.

Wang D & DuBois RN (2010) Eicosanoids and cancer. *Nat. Rev. Cancer* 10, 181–193.

Wang D & DuBois RN (2010) The role of COX-2 in intestinal inflammation and colorectal cancer. *Oncogene* 29, 781–788.

Weinstein IB (2002) Addiction to oncogenes: the Achilles heal [*sic*] of cancer. *Science* 297, 63–64.

Westermarck J & Hahn WC (2008) Multiple pathways regulated by the tumor suppressor PP2A in transformation. *Trends Mol. Med.* 14, 152–160.

Zhao JJ, Roberts TM & Hahn WC (2004) Functional genetics and experimental models of human cancer. *Trends Mol. Med.* 10, 344–350.

（吕有勇　潘元明）

第 12 章　基因组完整性的维持及肿瘤的发生发展

当第一次解释DNA和遗传密码的区别时……我们完全忽略了修复酶可能的功能……后来我才意识到DNA是如此宝贵，极有可能存在多种不同的修复机制。

弗朗西斯 • H.C. 克里克（Francis H.C. Crick），分子生物学家，1974 年

有能力发生细微的错误是 DNA 真正的惊人之处。如果没有这一特征，我们将仍是厌氧细菌，更不会有音乐的诞生。

刘易斯 • 托马斯（Lewis Thomas），生物学家，1979 年

人类肿瘤的形成是一个极其复杂的、多阶段的过程，这反映了人体细胞中已经建立了防御肿瘤的多重防线，并且每道防线均通过复杂的调节网络来维持。人体中的单个细胞，实际上必须依赖于这些抗肿瘤防线的维持来保护其最稳定的组分——DNA 分子。在很长一段时间内，DNA 序列是细胞中最稳定的、不变的成分，而细胞中其他部分处于不断更新中，不断被创造和破坏。

因此，正是 DNA 分子的稳定性加固了其作为最有力抗癌防线的基础。因为多道防线依赖于 DNA 的稳定性，并且每道防线的突破通常需要一次稀有突变事件，所以细胞群体发展至肿瘤阶段的可能性是非常小的。

细胞和组织中的多重防御机制不断进化，保护我们远离肿瘤，所以我们可以高枕无忧。但这里有一处矛盾：如果肿瘤防御机制的数目确实像文中描述的一样巨大，如果突破每道防线都依赖于稀有突变事件，那么癌症应该不会在人群中发生。但是，癌症的确发生了。在由传染性疾病导致死亡相对罕见的西方人群中，大概 1/5 的人死于各种形式的肿瘤。因此，肿瘤细胞完成了似乎不可能完成的事：经过数十年时间，肿瘤细胞获得了大量突变（和甲基化）的等位基因。

早在 1974 年研究者就试图解决这种矛盾，有人提出解决这种逻辑困境的唯一途径是依赖突变率的剧增：正在恶化的细胞相对于正常人类细胞必定具有更容易突变的基因组，这种情况有时被称为增变表型。最近这种推测得到了越来越多的支持，因为不同形式的遗传不稳定性已经在肿瘤细胞基因组中得到证实。

本章我们将重点关注两个重要问题：第一，正常细胞和组织如何保持如此低水平的突变率？第二，人类肿瘤发病时如何使抑制突变的机制受阻？

12.1　各种人类组织的严密结构使突变积累最小化

在本章中我们多次讲述了致癌物和肿瘤促进剂对人体靶细胞的作用。然而，这些靶细胞

的特异生物学特征尚不清楚。因此，掌握这些细胞的特征对于理解如何维持基因组完整性是非常关键的。为了探索这个问题，我们需要深入研究组织及构成这些组织的各种细胞的生物学行为，这有助于我们了解组织和细胞为将遗传损伤累积降至最低所采用的策略。

如前所述（11.6 节），有一种普通模式可用于解释人体中多种组织的构建及维持。每种组织中都有一小部分细胞处于干细胞区域。这些自我更新细胞可能构成了组织中所有细胞群的很小一部分，有时仅占全部细胞的 0.1%～1%。其实，在大多数组织中，这些数字只是粗略估计出来的。干细胞数目很少，外形不容易鉴别，并经常分散在组织的其他细胞类型中，所以它们很难被识别和研究。因此，以下大多数关于干细胞的描述属于推测，而非对干细胞及其特征的直接观察。

与肿瘤组织中的干细胞一样（第 11 章），正常组织中的干细胞也具有自我更新能力，一个干细胞分化成两个子细胞，其中至少一个子细胞将保留母细胞分裂前的表型（图 11.18）。在多种组织中，第二个子细胞及其过渡-扩增子细胞将经过一系列的细胞分裂才进入有丝分裂后高度分化的状态。这些活跃的分裂细胞充当干细胞及其分化后代之间的中间产物，可能会再产生大量第二个子细胞的分化后代（图 12.1）。由此得出一个简单的观点：干细胞代表组织内唯一稳定的遗传信息库，因此干细胞基因组必须受到保护，免受破坏。

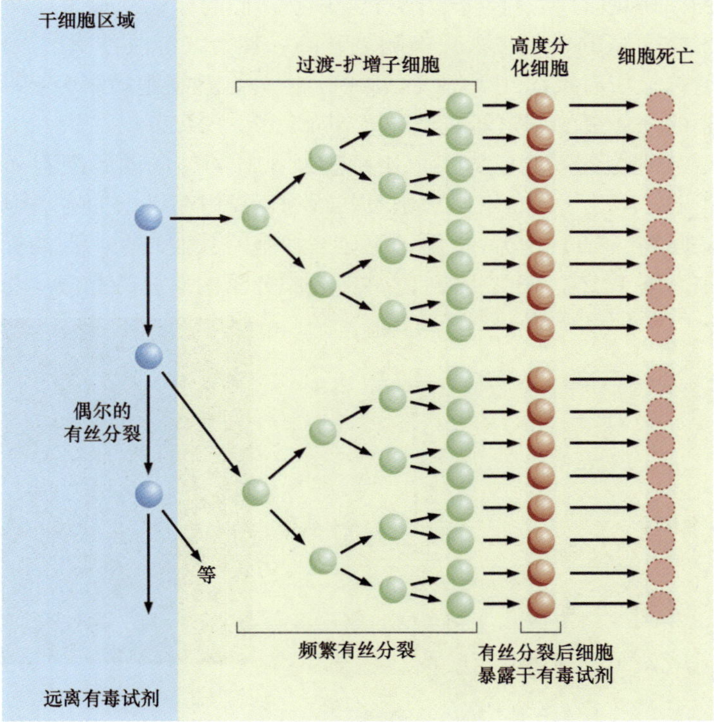

图 12.1 组织形成和干细胞基因组的保护 许多上皮组织的组建符合图示的模式。每个干细胞（蓝色）偶尔发生不对称分裂，产生一个新的干细胞和一个过渡-扩增子细胞。这些干细胞常常在解剖学上远离有毒物质。过渡-扩增子细胞（绿色）经过多轮的生长和分裂，以指数形式增长。这些分裂产物最终进一步分化成有丝分裂后的、高度分化的细胞（红色）。高度分化细胞经常与多种有毒物质直接接触，并以一定频率脱落。因此，来源于这些细胞中的任何突变等位基因最终都会从组织中消失。这意味着干细胞的基因组通常通过两种机制受到保护：①很少分裂；②在解剖学上远离有毒的、可能导致突变的影响。

过渡-扩增子细胞数目的指数级增长意味着一个干细胞只需偶尔分裂就可以维持组织中大量的终末、高度分化的细胞。例如，据推测结肠隐窝一个干细胞分裂最终可形成数百个分化的肠上皮细胞（图 7.24）。因此，尽管人们可能认为是干细胞参与持续的细胞生长和分裂周期，但事实常常并非如此，其实是过渡-扩增子细胞在许多组织中进行了大量有丝分裂。因为每轮细胞周期中的 DNA 复制原本就倾向于产生错误，所以这种模式将降低突变积累于干细胞基因中的风险。

在许多上皮组织中，分化的上皮细胞特别容易受到损伤，因为它们形成各种管腔的内壁，而这些管腔里含有众多有毒物质。结肠和胆管上皮细胞分别接触排泄物和具有高度腐蚀性的胆汁。形成肺泡的细胞每天必须和空气中的颗粒及污染物对抗。皮肤的角质形成细胞直接暴露于外界，因此更容易受到各种损伤，如紫外线辐射和有毒物质的破坏。

在各种组织中终末分化细胞（图 12.1）的寿命是有限的，它们最终都要被丢弃。某些细胞类型在组织中不断地行使活跃的职能进而逐渐衰老并失去生存能力。例如，红细胞的平均寿命大概为 120 天，之后脾脏会将它们清除并降解，降解产物则进行再循环或被分泌出去。结肠上皮细胞在被诱导启动凋亡前生存 5～7 天，然后脱落进入肠腔。皮肤的角质形成细胞形成后 20～30 天死亡，以死皮的小鳞片形式不断脱落（图 2.6A）。

过渡-扩增子细胞具有高有丝分裂活性，并且它们的分化后代可能经常处于突变的环境中，因此发生突变的风险也很可能随之升高。然而，过渡-扩增子细胞及其分化后代携带的任何遗传损伤对组织几乎都没有影响，因为这些细胞最终会被清除，一旦它们死亡，其所积累的任何突变都将随之消失（补充信息栏 11.2）。

干细胞及子代细胞的动力学大多以干细胞及小肠和结肠的肠细胞（分化的上皮细胞）图解的形式进行阐述。关于这些细胞及其行为，我们在讨论抑癌基因 *Apc* 和 β-联蛋白的章节中已做阐述（7.11 节），下面讨论这些细胞的其他方面。前面提到，干细胞深深地嵌入隐窝中（图 12.2A、B），通过隐窝中细胞分泌的厚厚的黏液层与肠腔中的诱变

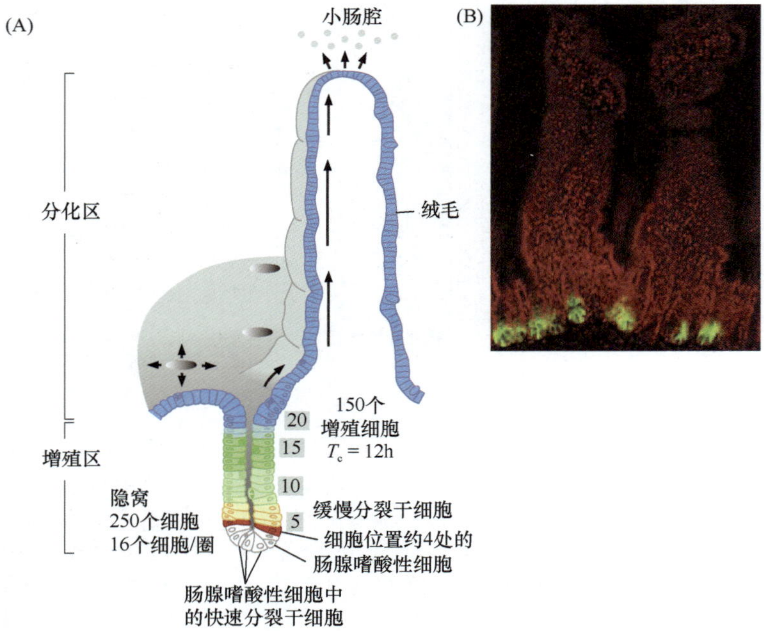

(C)

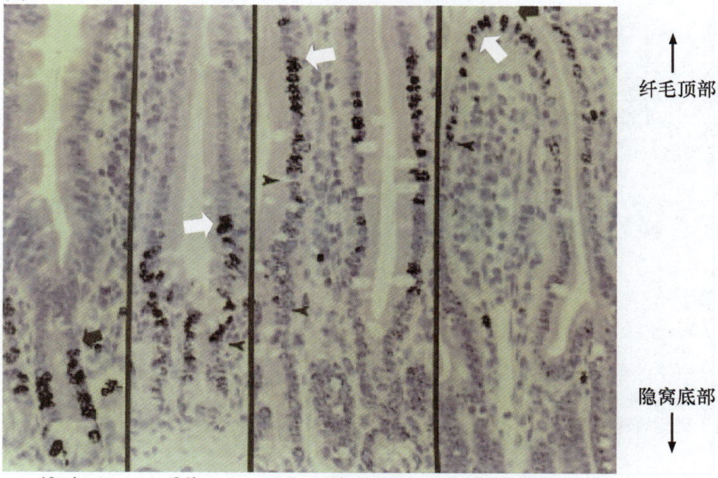

图12.2　干细胞和胃肠道隐窝的构成　(A) 方框中的数字代表从隐窝底部开始计数的每个肠细胞的位置。4～6 个极慢速循环的干细胞（红色）位于从隐窝底部起 4～5 个细胞直径的位置。另外，快速循环的干细胞分散于隐窝底部的肠腺嗜酸性细胞中。两组干细胞的位置与小肠内容物隔离，利用黏液阻止肠腔内液体进入隐窝。干细胞产生大量（约 150 个）高度增殖的过渡-扩增子细胞（黄色、绿色），这些细胞大概每 12h 分裂一次，最终产生大约 3500 个肠上皮细胞（蓝色），覆盖手指状的绒毛。肠细胞不断地向绒毛顶端迁移，在此发生凋亡，并进入小肠腔（淡蓝色）。(B) Lgr5 蛋白是在多种组织中鉴定干细胞非常有用的一个标志物。这些细胞位于小鼠小肠隐窝的底部（十二指肠），由 *Lgr5* 基因编码区与绿色荧光蛋白（GFP，绿色）融合的转基因所标记。其他证据指出，在细胞 4 的位置（从隐窝底部算起）存在第二群干细胞，这些细胞通常相对静止，但是当组织受损需要替换 Lgr5 阳性细胞时，有丝分裂就会变得活跃。(C) 从小肠隐窝迁出的过渡-扩增子细胞能够通过向小鼠注射 ^{3}H-胸腺嘧啶核苷后通过放射自显影追踪。一开始注入 ^{3}H-胸腺嘧啶核苷后只分裂几次的细胞仍保留很强的标记信号（宽箭头），然而大部分细胞标记后会经历多次额外分裂，因此其放射性标记会被稀释。4 天后，实验中几乎所有一开始就合成的细胞基因组会被带出隐窝，并被运至小肠绒毛处。[A，感谢 C.S. 波顿（C.S. Potten）。B，感谢 N. 巴克（N. Barker）和 H. 克利夫斯（H. Clevers）。C，引自 C.S. Potten, *Philos. Trans. R. Soc. Lond. B Biol. Sci.* 353: 821-830, 1998.]

物质隔离，使其可以免受损伤。这种黏液（由高度糖基化的黏蛋白构成）产生胶状的障碍物以阻止肠腔中的物质渗入隐窝中。该现象实际上揭示了降低干细胞基因组突变的另一种策略：进化过程产生了干细胞在解剖学上与毒素（包括致癌物）隔离的机制。Muc2 是胃肠道中大量存在的黏蛋白，敲除 *Muc2* 基因的小鼠容易产生小肠腺瘤，其中许多会进一步进展为腺癌。该机制进一步保护了干细胞基因组，是对前面所述机制的一种补充。在上述机制中，这些细胞的子代细胞可能含有突变，5～7 天后被驱离隐窝而清除（图 12.2C）。

理论上，组织中的干细胞区域具有无限产生分化的子代细胞而不被损耗的能力。然而，一个干细胞不可避免地会因为这样或那样的不幸从这个细胞区域中消失。缺失的干细胞必须由其他的干细胞补充。具体地讲，一个存活干细胞的两个子代细胞均保持母细胞的表型，而后进行对称分裂（图 12.3）。这可能对维持基因组稳定性具有一定意义，将在后面的章节中提到。

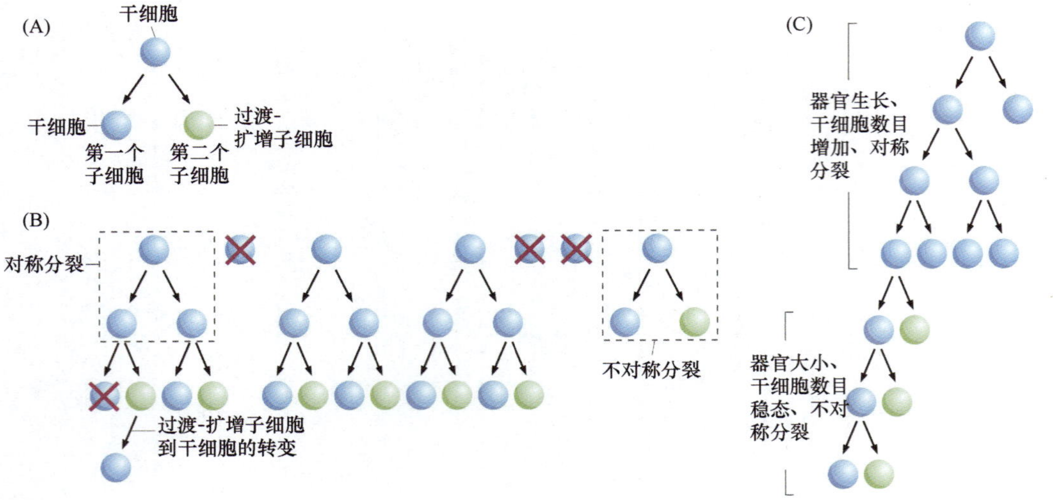

图12.3　干细胞的对称分裂和不对称分裂　（A）干细胞的分裂通常是不对称的，其中一个子细胞仍然是干细胞（蓝色），而另一个子细胞进一步分裂并发育成过渡-扩增子细胞（此图中未显示，参见图 12.1）。（B）如果组织中丢失了一些干细胞，存活下来的干细胞可能通过对称分裂重建干细胞库。如图所示，某一干细胞库含有 7 个干细胞，丢失了 3 个（最上排红叉标记的细胞），余下的干细胞随后进行对称分裂，使干细胞库中干细胞数量保持不变。并且，子代中干细胞的丢失（第三排中红叉标记的细胞）会使另外一个过渡-扩增子细胞转变成干细胞（底部）。（C）同样，在器官生长时，干细胞的数量必须增加，这就需要一些干细胞进行对称分裂。

12.2　干细胞是否是导致肿瘤诱变过程的潜在靶点

肠细胞的特征（图 12.2）为鉴定可能成为癌变靶点的细胞提供了重要线索。排除高度分化的细胞（因为它们很快被丢弃），我们需将注意力转移到生存期长的上皮组织细胞和细胞系上。实际上，已有证据表明长生存期细胞在癌变过程中起主要作用。11.13 节介绍了用于诱导小鼠皮肤癌的实验方案。其中一种方案为，在皮肤上涂抹一种起始致癌物，几个月内不要触碰这部分皮肤，然后重复涂抹 TPA（一种有效的皮肤癌促进剂）。暴露于起始致癌物的细胞一年后对这次作用仍然有记忆。在促进剂存在的条件下，细胞会增殖形成皮肤乳头状瘤。正如其他上皮组织一样，皮肤中生存期长的细胞位于干细胞区域。

有趣的是，如果小鼠皮肤暴露于诱变起始物后马上用 5-氟尿嘧啶（5-FU）处理，小鼠皮肤致癌方案诱导的皮肤乳头状瘤和癌的数目并不会减少（图 11.30）。因为 5-FU 选择性杀死了活跃分裂的细胞，表明初始阶段致癌诱变剂靶向的细胞并不是分裂活跃的细胞，而是那些偶尔分裂的细胞。

对某些类型的白血病进行研究，结果表明在造血系统中致癌作用的初始靶点也是干细胞。最典型的例子是慢性髓细胞性白血病（CML）。如前所述，几乎所有该病的病例中都可观察到费城（Ph^1）染色体，它是由染色体易位导致 *bcr* 和 *abl* 基因融合而产生的（4.6 节）。大量证据表明正是这个特定的易位作为遗传损伤导致了 CML。

CML 患者中大量不同类型的造血细胞可能含有 Ph^1 染色体。这些造血细胞包括淋巴细胞（B 淋巴细胞和 T 淋巴细胞）及骨髓来源细胞（包括中性粒细胞、粒细胞、巨核细胞和红细胞）。此现象说明易位最初发生在所有这些细胞的共同祖先——多能干细胞中（补充信息栏 12.1）。与其他干细胞一样，造血干细胞（HSC）在造血系统尤其是骨髓中有很长的寿命。特别是在 CML 中，某一个遭受严重突变的干细胞，形成了 Ph^1 染色体，仍然保留将子代细胞分化成不同类型造血细胞的能力。其他类型的造血系统疾病也可以证明干细胞是肿瘤形成的靶点（信息栏 12.1）。

信息栏 12.1　分化阻滞是造血系统恶性肿瘤发展中的常见事件　在动物和人类中许多恶性肿瘤的形成是由分化阻滞所致。分化阻滞导致肿瘤被提出可能与禽成红细胞增生病毒有关。这是一种逆转录病毒，编码两种癌蛋白：*erbB* 癌基因特异性编码表皮生长因子受体（EGFR）的组成性活化形式（5.4 节），能够促进成红细胞（红细胞的前体）的增殖；*erbA* 癌基因编码一个核受体（甲状腺激素受体的同源物），可以阻止由 *erbB* 导致的过度增殖的成红细胞的分化。同样，在人类急性髓细胞性白血病（AML）细胞中发现了大量遗传损伤，分为两个功能亚群：一类是促进骨髓前体细胞性增殖所必需的；另一类是相同细胞中阻滞随后的分化所必需的。

唐氏综合征（Down syndrome）患者中有一定频率会出现巨核母细胞白血病（血小板前体细胞恶性肿瘤），编码 GATA1 转录因子的基因经常发生突变，从而阻止这些血小板前体细胞正确地成熟和分化。这几个例子说明必须阻滞细胞从干细胞区域中被排出才能形成肿瘤。

这些观察中未阐述的是转化的干细胞如何能被准确鉴别出来。许多情况下，靶点细胞很可能不是多能造血干细胞，而是已经注定分化的一个子代细胞。这些“定向祖细胞”（补充信息栏 12.1）一般具有显著的（但是有限的）自我更新能力，并且没有完全分化，因此被认为是干细胞。它们从正常细胞到肿瘤干细胞的转化经历了许多变化，其中之一是获得无限的自我更新能力。

关于癌症干细胞的作用，较引人注目的观察来自转基因小鼠，活化的 *ras* 癌基因的表达仅限于皮肤角质形成细胞的干细胞（此种情况位于毛囊）或已经开始进入终末分化状态的角质形成细胞。当在干细胞中表达 *ras* 癌基因时，小鼠则发生恶性上皮癌。相反，当在分化角质形成细胞中表达相同的 *ras* 癌基因时，小鼠却只形成良性乳头状瘤，而且这些乳头状瘤趋于向正常方向转归。

从多种组织获得的证据得出一个结论，多种类型的自我更新细胞是诱变作用的直接靶点，迟早会导致肿瘤的形成。正如本节反复提到的，这样的靶细胞是具有无限自我更新能力的干细胞。当然，这可能不是最终结论，正如信息栏 12.2 中所讨论的，在许多组织中，具有有限自我更新能力的定向祖细胞更可能是诱变作用的靶点。

信息栏 12.2　祖细胞作为突变的靶点　虽然关于造血系统中过渡-扩增子/祖细胞（图 11.18B）能够自发去分化的证据还比较少，但是越来越多的证据提示这种现象能发生于某些上皮组织中（补充信息栏 11.2）。因此，如果一个突变在过渡-扩增子细胞中持续存在，那么该细胞去分化成为上皮干细胞将使该突变固定在干细胞区域中。事实上，相比干细胞，过渡-扩增子细胞是保持突变的更具吸引力的候选者。因为组织中存在众多的过渡-扩增子细胞，相比干细胞区域，突变保持在过渡-扩增子细胞中的机会将成比例增加。并且过渡-扩增子细胞分裂极其活跃，而干细胞只是偶尔分裂。（正如本章中讨论的，多种突变发生于活跃的细胞分裂过程中。）

本章反复阐述了干细胞作为致癌突变直接靶点的作用。也许将来会发现一种中间的情况：祖细胞（过渡-扩增子细胞）的基因组常常是突变的直接靶点，产生致癌的突变等位基因，而这些突变必须保存于干细胞区域，因为干细胞区域代表了组织中遗传信息包括突变可以长期维持的部位。

最后，需要指出的是致癌物质可能通过其细胞毒性作用产生突变细胞。可以想象，一些致癌物质并不是通过直接的突变作用，而是通过其细胞毒性杀死组织中的细胞，包括一些干细胞。为了再产生一定数目的干细胞池，组织可能利用过渡-扩增子细胞进行去分化。过渡-扩增子细胞基因组中积累了复制相关的多种突变，随后回归到干细胞库中，从而在干细胞库中永久存在。

我们之前讨论促癌物时曾经提及不具有基因毒性的致癌物（11.14 节）。某些致癌物，如酒精，在靶向组织中引起细胞死亡，进而导致组织中存活的细胞代偿性增殖。在此，我们从干细胞生物学角度回顾这些促癌物，推测某些促癌物可能通过杀伤干细胞发挥作用。“完全”致癌物（11.17 节）将是更为危险的因素——既可以通过致干细胞和祖细胞突变起启动者作用，又可以通过细胞毒性作用起促进者作用。最后值得一提的是，乳腺癌为人类常见的恶性肿瘤，乳腺中控制干细胞库大小的动力学将来可能为乳腺癌的复杂流行病学提供解释（补充信息栏 12.2）。

12.3　凋亡、药物泵出和 DNA 复制机制为组织提供了一条将突变干细胞的积累降至最低的途径

正常干细胞作为转化过程潜在靶点的重要作用表明，这些细胞的基因组必定会受到周围细胞和组织的保护。为了达到这一目的，这些细胞和组织会动用任何可用的生物与生物化学策略。已知的两个策略是：干细胞的 DNA 复制频率相对较低，以及将干细胞安置在解剖学上被保护的位置。然而，这些机制似乎并不够，因此生物体又发展出其他的策略。

小鼠肠隐窝（图 12.2）和乳腺中的干细胞是研究这些保护机制的好材料。隐窝中显然需要额外的保护机制：小鼠小肠隐窝中的肠上皮干细胞一生会经历长期的连续生长分化周期，每一个循环都会使干细胞遭受多种遗传损伤。同样地，在人类消化道中，每年发生分化的细胞数目远远超过了任何时间存在于整个身体中的细胞数目总和；如此强大的有丝分

裂活性大多数与过渡-扩增子细胞有关，当然也必然依赖于许多干细胞的连续分裂。

已有人提出一种隐窝中干细胞对抗大量遗传损伤的保护机制。在小鼠小肠隐窝中，遭受 X 射线照射而造成遗传损伤的干细胞将快速启动凋亡，而不是停止增殖或试图修复损伤。这种行为可能与 DNA 修复的易错特征有关。后面我们会讲到，DNA 修复机制非常高效，但是很难精确，因此经常在染色体 DNA 中遗留下未修复或错误修复的残基。如果细胞的 DNA 复制装置遇到这种损伤，它们就能使突变的 DNA 序列得以复制并遗传到子细胞，包括自身将成为干细胞的子细胞。因此，小鼠隐窝中的干细胞 DNA 发生损伤时会首先激活凋亡而不是发生突变。

[当然，对于是否所有组织中的干细胞都发生凋亡还不是很清楚。例如，多种肿瘤组织中的肿瘤干细胞（CSC）（11.6 节）抗凋亡能力升高及 DNA 修复机制增强，使得它们具有更强的抵抗辐射和多种药物治疗的能力。鉴于 CSC 采用的干细胞程序与正常前体组织中的极其相似，某些正常的干细胞可能通过高效的 DNA 修复机制，而不是快速启动凋亡以应对遗传损伤。]

荧光激活细胞分选法（FACS；补充信息栏 11.1）是一项从组织中的大量细胞中分离干细胞的常用技术，我们利用该技术发现了另一种可能的保护机制。干细胞能够有效地泵出某些荧光染料分子，然而这些细胞的分化衍生细胞泵出染料分子不是很活跃。因此，将细胞群体暴露于此类染料之后，干细胞染色较其他细胞染色弱。染料分子分泌是否活跃度取决于膜蛋白 Mdr 1（multi-drug resistance 1）的作用，其首次被发现是在多种肿瘤细胞中，肿瘤细胞可以利用该蛋白质泵出化疗药物，从而获得耐药性（图 16.21）。Mdr 1 在多种干细胞中异常高表达，这似乎是一种保护策略，使基因组免受由胞外进入细胞质的物质中那些潜在诱变物质的破坏。

不对称的 DNA 链分配机制在防止某些组织中干细胞遗传损伤的累积中也起了重要作用。根据这一构想，干细胞中的 DNA 发生复制后，新复制（有潜在错误）的 DNA 链被分配到成为过渡-扩增子/祖细胞的子代细胞中，而不含有与复制相关的序列改变的、未复制的亲本 DNA 链被分配到仍然是干细胞的子代细胞中。虽然理论上具有吸引力，但是支持这一假说的实验证据还不充分，仍存在大量争议（补充信息栏 12.3）。

12.4　DNA 复制过程中产生的错误危及细胞基因组

干细胞区域的设计及每个干细胞的行为显示，组织运用多种生物学策略减少体细胞突变的积累，用于保护干细胞基因组，这些干细胞组成了组织的“胚系”细胞。重要的是，这些策略只代表了预防基因组损伤的第一道防线，下一道防线依赖于各种蛋白识别和修复细胞内损伤的 DNA 分子。

实际上，DNA 经常受到各种物质和反应过程的攻击。为了简单起见，我们将这些诱变过程分为三类。第一，如前所述，细胞周期 S 期由 DNA 聚合酶进行 DNA 序列的复制时倾向于产生低频但很严重的错误，其中包括发生化学改变的核苷酸前体不小心掺入正确的 DNA 中。第二，即使不存在诱变剂的攻击，DNA 分子中的核苷酸也会自发地发生化学改变，这些改变经常使 DNA 的碱基序列发生变化，从而改变 DNA 中包含的信息。第三，DNA 分子会受到各种诱变剂的攻击，包括正常细胞内代谢产生的分子以及外来的化学和物理诱变剂（X 射线和 UV 射线）。我们将在下一节中介绍后两个过程。

负责几乎所有染色体 DNA 序列复制的分子机器发生错误的频率非常低。细胞核中基本的复制机器主要由 pol-α、pol-δ 和 pol-ε 三类聚合酶驱动。（人类基因组中，总共已发现 19 个不同的 DNA 聚合酶基因，今后很可能还会发现更多。后文将会讲到，这些基因大多数并非参与 DNA 复制本身，而是参与了损伤 DNA 分子的修复。）

细胞主要通过两种策略发现和去除 DNA 复制过程中产生的错配核苷酸。第一种策略取决于 DNA 聚合酶本身，这些 DNA 聚合酶是结构非常复杂的复合物，由众多不同的蛋白亚基装配而成。当它们沿着单链 DNA 模板，由 5′→3′方向延伸新生链时，DNA 聚合酶（如 pol-δ）会“不断回望”，扫描刚发生聚合的 DNA 的延伸链，这种监控通常称为校对。当聚合酶检测到一个复制错误时，就利用其 3′→5′外切酶活性反方向移动，降解刚合成的 DNA 片段，然后再重新复制这一片段，期望再次出现较好的结果（图 12.4）。

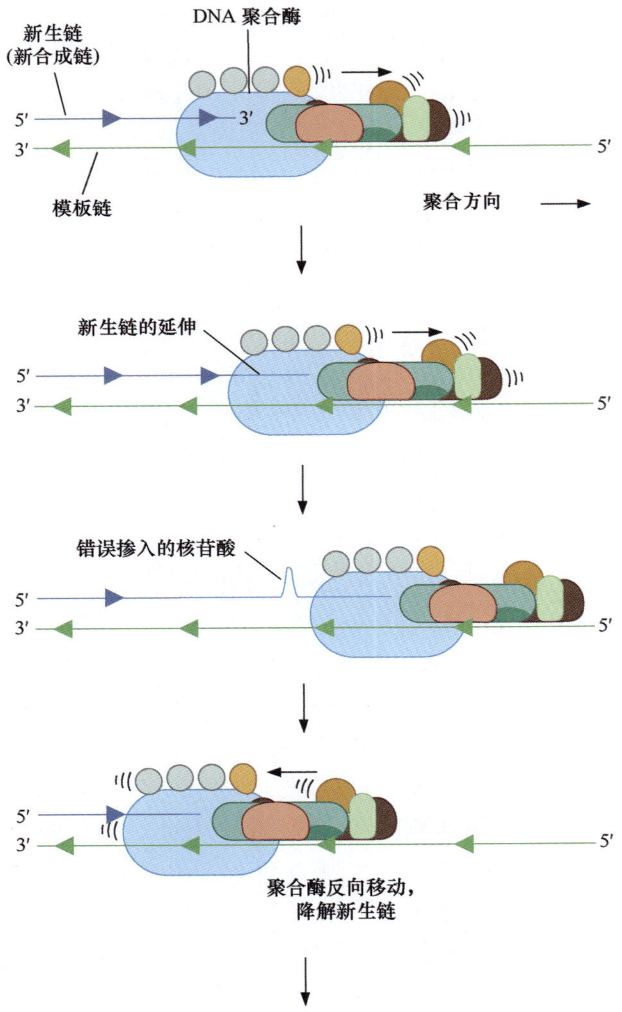

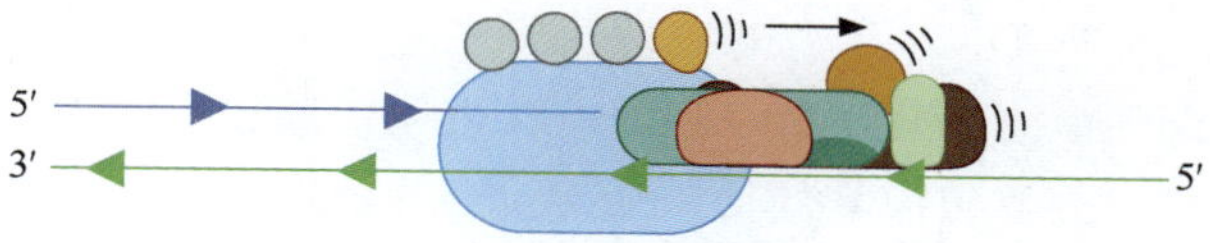

图 12.4　DNA 聚合酶校对　很多 DNA 聚合酶具有校对功能，能使保留在新合成链中错误掺入的碱基数目降到最低。因此，当 DNA 聚合酶按 5′→3′方向（向右移动）延伸新生链（深蓝色）时，将以已存在的 3′-OH 作为新生链的引物进行延伸（浅蓝色）。然而，如果碱基被错误掺入（第三幅图），由于 DNA 聚合酶不断检查延长的 DNA 链中是否掺入了正确的碱基，DNA 聚合酶就会以 3′→5′方向（向左）降解新生的延伸链（第四幅图），然后再重新合成新生链（最下面一幅）。

运用胚系 pol-δ 编码基因存在微小改变（单个氨基酸替换）的小鼠品系能够在很大程度上阐明校对机制对于癌症预防的重要性。得到的 pol-δ 突变体保留了其在复制叉处合成后随链 DNA 的能力，但丢失了 3′→5′外切酶活性（图 10.20），使其校对功能丧失。在 49 只携带纯合突变体 pol-δ 等位基因的一组小鼠中，23 只在长至一年时出现肿瘤，而在 98 只杂合体小鼠中则没有出现肿瘤（图 12.5）。奇怪的是，pol-ε 负责的是 DNA 复制叉处后随链的合成，其校对功能发生突变会使多种组织产生肿瘤。

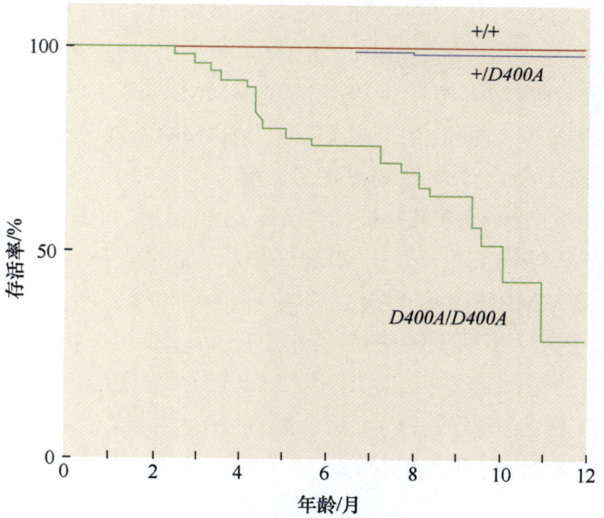

图 12.5　DNA 聚合酶校对和癌症的发生　小鼠 DNA 聚合酶 δ（pol-δ）基因引入了胚系点突变（补充信息栏 7.7），pol-δ 是负责大多数前导链和后随链合成的哺乳动物 DNA 聚合酶。这一突变被称为 *D400A*，改变了聚合酶校对结构域中的氨基酸序列，使聚合酶分子 400 位的天冬氨酸被替换为丙氨酸。图中显示 53 只野生型小鼠（+/+）、97 只杂合体（*+/D400A*）和 49 只纯合突变体（*D400A/D400A*）的命运，纯合突变体的死亡全部是由恶性肿瘤所致，包括淋巴瘤、皮肤鳞状细胞癌、肺癌和其他几类发生频率相对较低的恶性肿瘤。两只杂合体的死亡与癌症无关，而野生型纯合体小鼠全部存活至一岁。pol-ε 是 pol-δ 的协同成员，负责前导链合成和校对，当其发生类似的突变时，小鼠将主要在小肠产生癌。2012 年的一项研究报道指出，在一些家系中鉴定出的易于发生结直肠癌的胚系突变发生在编码具有 pol-δ 和 pol-ε 校对功能的基因中，与这里描述的突变小鼠产生相似的结果。（引自 R.E. Goldsby et al., *Nat. Med.* 7: 638-639, 2001.）

这些实验证明，两种 DNA 聚合酶维持了野生型基因组序列的正确性，代表了其对癌症发生的重要防御功能。而且，这些观察首次表明，导致癌症的突变可能是通过内源性过程产生的，而非由外界致癌物的侵入所驱动。

紧随 DNA 聚合酶及其校对活性之后的是一组很复杂的错配修复（mismatch repair，MMR）酶，这些酶监测新合成的 DNA，用以发现被 DNA 聚合酶校对机制忽略的错配 DNA 序列。

错配修复系统的作用在具有重复序列的 DNA 区域变得尤为重要。这些序列包括简单的单核苷酸重复（如 AAAAAAA）、二核苷酸重复（如 AGAGAGAG）及更复杂序列的重复。由于链的滑动，即当亲本链和新生链从原有的位置滑出时，DNA 聚合酶在复制这些重复序列时呈现偶尔停顿的方式，使得新生链中掺入更高或更低拷贝的重复序列（图 12.6）。因此，A_7 序列（AAAAAAA）很可能造成聚合酶合成一个 T_6 或 T_8 序列的互补链。随之产生的插入或缺失可能逃避 DNA 聚合酶校对元件的监测，因此成为错配修复机器识别和修复的主要靶点。

基因组高度重复序列中的每一个重复单位通常携带 100 个或更多的核苷酸，称为“卫星”序列。由于这里讨论的简单短序列在基因组中的很多地方都存在，因此它们被称为微卫星。有缺陷的错配修复系统在微卫星复制时不能发现和终止由 DNA 聚合酶产生的错误，造成后代细胞中序列的延长或缩短。所产生的遗传结果被称为微卫星不稳定性（microsatellite instability，MIN；图 12.7A），最终可能使成千上万的微卫星序列散布于整个细胞基因组中。重要的是，MMR 产生碱基替换缺陷的频率高于微卫星序列的延长或缩短（图 12.7B）。实际上，在 MMR 缺陷的细胞中存在大量突变。

然而，由 DNA 聚合酶产生的更细微的复制错误，如非重复序列中错误碱基的掺入，可能也会被错配修复蛋白检测出来并被清除掉，这些蛋白对由错误核苷酸掺入所造成的双螺旋中的突起和环状结构高度敏感。错配修复机制能够区分新合成的 DNA 链和作为模板的“亲本链”，使 MMR 机制的注意力集中在清除和修复新合成并有缺陷的 DNA 链（图 12.6C）。错配修复涉及切除错配的核苷酸并重新合成这条链。

综上所述，不同的错配修复机制可能产生极低频率的错配碱基，但其一旦幸存下来则成为突变的 DNA 序列。首先，DNA 聚合酶在 10^5 个已聚合的核苷酸中仅产生 1 个复制错误。聚合酶的 $3'\rightarrow5'$校对功能每检查 10^2 个最初由聚合酶错误复制形成的核苷酸时，会忽略一个错误的发生，因此能够将错误率降至 $1/10^7$。DNA 聚合酶通过 DNA 延伸链后，错配修复蛋白将重新对新合成的 DNA 链进行检查。逃避了 DNA 聚合酶校对的且错配修复酶不能修复的错配碱基仅占 1/100。总体来讲，在 DNA 复制过程中仅产生 $1/10^9$ 的极低突变率。这些错配修复机制中的缺陷能够导致家族性和散发性的人类癌症。

最后，DNA 复制还会给基因组带来其他危险。一些数据显示，细胞每通过一次 S 期，每个细胞基因组中就会发生 10 个双链 DNA 断裂事件。这些断裂可能发生在距离复制叉较近的部位，很显然是由于解旋成单链而仍未复制的 DNA 母链对突然的断裂是敏感的（图 12.8）。后续章节将介绍细胞具有完善的机制以对抗双链 DNA 的断裂。这些断裂若不能得到正确修复，将会导致很严重的后果，包括染色体断裂和易位。

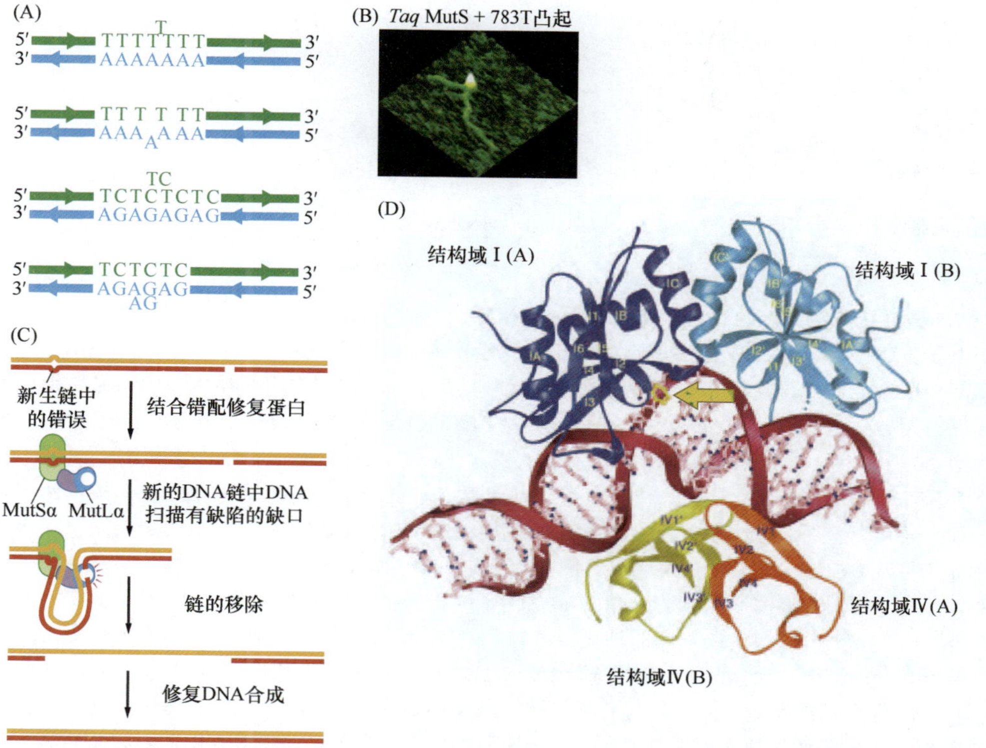

图 12.6　DNA 聚合酶错误和错配修复　（A）DNA 聚合酶，特别是 pol-δ，偶尔“停顿”，或跳过图中模板链（蓝色）DNA 重复序列中的一个碱基（如微卫星序列）。因此，新生链（绿色）可能需要另外一个碱基以增加重复序列的长度，也可能缺少一个碱基（上面两张图）。相同的动力学可能导致微卫星序列相似的改变，这些微卫星重复单元是一个 TC 双核苷酸片段（下面两张图），或是一个更复杂的重复序列（未显示）。（B）错配修复（MMR）蛋白的功能是识别和修复由 DNA 聚合酶造成的错误，包括错误掺入的碱基和微卫星序列的错误复制。水生栖热菌（*Thermus aquaticus*）的 MutS MMR 蛋白是许多哺乳动物 MMR 蛋白的同源体，运用原子力显微术已观察到其能结合于特定核苷酸位点错配的 DNA 片段。MutS 使 DNA 双螺旋扭曲，扫描并最终找到错配区域（793T 突出部分），以稳定的方式与该区域结合，这里观察到的是白色金字塔形。（C）在真核细胞中，MMR 装置的两个成分：MutSα 和 MutLα 相互协调起始错配 DNA 的修复。MutSα（MSH6 和 MSH2 异源二聚体）扫描 DNA 并定位于错配处。然后 MutLα（MLH1 和 PMS2 异源二聚体）扫描 DNA 单链缺口，它们识别新生链（红色）；新生链的甲基化可能也有助于这一识别过程。MutLα 通过已被检测到的错配引发该链的降解，使修复 DNA 的合成得以继续，并产生正确配对的 DNA 链。（D）水生栖热菌 MutS 同源二聚体蛋白与错配螺旋复合物（红色）的部分结构如图所示。亚基 A 的结构域 Ⅰ 和Ⅳ分别用深蓝色和橙黄色表示，亚基 B 的相同结构域分别用浅蓝色和黄色表示。箭头（黄色）显示亚基 A 中结构域 Ⅰ 第 39 位的苯丙氨酸残基与双链的一条链中未配对的胸腺嘧啶核苷相互作用。该蛋白的人类同源蛋白的缺陷在引发遗传性非息肉结直肠癌（HNPCC）中起重要作用，将在 12.9 节中讨论。（B，引自 H. Wang et al., *Proc. Natl. Acad. Sci. USA* 100: 14822-14827, 2003. C，引自 B. Alberts et al., Molecular Biology of the Cell, 5th ed. New York: Garland Science, 2008. D，引自 G. Obmolova et al., *Nature* 407: 703-710, 2000.）

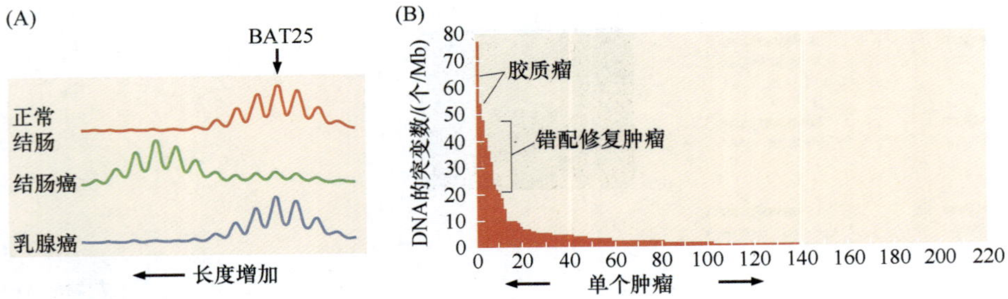

图12.7　微卫星不稳定性的检测　错配修复（MMR）缺陷导致基因组中大量突变的积累。（A）这些突变中最显著的类型是微卫星不稳定性（MIN），通常导致微卫星重复序列长度的增加或减少。分析显示，一个单核苷酸重复序列的长短可通过聚合酶链反应（PCR）得出，反应中引物结合于序列两端。位于人类染色体 4q12 上的 BAT25 序列由 TTTTXTXTXT7XXT25 序列构成，这里的“X”表示除 T 之外的核苷酸。由于 PCR 中聚合酶引入的错误，反应产物长度显示为围绕扩增的基因组 DNA 片段实际长度的正态分布。这是一位患有遗传性非息肉结直肠癌（HNPCC）的女性，被诊断同时患有结直肠癌和乳腺癌。同时分析了结直肠癌旁正常组织的 DNA，结果显示结直肠癌中微卫星重复序列的长度明显增加（向左移动），而乳腺癌显示与正常的对照 DNA 严格相同的微卫星重复序列。该结果有力地说明，乳腺癌不可能是由 MIN 造成的，这与结直肠癌是不同的。（B）对 210 个不同类型的人类肿瘤 518 个编码激酶的基因的外显子进行了测序，发现总共存在 1007 个体细胞突变。很明显，所有类型突变的密度（个/Mb）变化很大，1/3 的肿瘤基因组未发生突变（右侧）。两类肿瘤的基因组呈现出较高的突变密度。化疗药物替莫唑胺（temozolomide）可诱发突变，使用高剂量的替莫唑胺治疗的胶质瘤/胶质母细胞瘤中呈现出异常高密度的突变。另外，一组 MMR 缺陷肿瘤的基因组显示出几乎相等的突变密度，主要由碱基替换（14～40 个/Mb）和微卫星重复的插入/缺失（5～12 个/Mb）组成。（A，引自 A. Müller et al., *Cancer Res*. 62: 1014-1019, 2002. B，引自 C. Greenman et al., *Nature* 446: 153-158, 2007.）

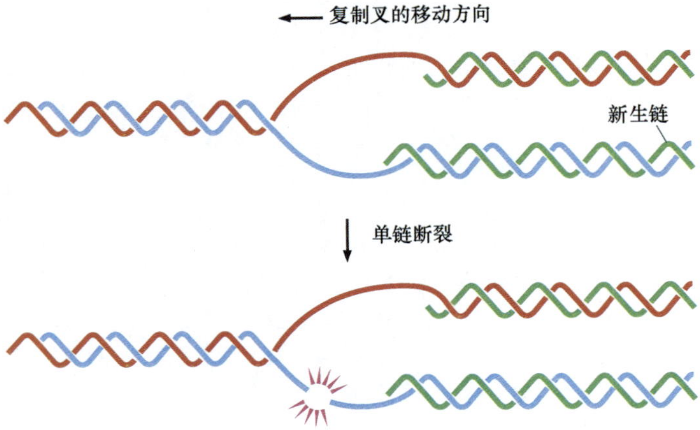

图 12.8　复制叉部位双链 DNA 的断裂　在 DNA 复制过程中，DNA 分子特别容易在复制叉附近还未发生复制的单链部分发生断裂。碱基发生了化学改变，从而导致 DNA 聚合酶停止作用（将于本章的后续部分讨论），使其不能识别发生改变的碱基，进而导致形成一段单链 DNA 区，并维持一段时间直到其最终被成功复制并形成一条互补链。产生单链区域的断裂（有时被称为“崩溃”复制叉）在功能上等同于在已形成双螺旋中发生的双链断裂，这是因为断裂使每一条链上两个螺旋互不相连。

12.5　细胞基因组受到内源性生物化学过程的持续攻击

大多数对现代癌症研究起因的解释强调了致癌物的作用，它们通过多种途径进入机体，攻击细胞内的 DNA 分子，产生导致癌细胞形成的突变细胞基因组。这一癌症发病机制模型不支持癌症发生于内源诱变因素及其诱变机制。然而，在最近几十年中，分析技术的灵敏度大大增加，研究者能够检测到正常细胞 DNA 中改变的碱基和核苷酸，而这些碱基和核苷酸未曾受到过外源性诱变剂的作用。这些分析的结果使人们转向思考存在于人类细胞基因组中大多数基因突变的起因，因为人们发现内源性生物化学过程通常比外源性诱变剂对于基因组突变有更强的作用。无论何种起源的突变事件均具有潜在的致癌性，因此这就促使人们重新思考将会出现多少种人类癌症。

DNA 具有双螺旋结构，碱基朝向内部，以遮蔽潜在的化学反应基团，尤其是碱基的氨基侧链，使其免受多种诱变剂的各种化学攻击。一些研究表明，单链 DNA 中的碱基比双链 DNA 中的碱基遭受的氧化损伤多 100～1000 倍。尽管 DNA 分子具有如此聪明的机制，其还是容易发生化学改变和物理损伤。一些损伤是中性 pH 条件下低浓度（约 10^{-7}mol/L）氢离子和氢氧根离子的作用造成的。在脱嘌呤过程中，连接嘌呤碱基（腺嘌呤或鸟嘌呤）和脱氧核糖的化学键能够自发断裂（图 12.9A）。据估计，一个哺乳动物细胞每天通过脱嘌呤作用能丢失多至 10 000 个嘌呤碱基（这相当于人体内每天产生多于 10^{17} 个化学改变的核苷酸）。脱嘧啶作用以低 20～100 倍的频率发生，但仍能使每个细胞每天丢失多至 500 个胞嘧啶和胸腺嘧啶。据估计，存在于单一人类基因组中无碱基核苷酸的水平稳定维持在 4000～50 000 个。

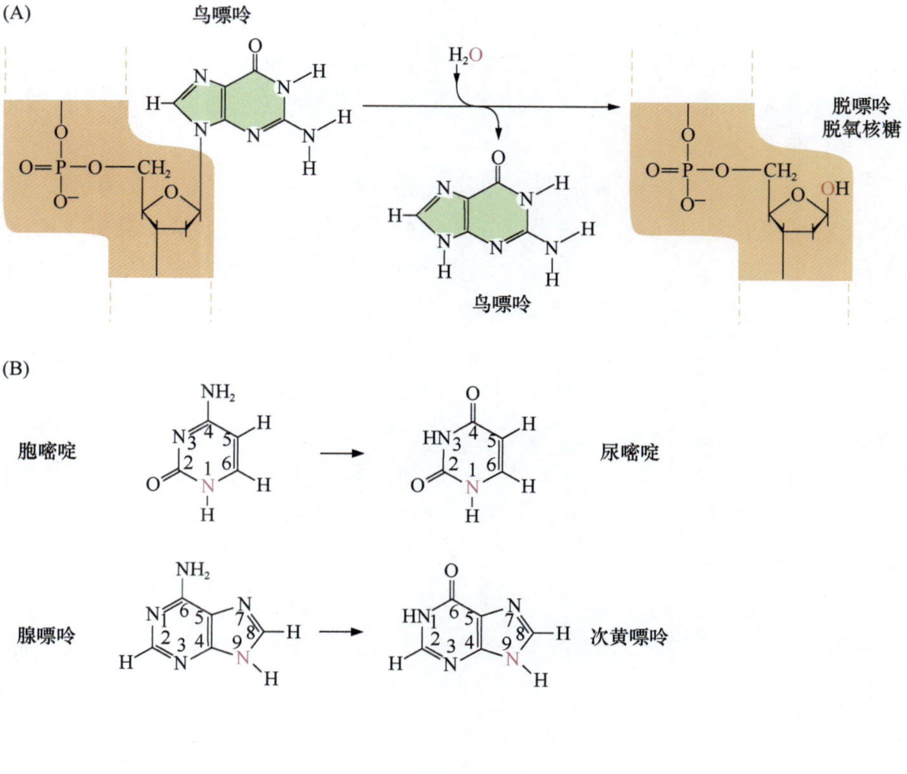

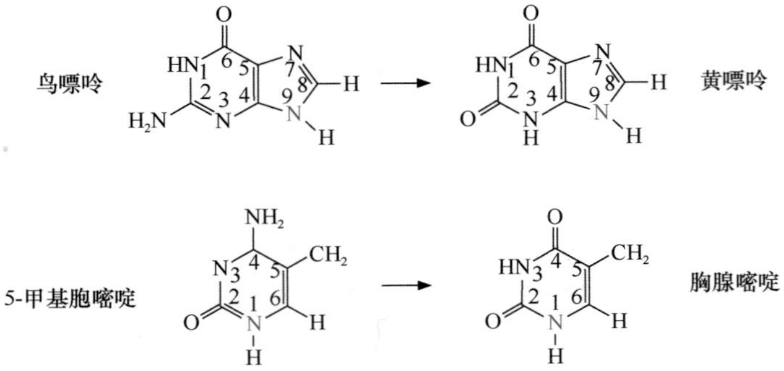

图 12.9　脱嘌呤作用和碱基的脱氨基作用　（A）频繁的自发脱嘌呤作用攻击 DNA 中的鸟嘌呤，留下一个脱氧核糖。（B）在中性 pH 条件下，嘌呤和嘧啶碱基能以不同频率自发发生脱氨基作用，如果不被修复，核苷酸序列将发生改变。5-甲基胞嘧啶的脱氨基作用产生胸腺嘧啶（底图）；因为该碱基天然存在于 DNA 中，并非总被修复机器识别为异常碱基，由此解释了在具有该甲基化碱基的位点发生频繁突变的原因（在每种情况下，红色标记的氮原子都参与了脱氧核糖 1-碳共价糖苷键的形成。）。（改编自 B. Alberts et al., Molecular Biology of the Cell, 5th ed. New York: Garland Science, 2008.）

同时，脱氨基作用可能发生于鸟嘌呤、腺嘌呤和胞嘧啶环中伸出的氨基位点，使氨基丢失，这一脱氨基作用分别产生黄嘌呤、次黄嘌呤和尿嘧啶（图 12.9B）。例如，尿嘧啶在随后的 DNA 复制过程中可能被识别为胸腺嘧啶，因此造成 C-T 点突变，称为转换性突变，即嘧啶之间相互替换。通过脱氨基作用产生的碱基对于正常 DNA 来说都是外来的，因此能被识别，并被 DNA 修复酶去除。然而，任何逃避监测和被修复酶去除的碱基都代表了潜在的点突变来源。

5-甲基胞嘧啶——前面提到的甲基化胞嘧啶（7.8 节）——通过自发脱氨基作用能以更高的频率产生胸腺嘧啶（图 12.9B）。这将会给 DNA 修复机制带来很严重的问题，因为胸腺嘧啶（与上文提到的其他三种脱氨基作用的产物不同）是正常 DNA 的组成成分，T:G 碱基对可能因此而逃避监测，从而幸存下来，最终作为模板进入下一个 DNA 复制循环，造成 C-T 点突变。

实际上，5-甲基胞嘧啶的脱氨基作用是人类 DNA 中点突变的主要来源。据估计，内脏器官的肿瘤基因组中 63%的点突变（如免受紫外线辐射的组织）发生于 CpG 序列。在突变的 *p53* 等位基因中，约有 30%是由野生型 *p53* 等位基因中的 CpG 序列突变而来的。[实际上这一比例可能被夸大了。例如，苯并[a]芘是存在于烟草中的一种多环芳烃（PAH），在肺癌发生过程中，甲基化 CpG 序列是苯并[a]芘的化学活性形式容易攻击的对象（12.6 节）。因此，不是所有 CpG 位点发生的突变都是由脱氨基作用造成的。]

然而，细胞内环境对于染色体 DNA 来说，还具有其他危险。其中最严重的来自氧化过程，这可能比上面提到的反应对 DNA 造成的损伤更多。这里最重要的反应发生在线粒体中，在氧气逐渐被还原为水的过程中生成多种中间产物：

$$O_2 + e^- \rightarrow O_2^{\cdot -} + e^- \rightarrow H_2O_2 + e^- \rightarrow \cdot OH + e^- \rightarrow H_2O$$

超氧离子　过氧化氢　羟自由基

一些中间产物，所谓的活性氧（ROS），可能会从线粒体中渗出，进入细胞质，从而到达细胞中的其他部位。这样的中间产物包括超氧离子、过氧化氢和羟自由基。（据估计，正常细胞中线粒体消耗的 1%～2%氧分子最终成为 ROS。细胞发生转化后线粒体更加容易渗漏，从而使上述物质水平升高。）然而，还会产生多种作为耗氧酶副产物的氧化剂，包括过氧化物酶体（参与多种细胞成分特别是磷脂氧化反应的细胞质体）中的酶，以及由脂类自发氧化导致过氧化的酶。炎症反应也会为氧化剂提供重要来源，这些氧化剂倾向于引发突变和随之而来的致癌作用（信息栏 12.3）。

信息栏 12.3　炎症具有促分裂和诱变双重效应　组织的慢性炎症通常是由某些感染引起的，如肝脏的乙型肝炎病毒和丙型肝炎病毒感染、胃上皮的螺旋杆菌感染，以及宫颈上皮的人乳头瘤病毒感染（11.15 节和 11.18 节）。这些感染导致细胞死亡，以及存活细胞的代偿性增殖——上一节讨论过的一种肿瘤促进类型。

被感染细胞会招募先天性免疫和获得性免疫系统中的多种细胞，将于第 15 章进行讨论。免疫系统分派细胞到感染部位，主要是巨噬细胞和中性粒细胞。这些细胞产生局部炎症反应，随后将会产生诱变效应。例如，吞噬细胞破坏被感染细胞，一部分是通过释放强大的混合氧化剂，包括一氧化氮（NO）、超氧化离子（$O_2^{\cdot-}$）、过氧化氢（H_2O_2）和次氯酸盐（OCl^-）。另外，这些高反应性化学物质通常能够杀死靶细胞，但也可能对细胞基因组造成间接损伤。如同正常氧化代谢的副产物，这些氧化剂作为诱变剂通过硝化、氧化、脱氨基和卤化作用产生化学修饰碱基使邻近细胞基因组发生突变。实际上，感染组织和致瘤组织具有较高浓度的 8-氧（代）-脱氧鸟苷（8-oxo-dG）（图 12.10），这是 DNA 氧化的主要产物之一（例如，吸烟者每日产生的氧化碱基总数比非吸烟者高出 50%，可能是由吸烟患者肺部的慢性炎症引起的，且泰国慢性扁形虫感染的吸烟患者尿液中具有更高浓度的 8-oxo-dG，这已在 11.17 节中讨论）。由碱基氧化导致的细胞突变频率增高，有助于解释为什么许多组织中慢性炎症有助于推进肿瘤进展。

在这些过程中产生的高反应活性分子，通常在几秒钟之内就能与细胞中很多其他分子形成共价键。DNA 中的碱基是众多活性氧攻击的位点之一，包括嘌呤碱基和嘧啶碱基（图 12.10）。另外，活性氧可以诱导单链和双链 DNA 的断裂，形成无嘌呤和无嘧啶位点（统称为无碱基位点，这些位点中的碱基从脱氧核糖上断裂下来；图 12.9A），以及 DNA-蛋白质的交联。许多由此而改变的碱基被修复机器识别，进而从 DNA 上切除。一些被切下的碱基，包括由脱氧胸腺嘧啶乙二醇产生的胸腺嘧啶乙二醇和由 8-氧（代）-脱氧鸟苷（8-oxo-dG）产生的 8-脱氧鸟嘌呤，可在哺乳动物尿液中对其进行检测并定量，从而为获得其在整个机体中的合成速率提供了一些信息（补充信息栏 12.4）。

一些实验显示，在多种物种中这些成分的生成量与氧化代谢速率有直接的比例关系（图 12.11）。8-oxo-dG 的形成会有突变的危险，因为该碱基的一种构象可以很容易与 A 配对，在 DNA 复制过程中该碱基错配会导致 G:C 碱基对的替换，即 G:A 变成 T:A 碱基对（图 12.10B）。这种 G→T 由嘌呤到嘧啶的替换（或相反）通常称为颠换。然而，其他损伤可以通过碱基与 *S*-腺苷甲硫氨酸反应而引发碱基甲基化。*S*-腺苷甲硫氨酸是细胞

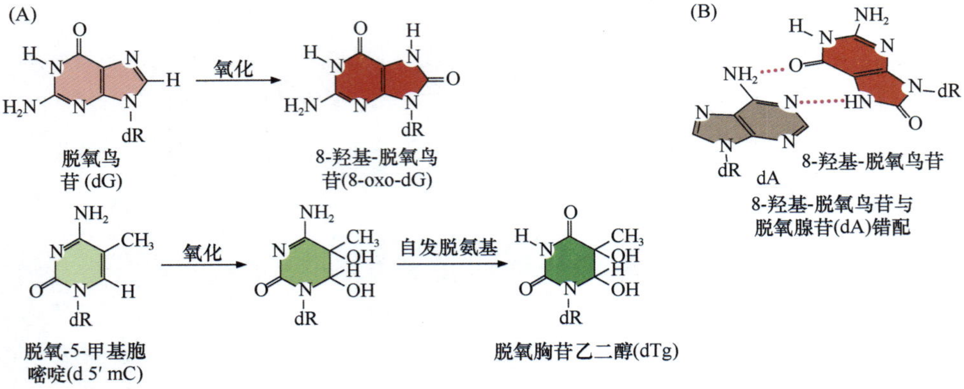

图 12.10 DNA 中碱基的氧化 DNA 碱基的氧化通常由活性氧（ROS）的作用造成，若没有随后的 DNA 修复反应，碱基就会发生突变。（A）两种高频率的氧化反应，一种是脱氧鸟苷（dG）被氧化成 8-氧（代）-脱氧鸟苷（8-oxo-dG）；另一种是脱氧-5′-甲基胞嘧啶（d 5′ mC），这一核苷酸存在于甲基化 CpG 序列中。后者最初形成一个不稳定的碱基，并很快脱氨基，生成脱氧胸苷乙二醇（dTg）。（B）由 dG 的氧化形成的 8-oxo-dG 能够与脱氧腺苷（dA）错配，不能与脱氧胞嘧啶（dC）的正常碱基配对。因此，如果 8-oxo-dG 从双螺旋中被移除，DNA 复制机器可能在其对面错误掺入一个 dA，而非 dC，导致 C-A 点突变。在上述所有图中，“dR”均代表脱氧核糖。嘌呤由深浅不同的红色和棕色表示，而嘧啶由深浅不同的绿色表示。

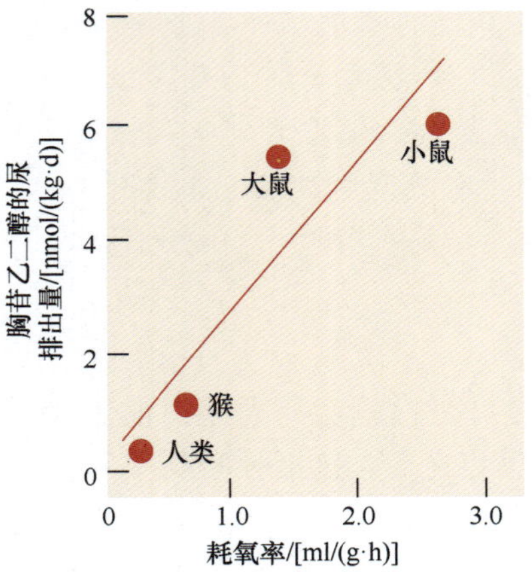

图 12.11 代谢速率和 DNA 氧化 在哺乳动物中，代谢速率和氧消耗速率与身体体积的变化相反，啮齿类动物的代谢速率比人类高一个数量级。图中显示，较高的耗氧率[ml/(g·h)，横坐标]与 DNA 碱基氧化的增长速率相关，DNA 的碱基氧化是由线粒体中氧化磷酸化的副产物 ROS（活性氧）产生的。胸苷乙二醇是从 DNA 中切除嘧啶碱基后的产物（图 12.10A），存在于脱氧胸苷乙二醇中，这是一种 DNA 中常见的氧化产物；该碱基最终被分泌至尿液中。小鼠和大鼠中测得的分泌速率为每天每千克体重分泌 6nmol，相当于每天每个细胞中有 3000 个嘧啶被氧化。（引自 B.N. Ames, *Free Radic. Res. Commun.* 7: 121-128, 1989；和 B.N. Ames and L.S. Gold, *Mutat. Res.* 250: 3-16, 1991.）

中一种常见的代谢中间物，携带高反应活性的甲基基团。总的来说，由氧化、脱嘌呤、脱氨基和甲基化产生的持续损伤，每天可能使每个细胞中成千上万的碱基发生改变，远远超过大多数组织中由外源诱变剂产生损伤的量。

12.6 细胞基因组偶尔遭受外源诱变剂及其代谢物的攻击

正如我们反复提到的，细胞基因组也会被外源诱变剂损伤，这些外源诱变剂包括我们所吃的食物、呼吸的空气和进入机体的多种射线和分子。其中研究最多的外源致癌物是 X 射线，通常被称为“电离辐射”，由于这种形式的电磁能量在细胞中产生离子化的、具有化学反应活性的分子。细胞中由 X 射线储存的多达 80%的能量被认为用于从水分子中去除电子，产生的自由基接着会形成活性氧（ROS）。X 射线能够使 DNA 发生改变，因为它们通常形成可使 DNA 双螺旋中产生单链和双链断裂的自由基。之后将会讨论，这些双链断裂（DSB）通常很难被修复，而且可能偶尔会在染色体内发生断裂，这在显微镜下观察中期分裂相时可以看到。

与 X 射线相比，来自阳光的紫外辐射是更加普遍的环境辐射来源。自从 35 亿年前生命第一次在地球上出现，生物体就不得不与紫外线进行对抗。大约 6 亿年前，当大气中的氧积累至很高水平时，由其形成的臭氧层为地球表面提供了防护层，大大降低了地球表面紫外线的辐射量。然而，仍然有大量的紫外线穿越臭氧层，到达生物圈。

紫外光子攻击皮肤细胞中的 DNA 常常会形成嘧啶二聚体。也就是说，在同一条 DNA 链两个相邻的嘧啶之间形成共价键。原则上，这些键可以在两个相邻的 C、两个相邻的 T 或者 C 和相邻的 T 之间形成。在哺乳动物中，A、C、G 和 T 的比例相似，多于 60% 的嘧啶二聚体是 TT，另有约 30%是 CT，剩下的是 CC。如图 12.12 所示，一对共价键在相邻的嘧啶之间形成，从而产生一个四碳环（环丁烷）。另一种不很普遍的 DNA 光反

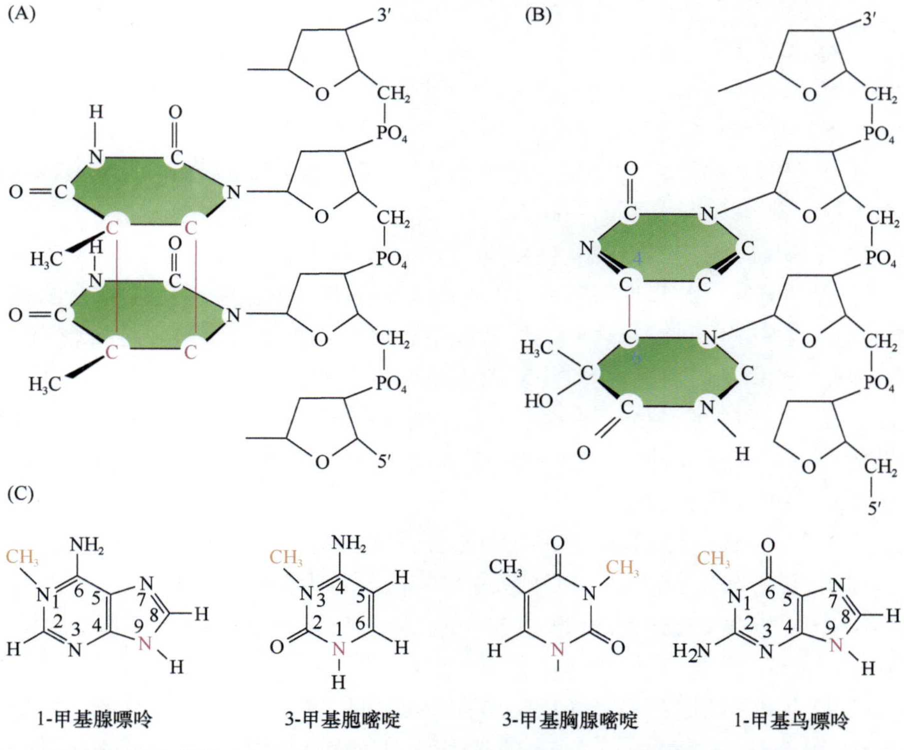

图 12.12　紫外线照射产物和 DNA 的甲基化　（A）紫外线（UV）辐射使 DNA 中相邻嘧啶之间发生共价交联。当纯化的 DNA 被 254nm 的光子照射时，形成的光反应产物中有 71%是环丁烷嘧啶二聚体（CPD；图 A）、24%为嘧啶（6-4）嘧啶酮（6-4 PP）光反应产物。（B）CPD 的环丁烷环在 A 图中用红色标出。一个键将一个嘧啶 6 位碳原子与 B 图中相邻嘧啶 4 位碳原子相连，如 B 图所示，这些结构相对稳定，而且必须由转录偶联的修复和全基因组修复去除（将在 12.8 节中描述）。（C）外源烷化剂能够通过将烷化基团与 DNA 相连使 DNA 碱基发生共价改变，如图中的甲基基团（橙黄色）。许多甲基基团可能也会通过 *S*-腺苷甲硫氨酸的作用内源性产生。*S*-腺苷甲硫氨酸携带一个高反应活性的甲基，在许多正常的生物合成反应中起重要作用。与脱氧核糖形成糖苷键的氮以粉红色表示。

应产物，被称为嘧啶（6-4）嘧啶酮，也包含两个相邻嘧啶的共价交联。嘧啶二聚体一旦形成，就非常稳定，能够在 DNA 中存留很长时间，除非它们被 DNA 修复酶识别并清除掉。

嘧啶二聚体能够诱变的事实，在皮肤角化症（良性皮肤损伤）和基底细胞癌 DNA 中发现的 *p53* 突变谱中得以证实。在异常细胞中，许多突变的 *p53* 等位基因被一个嘧啶二聚体所替代。TT 二聚体是由紫外线照射形成最多的结构之一，但其只有弱的诱变作用，因为很多 DNA 修复和复制酶能够对其进行有效的处理，对此我们将在后面加以讨论。这就解释了为什么由 CC（而非 TT）二聚体而来的 CC→TT 置换是紫外线照射所致的最常见的突变。由于紫外线特征性地造成这一突变，这些现象为紫外线对人类皮肤具有直接诱变和致癌作用的观点提供了进一步支持。如所预测的一样，这类 *p53* 突变可能在多种人类内脏器官肿瘤基因组中存在量极少，因为这些器官会受到保护，从而和紫外线辐射隔离。还有一些证据支持紫外辐射具有直接的致癌作用：①纬度每降低 10°，皮肤鳞癌的患病率就会翻倍，在赤道处积累的紫外线照射最大，患病率达到峰值；②相对于多数其他人类肿瘤，皮肤黑色素瘤基因组由紫外线诱导的 DNA 损伤中 C→T 置换突变的数量大幅提高（15～50 倍）。

多种化学分子能够从外界进入机体，经过化学修饰，然后与细胞中的大分子 DNA 进行反应。许多被修饰的化学分子是亲电的，它们寻找并攻击靶分子内富含电子的区域。最强的一类诱变剂是被称为烷化剂的化学物质，它们能够使烷基与 DNA 碱基共价交联（图 12.12C）。

碱基的烷基化可能使其与脱氧核糖间的共价键变得不稳定，造成 DNA 中嘌呤或嘧啶碱基的丢失。另外，烷基化碱基在 DNA 复制过程中可能会被 DNA 聚合酶错读。由于它们强大的诱变作用，烷基化试剂通常被用于诱导实验动物形成多种类型的肿瘤。

[在临床上被用于抗肿瘤化疗的特定烷化剂也具有强大的诱变作用，因此化疗会带来一个副作用，即可能会在另一个部位出现由于治疗而引起的新肿瘤。另外，接受过烷化剂替莫唑胺（temozolomide）化疗的胶质瘤患者的基因组测序结果表明，其基因组中存在大量的点突变（图 12.7B）。]

当被吸收的化合物在细胞中通过代谢途径发生改变时，会形成很多功能强大的诱变物质。以苯并[a]芘为例，它是一种强致癌剂，属于多环芳烃（PAH），即多个苯环以多种方式组合在一起（图 2.25）。20 世纪 20 年代末，在英国进行的一项实验表明，该化合物是煤焦油中复杂混合物中一种作用显著的致癌剂。

一组复杂的属于细胞色素 P450 酶（CYP）家族的酶，被细胞用于氧化多环芳烃。（已在人类基因组中发现 57 个编码 P450 的基因。）细胞运用这些酶解毒外来化学分子，并将其转变为可溶的且易于分泌的分子（图 12.13A）。然而，这一解毒作用的副作用通常是产生对 DNA 分子有高反应活性的、具有活跃诱变性的化学分子（图 12.13B）。其结果是，化学惰性、无反应活性的前致癌剂会被转变为反应活性高的致癌剂，通过与多种碱基之间形成共价键直接攻击 DNA 分子。致癌剂与 DNA 碱基反应形成的化学基团通常被称为 DNA 加合物（图 12.14）。

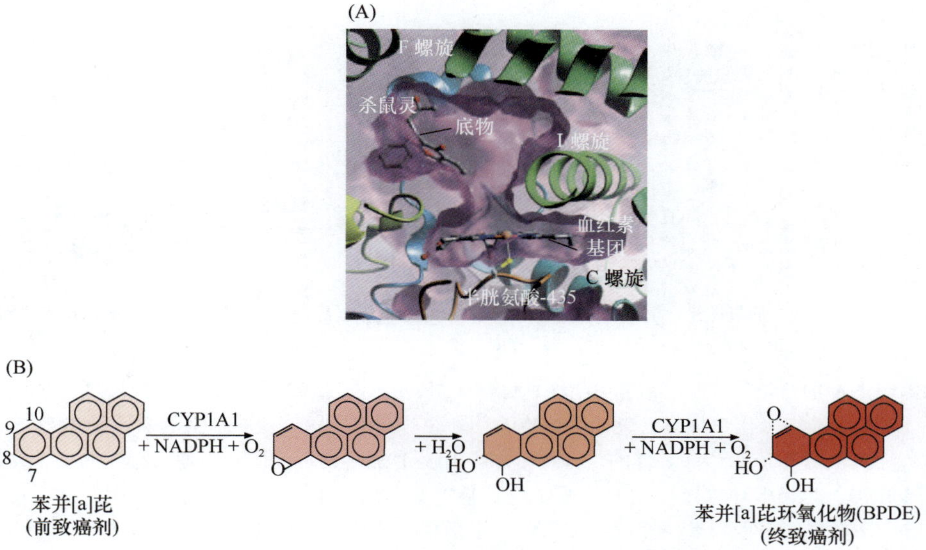

图 12.13　细胞色素对前致癌剂的作用　（A）细胞色素 P450 酶（CYP）参与了多种代谢物的生物合成过程，如类固醇激素、胆固醇和胆汁酸等，也参与了一些化合物的降解，如脂肪酸和类固醇。另外，它们被用于协助进行氧化作用和对多种外源化合物（来源于体外的化合物），如药物和致癌剂，进行相应的解毒作用。这里显示的人类 CYP2C9 的底物结合腔中具有一个异生化合物分子杀鼠灵（同时作为抗凝血剂药物和鼠药使用），与杀鼠灵分子并排排列的是亚铁血红素环，其功能是氧化杀鼠灵，从而使其被解毒。CYP 大的底物结合腔使其能够容纳很大体积的底物，大多数底物是疏水性的。（B）进入体内的外源化合物有多种多环芳烃（PAH），它们是从香烟的烟雾、烧烤的食物和被污染的环境中来的。一种常见的外源化合物是苯并[a]芘（BP，左方远端），在细胞色素 P450（大部分是 CYP1A1）介导的两个连续的氧化反应之后，BP 就被转变为 BPDE（右方远端）。这一高反应活性分子被称为终致癌剂（2.10 节），与 BP 前体不同，其能直接攻击 DNA 碱基并与其形成共价加合物，从而产生致癌突变。重要的是，细胞暴露于 PAH 可增加 CYP1A1 的合成量，从而促进这些反应。（A，引自 P.A. Williams et al., *Nature* 424: 464-468, 2003. B，引自 E.C. Miller, *Cancer Res*. 38: 1479-1496, 1978.）

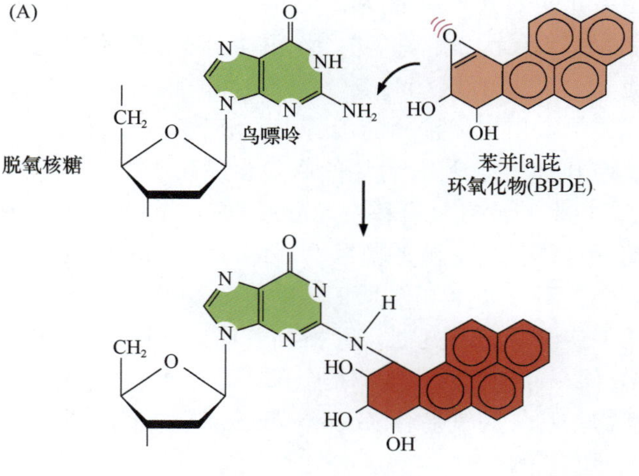

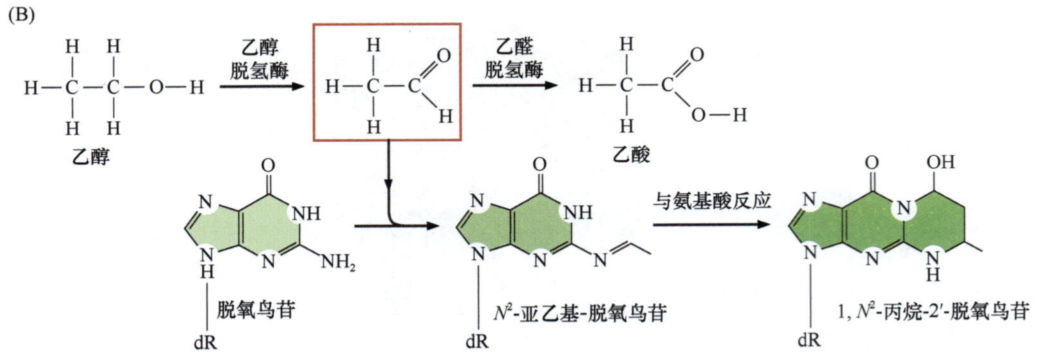

图 12.14　DNA 加合物　（A）苯并[a]芘环氧化物（BPDE；图 12.13B）中的化学反应活性环氧基团可以攻击 DNA 中的很多化学位点，包括鸟嘌呤的环外胺（图中所示）及碱基上的双环氮和 O^6。由于细胞可能以不同的效率清除这些多样的加合物，BP 中的 O^6 加合物可能比图中通常形成的加合物具有更强的诱变作用。尽管多环芳烃和 BP 已被研究了半个多世纪，而且一些间接证据也提示其有重要功能（图 12.15），但它们对于人类癌症发展的确切作用仍存在很多争议。（B）乙醇被许多人大量饮用，其可被乙醇脱氢酶（ADH）转变为乙醛（红色框），乙醛由于具有 DNA 损伤活性，因此被认为是一种诱变剂。由乙醛和脱氧鸟苷（dG）反应形成的 DNA 加合物为 N^2-亚乙基-脱氧鸟苷（N^2-EtidG），其是一个相对较弱的诱变剂。一个更复杂的诱变加合物为 1, N^2-丙烷-2′-脱氧鸟苷（1, N^2-PdG），其是由 N^2-EtidG 和氨基酸反应形成的。若大量饮酒者携带导致高活性 ADH 或乙醛降解［通过乙醛脱氢酶（ALDH）］减慢的等位基因，则形成口腔癌和食管癌的风险升高。

在多数情况下，具有化学反应活性的终致癌剂几乎在刚形成的时候就对其他分子进行攻击，因此它们作为游离分子的生存期只有几秒钟时间。这表明许多由活化致癌剂造成的遗传损伤与这些分子启动的代谢激活途径存在于相同细胞内。例如，前面提到的煤焦油中一种重要致癌成分苯并[a]芘（BP），也是香烟烟雾中的一种重要致癌成分，通常在其进入的第一个细胞——吸烟者的肺上皮细胞时就被激活。活化产物 BPDE 一旦形成，就会直接与这些上皮细胞 DNA 中的鸟嘌呤残基形成加合物（图 12.14A）。

实际上，DNA 中形成的诱变加合物远远小于苯并[a]芘产生的加合物。例如，最近发现乙醇的致癌作用主要是当其以多种高浓度的蒸馏酒的形式存在时发挥的细胞毒性作用：乙醇可使口腔和食管的上皮脱落，进一步驱动上皮干细胞的代偿性增殖，从而作为一个强大的肿瘤促进因子起作用（11.14 节）。然而，该机制不能解释已被广泛接受的流行病学现象，即大量饮用更加稀释的乙醇也能够致癌。例如，一项法国的研究证明，每日饮葡萄酒超过 0.7L 的人患食管癌的风险会提高 18 倍。近期一项欧洲的研究发现，每日饮用三杯或更多啤酒且具有特定乙醇脱氢酶（alcohol dehydrogenase，ADH）等位基因和能够使酶活性降低的乙醛脱氢酶（aldehyde dehydrogenase，ALDH）等位基因的人患胃癌的频率提高 2 倍（相对于正常的等位基因）。东亚人群中，*ALDH2* 位点杂合使酶功能降低，饮酒后面部变红，且相对于具有完整 ALDH2 活性的人，其患食管癌的风险增加 10 倍。可能主要（虽不是全部）是由于乙醛的诱变作用。乙醛是乙醇代谢过程的中间产物，其与脱氧鸟苷（deoxyguanosine，dG）具有较高的反应活性，二者能够形成几种不同的 DNA 加合物，这些加合物远远小于苯并[a]芘产生的庞大加合物（图 12.14B）。

关于诱变剂作为人类致癌剂发挥功能的有价值线索还来源于针对癌细胞基因组中突变等位基因的精细测序分析。例如，肺癌 *p53* 突变的等位基因谱为相关的致癌剂提供了大量的信息（图 12.15）。苯并[a]芘在此被重点强调，因为 *p53* 的突变“热点”（基因内部发生碱基替换概率较高的位点）与细胞在体内暴露于 BPDE 之后形成加合物的位点（第 157、248 和 273 位密码子）是一致的。

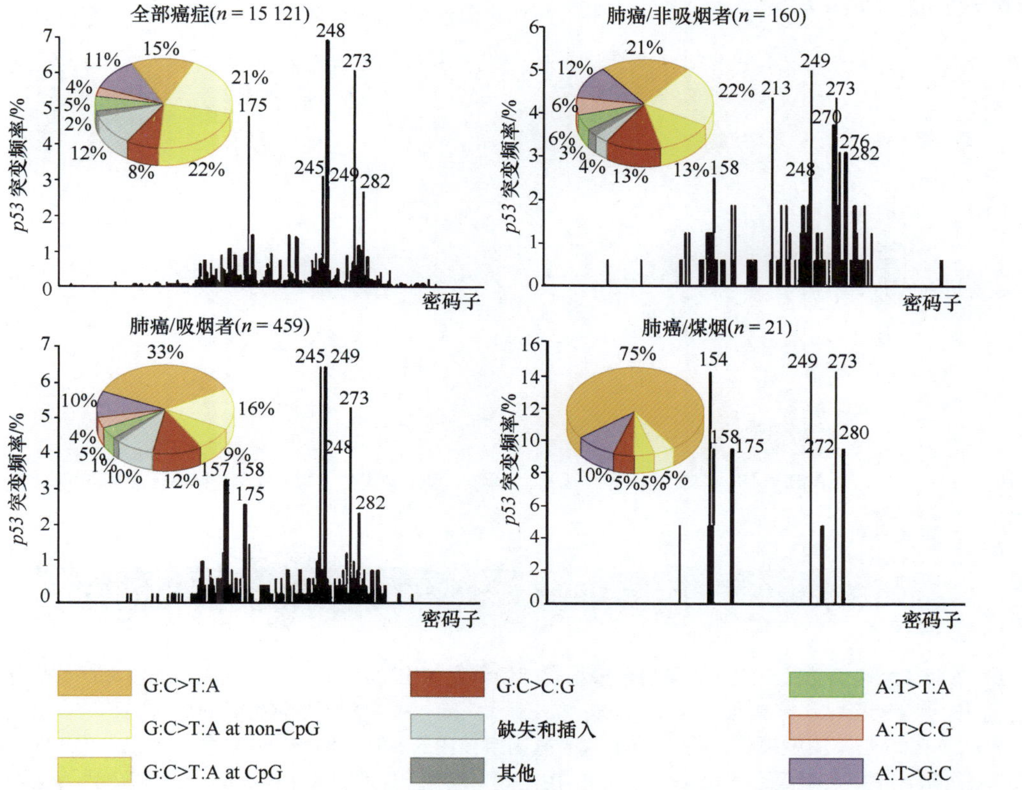

图 12.15　诱变剂产生的 *p53* 点突变　人类肿瘤细胞携带的 *p53* 等位基因中发现的点突变为鉴定造成这一突变的诱变剂提供了线索。图中各种情况下，被分析的肿瘤数量均用 *n* 表示。饼状图：在具有多于 15 000 个 *p53* 突变等位基因的多种肿瘤患者中，有 15%具有 G:C-T:A（如 G-T）的颠换。然而，在非吸烟者的肺癌中，21%的 *p53* 等位基因突变携带这一颠换，而肺癌中由吸烟造成的 33%的 *p53* 等位基因突变显示有颠换，曾反复暴露于煤烟排放物环境中的非吸烟者的肺癌中 75%存在颠换。已在实验中发现，G-T 颠换通常是由苯并[a]芘（BP）诱导的，BP 被认为存在于化石燃料和香烟的燃烧产物中。条形图：另一条关于诱变过程的线索是由 *p53* 基因中多种点突变的位置提供的。条形图中每一个条上的数字标明了受点突变影响的人类 *p53* 基因阅读框中密码子的位置。纵坐标显示沿横坐标的每一个密码子携带突变的一组中，被研究肿瘤所占的比例。柱状图表明，突变碱基（A、C、G 或 T）周围的核苷酸序列是决定其是否突变的重要因素。（引自 A.I. Robles, S.R Linke and C.C. Harris, *Oncogene* 21: 6898-6907, 2002.）

关于突变频率的分析越来越重要，因为我们需要努力降低癌症发病率，这就需要鉴定致癌物，并降低暴露于明确致癌物的概率。其中比较重要的是最近发展起来的高通量测序技术，其每日可产生大量的测序信息，使得对于癌细胞基因组中大片段的基因间隔区序列进行测序成为现实。这些序列的突变可能并不影响表型，因此被视为“乘客突变”（信息栏 11.3）。分析基因间隔区内的突变不会受到特定基因（如 *p53*）带来的偏差影响。特定的“驱动”突变由于可以赋予癌细胞优势表型，从而在多步骤肿瘤发生过程中被筛选出来。另外，大规模测序为研究突变类型和频率提供了更加系统的数据。这些分析结果揭示，当不同癌症类型相互比较时，肿瘤 DNA 中每兆碱基（megabase，Mb）内突变密度有很大的差别（图 12.16）。

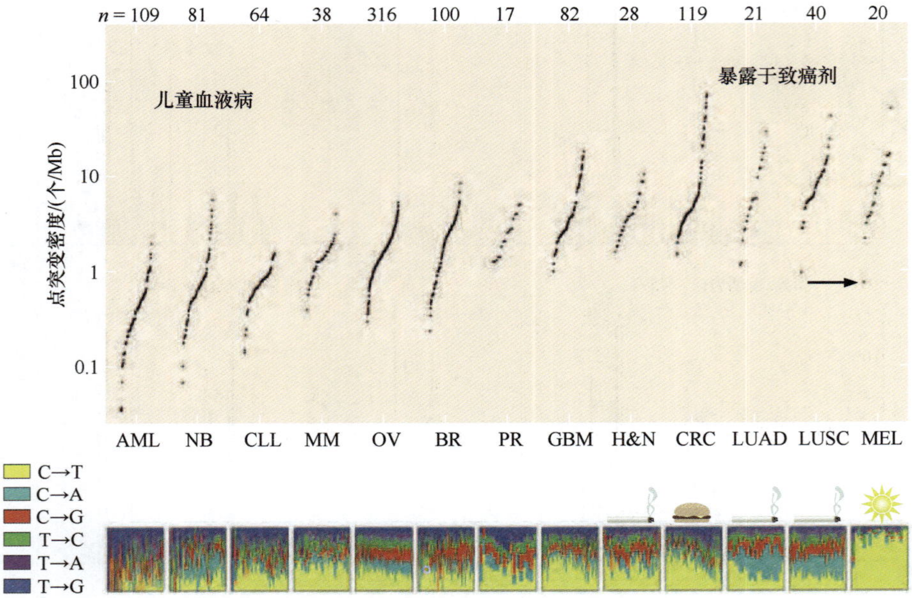

图 12.16　大规模基因组测序结果显示多种类型的诱变作用　1035 个癌症细胞基因组测序结果显示出不同的点突变密度，儿童血液病（左）与暴露于致癌剂（吸烟和紫外辐射）的成人实体肿瘤（右）相差大约 1000 倍。图中顶部的数字（*n*）代表基因组被测的各种肿瘤的数目。每一个黑点代表一个肿瘤基因组每 Mb 中点突变的密度。彩色块（下图左侧）代表特定的碱基替换类型，下图右侧框中各种颜色的垂直线代表在与上图对应肿瘤类型（缩写）中测得的特定碱基替换的相对频率。在儿童神经母细胞瘤中，几乎所有突变可能都是由内源性因素引起的，绝大多数黑色素瘤具有由紫外辐射造成的 C→T 转换突变，而吸烟者的肺癌中则更多的是具有 C→A 颠换。有趣的是，与大多数黑色素瘤具有非常高密度的碱基替换不同的是，其中一例（箭头）的密度较低；其他黑色素瘤发生于皮肤，而这一例黑色素瘤则发生于脚底。前文已提到（图 12.7B），胶质瘤/胶质母细胞瘤的基因组测序结果不能代表这些肿瘤的起因，因为这些点突变几乎都是手术切除后使用烷基化化疗药物治疗的结果。右侧 5 种肿瘤类型已知或可疑的诱变因素以小图标表示。AML，急性髓细胞性白血病；NB，神经母细胞瘤；CLL，慢性淋巴细胞白血病；MM，多发性骨髓瘤；OV，卵巢癌；BR，乳腺癌；PR，前列腺癌；GBM，多形性胶质母细胞瘤；H&N，头颈鳞状细胞癌；CRC，结肠癌；LUAD，肺腺癌；LUSC，肺鳞癌；MEL，黑色素瘤。[感谢 M. 劳伦斯（M. Lawrence）和 G. 盖茨（G. Getz）。]

在突变谱的一端是儿童癌症，其基因组呈现相对较低的点突变密度（约 1 个/Mb）。突变谱的另一端是吸烟相关癌症和黑色素瘤，二者均曾暴露于外源致癌剂（分别为烟草和紫外线），并具有更高数量级的点突变。这些测序分析结果揭示了点突变的特征，即许多病例的诱变机制与不同类型的致癌分子直接相关。

最强的外源致癌剂之一是由曲霉属真菌合成的黄曲霉毒素 B1（aflatoxin B1，AFB1；图 2.28）。曲霉真菌生长在保存不当的花生和谷物上。11.15 节提到，生活在 AFB1 高剂量环境中的人患肝细胞癌（HCC）的风险升高 3 倍，而感染慢性乙型肝炎病毒的人患此病的风险将升高 7 倍。在一些区域，被这一病毒感染并食用过被 AFB1 污染食物的人患萎缩性肝癌的风险升高 60 倍（图 12.17）。

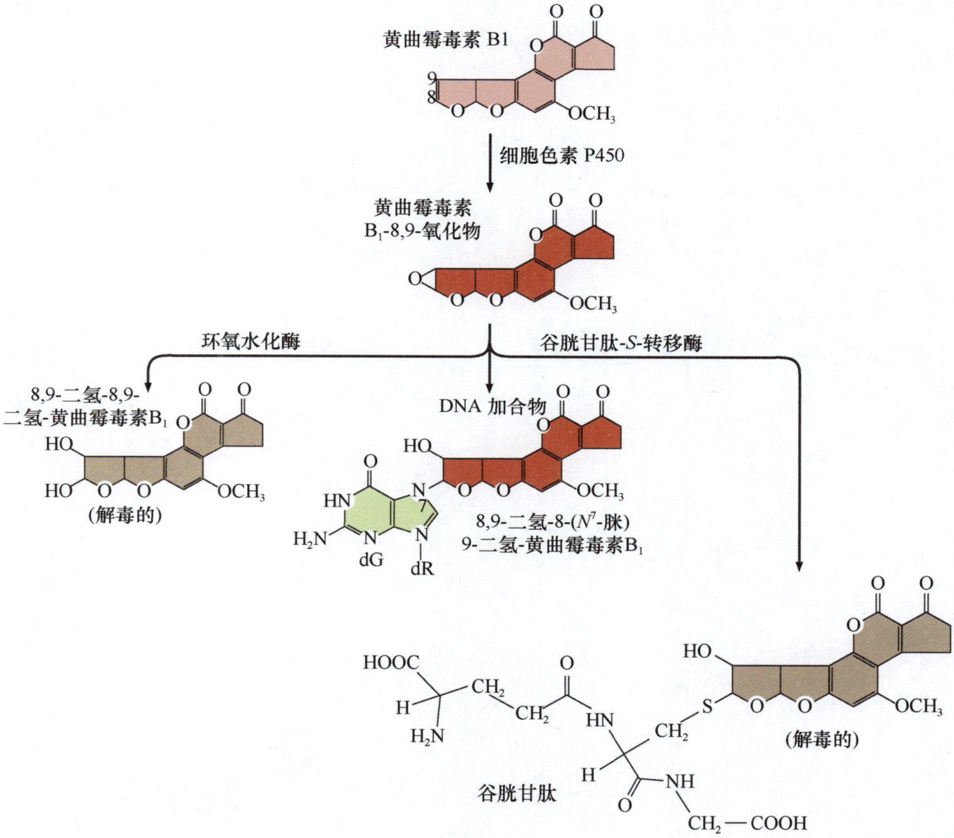

图 12.17　黄曲霉毒素和肝癌　真菌毒素黄曲霉毒素 B1（AFB1）是由生长在保存不当的花生和谷物上的真菌产生的，这些花生和谷物主要被保存在高雨量和潮湿的区域，其是已知最强的诱变物质之一（图 2.28）。在中国江苏省东南部潮湿的启东嘴的肝细胞癌（HCC）发病率比该省的西北部地区高 8 倍。HCC 发病机制中的一个重要协同致癌剂（11.15 节）——乙型肝炎病毒（HBV）感染的发生率在该省是相对稳定的。细胞色素 P450 激活 AFB1（粉红色）产生高反应活性的 8,9-氧化形式（红色）。这一形式可能通过一些旁路反应（底部左边，右边）被解毒。然而，AFB1 的激活形式会以一定的频率直接与 DNA 相互作用，与鸟嘌呤的 N^7 原子形成共价加合物。实际上，生活在高 AFB1 水平地区的肝癌患者通常携带突变的 *p53* 等位基因，其 249 位密码子具有典型的 G→T 颠换。准确地讲，这是一种从 AFB1 的已知反应活性推测出的突变类型。（引自 J.D. Groopman and L.G. Cain, in C.S. Cooper and P.L. Grover, eds., Interactions of Fungal and Plant Toxins with DNA in Chemical Carcinogenesis and Mutagenesis. Berlin: Springer-Verlag, 1990.）

AFB1 一旦被肝中的 CYP 激活，产生的代谢物就能攻击鸟嘌呤，并通过共价键连接至该碱基，从而形成一个 DNA 加合物（图 12.17）。AFB1 导致 DNA 中发生特定的 G→T

突变。暴露于 AFB1 而形成的肝细胞癌中，有一半在抑癌基因 *p53* 第 249 位密码子处发生点突变，即 AGG→AGT。DNA 中这些特定的变化为 DNA 中碱基与诱变致癌剂发生直接的相互作用提供了重要证据。[这些结论是很重要的，很可能致癌剂实际上是作为促癌物发挥功能，而并非起始致癌物（initiating carcinogen）（11.13 节）。]

另一个研究比较多的外源致癌剂是杂环胺（heterocyclic amine，HCA），它们是多种肉类在高温烹制时大量形成的一类分子（图 12.18A）。这些化合物是通过细胞中自然形成的分子之间的作用形成的，主要是肌氨酸、葡萄糖磷酸、二肽和游离氨基酸。HCA

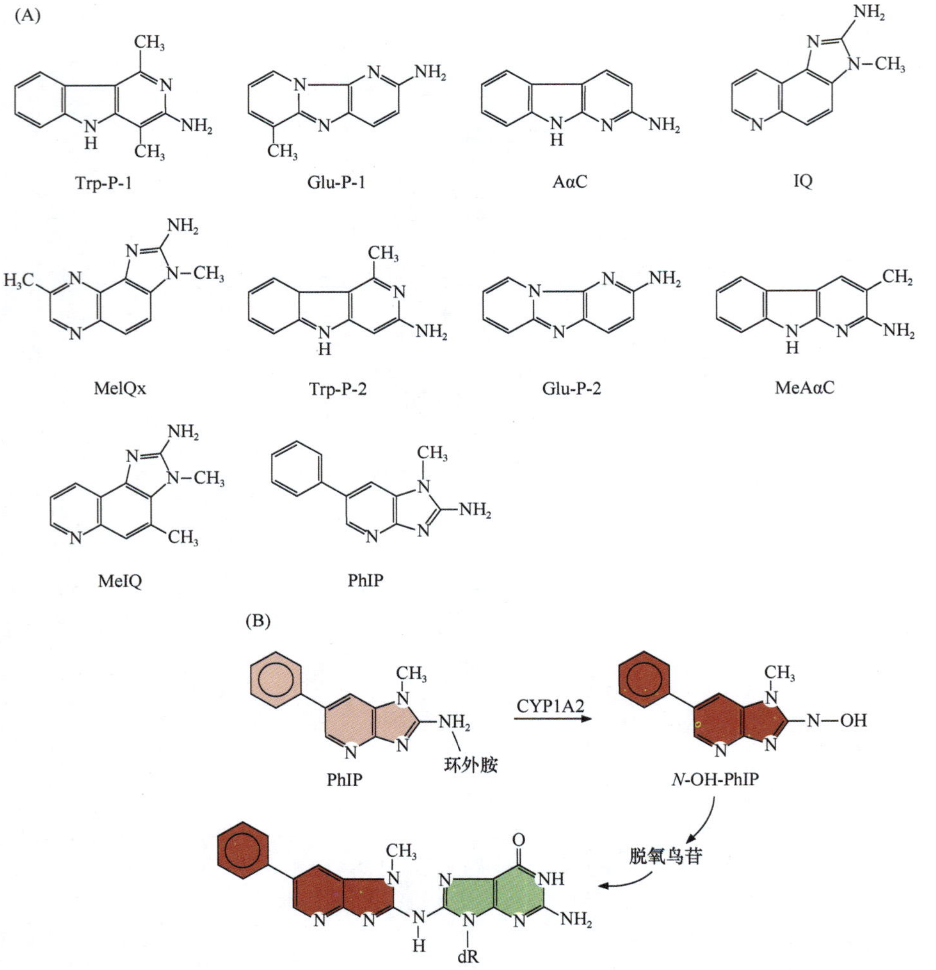

图 12.18　杂环胺　（A）这里显示的是 10 个杂环胺（HCA）的分子结构，它们是人类最常接触到的 HCA。因这一类化合物中的每一种都是由多个环融合在一起形成的而得名。这些环一般是由携带一个或多个伸出环结构的环外胺基团的碳和氮形成的。HCA 是通过高温下烹制多种食物（特别是瘦肉）而产生的。据估计，2-氨基-1-甲基-6-苯基咪唑-[4,5-*b*]吡啶（PhIP）是美国人饮食中摄入 HCA 总量的 2/3。（B）PhIP（粉红色）的环外胺被 CYP1A2（一种细胞色素 P450）氧化，产生高反应活性化合物 *N*-OH-PhIP（红色），可与脱氧鸟苷（绿色）的 8-C 反应，形成一个诱变加合物（左下）。（A，引自 T. Sugimura, *Carcinogenesis* 21: 387-395, 2000. B，引自 M. Nagao and T. Sugimura, eds., Food-Borne Carcinogens. New York: John Wiley & Sons, 2000.）

无疑具有致癌作用。例如，肉类高温烹制过程中形成最多的化合物 2-氨基-1-甲基-6-苯基咪唑[4,5-*b*]吡啶（PhIP），能导致大鼠发生结肠癌和乳腺癌，导致小鼠形成淋巴瘤。PhIP 被认为是人类饮食中最主要的 HCA。然而，这些和其他发现仍不能证明这些化学物质能够真正导致人类肿瘤，目前已经提出肉类诱发癌变机制的其他模型（补充信息栏 12.5）。

杂环胺一旦进入细胞，即被 CYP 氧化。一些 CYP 氧化杂环胺的环，其他的氧化环外胺基团，即由环伸出的基团。CYP 对环的氧化作用可以成功地解毒。然而，氨基氧化会形成易与蛋白质和 DNA 形成共价键的具有高度活性的化合物（图 12.18B）。这些化合物和 HCA 的其他化学变构体在肝脏中大量积累，生成的活性分子通常都会在肝脏中保留很长时间后才被释放，然后通过血液循环进入其他器官。在这些器官中，它们可能通过攻击 DNA 从而发挥其诱变活性（补充信息栏 11.7 解释了另一种关于瘦肉致癌的假说）。总之，很多这样的例子（虽然在此仅能提到很少一部分）说明了通常以高浓度存在于肝细胞中的解毒酶产生的是基因毒性化合物，而不是在进化过程中无害的、易于分泌的化学物质的终产物。

一种观点认为，外源和内源诱变剂（后者包括 DNA 复制错误、自发脱嘌呤及内源产生的化学物质的作用）是人类患癌的不同的、可区分的原因。肿瘤相关点突变的分析结果支持这一观点（图 12.15 和图 12.16）。例如，G→T 颠换中嘧啶碱基（T）替换了嘌呤碱基（G），在吸烟者的肿瘤中 1/3 突变的 *p53* 等位基因都存在这一颠换。这一碱基置换与香烟中高浓度的多环芳烃（主要是苯并[a]芘）已知的诱变作用是一致的。在其他种类的肿瘤（除了肝癌）中，这些遗传损伤较少出现在突变的 *p53* 等位基因中。而且，非吸烟者的肺肿瘤中仅有大约 21%突变的 *p53* 等位基因表现出此类颠换，这个亚群中的大部分肿瘤很可能出现在被动吸烟者中，即生活中与吸烟者有密切接触的人。12.5 节中已经提到，非吸烟者肿瘤中携带的其他突变的 *p53* 等位基因是更典型的 DNA 自发突变。

随着亲电化合物和烷化剂被成功地鉴定为强诱变剂和致癌剂，人们设想其他一些通过食物、水或者空气进入体内的化学分子，也在刺激产生多种人类癌症中起类似的重要作用。然而，部分人类肿瘤的发生是否应归咎于人类环境或者食物供应品中的特定诱变致癌物质的作用仍是颇具争议的事情（11.18 节）。而且，可能除了少数外源诱变剂，包括紫外辐射、香烟燃烧产物、黄曲霉毒素和杂环胺外，很少有其他诱变剂进入我们体内造成遗传损伤进而引起癌症。

12.7　细胞通过多种防御措施保护 DNA 分子免遭诱变剂的攻击

细胞保护自身基因组不被诱变剂损伤的最有效方法是，通过物理性防护使 DNA 分子免受直接攻击。以太阳的紫外辐射为例，紫外线很难穿透人体组织，因此只有皮肤细胞和视网膜色素细胞是易受损伤的。皮肤依靠角质形成细胞内的黑色素抵抗紫外辐射。这些黑色素由黑色素细胞转移到表皮的角质形成细胞内（皮肤的上皮层）（图 12.19）。

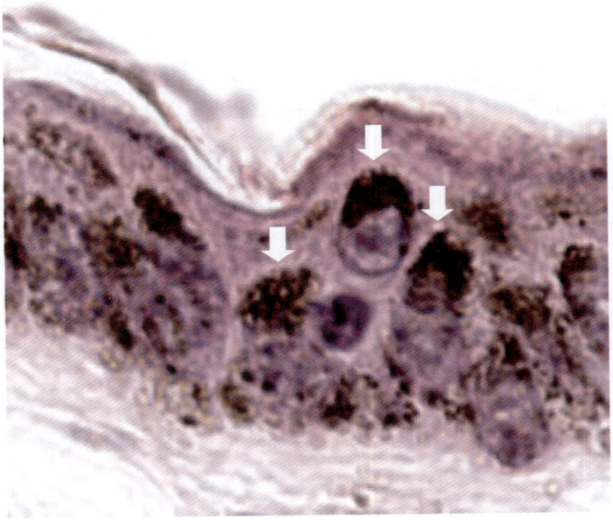

图 12.19　角质形成细胞核对于紫外辐射的物理防护　皮肤角质形成细胞针对 UV，尤其是对户外紫外线（UVB）光子的防护，主要依赖表皮角质形成细胞中含有黑色素的黑色素颗粒，它们是由黑色素细胞转移到位于表皮基底层的角质形成细胞内的。此处显示，当角质形成细胞获得黑色素后，它们就组装为小伞/太阳伞的形状（有时也被称为细胞核上的帽），位于角质形成细胞核的上方（箭头所示），使细胞核免于可见光尤其是 UVB 的辐射。缺失伞状结构的角质形成细胞与含有伞状结构的角质形成细胞相比，UV 引起的 DNA 损伤会增加 4 倍。[感谢 D.E. 费希尔（D.E. Fisher）。]

人类皮肤的颜色取决于从黑色素细胞转移到角质形成细胞中的黑色素的种类和数量。色素沉着在肿瘤发生中作用的突出例证是澳大利亚皮肤癌病例，并被广为引用。在澳大利亚，紫外辐射剂量高（由于邻近赤道）且此处人群肤色较浅（到最近为止大部分来自不列颠群岛）使这里成为全世界皮肤癌发生率最高的地区。相反，生活于非洲同一纬度的暗肤色人群则很少发生皮肤癌（在中非黑色素瘤比较少见，但没有色素沉着的脚底区却常发肿瘤）。至于 X 射线和宇宙射线，由于其可以轻易地穿过生物体，因此人体并没有有效的物理防护措施。

机体抵抗物理致癌剂的方法是有限的。相比之下，机体可以通过多种机制在化学致癌剂尚未对细胞基因组造成损伤之前阻断其作用。一系列酶包括超氧化物歧化酶和过氧化氢酶，可以清除活性氧和自由基，它们协同作用将活性氧转化为无毒的非活性形式。活性氧也可以被一系列自由基清除剂清除，包括维生素 C、维生素 E、胆红素和尿酸盐。这些分子可以与活性氧发生化学反应，使其失去毒性。

另一条重要的防线是谷胱甘肽-*S*-转移酶类（GST），它们可将亲电化合物和许多致癌剂与谷胱甘肽相连接，从而使这些化合物去毒以备进一步代谢和分泌（图 12.20A 和 B）。值得注意的是，90%的人类前列腺癌表现出 GST-π 表达的下调，由 *GSTP* 基因启动子区甲基化所致（图 12.20C），这也是肿瘤细胞下调多种抑癌基因表达的一种机制（7.8 节）。人类许多其他肿瘤中也有 GST-π 失活的报道。GST-π 表达的缺失通常发生在肿瘤进展的早期，表明前列腺癌细胞通过失活该基因获得了生长优势，最终增加了基因组的突变率。因此，如果没有 GST 清除一部分致癌因子，前列腺上皮细胞基因组将会更容易受到活跃诱变剂的攻击，其结果是导致突变率的增加，并加速推进肿瘤的进程。

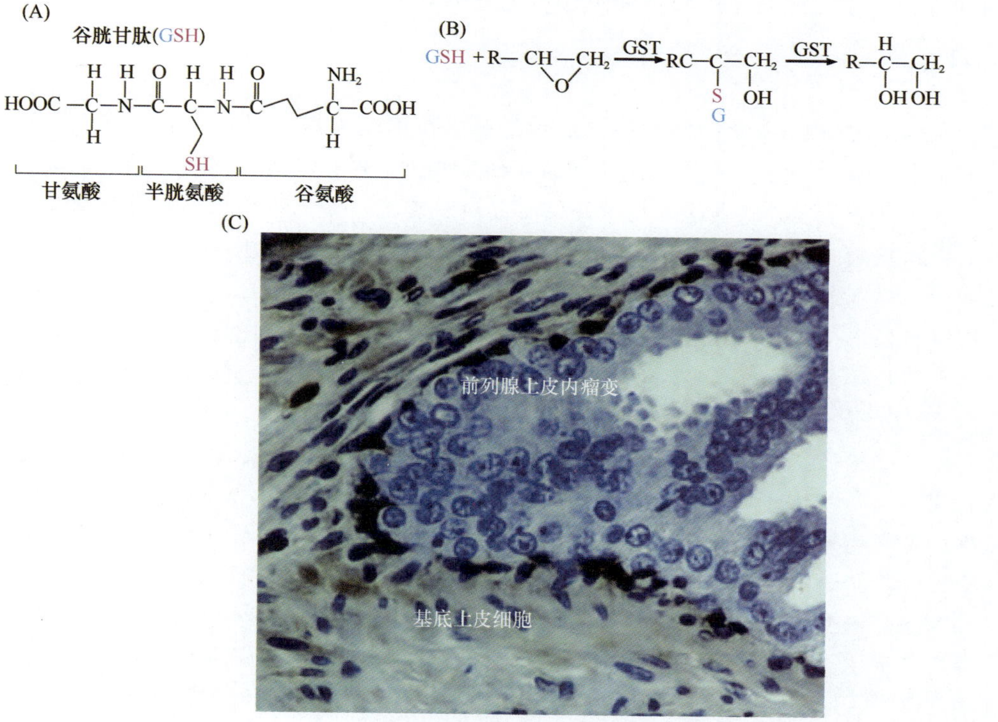

图 12.20　谷胱甘肽-*S*-转移酶及其在肿瘤中的丢失　（A）谷胱甘肽是一个不常见的三肽，谷氨酸通过羟基侧链与半胱氨酸的氨基相连。（B）谷胱甘肽-*S*-转移酶利用谷胱甘肽半胱氨酸残基上的巯基使许多活性化合物在与细胞内目标分子（如 DNA）作用前去毒。此处显示的是由 GST 调节的一个典型反应，谷胱甘肽中的巯基用于去除被氧化化合物中的高活性环氧基团（R 代表任何的化学基团）。（C）高达 90%的前列腺癌显示一种非常重要的谷胱甘肽-*S*-转移酶 GST-π表达的缺失，使得肿瘤细胞失去了对许多亲电子诱变剂解毒的能力。在许多这种病例中，GST-π表达的缺失源于 GSTP1 启动子的甲基化，利用 GST-π抗体进行免疫组织化学分析，证明在 PIN（前列腺上皮内瘤变）损伤中，可以在基底上皮细胞中检测到 GST-π（左侧，深棕色），而管腔内上皮细胞（浅蓝色，右侧）GST-π的表达已经全部丢失。腔内上皮细胞用核染色剂 DAPI 显示（蓝色）。（C，引自 C. Jeronimo et al., *Cancer Epidemiol. Biomarkers Prev*. 11: 445-450, 2002.）

流行病学研究也提示了谷胱甘肽-*S*-转移酶与肿瘤易感性的关系。其中一项研究检测了正常对照人群和骨髓增长异常综合征患者（表现为骨髓增生症，通常进展为急性髓细胞性白血病）中两个独立的 GST 编码基因（称为 *GSTT1* 和 *GSTM1*）的等位基因型。在骨髓增长异常综合征患者中，46%的患者携带两个无效的 *GSTT1* 等位基因（不编码酶），这种遗传状态在正常人群中仅占 16%。（而相关的 *GSTM1* 基因，纯合的无效等位基因在两组中比例相似。）分析表明，遗传获得纯合无效 *GSTT1* 等位基因的个体，患骨髓增长异常综合征的风险比含有至少一个有功能等位基因的个体高出 4 倍。这些结果提示，谷胱甘肽-*S*-转移酶的 T1 同工酶以某种方式参与诱发骨髓增长异常综合征化合物的解毒过程（另一种解释是，在染色体上 *GSTT1* 基因与其邻近的另一基因紧密连锁，后者使个体对骨髓增长异常综合征有更高的易感性。尽管这种可能性较小，但目前很难将其排除）。流行病学的一些其他研究也提示了致癌剂代谢与个体患癌风险的关系（信息栏 12.4）。

信息栏 12.4 个体间致癌剂活化的差异可能影响患癌风险和治疗反应 细胞利用一系列酶采取各种化学方式修饰潜在的致癌剂，包括连接乙酰基、葡糖醛酸、谷胱甘肽和硫酸基团。许多这类化学修饰帮助细胞解毒，并把潜在的有毒化合物包括致癌剂分泌到细胞外。由于人类基因组的异质性，许多参与解毒反应的酶的表达水平在不同个体间可能有很大差异。这些差异可能导致个体对潜在致癌剂产生不同的生物学反应。例如，一项在 416 名肺癌患者和 446 名正常人中做的研究发现，含有某种特定基因型的个体患肺癌的风险会增加 2 倍。这些易感个体含有一个特殊的细胞色素编码基因 *CyplA1* 的等位基因，并且 *GSTM1* 基因缺失。

另一项研究关注的是一类患乳腺癌的女性，这些女性每天通过饮食摄入超过 27ng 的杂环胺类物质（2-氨基-3,8-二甲基咪唑并［4,5-*f*］喹喔啉，MeIQx）（图 12.18A），特别是烤肉中这类物质含量丰富。据报道，与饮食中含有低水平 MeIQx 的病例相比，*N*-乙酰基转移酶 1（NAT1，一种可将杂环胺转化为活性突变剂的酶）高表达的女性患乳腺癌的概率会增加 6 倍，而 *N*-乙酰基转移酶 1 低表达的女性仅仅增加 2 倍风险。该结果提示，这些酶以两种方式影响癌症发病率：一些酶可影响许多潜在诱变化合物的解毒速率，而另一些酶可将非活性化合物转化为具有化学活性的诱变剂。

事实上，这些酶还可以在癌症中发挥其他作用，因为它们可以分解化疗药物，从而削弱治疗效果。在比较携带 *GSTM1* 和 *GSTT1* 功能正常等位基因的乳腺癌患者和二者纯合性缺失患者的临床反应时，观察到了这些酶对肿瘤治疗效果的显著影响。所有这些女性都用化疗（环磷酰胺、阿霉素、5-氟尿嘧啶）与放疗相结合的方法进行治疗，具有功能正常 *GSTM1* 和 *GSTT1* 等位基因的乳腺癌患者，在治疗后 6 年内全部死亡。相反，两个等位基因位点均缺失的患者，有 2/3 治疗 8 年后仍存活。

本信息栏中提到的所有病例中，不同的反应都与特异性等位基因相关，但仅仅是相关，并无证据证明有因果关系。理论上，被研究的等位基因很可能与其他等位基因连锁，而后者才是癌症发病率增加和降低的真正原因。

对于致癌剂活化和失活的讨论不可避免地引出了另一个问题：人体各种组织必须时常对抗的化合物的来源和每天的负荷是什么？在这些致癌物中，像可怕的杀虫剂之类的人造致癌剂，对上述负荷是否起主要作用？

Bruce Ames 估计（图 2.27），人类每天通过食用食物接触 5000～10 000 种不同的天然化合物及其代谢产物，其中包含约 2000mg 燃烧产物（高温烹饪的产物）和 1500mg 天然存在的农药（植物利用其对抗昆虫天敌）。相比而言，平均每天接触的所有残留在生物链的合成农药估计为 0.1mg 左右。利用标准方法对实验性啮齿类动物进行检测，发现大约一半天然植物农药具有致癌性，原因包括：①与随机选择的天然来源化合物相比，合成农药在啮齿类动物毒性试验时很可能被记为致癌物。②植物来源的化合物，例如蔬菜中的化合物，通常被认为是安全的。③食物链中化学合成农药的浓度比天然的植物化合物低许多数量级。这就引出一个问题：化学合成农药是否还会对西方人群癌症发病过程发挥重要作用。化学合成物质在导致人类癌症时的作用是有限的（除了香烟中的化合物和高温烹饪的食物外），除非像农场工人那样日常需反复接触大量高浓度农药。

12.8 修复酶修复被诱变剂改变的 DNA

如果有毒化合物在攻击 DNA 前没有被阻止，那么哺乳动物细胞就会启动一种修复机制将该致癌剂引起的遗传损伤降到最低。细胞内存在一个非常精密的 DNA 修复系统，随时监测基因组的完整性，清除和替换由化学和物理因素引起的错配碱基或核苷酸。修复系统中的成分也负责连接复制过程中偶然出现的或由基因毒性试剂引起的双螺旋断裂。哺乳动物细胞会利用超过 160 种不同的蛋白质保证 DNA 的损伤不会遗传到子代细胞。其中一些 DNA 修复蛋白在肿瘤发生中起很大作用，因为这些蛋白质缺陷可导致突变速率增加，进而加速肿瘤的进展。

细胞产生一系列恢复正常 DNA 结构的酶。重要的是，这些酶的功能不同于上文（12.4 节）提到的错配修复（MMR）酶的功能，因为 MMR 酶修复的是结构尚正常但掺入到错误位置的核苷酸，而此处讨论的修复机制针对的是化学结构异常的核苷酸。

修复发生化学改变的 DNA 结构最简单的策略是酶催化产生变化碱基的逆反应。例如，一种 DNA 烷基转移酶可以去除鸟嘌呤 O^6 位上的甲基和乙基加合物，从而恢复正常碱基的结构（图 12.21A 和 B）。有研究报道，MGMT（也称 DNA 烷基转移酶）在某些肿瘤的发展中起重要作用，MGMT 在高达 40%的神经胶质瘤和结肠癌，25%的非小细胞肉瘤、淋巴瘤和头颈部肿瘤中存在启动子甲基化引起的基因沉默（相反，在其他类型肿瘤中尚未检测到该基因启动子的甲基化现象）。与解毒基因（如前面讨论的谷胱甘肽-*S*-转移酶基因）的情况一样，我们推测某些组织中出现的这种 DNA 修复功能缺失可能会增加突变速率进而加速肿瘤进展。（当用转基因的方法使 *MGMT* 基因在小鼠乳腺和胸腺中过表达时，可使这些腺体具有很强的抗 *N*-甲基-*N*-亚硝基脲致癌作用的能力，*N*-甲基-*N*-亚硝基脲是一种烷基化诱变剂，图 12.21C。）

在一些肿瘤动物模型中，特定致癌剂引起的肿瘤类型会受到分布于各种组织中的 DNA 修复酶种类的影响，并且很可能在人类中也是这样（信息栏 12.5）。而且，与谷胱甘肽-*S*-转移酶类似（信息栏 12.4），这些 DNA 修复酶能影响治疗反应。例如，一组 MGMT

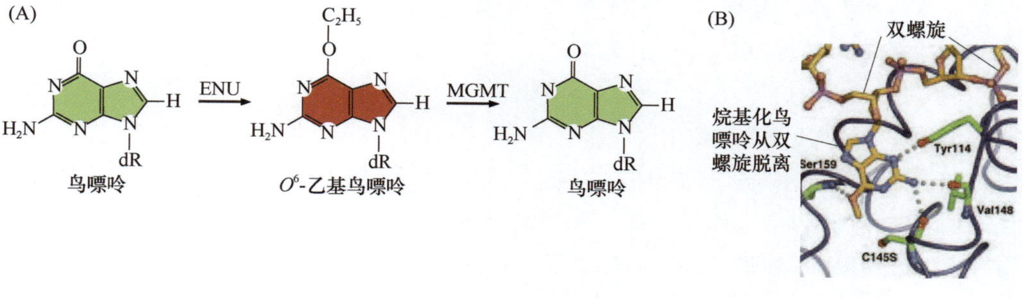

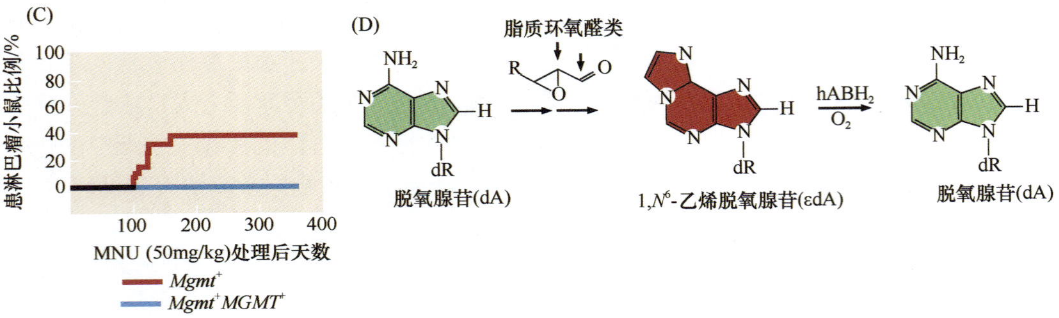

图 12.21　通过去乙酰化修复酶恢复正常碱基结构　（A）鸟嘌呤 O^6 位易受乙酰化试剂（如 ENU）的攻击。O^6-甲基鸟嘌呤 DNA 甲基转移酶（MGMT）也被称为 O^6-乙酰基鸟嘌呤 DNA 乙酰基转移酶（AGT）。许多 DNA 修复酶修复 DNA 的方式为将改变的碱基或整个核苷酸从 DNA 上切除，而 MGMT 则不同。MGMT 通过使改变的鸟嘌呤恢复为正常结构进行 DNA 修复，即从鸟嘌呤 O^6 位移除乙酰基。如果该修复机制发生缺陷，乙酰化的鸟嘌呤会导致 G 突变为 A。（B）对 DNA 修复蛋白的结构进行分析，揭示了这些蛋白发挥功能的多种方式。结构学和酶学分析揭示 MGMT（下面，浅蓝和蓝黑色）在移除乙酰基前先将受损碱基（蓝色，橙色）调整到双链结构的外侧（上面，橙色和淡紫色）。而且酶和底物的反应是化学计量的，反应中活性位点的 145 位半胱氨酸残基（C145S）随着正常鸟嘌呤结构的恢复被不可逆地乙酰化；因此，每个酶分子仅能使单个乙酰化的脱氧鸟嘌呤去乙酰化。（C）在暴露于乙酰化致癌剂 *N*-甲基-*N*-亚硝基脲的小鼠中观察到了 MGMT 外源表达的影响。野生型小鼠（*Mgmt*$^+$）很容易患胸腺淋巴瘤（红线），而在胚系细胞内，过表达 MGMT 的转基因小鼠（*Mgmt*$^+$ *MGMT*$^+$，蓝线）则不发生该肿瘤。（D）高活性的脂质环氧醛类（如图所示）过氧化物（图中未显示），通常分布于炎症组织中，能够攻击和修饰腺嘌呤（如图所示）和其他 DNA 碱基（图中未显示）。细菌 AlkB 酶能清除生成的加合物和简单的甲基加合物。如图 12.12C 所示，AlkB 同源物 $hABH_2$ 在人类细胞中具有相似的作用。（A，引自 S.L. Gerson, *Nat. Rev. Cancer* 4: 296-307, 2004；B，引自 D.S. Daniels et al., *Nat. Struct. Mol. Biol.* 11: 714-720, 2004；C，引自 L.L. Dumenco, et al., *Science* 259: 219-222, 1993.）

信息栏 12.5　修复酶的表达模式解释肿瘤组织特异易感性　哺乳动物细胞可能仅表达单一的 MGMT，该酶活性对致癌作用的重要影响已被实验证实。实验中用 *N*-乙基亚硝基脲（ENU）处理怀孕 15 天的大鼠，所有大鼠幼崽在出生几个月后均出现起源于中枢神经系统的神经外胚层肿瘤。ENU 诱导肿瘤的这种特殊能力是由于 MGMT 显著表达于发育中的胚胎和新生幼崽的全身，但在中枢神经系统表达最少。因此，神经系统细胞内形成的烷基化鸟嘌呤残基一旦形成便持续存在，而不是被快速除掉，因而最终产生点突变，这些点突变进而导致了癌基因的产生，并引起肿瘤。在一个用新生大鼠做的实验中，将母体子宫暴露于 ENU 或相关的烷化剂 MNU（*N*-甲基亚硝基脲）一周后，大鼠脑组织 DNA 中活性 O^6-烷基加合物的浓度分别是肝脏 DNA 中的 20 倍（ENU）和 90 倍（MNU）。

正常表达的恶性胶质瘤患者，用烷基化疗药替莫唑胺治疗后生存期为 12 个月；同一队列中另一组低表达 MGMT（由于 *MGMT* 基因启动子区甲基化）的患者生存期为 22 个月，几乎是前者的两倍。该结果及一系列其他临床研究表明，正常表达的 MGMT 可以非常有效地清除化疗药物在 DNA 上产生的甲基，从而中和其细胞毒作用。（事实上，在一些神经肿瘤临床治疗中，对显著表达 MGMT 的患者会采用替莫唑胺治疗，但这些患者并不一定能从此项治疗中获益。）

上述 MGMT 系统只是细胞处理甲基化碱基的一种方式。还有另一种处理方式，涉及大肠杆菌 AlkB DNA 修复蛋白的同源物，其通过氧化 DNA 碱基上的甲基基团发挥作用，氧化的甲基以甲醛的形式从 4 种 DNA 碱基环上脱落。同样，AlkB 酶可以使大的乙基基团以乙醛的形式释放。一种比较夸张的解释形容这种现象为，酶燃烧掉了不想要的甲基基团！如前所述，*S*-腺苷甲硫氨酸引起的 DNA 碱基的甲基化在细胞生命过程中经常发生，该甲基供体经常参与细胞中许多分子的生物合成；其高活性甲基基团可转移到细胞内多种大分子上使其甲基化，包括 DNA 碱基（图 12.12C）。

细菌 AlkB 酶（及其哺乳动物同源物）也可以移除更加复杂的碱基加合物。例如，炎症组织中不饱和磷脂不可逆的氧化率很高，进而产生脂的环氧化物和过氧化物（信息栏 12.3）。这些高活性的化合物能与 DNA 碱基产生复杂的具有高致癌性的加合物（图 12.21D）。在溃疡性结肠炎患者组织中的确发现了这类加合物，该疾病发展为肿瘤的概率很大（11.15 节）。人体组织中的 AlkB 同源物 hABH2 和 hABH3 在癌症发病中的作用还未被证实。

比去烷基化酶更重要的是许多细胞内识别 DNA 碱基化学性改变的酶，这些酶的识别依赖于 DNA 的特殊修饰，并通过两种方式做出反应。在一些情况下，这些特异性的酶可以切断脱氧核糖和修饰碱基之间的化学键，该过程被称为碱基切除修复（BER；图 12.22A）。其他情况下，全部的核苷酸包括碱基和相连的脱氧核糖一起被切掉，被称为核苷酸切除修复（NER；图 12.22B）。

碱基切除修复（BER）倾向于修复内源因素引起的 DNA 损伤，如活性氧和前面提到的脱嘌呤事件引起的 DNA 损伤（12.5 节）。相反，核苷酸切除修复（NER）倾向于修复外源物质引起的 DNA 损伤，如紫外光子和化学致癌剂（图 12.12，图 12.14）。碱基切除修复主要作用于 DNA 双螺旋结构没有改变的损伤，而核苷酸切除修复作用于大的螺旋扭曲损伤。

碱基切除修复是由一组 DNA 糖基化酶起始的，每种酶特异性识别一种异常碱基并且切断其与脱氧核糖核酸之间的共价键。例如，DNA 中的尿嘧啶碱基可以被负责碱基切除修复的蛋白质识别，因为尿嘧啶碱基在 DNA 中出现是不正常的。尿嘧啶被尿嘧啶 DNA 糖基化酶清除，并迅速被胞嘧啶替换（图 12.9B，DNA 中尿嘧啶的出现是胞嘧啶自发去氨基化的结果）。然而，在 DNA 不恰当的位置上出现胸腺嘧啶给这些修复酶带来了很大的困难，因为胸腺嘧啶是 DNA 的正常组分。我们已经知道，5-甲基-胞嘧啶偶尔会发生自发脱氨基作用，变为胸腺嘧啶，从而形成 T:G 碱基对（图 12.9B）。事实上，为应对该问题，生物进化已在细胞内创造了 T:G 糖基化酶，该酶特异性切除与 G 配对的 T。尽管如此，由脱氨基作用形成的 T:G 碱基对，偶尔也能逃避该酶的监测，持续地产生点突变。

当 DNA 糖基化酶把异常碱基去除后，无碱基的核糖会被第二个酶无嘌呤/无嘧啶内切核酸酶（APE）切掉。该酶在糖的 5′端特异性切割携带无碱基脱氧核糖核酸的链；另一种酶，即 AP 裂解酶在 3′端切割，释放无碱基的糖。DNA 上产生的单链缺口由 DNA 聚合

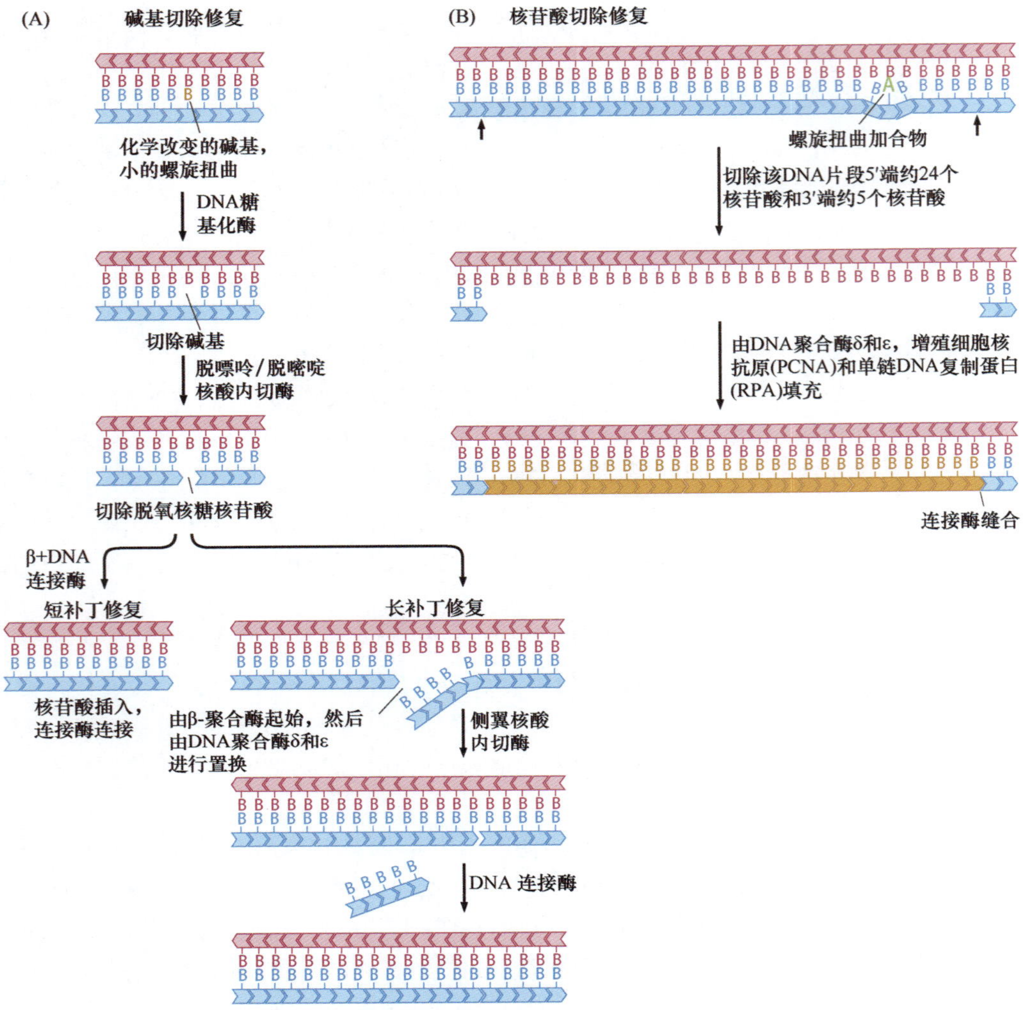

图 12.22　碱基切除修复和核苷酸切除修复　（A）碱基切除修复（BER）是酶通过识别螺旋扭曲改变最小的碱基来完成的。DNA 糖基化酶将连接改变的碱基（黄色）与脱氧核糖的糖苷键断开。无碱基的脱氧核糖磷酸被 APE 特异性切除。剩余的单核苷酸缺口被 DNA 聚合酶β（pol-β）填充，然后由 DNA 连接酶连接。事实上，BER 存在两种形式。单核苷酸及缺口可能由 pol-β进行填充和连接（短补丁修复）。或者，在经 APE 切除和由 pol-β引入单个碱基之后，DNA 聚合酶δ或ε在缺口处的 3′端延伸 n 个核苷酸。产生的替换链被 Flap 内切核酸酶清除，剩余的损伤缺口由连接酶连接（长补丁修复）。（B）核苷酸切除修复（NER）中酶识别大的螺旋扭曲损伤，然后将扭曲区域 5′端约 24 个核苷酸和 3′端约 5 个核苷酸切除。产生的约 29 个核苷酸单链缺口被 DNA 聚合酶δ或ε填充，与增殖细胞核抗原（PCNA）和单链 DNA 复制蛋白 RPA 一起修复缺口，然后由 DNA 连接酶连接。回文结构代表脱氧核糖核苷酸，在所有情况下均指示 5′→3′方向。

酶修复，通常是聚合酶β。产生的单链切口通过 DNA 连接酶在相邻核苷酸间形成磷酸二酯键而闭合，最后重建了正常的 DNA 化学结构。偶尔出现的碱基切除修复变异形式是“长补丁修复”，参与损伤碱基附近 4～7 个碱基的切除，然后再补满这个缺口（图 12.22A）。

核苷酸切除修复（图 12.22B）由一个大的蛋白质复合体完成，该复合体包含 24 个亚单位。只有 DNA 发生两个独立的改变时才会启动该复合体的修复，即当正常的双螺旋结构发生显著变形和同时发生碱基化学变化时。一旦该复合体发现异常，就会切掉损伤链上游和下游的损伤部位，产生 25～30 个核苷酸长度的单链片段，然后该单链片段被去除。DNA 聚合酶以未损伤链为模板，按照互补原则，特异性地补满产生的缺口，然后由 DNA 连接酶擦除最后的损伤痕迹。

核苷酸切除修复酶是那些能够识别和移除大量碱基加合物形成的特殊结构（如与碱基共价结合的复杂分子结构）的酶，这些结构异常可由外源性致突变剂如多环化合物、异环氨基酸和黄曲霉毒素 B1 引起，也包括紫外线照射形成的嘧啶二聚体（图 12.12）。例如，在紫外辐射后，培养细胞在 24h 内能修复大约 80%的嘧啶二聚体。核苷酸切除修复装置在嘧啶二聚体的 3′端去除 5 个核苷酸，在 5′端去除 24 个核苷酸。

核苷酸切除修复反应可以分为两种类型，第一种类型为特异性作用于具有转录活性的模板链，并与负责转录过程中延伸这些模板链的 RNA 聚合酶分子协同作用，这种反应称为转录偶联的 DNA 修复（TCR）。第二种 NER 负责其余的基因组修复，包括转录基因的非模板链和基因组的非转录区域，因而有时称为全基因组修复（GGR）。抑癌蛋白 p53 可以激活许多在 GGR 过程中发挥作用的核苷酸切除修复蛋白编码基因的表达（表 9.2），这也是 *p53* 突变细胞中存在 GGR 缺陷的原因；相反，转录偶联修复在这些细胞中未发生缺陷。人类一半的肿瘤含有 *p53* 基因突变，GGR 缺陷对于维持这类肿瘤基因组的稳定性具有重要意义（第 9 章）。其余的许多肿瘤中 p53 功能以其他方式进行了补偿，在全基因组修复方面可能也有缺陷。

细胞处理损伤 DNA 的另一种策略（实际上是一种绝望的行为）是对仍未被修复的模板 DNA 链的复制。（而且，这种情况导致的突变序列随后会被掺入其姐妹染色单体上野生型序列，从而得到修复，也就是由复制叉形成的另一条新合成的双螺旋。）该过程被称为错误倾向 DNA 复制，此处的复制装置在遇到仍然损伤的碱基时必须判断到底 4 种碱基中的哪一种适合掺入到正在延伸的 DNA 链上，而这种判断并不总是正确，经常导致碱基的错误掺入（图 12.23）。

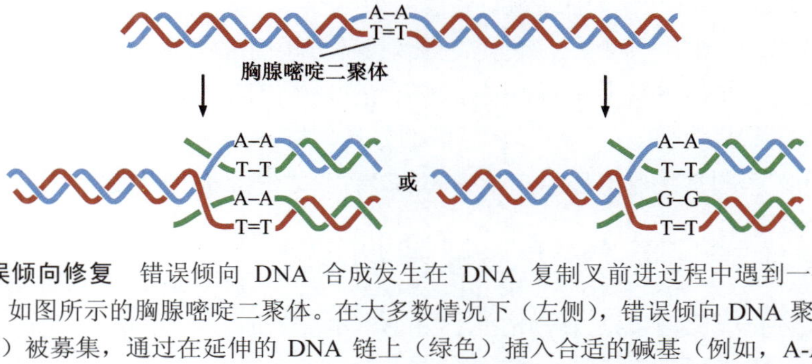

图 12.23　错误倾向修复　错误倾向 DNA 合成发生在 DNA 复制叉前进过程中遇到一个尚未修复的 DNA 损伤时，如图所示的胸腺嘧啶二聚体。在大多数情况下（左侧），错误倾向 DNA 聚合酶（有时称为过路聚合酶）被募集，通过在延伸的 DNA 链上（绿色）插入合适的碱基（例如，A-A 双核苷酸）而修复损伤的模板链（红色）。但是，有时候（右侧）错误倾向 DNA 聚合酶不能正确推测模板链上的错误结构，反而将 G-G 二聚体核苷酸掺入胸腺嘧啶二聚体的互补位置上。

迄今为止，在哺乳动物中发现了至少 9 种不同的错误倾向 DNA 聚合酶。其中有些酶可以在模板链上碱基缺失的情况下，在延伸链的互补位置掺入一个核苷酸。而其他酶可以利用别的 DNA 聚合酶错误掺入的核苷酸为引物延伸新生 DNA 链。第三种类型的酶可以在互补链上相应碱基带有复杂基团时（如共价结合的未被核苷酸切除修复系统去除的 DNA），掺入一个碱基。其中一种由 *XPV* 基因编码的酶高度特异，能识别由 UV 辐射产生的 TT 胸腺嘧啶二聚体，并在互补链上插入两个 A（图 12.23）。另外一种错误倾向 DNA 聚合酶是聚合酶κ，其能将包含错误加合物甚至是包含 8-脱氧鸟嘌呤的序列作为模板进行复制（图 12.10A）；聚合酶κ在 8-脱氧鸟嘌呤的位置更倾向掺入 A 而不是 C，这也能解释碱基氧化产物的诱变作用。尽管细胞中负责 DNA 合成的聚合酶发生错误的概率仅为 10^{-5}，但这些错误倾向 DNA 聚合酶发生错误的概率却高达每复制 100 个碱基会有一个错误掺入。

错误倾向聚合酶引起的错误可能在细胞基因组中产生不可接受的高频率突变。积累这些突变付出的代价应与另一种选择进行权衡，即损伤的 DNA 不易被复制，导致 DNA 复制叉停滞，从而使细胞面临即将死亡的风险。

研究最充分的错误倾向聚合酶是 DNA 聚合酶β（pol-β），该酶通常参与替换由碱基切除修复去除的核苷酸。这种相对较小的聚合酶分子缺乏大聚合酶的校对功能（12.4 节），此种功能缺失可以解释大部分易错 DNA 复制现象。在各种卵巢癌细胞系中，该酶呈现 10 倍的高表达。错误倾向 DNA 聚合酶β的过表达可能是这些肿瘤细胞增加突变、加速肿瘤进展的一种有效策略。在体外培养的人成纤维细胞中过表达聚合酶β导致微卫星不稳定性增加而且总突变率提高 3 倍的现象，支持了上述观点。

细胞一旦动用错误倾向聚合酶，就表示这一细胞已经处于绝境：其冒险将错误掺入碱基作为避免死亡的一种可以接受的方法，接下来不可避免地会导致不能复制完整的 DNA。因此，错误旁路聚合酶不是严格意义上的 DNA 修复酶，因为错误旁路聚合酶不会移除错误，也不会恢复野生型核苷酸序列。

实际上，至少有一种哺乳动物基因组编码的酶（AID 酶）可以有目的地将突变掺入基因组中，这种酶也可能参与肿瘤的发生。*AID* 基因编码活化诱导的胞嘧啶脱氨酶，该酶主要负责基因转录起始点下游 3kb 的胞嘧啶脱氨反应，尤其是抗体等一些基因的转录（补充图 15.1）。通过将胞嘧啶转化为尿嘧啶，该酶有效地插入了大量 C:T 的点突变，如免疫球蛋白基因，AID 酶引起的体细胞过量突变将导致抗体分子的配体结合位点多样化，使得免疫系统可以产生对其抗原更具亲和力的抗体。在一些人类淋巴瘤中，AID 酶表现异常，将点突变插入到非正常目的基因。当通过转基因的方式，将 *AID* 基因导入小鼠的组织中过表达后，将引发高频率的 T 细胞淋巴瘤，其中大部分含有大量的基因点突变，如 *myc* 基因。

12.9 核苷酸切除修复、碱基切除修复和错配修复的遗传缺陷导致特定的癌症易感综合征

1874 年，两名澳裔匈牙利内科医生费迪南德·黑布拉（Ferdinand Hebra）和莫里茨·卡波西（Moritz Kaposi），描述了一种与皮肤鳞状细胞癌和基底细胞癌高频发生相关的罕见综合征，卡波西随后以其名字命名了这种独特的肉瘤。随着研究越来越清楚，发现感染个体对 UV 射线极其敏感，仅仅是很少量的阳光照射后就会使婴儿的皮肤受到

严重的灼伤（信息栏 12.6）。这些个体出现干燥的羊皮纸样皮肤（着色性干皮病）和许多雀斑（图 12.24）。总的来说，年龄低于 20 岁的着色性干皮病（XP）患者比一般人患皮肤癌的风险高出 2000 倍，患舌尖鳞状细胞癌的风险高 100 000 倍。着色性干皮病儿童患皮肤癌的平均年龄约为 10 岁，而正常人群患皮肤癌的年龄一般约为 60 岁（图 12.25）。

信息栏 12.6　简并基因组会导致光敏感并需要防晒　人类和其他哺乳动物依赖核苷酸切除修复系统去除高突变性的紫外线诱导的嘧啶二聚体（图 12.12）。与细菌、低等真核生物和植物相比，当一线的核苷酸切除修复系统防护失败时，备用系统将这些二聚体处理掉。这些简单的生物具有：①可以使嘧啶二聚体成为单体的酶（可以直接逆转紫外线诱导的损伤）；②可以从脱氧核糖残基移除二聚化碱基的糖基化酶；③切割二聚体部位 DNA 链的核酸酶。

一旦我们哺乳动物祖先长了皮毛，很可能因保留这些重要的备用 DNA 修复酶的进化压力就减弱了，同时编码基因将通过多种遗传学机制丢失。现在，由于灵长类动物进化中的特殊性，我们人类并没有保留保护性的皮毛，同时没有能力调动备用修复系统处理紫外线损伤的 DNA，而我们仅存的防护措施着色性干皮病（XP）基因和编码的蛋白质无法完成这项任务。这可以部分解释为什么突变的 XP 表型可以毁灭性地困扰该疾病的患者，以及为什么在阳光下我们需要使用防晒霜。

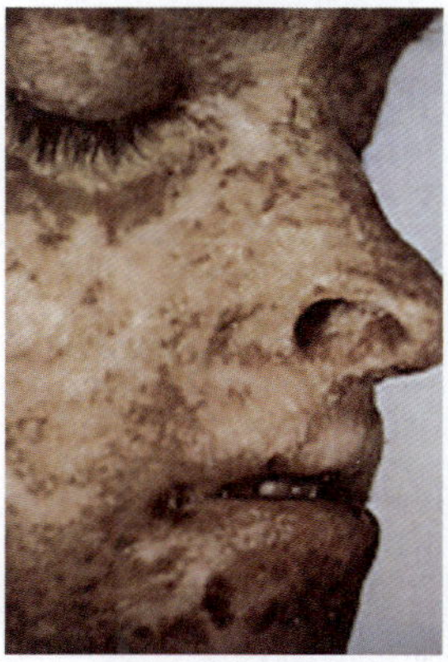

图 12.24　着色性干皮病患者　着色性干皮病患者所有暴露于阳光的皮肤部位都有严重和广泛的损伤。这些病变可以发展为鳞状细胞癌、基底细胞癌和黑色素瘤。这些肿瘤的发生率比正常人群要高 1000 倍。［感谢 K.H. 克雷默（K.H. Kraemer）。］

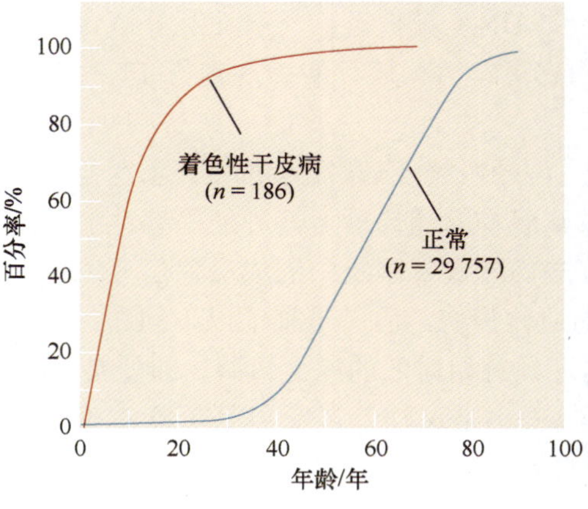

图 12.25　着色性干皮病流行病学　着色性干皮病患者比正常人群发生皮肤癌的时间要早很多。在正常人群中，皮肤癌出现的中位年龄为 60 岁左右，而着色性干皮病人群被确诊的年龄为 10 岁左右。纵坐标的百分率代表某个年龄患一种或多种皮肤癌的患者数目除以被诊断为该病的总人数的值。因此，在着色性干皮病人群中，几乎每个将要发展为皮肤癌的人在 25 岁左右已经确诊。n 表示每个研究组的个体数目。（引自 J.E. Clever and K.H. Kraemer, in C.R. Striver et al. eds., The Metabolic Basis of Inherited Disease, 6th ed. New York: McGraw-Hill, 1989, pp. 2949-2971.）

现在知道有 8 个基因与 XP 相关，其中任何一个发生遗传缺陷都可以导致着色性干皮病，但这个数目不是固定的，因为这些基因与核苷酸切除修复相关基因和 DNA 损伤引起的其他综合征相关基因有重叠。这一综合征的遗传复杂性最早是通过体细胞遗传学发现的。将两个不同 XP 患者的细胞在体外培养条件下融合，研究杂合细胞的修复表型（图 12.26）。在很多情况下，杂合体可以正常修复 DNA，表明两个母细胞分别携带与两个不同基因有关的 DNA 修复缺陷。例如，运用后来发展的命名法，发现来自 *XPA* 基因突变个体（同时具有一个野生型 *XPC* 基因）的细胞与 *XPC* 基因突变个体（同时具有一个野生型 *XPA* 基因）的细胞融合后能够正常修复 DNA。这一协同作用，或者“遗传互补”作用可将 XP 相关的突变等位基因分为 8 个不同的互补组，每一组根据关键基因的特征命名。仅仅在几年之后，关键基因就通过分子克隆被鉴定出来了。这很可能说明，感染个体遗传了两个无效的突变等位基因，这种同一个基因的双突变代表另一个 XP 互补群体。

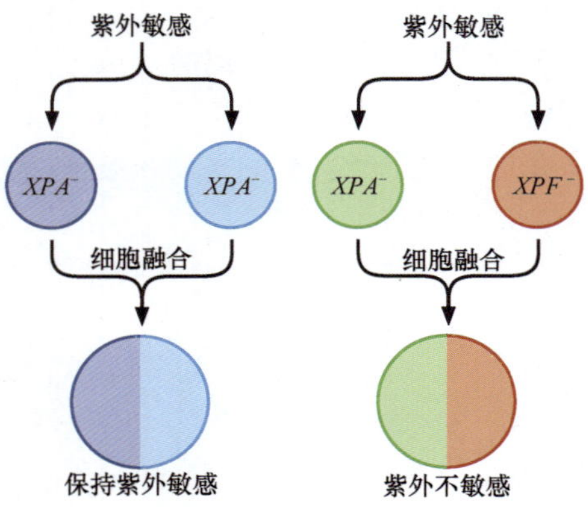

图 12.26　着色性干皮病互补组的发现　着色性干皮病患者的细胞融合实验揭示，来自不同患者的成纤维细胞（深蓝色、浅蓝色，左侧）融合后会产生杂交的四倍体细胞，具有与母细胞相同的紫外敏感性。然而在其他的情况下（右侧），两个患者的细胞融合（淡绿色、淡红色），产生的杂交细胞与正常个体细胞一样，对紫外线杀伤不敏感。这个结果使不能互补 DNA 修复缺陷的成对细胞被分配到同一个互补组，很显然是因为这两个群携带同一个基因的突变。相反，配对细胞（淡绿色，淡红色）的成功互补使各自的母细胞型细胞被分配到两个不同的互补群中，说明在着色性干皮病进展过程中至少有两个不同基因发生等位基因突变。通过这种方法，最终确定了 8 种不同的着色性干皮病互补人群。几年后，每个互补组中的关键基因分别通过基因克隆被分离。

8 个 XP 相关基因中的 7 个，被命名为 *XPA*～*XPG*，编码大的多蛋白核苷酸切除修复（NER）复合体的组分。第八个基因 *XPV* 为错误倾向 DNA 聚合酶η（pol-η）。当细胞常用的 DNA 聚合酶（如 DNA 聚合酶δ）不能复制未经修复的 DNA 损伤（如嘧啶二聚体）时，就会动用 DNA 聚合酶η。如上一章提到的，错误倾向聚合酶（有时被称为旁路聚合酶）能够复制包含仍未修复的 TT 二聚体的 DNA 模板链，一般在互补链合成两个 A。pol-η通常被认为是很准确的，95%的时间它可将 AA 核苷酸掺入到与 TT 相对的延伸链。

XP 患者患其他疾病的风险也会升高，特别是神经系统疾病，18%的 XP 患者会出现这种病变。敲除一个 *XP* 基因的小鼠在受到化学致癌物的诱导后，其肿瘤易感性显著提高。这两个发现证明，一些 *XP* 基因编码的核苷酸切除修复系统中的成员除了可以修复紫外线造成的损伤外，还可修复其他试剂引起的遗传损伤。但又带来了以下问题：为什么缺失一个或另一个 *XP* 基因的个体，其内部器官具有相对低的癌症风险，即使是 NER 复合体中的一个重要成员在人体的所有细胞中缺失也是这样？最简单且可能正确的解释是，迄今为止，紫外线是大多数人都会暴露的最重要的环境诱变剂，因此也是需要

NER 机制修复的大多数损伤的主要来源（据估计，强光照射 1h，可使每个皮肤细胞产生多达 100 000 个 DNA 损伤）。

其他一些遗传综合征也与 NER 的缺陷有关，如科凯恩综合征（Cockayne syndrome，CS）患者体内与转录偶联的 NER 相关的两个基因中一个有缺陷，他们的细胞具有与 XP 患者细胞相似的高光敏感性，死于该疾病的患者中位年龄是 12 岁。这种疾病非常罕见，因为显著的 DNA 修复损伤并没有表现出明显的肿瘤发病率升高。迄今尚未明确 XP 或科凯恩综合征相关突变等位基因为杂合型的个体患某种特定类型癌症的风险是否会升高。

XP 仅仅是被发现的由多种 DNA 修复遗传缺陷造成的许多人类癌症易感综合征中的第一个（表 12.1）。这里我们将介绍另一种综合征——遗传性非息肉性结肠癌（HNPCC）。HNPCC 是一种家族性癌症综合征，代表了遗传性易感体质患结肠癌的普遍原因，占所有结肠癌的 2%～3%。正如其名，HNPCC 不同于我们前面提到的另一种类型的遗传性

表 12.1　遗传性 DNA 修复缺陷引起的人类家族性肿瘤综合征

综合征名称	基因名	肿瘤表型	受影响的酶及过程
遗传性非息肉性结肠癌	（4～5 个基因）[a]	结肠息肉	错配修复酶
着色性干皮病[b]	（8 个基因）[b]	紫外线诱导的皮肤癌	核苷酸切除修复
运动失调性毛细血管扩张症[c]	*ATM*	白血病，淋巴瘤	对双链 DNA 断裂反应
类运动失调性毛细血管扩张症综合征[c]	*MRE11*	肺癌，乳腺癌	NHEJ 参与的双链 DNA 修复
家族性乳腺癌，卵巢癌	*BRCA1*，*BRCA2*[d]，*BACH1*，*BAD51C*	乳腺癌，卵巢癌	双链 DNA 断裂的同源直接修复
沃纳综合征（Werner syndrome）	*WRN*	肉瘤，其他肿瘤	外切核酸酶和 DNA 解旋酶[e]，复制
布卢姆综合征（Bloom syndrome）	*BLM*	白血病，淋巴瘤，实体肿瘤	DNA 解旋酶，复制
范科尼贫血（Fanconi anemia）	（13 个基因）[f]	急性髓细胞性白血病，多种肿瘤	DNA 交联修复和双链 DNA 断裂
奈梅亨断裂综合征（Nijmegen breakage syndrome）[g]	*NBS*	大多数淋巴瘤	双链 DNA 断裂，NHEJ
利-弗劳梅尼综合征	*TP53*	多种肿瘤	DNA 损伤警示蛋白
利-弗劳梅尼综合征	*CHK2*	结肠结，乳腺癌	激酶信号 DNA 损伤
先天性血管萎缩异色病	*RECQL4*	骨肉瘤	DNA 解旋酶
家族性腺瘤	*MYH*	结肠腺瘤	碱基切除修复
家族性乳腺癌	*PALB2*	乳腺癌	HR 介导的双链 DNA 修复

a. 5 个不同的错配修复酶基因以突变等位基因的方式在人类种系中传递。其中两个错配修复基因——*MSH2* 和 *MLH1* 通常出现在遗传性非息肉性结肠癌中；另两个错配修复基因——*MSH6* 和 *PMS2* 仅在小部分病例中出现；而且在前列腺、输尿管、卵巢、结缔组织和脑等部位患肿瘤的风险升高；第五个基因 *PMS1* 可能涉及一小部分病例。

b. 着色性干皮病，至少有 8 个不同基因，其中 7 个参与核苷酸切除修复。这 7 个基因命名为 *XPA*～*XPG*，第 8 个基因 *XPV* 编码 DNA 聚合酶η。

c. 运动失调性毛细血管扩张症，占很小比例。

d. *BRCA1* 和 *BRCA2* 胚系突变等位基因共存在于 5%的全部乳腺癌和 10%～20%已鉴定的人类家族性乳腺癌中。

e. 外切核酸酶从一端向内消化 DNA 或 RNA；DNA 解旋酶展开双链 DNA 分子。

f. 13 个基因已经被克隆，并且至少 13 个互补基团被证明。互补基团 J 编码 BRCA1 的伴侣蛋白——BACH1。许多 *FANC* 基因产物形成复合物与 BRCA1 及其伴侣蛋白相互作用；BRCA2 与 BRCA1 相互作用(FANCDL=BRCA2)。RAD51C、FANCDL(=BRCA2)、FANJ(=BACHL)或 FANCN(=PALB2) 的结合缺失导致范科尼贫血，而这些基因丢失一个拷贝则会导致乳腺癌和（或）其易感性升高。

g. NBS1 蛋白与 Rad50 和 Mre11 形成一个复合体，所有这些成分均参与双链 DNA 断裂的修复。奈梅亨断裂综合征患者的表型与运动失调性毛细血管扩张症相似，但不完全相同。

改编自 B. Alberts et al., Molecular Biology of the Cell, 5th ed. New York: Garland Science, 2008；和 E.R. Fearon, *Science* 278: 1043-1050, 1997.

结肠癌易感类型——结肠腺瘤状（7.11 节）。一种亚类的 HNPCC 患者在其 80%的生命中都有患结肠癌的风险，除此之外，他们对脑肿瘤、子宫内膜瘤、胃癌、卵巢癌和泌尿系统癌症的易感性也会升高。

HNPCC 患者的高癌症易感性可以追溯到其结肠中肿瘤进展速率的增加：腺瘤到腺癌在普通人群中的进展过程需要 8～10 年（11.2 节），而 HNPCC 患者由于细胞的遗传不稳定性会使这一进程缩短至 2～3 年。实际上，由于他们的腺瘤进展为癌症的速度如此之快，癌前病变的时间比较短，因此在这些患者的结肠中没有观察到很多这种病变。通过遗传学研究已经发现了该过程的主导基因（补充信息栏 12.6）。

绝大多数（85%～90%）HNPCC 是由编码两种重要错配修复蛋白 MSH2 和 MLH1 的基因发生胚系突变所引起的，另两个 MMR 基因 *MSH6* 和 *PMS2* 的胚系突变只参与小部分（约 15%）HNPCC 的发生。但是，另两个在 DNA 修复中同样起重要作用的 MMR 相关基因（*PMS1*、*MSH3*）却极少发生胚系突变。与很多抑癌基因的遗传学特点相同，患者仅遗传一个有缺陷的 *MMR* 等位基因，这样的患者发生癌症时几乎所有的肿瘤细胞总是发生杂合性丢失（LOH），使 *MMR* 基因的活性野生型拷贝丢失。

细胞失去发现和修复序列错配的能力将导致含有微卫星重复序列基因的突变率增加（图 12.27）。关于这种修复缺陷的后果，一个早期的典型例子是对 11 个存在微卫星不稳定的结直肠癌细胞系的研究。在这 11 个细胞系中，有 9 个存在Ⅱ型 TGF-β受体编码

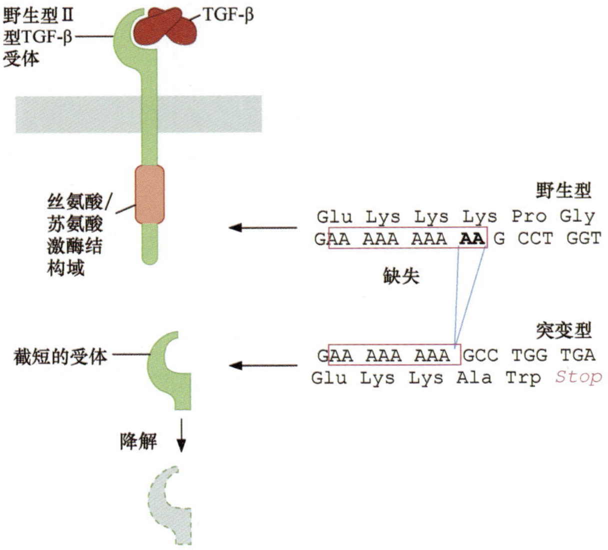

图 12.27　微卫星不稳定性影响 TGF-β受体基因　Ⅱ型 TGF-β受体（TGF-βRⅡ）在具微卫星不稳定性的人类结肠癌中经常失活，进而存在错配修复（MMR）缺陷。这里分析的特定结肠癌的 DNA 序列中，最后两个腺嘌呤核苷酸序列（黑体字）从受体编码基因的开放阅读框缺失，显然是由 MMR 缺陷造成的。这种特定的 $A_{10} \rightarrow A_8$ 的缺失导致无义突变，造成Ⅱ型 TGF-β受体蛋白翻译过程的提前终止，并因此失去了 C 端关键的信号结构域。此种缺失使结肠癌细胞前体对 TGF-β的生长抑制作用产生抵抗。随后在 111 例有 MMR 缺陷的结直肠癌患者中发现 100 例患者存在这种 A 重复序列的缺失，这些患者中 TGF-βRⅡ mRNA 翻译出的多肽包含 129 个或 161 个氨基酸残基（取决于有多少 A 缺失），而野生型 TGF-βRⅡ应该包含 565 个氨基酸残基。（引自 C. Lengauer, K.W. Kinzler and B. Vogelstein, *Nature* 396: 643-649, 1998.）

基因的突变。特别是该基因的野生型阅读框中有 10 个腺嘌呤（A）核苷酸序列的延伸（图 12.27）。然而在这 9 个细胞系中，*TGF-βR II*基因丢失了腺嘌呤核苷酸序列聚合体中的一个或两个。这种改变使 *TGF-βR II*基因的编码序列改变了阅读框，生成没有功能的 TGF-βR II 蛋白。

可以想象，一旦肿瘤细胞前体不再表达 TGF-βR II，它们将逃避抗分裂因子的生长抑制作用（8.4 节），如果上皮细胞在肿瘤进展的早期获得这种特性，将会是一种极大的优势。在随后对 110 例有微卫星不稳定的结肠癌病例进行的研究中发现，100 例携带突变的且缺陷的 *TGF-βR II*等位基因，几乎都是纯合突变。因此，一旦一个受体编码基因发生失活突变，另外一个野生型等位基因也将发生杂合性丢失。

后来在错配修复缺陷的癌细胞中发现其他基因也有类似的突变（表 12.2），表 12.2 所列的大部分 MMR 缺陷及其引起的等位基因突变是在散发性（非家族性）肿瘤中发现的。这些发现说明在非家族性肿瘤中，*MMR* 基因像抑癌基因一样，可通过体细胞突变

表 12.2　人类肿瘤细胞基因组中由于错配修复缺陷导致失活的基因和蛋白质

基因	编码蛋白的功能	野生型编码序列	结肠	胃	内膜
ACTR II	GF 受体	A_8	×		
AIM2	干扰素诱导	A_{10}	×		
APAF1	前凋亡因子	A_8	×	×	
AXIN-2	Wnt 信号通路	A_6，G_7，C_6	×		
BAX	前凋亡因子	G_8	×	×	×
BCL-10	前凋亡因子	A_8	×	×	×
BLM	DNA 损伤反应	A_9	×	×	×
Caspase-5	前凋亡因子	A_{10}	×	×	×
CDX2	同源异形盒转录因子	G_7	×		
CHK1	DNA 损伤反应	A_9	×		×
FAS	前凋亡因子	T_7	×		×
GRB-14	信号转导	A_9	×	×	
hG4-1	细胞周期	A_8	×		
IGRIIR	延迟 GF 受体	G_8	×	×	×
KIAA0977	未知	T_9	×		
MLH3	MMR	A_9	×		×
MSH3	MMR	A_8	×	×	×
MSH6	MMR	C_8	×	×	×
NADH-UO8	电子传输	T_9	×		
OGT	糖酵解	T_{10}	×		
PTEN	前凋亡因子	A_6	×		×
RAD50	DNA 损伤反应	A_9	×	×	
RHAMM	细胞运动	A_9	×		
RIZ	前凋亡因子	A_8，A_9	×	×	×
SEC63	蛋白易位至内质网	A_9，A_{10}	×		
SLC23A1	转运子	C_9	×		
TCF-4	转录因子	A_{10}	×	×	×
TGF-β RII	TGF-β受体	A_{10}	×	×	×
WISP-3	生长因子	A_9	×		

引自 A. Duval and R. Hamelin, *Cancer Res*. 62: 2447-2454, 2002.

缩写：GF，生长因子；MMR，错配修复；TF，转录因子。

或者启动子甲基化导致转录沉默（7.8 节）而失活。事实上，这些肿瘤中第二种机制较为普遍：大约 15%的散发型胃癌、结直肠癌和子宫内膜癌中存在 MMR 的缺陷，而且几乎在这些所有的肿瘤中，微卫星不稳定的现象大多归因于甲基化导致的 *MLH1* 基因沉默。有趣的是，在与 MMR 缺陷肿瘤邻近的正常子宫内膜组织中，*MLH1* 基因常被甲基化，表明甲基化是这一组织中肿瘤进展的早期事件之一（图 12.28）。

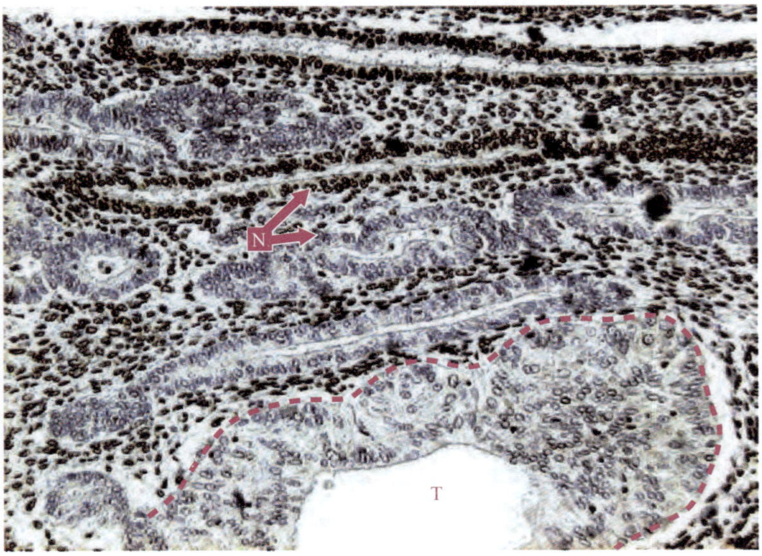

图 12.28　子宫内膜组织中 MLH1 活性的抑制　用抗 hMLH1 抗体进行免疫组织化学实验（抗体上连接有过氧化物酶，当其结合 MLH1 抗原时产生棕黑色点）。如图所示，子宫内膜癌患者的正常子宫内膜组织既有强棕黑色细胞——说明 hMLH1 高表达（上面的粉红色箭头），也有很弱着色的细胞（下面的粉红色箭头），后者 DNA 特异性染料 DAPI 染的细胞核（蓝色）很明显，但没有 MLH1 的着色。子宫内膜癌组织（粉红色虚线，T）没有 hMLH1 染色，只表现出微弱的 DAPI 染色。分子生物学分析表明，肿瘤细胞中 *hMLH1* 基因的启动子高度甲基化。在一些邻近肿瘤组织的正常组织中 hMLH1 表达缺失的事实说明，hMHL1 表达缺失是肿瘤进展中相对早期的事件，其发生早于引起癌症的组织病理学变化。（引自 T. Kanaya et al., *Oncogene* 22: 2352-2360, 2003.）

MLH1 和 MLH2 表达缺乏的细胞除了丧失错配修复功能之外，还表现出对在正常情况下激活 G_2/M 检查点或诱导细胞凋亡的烷基化诱变剂的抗性。这种细胞在暴露于 DNA 损伤剂后仍然可以连续通过 G_2/M 期从而逃避凋亡，在发生特定 DNA 损伤后，细胞还可产生 MSH2 突变，从而使 MMR 功能选择性地失活，而不影响其启动凋亡的能力，说明在这种特定的 MMR 蛋白中，识别 DNA 损伤、修复损伤、发出警报信号包括凋亡信号等功能分别由不同的结构域执行。

不断发现的甲基化错配修复基因提供了直接的证据：体细胞获得性（非遗传性）的 DNA 修复功能缺陷赋予了进化中的恶性肿瘤前体细胞在肿瘤进展中的复制优势。在许多表现出微卫星不稳定性的肿瘤细胞基因组中，成百上千的基因都发生了突变。表 12.2 只列出了其中的一小部分。

表 12.2 中的数据存在偏倚，因为只是随机选择了一些基因进行检测，而且只对与单核

苷酸重复微卫星相关的序列进行了测序。但这个表格很有趣，表中列出了编码一种重要促凋亡蛋白的 *BAX* 基因（9.13 节）可通过突变被沉默。这种突变是由其正常阅读框中 8 个 G 重复序列的延伸和 MMR 缺陷引起的。在其他的促凋亡基因中也发现由一个同聚序列的碱基数目改变造成的突变。甚至编码 MMR 蛋白的基因本身也会因为 MMR 的缺陷而失活。

进一步的研究将揭示表 12.2 中所列的一些基因的失活是如何导致肿瘤细胞具有增殖优势的。即使解决了这一问题，还有一个主要的问题没有回答：为什么 MMR 缺陷及其引起的微卫星不稳定容易引发结肠癌、胃癌、卵巢癌、子宫内膜瘤，而与其他部位的肿瘤很少有相关性？

12.10　各种其他 DNA 修复缺陷通过未知机制增加了肿瘤易感性

到目前为止，最著名肿瘤相关基因是 *BRCA1* 和 *BRCA2*。这两个基因中的任何一个发生胚系等位基因突变都会导致先天性的乳腺癌和卵巢癌易感性。例如，几乎一半已确认的家族性乳腺癌存在 *BRCA1* 或 *BRCA2* 等位基因的胚系突变。据统计，家族性卵巢癌中有 70%～80%是由 *BRCA1* 或 *BRCA2* 等位基因的胚系突变引起的。*BRCA1* 或 *BRCA2* 等位基因胚系突变携带者，在 70 岁前的个体中发生乳腺癌的风险为 50%～70%，卵巢癌的发病风险也很高：40%～50%的 *BRCA1* 突变的个体和 10%～20%的 *BRCA2* 突变的个体在 70 岁前会发生卵巢癌。此外，*BRCA2* 胚系突变的男性携带者在 65 岁前发生前列腺癌的风险将增加 7 倍以上。体细胞中 *BRCA1* 功能的丧失非常重要：20%～30%散发性卵巢癌（具有野生型 *BRCA1* 和 *BRCA2* 胚系等位基因的女性）和同样多的散发性乳腺癌表现出因启动子甲基化而引起的 *BRCA1* 或 *BRCA2* 的功能丧失（7.8 节）。

在这两个基因第一次被发现时，由于其参与细胞增殖、生长和分化的动态调节（第 7 章），人们认为应该将之归于抑癌基因。但是越来越多的证据表明，这两个基因实际上参与维持基因组的完整性，应该归入“看守基因”（DNA 修复蛋白）的行列，而非“门卫基因”（肿瘤抑制蛋白）。现在看来，这种划分过于简单化，随着 BRCA1 和 BRCA2 蛋白功能的逐步揭示，它们显示出更为广泛的核功能（见下面部分）。

可以用一些相关的证据证明上述基因参与基因组完整性的维持。研究发现，BRCA1 和 BRCA2 蛋白在核内形成复合体，并与许多其他蛋白相互作用。这个大的复合体含有 RAD50/Mre11 和 RAD51 蛋白——与酵母中两个在电离辐射（如 X 射线）引起的 DNA 断裂修复中起重要作用的蛋白同源。同时，在该复合体中也发现了错配修复蛋白。

用能导致 S 期复制叉停滞的羟基脲处理细胞，可使 BRCA1 分子在细胞核中的复制叉部位聚集。许多这些停滞的复制叉被认为是双链 DNA 的断裂位点，这种断裂是复制叉处尚未复制的单链意外断裂引起的（图 12.8），产生的断裂通常通过同源重组修复（HR）或同源介导修复（HDR）机制修复。免疫荧光分析结果显示，BRCA1 分子正常情况下以大量小点的形式分布于整个细胞核，羟基脲使 BRCA1 分子聚集为少数的几个大的离散点，其中含有定位于复制叉的增殖细胞核抗原（PCNA，图 12.29A）。这些点还含有其他一些已知的 DNA 修复蛋白，包括 Rad50 和 Rad51。BRCA2 蛋白也在这些点中为其参与 DNA 修复过程提供了证据。而且，当用窄激光束有目的地使细胞核中不同区域出现双链 DNA 断裂时，发现 BRCA1 蛋白与γ-H2AX 共定位于该区域。γ-H2AX 是一个磷酸化的组蛋白，出现在双链 DNA 损伤的染色质侧翼位点（图 12.29B；信息栏 10.1）。参与 DNA 修复的共 20 种不同的蛋白质也被募集到损伤区域，并且蛋白数目还在增加。

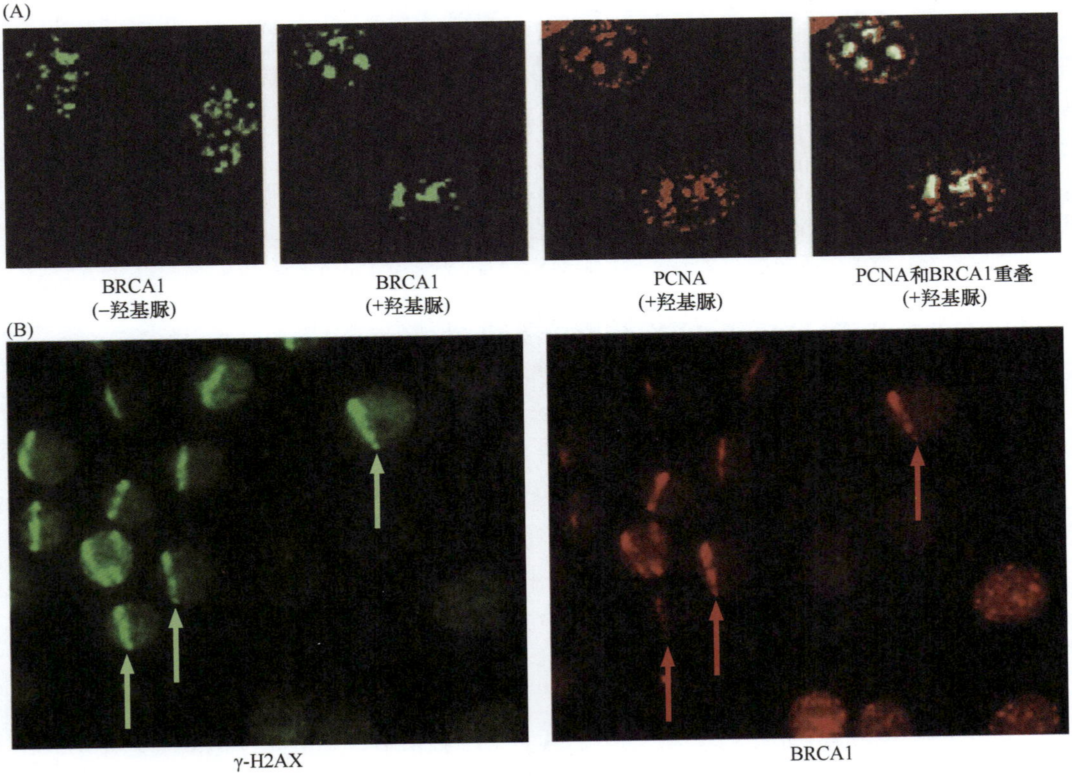

图 12.29　BRCA1 及其 DNA 损伤的反应　（A）BRCA1 蛋白（用荧光标记的抗体检测）通常分布于 S 期细胞核内大量离散小点的位置（绿色，第一幅图）。但是，当用羟基脲（HU）处理 S 期细胞的时候，复制叉停止，BRCA1 蛋白脱离这些小点，聚集为少数的几个大点（绿色，第二幅图）。可观察到增殖细胞核抗原（PCNA）也有相似的重新定位模式，已知该蛋白与复制叉相关（红色，第三幅图）。黄色点表示 BRCA1 与 PCNA 共定位（第四幅图）。这些停滞的复制叉往往是复制叉处尚未复制的单链 DNA（因而很脆弱）偶然断裂造成的双链 DNA 断裂位点（图 12.10）。这些结果表明，BRCA1 被募集到了双链 DNA 断裂的位置。（B）355nm 紫外光照射单个细胞核后，再用γ-H2AX（一种定位于双链 DNA 断裂处侧端染色质区的磷酸化组蛋白，绿色）或 BRCA1（红色）的抗体进行免疫显色分析。共定位实验显示 BRCA1 被募集到双链 DNA 断裂部位。（A，引自 R. Scully et al., *Cell* 90: 425-435, 1997；B，引自 R.A. Greenberg et al., *Genes Dev.* 20: 34-46, 2006.）

在遗传学水平上敲除所有 BRCA1 功能的小鼠死于胚胎发育早期，但是仅丢失部分功能的 BRCA2 胚系突变等位基因造成恶性淋巴瘤的易感性增加和染色体异常，这些异常染色体结构显示两个染色体臂之间的非同源重组（或融合）率的增高（图 12.30）。该染色体结构是 DNA 双链断裂异常修复的特征性结果，其中许多是由于可能偶然出现在细胞周期 S 期的复制叉处而造成的。此外，BRCA2 缺陷导致中心体数目及随后的有丝分裂纺锤体失调，从而产生非整倍体，而且细胞内 BRCA2 水平降低还会导致有丝分裂后期胞质分离的延长。然而，检测体外培养细胞由 X 射线引起的 DNA 双链断裂中恢复正常 DNA 能力的实验提供了其他关于 *BRCA1* 和 *BRCA2* 突变细胞内双链 DNA 修复缺陷的证据。缺乏 BRCA1 大部分功能的细胞对 X 射线杀伤的敏感性和对于化疗药物如顺铂的敏感性显著增加（顺铂可以引起 DNA 链间的共价交联）。

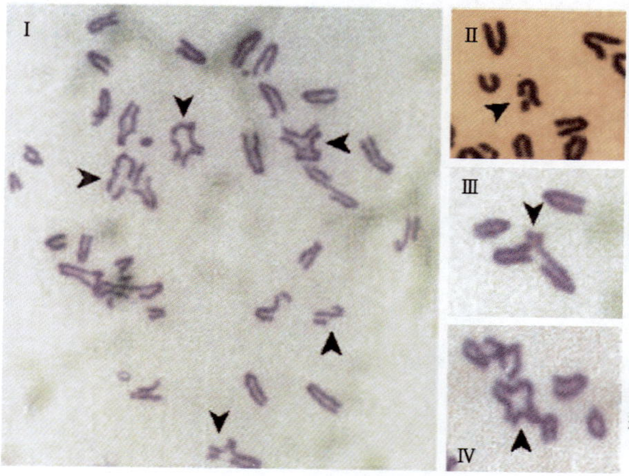

图 12.30　BRCA2 功能部分缺失引起的核型改变　在来自小鼠胚胎的成纤维细胞中可以观察到各种类型核型异常，该小鼠的 *Brca2* 基因是纯合型的，编码截短的 Brca2 蛋白。这些异常包括融合导致的易位，通常表现为有丝分裂中期染色单体的非正常配对。染色体臂之间融合通常由双链 DNA 断裂未修复或异常修复引起。当融合生成的杂合染色单体与未受影响的姐妹染色单体配对时就形成了此图中的结构（图Ⅰ）。在异常染色体中，双链 DNA 断裂染色体异常包括染色单体断裂（图Ⅱ）、三向辐射染色体（图Ⅲ）和四向辐射染色体（图Ⅳ），而在野生型细胞中很少见到类似的染色单体对。（引自 K.J. Patel et al., *Mol. Cell* 1: 347-357, 1998.）

［有趣的是，*BRCA1* 或 *BRCA2* 突变的乳腺癌在化疗开始时对顺铂敏感，之后将产生耐药性，通常是由于 *BRCA1/2* 编码其蛋白功能区的序列产生了回复突变，从而重新具有了蛋白质功能。这也说明这两个蛋白在化疗药物敏感性和耐药性方面具有核心功能。］

一条染色单体上双链 DNA 断裂的修复，通常依赖于修复机制参照姐妹染色单体上未损伤同源序列进行修复的能力，即通过参照仍然完整的 DNA 片段指导修复装置重建断裂的双螺旋结构（图 12.31；详细的描述见补充信息栏 12.7）。因此，这种同源介导修复（HDR）主要发生在细胞周期 S 期的晚期和 G_2 期，这个时期姐妹染色单体的 DNA 双螺旋可为修复损伤染色单体提供序列信息（在 S 期，DNA 复制产生两个完全相同的染色单体，并且它们连接成为一条染色体直到下次有丝分裂）。如果双螺旋出现链间共价交联，HR 也会发挥作用。

在 BRCA1 或 BRCA2 功能丧失的细胞中，所有类型的同源介导修复（HDR）都存在，RAD51 蛋白（可直接与 BRCA2 相互作用）的行为可能部分地解释这种现象。RAD51 能结合单链 DNA 分子，使其侵入（并因此解开）同源双链螺旋，该过程是起始 HDR 必需的（图 12.31）。［BRCA2 有 8 个 BRC 结构域，原则上每一个都可以与一个 RAD51 分子结合（图 15.33），表明 BRCA2 可将 RAD51 分子装配成线状，从而与单链 DNA

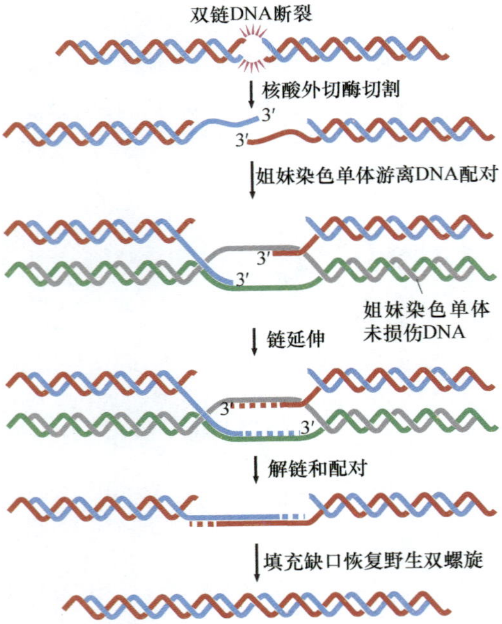

图12.31　同源介导修复　细胞周期S期后期和G_2期DNA双链断裂的修复，通常依赖于修复装置参照之前形成的未损伤姐妹染色单体及最近的S期形成的损伤染色单体序列的能力。这种同源介导修复（HDR）从外切核酸酶在双链DNA断裂形成的每一个末端切除双链DNA中的一条链开始（顶端）。接着，产生的每条单链DNA（蓝色，红色）侵入未损伤姐妹染色单体的双链形成的双螺旋内（绿色，灰色）。这个完好的染色单体已经被修复装置解螺旋，以便为侵入的单链DNA与该染色体上互补序列配对提供空间。然后，来源于损伤染色单体的单链DNA以完好的姐妹染色单体链为模版，在DNA聚合酶的催化下以5′→3′方向延伸。生成的延长单链DNA从该染色单体上释放并与另一个配对，在DNA聚合酶和连接酶的作用下进一步延伸，重建野生型DNA序列具有的双螺旋结构。已知的或被认为参与这一复杂过程的DNA修复蛋白包括RAD51、BRCA1和BRCA2。

结合。］如果缺少BRCA1或BRCA2，RAD51可能就不会被募集至双链DNA断裂位点，随后的HDR过程也不会正确地进行。在*Brca2*突变细胞（图12.30）分裂中期观察到的三向辐射和四向辐射染色体，就是这些细胞内修复装置不能利用HR修复双链DNA断裂所导致。

奈梅亨断裂综合征患者也存在同源介导修复缺陷（表12.1）。他们的细胞缺乏Nbsl蛋白质（nibrin，图12.33A），无法起始HDR。由于不能进行HR，这些患者的细胞转而通过非同源末端连接（NHEJ）使两个双链DNA的末端发生融合（图12.32）。

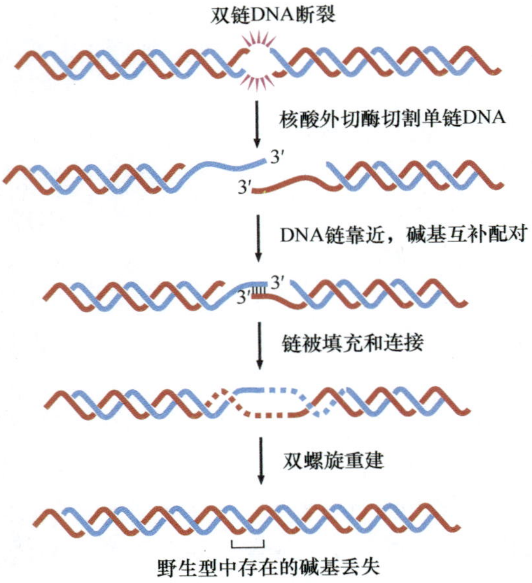

图12.32　非同源末端连接　在姐妹染色单体上的核苷酸序列未能有效引导修复系统正确连接断裂的双链末端的情况下（图12.31），NHEJ就发挥作用修复DNA双螺旋。在NHEJ过程中，对两个断裂端的单链进行切割形成单链DNA，这些单链DNA可相互连接，可能是通过碱基间的互补配对实现的，这里列出了4对碱基。接着填补单链缺口，连接其他剩余的单链DNA，重建的DNA双螺旋中丢失了原本未损伤DNA双螺旋中的部分碱基对。［改编自M.R. Lieber et al., *DNA Repair* (*Amst*) 3: 817-826, 2004.］

NHEJ 必然是一个错误倾向过程，因为在一条染色单体上的野生型 DNA 序列并不知道其姐妹染色单体上排列有两条融合的 DNA 片段，产生的末端-末端融合在连接位点形成突变序列，导致奈梅亨断裂综合征患者患恶性血液病的发病率较高。NHEJ 机制中成员发生缺陷同时 p53 功能缺失的小鼠淋巴瘤的发生率非常高。

有趣的是，NHEJ 多发生在 G_1 期，恰好是姐妹染色单体不能进行同源介导修复的时期。实际上 NHEJ 在 DNA 修复过程中的作用是独一无二的，因为其在与 DNA 损伤修复无关的正常生理条件下——在导致功能性抗体和 T 细胞受体形成基因重排的过程中发挥作用。例如，形成编码抗原结合位点的 DNA 序列依赖于染色体 V、D 和 J 片段的重排和融合（补充信息栏 15.1）。当 NHEJ 需要的修复蛋白全部缺失时这些 DNA 片段的融合便无法进行。这将导致无法形成正常的免疫球蛋白分子（抗体）和 T 细胞受体，体液免疫和细胞免疫将都失去功能（15.1 节）并导致重症联合免疫缺陷病（SCID）。类似地，大多数的类别转换需要 NHEJ，这是一个能融合 V、D 和 J 片段的正常过程，负责编码免疫球蛋白的抗原结合部分，通过与免疫球蛋白基因的不变区片段结合，形成多种多样的抗体分子（15.2 节）。

BRCA1 和 BRCA2 在维持染色体结构正常、避免癌症发生中到底如何发挥作用还不是很清楚。BRCA1 和 BRCA2 可以与多种参与 DNA 修复核蛋白结合的事实说明（图 12.33A），

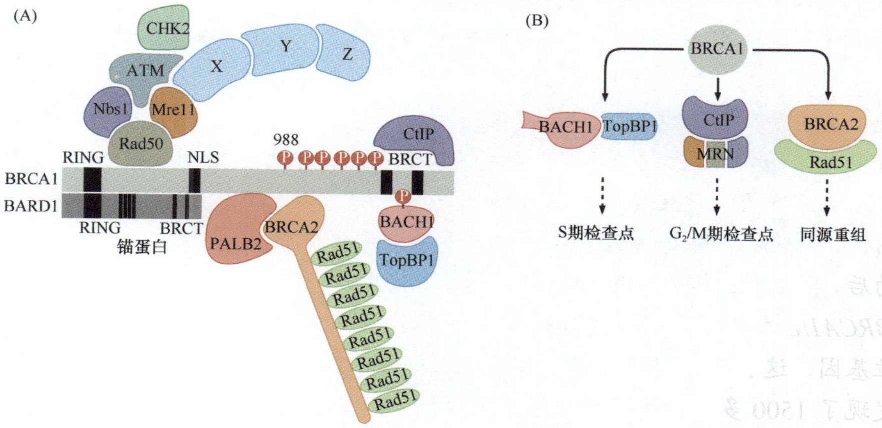

图 12.33　BRCA1、BRCA2 及其相互作用分子　（A）BRCA1 和 BRCA2 蛋白至少部分作为脚手架蛋白募集一系列其他的 DNA 修复蛋白，形成一个大的复合物。这一多蛋白复合物一旦形成，即辅助 DNA 双链断裂的修复，通常通过同源介导修复（HDR）完成。例如，*BRCA2* 基因的一个外显子编码 8 个 BRC 结构域的拷贝，可辅助募集多个 RAD51 分子，如图 12.31 所示。由 MRE11、Rad50 和 Nbs1 组成的 MRN 复合物似乎可识别双链 DNA 断裂的末端，从而激活 ATM 激酶功能。BRCA1 在不同情况和不同位置发挥功能（图 B），其作为一个支架供其他分子结合，但并非所有相互结合分子都随时与 BRCA1 结合；因此这张图显示了不存在于活细胞中的复合物。而且该图并未全部展示与 BRCA1 相互作用的所有蛋白，如在羟基脲诱导的停滞的复制叉结构处，包含更多的相互作用蛋白，如 MDC1、RPA32、γ-H2AX、RNF8、RNF168、53BP1、FANCD2 和 FANC1。（B）BRCA1 不同配体的缺失除了影响同源重组和同源介导修复外，还可特异性地影响细胞周期不同检查点的调控。这些表明，BRCA1 在参与 DNA 修复功能的一系列不同的蛋白质中作为脚手架蛋白发挥着关键的作用。如果细胞基因组携带有明显的未被修复的损伤，如 DNA 双链断裂（图 8.4），检查点调控可以保证细胞停滞于细胞周期的 S 期或 M 期之前。［A 和 B，感谢 R.A. 格林伯格（R.A. Greenberg）和 D.M. 利文斯顿（D.M. Livingston）。］

它们至少可部分地作为分子支架募集其他蛋白复合物。一旦完成聚集，这些修复蛋白就会协同作用，修复 DNA 上的损伤和大片段双链断裂。而且，如图 12.33B 所示，BRCA1 缺失可以破坏某些正常情况下对 DNA 损伤做出反应的细胞周期检查点调控。

我们不清楚为什么遗传性 *BRCA1* 和 *BRCA2* 等位基因突变容易引发乳腺癌和卵巢癌，也不清楚为什么 *BRCA2* 的体细胞突变有时会与前列腺癌和结肠癌有关。而且，*BRCA1* 和 *BRCA2* 等位基因胚系突变的外显率（每个等位基因对个体表型产生的可见的影响程度）也难以量化（信息栏 12.7）。

信息栏 12.7 具有特殊遗传背景的族群对于研究 *BRCA1* 和 *BRCA2* 胚系等位基因突变的外显率有重要价值 一直以来 *BRCA1* 和 *BRCA2* 等位基因胚系突变对肿瘤发生风险的确切影响难以确定，因为这两个基因都很大，所以在其阅读框中检测胚系突变就比较困难。目前，在人群中已经发现大量的 *BRCA1* 和 *BRCA2* 基因的胚系等位基因突变，每种都有自己的外显率，即携带这些基因胚系突变的人罹患临床疾病的相对能力。在个体复杂的遗传背景中，每个这样的变异等位基因都在发挥作用，而且遗传背景也会影响疾病进展。正是由于存在这两方面的作用（即特定 *BRCA1*/*BRCA2* 突变和遗传背景），人们几乎不可能精确测定大多数等位基因的疾病外显率。

这样的突变等位基因中很多是非常古老的，而且在数百年甚至数千年前已经整合进人类基因组。这种情况一旦发生，许多突变等位基因就会保留在基因组中。因为它们通常在复制后的很长时间才引发疾病，所以在进化过程中不会被迅速清除。

某些种族的特殊遗传背景通常使这些分析变得简单化。例如，阿什肯纳兹犹太人起源于欧洲中东部，是生活在后罗马帝国时期的数百万犹太人的后代。然而遗传学分析表明，现代的阿什肯纳兹犹太人是生活在后罗马帝国时期最后时段的大约 200 位犹太人的后代。这种遗传史似乎能解释为什么现代犹太人基本上只拥有 3 个起源古老的突变 *BRCA1*/*BRCA2* 胚系等位基因，而同时代的阿什肯纳兹人中只有约 2.5%携带这样的等位基因。这 3 个“始祖突变”与普通人群中的情况形成鲜明对比，在普通人群中已经发现了 1500 多个不同的遗传性 *BRCA1* 等位基因（其中小部分可能在功能上具有中性多态性），而且，通过序列分析已经检测了每个等位基因。

这些事实解释了为什么阿什肯纳兹人群的 *BRCA1*/*BRCA2* 胚系突变等位基因相对容易检测：设计 PCR 的引物时只需考虑针对测定这 3 个等位基因的引物，而无须考虑其他至今已报道的大量等位基因。例如，阿什肯纳兹犹太人中最常见的 *BRCA1* 等位基因是 *BRCA1 185delAG*，正如其名，它缺少了两个核苷酸；在纽约市癌症门诊所诊断的患有浸润性乳腺癌的人群中，4.2%的女性患者携带这种突变等位基因。进一步的研究表明，这 3 个突变等位基因具有显著的致浸润性乳腺癌的风险，任何一种这类突变等位基因携带者达到 80 岁时，发生浸润性乳腺癌的风险可超过 80%。

颇具争议的是，1940 年之前出生的 *185delAG* 突变的携带者，当其达到 50 岁时乳腺癌的发病风险为 24%，然而在 1940 年之后出生的这类携带者的发病风险为 67%。这表明在乳腺癌形成过程中非遗传因素发挥了重要作用，甚至在那些先天性 DNA 修复缺陷的人群中也是这样。（对 *BRCA1* 等位基因突变的个体来说，过去的半个世纪中发生的营养状况和生殖行为改变可能发挥重要作用。）此外，这种类型的流行病学分析还显示了人们在研究单个突变等位基因在不同遗传背景和生活方式改变的情况下发挥生物学效应方面的能力。

如果只是因为把其他不同生化功能归功于这一蛋白质及与其物理相互作用的蛋白质，那么随着对 BRCA 功能研究的逐步细化，对其作用机制的认识越来越令人困惑。例如，BRCA1 与许多转录调节子相互作用，其在有丝分裂过程定位于着丝粒，同时在单层培养细胞的外侧发现其表达，表明其参与细胞运动的调节。很显然，如果女性细胞内 BRCA1 功能缺失，就不能使体细胞中的一条 X 染色体正常地失活（图 2.20）。我们还不清楚这些其他功能与正体的 DNA 修复功能如何关联，也不清楚它们如何使 *BRCA1*（和 *BRCA2*）的胚系突变等位基因具有很强的导致几乎所有女性肿瘤的倾向。

在一些研究者的眼中，BRCA1 缺失在肿瘤发生中的作用被与 DNA 修复无关的功能掩盖了；BRCA1 其中一个结构域的功能是使组蛋白 H2A 单泛素化（BRCA1 作为接头蛋白在泛素连接酶复合体中作为 E3 亚基发挥作用，而其中对 H2A 进行酶反应的 E2 亚基尚不清楚；见补充信息栏 7.5）。H2A 单泛素化导致异染色质形成，特别是通常在所有体细胞中关闭的组成型异染色质。在这种异染色质缺失的情况下，大量正常关闭的重复序列被表达，导致广泛的基因组不稳定。最新关于正体功能的研究表明，我们对于 BRCA1 缺失为什么导致以及如何导致乳腺癌、卵巢癌和前列腺癌的发生依然了解很少。

12.11　癌细胞核型的变化通常由染色体结构的改变引起

早在对 DNA 损伤及其修复认识之前，人们就已经知道癌细胞中存在核型异常。实际上，人类认识到癌细胞中存在着异常染色体已经近一个世纪。在 BRCA1 和 BRCA2 功能缺失的细胞中可观察到三射体和四射体的中期染色体就是很好的例子（图 12.30）。癌细胞中的核型异常有两种形式：单条染色体结构的改变和无染色体结构改变的数量变化。

常见的一种由正常的二倍体核型衍生来的染色体异常是特定染色体数量的增加或减少。偶尔，由于有丝分裂过程中出现的各种异常，癌细胞可能获得多倍体的基因组。例如，细胞获得额外的单倍体形成三倍体，获得额外的二倍体从而形成四倍体。有时也可能出现单条染色体的拷贝数增加或丢失，其中丢失比较少见。

非整倍体通常指由正常（或整倍体）核型衍生而来的染色体数量的变化。但是，近年来非整倍体这一术语所指的范围偶尔也会扩大到包括单条染色体结构的变化，这种异常见于大部分实体瘤细胞（大于 85%）。在此，我们使用一个更专业的术语“染色体畸变”。这两种主要的核型异常由完全不同的机制引起。

染色体数量的变化将在下一节讨论。现在讨论染色体结构变化的机制，本文中其他部分已经涉及了这点。如前所述，偶然发生在 DNA 复制叉的不能被修复的双链 DNA 断裂，被认为是染色体易位的主要机制。

第 4 章我们在探讨 *myc* 和 *bcr-abl1* 癌基因的产生机制时已经了解了一些癌症相关的

染色体改变。研究比较清楚的易位是 *myc* 原癌基因易位到 3 个免疫球蛋白之一的启动子/增强子序列，形成融合基因（4.5 节）。在这些及其他的淋巴瘤中，引起免疫球蛋白和 T 细胞受体（TCR）基因重排的复杂机制似乎没有作用。该机制不引起免疫球蛋白和 *TCR* 基因序列的重排，而是催化错误的染色体重组，使免疫球蛋白基因杂乱地与遍布于整个基因组中的序列融合，*myc* 基因就是其中之一。发生在原癌基因 *myc* 中的稀有易位可使其转录失调，细胞获得特异的增殖优势，导致细胞克隆出现，最终产生具有特异核型的淋巴瘤。

实际上，在多种造血系统的恶性肿瘤中报道了许多高度特异性的易位(表 4.4 和表 4.5)。引起蛋白质结构发生各种改变的分子机制还不清楚。但是，在第 10 章提到了一种很吸引人的假设，即端粒断裂引起的断裂-融合-桥（BFB）循环（图 10.15）。这些 BFB 循环使单条染色体产生大范围的结构异常，所有染色体都有一定的发生频率。有时，这些易位使细胞获得生长优势，导致细胞克隆的生长。

在各种造血系统肿瘤中发现一些相似的结构异常。这些易位许多是高频的，因为在一系列独立发生的肿瘤中都发现了这些易位。到目前为止，已经对数百种可复发的易位进行了分类。因为这些易位位于染色体上高度特异的位点，所以其发生的分子机制可能不同于上述的断裂-融合-桥循环。

我们对染色体畸变的认识在不断变化。如上所述，以前我们认为染色体易位仅存在于造血系统肿瘤中。但自从 2000 年开始，随着新 DNA 测序策略的提出，人类基因组测序及新的生物信息学工具应用表明染色体易位在实体瘤中也很常见。2005 年，一种涉及编码由雄性激素调控的丝氨酸蛋白酶和 ETS 转录因子基因的特殊高频易位被发现，这种特殊易位（*TMPR32/ERG*）存在于约 50%的局限性前列腺癌患者中。在人类常见肿瘤中的这一重要发现，促使人们开始对各种实体瘤基因组进行检测，很多新发现正是来源于强大的新基因组测序技术。这些发现揭示在不同的实体瘤中，染色体易位发生的频率有很大差异，但其中的原因还不清楚（图 12.34）。

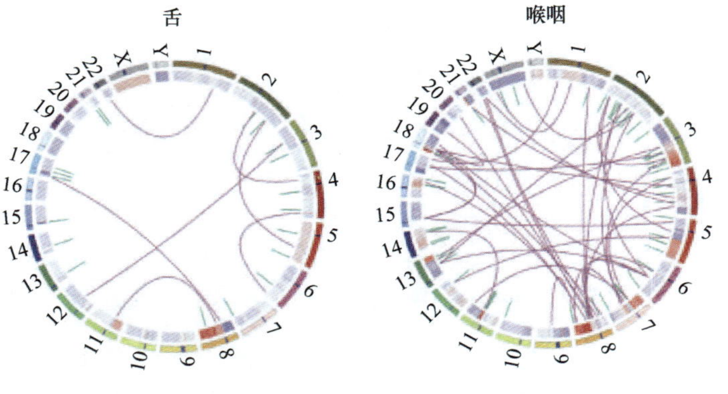

图 12.34 吸烟者头颈癌中的染色体易位 按照染色体易位的绘图规则，依据其编号或字母将所有的染色体围成一个环形，并用紫色线条将发生融合的染色体片段连在一起。指向圆环中心的绿色标记表示染色体内重排区域，包括易位、小片段扩增、缺失和倒位。此处展示了两个头颈鳞状细胞癌（HNSCC）吸烟者——患有舌癌和喉咽癌——的基因组。这些易位与其他已知类似肿瘤的高频染色体易位都不相关。［感谢 M. 劳伦斯（M. Lawrence）和 G. 盖茨（G. Getz）。］

这些新技术的应用促使我们在 2010 年发现，约 25%的骨癌基因组和 2%～3%的所有肿瘤基因组中存在着完全新型的畸变——局部暴发式染色体重排。在图 12.35 所示的例子中，仅仅一个灾难性事件就可以使基因组的片段发生碎裂，由此形成的各种构型的碎片随后被重新连接起来。至今“染色体碎裂”(chromothripsis 或 chromosome shuttering)的诱变机制仍不清楚。

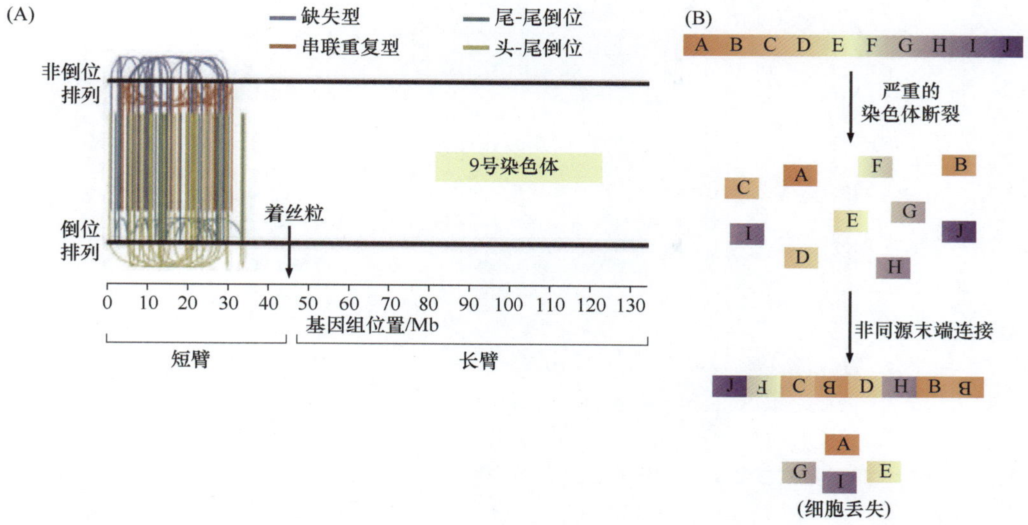

图 12.35　局部暴发式染色体重排　大规模测序技术的发展使得我们能够发现某些先前未被发现的染色体损伤。(A) 在甲状腺癌的基因组中，发现 77 个影响 9 号染色体短臂（即 9p）的不同染色体重排。每条线代表正常情况下此染色体臂中彼此相距较远的两个 DNA 片段直接融合。这些重排包括 4 种不同类型的 DNA 结构变化（右上方）。(B) 该图提供了一个局部染色体重排（已被命名为染色体碎裂）如何发生的示例。促使染色体局部碎裂，然后碎裂片段进行重新连接的机制还未阐明。一个有吸引力的模型是，在与下一轮有丝分裂中大的染色体互补片段重新发生联合之前，含单条染色体的微核的形成就已导致染色单体发生广泛的染色体内部重排。(引自 P.J. Stephens et al., *Cell* 144: 27-40, 2011.)

在造血及非造血细胞中发现的更为常见的易位分子机制同样也不清楚，在这些细胞中参与免疫球蛋白基因重排和 T 细胞受体基因重排的酶不表达。对 DNA 易位断裂位点及其周围序列分析发现了重复、缺失和倒位，这些发现提示一些具有“错误-倾向”的 DNA 修复机制，如前面提到的非同源末端连接（NHEJ）（图 12.32）参与其中，但目前为止还很难得到证明。

总之，我们对于染色体易位和染色体碎裂还有两点不清楚：①正常情况下 DNA 修复机制中的哪些组分负责阻止这些异常结构的形成？②这些染色体异常一旦形成是如何促进癌症发生的？

12.12　癌细胞核型的改变通常由染色体数量改变引起

如前所述，一些类型的遗传不稳定性通过改变单个染色体的数量影响核型，而不改变其结构，这些改变可产生非整倍体。尽管“突变”通常指DNA序列的改变（因此也包括染色体结构的改变），但我们应该认识到染色体数量的变化同样代表了一种基因组的显著改变，对细胞的行为会有深刻的影响，严格地说这也是一种类型的突变。

在约85%受染色体不稳定性（CIN）影响的癌细胞中可见染色体数目的改变。从患者体内提取CIN阳性的癌细胞，并在体外培养增殖时，CIN会变得很明显，因为当在培养皿中增殖时，这些细胞仍然持续地改变其染色体组成。从患者体内提取这些癌细胞时它们已经是非整倍体，在体外观察到的核型不稳定可能只是体内肿瘤发生过程中不稳定性的一种延续（图12.36）。

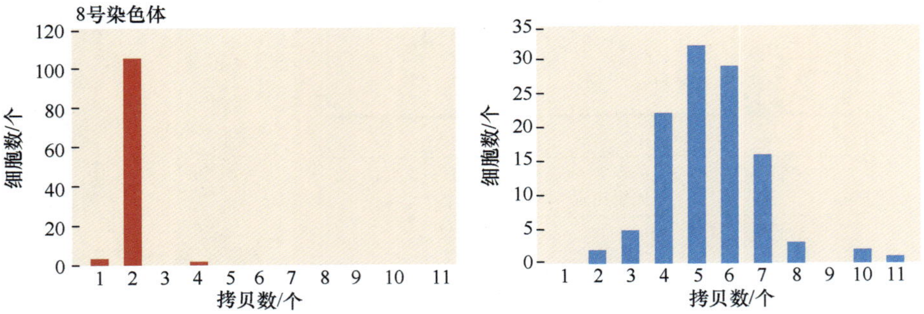

图12.36　培养的癌细胞中的染色体不稳定性　用荧光原位杂交（FISH）检测正常细胞（左）和培养的具有染色体不稳定性（CIN）的乳腺癌细胞（右）中8号染色体的拷贝数。如图所示，在正常细胞内8号染色体大部分为2个拷贝，在受CIN影响的细胞内8号染色体的数量变化很大（随后的研究中也发现，任意选取另一条染色体也表现出相似的拷贝数分布情况）。这种明显的细胞-细胞之间染色体数量的变化表明，在癌细胞增殖过程中这种染色体数量的变化经常发生。（引自G.A. Pihan et al., *Cancer Res.* 58: 3974-3985, 1998.）

癌细胞的非整倍体核型可以有两种解释。一种观点认为是癌细胞在向高度恶性状态进展过程中发生染色体混乱的结果，另一种观点认为非整倍体是肿瘤发生的重要原因，是肿瘤发生过程中的必然事件。因此，一些人认为大部分癌细胞在生长过程中需要这种染色体不稳定性以扰乱其基因组，从而获得更有利于肿瘤生长的染色体构型。根据第二种观点，如果缺乏与非整倍体相关的致突变性，那么大部分初期的细胞克隆就不会获得多阶段肿瘤发生所需要的遗传学改变。

对结肠癌和直肠癌的一系列研究有助于解决上面的争论。少数表现出微卫星不稳定性（MIN）的肿瘤出现相对较少的非整倍体，而且没有染色体不稳定性（CIN）。相反，大量的CIN肿瘤细胞没有表现出MIN特征性核苷酸序列改变（图12.37）。总之，这些观察表明，至少在结直肠癌中，肿瘤细胞基因组的突变性必须增加，这些机制中的一种或其他几种可以满足这种情况。这一结论提示CIN像MIN一样，通过促进肿瘤形成的进化方式重建细胞基因组，这是一种有效机制。（值得注意的是，与图12.37的描述相反，CIN和MIN并不总是处于相互排斥的状态，在某些肿瘤中这两种类型的不稳定性同时存在。）

还不清楚这种逻辑是否也与造血系统恶性肿瘤的遗传学机制一样。与具有广泛混乱核型的肿瘤细胞不同，造血系统肿瘤细胞的核型通常是二倍体，但都存在一个或两个交

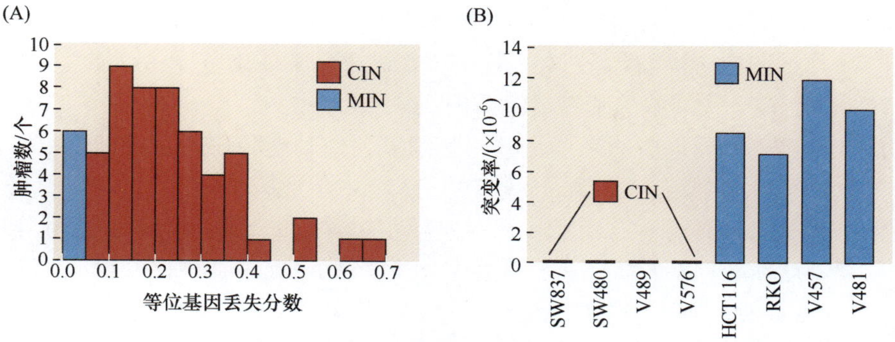

图 12.37　染色体不稳定性与基因突变　通过测定染色体臂等位基因的丢失可估计染色体不稳定性（CIN）。（A）在结直肠癌的研究中，对大量肿瘤病例的分析发现在许多染色体位点上存在杂合性丢失（LOH，见 7.4 节）。图 A 横坐标上 0.3 个等位基因丢失表示以前用染色体标记分析的存在杂合现象的肿瘤中有 30%的位点不再有这种现象（红条带）。大多数这种杂合性丢失是由整条染色体的丢失引起的。相反，存在微卫星不稳定性（MIN，蓝条带）的肿瘤中等位基因或整条染色体的丢失可忽略不计。（B）用染色体标记丢失分析存在 CIN 的结直肠肿瘤细胞系（图 A）发现，磷酸核糖转移酶失活的比率实际上是零（红色的前 4 个条带），而存在 MIN 的细胞系中该基因的突变率非常显著，有时甚至是存在CIN细胞的100倍（最后4个蓝色的条带）。（A，引自 C. Lengauer, K.W. Kinzler and B. Vogelstein, *Nature* 396: 643-649, 1998；和 B. Vogelstein et al., *Science* 244: 207-211, 1989. B，引自 C. Lengauer, K.W. Kinzler and B. Vogelstein, *Nature* 396: 643-649, 1998；和 J.R. Eshleman et al., *Oncogene* 10: 33-37, 1995.）

互易位，正是这些易位导致了肿瘤的发生或在肿瘤发展的特定阶段发挥促进作用（例如，形成 *BCR-ABL* 癌基因）。因此，紊乱的核型并不是形成所有类型的人类恶性肿瘤所必需的。因此，在大多数造血系统肿瘤细胞中发现的少量核型改变本身不可能引起细胞发生足够的恶性增殖。（慢性髓细胞性白血病中的一种情况是，*BCR-ABL* 癌基因的产生通常发生在 p53 功能缺失所造成的严重事件过程中，这种缺失由点突变引起，当然，它们在核型上是不可见的。）而且至今还没有关于造血系统肿瘤细胞具有微卫星不稳定性的报道。因此，尚不清楚是何种遗传机制使得造血系统肿瘤细胞获得全部必要的突变等位基因（该突变完全可以使其具有恶性肿瘤细胞的增殖能力）。事实上，我们甚至不知道造血系统肿瘤的形成是否也需要像形成实体瘤时那样多的遗传学改变（11.12 节）。

造成染色体不稳定的染色体数目变化通常是有丝分裂过程中染色体错误分离的结果。在正常的细胞周期 M 期，染色体排列到赤道板与由微管蛋白组成的纺锤体纤维相连，一起形成中期纺锤体。中期纺锤体是一种双极结构，每一个半极由微管纤维组成，其中许多由位于染色体的动粒（kinetochore）（与染色体着丝粒 DNA 相关的核蛋白体）延伸出来再回到中心体，后者负责整个中期纺锤体结构的组织。当这一“装置”正常运转时，纺锤体纤维牵拉成对的姐妹染色单体将二者分开，使每个染色单体分别移向一个中心体。这一过程保证染色体在两个子细胞中均等分配（图 8.3A）。

染色体分离的复杂过程是由一系列的检查点监控的，从开始就保证形成两个中心体和两个半极的纺锤体，只有在所有配对的染色单体都正确排列到赤道板后染色单体才可以分离。当这些检查点机制失去对染色体分离的监控后，配对的染色单体可能被拉向同一个中心体（即染色体不分离）。结果导致该条染色体在其中的一个子细胞中可能是单体，而在另一个子细胞中可能是三体。在有些情况下，某条染色单体可能没有与纺锤体纤维连接，从而在子代细胞的基因组中丢失。

非整倍体的一个更重要的来源是一种复杂装置的功能障碍。正常情况下，这种装置确保每个着丝粒准确结合在自己一套 20～25 个用于形成纺锤丝的微管上；每对姐妹染色单体原本是由配对的着丝粒连接，着丝粒与纺锤丝的连接可使姐妹染色单体在细胞有丝分裂后期被拉向相反的方向。然而，在许多癌细胞中这种控制机制不能正常运行，单个着丝粒与过多的纺锤丝相连接。例如，当某个动粒（属于单个染色单体）同时连接两套方向相反的纺锤丝时就会形成微管-染色体错误联结，而微管-染色体错误联结就会参与一种微观的“拔河”比赛，这种竞争往往在有丝分裂完成时还未结束，从而使得携带此着丝粒的染色单体滞留在两组准确分离的染色单体（现称为染色体；图 12.38A）之间。这条孤立染色体的命运是未知的，它可能完全丢失或者最终进入某个子代细胞核。

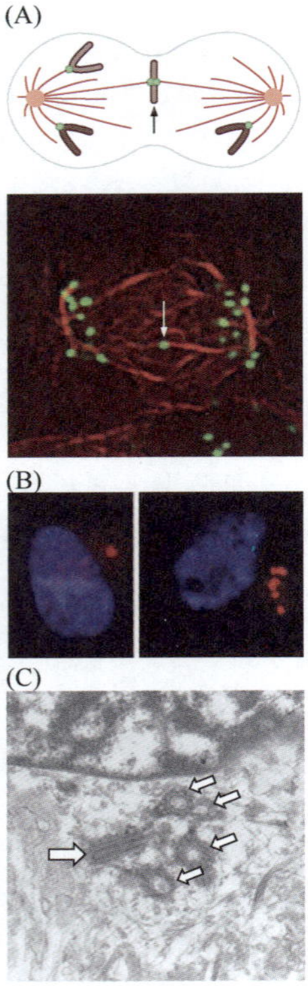

图 12.38　中心体及有丝分裂纺锤体的组织　中心体在有丝分裂中负责微管纺锤体纤维的装配。（A）上图，单个染色单体（箭头）的动粒（绿色）可能不正常地同时与两个方向相反的纺锤体纤维连接，导致纺锤体纤维被拉向相反的方向，通常会将染色单体链留在两组正确分离的染色单体（左，右）（现在称为染色体）之间。下图，在显微照片中，通过免疫荧光染色只能看见纺锤丝（红色）和动粒（绿色）。通过动粒的染色可将中间孤立的染色体显示出来（箭头所示绿点），它可能不会进入任何一个快速形成的子细胞核中（在动粒周围组装，左，右），并可能因此从子代细胞中丢失。但是，更常见的是这个染色单体可能进入其中的一个子代细胞核。进入不正确的子代细胞核可以导致非整倍体的产生。（B）在永生化但非恶性的间期细胞中（左），用中心体相关蛋白中心粒周蛋白的抗体进行检测，可见细胞质中有单个中心体（红色）。该中心体通常在 G_1/S 期转换过程中复制，在有丝分裂纺锤体的两极形成两个可见的中心体。相反，在人类乳腺癌细胞的间期细胞核中（右）通常可观察到多个中心体。当细胞进入有丝分裂时会形成多极纺锤体（图 12.39）。（C）用透射电子显微镜（TEM）可观察到组成每个中心体核心的成对的中心粒。在横截面上可见 4 个中心粒（小箭头），第五个中心粒的侧面图也很明显（大箭头），表明中心粒的数目出现了失调。在上面可见核膜。[A，上图，改编自 D. Cimini, *Biochim. Biophys. Acta* 1786: 32-40, 2008；下图，感谢 D. 奇米尼（D. Cimini），并引自 W.T. Silkworth et al., *Plos ONE* 4: e6564, 2009. B，引自 G.A. Pihan et al., *Cancer Res.* 58: 3974-3985, 1998；C，感谢 M.J. 迪菲利潘托尼奥（M.J. Difilippantonio）和 T. 里德（T. Ried）。]

在正常细胞中，微管-染色体错误联结现象经常在细胞从分裂中期进入分裂后期时被校正修复。这种校正修复对正常细胞非常关键，因为发生微管错误联结的染色体不能触发纺锤体组装检查点（SAC）。如果纺锤丝未能正确地连接到所有染色单体的着丝粒上，SAC 就会阻止细胞进入分裂后期。（在正常细胞中，尽管有这些精确的校正机制，但据估计仍有约 1%的有丝分裂发生某些类型的分离错误；形成鲜明对比的是，在癌细胞中多达一半的有丝分裂可导致某种形式的分离错误。）癌细胞似乎对微管-染色体错误联结更具耐受性，因此这有利于其形成非整倍体核型。实际上，癌细胞的 14 个不同 SAC 调节蛋白中的一个或多个经常发生缺陷。具有某些 SAC 蛋白低表达的基因工程小鼠的自发肿瘤形成水平提高。

如果纺锤体本身没有正确的组装就会出现更广泛的核型混乱。早在 1890 年就发现了纺锤体组装错误引起的有丝分裂异常，这也是癌细胞中存在遗传学异常的第一个线索。在正常间期细胞的细胞质中可见一个中心体（图 12.38B），有丝分裂过程中两个中心体在细胞内两极相对排列。但是在癌细胞中经常可见这种组织形式存在显著的缺陷，包括在间期出现多个中心体（图 12.38 B 和 C）。结果可能是出现多极的，而不是正常细胞内见到的两极的有丝分裂纺锤体（12.39A 和 B）。通常，额外的中心体会在细胞有丝分裂过程中合并到正常的中心体中，但是它们形成的纺锤体纤维最终会形成没有功能的纺锤体-着丝粒连接，如图 12.38A 所示。或者，这些额外的中心体可能持续存在，造成染色体分配至三个或更多的子细胞中（图 12.39C）。染色体错误地分配到子细胞中可能会导致染色体数目和整个核型的剧烈变化。在一项对 87 种不同肿瘤的调查中发现 81 种存在中心体数量或个别中心体显微结构的异常，在正常对照细胞中没有发现这些异常。

保证染色体正常分离的复杂装置一旦损伤就难以恢复。如图 12.36 所示，在一些乳腺癌细胞中 8 号染色体拷贝数的巨大差异表明，在肿瘤形成后的很长一段时间，这些染色体的不稳定性（CIN）持续存在。从这方面来说，CIN 与前面提到的断裂-融合-桥（BFB）循环（10.4 节）不同，这种循环对基因组的影响发生在肿瘤进展过程中有限的窗口时间内，一旦细胞获得端粒末端转移酶使其核型稳定后，循环就停止。

近几年已经阐明一些引起各种染色体不稳定的分子缺陷。毫无疑问，中心体的复制与细胞周期进展是紧密协调一致的，这一过程可能发生在 G_1/S 过渡期或接近 G_1/S 期。特别是越来越多的证据表明，中心体的复制与细胞周期蛋白 E-CDK 和细胞周期蛋白 A- CDK 复合物以某种方式协调作用（8.3 节）。人乳头瘤病毒（HPV）E7 癌蛋白表达的原代细胞（只经过短期培养的细胞）中出现中心体数目的失调，通常导致出现多个中心体。

E7 癌蛋白可结合细胞内的视网膜母细胞瘤蛋白（pRb 蛋白）使其功能失活，并加速其降解（8.5 节）。一种失去了与 pRb 结合能力的突变形式的 HPV E7 癌蛋白不能诱导额外中心体的出现。总之，这些证据表明 pRb 功能缺失的一个结果是中心体复制的失调。既然中心体在有丝分裂纺锤体的组装中发挥关键的作用，那么这种失调就可能很快引起染色体数目的明显变化（图 12.39）。实际上在人类宫颈癌细胞中就发现了这种形式的染色体不稳定，几乎所有的这些细胞都表达 HPV 基因组的早期区域，该区域携带有编码病毒 E6 和 E7 癌蛋白的基因。

HPV E6 蛋白（信息栏 9.8）与其他可使 p53 功能失活的因子一样，可促进非整倍体的形成，因为关键抑癌基因功能缺失的细胞更容易出现非整倍体基因组。因此，HPV E7 癌蛋白使中心体数目不稳定，而 E6 癌蛋白通过对 p53 蛋白的作用，使细胞对最终出现的中心体异常耐受。在多种非病毒感染引起的肿瘤中，其他机制引起的 p53 功能缺失的

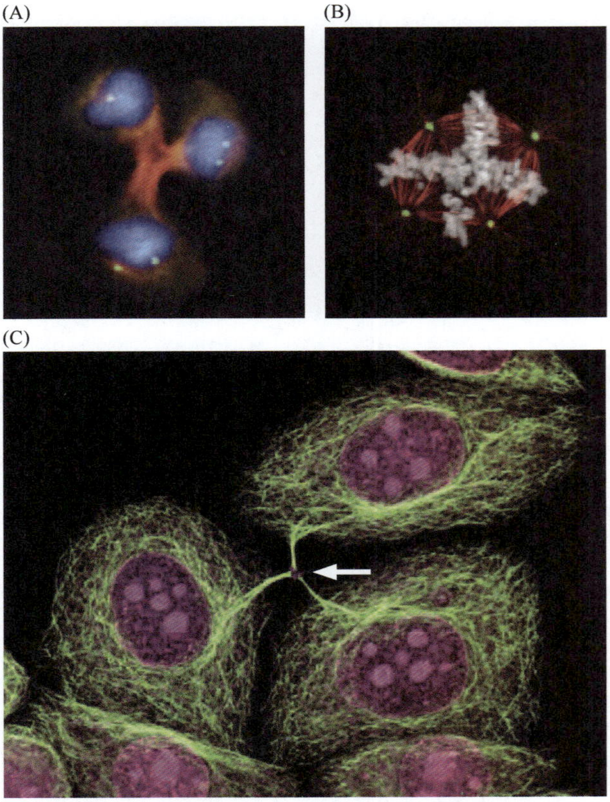

图12.39　多极有丝分裂装置　在培养的细胞正常的有丝分裂中期，由微管组成的有丝分裂纺锤体纤维从中心体的两个有丝分裂极伸出，到达染色体的动粒（与着丝粒染色体 DNA 连接的蛋白结构）。（A）*p53*$^{-/-}$的小鼠胚胎成纤维细胞中，多中心体的形成导致有丝分裂纺锤体呈放射状排列，用α和β微管蛋白抗体将纺锤体纤维染成红色，染色体用 DAPI 染成蓝色。小黄点和绿点代表 5 个中心体（用γ球蛋白抗体免疫染色）。这些现象表明，p53 可能调节中心体的数目。（B）在人成纤维细胞分裂前中期，四极有丝分裂纺锤体排列中的 4 个中心体被染成黄-绿色；形成纺锤体纤维的微管染成红色，染色体为白色。（C）表示人宫颈癌细胞系细胞在末期（图 8.3）后的胞质分裂期，由一个母细胞分裂为 3 个子细胞。这些子代细胞正在试图将亲代的染色体分为 3 份，而不是正常情况下的两份。微管染为黄色，DNA 为紫色。很显然，在胞质分裂末期这些细胞没有正常分离，导致这些细胞通过染色体片段互相连接在一起。（A，引自 P. Tarapore and K. Fukasawa, *Oncogene* 21: 6234-6240, 2002. B，引自 N.J. Ganem, S.A Godinho and D. Pellman, *Nature* 460: 278-282, 2009. C，引自 K.G. Murti, *BioTechniques*, Oct, 2004，封面图.）

细胞中染色体数目异常的发生率同样增加。p53 功能、有丝分裂检查点的控制及染色体数目的监控三者之间的信号网络还不是很清楚。

pRb 调节的失活可导致控制 R 点转化的监控机制失效，从而使 HPV 感染初期的细胞立即获得增殖优势（8.2 节）。从长期来看，这种增殖优势可传到子代细胞，因为中心体的数目将变得不稳定，进而使有丝分裂纺锤体排列混乱，造成核型的不稳定。随后发生的染色体数目变化使生长促进基因与生长阻滞基因以一定的比例相互作用，促进肿瘤进展。

有丝分裂的高度复杂性不禁使人们要问，这一过程是如何出现错误的，有多少蛋白质（包括检查点控制蛋白）参与监控中期各个阶段的进程？酵母遗传学分析表明，近 100 个不同的基因和蛋白质参与有丝分裂各阶段纺锤体的装配和动力学、纺锤体的附着及染色体的分离。酵母中这些基因的突变可引起染色体不稳定性。其中的许多蛋白质在进化中是高度保守的，哺乳动物中的同源蛋白也可能在有丝分裂中发挥作用。

到目前为止，只在少部分的人类肿瘤中发现在有丝分裂过程中参与染色单体装配和分离的酵母同源基因存在突变。表 12.3 中列出了其中的一些基因。*ATM* 基因是个例外，它的作用在运动失调性毛细血管扩张症中得到了很好的证明（图 9.13，表 12.1），该表中突变的胚系等位基因很少与癌症风险的增加有关。一些关键的有丝分裂调节基因功能的丧失可能是由于启动子区的甲基化造成的（7.8 节），但被文献证实的还很少。实际上在大量与有丝分裂有关的人类基因中，只有一小部分在肿瘤进展过程中的功能已被研究。

表 12.3　癌细胞中影响染色体稳定性的突变、甲基化和过表达的基因

基因	基因产物的功能	癌细胞中改变的后果
BUBR1/BUB1[a]	纺锤体装配检查点	即使存在微管抑制剂，有丝分裂也可以进行
MAD1[b]	纺锤体装配检查点	广泛的非整倍体
MAD2[b, c]	纺锤体装配检查点	提前进入分裂后期[d]，非整倍体
Seurin	姐妹染色单体的附着	染色体不分离[e]
凝集复合物	姐妹染色单体的附着	非整倍体
Aurora-A, B	后期染色单体分离	提前进入后期[d]
CHFR[e]	纺锤体装配检查点	染色体不分离[f]、丢失
14-3-3σ	DNA 损伤检查点	未修复的染色体进行分离
RB	细胞周期调节者	非整倍体
APC[g]	细胞增殖调控	有丝分裂缺陷，胞质分裂失败

a. 携带遗传性功能缺陷的 Bub1 的人易患名为杂色马赛克非整倍体的癌症易感性综合征。Bub1 和 BubR1 遗传功能不全的小鼠在特定的环境下也易患肿瘤。

b. Mad1 和 Mad2 在动粒处形成复合物防止染色单体的分离，直到复合物与纺锤体纤维完成正确的装配。$Mad1^{+/-}$小鼠可以发生多种肿瘤。

c. 在许多实体瘤中 *MDM2* 基因的转录被抑制，在胃癌中该基因经常突变。Mad2 位点是杂合子（$Mad2^{+/-}$）的小鼠成年后发生肺癌，而过表达野生型 Mad2 蛋白的小鼠会发生多种肿瘤。

d. 提前成熟进入分裂后期可导致整条染色体的丢失。

e. $Chfr^{+/-}$小鼠在生命早期会患淋巴瘤，在生命晚期会患肝癌、肺癌、胃肠道肿瘤。

f. 染色体不分离是姐妹染色单体在分裂末期分离失败的结果。

g. 后期促进复合物。

有丝分裂调控基因的一个例子是 *CHFR*，纺锤体微管和中心粒排列异常时，该基因编码的蛋白通常可阻止细胞周期由前期进入中期。这种检查点蛋白通常在人类细胞中广泛表达，但研究发现在 8 个随机抽取的人类肿瘤细胞系和 37 例肺癌组织标本中，分别有 3 个细胞系和 7 例标本的基因由于启动子区的甲基化而被完全抑制。在小鼠中，活化的 *chfr* 种系等位基因与基因敲除 *mlh1* 等位基因（12.9 节）共同导致肿瘤发生率的显著增加。

另一个对 M 期进展有关键调节作用的是 14-3-3σ蛋白。当基因组 DNA 受到损伤时，p53 诱导 14-3-3σ的合成，随后该蛋白在细胞质中捕捉周期蛋白 B-Cdc2 复合物（9.9 节），通过隔离这些周期蛋白-CDK 复合物，14-3-3σ成功地阻止了细胞进入 M 期从而终止有丝分裂，直到损伤的染色体 DNA 得到修复。研究发现，编码 14-3-3σ蛋白的基因在常见癌症（包括肺癌、乳腺癌、胃癌和肝癌）中通常被甲基化。14-3-3σ功能的缺失对于这些癌细胞中非整倍体的形成一定发挥着作用。

这两个例子，即 CHFR 和 14-3-3σ，只是冰山的一角。很显然还有许多其他的在稳定 DNA 序列和核型方面发挥关键作用的"看管者"基因和检查点基因有待被发现，从而通过这种方式确定肿瘤进展是缓慢发生的还是跳跃式的（信息栏 12.8）。

信息栏 12.8 对乳腺癌的研究表明常见肿瘤的发生通常由"看守基因"的遗传缺陷引起 我们倾向认为由某些基因的遗传性缺陷所引发的肿瘤仅代表了整个人类肿瘤的一小部分，如受突变 *BRCA1* 或 *BRCA2* 胚系等位基因影响的乳腺癌家族。实际上，许多常见肿瘤的发病率，如乳腺癌，受一些可以显著增加疾病风险的遗传因素的影响。英国进行的一项对多对同卵双生子的乳腺癌发病率流行病学研究表明，大多数乳腺癌发生在遗传学上对该病有遗传倾向的女性中。但是这些遗传因素，不论其本质如何，都是复杂的，而且没有很强的影响力。也就是说，没有任何一种遗传因素，单独通过自身的作用就可以在很大程度上影响肿瘤的发生率。其中的一些因素可能是功能不全的 DNA 修复基因的等位基因。

这种推测来自于对乳腺癌患者和他们近亲的正常细胞的生物学研究。在众多的研究中，有一个研究引人注目：暴露于 X 射线后，40%乳腺癌患者的淋巴细胞表现出显著的形成异常核型的趋势，但在对照组的正常个体中仅有 5%～10%表现出这种趋势。值得注意的是，与普通人群的一级亲属（近亲）相比，乳腺癌患者的近亲更有可能拥有这种高敏感性的淋巴细胞（图 12.40）。这些未观察到疾病表型的亲属却明显携带破坏基因组稳定性的看守基因的等位基因，这些仍不明确的基因极有可能在引发家族性乳腺癌的过程中起主要作用。

另一项重大发现源于对 1071 例乳腺癌患者的研究，这些患者都有乳腺癌的家族史，但携带的是正常的 *BRCA1*/*BRCA2* 等位基因。在该研究中，研究人员观察了另一个涉及 DNA 修复，但并不知道其是否对乳腺癌的先天易感性有促进作用的基因——*CHK2*。此基因编码的一种激酶可在 X 射线引发 DNA 损伤后被激活，并负责激活 *p53* 基因（9.6 节）。将这些患者的 DNA 与 1620 个健康对照组的 DNA 进行了对比，患者组中 5.1%的女性和 13.5%的男性（患有极具侵袭性的男性乳腺癌）通过遗传获得了错误版本的 *CHK2* 基因，而对照组中只有 1.1%的人获得这种基因。此观察结果表明，将来可能会发现许多参与维持基因组稳定性的其他基因的突变等位基因，对乳腺癌，甚至其他常见肿瘤的易感性有重要影响。

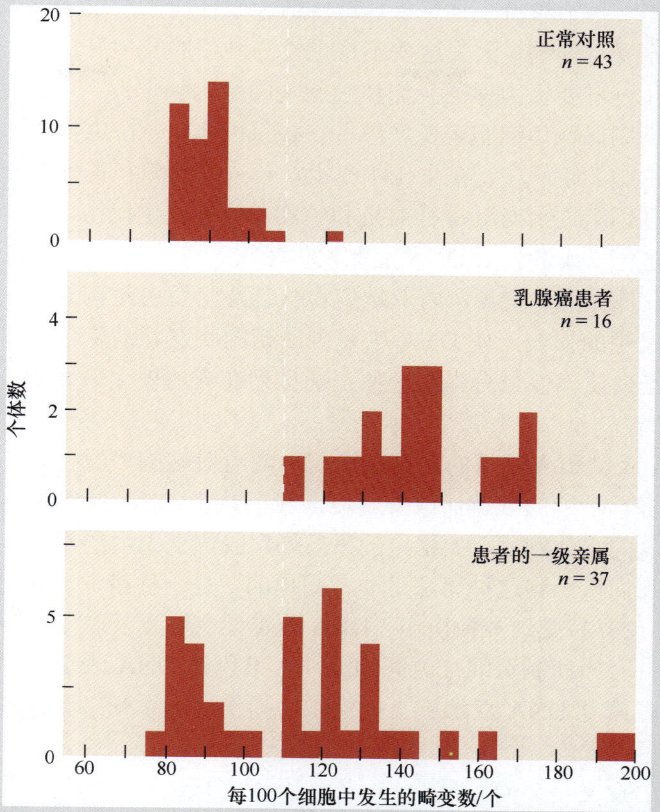

图 12.40　乳腺癌患者及其亲属淋巴细胞中的 DNA 修复　DNA 修复系统通过重建正常核型修复 X 射线诱导的 DNA 损伤的能力是检测其功能的一种方法。在此实验中，培养的不同个体的淋巴细胞用 0.5Gy 的亚致死剂量照射，用微管拮抗剂秋水仙酰胺处理细胞，捕获处于分裂中期的淋巴细胞，然后立即记录 100 个受照射淋巴细胞中核型畸变的数目。（因为淋巴细胞与乳腺癌无关，且不受乳腺癌中累积的体细胞突变的影响，所以它们的行为反映了种系遗传的 DNA 修复决定性因素。）在健康对照个体中，每 100 个受照射淋巴细胞发生 80～100 个畸变，而乳腺癌患者的 100 个受照射淋巴细胞中则形成 110～165 个畸变。值得注意的是，患者的一级亲属（近亲）表现出正常或者显著降低的断裂修复能力，这表明在乳腺癌家族中遗传的完全未知的强渗透等位基因在发挥作用。（引自 S.A. Roberts et al., *Am. J. Hum. Genet*. 65: 784-794, 1999.）

12.13　总结与展望

35亿年前第一个细胞出现后，基因组的不稳定性就成为生命中固有的现象。生命进程中生物体一直在基因组或多或少的不稳定中维持平衡。如果其过度地抑制突变累积率，那么达尔文进化（直接依赖于生物多样性的持续产生）就会早已终止。相反如果任由突变率增加，那么其繁殖能力，甚至其生命力都将受到严重威胁。在人体细胞（特别是胚系细胞）中相对较低的基因组不稳定性就是这两种冲突之间的一种妥协。

体细胞内不需要极力维持上述平衡。这些细胞中任何基因组的不稳定性，即我们所说的突变性都是不受欢迎的，因为这些不稳定性为肿瘤的发生开启了一扇门。这也就解释了为什么在进化过程要极力保证我们体细胞基因组的稳定性。

多层的防御机制保障体细胞突变率维持在极低的水平。在生物学水平体现在干细胞及其分化的子代细胞的组织中。在生化水平上，一系列的酶和各种低分子量的生化分子在诱变因素损伤基因组之前对其进行对抗和中和。如果发生损伤，或者是由于诱变剂突破了外层的防御屏障，或者由于 DNA 复制发生错误，而且大量的 DNA 修复酶——“看管者”——没有发挥作用，就预示着双螺旋和核苷酸将发生结构异常。通常情况下这些酶可有效地处理发生的损伤，使 DNA 恢复到最初的状态并消除任何损伤标记。除此之外，还有一系列蛋白质确保只有当染色体正确排列在赤道板上后才能进行有丝分裂，以维持整倍体核型。

我们对 DNA 及其引人注目的稳定性认识，随着对这些“看管者”及其在维持基因组稳定性方面的多重功能的理解而改变。以前我们认为 DNA 是细胞内一种“岩石”般坚固的、一成不变的实体物质，如稳定的“岛屿”般位于无数的不断合成和降解的其他分子中间。现在我们认识到这种想法是非常简单的，是一种错觉。同细胞内的所有其他分子一样，DNA 也容易受到多种损伤。DNA 稳定性实际上反映了一种动态平衡，是一场正在进行的维持有序和制造混乱之间的战斗。染色体 DNA 表现出的稳定性，正是随时保持警戒、准备修复 DNA 双螺旋上任何微小损伤的一系列“看管者”发挥作用的极好证明。

这些对癌症的意义是显而易见的：如果基因组完整性的破坏是人类肿瘤形成的必备条件，那么肿瘤细胞中担任警戒的修复机制及其调控者的功能减弱就是有力的证据。

第 9 章第一次提到基因组不稳定性时同时提到了 p53 被称作基因组的“守护者”，因为 p53 功能缺失的细胞出现各种遗传缺陷的概率增加。这种增加的突变，包括 DNA 序列和核型的改变，大多数没有反映 p53 在维持基因组稳定性方面的直接作用。相反，p53 功能的缺失创造了一种允许突变细胞生存的环境。本章中我们将重点转向讨论另一个问题：如果 p53 缺失允许突变（和高突变）细胞生存，那么这些细胞是如何在原发部位发生突变的？

肿瘤进展过程中经常发生突变，而且突变性增加是肿瘤病因学中的一个必要事件的观点越来越被人们所接受。正如本章开篇所述，1974 年人们就指出 DNA 高度稳定性的偏离对人类肿瘤的形成是必需的。这是在计算正常细胞中突变累积率和估算肿瘤进展所需的遗传学改变数量的基础上得出的结论。

没有这些增加的突变率，克隆演变的时间间隔就会太长（11.5 节）。实际上最后一章和本章至少提供了两种可供选择的、在多阶段肿瘤进展过程中加速克隆演变的方法。肿瘤促进剂（包括内源性过程，如炎症）可缩短克隆演变的时间。或者如本章所述，基因组不稳定性也可加速这种演变。因为这两种过程通常同时发挥作用，所以建立肿瘤进展的数学模型非常困难。

现在我们认识到 1974 年的数学分析依赖许多定量假设，因此其主要的预测只是启示性的推测。在生物学界，对生物系统的观察通常比理论更能揭示问题。近年来肿瘤细胞基因组高通量测序分析表明，各种类型的肿瘤在多步骤、多阶段的肿瘤进展过程中累积的突变率具有很大的差别。尽管突变增加能明显加速肿瘤进展（从而导致肿瘤发病率升高），但是很显然，某些肿瘤是在缺乏大量突变的情况下产生的，如下所述。

肿瘤干细胞（CSC）几乎存在于所有肿瘤中。肿瘤干细胞的存在使我们更难以理解突变是如何积累于肿瘤细胞基因组中的。肿瘤中的 CSC 具有自我更新能力，在其高度分化的子代细胞进入有丝分裂后期或死亡后仍能长期存在。因此，CSC 可能作为肿瘤遗传信息长期的储存库。优势突变一定会被引入 CSC 池中，以保证其被传至未来的子代癌细胞中。

普通干细胞和特殊的肿瘤干细胞在正常与癌组织中的数量相对较少，使得上述情况变得复杂化。因为细胞群体维持突变的可能性直接与细胞的数量成一定比例，这就意味着肿瘤干细胞池几乎不可能（在数学上）直接获得驱动肿瘤进展的突变。这就产生了一个至今仍无法解决的难题：可能存在特定未知的突变机制使得肿瘤干细胞基因组不稳定。或者更可能是大量的优势突变袭击了肿瘤中过渡-扩增/祖细胞的基因组，然后祖细胞通过自发去分化将其优势突变引回入肿瘤干细胞池（补充信息栏 11.2）。

令人遗憾的是，所有关于癌细胞不稳定性的讨论并无确切依据。突变性测定（每代细胞维持的突变数）是基于我们对连续的细胞传代数目的认识，通过连续的传代，细胞系才得以持续。目前，已获得的重要参数信息（图 10.35A）非常有限，从而阻碍了我们对显著升高的突变性的准确阐释。

以上讨论的突变率通常集中于由 BER 和 NER 缺陷（这种损伤很小，不足以影响癌细胞的核型）引起的基因组亚显微结构的改变。然而，正如本章所述，细胞基因组也会受到大规模改变的影响，如能扰乱整个染色体结构，并一定会引起细胞核型的变化。这些核型改变见于大量的实体肿瘤的癌细胞中。在 10.4 节中，我们得知端粒缩短可造成这种不稳定性，通过它可引发断裂-融合-桥循环。当然将来还会在癌细胞中发现致使其核型紊乱的其他分子机制。

存在于由 BER 和 NER 缺陷造成的微小的细胞损伤与端粒崩溃造成的大规模重排之间的情况，是由复制压力造成的基因组改变。在这个过程中，癌细胞中不平衡的有丝分裂信号可引起复制起始不协调与频发复制叉崩溃（图 12.8）。崩溃的复制叉经常修复不完整，这为实体瘤基因组中出现的许多局部扩增与缺失（图 12.41）提供了一种解释，这也被比较基因组杂交（CGH）结果所证实（补充信息栏 11.4 和图 11.22）。（实际上，CGH 检测到的许多肿瘤细胞基因组改变发生在染色体的“脆性位点”，其在正常的 DNA 复制程序被打乱时更容易断裂。）值得注意的是，复制压力的一些标志，以激活的 DNA 修复蛋白的形式，在多步骤肿瘤进展的较早期（如在发育异常的组织中），即在出现恶性生长很早之前就已经很明显了。

另外，有趣的是，因为复制压力经常出现在多步骤肿瘤进展的较早时期，这种压力会促使初期癌细胞的 *p53* 基因失活，此外初期癌细胞还可通过引发衰老与凋亡的方式应对这种压力。早期阶段 *p53* 基因功能的缺失可使细胞耐受后期肿瘤进展过程中的许多细胞生物学改变。这些发现还表明，肿瘤细胞基因组突变性的增加通常是癌基因激活和抑癌基因失活的副产物，而不是修复基因与蛋白功能失调的结果。

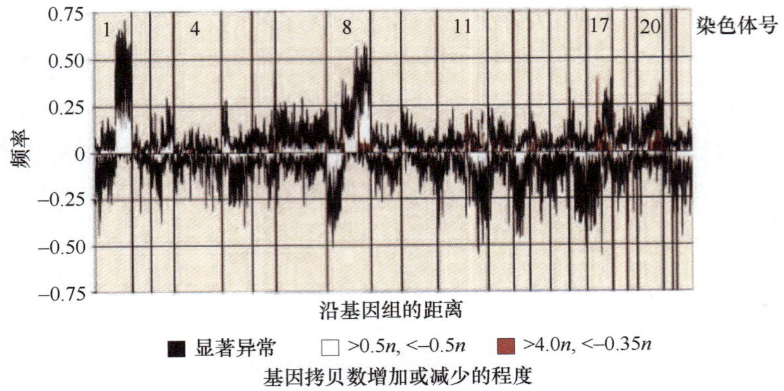

图 12.41　乳腺癌比较基因组杂交分析　人乳腺癌细胞的众多染色体片段和相关基因的拷贝数存在明显的变化。比较基因组杂交（CGH；补充信息栏 11.4）技术可以比较正常细胞和肿瘤细胞内染色体片段的相对拷贝数变化（图 11.22）。每一个乳腺癌基因组的 CGH 分析都有不同的片段增益和丢失谱。但是大量乳腺癌 CGH 结果的综合分析显示特定染色体片段的增益或丢失情况存在于许多肿瘤中，也就是说是频发的。以存在不同程度扩增和丢失的肿瘤比例为纵坐标，从 1 号染色体开始以沿基因组的距离为横坐标，以存在高拷贝数异常的乳腺癌作为阳性值，低拷贝数异常的比例为阴性值绘图。垂直线代表染色体的分界线，黑色数值表示某个染色体区域的拷贝数显著高于平均值的肿瘤比例，白色数值代表拷贝数比均值高 50%和低 50%的肿瘤比例，红色代表拷贝数大于均值 4 倍（高扩增）和小于 35%（肿瘤基因组中多于一个拷贝丢失）的比例。这里的“均值”是在乳腺癌细胞基因组整体倍性研究基础上预测的一个基因的拷贝数。在这些癌细胞中发现重复出现 1 号和 8 号染色体片段的扩增，而 8 号、11 号、13 号、16 号和 17 号染色体片段经常丢失。［感谢 K. 琴（K. Chin）和 J.W. 格雷（J.W. Gray）。］

虽然看似是普通的基础生物化学原理控制着各种类型的人类细胞如何转化为肿瘤细胞（11.12 节），但是全身各种细胞发生癌变的遗传学路径之间的相似性很小，至少当以拷贝数改变的测定来衡量时是这样：在一项大规模Ⅱ、Ⅲ期乳腺癌患者（治疗前）的研究中，CGH 分析表明平均每个癌细胞基因组中有 76 个拷贝数改变。相反，一项与其病例数相当的儿童急性髓细胞性白血病基因组的分析发现——所用技术略有不同——平均每个基因组中仅有 2.38 个拷贝数改变。

暂且不考虑突变的起源，增加的突变促使我们面对另一个现实：肿瘤细胞基因组的不稳定是一把双刃剑，因为它使这些细胞处于危险之中。DNA 复制与染色体分离的频发错误可导致这些细胞极易死亡，因为它们的基因组中存在致命的不可修复的缺陷。事实上，在每代细胞中都可能发生肿瘤细胞的消耗（图 10.5D），因为频发的基因组灾难与持续的细胞存活是不能共存的。因此，癌细胞必须在过多或过少的突变性中迂回前进，特定类型的肿瘤细胞才能从保持其基因组结构的稳定中获益。

实际上，由于肿瘤细胞具有 DNA 损伤修复缺陷，因此其可能暴露于二次打击的危险中：它们可能对某些形式的化疗具有敏感性。我们遇到过这样一个例子，许多神经胶质瘤易被一种烷化剂替莫唑胺杀死。这些肿瘤在其最初的形成期关闭了 *MGMT* 基因的表达，因为这样做可以增加突变性，加速肿瘤的进展。但它们会因此而付出代价，因为它们失去了消除由这种药物引入其 DNA 毒性甲基基团的能力（12.8 节）。

另一个易感性增加的例子是乳腺癌和卵巢癌中均发生了 BRCA1 或 BRCA2 的功能

丧失，造成依赖同源介导修复来修复链间共价交联的能力丧失，从而导致某些卵巢癌细胞易于被铂类化疗药物杀死。与此相一致，与同样治疗的散发性（非家族性）肿瘤患者相比，具有 *BRCA1* 或 *BRCA2* 胚系突变的卵巢癌患者用铂类化疗药治疗后具有更长的无进展生存期。

通过对碱基切除修复（BER）和同源介导修复（HR）两种机制的仔细研究，制定出了更巧妙的治疗策略。如前所述，复制叉脆性（图 12.8）在每个细胞周期都可发生较少量的双链断裂（DSB），这些损伤的修复通常依赖于 HR。实际上，另一种更大的威胁来自于每天由内源性过程，特别是氧化，引起的成千上万的碱基突变；产生的 DNA 损伤由 BER 修复。如前面所描述的（图 12.22A），BER 将产生单核苷酸缺口（通过两种 BER 途径），因此单链断裂（SSB）必须由 DNA 聚合酶修复，然后由 DNA 连接酶封口。

参与碱基切除修复（BER）的 DNA 修复酶被 PARP1 蛋白［多聚（ADP-核糖）聚合酶］募集于单链断裂位点（SSB site）。这种酶结合于断裂位点并进行自身 ADP-核糖基化（可能也使相邻蛋白糖基化；图 12.42A）。然后多聚-ADP 尾作为锚定位点募集 SSB 修复酶，因此当 PARP1 被抑制时 SSB 将持续存在。当复制叉在 S 期通过断裂位点时，这些 SSB 将产生更严重的问题——双链断裂（DSB）（图 12.42B）。

所有这些提示了一种有趣的治疗方案：使用抑制剂抑制 *BRCA1* 或 *BRCA2* 突变细胞的 PARP 酶活性。产生的 SSB 将在复制过程被转变为 DSB，在 HR 功能缺失（由于 BRCA1 或 BRCA2 功能缺失；图 12.42C）的细胞中，这些通常由 HR 修复的 DSB 将不能被修复。然后 DSB 将大量积累并引发细胞死亡。事实上，PARP1 抑制剂已被用于临床治疗卵巢癌和乳腺癌，而且结果显示卵巢癌患者的无进展生存期加倍，但总生存期无明显增加，所以这种抑制剂被批准用于临床治疗仍有疑问。

这种获得的遗传不稳定性在逻辑上很令人困惑。肿瘤进展过程中几乎所有的遗传学改变都会赋予肿瘤细胞立即的生长和生存优势。前面的许多章节提到了这些改变导致的生长优势。这些结果使我们认为肿瘤的进展过程与达尔文的进化论相类似（11.5 节）。但是，与癌细胞具有的许多特性不同，一个细胞一旦获得基因组不稳定的特性，这种特性就不会使细胞立即获得增殖或生存优势。相反，这些特性的获得是一种长期的“投资”，也就是说其优势只能在后代细胞中体现出来。

我们可以通过以下内容理解这种长期的优势。已经获得一些致癌性遗传学改变的细胞克隆在整个身体组织中出现的频率可能很大。其中大多数在一生中处于休眠的、癌前的状态，是没有威胁的，因为这些细胞内稳定的基因组可防止其获得进一步的、危险的突变。但是在极少的情况下，这些克隆中的一个细胞的“看管者”基因发生变化，这个细胞及其子代就有了第一次机会通过检验新的遗传元件组合和新序列“修补”其基因组，其中的一些事件可能使其在肿瘤进展的长期过程中保持优势。从长远看，通过打开遗传改变的闸门，潜在的癌细胞克隆必将获得生长优势，而缺乏这种不稳定性的其他克隆将长期保持不变的惰性状态。

正如本章所述，多种家族性癌综合征是由 DNA 修复机制中的重要基因的遗传突变造成的。基因组不稳定性或不稳定的倾向早已植根于这些遗传学上有问题的个体

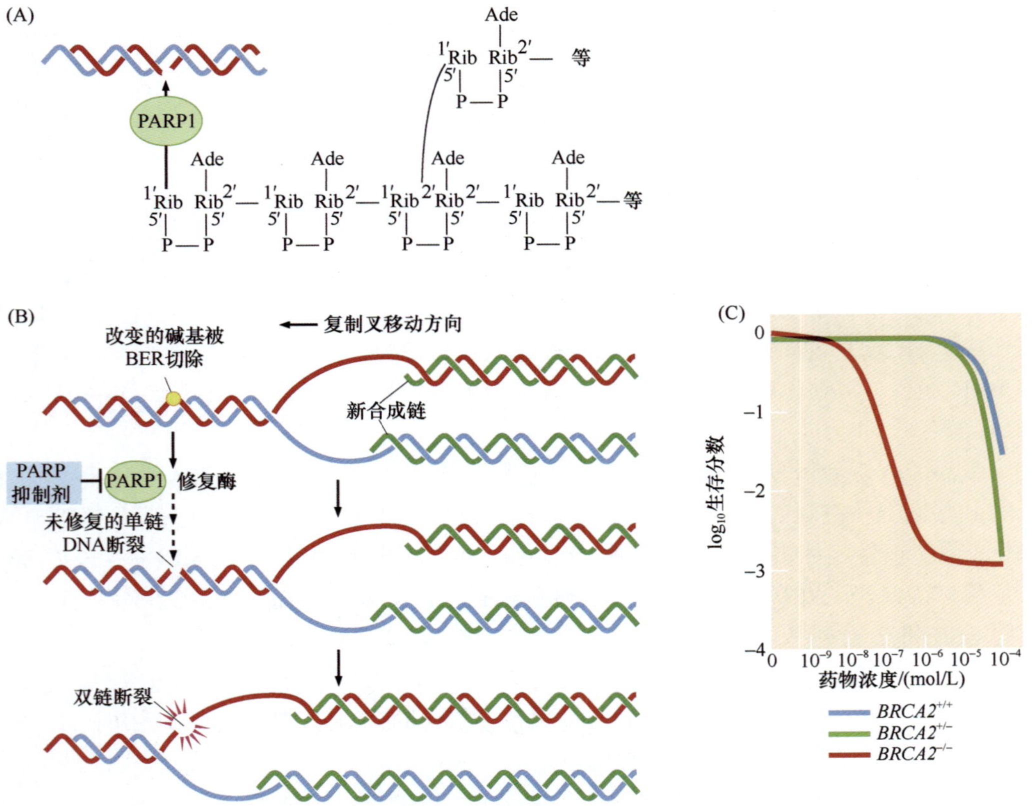

图 12.42 抗 PARP 药物对 BRCA2 阴性细胞的杀伤作用 BRCA1 和 BRCA2 阴性的乳腺癌细胞对 PARP1 介导的一个冗余的 HR 途径的依赖可能使这些细胞对抗 PARP 药物的杀伤更加敏感。（A）PARP 是一个相关酶组成的家族，这些酶可以产生由 200 个残基组成的重复性分支状多聚物，与 PARP 酶自身或其他参与影响生物化学反应的蛋白连接。以 PARP1 为例，其可以与 DNA 单链断裂位点和自身的 ADP-核糖基结合；它的多聚 ADP 链可以招募一系列修复酶，这些酶可能被 PARP1 进行 ADP 核糖基化，然后完成 BER 修复的各个步骤。（B）这种 SSB 一般由碱基氧化引起，通常通过 BER 被切除。该图中氧化的碱基（金色）应该被切除，然后由 PARP1 和招募的修复酶进行修复。但是，在 PARP 抑制剂存在的情况下，这些修复酶不能被招募，BER 不能完成，从而导致在下一个 S 期复制叉通过时，原来的单链断裂转变为双链断裂（DSB）。只有通过同源介导修复（HR）才能将这种断裂有效地修复为野生型，但在 *BRCA1* 和 *BRCA2* 突变细胞中，HR 存在缺陷。（C）用 PARP 抑制剂 KU0058948 处理三种基因型的小鼠胚胎干细胞（ESC）。只有用很高浓度（横坐标）的 KU0058948 才可以杀死 *Brca2* $^{+/+}$（蓝色）和 *Brca2*$^{+/-}$（绿色）小鼠的 ESC，而用浓度低 1000 倍的药物就可以杀死 *Brca2*$^{-/-}$阴性小鼠的 ESC（红色）。（C，引自 H. Farmer et al., *Nature* 434: 917-921, 2005.）

中。在这些情况下，遗传不稳定性就不再像大多数其他肿瘤中那样是一种获得的属性。

在一些情况下，如着色性干皮病的许多亚型，关键 DNA 修复基因的两个拷贝都存在遗传缺陷。这种纯合缺失状态使皮肤的所有细胞失去对紫外线诱导的嘧啶二聚体的修复能力。在其他情况下，如遗传性非息肉性结肠癌（HNPCC），个体遗传了一个缺陷的错配修复基因的拷贝，剩余的拷贝在各种体细胞中通过杂合性丢失（LOH）而丢失。

目前已经发现的家族性癌综合征（包括 DNA 修复遗传缺陷）反映了强有力的胚系

等位基因的作用。这些等位基因一定会使其携带者在有生之年的某些时间点出现明显的疾病，但是已知的这些家族性癌综合征可能只是冰山一角。各种参与基因组稳定的突变等位基因在人类基因组中可能广泛存在。每一个等位基因可能只是轻微地增加一些癌症发生的危险，当研究一个家族患各种癌的风险时并不明显。大部分的常见肿瘤，如乳腺癌（信息栏 12.8），可能与一些未知的胚系等位基因的遗传相关。

我们对“看管者”基因缺陷相关的家族性癌综合征的认识有一点困惑：即使有很多理由让我们相信这些“看管者”基因是广泛需要的，但这些疾病中的大多数只累及体内有限的组织。例如，为什么遗传性错配缺陷很易引起肠道肿瘤？乳腺癌的情况更令人费解。经计算，至少 7 个基因的遗传缺陷直接或间接参与人类乳腺瘤基因组稳定性的维持，包括 *BRCA1* 和 *BRCA2*，编码 BRCA1 相关蛋白（*BARD1* 和 *BACH1*），*CHK2*、*p53* 和 *ATM*（其功能是促使 DNA 损伤后 p53 激活，见 9.6 节）。

当然，在其他的例子中也存在这类困惑，如视网膜母细胞瘤基因 *Rb* 的遗传性等位基因突变的问题。该基因编码的蛋白 pRb 在体内几乎所有类型细胞内发挥功能，在细胞周期的调节中发挥关键作用。但是遗传了缺陷的 *Rb* 等位基因的儿童很容易在年龄很小时罹患一种少见的眼部肿瘤，而到了青年时则发生骨肿瘤（7.3 节到 7.5 节）。

到目前为止，通过细菌和酵母遗传学研究，发现了许多维持哺乳动物基因组稳定性所必需的基因。进一步延伸的话，这些基因在维持人类基因组稳定性方面可能也发挥着重要作用。例如，对酵母遗传和错配修复基因及 HNPCC 的综合分析很快发现了 6 个维持人类基因组稳定性的基因和蛋白质。

重要的是，通过这两种微生物遗传学发现的基因可能只占维持人类基因组完整性的基因的一小部分。人类“看管者”基因和蛋白质的范围到底有多大？酵母基因组的测序使我们对这一数字开始有了一些认识。最近的研究显示酵母基因组大约由 5600 个不同的基因组成。其中 153 个被划分为与 DNA 复制和修复相关，88 个只与修复相关。本章中提到的许多基因都为多细胞生物所特有，表明参与这一过程的人类基因队列可能很庞大。实际上到 2001 年为止，已经在人类基因组中鉴定出 130 个 DNA 修复基因，2004 年达到了 150 个，2012 年达到 176 个。陆续发现了一些在维持基因组稳定性和抑制癌症发生中发挥关键作用的基因和蛋白质，其中的一些发现很出乎意料（信息栏 12.9）。

信息栏 12.9　组蛋白在降低癌症风险中的作用　几十年来，人们认为组蛋白及其形成的核小体仅是染色质中的一种静态结构，功能是折叠和压缩染色体 DNA。20 世纪 90 年代早期，人们开始明白组蛋白的共价修饰有利于染色质区域的转录活性（1.8 节）。最近发现组蛋白在 DNA 修复中发挥动力性作用。H2AX 是 H2A 组蛋白的变异体，在所有核小体中都存在。细胞中 H2A 占 H2A 样蛋白的 15%，核小体中 H2A 的替代物广泛分布于染色质中（图 1.19）。当双链 DNA 断裂在染色体 DNA 中持续存在时，H2AX 分子（而不是其他组蛋白）羧基端的丝氨酸残基就会被磷酸化，主要由 ATM 和 ATR 激酶完成。磷酸化的 H2AX 在染色体断裂点侧翼大段染色体区域都可见到（多达 2Mb 的 DNA）（图 12.43）。（这两种激酶也负责 p53 的磷酸化及其激活，

图 9.13）磷酸化的 H2AX（通常被称为γ-H2AX）吸引 DNA 修复蛋白（如 BRCA1 和 NBS1）及至少 4 种其他蛋白辅助完成 DNA 末端的重新连接任务（图 12.29 和图 12.33）。

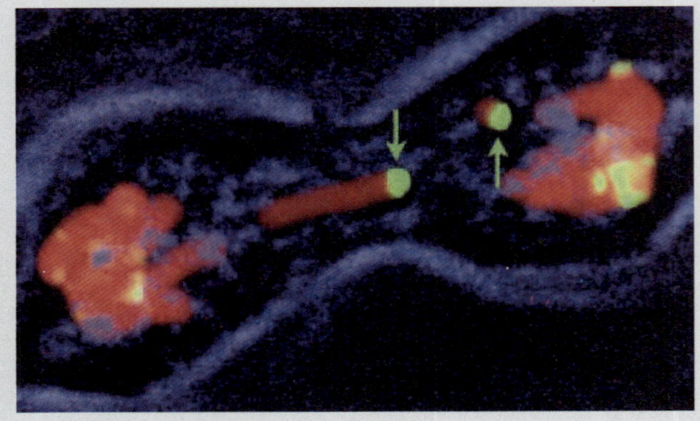

图 12.43　γ-H2AX 及双链 DNA 断裂　各种机制引起的双链断裂可使 H2AX 组蛋白（各种 H2A 组蛋白）磷酸化，生成γ-H2AX。像 H2A 一样，H2AX 也参与形成核小体。在 dsDNA 断裂点侧翼的染色体区域和包含 DNA 碱基的区域发现有γ-H2AX。在 H2AX 缺乏的情况下，关键的 DNA 修复蛋白，包括 NBSl 和 BRCA1（图 12.33），就不能在 dsDNA 断裂点募集。本图中的印度黄麂细胞（因为染色体数量较少，所以用这种细胞）接受了低剂量（0.6Gy）X 射线照射。有丝分裂后期细胞中的γ-H2AX（黄绿箭头）和染色体 DNA（红色）被染色。分裂细胞的轮廓见蓝色。注意染色体断裂点γ-H2AX 的染色。（引自 E.E Rogakou et al., *J. Cell Biol*. 146: 905-916, 1999.）

H2AX 基因丢失的小鼠（因为该基因的胚系失活）可生存，但是发育迟缓。其细胞不能进行同源介导修复（12.10 节），容易积累染色体结构的异常。缺乏 H2AX 和 p53 蛋白的小鼠很容易发生造血系统肿瘤和实体瘤。在 p53 缺陷的小鼠中，即使 H2AX 只丢失一个拷贝，淋巴瘤的发生率也显著增加。

这些结果表明 DNA 修复过程高度复杂，任何单个成分（许多还没有发现）的缺陷都会为癌症的发生开启大门。人类 H2AX 的基因所在的染色体区域（11q23）经常发生杂合性丢失或缺失，为该基因及其编码的组蛋白使人类细胞恶变创造了可能性。

肿瘤研究对其他一些看起来不相关的生物过程，如衰老的研究也有极其深远的影响。至少已经发现 10 种不同的早衰综合征与一种或几种 DNA 修复系统成分的遗传缺陷相关。这些综合征患者经常在青春期就表现出老年的特征。这些 DNA 修复缺陷引起的临床表现说明未来有一天可能发现许多正常的衰老过程，源于整个生命期间干细胞内积累的遗传损伤。所以癌症与衰老可能有共同的“根”，随着我们的衰老，基因组也在逐步退化。未来的某一天人类可能发现一些有益的生活方式和好的治疗手段，使细胞内的基因组不再受数十年来一直来自细胞内部的攻击，从而在癌症和衰老的治疗方面有所突破。

重要概念

- DNA 结构的完整性和低突变性依赖于庞大的、复杂的生物学和生物化学机制，这些机制使体细胞突变以很低的频率在组织内累积。

- 其中的一些机制依赖于组织的结构，长寿的细胞（干细胞）受到保护，免于遗传损伤，而短寿命细胞（过渡-扩增与分化的细胞）易受这种损伤，但很快会被清除。
- DNA 复制错误掺入的错误碱基可加重突变累积的负担。DNA 聚合酶及其他许多错误校正蛋白（如参与错配修复的蛋白）错误率的降低可减少这些改变的数量。错配修复蛋白的遗传缺陷可导致患一些癌症的风险增加，特别是遗传性非息肉性结肠癌。
- 细胞基因组持续受到各种化学活性分子的攻击，其中的许多分子来源于氧化磷酸化过程，该过程产生的副产物是活性氧。细胞基因组也可能发生自发的化学改变，这种改变发生率很低，但影响很显著。
- 此外，细胞的基因组 DNA 也可受到外源性诱变分子的攻击。这些致癌物及其化学活性衍生物可能来自污染物，或者在更大程度上，来自于日常人们吃的食物。
- 在这些复合物攻击基因组 DNA 之前，细胞就会试图消除它们的毒性。但是这些反应的副产物可能比原来分子的活性和诱变性更强。
- 如果攻击性诱变试剂导致了 DNA 损伤，一系列精密的参与碱基切除修复和核苷酸切除修复的蛋白分子就会待命，以切除大部分损伤的碱基。碱基切除修复的遗传缺陷可使各种类型癌症的患病风险增加。
- 其他类型的 DNA 损伤包括双链 DNA 断裂，其可由 X 射线或更常见的 DNA 复制叉断裂引起。
- 双链 DNA 断裂可在 G_1 期通过非同源末端连接进行修复，或在 S 期和 G_2 期通过同源依赖性修复机制进行修复。双链 DNA 修复的遗传缺陷可解释遗传性 *BRCA1* 和 *BRCA2* 胚系等位基因突变的人群患乳腺癌和卵巢癌的易感性。
- 影响细胞核型的机制可造成基因组的紊乱。其中的一类包括影响染色体结构的改变，如不相关染色体融合形成的易位。这种融合通常是由侵蚀性端粒酶或不能修复的双链 DNA 断裂引起的。
- 染色体数目的变化在癌细胞基因组中也很普遍，且可能有利于癌细胞中促进增殖和生存的基因比重增加。其中的许多变化来源于有丝分裂装置及其调控分子，特别是中心体和参与纺锤丝与着丝粒连接蛋白的缺陷。
- 如果维持基因组完整性的各种机制没有问题，那么基因组的突变率就会非常低，肿瘤进展所需要的遗传学改变也不会在细胞基因组中累积。

思考问题

1. 何种证据表明细胞基因组核型的改变对于肿瘤的转化并不是绝对必需的？

2. 在计算完成多步骤肿瘤进展所需的突变率时，必须知道何种参数才能准确描述实际的生物学过程？

3. 我们对肿瘤细胞中 DNA 修复过程缺陷的理解对研制新的抗癌化学药物有何帮助？

4. p53 功能缺陷及其引起的凋亡和 DNA 修复缺陷通过何种方式促进肿瘤的进展?

5. 何种类型的肿瘤促进因素，如第 11 章所述，可促进恶性转化前细胞克隆的遗传进化?

6. 何种证据提示了外源性致癌化学物质在人类癌症发生过程中的作用？与内源性诱变剂和诱变过程相比，如何估计这些外源性致癌物在癌症发生中的作用?

7. 各种细胞周期检查点的异常如何加速突变累积率?

8. 在降低组织积累的基因突变率方面，干细胞的生物学特性如何发挥作用?

9. 肿瘤干细胞如何影响导致肿瘤多步骤进展中累积突变率的计算?

10. 人类基因库中的遗传异质性如何影响防止体细胞等位基因突变累积的各种生物防御机制的功能?

参考读物

Ames BN (1989) Endogenous DNA damage as related to cancer and aging. *Mutat. Res.* 214, 41–46.

Arias EA & Walter JC (2007) Strength in numbers: preventing rereplication via multiple mechanisms in eukaryotic cells. *Genes Dev.* 21, 497–518.

Barnes DE & Lindahl T (2004) Repair and genetic consequences of endogenous DNA base damage in mammalian cells. *Annu. Rev. Genet.* 38, 445–476.

Bartek J, Lukas C & Lukas J (2004) Checking on DNA damage in S phase. *Nat. Rev. Mol. Cell Biol.* 5, 792–804.

Branzel D & Folani M (2008) Regulation of DNA repair throughout the cell cycle. *Nat. Rev. Mol. Cell Biol.* 9, 297–308.

Brenner JC & Chinnaiyan AM (2009) Translocations in epithelial cancers. *Biochim. Biophys. Acta* 1796, 201–215.

Cimini D (2008) Merotelic kinetochore orientation, aneuploidy, and cancer. *Biochim. Biophys. Acta* 1786, 32–40.

Cleaver JE (2005) Cancer in xeroderma pigmentosum and related disorders of DNA repair. *Nat. Rev. Cancer* 5, 564–573.

D'Assoro AB, Lingle WL & Salisbury JL (2002) Centrosome amplification and the development of cancer. *Oncogene* 21, 6146–6153.

DiGiovanna DJ & Kraemer KH (2012) Shining a light on xeroderma pigmentosum. *J. Invest. Dermatol.* 132, 785–796.

Duensing S & Münger K (2002) Human papillomavirus and centrosome duplication errors: modeling the origins of chromosomal stability. *Oncogene* 21, 6241–6248.

Ferguson LR (2010) Dietary influences on mutagenesis: where is this field going? *Environ. Mol. Mutagen.* 51, 909–918.

Friedberg EC, Aguilera A, Gellert M et al. (2006) DNA repair: from molecular mechanism to human disease. *DNA Repair (Amst)* 5, 986–996.

Friedberg EC, McDaniel LD & Schultz RA (2004) The role of endogenous and exogenous DNA damage and mutagenesis. *Curr. Opin. Genet. Dev.* 14, 5–10.

Fröhling S & Döhner H (2008) Chromosomal abnormalities in cancer. *N. Engl. J. Med.* 359, 722–734.

Gold LS, Ames BN & Slone TH (2002) Misconceptions about the causes of cancer. In Human and Environmental Risk Assessment: Theory and Practice (D Paustenbach ed), pp 1415–1460. New York: John Wiley and Sons.

Greaves MF & Wiemels J (2003) Origins of chromosome translocations in childhood cancers. *Nat. Rev. Cancer* 3, 639–649.

Halazonetis T, Gorgoulis VG & Bartek J (2008) An oncogene-induced DNA damage model for cancer development. *Science* 319, 1352–1356.

Harper JW & Elledge SJ (2007) The DNA damage response: ten years after. *Mol. Cell* 28, 739–745.

Hartlerode AJ & Scully R (2009) Mechanisms of double-strand break repair in somatic mammalian cells. *Biochem. J.* 423, 157–168.

Hoeijmakers JHJ (2009) DNA damage, aging and cancer. *N. Engl. J. Med.* 361, 1475–1485.

Holland AJ & Cleveland DW (2009) Boveri revisited: chromosomal instability, aneuploidy and tumorigenesis. *Nat. Rev. Mol. Cell Biol.* 10, 478–487.

Hübscher U, Maga G & Spadari S (2002) Eukaryotic DNA polymerases. *Annu. Rev. Biochem.* 71, 133–163.

Huertas P (2010) DNA resection in eukaryotes: deciding how to fix the break. *Nat. Struct. Mol. Biol.* 17, 11–16.

Jiricny J (2006) The multifaceted mismatch-repair system. *Nat. Rev. Mol. Cell Biol.* 7, 335–346.

Kastan MB & Bartek J (2004) Cell cycle checkpoints and cancer. *Nature* 432, 316–323.

Kee Y & D'Andrea AD (2010) Expanded roles of the Fanconi anemia pathway in preserving genomic stability. *Genes Dev.* 24, 1680–1694.

Kim D & Guengerich FP (2005) Cytochrome P450 activation of arylamines and heterocyclic amines. *Annu. Rev. Pharmacol.* 45, 27–49.

Loeb LA, Bielas JH & Beckman RA (2008) Cancer cells exhibit a mutator phenotype: clinical implications. *Cancer Res.* 68, 3551–3557.

Loeb LA, Loeb KR & Anderson JP (2003) Multiple mutations and cancer. *Proc. Natl. Acad. Sci. USA* 100, 776–781.

Lynch HT & de la Chapelle A (2003) Hereditary colorectal cancer. *N. Engl. J. Med.* 348, 919–932.

Marnett LJ & Plastaras JP (2001) Endogenous DNA damage and mutation. *Trends Genet.* 17, 214–221.

Maynard S, Schurman S, Harboe C et al. (2009) Base excision repair of oxidative DNA damage and association with cancer and aging. *Carcinogenesis* 30, 2–10.

Nakabeppu Y, Tsuchimoto D, Ichinoe A et al. (2004) Biological significance of the defense mechanisms against oxidative damage in nucleic acids caused by reactive oxygen species: from mitochondria to nuclei. *Ann. NY Acad. Sci.* 1011, 101–111.

Navin NE & Hicks J (2010) Tracing the tumor lineage. *Mol. Oncol.* 4, 267–283.

Negrini S, Gorgoulis VG & Halazonetis TD (2010) Genomic instability: an evolving hallmark of cancer. *Nat. Rev. Mol. Cell Biol.* 11, 220–228.

Nigg EA (2006) Origins and consequences of centrosome aberrations in human cancers. *Int. J. Cancer* 119, 2717–2723.

O'Donovan PJ & Livingston DM (2010) BRCA1 and BRCA2: breast/ovarian cancer susceptibility gene products and participants in double-strand break repair. *Carcinogenesis* 31, 961–967.

Poirier MC (2004) Chemical-induced DNA damage and human cancer risk. *Nat. Rev. Cancer* 4, 630–637.

Rajagopalan H & Lengauer C (2004) Aneuploidy and cancer. *Nature* 432, 338–341.

Reinhardt HC & Yaffe MB (2009) Kinases that control the cell cycle in response to DNA damage: Chk1, Chk2, and MK2. *Curr. Opin. Cell Biol.* 21, 245–255.

Ricke RM, van Ree JH & van Deursen JM (2008) Whole chromosome instability and cancer: a complex relationship. *Trends Genet.* 24, 457–466.

Salk JJ, Fox EJ & Loeb LA (2009) Mutational heterogeneity in human cancers: origin and consequences. *Annu. Rev. Pathol. Mech. Dis.* 5, 51–75.

Sedgwick B (2004) Repairing DNA-methylation damage. *Nat. Rev. Mol. Cell Biol.* 5, 148–157.

Sengupta S & Harris CC (2005) p53: traffic cop at the crossroads of DNA repair and recombination. *Nat. Rev. Mol. Cell Biol.* 6, 44–55.

Silver DP & Livingston DM (2012) Mechanisms of BRCA1 tumor suppression. *Cancer Disc.* 2, 679–684.

Singh MS & Michael M (2009) Role of xenobiotic metabolic enzymes in cancer epidemiology. *Methods Mol. Biol.* 472, 243–264.

Smith J, Tho LM, Xu N & Gillespie DA (2010) The ATM-Chk2 and ATR-Chk1 pathways in DNA damage signaling and cancer. *Adv. Cancer Res.* 108, 73–112.

Stolz A, Ertych N & Bastians H (2011) Tumor suppressor *CHK2*, regulator of DNA damage response and mediator of chromosomal stability. *Clin. Cancer Res.* 17, 401–405.

Sugimura T (2000) Nutrition and dietary carcinogens. *Carcinogenesis* 21, 387–395.

Thompson SL & Compton DA (2008) Examining the link between chromosomal instability and aneuploidy in human cells. *J. Cell Biol.* 180, 655–672.

Weinstock DM, Richardson CA, Elliott B & Jasin M (2006) Modeling oncogenic translocations: distinct roles for double-strand break repair pathways in translocation formation in mammalian cells. *DNA Repair (Amst)* 5, 1065–1074.

Wogan GN, Hecht SS, Felton JS et al. (2004) Environmental and chemical carcinogenesis. *Semin. Cancer Biol.* 14, 473–486.

Wood RD, Mitchell M & Lindahl T (2005) Human DNA repair genes, 2005. *Mut. Res.* 577, 275–283.

Wu X, Gu J & Spitz MR (2007) Mutagen sensitivity: a genetic predisposition factor for cancer. *Cancer Res.* 67, 3493–3495.

Wu X, Zhao H, Suk R & Christiani DC (2004) Genetic susceptibility to tobacco-related cancer. *Oncogene* 23, 6500–6523.

（王明荣　张钰　郝佳洁）

第 13 章　对话代替独白：异质性相互作用和血管生成的生物学

简单的观点是错误的，复杂的观点却无法实现。

保罗·瓦列里（Paul Valery），诗人，1942 年

本书此前的大部分章节都贯穿了一个简单而有力的概念：癌症是一种细胞疾病，肿瘤细胞的表型可以通过分析细胞内的基因和蛋白质而得知。这个概念的来源很清楚，即来自细菌及酵母的遗传学研究。这两项研究均假定细胞的基因型决定细胞的所有表型。事实上，所有细菌和酵母的特性都是直接由这些微生物所含的基因所决定的。

将这个概念应用到多细胞动物及其组织，为生物学家带来了很多显而易见的便利。多细胞动物的器官复杂到难以计量，这种复杂性已经频繁地影响到科学家对其功能的研究。因此，许多研究者，包括分子生物学家、细胞生物学家和生化学家，都以这样一种还原论的方法去思考：当面对复杂的系统时，获得可靠、严格结论的最好方法是将其分割成简单而易处理的组分逐一研究。虽然由此获知的信息只涉及复杂系统的一小部分，但这部分至少是确信可靠的，且后续研究者对复杂系统及其组分进行研究时不必对这一部分做本质上的修改。

这种还原论的思路使得许多肿瘤研究获得了成功。本书此前章节的描述见证了肿瘤研究的发展历程：当 20 世纪 70 年代发现第一个原癌基因时（3.9 节），人们对于肿瘤遗传学及分子生物学几乎一无所知。直到 20 世纪末科学界才了解到肿瘤是如何发生和发展的。对癌症的这些认识很多都要归功于还原论方法：将正常组织与肿瘤组织分解为细胞，再将这些细胞细化为分子。

如上所述，还原论受到了许多将肿瘤发展看作细胞自发过程的癌症研究机构的拥护：所有引起细胞癌变的特性都可理解为是由这些细胞所含基因决定的。事实上，这些研究者还认为肿瘤所有特性都可直接归结于组织中单个细胞的行为。

到 20 世纪末，越来越多的证据显示，肿瘤的特性并不仅仅由单个肿瘤细胞及其携带的基因所决定。之前为广大肿瘤研究者所认可的简单化处理开始不合时宜。越来越多的证据表明，癌症实际上是一种组织疾病，我们将这种复杂的组织称为肿瘤。

还原论者否定了临床肿瘤医生和病理学家每天都面对的现实问题——上皮癌（80%以上的人类肿瘤由此构成）是由镜下可见的复杂结构的正常上皮转化形成。对这些上皮来源的肿瘤进行组织病理分析显示，其是由很多不同种类的细胞组成的。甚至是显微镜下粗略的检查也能发现大多数上皮癌的组织学构成与其对应的正常上皮组织几乎一样复杂，图 13.1 可以说明这一点。在一些常见的上皮癌如乳腺癌、结肠癌、胃癌及胰腺癌

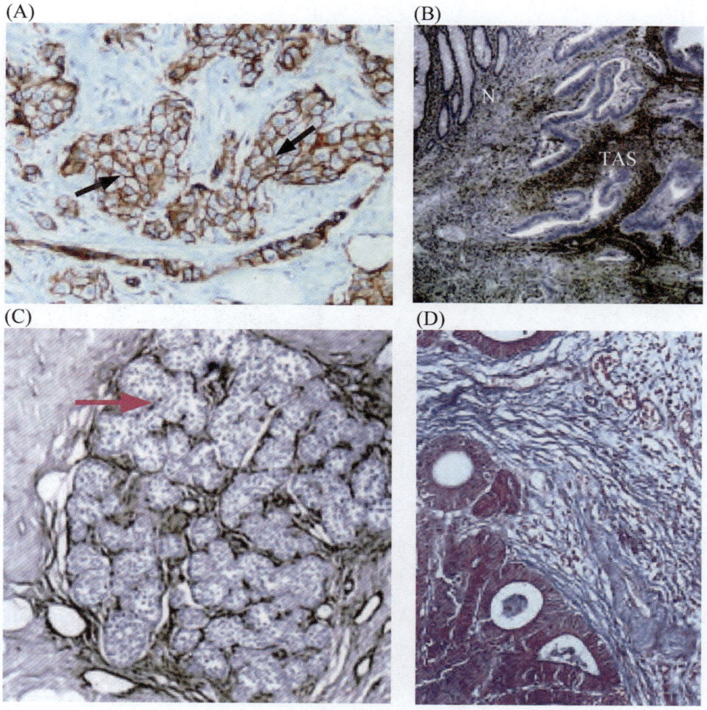

图 13.1　一些常见上皮癌的间质成分　各种常见肿瘤中都能明显区分出上皮来源的癌细胞和招募的间质细胞，这一点在图中很明显。（A）高级别浸润性乳腺导管癌，上皮细胞膜被染成棕色（箭头所示），间质细胞核着浅蓝色。（B）直肠癌（右侧）和正常直肠黏膜（N，左侧），图中肿瘤相关间质（TAS）细胞被 PINCH（一种与整合素胞质区段相连的蛋白）免疫染色成深棕色，上皮来源的癌细胞核被染成浅蓝色。（C）乳腺小叶原位癌，一小簇癌细胞（箭头示浅蓝色）被薄层间质纤维细胞（被 PINCH 免疫染色成深棕色）所包围。（D）胃腺癌细胞（紫红色，左下）与延伸的间质（被胶原染色成蓝色）相连。（A，引自 A. Gupta, C.G. Deshpande and S. Badve, *Cancer* 97: 2341-2347, 2003. B 和 C，引自 J. Wang-Rodriguez et al., *Cancer* 95: 1387-1395, 2002. D，引自 S. Ohno et al., *Int. J. Cancer* 97: 770-774, 2002.）

中，那些组成肿瘤间质的正常细胞可以占到整个肿瘤组织的 90%以上。

[这些例子不能解释在各种非上皮癌的人类肿瘤中遇到的特例。一个极端例子是另一种实体瘤——霍奇金淋巴瘤，在其肿瘤组织中非肿瘤细胞可占 99%（图 13.2A）。另一个极端的例子是血管瘤，其是比较常见的一种内皮细胞的良性肿瘤（图 13.2B），由肿瘤细胞形成了大量的肿瘤块。接下来，我们主要侧重于讨论上皮和间质细胞占有相当数量的实体瘤。]

研究者的最初直觉是不理会这些非肿瘤细胞，认为它们只能混淆对肿瘤生物学的认识。这样做现在看来很不明智。近期研究则表明这些正常细胞，特别是上皮癌中的间质细胞是非常活跃的，它们为肿瘤细胞所招募和利用，从而成为其必需的合作者。招募正常细胞的生物学意义非常重要，这有助于肿瘤的生长。

这就意味着癌症绝不仅仅是肿瘤细胞内部相互作用的结果。恰恰相反，大多数肿瘤

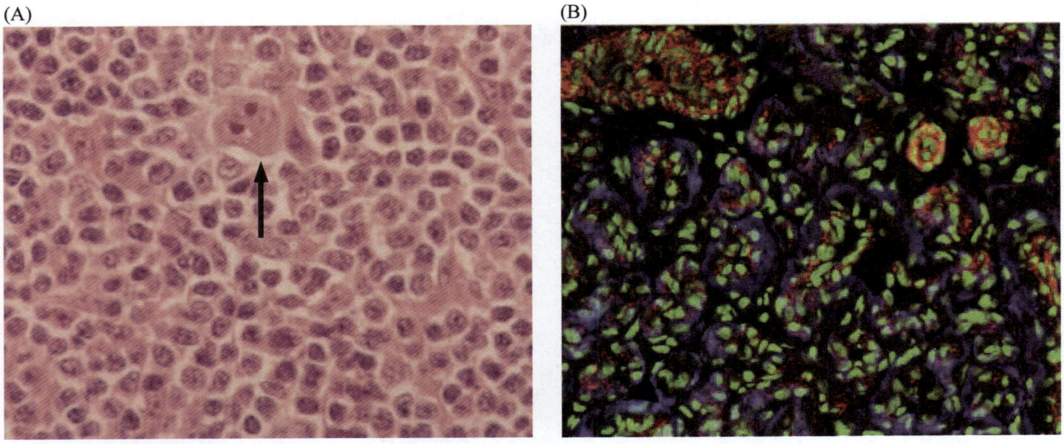

图 13.2 肿瘤细胞与间质比例的极端变异 （A）正常的、非恶变的细胞通常占肿瘤组织中活细胞的大多数，一个极端的例子是霍奇金淋巴瘤（一种正常细胞比例高达 99%的肿瘤）。左图显示霍奇金淋巴瘤中正常细胞围绕着一个罕见的里施细胞（Reed-Sternberg cell）（箭头所指）。（B）另一个极端的肿瘤，如此处展示的良性血管瘤，恶变的血管内皮细胞（绿核）形成肿瘤组织相当大的一部分，由基底膜（蓝色）与临时的毛细血管（红色）划定界限。（A，引自 A. T. Skarin, Atlas of Diagnostic Oncology, 4th ed. Philadelphia: Elsevier Science Ltd., 2010. B，引自 M.R. Ritter et al., *Proc. Natl. Acad. Sci. USA* 99: 7455-7460, 2002.）

组织中恶变细胞与正常细胞不停地进行交流。本章我们将着重讨论上皮癌，因为对这些肿瘤组织内部恶变细胞与正常细胞间的相互作用较其他类型肿瘤了解得更为清楚。

13.1 正常和恶性上皮组织均由相互依存的不同类型细胞所组成

上皮来源肿瘤组织复杂的间质成分只有在高倍显微镜下才清晰可辨。除了恶变的上皮细胞外，多种间质细胞也参与构成肿瘤组织。这些间质细胞包括成纤维细胞、肌纤维细胞、内皮细胞、周皮细胞、平滑肌细胞、脂肪细胞、巨噬细胞、淋巴细胞及肥大细胞（图 13.3A～F）。由于其中某些种类的细胞仅占肿瘤间质的极小部分，只能利用免疫染色的方法检测其细胞特异性抗原显示其存在。

另一种复杂性来自于不同肿瘤类型的间质中各种骨髓来源的细胞类型比例的巨大变动，如图 13.3G 的癌症调查。本章将会介绍这些细胞中的一些积极参与肿瘤细胞侵袭和转移扩散等过程，但是其他细胞可能被免疫系统招募以消除肿瘤细胞，这一话题我们将在第 15 章继续讨论。根据这些浸润细胞发挥的重要功能，我们可以想象它们可能以一些主要的方式贡献到各种类型癌症所显示的不同的复杂性状中。

肿瘤中种类繁多的间质细胞包含一些间质细胞谱系的所有成员，它们可产生结缔组织，以及在血液和免疫系统中产生多种免疫细胞，因此与转化后可导致癌变的上皮细胞在生物学上有很大区别。（在非上皮来源的肿瘤如肉瘤中，肿瘤细胞本身就来源于间质组织，因此癌巢与正常组织之间的差异不容易辨别。）

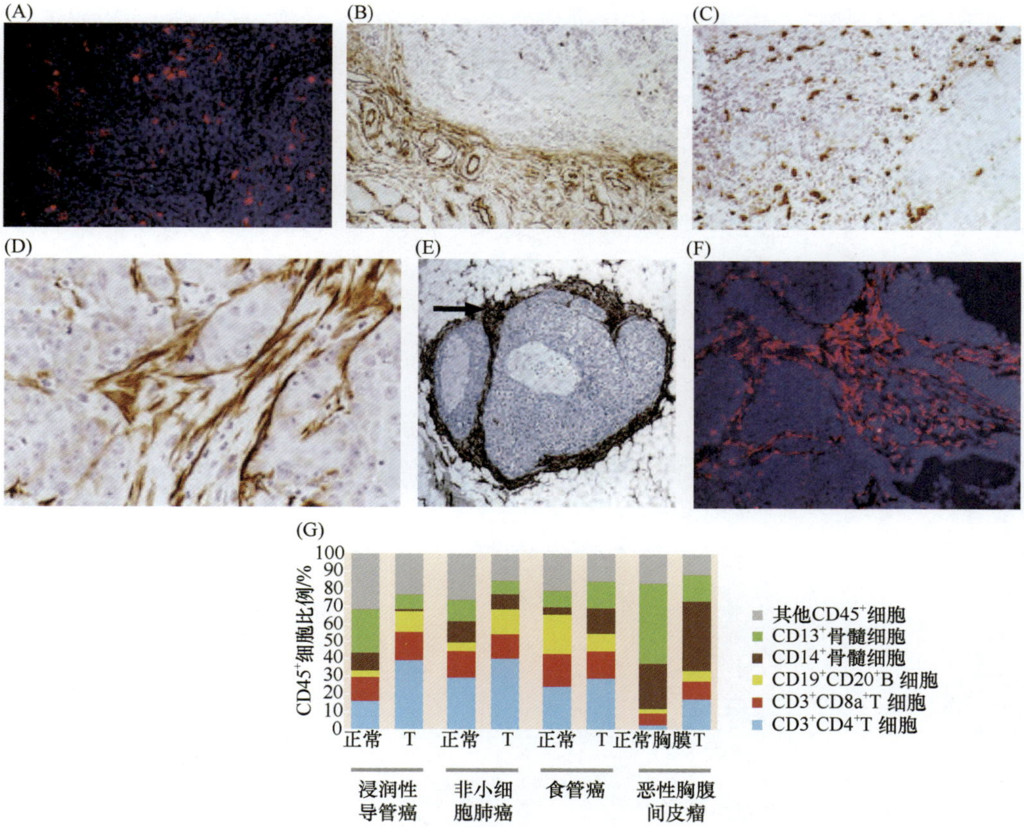

图 13.3　实体瘤间质中的多种不同细胞类型　多种抗体可用于特定类型间质细胞的染色。(A) CD4 抗原阳性的 T 淋巴细胞，通常称为辅助性 T 细胞（红色），分散在小鼠乳腺癌细胞（蓝核）中。口腔、咽及喉部的鳞状细胞癌的间质可能包含（B）CD34 阳性的纤维细胞（棕色）、(C) CD117 阳性肥大细胞（棕色）和（D）α-平滑肌肌动蛋白阳性的成纤维细胞（棕色）。(E) 乳腺导管原位癌的间质显示 PINCH 阳性的成纤维细胞（深棕色，图 13.1B）环绕在癌巢周围（箭头所指），而同时又被脂肪细胞（浅蓝色）包围。(F) 被招募到小鼠乳腺癌的巨噬细胞（红色），在肿瘤侵袭和血管生成中有重要作用。(G) 术后立即将各种癌组织及癌旁组织解离成单细胞悬液，然后用多色流式细胞仪分析 CD45（除浆细胞外的白细胞的一般标志物）阳性的细胞并绘成图表。多色流式细胞仪是一种特殊类型的流式细胞仪（补充信息栏 11.1），可以同时监测大量不同细胞表面抗原标志，能将大部分细胞分成各种主要的亚群。[A 和 F，引自 D.G. DeNardo et al., *Cancer Cell* 16: 91-102, 2009. B～D，引自 P.J. Barth et al., *Virchows Arch.* 444: 231-234, 2004. E，引自 J. Wang-Rodriguez et al., *Cancer* 95: 1387-1395, 2002. G，感谢 L.M. 库森（L.M. Coussens）。]

在没有其他信息的情况下，我们认为有两种可能使得其他类型的细胞存在于上皮癌间质中。一种可能是其代表了在肿瘤形成前就存在于组织基质中的残留细胞。在后续的肿瘤细胞群体不断壮大的过程中，新生的肿瘤细胞可能迁入这些之前已存在的正常基质细胞层中，因此就形成了显微镜下非常复杂的组织构成。

另一种对这个现象的解释更加有趣且对于绝大多数肿瘤来说可能是正确的。该模型的原理基于我们目前对正常组织如何维持其结构和功能的认知。在这种组织中，适当比例的不同类型细胞必须依赖其间持续的信号交流。这种相互作用包括多种不同分化方向的细胞类型，它们之间的通信称为异质性信号转导，不同细胞通过这种方式促进或限制其邻近细胞的生长。

由此推测，在正常组织中的许多异质性相互作用在该组织形成的肿瘤中也发挥重要作用。这可能意味着如同正常上皮细胞一样，肿瘤细胞通过招募邻近的正常组织和远处骨髓中的间质细胞来控制其数量并促进其增殖。另外，间质细胞也可能影响肿瘤上皮细胞的增殖和存活。

在正常组织中，异质性信号通路主要依赖于下列因子间的交换：①生长因子，如肝细胞生长因子（HGF）、转化生长因子-α（TNF-α）、血小板衍生生长因子（PDGF）；②生长抑制信号，如转化生长因子-β（TGF-β）；③营养因子，如胰岛素样生长因子-1 和胰岛素样生长因子-2（IGF-1 和 IGF-2）（图 13.4）。这些因子被分泌到细胞外间隙的同时，通常短距离发挥作用，并且它们的定位对其功能非常重要（补充信息栏 13.1）。

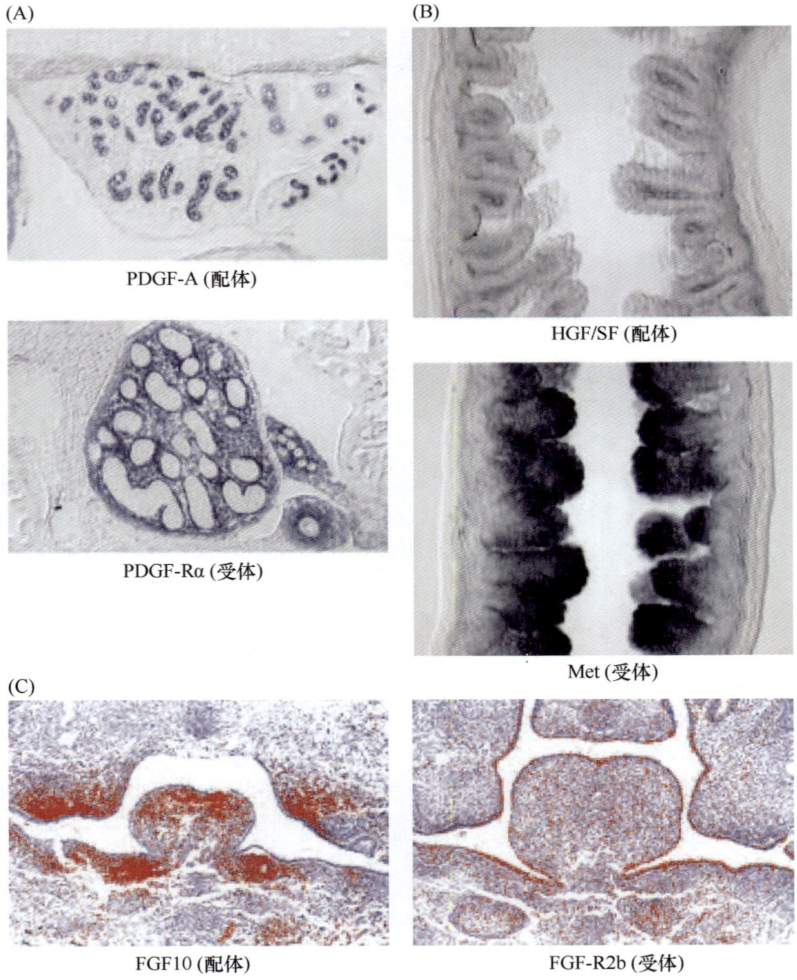

(D)

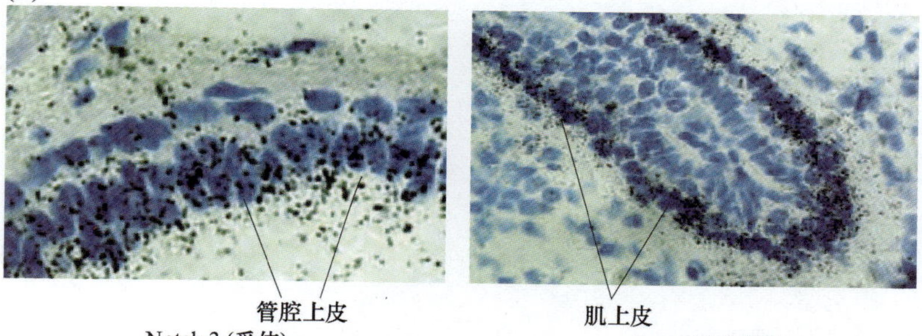

图 13.4　异质性配体-受体信号转导　(A) 在上皮组织中，PDGF-A 及其受体（PDGFRα）通常是由不同类型细胞合成的。在睾丸中如同在其他上皮组织中一样，PDGF 的表达局限于管状上皮中（上），而其受体主要围绕间质细胞表达（下）。(B) 被称作肝细胞生长因子（HGF）或散射因子（SF）的 Met 受体及其配体，图示位于胚胎小鼠回肠中（小肠的下段部分）。原位杂交显示在指状绒毛纵切面（也可见图 11.6C）上间质细胞表达 HGF/SF mRNA（上），而位于绒毛表面的上皮细胞表达 Met（下）。(C) 在小鼠的口腔发育中，FGF10 配体（红色）由发育中的腭（左）间质中的间质细胞产生，它的同源受体 FGFR2b（红色）在其上面的上皮细胞中表达（右）。这里没有展示的其他工作表明，上皮细胞通过释放 Shh 激活 FGFR2b，从而将信号转导至间质中的间质细胞上的 Ptc 受体。(D) 在正常小鼠乳腺组织中，利用反义探针检测 mRNA 显示，Notch 3 受体（左）在管腔上皮细胞表达（黑点），其配体 Jagged 1（右）在肌上皮细胞表达（黑点）。[A，引自 L. Gnessi et al., *J. Cell Biol*. 149: 1019-1026, 2000. B，感谢 S. 布里奇（S. Britsch）和 C. 伯奇梅尔（C. Birchmeier）。C，引自 R. Rice et al., *J. Clin. Invest*. 113: 1692-1700, 2004. D，引自 M. Reedijk et al., *Cancer Res*. 65: 8530-8537, 2005.]

鉴于正常组织中存在如此复杂的相互作用，其中一些可能保存在起源自这些组织的肿瘤中。我们可以搜集什么样的证据支持异质性相互作用实际上对肿瘤生长有重要功能的观点呢？直到 20 世纪中期，间质细胞支持上皮性肿瘤生长的作用才受到重视。1961 年的实验报告提供了一些这种相互作用在肿瘤生物学中有重要性的最初的证据，考虑到人类受试者临床试验的现行法规，这类实验现在不能被重复。皮肤的基底细胞癌从患者身上切除，再移植到同一患者皮肤的其他正常区域（图 13.5A）。因为是自体移植，每个患者接受移植的是其自己的细胞，没有免疫排斥反应发生（3.5 节）。当植入的细胞只包含癌细胞时，移植生长失败，然而，如果移植物包括上皮癌细胞和下面的肿瘤相关间质，则它们可在植入点更好地定植（图 13.5B）。本实验清楚地表明，间质内的间充质细胞确实与肿瘤成为一个整体，并为支持肿瘤生长所必需。

现在半个世纪过去了，间质-上皮异质性相互作用的各种细节，以及它们在肿瘤进展过程中的重要作用已经被详细阐明。我们现在知道它们几乎在肿瘤进程的所有阶段都起关键作用，包括肿瘤最初的形成阶段。例如，癌细胞释放生长因子、细胞因子和趋化因子招募巨噬细胞、中性粒细胞和淋巴细胞至肿瘤相关间质，然后招募的细胞释放 TNF-α和前列腺素引起炎症反应，从而进一步促进附近上皮细胞的增殖（11.16 节）和血管生成（肿瘤间质中血管的形成）。

在肿瘤形成以后异质性相互作用仍然存在。例如，肿瘤上皮细胞时常释放 PDGF，而间质细胞——特别是成纤维细胞、肌成纤维细胞和巨噬细胞含有相应的受体，同时间质细胞可释放 IGF-1，促进周围肿瘤细胞的生长和存活。类似地，黑色素瘤中的恶

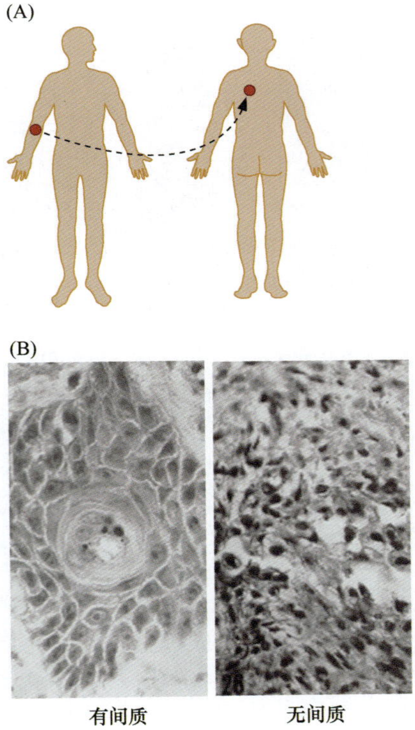

图13.5　皮肤癌自体移植　（A）从患者身上切除皮肤的基底细胞癌，将癌细胞与癌相关间质细胞一起或单独移植到原发性肿瘤患者背部皮肤的远端。（B）1～5 周后切除移植的组织。和间质一起移植的组织（左）产生大量生长的癌细胞，然而没有同时植入间质细胞的组织种植失败，只产生空泡细胞和细胞碎片。［A，感谢 S. 麦卡利斯特（S. McAllister）。B，引自 E.J. van Scott and R.P. Reinertson, *J. Invest. Dermatol.* 36: 109-131, 1961.］

变细胞可释放 PDGF，从而引发附近间质成纤维细胞分泌 IGF-2，后者可提高黑色素瘤细胞的生存能力。乳腺癌中间质细胞分泌 SDF-1/CXCL12（一种趋化因子，见 13.5 节）和 HGF/SF 生长因子，这些因子可刺激邻近上皮肿瘤细胞增殖和存活。上皮细胞和间质细胞通过相互作用调节彼此的数量和位置，确保各亚型细胞在肿瘤和正常组织中保持最佳比例，并处于最佳位置。补充信息栏 13.2 中可见更多例子。

正常上皮组织中间质细胞和上皮细胞互相协作，建立起存在于二者之间的特殊细胞外基质（ECM），也称为基底膜或基底层（图 13.6 和图 2.3）。例如，皮肤组织中的上皮细胞——角质形成细胞，会表达许多基底膜中特有的蛋白，包括Ⅳ型胶原和层粘连蛋白。而间质细胞对基底膜的形成也有贡献，但其如何起作用还有待阐明。基底膜内特定的蛋白聚糖，如串珠蛋白聚糖，可增强其水合作用，并为生长因子提供附着及长期储存的位点。整合素和半桥粒的作用使得细胞可黏附于基底膜上（图 13.6A），这对多种上皮细胞的生存具有重要意义，而这种黏附作用的丢失常引发失巢凋亡，即由于失去锚定基质而引起的细胞凋亡（图 9.22）。

组成毛细血管和大血管（图 13.7B）及淋巴管（图 13.7C）的内皮细胞（图 13.7A）是正常和恶变间质中的重要成分。这些内皮细胞的增殖由上皮和间质中的其他细胞促进，从而确保其获得充足的血液供应，这将会在后续章节中详细叙述。当毛细血管被组装并具有功能后，可为邻近细胞提供足够的养料和氧。之前我们介绍过，当细胞缺乏足够氧时就会释放可促进毛细血管生长的血管生成因子（7.12 节）。

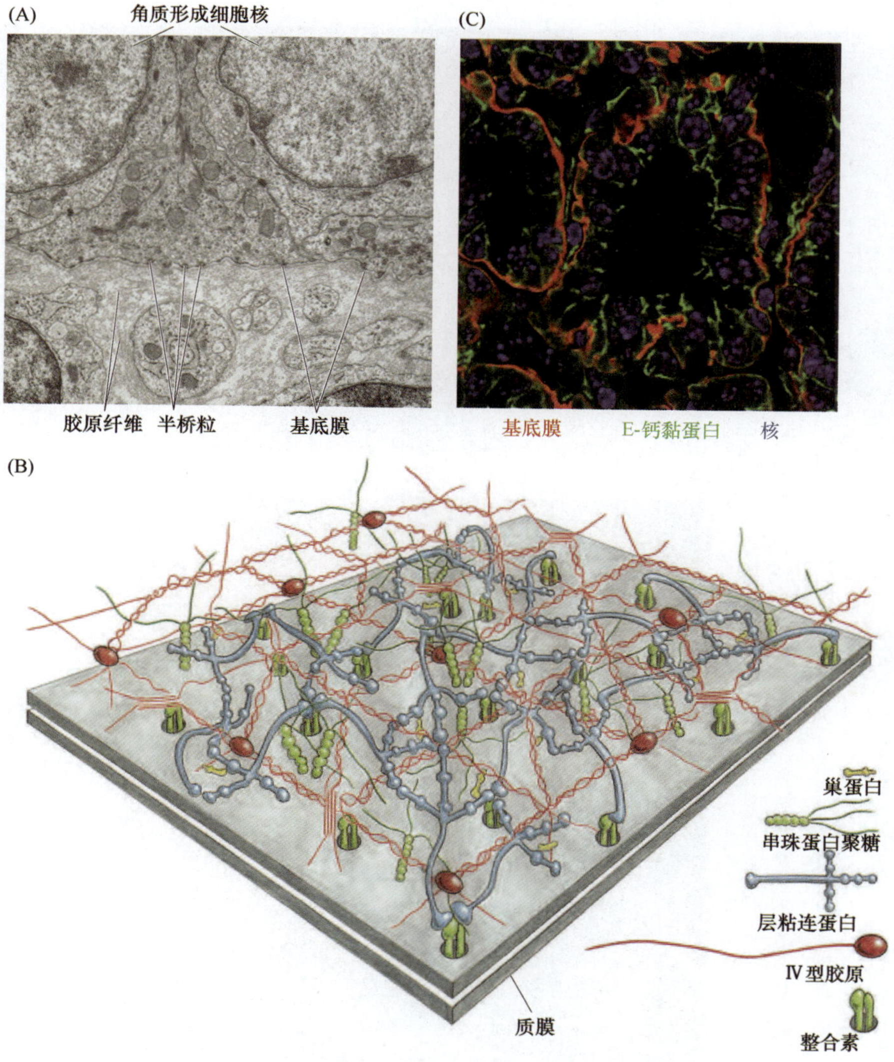

图 13.6　基底膜　（A）在上皮组织中，细胞外基质（ECM）被称为基底膜（BM），它将上皮细胞（上）和间质（下）隔开。新生小鼠皮肤电镜照片显示，上皮细胞（称为角质形成细胞）聚集于 BM 的一端（上），由簇状整合素结合 BM 蛋白，尤其是层粘连蛋白而构成的半桥粒将其锚定，角质形成细胞核在图中被标记。基底膜以下是构成皮肤的间质，如真皮的胶原纤维和部分间质细胞。（B）该图显示了基底膜主要由 4 种 ECM 蛋白组成，分别为层粘连蛋白、Ⅳ型胶原、串珠蛋白聚糖和巢蛋白。该高渗透性网状组织允许很多分子双向穿越。毛细血管中含内皮细胞的特殊基底层未显示。（C）分泌乳汁的小鼠乳腺导管的免疫荧光照片显示，E-钙黏蛋白分子（绿色）横向将乳腺上皮细胞连接捆绑在一起形成管腔，上皮细胞位于基底膜上面，核纤层蛋白（橘色）的存在指示基底膜的位置。基底膜外部是各种类型的间质细胞（未显示）。［A，感谢 H.A. 帕索利（H.A. Pasolli）和 E. 富克斯（E. Fuchs）。B，引自 B. Alberts et al., Molecular Biology of the Cell, 5th ed. New York: Garland Science, 2008. 基于 H. Colognato and P.D. Yurchenko, *Dev. Dyn*. 218: 213-234, 2000. C，感谢 E. 洛温（E. Lowe）和 C. 斯特雷利（C. Streuli）；引自 J. Muschler and C. Streuli, *Cold Spring Harb. Perspect. Biol*. 2: a003202, 2010.］

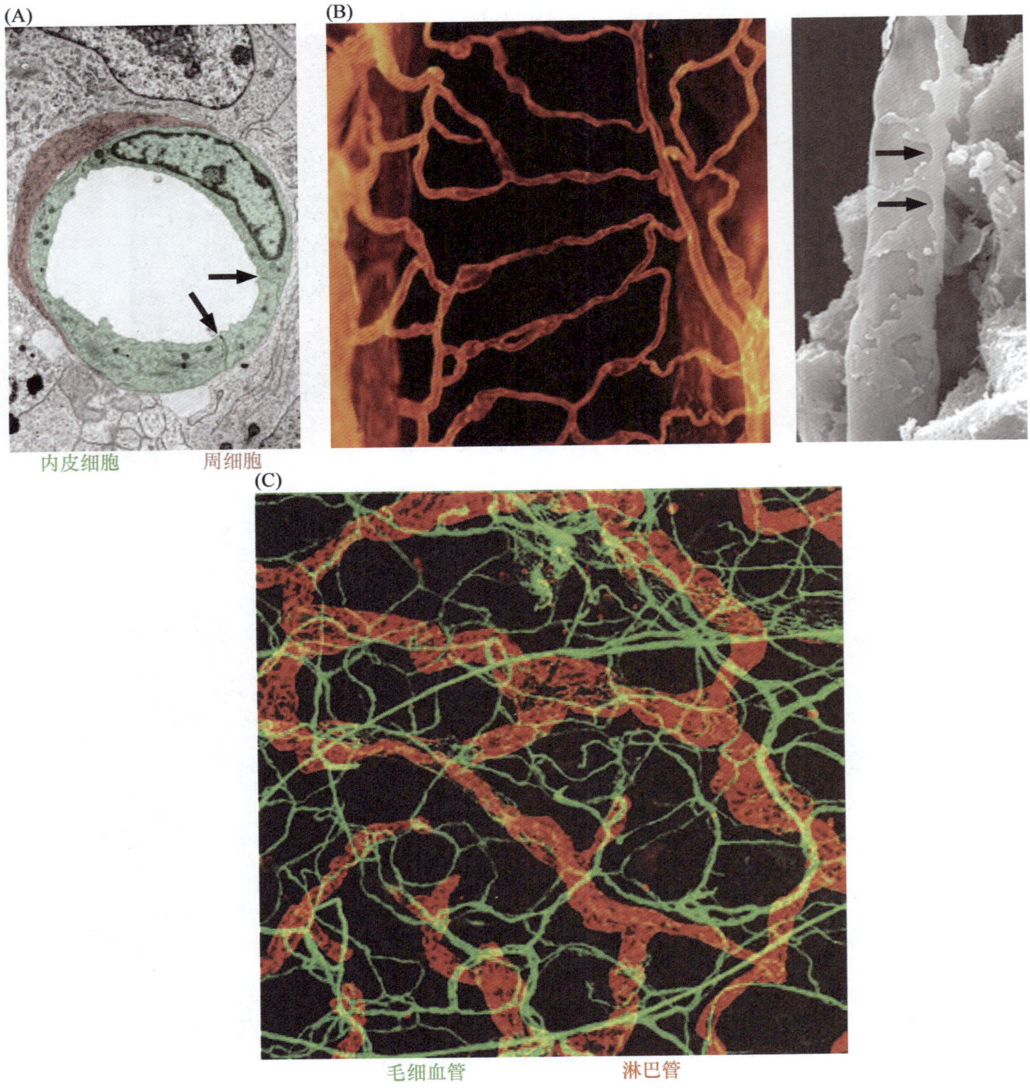

图 13.7　正常组织的微血管　（A）这幅透射电子显微照片显示的是小鼠刘易斯肺癌（Lewis lung carcinoma，LLC）细胞形成的肿瘤间质中的一个毛细血管的横截面。内皮细胞及其细胞核被染成绿色，而帮助毛细血管保持刚性和腔内血压的周细胞被染成红色。至少一个以上内皮细胞有助于这部分毛细血管的形成，正如箭头所指的这两个内皮细胞的细胞质之间的连接处。（B）免疫荧光显微观察显示（左）正常小鼠毛细血管（使用识别内皮细胞特异抗原 CD31 的抗体）具有组织良好的网状血管。扫描电镜（右）水平可见毛细血管类似管壁平滑的圆柱状，其表面有周细胞（箭头）黏附。（C）大多数正常组织与毛细血管（绿色）和淋巴管（橘红色）交错成网。很明显，淋巴管的直径远大于毛细血管。然而，不同于毛细血管，淋巴管的内皮细胞不受其下的壁细胞（周细胞和平滑肌细胞）的支撑（未显示）。［A，引自 B. Sennino et al., *Cancer Res*. 67: 7358-7367, 2007. B，引自 T. Inai et al., *Am. J. Pathol*. 165: 35-52, 2004. C，感谢 T. 塔梅拉（T. Tammela）和 K. 阿利塔洛（K. Alitalo）。］

当毛细血管生成时，内皮细胞分泌生长因子促进其他非内皮细胞的增殖。最重要的是，内皮细胞释放 PDGF 和 HB-EGF，其作用是吸引周皮细胞和血管平滑肌细胞，共同形成毛细血管外壁，这些周皮细胞也称为周细胞以区别于腔内皮细胞（补充信息栏 13.1）。当位于合适位置时，周皮细胞（与平滑肌细胞非常相似）释放血管内皮生成因子（VEGF）和血管生成素-1（Ang-1），反过来为最初招募它们的内皮细胞生长提供重要的生长信号。而且，这些周细胞为毛细血管在结构上提供稳定性，以抵御来自血流的压力（图 13.7）。

癌巢中存在大量间质细胞这一现象暗示随着肿瘤组织的扩大，这些细胞也同时增殖。事实上，在大多数转移灶（远离原发性肿瘤位置的继发性肿瘤组织）的边界也存在间质细胞。因此，即便是远端组织生长的癌细胞，也需招募间质细胞从而帮助其增殖（图 13.8A），并形成新的癌巢。转移细胞偶尔也会进入组织间质（图 13.8B），这也说明了它们对间质保护的需要。

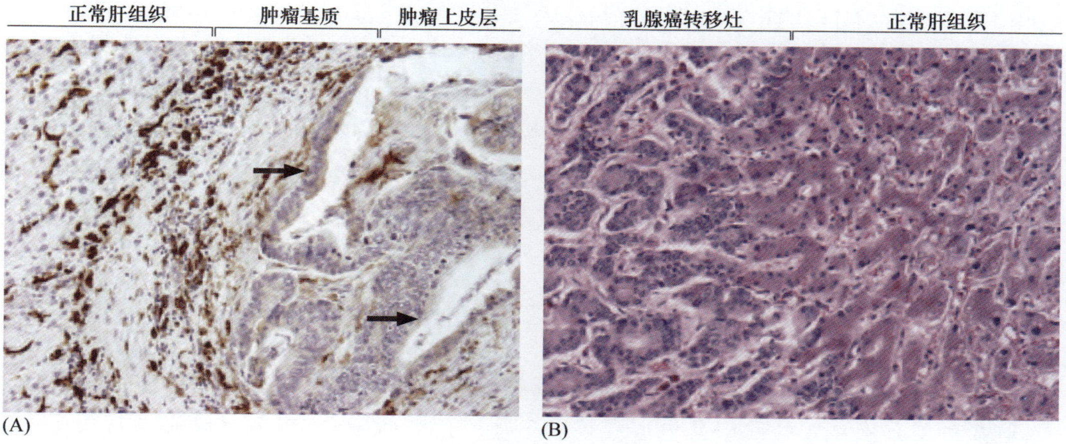

图13.8　肿瘤转移及其间质依赖性　（A）这一原发性结肠癌的肝转移瘤显微图片揭示了其在组织结构上与在图 13.1B 所见的原发性肿瘤一样复杂。图中可见转移灶的癌细胞（淡紫色，右）已建立与原发结肠腺癌相似的导管组织。此外，癌细胞招募了大量的间质组织（中），包括巨噬细胞（深棕色）。（B）许多乳腺癌肝转移瘤（左）行为与结肠癌肝转移瘤大相径庭，乳腺癌细胞浸润正常肝组织（右）并替换肝细胞，因而很好地利用了现有的间质细胞，包括其血管系统。这些乳腺癌细胞与结肠癌细胞同样依赖间质细胞，但依赖方式完全不同。（引自 F. Stessels et al., *Br. J. Cancer* 90: 1429-1436, 2004.）

在最极端的情形下，所有维持正常组织功能的异质性相互作用都在肿瘤中继续发挥功能，即帮助恶变细胞增殖和存活。然而这个想法是不成立的，因为肿瘤细胞的许多特性（第 3 章），包括降低内皮细胞对分裂原的依赖性，使细胞获得抗凋亡和非锚定依赖性的能力，会降低上皮和间质之间的作用。所以我们的结论是，获得这些特性后可以减少上皮细胞对间质的依赖性，但并不能消除这种依赖性。不过，也有癌细胞几乎完全不依赖间质的例子。某些晚期癌会产生游离的癌细胞，这些细胞积聚在各种体液中产生的肿瘤称为腹水瘤（补充信息栏 13.3）。

13.2　癌细胞在形成细胞株的过程中无须异质性相互作用且其行为有异于体内肿瘤

癌细胞对间质的持续依赖给研究者试图在体外培养肿瘤细胞带来了极大困难。研究者因而将目标转向体外建立肿瘤细胞系——可以体外无限传代的癌细胞。他们将肿瘤组织标本中的癌细胞体外培养，这样生长旺盛的癌细胞就能在培养皿中长出集落。然而大多数情况下，这样的集落并不能形成，且常常能够形成克隆的细胞是间质来源的——特别是成纤维细胞，可被培养基血清中的 PDGF（图 5.3）促进生长。

有一点较为明确，即在体外培养的癌细胞的生长环境与癌细胞在患者体内肿块中生长的环境极为不同。例如，培养基中高浓度的血清对正常和恶变细胞的生长具有抑制性，而在体内除了创伤愈合时很少有如此高浓度的血清存在。更重要的是，体外被筛选出来的有生长能力的癌细胞并未与间质接触，因为体外无法模拟间质细胞与上皮细胞平衡的环境。

少数情况下，在培养皿中长时间培养肿瘤组织，癌细胞增殖活跃的克隆的确能够生长起来。这些癌细胞在体外选择压力下，获得了自发生长的能力，且不依赖于间质的支持，因此其进化已经不再受大多数肿瘤中癌细胞在体内所处的肿瘤进展阶段的影响（补充信息栏 13.3）。

这些肿瘤细胞系（常用有几十株）是癌症研究的标准对象。这些细胞可被植入免疫缺陷小鼠中，迅速增殖并形成肿瘤。这种肿瘤称为移植瘤，因为这是将一个物种的肿瘤移植入另一个物种。裸鼠、NOD/SCID 小鼠及 RAG1/2 小鼠由于缺乏免疫系统而可容忍其他物种的组织生长而被用于此类实验。这些移植瘤可用来做药物反应性测试，然而实验结果并不能完全预测临床药效（信息栏 13.1）。

信息栏 13.1　利用现有人肿瘤细胞系并不能全面有效地开发抗肿瘤疗法　当人肿瘤细胞系在免疫缺陷小鼠中形成移植瘤时，通常对抑制增殖的细胞毒性药物反应敏感。然而，这样的移植瘤模型的药物反应观察结果对患者的疗效预测是有限的。在 2001 年的一项对 39 种抗肿瘤药物的回顾性研究中，移植瘤与临床患者对药物的反应性并不一致。例如，对 1/3 以上小鼠肿瘤均有高效杀伤作用的候选药物在临床上仅起到一半类似的功效（包括抑制肿瘤生长）。其余部分对一小部分移植瘤模型有效果的药物在临床上几乎没有任何药效。

这些令人失望的结果并不意外，因为在这些药物检测实验中使用的人类肿瘤细胞系与临床常见肿瘤中的细胞之间的相似点很少。这些细胞系在体外增殖时的培养条件（图 13.9A）与其在肿瘤患者体内生长时的条件极为不同，包括缺乏间质的支持，而且由这些细胞系所形成的肿瘤常常与在临床病理实验室中日常所见的肿瘤在组织学上具有明显差别（图 13.9B）。

(A)

环境条件	人类组织	拟人的三维培养	二维培养
氧气	0～5%	≤5%	21%
ECM 的硬度	200～4000Pa	200～4000Pa	3×10^9Pa
pH	酸性（<7）	酸性（<7）	缓冲（7.2）
维度	三维	三维	二维
葡萄糖可利用度	有限	有限	无限
间质	有	无	无

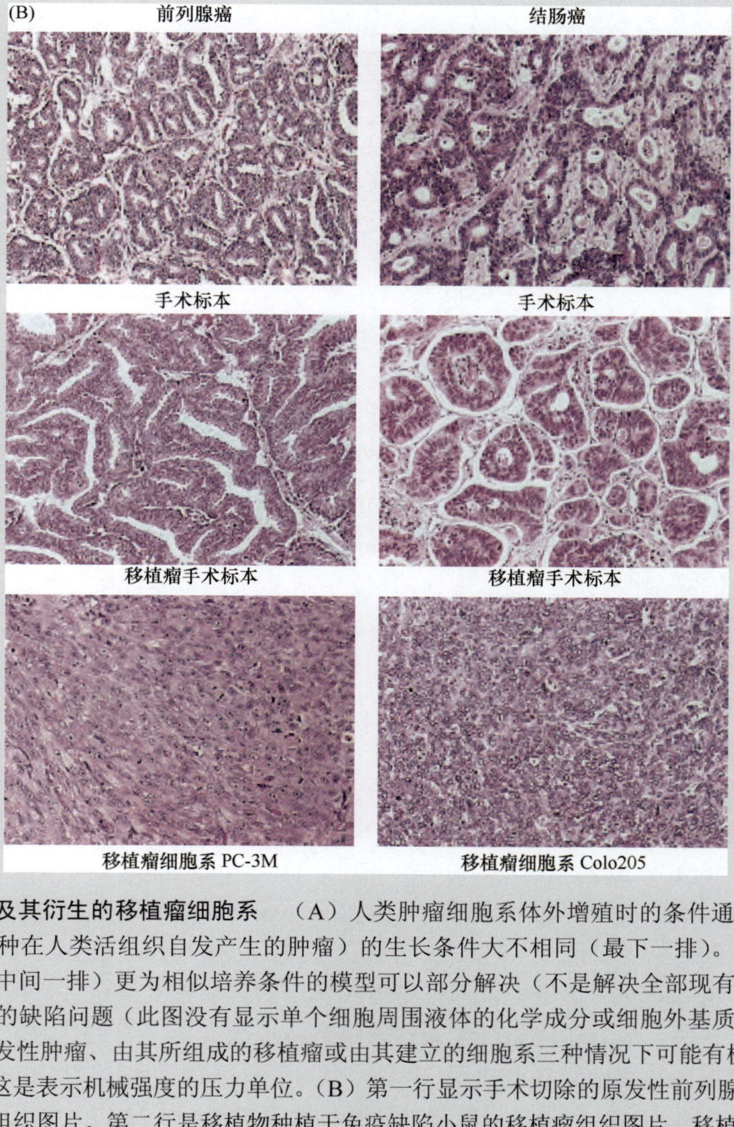

图 13.9　肿瘤及其衍生的移植瘤细胞系　（A）人类肿瘤细胞系体外增殖时的条件通常与原位生长的肿瘤（即一种在人类活组织自发产生的肿瘤）的生长条件大不相同（最下一排）。通过开发具有与真实肿瘤（中间一排）更为相似培养条件的模型可以部分解决（不是解决全部现有的）扩增人类肿瘤细胞方法的缺陷问题（此图没有显示单个细胞周围液体的化学成分或细胞外基质分子构成的差异，这些在原发性肿瘤、由其所组成的移植瘤或由其建立的细胞系三种情况下可能有极大的不同）。Pa，帕斯卡，这是表示机械强度的压力单位。（B）第一行显示手术切除的原发性前列腺癌（左）及结肠癌（右）的组织图片。第二行是移植物种植于免疫缺陷小鼠的移植瘤组织图片，移植物中包括上皮和间质成分。接种 3～6 个月后，移植物直径长至 2mm 至 1cm 时仍然保留原发性肿瘤的结构和形态。然而，在体外活跃增殖的前列腺癌和结肠癌细胞系在裸鼠中形成的移植瘤却在组织学上与临床肿瘤有很大区别（下排）。［A，感谢 B. 霍尔（B. Hall）允许改编。B，感谢 B.L. 海兰德（B.L. Hylander）和 E.A. 雷帕斯基（E.A. Repasky）。］

另一个难题来自恶变细胞系通常由皮下植入小鼠的事实。虽然这样使得研究者可以模拟肿瘤生长的位置，但从解剖学上其与原发性肿瘤是完全不一致的。例如，胰腺癌细胞种植于皮下可能与生长于动物胰腺时行为不一致，可能是由于这两种位置的间质环境差别很大。

对这些难题的一种实验性解决方式是，直接将肿瘤组织的一小部分植入免疫缺陷小鼠，这样可不用打断肿瘤组织的增殖。这样的移植物包括上皮和间质细胞，它们可能一起增殖并在裸鼠体内形成与原发性肿瘤在组织学上类似的肿瘤组织（图 13.9）。然而不幸的是，与人类真实肿瘤中的癌细胞一致，这些移植物中的细胞生长得非常缓慢，并且将其在动物之间进行移植耗时耗力。这些缺点使其无法用于抗肿瘤药物的筛选。

人类肿瘤模型的不足及其无法准确预测肿瘤药物的临床疗效（当这些药物被用于人体之前）迫使制药业每年花费上百亿美元，因此也成为抗肿瘤新药研发中的最大障碍。

13.3　肿瘤组织与未愈合的损伤组织类似

从以上的讨论得知，异质性信号转导决定大多数肿瘤的生物学性状，而忽视此类作用的实验模型在生物学上与体内肿瘤大相径庭。实际上，这些肿瘤内异质性相互作用的信号传递非常复杂，涉及许多信号分子在不同细胞间的交换。更重要的是，许多正常组织中是不存在这样的信号转导的，因此这样的信号转导看来是肿瘤特异性的。

信号转导的复杂性引出一些原则性的问题：肿瘤细胞是怎样学会释放和应答这样一系列异质性信号的？复杂的信号转导程序及其引起的生物应答是肿瘤在进化过程中逐渐获得的，还是肿瘤仅仅利用了正常组织中预存的程序？

早在 1986 年就出现了对这些问题的一个颇具吸引力的解释。有研究者在观察肿瘤组织和愈伤组织结构时，注意到许多信号转导在肿瘤发展和伤口愈合时有惊人的相似性。若这种相似性可被证明的话，则说明癌细胞只不过是激活了复杂而普通的生理过程——伤口愈合，这是已经存在于基因组中的程式。这样癌细胞就无须在每次形成癌巢时重新建立信号转导途径。

伤口愈合过程已被研究得非常深入，当皮肤形成创伤时，血小板凝集并释放一些分子，包括血小板衍生生长因子（PDGF，图 5.3）和转化生长因子-β（TGF-β）。伤口会释放血管活性（vasoactive）因子，该因子可增加伤口附近血管的渗透性，帮助伤口从血浆中得到纤维蛋白原，后者转化为纤维蛋白，成为血块的支架（图 13.10），成簇的纤维蛋白缠绕在血小板团块周围起止血作用。

血小板释放的 PDGF 能吸引成纤维细胞并刺激其增殖（图 13.11）。随后血小板衍生的 TGF-β 激活这些肌成纤维细胞并诱导其分泌基质金属蛋白酶（MMP，表 13.1）。受伤位点招募的大量巨噬细胞也分泌这些蛋白酶。与大多数催化结构域中含有丝氨酸的蛋白酶不同，MMP 通过锌离子帮助其催化，而且因锌离子而得名。激活的成纤维细胞还释放有丝分裂原，如各种成纤维细胞生长因子（FGF），此类因子能刺激特定上皮细胞的增殖。

MMP 一旦释放，便开始降解细胞外基质（ECM，表 13.1）中的特定成分，从而导致两种主要结果：一方面使 ECM 结构重塑，为新的细胞留出空间；另一方面导致许多黏附于 ECM 上且处于未激活状态的生长因子的释放，这些因子随后被激活，其中包括碱性成纤维细胞生长因子（bFGF）、TGF-β1、PDGF、EGF-相关因子和干扰素-γ（IFN-γ）。另外，发现几乎每种 MMP 都对多种胞外空间的非 ECM 蛋白起作用，这些底物中包括潜在蛋白酶原，当被 MMP 切割后成为有活性的形式。

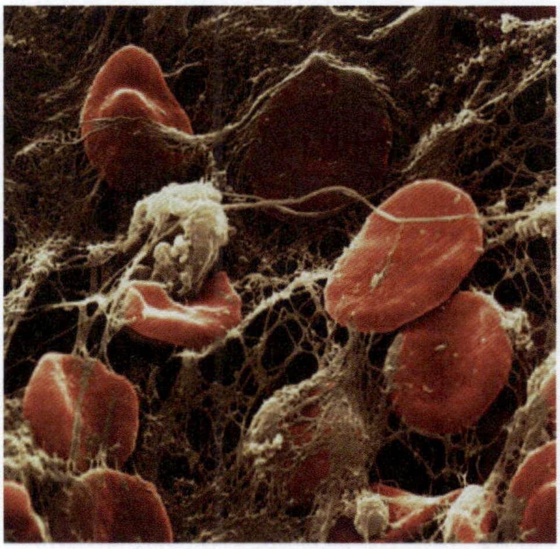

图 13.10 血块扫描电镜照片 这张彩色的扫描电镜照片显示，血块由密集的纤维蛋白（浅棕色）包裹血小板（红色）构成。血小板凝集之前被激活并分泌图 5.3 中的颗粒。[感谢科学之眼/科学来源（Eye of Science/Science Source）。]

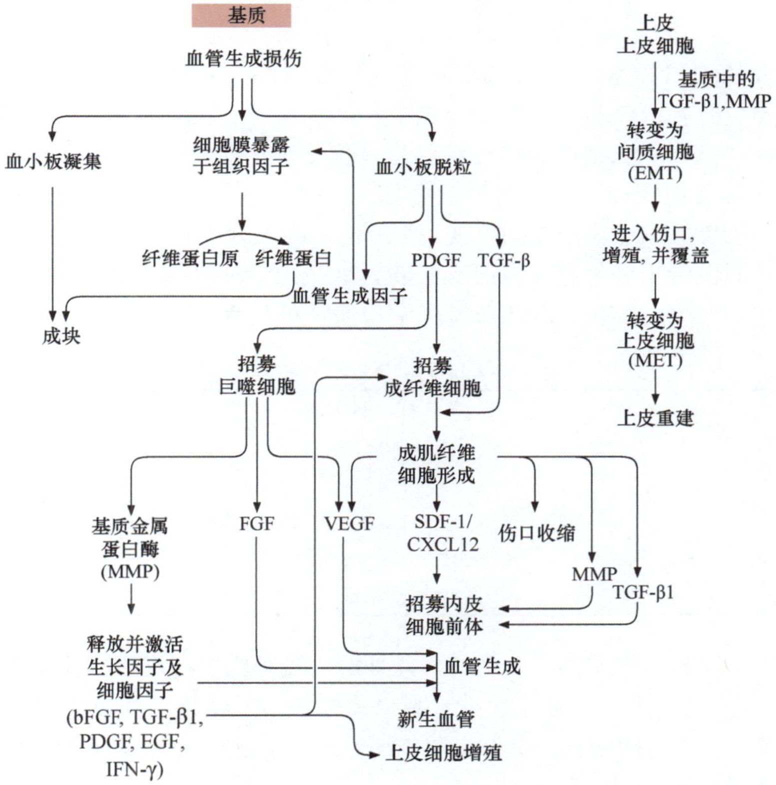

图 13.11 伤口愈合流程图 本图指出了上皮组织受损后发生的主要事件。伤口间质部位（左）发生的许多改变旨在重建间质，并为上皮层（右）的重建奠定基础。伤口愈合的短期效应是止血——阻止继续出血，包括阻塞损伤的血管及血小板脱粒（degranulation of platelet），该过程释放多种不同的生长因子（GF），包括重要的 PDGF 和 TGF-β。此外，细胞膜和血小板暴露于组织因子（表达于各种非内皮细胞表面）触发纤维蛋白的形成，因此产生血块（图 13.10）。PDGF 和 TGF-β 招募并激活巨噬细胞和成纤维细胞。巨噬细胞反过来可产生大量在激活愈伤反应中起重要作用的产物，包括 MMP（改造细胞外基质，释放生长因子），从而募集更多的巨噬细胞并刺激上皮细胞的增殖。成纤维细胞被 TGF-β 和 CXCL12/SDF-1 激活，变为肌成纤维细胞（图 13.16），产生更多此类因子，与巨噬细胞的产物一起激活血管生成。

表 13.1　一些基质金属蛋白酶及其细胞外基质底物

MMP 名称[a]	别称	主要细胞外基质底物[b]
MMP-1	胶原酶-1	纤状胶原（Ⅰ、Ⅱ、Ⅲ型胶原）
MMP-2	明胶酶 A	Ⅳ型胶原、变性胶原/明胶
MMP-3	间充质溶解素-1	蛋白多糖、糖蛋白（层粘连蛋白、纤维连蛋白、玻连蛋白）
MMP-7	基质溶解因子	类似 MMP-3
MMP-9	明胶酶 B	类似 MMP-2
MMP-12	金属弹性蛋白酶	弹性蛋白
MMP-14	MT1-MMP	纤状胶原、明胶

a. 23 种不同的 MMP 已在哺乳动物细胞有报道。

b. 除了细胞外基质，大部分的 MMP 也可以切割存在于胞外空间的其他基质，其活性影响癌症进展。如 MMP-2 加工趋化因子 MCP-3；MMP-3 和 MMP-7 切割 E-钙黏蛋白；MMP-9 释放 VEGF 和 Kit-L；MMP-14 切割 CD44。而且，基质金属蛋白酶是蛋白酶级联反应的一部分，参与血纤维蛋白溶酶原到血纤维蛋白溶酶的转换和休眠的 MMP 前体的激活。

感谢 L. 马特里森（L. Matrisian）和 B. 芬格尔顿（B. Fingleton），部分改编自 K. Kessenbrock, V. Plaks and Z.Werb, *Cell* 141: 52-67, 2010.

血小板释放的和 ECM 来源的生长因子随后吸引单核细胞（其会迅速分化成巨噬细胞）和其他类型的吞噬细胞，称为中性粒细胞，浸入伤口位置（其他类型的免疫细胞，包括嗜酸性粒细胞、肥大细胞和淋巴细胞也被招募至伤口）。这些细胞清理伤口并清除外来物质、细菌及组织碎片，同时释放并激活有丝分裂因子，如成纤维细胞生长因子（FGF）、血管内皮生长因子（VEGF，见 7.12 节）。以上因子刺激内皮细胞增殖并构建新的毛细血管，即血管生成过程（有时称为新血管生成）。随后我们就会看到，VEGF 及其同源受体在血管生成和相关的造血过程中扮演多种角色（表 13.2）。

表 13.2　VEGF 功能

毛细血管和淋巴管的形成
单核细胞迁移
造血
招募来自骨髓的造血祖细胞
在发育过程中调节内皮细胞库
毛细血管通透性

当这些事件在愈伤间质部位发生时，此处的上皮细胞也在进行自我更新。其目标是重建位于伤口处的上皮层。为此上皮细胞减少其与 ECM，特别是基底膜（2.2 节和图 2.3）的黏附。基底膜将其与间质组分分开（图 13.6 和图 13.12）。切断这种黏附后，上皮细胞的运动能力大增。

上皮细胞之间的相互接触也被切断。这类黏附部分是由黏附连接形成的（图 13.12），相邻上皮细胞的 E-钙黏蛋白分子相互连接，细胞膜之间彼此靠近，从而将细胞联系在一起。愈伤组织周围的上皮细胞的 E-钙黏蛋白表达降低，并常常被替换为 N-钙黏蛋白，这是一种正常情况下由间质细胞，特别是成纤维细胞表达的细胞黏附分子（这些 N-钙黏蛋白虽然在结构上与 E-钙黏蛋白相近，却因其相互作用很弱而不能在上皮细胞间形成黏着斑）。

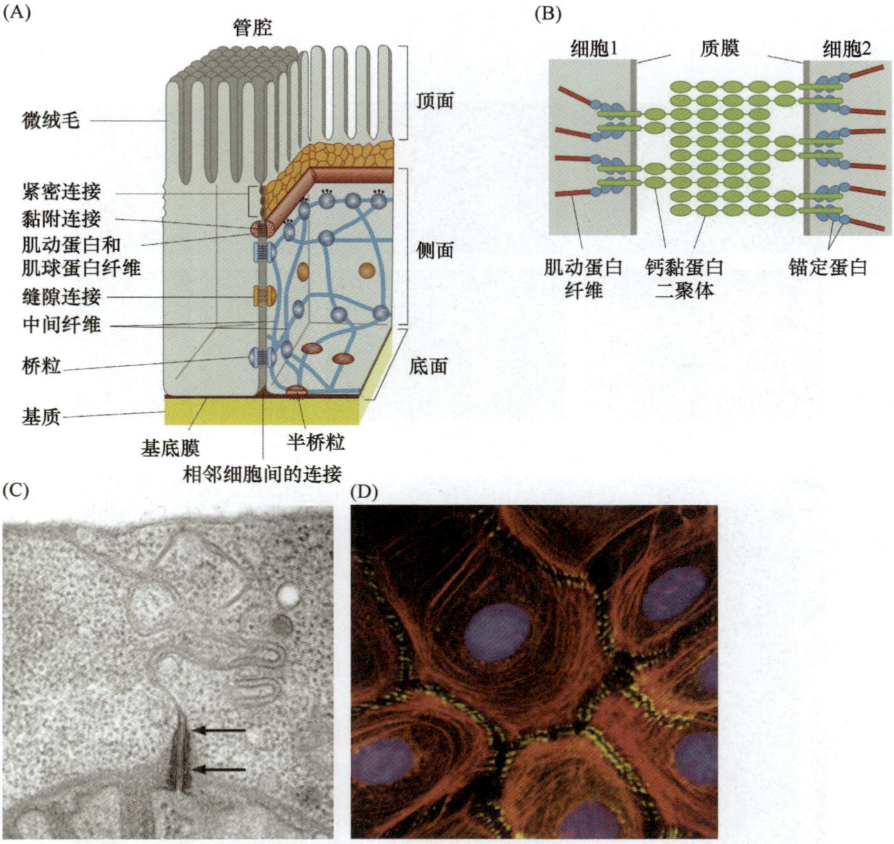

图 13.12　上皮细胞与相邻细胞及基底膜之间的连接　（A）上皮细胞通过基底表面的半桥粒锚定到下层的基底膜（红褐色），通过其侧面连接到相邻的上皮细胞。这些横向连接包括紧密连接（在管腔和基底之间的空间产生橘黄色的流体密封）、黏附连接、黏着斑（连接相邻上皮细胞的细胞骨架，橘红色，蓝色）及缝隙连接（允许小分子量溶解物从细胞间通过，浅橘色）。（B）在调控上皮细胞行为中有重要作用的黏附连接，依靠两个相邻细胞的 E-钙黏蛋白分子（浅绿色）之间的寡聚化。锚定蛋白（蓝色）主要包含α-联蛋白、β-联蛋白和 p120，形成 E-钙黏蛋白的细胞质端与肌动蛋白细胞骨架（红色；也见图 6.26A）之间的物理桥梁。正如 7.11 节的讨论和图 6.26B 的说明，β-联蛋白还有一个相当独立的功能：当它没有被困在黏着斑时，可以移动入核，成为转录因子复合物的一个亚基，驱动关键基因的表达。（C）从此透射电镜照片可见，两相邻上皮细胞侧面形成黏着斑（黑色箭头），该连接形成了秀丽隐杆线虫的肠内层组织。同样结构可见于哺乳动物细胞。（D）该免疫荧光图片显示了二维单层培养的相邻角质形成细胞侧面的相互作用。E-钙黏蛋白“拉链”（黄色）在相邻细胞间形成黏着斑，钙黏蛋白通过其细胞质端相连并借助其他中间蛋白连到肌动蛋白骨架上（红色），细胞核被染为蓝色。如图 13.6C 所示，一些真实的上皮组织中的相互作用可以通过 E-钙黏蛋白和层粘连蛋白（一种基底膜蛋白）的免疫染色观察。［A，引自 H. Lodish et al., Molecular Cell Biology, 6th Ed. New York: W.H. Freeman, 2008. B，引自 B. Alberts et al., Molecular Biology of the Cell, 4th ed. New York: Garland Science, 2002.C，感谢 D. 霍尔（D. Hall）。D，引自 M. Perez-Moreno, C. Jamora and E. Fuchs, *Cell* 112: 535-548, 2003.］

当表达不同的细胞表面钙黏蛋白后，处于愈伤组织周边的上皮细胞发生形态学改变，使其呈现出成纤维细胞的外观（图 13.13）。这种改变称为上皮-间质转化（epithelial-mesenchymal transition，EMT），使得上皮细胞具有运动能力和侵袭性。此特性使上皮细胞游走至伤口部位，并填充伤口产生的组织损伤缺口。

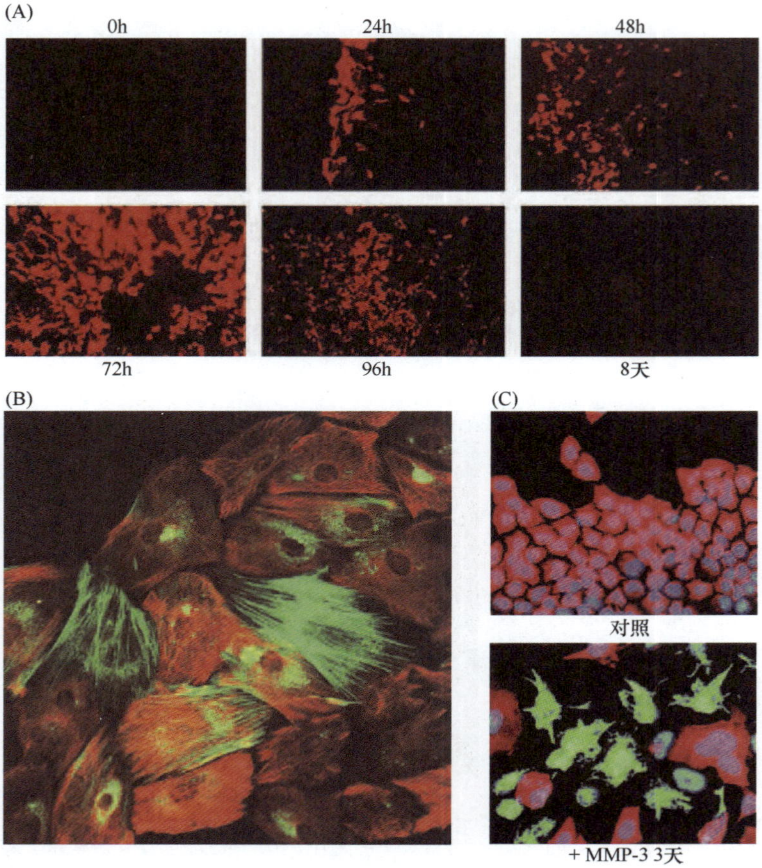

图 13.13　上皮-间质转化　(A) MCF10A 细胞是非恶变永生化人乳腺上皮细胞（MEC），该单层细胞被去掉了一小部分（每张图的左侧被去除）。最初这些细胞不表达波形蛋白。然而当该单层细胞受损后，伤口边缘的上皮细胞即进行上皮-间质转化（EMT），表达波形蛋白（这是间质细胞的特征），并向伤口移动，增殖进而填充伤口。8 天后，当单层细胞完全汇合，这些细胞重新转变为上皮细胞形态并停止表达波形蛋白，进而重建完整的上皮。(B) 在某些细胞类型中，单个细胞也可能自发由表达细胞角蛋白（红色）的上皮细胞形态转变为表达平滑肌肌动蛋白的间质细胞形态（绿色）。这反映了细胞在胚胎发育早期常见的可塑性。(C) 该图中 EMT 是在暴露于基质金属蛋白酶-3（MMP-3）3 天后产生的，MMP-3 能降解 E-钙黏蛋白，从而刺激 EMT 的发生。当单层上皮细胞进行 EMT 时，它们会停止表达许多上皮细胞标志物，如细胞角蛋白（深粉红色）和 E-钙黏蛋白，并开始表达间质细胞蛋白，如波形蛋白、纤连蛋白和 N-钙黏蛋白。此外这些细胞的形状还由多边形（顶部）转变为成纤维细胞的形态（底部），且常常因此获得运动和侵袭能力。(A，引自 C. Gilles et al., *J. Cell. Sci.* 112: 4615-4625, 1999. B，引自 O.W. Petersen et al., *Am. J.Pathol.*162: 391-402, 2003. C，引自 M.D. Sternlicht et al., *Cell* 98: 137-146, 1999.)

愈伤组织处的间质细胞帮助邻近的上皮细胞发生 EMT。间质细胞分泌的基质金属蛋白酶释放并激活储存在细胞外基质中的生长因子如 TGF-β1。这些生长因子可通过某种未被阐明的机制启动并增强 EMT 程序。更重要的是，EMT 仅是细胞形态暂时性的改变。当这些细胞到达伤口位置并覆盖伤口后，它们将启动逆向程序重建上皮组织，这样的程序称为间质-上皮转化（mesenchymal-epithelial transition，MET）（图 13.13A）。当伤口完全愈合后上皮组织内的细胞不留有任何间质细胞的痕迹。鉴于 EMT 程序在使癌细胞获得恶性表型中有重要作用，我们将在下一章节对其详细讨论。

我们将这一过程（图 13.14）同肿瘤细胞与相邻间质细胞的相互作用进行比较，就可发现伤口愈合与肿瘤发生极为相似。其中一个比较明显的相似处是肿瘤相关间质中存在纤维黏结块。在肿瘤中，其并不来自于创伤性血管损伤。与正常组织不同，肿瘤组织中的毛细血管是组成性渗漏的（图 13.15A）。在后续章节中，我们将讨论渗漏的原因。

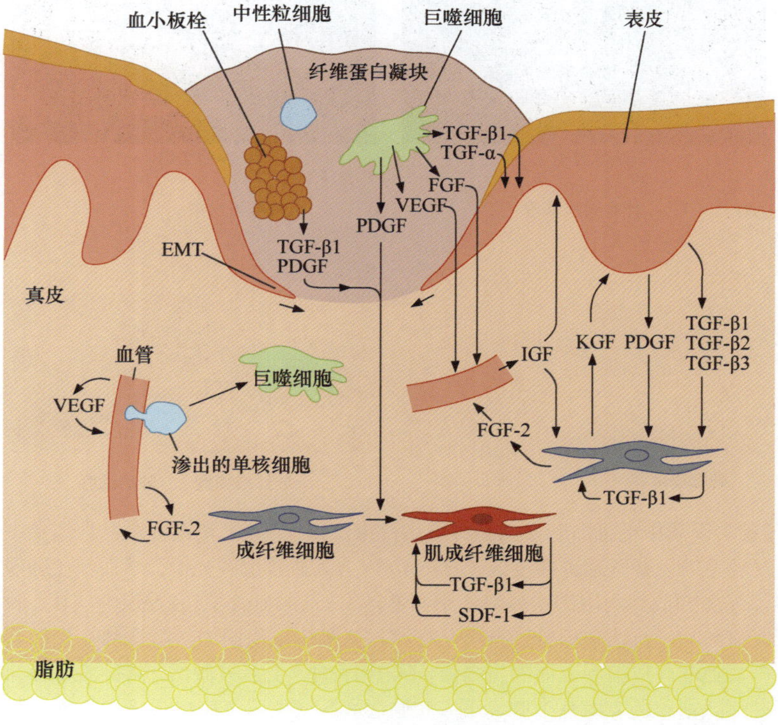

图 13.14　伤口愈合过程　此图概述了皮肤（典型的上皮组织）受损后的异质性信号传递过程。首先，运送血小板和红细胞（图 13.10）的纤维蛋白凝块填充于伤口处。伤口愈合过程的第 3 天有时被称为炎症期，因为多种与炎症相关的细胞参与其中，特别是中性粒细胞和单核细胞，这些细胞的作用是清除细胞碎片、凝块和外来的细菌等。此外，由单核细胞分化而来的巨噬细胞释放 TGF-β1 和 TGF-α，这些因子可刺激附近表皮来源的上皮细胞增殖，并诱导上皮-间质转化（EMT）。这些细胞的凸出部分（呈现出间质细胞的行为）从两侧侵入血凝块的下方以覆盖伤口（图 13.13A）。同时在最初血凝块形成过程中血小板释放的 TGF-β1、PDGF-A 和 PDGF-B 可促进真皮间质中的成纤维细胞增殖，诱导其转变为肌成纤维细胞（图中未标出）。肌成纤维细胞有收缩能力，可以使伤口并拢在一起。肌成纤维细胞还可以释放血管生成因子，主要有 VEGF 和 FGF-2，刺激伤口边缘下方间质生成新的血管。角质形成细胞生长因子（KGF）为另一种 FGF 同源体，由间质细胞释放并刺激上皮细胞增殖。而且，胰岛素样生长因子（IGF）还在伤口部位为多种细胞提供了存活信号。最后，当受损的间质被填补之后，先前经历过 EMT 的细胞再通过 MET 过程由间质细胞恢复成为上皮细胞，重新形成上皮组织（图中未标出）。（重绘自 A.J. Singer and R.A.F. Clark, *N. Engl. J. Med.* 341: 738-746, 1999.）

现已证实，毛细血管壁和小静脉壁的通透性使得血浆中的纤维蛋白原分子直接接触肿瘤细胞，并通过一系列中间反应促使纤维蛋白原转化为纤维蛋白，形成成束的纤维（图13.15B，C）。

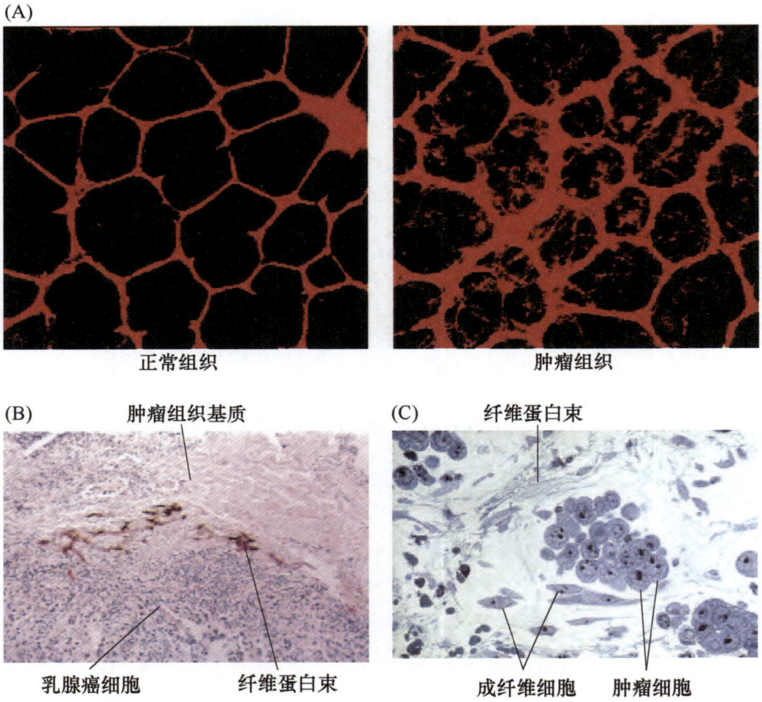

图 13.15　肿瘤相关间质中毛细血管渗漏和纤维蛋白束沉积　（A）在正常微血管系统中注射红色葡聚糖染料，结果发现毛细血管壁通透性较低（左图），因为其血管壁较光滑。然而，在肿瘤相关血管中注射染料，染料渗漏并弥散到周围的实体组织中（右图），造成血管壁边缘模糊。（B）肿瘤组织中，血管的渗漏导致凝血酶和纤维蛋白原分子持续从血浆进入周围软组织中。凝血酶在接触到组织因子（位于癌细胞和许多其他非内皮细胞表面的蛋白质，见图13.11）之后被激活，将纤维蛋白原转变成纤维蛋白。从而导致在活跃增殖的乳腺癌细胞（下）和肿瘤间质（上）之间广泛形成纤维蛋白束网络（暗红色）。（C）纤维蛋白束（在成簇肿瘤细胞的左上方）形成了可供迁移细胞附着的细胞外基质，如成纤维细胞（在成簇肿瘤细胞下方）和内皮细胞（未显示），这些细胞可在纤维蛋白束上运动。在很多肿瘤，如豚鼠肝胆管癌中，纤维蛋白基质最终会被纤维素的溶解作用所溶解，并被一种胶原基质取代。［A，感谢R. 马歇尔（R. Muschel）。B，引自C.G. Colpaert et al., *Histopathology* 42: 530-540, 2003. C，引自H.F. Dvorak, *Am. J.Pathol.*162: 1747-1757, 2003.］

很多类型的肿瘤细胞（包括乳腺癌、前列腺癌、结肠癌和肺癌中的肿瘤细胞）都连续释放高水平的PDGF，这与伤口愈合过程相反。在伤口处，血小板在形成最初的血凝块时突然大量释放PDGF（图5.3和图5.4）。但与伤口愈合过程相同的是，由癌细胞产生的PDGF靶点都是表达PDGF受体的间质细胞，包括平滑肌细胞、成纤维细胞和巨噬细胞。对于间质细胞，PDGF同时起到诱导物和有丝分裂原的作用，可能是癌细胞招募并刺激间质细胞增殖的重要信号分子。例如，在乳腺癌中，PDGF的表达水平通常随肿瘤的进展而升高，这可以解释多数晚期肿瘤高度间质化的现象。

癌细胞释放的 PDGF 首先招募成纤维细胞进入纤维蛋白基质。同时，招募来的成纤维细胞通过整合素附着在纤维蛋白基质的骨架上，并可以在其上迁移（图 13.15B 和 C）。侵入的间质细胞通过降解许多最初形成的纤维蛋白分子，并用一种由成纤维细胞分泌的胶原组装成的更为永久性的基质替代它们，从而重塑这一“临时性基质”。这与伤口愈合时的有序性过程一致。

在伤口愈合过程中，间质细胞的任务之一是使伤口边缘收缩从而闭合伤口。收缩由一类称为肌成纤维细胞（图 13.14）的特殊成纤维细胞调节，其表达 α-平滑肌肌动蛋白（α-SMA）并且可利用肌动蛋白-肌球蛋白收缩系统产生伤口闭合所需的机械张力（图 13.16A）。肌成纤维细胞同样在慢性创伤组织中出现，即那些持续发炎的组织（图 13.16B）。在大多数晚期肿瘤的间质中也存在大量此类肌成纤维细胞（图 13.16C，D）。值得注

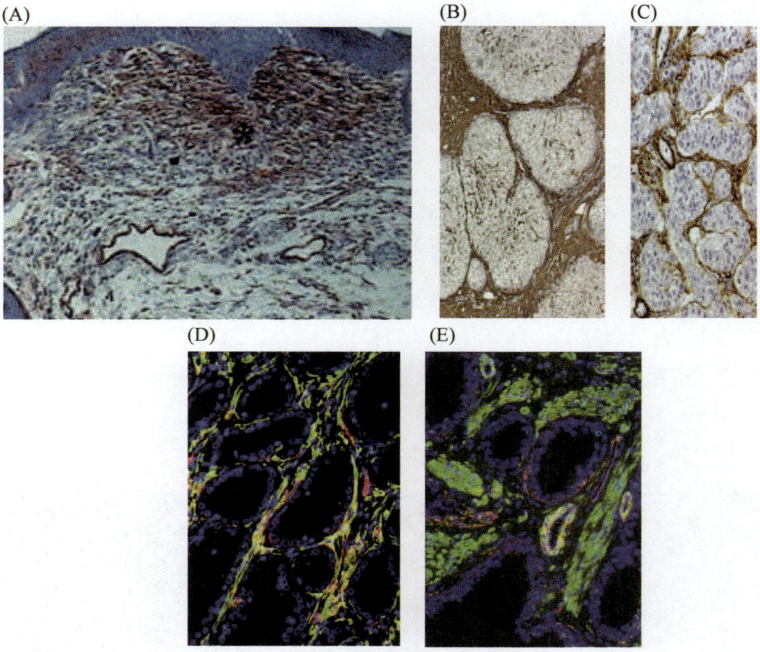

图 13.16　肌成纤维细胞　肌成纤维细胞出现在伤口愈合部位、发炎部位和肿瘤相关间质中，是通过间质成纤维细胞的转分化（transdifferentiation）（图 13.14）和招募循环系统中的肌成纤维细胞前体形成的。通过抗原染色的方法检测 α-SMA 的表达可显示肌成纤维细胞的存在。（A）小鼠皮肤受伤后 3 天出现大量 α-SMA 阳性肌成纤维细胞（红褐色）。（B）慢性炎症组织中出现纤维化间质。如图所示，在肝硬化组织中，用抗 α-SMA 抗体进行染色，可以观察到大量肌成纤维细胞（棕色）。（C）用抗 α-SMA 抗体对肝细胞癌进行染色（棕色），发现在该组织中慢性炎症组织间质和肿瘤组织间质的染色结果相似。（D）在前列腺癌间质中充满了同时表达弹性蛋白（红色）和 α-SMA（绿色）的肌成纤维细胞，二者同时表达呈现黄色。上皮细胞核呈蓝色。（E）重要的是，并非所有 α-SMA 阳性（绿色）细胞均为肌成纤维细胞。因此，人正常前列腺腺体中有大量平滑肌细胞表达 α-SMA（绿色）。与肌成纤维细胞不同，平滑肌细胞弹性蛋白染色阴性（红色）。图中所示的少数同时表达两种蛋白的区域（黄色）是偶尔出现在血管周围的周细胞。上皮细胞核被染成蓝色。（A，引自 R Martin et al., *Curr. Biol*. 13: 1122-1128, 2003. B 和 C，引自 A. Desmouliere, A. Guyot and G. Gabbiani, *Int. J. Dev. Biol*. 48: 509-517, 2004. D 和 E，引自 J.A. Tuxhorn et al., *Clin. Cancer Res*. 8: 2912-2923, 2002.）

意的是，正常的组织，如前列腺，可能包含 α-SMA 阳性的细胞，因为它们缺乏波形蛋白，可鉴定为平滑肌细胞而不是伤口愈合、炎症和肿瘤发生位点存在的肌成纤维细胞（图 13.16E）。

大多数间质成纤维细胞和肌成纤维细胞的来源尚未阐明。伤口愈合期间，参与凝集的血小板释放 PDGF，从相邻组织间质中招募成纤维细胞。TGF-β1 诱导这些成纤维细胞的一部分转分化成为肌成纤维细胞（图 13.14）。事实上，TGF-β1 在体外可诱导正常的成纤维细胞成为肌成纤维细胞，这提示许多类型的癌细胞，尤其那些正在向更高恶性程度进展的癌细胞所分泌的 TGF-β1，是肿瘤相关间质中肌成纤维细胞形成的主要原因。

肌成纤维细胞的其他来源也已被证明：它们可能产生自成纤维细胞和起源于骨髓的间充质干细胞（MSC）。两种类型的细胞都在循环系统被发现，并且已知可以定位到组织损伤的区域，在此它们可以分化成肌成纤维细胞或成纤维细胞，从而促进间质的快速重建。这个机制确保大量细胞可以快速动员伤口外部的原料从而加快损伤间质的重建。同样地，MSC 被大量招募到各种癌症的间质；由于起源于 MSC 的分化的肌成纤维细胞也是血管生成的强诱导者（13.4 节，下文），MSC 及其形成的肌成纤维细胞成为肿瘤生长的关键调控因子。

肌成纤维细胞形成的肿瘤间质与正常上皮组织间质在外观上有着很大区别，基于这一特征性的外观，病理学家将其称为“反应性的”或促结缔组织增生的间质。后一名称说明，由于肌成纤维细胞的作用，造成广泛的细胞外基质沉积，导致肿瘤硬块的形成。在肿瘤向更高级别、更具侵袭性发展的过程中，促结缔组织增生间质的比例也在增加（图 13.17）。

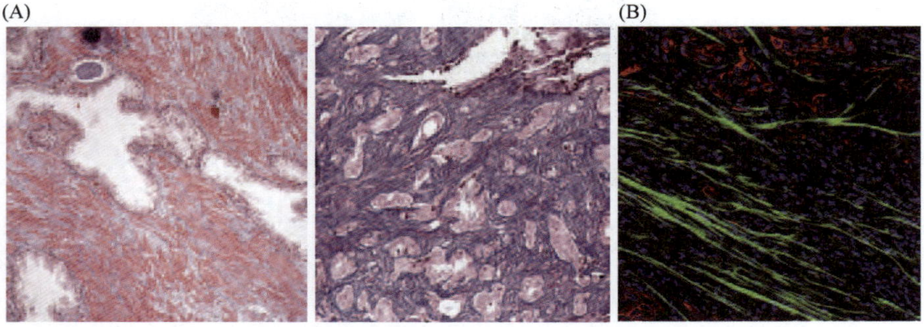

图 13.17　正常组织和增生组织间质的显微照片　正常组织中组织学复杂的间质可能最终被晚期肿瘤的增生间质代替。（A）本图为马森（Masson）三色染色的正常人前列腺组织（左），显示间质中大量粉色平滑肌细胞及弥散分布的正常导管。与之相对，同样染色的晚期前列腺癌（右）显示在细胞外基质中有大范围的增生间质（蓝紫色），特别是 I 型胶原。前列腺癌细胞岛组成的导管（粉色）散在分布于增生间质，此组织中明显缺少活跃的细胞，如成纤维细胞和肌成纤维细胞。（B）在乳腺导管癌中，由成纤维细胞和肌成纤维细胞沉积的平行排列的胶原纤维（绿色，通过双光子显微镜可见），在促结缔组织增生的间质中形成坚硬的细胞外基质，有助于附近的癌细胞（红色）发生上皮-间质转化（EMT；见 14.3 节和 14.4 节）。［A，引自 G. Ayala et al., *Clin. Cancer Res*. 9: 4792-4801, 2003. B，感谢 S. 魏（S. Wei）和 J. 杨（J. Yang）。］

肌成纤维细胞通过分泌大量的 I 型和III型胶原、纤连蛋白、蛋白多糖及葡萄糖胺聚糖（GAG），共同构成促结缔组织增生的间质，这些分子使间质在显微镜下具有特征性的外观。此外，肌成纤维细胞分泌尿激酶纤溶酶原激活物（uPA，一种蛋白酶）和一系列基质金属蛋白酶，它们有助于动员原来在 ECM 中静止的生长因子。随着促结缔组织增生间质的成熟，许多起始间质细胞消失，逐渐被浓密的、非细胞的、胶状的肿瘤相关间质所特有的 ECM 代替。导致肿瘤相关的促结缔组织增生间质形成的过程与伤口愈合的过程相似。然而，在肿瘤中这一过程经过数月、数年持续发生，而不是像伤口愈合时仅在几天内发生（注意我们已经认为肌成纤维细胞具有多种不同的功能，使伤口收缩、刺激血管生成和产生大量的间质 ECM）。

一些研究发现，伤口愈合与肿瘤发生具有相似点，这暗示可以抑制肿瘤血管生成的物质也可以阻碍伤口愈合。这些抗血管生成物包括一些可溶性的生长因子受体抑制剂，这些受体同时也是 ECM 的成分，在血管生成中起重要作用，被称为血小板反应素-1（TSP-1），是一种有效的抗血管生成分子。这些伤口愈合和肿瘤组织中上皮-间质相互作用所共有的机制在临床应用方面具有意义（信息栏 13.2）。

信息栏 13.2　乳腺癌手术治疗可能会刺激肿瘤生长　流行病学研究显示，乳腺癌患者手术切除原发性肿瘤（如部分或全部乳腺切除）在原位和远端器官的复发概率在术后第 3 年达到高峰。从复发的间隔时间推测，手术切除肿块可能是诱因。分析术后伤口引流液显示，其中含有强的促有丝分裂因子，与伤口愈合有关。这些因子对乳腺癌细胞，特别是高表达 HER2/Neu 蛋白的癌细胞起促进有丝分裂的作用。此外，伤口愈合时合成大量血管内皮生长因子（VEGF），可刺激肿瘤血管生成（在本章后面讨论）。因此，手术可能对术中切除原发性肿瘤时未能检测到的残余微小转移灶（少量转移细胞）的增殖有刺激作用。确实，有人提出手术引起的临床复发使得原发性肿瘤及局部淋巴结切除的效果大打折扣。手术引起的肿瘤复发的重要性目前仍有很大争议。

另一个与此相对的临床现象是：当术后对肿块较小的低级别乳腺癌患者使用赫赛汀（一种抑制 HER2/Neu 的单克隆抗体，见 15.18 节）时，临床复发率可降低 50%。这一惊人的疗效可能与赫赛汀可遏制手术后伤口愈合过程中产生的生长因子对残存癌细胞的刺激有关。

“肿瘤相关成纤维细胞”（CAF）常用于描述在上皮性肿瘤间质中存在的成纤维细胞和肌成纤维细胞的混合细胞群。分析 CAF 的基因表达情况可知，这些细胞与伤口处的成纤维细胞十分相似。

这些研究首先明确了在体外接受血清刺激后成纤维细胞的基因表达谱，即用高浓度的血清刺激已被血清饥饿的成纤维细胞。这样的刺激能模拟伤口愈合初期成纤维细胞的环境（此时激活的血小板释放多种血清因子，激活伤口处的间质成纤维细胞，将其至少暂时转化为肌成纤维细胞）。这些资料揭示了一小部分血清诱导和抑制基因，这些基因可视为被血清刺激的成纤维细胞的特征性“基因表达谱”（signature）（图 13.18A）。

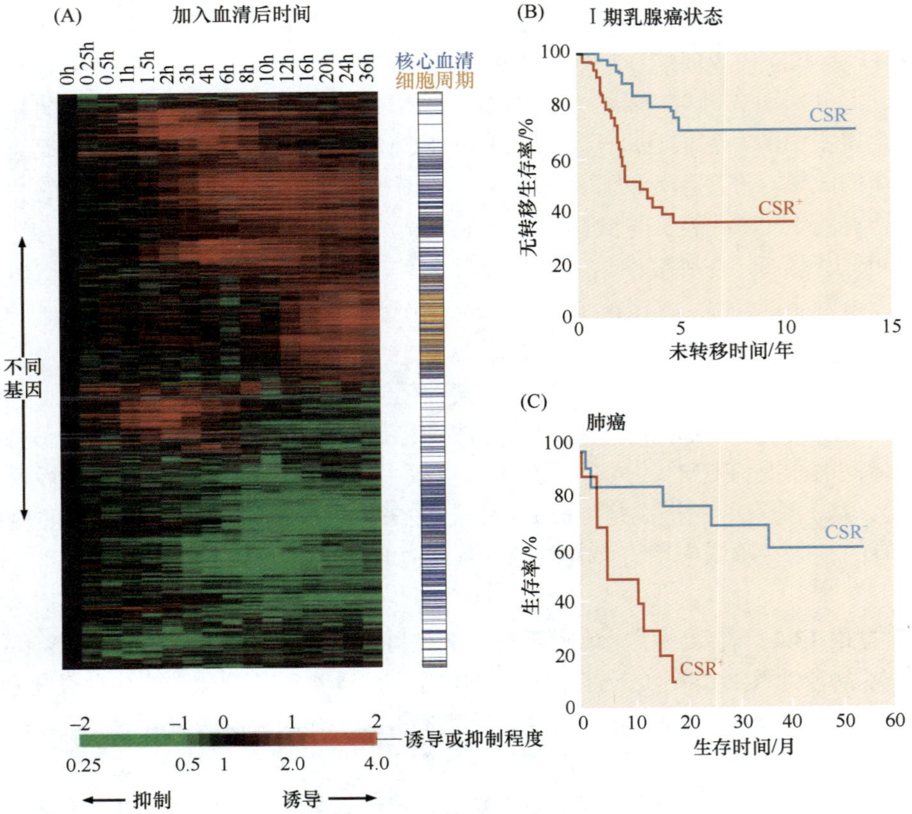

图 13.18　肿瘤相关肌成纤维细胞和血清活化的成纤维细胞的基因表达谱　（A）在基因表达分析中，将血清添加至之前静止的、血清饥饿的人类成纤维细胞中，分析其 mRNA 的表达。这种处理导致细胞进入活跃的细胞周期，诱导或抑制一大批基因的表达。添加血清后在不同时间检测基因的表达。被分析基因的队列从上至下垂直排列。在添加血清后被诱导或抑制的基因被归为“细胞周期基因”（右侧垂直条中橘色的线），而那些早期被诱导或抑制、在细胞周期中不变的基因被归为“核心血清反应基因”（*CSR*）（右侧垂直条中的蓝线）。下面的水平条是加入血清后诱导（红色）或抑制（绿色）程度的标志，水平条上方的数字是诱导或抑制倍数的对数值，下方的数字是真实值（诱导 4 倍以上或抑制 4 倍以下的基因在此简单地记为诱导 4 倍或抑制 4 倍）。（B）一组患有Ⅰ期（即早期）乳腺癌的女性中 *CSR* 基因表达模式的分析。如图所示，与没有显示这一基因表达谱的肿瘤（蓝线）相比，表达 *CSR* 基因谱（红线）的肿瘤在最初治疗后的几年里发生转移的可能性更大。（C）与此相似，显示 *CSR* 基因表达谱的肺腺癌（包括在诊断时肿瘤进展的所有阶段）患者（红线），与没有显示该基因表达谱的患者（蓝线）相比，死亡率显著升高。（引自 H.Y. Chang et al., *PLoS Biol.* 2: E7, 2004.）

随后，研究者对大量人类癌症中 RNA 的表达模式进行了分析，检测肿瘤是否表达血清刺激后成纤维细胞的基因表达谱。（由于所有被分析的基因都与成纤维细胞明确相关，因此这些分析必然反映了各个肿瘤中 CAF 的 RNA 表达模式。）在很多癌中确实检测到血清刺激后成纤维细胞的基因表达谱。重要的是，表达该基因表达谱的癌症与不良临床预后有着更紧密的相关性（图 13.18B 和 C）。同样，含有较高比例肌成纤维细胞的肿瘤患者生存率更低（补充信息栏 13.4）。这一相关性提示，激活的、富含肌成纤维细胞的间质代表一种很强的促进侵袭性肿瘤进展的能力。

13.4　实验直接证实间质细胞的活化促进肿瘤发生

一些生物学实验为募集的间质细胞对上皮细胞肿瘤的发生有重要影响提供了更加直接的证据。在一项研究中，通过导入 PDGF 表达载体使原来非致瘤性的、永生化的角质形成细胞强制分泌高水平的 PDGF。释放的生长因子在体外对这些细胞的增殖并没有影响，因为它们的表面没有表达 PDGF 受体。然而，当这些细胞被植入宿主鼠体内时，它们形成了增殖旺盛的肿瘤，这种能力无疑是因为它们可以释放 PDGF 以招募并激活间质细胞。然后，间质细胞又与分泌 PDGF 的角质形成细胞相互作用，并促进其增殖，最终引发后者的恶性转化。

在一个补充实验中，研究者通过基因工程技术改变小鼠胚系，使它们能够选择性灭活各种组织间质成纤维细胞中的 TGF-βⅡ型受体。结果导致间质细胞对 TGF-β介导的生长抑制不再敏感，并在多种组织中发生间质增生。其中一些过度增殖的成纤维细胞促进附近上皮细胞增殖，最终形成癌（图 13.19）。再一次证明间质细胞有刺激上皮细胞增殖的能力，并导致上皮细胞的致瘤转化。

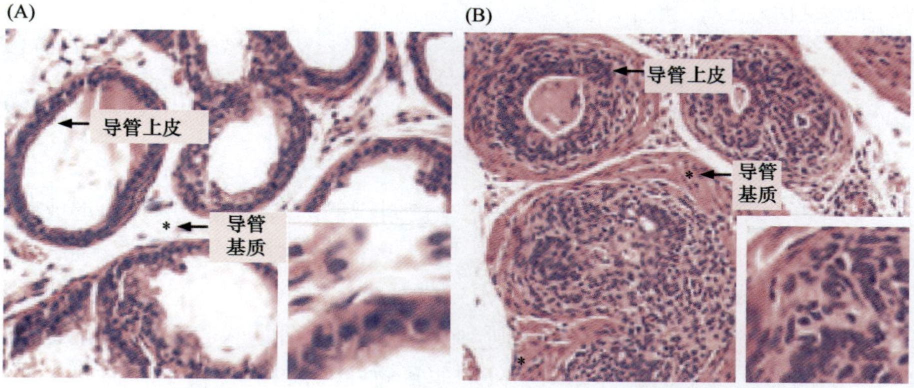

图 13.19　间质成纤维细胞发生遗传改变的小鼠形成的前列腺肿瘤　小鼠各种上皮组织的成纤维细胞中的 TGF-βⅡ型受体编码基因被选择性灭活。（A）正常雄性小鼠的前列腺管腔内层有一层薄的上皮细胞，并且在上皮细胞层的外侧有一层较薄的间质细胞（*）。（B）间质成纤维细胞的 TGF-βⅡ型受体失活导致这两种细胞层的增生。上皮细胞很快产生非常类似于人类中常见的前列腺上皮内瘤变（PIN，图 13.39），这说明增生的间质释放增殖信号至附近的上皮。的确，基质细胞在失去对 TGF-β 抑制作用的反应后，肝细胞生长因子（HGF，一种强的上皮细胞有丝分裂原）的产生增加了 3 倍。这些小鼠的胃间质中（图中未显示）TGF-βⅡ型受体被灭活，形成不典型增生的上皮，并能很快进展成癌。嵌入的小图为高倍放大的图像。（引自 N.A. Bhowmick et al., *Science* 303: 848-851, 2004.）

间质成纤维细胞支持肿瘤生长的重要作用可被另一类实验证明：转化的、弱致瘤性人乳腺上皮细胞（MEC）植入免疫缺陷的宿主小鼠体内需要 2 个月以上才能形成肿瘤（图 13.20）。然而，如果注射前将这些细胞与来自正常乳腺组织的人乳腺间质成纤维细胞混合，只需 1/3 的时间即可形成肿瘤。这些混合的成纤维细胞明显缩短了 MEC 从宿主小鼠招募成纤维细胞所需要的时间（通常这一过程需要数周的时间），缺乏这些成纤维细胞，肿瘤不能生长。

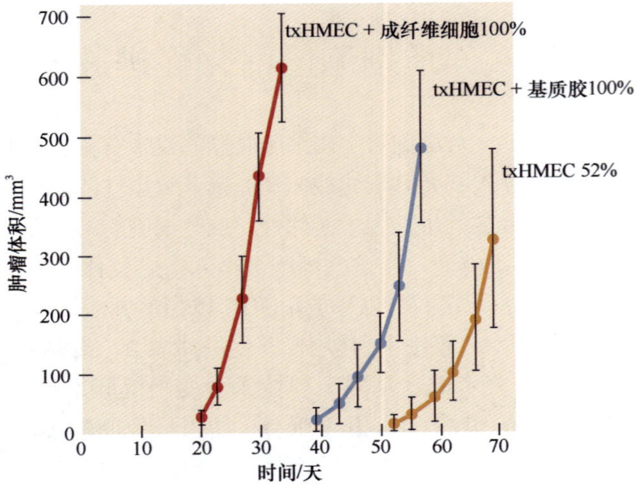

图 13.20　混合的成纤维细胞与肿瘤的生长　将 SV40 的 *hTERT* 基因及一个弱表达的 *ras* 癌基因（11.12 节）导入人类乳腺上皮细胞（HMEC）使其转化，导致转化的 HMEC（txHMEC）形成肿瘤，尽管在注射后有一个较长的潜伏期，并且只占注射小鼠（橘色曲线）的一半。注射宿主小鼠之前将这些细胞与成纤维细胞产生的细胞外基质的制备物混合，可使这种缓慢的发展稍微加快并使肿瘤形成的效率加倍（蓝色曲线）。然而，在注射前将来自正常人乳腺的间质成纤维细胞与转化的人 MEC 混合，癌细胞就会以 100%的效率快速形成肿瘤（红色曲线）。这说明在肿瘤形成过程中间质成纤维细胞的招募是重要的限速步骤。（引自 B. Elenbaas et al., *Genes Dev*. 15: 50-65, 2001.）

有一个问题上述实验未能回答，即正常上皮组织的间质细胞加速肿瘤形成的效率是否与癌间质细胞相同。这个问题通过比较提取自正常上皮组织的间质成纤维细胞与提取自癌组织（富含肌成纤维细胞）的肿瘤相关成纤维细胞（CAF）的行为而得到了答案（图 13.16）。在一系列实验中，成纤维细胞纯化自正常人前列腺的间质，而 CAF 来自于人前列腺癌的间质。每个细胞群体与另外的非致瘤性的、SV40 大 T 抗原永生化的人前列腺上皮细胞混合，然后植入免疫缺陷的裸鼠。结果总结于图 13.21，这些混合组织移植物的生长有显著差别，特别是同时含有 CAF 和永生化前列腺上皮细胞的移植物形成的肿瘤，比同时含有正常人前列腺成纤维细胞和永生化前列腺上皮细胞形成的肿瘤大 500 倍（当单独注射时，CAF 根本不形成肿瘤）。

该实验证明，这些 CAF 在功能上与正常前列腺组织中的间质成纤维细胞有很大的不同。在肿瘤进展过程中，间质细胞对邻近上皮细胞的存活和增殖起到越来越重要的作用。从人乳腺癌提取的 CAF 中也得到了相似的观察结果。

上述实验仍然不能精确地揭示富含肌成纤维细胞的 CAF 群体是如何加速肿瘤生长的。肌成纤维细胞一旦在肿瘤相关间质中定居下来，就可能在多个方面使附近的上皮癌细胞受益，其中血管生成可能最为重要。肌成纤维细胞通过释放间质衍生因子-1（stroma-derived factor-1，SDF-1，也称 CXCL12）加速血管生成。该趋化因子招募循环系统中的内皮前体细胞（EPC）进入肿瘤间质（图 13.22A～C）。肌成纤维细胞分泌的 VEGF 有助于诱导这些新成员分化成为内皮细胞，形成肿瘤的新血管系统（图 13.22D）。鉴于血管生成在肿瘤发生过程中通常是一个限速步骤，混合 CAF 的促肿瘤作用可能很大程度

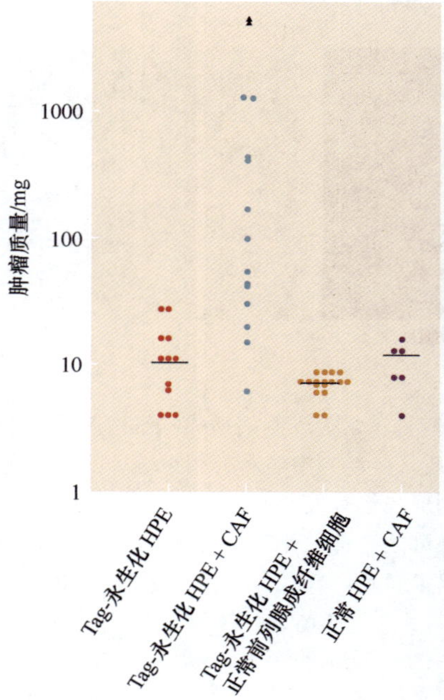

图 13.21　前列腺间质细胞对永生化的前列腺上皮细胞的作用　将利用 SV40 T 抗原（Tag-永生化的 HPE）获得的永生化正常人前列腺上皮细胞（human prostate epithelial cell，HPE）植入裸鼠体内，经过数周后它们生长到约 10mg，与初始接种物（红点）相比没有显著增大，表明只移植这些细胞本身将没有致瘤性。然而，同是这些细胞，与人前列腺肿瘤相关成纤维细胞（CAF）混合后（Tag-永生化的 HPE+CAF），则可形成肿瘤，并且其重量的中位值是前者的 10 倍（蓝点）。相反，当这些 T 抗原永生化的上皮细胞与正常人前列腺间质成纤维细胞混合时，接种物的重量中位值约为 7mg，可能甚至少于初始接种物的重量（橘黄点）。如果在接种前将 CAF 与正常人前列腺上皮细胞混合，则数周后中位重量也只有约 10mg（紫点）。（引自 A.F. Olumi et al., *Cancer Res*. 59: 5002-5011, 1999.）

上是由于其能加速肿瘤血管生成。在特定人类肿瘤中，肿瘤间质中的成纤维细胞密度与肿瘤细胞的侵袭性相关，说明此群细胞在促进肿瘤的侵袭性生长中发挥重要作用（补充信息栏 13.4）。

目前广泛接受的假设认为，肿瘤脉管系统中出现的内皮细胞有两个来源：绝大部分源于现有内皮细胞的增殖（包括相邻的正常组织中的内皮细胞）；另一小部分源于骨髓来源的 EPC，它们随循环系统到达肿瘤间质。2010 年两个课题组同时报道了一个令人意外的发现：在人类胶质母细胞瘤中（以及胶质母细胞瘤的移植瘤中），有很大比

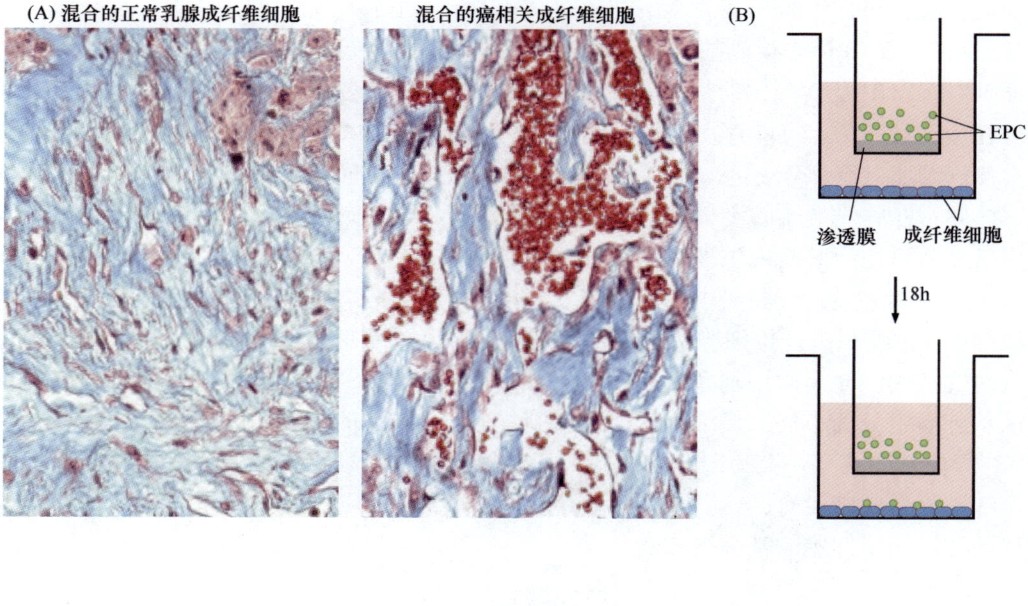

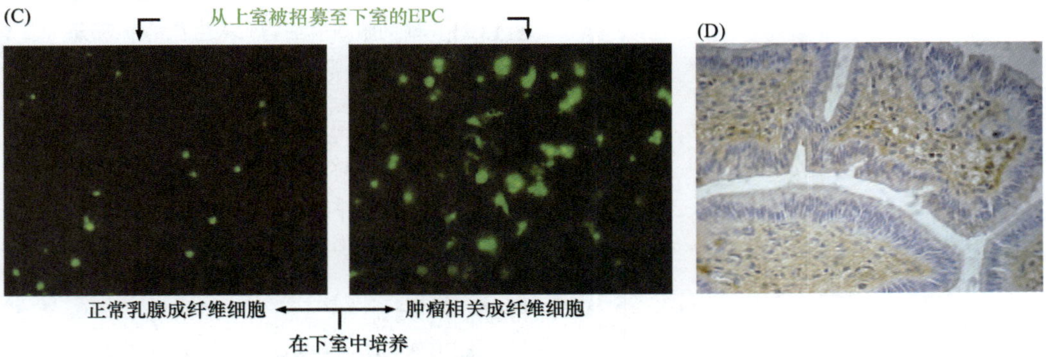

图 13.22　CAF 招募内皮前体细胞并诱导其分化　（A）当正常人乳腺间质成纤维细胞与人 MCF7-ras 乳腺癌细胞混合时（左图），形成的肿瘤在肿瘤相关间质（蓝色）中显示有相对较少的血管（红色）。然而，与肿瘤相关成纤维细胞（CAF，右图）混合，则形成伴有大量血管和红细胞（红色）的高度血管化的肿瘤。由此导致的与循环系统的更大面积的接触可能促进了肿瘤的生长。（B）CAF（本质上是肌成纤维细胞）吸引内皮细胞的能力可通过一个体外实验证明。将用绿色荧光蛋白（GFP）标记的表达内皮前体细胞（EPC）特征性表面抗原的骨髓细胞，置于一个 Boyden 小室的渗透膜的上面。正常乳腺间质成纤维细胞或来自乳腺癌细胞的 CAF 被置于下层小室底部的表面。18h 后，用荧光显微镜计数被募集于下层小室底部的 EPC 的数量。（C）对吸附于下层小室的细胞进行分析显示，CAF（右图）可以比正常乳腺间质成纤维细胞（左图）吸引更多 GFP 标记的 EPC。用抗血清中和小室中 CAF 释放的 SDF-1/CXCL12 细胞因子可使这种募集作用降低 60%，显示该分子在介导这种募集中起重要作用。（D）在一种胃癌发生的小鼠模型中，通过免疫染色检测 VEGF-A 的表达水平（棕色）可见肿瘤相关间质中的肌成纤维细胞，它们能够引起 EPC 的分化及最终内皮细胞的增殖。（A～C，引自 A. Orimo et al., *Cell* 121: 335-348, 2005. D，引自 X. Guo et al., *J. Biol. Chem.* 283: 19864-19871, 2008.）

例的肿瘤相关血管系统内皮细胞来自基因突变的肿瘤细胞，更确切的是来自胶质母细胞瘤中干细胞的转分化（参见图 11.19 和 11.7 节）（图 13.23）。[这些胶质母细胞瘤来源的微血管缺乏促进肿瘤中新血管生成的主要受体 VEGFR2。该发现一方面证明这些 GBM 毛细血管与在正常组织和多数类型肿瘤中发现的毛细血管明显不同，另一方面也可以解释我们将在 13.10 节中谈到的为何胶质母细胞瘤能够抵抗抗血管生成治疗，以及为何要设计抑制 VEGF 及其受体的信号通路的抗血管生成的治疗方案。]

在一些肿瘤中，可能存在其他机制导致间质的功能转变：在晚期癌中，间质细胞已与上皮癌细胞共存多年，可改变它们的基因型并获得正常间质细胞无法获得的遗传学特性。这提示在肿瘤形成的漫长过程中，间质细胞通过改变邻近肿瘤细胞的基因组，与其共同进化，以适应肿瘤内生理环境带来的生存压力。

例如，对大量人乳腺癌中抑癌基因 *PTEN* 和 *TP53* 的突变分析显示，从肿瘤分离的间质细胞（主要是成纤维细胞和肌成纤维细胞）中存在突变的 *PTEN* 和 *TP53* 等位基因，这些研究使用激光显微切割（laser capture microdissection，LCM；补充信息栏 13.5）的方法从肿瘤中分离小块上皮细胞或间质细胞，在一些肿瘤的上皮和间质中发现了不同的 *TP53* 等位基因突变。在另一些肿瘤中，突变的等位基因只发生于一个细胞群体，而另一个细胞群体中则没有。这些实验说明，上皮肿瘤细胞的遗传进化（第 11 章）可能经常伴随邻近间质细胞的基因组改变。

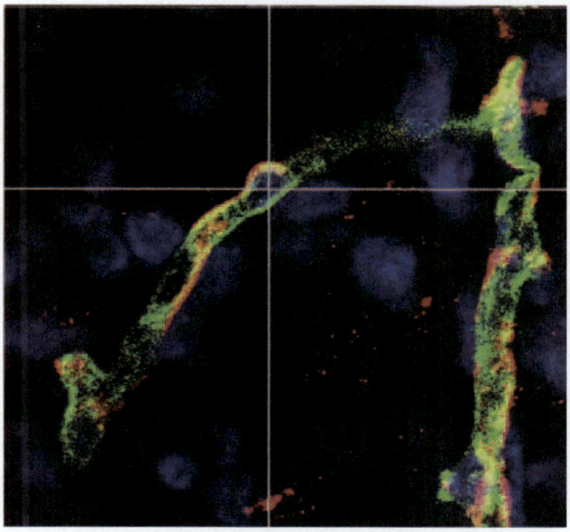

图 13.23　胶质母细胞瘤干细胞转分化成肿瘤相关内皮细胞　检测人类胶质母细胞瘤新血管系统中的内皮细胞，包括在免疫相容性小鼠中生长的移植瘤，显示某些细胞表达人类内皮细胞特异性标志物（CD31，绿色）的同时，还可被人类 NCAM 抗体免疫染色（红色），NCAM 指示神经外胚层起源的细胞。这两种颜色的重叠显示为黄色。此外，这些内皮细胞与胶质母细胞瘤肿块中的癌细胞有相同的基因组改变，并且源自胶质母细胞瘤干细胞的分化。细胞核为蓝色。（引自 R. Wang et al., *Nature* 468: 829-833, 2010.）

13.5　巨噬细胞和骨髓细胞在活化肿瘤相关间质过程中起重要作用

起初认为，肿块大量募集巨噬细胞可能对肿瘤形成不利，因为巨噬细胞通常由免疫系统产生，清除并破坏感染性的物质及异常细胞，对此我们将在第 15 章详细探讨。但是越来越多的证据显示，这些免疫细胞在促进肿瘤发展中也起重要作用。

具体地说，骨髓中髓系单核细胞进入大循环，它们被癌细胞募集进入肿瘤：单核细胞一旦安置下来，即被诱导分化为巨噬细胞（图 13.14）。这种募集依赖于趋化因子传递的趋化信号。确切地说，这些因子为运动的细胞提供定向信号而不是促进其有丝分裂。对白细胞（如单核细胞）起到这种趋化作用的分子通常被称为趋化因子（chemokine），即趋化性的细胞因子。

多种类型的神经外胚层细胞和上皮性癌细胞都大量分泌一种称为单核细胞趋化蛋白-1（有时称为巨噬细胞趋化蛋白，MCP-1）的趋化因子。这种因子是吸引单核细胞到达一些肿瘤并诱导它们分化为巨噬细胞的关键信号。在其他肿瘤中，肿瘤细胞释放血管内皮生长因子（VEGF）、集落刺激因子-1（CSF-1；通常称为巨噬细胞集落刺激因子，M-CSF）及 PDGF，似乎也有助于这种募集，其中 CSF-1 有助于刺激单核细胞分化为巨噬细胞（图 13.24）。

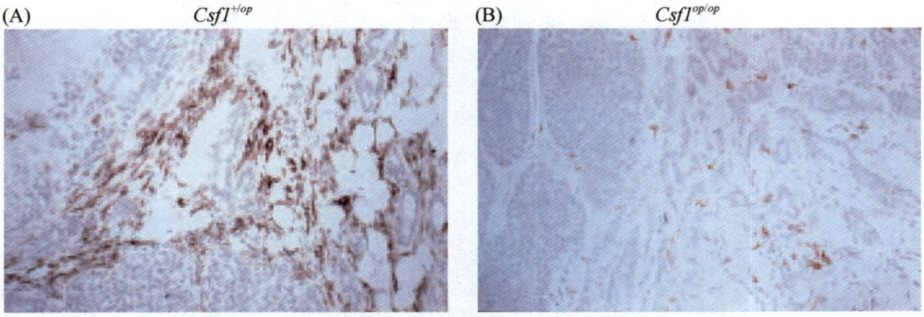

图 13.24　CSF-1 招募巨噬细胞　在一些肿瘤中，肿瘤细胞释放的集落刺激因子-1（CSF-1）是吸引单核细胞和巨噬细胞的关键因子。在这里所使用的转基因小鼠中，MMTV（小鼠乳腺瘤病毒）启动子驱动多瘤病毒中 T 癌蛋白（PyMT）癌基因过表达，由此促进乳腺癌发生。（A）PyMT 转基因小鼠体内产生的肿瘤中 *Csf1* 位点是异质性的，因为它携带一个无效的 CSF-1 等位基因，称为 $Csf1^{+/op}$。用检测巨噬细胞的单克隆抗体显示肿瘤间质中存在的巨噬细胞（红褐色）。（B）转基因小鼠中形成的肿瘤的基因型为 $Csf1^{op/op}$，完全丧失 CSF-1 活性。因此，该小鼠的肿瘤细胞不能释放这一趋化物。在这一乳腺瘤中，几乎检测不到巨噬细胞。缺乏巨噬细胞不影响原发性肿瘤的生长，但强烈地抑制其进展至侵袭及转移状态。（引自 E.Y. Lin et al., *J. Exp. Med.* 193: 727-740, 2001.）

巨噬细胞一旦定居于肿瘤间质中，即在刺激血管生成中起重要作用。因此在一些癌症，如乳腺癌中，产生 MCP-1 的水平、巨噬细胞存在的数量与各种肿瘤诱导血管生成的水平直接相关（图 13.25）。在其他肿瘤中，浸润的肿瘤相关巨噬细胞的密度与微血管密度相关（参见图 13.25B 和 C；其密度可通过测量一张肿瘤切片的每个显微视野中浸润的毛细血管数量而获得）。许多研究报道了肿瘤块中高密度的巨噬细胞与携带这些肿瘤的患

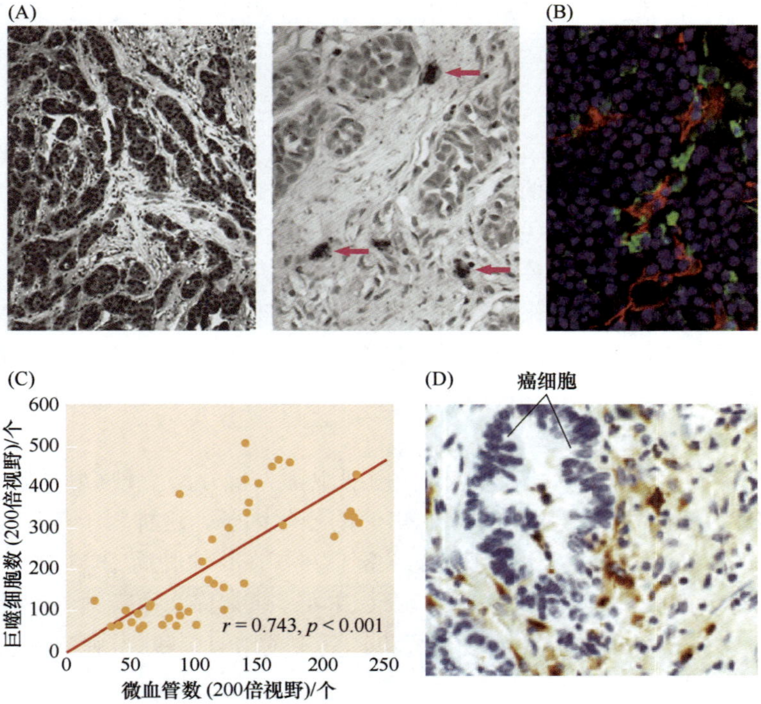

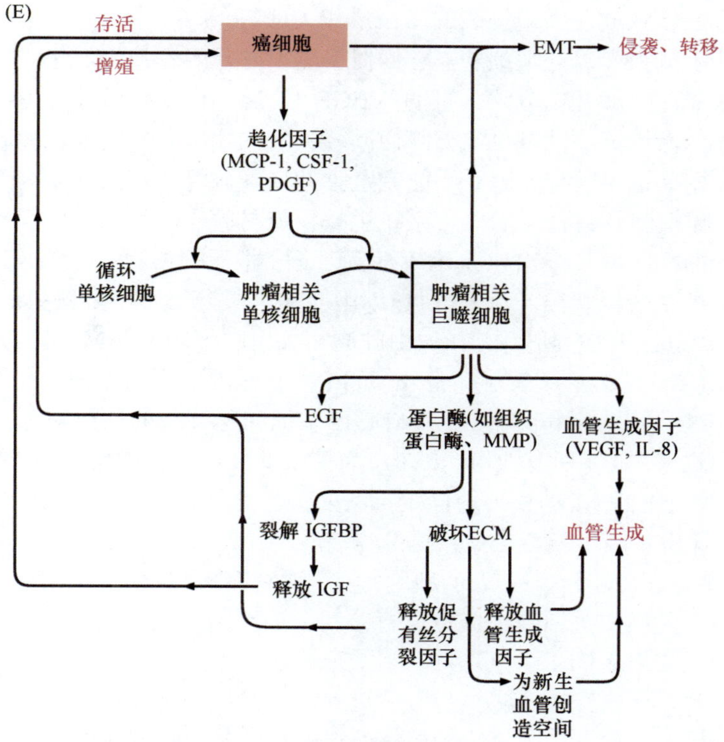

图 13.25　巨噬细胞参与血管生成　(A）在某些乳腺癌中（左图），肿瘤细胞合成强效的 VEGF（血管内皮生长因子），在此通过抗 VEGF 单克隆抗体染色来显示（黑色区域）。然而在另外一些乳腺癌中，VEGF 是由肿瘤相关间质中个别的巨噬细胞分泌的(箭头)。(B)在大多数肿瘤,包括此处分析的 Rip-Tag 小鼠（图 13.36）的胰岛细胞瘤中，在肿瘤相关新生血管（红色）的周围可见大量巨噬细胞（绿色）。细胞核被染成蓝色。然而其他实验（图 13.37B）显示这些巨噬细胞与募集的肥大细胞一起促进肿瘤间质中的血管生成。（C）在一系列人非小细胞肺癌（NSCLC）标本中，每个标本由图中的一个点代表，以每个显微视野中肿瘤相关巨噬细胞（TAM）的密度对每个视野中的微血管数目（即毛细血管）作图。二者之间的相关性进一步证明 TAM 在促进肿瘤相关血管生成中起关键作用。（D）人结直肠腺癌间质中的巨噬细胞产生基质金属蛋白酶-9（MMP-9；棕色的点），其是一种在血管生成和侵袭中起关键作用的酶。MMP-9 通过在细胞外基质释放血管生成因子促进血管生成。（E）巨噬细胞在为癌细胞释放促有丝分裂原，并且识别肿瘤间质以促进血管生成，以及在一些肿瘤中促进癌细胞的侵袭等方面起主要作用。MMP，基质金属蛋白酶。［A，引自 R.D. Leek et al., *J. Pathol*. 190: 430-436, 2000. B，感谢 V. 戈切瓦（V. Gocheva）和 J. 乔伊斯（J. Joyce）。C，引自 J.J.W. Chen et al., *J. Clin. Oncol*. 22: 953-964, 2005. D，引自 B.S. Nielsen et al., *Int. J. Cancer* 65: 57-62, 1996. E，更新的内容感谢 J. 乔伊斯（J. Joyce）。］

者的不良预后直接相关，提示巨噬细胞在促进肿瘤进展中起主要作用。迄今为止，这种相关性已在神经胶质瘤、乳腺癌、卵巢癌、前列腺癌、宫颈癌、膀胱癌及肺癌中得到证实。

然而，这些仅是相关性的证据。利用实验的方法促进肿瘤表达 MCP-1 可以更有力地证明巨噬细胞在肿瘤形成中起作用，至少在肿瘤血管生成中起作用。该趋化因子的表达使得肿瘤细胞吸引更多巨噬细胞，后者继续分泌重要的血管生成因子，特别是 VEGF 和 IL-8，导致血管生成活性的显著增加，并形成更广泛的肿瘤相关血管系统。此外，当肺癌细胞在体外暴露于培养的巨噬细胞所分泌的各种因子中时，肿瘤细胞就会产生 IL-8

和许多其他促进血管生成及细胞侵袭的蛋白质作为应答。

肿瘤中的缺氧区吸引着巨噬细胞，它们似乎能很好地耐受缺氧。这些炎性细胞一旦定居于肿瘤的缺氧区，就开始分泌大量的 VEGF（7.12 节），并通过内皮细胞、毛细血管和含氧丰富的血液给这一区域供氧，从而减轻缺氧的状况。事实上，肿瘤的缺氧区通常血管较少，仅凭募集的巨噬细胞并不能完全弥补局部血管生成的缺陷。因此在快速生长的肿瘤中，巨噬细胞及其诱导的血管系统生长不能与肿瘤的扩张速度保持一致，结果导致肿瘤块中大面积区域最终出现坏死（充满已死和将死的细胞）（图 13.28）。

与肌成纤维细胞类似（13.3 节），巨噬细胞能够大量分泌基质金属蛋白酶（MMP，见表 13.1）。MMP-9 主要参与肿瘤进展，由肿瘤相关巨噬细胞（TAM；图 13.25D）产生。MMP-9 一旦被活化，就会继续裂解细胞外空间中大量重要的蛋白底物。在特定的侵袭性癌中，包括乳腺癌、膀胱癌和卵巢癌，TAM 已被证明是该酶的主要来源。其通过以下方式促进肿瘤的进展：破坏现有的组织结构，为扩张的肿瘤块开辟空间以增强血管生成，以及释放被 ECM 的蛋白多糖束缚而固定不动的关键有丝分裂原。MMP-9 也可以裂解 IGFBP（胰岛素样生长因子结合蛋白；见 9.14 节），后者通常在细胞外空间灭活 IFG 分子。释放 IFG，特别是 IFG-1，为邻近的细胞（包括肿瘤细胞）提供生存信号（图 13.25E）。在晚期乳腺癌中，肿瘤相关巨噬细胞也能直接帮助癌细胞，因为它们是驱动表达 EGFR 的癌细胞增殖的表皮生长因子（EGF）的主要来源。

大量证据提示，一些巨噬细胞参与肿瘤进展，而另一些形态上不同的巨噬细胞亚系辅助免疫系统，可以发现并杀死癌细胞。然而很明显的是，它们在许多类型的肿瘤中都没有起到免疫作用。可能是一些肿瘤细胞获得了减弱第二类巨噬细胞的肿瘤杀伤作用的能力，而帮助肿瘤进展的第一类巨噬细胞保留着完整的功能。或者，肿瘤细胞具有某种逃避机制，使其不被巨噬细胞识别和破坏。我们将在第 15 章讨论巨噬细胞及其他类型的免疫细胞在阻止肿瘤发展中的作用。

髓系细胞中还有第二种促进肿瘤侵袭的细胞。这些未成熟骨髓细胞（iMC）在小鼠的结直肠癌模型中被研究得最为清楚。例如，通过使 *Apc* 和 *Smad4* 双基因失活建立小鼠自发结直肠癌模型（7.11 节和 11.3 节），Smad4 是 TGF-β 信号转导的关键蛋白（图 6.29D），该模型所产生的腺瘤或腺癌细胞分泌趋化因子 CCL9，后者能够招募来源于骨髓的 iMC。iMC 聚集于肿瘤侵袭的前沿，分泌基质金属蛋白酶 MMP-2 和 MMP-9，协助肿瘤细胞向

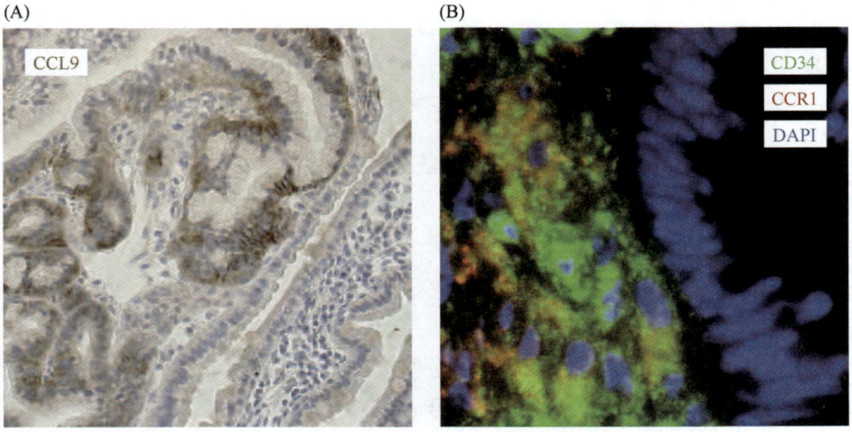

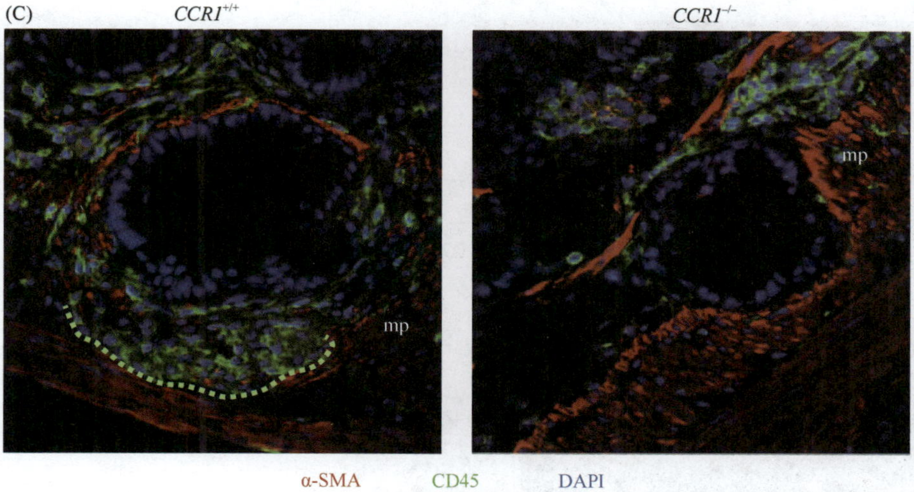

图13.26　未成熟骨髓细胞促进结直肠癌进展　在小鼠结直肠癌模型中，上皮细胞中 *Apc* 和 *Smad4* 基因功能性缺失（模拟多数人类结直肠癌的状态，参见图 11.12A），导致起源于骨髓的未成熟骨髓细胞（iMC）被富集至肿瘤间质。（A）在肿瘤进展的早期，趋化因子 CCL9（棕色）由腺癌的前体腺瘤细胞所分泌。正常组织被 DAPI 染色（亮蓝色核），在下方右侧可见。CCL9 作为趋化因子招募 iMC 进入肿瘤间质。（B）CCL9 的同源受体 CCR1（红橙色），在多数被招募至肿瘤间质的 $CD34^+$ iMC（绿色）中表达（CD34 是造血的前体细胞标志物）。DAPI 使所有的细胞核被染色（蓝色）。（C）在显示 CCL9 受体 CCR1 时，大量 $CD45^+$ iMC（绿色）在结直肠癌细胞（蓝色核）附近聚集，这一混合细胞群（绿色点状线）已经开始向含有 α-SMA 的固有肌层（mp，红色）侵袭（CD45 是所有类型造血细胞的标志物）。然而，当荷瘤小鼠的基因组中的 CCR1 受体基因被敲除后（右图），$CD45^+$ iMC 消失，并且肿瘤的浸润深度降低 10 倍（未显示）。（引自 T. Kitamura et al., *Nat. Genet*. 39: 467-475, 2007.）

下面的组织层侵袭（图 13.26）。后续的研究显示，如果没有 MMP-2 和 MMP-9，iMC 就不能促进小鼠结直肠癌细胞的侵袭和转移，并且原发性肿瘤中癌细胞的转移能力依赖于其对 iMC 的募集。而肿瘤所招募的其他类型的炎症细胞可能在肿瘤的恶性进展中起重要作用，这一主题我们将在下一节中讨论。

13.6　内皮细胞及其形成的血管确保肿瘤得以接近循环系统

本章已反复引证肿瘤明显地需要间质提供支持：与正常组织相似，肿瘤需要接近循环系统才能生长和生存。早在 20 世纪 50 年代中期，病理学家就注意到肿瘤优先生长在血管周围。人们发现距离血管 0.2mm 之外的肿瘤细胞不再生长，而再远处的肿瘤则会死亡（图 13.27A）。

我们已经认识到存在一个阈值代表氧气可通过活组织有效扩散的距离。在距离血管大约 0.2mm 的这一半径范围内的细胞可依赖扩散保证它们的供氧，在这个距离之外的细胞则要经受中度或严重的缺氧和低 pH 的影响（图 13.27B～D）。缺氧的组织有坏死的危险，如前面讨论并在图 13.28 中说明的一样，p53 触发的凋亡也威胁缺氧细胞（第 9 章），p53 信号系统失活可以使肿瘤细胞在围绕毛细血管小范围之外得以存活。

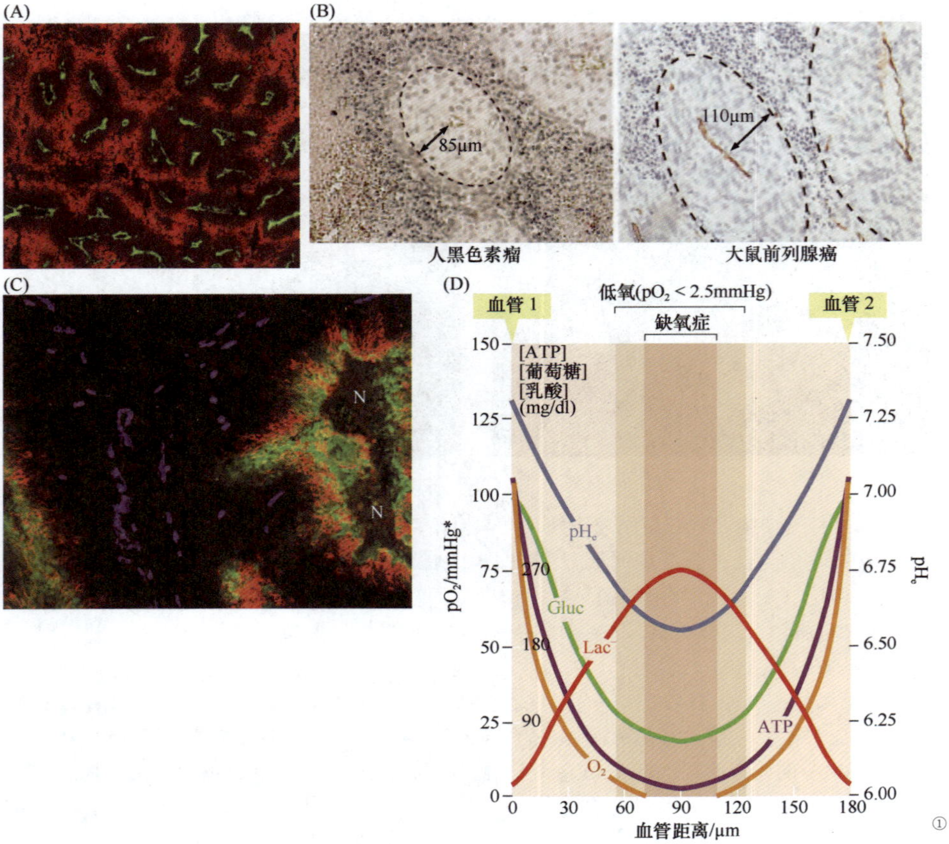

图 13.27　在缺乏血管的组织中细胞的缺氧和坏死　各种技术被用来证明毛细血管周围组织区的缺氧和坏死。(A) 这张显微图像揭示了毛细血管（绿色）及肿瘤实质周围的氧化程度。用抗 EFS（一种定位于组织缺氧区的分子）抗体进行免疫染色，显示距毛细血管一定距离之外的区域是缺氧的（红色），而供氧良好的细胞未被染色而呈现深褐色。(B) 用抗 CD31 的抗体对人黑色素瘤（左）和大鼠前列腺癌（右）的切片进行免疫染色显示毛细血管（棕色）。紧邻毛细血管的是明显的健康细胞的区域（虚线范围内）。然而，超过每根毛细血管周围虚线的边界，是明显的坏死区（颗粒状的区域）。坏死区开始于距黑色素瘤毛细血管 85μm 处（左）、前列腺癌毛细血管 110μm 处（右）。这种坏死揭示了在肿瘤实质中氧气和营养物质从毛细血管至细胞的运输中扩散的局限性。(C) 此例人头颈鳞癌中，有大量供氧良好的肿瘤细胞，血管（蓝点）可以为肿瘤细胞供氧（黑色）。在血管较少和中度缺氧的区域表达碳酸酐酶（红色），而在极度缺氧的区域可检测到哌莫硝（pimonidazole，组织缺氧的标记）染色（绿色）。这两种标记重叠呈现橘色。距肿瘤血管系统更远部位的坏死区域用“N”表示。(D) 通过对 5 个参数的测量显示，随着距肿瘤中的微血管距离的增加其变化愈加明显。这些参数是从两条平行的、相距 180μm 的小动脉中计算出来的，pH_e 表示细胞外液体的 pH。这些测量总体上解释了为何与血管有一定距离的细胞处于一种不良环境使其容易坏死。［A，感谢 B.M. 芬顿（B.M. Fenton）。B，左图，引自 W.K. Hong et al., Holland Frei Cancer Medicine, 8th ed. Shelton, CT: People's Medical Publishing House-USA, 2010. B，右图，引自 L. Hlatky, P. Hahnfeldt and J. Folkman, *J. Natl. Cancer Inst.* 94: 883-893, 2002. C，引自 J.H. Kaanders et al., *Cancer Res.* 62: 7066-7074, 2002. D，引自 P. Vaupel, *Semin. Radiat. Oncol.* 14: 198-206, 2004.］

* 1mmHg≈1.333 22×10^2Pa。

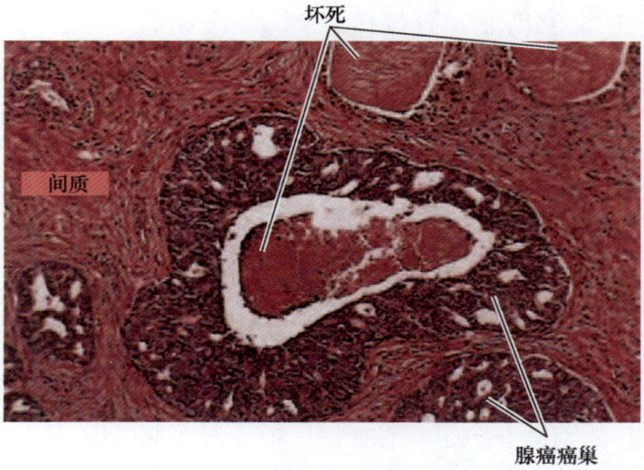

图 13.28　肿瘤中的大规模坏死　此高级别前列腺癌显示肿瘤中大部分细胞无法接近间质中的血管系统。图中非常清楚地显示，在中心生长的是腺癌癌巢（深红色），其被大量的间质包围（浅红色）。在癌巢的中央是一大块坏死的组织（浅红色），已皱缩并脱离了围绕它的有活力的腺癌细胞。后者生长旺盛，因为它们能更好地接近间质和相关的血管系统。（引自 M.A. Weiss and S.E. Mills, Atlas of Genitourinary Tract, London: Gower Medical Publishing, Ltd., 1988.）

缺氧不是细胞远离循环系统所付出的唯一代价。除获取氧气之外，细胞还需要与血管系统进行有效的相互作用以获取营养，并排泄代谢废物和二氧化碳。毛细血管网络在正常组织间穿行，密集分布，实际上组织中所有细胞与最近的毛细血管的距离都不超过几个细胞的直径（图 13.29）。在一些正常组织，尤其是具有高代谢活性的组织中，多数

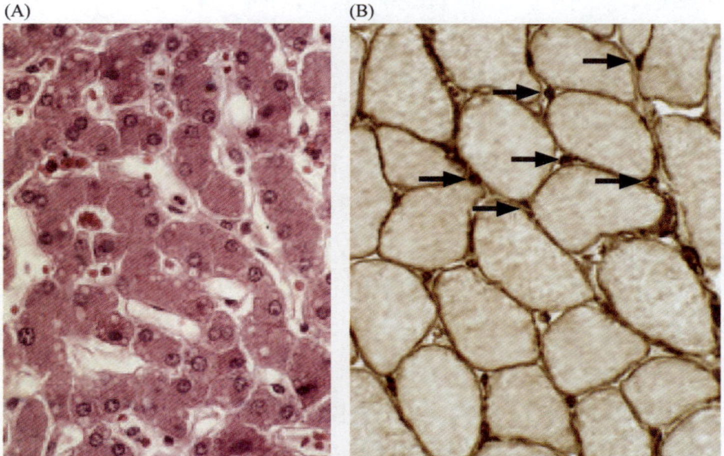

图 13.29　正常肝和肌肉中存在密集的血管　因为高代谢率的缘故，某些组织会产生高密度的毛细血管，以确保大部分细胞直接接触内皮细胞及其形成的毛细血管。（A）几乎每一个肝细胞都毗邻一个空间，称为血窦，其与内皮细胞并列起到血管的作用。（B）每一条肌纤维，即被抗层粘连蛋白的抗体染色的细胞，都是一个多核细胞，由数个成肌细胞融合而成。每一条肌纤维均与一条或多条毛细血管（箭头，暗棕色，点状）毗邻。[A，引自洛约拉大学医学教育网（Loyola University Medical Education Network）。B，引自华盛顿大学圣路易斯神经肌肉疾病中心（Washington University of St. Louis Neuromuscular Disease Center）。]

细胞都倾向于与至少一根毛细血管直接接触。这种密切的联系意味着它们所需的氧气和必需的营养物质可以直接从血管中得到，而不必穿过层层紧密堆积的细胞。

这些观察说明了脉管系统对于所有类型组织（正常及肿瘤组织）的生长和存活均具有重要意义。在胚胎发生、胎盘植入、愈伤及特定的病理条件如糖尿病性视网膜病、银屑病、风湿性关节炎及肿瘤发生过程中均可观察到通过血管生成形成脉管系统的过程。

在胚胎发育过程中，一个器官或组织的结构和总体大小是由遗传编程的，但单个细胞的精确定位并非如此。这同样适用于脉管系统：基因组决定主要血管的总体布局，并将设计和装配局部毛细血管网和稍大血管的任务委派给组织内的单个细胞。短距离的异质性相互作用决定了构建微脉管系统的单个毛细血管的路径。更加特别的是，组织中的毛细血管似乎可在任何需要它们的、无血管（即实质）的细胞处形成。

肿瘤发生过程与上述情况相似。一个生物体的基因组不能决定肿瘤的总体构造，因为每个肿瘤都是新创造的，而不是由基因组预先设定的。这暗示肿瘤血管生成也是如此。肿瘤不能依照遗传信息配置它们的供血系统，而是必须根据肿瘤发展的不同阶段，调整脉管系统的布局。特别是在组装它们自己的供血系统时，肿瘤完全依赖瘤内无脉管的细胞（包括肿瘤细胞和其他类型的起支持作用的基质细胞）与脉管系统的细胞（包括内皮细胞、周细胞和平滑肌细胞）间局部的异质性相互作用。

正如我们在 7.12 节首次描述的一样，VEGF 的产生是由可利用的氧气控制的。因此，许多类型的细胞通过 VHL 蛋白与其同伴的作用，估量其自身细胞内储备的氧压。在缺氧条件下，这个蛋白复合物允许功能性 HIF-1α 和 HIF-1β 与转录因子聚集，转录因子反过来驱动大量基因表达，这些基因的表达产物可以促进血管生成。另外，低 pH 和 RTK-PI3K-Akt/PKB 信号通路能够激活 HIF-1 相关信号通路，且此过程不依赖氧气。HIF-1 诱导产生的最关键的产物之一是血管生成因子 VEGF，该因子的产生依赖于肿瘤的类型及其进展的阶段，与肿瘤细胞、巨噬细胞、肌成纤维细胞有关。事实上，有两种结构相关、功能相似的蛋白，称为 VEGF-A 和 VEGF-B。我们将继续用通用术语 VEGF 来表示它们。

与许多其他生长因子类似，VEGF 是酪氨酸激酶受体的配体。此处，酪氨酸激酶受体指 VEGF 受体-1（也称 Flt-1，图 5.15）及 VEGF 受体-2（也称 Flk-1/kDR）。它们都表达于内皮细胞表面。相似地，另一个重要的血管生成因子碱性成纤维细胞生长因子（bFGF），与内皮细胞表达的同源受体结合。内皮细胞一旦受到这些血管生成因子的刺激，就发生增殖并使其胞质变形以构建毛细血管圆柱状的细胞壁（图 13.30A）。这些毛细血管可以穿透现存的组织层，向局部血管生成因子的高浓度部位移动。

有趣的是，在某些实验性肿瘤形成的早期，在肿瘤相关间质中形成毛细血管的多数内皮细胞来源于循环内皮前体细胞（EPC）。这些 EPC 来源于骨髓，定植到肿瘤间质后分化为内皮细胞（图 13.30B；也见于图 13.22）。然而，在肿瘤持续的生长过程中，由肿瘤间质中的内皮细胞装配成的毛细血管的比例逐渐增加。重要的是，EPC 只是大量不同种类的造血细胞中的一种，它们是从骨髓招募而来的，对肿瘤间质中的血管生成具有多方面的贡献。

另一个有趣的事实是，相似的机制在淋巴管形成时似乎也起作用（信息栏 13.3）。本章后续部分将会介绍，淋巴管是肿瘤间质中体液平衡的重要调节者。在下一章中，它们被认为极具重要性，因为其为癌细胞提供了从原发部位逃逸和扩散至机体远端部位的途径。

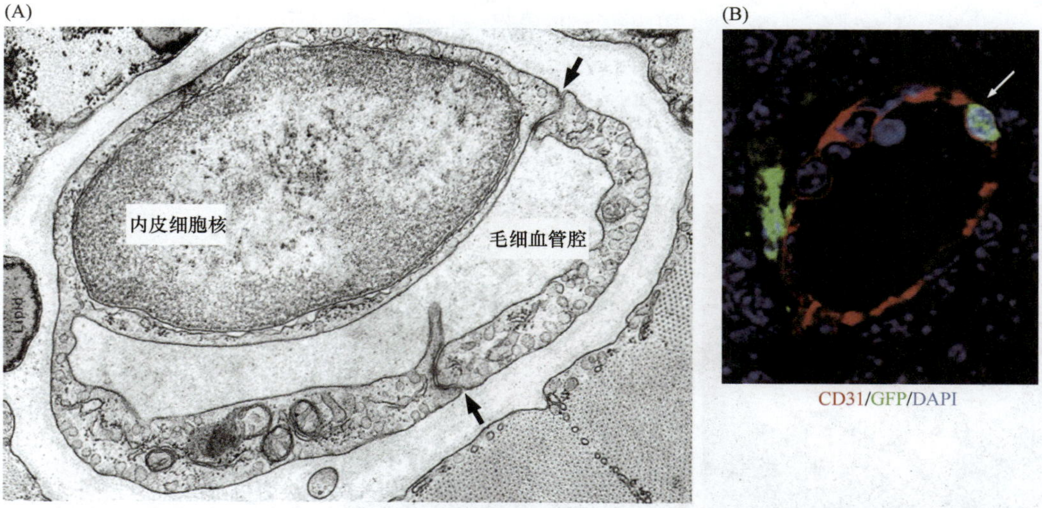

图 13.30　内皮细胞和毛细血管的形成　（A）这张透射电镜显微照片显示了心肌中一根毛细血管的横截面，并且显示了两个相互连接的内皮细胞（箭头）的胞质形成毛细血管的腔。相邻内皮细胞的细胞膜紧密封闭形成毛细血管，其细胞壁是连续的并且通常没有缝隙。此处可见其中一个内皮细胞的核（图 13.7A 显示，周细胞包裹在毛细血管外部表面）。（B）在许多肿瘤形成的早期，内皮细胞来源于内皮前体细胞（EPC）。EPC 来自骨髓通过循环系统进入肿瘤间质，并且在其中分化。在此例实验中，小鼠接受致死剂量辐射后用 GFP^+造血干细胞进行骨髓移植，结果显示用绿色荧光蛋白（GFP）标记过的供体细胞几乎完全替代了原来的骨髓细胞。此图显示的是在刘易斯肺癌（LLC）移植瘤中血管的生长。内皮细胞被内皮细胞特异性标志物 CD31 所标记（红色）。这个毛细血管的内皮细胞中也含有 GFP 阳性的细胞（绿色，箭头），证明这个内皮细胞来源于骨髓。细胞核由 DAPI 染色（蓝色）。随着肿瘤的生长，比例逐渐升高的内皮细胞来自局部内皮细胞的增殖而非骨髓来源的 EPC。（A，引自 D.W. Fawcett, *J. Histochem. Cytochem*. 13: 75-91, 1965. B，引自 D.J. Nolan et al., *Genes Dev*. 21: 1546-1558, 2007.）

信息栏 13.3　内皮细胞也可构成淋巴管　淋巴管有两个主要的生理功能：从细胞间隙排出液体至静脉循环；提供免疫反应起始的场所。来自不同组织的免疫系统的抗原呈递细胞汇集于淋巴结，免疫反应通常在此处启动（第 15 章）。

有趣的是，淋巴管由内皮细胞组装形成，这些内皮细胞与形成毛细血管和大血管的内皮细胞来源于相同的胚胎干细胞群体。在胚胎发育过程中，可以观察到淋巴管最初芽生于发育中的毛细血管，然后才与毛细血管分离，形成它们自己的、与血管类似的相互连接的网络（图 13.7C）。此外，刺激淋巴管生成的因子——血管内皮生长因子-C 和血管内皮生长因子-D（VEGF-C 和 VEGF-D），与刺激血管生成进而构成脉管系统的细胞因子 VEGF-A 和 VEGF-B 是同源的。

如人们所预期的，淋巴内皮细胞表达 VEGF-C 和 VEGF-D 的受体——VEGF 受体 3（VEGFR3），其在结构上与毛细血管上的主要 VEGF 受体——VEGFR2 是相似的。此外，有清楚的证据表明，主要负责驱动淋巴管生成的 VEGF-D，也可能通过结合并激活 VEGFR2 刺激血管生成。因此，这两个系统——血管和淋巴网络有共同的进化起源，由胚胎中共同的前体发展而来，并在成体组织以复杂的方式继续相互作用。（需要指出的是，促进毛细血管生长和促进神经轴突生长的机制在进化过程中有更多的联系。）

将小块肿瘤移植至实验动物如兔子的角膜或耳中，首次揭示出血管生成因子的存在及其能力。几天之内，先前存在的毛细血管床中形成密集的毛细血管网和较大的血管，这些毛细血管网及血管进而汇聚于移植的肿瘤块中。图 13.31 使我们直观地认识了肿瘤及其脉管系统的关系，其生动地说明肿瘤具有较强的募集血管能力。

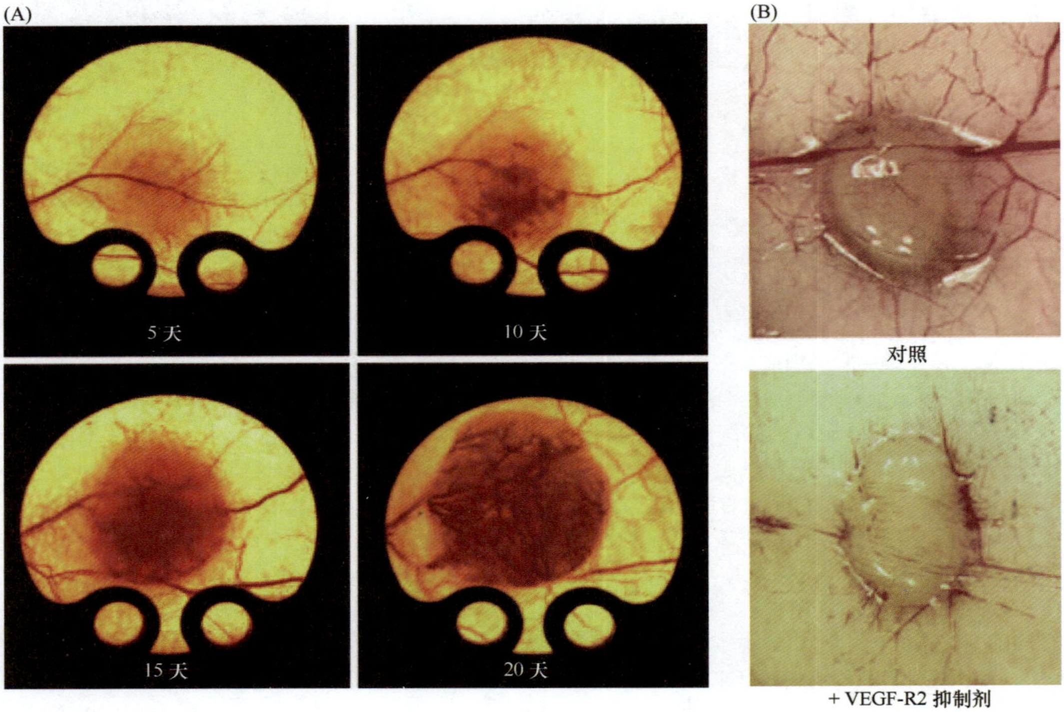

图 13.31　移植瘤募集的毛细血管　(A) 这些图像显示一小群皮下移植超过 20 天的人结直肠腺癌细胞的生长。肿瘤相关血管的生长可通过插在小鼠皮肤肿瘤之上的一个窗子观察到。(B) 该血管形成过程可被 VEGF 受体的拮抗剂所抑制。这里显示的是 VEGF 受体的一个抑制剂 ZD6474 [也称为凡德他尼 (vandetanib)，VEGFR2 的受体酪氨酸激酶活性的一种小分子抑制剂] 对携带人结直肠腺癌细胞移植瘤的小鼠的作用。在未处理的对照小鼠中，广泛的粉色背景指示大量的毛细血管，进入肿瘤块的主血管 (上) 的数量在药物 (下) 存在的情况下明显降低。(A，引自 M. Leunig et al., *Cancer Res*. 52: 6553-6560, 1992. B，引自 S.R. Wedge et al., *Cancer Res*. 62: 4645-4655, 2002.)

血管生成实际上远比上述描述复杂得多。一方面，这个复杂的形态发生过程除吸引血管至肿瘤中起主要作用的 VEGF 外，还涉及许多其他因子，包括多种形式的 TGF-β、碱性成纤维生长因子 (尤其是 FGF2)、白细胞介素-8 (IL-8)、血管生成素、血管生成因子和 PDGF。而且，除内皮细胞外，一些不同类型的细胞也有助于毛细血管和大血管形成。如上所述，内皮细胞形成毛细血管内腔，它们又被周细胞和血管平滑肌细胞进一步包围 (图 13.7)，而在小淋巴管中并未观察到此现象。

在正常组织中可见毛细血管被周细胞系统地覆盖，与之形成反差的是它们在肿瘤相关毛细血管附近的杂乱分布 (图 13.32A 和 B)。肿瘤中典型的毛细血管直径是正常的 3 倍。而且，肿瘤内部及肿瘤周围血管的整体布局相当混乱 (图 13.33)。通常血管突然停止于袋状的盲端或盘旋回来附着于自身。

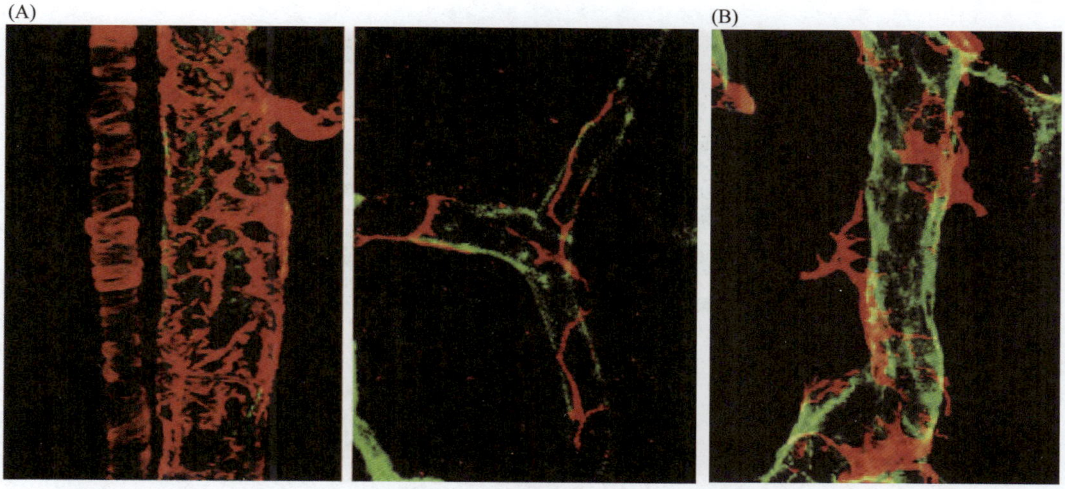

图 13.32　正常和肿瘤相关血管的周细胞　（A）免疫荧光显微照片显示周细胞和平滑肌细胞（二者均为红橙色），附着在内皮细胞形成的管状物（绿色）之外，形成具有正常结构的小静脉和小动脉（左图）。周细胞和平滑肌细胞几乎完全覆盖这些脉管，所以很难看见下面的内皮细胞。与之相比，毛细血管（右图）的周细胞较稀疏，但仍然与内皮细胞紧密结合。（B）该显微照片显示了肿瘤相关微血管的结构。此例为刘易斯肺癌细胞移植瘤中形成的血管。形成管腔的内皮细胞（绿色）仅仅部分被周细胞和平滑肌细胞（红橙色）所覆盖。周细胞的松散附着与图 13.7A 和 B，以及本图 A 中的紧密附着形成对比。（引自 S. Morikawa et al., *Am. J. Pathol.* 160: 985-1000, 2002.）

肿瘤中毛细血管和较大血管建造得如此随意的确切原因还不清楚。一种可能的原因是两种互相拮抗的生长因子（血管生成素-1 和血管生成素-2）之间的平衡被打破。VEGF 通过吸引和刺激内皮细胞启动毛细血管生长，而血管生成素-1 和血管生成素-2 的混合物诱导内皮细胞招募周细胞和平滑肌细胞，使得新形成的毛细血管成熟为由 3 种细胞类型

(A)

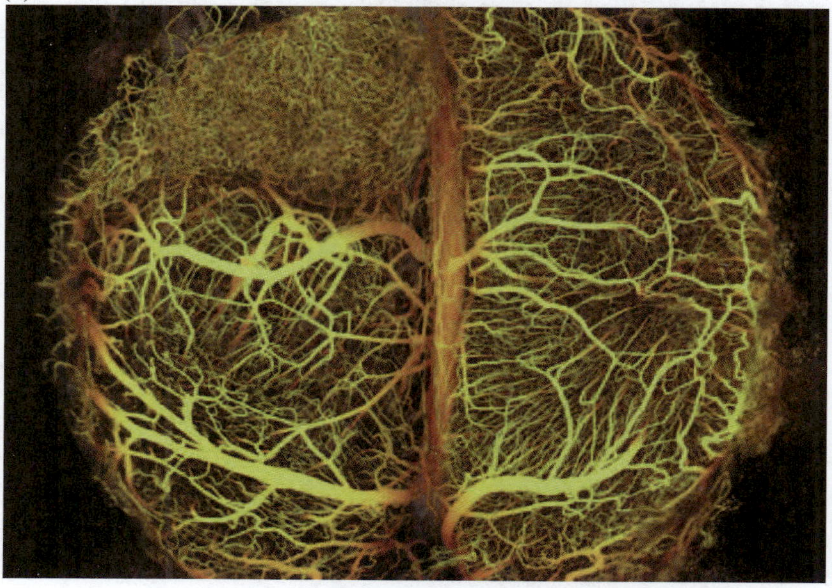

(B)

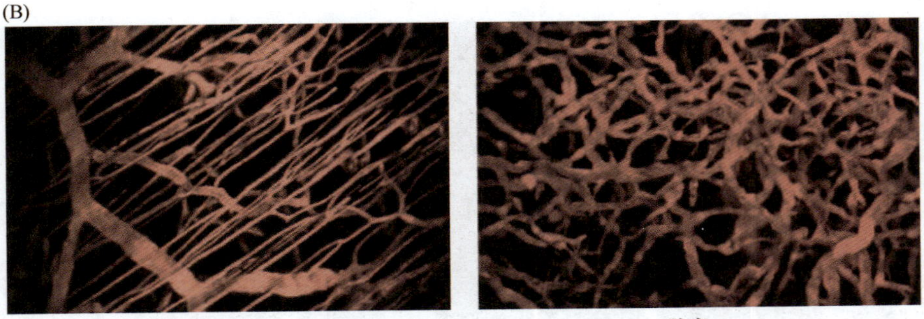

图 13.33　肿瘤相关血管的组织紊乱　不同的活体组织血管成像技术（有时被称为活体内成像技术）能够在不同的分辨率水平显示正常和肿瘤脉管系统的差别。（A）活体内多光子显微成像技术能够对不同深度的活体组织成像。本例所显示的是一个人类多形性胶质母细胞瘤在小鼠脑组织的移植瘤中所形成的微脉管系统（左上）。请注意脑组织中大小血管的组织层级结构已不存在。（B）双光子显微镜能够产生更高分辨率的图像，以使正常及肿瘤微血管组织结构的细节形成鲜明的对比。请注意正常及肿瘤相关微血管床之间的结构差异，以及肿瘤相关毛细血管直径的增加。（A，引自 B.J. Vakoc et al., *Nat. Med.* 15: 1219-1223, 2009. B，引自 R.K. Jain, *Nat. Med.* 9: 685-693, 2003.）

（即内皮细胞、周细胞和平滑肌细胞）以适当比例构建起的血管。这两种拮抗的血管生成素的不平衡及肿瘤内过高的 VEGF，可能是大多数肿瘤中脉管系统构建缺陷的原因。实际上，一些实验表明在正常的皮肤中仅通过表达 VEGF-A 即可模拟肿瘤相关微血管的异常组织形态。

在亚显微水平，肿瘤块中的毛细血管很显然是随意组装的。因为相邻内皮细胞的细胞膜并没有相互接触形成围绕毛细血管腔的无缝隙内层，相反经常保留着几微米宽的缺口（图 13.34A 和 B），导致毛细血管周围的细胞直接接触血浆。由此导致的渗漏（图 13.34C）可能是之前描述的肿瘤实质中血纤维蛋白沉积的原因（图 13.15）。

定量测量显示肿瘤中毛细血管壁的通透性比正常毛细血管高 10 倍。有些渗漏可能是由于此处提到的毛细血管壁组装缺陷。但是，多数渗漏可能由肿瘤细胞和肿瘤相关间质中的巨噬细胞和成纤维细胞分泌 VEGF 失调所致。之所以下此结论，是因为当给荷瘤小鼠注射 VEGF 中和抗体后，肿瘤相关毛细血管的渗透性显著降低。VEGF 造成血管渗透性增加的机制尚不清楚。过强的 VEGF 信号导致相邻的内皮细胞的细胞质膜分离，产生细胞间缝隙。另外一种在正常组织中调控微血管渗透性的机制也可能在肿瘤中发挥相对次要的作用：单个内皮细胞以胞内囊泡形式运输的分子，需要通过载体在内皮细胞的管腔面以内吞的方式进入内皮细胞，然后在其基底面通过分泌作用被运输至组织实质。

肿瘤相关毛细血管的渗漏导致肿瘤实质间隙中大量体液的累积。在正常组织中，这些体液可由淋巴管引流最终进入静脉循环（信息栏 13.3）。然而，在实体瘤中，癌细胞群的扩张使淋巴管外部压力增大，这种压力使仅存的淋巴管坍塌（图 13.35）。（毛细血管对这种压力有较强的抵抗能力，因为它们自身内部有非常大的流体静压，这是淋巴管所没有的。）在实体瘤核心区域中，由此导致的淋巴排泄系统缺陷进一步加剧了由毛细血管渗漏造成的体液积累，在肿瘤的无脉管部分产生相对较高的液压。

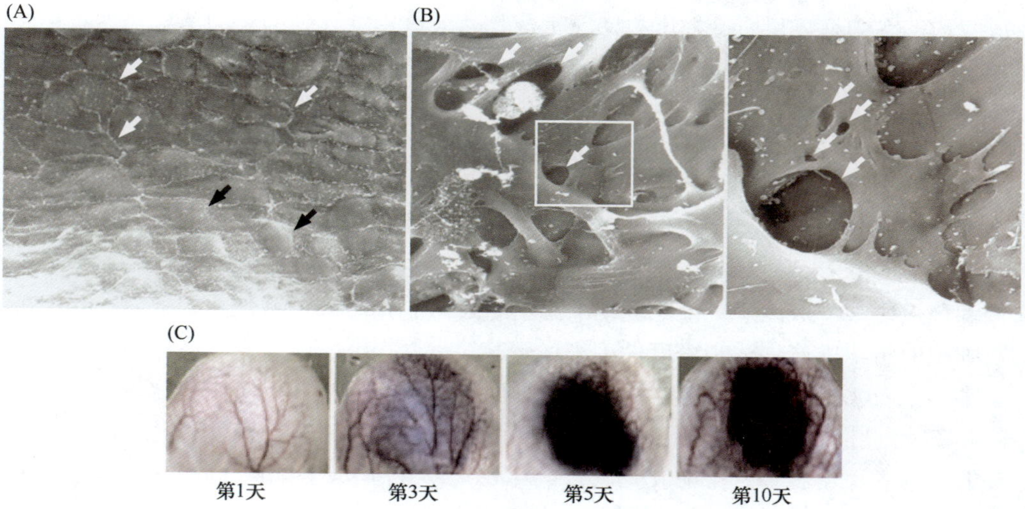

图 13.34　肿瘤微脉管中的缝隙及其导致的渗漏　（A）扫描显微照片显示，构成正常小鼠乳腺静脉腔壁的内皮细胞之间是紧密结合的。白色箭头所指的细胞-细胞连接处不重叠，却几乎可以完全阻止微血管腔内的液体通过渗漏进入组织实质。黑色箭头所指为腔表面的凸出部分，它们是由内皮细胞核产生的（图 13.30A）。（B）扫描电镜显微照片显示出在肿瘤组织中，内皮细胞层不能在毛细血管壁形成连续不间断的表面。相反，肿瘤相关内皮细胞是彼此重叠的，箭头所指处显示细胞间存在巨大的缝隙。右图是左图的局部放大图。这些缝隙使得液体渗漏至肿瘤实质中癌细胞之间的空隙中，使得其中的流体静压增加。（C）此实验证明，VEGF 可引起毛细血管渗漏。用包装有 VEGF-A 表达载体的腺病毒感染小鼠的耳朵，此后将伊凡思蓝染料注入小鼠循环系统，并在 30min 后成像。结果显示，VEGF-A 表达的时间越长，微血管的渗漏越严重，使得循环系统中的染料分子进入耳朵的软组织中。（A 和 B，引自 H. Hashizume et al., *Am. J. Pathol*. 156: 1363-1380, 2000. C，引自 J.A. Nagy et al., *Lab. Invest*. 86: 767-780, 2006.）

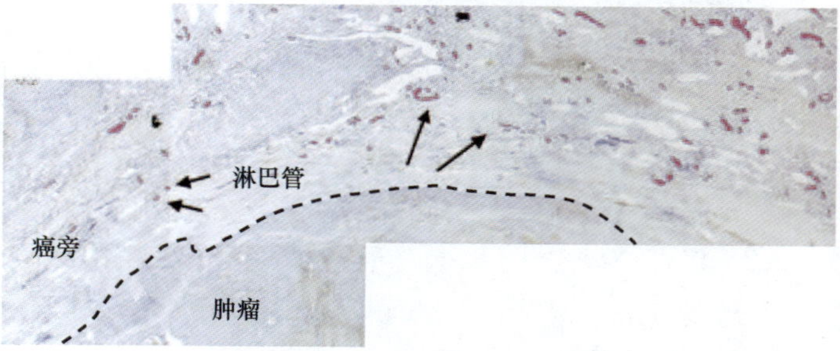

图 13.35　实体肿瘤中缺乏淋巴管　本图显示的是肝细胞癌（HCC，也称为肝癌）的切片。在肝细胞癌中，用淋巴管特异性抗体对淋巴管进行染色（深红色），发现淋巴管只出现在切缘正常组织中（虚线），而肿瘤块中则缺乏淋巴管。原因可能是：①在肿瘤生长过程中没有生成淋巴管；②淋巴管因无法耐受实体肿瘤中较强的流体压力而塌陷和退化；两种机制可能均起作用。（引自 C. Mouta Carreira et al., *Cancer Res*. 61: 8079-8084, 2001.）

然而另外一种机制也参与维持肿瘤内的流体静压：多种癌细胞所释放的大量 PDGF 引起基质成纤维细胞的萎缩，进而导致组织液被挤压出。因此，至少有 3 种机制参与维持肿瘤内部流体静压，包括淋巴管坍塌导致的液体排空、毛细血管渗出、成纤维细胞萎缩。这种压力使得抗肿瘤药物的作用更为复杂，因为它妨碍了毛细血管腔和间质组织中形成较大的压力梯度，而这种压力梯度是药物有效进入脉管外的空间所必需的（补充信息栏 13.6）。

13.7　血管生成开关的开放对肿瘤扩张是必需的

前面对血管生成的描述，以及前面一些章节的内容（7.12 节），可能提示血管生成因子的释放实际上是自动的：包括肿瘤细胞在内的细胞群体，无论什么时候经受缺氧，它们都释放血管生成因子，由此驱动毛细血管进入它们中间。这消除了缺氧，并在含有这些细胞的组织中产生适当密度的毛细血管。

事实上，吸引血管的能力是许多肿瘤细胞群体最初所缺少，但在肿瘤进展过程中获得的。在特定肿瘤中，毛细血管附近的肿瘤细胞能够旺盛生长，但距离毛细血管 0.2mm 之外的癌细胞停止生长并可能发生凋亡或坏死（13.6 节）。因此，这些癌细胞遭受缺氧的同时，也缺乏诱导附近毛细血管生成的能力。

在对实验模型进行详细研究后，我们了解了肿瘤发生的许多机制。其中提供信息最多的是 Rip-Tag 转基因小鼠实验。该小鼠携带一个胚系转基因——胰岛素基因启动子驱动 SV40 大 T 抗原（8.5 节和 9.1 节）和小 T 抗原（信息栏 11.5）的表达。该启动子确保病毒癌蛋白在胰腺（胰岛素通常在此产生）中形成胰岛的 β 细胞中表达。

在约 400 个小鼠胰岛中肿瘤的进展可以很容易地被观察到，因为这些胰岛与周围参与制造和分泌消化酶的外分泌胰腺组织很容易区分。10 周龄时，Rip-Tag 小鼠约一半的胰岛形成增生结节，其中 8%～12%增生性胰岛最终进展至血管期，即它们获得了募集新血管的能力。至 12～14 周时，最初形成的增生性胰岛中约 3%最终进展成为癌（图 13.36）。

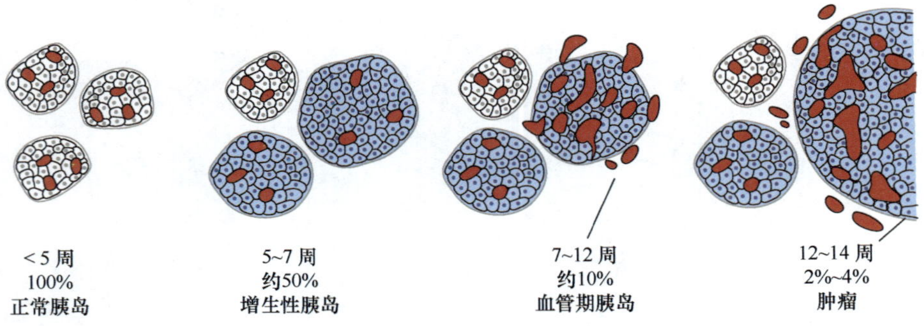

图 13.36　胰岛细胞瘤进展的 Rip-Tag 模型　Rip-Tag 转基因小鼠模型的多步骤肿瘤发生过程的不同阶段。一个正常的胰岛（或称朗格汉斯岛，左）含有少量毛细血管以供养 β 细胞。β 细胞负责合成并向循环系统分泌胰岛素。5～7 周龄时，大约一半的胰岛变成增生性的，但是血管密度并不增加。7～12 周时，大约 10%增生的胰岛可生成血管，如图所示，在其周围，胰腺外分泌腺的附近，毛细血管的密度大大增加。最终，至 12～14 周时，最初形成的增生性胰岛有 2%～4%成为侵袭性的癌，快速生长并侵袭至周围的胰腺外分泌腺。胰腺外分泌腺此处未显示。（引自 D. Hanahan and J. Folkman, *Cell* 86: 353-364, 1996.）

在 Rip-Tag 小鼠肿瘤进展的早期，增生性胰岛开始轻微扩张至直径 0.1～0.2mm，并暂时停止继续发展（图 13.36）。在这些小的肿瘤细胞巢中，细胞因被转入的致癌基因驱动而持续不停地分裂。然而，每个胰岛中肿瘤细胞群体的总体大小保持恒定，因为细胞会通过凋亡进行代偿消耗。该小鼠模型提示，人类中小肿瘤细胞巢在很多年里保持这种不断分裂但体积不变的状态，无法突破限制它们的屏障。

理论上讲，肿瘤细胞巢扩张的屏障可能是物理性的——在组织中缺乏足够的空间使其增殖。但是，对这些小的肿瘤细胞巢进行的详细组织学分析的结果所揭示的情况并非如此。因为这些细胞还没有开始形成血管，缺乏脉管系统。由此导致的缺氧触发 p53 依赖的凋亡，这可以解释其较高的死亡率（可能是在脉管较少的细胞巢中其他不利条件，包括养料供应的不足、高水平的 CO_2 和代谢废物、乳酸积累引起的低 pH，也都促进这些细胞的死亡，见图 13.27D）。

然而在某些时间点上，一小群癌前胰岛细胞突然获得了引起新血管生成的能力（图 13.36）。一旦这些细胞能够在其周围诱导形成毛细血管，限制它们及其后代增殖的因素将会被解除。这种小肿瘤块行为上的瞬间显著改变称为“血管生成开关”。

根据这些现象推测：机体会阻止自身的细胞具有容易诱导血管生成的能力。这是机体阻止肿瘤生长的另一种方式。根据这一推论，血管生成启动无疑是肿瘤进展中的一个重要步骤，代表癌细胞成功突破了这一防御屏障并且获得随意诱导血管生成的能力。

有人可能会得出结论，在这些转基因小鼠中，癌变前的β细胞突然获得的表达且释放 VEGF 的能力驱动了血管生成开关。事实上，与完全正常的胰岛一样，这些细胞在血管生成开关出现之前很久就已制造了大量的 VEGF。然而，这些由β细胞分泌的 VEGF 分子可被周围的细胞外基质（ECM）有效地隔离，因此 VEGF 分子不能刺激血管生成。

VEGF 的隔离状态解释了为什么在 Rip-Tag 胰岛中的血管生成开关伴随着突然出现大量的基质金属蛋白酶-9（MMP-9；见表 13.1）。MMP-9 以靶向作用的方式裂解 ECM 的特定结构成分，从而释放 VEGF，这时 VEGF 才能作为信号分子激活附近上皮细胞内的信号通路。MMP-9 是由被招募于癌变前胰岛的炎性细胞（肥大细胞和巨噬细胞）合成并释放的（信息栏 13.4）。因此，在此特定的组织中，血管生成开关的开放在根本上是依赖于招募炎性分子的能力的。

信息栏 13.4　来自骨髓的肥大细胞在血管生成开关中起关键作用　携带胚系胰岛素-SV40 转基因的 Rip-Tag 小鼠，可与其他缺乏 Kit 生长因子受体的小鼠繁育（信息栏 5.4）。Kit 作为干细胞因子（SCF）的受体是一种重要的生长因子，可触发特定亚系的造血前体细胞的生长。$Kit^{-/-}$小鼠的一个缺陷是缺乏形成肥大细胞的能力。在缺乏 Kit 受体的 Rip-Tag 小鼠中，胰岛细胞瘤以在标准的 Rip-Tag 小鼠中观察到的常规速度始动。然而，这些肿瘤不能生成血管，并且这些小的增生物的细胞增殖被相等速度的凋亡所补偿。因此，这些肿瘤大小保持在一个很小的尺度上（直径 0.1 ~ 0.2 mm）。

如果给这些小鼠移植含有野生型造血前体细胞的骨髓，可以弥补其肥大细胞的缺陷，启动胰岛中的血管生成，胰岛中的肿瘤细胞不再通过凋亡丢失，随后大的、致命的肿瘤很快就出现了。这证明驱动血管生成的能力依赖至少一种肿瘤相关间质的非内皮细胞成分（即来源于骨髓的肥大细胞）的作用。这些肥大细胞对血管生成开关的主要贡献似乎在于释放 MMP-9，继而动员潜伏的 VEGF 并由此导致血管生成(图 13.37)。但是，其他一些工作表明巨噬细胞同样参与肿瘤的血管生成（图 13.25）。

用基因工程技术选择性地使胰岛细胞中编码 VEGF 的基因缺失（补充信息栏 7.7），胰岛细胞存活并且肿瘤的早期步骤仍然可以正常地进行，但不会出现血管生成开关。这更加说明了胰岛细胞来源的 VEGF 分子在触发血管生成中起关键作用，而且招募的间质细胞不能通过其自身带来的 VEGF 补偿这种 VEGF 的缺乏。

上述过程（图 13.37）涉及三种不同类型细胞之间的异质性相互作用：①从恶变前的胰岛细胞释放的仍未确定的信号，招募肥大细胞，很可能还有巨噬细胞；②这些炎性细胞释放的 MMP-9 活化由恶变前胰岛产生并储备的 VEGF；③内皮细胞对活化的 VEGF 的增殖性反应。事实上，可能还有其他类型的细胞参与胰岛细胞的血管生成。因此，一些内皮细胞可能来自于循环系统中募集的内皮前体细胞（EPC，有时称为循环内皮前体，或 CEP，见图 13.22）。而且，形成的毛细血管最终（尽管是不规则的）被另一种来源不明的周细胞所覆盖。

重要的是，Rip-Tag 模型不能代表所有类型肿瘤形成过程中发生的血管生成机制。例如，在一些肿瘤中，血管生成似乎是逐渐增多的，好像一个受控制的可变电阻器，逐渐被打开。这与 Rip-Tag 胰岛的行为形成反差，在 Rip-Tag 胰岛中血管生成可能是由一个二元转换开关所启动的。

其他肿瘤可能依赖不同的血管生成因子引发血管生成。例如，当转化的小鼠胚胎干细胞失去两个拷贝的 *VEGF-A* 编码基因时，它们即失去几乎全部的形成恶性畸胎瘤的能力。相反，转化的成年小鼠皮肤成纤维细胞在失去基因的两个拷贝的 *VEGF-A* 编码基因后仍保留高度的致瘤性。并且使用可结合并灭活 VEGFR2（主要的内皮细胞受体，赋予对 VEGF-A 和 VEGF-B 的响应性）的抗体处理小鼠后，这些转化的成纤维细胞产生的肉瘤仍能继续生长。转化的皮肤成纤维细胞能产生一种复杂的血管生成因子复合物，包括 VEGF-B、酸性成纤维细胞生长因子和碱性成纤维细胞生长因子（aFGF 和 bFGF）及转化生长因子-α（TGF-α），这些可能对以上行为做出解释。这种动用多种血管生成因子的现象（表 13.3）通常出现在晚期肿瘤中，由此增加了开发抗血管生成治疗策略的难度，正如我们后面所见到的一样。

(A)

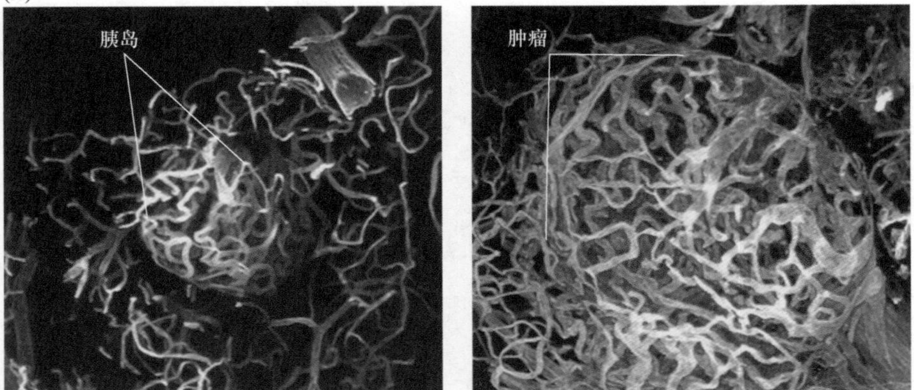

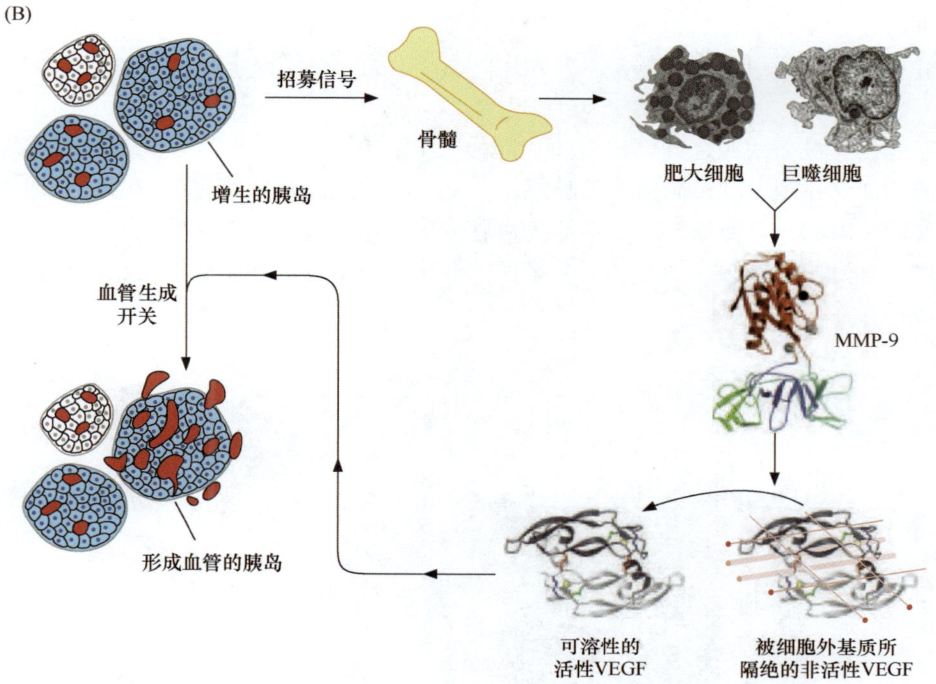

图 13.37　血管生成开关及炎性细胞的招募　（A）正常胰岛（圆形区，左图中间）的脉管较少，并且其生存在很大程度上依赖于其周围微血管的扩散作用。血管生成开关开放后，胰岛中的细胞数量由于肿瘤扩张而增加，显著诱导血管生成（右图）。此图是通过对凝集素灌注的血管进行整体显微摄影获得的。（B）根据这个示意图，血管期前的、增生的胰岛发送信号至骨髓和（或）循环系统（未标注），导致肥大细胞和巨噬细胞的招募。一旦接近胰岛，它们就释放基质金属蛋白酶，特别是 MMP-9。MMP-9 可以裂解细胞外基质成分，将 VEGF 从隔离状态释放出来。VEGF 继而在胰岛周围诱导血管生成，由此使血管生成开关开放。（A，引自 G. Bergers, D. Hanahan and L.M. Coussens, *Int. J. Dev. Biol*.42: 995-1002, 1998. B，数据改编自 G. Bergers et al., *Nat. Cell Biol*. 2: 737-744, 2000. B 中的 VEGF 图像，引自 Y.A. Muller et al., *Proc. Natl. Acad. Sci. USA* 94: 7192-7197, 1997.）

表 13.3　重要的血管生成因子

名称	分子量/kDa
血管内皮生长因子（VEGF）	40～45
碱性成纤维细胞生长因子（bFGF）	18
酸性成纤维细胞生长因子（aFGF）	16.4
血管生成蛋白（angiogenin）	14.1
转化生长因子-α（TGF-α）	5.5
转化生长因子-β（TGF-β）	25
肿瘤坏死因子-α（TNF-α）	17
血小板衍生生长因子-B（PDGF-B）	45
粒细胞集落刺激因子（G-CSF）	17
胎盘生长因子	25
白细胞介素-8（IL-8）	40
肝细胞生长因子（HGF）	92
增殖蛋白（proliferin）	35
血管生成素（angiopoietin）	70
瘦素（或称瘦蛋白）	16

13.8 血管生成开关启动一个高度复杂的过程

在肿瘤穿破基底膜之前，血管生成起始于 Rip-Tag 肿瘤周围的间质，许多小鼠和人的肿瘤均如此（图 13.38）。由于某种原因，良性肿瘤细胞使血管生成信号快速通过多孔的基底膜（BM），以促进此膜基质侧的血管生成。而通过基底膜传输的其他信号招募肌成纤维细胞到附近间质（图 13.39）。正如前面所提及的，这些肌成纤维细胞也可促进血管生成。

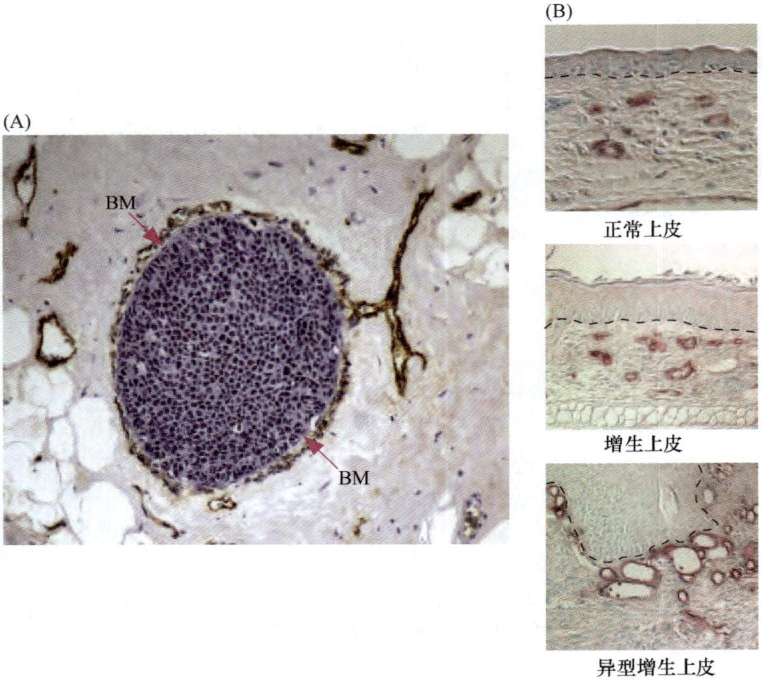

图 13.38 肿瘤进展早期的基底膜信号转导 （A）一例人乳腺导管原位癌（DCIS）具有很多非浸润性的肿瘤细胞（紫色），因而未突破围绕其并将其与乳腺间质分离的基底膜（BM）。尽管如此，DCIS 成功地将血管生成信号从 BM 转导至附近的间质，从而导致小血管（暗棕色）的形成。由于 BM 的连续性和完整性，这些血管是围绕而非进入肿瘤内部的。（B）在皮肤癌的转基因鼠模型中，人乳头瘤病毒 16（HPV16）早期区域（early region）在 *keratin-14* 基因启动子的调控下特异性表达于皮肤的角质形成细胞中。在肿瘤的早期增生阶段，上皮侧（上方）非浸润的肿瘤细胞可以将信号传递至 BM（阴影线），从而在间质侧引发血管生成，CD31 抗原显示毛细血管密度的增加（红色）可以证实这一点。在发生异型增生的组织中，BM（阴影线）尚未突破时，其附近的间质显示出更强烈的血管生成。[A，感谢 A.L. 哈里斯（A.L. Harris）。B，引自 L.M. Coussens et al., *Genes Dev*. 13: 1382-1397, 1999.]

然而，早期血管生成是受限制的，只有当肿瘤细胞变得有侵袭性、穿透基底膜，并获得与间质细胞直接而密切的接触时，才开始大量生成血管（图 13.40），这表明肿瘤的侵袭和血管大量生成是紧密相连的两个过程。我们将在下一章详述肿瘤侵袭。

在许多类型的人类肿瘤中，显微镜下平均每个视野中的毛细血管密度会随着肿瘤的

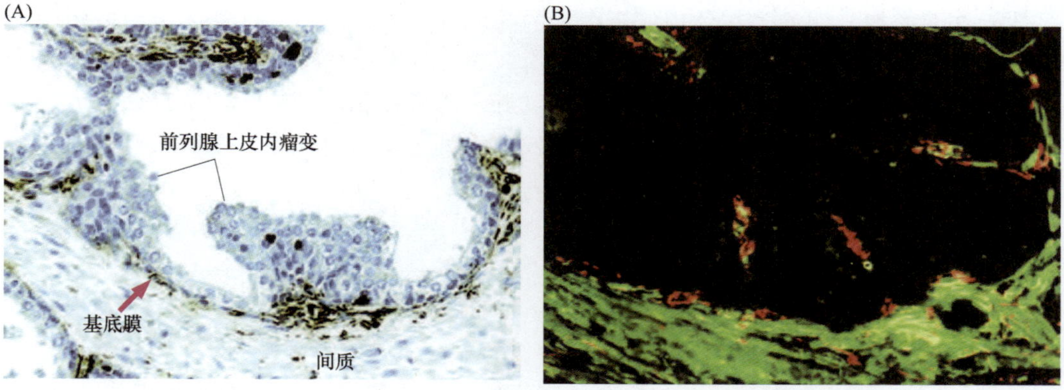

图 13.39　基底膜间质侧招募肌成纤维细胞　肌成纤维细胞也能够促进血管生成，部分通过其招募内皮前体细胞（EPC）到肿瘤间质。（A）人前列腺上皮内瘤变（PIN）——对应于乳腺导管原位癌（DCIS）的肿瘤细胞（深蓝色细胞核）滞留在仍然完整的基底膜（BM）的上皮侧，但其已经刺激了 BM 远处的基质成纤维细胞的聚集，如图波形蛋白所示（暗褐色）。（B）双色免疫荧光实验证明，许多同时表达波形蛋白（红色）和 α-平滑肌肌动蛋白（绿色）的间质细胞是肌成纤维细胞（黄色）。这些细胞也可以通过表达 I 型胶原蛋白被证明为肌成纤维细胞（未显示）。（引自 J. Tuxhorn et al., *Clin. Cancer Res*. 8: 2912-2923, 2002.）

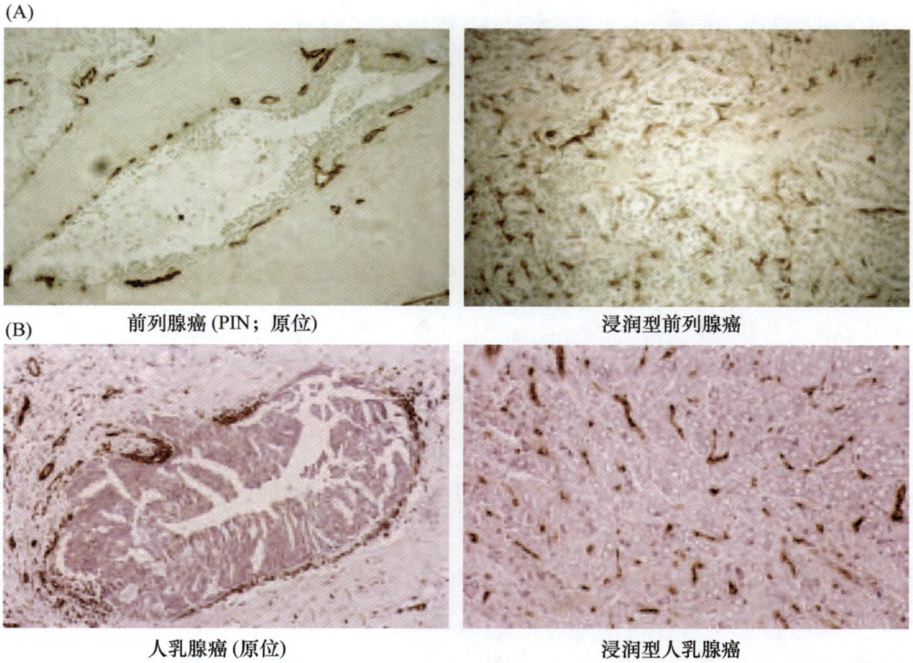

图 13.40　肿瘤获得侵袭性前/后的血管生成　肿瘤血管生成在人类肿瘤保持良性的过程中是受限制的。然而，一旦其变得具有侵袭性，血管生成的密度就增加了，导致高密度毛细血管（褐色）穿过肿瘤进行生长。（A）良性前列腺上皮内瘤变（PIN）中的毛细血管远少于浸润型前列腺癌（右侧）。（B）类似的，乳腺导管原位癌（DCIS；左侧）中的毛细血管远少于浸润型导管癌（右侧）。[感谢 J. 福尔克曼（J. Folkman）。]

恶性程度而增加。例如，在体积长至很大的人乳腺癌中，肿瘤内部能够吸引密集的毛细血管网的患者的预后在平均水平上比肿瘤内部血管很少的患者差得多（图 13.41A）。而且，大量表达 VEGF（除 HER2 外）的乳腺癌患者在初次诊断后的治疗效果就很差（图 13.41B）。总之，这表明血管生成开关仅是使肿瘤逐渐发生血管生成并加速脉管系统形成的诸多阶段中的第一步。

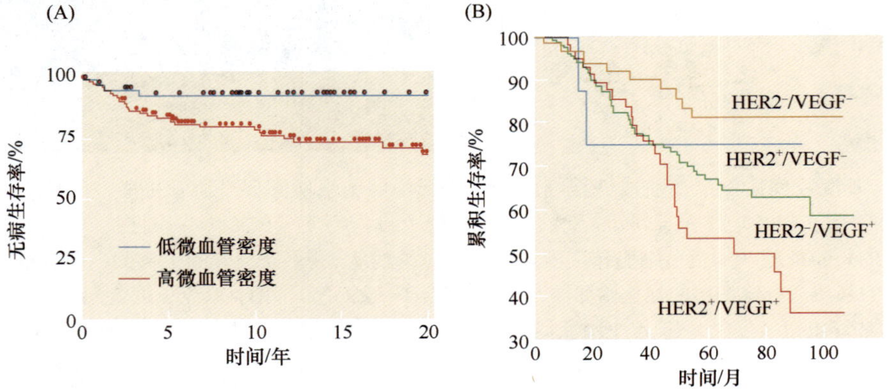

图 13.41　临床结果与血管生成密度　（A）乳腺癌毛细血管密度分析（微脉管计数），即显微镜下每个视野中微血管的数目。卡普兰-迈耶（Kaplan-Meier）生存曲线证明，与微血管数量低（红色曲线）的乳腺癌患者相比，微血管数量高（蓝色曲线）的患者首次确诊后 20 年内的无病生存率显著降低。（B）如先前明确的（图 4.6），HER2/Neu 过表达的乳腺癌患者预后显著差于低表达患者。在该分析组中，所有患者乳腺附近一个或者多个淋巴结均有转移性的肿瘤细胞。当检测由肿瘤产生的 VEGF 水平时，这种生存期的差异更加明显。在该小规模临床研究中，肿瘤表达低的、基础水平的 HER2/Neu 和 VEGF（$HER2^-VEGF^-$）患者中超过 80%的在确诊后存活 8 年以上。相比之下，只有大约 35%的肿瘤同时表达 HER2/Neu 和 VEGF（$HER2^+VEGF^+$）的患者存活了这么长时间。（A，引自 R. Heimann and S. Hellman, *J. Clin. Oncol.* 16: 2686-2692, 1998. B，引自 G.E. Konecny et al., *Clin. Cancer Res.* 10: 1706-1716, 2004.）

这些显著相关性可以有两种不同的解释：一是密集的血管生成使得肿瘤细胞生长更快速，从而导致较差的临床预后；另一种解释是密集的血管生成仅仅是肿瘤侵袭性表型的一个标志，并没有促使肿瘤向更高级别进展的作用。现有的临床数据并不能在二者中给出定论。

我们已经阐述了血管生成开关可能使少量肿瘤细胞在血管生成开启后可以增殖并最终占据肿瘤大部分体积，从而使得肿瘤整体上均有血管生成表型。实际上，通过分析从人移植瘤中分离出来的细胞，发现不同亚群的肿瘤细胞在血管生成能力方面有很大的异质性，一些肿瘤细胞血管生成能力很强，而另一些则很弱。即使在肿瘤细胞系中，单个亚克隆细胞群在体内移植时也显示出不同的血管生成和肿瘤形成能力（图 13.42）。这就提出了另外一个观点，即血管生成开关开启很久以后，肿瘤块中血管生成能力较弱的肿瘤细胞依赖于邻近血管生成能力较强的细胞的帮助，进而获得充足的脉管系统（我们在乳酸合成和消耗细胞的协同作用中发现了另外一种形式的亚克隆细胞群体的互相协作，参见补充信息栏 11.3）。

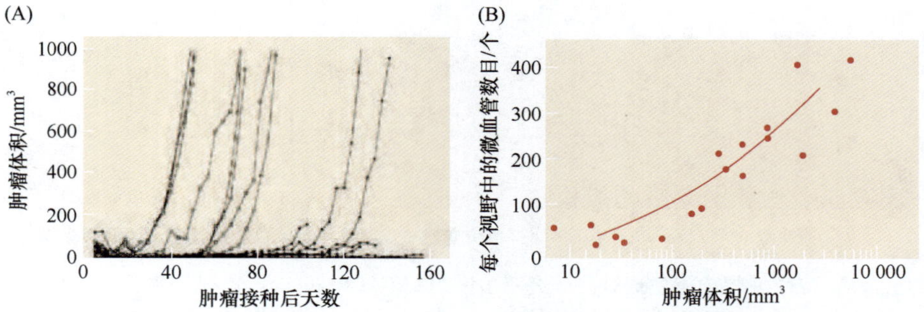

图 13.42　肿瘤细胞群血管生成能力的异质性　(A) 人脂肪肉瘤细胞系的一群细胞被分成单细胞克隆（每一个克隆中的细胞均来自一个共同的祖先）移植到免疫缺陷小鼠中，不同克隆的细胞群显示其形成肿瘤的能力有很大差异（单个曲线）。(B) 分析这些单细胞克隆形成的肿瘤的微血管密度（显微镜下每个视野的微血管数量）和肿瘤体积时，发现它们有明显不同的血管生成能力，这限制和决定了形成肿瘤的能力。(引自 E.G. Achilles et al., *J. Natl. Cancer Inst*. 93: 1075-1081, 2001.)

开启血管生成过程可以从紧邻肿瘤的位置伸展到较远处。例如之前多次提到的，在肿瘤进展的特定阶段，新血管的生成依赖于招募起源于骨髓且通过循环系统游走至肿瘤的内皮前体细胞（EPC）(13.4 节)。肿瘤释放 VEGF 进入循环系统，从而刺激骨髓产生 EPC 并释放到循环系统中，而且还有助于吸引循环的 EPC 进入肿瘤。前面章节（13.4 节）中讲到，通过基质成纤维细胞释放的间质衍生因子-1（SDF-1，也称 CXCL12）可以协助此招募过程。EPC 一旦到达肿瘤，即被诱导分化为功能性内皮细胞，并参与构建肿瘤相关脉管系统。详细资料显示，起源于循环的 EPC（与附近毛细血管中产生的 EPC 相比）的内皮细胞比例在不同类型肿瘤之间有很大差别。

动态招募 EPC 可由缺少一个拷贝的 *Id1* 和缺少两个拷贝的 *Id3* 基因的小鼠行为进行解释。*Id* 基因编码的转录因子调节多种类型细胞的分化（8.11 节），许多该类型的突变小鼠存活到成年并显示特殊的表型：其在新血管的生成上有缺陷，而且多种移植瘤在这些小鼠体内不能生长（图 13.43A）。

$Id1^{+/-}Id3^{-/-}$基因型小鼠的缺陷可以通过移植野生型小鼠干细胞到其骨髓得以恢复（图 13.43A）。另外，还可以通过高水平的循环 VEGF 刺激骨髓干细胞，收获野生型小鼠骨髓并移植到 $Id1^{+/-}Id3^{-/-}$小鼠实现恢复。之后，这些小鼠会在循环系统中产生大量的

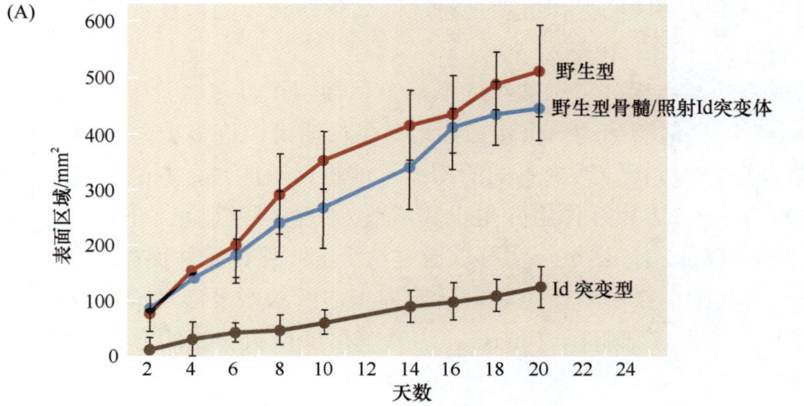

(B)

图 13.43　*Id1*$^{+/-}$ *Id3*$^{-/-}$小鼠血管生成缺陷　突变小鼠（Id MUT），即 4 个 *Id* 基因拷贝中缺少 3 个（*Id1*$^{+/-}$ *Id3*$^{-/-}$ 基因型），从骨髓动员内皮前体细胞（EPC）的能力降低，因此削弱了这些小鼠体内可能携带的肿瘤细胞募集循环 EPC 的能力。（A）刘易斯肺癌（LLC）细胞系致瘤的野生型（wt）小鼠肿瘤生长迅速（红色曲线），而突变细胞系（Id MUT）则不支持肿瘤的快速生长（棕色曲线）。如果通过放射线照射去除突变细胞系致瘤小鼠的骨髓并移植野生型小鼠的骨髓（蓝色曲线，wt BM Irr Id MUT）则可逆转这种缺陷，表明突变小鼠招募骨髓来源细胞的能力存在缺陷，从而使肿瘤不能在其中生长。（B）招募缺陷可以利用充满 VEGF 后皮下灌注的 Matrigel（一种细胞外基质成分）进行定位。当这些 Matrigel 被灌注到野生型的小鼠中（左）时，可以招募新生血管，但是在突变的小鼠中则不能（中）。然而，如果突变小鼠接受了野生型小鼠的骨髓移植，那么这种缺陷可以被纠正，存在于这些 Matrigel 中的血管生成就与野生型类似（右）。（引自 D. Lyden et al., *Nat. Med.* 7: 1194-1201, 2001.）

内皮前体细胞（EPC）。而且，接种肿瘤细胞后很快也会产生肿瘤。该观察结果表明，这些肿瘤依赖于 VEGF 从骨髓（图 13.43B）动员 EPC 并招募循环细胞至肿瘤间质。以上发现和另一些发现证实了肌成纤维细胞前体被招募到肿瘤间质（13.3 节），表明原发性肿瘤在转移之前就已经到达了全身。

13.9　血管生成通常被生理抑制剂所抑制

在精细调节的生理过程中，正向效应必须由负调节因子所平衡。我们已对血管生成的正向效应分子，如 VEGF 和 bFGF 非常了解，但其拮抗剂到目前仍不清楚。它们作为血管生成因子的拮抗剂必定是非常有趣且重要的。

例如，在划痕愈合过程中，修复损伤位点需要血管暴发式生长，其必须在新合成的毛细血管到达一定密度并足以支持正常组织的时候停止，这种停止作用至少有一部分是通过抑制转录因子 HIF-1 实现的。其组装是通过低氧条件诱导的，且一旦划痕处氧供应恢复正常，即可被逆转（7.12 节）。

此外，大量细胞外基质组分可以被组织激活，从而阻止过多血管生成（表 13.4）。凝血酶-1（Tsp-1）是研究最清楚的一个蛋白质，该蛋白质可由许多类型细胞分泌到胞外空间，形成同源三聚体并执行一系列不同的功能。值得讨论的是，Tsp-1 与内皮细胞表面的一个受体（称为 CD36）相互作用并阻止其增殖。另有研究显示，Tsp-1 处理内皮细胞使其释放 Fas 配体（FasL），这是一个可以通过结合 Fas 死亡受体促凋亡的信号蛋白。Fas 死亡受体一旦与其配体结合，就可以激活胞内蛋白酶级联反应从而诱发凋亡（9.14 节）。因此，Tsp-1 引发内皮细胞释放 FasL，后者就可能以自分泌的方式引起表面表达 Fas 受体的细胞死亡。

表 13.4　内源性血管生成抑制剂

抑制剂	描述
A. 起源于细胞外基质	
Anastellin	纤连蛋白片段
Arresten	血管基底膜Ⅳ型胶原 α1 链片段
Canstatin	血管基底膜Ⅳ型胶原 α2 链片段
EFC-XV	血管基底膜ⅩⅤ型胶原片段
软骨调节素-1	软骨细胞外基质成分
Endorepellin	perlecan 片段
Endostatin	ⅩⅧ型胶原片段
Fibulin	基底膜蛋白片段
血小板应答蛋白-1 和血小板应答蛋白-2	ECM 糖蛋白
Tumstatin	细胞外基质糖蛋白
肌钙蛋白 1	软骨细胞外基质成分
肿瘤抑素	Ⅳ型胶原α3 链片段
B. 非基质来源	
生长因子和细胞因子	
干扰素-α（IFN-α）	细胞因子
白细胞介素（IL-1β，-12，18）	细胞因子
色素上皮源生长因子（PEDF）	生长因子
血小板第 4 因子	血小板脱粒过程中释放
其他类型	
抗血管生长因子	血纤维蛋白溶酶原片段
抗凝血酶III	抗凝血酶III片段
2-甲氧基雌二醇	内源性雌激素代谢物
PEX	MMP-2 片段
纤溶酶环状结构域 5	血管抑制素片段
催乳素片段	特异切割片段
凝血素环状结构域 2	前凝血酶原片段
sFlt-1	VEGFR1 可溶形式（=Flt-1）
TIMP-2	基质金属蛋白酶-2 抑制剂
TrpRS	色氨酰-tRNA 合成酶片段
血管形成抑制素	钙网蛋白片段

改编自 P. Nyberg, L. Xie and R. Kalluri, *Cancer Res.* 65: 3967-3979, 2005.

有趣的是，Fas 受体在活跃增殖或者刚停止增殖的内皮细胞上表达。一旦这些内皮细胞形成成熟的毛细血管并恢复至静止状态，Fas 受体的表达将会受到抑制（图 13.44A）。这似乎可以解释 Tsp-1 功能中最令人迷惑的一面：其选择性地抑制和诱导新形成的和正在生长的毛细血管的衰退，但是对于已成熟的毛细血管几乎没有作用。事实上，一些其他的天然抗血管生成因子也表现出这样的选择性，而且同 Tsp-1 一样，其作用也是依赖于激活内皮细胞促凋亡的胱天蛋白酶级联途径，因为抑制胱天蛋白酶活性的化合物也保护内皮细胞免受 Tsp-1 的抗血管生成效应和其他天然的血管生成拮抗者的作用。

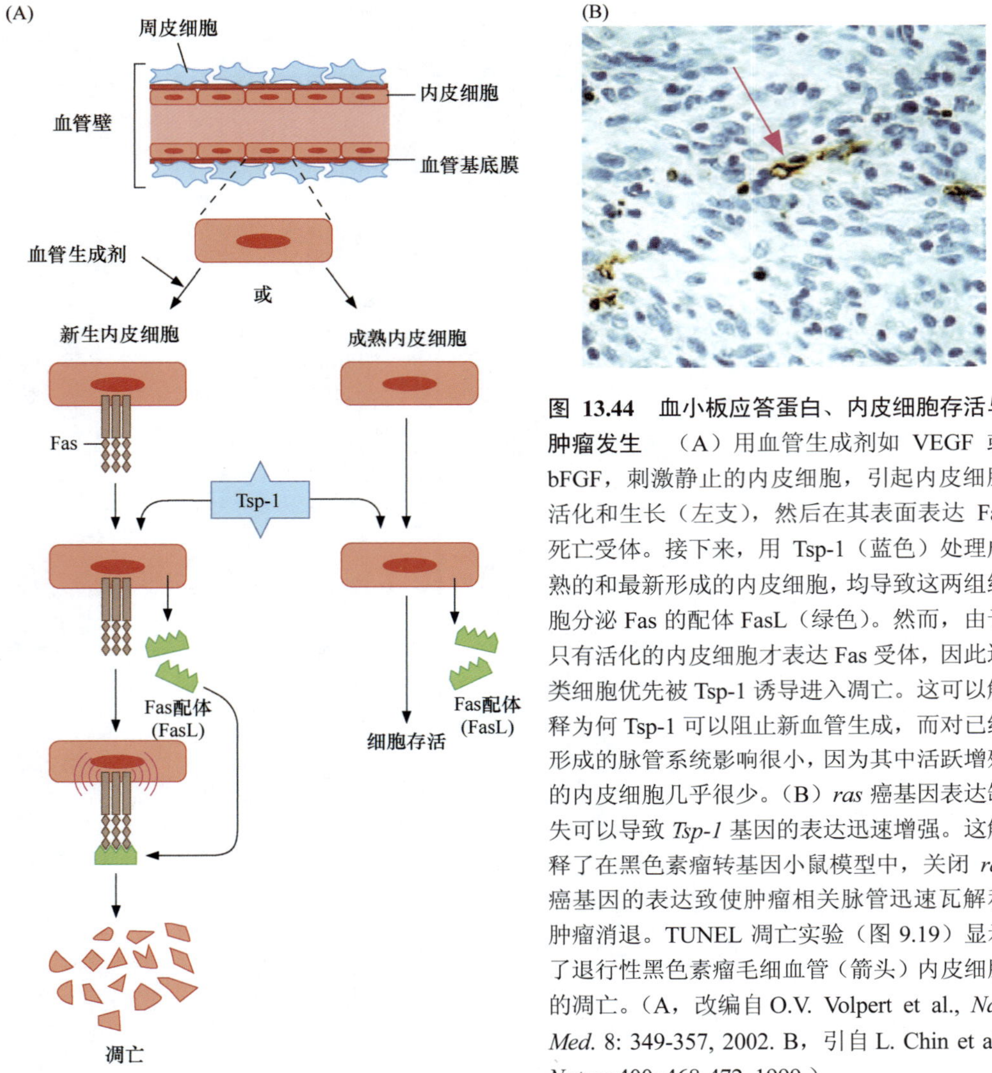

图 13.44　血小板应答蛋白、内皮细胞存活与肿瘤发生　（A）用血管生成剂如 VEGF 或 bFGF，刺激静止的内皮细胞，引起内皮细胞活化和生长（左支），然后在其表面表达 Fas 死亡受体。接下来，用 Tsp-1（蓝色）处理成熟的和最新形成的内皮细胞，均导致这两组细胞分泌 Fas 的配体 FasL（绿色）。然而，由于只有活化的内皮细胞才表达 Fas 受体，因此这类细胞优先被 Tsp-1 诱导进入凋亡。这可以解释为何 Tsp-1 可以阻止新血管生成，而对已经形成的脉管系统影响很小，因为其中活跃增殖的内皮细胞几乎很少。（B）*ras* 癌基因表达缺失可以导致 *Tsp-1* 基因的表达迅速增强。这解释了在黑色素瘤转基因小鼠模型中，关闭 *ras* 癌基因的表达致使肿瘤相关脉管迅速瓦解和肿瘤消退。TUNEL 凋亡实验（图 9.19）显示了退行性黑色素瘤毛细血管（箭头）内皮细胞的凋亡。（A，改编自 O.V. Volpert et al., *Nat. Med.* 8: 349-357, 2002. B，引自 L. Chin et al., *Nature* 400: 468-472, 1999.）

p53 可强烈诱导 *TSP1* 基因转录，表面上是 p53 诱导的应激反应导致了细胞增殖和肿瘤生长的停止。相反，几乎所有的人类肿瘤（第 9 章）的 p53 功能的丧失，都会导致 Tsp-1 水平急剧下降，使得通常应该被细胞外基质中高浓度的 Tsp-1 抑制的细胞诱导血管生成。

Ras 癌蛋白通过复杂的信号级联途径，以一种相反的方式作用，由于其导致了 *TSP1* 基因表达的关闭。缺少 Tsp-1 可以促使 *ras* 转化细胞的血管生成能力比正常细胞有实质性的增强。一项转基因小鼠黑色素瘤的研究中，能够诱发肿瘤的 H-*ras* 癌基因的表达在肿瘤长到较大时突然停止。这些肿瘤随后很快瓦解，究其原因是其丢失了功能性的脉管系统，这些脉管在 Ras 功能丧失 6h 后开始瓦解（图 13.44B）。形成肿瘤脉管系统的内皮细胞迅速进入凋亡早于 VEGF 水平的下降（为内皮细胞提供存活信号）。似乎这种凋亡是由 Ras 关闭后迅速再次表达 Tsp-1 引起的，但上述实验中并未对其直接证明。

Tsp-1 毫无疑问是血管生成的一个重要监控者，但是以上结果提示，该分子仅仅是细胞间隙中存在的众多天然血管生成抑制剂的一员（表 13.4）。对一些原发性肿瘤及其来源的转移瘤行为的观察，首次揭示了其他抗血管生成分子的存在。在一些小鼠肿瘤发生模型中，只要产生转移灶的原发性肿瘤继续生长，转移瘤就会维持较小的体积。然而，当原发性肿瘤被手术切除时，转移灶就开始旺盛生长。这种行为被肿瘤外科医生当作轶事趣闻，他们观察到当手术成功切除原发性肿瘤后，转移灶实质性数量会突然暴发式增长，并且在几个月内仍是这样。

这些观察结果表明，原发性肿瘤可释放一些类型的抑制物，通过体液循环抑制远端转移细胞的增殖。更明确的是，这些抑制因子无论其本质是什么，似乎都能在次级生长中阻止血管生成，使其不能扩张至多于 1/10 mm。一旦原发性肿瘤被切除，假定的抑制因子就会在循环系统中消失，去除了对已经种植的转移灶生长的抑制。

后来被广泛研究的血管抑素和内皮抑素分子最初是从罹患肿瘤的动物的尿中分离得到的。对这两个氨基酸序列进行测序发现，它们来源于细胞外基质（ECM）或者血浆中已知蛋白的切割产物。近年来，仍有其他抗血管生成物质被分离（表 13.4），许多是通过水解细胞外基质蛋白形成的。综上所述，这些发现表明，血管生成在正常组织发育和伤口愈合中进行，该过程最终由胞外空间的抗血管生成蛋白片段聚集所终止。这些自然产生的抗血管生成物质是保证组织不形成过多的脉管系统的负反馈环的重要组成部分。

其他重要的天然抗血管生成蛋白发挥基质金属蛋白酶（MMP）拮抗剂的功能。VEGF 刺激局部产生 MMP-1～MMP-4，促使毛细血管延伸侵袭到细胞外基质。称为组织金属蛋白酶抑制物（TIMP）的一系列分泌蛋白，可以通过阻止这些或者其他的 MMP 发挥作用而阻止毛细血管的延伸。例如，研究者在肿瘤细胞中过表达 TIMP-2，阻止了血管生成及这些细胞的肿瘤形成能力。然而，TIMP 阻止血管生成的详细机制仍然未被阐明。

当整合这些信息时，血管生成的生理调节中观察到的不同现象强化了这样一个之前提及的概念，血管生成不是一个二元的状态——开或者关。相反，不同类型的肿瘤细胞获得或多或少的血管生成能力。甚至在特定的肿瘤中，不同的肿瘤细胞也很可能显示出不同的吸引脉管系统的能力。这样的行为可以被解释为促血管生成和抗血管生成因子之间的平衡决定了新生血管生成是否会继续，以及肿瘤内多大的区域将会被脉管覆盖（图 13.45）。

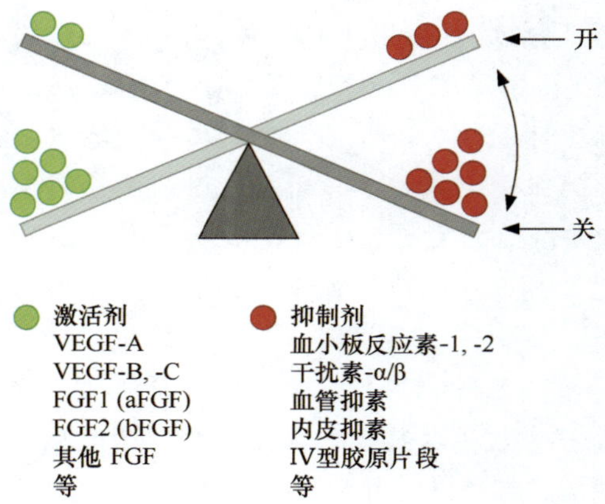

图 13.45　血管生成开关平衡　此图显示了组织中促进或者抑制血管生成的主要生理调节者，表明正是这两组相互拮抗的调节者的平衡决定了血管生成是否进行。虽然这里描述的血管生成开关在本质上是开-关的二元性决定，但事实上开关激活后肿瘤内部脉管形成的速率逐渐增大，如同一个变阻器，而非二元开关。［引自 D. Hanahan and J. Folkman, *Cell* 86: 353-364, 1996；并感谢 D. 哈纳汉（D. Hanahan）。］

13.10 特定的抗血管生成可以用于治疗肿瘤

一个系统越复杂，其对抗不同类型的干扰就越脆弱。在此描述的血管生成过程，明显归类于高度复杂系统，由于其依赖于多种类型的细胞和信号分子。事实上，我们已经发现，至少有多个因子参与调控血管生成的不同过程（表 13.3）。

对于那些有意发展新类型抗肿瘤策略的研究者来说，这种复杂性提供了多种干预靶点。高度靶向的治疗策略可以被设计用于抑制几种细胞类型，这些类型的细胞参与血管生成及多条交互的信号通路。既然肿瘤完全依赖于血管生成才长成特定大小（直径约 0.2 mm），那么任何可以成功阻止血管生成或者清除血管生成产物的方法都应该代表治疗肿瘤的高效策略。一旦其血管供给被中断，微小肿瘤将不会再长大，而较大肿瘤将会衰竭。

从原则上讲，抗血管生成治疗相对靶向肿瘤内癌细胞的治疗有较大优势。我们将在第 16 章讲到，抗肿瘤药物研发的一个重要挫折来自最初对于药物治疗有反应的肿瘤迟早会对药物的进一步治疗耐受。这样的耐受性几乎总是由于肿瘤细胞群开始出现耐药变异体，这些变异体的产生频率几乎是可以预测的，接着进入增殖过程并导致肿瘤体积的激增。药物抗性变异体产生的原因可能是肿瘤细胞基因组高度不稳定性（第 12 章），及其高频率产生突变体的能力。

许多抗血管生成的治疗完全相反，是直接杀死被招募到肿瘤的遗传学正常的细胞。有足够理由相信肿瘤内部的内皮细胞有正常而稳定的基因组并呈现稳定的表型。因此，直接针对这些细胞的药物治疗不可能将药物抗性的变异细胞筛选出来，肿瘤在理论上也不应该对抗血管生成药物治疗产生抗性（信息栏 13.5）。

信息栏 13.5 肿瘤可能制胜最优的抗血管生成治疗 肿瘤抗血管生成治疗的诱人之处主要来自靶细胞——特别是内皮细胞——不太可能产生耐药变异。然而，异质性信号转导的复杂性可能允许肿瘤规避即便是最聪明的抗血管生成疗法。例如，想象一下，我们设计一个针对肿瘤新血管形成及其后续维护至关重要的 VEGF 信号通路（因为 VEGF 为内皮细胞生存所需要）的封闭策略。用这种方式治疗的肿瘤应该迅速崩溃，因其毛细血管床将会瓦解。的确，已在发生胰岛肿瘤的 Rip-Tag 小鼠（图 13.36）中观察到了这一反应：当用抗-VEGFR2 抗体处理时，其肿瘤缩小 50%以上。然而，未被杀伤的残存肿瘤细胞反应性地产生大量变异，获得了产生高水平成纤维细胞生长因子（FGF）的能力，FGF 也是强有力的血管生成因子。于是，这些生长因子取代了 VEGF，成为从胰岛肿瘤向内皮细胞传递信号的主要传递者，成功地触发血管再生，反过来促使肿瘤更加活跃地生长。因此，真正有效的抗血管生成策略需要抑制多个血管生成的途径。

抗血管生成治疗也因其潜在的选择性杀伤肿瘤内增殖的内皮细胞而具有吸引力，因为许多增生血管好像在不断形成与瓦解中，所以对细胞毒性药物较为敏感，而正常组织中静止的内皮细胞则不受攻击。例如，在许多癌症的小鼠模型可以看到正常血管与肿瘤相关血管形成强烈对比的生长状态，这些动物肿瘤迅速长大。然而，人体内缓慢生长的肿瘤的许多血管可能存在多年，因而可能有充足的时间使之加固和成熟为强健的、结构良好的血管，其中内皮细胞慢慢更新。肿瘤相关血管继而像身体其他部位的正常血管一样可以对抗血管生成药物予以抵抗。抗血管生成治疗获得性耐药机制已总结在表 13.5 中。

表 13.5　抗血管生成疗法获得性耐药的替代机制

EC 放疗抗性：缺氧激活 HIF-1 使 EC 对放射产生抗性
血管模拟：部分的肿瘤血管是由恶性细胞排列组成，从而对抗血管生成试剂没有反应。类似的是，一些特定的肿瘤干细胞可能分化成为了内皮样细胞（图 13.23）
血管生成转化：肿瘤细胞过度生长的克隆中，特定血管生成因子表达上调，这可能是肿瘤进展高级阶段获得的特性或者是对抗血管生成治疗反应的产物，如上调①PIGF、VEGF-C 或 FGF-2，从而对于 VEGF 抑制剂反应；②抑制 VEGFR 或 EGFR 后 VEGF 上调；③抑制 HIF-1 后 IL-8 上调
血管独立性：突变肿瘤细胞克隆（如缺少 p53）可以在缺氧肿瘤中存活
基质细胞：$VEGF^{-/-}$肿瘤通过上调 PDGF-A 和髓细胞招募促进血管生成的间质细胞，如肌成纤维细胞
成熟、强大的血管：已经存在的血管被完整的支持周细胞和不依赖 VEGF 的炎症细胞覆盖，不易被抗血管治疗去除
骨髓来源的细胞：肿瘤或者缺血性组织招募促血管生成的内皮细胞和不依赖 VEGF 的炎症细胞。被招募的细胞有可能产生一些促进血管生成的分子从而在 VEGF 被阻断的情况下完成血管生成
RTK 抑制剂：这些可能与化疗没有协同作用，很可能是因为它们没有阻断 neuropilin-1 的作用

缩写和简写：EC，内皮细胞；IL-8，白细胞介素-8，一种血管生成细胞因子；neuropilin，另外一种 VEGF 受体；PIGF，胎盘生长因子，一种与 VEGF 相关的血管生成因子和 PIGFR 的配体。

针对肿瘤相关内皮细胞进行治疗时，上述影响可因这些细胞的特殊生物学性质而进一步增强。肿瘤中内皮细胞不断地形成和丢失，半衰期仅有一周。而机体其他正常血管的相应内皮细胞几乎不分裂，而且半衰期达到数百天，有些甚至长达 7 年。循环细胞（如进入活跃的细胞周期的细胞）对药物诱导杀伤的敏感性几乎总是远远高于那些静止的细胞。鉴于这个原因，针对内皮细胞的细胞毒性治疗应当对肿瘤相关的脉管系统有强烈的杀伤作用，而体内正常的血管则完好无损（信息栏 13.5）。

我们将在第 16 章详细讲述抗肿瘤治疗的基本原则，这里介绍特异针对肿瘤相关血管的治疗策略。一些该领域的首次发现来自上述提及的已经被用于小鼠来源肿瘤的天然抗血管生成抑制剂。

这些物质（如血管抑素和内皮抑素）是体内天然存在的，它们有被耐受而不产生毒性作用的优势。事实上，它们对于一系列细胞的体外增殖几乎没有作用。相反，它们仅对活跃参与体内新生血管生成的内皮细胞有生物学活性。而且，这些蛋白质有时候在循环系统中持续存在一段时间，从而增加了肿瘤血管系统与其抗血管生成效应作用的时间。从消极的一方面讲，像所有蛋白质一样，其大量制造是昂贵和有挑战性的，而其发挥作用的详细机制仍不清楚。

血管抑素和内皮抑素阻止 Rip-Tag 胰腺小鼠的血管生成开启的作用是非常有限的（13.7 节）。但是，当应用到已具有血管的小肿瘤时，内皮抑素对生长的抑制超过了 80%，而血管抑素抑制了 50%。当用这些试剂治疗那些大的、发育良好的肿瘤时，几乎没有观察到任何效果，但是将二者同时导入可使这样的肿瘤体积减小 75%。长时期的内皮抑素治疗可使肺癌细胞系诱导小鼠肿瘤消退。这表明内皮抑素在肿瘤临床治疗中可能是一种高效的治疗方案。然而，在小鼠中反应良好并不能预测其在肿瘤临床治疗中有相似的疗效。

事实上，西方国家已经放弃了将血管抑素和内皮抑素作为抗肿瘤药在临床上发展和应用，原因是其临床的反应性不明确。然而，中国的大型临床试验证明，在标准的化疗方案中加入重组的内皮抑素可使非小细胞肺癌患者明显获益。在上述两个例子中，重组的内皮抑素可与标准化疗药物协同作用，从而使疾病的进程和患者的存活时间延长一至几个月。更多的临床试验于 2013～2014 年完成。

干扰素是另一类天然血管生成拮抗剂（表 13.4），常常被用于研究如何调节免疫系统不同细胞类型的活性。碱性成纤维细胞生长因子（bFGF）和白细胞介素-8（IL-8）是强的血管生成剂，干扰素-α 和干扰素-β 已被证明是合成 bFGF 和 IL-8 的强效抑制剂。使用干扰素-α 在引起一些内皮细胞起源的肿瘤如血管瘤（内皮细胞瘤）及卡波西肉瘤（其起源的内皮细胞可能是形成淋巴管的内皮细胞）等的消退中被证明是有用的。在这两种情况中，肿瘤的消退均归功于干扰素的抗血管生成作用。

1991 年报道的一个实验最早为另一种类型抗血管生成治疗方案提供了启示。在该项研究中，肿瘤细胞释放修饰后的 bFGF，大大增加了其在小鼠中的致瘤性，是因为 bFGF 增强了这些细胞血管生成的能力。使用特异结合并中和该 bFGF 的单克隆抗体（但是对小鼠内源的 bFGF 没有作用）封闭这些肿瘤细胞的血管生成活性，可以显著缩小肿瘤的体积。在之后的两年内，用抗人 VEGF 单克隆抗体做了类似的实验，其成功地阻断了两种以裸鼠为宿主的人肉瘤细胞系及恶性胶质瘤的增殖。

该治疗的更现代的版本来自十年后，使用一种单克隆抗体结合并中和 VEGF-A。这种抗体有 Avastin 和 bevacizumab 两种名称，其在大规模临床试验中显示出显著的有效性（表 13.6）。例如，使用这种抗体联合化疗（5-氟尿嘧啶）治疗转移性结肠癌的患者，在平均水平上比单纯化疗的患者存活期长 4 个月，Avastin 联合目前的化学治疗将非小细胞肺癌（NSCLC）患者的存活时间延长了两个月。类似地，Avastin 可以延缓肾细胞癌患者的肿瘤进展，但是对于延长生存期无效。令人满意的是，Avastin 与当前的化学治疗相互协同的效果来自 VEGF-A 抑制剂能使肿瘤相关脉管系统向正常状态改变（补充信息栏 13.6），从而极大地协助药物进入到肿瘤组织。

一些合成的低分子量抗血管生成化合物已经被发现或者开发，其直接针对血管生成过程中不同的分子靶点。第一种是烟曲霉素，一种真菌来源的抗血管生成化合物，其临床衍生物是 TNP-470，可以抑制体外和体内内皮细胞的增殖，表明其体内抗血管生成能力来自其阻止依赖内皮细胞的新毛细血管的生长。重要的是，TNP- 470 对于体外肿瘤细胞的增殖几乎没有影响，但是在小鼠中强烈阻碍肿瘤形成。例如，该药物使 Rip-Tag 小鼠胰腺肿瘤的体积减小了 70%～80%。TNP-470 发挥作用的机制还不明确，但是正处于积极研究中。其已被证明具有抑制甲硫氨酸氨基肽酶-2 的能力，甲硫氨酸氨基肽酶-2 在内皮细胞的生命活动中发挥着关键作用。TNP-470 的这种能力将来可能有助于解释为何其对内皮细胞具有重要影响，而对其他类型的培养细胞无作用。

在转基因 Rip-Tag 胰岛肿瘤发生模型小鼠中，使用合成的受体抑制剂为研究血管生

表 13.6　临床批准的抗血管生成药物总结 [a]

药物	药物特性	适应证	响应患者 [b]/%	无进展生存期延长 [b]/月	总生存期延长 [b]/月
贝代单抗（阿瓦斯汀）[c]	抗血管内皮生长因子 A 单克隆抗体	转移性结直肠癌 [d, e]	10	4.4	4.7
			0	1.4	1.4
			7.8	2.8	2.5
			14.1	2.6	2.1
		转移性非鳞状非小细胞肺癌 [d]（化疗）	20	1.7	2.0
			10.3～14.0	0.4～0.6	NR
		转移性乳腺癌（化疗）	15.7	5.9	NS
			9～18	0.8～1.9	NS
			11.8～13.4	1.2～2.9	NS[d]
			9.9	2.1	NS
		复发性胶质母细胞瘤 [f]	28		2-3
		转移性肾细胞癌 [d]（干扰素-α）	18	4.8	NS
			12.4	3.3	NS
舒尼替尼（索坦）[c]	受体酪氨酸激酶抑制剂 [g]	转移性肾细胞癌 [c]	35	6.0	4.6
		胃肠道间质瘤 [e]		4.5	
		胰腺神经内分泌肿瘤 [c]		4.8	
索拉非尼（多吉美）	血管内皮生长因子受体，cRaf 激酶，血小板衍生生长因子受体和 Kit 受体酪氨酸激酶抑制剂 [h]	转移性肾细胞癌 [d]	8	2.7	NS
		不可切除肝细胞癌 [d]	1	NS	2.8
			2	1.4	2.3
帕唑帕尼	受体酪氨酸激酶抑制剂 [i]	转移性肾细胞癌 [d]		5.0	NR
		软组织肉瘤 [e]	27	3.0	
凡德他尼	血管内皮生长因子受体，表皮生长因子受体和 Ret 受体酪氨酸激酶抑制剂	转移性甲状腺髓样癌 [d]		6.2	
阿西替尼 [e]	血管内皮生长因子受体，血小板衍生生长因子受体和 Kit 受体酪氨酸激酶抑制剂	晚期肾细胞癌 [e]		2.0	

a. “临床批准”是指由美国食品药品监督管理局（FDA）批准。“抑制剂”是指使用低分子量药物试剂。此外，2011 年 3 月，沙利度胺衍生物被证明在治疗多发性骨髓瘤方面具有显著疗效，然而这里我们没有提及，是由于这些药物具有生理性副作用，最明显的是神经毒性。mTOR 抑制剂依维莫司已经被批准治疗一系列不同类型的肿瘤，并具有抗血管生成效果，这里也没有罗列是因为其同样对细胞凋亡、营养摄取和增殖有影响，或许可以解释部分或者全部的效果。

b. 提高是相对于标准的治疗而言。

c. 被 FDA 批准治疗乳腺癌，于 2011 年被禁止使用。

d. 一线治疗。

e. 二线治疗。阿西替尼被批准是因为无进展生存期比已有的索拉非尼的疗效长 2 个月。

f. 单药治疗。

g. 血管内皮生长因子受体，血小板衍生生长因子受体，FMS 样的酪氨酸激酶-3，Ret 和 Kit 受体酪氨酸激酶，Raf/B-Raf 激酶抑制剂。

h. 血管内皮生长因子受体和血小板衍生生长因子受体低分子量抑制剂。

i. 血管内皮生长因子受体、血小板衍生生长因子受体和 C-Kit 受体酪氨酸激酶抑制剂。

缩写：NR，未报道；NS，不显著。

改编自 P. Carmeliet and R. Jain, *Nature* 473: 298-307, 2011.

成抑制提供了信息（图 13.46）。两种类型的低分子量化合物已经被用于阻止不同阶段的胰岛肿瘤进展。一种药物直接针对驱动血管生成的主要受体 VEGFR2。通过抑制该受体酪氨酸激酶，称为 SU5416 的试剂可起到类似 Avastin（已经描述过的抗 VEGF 单克

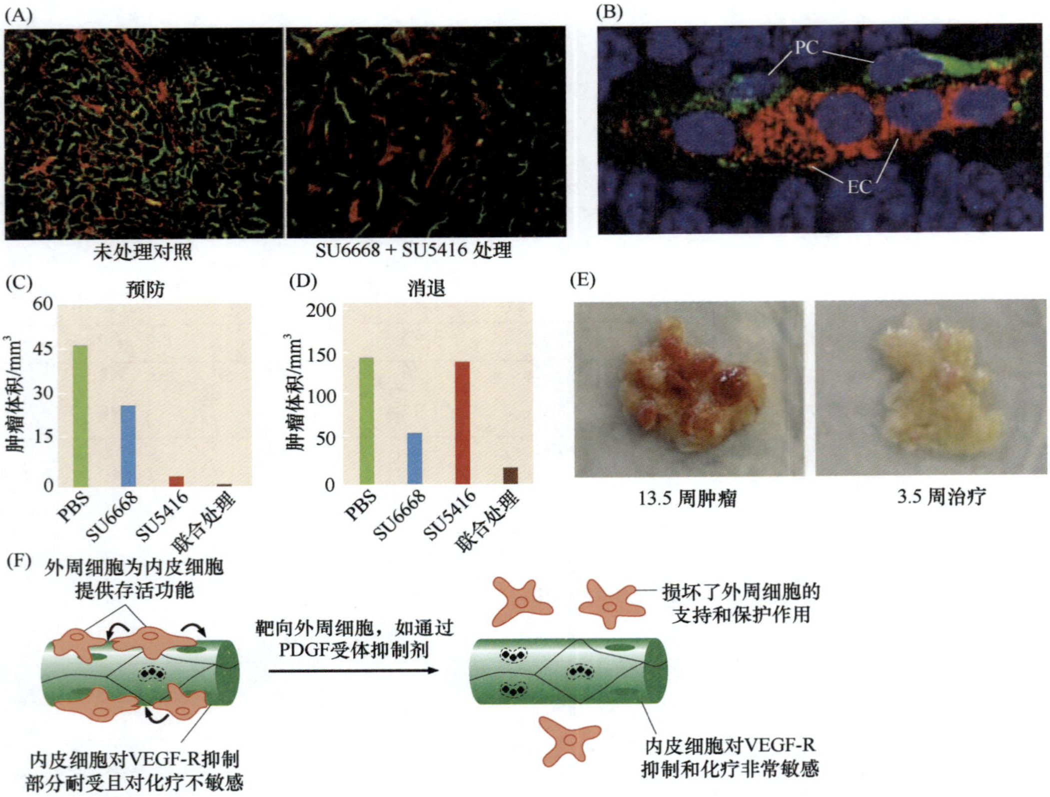

图 13.46　血管生成抑制剂治疗胰岛细胞癌　Rip-Tag 转基因小鼠胰岛细胞癌变模型（图 13.36）使得检测抗血管生成抑制剂成为可能。（A）使用 PDGF 受体抑制剂 SU6668 联合 VEGFR 抑制剂 SU5416 治疗小鼠胰岛细胞肿瘤（左）4 周，导致脉管系统的衰退（右）。毛细血管腔用黄色标记，红色标记为与之相关的血管平滑肌。（B）SU6668 PDGFR 抑制剂的作用可以被追溯到其对外周细胞的特异作用，即支持内皮细胞。图中与 PDGFR 结合的抗体揭示了胰岛中表达该受体的是外周细胞（PC，绿色），其与内皮细胞紧密相连（EC，红色）。核染为蓝色。（C）在肿瘤未长至非常明显时，虽然单独使用 PDGFR 抑制剂 SU6668（蓝色柱状图）或者 VEGF 受体抑制剂 SU5416（红色柱状图）均不可完全阻止这些肿瘤的形成，但二者联合则可以起作用（联合，紫色柱状图）。PBS，磷酸盐缓冲液对照（绿色）。（D）为使已形成的肿瘤消退，SU5416 和 SU6668 单独或者联合用于治疗 12 周龄的 Rip-Tag 小鼠，4 周后测量肿瘤的大小。单独使用 SU5416 对肿瘤体积减小的作用非常微小，而单独使用 SU6668 效果则较明显（蓝色柱状图），二者协同作用可以降低肿瘤体积约 85%。再次表明，内皮细胞的拮抗剂（依赖于 VEGFR）与行使支持功能的外周细胞的拮抗剂（依赖于 PDGFR）可以协同作为抗血管生成的治疗策略。（E）从两种药物联合的效果可以看到：患有实质性胰岛癌的 13.5 周龄小鼠接受该方案治疗（红色，左侧）3.5 周，肿瘤基本上消退（右侧）。（F）示意图总结了内皮细胞依赖于紧密排列的外周细胞的各种生物学支持。通过特定的抑制剂抑制 PDGF 信号转导途径将导致外周细胞与内皮细胞分离，使得后者对不同类型的后续的治疗敏感，包括抑制 VEGFR 的功能。这就强调了一个事实，即两种协同治疗方案的联合应用是抗血管生成最有效的策略。［A、B 和 E，引自 G. Bergers et al., *J. Clin. Invest*. 111: 1287-1295, 2003. C 和 D，感谢 D. 哈纳汉（D. Hanahan）。F，引自 K. Pietras and D. Hanahan, *J. Clin. Oncol*. 23: 939-952, 2005.］

隆抗体）的作用，即可以关闭 VEGF 信号转导途径。 第二种类型的药物，如 SU6668，主要针对 PDGF 受体酪氨酸激酶。我们回忆一下 13.1 节中所讨论的 PDGF 在招募周细胞和平滑肌细胞到正在生长的毛细血管的作用，表明这些壁细胞对于加固和增强新形成的毛细血管是非常重要的。

抗 VEGFR 药物 SU5416 可以抑制 90%早期的、异型增生胰岛的血管生成，将其维持在小体积和非侵袭的状态（图 13.46C）。然而，SU5416 对于晚期的、发育良好的肿瘤没有作用，即使同样施以高浓度，肿瘤仍将继续进展。因此，在血管生成的早期阶段，VEGF 信号途径起着十分关键的作用，而越往后，该过程似乎变得越独立于 VEGF。

抗 PDGF 受体药物 SU6668 阻止异型增生胰岛血管生成的作用较弱，可降低一半的异型增生胰岛（图 13.46C）。但是，在处理晚期高级别肿瘤时，其远比抗 VEGFR 药物更有效，可将肿瘤体积缩小一半并减少血管分布（图 13.46D）。重要的是，在这些肿瘤内部或者附近表达 PDGFR 的细胞仅仅是毛细血管相关的周皮细胞和平滑肌细胞（图 13.46B），表明这些壁细胞是 SU6668 发挥作用的靶点。事实上，显微镜检证明 SU6668 已经阻止了这些壁细胞内皮细胞形成的毛细血管的结合，以及其对毛细血管的加固作用。总之，这些实验证明血管生成的起始步骤可以在无 PDGF 受体功能的条件下顺利进行，但是在后续的肿瘤进展过程中，PDGF 信号转导途径及壁细胞的参与，对于血管生成和肿瘤体积的增加越来越重要。

使用这两种药物联合治疗的策略已经被证明是干扰肿瘤形成的不同阶段的高效方法（图 13.46C 和 D）。因此，同时封闭 VEGF 和 PDGF 受体可以抑制血管生成开关，几乎将所有（>98%）胰岛阻止在血管生成前期。该药物联合方案阻止 90%的已经存在血管生成的小肿瘤的进展，并可使较大肿瘤减小大约 80%，另一种 PDGFR 的抑制剂格列卫也一样（在第 16 章讨论）。在一些小鼠中，药物联合治疗策略可以使已经形成的肿瘤体积在两个月内就减至很小的体积（图 13.46E）。

值得注意的是，这些药物的联合实质上对恶变胰岛的正常胰腺组织没有任何毒性，证明了肿瘤内新形成的毛细血管比正常组织发育良好的毛细血管更易受攻击而瓦解。此外，PDGF 可能在最初吸引周皮细胞到内皮细胞形成的毛细血管壁的过程中发挥重要作用，但在正常组织中持续的 PDGF 信号转导在维持这种关系中并非必需。这些观察结果表明，抑制血管生成并阻止肿瘤进展的有效途径很可能依赖于针对构成肿瘤相关毛细血管的一些细胞类型（图 13.46F）。事实上，仅仅针对内皮细胞的治疗会产生短暂的微血管生长抑制：当抗 VEGF 治疗停止时，血管会迅速再生，通常会长回至内皮细胞受抗 VEGF 治疗后留下的由基底膜和周细胞共同形成的中空袖状结构中（补充信息栏 13.7）。上述 SU5416 和 SU6668 目前均未被应用于临床，主要是由于Ⅱ期和Ⅲ期临床试验有效性低。这再次证明了小鼠模型用于预测人的临床反应的局限性。

事实上，抗肿瘤血管生成治疗已经被使用了许多年：临床肿瘤学家所不了解的是，传统的抗肿瘤治疗的大部分疗效可能来自其在抑制肿瘤相关微脉管方面的作用。其中一个惊人的例子来自对于通过遗传学改变造成 Bax 蛋白或者酸性神经磷脂酶缺失的小鼠的研究，该研究阐明了放射治疗如何成功破坏特定肿瘤。这两种蛋白质是各种细胞类型（包括重要的内皮细胞）的重要促凋亡调节者。因此，与野生型小鼠相比，这些转基因小鼠的内皮细胞对毒性药物的抵抗力更强。

此处显示的实验中，来源于纤维肉瘤细胞系的小鼠肿瘤细胞被导入野生型和 *asmase*$^{-/-}$型小鼠。当肿瘤长到较大体积时，这些动物被暴露在剂量 15Gy 的 X 射线下（图 13.47A，

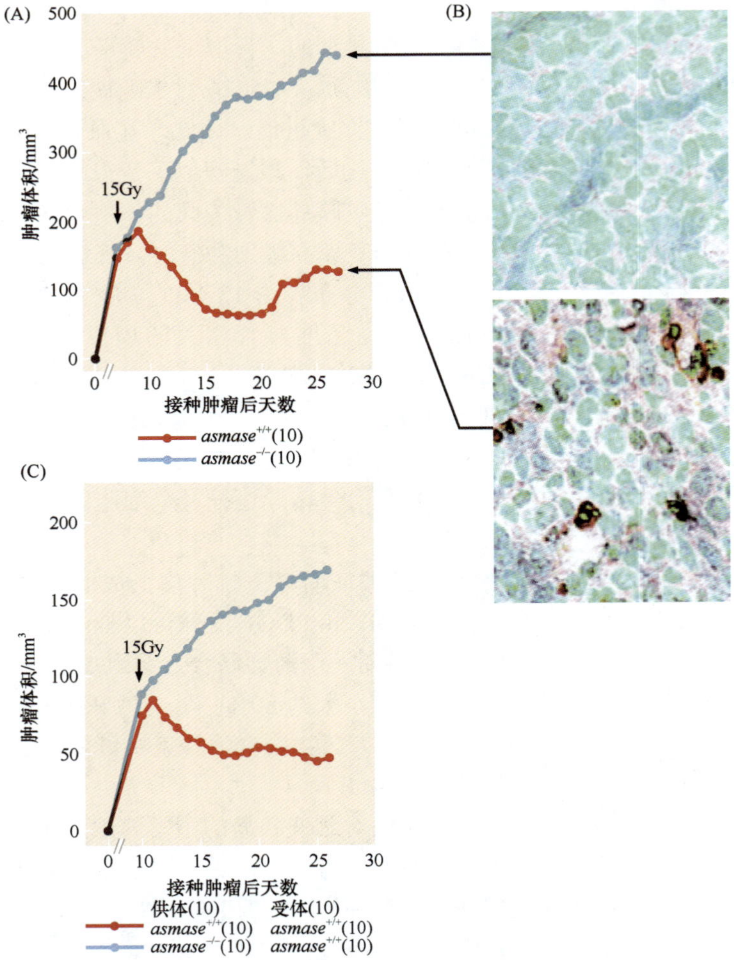

图 13.47　野生型和酸性神经磷脂酶阴性小鼠肿瘤生存曲线　肿瘤对放射治疗的反应性通常取决于形成其脉管系统的内皮细胞对放射治疗的敏感性。野生型或者纯合缺失促凋亡酸性神经磷脂酶（asmase）的小鼠能够繁殖。当小鼠纤维肉瘤细胞被移植到野生型和 *asmase*$^{-/-}$宿主中时，肿瘤在纯合缺失小鼠中的生长速度是野生型小鼠的 2 倍，表明宿主的因素（如招募的内皮细胞）控制着肿瘤生长的速度。（A）当这些肿瘤被给予放射治疗的剂量（15Gy，箭头）时，野生型小鼠的肿瘤发生消退（红色实心圈），经过一段时间之后再一次生长。相反，*asmase*$^{-/-}$宿主的肿瘤（蓝色实心圈）则持续生长而不消退。（B）放射治疗后在显微镜下观察这些肿瘤，TUNEL 染色指示野生型小鼠（下方）肿瘤的内皮细胞发生凋亡（棕色点，见图 9.19 和补充信息栏 9.2），而 *asmase*$^{-/-}$宿主产生的肿瘤没有凋亡迹象（上方）。（C）当野生型宿主的骨髓细胞通过移植而被 *asmase*$^{-/-}$供体的骨髓细胞代替时，将突变体骨髓移植入小鼠宿主的肿瘤（蓝色曲线）在 15Gy 射线照射下继续生长（箭头），而将野生型骨髓移植入小鼠宿主的肿瘤在射线的照射下则停止了生长（红色曲线）。这证明了对放射线敏感的肿瘤由宿主骨髓来源的细胞决定，而不是肿瘤细胞自身。圆括号中的数字代表每一个实验组中荷瘤小鼠的数目。（引自 M. Garcia-Barros et al., *Science* 300: 1155-1159, 2003.）

B)。该放射剂量通常导致肿瘤负荷的显著降低，而且确实在野生型小鼠中成功发挥作用。然而，同样大小的以 *asmase*$^{-/-}$小鼠为宿主的肿瘤的反应截然不同，它们的生长是不受影响的。在进一步的实验中，将缺失突变（*asmase*$^{-/-}$）骨髓细胞移植替代 *asmase*$^{+/+}$的小鼠骨髓，肿瘤则变得高度耐受 X 射线诱导的死亡（图 13.47C）。

这些实验证明，肿瘤的放疗敏感性并不是肿瘤细胞自身固有的。相反，这是由宿主细胞所决定的，尤其被那些从宿主骨髓招募至移植瘤的细胞。这些招募的宿主细胞确实是内皮细胞，下列事实可证明：①体外照射的小块肿瘤的内皮细胞凋亡与体内类似，并可以预测该肿瘤在体内的行为；②肿瘤中只有照射后很快显示明显凋亡的细胞才与毛细血管相关（图 13.47B）。

类似的观察表明，抗血管生成治疗已经在传统的抗肿瘤放射治疗中起着难以想象的重要作用。同样地，肿瘤相关微血管对这些药物的敏感性强烈影响特定类型的传统化学治疗的临床反应。这表明将来优化抗肿瘤化学疗法或许应更多地考虑肿瘤相关微血管而非肿瘤细胞本身的反应性。

13.11　总结与展望

后生动物组织由不同类型的、彼此交流的细胞组织进行共管。发育生物学家认为很需要这样的组织设计，即只有通过不同类型的细胞相互作用，才能保证每一种类型的细胞具有合适的数目和定位。为了支持已经形成组织的维持和修复，这些在胚胎发生后已经完成的异质性相互作用仍然发挥作用。

我们已经在本章学到，这种组织的设计会为生物体带来另一个非同寻常的益处。这些细胞如此相互依赖，没有一个可以轻易将自身从复杂的相互作用网络中解脱出来并独自离开。这种相互依赖可对肿瘤形成严格控制，避免混乱。

我们过去将多步骤的肿瘤进展过程视为肿瘤细胞发展路径上需跨过的连续障碍物（第 11 章）。不论是通过遗传学还是表观遗传学改变，每一次成功地移开这些障碍物，都将肿瘤细胞进一步向更接近于成熟恶性肿瘤的方向逐步推进。现在，我们可以将多步骤的肿瘤进展重新定义为：在癌前细胞进展为恶性肿瘤的过程中，其将逐渐切断与邻近细胞的联系和依赖。

或许最大的惊讶之处在于：尽管大部分肿瘤细胞已经完成了肿瘤进展的多个步骤，但其仍然依赖于基质的支持。许多肿瘤中残存的上皮细胞仍然依赖于正常组织维持其前体的生理学信号；在其他肿瘤类型中也存在同样精细的异质性信号系统（补充信息栏 13.8）。这种保守性在显微切片观察中被证实。因此，受过良好训练的病理学家可以识别镜下 95%的肿瘤标本的来源，因为绝大部分负责控制正常形态的异质性相互作用在大部分癌症中仍然起作用。

剩余的大约 5%的肿瘤是一个挑战，因其退行性发育已经丢失了大部分可能鉴定出组织来源的组织学特征。这些退行性肿瘤中的细胞的前体细胞已不依赖于附近的正常细胞。然而，大部分退行性肿瘤细胞并非会一直进展至完全独立的状态，因为其仍然能聚集形成实体肿瘤。最终独立的只有那些级别较高的可以长到胸膜渗出液或者腹水的肿瘤细胞（补充信息栏 13.3），其不再直接与支持细胞及细胞外基质（ECM）接触。

即使没有异质性相互作用的详细知识，从哺乳动物组织已知的生理学也可预测大部分的肿瘤细胞至少依赖于一种形式的基质支持：事实上它们均依赖于功能性的血液供应。较难预测的是大多数肿瘤获得脉管系统的机制。肿瘤组织积极招募构建毛细血管和大血管的内皮细胞，而非侵袭正常的组织和剥夺已经存在的毛细血管床。

这些内皮细胞的来源也不能从第一条原则推理出来。起源于邻近血管的内皮细胞的增殖似乎是血管生成开关被切断后不久获得新生血管的主要机制。然而，在许多肿瘤中，大量的血管似乎由起源于骨髓然后在肿瘤基质中分化成为功能性的 EPC 所构建。EPC 的作用仍不清楚。一些观点认为，微血管最初是骨髓衍生 EPC 的分化产物，与微血管相互作用的许多细胞实际上位于血管形成过程中起辅助作用的骨髓细胞旁边。

对血管生成的许多方面的了解仍然贫乏，甚至荒谬。例如，一旦肿瘤开始血管生成，它们便可以长时间地生长和扩张，血管生成能力较强的肿瘤比那些新生脉管能力差的肿瘤生长得更迅速。事实上，就像我们读到的，测量微脉管的密度（每个显微镜视野中毛细血管数量）与原发性肿瘤相关性非常好，如乳腺癌，将会进展到高度恶性的终点。

该矛盾来自于频繁观察到的承受高度缺氧的肿瘤患者同样面临差的预后。事实上，缺氧肿瘤通常比常氧状态下的对照的恶性程度更高（图 13.48）。假定缺氧使肿瘤细胞饥饿并通过凋亡导致其死亡，并且进一步扩大肿瘤内的坏死区域，以上现象就无法解释。这种矛盾或许可以通过研究 HIF-1 转录因子的作用解释，HIF-1 在缺氧细胞中被激活（7.12 节），诱导 VEGF 及其他大量蛋白的表达。事实上，HIF-1 的高水平表达也是临床

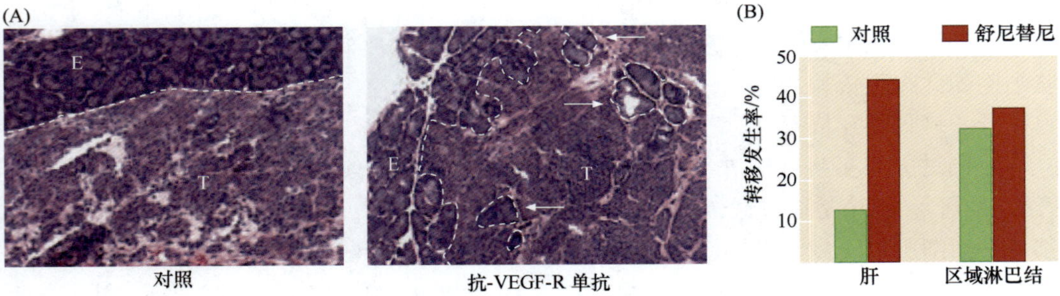

图 13.48　抑制血管生成治疗肿瘤中的非期望效果　通过抗血管生成治疗进而影响微脉管系统而抑制肿瘤的策略会导致肿瘤有些部分迅速产生缺氧反应，并可能造成复杂的后果。肿瘤缺氧部分会产生严重坏死。另外，还可能产生无法预料的其他作用。例如，*Rip-Tag* 转基因小鼠（产生胰岛肿瘤）经过抗血管生成治疗后肿瘤生长的恶性程度反而增强（图 13.36）。（A）已经制备了靶向针对 VEGFR2 胞外结构域的单克隆抗体（MoAb），命名为 DC101，该抗体对于免疫缺陷小鼠人源性移植瘤的生长抑制非常有效，表面上是通过广泛诱导形成肿瘤相关微管的内皮细胞凋亡而起作用的（补充信息栏 13.9）。在无 DC101 单抗时，胰岛肿瘤（T）显示出光滑和清晰的边界（白色虚线），外部有胰腺外分泌细胞（E）包绕（左侧）未显示出侵袭。然而，当 DC101 单抗存在（右侧）时，胰岛肿瘤边界变成高度回旋状，表明恶性程度很高的肿瘤已经侵入，并且吞没了胰岛外分泌细胞的胰岛（箭头）。（B）另外一种抗血管生成治疗方法使用一种 VEGFR2 相关酪氨酸激酶的小分子抑制剂舒尼替尼（sunitinib），用舒尼替尼处理 Rip-Tag 胰岛肿瘤可使肿瘤肝脏转移率增加约 3.5 倍，但是并未增加其区域淋巴结的转移。另外三种不同的抗血管生成药物（未提供）也同样增加了小鼠恶性胶质母细胞瘤的侵袭。（引自 M. Paez-Ribas et al., *Cancer Cell* 15: 220-231, 2009.）

预后差的指标。活化 HIF-1 的基因包括 *PDGF*、*TGF-α*、*TGF-β* 和几个负责细胞外基质（ECM）重塑的基质金属蛋白酶（MMP）基因。我们已经知道，其中一些分泌蛋白可作为有效的有丝分裂原驱动上皮细胞和邻近基质的增殖。

另一个 HIF-1 诱导的基因编码 Met 蛋白，是干细胞生长因子（HGF）的受体，也称为散射因子（SF）。HGF 似乎在许多上皮和间质来源的人类肿瘤中广泛存在（第 14 章）。因此，HIF-l 介导的 Met 表达上调可以增强肿瘤细胞对其周围存在的 HGF 分子（如由间质细胞释放的 HGF）的敏感性。一旦 Met 受体被与其结合的 HGF 配体激活，将会激活上皮细胞中一系列不同的反应，包括上皮-间质转化（EMT），即一种增强细胞运动和侵袭的细胞生物学程序（第 14 章）。此时，诱导 EMT 的两个转录因子 Snail 和 Twist 在缺氧的细胞中显著增加。而且，如在下一章将看到的，经历 EMT 的癌细胞获得了许多高度恶性的肿瘤细胞表型。HIF-1 作用和组织缺氧所形成的各种产物有助于解释缺氧肿瘤的预后差，由于其可以克服这些逆境，最终变得比氧供应充足的肿瘤更富有侵袭性（补充信息栏 13.6）。

这些相互矛盾、血管生成治疗策略的反作用，以及肿瘤可能采取的逃避这些治疗的策略（表 13.5），或许可以解释目前肿瘤临床治疗为何仅取得了有限的成功。大部分的临床疗效与预期相差很远。然而，一些抗血管生成与化疗联合的治疗方式在延长癌症患者的无进展生存期，甚至总生存方面显示了有效性，因此有可能进入标准化的治疗方案。长期来看，更有效的抗肿瘤治疗策略可能是在既能避免引起肿瘤缺氧的血管完全崩解、又不加剧肿瘤侵袭性的同时，找到使肿瘤微血管正常化的药物剂量，并且能更为有效地释放药物。

最近发现的肿瘤和骨髓的动态相互作用对于多数肿瘤研究者来说是个惊喜。大部分未发生转移的肿瘤，传统上被认为是一种局限于身体某个角落的局部疾病。但是，我们对基质细胞的了解越多，越意识到即使是局限性肿瘤，其也会扩展至全身较远的位置，以便招募支持其自身生存和增殖所需的细胞。除了之前提到的内皮前体细胞（EPC），肿瘤还从骨髓招募肥大细胞和单核细胞，后者在此分化为巨噬细胞。许多上皮癌的大量的基质中也招募了骨髓起源的间充质干细胞（MSC）。这些 MSC 一旦出现在肿瘤内，它们就可能会分化为成纤维细胞和肌成纤维细胞，然后释放有利于附近癌细胞生存和恶性进展的信号。

本章大部分内容讨论了肿瘤中上皮-间质的相互作用和通过旁分泌信号通道交换的异质性信号。肿瘤间质中存在骨髓衍生的各种细胞，共同构建了一个额外的多维度复杂系统。为了鉴定它们的存在及其对肿瘤生理学的潜在贡献，我们现在需要考虑肿瘤细胞与遥远的骨髓的相互作用。肿瘤可能与骨髓进行通信，让其产生并动员特定细胞类型进入循环系统，进而可以从循环系统被招募至肿瘤间质。当然，这样的系统相互作用依赖内分泌信号传递的信息，而不是我们这里集中讨论的旁分泌信号。

即使我们把注意力集中到肿瘤内上皮与间质之间的旁分泌信号的双向交流上，所面临的情况也极其复杂。肿瘤间质由十几种不同类型的细胞组成（成纤维细胞、肌成纤维细胞、间充质干细胞、内皮细胞、周细胞、平滑肌细胞、肥大细胞、单核细胞、巨噬细胞、淋巴细胞，在一些组织中还有脂肪细胞），每一种细胞发送信号到恶性上皮细胞及间质的其他组分。物理学家奋斗多年，但至今未能成功解决肿瘤细胞、间质细胞、间质其他成分这三者之间的关系问题。在这里，我们面对大量不同类型的细胞世界，每一种类型的细胞都向肿瘤内其他类型细胞发送复杂的混合信号。仅对一种细胞类型——成纤维细胞——的检测，就揭示了这些细胞的异质性及其响应肿瘤间质中遇到的相关信号时的动态变化能力（补充信息栏 13.10）。我们仅仅开始了解肿瘤组织和正常组织中复杂的上皮-间质相互作用的一些浅表问题。

半个多世纪以来，肿瘤学家的研究兴趣集中于根除实体瘤内的肿瘤细胞，寄希望于治愈那些以往认为无法治愈的常见肿瘤。如我们在第 11 章和本章介绍的，该想法需要从根本上转变。首先，抗肿瘤治疗的真正目标已经不再是肿瘤内的大量恶性细胞，因为其自我更新的能力是有限的。相反，我们可能会发现真正持久的疗效仅来自于根除隐藏在肿瘤团内部、仍然难以捉摸的肿瘤干细胞，它们是肿瘤自我更新的发动机。其次，许多未来要开发的、有用的抗肿瘤治疗将不会针对肿瘤细胞本身。相反，攻击为其提供重要生理支持的细胞或许更有用，通过破坏大部分肿瘤细胞所依赖的复杂的基质支持网络，使实体瘤真正显著消退或许会在某天得以实现（图 13.49）。

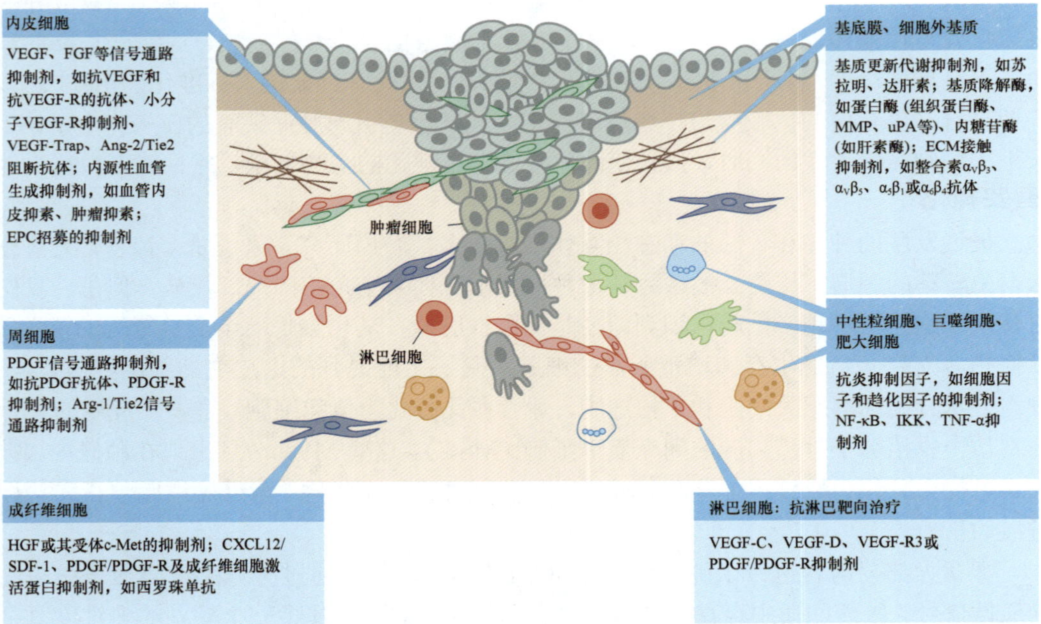

图 13.49　作为治疗干预靶点的异质性相互作用　正如本章所描述的，肿瘤细胞依赖于从邻近的间质微环境获得各种细胞生理支持。这种对异质性相互作用的依赖带来了一种新的肿瘤治疗方案，本章介绍了其中一些部分。这种新的治疗方案直接针对异质性信号转导而不是肿瘤细胞内信号转导缺陷，从而剥夺肿瘤细胞必需的间质支持。此图表明一些抗肿瘤治疗方案正在开发或筹划中。（引自 J.A. Joyce, *Cancer Cell* 7: 513-520, 2005.）

将肿瘤看作“没有治愈的创伤”（wound that do not heal）的观点，延伸并呼应了我们前面的论述（11.15 节），其中对慢性炎症在促进肿瘤形成中所起的关键作用已经进行了深入的讨论。炎症和伤口愈合是相互作用的过程，炎症促进肿瘤形成的机制导致了肿瘤最初的描述，随后被慢性伤口愈合扩大和精细调节，这似乎可以最好地描述发育良好的肿瘤间质的生物学特性。

这里还有另外一个惊喜。炎症细胞，特别是巨噬细胞，传统上被描述为有效对抗感染物（如细菌）的免疫反应的前锋战士，通过吞噬感染物并提呈抗原辅助引导长期的免疫反应，这将在第 15 章讲述。现在，我们了解巨噬细胞在产生促有丝分裂性生长因子和重塑细胞外基质（ECM）的过程中也作为关键成分起作用，重塑细胞外基质对于肿瘤的侵袭和转移也是至关重要的（第 14 章）。

所以，各种类型的间质细胞的任务已被扩展而变得模糊不清。免疫系统中的细胞据称被派遣来保护我们避免感染甚至发生肿瘤，却通常在肿瘤进展过程扮演活跃的合作者的角色。在小鼠中通过胚系重构（re-engineering）使其免疫系统缺失某种类型的细胞，经常矛盾地造成宿主机体肿瘤生成能力降低。

通常情况下，依赖于上皮-间质相互作用的非常精细的形态发生过程，如伤口愈合和上皮-间质转化，似乎可以解释肿瘤细胞何等聪明，以致可以获得其恶性演进的晚期阶段所需要的复杂细胞表型。现在这种观念并不让人感到惊奇，因为我们对于肿瘤细胞了解得越多，越能意识到其如何为了满足自身需要而选择并利用了正常的生物学过程。这给本章留下了最后一个问题：我们是否开始真正了解异质性相互作用机制的复杂性，是否还有一个完整的未被发现的信号转导领域及潜伏于肿瘤中的行为程序（behavioral program），像银河的暗物质一样，再一次带给我们惊喜？

重要概念

- 肿瘤是依赖于不同细胞类型间相互通信的复杂组织。事实上，大部分的肿瘤与其起源的正常组织在组织学上一样复杂。
- 在上皮癌中，细胞类型可以被分为肿瘤上皮细胞和招募的间质细胞，其中包括成纤维细胞、肌成纤维细胞、巨噬细胞及参与肿瘤相关脉管系统构建的各种细胞类型，特别是内皮细胞、周细胞和平滑肌细胞。
- 大部分上皮癌完全依赖于所招募的间质细胞获得各种生理支持。这种依赖性只在小部分肿瘤进展到极端恶性的状态时才失去，特别是长在腹水或者胸膜液中的肿瘤细胞。
- 在生物化学水平，这种相互依赖可通过其交换不同类型的促有丝分裂和营养因子得以证明。例如，肿瘤细胞或许会释放 PDGF 招募和激活间质细胞，而后者通过释放维持肿瘤细胞生存的 IGF 得以响应。
- 肿瘤相关脉管系统的形成即血管新生的过程，是所有大于 0.2mm 的肿瘤生长的一个关键的、限速的决定因素。
- 在上皮癌中，肿瘤相关间质的获得类似于上皮组织的愈伤过程。因此间质的发生依赖于与愈伤过程活化相同的基因表达程序。
- 随着肿瘤的进展，富含成纤维细胞的间质逐步被肌成纤维细胞代替，最终产生富含胶原的、促纤维增生性的间质。

- 招募直接参与肿瘤细胞新生血管构建的细胞涉及肿瘤细胞和炎症细胞，特别是巨噬细胞释放 VEGE 等因子。
- 血管新生代表新型抗肿瘤药研发的一个引人注目的靶点，因为靶细胞是不同类型的参与血管生成的正常间质细胞，而不是不断变化的肿瘤细胞。
- 抗血管生成的治疗策略通常在肿瘤中引起相互矛盾的反应，包括进展到恶性程度的更高级别，从而降低了人们将这些治疗策略应用于临床治疗的热情。

思考问题

1. 哪些不同的证据直接证明大部分肿瘤细胞依赖于间质细胞获得各种生理支持？
2. 抗血管生成治疗是否能够（在一些病例中）提高或者中和（在另外一些病例中）目前的化学治疗的疗效？
3. 巨噬细胞如何促进或者拮抗肿瘤生成？
4. 哪些证据表明肿瘤相关间质的产生依赖于与伤口愈合中相同的生物学过程？
5. 哪种生物学的力量导致肿瘤相关脉管系统在许多方面存在缺陷？
6. 你将采用哪种抗肿瘤药物以剥夺其血管支持的方式瓦解已形成的肿瘤？
7. 肿瘤细胞可使用哪种生物化学策略减少其对间质支持的依赖？
8. 你能举出癌蛋白如何扰乱肿瘤细胞与其邻近肿瘤相关间质相互作用的例子吗？
9. 你如何确定肿瘤脉管系统中的内皮细胞哪部分来源于邻近脉管系统的扩张，哪部分来自于循环的内皮前体细胞？

参考读物

Avramides CJ, Garmy-Susini B & Varner JA (2008) Integrins in angiogenesis and lymphangiogenesis. *Nat. Rev. Cancer* 8, 604–617.

Balkwill F, Charles KA & Mantovani A (2005) Smoldering and polarized inflammation in the initiation and promotion of malignant disease. *Cancer Cell* 7, 211–217.

Baluk P, Hashizume H & McDonald DM (2005) Cellular abnormalities of blood vessels as targets in cancer. *Curr. Opin. Genet. Dev.* 15, 102–111.

Baum B & Georgiou M (2011) Dynamics of adherens junctions in epithelial establishment, maintenance, and remodeling. *J. Cell Biol.* 192, 907–917.

Bergers G & Hanahan D (2008) Modes of resistance to anti-angiogenic therapy. *Nat. Rev. Cancer* 8, 592–603.

Bhowmick NA, Neilson EG & Moses HL (2004) Stromal fibroblasts in cancer initiation and progression. *Nature* 432, 332–337.

Bierie B & Moses HL (2006) Tumour microenvironment: TGFβ, the molecular Jekyll and Hyde. *Nat. Rev. Cancer* 6, 506–520.

Brancato SK & Albina JE (2011) Wound macrophages as key regulators of repair. *Am. J. Pathol.* 178, 19–25.

Carmeliet P & Jain RK (2011) Molecular mechanisms and clinical applications of angiogenesis. *Nature* 473, 298–307.

Carmeliet P & Tessier-Lavigne M (2005) Common mechanisms of nerve and blood vessel wiring. *Nature* 436, 193–200.

De Visser KE, Eichten A & Coussens LM (2006) Paradoxical roles of the immune system during cancer development. *Nat. Rev. Cancer* 6, 24–37.

De Wever O, Demetter P, Mareel M & Bracke M (2008) Stromal myofibroblasts are drivers of invasive cancer growth. *Int. J. Cancer* 123, 2229–2238.

Dvorak HF (1986) Tumors: wounds that do not heal. *N. Engl. J. Med.* 315, 1650–1689.

Dvorak HF (2003) How tumors make bad blood vessels and stroma. *Am. J. Pathol.* 162, 1747–1757.

Ebos JML & Kerbel RS (2011) Antiangiogenic therapy: impact on invasion, disease progression, and metastasis. *Nat. Rev. Clin. Oncol.* 8, 210–221.

Egeblad M, Nakasone ES & Web EZ (2010) Tumors as organs: complex tissues that interface with the entire organism. *Dev. Cell* 18, 884–901.

Ellis LM & Hicklin DJ (2008) VEGF-targeted therapy: mechanisms of anti-tumor activity. *Nat. Rev. Cancer* 8, 579–591.

Ferrara N, Gerber HP & LeCouter J (2003) The biology of VEGF and its receptors. *Nat. Med.* 9, 669–676.

Franke WW (2009) Discovering the molecular components of intercellular junctions: a historical view. *Cold Spring Harbor Prospect. Biol.* 1, a003061.

Gerhardt H & Semb H (2008) Pericytes: gatekeepers in tumour cell metastasis? *J. Mol. Med.* 86, 135–144.

Hinz B (2007) Formation and function of the myofibroblast during tissue repair. *J. Invest. Dermatol.* 127, 526–537.

Jain RK (2005) Normalization of tumor vasculature: an emerging concept in antiangiogenic therapy. *Science* 307, 58–62.

Jain RK, Di Tomaso E, Duda DG et al. (2007) Angiogenesis in brain tumors. *Nat. Rev. Neurosci.* 8, 610–622.

Jain, RK, Duda DG, Willett CG et al. (2009) Biomarkers of response and resistance to antiangiogenic therapy. *Nat. Rev. Clin. Oncol.* 6, 327–338.

Kalluri R (2003) Basement membranes: structure, assembly and role in tumour angiogenesis. *Nat. Rev. Cancer* 3, 422–433.

Kalluri R & Zeisberg M (2006) Fibroblasts in cancer. *Nat. Rev. Cancer* 6, 392–401.

Kerbel RS (2008) Tumor angiogenesis. *N. Engl. J. Med.* 358, 2039–2049.

Kessenbrock K, Plaka V & Werb Z (2010) Matrix metalloproteinases: regulators of the tumor microenvironment. *Cell* 141, 52–67.

Lewis CE & Pollard JW (2006) Distinct role of macrophages in different tumor microenvironments. *Cancer Res.* 124, 263–266.

Loges S, Mazzone M, Hohensinner P & Carmeliet P (2009) Silencing or fueling metastasis with VEGF inhibitors: antiangiogenesis revisited. *Cancer Cell* 15, 167–170.

Lu P, Weaver VM & Werb Z (2012) The extracellular matrix: a dynamic niche in cancer progression. *J. Cell Biol.* 196, 395–406.

Nagy JA , Chang SH, Dvorak AM & Dvorak HF (2009) Why are tumour blood vessels abnormal and why is it important to know? *Br. J. Cancer* 100, 865–859.

Olsson AK, Dimberg A, Kreuger J & Claesson-Welsh L (2006) VEGF receptor signalling: in control of vascular function. *Nat. Rev. Mol. Cell Biol.* 7, 359–371.

Page-McCaw A, Ewald AJ & Werb Z (2007) Matrix metalloproteinases and the regulation of tissue remodeling. *Nat. Rev. Mol. Cell Biol.* 8, 221–233.

Rabbani SY, Heissig B, Hattori K & Rafii S (2003) Molecular pathways regulating mobilization of marrow-derived stem cells for tissue revascularization. *Trends Mol. Med.* 9, 109–117.

Schäfer M & Werner S (2008) Cancer as an overhealing wound: an old hypothesis revisited. *Nat. Rev. Mol. Cell Biol.* 9, 628–638.

Shibuya M & Claesson-Welsh L (2006) Signal transduction by VEGF receptors in regulation of angiogenesis and lymphangiogenesis. *Exp. Cell Res.* 312, 549–560.

Tammela T & Alitalo K (2010) Lymphangiogenesis: molecular mechanisms and future promise. *Cell* 140, 460–476.

Theunissen J-W & de Sauvage FJ (2009) Paracrine Hedgehog signaling in cancer. *Cancer Res.* 69, 6007–6010.

Thiery JP, Acloque H, Huang RYG & Nieto MA (2009) Epithelial-mesenchymal transitions in development and disease. *Cell* 139, 871–890.

Tlsty TD & Coussens LM (2006) Tumor stroma and regulation of cancer development. *Annu. Rev. Pathol.* 1, 119–150.

Wels J, Kaplan RN, Rafii S & Lyden D (2008) Migratory neighbors and distant invaders: tumor-associated niche cells. *Genes Dev.* 22, 559–574.

Wiseman BS & Werb Z (2002) Stromal effects on mammary gland development and breast cancer. *Science* 296, 1046–1049.

（王明荣　张钰　杜小莉　林德晨　刘曙光　王博石　郝佳洁）

第 14 章　迁出：侵袭和转移

在外周血中发现了与肿瘤细胞完全相同的细胞，这为我们解释同一患者体内存在多个肿瘤提供了一些思路。

T.R. 阿什沃思（T.R. Ashworth），内科医生，1869

一个人生命中最重要的时刻是原肠胚形成期，而不是他的出生、结婚或死亡。

刘易斯·沃尔珀（Lewis Wolpert），胚胎学家，1986

在肿瘤多阶段演进的早期阶段，肿瘤细胞在原发灶无限增殖，通常要经过若干年才形成明显的原发性肿瘤病灶。假设 $1cm^3$ 的组织含有 10^9 个以上的细胞，可以想象，在肿瘤明显可见或能被临床医生发现之前，肿瘤细胞数量已达 10^{10} 个或 10^{11} 个以上（图 10.5A）。

某些器官的原发性肿瘤，尤其是生长在胸膜和腹膜间隙的肿瘤，可以长到较大体积而不引起患者任何不适。主要是由于这些腔隙空间具有伸缩性，而且其内容物具有较强的可塑性。而生长于机体另外一些部位的肿瘤，如脑肿瘤，当肿瘤体积相对较小时，患者就产生了明显的症状。生长于全身各处的肿瘤长到一定大小时，会影响所在器官的功能，使患者产生不同程度的临床症状。

很多情况下，肿瘤膨胀性生长、挤压周围组织而影响正常组织的生理功能。此外，原发灶的肿瘤细胞会侵袭邻近正常组织，影响这些组织的生理功能，如大的结肠肿瘤会堵塞消化道，肝和胰肿瘤会堵塞胆道，肺部肿瘤往往影响气道功能。

尽管原发性肿瘤非常凶险，但其最终只会引起 10%左右的肿瘤患者死亡，而大约 90%的肿瘤患者最终死于原发灶以外部位的转移性肿瘤的生长（图 14.1；同时可见图 2.2）。这种转移的形成是肿瘤细胞离开原发灶，沿着身体内的“高速公路”——血管和淋巴管——在全身寻找新的部位并重新生长形成细胞克隆的结果（图 14.2）。乳腺癌细胞通常在身体的多种组织，包括脑、肝、骨和肺等部位定植并形成转移灶，前列腺肿瘤易发生骨转移，而结肠癌易发生肝转移。

肿瘤细胞的播散是肿瘤发展过程中最具危险性的过程。当肿瘤细胞在远端器官形成克隆时，往往会对机体产生严重的破坏。在女性中，若肿瘤位于乳腺，一般不会影响其生理功能，其实几乎所有局限于乳腺的原发性乳腺癌都不会威胁生命。然而，乳腺癌发生骨转移时，会造成骨组织的局部侵蚀，引发剧烈的疼痛与骨质溶解。若发生脑转移将会迅速损伤中枢神经系统功能，发生肺或肝转移时也会威胁生命，因为这些器官具有重要的生理功能。

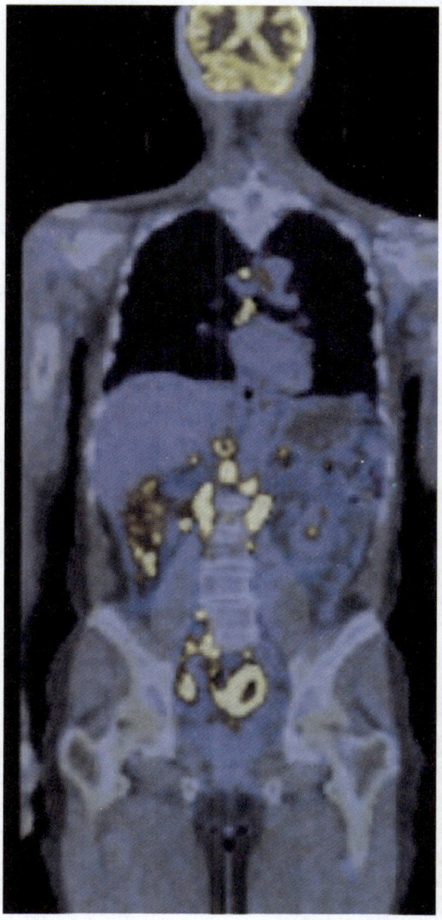

图 14.1　播散的肿瘤　诊断出肿瘤转移常常意味着肿瘤患者被判了死刑，但人们对肿瘤细胞离开原发灶，向身体远端器官转移的机制知之甚少。左图为转移性非霍奇金淋巴瘤（NHL）患者的全身扫描图，这是一张利用计算机 X 射线断层成像术[computed tomography（usually using X-ray scanning），CT]（灰色，蓝色）和正电子发射断层成像术（positron-emission tomography，PET）得到的叠加图。PET 反映全身各种组织摄取放射性标记的荧光脱氧葡萄糖（fluorodeoxyglucose）的情况（黄色）。组织细胞摄取 FDG 越多表明其有氧糖酵解越活跃（2.6 节）。图中人体大脑的高摄取活性是正常的。腹部区域出现的许多黄色斑点指示着 NHL 的多发性转移灶。[感谢 S.S. 甘比尔（S.S. Gambhir）。]

关于肿瘤转移的主要困惑之一是为什么不同肿瘤发生转移的能力不同。某些组织的肿瘤具有高转移潜能，而另外一些组织的肿瘤几乎不发生转移，其详细机制还不清楚。当原发性黑色素瘤细胞生长并部分侵入皮下组织时，几乎可以肯定肿瘤已经在机体远端形成了转移灶。相反，皮肤基底细胞癌和脑星形细胞瘤（一种原发于脑神经胶质细胞的肿瘤），则很少发生转移。另一个尚未得到解释的难题是肿瘤转移的亲器官性，即某种器官中生长的肿瘤总是在特定组织定植并形成转移灶。

事实上，多种人类肿瘤中都存在这样的情况：当首次发现其原发性肿瘤时，肿瘤细胞已经发生了全身播散。在初次诊断时，这些播散的细胞通常不可见，因为它们仅形成微小的肿瘤细胞克隆——微小转移灶。肿瘤转移的这些行为引出了本章及第 16 章要讨论的问题：原发性肿瘤的特性是否可以提示肿瘤细胞发生了全身性播散？当手术切除原发性肿瘤很长一段时间后，体内播散的肿瘤细胞是否最终还会形成致命的肿瘤转移灶？

本章将讲述肿瘤发展过程中涉及的侵袭性问题，这依赖于肿瘤细胞本身及相关基质中复杂的生物化学和生物学改变。如前几章所述，肿瘤形成的多数步骤已比较清楚。然而，对于肿瘤侵袭和转移的机制目前的认识仍然十分有限。这些在肿瘤进展晚期出现的侵袭转移是肿瘤发病机制研究中主要悬而未决的问题。

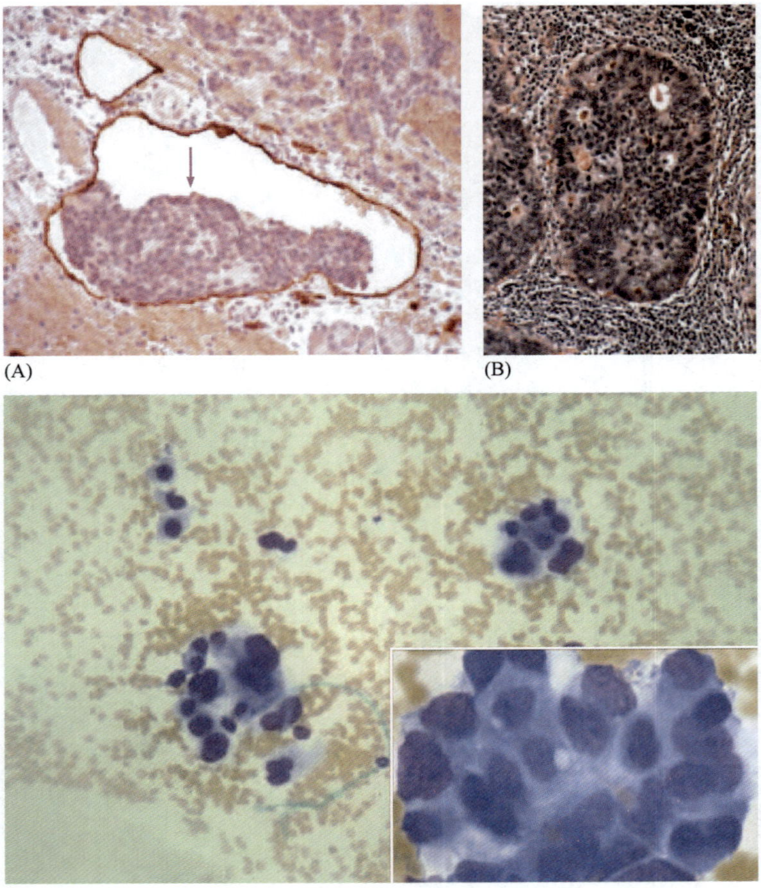

(A)　(B)　(C)

图 14.2　多种组织转移瘤的组织学观察　（A）在 Rip 标签转基因小鼠的胰岛细胞瘤中（图 13.36）过表达 VEGF-C（一种存在于胰岛肿瘤细胞的血管内皮生长因子），可促进肿瘤的淋巴转移。图中可见在淋巴管中形成的胰岛细胞微小转移灶（箭头所示），淋巴管内皮细胞排列成管状（红棕色）。（B）与乳腺引流淋巴管相连淋巴结中的人乳腺癌微小转移灶（中央处）。从图中可见这一转移灶具有明确的组织结构，包括导管和基质，这是许多原发性乳腺癌的特征，同时在周围的淋巴管中还可见许多淋巴细胞（黑色的细胞核）。（C）通过特异性免疫组织化学染色方法检测表达上皮标志物（与骨髓中天然存在的间叶细胞相区别）的细胞，能够发现骨髓中存在的转移性癌细胞团（蓝色）以区分骨髓中天然存在的间叶细胞。如图所示，通过瑞特-吉姆萨染色将上皮来源的癌细胞染成蓝色。［A，引自 S.J. Mandriota et al., *EMBO J.* 20: 672-682, 2001. B，感谢 T.A. 英斯（T.A. Ince）。C，感谢 P. 莱维特（P. Leavitt），丹娜-法伯癌症研究所（Dana-Farber Cancer Institute）。］

14.1　肿瘤细胞由原发性肿瘤向潜在的转移位点迁移依赖于一系列复杂的生物学步骤

大多数（80%）威胁生命的恶性肿瘤起源于上皮组织，称为癌（carcinoma）。因此本章中所讨论的大多数肿瘤指的都是癌。需要说明的是，来源于其他组织，如结缔组织和神经组织的肿瘤，也具有相似的侵袭和转移方式。甚至某些造血系统的肿瘤，特别是淋巴瘤，经常具有一个局灶化的早期肿瘤阶段及播散到远端组织器官的晚期肿瘤阶段（图 14.1）。这一系列复杂的步骤称为侵袭-转移级联（图 14.3）。

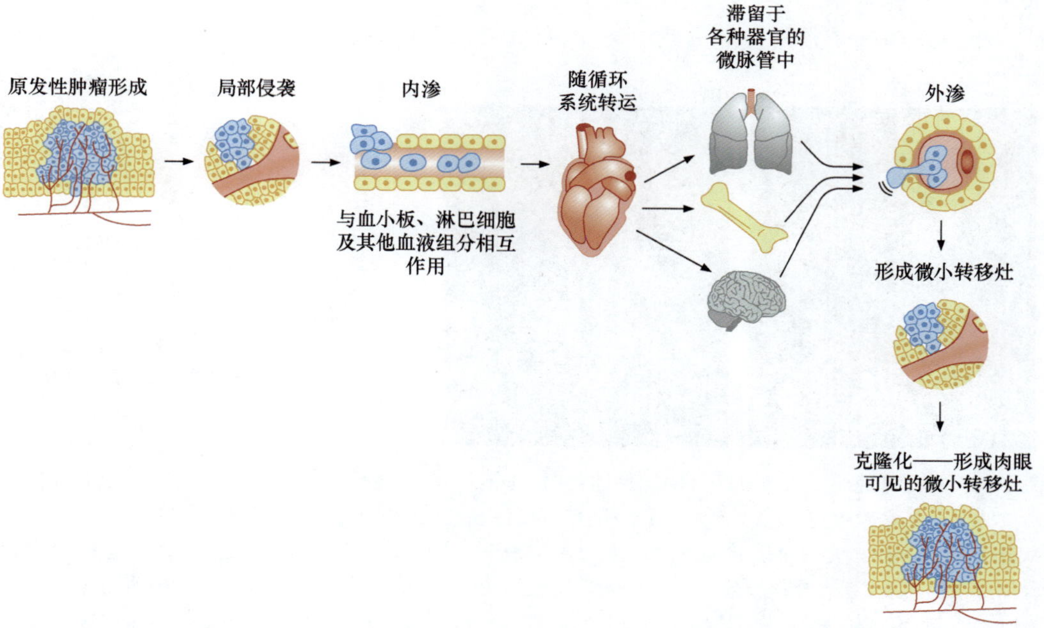

图 14.3　侵袭-转移级联　侵袭-转移级联的全部过程概括为 7 个独立的步骤。起始阶段，局部侵袭使原发性肿瘤细胞破坏并突破基底膜，侵入毛细淋巴管或毛细血管，随后，这些肿瘤细胞随着体循环，到达解剖学上的远端部位，肿瘤细胞滞留并穿出毛细淋巴管或毛细血管管壁，从而形成隐匿性的微小转移灶。最终，一些微小转移灶在附着部位获得“克隆化”的能力，形成肉眼可见的转移瘤。最后一步——克隆化，是所有步骤中效率最低的一步。成功完成全部级联步骤的可能性很小，这就是单个肿瘤细胞离开原发性肿瘤后很难成功地形成远端肉眼可见转移灶的原因。近期分子和细胞生物学研究用另一个两阶段的侵袭-转移级联理论描述这一过程：第一个阶段是肿瘤细胞从原发性肿瘤到远端组织器官的物理性播散；第二个阶段的“克隆化”则依赖于播散的肿瘤细胞对远端组织微环境的适应。（改编自 I.J. Fidler, *Nat. Rev. Cancer* 3: 453-458, 2003.）

这里主要集中讨论癌症的侵袭转移问题，需要回顾以前讨论过的一些癌症及其起源上皮组织的相关知识（2.2 节和 13.1 节）。简而言之，多数上皮组织都具有共同的组织结构。在大多数情况下，相对薄的上皮细胞层位于复杂的基质层的上方，两者之间被一种称为基底膜的特殊细胞外基质（extracellular matrix，ECM）所分隔（图 13.6）。这种蛋白质网状结构是由上皮细胞和基质细胞分泌的蛋白质共同构建的。

从定义上来讲，起源于基底膜上皮侧并仅局限于这一侧的肿瘤，称为良性肿瘤。然而，一些肿瘤细胞获得了突破基底膜（basement membrane，BM）的能力（图 14.4A 和 B）。在某些肿瘤中，突破基底膜预示着疾病的不良预后，特别是预示着随后发生肿瘤转移事件（图 14.4C），这表明基底膜缺失是原发性肿瘤最终播散的前奏。肿瘤细胞突破基底膜后，开始以单个或成簇的形式浸润周围基质（图 14.5），这种肿瘤细胞团块被重新定义为恶性肿瘤。事实上，正如前面章节所述，许多病理学家及外科医生习惯用“癌症”（cancer）来称呼这些获得侵袭能力的上皮性肿瘤。可以肯定的是，侵袭性肿瘤细胞造成基底膜分解，破坏了阻碍肿瘤细胞群进一步扩张的重要物理屏障。同时，如前一章所述，通过降解各种基底膜成分，侵袭细胞获得了促进细胞生长和存活的细胞因子，而在正常情况下，这些因子常常被隔离或深藏在特化的细胞外基质中。

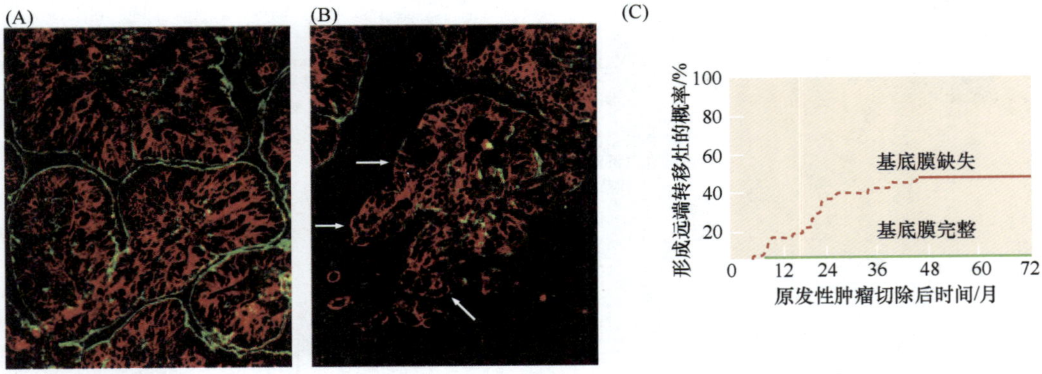

图 14.4　突破基底膜　可以使用针对层粘连蛋白（laminin，基底膜中的关键组分，见图 13.6）的特异性抗体进行基底膜检测。（A）在分化程度比较高而侵袭性比较低的结直肠癌中，用抗细胞角蛋白抗体标记癌细胞巢（红色），用层粘连蛋白 α3 链的抗体标记周围环绕的基底膜（绿色），癌细胞巢之间的基质是黑色的。（B）在分化程度比较低而侵袭性比较高的肿瘤中，可见缺失了基底膜的癌细胞巢边界（箭头所示），肿瘤细胞直接暴露于周围基质。（C）对一组侵入周边脂肪组织至少 5mm 的高级别直肠癌（全部为 T3 期）患者，其癌细胞巢周围基底膜缺失程度与肿瘤发展形成远端转移灶的概率直接相关。基底膜部分或完全缺失，预示着手术切除原发性肿瘤后 5 年之内发生远端转移的可能性较高。（引自 S. Spaderna et al., *Gastroenterology* 131: 830-840, 2006.）

如前所述，肿瘤细胞在突破基底膜前，通常会产生促血管生成因子，它们通过多孔屏障作用于基质内的内皮细胞，刺激基底膜基质侧血管的生成（图 13.38）。然而，突破基底膜非常有利于肿瘤细胞进行后续的侵袭-转移级联。一旦处于基质环境中，肿瘤细胞就可以直接进入血管和淋巴管（图 13.40）。而在正常情况下，这些血管和淋巴管仅分布在基底膜的基质侧。与毛细血管的紧密接触使肿瘤细胞易于获得血液中携带的营养物质和氧气。此外，肿瘤细胞的侵袭性使其可以突破（即穿透）管壁进入血管和淋巴管的管腔。这一侵入脉管的过程称为内渗（intravasation），它依赖于单个肿瘤细胞或肿瘤细胞簇脱离周围的肿瘤组织、自行进入循环的能力。

肿瘤局灶浸润依赖于分泌性蛋白酶的释放，这对于重塑细胞外基质、形成肿瘤细胞行进的空间非常必要（图 14.6A）。在某些肿瘤中，浸润的肿瘤细胞可以自己分泌蛋白酶，如 MMP-2 和 MMP-9（图 14.17E），也可诱导其他多种基质细胞协同性地释放蛋白酶，促进基质细胞后跟随的癌细胞成簇生长（图 14.6B～D，补充信息栏 14.1）。

人们对内渗过程的研究比较少。最初认为，在许多乳腺癌及其他肿瘤中，3 种不同类型的细胞——癌细胞、巨噬细胞和内皮细胞协同促进肿瘤细胞浸润毛细血管管腔的内皮层（图 14.7）。在本章的后面，将重新审视癌细胞-巨噬细胞相互作用和它们之间的信号通路，以及癌细胞的侵袭及相关血管内渗过程（这是由巨噬细胞释放的表皮生长

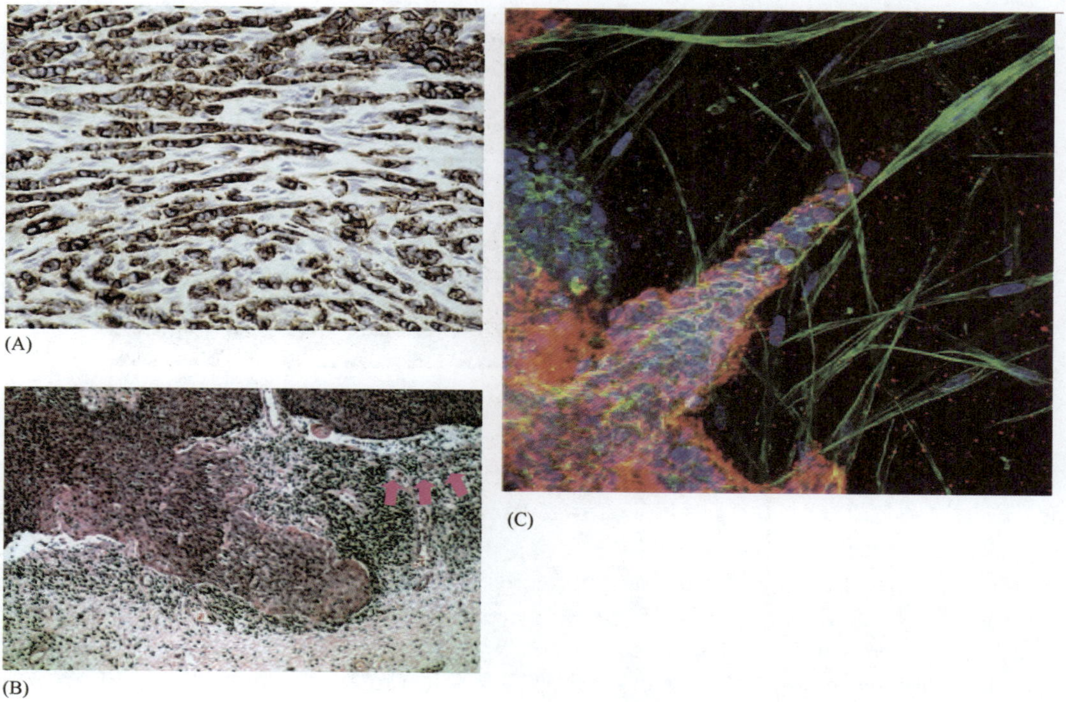

图 14.5 侵袭模式 （A）侵袭的乳腺小叶癌细胞（棕色）离开原发性肿瘤（左侧未显示），在邻近细胞基质（白色，灰色）中形成通道，即形成一个接一个排列的形态。（B）更典型的是癌细胞采用密集型的协同浸润方式，通常称为“集团性”浸润。在宫颈鳞状细胞癌中，成百上千个肿瘤细胞（粉色，棕色）呈指状或舌状，穿透基底膜向基质浸润。基质中具有基质成纤维细胞和炎症细胞（暗绿色）。深棕色的基底膜沿水平方向（粉色箭头）将肿瘤细胞（上方）与基质细胞（下方）分开，除一个毛细血管和呈舌状分布的浸润的肿瘤细胞外，基底膜呈连续性分布。（C）集团性浸润也可以在体外实验中观察到。人乳腺癌 MCF-7 细胞在主要由胶原组成的三维基质中（与二维单层细胞培养相比，三维细胞培养中基质可模拟体内的组织微环境）与成纤维细胞共培养，乳腺癌细胞可浸润胶原基质，细胞间经 E-钙黏蛋白（红色）介导的黏附连接相连。成纤维细胞的肌动蛋白应力纤维经鬼笔环肽（phalloidin）染色（绿色）；细胞核经 DAPI 染色（蓝色）。[A，感谢 J. 容克（J. Jonkers）。B，感谢 T.A. 英斯（T.A. Ince）。C，引自 O. Ilina and P. Friedl, *J. Cell Sci.* 122: 3203-3208, 2009.]

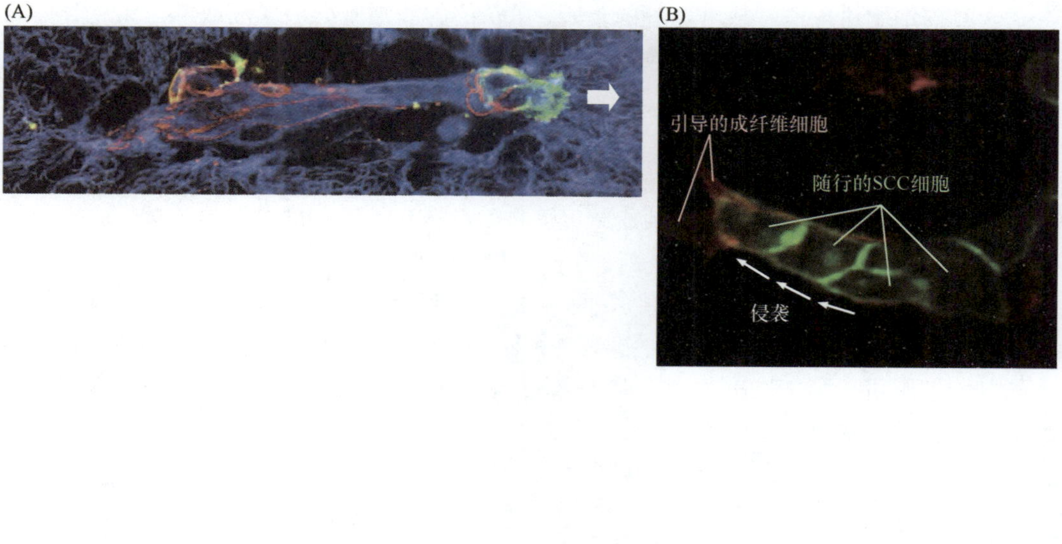

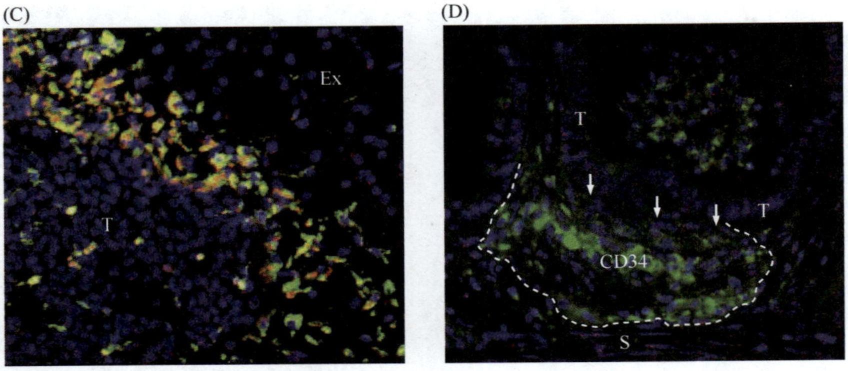

图 14.6 细胞外基质的侵袭和基质细胞的调控 （A）癌细胞侵袭需要降解细胞外基质，图中所示为激光共聚焦显微镜下呈现的黑色素瘤细胞，以 5～10 个细胞的密集细胞团的方式侵袭胶原基质（蓝色）。像正常的黑色素细胞一样，细胞间经 E-钙黏蛋白（红色）介导的黏附连接相连。基质中大的间隙（黑色）是由肿瘤细胞或相关基质细胞降解形成的。在肿瘤侵袭前沿（白色箭头所示），黑色素瘤细胞表达 β1 整合素分子（绿色），这使其可与前方尚完整的细胞外基质紧密接触。（B）在多种肿瘤中，肿瘤细胞募集并选择基质细胞，协同降解侵袭路径前方的细胞外基质，并形成紧密排列的癌细胞条索。在此例的癌细胞侵袭体外实验中，人口腔鳞状细胞癌（squamous cell carcinoma，SCC，绿色）细胞紧跟在一小群肿瘤相关成纤维细胞（红色）后面。细胞的侵袭方向（白色箭头所示）通过**时间序列显微术**（time-lapse microscopy）确定。（C）在 Rip 标签的转基因胰岛细胞癌小鼠模型中，癌细胞（T）形成的肿瘤募集巨噬细胞（绿色），通过白细胞介素-4（interleukin-4）刺激活化巨噬细胞，使其分泌组织蛋白酶（cathepsin，红色，一种不同于 MMP 的分泌蛋白酶）。侵袭前沿处的组织蛋白酶对癌细胞浸润邻近的胰腺外分泌部（Ex）是必需的。分泌组织蛋白酶的巨噬细胞显黄色，细胞核通过 DAPI 染色显蓝色。（D）在 *Apc* 突变的小鼠肠癌模型中，结肠腺癌细胞（T）开始浸润下方的基质（S）和固有肌层，在侵袭前沿（虚线所示）募集一群不成熟的骨髓源性的 $CD34^+$髓细胞（绿色），后者可分泌 MMP-2 和 MMP-9，使癌细胞以集团性浸润的方式侵入间质层中。［A，引自 P. Friedl, Y. Hegerfeldt and M. Tusch, *Int. J. Dev. Biol.* 48: 441-449, 2004. B，引自 C. Gaggioli et al., *Nat. Cell Biol.* 9: 1392-1400, 2007. C，感谢 B.B. 加德亚（B.B. Gadea）和 J.A. 乔伊斯（J.A. Joyce）；引自 V.L. Gocheva et al., *Genes Dev.* 24: 241-255, 2010. D，引自 T. Kitamura et al., *Nat. Genet.* 39: 467-475, 2007.］

因子驱动的）。重要的是，在人乳腺癌组织病理切片中，癌细胞、巨噬细胞和内皮细胞的密度是预测肿瘤患者最终转移复发的有效因子。

一旦癌细胞进入血管或淋巴管的管腔，单个的肿瘤细胞会随血液或淋巴到达身体的其他部位，这种长途迁徙充满危险。像正常细胞一样，肿瘤细胞也需要锚定在固相支持物上，没有依附的迁移细胞将很快发生失巢凋亡（anoikis），这种类型的凋亡是由细胞与固相支持物如细胞外基质（5.9 节和 9.13 节）的解离而引发的。同样，与原发性肿瘤中的细胞一样，这些发生侵袭的先驱细胞也需要各种类型的基质支持，但后者在离开原发性肿瘤后便离开了这些基质。基质可以通过多种途径，如提供促进细胞有丝分裂和细胞存活的因子而促进癌细胞生长。

血液对入侵的肿瘤细胞来说是一种不良的生存环境。血液循环（尤其在小血管中）形成的强剪切力会导致循环中的肿瘤细胞破裂。基于小鼠转移瘤模型的实验表明，循环中的肿瘤细胞可以募集周围的血小板，以保护它们快速通过湍急的循环血流进入相对安全的组织（补充信息栏 14.2）。

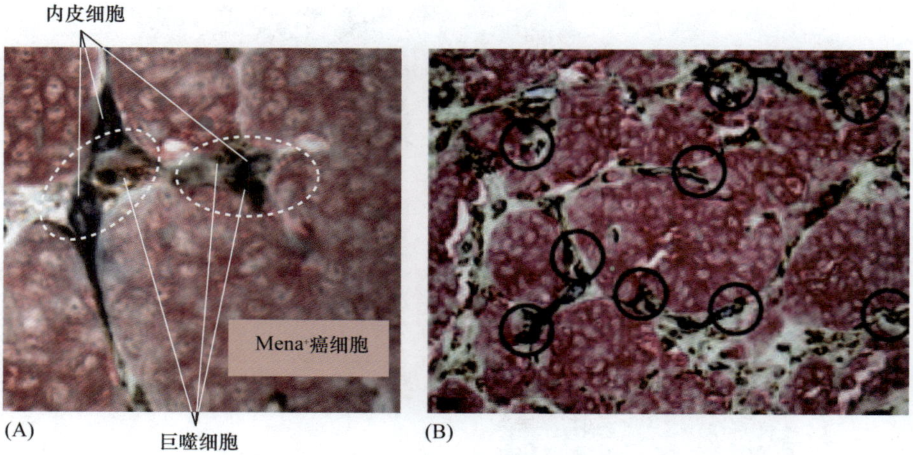

图 14.7　血管内渗　像局部浸润一样，癌细胞的内渗过程通常（可能一直）需要基质细胞辅助，如巨噬细胞。（A）观察实验动物模型和人体肿瘤显示，癌细胞、巨噬细胞和内皮细胞三者的组合（椭圆虚线框）也称为肿瘤转移微环境（tumor microenvironment of metastasis，TMEM）。巨噬细胞帮助癌细胞内渗通过内皮细胞形成的毛细血管壁。只有当这 3 种细胞直接相邻，而且癌细胞高表达 Mena（一种与细胞运动能力有关的肌动蛋白调节蛋白，红色）时才能发挥功能。（B）当两个肿瘤具有非常相似的组织病理学表现时，切片中 TMEM 三细胞组合（圆圈所示）的密度是高效预测肿瘤转移的预后标志物。（A 和 B，引自 B.D. Robinson et al., *Clin. Cancer Res.* 15: 2433-2441, 2009.）

尽管如此，目前我们仍然没有完全理解癌细胞如何在体循环中存活下来，而这是临床上其转移复发的主要播散路径。循环肿瘤细胞（circulating tumor cell，CTC）是联系原发灶和转移灶的纽带，近年来受到了关注。但因为只有一小部分 CTC 最后能成功地建立新的转移性克隆（见下文），所以尽管这一概念是目前最合理的理论，却没能解释癌细胞是如何外渗并形成肉眼可见的转移灶的。

目前已发展了大量的技术用于检测肿瘤患者外周血中 CTC 的水平（补充信息栏 14.3）。在单个个体中，CTC 的数目已被证明可有效表征原发性肿瘤的治疗效果。可能是原发灶中活肿瘤细胞减少，造成释放入血的癌细胞数量的相应减少，从而导致 CTC 数目减少（补充信息栏 14.3）。

然而，比较不同患者之间 CTC 水平的作用目前仍不明确。有证据表明，转移性乳腺癌患者之间的 CTC 水平可以为判断患者的临床进展提供一定线索（补充信息栏 14.3）。但是对这些相关性尚缺乏系统性研究。例如，我们还不能说两个原发性肿瘤大小相似且具有相似组织学特征的患者，经过同等的临床治疗后，他们的外周血中将会出现数量相当还是完全不同水平的 CTC。

在循环系统中，CTC 只能持续很短的一段时间，这在很大程度上是因为它们不像红细胞或白细胞一样能够在各种组织的微血管中循环穿行（图 14.8A～C），因为多数毛细血管的内径（3～8μm）对于 CTC 来说太小了。红细胞的直径只有 7μm，且可以变形，使得它们很容易通过毛细血管。而对于多数的癌细胞来说，它们的直径超过 20μm，而且不易变形。[进而，如果血流中的癌细胞表面包被了大量血小板（补充信息栏 14.2），它们的有效直径会变得更大，这使得它们能够滞留在直径大于毛细血管的较大血管，如细动脉（arteriole）中。]

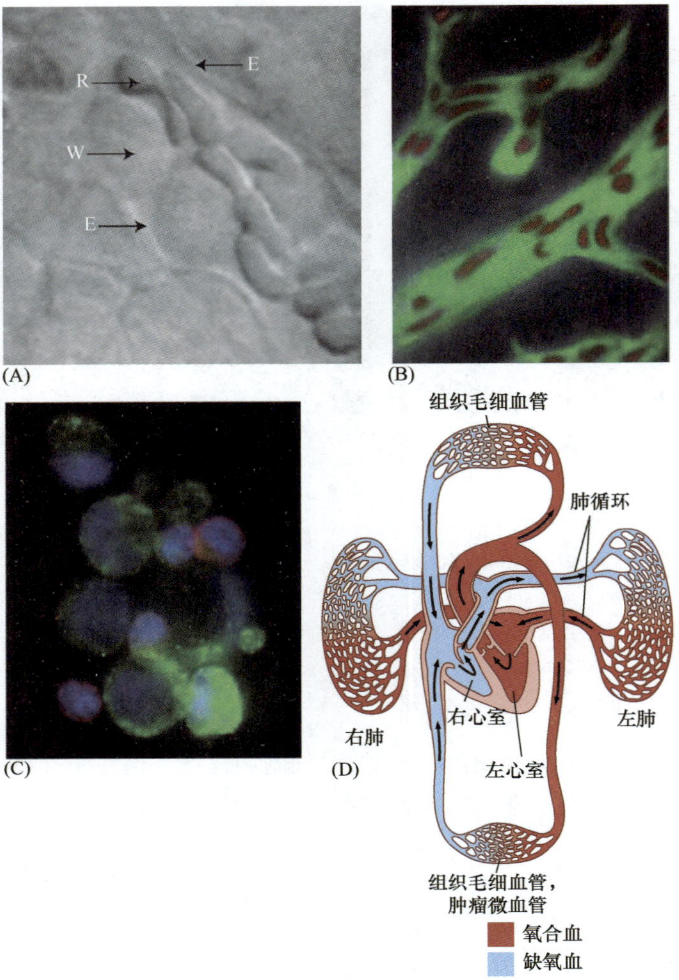

图 14.8　肿瘤细胞在循环系统中穿行　在循环系统密集的血源性细胞中可见穿行的癌细胞。（A）活体显微镜显示一根毛细血管的两层内皮细胞壁（E）、红细胞（R）和一些淋巴细胞（W）。细胞直径较小（约 7μm）和具有变形能力，使这些细胞能够顺利通过毛细血管。（B）活体荧光显微镜可见这一血管直径比毛细血管稍大。绿色荧光显示血浆，红色荧光为红细胞，可见红细胞发生了明显的变形。癌细胞的直径是红细胞的两倍以上，而且变形性差，它们不能通过狭窄的管腔（如毛细血管管腔）。（C）内渗的癌细胞周边通常吸附着大量的血小板（补充信息栏 14.2），这使得癌细胞更难以通过各种组织细小的微血管。实际上，循环系统中的癌细胞常常以多细胞簇的形式存在，如图中所示的从一例转移性前列腺癌患者外周血中分离出来的循环肿瘤细胞簇。细胞通过前列腺特异膜抗原（prostate-specific membrane antigen）的抗体染色（绿色），另一个抗体是 CD45 抗体（红色），多种类型的血源性细胞表达 CD45。DNA 经 DAPI 染为蓝色。（D）哺乳动物血液循环示意图。肿瘤细胞随着离开组织的静脉血（蓝色）而脱离原发性肿瘤，经内渗进入血液循环，首先通过右心室，经肺进入左心室并由此进入动脉循环。因为肺循环需要经过肺部毛细血管，所以几乎所有进入静脉循环的转移性癌细胞都会迅速在肺部毛细血管床滞留。（A 和 B，引自 I.C. MacDonald, A.C. Groom and A.F. Chambers, *BioEssays* 24: 885-893, 2002. C，引自 S.L. Stott et al., *Proc. Natl. Acad. Sci. USA* 107: 18392-18397, 2010. D，引自 P.H. Raven et al., Biology, 7th ed. New York: McGraw-Hill, 2005.）

这些因素决定了进入静脉循环的癌细胞在几分钟之内就会到达肺部的毛细血管床（图 14.8D），进而被滞留下来。事实上，CTC 作为游离细胞在循环系统中的寿命非常短，以至于 CTC 尚未意识到失去了固相锚定的支持物和基质的支持。

一些滞留在肺中的转移性癌细胞将试图建立转移灶。然而，多种人类肿瘤常常不在肺而是在身体其他部位形成转移灶。这表明癌细胞可以从肺部毛细血管床逃逸，抵达身体远端部位并形成转移灶，相关机制目前尚不清楚。从一些实验中观察到，滞留在肺部毛细血管的癌细胞可以大量缩减细胞质，在不影响存活的情况下使细胞体积大为缩小。一旦“瘦身”成功，这些细胞就可以成功地通过肺部狭窄的毛细血管。另一种更有可能的解释是，循环肿瘤细胞可以有效利用动脉、静脉间具有较大内径的交通支，绕行于动脉和静脉系统，而避免滞留于肺等多个器官的细小毛细血管。

癌细胞经过肺到达动脉循环后，循环中的癌细胞可以播散到全身各个组织。一些实验表明，癌细胞利用特殊的细胞表面受体（如整合素）黏附在特定组织的细动脉和毛细血管管壁上。大量的证据还显示，癌细胞在小脉管中单纯性的物理性滞留，如前所述肺中的情况，是循环中的肿瘤细胞在组织中的第一个立足点。

癌细胞一旦在各种组织的血管中停留，就必须离开血管管腔进入周围组织，这一步骤称为外渗（extravasation）。外渗依赖于癌细胞与所滞留脉管管壁间复杂的相互作用。癌细胞可以采用多种方式穿出脉管。它们可以直接穿出血管壁（图 14.9A～C），这种能力和其祖先细胞离开原发性肿瘤侵入脉管具有相同的生物化学和细胞生物学机制（信息栏 14.1）。或者，癌细胞可以在脉管腔内增殖，形成一个小的肿瘤，并持续增殖最终破坏邻近血管壁（图 14.9D）。在此情况下，癌细胞推开周围的血管内皮细胞、周细胞和平滑肌细胞，而在正常情况下这些细胞将周围组织（即所谓的实质组织）与脉管腔分开。有趣的是，在外渗位点发现了播散的癌细胞和巨噬细胞之间的紧密接触，这与内渗过程中两者的相互作用一样（图 14.7），癌细胞募集巨噬细胞以协助它们离开循环系统进入实质组织中。

信息栏 14.1　癌细胞是笨拙的脱身术“艺术家”　离开循环系统进入周围的实质组织是个复杂的过程，但这是白细胞的常规工作。当它们受到特定炎性信号刺激时，如存在感染源时，白细胞必须迁徙进入实质组织。白细胞能诱导毛细血管后小静脉的内皮细胞收缩，打开通往组织的入口，这一过程称为血细胞渗出（diapedesis）。从黏附内皮细胞壁到进入实质组织，整个过程不超过 1min，却是一个涉及多种生物化学和细胞生物学变化的精密调控过程！

与之相反，大多数的转移性癌细胞没有血细胞渗出所需的受体及相应的生物化学反应机制。因此，癌细胞若要穿出毛细血管或是更大的脉管壁，需要蛮横的力量，这多半是通过降解血管内皮层来实现的，这一过程需要数小时，甚至一天的时间，不能一蹴而就。此外，在微血栓形成（补充信息栏 14.2）过程中产生的凝血酶能够非常有效地水解内皮细胞与下层血管基底膜之间的黏附蛋白。这将引起内皮细胞收缩脱离微血栓，使侵袭性癌细胞及产生的蛋白酶直接作用于暴露的毛细血管基底膜。

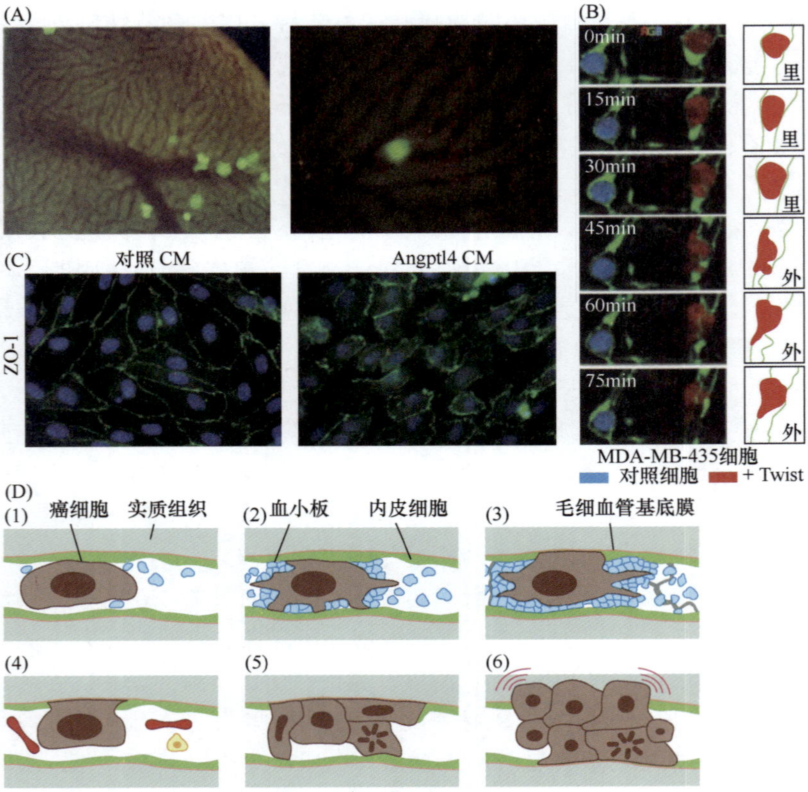

图 14.9　循环肿瘤细胞的滞留和外渗　（A）绿色荧光蛋白标记的中国仓鼠卵巢癌细胞经门静脉注射到小鼠肝中，很快可见大量的绿色细胞停留在肝微血管中（左图）。进而单个的癌细胞（右图，高倍镜）在 24h 内已外渗出微血管（暗红色）进入肝脏实质（浅棕色）中。（B）在非哺乳动物实验模型中通常能够开展哺乳动物中无法实施的实验，如研究单个癌细胞和外渗过程。这里使用了斑马鱼胚胎，它有很高的透明度，易于观察。通过绿色荧光蛋白的转基因，使得形成毛细血管壁的内皮细胞呈现绿色。将人低侵袭性乳腺癌细胞 MDA-MB-435 注射到这种斑马鱼的血液循环中，然后利用激光共聚焦显微镜观察。可见标记蓝绿色荧光蛋白的对照 MDA 细胞（蓝色，左列）在 75min 内并没有外渗出血管。而外源性高表达 Twist（EMT 诱导转录因子）和红色荧光蛋白的 MDA 细胞，由于激活了侵袭程序（14.8 节），在一段时间后开始外渗出血管（右列）。虽然这里使用的斑马鱼体系与哺乳动物有所不同，但这些结果仍表明激活 EMT 程序的一个结果是获得穿过内皮细胞壁进入周围实质组织的侵袭能力。（C）用 TGF-β 处理乳腺癌细胞，诱导其表达血管生成素样蛋白 4（angiopoietin-like protein 4，Angptl4）。当这种细胞播散并滞留在微血管中时，分泌的 Angptl4 可以诱导内皮细胞收缩，在血管内皮细胞层之间形成空隙，促进外渗。如图所示，培养的人血管内皮细胞，经 Angptl4 分泌细胞（右图）的条件培养基处理后，彼此由紧密连接（经 ZO-1 的抗体免疫染色，绿色）结合在一起的内皮细胞出现了明显的收缩现象。而对照细胞的条件培养基则没有这种变化（左图）。（D）利用电子显微镜观察注射到小鼠静脉循环中的转移性肺癌细胞，提示外渗过程通常包括以下几个步骤。（1）转移性癌细胞（棕色）物理滞留在毛细血管内；（2）数分钟内，大量的血小板（蓝色）黏附在癌细胞表面形成微血栓；（3）癌细胞将毛细血管一侧壁上的内皮细胞（绿色）推开，从而直接接触下层的毛细血管基底膜（橙色）；（4）1 天内，微血栓被血液中的蛋白酶溶解，这些蛋白酶通常负责血凝块溶解；（5）癌细胞开始在毛细血管管腔内增殖；（6）几天甚至更短时间内，癌细胞破坏毛细血管基底膜，侵入周围的实质组织（灰色区域）。[A，感谢 G.N. 瑙莫夫（G.N. Naumov），引自 G.N. Naumov et al., *J. Cell Sci.* 112: 1835-1842, 1999. B，引自 K. Stoletov et al., *J. Cell Sci*. 123: 2332-2341, 2010. C，引自 D. Padua et al., *Cell* 133: 66-77, 2008. D，引自 J.D. Crissman et al., *Cancer Res*. 48: 4065-4072, 1988.]

14.2　克隆形成是侵袭-转移级联中最复杂和最具挑战性的步骤

一旦转移性癌细胞到达实质组织，它们就可以增殖形成小簇的播散癌细胞团，称为微小转移灶（micrometastase）。其中的一些微小转移灶可以最终成长为临床上可以检测到的肿瘤团块，这一从微小转移灶生长为肉眼可见转移瘤的过程，通常称为克隆形成（colonization）。也许这是侵袭-转移级联中最富挑战性和最艰难的步骤。表面上看，这主要是因为新的组织环境不能为新迁移过来的癌细胞提供它们在原发性肿瘤中所需的各种生长因子和存活因子，没有这些生理支持，转移性癌细胞将会很快死亡，或充其量以显微镜下才可见的微小转移灶的形式存活一段时间。一般来说，肿瘤患者体内微小转移灶的数目远远超过那些增殖到最终可被临床检查到的转移瘤（直径数毫米甚至更大）的数目。一个经常引用的统计数据描述了乳腺癌患者的临床进展：在临床症状刚刚出现的时候，超过 30%的患者的骨髓中就会带有几百个甚至几千个微小转移灶，但这些患者中，只有一半人最终在临床上被诊断为肿瘤转移。事实上，这些微小转移灶广泛分布于肿瘤患者的各种组织中，但除了骨髓，其他组织中的微小转移灶通常难以检测。有时，一些隐匿性的微小转移灶将会引起灾难性的后果（补充信息栏 14.4）。

抗细胞角蛋白（cytokeratin）的抗体对于检测原发性肿瘤播散于骨髓和血液中的微小转移灶很有用，而抗上皮细胞黏附分子（epithelial cell adhesion molecule，EpCAM）的抗体常常用于检测淋巴结的微小转移灶。通常间叶组织中出现单个的细胞角蛋白染色阳性的细胞即上皮细胞，是肿瘤发生播散转移的明确信号。在当前的技术条件下，利用抗细胞角蛋白特异性抗体，可以在血液、骨髓和淋巴结多达 10^5 甚至 10^6 个间叶细胞中检测到一个转移性癌细胞（图 14.10A 和 B）。更大一点的微小转移灶，常常可以在原发性肿瘤的引流淋巴结中被检测到（图 14.10C）。

单个癌细胞成功完成侵袭-转移级联的所有步骤的概率非常低。例如，在携带有约 1g 重（约 10^9 个细胞）原发性肿瘤组织的小鼠中，每天多达百万数量级的细胞进入血液循环，但产生的肉眼可见转移灶屈指可数。转移形成的低成功率，有时称为转移无能（metastatic inefficiency）。这是侵袭-转移级联过程中一系列无效步骤顺序叠加的最终结果。实验表明，转移性癌细胞在侵袭-转移级联的早期步骤中完成效率很高，但最后一步，涉及克隆形成的过程中成功率很低，这是整个级联中的限速步骤。因此，在转移性癌细胞及其后代最终形成临床上可以检测的肿块之前，相当一段时间里已经有大量的微小转移灶遍布全身各组织器官（信息栏 14.2）。

(A)

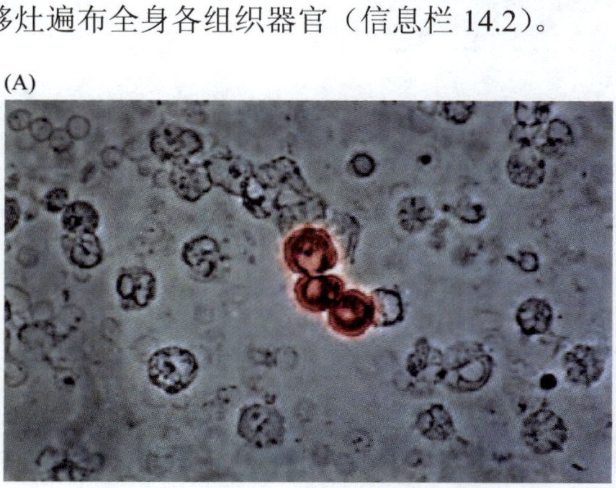

(B)

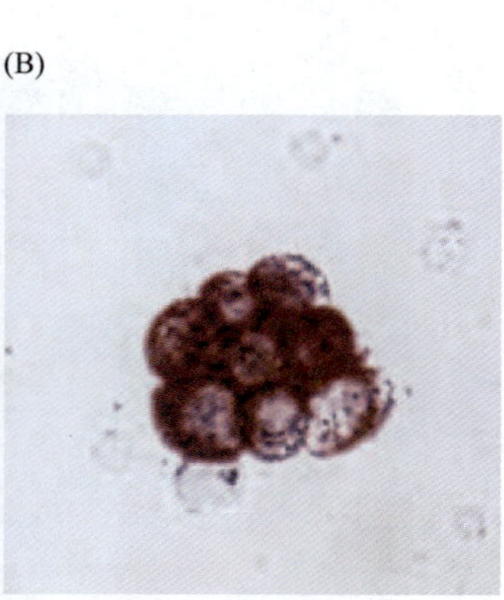

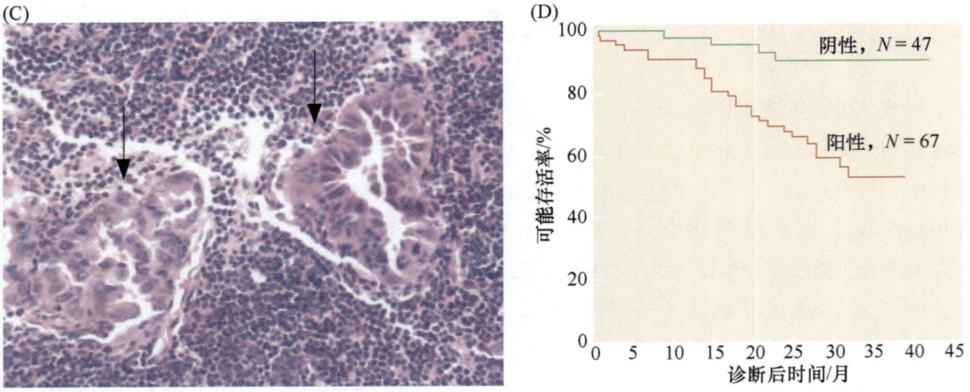

图 14.10　检测淋巴结或骨髓中的微小转移灶　(A) 骨髓中转移性癌细胞的检测一般从骨盆的髂棘处抽取骨髓。如图所示，使用抗细胞角蛋白的抗体（红色），在一例结肠癌患者的骨髓中检测到多个肿瘤细胞的微小转移灶。细胞角蛋白的染色非常特异，因为造血组织中的正常骨髓细胞是间叶起源的，不表达细胞角蛋白。而上皮细胞及其后代细胞均高表达细胞角蛋白。(B) 对乳腺癌患者骨髓的检查也观测到与上述结果一致的图像。如低倍镜下所示，8 个乳腺癌细胞形成一个微小转移灶。虽然这里没有证据显示，但这些细胞明显是在外渗到骨髓后增殖的。(C) 淋巴结中形成的微小转移灶，淋巴导管将原发性肿瘤中的癌细胞引流到淋巴结中（图 14.42）。这些微小转移灶和周围的淋巴细胞形成鲜明对比。在这里，淋巴结的淋巴细胞中有两个小鼠肺腺癌细胞转移灶（箭头所示）。注意，右侧的微小转移灶已经形成了导管样结构，表明了播散后的细胞增殖。(D) 计数一组乳腺癌患者骨髓中细胞角蛋白染色阳性的细胞数目，将它们分成骨髓细胞角蛋白阳性和阴性两组（每组患者的数目标注在曲线上方）。如图所示，骨髓细胞角蛋白阳性患者明显预后不良，50%的这类患者在初诊后 3 年内死亡。[A，感谢 I. 芬克（I. Funke）和 G. 里特米勒（G. Riethmüller）。B，引自 S. Braun et al., *N. Engl. J. Med.* 342: 525-533, 2000. C，感谢 K.P. 奥利芙（K.P. Olive）和 T. 杰克斯（T. Jacks）。D，引自 J.-Y. Pierga et al., *Clin. Cancer Res.* 10: 1392-1400, 2004.]

信息栏 14.2　遗传分析显示肿瘤转移能力的进化可以来自原发性肿瘤之外　约 30%的乳腺癌、前列腺癌和结肠癌患者在手术切除原发性肿瘤后，仍能在骨髓、淋巴结或血液中检测到微小转移灶，称为“微小残留疾病”（minimal residual disease）。对微小转移灶的遗传分析提示，它们具有遗传异质性。然而，数年后当肿瘤复发、转移瘤快速增长时，患者体内的单细胞微小转移灶间却在遗传上非常相似（图14.11A 和 B）。

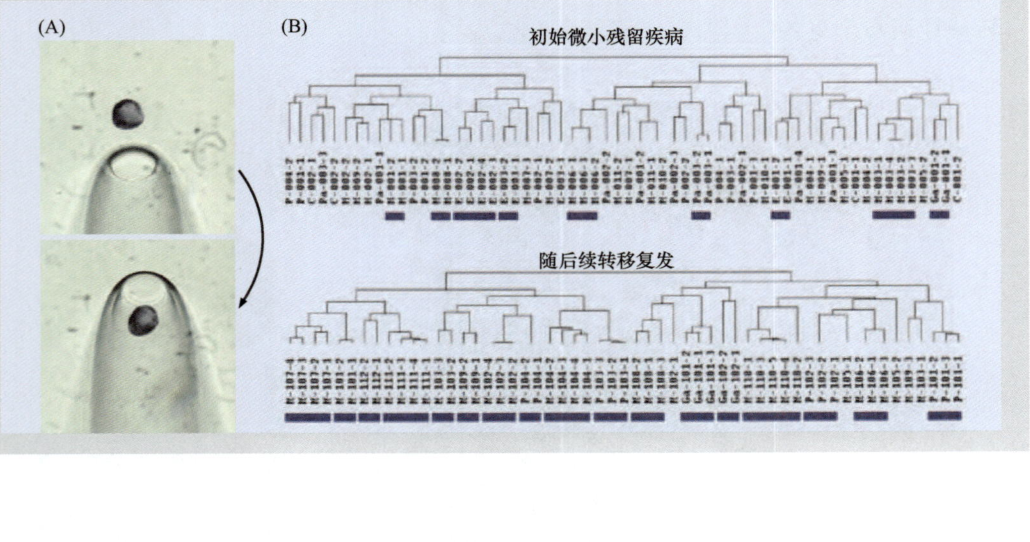

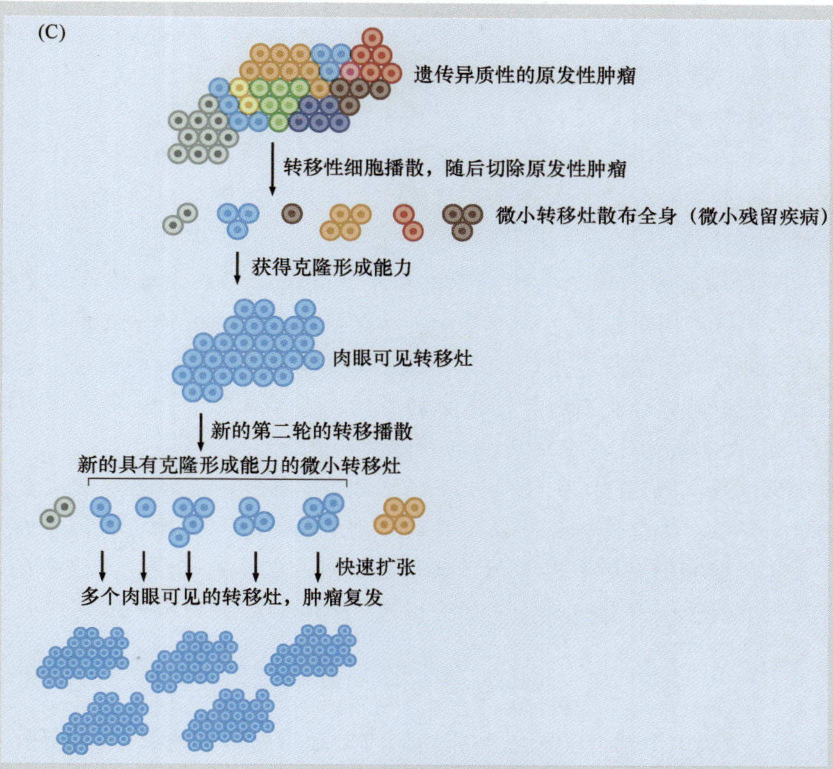

图 14.11　微小转移灶之间的遗传异质性及其克隆形成能力的进化　（A）骨髓中原发性肿瘤单细胞微小转移灶因其表达细胞角蛋白（图 14.10）或 EpCAM 等上皮细胞标志，可以通过骨髓活检识别并用微量移液器分离。（B）用比较基因组杂交（comparative genomic hybridization，CGH；见补充信息栏 11.4）技术分析同一患者不同微小转移灶细胞中各种染色体臂获得或缺失情况，然后对不同微小转移灶之间的“遗传特征”进行比较。在树状图（dendrogram）分析中，彼此相似的图谱放在系统发生树中邻近的同一支上，相反，那些遗传图谱明显不同的，则位于树状图中彼此远离的位置。当同一患者的多个微小转移灶在系统发生树上的位置彼此靠近（遗传学上关系密切）时，则用蓝色的水平条将它们标示出来。乳腺癌、前列腺癌和结直肠癌患者中，当手术切除原发性肿瘤后，又在骨髓中发现了微小转移灶（通过标记鉴定），称为“微小残留疾病”（minimal residual disease）。如上面的树状图所示，这些患者中只有少数微小转移灶能聚在一起，这说明此阶段患者体内的微小转移灶存在遗传异质性。然而，数月或数年后，当肿瘤复发并出现肉眼可见的转移灶时，几乎每个患者体内出现的数个微小转移灶之间，在系统发生树的较低级分支上就彼此靠近，表明它们有相似的遗传学背景。（C）对图（B）的分析可以用示意图表示。最初，原发性肿瘤细胞群具有遗传异质性（图 11.20），它们在肿瘤患者体内播散形成的微小转移灶同样也具有异质性。当手术切除原发性肿瘤后，体内只留下微小转移灶，进入“微小残留疾病”阶段。数年后，身体某个部位的微小转移灶中有一个细胞克隆（蓝绿色）获得了克隆形成能力，形成肉眼可见的转移瘤，它成为新的在身体各处形成转移播散级联的细胞来源。由于这些新播散的细胞具有相同的来源，因此在第二轮转移播散中形成的微小转移灶具有相似的遗传背景。而且每个继发性微小转移灶的细胞都具有克隆形成能力，许多这样的微小转移灶可以很快长成肉眼可见和（或）临床可检测的转移瘤，最终导致疾病复发。（实际上，癌症晚期阶段肿瘤患者体内的转移灶之间常常具有高度的遗传异质性，这意味着可能还有其他的转移灶进化模型。肿瘤晚期阶段的继发性转移过程目前还不清楚。）（A 和 B，引自 C.A. Klein et al., *Lancet* 360: 683-689, 2002.）

这表明在肿瘤发展过程中，获得克隆形成能力与向远端器官播散转移的能力是彼此独立的。最初，遗传背景不同的肿瘤细胞从原发性肿瘤播散至全身，但它们很少能成功地形成肉眼可见的转移灶，因为它们并不具有克隆形成的能力。但经过一段时间后，身体一些部位的微小转移灶细胞发生了遗传和表观遗传上的进化，产生了具有克隆形成能力的细胞克隆。随着克隆生长扩张，它开始向全身各处播散癌细胞，由此形成新一轮的播散转移。

具有克隆形成能力的单个癌细胞很快在患者骨髓中形成大量的单细胞微小转移灶。因为它们来源于同一细胞克隆群体，所以这些转移灶的遗传学背景非常相似。重要的是，由于新的微小转移灶中的细胞都继承了其祖先克隆形成的能力，有些很快形成肉眼可见的转移灶，严重威胁肿瘤患者的生命（这种第二轮的转移播散有时称为转移性“淋浴”，大量新的、生长迅速的转移灶会同时出现）。

这种级联模式（图14.11C）说明，癌细胞向高度恶性的最终进化常常发生在远离原发性肿瘤的部位。第二轮转移播散是引起肿瘤患者转移相关性死亡的原因。1986年发表的一项包括1500例结肠癌患者的尸检研究证实，这些患者最初在肝中的转移灶，最终会播散到肺甚至全身其他部位。即便如此，图14.11C 中的示意图仍需大量统计学资料的证实。

重要的是，虽然单个播散的癌细胞成功形成肉眼可见转移的概率非常低，但肿瘤患者体内全身播散的癌细胞是不良预后的明确指征（图 14.10D）。至少目前，播散到骨髓的肿瘤细胞，常常称为播散肿瘤细胞（disseminated tumor cell，DTC），比起外周血中的循环肿瘤细胞（CTC），更适合作为判断患者不良预后的指标。这可能是因为 DTC 代表了一段时间内播散肿瘤细胞的累积效果，而外周血复杂的血流动力学过程缩短了 CTC 的寿命，限制了 CTC 在外周血中的稳定状态。

一些实验研究提供了存在长期处于生长静止状态的隐匿性微小转移灶的证据。将活的肿瘤细胞短暂地暴露于荧光标记的微粒中，这种微粒可以在细胞内存在很长时间而不影响细胞的生存能力。标记以后，其在细胞内的浓度（即染料颗粒的荧光强度）会随着每次细胞分裂减少一半。这样一段时间后，细胞内残存的荧光强度可以使研究者估计从标记细胞伊始经历了多少次分裂。

这种染料标记的肿瘤细胞从门静脉进入小鼠肝脏时会形成大量的单细胞微小转移灶。11 周后，取出肝脏中的这些肿瘤细胞，其中许多细胞仍具有起始标记量的荧光强度（图 14.12），这说明它们到达肝脏后并没有进行分裂。重要的是，取出的这些肿瘤细胞在体外仍具有增殖能力，当植入其他小鼠皮下后可以重新形成肿瘤。

从上面的实验可以看出，转移性癌细胞在远端组织中可以以不分裂、休眠的状态存活很长一段时间。还存在另外一种类型的微小转移灶，播散的癌细胞可以在其他组织中增殖形成很小的克隆，但是这种亚临床型的微小转移灶体积不会增大，因为在这一团细胞中，增殖与凋亡的速率达到了平衡，也许是因为这些细胞不能促进血管生成（13.7 节）。

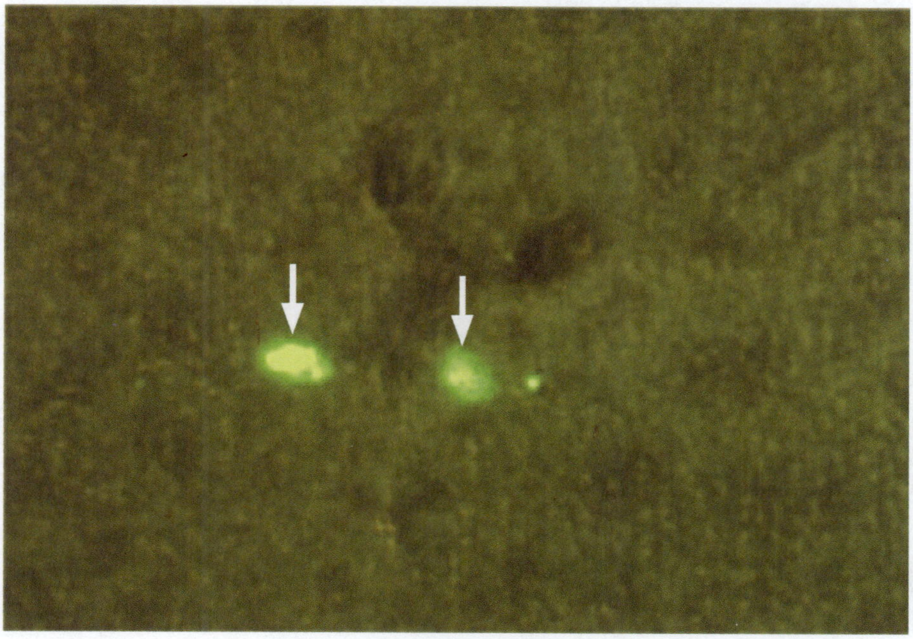

图 14.12 隐匿性癌细胞可以在肝脏存活数周 用摄取荧光染料标记的苯乙烯纳米颗粒（直径为 48nm）对小鼠乳腺癌细胞进行标记。这些细胞随后被注射入肠系膜静脉，通过门静脉进入肝脏。11 周后，肝脏中仍然可以检测到肿瘤细胞（白色箭头）。重要的是，许多细胞的荧光强度与初始标记相比没有明显变化，表明它们在标记后没有发生分裂。分离并体外培养这些细胞，发现将它们的后代细胞注射到小鼠乳腺脂肪垫后仍可形成肿瘤（而且，这些休眠的肿瘤细胞对化疗药物完全耐药，但化疗可以使同一小鼠体内快速生长的转移瘤体积缩小 75%）。（引自 G.N. Naumov, et al., *Cancer Res*. 62: 2162-2168, 2002.）

转移灶的出现意味着临床复发，看起来它是由获得了适应远端组织微环境的、具有克隆形成能力的进化癌细胞引发的（信息栏 14.2）。在细胞进化过程中，细胞增殖可能是产生遗传和表观遗传变异所必需的，很可能那些临床治愈的患者最终发生的转移复发来自于继发性的微小转移灶（即那些正在增殖中的细胞）。无论如何，微小转移灶的存在都是一种潜在的威胁，因为它们通常遍布全身，在肿瘤被认为治愈后的几年又会再次暴发。

总的来说，与原发性肿瘤相比，侵袭转移的多步骤过程具有许多不同的生物学改变。这一级联反应中的复杂性所带来的问题将在下面的章节中继续讨论，如癌细胞是怎样获得转移能力的？在肿瘤发生过程中，这一级联的每一步是否都需要激活特定的基因？侵袭转移中的某几步是由一个主要的控制基因或一组这样的基因所决定的吗？播散的癌细胞如何在原发性肿瘤以外的组织中获得克隆形成的能力？

我们同样需要面临一个简单但非常重要的问题：是否高度恶性的癌细胞携带有专门诱导侵袭和转移的突变基因？或者说肿瘤进展的晚期阶段是否依赖于一些我们所熟悉的因子的活性，如在本书中重复出现的某些特定癌基因或抑癌基因？

14.3 上皮-间质转化及伴随的E-钙黏蛋白表达缺失使肿瘤细胞获得侵袭能力

发生转移的第一步——获得局部侵袭能力，需要原发性肿瘤的癌细胞发生许多表型变化。如前所述，这里主要讨论上皮组织来源的肿瘤。正常上皮组织的多层细胞结构不利于恶性肿瘤细胞的运动和侵袭。然而，许多原发性肿瘤仍保持良好的上皮组织多层细胞结构，但是其总体的布局与正常上皮仍存在差异（图 2.6）。

为了获得运动和侵袭能力，癌细胞必须丢掉许多上皮细胞的表型，改变表型、脱离上皮层、发生一系列显著的变化这个过程称为上皮-间质转化（epithelial-mesenchymal transition，EMT）。这一概念在创伤愈合部分（13.3 节）曾经提到过。EMT 过程涉及丢失上皮细胞典型形态和基因表达模式，以及获得间充质细胞形态和基因转录特征。

在胚胎发育过程中，某些形态发生阶段和组织重建需要依赖各种类型的上皮细胞发生 EMT（表 14.1）。在早期胚胎发生的原肠胚形成期，外胚层的单个细胞脱落，向胚胎内部中央迁移，形成中胚层，中胚层是间叶组织包括成纤维细胞和造血细胞（在脊索动物中）的前身。在此阶段，上皮细胞层中排列的外胚层细胞，通过 EMT 转变为具有中胚层表型的细胞（图 14.13A 和 B）。同时，细胞通过 EMT 获得从一个部位（外胚层）迁移到胚胎其他（内部）部位的能力。

表 14.1 小鼠胚胎发育过程中的 EMT 现象

过程	转变	
	从……	到……
原肠胚形成	外胚层	中胚层
心脏瓣膜前间叶细胞	内胚层	房间隔、室间隔和心室隔膜
神经嵴细胞	神经板	能形成骨骼、肌肉和周围神经系统的神经嵴细胞
体节发生	体节壁	巩节
上腭形成	口腔外胚层	间叶细胞
副中肾管退化	副中肾管	间叶细胞

改编自 P. Savagner, *BioEssays* 23: 912-923, 2001.

神经上皮细胞从神经嵴向脊椎动物早期胚胎的间充质的迁移也依赖于 EMT 引发的细胞表型转变（图 14.13C）。同样，肌源前体细胞（肌细胞的祖先）从早期胚胎的生皮肌节向肢芽的迁移也需要细胞表型发生 EMT 样转变。所有这些过程，与创伤边缘的上皮细胞所经历的 EMT 非常相似。这些细胞必须经历暂时性的 EMT，以便迁移到伤口位点并封闭损伤造成的上皮细胞层缺口（图 13.14）。

在侵袭到邻近组织的肿瘤边缘也可以看到 EMT 现象（图 14.14）。这一病理过程与早期胚胎发育及创伤修复过程中的 EMT 非常相似。很有可能但又难以证实的是，所有类型的肿瘤细胞是否必须经历部分或完全的 EMT 才能获得运动和侵袭的能力。

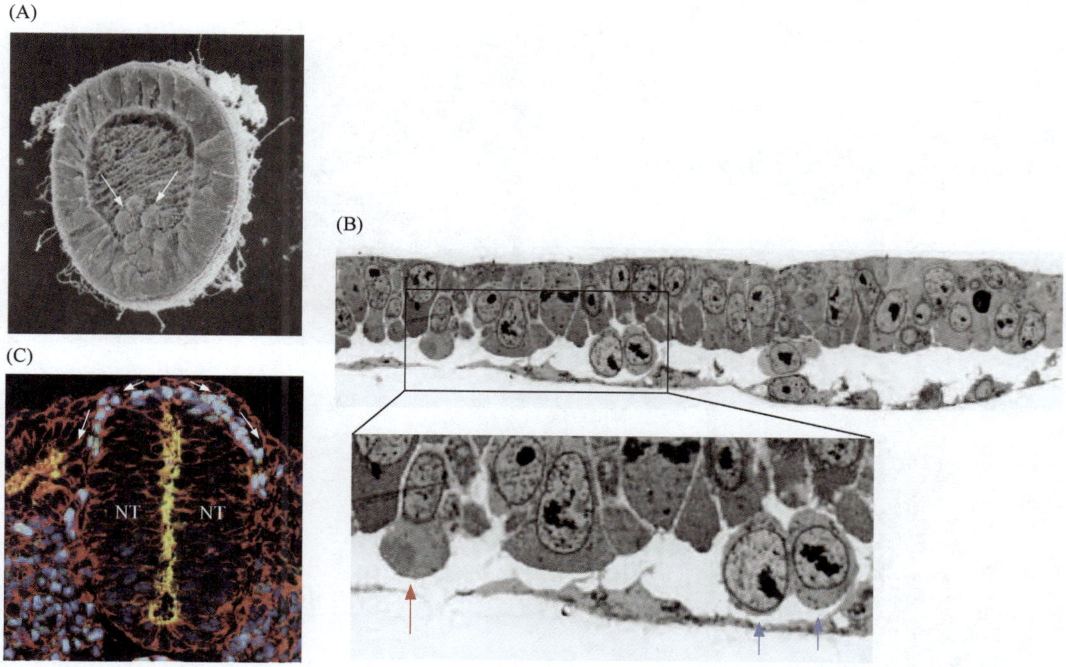

图 14.13　胚胎发生和上皮-间质转化　（A）海胆胚胎（白色箭头）的原始外胚层细胞分层和迁入胚胎内细胞的扫描电子显微镜照片。这些细胞变圆，获得运动能力，进入中胚层并沿着早期胚胎内腔的细胞外基质迁移，这一改变与上皮-间质转化（EMT）相关。（B）在哺乳动物胚胎原肠胚形成期，如这里显示的兔早期胚胎中，虽然表面上看起来不同但实际上依赖于非常相似的 EMT 过程。如透射电子显微镜照片所示，原始外胚层（也称外胚叶，红色箭头）的一个细胞正在经历 EMT，而另外两个细胞（蓝色箭头）已经脱离了外胚层，变成间充质细胞，引发间叶组织的形成。（C）来自神经管（NT，中间）上方区域的神经上皮细胞被抗转录因子 Sox9 的抗体染为浅蓝色。这些脊索动物胚胎神经嵴中的细胞发生了 EMT，从上皮层脱落，获得运动和侵袭的能力，向整个胚胎疏散，最终遍布整个机体，形成黑色素细胞、大部分周围神经系统和面部骨骼。神经上皮被抗 N-钙黏蛋白的抗体染为黄色。所有的细胞用鬼笔环肽将肌动蛋白细胞骨架染为红色，DAPI 将细胞核染为深蓝色。[A，感谢 G. 切尔（G. Cherr），引自 G.N. Cherr et al., *Microsc. Res. Tech.* 22: 11-22, 1992. B，引自 C. Viebahn, B. Mayer and A. Miething, *Acta Anat.* (*Basel*) 154: 99-110, 1995. C，感谢 J. 布里斯科（J. Briscoe）；另见 J. Yang and R.A. Weinberg, *Dev. Cell* 14: 818-829, 2008.]

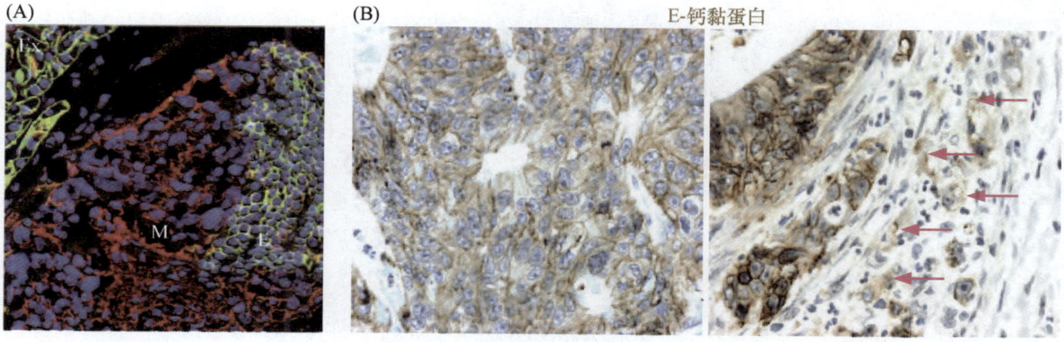

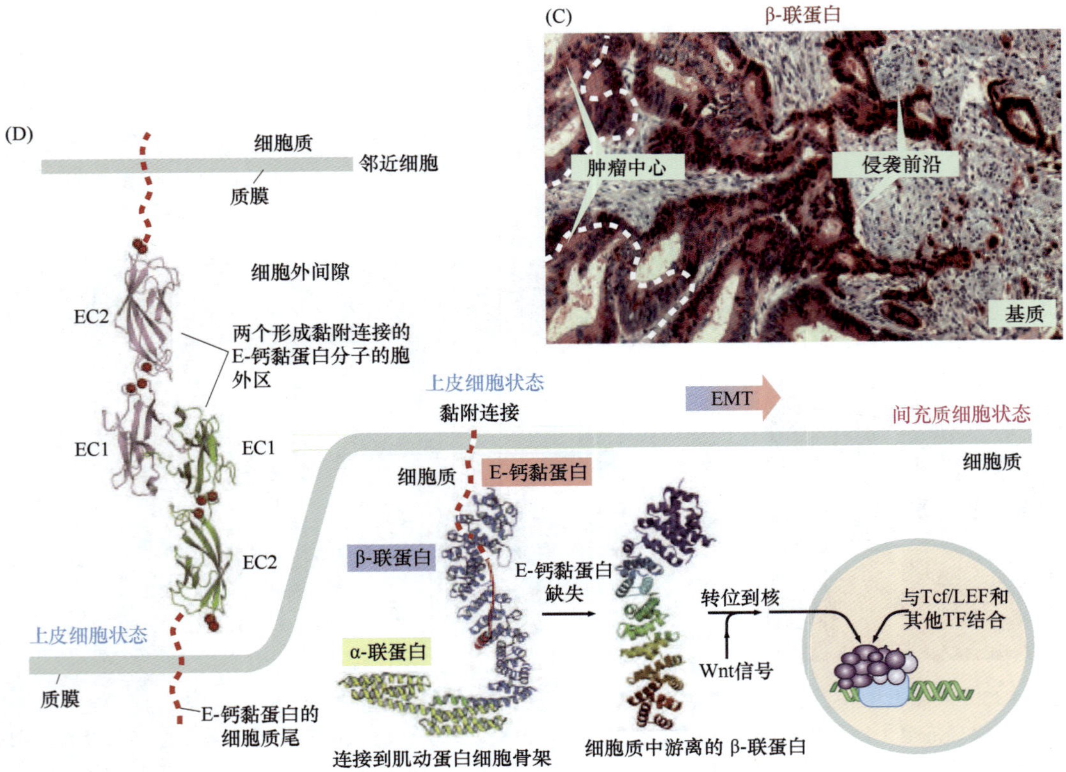

图 14.14　肿瘤侵袭前沿的上皮-间质转化　(A)在 Rip 标签转基因小鼠的胰岛细胞癌模型中(图 13.36)，癌细胞发生 EMT 并侵袭周围的胰腺外分泌部（Ex)。右侧边缘的癌细胞仍保持上皮细胞状态（E)，E-钙黏蛋白表达阳性（绿色)，而在许多地方同时存在 β-联蛋白（红色）的重叠染色，呈现黄色。两个蛋白染色的重叠，表明它们在黏附连接中共定位。发生了 EMT 的这些癌细胞具有更多的间叶细胞特征，E-钙黏蛋白表达缺失，同时胞质 β-联蛋白表达增加。细胞核被 DAPI 染为蓝色。(B) 在原发性肿瘤侵袭前沿的结肠癌细胞中，基因表达及某些蛋白质的定位发生改变。当 E-钙黏蛋白（棕色）在原发性肿瘤中心的癌细胞胞膜高表达时，与邻近细胞一起形成黏附连接（左图)。而在肿瘤边缘的单个侵袭性细胞中，其表达水平明显降低（右图，粉色箭头)，且不再定位于胞膜，表明它不再参与黏附连接形成。(C) 同时，结肠肿瘤（左侧虚线标示）中心部位的癌细胞表达 β-联蛋白（暗红色)，定位于胞膜并弥散分布于胞质。而肿瘤侵袭前沿的细胞表现出强的细胞核 β-联蛋白着色（右侧)。(D) 上皮细胞表达的 E-钙黏蛋白胞外区，通过与邻近细胞的 E-钙黏蛋白作用发生二聚化（左侧)。钙离子对维持 E-钙黏蛋白的二级结构和胞外结构域的刚性是必需的，用红色小球标示。同时，E-钙黏蛋白的胞质尾部通过 β-联蛋白和许多其他分子连接到肌动蛋白细胞骨架。β-联蛋白同时也在胞质中作为 Wnt 信号通路（6.10 节）的一个重要中间分子。胞膜中 E-钙黏蛋白的缺失释放了 β-联蛋白分子，进而使其在胞质中累积。在 Wnt 信号的作用下，β-联蛋白从细胞质转移到细胞核，并与 Tcf/LEF 和其他转录因子结合，从而诱导 EMT 相关基因的表达。[A，引自 M. Herzig et al., *Oncogene* 26: 2290-2298, 2007. B，感谢 T. 布拉布尔茨（T. Brabletz)。C，感谢 T. 布拉布尔茨（T. Brabletz）和 T. 柯克纳（T. Kirchner)。D，引自 T.A. Graham et al., *Cell* 103: 885-896, 2000，感谢 H.J. 乔（H.J. Choi）和 W.I. 魏斯（W.I. Weis)；并引自 E. Parisini et al., *J. Mol. Biol.* 373: 401-411, 2007.]

肿瘤侵袭的病理过程和正常胚胎发育及创伤修复过程的高度相似性揭示了一个可能的机制模型：近年来大量的证据表明，癌细胞侵袭过程中存在的、复杂的细胞重组过程，依赖于通常在胚胎发育和成年组织损伤过程中表达程序的重激活。按照这一思路，一旦癌细胞进入 EMT 程序，它们就可以利用这一程序来深层次地改变其形态、运动性和向邻近细胞层侵袭的能力。这种模式意味着，癌细胞不需要逐一获得与侵袭相关的多种细胞表型。相反，这些细胞只是活化了一个由基因组决定的形态发生程序而已（这与 13.3 节中讨论的上皮-间质相互作用一致，我们讨论过癌细胞利用创伤修复程序来活化基质）。

正常和病理状态下的 EMT，除了涉及细胞形态改变并获得运动能力外，细胞基因表达谱也发生了改变（表 14.2）。上皮细胞标志物——E-钙黏蛋白和细胞角蛋白的表达受到抑制，而诱导表达一种间叶细胞骨架中间纤维的组成成分——波形蛋白（vimentin）（图 14.15）。发生 EMT 的上皮细胞通常产生纤连蛋白（fibronectin），这是一种在正常情况下只由间叶细胞如成纤维细胞分泌的细胞外基质蛋白。同时，典型的成纤维细胞标志物——N-钙黏蛋白通常取代 E-钙黏蛋白开始表达。

表 14.2　与 EMT 现象相关的细胞学改变

缺失	细胞角蛋白（中间纤维）的表达 上皮细胞黏附连接蛋白（E-钙黏蛋白） 上皮细胞极性 上皮细胞基因表达谱
获得	成纤维细胞样形态 运动能力 侵袭性 抵抗细胞凋亡能力增加 间叶细胞基因表达谱，包括 EMT 诱导转录因子 间叶细胞黏附连接蛋白（N-钙黏蛋白） 蛋白酶分泌（MMP-2、MMP-9） 波形蛋白（中间纤维）表达 纤连蛋白分泌 PDGF 受体表达 $\alpha_v\beta_6$ 整合素表达 干细胞样特征

在这所有的蛋白质中，跨膜的 E-钙黏蛋白在影响上皮与间叶细胞表型方面起着非常重要的作用。前面曾提到过 E-钙黏蛋白在上皮细胞间黏附中所起的作用（图 6.26A 和图 13.12）。在正常上皮中，E-钙黏蛋白分子的胞外结构域从胞膜表面伸出，与邻近上皮细胞同样凸出在细胞表面的 E-钙黏蛋白分子形成复合物。使上皮细胞层邻近的细胞间形成同源二聚体桥，所形成的黏附连接在维持上皮细胞层的结构完整性上起非常重要的作用。

单个 E-钙黏蛋白分子的胞内结构域通过 α-联蛋白和 β-联蛋白复合物及其他辅助蛋白锚定在细胞骨架的肌动蛋白纤维上（图 14.14D）。肌动蛋白细胞骨架为细胞提供张力。因此 E-钙黏蛋白分子将邻近细胞的肌动蛋白细胞骨架交织在一起，帮助上皮细胞层抵抗撕拉机械力。一旦 E-钙黏蛋白分子的表达受到抑制，许多与 EMT 相关的其他细胞生理学改变将会紧随其后。一些实验表明，单纯抑制 E-钙黏蛋白的表达就会使细胞获得间叶细胞的形态并增强运动能力。

E-钙黏蛋白在细胞获得恶性表型中的重要作用通过以下实验得到进一步证实：在多

种人侵袭性肿瘤中，E-钙黏蛋白编码基因 *CDH1* 的启动子发生甲基化而使其表达受到抑制（表 7.2），而在其他一些肿瘤中，还可以通过某些转录抑制因子或移码突变而失活。例如，一项对 26 个人类乳腺癌细胞系的分析表明，其中 8 个细胞由于突变导致 E-钙黏蛋白基因表达失活，其中 5 个存在 E-钙黏蛋白阅读框的截短突变，3 个有阅读框内的序列缺失，导致细胞表面表达突变的 E-钙黏蛋白分子。迄今为止，在晚期乳腺癌、结肠癌、前列腺癌、胃癌、肝癌、食管癌、皮肤癌、肾癌和肺癌中都发现了 E-钙黏蛋白表达缺失或突变。同时，*CDH1* 的胚系突变导致家族性胃癌（表 7.1）。

另外，对一些 E-钙黏蛋白表达缺失肿瘤细胞的研究发现，重新表达该蛋白（通过将 E-钙黏蛋白表达载体转入细胞实现）强烈抑制这些癌细胞的侵袭性和转移播散能力。这些结果还表明，E-钙黏蛋白的表达水平在上皮来源癌细胞的生物学行为中发挥重要的作用，由 E-钙黏蛋白介导的细胞-细胞间黏附阻止了侵袭及转移的发生。

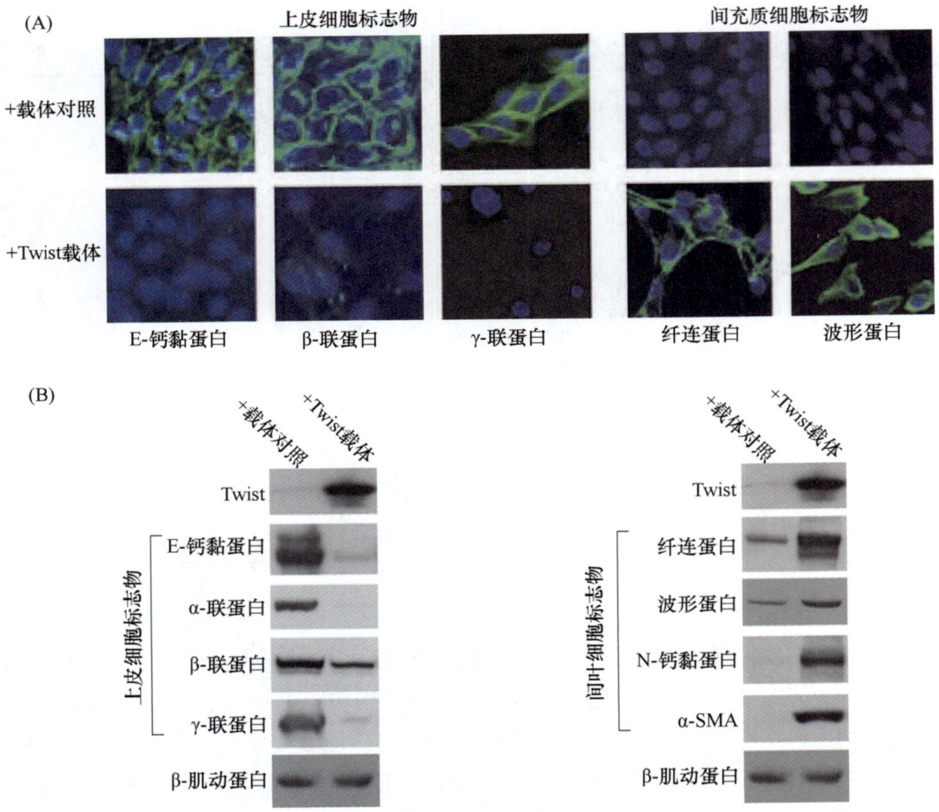

图 14.15　伴随 EMT 发生的生物化学改变　后面会提到，EMT 可以被许多多效性转录因子所诱导。这里展示的是在上皮细胞生物学研究中广泛应用的 MDCK（Maden-Darby canine kidney）细胞中过表达转录因子 Twist 的作用。（A）免疫荧光分析表明，当外源表达转录因子 Twist 时，一些上皮细胞标志物，特别是 E-钙黏蛋白、γ-联蛋白和 β-联蛋白表达下调，而间叶细胞标志物，特别是波形蛋白和纤连蛋白则被诱导表达。（B）相对定量的免疫印迹分析证实了免疫荧光的结果。左侧泳道是对照细胞裂解液，而右侧泳道是异位表达 Twist 的 MDCK 细胞裂解液。β-肌动蛋白的表达水平不受 EMT 的影响，作为上样量对照。α-SMA，α-平滑肌肌动蛋白。（A 和 B，引自 J. Yang et al., *Cell* 117: 927-939, 2004.）

在早期胚胎的原肠胚形成期也可以看到 EMT 过程中 E-钙黏蛋白表达被 N-钙黏蛋白取代的现象(图 14.15B)。在培养的上皮细胞中(来自胚胎外胚层)，肝细胞生长因子(hepatocyte growth factor，HGF)可促进 E-钙黏蛋白向 N-钙黏蛋白的转变，从而诱导 EMT 使肌细胞和皮肤前体细胞从原始的皮肌节迁出，皮肌节具有早期脊椎动物胚胎体节中的上皮样细胞。在肿瘤的病因学研究中，HGF 能有效地诱导癌细胞的运动和侵袭能力。

像 E-钙黏蛋白一样，N-钙黏蛋白也参与细胞间的同型相互作用，也就是说，它们结合在邻近细胞表面的相同类型的其他分子上。因此，在发生了 EMT 的癌细胞表面表达的 N-钙黏蛋白分子，增强了肿瘤细胞与正常表达 N-钙黏蛋白的间质细胞，特别是与上皮细胞层下方基质中的成纤维细胞的亲和性。这种结合有利于具有侵袭能力的癌细胞侵入基质细胞群。这一动态模型可以解释黑色素瘤的发展：正常的黑色素细胞表达 E-钙黏蛋白，使它们与周围的角质形成细胞结合。黑色素瘤细胞——黑色素细胞的转化衍生物——表达 N-钙黏蛋白，使它们浸润皮肤真皮层基质，并与成纤维细胞和内皮细胞相互作用（图 14.16）。

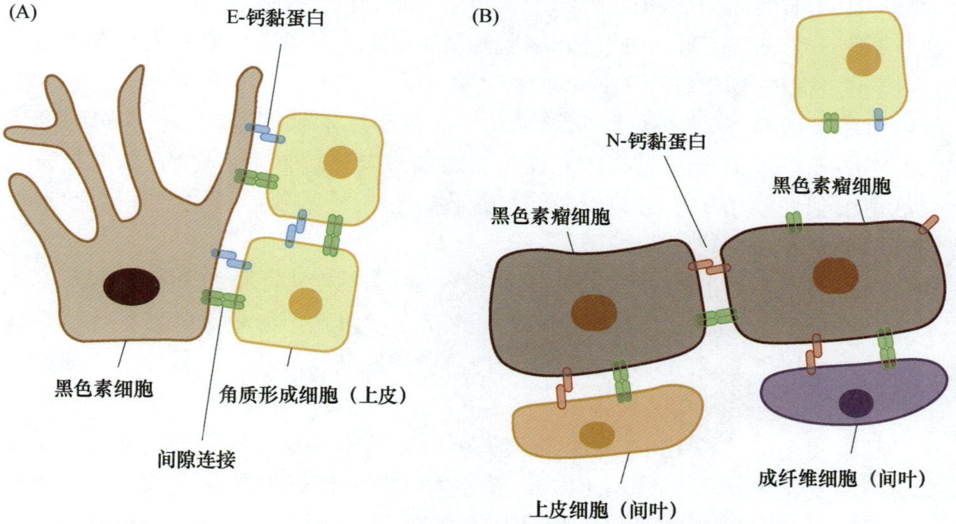

图 14.16　钙黏蛋白表达转换和黑色素瘤细胞的侵袭性　黑色素瘤是高度恶性的肿瘤，因为其一旦进展到一个特定的阶段，就会发生广泛转移。这种行为可以部分归因于它们的神经嵴前体细胞迁移行为的再次活化。当黑色素细胞（A）转化成黑色素瘤细胞（B）时，钙黏蛋白发生从 E-型到 N-型的转变，导致基质浸润，E-钙黏蛋白（蓝色）表达缺失，使肿瘤细胞脱离上皮层中邻近的角质形成细胞，同时 N-钙黏蛋白（红色）表达，使它们与各种类型的间叶细胞，如成纤维细胞、内皮细胞等发生同型相互作用，使其停留在皮肤基质，如真皮层中。（改编自 N.K. Haass, K.S.M Smalley and M. Herlyn, *J. Mol. Histol*. 35: 309-318, 2004.）

重要的是，虽然从原理上讲，细胞间也可以形成 N-钙黏蛋白桥，但是其表达并不会使癌细胞形成大的片层样结构。看起来，N-钙黏蛋白分子间形成的作用力要明显弱于 E-钙黏蛋白同源二聚体间形成的作用力。这可以解释为什么细胞表面的 N-钙黏蛋白分子有助于细胞的运动，相反同家族的 E-钙黏蛋白则可以使细胞固定在上皮细胞层。这一结论可以由实验证实，N-钙黏蛋白表达载体使正常培养的上皮细胞表达高水平的 N-钙黏蛋白，这一异常表达可使上皮细胞获得运动和侵袭能力，表现在它们可以突破重建的细胞外基质进入培养皿中。最后，E-钙黏蛋白还有一个出人意料的特性：虽然黏附连接看起来高度稳定，能在很长一段时间内锁定单个上皮细胞使其形成上皮细胞层，但实际上形成黏附连接的单个 E-钙黏蛋白分子具有高度的动态性，黏附连接的形成和消失不到一分钟就可以完成。

14.4　上皮-间质转化通常由基质信号诱导

通过前面章节的讨论可得知，EMT 由癌细胞所处的肿瘤微环境中的细胞外信号所诱导。这一观点部分来自于正常发育过程中经历的 EMT 特性：在胚胎中 EMT 只在特定位置上才被诱导（图 14.13）。胚胎中这种行为实际上意味着两点：第一，EMT 由胚胎中特定部位而非其他部位的胚胎细胞信号所诱导；第二，这种精确的定位可能依赖于整合了不同来源单个细胞复杂信号的综合作用，如不同的相邻细胞或细胞群。

对已经历 EMT 的癌细胞在肿瘤中的定位研究强化了这一观点。如图 14.17 所示，紧密接触周围基质的癌细胞激活了 EMT 程序，而位于癌细胞巢内部的细胞（无法直接接触基质）则不会发生 EMT。此外，细胞经历 EMT 后许多蛋白质的表达发生改变，提示这一复杂的细胞生物学程序的许多独特之处可由这些细胞所处的基质信号所激活。

如上所述，EMT 似乎是使肿瘤细胞获得高度恶性生长状态的一种不可逆的生物学过程。但实际上很多证据表明，在多种肿瘤的发生发展过程中，EMT 表型是完全可逆的。一旦癌细胞完成了多步骤的侵袭转移过程，它们通常要经过上一章提到的间质-上皮转化过程恢复到上皮样细胞表型。

很多观察发现，转移灶与其来源的原发性肿瘤在组织病理水平上具有高度相似性（图 14.18 A 和 B），也提示了这一可逆过程的存在。因此，如果这些转移灶的始建细胞在播散初始时经历了 EMT 过程（显著影响它们的组织病理形态），那么在转移灶形成过程中这些 EMT 相关的改变又会消失。

在机制层面上，这种 EMT 表型的消失可由癌细胞从原发性肿瘤转移到转移灶处后所处微环境的变化来解释（图 14.18C）。在原发性肿瘤形成的漫长过程中产生“反应性基质”（reactive stroma），并释放诱导附近癌细胞发生 EMT 的信号。当离开原发性肿瘤后，在管腔中吸附于癌细胞表面的血小板，可释放其他的 EMT 诱导信号（补充信息栏 14.2），以保持这些细胞的间叶状态。然而，当癌细胞外渗到转移位点后，最先接触的可能是完全正常的基质，因此无法释放促使周围刚到达此处的癌细胞发生 EMT 的信号，这

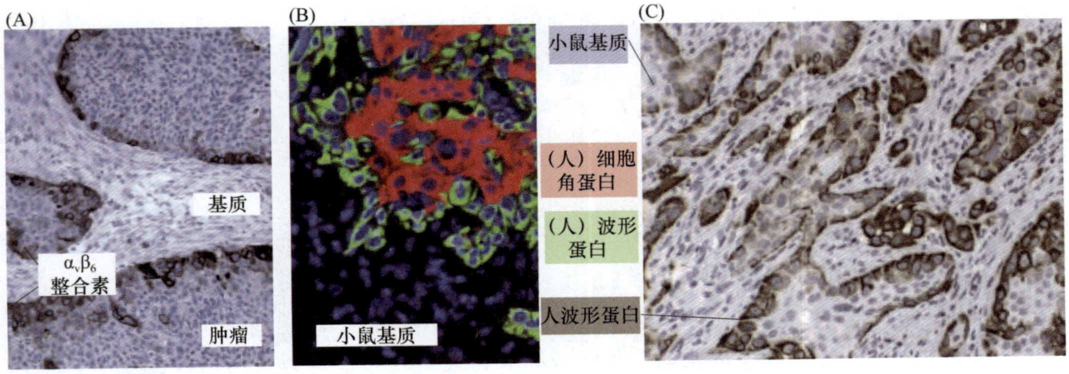

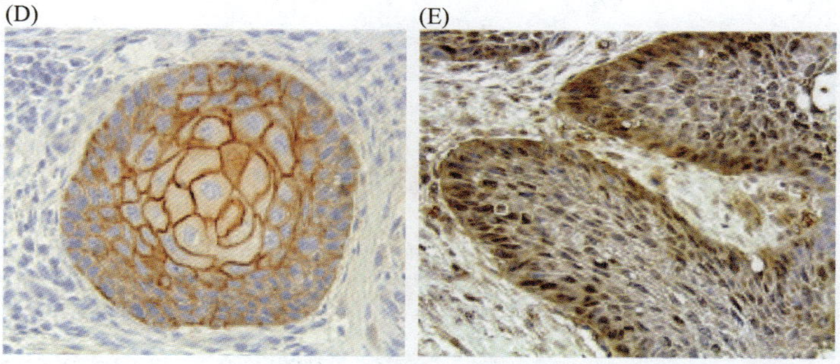

图 14.17　肿瘤上皮与基质界面处的 EMT 现象　（A）$\alpha_v\beta_6$ 整合素的表达与 EMT 相关。这种整合素在创伤愈合或慢性炎症的上皮组织中表达，癌细胞侵袭前沿也可见。在 SCC-14 人口咽癌细胞的异种移植瘤实验中，肿瘤细胞侵袭前沿与肿瘤相关基质直接接触的细胞表达 $\alpha_v\beta_6$ 整合素（深棕色），说明基质信号负责上皮细胞中该蛋白质的表达。（B）实验转化的人乳腺上皮细胞（mammary epithelial cell，MEC）移植入免疫缺陷小鼠宿主体内。可见细胞角蛋白阳性的人 MEC（红色）位于肿瘤瘤体中心，并不与周围小鼠基质细胞（利用 DAPI 将细胞核染为蓝色）直接接触。而与基质接触的许多人 MEC 发生了 EMT，表现为细胞角蛋白表达缺失而被人特异的波形蛋白（绿色）所取代（抗体特异性地识别人源而非鼠源波形蛋白，保证肿瘤侵袭前沿的绿色细胞是移植的人细胞而非小鼠宿主细胞）。此外，侵袭前沿的部分细胞已失去上皮细胞典型的立方体形态，而呈长梭形的成纤维细胞形态。（C）低倍镜下观察图 B 中同株人转化 MEC 形成的肿瘤，人波形蛋白（深棕色）的表达限制于直接与周围基质接触的细胞中。相反，处于癌细胞巢内部的癌细胞不表达人波形蛋白，推测它们仍维持在上皮细胞状态。（D）人口腔鳞状细胞癌（oral squamous cell carcinoma，OSCC）中，p120 联蛋白（黏附连接的另一个成分，呈浅棕色）的高表达局限于癌细胞巢中心，而靠近周围基质（浅蓝色细胞核）的细胞 p120 联蛋白表达缺失，因此失去上皮细胞中代表性的黏附连接。细胞核被苏木素染为蓝色。（E）在另一个 OSCC 中，基质金属蛋白酶-2（MMP-2，棕色）在细胞发生 EMT 时表达上调以易化肿瘤侵袭。MMP-2 倾向于在靠近基质的细胞中表达。[A，感谢 D.R. 莱昂内（D.R. Leone）、B.M. 多林斯基（B.M. Dolinski）和 S.M. 维奥莉特（S.M. Violette），百健艾迪公司（Biogen Idec）。B，感谢 K. 哈特韦尔（K. Hartwell）和 T.A. 英斯（T.A. Ince）。C，感谢 T.A. 英斯（T.A. Ince）。D 和 E，引自 M. Vidal et al., *Am. J. Pathol.* 176: 3007-3014, 2010.]

将导致细胞通过 MET 过程恢复到其位于原发性肿瘤中心的祖先细胞的上皮细胞状态（这提示在某些癌细胞中，经 EMT 产生的间叶细胞状态必须由基质信号维持，一旦这些信号消失，癌细胞就将恢复到上皮状态）。如果微小转移灶成功地在远端组织形成克隆，反应性基质最终也会在肉眼可见转移灶中形成，再次重复了先前在原发性肿瘤中发生的改变，并在癌细胞中引发 EMT 过程。

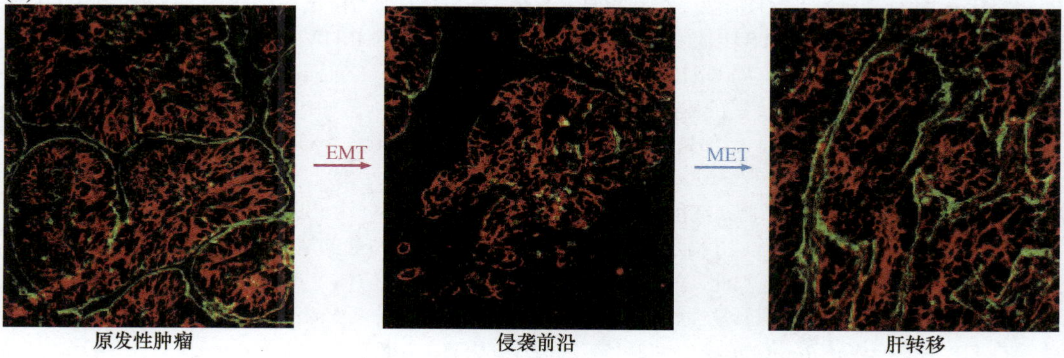

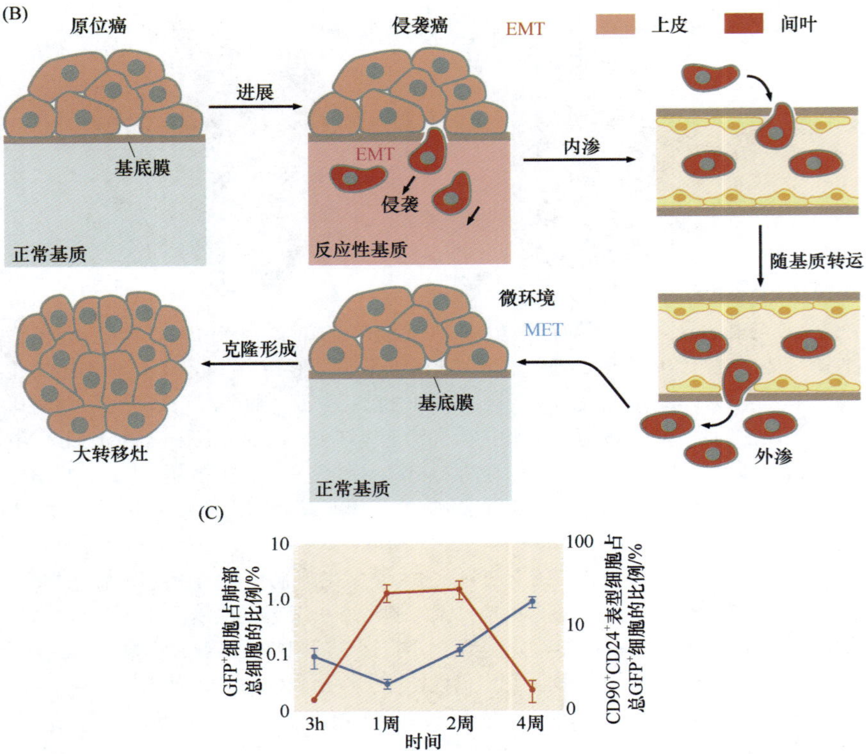

图 14.18　EMT 的可逆性　处于原发性肿瘤侵袭前沿的癌细胞通常表现出 EMT，衍生出的转移灶具有和原发性肿瘤中心区域一致的组织学类型。（A）释放基质降解酶，特别是基质金属蛋白酶（MMP），是发生 EMT 的主要表现之一（图 14.17E）。图中可见，原发性结直肠癌细胞表达细胞角蛋白 18（红色）和基底膜蛋白（绿色）。但处于侵袭前沿的、发生部分 EMT 的细胞，降解了邻近的基底膜，但仍然表达重要的上皮细胞标志物——细胞角蛋白 18。在该患者后来出现的转移播散灶中，肿瘤细胞再一次形成与原发性肿瘤中心区域相同的组织学结构，提示 EMT 具有可逆性。（B）上图提到的过程可以用下面的示意图表示。位于原发性肿瘤边缘的上皮样癌细胞（粉色/棕色）发生 EMT，侵入基质并转变为间叶细胞（红色）。这一转变似乎是由这些癌细胞周边的肿瘤相关反应性基质释放的信号所激发的（图 14.17）。反应性基质由原发性肿瘤长期形成过程中累积的各种炎症细胞组成。新获得的间叶细胞状态使细胞能够局部侵袭、内渗，随后外渗进入远端表面上正常的组织实质。然而外渗后，这些细胞发现自己处于一个完全正常的、缺乏炎症细胞和 EMT 诱导信号的基质环境中。这使得这些细胞和它们的后代经由间质-上皮转化（MET）重新恢复到上皮样细胞表型（粉色/棕色）（基底膜的重新产生是 MET 发生后的一个结果，此处未标示）。（C）播散癌细胞的研究支持了 EMT 的动力学过程。表达绿色荧光蛋白（GFP）的癌细胞来自于 MMTV-PyMT 转基因小鼠的乳腺瘤，这种小鼠由 MMTV 启动子促进多瘤中间 T 抗原（polyoma middle T，PyMT）癌基因的表达（信息栏 3.6 和 11.4），它们自发性地产生高转移率的乳腺癌。将这些细胞注射到无瘤小鼠的尾静脉中，GFP^+细胞占肺部总细胞的比例随着图中不同时间间隔变化而变化（蓝色曲线）。最初，肺部只有 0.1%的细胞是 GFP^+的癌细胞，一周后这一比例降低到 0.03%，随后由于转移克隆形成和转移灶的生长，这一比例又逐渐增加。与此相反，GFP^+细胞中的 $CD90^+CD24^+$表型细胞（代表间叶表型癌细胞，红色曲线）比例最初大约为 1.5%，这反映了原发性肿瘤中细胞的组成比例。一周后这一比例增加了约 20 倍达到了 20%以上，然而随着转移灶的增大，该比例又降到了约 1.8%，接近最开始接种细胞的水平。因此，间叶样癌细胞更喜欢建立新的转移克隆，但随着克隆形成，间充质干细胞样细胞比例又会降低到原发性肿瘤中相应的水平。［A，感谢 T. 布拉布尔茨（T. Brabletz）。B，改编自 J. P. Thiery, *Nat. Rev. Cancer* 2: 442-454, 2002. C，引自 I. Malanchi et al., *Nature* 481: 85-89, 2012.］

此模型预测，最初建立的微小转移灶高度富集间叶状态的癌细胞（也具有干细胞样特征，如下文讨论）。然而随着时间的推移，微小转移克隆形成肉眼可见的大转移灶，大部分间叶/干细胞样细胞经 MET 过程恢复到它们在原发性肿瘤中的祖先细胞的上皮/非干细胞样状态，重新恢复了原发性肿瘤处两种细胞的比例。这恰恰与我们已观察到的现象（图 14.18A*）吻合。更有趣的是，完全由间叶状态癌细胞（即完全经历 EMT 过程）构成的肿瘤，包括转移性克隆生长不良，提示非间叶状态的癌细胞，特别是上皮状态癌细胞对成功形成转移克隆至关重要。①

实际上，传统的组织病理学技术很难证明原发性肿瘤侵袭前沿的 EMT 现象，这主要是因为一旦癌细胞完全发生 EMT（即失去了上皮样细胞的所有特性，并获得间叶细胞表型），它们将与周围的间质细胞难以区分（补充信息栏 14.5）。因此，必须借助于在正常情况下并不在诊断病理实验室使用的抗体和细胞学试剂加以判断，如检测细胞内 β-联蛋白定位的抗体等（图 14.14C）。另一个例子来自人异种移植肿瘤细胞，在该细胞中可通过免疫学染色检测 EMT 标志物 $\alpha_v\beta_6$ 整合素的表达（图 14.17A）。

展示肿瘤侵袭前沿癌细胞表型转换最直接和生动的方式是使用人类特异的抗波形蛋白（vimentin）抗体。当将实验转化的人乳腺上皮细胞接种到免疫缺陷小鼠体内，并形成异种移植肿瘤时，它可以清楚地在侵袭前沿标示出 EMT 现象（图 14.17B 和 C）。在这种情况下，使用人类特异的抗体能确保表达波形蛋白的细胞来自细胞角蛋白阳性的人癌细胞，而不是来自周围的小鼠间质细胞。

上述证据（图 14.17D 和 E）表明，癌细胞岛周边的癌细胞接触并受基质信号的影响。实际上这些信号包括两种类型：首先，原发性肿瘤周围反应性基质产生的某些异型信号，影响肿瘤团块外缘的癌细胞并诱导这些细胞发生 EMT。此外，癌细胞岛侵袭前沿的边缘上皮细胞不再与邻近的上皮细胞发生相互作用，这种上皮-上皮同型相互作用缺失能够激活细胞的 EMT 程序。这两个过程可能共同作用激活 EMT 程序。

迄今为止，大量的证据均发现了基质和癌上皮组分之间的活化异型信号。很多研究表明，TGF-β 是一个重要的间质信号传递分子。此外，多种其他因子，包括 Wnt、肿瘤坏死因子-α（tumor necrosis factor-α，TNF-α）、表皮生长因子（epidermal growth factor，EGF）、肝细胞生长因子（hepatocyte growth factor，HGF）、胰岛素样生长因子-1（insulin-like growth factor-l，IGF-1）和前列腺素 E_2（prostaglandin E_2，PGE_2）也参与这一过程。一些研究还发现癌细胞和 I 型胶原之间具有直接相互作用，I 型胶原在基质中含量丰富而在肿瘤上皮中不存在。看起来，这些间质信号以各种组合的方式激活细胞内潜在的 EMT 程序。

在多种效应叠加下，原发性肿瘤形成过程中癌细胞获得的遗传和表观遗传改变可能会增加它们对各种基质信号的反应性，进而影响改变癌细胞表型的 EMT 程序方式。例如，有实验表明 p53 功能缺失的癌细胞对 EMT 诱导信号更为敏感。

一组颇有影响力的实验证明，当 *ras* 转化的 EpRas 小鼠乳腺上皮细胞接受 TGF-β 刺激后，会逐步失去上皮细胞形态，并下调上皮细胞标志物（如细胞角蛋白和 E-钙黏蛋白）的表达。与此同时，这些转化细胞开始表达间叶细胞标志物（如波形蛋白），而且细胞形态也逐渐趋向于成纤维细胞。这些特征提示细胞发生了 EMT。有趣的是，一旦这些 *ras*

* 译者注：此处原文中（see Figure 14.18D）可能是图 14.18A，因为图中没有“D”，根据上下文推测应该是图 14.18A。

转化细胞发生了 EMT，它们就开始自己产生并分泌 TGF-β1。这种 TGF-β1 经自分泌反馈信号作用于细胞自身，即使撤掉培养基中的 TGF-β，细胞也能长期维持间叶细胞表型（图 14.19）。上述研究表明，TGF-β 信号通路可以协同癌基因 *ras* 引起上皮细胞发生 EMT。同样，通过正反馈环路维持 TGF-β 信号，对维持人癌细胞中 $\alpha_v\beta_6$ 整合素表达和 EMT 现象非常重要（图 14.19D）。图 14.19D 表明肿瘤相关基质也可产生大量 TGF-β1。

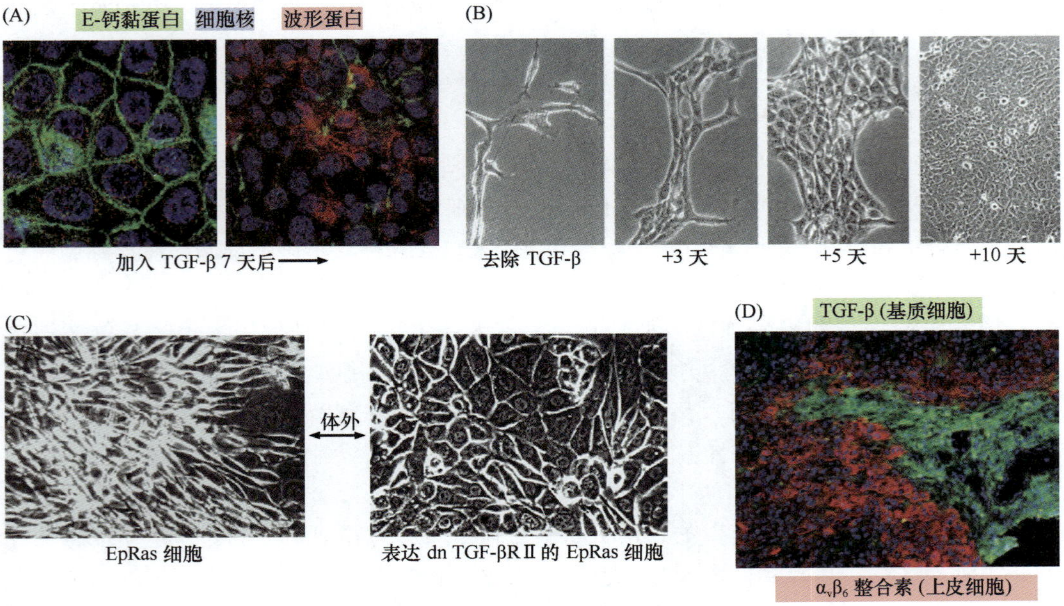

图 14.19　TGF-β 调控 EMT 及其对癌细胞的作用　永生化的小鼠乳腺上皮细胞系 EpH4 经癌基因 *ras* 转化后，命名为 EpRas 癌细胞。（A）EpRas 细胞（左侧）通常具有鹅卵石样的上皮细胞形态，并且在细胞-细胞连接处表达 E-钙黏蛋白（绿色）。但在 TGF-β1 存在的条件下培养 7 天后（右图），它们发生了 EMT 并具有伸展的成纤维细胞形态（此图未显示）。另外，E-钙黏蛋白表达受到抑制而表现为波形蛋白表达（红色），由上皮细胞基因表达模式转换为间叶细胞模式。细胞核被 DAPI 染为蓝色。（B）EpRas 癌细胞发生 EMT 后（图 A），它们通过自分泌（未显示）TGF-β1 来维持其成纤维细胞样间叶细胞形态。但当通过每日更换不含 TGF-β1 的培养基（去除细胞分泌到培养基中的 TGF-β1）后，它们又逐渐转变为鹅卵石样上皮细胞形态。如图所示，像这样培养 3 天、5 天和 10 天（从左向右）后，细胞又逐渐发生了间质-上皮转化（MET）。（C）使用显性负调控（dominant-negative，dn）的Ⅱ型 TGF-β 受体（有效阻断 TGF-β 的自分泌正反馈信号通路），进一步证明 EpRas 细胞中的 TGF-β1 自分泌信号是维持其间叶细胞状态所必需的。当此受体的表达阻断了 TGF-β1 自分泌信号后，EpRas 细胞的间叶细胞表型消失（左），出现上皮细胞形态（右）。这一结果同样表明细胞发生了 MET。（D）当邻近的肿瘤相关基质产生并分泌 TGF-β（绿色）时，底特律 562 人口咽癌细胞将表达 $\alpha_v\beta_6$ 整合素（红色，图 14.17A），表明这些细胞发生了 EMT。癌细胞中 $\alpha_v\beta_6$ 整合素的表达可以促使间质细胞产生 TGF-β，从而形成一个长期自我维持的正反馈环路（这一强效的EMT诱发剂反过来又诱导癌细胞表达 $\alpha_v\beta_6$ 整合素，进而产生更多的活化TGF-β）。[A，引自 E. Janda et al., *J. Cell Biol*. 156: 299-314, 2002. B，引自 M. Oft et al., *Genes Dev.* 10: 2462-2477, 1996. C 和 D，感谢 D.R. 莱昂内（D.R. Leone）、B.M. 多林斯基（B.M. Dolinski）和 S.M. 维奥莉特（S.M. Violette），百健艾迪公司（Biogen Idec）。]

TGF-β 促进恶性癌细胞进展的作用与我们前面讨论的其抗增殖效应相矛盾（补充信息栏 14.6；见 8.10 节）。大量研究支持 TGF-β 增强恶性细胞生物学行为，即肿瘤相关

TGF-β（通常是 TGF-β1）的表达水平与肿瘤的侵袭性呈正相关。的确，无论是肿瘤组织内还是体循环中高水平的 TGF-β 都与肿瘤患者的长期生存负相关。

总之，TGF-β 至少通过 4 种方式促进癌细胞侵袭。首先，大多数肠道以外起源的人类肿瘤都保留了部分 TGF-β 受体信号功能，这使得它们在肿瘤发生发展的各个时期都能对 TGF-β 信号做出反应（与此形成鲜明对比的是，有些结肠癌患者因为 TGF-β 受体编码基因的突变而发生功能缺失，见 12.9 节）。其次，大多数人类肿瘤都有 pRb 信号通路的失活，这使得细胞对 TGF-β 的细胞生长抑制效应失去响应，但 TGF-β 受体信号通路引起的其他效应不受影响。再次，在失去了 TGF-β 的细胞生长抑制效应以后，癌细胞接受 TGF-β 的刺激可能会促进细胞增殖。例如，胶质母细胞瘤和骨肉瘤细胞在接受 TGF-β 刺激时，可以产生并分泌 PDGF，而后者以自分泌方式经这些细胞表达的 PDGF 受体促进细胞增殖。最后，乳腺癌细胞接受 TGF-β 刺激后可以产生并释放其他因子，加速骨质降解，这是形成骨转移灶的关键步骤。骨质降解还可以释放另外的有丝分裂原，促进细胞增殖，这一点后面还会提到。

如上所述，基质信号之间可以协同作用，激活癌细胞内的 EMT 程序。例如，TNF-α 可以与 TGF-β 共同诱导 EMT 的发生。在肿瘤发生的早期，TNF-α 经常由炎症细胞产生，如巨噬细胞（11.16 节）。TNF-α 与上皮细胞表面的 TNF-α 受体结合，激活细胞内的 NF-κB 信号通路。TGF-β 在上皮细胞内也可以激活 NF-κB 通路，如在上面提到的永生化的小鼠乳腺上皮细胞中即是如此。在多种肿瘤中，TNF-α 和 TGF-β 均有助于长期维持活化的 NF-κB 信号，这一信号似乎对诱导和维持 EMT 至关重要，因为抑制 NF-κB 信号将抑制 EMT 的发生。

2011 年的研究在正常细胞和乳腺癌细胞中证实了 EMT 诱导信号的协同作用观点（图 14.20A～D）。研究发现，自发进入间叶状态的细胞所分泌的生长因子为 3 种类型的信号蛋白：经典 Wnt 蛋白（6.10 节）、非经典 Wnt 蛋白（补充信息栏 6.4）和 TGF-β（6.12 节），它们在维持细胞处于间叶状态方面有重要作用。这些因子的持续分泌及所导致的自分泌刺激是维持间叶状态所必需的。与此一致，如果这些自分泌信号环路中断，细胞将通过 MET 过程逆转回上皮状态。

有趣的是，上皮细胞也可以分泌 TGF-β 和经典 Wnt 蛋白。然而，这些细胞激活自身 EMT 程序的能力（通过自分泌循环）被伴随分泌的高水平抑制蛋白所阻断，特别是

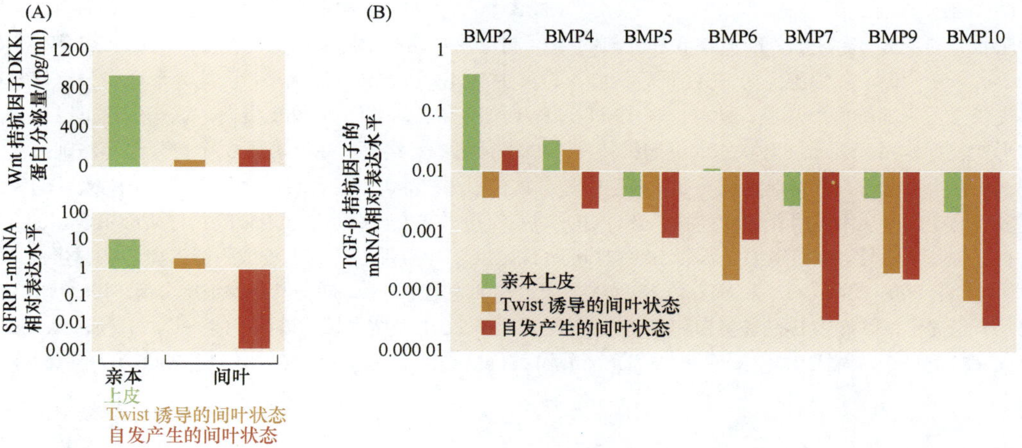

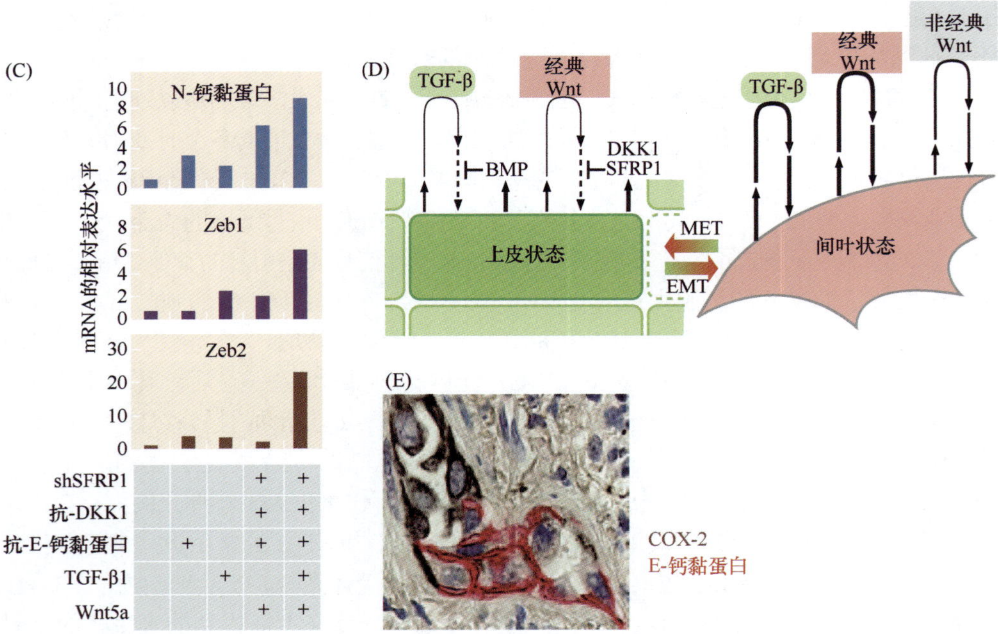

图 14.20　多信号协同诱导并维持间叶细胞状态　永生化的 HMLE 人乳腺上皮细胞（亲本细胞）自发或通过异常表达 EMT 诱导转录因子 Twist 进入间叶细胞状态。亲本细胞分泌大量 TGF-β1、经典及非经典 Wnt 蛋白。（A）然而分泌的 Wnt 蛋白由于上皮细胞释放大量的 Wnt 信号抑制因子 DKK1 和 SFRP1（绿色）而无法激活自分泌信号。当细胞由上皮进入间叶细胞状态（橙色，红色）时，这两个 Wnt 抑制因子的水平显著降低。（B）相似地，亲本上皮细胞中分泌一组骨形成蛋白（BMP）能够阻断 TGF-β 的自分泌环路和信号通路。进入间叶状态的细胞中这些 TGF-β 抑制因子 mRNA 表达水平会显著降低。持续的自分泌信号对于维持一系列间叶细胞表型是必需的。在培养基中加入重组的 SFRP1 和 DKK1 蛋白，可在间叶状态细胞中抑制自分泌环路相关蛋白表达（未显示）。（C）通过使用抗 E-钙黏蛋白抗体破坏黏附连接（可释放 β-联蛋白）、抑制 SFRP1 mRNA 功能（通过 shRNA 技术）、加入 DKK1 中和抗体、加入大量的 TGF-β1 及加入 Wnt5a（一种非经典 Wnt），均可引起培养的乳腺上皮细胞进入间叶细胞状态。此处通过检测 N-钙黏蛋白和两个关键 EMT 转录因子 Zeb1、Zeb2 的 mRNA 水平，来判断细胞经 EMT 进入间叶细胞状态。“+”表示加入 EMT 诱导因子，而未添加该组分则以空白方块表示。若上皮细胞经 EMT 诱导因子共同处理一周以上，即使撤除这些处理因素，细胞也将长期维持在间叶细胞表型（数据未显示）。（D）其他研究也表明，细胞进入 EMT 程序后通过 3 个自分泌环路维持其间叶细胞状态（右）。而在上皮细胞状态（左），细胞分泌的 TGF-β 和经典的 Wnt 自分泌环路被细胞同时分泌的 BMP、DKK1 和 SFRP 抑制因子所阻断。当细胞经历 EMT 时，细胞不再产生 BMP 和 Wnt 抑制因子，因此为形成自分泌信号环路提供了适宜的细胞外环境。此外，在 EMT 过程中细胞高表达非经典 Wnt 蛋白，这些蛋白也以自分泌的形式发挥作用。处于间叶状态的细胞维持在一个相对稳定的状态，如果破坏 3 个自分泌环路则迫使细胞逆转回上皮状态。在其他组织的上皮细胞中是否具有相似的动力学过程目前仍不清楚。（E）炎症组织和许多肿瘤中的基质细胞可释放前列腺素 E_2(PGE_2)，PGE_2 可诱导上皮细胞发生 EMT，并与 Wnt 蛋白和 TGF-β 互补加强基质信号。高倍镜中显示非小细胞肺癌（NSCLC）中互斥表达的上皮细胞标志物 E-钙黏蛋白（红色）和产生 PGE_2 的酶 COX-2（深棕色）。COX-2 阳性癌细胞趋于分散，即与其他癌细胞分离。其他研究（未显示）也提示，肿瘤中 E-钙黏蛋白和 EMT 诱导转录因子 Zeb1 表达也相互排斥。（A～C，引自 C. Scheel et al., *Cell* 145: 926-940, 2011. E，引自 M. Dohadwala et al., *Cancer Res*. 66: 5338-5345, 2006.）

骨形成蛋白（bone morphogenetic protein，BMP，TGF-β 信号抑制因子），以及 SFRP 和 DKK1（经典和非经典 Wnt 信号抑制因子，图 14.20A 和 B）。确实，当这些自分泌信号的抑制因子作用于间叶细胞时，可促使间叶细胞通过 MET 过程逆转回上皮细胞状态。这些观察表明，最初由邻近的基质细胞以旁分泌形式提供的信号蛋白激活 EMT 程序，以后需要以自分泌的形式产生相同的信号蛋白，以维持细胞的间叶状态（图 14.20C 和 D）。推测启动 EMT 的间质信号可以中和分泌的抑制因子，这些抑制因子在正常情况下可以防止上皮细胞自身的 EMT 程序不被活化。另一种与 EMT 诱导相关的自分泌和旁分泌信号与前列腺素 E_2（PGE_2，图 14.20E）有关。

14.5　基质细胞参与诱导肿瘤细胞的侵袭性

上面提到的 EMT 诱导信号的多样性促使人们注意到基质细胞参与肿瘤的侵袭性行为。基质中的巨噬细胞对原发性癌细胞侵袭转移能力的影响，主要来自对集落刺激因子-1（colony-stimulating factor-1，CSF-1）缺乏的遗传缺陷小鼠的实验研究。正如前一章谈到的，肿瘤易感转基因小鼠发生的乳腺癌通常募集大量的肿瘤相关巨噬细胞（tumor-associated macrophage，TAM）。但是，当这种小鼠的肿瘤细胞失去产生 CSF-1 的能力时，TAM 则很难见到（图 13.24）。缺乏 CSF-1 和 TAM 并不影响原发性肿瘤的生长（图 14.21A），但

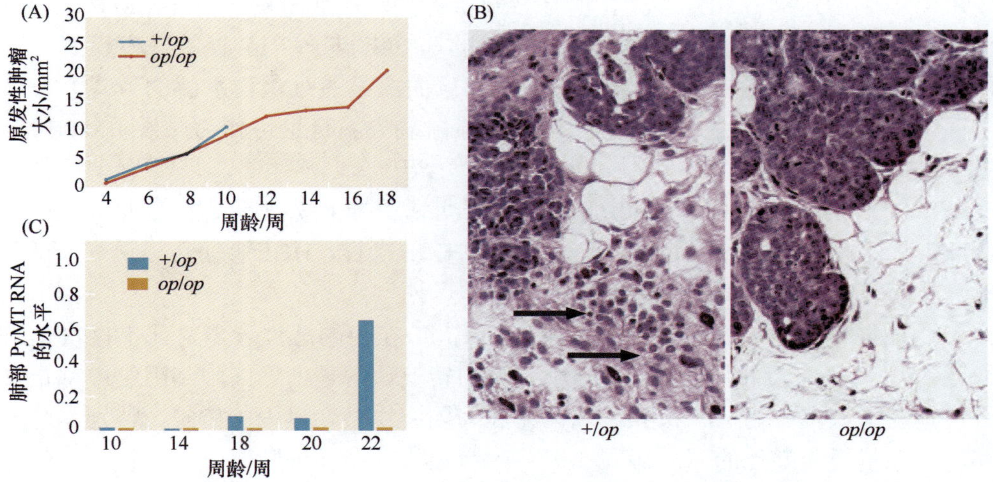

图 14.21　巨噬细胞对肿瘤侵袭转移能力的影响　已经介绍过，通过交配繁殖，*PyMT* 转基因小鼠（图 14.18B）可以形成产生集落刺激因子-1（CSF-1）的 $Csf^{+/op}$ 小鼠和不能产生 CSF-1 的隐性纯合 $Csf^{op/op}$ 小鼠，而 CSF-1 是肿瘤中募集巨噬细胞所需要的（图 13.24）。（A）$Csf^{+/op}$ 小鼠中存在募集的肿瘤相关巨噬细胞（TAM），而 $Csf^{op/op}$ 小鼠不存在。但是，在这两种小鼠中 TAM 的有和无，对于原发性乳腺癌细胞的生长没有影响。（B）$Csf^{+/op}$ 小鼠的乳腺瘤（包含许多 TAM，此处未显示）具有高度侵袭性的表型，大量的单个肿瘤细胞侵入周围的基质组织（左图，箭头所示）。但是，在 $Csf^{op/op}$ 小鼠中，巨噬细胞不能被募集到肿瘤相关基质中（右图）。在此情况下，肿瘤具有完整包膜，细胞不能突破基底膜，因此肿瘤表现为良性。这表明巨噬细胞是肿瘤侵袭所必需的。（C）在 $Csf^{+/op}$ 小鼠中，肺转移灶在 18 周龄即可出现，且随着周龄增加而逐渐增大（蓝色柱），这里是通过衡量肺部 PyMT 的 RNA 水平（只在肿瘤细胞表达）来评价的（纵轴）。但是，TAM 阴性的 $Csf^{op/op}$ 小鼠（橙色柱）并不存在肺转移现象。（引自 E.Y. Lin, et al., *J. Exp. Med.* 193: 727-740, 2001.）

是这样的肿瘤与大量募集 TAM 的肿瘤相比，表现出良性、非侵袭性表型（图 14.21B）。而且，这些巨噬细胞对转移能力的影响是惊人的——没有 TAM，乳腺癌细胞将不能转移到肺（图 14.21C）。

这些令人信服的实验证据表明，小鼠乳腺癌细胞的侵袭转移能力明显受基质细胞信号的影响，在这一实验中，主要是巨噬细胞。然而，这些信号的本质究竟是什么我们还不清楚。前面提到过，巨噬细胞源性的 TNF-α 可能诱导癌细胞发生 EMT，进而发生图 14.21 所描述的侵袭转移行为。另一个关键的巨噬细胞源性信号很可能是由 EGF 介导的，正如前文提到的巨噬细胞刺激血管内渗（图 14.7）。

小鼠乳腺癌细胞的体内和体外实验结果表明，EGF 是癌细胞侵袭的主要诱导因子。像多数上皮细胞一样，癌细胞也表达 EGF 受体，EGF 活化其受体导致细胞获得运动侵袭能力并分泌 CSF-1，而后者可以趋化并活化巨噬细胞（图 14.22）。巨噬细胞对 CSF-1 刺激的反应是增殖并分泌 EGF，EGF 又可以反过来激活肿瘤细胞。这些效应都是由旁分泌而不是自分泌信号引发的，因为乳腺癌细胞并不表达 CSF-1 受体，而巨噬细胞不表达 EGF 受体（图 14.22A）。这两种细胞互惠合作，彼此刺激，于是产生了另一种类型的正反馈调节环路。

重要的是，图 14.22B 和图 14.7 中所示的行为提示，巨噬细胞在侵袭-转移级联的两个阶段——最初的侵袭性产生和血管内渗中均发挥关键性作用。这些实验清楚地证明了癌细胞的运动性和侵袭性，但是必须认识到，癌细胞诱导发生 EMT 也只能从它们获得运动、侵袭能力来推断。而更直接的证据来自于 Rip 标签肿瘤模型，募集的巨噬细胞分泌组织蛋白酶 B（cathepsin B，表面上是通过蛋白水解的方式）与癌细胞表面 E-钙黏蛋白的表达缺失相关，E-钙黏蛋白缺失本身也可作为触发 EMT 的信号（图 14.22D）。

HGF 是肿瘤基质中的另一种配体，它同样可以诱导上皮细胞发生 EMT。这些细胞表面通常具有 HGF 的受体 Met（图 14.23）。像 EGF 一样，HGF 似乎可以诱导一部分但并不是全部的 EMT 相关表型改变。

上述证据有力地表明，癌细胞获得包括 EMT 在内的恶性表型，并不仅仅是由这些细胞的基因组决定的。实际上，细胞表型的转换通常是由癌细胞基因组中特定突变的等位基因（如突变的 *ras* 和 *p53* 基因）和周围组织微环境中的信号，特别是肿瘤上皮和反应性基质交界处的间质协同作用共同决定的。在多种肿瘤中，这种交互信号的传递由反应性基质分泌的特定因子如 TGF-β、Wnt、PGE_2 和 TNF-α 介导（图 14.24）。但是其他间质信号，如前面提到的 EGF 和 HGF，同样可以引起一些与癌细胞侵袭性和 EMT 有关的改变。因为许多肿瘤中都有这些现象，这里就不一一描述了（补充信息栏 14.7）。

综上所述，长期以来的观点是，肿瘤细胞的表型是由其基因型决定的，而肿瘤细胞的生长基本上是一种自主的细胞现象。肿瘤细胞和正常细胞之间的异源性相互作用（第 13 章）略微修正了这一观点，使我们认识到癌细胞在很大程度上依赖于基质中各种正常细胞的支持。现在，我们必须承认肿瘤细胞微环境可以从根本上重塑细胞表型，特别是诱导包括 EMT 在内的细胞生物学行为改变。

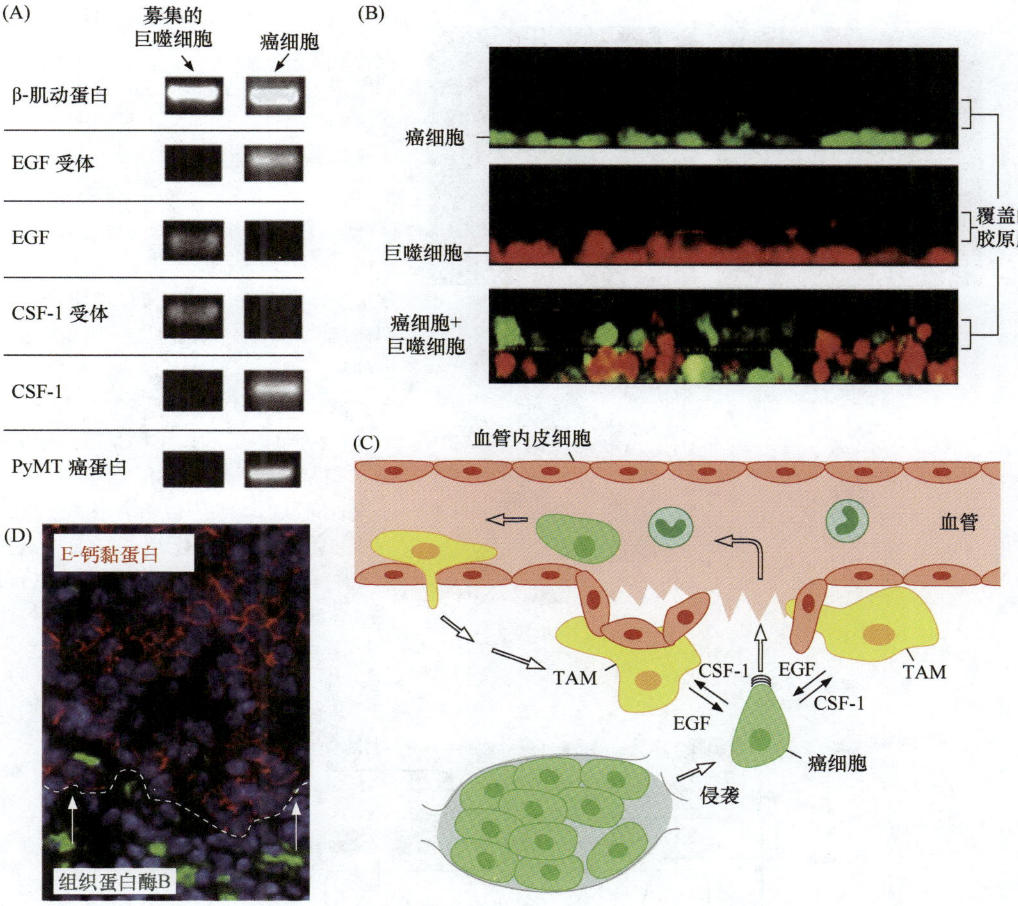

图 14.22　乳腺癌细胞和巨噬细胞间的互惠合作　各种实验表明巨噬细胞是乳腺癌中 EGF 的主要来源。已知 EGF 可以刺激上皮细胞增殖并侵袭细胞外基质。另外，EGF 也可以诱导乳腺癌细胞分泌 CSF-1，使其进一步募集巨噬细胞并刺激巨噬细胞分泌更多的 EGF，从而形成两种细胞之间的正反馈调节环路。（A）PCR 分析发现，PyMT 肿瘤易感的转基因小鼠（图 14.18B）的乳腺癌细胞和间质巨噬细胞中，这两种生长因子及其受体的 mRNA 表达水平是相反的。（B）乳腺癌细胞（此处用绿色荧光蛋白标记）置于培养皿底部（侧面观），上面铺一层胶原胶（上图）。以此方法同样处理巨噬细胞（红色，中图）。当两种细胞共培养时，可以发现，乳腺癌细胞被诱导向上移动并侵入胶原基质（下图）。（C）乳腺癌细胞和巨噬细胞之间的交互作用示意图。因为巨噬细胞通常分布在微血管附近，所以肿瘤相关巨噬细胞（TAM）刺激乳腺癌细胞运动侵袭的直接结果之一是导致癌细胞内渗，如图 14.7 和本图所示的机制。（D）Rip 标签转基因小鼠（图 13.36）胰岛细胞瘤（上侧）侵袭前沿（虚线，箭头）募集的巨噬细胞可能直接引发癌细胞进入 EMT 程序。可见，募集的巨噬细胞分泌组织蛋白酶 B（绿色），引起癌细胞 E-钙黏蛋白（红色）表达缺失，因此虚线下方的癌细胞仅有 DAPI 的核染色（蓝色）。（这里未显示，巨噬细胞组织蛋白酶 B 的表达缺失可使癌细胞保留 E-钙黏蛋白的表达，从而失去侵袭性）。［A，引自 J. Wyckoff et al., *Cancer Res*. 64: 7022-7029, 2004. B，引自 S. Goswami et al., *Cancer Res*. 65: 5278-5283, 2005. C，引自 W. Wang et al., *Trends Cell Biol*. 15: 138-145, 2005. D，感谢 V. 戈切瓦（V. Gocheva）和 J.A. 乔伊斯（J.A. Joyce）；另见 V. Gocheva et al., *Genes Dev*. 20: 543-556, 2006.］

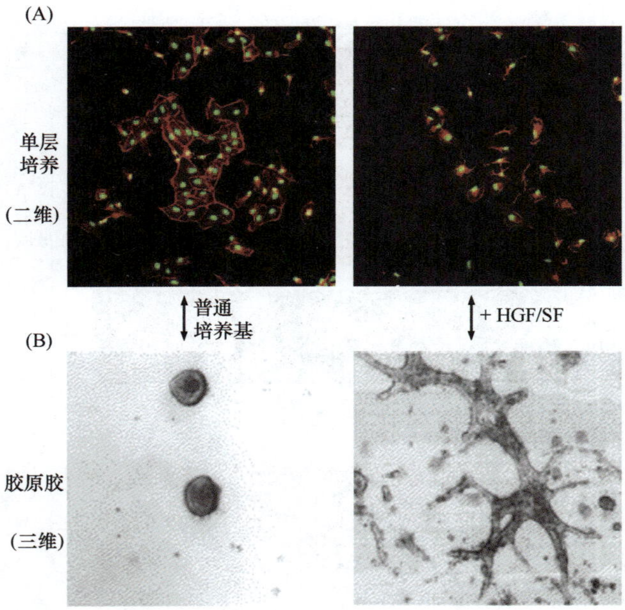

图 14.23　HGF 诱导的细胞分散和侵袭行为　肝细胞生长因子（HGF）也被称为分散因子（scatter factor，SF），可以由多种基质细胞产生。它通过上皮细胞表面的同源受体 Met 而发挥作用。(A) 左图是正常培养的 MDCK（Maden-Darby canine kidney）细胞（细胞质染为红色），右图是在培养基中加入 HGF/SF 后的细胞。在正常单层培养条件下，MDCK 细胞具有鹅卵石样形态并成簇生长。但是，当用 HGF/SF 处理后，细胞运动能力增强，并向多个方向分散。(B) 在三维培养中，当 MDCK 细胞接种到胶原胶时，细胞呈现小球形（左图）。但是，给予 HGF/ SF 处理并继续培养一段时间以后，细胞侵入周围的胶原胶中（右图）。[A，感谢 J. H. 瑞苏（J. H. Resau）。B，引自 M. Rosario and W. Birchmeier, *Trends Cell Biol.* 13: 328-335, 2003.]

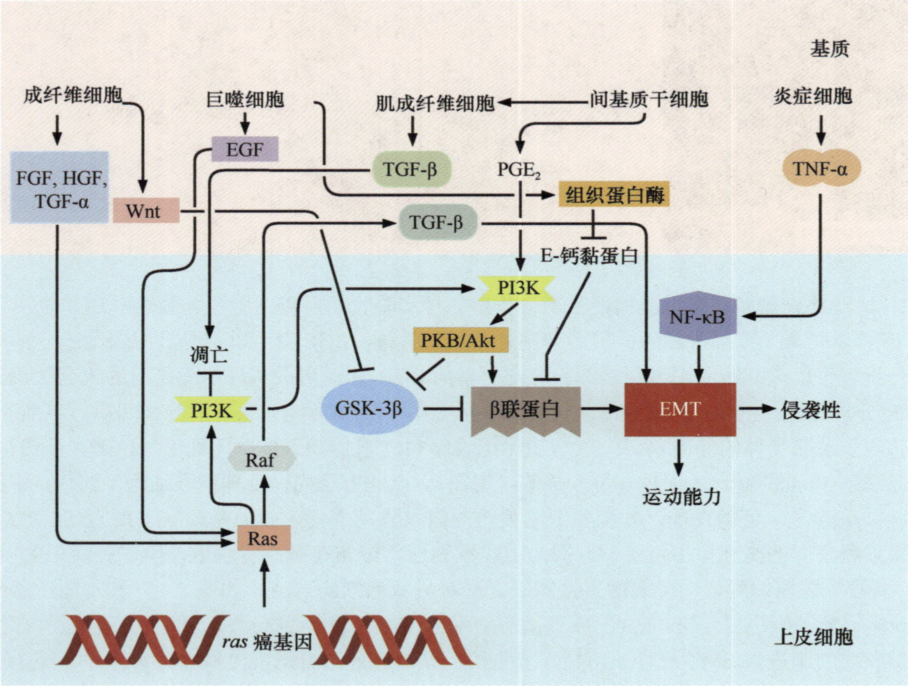

图 14.24　激发 EMT 的信号　这张图高度概括了使上皮细胞发生部分或完全 EMT 的基质信号通路。看起来在正常情况下，EMT 是由癌细胞接受了大量的基质信号，并和细胞内信号（如这里显示的 *ras* 癌基因信号）协同作用的结果。但这些基质信号的精确组成和它们的联合作用方式目前仍然不清楚。在未来的研究中，本图中所示的相互作用一定会和图 14.20D 和 E 中的因子相整合，但是由于缺乏可用的信息目前还不可能实现整合。

14.6　胚胎发育中的关键转录因子引发 EMT 现象

整个 EMT 过程的完成有赖于上百个基因表达水平发生改变。这些改变影响了很多方面的细胞生物学行为，难以一一列举，但至少包括细胞中间纤维细胞骨架的组装、细胞运动、对凋亡的敏感性、细胞与邻近细胞的相互作用、蛋白酶的释放，甚至包括细胞表面的整合素和生长因子受体表达等方面（表14.2）。虽然大量的证据表明，基质信号是激发肿瘤细胞 EMT 现象的关键因素，但是目前还没有直接的证据揭示这些复杂的 EMT 信号是如何在相应上皮细胞内整合调控的。

各种实验动物的早期发育遗传学研究在很大程度上回答了这一问题。像许多复杂的细胞生物学过程一样，EMT 也由少量的多效性转录因子（transcription factor，TF）所诱导。已发现了大量 EMT 诱导转录因子（EMT-TF），其中许多都是从黑腹果蝇的胚胎中发现的。这些基因和转录因子在脊索动物中进化保守，在青蛙和小鼠的早期胚胎发育过程中控制着关键步骤，这些步骤涉及 EMT 现象的各个阶段（这些 *EMT-TF* 基因的高度保守性说明 EMT 和早期胚胎发育中的关键步骤很早就在后生生物进化系统中建立起来了，远在后生生物各门分散之前）。通过激活这些转录因子，癌细胞启动了复杂的、多阶段的 EMT 程序。毫无疑问，基质中的异型性信号在癌细胞中诱导这些 TF 的表达，进而启动 EMT 程序。

目前至少发现了 6 个 EMT-TF，在特定的上皮细胞中异位表达这些转录因子中的任何一个都能诱发 EMT 现象（表 14.3）。例如，Snail 是一个首先在果蝇中发现的这类转录因子（图 14.25），在包括脊椎动物、昆虫、蠕虫和软体动物在内的后生生物中都发现有 Snail 的表达。在脊椎动物的早期胚胎中，Snail 首先在一部分外胚层细胞表达，这部分细胞随着原肠胚的形成后来逐渐发育成中胚层。Snail、Slug 和 Twist 在胚胎发育过程中的表达都可以使上皮细胞转变成可迁移的间质细胞并形成中胚层。Snail 及其同一家族的 Slug 还参与一些其他的胚胎发育步骤，这些步骤都涉及一种组织向另外一种组织的转变。这些转录因子的真正起源如图 14.25H 所示，在一个非常原始的生物——海葵的胚胎（缺乏双侧对称的三胚层结构）中，在将来发育成胚孔的位置表达 Snail 转录因子。

表 14.3　参与 EMT 现象的转录因子

名称	首次发现	转录因子类型	与肿瘤的相关性
Snail（SNAI1）	果蝇的中胚层诱导；脊椎动物的神经嵴迁移	C2H2 型锌指	浸润性导管癌
Slug（SNAI2）	鸡的神经嵴分层和早期中胚层	C2H2 型锌指	乳腺癌细胞系、黑色素瘤
Twist	果蝇的中胚层诱导；神经嵴迁出细胞	bHLH	各种肿瘤，高级别黑色素瘤，神经母细胞瘤
Goosecoid	青蛙的原肠胚	配对的同源异型结构域	各种肿瘤
FOXC2	间叶细胞形成	翼状螺旋/叉头	基底细胞样乳腺癌
ZEB1（δEF1）	原肠胚形成后中胚层组织形成	双臂锌指/同源异型结构域	各种肿瘤
ZEB2（SIP1）	神经发生	双臂锌指/同源异型结构域	卵巢癌、乳腺癌、肝癌
E12/E47（Tcf3）[a]	与 E-钙黏蛋白启动子结合	bHLH	胃癌

a. 目前尚不清楚 E12/E47 自身是否具有诱导 EMT 的功能，还是 E12/E47 与其他 EMT-TF 蛋白，如 Twist 形成异源二聚体的转录因子复合物而发挥 bHLH 转录因子功能。

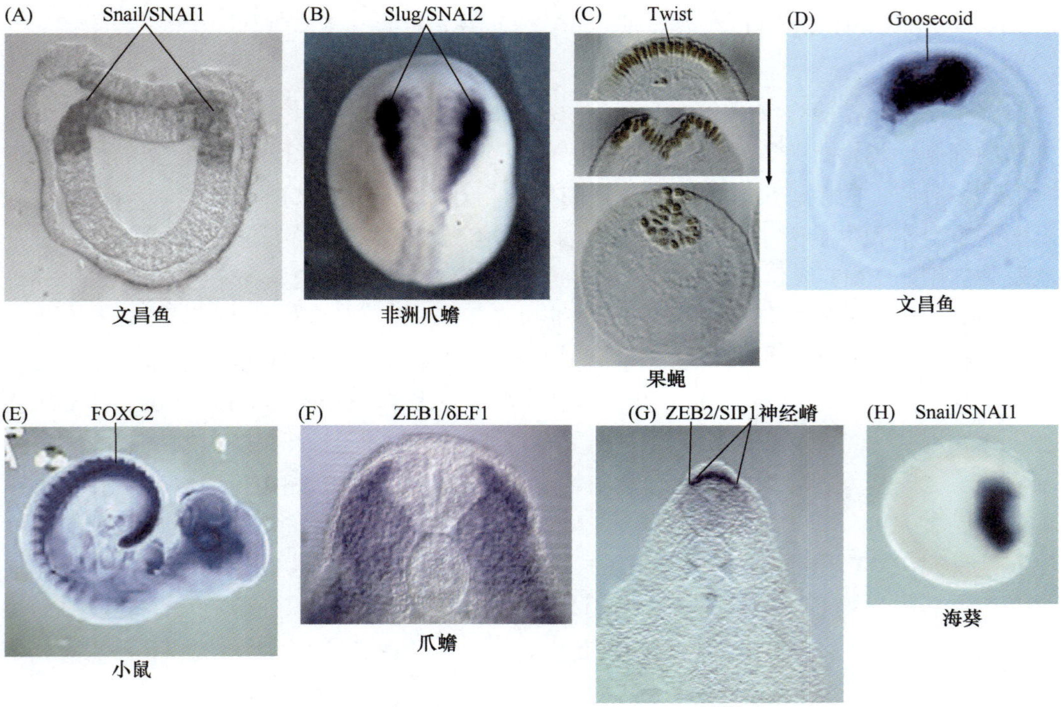

图 14.25　诱导 EMT 的胚胎性转录因子　多种 EMT 诱导转录因子（EMT-TF）在胚胎发育的各个阶段均可诱导 EMT 现象，现已在各种生物中研究了它们的表达特征。（A）Snail（也称为 SNAI1）能够诱导 EMT。这里显示的是低等脊索动物文昌鱼的胚胎，图中标示的部位（黑色区域）相当于高等脊索动物中发育成神经嵴的细胞。（B）与 Snail 同一家族的转录因子 Slug（SNAI2）也在胚胎的神经嵴细胞中表达（蓝黑色），这里显示的是非洲爪蟾的胚胎。（C）Twist 在果蝇早期胚胎的原肠胚形成（发生了 EMT）部位表达（棕色区域）。（D）转录因子 Goosecoid 在脊索动物原肠胚阶段的胚孔唇表达。这里所示的是由 TGF-β 信号通路诱导的 Goosecoid，在受精后 8h 的文昌鱼早期胚胎中胚孔附近细胞处表达。（E）转录因子 FOXC2，在 9.5 日龄的小鼠胚胎重要的中胚层结构中表达，包括发育中的脊柱和体节附近的中胚层细胞。它们将发育形成大部分的肌肉组织。（F）转录因子 ZEB1（δEF1）在非洲爪蟾早期胚胎的轴旁中胚层中表达，它在轴向干细胞向爪蟾的发育中发挥重要作用。（G）在与上面相同阶段的爪蟾胚胎中，转录因子 ZEB2（SIP1）以与 ZEB1 互补的模式，在神经嵴和神经管细胞表达。可能它促进细胞运动导致神经管的封闭和神经嵴细胞向身体其他部位的迁移。（H）这些转录因子在生物进化的早期就出现了，其古老性由海葵胚胎囊胚期已经存在 Snail 表达得到了证明。在 6 亿年以前，在双胚层动物向三胚层动物进化之前，海葵的祖先就从其他脊索动物中分出来。与文昌鱼这一具有脊椎动物祖先某些特征的脊索动物相比，海葵在 5.25 亿年前从进化谱系上跟其他动物分开。[A，感谢 J. 朗厄兰（J. Langeland）。B，感谢 C. 拉博纳（C. LaBonne）。C，引自 M. Leptin et al., *Dev. Suppl.* 116(Suppl): 22-31, 1992. D，引自 A.H. Neidert, G. Panopoulou and J.A. Langeland, *Evol. Dev.* 2: 303-310, 2000. E，引自 T. Furumoto et al., *Dev. Biol.* 210: 15-29, 1999. F，引自 L.A. van Grunsven et al., *Dev. Dyn.* 235: 1491-1500, 2006. G，引自 L. van Grunsven et al., *Mech. Dev.* 94: 189-193, 2000. H，引自 M.Q. Martindale, K. Pang and J. R. Finnerty, *Development* 131: 2463-2474, 2004.]

某些这类转录因子也在成人组织，如创伤愈合的组织重塑阶段表达。培养的单层上皮细胞的体外划痕实验能很好地模拟这一现象。此时，Slug 在划痕边缘存活的上皮细胞中诱导表达，以使细胞获得运动能力并迁移到划痕处（图 14.26）。可见，为了重建上皮细胞层，划痕边缘的上皮细胞要经历短暂的 EMT（图 13.13C）。这些现象加深了对这些 EMT-TF 正常生理功能的理解：除了在胚胎发育早期阶段发挥重要作用外，它们也会在损伤组织重建时的成年细胞中瞬时表达。

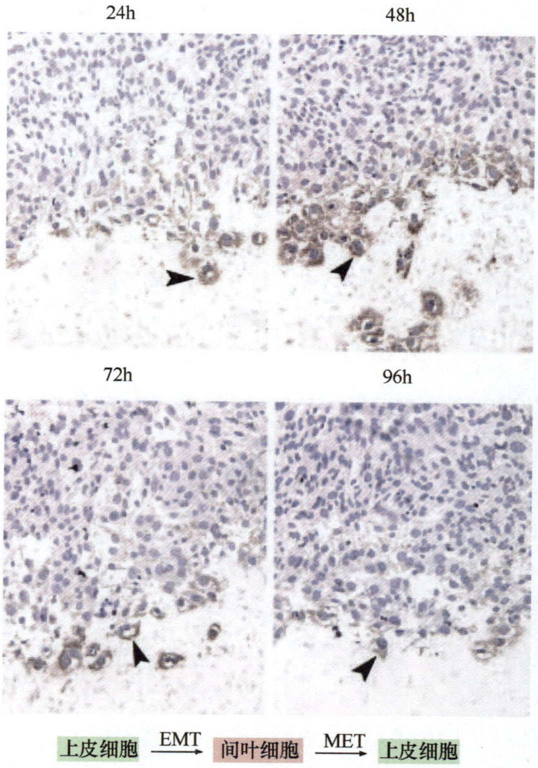

图 14.26　创伤愈合组织中 EMT 转录因子的瞬时表达　单层角质形成细胞的划痕愈合实验中，转录因子 Slug 被暂时性地诱导表达。如图所示，创伤后 48h，为了重建完整的单层细胞，划痕边缘表达 Slug 的角质形成细胞（深棕色）从单层细胞中迁出，开始弥补划痕（每一个图的底部），以重建完整的单层细胞。到 96h 时，大部分细胞停止表达 Slug，细胞形成了连续性的单层。因此，细胞最初为了填充和覆盖创伤位点，在 Slug 的作用下发生了 EMT，而随后为了重建连续的上皮细胞层又发生了 MET（间质-上皮转化），细胞重新转变为上皮细胞表型。（引自 P. Savagner et al., *J. Cell Physiol.* 202: 858-866, 2004.）

Snail 和 Slug（也称为 SNAI1 和 SNAI2）是 C2H2 型锌指转录因子家族成员。现有研究结果表明，Snail-Slug 主要充当转录抑制因子，如这两个因子都可以抑制 E-钙黏蛋白基因的表达。如前面提到的，E-钙黏蛋白的表达缺失本身就可以引起上皮细胞发生多种 EMT 相关的表型改变。

化学致癌物诱发的小鼠皮肤癌侵袭前沿细胞表达转录因子 Snail，而在人乳腺癌中，它的表达水平与淋巴结转移程度具有明显相关性。同时，胚胎期中 Snail 及其相关的转录因子 Slug 和 Goosecoid 可以被某些基质信号，如 TGF-β 和 Wnt 诱导表达。而已知这两种基质信号都可以诱发小鼠癌细胞的 EMT。转录因子 Twist 在果蝇胚胎发育过程中的原肠胚形成阶段表达（图 14.25C），在脊索动物胚胎中，它在从神经嵴迁出的神经上皮细胞中表达。Twist 表达水平同样受 TGF-β 信号诱导。图 14.25 给人的印象是这些转录因子主要参与早期胚胎的形态发生步骤，事实上它们在胚胎发育的所有阶段均发挥重要作用（补充信息栏 14.8）。

这些转录因子的多样性，以及它们在人类肿瘤中的不同表达组合提示，EMT 是指一组从表面上来看非常相似的细胞生物学程序，但其本质因不同细胞类型和肿瘤类型而不同。这也是我们经常说“一种 EMT”而不是泛指 EMT 的原因。而且，越来越多的证据表明，上皮细胞可以激活部分 EMT 程序而非全部的 EMT 程序，这也解释了为何某些癌细胞在获得了间叶细胞表达标记的同时并未失去上皮细胞的全部特征。

14.7　EMT 诱导转录因子也可诱导细胞进入干细胞状态

EMT 诱导转录因子对细胞性状的影响提示，这些重要的调节因子可以协同性地调节侵袭-转移级联中几乎所有的步骤。然而还有一个重要的转移步骤尚未考虑：播散的癌细胞若要形成转移灶，必须先具有前文所述的肿瘤干细胞（cancer stem cell，CSC，见 11.6 节）所具有的肿瘤起始能力。通常用通过实验移植至合适宿主后形成新肿瘤的能力来定义这部分细胞。原则上，当作为原发性肿瘤进展的结果时，转移克隆的种植与 CSC 具有非常相似的过程，两者均为少量的细胞，甚至单个细胞，形成大的细胞群，从而产生肉眼可见的肿瘤，而我们所说的转移灶包括第二轮的生长增殖。

自我更新能力是干细胞状态的核心特征，这与 EMT 诱导转录因子引起的侵袭性细胞生物学状态在机制上有巨大的差异。2008 年首次有证据提示另一种机制：该研究表明人乳腺上皮细胞（MEC）进入 EMT 程序后，获得了许多乳腺干细胞（stem cell，SC）的特征。相关工作显示，转化的人 MEC 与乳腺癌细胞具有相同的活力。

如图 14.27A 所示，一群实验永生化的 MEC 通过外源表达 EMT 诱导转录因子 Twist 或 Snail，进入 EMT 程序。对照组和两个实验组的 MEC 通过荧光激活细胞分选法（fluorescence-activated cell sorting，FACS）分为 $CD44^{hi}CD24^{lo}$ 和 $CD44^{lo}CD24^{hi}$ 两个细胞亚群。分选过程在图 11.16 中已提到。在培养的对照组细胞中，只有很小一部分细胞具有干细胞特征，而外源表达 Twist 或 Snail 则使原先为非干细胞的这部分细胞群转变为 $CD44^{hi}CD24^{lo}$ 细胞群，这部分细胞亚群中包含了所有的干细胞。

图 14.27B 显示了更有说服力的证据：利用 FACS 将永生化的人 MEC 区分为两个细胞亚群，一个亚群包含干细胞（$CD44^{hi}CD24^{lo}$），另一个亚群包含极少干细胞（$CD44^{lo}CD24^{hi}$）。当定量分析这两个细胞亚群的 mRNA 水平时发现，与非干细胞亚群相比，干细胞富集亚群中间叶细胞标志物表达水平显著提高，同时一组 EMT-TF 的 mRNA 表达水平也明显增加。这里 EMT 诱导转录因子与干细胞富集状态之间的关系反映了自然存在的、内源性转录调节，而不是由实验引入基因而导致的。

在正常小鼠乳腺导管中也观测到相似的相关性（图 14.27C），在乳腺干细胞所在的细胞层中观察到转录因子 Slug 的表达。最后的这个现象令人吃惊，因为到目前为止，我们认为 EMT-TF 是胚胎发育、创伤愈合及肿瘤进展过程的主要调节因子，而现在发现处于正常生理状态下的成人组织中也存在 EMT-TF 表达。

不过这些实验并不能证明 EMT-TF 能诱导产生真正的干细胞，而不是与真正干细胞共存于同一细胞亚群的其他细胞。在此情况下，乳腺重建实验则更有启示性。这一实验评价少量的植入 MEC 形成完整的乳腺导管树（即乳腺的正常结构）的能力（图 14.27D）。当来自小鼠乳腺的 MEC 瞬时外源表达 Slug 和 Sox9（第二个协同转录因子）时，将其植入已清除其他细胞的乳腺基质脂肪垫中，其形成乳腺导管树的能力与未表达这些转录因子时相比提高了 100 倍以上。

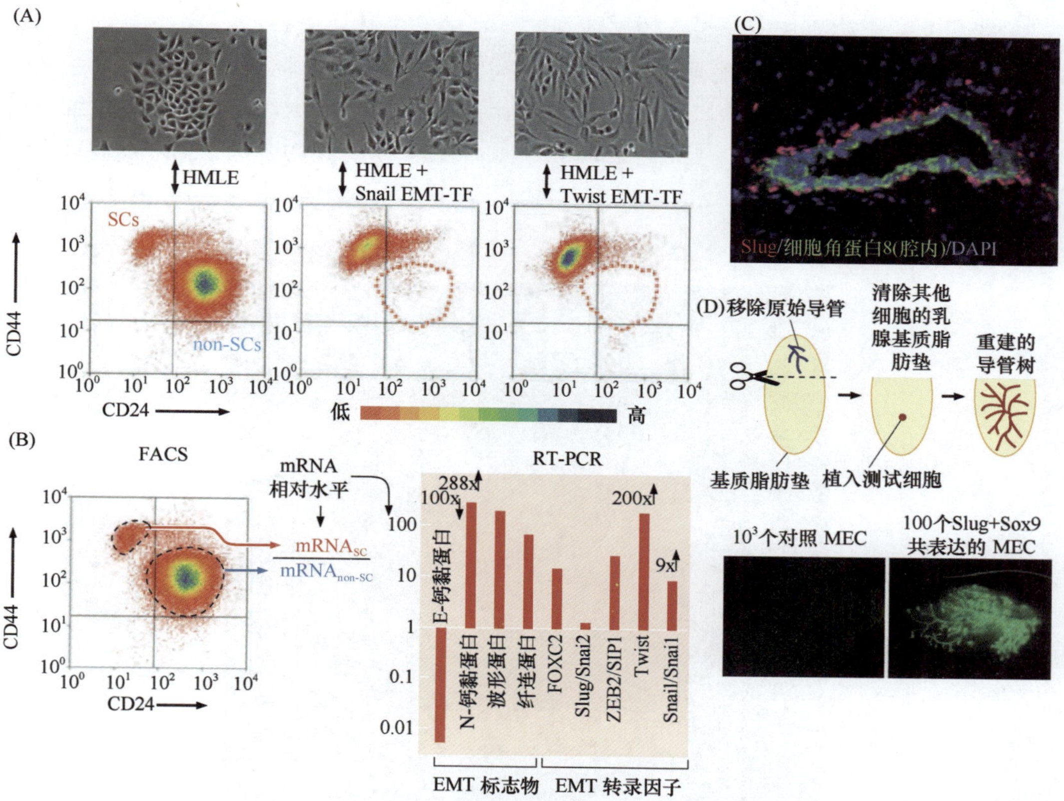

图 14.27　EMT 诱导转录因子赋予上皮细胞干细胞特性　上皮细胞通过 EMT 获得某些干细胞相关特性。（A）用相差显微镜观察单层培养的实验永生化人乳腺上皮细胞（HMLE，左上）呈现鹅卵石样形态，这是上皮细胞的典型形态。这些细胞可用荧光激活细胞分选技术（FACS）区分出一个少数亚群（细胞表面标志为 $CD44^{hi}CD24^{lo}$）和一个表达相反抗原的主要亚群——$CD44^{lo}CD24^{hi}$（左下）。少数亚群是富含干细胞的异质性细胞群体，而干细胞并不出现在主要亚群中。主要亚群是真正的正常永生化、肿瘤转化后的人乳腺上皮细胞（图 11.16）。当这些细胞外源表达 EMT 诱导转录因子 Snail（中栏）或 Twist（右栏）时，其细胞形态变成分散、拉伸的表型，这是间质细胞如成纤维细胞的典型表型。此外，几乎所有的 $CD44^{lo}CD24^{hi}$ 非干细胞状态细胞，均转变为富集乳腺干细胞的 $CD44^{hi}CD24^{lo}$ 细胞群。（B）利用 RT-PCR 定量检测（A）（左）中两个细胞亚群的相对 mRNA 表达情况，结果显示在柱状图（右）中。编码关键的上皮细胞标志 E-钙黏蛋白的 mRNA，在 $CD44^{hi}CD24^{lo}$ 细胞中表达水平仅约为 $CD44^{lo}CD24^{hi}$ 细胞的 1/100；而这些细胞中 N-钙黏蛋白、波形蛋白和纤连蛋白 mRNA（均编码间叶蛋白）表达量升高了 65～280 倍。更有趣的是，$CD44^{hi}CD24^{lo}$ 细胞中 4 个特异的 EMT-TF（FOXC2、ZEB2、Twist 和 Snail）的 mRNA 表达量比 $CD44^{lo}CD24^{hi}$ 细胞高了 9～200 倍。（C）正常小鼠乳腺导管横断面，可观测到腔外（远离导管腔之外）细胞，包括肌上皮和干细胞显著表达 EMT 诱导转录因子 Slug（粉红色）。相对地，腔内细胞表达细胞角蛋白 8（绿色）。细胞核被 DAPI 染成蓝色。（D）对细胞干性的严格检验可通过种植少量甚至单个小鼠乳腺上皮干细胞至无内源性 MEC 小鼠的基质脂肪垫（上图）来证明。若能成功重建乳腺则说明种植的细胞中存在干细胞。10 000 个小鼠 MEC 对照细胞植入预清除的脂肪垫（左侧）也不能重建乳腺导管树。然而若在小鼠 MEC 中瞬时共表达 EMT-TF Slug 和第二个协同转录因子 Sox9 后，仅 100 个细胞可重建乳腺导管树（右侧）。[A 和 B，引自 S.A. Mani et al., *Cell* 133: 704-715, 2008. C，引自 W. Guo et al., *Cell* 148: 1015-1028, 2012. D，感谢 W.J. 郭（W.J. Guo），并改编自 L. Hennighausen and G. W. Robinson, *Nat. Rev. Mol. Cell Biol.* 6: 715-725, 2005.]

对产生正常和肿瘤干细胞龛的基质细胞特征的了解才刚刚开始。这些信号与 14.4 节中描述的 EMT 诱导信号有明显的重合，因为激活 EMT 程序后 MEC 处于一个进入干细胞状态的阶段。肌成纤维细胞（进展期肿瘤活性基质的重要成分）是诱导上皮细胞进入干细胞状态的前列腺素 E_2（prostaglandin E_2）的重要来源。同时，它们可以促进 Wnt 信号通路（图 14.28），已知这一通路参与激活 EMT 及干细胞程序（图 14.20）。

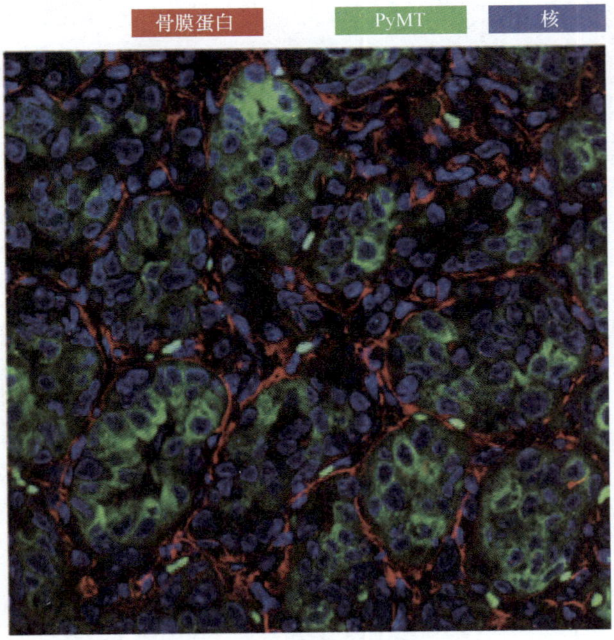

图 14.28　肌成纤维细胞可促使细胞进入干细胞状态　诱导 EMT 并能使细胞进入干细胞状态的基质信号尚未明确。在乳腺癌中，表达 α-平滑肌肌动蛋白（α-smooth muscle actin）的基质细胞（如肌成纤维细胞，图 13.16）似乎发挥了重要作用。这些细胞表达骨膜蛋白（periostin，POSTN；红色），在正常乳腺干细胞龛和肿瘤干细胞龛中均能促进 Wnt 配体与上皮细胞结合（如图 14.20 所示，自分泌与旁分泌的 Wnt 信号通路在诱导 EMT 及表达 EMT-TF 中发挥重要作用）。这里显示的是 PyMT 转基因易发乳腺癌小鼠模型（图 14.18C）中表达 PyMT 的癌细胞（绿色）形成的转移灶。在 *Postn*$^{-/-}$ PyMT 转基因小鼠中能够正常形成原发性肿瘤，但转移灶减少了 10 倍，且肿瘤干细胞比例显著降低。（引自 I. Malanchi et al., *Nature* 481: 85-89, 2012.）

这些相关的实验局限于人类及小鼠 MEC 的研究上。将来这些结论能否扩展至非乳腺上皮组织中仍有待考察。然而，至少对于乳腺组织这些观察已具有重要意义：①在正常乳腺上皮组织中的干细胞化机制与乳腺癌细胞中的机制相似，因此在肿瘤形成过程中乳腺癌似乎并非创造一个新的干细胞程序，而是使用了在正常前体组织中发挥作用的干细胞程序；②与直觉相反，乳腺中的上皮干细胞表达一系列间质标记，与此一致，MEC 是更接近间质细胞、低分化的干细胞的分化产物；③从转移进展角度看（图 14.3），当癌细胞发生 EMT 时，它们接近于可进行自我更新的干细胞状态，似乎这一状态对于在远端组织中成功形成新的肿瘤克隆是必需的。换句话说，EMT 程序能使癌细胞从原发性肿瘤的核心部位转位至其他组织的实质部分。此外，它赋予播散的癌细胞发展出干细胞特性的能力，看起来这一能力对其随后形成转移灶至关重要。然而，如前所述，EMT 程序似乎并不能使播散的癌细胞在不适合的组织中获得成功形成克隆所需的复杂适应能力，即从初始种植的微小转移灶形成肉眼可见的转移灶的能力。

14.8　EMT 诱导转录因子促进肿瘤恶性进展

一旦癌细胞中表达特定的 EMT-TF，它们便通过多种组合方式诱导侵袭和转移相关的多种细胞变化。在癌细胞中 EMT-TF 总是结合在一起表达，提示它们之中没有一个能单独组织起 EMT 程序相关的所有细胞生物学改变。实际上，人们发现这些主要调节因子可诱导其他因子的产生，这通常是由一个 EMT-TF 直接结合到另一个 EMT-TF 启动子上实现的。例如，Twist 可直接结合至 Twist、Snail、Slug 和 Zeb1 的启动子上，而为了激活 EMT 程序，它实际上有赖于 Slug 的诱导表达。此外，在人类乳腺癌中 Slug 常常与 Twist 共表达；在某些乳腺癌细胞中，当 Twist 不再表达时，Slug 表达也随之缺失。同样，某些这类转录因子以冗余的方式发挥作用，如 Snail、Slug、ZEB1 和 ZEB2 都可以结合在 E-钙黏蛋白基因（*CDH1*）启动子上，并抑制 E-钙黏蛋白的表达。与此一致，Twist 也可以通过 Slug 抑制 E-钙黏蛋白的表达。虽然 Snail 与其同家族蛋白 Slug 的功能非常相似，但它们的表达调控方式差异很大，这也给了我们一些关于 EMT 诱导动力学的线索（信息栏 14.3）。

信息栏 14.3　Snail 在 EMT 诱导转录因子中的特征　诱导 EMT 依赖于细胞核内 EMT 诱导转录因子的增加，这主要依赖于相对较慢的这些 EMT-TF 编码基因的转录诱导、对 mRNA 前体转录物的加工和 mRNA 翻译，以及其在细胞核内的转录因子功能。这导致 EMT-TF 蛋白质水平在几小时至几天内升高，这仅仅是对 Slug 表达的调节。作为 Slug 的同家族蛋白，Snail 则是一个异类：Snail 一般快速合成并随后迅速降解，其半衰期仅为 25min，这种所谓的“无效循环”与细胞内 Myc 和 p53 蛋白的表达调控相似（8.9 节和 9.4 节）。若抑制 Snail 降解，则 Snail 的快速合成可使其蛋白质水平在数分钟内迅速增加。

在细胞静止状态下，GSK-3β 激酶磷酸化新合成的 Snail，使其通过泛素化在蛋白酶体内快速降解。然而，通过生长因子受体和 Ras-PI3K-Akt/PKB 通路激活有丝分裂信号，可导致 GSK-3β 被 Akt/PKB 磷酸化失活，反过来促进 Snail 的累积并促进细胞生存（我们首次提到 GSK-3β 具有促进 β-联蛋白降解的作用，见图 6.26B）。

在本章前面已讨论过，癌细胞与巨噬细胞之间的相互作用，导致肿瘤坏死因子-α（TNF-α）释放，进而在附近的癌细胞中引发 EMT 过程（我们在前文中已提到 TNF-α 通过炎症促进肿瘤进展，见图 11.38 和图 11.43）。通过在癌细胞中激活转录因子 NF-κB，TNF-α 可诱导 CSN2 蛋白的表达，后者与阻断 Snail 泛素化相关，并使 Snail 在数小时内快速累积。最后，我们需注意到在 11.16 节中讨论的炎症细胞的某些促肿瘤作用，可以很好地用 TNF-α 诱导的 EMT 作用来解释。

在这些 EMT-TF 中（表 14.3），ZEB1 和 ZEB2 似乎在决定癌细胞是保留上皮细胞状态还是激活 EMT 程序的过程中发挥决定性作用。它们发挥这一功能有一部分是通过形成一个双稳态开关，使细胞在很长一段时间内保持在间叶细胞或上皮细胞状态（图 14.29）。实际上，如图 14.29A 所示，大部分长期培养的癌细胞表现出其中一种或另外一种细胞状态；然而还不清楚的是，在体内这种稳态是否也能维持，因为在体内似乎两种状态之间可以进行动态的互换。如图 14.29E 所示，EMT 转录因子 ZEB1/2 一旦被激活，可直接或间接诱导一系列其他 EMT 诱导转录因子的表达。

一个围绕 EMT-TF 驱动的肿瘤转移的关键问题是：这些转录因子是仅赋予培养的细胞以高度恶性相关的特质，还是在体内也发挥这些作用？研究它们在侵袭转移各个步骤中作用的最直接的方法是在植入到合适宿主小鼠中的致瘤细胞中过表达或关闭它们的表达来进行观察。

总体来说，在致瘤细胞中关闭 EMT-TF 的作用比过表达能提供更具说服力的证据。图 14.30A 显示，通过使用 siRNA 载体在原发性肿瘤细胞中抑制 Twist 表达，导致肿瘤产生的肺转移灶减少了约 85%。而且，对这些相对较少的转移灶的检测发现，它们是由原发性肿瘤中 Twist 表达未被抑制的细胞产生的。值得注意的是，抑制 Twist 表达略微增加了原发性肿瘤的形成速率，表明其对转移的负调控作用并不能简单地解释为 Twist 表达缺失导致的细胞抑制作用。类似的实验还在实验转化的人黑色素细胞和大鼠上皮细胞中展开，并得到了类似结果（图 14.30 B 和 C）。

类似的实验结果并未在人源性肿瘤细胞中报道。因此我们对 EMT 诱导转录因子在人类癌症中的认知来自于间接证据，特别是 EMT 诱导转录因子表达和临床发展进程之间的相关性（图14.31A～C）。某些相关性相当引人注目，以至于我们开始相信这些转录因子与驱动肿瘤临床进展真的具有因果关系。

另一些间接的观察证据提示这些转录因子在人高级别肿瘤中有作用。在许多肿瘤患者血液中发现的循环肿瘤细胞（CTC），代表了内渗入循环系统但尚未驻留在外周组织的癌细胞。这些细胞可能处于原发性肿瘤和潜在转移位点之间的中间过程。研究发现许多前列腺癌患者体内的 CTC 同时表达上皮和间叶细胞标志物，提示这些细胞在离开原发性肿瘤并进入循环系统之前经历了部分 EMT 过程，表面上看这是在 EMT 诱导转录因子的作用下发生的（图 14.31D）。在另一项研究中（此处未显示），3/4 的早期乳腺癌患者的 CTC 同时表达细胞角蛋白（上皮细胞标志物）和间叶细胞标志物波形蛋白，以及 EMT-TF Twist，在转移性疾病患者中这一比例达到 100%。这类证据能够提示这些细胞在离开原发性肿瘤之前已部分进入 EMT 过程，但这些证据又不能直接证明这一点。

还有其他线索表明 EMT-TF 在人类肿瘤恶性侵袭中有作用。例如，在不表达 E-钙黏蛋白的人乳腺导管细胞癌岛中存在 Snail 的表达。也有研究发现 Slug 在人乳腺癌中抑制 E-钙黏蛋白表达。重要的是，Twist 和 Slug 都可使细胞免于凋亡和失巢凋亡，因此在某些生理压力下它们能保护播散的癌细胞，而这些压力通常能在细胞未到达远端组织并形成微小转移灶之前引起细胞死亡。虽然已观测到这类现象，但目前仍未对这些相关性进行系统研究，还不能最终证明 EMT-TF 导致了人类肿瘤细胞的侵袭和转移。

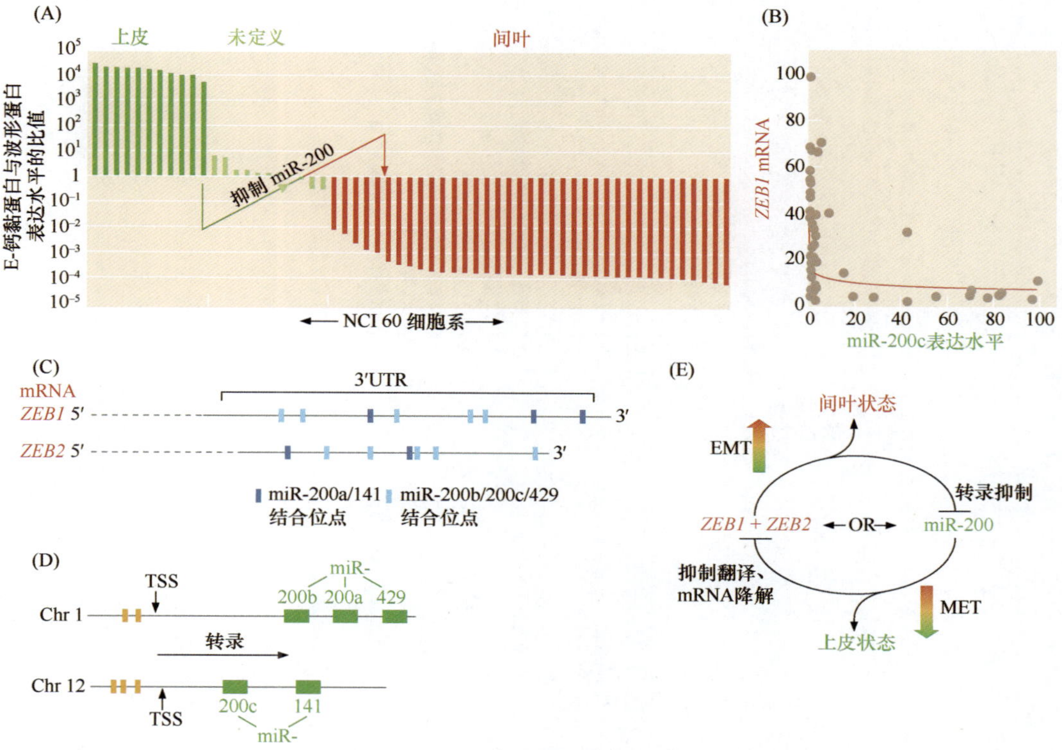

图 14.29　上皮与间叶细胞状态的转换　体内生长的癌细胞明显可在上皮和间叶细胞状态之间可逆转换。体外培养的多种肿瘤细胞则表现为维持在其中一种或另一种状态，这受一个双稳态开关调控。（A）E-钙黏蛋白和波形蛋白，分别是代表上皮和间叶细胞状态的标志物。通过免疫印迹检测它们在 60 种不同肿瘤细胞（称为 NCI 60 细胞系）中的表达水平，E-钙黏蛋白和波形蛋白的比值（即上皮和间叶细胞状态的比值）在纵坐标中标示。显然，几乎所有体外培养的 NCI 60 细胞均维持在上皮细胞（绿色柱状）或间叶细胞（红色柱状）状态。箭头表示其中一种细胞在经图 C 中的处理后进入 EMT 过程后发生的转变。（B）检测在上皮或间叶细胞状态下表达的一系列 microRNA（1.10 节），显示有几个 microRNA 属于 miR-200 家族，它们的表达与 EMT-TF ZEB1 和 ZEB2 的表达互相排斥。这里显示的是（在任意单位）约 60 个细胞系中，*ZEB1* mRNA 和 miR-200c 的表达水平，每个点表示一个细胞系。*ZEB2* mRNA 的调节方式与此基本一致（未显示）。（C）对 *ZEB1* mRNA 和 *ZEB2* mRNA 的测序结果表明，miR-200 家族成员靶向其 3′UTR（3′非翻译区，浅蓝、深蓝框）的多个位点，致使翻译抑制和（或）这些 mRNA 降解。通过定点突变改变这些靶序列，可使这些 mRNA 抵抗 miR-200 的抑制作用。此外，在内源性表达 miR-200 的上皮细胞中，通过转染反义锁核酸（locked nucleic acid，LNA）抑制其表达，可导致 ZEB1 和 ZEB2 的累积及上皮细胞基因表达的缺失。（D）两个编码 miR-200 家族 microRNA 的初始转录物中均包含多个 miRNA，通过转录后修饰进一步切割产生多个成熟的 microRNA。这两个基因的启动子区包含进化保守的 ZEB1 和 ZEB2 结合位点（橙色框），这两个蛋白质可以结合这些启动子的特定序列进而抑制基因转录。转录方向从左至右（水平箭头），该示意图并未按比例绘制。TSS（transcription start site）为转录起始位点。（E）图 C 和 D 中的观察结果，揭示了一个作为双稳态开关的互相拮抗机制，可使一个细胞相对稳定地处于间叶细胞或上皮细胞状态。一旦一组调节因子占上风（如 ZEB1/2 或 miR-200 microRNA），细胞将进入一个方向并关闭另一方向，且长期维持间叶或上皮细胞状态。原则上，每组调节因子可作用于其他基因和 mRNA。例如，ZEB1/2 可抑制 E-钙黏蛋白和其他上皮细胞基因的表达。不过 miR-200 microRNA 的功能似乎仅局限于抑制 ZEB1/2 的表达上。（A～C，引自 S.-M. Park et al., *Genes Dev*. 22: 894-907, 2008. D，引自 S. Brabletz and T. Brabletz, *EMBO Rep*. 11: 670-677, 2010.）

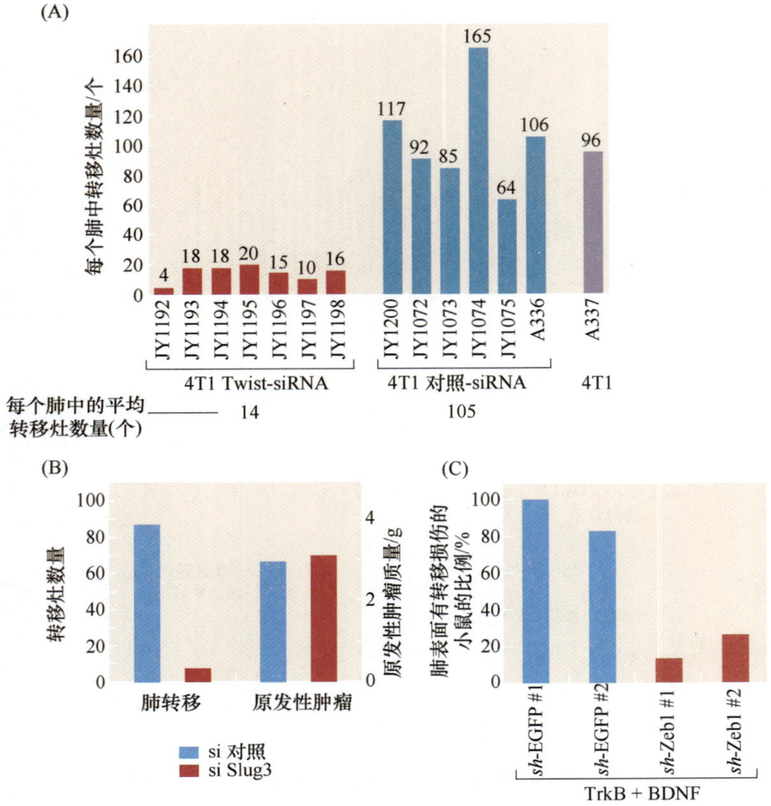

图 14.30　小鼠模型中的实验转移依赖于 EMT 诱导转录因子　（A）小鼠乳腺癌细胞 4T1 在原位移植入乳腺（蓝色柱）后通常具有高度转移性。然而利用靶向 Twist siRNA 的逆转录病毒感染这些细胞后，原发性肿瘤的生长速度与未感染一致，但肺部转移灶减少了约 85%。形成的转移灶显著表达 Twist，提示它们来自于 Twist 表达未敲减的原发性肿瘤细胞。(B)经实验转化的人黑色素细胞中高表达 EMT 诱导转录因子 Slug。当这些细胞移植到小鼠皮下后可产生大量肺转移灶。然而利用 siRNA 敲减 80% 的 Slug mRNA 水平后，肺转移灶数目减少了约 90%，而相应的原发性肿瘤的增殖则几乎不受影响。(C) 利用配体激活的 TrkB 受体可转化大鼠上皮细胞，特别是使用逆转录病毒载体异位表达 TrkB（一个酪氨酸激酶受体)及其配体 BDNF 时。转染靶向 ZEB1 的 shRNA 后，与对照组(靶向 EGFP 的 siRNA）相比，皮下移植入改造后的 TrkB 转化细胞小鼠的肺转移灶数目显著减少。（A，引自 J. Yang et al., *Cell* 117: 927-939, 2004. B，引自 P.B. Gupta et al., *Nat. Genet*. 17: 1047-1054, 2005. C，引自 M.A. Smit and D.S. Peeper, *Oncogene* 30: 3735-3744, 2011.）

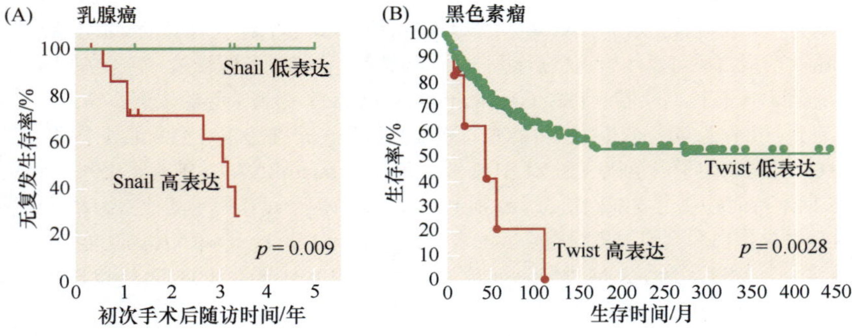

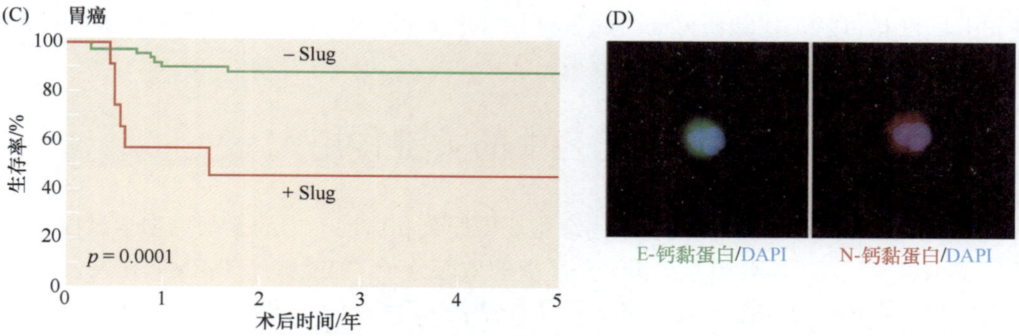

图 14.31　EMT 诱导转录因子在人类肿瘤发展中的作用线索　越来越多的证据显示了肿瘤患者中 EMT 诱导转录因子表达水平与癌细胞恶性行为之间的相关性。（A）在一组局部晚期乳腺癌（组织学上显示肿瘤具有侵袭性但未发现疾病扩散的证据）的女性患者中，根据肿瘤中 Snail 表达水平（高或低）分组，并在初次手术后进行了 5 年的随访研究。可见患者的无复发生存比例因原发性肿瘤中的癌细胞是否高表达 Snail EMT-TF 蛋白而有显著差异。（B）原发黑色素瘤切片经免疫组化染色检测 Twist 的表达情况，并回顾性分析其与这些患者长期生存的相关性。（C）将原发性肿瘤内仍有可检测水平的 E-钙黏蛋白的胃癌患者，根据 Slug 的表达水平分成两组，观察两组的术后生存率。（D）转移性前列腺癌患者血液中的循环肿瘤细胞（CTC）不表达 CD45 抗原（造血来源细胞的标记），保证了检测到的不是血液中正常存在的细胞。此处可见，其中一个细胞经两种抗体染色，绿色的是抗 E-钙黏蛋白的抗体染色，红色的是抗 N-钙黏蛋白的抗体染色。单个细胞中同时表达上皮细胞和间叶细胞标记物，可以作为它在原发性肿瘤中的一种鉴别特征，说明它或它的直接前体细胞在一个或一组未知的 EMT-TF 的作用下经历了部分 EMT 过程。（A，引自 S.E. Moody et al., *Cancer Cell* 8: 197-209, 2005. B，引自 K. Hoek et al., *Cancer Res.* 64: 5270-5282, 2004. C，引自 Y. Uchikado et al., *Gastric Cancer* 14: 41-49, 2011. D，引自 A. J. Armstrong et al., *Mol. Cancer Res.* 9: 997-1007, 2011.）

对这些分子在癌细胞侵袭性中关键作用的描述，使我们联想到前面章节讨论的活化基质及其在癌细胞形成中发挥的作用，如在两个地方都提到了钙黏蛋白、EMT 和 TGF-β。此外，促炎信号能驱动肿瘤生长从而促进原发性肿瘤的形成（11.15 节），它们也能引发 EMT 过程（信息栏 14.3）。这些联系提示一个有意思但仍属于推测的观点：也许原发性肿瘤的形成和侵袭性的获得并不像大多数关于癌症的描述那样，是明显分开的两个过程。虽然为了方便将它们分别阐述，但生物学上的真实情况可能会有很大不同。很可能，夸张一点来说，癌细胞的侵袭性是最初形成多种类型原发性肿瘤过程的一种自然扩展。由于细胞转化和侵袭性依赖于许多相同的调节环路和效应蛋白，它们可能是连续地、一个过程无缝地融合到下一个过程。

简而言之，EMT 诱导转录因子的发现至少提示了 3 个关于肿瘤恶性进展的重要观点。第一，许多恶性细胞表型可以由非遗传性改变诱导（来源于基质的异型信号），而不是癌细胞中发生的遗传改变导致的，因此在原发性肿瘤中的细胞可能已经具有了播散所需的遗传改变（补充信息栏 14.9）。第二，由于这些转录因子的表达及其导致的 EMT 通常依赖于原发性肿瘤活性基质产生的异型信号，一旦癌细胞离开原发性肿瘤并进入转移位点中完全正常的基质微环境，就可从间叶细胞状态逆转回上皮细胞状态。很明显，这样的正常基质并不能释放诱导激活附近癌细胞 EMT 过程的异型信号。第三，癌细胞并不需要通过获得多个突变基因来凑齐高度恶性细胞相关的所有表型。事实上，许多恶性相关的性状可能是伴随获得的，因为一旦表达 EMT-TF，它们就能以高度多效性的方式赋予癌细胞许多高度恶性的细胞表型。

14.9　细胞外蛋白酶在侵袭中的关键作用

上皮-间质转化（EMT）代表了癌细胞获得侵袭和运动能力的复杂生物学过程。为了正确认识这一过程，需要深入剖析一些重要的效应分子，如能够产生 EMT 相关表型的蛋白质。首先，恶性细胞最显著的特征是具有侵袭邻近细胞层的能力。这种行为需要癌细胞重塑周围的组织微环境，在细胞外基质（ECM）中开辟道路并推开其他细胞。

导致这些复杂改变的最重要的效应分子是基质金属蛋白酶（MMP，见表 13.1）。在肿瘤中被募集的间质细胞主要是巨噬细胞、肥大细胞和成纤维细胞，这些细胞本身不是癌细胞分泌大量的蛋白酶（图 14.32）。通过溶解组织中包绕在细胞周围的厚厚的基质分子，MMP 为细胞的移动创造了空间。被 MMP 降解的 ECM 组分包括纤维蛋白原、黏蛋白、层粘连蛋白、胶原及蛋白聚糖等。在降解 ECM 组分的进程中，MMP 还可以动员和激活特定的生长因子，这些生长因子本来以非激活的形式包绕在 ECM 或细胞表面。

与这些分泌型 MMP 功能互补的一个关键分子是 MT1-MMP（膜型-1 MMP），它直接锚定于癌细胞质膜表面，切割、降解细胞外基质成分、细胞表面黏附分子（如钙黏蛋白和整合素）、生长因子受体和趋化因子。它还可以裂解失活型的酶原（如 Pro-MMP-2）使之转变成有酶活性的 MMP 分子（MT1-MMP 是 6 种细胞膜锚定 MMP 之一，因此只能裂解邻近细胞产生的底物蛋白）。

基底膜（basement membrane，BM）是癌细胞侵袭过程中首先遇到的障碍，它具有直径仅 40nm 的小孔。细胞可通过胞质变形来挤过那些小孔，而细胞核相对较僵硬，因此决定了细胞能穿过的最小孔径。细胞核直径通常在 3～10μm，较基底膜小孔的孔径大了约 100 倍。这是基底膜溶解对于癌细胞侵袭过程至关重要的原因。

MT1-MMP 活性在基底膜崩解过程中发挥主导作用，它在细胞表面不同位点的分布密度不同，分布集中的位点最初被称为足体（podosome），由于这一结构参与了癌细胞侵袭（图 14.33），近来常被称为侵袭性伪足（invadopodia）。在恶性进展早期，癌细胞表面的 MT1-MMP 可切割赋予基底膜刚性作用的Ⅳ型胶原蛋白。基底膜的疏松化使癌细胞开始侵袭下方基质（图 14.4）。一旦到达基质，侵袭的癌细胞被相互交联的Ⅰ型胶原纤维网所阻碍，此时 MT1-MMP 再一次发挥关键作用。MT1-MMP 降解Ⅰ型胶原蛋白并切割活化基质来源的不具活性的酶原（Pro-MMP-2）。活化的 MMP-2 在细胞周围空间中进一步将Ⅰ型胶原蛋白切割成低分子量片段。若没有这些步骤，细胞外基质中的高密度Ⅰ型胶原纤维网将阻断癌细胞侵袭（图 14.34）。

膜锚定和分泌型蛋白酶在正常细胞存活及增殖中也发挥重要作用。毕竟，正常组织中的细胞每经历一次生长和分裂周期，均需为其子代细胞开拓细胞外基质空间，而每个子代细胞再在其周围重建新的细胞外基质。这样，细胞外基质的重塑在分裂活跃组织中持续存在。因此，MMP 和其他细胞外蛋白酶的活性是正常细胞增殖程序不可缺少的一部分，而非侵袭性癌细胞特有的异常事件。与此相关的是，由于 MMP 在许多正常组织

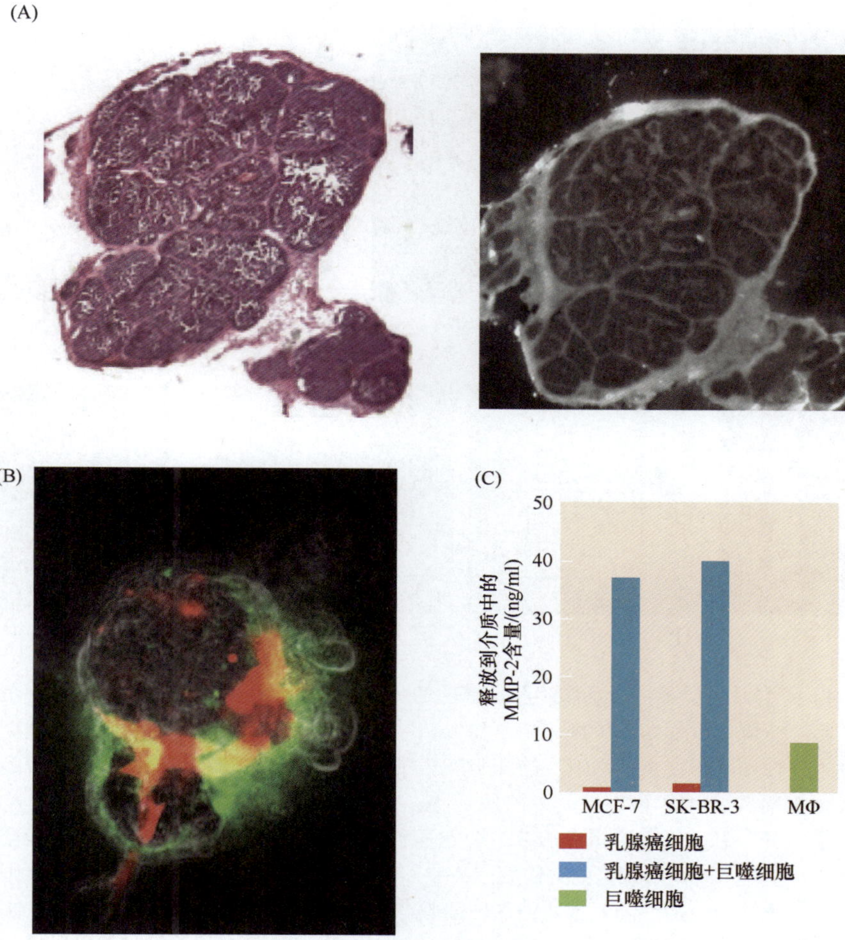

图 14.32　肿瘤相关细胞分泌的基质金属蛋白酶　MMP 主要由肿瘤基质中的炎症细胞和成纤维细胞产生。（A）在 MMTV-PyMT 转基因鼠的乳腺癌细胞中，能够通过检测 MMP 裂解人工合成底物产生的荧光标记的聚阳离子脂质的能力而证明其存在。标记物迁移至邻近细胞会产生可检测的荧光信号。苏木精和伊红染色（左图）显示肿瘤被蛋白水解酶降解产生的光圈（右图），表明周围基质细胞参与蛋白水解酶的产生。（B）肿瘤能够降解Ⅳ型胶原蛋白，它是基底膜的主要组成成分，能够通过裂解改变Ⅳ型胶原蛋白底物使其产生绿色荧光而证明 MMP 的存在。在这个实验中，人乳腺癌细胞和成纤维细胞（红色）都具有较弱的Ⅳ型胶原蛋白降解能力，但当这两种细胞共培养时，Ⅳ型胶原蛋白（绿色）被裂解的区域更加明显，在成纤维细胞的区域尤为明显（黄色，红绿叠加为黄色）。当存在 MMP 抑制剂时，这种降解切割作用基本消失（未显示）。（C）MMP 最重要的一个来源是被募集到肿瘤基质中的巨噬细胞（MΦ）。在体外实验中，当 MΦ 单独培养（绿色）或与两种人乳腺癌细胞——MCF7 或 SK-BR-3（蓝色）共培养时，培养液中能检测到 MMP-2。这两种肿瘤细胞本身产生的 MMP 量极少（红色），但在 MΦ 的存在下，两者能促使 MΦ 增加 4～5 倍的 MMP 分泌量（蓝色）（MΦ 诱导 MMP-2 mRNA 的表达，数据未显示）。MMP-2 的释放能够在一定程度上增加这些乳腺癌细胞的侵袭能力（数据未提供）。[A，感谢 E. 奥尔森（E. Olson）、T. 姜（T. Jiang）、L. 埃利（L. Ellies）和 R. 钱（R. Tsien）。B，引自 M. Sameni et al., *Mol. Imaging* 2: 159-175, 2003. C，引自 T. Hagemann et al., *Carcinogenesis* 25: 1543-1549, 2004.]

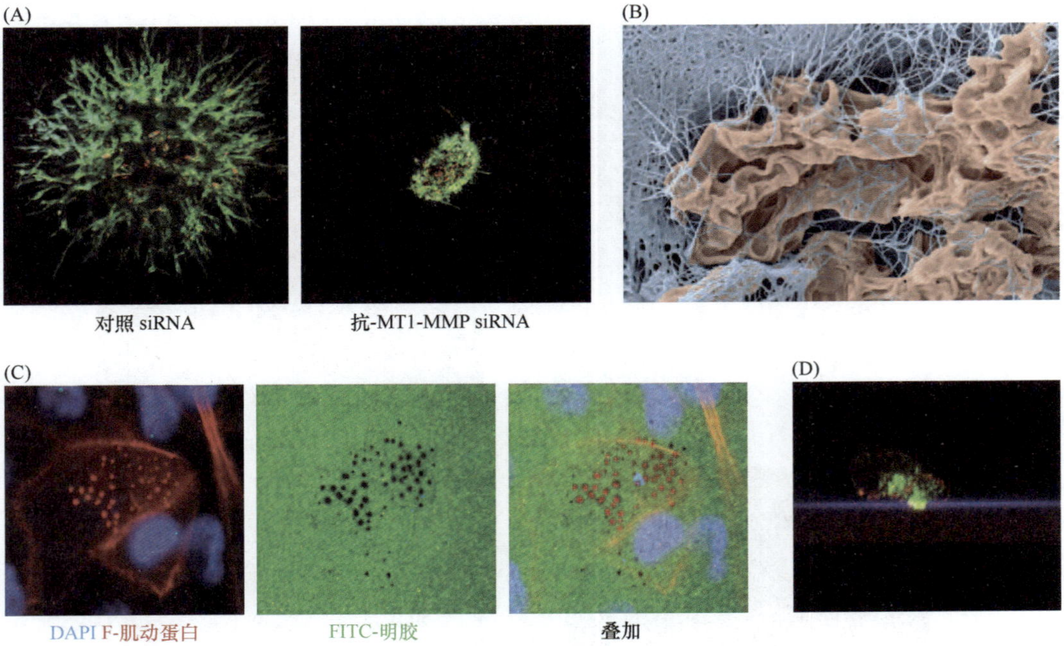

图 14.33　MT1-MMP、侵袭性伪足和细胞外基质的降解　侵袭性伪足，有时称为足体，是细胞表面局灶的小凸起，可降解紧邻细胞的细胞外基质。在肿瘤发展过程中，癌细胞利用侵袭性伪足，局灶性地、高度可控性地降解侵袭前沿附近的细胞外基质。（A）MT1-MMP 在癌细胞侵袭中的关键作用可以用人纤维肉瘤细胞 HT1080 的体外实验证实。MT1-MMP 锚定在侵袭性伪足表面。表达对照 siRNA 的细胞（左）在Ⅰ型胶原蛋白的 3D 培养基质中形成克隆，并表现出高度的侵袭性，表现为肿瘤细胞侵袭基质，形成众多的突起。而利用特异 siRNA 敲降 MT1-MMP 后，这些细胞则局限于刚植入基质时其周围的小范围空间。敲减由这些细胞产生的另外两个分泌型金属基质蛋白酶 MMP-1、MMP-2 则对侵袭没有影响（未显示）。利用鬼笔环肽衍生物将细胞中的丝状肌动蛋白标记为绿色，而用 di-I［(3,3-二十八烷基吲哚花青（染料)］将细胞膜标记为红色。（B）扫描电镜精确展示侵袭性 HT1080 细胞产生的蛋白酶作用，此处细胞外基质中的Ⅰ型胶原蛋白纤维给予蓝色伪彩标记，而纤维肉瘤细胞给予粉色伪彩。注意在纤维肉瘤细胞附近位置之上的胶原蛋白基质十分紧密，而细胞周围的胶原蛋白纤维则由于蛋白酶的作用而十分稀疏，可能主要是这些细胞产生的 MT1-MMP 的作用。（C）MT1-MMP 是侵袭性伪足上表达的主要蛋白酶。这些伪足由肌动蛋白纤维的密度来指示，此处在永生化的人乳腺上皮细胞的侧腹面（即直接与下方底物接触的一面）上由鬼笔环肽染色显示（红色，左侧），细胞核由 DAPI 标记（蓝色）。这些永生化的人乳腺上皮细胞培养于一薄层 FITC 标记的明胶基质上（绿色，中图）。左图中间的细胞已侵袭明胶（因此溶解 FITC）产生许多小洞（黑色小点，中图），直接位于侵袭性伪足的病灶之下，两者的叠加图在肌动蛋白纤维位点和明胶侵蚀小洞处为红色（右图）。这些侵袭性伪足的形成依赖于 EMT 转录因子 Twist 及 EMT 程序激活后的 PDGF-Rα 的表达。（D）共聚焦显微镜侧面观察一小簇这种细胞的侵袭性伪足（*Z* 轴视野）。肌动蛋白（红色）与皮质肌动蛋白（绿色，图 14.40）在侵袭性伪足处叠加（黄色），后者正在通过已侵蚀出的开口凸向细胞外基质中的纤连蛋白层（蓝色）。［A，引自 F. Sabeh et al., *J. Cell Biol.* 185: 11-19, 2009. B，感谢 F. 萨巴赫（F. Sabeh）、S. 梅辛基（S. Meshinchi）和 S.J. 韦斯（S.J. Weiss）；引自 F. Sabeh et al. C，引自 M.A. Eckert et al., *Cancer Cell* 19: 372-386, 2011. D，感谢 S. 瓦伊塔尔（S. Vitale）和 M. 弗雷姆（M. Frame）；另见 S. Vitale et al., *Eur. J. Cell Biol.* 87: 569-579, 2008.］

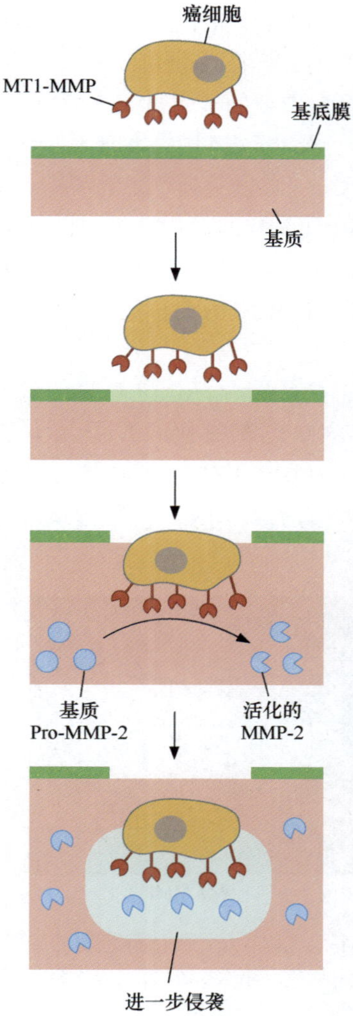

图 14.34 癌细胞侵袭过程中 MT1-MMP 与 MMP-2 的合作 膜锚定蛋白酶，主要是 MT1-MMP，最初使癌细胞降解隔开它和邻近基质的基底膜（绿色）。一旦直接接触基质（粉色），MT1-MMP 便切割基质细胞产生的 MMP-2 前体，使其转为可溶性的活化蛋白酶。同时，MT1-MMP 可部分切割 I 型胶原蛋白，后者通常在细胞外基质中相互交联形成密集网络（图 14.33B）；活化的 MMP-2 进一步将 I 型胶原蛋白切割产物降解为低分子量片段。I 型胶原蛋白网的溶解，为癌细胞前行形成通道，使其可以深入侵袭基质。

中也发挥作用，某些 MMP 抑制剂药物的临床试验已被迫中止，因为这些药物同样抑制了软骨和其他关节成分的重塑，导致难以忍受的关节僵硬和疼痛。

每种类型的 MMP 通常都具有其特定的底物谱（表 13.1），以高度调控的方式在局部发挥作用。在癌细胞侵袭过程中这些酶可能仍保持底物特异性。然而，在癌细胞侵袭中，蛋白水解似乎持续进行，而不是像正常细胞生长和分裂过程中那样短暂地激活。

几个研究得比较清楚的胚胎性转录因子（14.6 节）促进 EMT 进展的主要原因之一就是促进癌细胞合成并释放 MMP（主要是 MMP-2 和 MMP-9）。已知大量的 MMP 来源于肿瘤基质细胞，如广泛研究的基质金属蛋白酶 MMP-9，主要由肿瘤侵袭前沿的巨噬细胞（13.5 节）、中性粒细胞和成纤维细胞表达。侵袭前沿 MMP-9 的阳性表达与原发癌的转移能力正相关，表明这类 MMP 在侵袭-转移级联的多个阶段发挥作用，包括原发性肿瘤的局部侵袭、内渗和外渗等。体外实验表明 MMP-9 能够降解胶原，特别是Ⅳ型、Ⅴ型、Ⅺ型和ⅪⅤ型胶原。胶原是 ECM（包括基底膜）的关键组成部分。MMP-9 降解的其他底物包括层粘连蛋白（基底膜另一种重要组成部分）、趋化因子、纤维蛋白原和潜伏性 TGF-β1。后两者经 MMP 切割后，由静息型转变为活化型。降解侵袭性癌细胞前方 ECM 的 MMP 与在肿瘤团块侵袭前沿的活性 MMP 之间的关系尚未明确。重要的是，如 14.5 节所述，各种募集的炎性细胞产生多种分泌性蛋白酶，这在很大程度上解释了它们在癌细胞侵袭中的作用。

MMP 广泛的功能表明其酶活性至少在正常组织中必须受到严密的调控。如同胱天蛋白酶（9.13 节）一样，可溶性的 MMP（如 MMP-2 和 MMP-9）最初以无酶活性的酶原形式合成，只有被其他蛋白酶剪切后才具有活性（图 14.34）。一类称为组织金属蛋白酶抑制物（tissue inhibitor of metalloproteinase，TIMP）的蛋白也具有负调控作用，TIMP 结合 MMP 后，使其转变成非活化型构象（13.9 节）。

MMP 已被认为是侵袭和转移特定步骤中的直接效应者。MMP 自身的调节失控可驱动细胞在肿瘤癌变的所有阶段的进展（包括全部的侵袭-转移级联）。因此，在转基因小鼠乳腺组织中异位表达 MMP-3，可引起乳腺增生（图 14.35），其中有些细胞最终发展为癌，并导致侵袭和转移（图 13.13C）。这一模型揭示了 MMP 的关键调控作用，以及在正常组织中为何需要密切调控 MMP 功能。

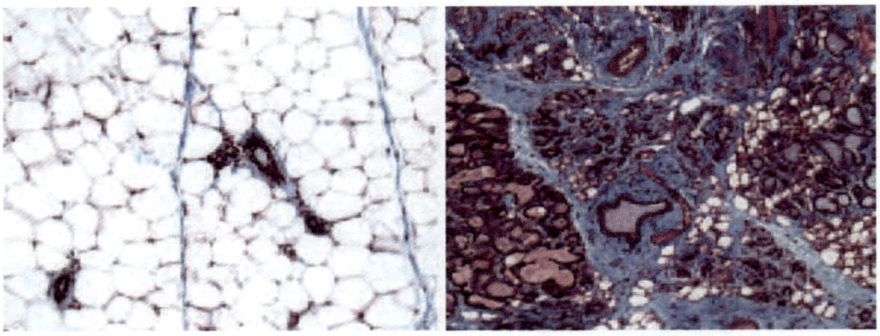

图 14.35　MMP-3 的外源过表达与乳腺癌进展　正常的小鼠乳腺（左图）由静息期的导管（紫色）、大量的脂肪组织（白色，充满脂滴的脂肪细胞）和胶原（浅蓝色）组成。但是，当在转基因小鼠的乳腺上皮细胞中特异性、组成性表达 *MMP-3* 基因（又称为溶基质蛋白酶-1）后，乳腺会发生过度增生（右侧），其中包括大的增生细胞形成的腺管（紫色）、纤维状胶原富集的间质（浅蓝色）、异常的脂肪细胞（白色卵圆形结构，右下方）。许多这类区域以后进展为侵袭转移性肿瘤（未显示）。（引自 M.D. Sternlicht et al., *Cell* 98: 137-146, 1999.）

这些对蛋白酶及其促进癌细胞侵袭功能的简单介绍仅仅描述了蛋白水解酶、蛋白酶抑制剂和底物之间高度复杂相互作用网络中的一小部分。哺乳动物细胞合成的蛋白酶数量庞大，甚至能与第 6 章描述的高度复杂的细胞内信号加工环路中的蛋白质数量相比。目前，仅一小部分这种蛋白酶与癌症发生发展之间的关系得到了研究（补充信息栏 14.10）。

14.10　小 Ras 样 GTP 酶对细胞黏附、形态和运动的调控

细胞外蛋白酶（特别是 MMP 的作用）在生物化学水平解释了侵袭的癌细胞如何清除前进道路上的细胞外基质及组织障碍。但它们并不能说明单个癌细胞如何通过清除后的道路前行，即细胞运动迁移能力。人们已深入研究了体外培养细胞的运动行为，

认为其在固体表面的运动能力反映了癌细胞在体内侵袭邻近细胞层及血管内渗的生物学行为。这种运动能力对于癌细胞脱离血管或淋巴管、外渗到周围组织同样非常重要。

当培养细胞暴露于各种生长因子后能诱导细胞运动（这些除了具有促有丝分裂原活性外还能促进细胞运动的生长因子被称为促运动因子）。对于上皮细胞，诱导运动能力最强的因子通常是肝细胞生长因子（hepatocyte growth factor，HGF），它能够诱导单层培养细胞向各个方向运动，又称为散射因子（scatter factor，SF）。大部分上皮细胞表达 HGF 的受体——Met，这类细胞在 HGF 作用下获得运动能力（图 14.23A）。同样，EGF 也能诱导乳腺癌细胞运动（图 14.22B）。

在分子水平上，细胞对促运动因子信号的应答及促运动因子发挥运动引擎功能的细胞学机制非常复杂。细胞运动过程不但涉及细胞不同部位的肌动蛋白骨架的连续重构，而且包括迁移细胞和细胞外基质（ECM）间的黏附和解黏附过程（图 14.36）。对于培养细胞，ECM 是铺在细胞下方、培养皿表面的蛋白质网络（图 1.13）。

细胞运动过程可以分为几个不同的步骤。首先，细胞质向运动方向延伸。这一延伸过程包括从细胞表面隆起宽而扁平的薄片样片状伪足（lamellipodia），这一结构有十几微米宽，但只有 0.1～0.2μm 厚（图 14.37A～C）。同时，如前所述，细胞表面蛋白酶能

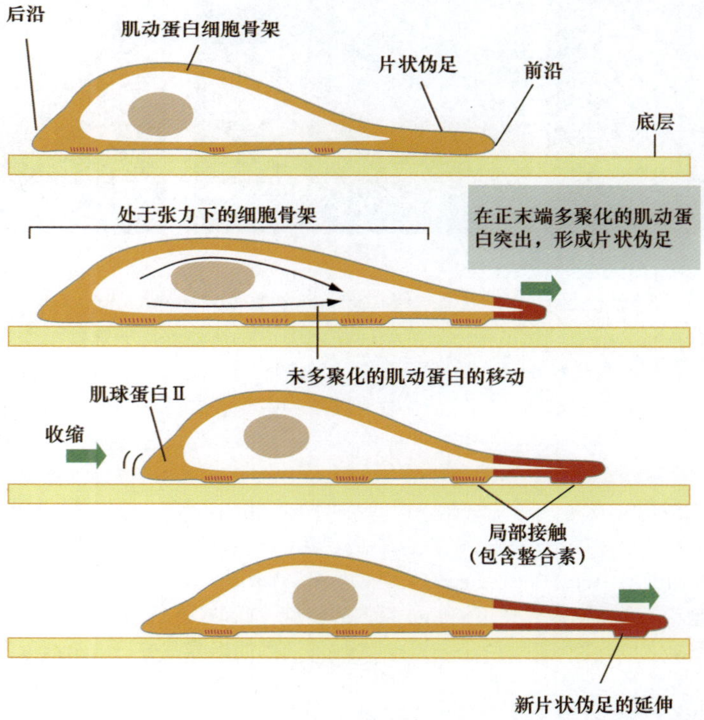

图 14.36　固体附着层上的细胞移动　培养细胞的移动依赖于细胞骨架的一系列复杂改变及其与下方固体表面局部接触点的不断形成和解离。为了向前行方向伸出片状伪足，细胞不断调整和重组肌动蛋白纤维，并形成新的局部接触点。同时，在局部接触点解离的地方，同样由肌动蛋白组成的应力纤维，负责收缩细胞后沿部分。局部接触的形成和解离（红色）依赖于各种整合素分子在细胞膜表面的定位调节以及其与细胞外基质（ECM）成分（用黄色底层表示）的结合力。（引自 B. Alberts et al., Molecular Biology of the Cell, 5th ed. New York: Garland Science, 2008.）

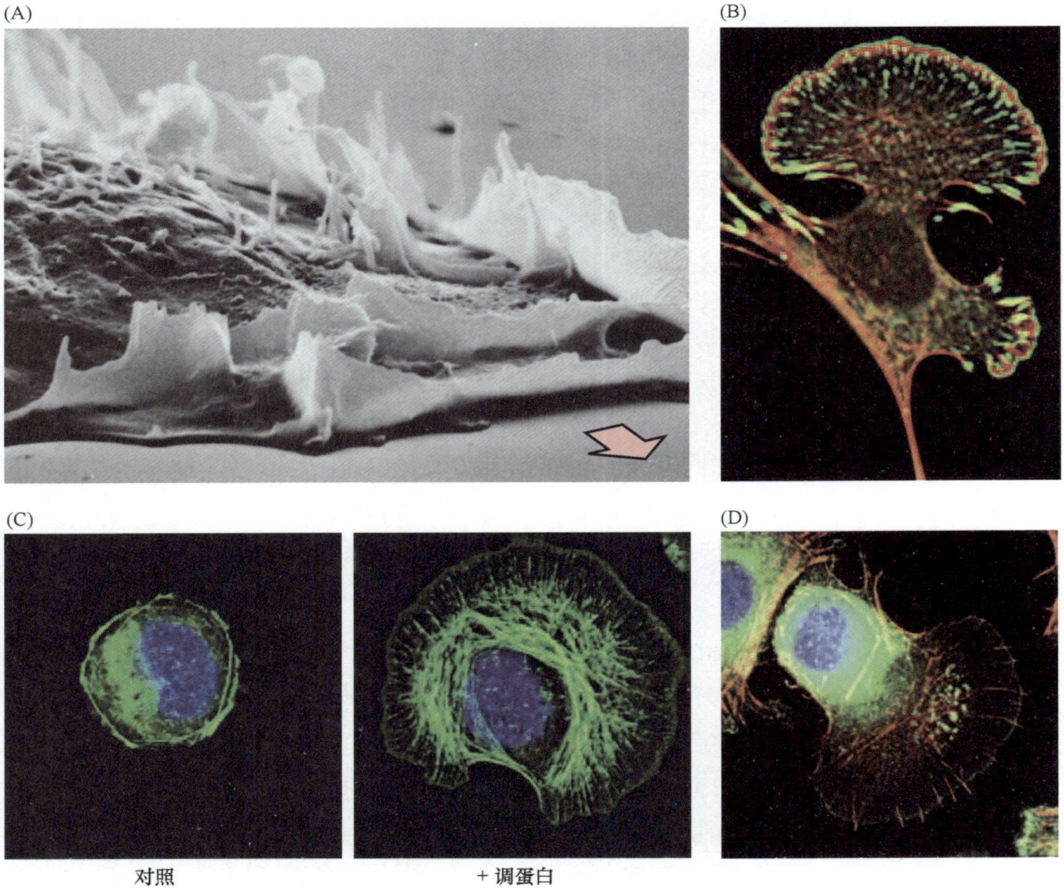

图 14.37　片状伪足和丝状伪足　（A）扫描电镜（scanning electron micrograph，SEM）照片显示了自发转化的大鼠肝细胞表面的精细皱褶结构——片状伪足，在细胞移动过程中它使细胞沿着前行方向运动（箭头所指方向）。人们推测片状伪足在体内侵袭性癌细胞前行过程中扮演重要角色，但还没有直接的证据支持。伸展到细胞运动前沿的片状伪足并没有黏附到附着表面，它们似乎以皱褶的方式向细胞背侧折返（上方），它们之间融合成更大的质膜和细胞骨架。（B）荧光显微照片显示成纤维细胞在预期运动方向上形成伪片状伪足结构。用鬼笔环肽（红色）标记肌动蛋白纤维，该蛋白通过组装黏着斑及其外沿而控制片状伪足的方向。而 Ena/VASP 家族的一个蛋白，通过与其融合表达的绿色荧光蛋白（GFP）标记。（C）片状伪足的形成及其导致的细胞运动可被多种生长因子及其相应的酪氨酸激酶受体所引发。在人乳腺癌细胞中加入 erbB2/erbB3 受体的配体调蛋白后可以观察到这种效应。左图显示的是未处理的癌细胞，右图为调蛋白作用 20min 后的癌细胞。肌动蛋白骨架用绿色荧光染料标记的鬼笔环肽染色，而细胞核染成蓝色（因调蛋白被均匀地加入周围的培养基中，这个细胞向各个方向而不是朝向一个方向形成片状伪足结构）。增强的 erbB2 信号（HER2/Neu）与人乳腺癌细胞的转移进展能力正相关。受体介导的片状伪足形成及其相关的细胞运动可以部分解释这种现象。（D）丝状伪足从细胞侵袭前沿，通常是片状伪足边缘伸出。推测这使得侵袭性癌细胞拓展其细胞外空间，并帮助整合素和细胞外基质特定组分之间形成黏着斑。此处显示的细胞向一个方向伸展出片状伪足，通过肌动蛋白纤维染色将向外凸出的丝状伪足染为红色。Arp3 蛋白与肌动蛋白细胞骨架相关，小部分 Arp3 蛋白在片状伪足前沿，大部分 Arp3 在细胞质中维持未激活状态。细胞核染为蓝色。[A，感谢朱利安 · 希思（Julian Heath）。B，引自 J.J. Loureiro et al., *Mol. Biol. Cell* 13: 2533-2546, 2002. C，感谢 A. 巴达什（A. Badache）和 N.E. 海因斯（N.E. Hynes）。D，感谢 T. 涩江（T. Shibue）。]

选择性地降解迁移细胞前沿的 ECM 蛋白。在此过程中，细胞在迁移前沿的 ECM 和片状伪足之间重新部署整合素分子，以形成新的黏附点；同时，细胞后沿的这种整合素黏附结构解离，由此释放细胞质和质膜，将其重新部署到迁移细胞的前沿。

从片状伪足凸出的麦芒状突起结构，称为丝状伪足（filopodia），能使细胞向前方扩展并启动由整合素介导的黏着斑形成（图 14.37D）。一旦黏着斑形成，将为细胞提供生存信号，同时使其获得与附近细胞外基质紧密物理接触的牵引力。有提示，丝状伪足通过使外渗癌细胞与邻近组织的细胞外基质形成黏着斑，在微小转移灶初始形成过程中发挥重要作用。如同片状伪足一样，丝状伪足的形成也是通过肌动蛋白纤维重新组装而成，每一丝状伪足的细胞膜下都有紧密排列成束状的肌动蛋白纤维（图 14.38）。

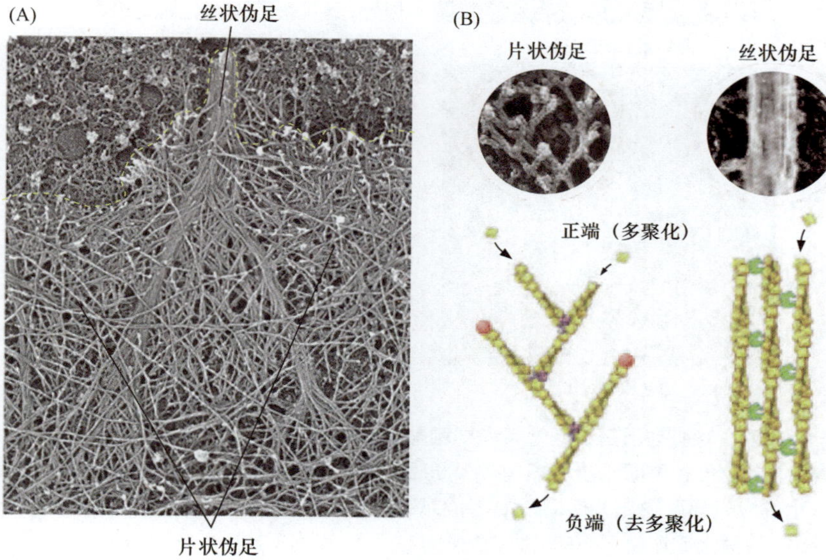

图 14.38 肌动蛋白细胞骨架及细胞表面重建 片状伪足和丝状伪足都依赖于直接位于质膜下方的肌动蛋白细胞骨架的特殊构象。（A）冷冻蚀刻铂复型电镜显示形成片状伪足和丝状伪足的肌动蛋白纤维构象。为了显示肌动蛋白细胞骨架形态，质膜结构已移除。虚线为假定的质膜位置，它将细胞质（下方）和细胞外基质（上方）分隔开。片状伪足伸展在整张照片上，而单个的丝状伪足在片状伪足的前沿凸出。（B）高倍镜下显示片状伪足中的肌动蛋白纤维（左上），通过在正端加上肌动蛋白单体（黄球，下方示意图顶部）进行延伸，并在回撤的“负端”通过释放单个肌动蛋白单体而解离。同样的动态机制也促使丝状伪足向前延伸（右）。形成片状伪足的分支状纤维网络的辅助蛋白用粉色表示，而形成丝状伪足的紧密成束、平行排列的肌动蛋白纤维的辅助蛋白用绿色表示。质膜以目前还所知甚少的方式包裹和围绕着这些结构。（A，引自 T.M. Svitkina et al., *J. Cell Biol.* 160: 409-421, 2003. B，引自 D. Vignjevic and G. Montagnac, Semin. *Cancer Biol.* 18: 12-22, 2008.）

细胞的形状和运动过程由 Rho 蛋白家族的一组 Ras 相关蛋白调控。在第 6 章中已简要讨论过，Rho 蛋白像 Ras 一样，也可进行两相转换，当结合 GTP 时处于活化状态，当水解 GTP 成 GDP 时处于失活状态。人类细胞中已经发现了 20 多个 Rho 蛋白家族成员。它们分为 3 个亚家族——Rho 蛋白、Rac 蛋白和 Cdc42。像 Ras 蛋白一样，大多数

Rho 蛋白家族成员的 C 端具有脂质基团，使其能锚定在细胞内膜上，而每一成员在细胞形状和运动过程中具有特定的作用（图 14.39）。

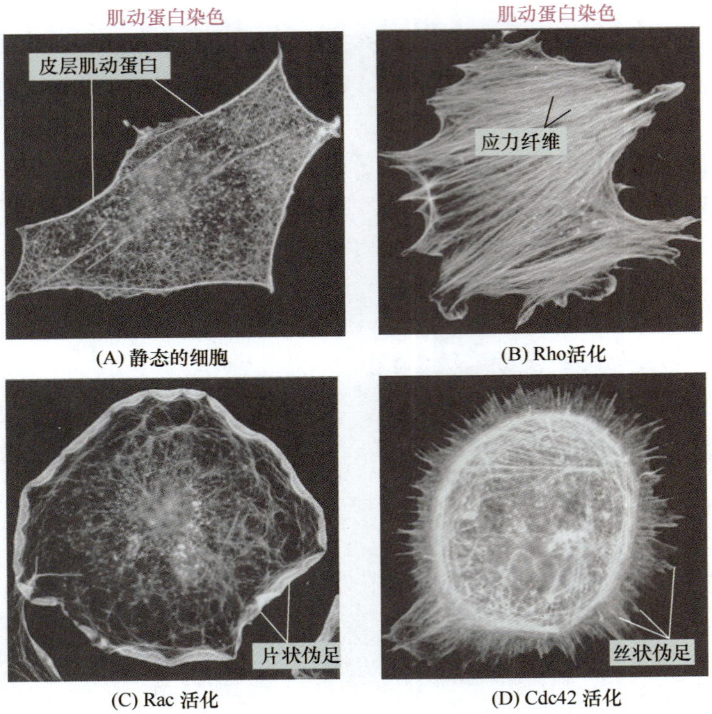

图 14.39　类 Rho 蛋白对肌动蛋白细胞骨架和细胞黏附的影响　Rho GTPase 家族成员由 Rho、Rac 和 Cdc42 亚家族组成，它们控制肌动蛋白细胞骨架和黏着斑的形成（图 5.28）。肌动蛋白纤维用对肌动蛋白具有高亲和力的鬼笔环肽荧光素标记。（A）静息状态的、血清饥饿处理后的 NIH3T3 成纤维细胞作为其他图的对照。注意细胞质膜下的皮层肌动蛋白。（B）细胞暴露于能够特异性激活 Rho 亚家族蛋白的溶血性磷脂酸后，导致细胞组装出大量的黏着斑（未显示），随后组装形成肌动蛋白应力纤维。（C）向细胞中显微注射具有组成性活性的 Rac 蛋白，导致其周围形成单一巨大的片状伪足（相反，局部的 Rac 激活信号可能仅在朝向刺激来源侧形成片状伪足）。（D）向细胞中显微注射 Cdc42 鸟嘌呤核苷酸交换因子（GEF）造成细胞向各个方向伸出成百上千的丝状伪足。[感谢凯特 • 诺比斯（Kate Nobes）；引自 A. Hall, *Science* 279: 509-514, 1998.]

图 14.39 实际上在一个重要方面令人误解了各种类 Rho 蛋白的行为：看起来在肌动蛋白细胞骨架构象改变过程中，每一成员均在整个细胞内发挥作用。事实上，细胞运动的复杂过程依赖于这类蛋白中的每一成员在细胞质内很小范围的局部激活，并随后促进细胞作为一个整体向一个方向或另一个方向移动。这种局灶性的激活似乎依赖于特定 Rho 鸟嘌呤核苷酸交换因子（guanine nucleotide exchange factor，GEF）的亚细胞定位。例如，将 Rho 蛋白从非激活的 GDP 结合状态转换为具有活性的 GTP 结合状态的 Sos（6.2 节）。哺乳动物细胞大概有 80 种 Rho GEF，其中深入研究过的没有几个。与局灶激活相对的是整体激活，它的结果是促进细胞同时向各个方向移动，如图 14.37C 和图 14.39C 中的片状伪足所示，细胞质边缘形成完整、连续的环状结构（图 14.39C 中 Rac 功能的整

体激活是通过显微注射引入突变的具有组成性活性的 Rac 蛋白引起的）。

生长因子激活的酪氨酸激酶受体信号导致多个 Rho 家族 G 蛋白的活化（图 14.40）。例如，用血小板衍生生长因子（platelet-derived growth factor，PDGF）处理培养的成纤维细胞（PDGF 是这类细胞的潜在有丝分裂原），可激活多种 Rho 蛋白，刺激成纤维细胞在培养皿底部移动。相反，当成纤维细胞悬浮在胶原上进行三维培养时，PDGF 诱导细胞侵袭基质。Rho 蛋白的 3 个亚家族（Rho、Rac 和 Cdc42）似乎都促进侵袭过程，而只有 Rac 蛋白在成纤维细胞沿固相表面运动过程中是必需的。这些不同的行为表明 Ras 蛋白与其他 Rho 家族成员间存在明显区别：在癌细胞中，Ras 蛋白常常通过结构改变被激活（更具体地来讲是氨基酸替换），而各种 Rho 蛋白成员通过上游的生理性调节因子实现功能活化。

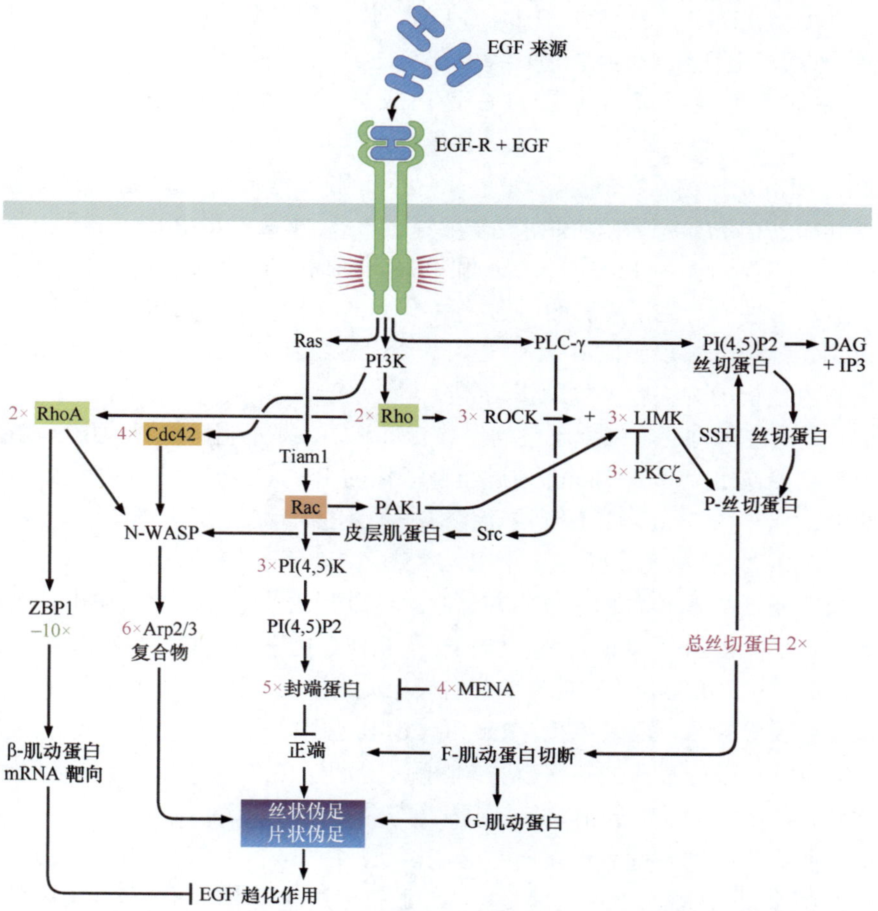

图 14.40　EGF 诱导细胞运动环路　许多位于 EGF 受体下游的信号转导蛋白负责介导 EGF 诱导的细胞运动过程。乳腺癌细胞中这类蛋白质表达水平的明显改变，使细胞获得更强的运动和侵袭能力。癌细胞中特定蛋白过表达的程度在图中用粉色数字标示，而表达下调的程度用绿色数字标示。某些蛋白，如丝切蛋白，在细胞特定区域作用于存在的肌动蛋白纤维，而封端蛋白阻止纤维过度延伸。皮层肌动蛋白与皮质肌动蛋白相关，负责组织片状伪足的侵袭前沿。Rho GTPase 家族成员在图中用黄色和橙色背景标示；主要的细胞结构蛋白用蓝色和紫色标示。（改编自 W. Wang et al., *Trends Cell Biol.* 15: 138-145, 2005，并引自 F. Gertler and J. Condeelis, *Trends Cell Biol.* 21: 81-90, 2011.）

酪氨酸激酶受体，如 PDGF 和 EGF 受体与这些 Rho 家族蛋白成员之间的信号传递机制目前还不清楚。但是已知这些受体通过激活 Ras，活化其下游至少 3 个信号通路，包括 Raf、PI3K（磷脂酰肌醇 3-激酶）和 Ral-GEF 效应子（6.5 节、6.6 节和 6.7 节），它们中的一部分随后通过调节 Rho 蛋白影响细胞运动。另外，激活的 Ras 似乎还结合并活化 Tiam1（图 6.33），它可作为 Rac 的鸟嘌呤核苷酸交换因子（GEF）。前面曾经提到，GEF 可使小 G 蛋白（如 Ras 和 Rho）与 GDP 解离并结合 GTP，从而激活这些 G 蛋白的信号通路。因此，Tiam1 和 Rac 可以作为 Ras 的下游效应蛋白，通过调节片状伪足形成而影响细胞运动能力。

事实上，从细胞运动的角度来说，PI3K 是 Ras 蛋白最重要的效应蛋白。通过产生磷脂酰肌醇(3,4,5)三磷酸(PIP3)，PI3K 使细胞质膜的胞质面发生化学结构改变，从而使多种胞质蛋白通过 PH 结构域与之结合（6.6 节）。这些蛋白中包含许多 GEF，它们负责激活 Rho 家族的 G 蛋白成员。这些 Rho GEF 锚定于质膜后发生活化。

[PI3K 和 PIP3在控制细胞运动中的中心作用可以通过对黏菌——盘基网柄菌（*Dictyostelium discoideum*）细胞的研究来解释。PI3K 及其产物 PIP3，定位于前行的黏菌细胞前沿。相反，作为 PIP3的失活剂和 PI3K 的拮抗剂，PTEN 定位于细胞的边缘和后缘。这引入了另一个值得深思的问题：生长因子受体，如 PDGFR，可能在整个细胞中激活 PI3K 信号。而实际上 PI3K 信号可能受其亚细胞定位，以及激活它的生长因子受体和细胞内拮抗剂的细胞定位的影响。]

Tiam1 最初被认为是 T 细胞淋巴瘤侵袭转移基因，提示它所编码的蛋白质在肿瘤进展晚期发挥重要作用。似乎 Tiam1 通过结合活化的 Ras 和（或）PIP3 而激活其功能。通过激活 Rac 蛋白，Tiam1 GEF 促进迁移细胞前沿的肌动蛋白局部多聚化，从而形成对细胞运动至关重要的片状伪足结构（图 14.38 和图 14.40）。

Rho GEF 激活的其他类 Rho 蛋白在细胞运动过程的其他方面发挥作用。例如，Rho 蛋白（如 RhoA 和 RhoB）功能与 Rac 蛋白作用相似，促进细胞前沿和细胞外基质间新的黏附点的形成。反之亦然，形成的新的黏着斑也促进 Rac 活化，提示在细胞连续向前移动中形成了自我维持的正反馈环路。Rac 和 Cdc42 蛋白似乎也能诱导一些分泌蛋白酶的表达，主要是上一节中描述的基质金属蛋白酶。因此，它们与片状伪足一起，协同性地局部重塑迁移细胞运动前沿的细胞外基质。

细胞的收缩（帮助细胞后沿端向前沿端移动，图 14.36）对细胞的定向运动同等重要。这种收缩主要由 Rho 亚家族成员控制。通过促进胞质中的肌动蛋白成束分布，Rho 蛋白能产生所谓的“应力纤维”结构（图 14.39B），从而调节胞质的收缩性。

Cdc42 代表第三类 Rho 样蛋白亚家族，它有特殊的功能：能诱导指状丝状伪足的形成（图 14.38）。如上所述，这些丝状伪足通过集结黏着斑而促进细胞运动，随后使前行细胞在 ECM 中立地生根。另外，激活的 Cdc42 还能不依赖于对丝状伪足的特定影响而促进细胞运动。

更为复杂的是，Rho、Rac 和 Cdc42 在不同类型的细胞中作用也不相同。例如，在正常上皮细胞（不是上面讨论的成纤维细胞）中，Rac 和 Rho 亚家族蛋白负责维持 E-钙黏蛋白依赖性的细胞间黏附连接，这些连接对维持上皮细胞的片层结构、固定上皮细胞至关重要。但是在转化的上皮细胞（如发生了部分或完全 EMT 的结肠癌细胞）中，Rac 促进细胞运动。在不动的细胞内，Tiam1（Rac 交换因子）定位于黏附连接中；而在迁移的细胞内，Tiam1 定位于片状伪足和相关的膜皱褶处。

将这些不同的观察结果整合成一张模式图的工作才刚刚开始。图 14.40 做了初步尝试，毫无疑问这张图以后还会做很多修改。事实上，这张图中 EGF 刺激的所有细胞运动相关环路都可能参与其他促运动因子，如 HGF 和 PDGE 诱导的细胞运动过程。

Rho 蛋白家族成员与肿瘤转移的关系已通过寻找在转移的癌细胞中特异表达而在非转移细胞中明显低表达的基因得以深入阐述。在一组实验中，研究者比较了高转移潜能的小鼠和人黑色素瘤细胞与低转移潜能细胞的基因表达模式。结果发现，编码 RhoC 蛋白（Rho 亚家族成员之一）的基因在高转移细胞中明显高表达。事实上，将 RhoC 表达载体转入低转移性黑色素瘤细胞中能显著增强其转移能力，而外源表达显性负调控形式的 RhoC 则可降低转移细胞的转移能力。已发现 RhoC 在炎性乳腺癌和胰腺癌细胞中高表达，炎性乳腺癌是一种特殊的侵袭性乳腺癌，而胰腺癌通常也具有高度侵袭性。

目前快速增长的对细胞运动与侵袭分子机制的理解，已经交汇于 EMT 程序的研究。尤其是这些机制为理解 EMT 过程中的某些关键变化提供了线索，事实上这主要是通过各种调节细胞骨架、蛋白酶合成及癌细胞运动能力的效应蛋白而完成的。这里主要讨论 Mena 蛋白，又称 ENAH 蛋白。

新的机制概括为，癌细胞在人们熟知的 EMT 转录因子 Twist 的作用下进入 EMT 过程后，成百上千的 mRNA 前体剪切形式的改变，造成了选择性剪接（图 1.16B）。由此产生的 mRNA 水平并不受这些转录因子影响，因为它们的蛋白编码序列通常由于阅读框的改变而发生了变化。Mena 就是这样一个阅读框发生改变的 mRNA，它在调节肌动蛋白纤维延伸过程中发挥重要作用（图 14.40）。正常合成的 Mena 蛋白形式（图 14.41A）被包含侵袭相关结构域的 Mena^{INV} 所代替。

Mena^{INV} 随后影响一系列与细胞侵袭相关的行为，包括影响细胞对 EGF 诱导的细胞运动和跨内皮侵袭的反应性。这些改变协同性地增加了原发性肿瘤内癌细胞的转移播散能力（图 14.41B～E）。对这类细胞运动蛋白的深入研究，揭示了 EMT 过程是如何使细胞变得高度恶性的。

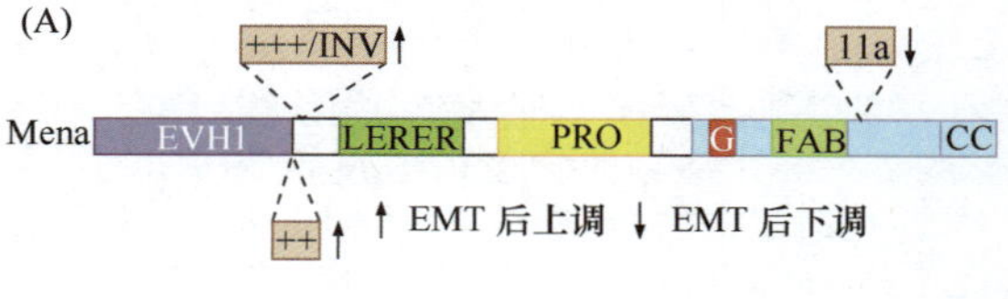

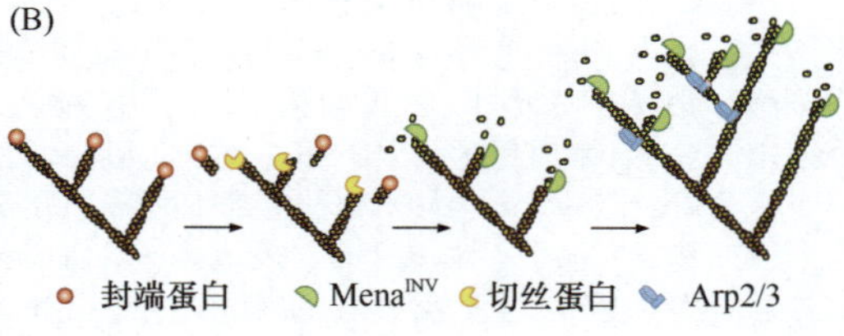

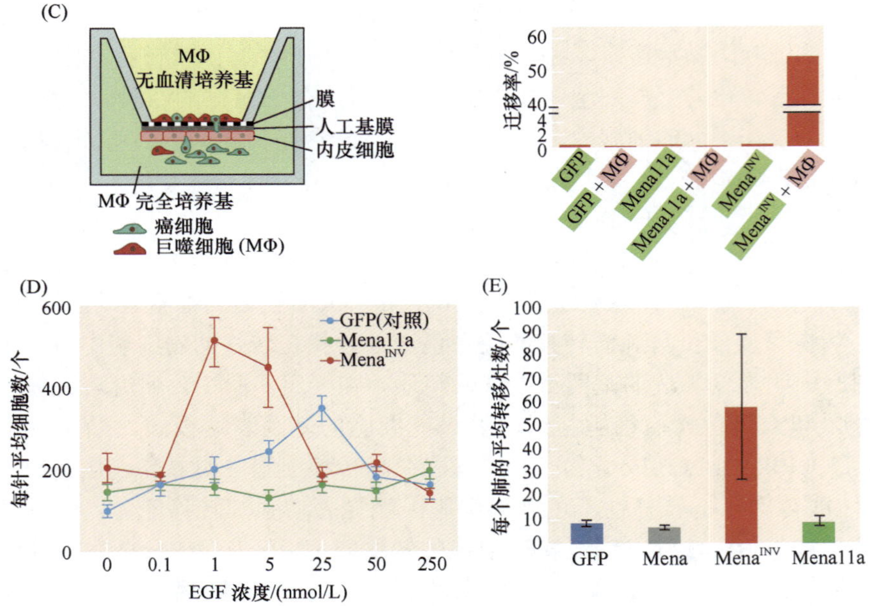

图 14.41　EMT 驱动选择性剪接、细胞运动并增加侵袭性　当癌细胞发生 EMT 时，控制选择性剪接模式的某些剪接因子表达发生明显改变。例如，某些利于上皮细胞表型的剪接因子表达被抑制，导致合成某些选择性剪接 mRNA，其编码的蛋白质促进细胞向间叶表型转变。（A）通常在正常上皮细胞和非转移性癌细胞中合成的 Mena 蛋白有多个结构域，除了 3 个浅棕色结构域外，所有带颜色的结构域都由特定的 mRNA 编码（简称为 Mena），或是由这些带颜色的结构域再加上一个 11a 片段的 mRNA 编码（称为 Mena11a）。相对的，在发生了 EMT 的癌细胞内或体内生长的包含外显子 INV（也称为+++）和++及缺乏 11a 片段的癌细胞中，*Mena* 基因的 mRNA 发生了改变。编码 INV 外显子的 Mena 结构域似乎在癌细胞侵袭过程中发挥特别重要的作用。箭头表明了与 EMT 相关的变化。（B）各种形式的 Mena 蛋白促进肌动蛋白纤维的延伸，这是片状伪足和丝状伪足生长所必需的。此处仅显示了片状伪足的生长过程。正常情况下，封端蛋白（红圈）阻断肌动蛋白纤维的进一步延伸。丝切蛋白（黄色）切断肌动蛋白纤维末端并移除封端蛋白，此后 Mena 阻止封端蛋白的重新结合，使纤维得以进一步延伸。Mena 的 INV 异构体促进延伸的效率特别高，因此驱动肌动蛋白纤维延伸及片状伪足和丝状伪足的生长。另一个蛋白 Arp2/3（蓝色）则使肌动蛋白纤维形成分支，这对片状伪足稳定延伸尤为重要。（C）如图 14.7 中所述，巨噬细胞通过双向信号促进乳腺癌细胞侵袭（在图 14.7 中，这种侵袭能力从增加的内渗能力得到了证明）。通过双小室“transwell”系统的体外实验证明癌细胞穿过内皮细胞层的侵袭能力（上），癌细胞（绿色）种在上层小室，与巨噬细胞（红色）共培养或单独培养。带孔薄膜（点状黑线）将这些细胞与下层小室隔开，膜下是由人工基膜（基底膜蛋白混合物，灰色实线）构成的细胞外基质和单层的内皮细胞。下室中的条件培养基吸引癌细胞从上层小室迁徙下去，这需要它们的侵袭能力以通过内皮细胞层。通过表达 GFP、Mena11a 或 $Mena^{INV}$ 的载体对癌细胞进行遗传修饰。如下图所示，表达 GFP 对照载体对癌细胞穿过内皮细胞层的能力没有影响，即使是在添加了巨噬细胞（MΦ）共培养的情况下也是如此。相似地，过表达 Mena11a（上皮细胞）异构体也对此没有影响。当表达 Mena/Mena11a 的癌细胞和巨噬细胞共培养时，也无法诱导癌细胞跨内皮细胞迁徙。只有在癌细胞过表达 $Mena^{INV}$ 并与巨噬细胞共培养的情况下，这种跨内皮细胞侵袭才能有效进行。（D）表达 $Mena^{INV}$ 增加癌细胞对 EGF 的敏感性，EGF 可由附近的巨噬细胞分泌（图 14.22）。将一支大口径针插入肿瘤中，其内填满 EGF，通过计数对促运动因子 EGF 敏感且迁移进入针孔中的癌细胞数目，可评判细胞的侵袭能力。此处可见，募集表达 $Mena^{INV}$ 异构体的癌细胞所需 EGF 的浓度比表达对照质粒的细胞所需浓度低 25 倍。而与对照（或基线）水平相比，EGF 对表达 Mena11a 异构体癌细胞的募集能力更低，这提示不同 Mena 异构体调控着细胞对 EGF 的敏感性。（E）GFP 对照、Mena11a 或 $Mena^{INV}$ 载体过表达细胞在侵袭性和 EGF 反应性上的不同，造成了癌细胞肺转移效率的差异。（A，引自 S. Goswami et al., *Clin. Exp. Metastasis* 26: 153-159, 2009. B，引自 U. Philippar et al., *Dev. Cell* 15: 813-828, 2008. C 和 D，引自 E.T. Roussos et al., *J. Cell Sci.* 124: 2120-2131, 2011. E，引自 U. Philippar et al., 2008, and E.T. Roussos et al., 2011.）

14.11　转移的细胞可通过淋巴管从原发性肿瘤播散

迁移细胞在侵袭后，通过血管内渗进入血管或淋巴管系统，随后分散并在环境恶劣的旅途中生存下来，最终在远离原发性肿瘤的组织定居。癌细胞通过血液循环转移的过程称为血行播散（hematogenous spread），这依赖于原发性肿瘤的血管生成。需要强调的是，血管生成在两个重要方面使癌细胞受益，一方面满足细胞代谢活性的需要，有利于细胞的生存和增殖；另一方面为癌细胞进入血液并向全身播散敞开了大门。

14.1 节中深入讨论了血行播散，清楚地表明血液循环在此过程中的重要作用。淋巴管在癌细胞播散中的作用不很明显。几乎体内所有的组织都有淋巴管网，它们负责细胞间隙液的引流。大部分腹部器官的淋巴液回流到心脏附近的左锁骨下静脉，从而进入体循环。因此，淋巴管中的癌细胞有时通过这一交叉连接进入体循环。

癌细胞及其募集的基质细胞均可分泌 VEGF-C，它促进淋巴管生成并形成新的淋巴管（13.6 节）。而且，分泌高水平 VEGF-C 的实验性肿瘤会在附近的引流淋巴结（与肿瘤所在组织引流淋巴管相关的淋巴结）中种植更多数量的转移癌细胞（图 14.42A 和 B）。但是，对自发性肿瘤详细的组织学分析提示，肿瘤团块中很少有功能性淋巴管。实际上，它们大多位于实体瘤的外围区域，在肿瘤中心区很少发现淋巴管，且通常已塌陷闭塞（图 13.35）。如前一章讨论的，由于淋巴管的静水压很小，看起来它们无法抵抗肿块扩展的压迫而塌陷。

肿瘤团块中淋巴管的功能缺失会影响转移性癌细胞脱离原发性肿瘤的路径。由于不能进入淋巴管，多数癌细胞被迫使用肿瘤团块中更大数量的、功能性的毛细血管，把它们作为逃逸路径。尽管入口有限，但有些癌细胞还是成功地进入了淋巴系统。在某些特殊的乳腺癌中，有些转移性癌细胞进入直接引流乳腺的淋巴管，并在附近下游的淋巴结汇集（图 14.42A）。由于和附近的淋巴细胞形态明显不同，这些游走的癌细胞在淋巴管和淋巴结中很容易被检测到（图 14.42C），它们表达上皮细胞蛋白（如细胞角蛋白，此类蛋白在淋巴组织中不表达）（图 14.42D）。引流淋巴结的组织学检查已常规用于评价原发性乳腺癌是否已经发生了远处器官的播散转移（信息栏 14.4）。

原发性肿瘤的引流淋巴结在肿瘤分期方面也具有应用价值。一旦癌细胞在这些淋巴结内形成多发的微小转移灶，也就意味着某些癌细胞可能已经播散至远端器官。事实上，自 20 世纪后，外科医生相信组织引流淋巴结的功能像滤器一样，当淋巴结内充满转移的癌细胞时，它们可能溢出到其他的淋巴管，进而在机体中广泛播散。

还有观点认为引流淋巴结代表着播散癌细胞的末路，也就是说，在这些淋巴结中增殖的癌细胞很少转移至远端器官。事实上，对乳腺癌、头颈癌、胃癌和结直肠癌的研究发现，手术切除引流淋巴结对患者的长期生存没有影响。这些观察结果表明，淋巴和血液转移是两个不同的过程，到达淋巴结的癌细胞通常不再继续转移。因此，在多数肿瘤中，癌细胞阳性的淋巴结是转移的“替代标志”（surrogate marker），为诊断和预后评价提供有用信息，但其并不直接参与肿瘤的广泛播散和转移性疾病的形成。

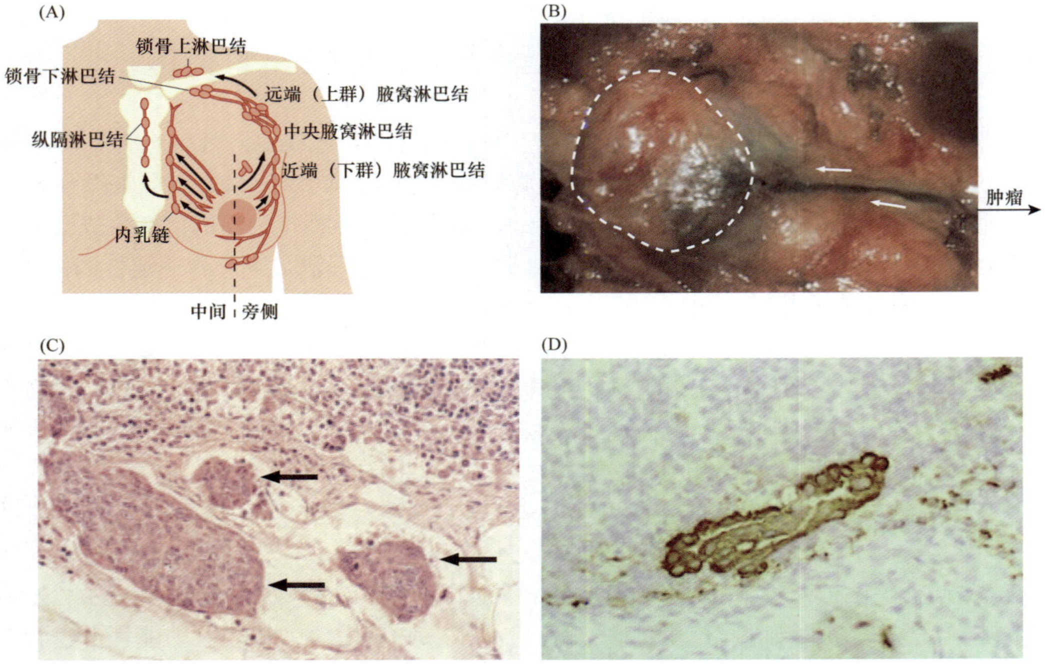

图 14.42　乳腺的引流淋巴结　（A）由于收集流经乳腺各个部分的淋巴液（箭头），引流乳腺的淋巴管（红色）和淋巴结（沿管道膨大的部分）成为转移播散的第一站。超过 30%的乳腺癌患者在初次诊断时就已经发生了淋巴结转移，表明此时转移性癌细胞可能已在身体远端器官沉积，特别是如果在大量的引流淋巴结中发现了乳腺癌细胞，这种可能性更高。（B）在所有的乳腺引流淋巴结中，前哨淋巴结通常可以通过在肿瘤（图片视野的右外侧）中注射蓝色染料得以鉴定，而这些染料依次通过淋巴管（箭头）进入引流淋巴结（虚线轮廓，左）。（C）一个腋窝淋巴结切片的 HE 染色显示 3 个来自原发性乳腺癌的微小转移灶（箭头），它们在淋巴结被膜（下面，未见）和内部的淋巴细胞团（小细胞，深染核，上方）之间生长，并将后者推向上方。（D）用针对细胞角蛋白（褐色）的特异抗体进行免疫组化染色显示前哨淋巴结中的微小转移灶。这个方法比图 C 的 HE 染色对于检出微小转移灶更加灵敏。淋巴结中的间叶细胞不表达细胞角蛋白，表达细胞角蛋白表明细胞为上皮细胞来源。（A～C，引自 A.T. Skarin, Atlas of Diagnostic Oncology, 4th ed. Philadelphia: Elsevier Science Ltd., 2010. D，引自 J.P. Leikola et al., *Cancer* 104: 14-19, 2005.）

信息栏 14.4　淋巴结是携带有重要预后价值信息的前沿哨所　淋巴结及相应淋巴管引流并收集来自相应组织的亚细胞碎片及脱落细胞。另外，淋巴结中的免疫细胞被首次进入淋巴结中的抗原激活（15.2 节）。这解释了为什么要常规检查与各种器官（如乳腺，图 14.42A）关联的引流淋巴结来确定癌细胞是否已经从原发性肿瘤中释放。例如，在初次诊断时，大约 1/3 的乳腺癌、结直肠癌、宫颈癌和口腔癌患者已在原发性肿瘤附近的淋巴结中出现了转移性癌细胞（图 14.42C 和 D）。

这些引流淋巴结可作为体内存在转移癌细胞的早期预警信号。在区域淋巴结中，直接引流原发性肿瘤的单个淋巴结称为“前哨淋巴结”（图 14.42B）。带有少量受累淋巴结的乳腺癌患者通常只有局限性播散，不会发展为转移性疾病。而那些具有多个受累淋巴结的患者发生机体远端器官播散的可能性要大得多。例如，一项研究发现，不同类型肿瘤的长期生存者中，90%的个体在初次诊断时可以检测到一个、两个或偶尔三个的阳性淋巴结，而那些有 5 个以上受累淋巴结的患者中，只有不到 5%的患者能够在原发性肿瘤切除后获得长期的无病生存。

14.12　播散的癌细胞在特定器官形成转移灶取决于多种因素

前几节描述的侵袭和转移播散机制从整体上解释了侵袭-转移级联的大多数阶段。看起来似乎各种各样的侵袭转移性癌细胞利用一组通用机制发生播散转移。然而更重要的是侵袭-转移级联的最后步骤——克隆形成。

微小转移灶（直径<2mm）生长成大转移灶（直径>2mm）是决定能否发展为转移疾病的关键步骤。例如，30%～35%诊断为原发性乳腺癌患者的骨髓中，有成千上万的微小转移灶，包括单个癌细胞或小的癌细胞簇（图 14.2C）。但其中仅有一半的患者由于出现肉眼可见的大转移灶而导致疾病复发。很明显，克隆形成（即微小转移灶生长为肉眼可见的大转移灶）是一个极端低效的过程，绝大部分细胞以形成微小转移灶而告终，它们不能很好地适应播散器官的组织环境，因此不能形成大转移灶。

另外，很多类型的癌细胞以一种非常相似的方式完成侵袭-转移级联的早期步骤，但不同类型的癌细胞形成克隆的方式则相差很大。因此，成功适应骨髓环境的转移性乳腺癌细胞（根据定义，这些细胞能在骨髓中形成克隆）与在骨髓中成功克隆化的前列腺癌细胞间具有很大差异。另外，在骨髓中成功克隆化的乳腺癌细胞所要经历的变化，与在脑中或肺中克隆化的乳腺癌细胞也有很大区别。

大量的证据支持转移性癌细胞在特定组织中形成克隆是高度特异的过程。①75%的年轻的甲状腺乳头状癌患者伴随明显的淋巴结转移，但其中仅 3%的患者最终发生远处转移。因此，适应淋巴结的转移性甲状腺癌细胞并不能在体内其他组织形成转移灶。②同样，直径大于 1cm（包含 10^9 个细胞）的十二指肠癌具有高频的淋巴结转移，但是很少发生肝转移，而肝是附近的结肠来源肿瘤的常见转移位点。③把从人淋巴结转移灶中分离的癌细胞注射至免疫缺陷鼠的静脉系统，更倾向于在鼠的淋巴结中生长而不是在其他位置形成克隆。④手术切除孤立的、较大的结肠癌肝、肺转移灶通常能增加患者数年的无病生存时间，尽管这些患者的血液循环中携带较大数量的转移性细胞（包括已经在一个或几个器官中拥有克隆形成能力的细胞）。⑤小鼠黑色素瘤细胞优先在肺形成转移，而乳腺癌易转移至肺和骨。这些不同的观察结果加强了我们对肿瘤细胞在特定器官形成克隆的认识，这是一种特异性获得的能力，在播散的肿瘤细胞群中仅极少数才具备这种能力。

另外一些因素也影响这些动力学过程：不同类型的癌细胞倾向于在特定组织形成克隆。转移性前列腺癌细胞在骨髓比在肝或胰腺更容易形成克隆，这提示正常前列腺上皮细胞的分化程序对癌细胞转移至特定的组织有很大的影响。如果我们把前列腺癌细胞和可能的靶向器官作图来描述转移趋势（图 14.43），会发现前列腺癌细胞更容易到达骨髓，表明它们需要较少的改变就能适应这个地方。相反，它们不容易到达其他器官，如肝或胰腺，因为在那些器官成功形成克隆需要经历更为复杂的适应过程。

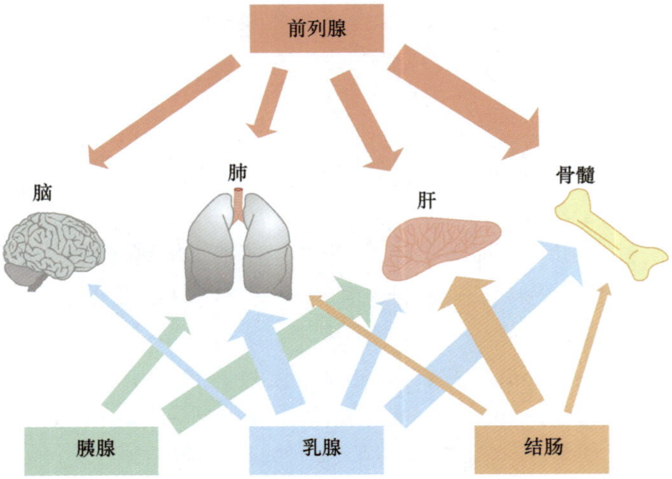

图 14.43 原发性肿瘤和它们的转移倾向性 图中箭头的宽度提示原发性腺癌发生临床明显转移灶的相对比例，主要涉及 4 类肿瘤：前列腺癌、乳腺癌、胰腺癌和结肠癌。某些情况下，肿瘤转移的趋势反映了原发性肿瘤细胞适应（也就是克隆化）远端组织微环境的能力，这可以解释前列腺癌和乳腺癌易于转移到骨髓的原因。其他情况下，血液循环的特点强烈影响转移的位置，如原发性结肠癌较易发生肝转移，可能因为癌细胞通过门脉系统直接引流至肝（图 14.45）。

一个窄谱转移倾向性的极端例子是葡萄膜黑色素瘤（uveal melanomas），它起源于眼底色素细胞层。这种细胞极具特征性地向肝转移，表明眼部黑色素细胞分化程序的某些组分非常有利于它们适应肝微环境，而非其他组织的微环境。（目前对眼黑色素细胞的了解无法解释形成肝转移趋势的原因，很难想象眼球和肝组织微环境之间会很接近。）

在一个器官或其他器官形成转移灶的偏好性早在 1889 年英国病理学家斯蒂芬 • 佩吉特（Stephen Paget）（图 14.44）就有描述。他提出“种子-土壤”假说，他把癌细胞比喻成植物播散的种子。在对 735 例乳腺癌患者进行的临床研究中，佩吉特发现这些患者的转移形成模式既不能通过体内随机播散来解释，又不能用乳腺的血液循环模式来解释。因此他提出转移性癌细胞（种子）仅在特定的适宜组织（土壤）中生存。他写道“植物播种，它的种子撒向四方，但它们仅仅在适宜的土壤中生存和生长”。这种在特定的位置形成肉眼可见转移灶的能力已被某些临床研究所阐明（补充信息栏 14.11）。

但是“种子-土壤”假说并不能解释所有类型人类肿瘤的转移模式（信息栏 14.5）。实际上，在某些情况下，转移到某些器官的偏好性可能与连接原发性肿瘤的血管和转移位置的布局相关。如结肠癌细胞有强的肝转移倾向，这恰恰反映了这些癌细胞通过门静脉系统（它收集下消化道和脾的静脉血）离开肠道后很快进入肝，几乎难以避免地滞留在肝内门静脉系统后的毛细血管床中（图 14.45）。甚至即使单个转移性结肠癌细胞的克隆化效率极低，这些被困在肝中的癌细胞的绝对数目也可以保证随着时间的推移在肝这一特定靶器官形成大量的转移灶。

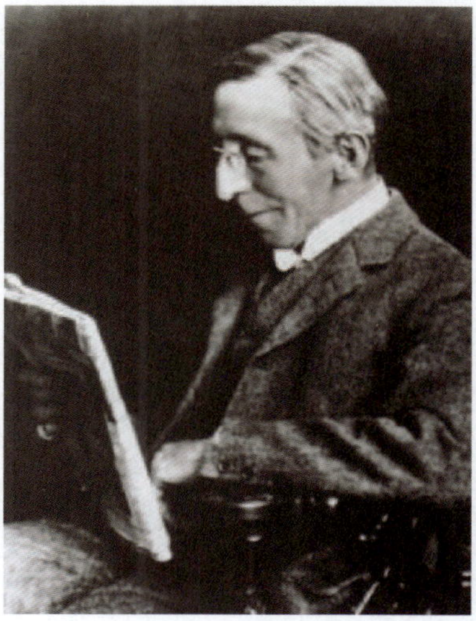

图 14.44　斯蒂芬·佩吉特（Stephen Paget）　英国内科医生斯蒂芬·佩吉特是第一个提出“种子-土壤”假说的学者。这一假说认为播散的癌细胞成功建立转移灶的能力依赖于远端器官能为其提供适于生存和繁衍的环境。（引自 I.J. Fidler, *Nat. Rev. Cancer* 3: 453-458, 2003.）

信息栏 14.5　对侧转移相对罕见　可能“种子-土壤”假说面临最尴尬的地方是它不能解释为什么对侧转移很少发生。例如，一侧乳腺原发性肿瘤中播散的癌细胞应该找到对侧乳腺，因为它能提供最适宜克隆生长的微环境。事实上，同出现在乳腺外的转移相比，仅 2%的乳腺癌患者出现对侧转移。相似地，原发性肾癌也很少在对侧出现转移。这种现象同“种子-土壤”假说的理论不相符，仍然需要解释。一个可能的解释是，除了在适合的组织种植下来以外，癌细胞优先在具有活化基质的组织中生根，如慢性炎症或创伤愈合位点（补充信息栏 14.12）。

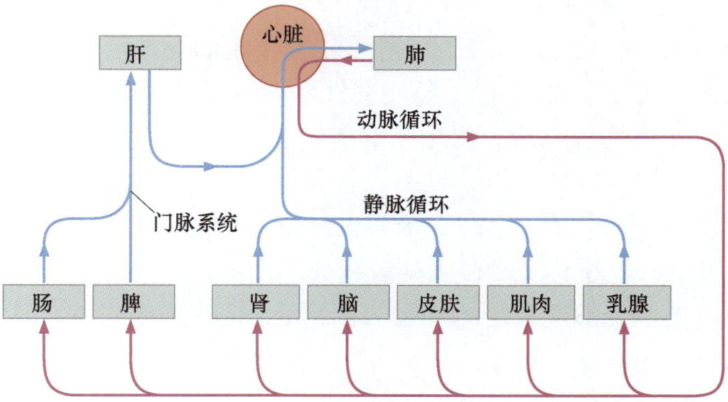

图 14.45　门脉循环和肝转移　大部分组织的静脉血流入右侧心脏，最后进入肺毛细血管床。脾和肠道的引流不同，因为在回到心脏之前，它们的静脉血先通过门脉循环直接进入肝。因此，大部分转移的结肠癌细胞在离开结肠数秒钟后立即被肝毛细血管床捕获。（改编自 I.C. MacDonald, G.C. Groom and A.F. Chambers, *BioEssays* 24: 885-893, 2002.）

相同的逻辑可以解释乳腺癌为什么通常在肺部形成转移灶。与结肠癌细胞的转移一样，游走的乳腺癌细胞并没有发现肺部能为它们提供特别适宜的环境，单个癌细胞成功在肺部形成克隆的概率很低。但是，有些转移灶会最终在肺部形成，这仅仅是因为太多的细胞被物理性地滞留在这一组织中了（图 14.45）。这一逻辑提示，转移至器官的概率一般由两个参数决定：转移的癌细胞在组织中物理性滞留的频率及癌细胞适应组织中新的微环境并形成克隆的能力。

也有迹象表明，某些特定的病理过程（如局部损伤）能使本来不适合克隆形成的组织变得适宜克隆形成（补充信息栏 14.12）。这提示肿瘤患者机体内的慢性炎症有时可能为转移性癌细胞营造适宜的微环境，因为它们能提供一系列的促分裂和营养信号，如第 13 章中讨论的。

向创伤或炎症区域的转移可解释在 2009 年首次发现的“肿瘤自我种植”（tumor self-seeding）现象。最适合循环肿瘤细胞克隆形成的组织微环境是原发性肿瘤本身的基质。一方面，原发性肿瘤的反应性基质（13.3 节）可提供高度支持多种癌细胞生存和增殖的因子。另一方面，由于这些 CTC 回到了它们熟悉的环境中，因此不需要进行适应性转变，而这些转变是一个器官中产生的肿瘤细胞在其他器官中形成克隆所必需的。肿瘤自我种植同时也影响了原发性肿瘤的遗传构成：如果癌细胞在远处转移位点形成克隆而获得适应性遗传改变，那些远处位点的第二轮转移播散可将这些遗传改变的细胞带回至原发性肿瘤，引起原发性肿瘤中的细胞越来越多地表现出那些在机体其他部位获得的基因型和表型改变！

还有其他理论用来解释癌细胞转移的组织倾向性（tropism）。例如，靶器官释放特定化学信号——化学趋化因子（也称为趋化因子），它们能募集循环系统中游走的癌细胞。作为免疫系统正常运转的一部分，这种趋化作用可以确保循环系统中的各种免疫细胞归巢到特定的组织中。在一组实验中，当 B16 鼠黑色素瘤细胞异位表达 CXCR4 趋化因子受体时，它转移到肺的能力增加了 10 倍。当在这些黑色素瘤细胞中特异性高表达 CXCR7 受体时，显示出明显增强的淋巴结转移能力，因为这一机制正是正常淋巴细胞归巢至淋巴结的机制。（事实上，由于这些趋化因子激活受体通常为癌细胞提供促分裂和生存信号，很难知道这些受体是诱导转移性癌细胞到特定的组织，还是仅仅当细胞停留在某一组织而非其他组织后，促进了这些细胞的生存和增殖。）

根据其他的转移器官特异性模型机制，各种组织中形成的毛细血管床（即血管网）在管腔面表达组织特异性分子。这些分子为表达特定黏附分子（如整合素）的癌细胞表面提供锚定位点。这种模型称为“血管邮政编码”理论，因为它表明不同组织血管腔面在化学形式上具有类似于邮递系统的特定归巢地址。但这种模式没有考虑到癌细胞通常被血小板团包围（补充信息栏 14.2），这些血小板能阻断癌细胞和内皮细胞之间的直接相互作用。

一项对转移性人类肿瘤行为的研究发现，66%的转移灶可用原发性肿瘤和观测转移位点之间的血流模式来解释。在 20%的情况下，靶组织特定的微环境（而不是血流模式）似乎可以解释为什么特定类型的癌细胞易于在某些组织中形成肉眼可见的转移灶。最后 14%的情况，负性相互作用（组织似乎主动排斥游荡的癌细胞）可以解释一些实际转移灶数量低于血流模式预期的原因。

总之，各种不同的观察提示转移的细胞播散至机体内许多组织器官，这种播散受血管系统布局的影响。一旦癌细胞到达不同的位点，其通常就在可提供特定的趋化因子、营养因子和分裂原的组织中存活并最终形成克隆。然而在一些情况下，这些细胞能成功地在不适宜栖息的组织场所形成肉眼可见的转移，仅仅是因为血液循环使大量的癌细胞到达这些位点。一个有趣且悬而未决的问题是关于转移播散时机的，即在原发性肿瘤进展过程中，细胞何时开始播散到最终形成转移灶的远端器官（信息栏 14.6）？

信息栏 14.6　某些癌细胞很早就离开了原发性肿瘤　本节和前面章节已讨论过在原发性肿瘤处的肿瘤多阶段多步骤进展的概念，这些肿瘤中的癌细胞只有进化到一个特定的侵袭状态时，才开始播散并试图建立转移灶。实际上，临床观察发现，早在原发性肿瘤进展到产生侵袭性细胞之前，某些器官，如骨髓中就存在播散的癌细胞（在这些肿瘤中，这些观测可能有一天可以用相对良性的早期肿瘤细胞中已激活 EMT 程序来解释）。

这种早期播散提示，一旦这些相对早期的癌细胞在远端组织定植，它们可能在那些组织中通过多阶段肿瘤进展的后续步骤继续进化（第 11 章）。因此，这种在远端组织器官的平行进展（parallel progression）与原发性肿瘤中的多步骤进展是彼此独立的。这一观点一旦被证实，将迫使我们从根本上重新思考肿瘤多步骤进展通常是如何进行的。

然而这一模型仍有问题，因为这些早期播散细胞面临双重困境：它们与那些晚期癌细胞一样，很难适应在其他器官中的增殖。此外，它们缺乏在远端器官中有效增殖所需的突变（原癌基因和肿瘤抑制基因突变）。因为肿瘤多阶段多步骤进展的重点——癌细胞遗传和表观遗传进化，也是细胞活跃增殖所必需的。看起来这些双重阻碍将使播散的癌细胞永远处于休眠的微小转移灶状态。

14.13　骨转移破坏了成骨细胞和破骨细胞的功能平衡

骨转移的发生发展在某些方面代表了我们对转移性癌细胞在特定组织微环境快速生长的生物化学和生物学机制的理解。这一事实本身反映了对亲骨转移（osteotropic metastasis）的深入探讨。此外，正如反复强调的，西方国家最常见的几种肿瘤（包括肺癌、乳腺癌和前列腺癌）都表现出很强的骨转移倾向。实际上，晚期乳腺癌和前列腺癌患者往往都会发生骨转移。这些癌症患者去世后的尸检结果显示，大量的转移癌细胞通常散在分布于全身的骨骼中。

我们通常认为骨骼是静态组织，骨骼一旦形成会在机体生命过程中保持自身的结构。但是，事实是非常有趣的。对于哺乳动物来说，每年约有占骨重 10%的骨骼发生更新，这样每十年骨骼就经历一次彻底的更新置换。这种持续的重塑使骨骼可以通过代偿增强局部应力区域代谢的方式，对机械应激产生反应。例如，腿部骨骼持续重构便是腿骨不同区域接受的承重信号产生的应答反应。

骨的不断更新是由破骨细胞（osteoclasts）和成骨细胞（osteoblasts）协同完成的，前者可以破坏矿物化的骨骼，后者负责重建骨骼。破骨细胞的功能首先是对骨骼去矿物化（demineralize，溶解磷酸钙晶体），接着是降解新暴露的作为磷酸钙晶体沉积有机支架的细胞外基质，这一过程通常称为重吸收（resorption，图 14.46）。随后成骨细胞很快移至骨溶解部位重建骨骼，这一过程包括新细胞外基质的组装和磷酸钙晶体在新基质间隙中沉积。从这一描述中可以推断，这两种细胞在正常情况下以密切协作的方式工作。

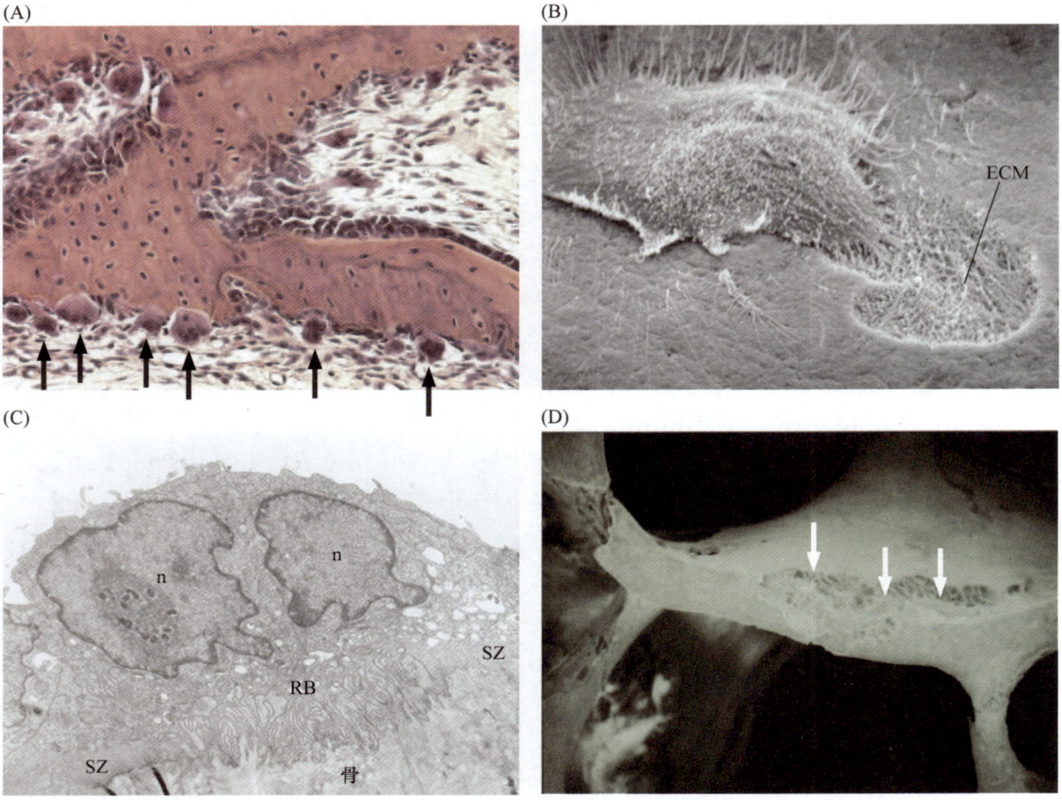

图 14.46　破骨细胞介导的骨降解　骨降解，通常称为重吸收，依赖于破骨细胞（来源于同时也产生巨噬细胞的单核细胞谱系的大型多核细胞）的复杂作用。（A）这张光学显微图片显示破骨细胞（紫色，见箭头指示处）在小鼠下颚骨的表面（粉色）正在挖掘出小的凹陷。（B）在更高的放大倍数下，扫描电镜显微照片显示一个大鼠的破骨细胞已在矿化的骨骼表面挖掘出一浅凹陷。骨骼的磷酸盐晶体已被破骨细胞分泌的酸性物质溶解，显示出在凹陷底部的富含胶原的细胞外基质（ECM）构成的筛网结构。这些细胞外基质附着有丝分裂原和促进细胞存活的因子，在破骨细胞破坏细胞外基质后，这些成分可以被癌细胞利用。（C）扫描电镜显微照片在更高倍数下显示破骨细胞如何吸收骨质的细节。该切片横穿破骨细胞（多个核，n）及下方骨质，显示出破骨细胞复杂的褶皱边缘（ruffled border，RB），边缘破骨细胞分泌因子溶解骨质中的矿物质成分及酸性蛋白酶，以降解在去矿化作用下暴露的富含胶原的细胞外基质。接触区域周围是环状密闭区域（sealing zone，SZ），包含了大量肌动纤维蛋白，作为密封圈将这些分泌产物限制在破骨细胞和骨之间的小范围区域。（D）扫描电镜显微照片显示了破骨细胞产生的溶骨性转移造成的破坏性的溶骨性损伤（见箭头指示处）如何破坏患者骨骼结构。[A，感谢 T.R. 阿内特（T.R. Arnett）。B，引自 T.R. Arnett and D.W. Dempster, *Endocrinol.* 119: 199-124, 1986. C，引自 H. Zhao et al., *J. Biol. Chem.* 276: 39295-39302, 2001. D，感谢 G.R. 芒迪（G.R. Mundy）。]

大部分类型的转移癌细胞本身并不能重塑骨骼结构。相反，它们调控并利用骨组织的这两类细胞改变骨骼形态。所以，乳腺癌细胞倾向于激活破骨细胞，导致溶骨性转移（osteolytic metastasis），即引起骨质溶解的转移。然而，前列腺癌细胞往往激活成骨细胞，产生成骨性病灶（osteoblastic lesion）。在这种情况下，不成熟矿物化的骨组织（有时称为类骨质，osteoid）聚集在转移灶附近（图 14.47）。

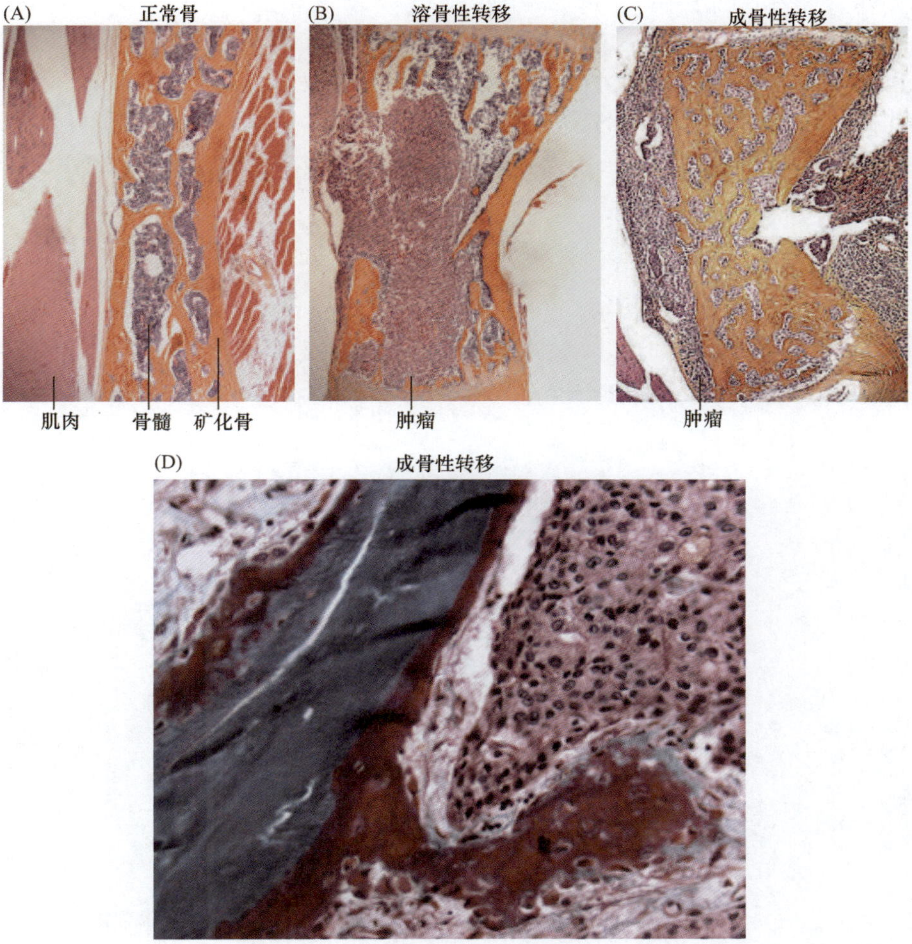

图 14.47 溶骨性和成骨性转移 前三张显微图片显示的是小鼠椎骨和股骨的切片，可清晰地分辨矿化骨（橘色）、周围的肌肉（亮红色）和骨髓（深紫色）。（A）对照小鼠的椎骨仅注射了缓冲液，可见其椎骨由广泛的骨髓和贯穿其中的矿化骨组成。（B）在人乳腺癌细胞系（MDA-MB-231）荷瘤小鼠的溶骨性损伤中，大部分矿化骨已消失，骨髓已被大量的癌细胞所代替（深红色）。（C）人乳腺癌细胞系（ZR-75-1）在荷瘤小鼠的成骨性病灶中，骨髓所在位置充斥着大量的矿化骨（橘色），而在其左右侧可见明显的肿瘤团块。（D）在前列腺癌患者骨盆的髂嵴，原有骨质（蓝绿色）被新生成的、低矿化的成骨性病灶（有时称为类骨质，红色）所破坏。图中类骨质正向转移性前列腺癌细胞团（深紫色核）突出。[A～C，引自 J.J. Yin et al., *Proc. Natl. Acad. Sci. USA* 100: 10954-10959, 2003. D，感谢 C. 莫里西（C. Morrissey）和 R.L. 韦塞拉（R.L. Vessella）。]

实际上，这两种生物学行为代表了骨代谢平衡的两个极端，因为这两种类型的癌都或多或少地同时激活成骨细胞和破骨细胞。例如，虽然晚期乳腺癌患者以溶骨性转移为主，但是大约 1/4 患者的骨骼也可见明显的成骨性病灶。同样，前列腺癌导致的成骨性损伤中偶尔也可见散在的破骨性转移。除了骨髓瘤（骨髓瘤是可分泌抗体的 B 细胞肿瘤，只能产生溶骨性损伤）以外，其他肿瘤的骨转移灶都可见这两种类型的骨转移。

成骨细胞和破骨细胞的紧密合作是通过（至少部分通过）生长因子信号的交换介导的。RANK（NF-κB 受体激活因子）配体，简称 RANKL，是破骨细胞的一个重要诱导因子。RANKL 由成骨细胞合成，分布于细胞的表面。当表达 RANK 受体的破骨细胞前体与成骨细胞表面的 RANKL 分子接触时，会导致破骨细胞表面 RANK 受体的活化及破骨细胞前体成熟为功能性的破骨细胞（图 14.48A）。同时，成骨细胞可合成一种可溶性的诱饵受体，称为护骨因子（osteoprotegerin，OPG），它可以结合 RANKL，并在它

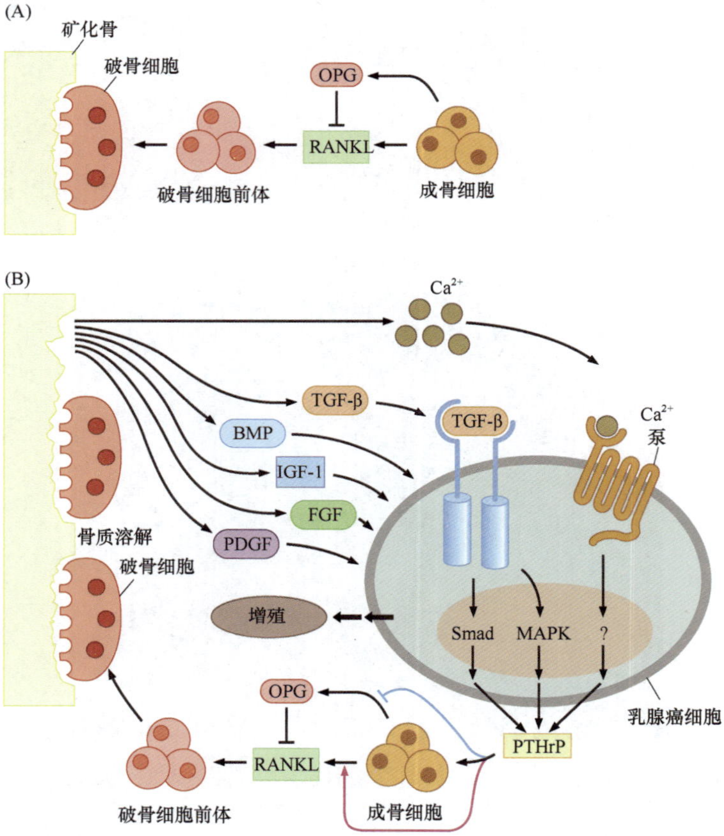

图 14.48 破骨细胞和成骨细胞 （A）骨形成和重吸收的生理平衡是由成骨细胞和破骨细胞间的信息传递完成的。在此环路中，破骨细胞通过封闭骨的断面和分泌消化性酸性物质降解矿化骨（图 14.46C）；随后，成骨细胞填充至新骨的凹陷。成骨细胞释放的 RANKL 通过破骨细胞前体表面的 RANK 受体（未显示），诱导后者成熟为功能性的破骨细胞。成骨细胞还可以分泌护骨因子（OPG），它作为诱饵受体可以结合 RANKL，抑制破骨细胞前体的活化。因此，RANKL 和 OPG 的平衡决定了骨生长/损失的净比例。（B）乳腺癌细胞释放甲状旁腺素相关肽（PTHrP；下方）引起邻近的成骨细胞改变其释放的信号，增加了 RANKL 的合成（红箭头）而减少了 OPG 的合成（蓝线），进而导致 RANKL 诱导的破骨细胞成熟。后者引发骨质溶解，引起骨去矿化，暴露骨质中的细胞外基质（图 14.46B）并释放 TGF-β、Ca^{2+}、BMP、PDGF、FGF 和 IGF-1（左上和中间）。IGF-1 和 Ca^{2+}能促进癌细胞增殖和存活，其他的 TGF-β 等诱导癌细胞释放更多的 PTHrP，形成自维持的正反馈环路，称为溶骨性转移的“恶性循环”。（B，引自 G.R. Mundy, *Nat. Rev. Cancer* 2: 584-593, 2002.）

成功激活破骨细胞表面的 RANK 受体之前阻断它，其结果是阻断了 RANKL-RANK 信号通路，抑制破骨细胞的成熟。因此，RANKL（激活作用）和 OPG（抑制作用）信号的平衡决定了破骨细胞的激活状态。

成骨细胞和破骨细胞之间的动态相互作用为转移到骨的癌细胞发挥作用提供了支持。它们向骨骼的趋化作用最终源于构成磷酸盐沉积有机骨架的非矿化的胶原性细胞外基质（图 14.46B）。骨细胞外基质富含可促进多种癌细胞生长的促有丝分裂因子和营养因子。因此，癌细胞通过激活骨的去矿化进入到可作为各种因子储藏库的骨细胞外基质中，这些因子可以支持其自身的繁殖和存活。

转移性癌细胞通过滋养骨髓的血管到达骨骼。一旦抵达骨骼，它们便黏附于骨髓面的特化基质细胞。特别是转移性乳腺癌细胞，一旦到达骨骼，它们就恢复了其正常前体——乳腺上皮细胞（mammary epithelial cell，MEC）的行为学特征。在哺乳期，乳汁产生过程中，乳腺中的 MEC 形成分泌甲状旁腺素相关肽（parathyroid hormone-related peptide，PTHrP）的小囊泡（alveoli）。PTHrP 通过血液循环到达骨，然后启动激活破骨细胞溶解骨的一连串事件，导致钙离子动员。游离的钙离子再通过血液循环进入乳腺，通过 MEC 进入乳汁。

这种生理性的钙动员机制被转移性乳腺癌细胞所利用，以便建立骨转移（图 14.48B）。乳腺癌细胞黏附于矿化骨表面的基质细胞后，便恢复正常 MEC 的功能，开始分泌 PTHrP。PTHrP 直接结合于成骨细胞表面的受体，引发这些细胞释放 RANKL。随后 RANKL 诱导破骨细胞前体分化为活化型的破骨细胞。活化型的破骨细胞降解附近的矿化骨组织，由此释放黏附于骨细胞外基质的大量生长因子。

骨细胞外基质释放出来的生长因子，包括 PDGF、骨形成蛋白（bone mor- phogenetic protein，BMP）、成纤维细胞生长因子（fibroblast growth factor，FGF）、胰岛素样生长因子-1（insulin-like growth factor-1，IGF-1）和 TGF-β，成为乳腺癌细胞生长的养料并诱导癌细胞分泌更多的 PTHrP。PTHrP 引发破骨细胞更为严重的骨溶解，导致形成正反馈增强的信号传递系统，被称为“恶性循环”（图 14.48B），在这一过程中 TGF-β 也发挥了重要的作用（信息栏 14.7）。

信息栏 14.7　TGF-β 和 PTHrP 在乳腺癌溶骨性转移的恶性循环中发挥关键作用

转移至骨的乳腺癌细胞比其他未转移的癌细胞产生更多的 PTHrP，这表明骨 ECM 释放的某些生长因子刺激转移癌细胞合成 PTHrP。一些简单的实验证明，这些骨源性因子中最重要的是 TGF-β。其中的一项研究显示，细胞表面表达显性负调控 TGF-β 受体（它阻断细胞对 TGF-β 的应答）的人乳腺癌细胞停止合成 PTHrP，并且丧失了有效形成溶骨性转移的能力（图 14.49）。在另外一个实验中，通常缺乏骨转移能力且不分泌 TGF-β 的乳腺癌细胞通过表达载体过表达并分泌 TGF-β 后，TGF-β 以自分泌的方式刺激这些细胞合成自身的 PTHrP，从而形成大量的骨转移灶。最后，中和 PTHrP 的抗体可以阻断人乳腺癌细胞在小鼠体内的溶骨性损伤能力。这些不同的发现产生了图 14.48B 中描绘的“恶性循环”模型。

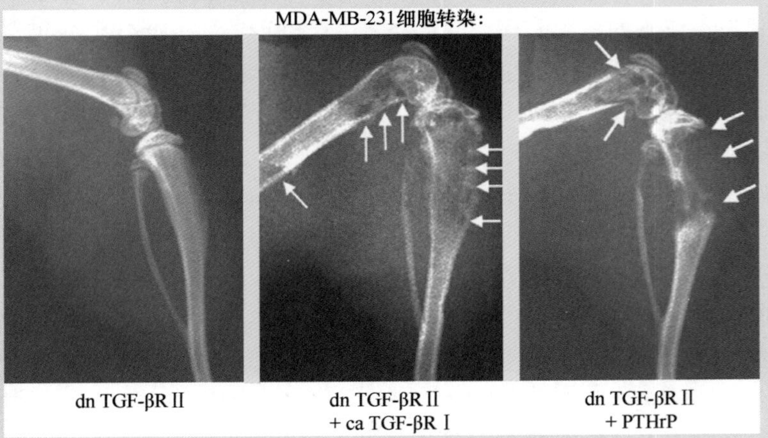

图 14.49　TGF-β 和溶骨性转移的形成　溶骨性转移“恶性循环”模型存在的证据部分来源于 MDA-MB-231 细胞实验的结果。MDA-MB-231 细胞是一种人乳腺癌细胞系，它通常会导致溶骨性转移（图 14.47B）。用 X 射线仪观察携带 MDA-MB-231 细胞移植瘤的小鼠后腿，观察其骨转移的情况。当显性负调控Ⅱ型 TGF-β 受体（dn TGF-βRⅡ）的重组质粒被转入该细胞后，这一突变蛋白阻断癌细胞对 TGF-β 的应答，特别是癌细胞引起的溶骨性损伤位点的细胞外基质释放的 TGF-β。没有 TGF-β 的刺激，这些癌细胞不能产生溶骨性损伤（左图）。但是，若通过额外引入组成性表达活化Ⅰ型 TGF-β 受体（ca TGF-βRⅠ）的载体来克服细胞对 TGF-β 的无应答，就可以恢复这些细胞产生溶骨性损伤的能力（箭头，中图）。这一发现本身并不能明确说明 ca TGF-βRⅠ是如何恢复这些细胞产生溶骨能力的。明确的答案来自于在表达 dn TGF-βRⅡ的细胞中引入 PTHrP 表达（而非 ca TGF-βRⅠ）的另一实验，细胞重新获得了形成溶骨性转移的能力（箭头，右图）。这表明 PTHrP 是 TGF-β 信号的下游功能分子，如果 PTHrP 组成性表达（也就是不再受 TGF-β 的控制），TGF-β 对骨质溶解的作用将不再重要（图 14.48B）。（引自 J.J. Yin et al., *J. Clin. Invest.* 103: 197-206, 1999.）

破骨细胞在这一循环中的中心性作用为治疗干预提供了一些可能的靶点。最有效的策略来自二磷酸盐化合物（bisphosphonates），这种口服药物可被组成骨矿物组分的磷酸盐晶体所吸收，药物分子可以在局部停留长达 10 年之久。当含有二磷酸盐化合物的骨被破骨细胞溶解时，后者会被释放的二磷酸盐化合物所损伤，导致自身的凋亡。因此，二磷酸盐化合物可用来降低多种溶骨性损伤骨转移癌的损伤程度。

当携带人乳腺癌细胞的免疫缺陷小鼠接受二磷酸盐化合物治疗时，溶骨性病灶的数量下降，同时这些动物的肿瘤负荷也下降了。这一发现的另一个启示是在肿瘤进展晚期，这些乳腺癌细胞的增殖尤其依赖于骨溶解及骨溶解释放的生长因子。利用二磷酸盐化合物治疗乳腺癌患者时也有类似发现。例如，2011 年一项临床研究显示，患乳腺癌的绝经前期妇女接受唑来膦酸（一种二磷酸盐化合物）治疗后，其 7 年总生存率与未接受此类治疗的患者相比提高了 37%。这一临床研究进一步强化了如下观念：乳腺癌常常在那些骨髓中有转移、播散的癌细胞能溶解骨质并产生有丝分裂因子的患者中复发。而且，二磷酸盐化合物治疗可以通过抑制大规模矿化骨重吸收形成的高钙血症（hypercalcemia，循环系统中的钙含量上升）而给转移性乳腺癌患者带来更多益处。高钙血症是恶性疾病最终阶段的信号，导致胃肠道、尿道、心血管和神经精神方面的问题。

图 14.48B 预测可利用护骨因子（OPG）治疗来延缓甚至阻断驱动溶骨性转移的恶性循环。实际上，一种 OPG 的衍生物已被发现在延缓转移性乳腺癌患者骨重吸收方面与广泛使用的二磷酸盐化合物具有相似的效果。然而，这种 OPG 衍生物的临床推广最后被终止，取而代之的是一种稍微更有效的治疗药物——一种结合并中和 RANKL 的单克隆抗体地诺单抗（denosumab）。III期临床试验表明地诺单抗在延缓转移性乳腺癌患者发生重度骨相关并发症方面比二磷酸盐化合物更为有效，而在延缓疾病进展方面两者具有相似效果。

可以预测，成骨性损伤依赖于其他的激活成骨细胞而非破骨细胞的信号传递方式。在此情况下，转移性癌细胞释放的生长因子——“内皮素-1”（endothelin-l，ET-1），在激活成骨细胞和抑制破骨细胞活性过程中发挥了显著的作用。这样，原发性肿瘤中的前列腺癌细胞释放内皮素，其同类受体也表达于这些癌细胞表面，导致了自分泌激活环路的形成。然而，当癌细胞到达骨髓后，它们释放的内皮素也通过异型信号激活成骨细胞，造成这一肿瘤特征性的成骨性病灶。（前列腺癌细胞促进成骨细胞活化的确切机制还不清楚。可能在矿化骨形成过程中，活化的成骨细胞分泌了大量的生长因子，一些生长因子在成骨性转移中被癌细胞利用。）

所以，佩吉特的“种子-土壤”学说虽然有道理，但不够深入。如同种子一样，转移性癌细胞被撒播至不同位置，一旦它们落至某一局部，在未来的命运中它们就不再是被动的参与者。相反，这些癌细胞开始辛勤地耕耘自己的土地，为其施肥，以便使这块土地成为子孙繁衍的沃土。

14.14 转移抑制基因参与调节转移表型

我们已经提到，很多基因可促进侵袭-转移级联某些步骤的发生。其中一些基因编码熟知的生长因子、生长因子受体或信号转导蛋白，我们已在前面的癌基因及其作用机制中讨论过了。如果用这些基因转化不同的上皮细胞，可促进细胞发生改变，如上皮-间质转化（EMT），增强细胞活动甚至侵袭的能力。实际上，这些基因的失调很可能就是驱动侵袭和转移事件的原动力。

值得强调的是，这些基因的蛋白质产物可作为控制细胞生理的、很多复杂的调节环路的组成部分。与所有精细调控的环路一样，它们既包含正性调节因子又包含负性调节因子，以确保精细调控信号的正确输出。由此可以得到这样的结论：细胞内一定存在很多可以抵抗和平衡促进进展期肿瘤侵袭和转移行为的负性调控因子。这些负性调控因子，类似于肿瘤抑制因子，被称为转移抑制基因（metastasis suppressor gene），这些基因特异性地抑制转移而不影响原发性肿瘤生长。

可以设想，这些转移抑制因子在不同水平调节侵袭和转移步骤，包括主要的多效性调节因子、信号转导蛋白和最终导致各种生化改变的效应蛋白（表 14.4）。这些因子已被多种实验鉴定，它们通常在原发性肿瘤中表达而在转移灶中显著低表达，提示它们在阻断肿瘤恶性进展晚期事件中发挥着重要的作用。

表 14.4　候选的转移抑制基因

名称	细胞定位	作用机制
BRMS1	核蛋白	参与染色体重塑
CRSP3	核蛋白	转录因子
KAI1/CD82	跨膜蛋白	细胞-细胞相互作用
KISS1	分泌蛋白	G 蛋白偶联受体配体
NM23	胞质激酶	MAPK 级联反应调节因子（?）
p63	核转录因子	多作用靶点
RhoGDI-2	胞质蛋白	Rho 蛋白功能负性调节因子
SseCKs	细胞质	细胞骨架相关蛋白
VDUP1	细胞质	MAPK 级联反应调节因子（?）
CDH1	细胞表面黏附蛋白	帮助上皮细胞形成片层结构
TIMP	分泌蛋白	基质金属蛋白酶抑制因子
MKK4	细胞质	MAPK 级联反应中的蛋白激酶组分
DICER	细胞质	miRNA 加工

部分改编自 P.S. Steeg, *Nat. Rev. Cancer* 3: 55-63, 2003.

这些观察仅是一些相关性的结果，并不能证实它们在抑制转移中的因果作用关系，后者只能通过其他类型的实验加以证明。例如，验证候选基因是否为真正的转移抑制基因只需一个简单的标准：如果人为地使目的基因在原发性肿瘤细胞中过表达，这一基因是否允许肿瘤继续生长，同时又抑制肿瘤的远处转移？一些基因符合以上的标准，而其他的基因作用并不特异，它们可以抑制所有类型细胞的繁殖，包括那些不具有侵袭和转移能力的细胞。然而，其他的候选肿瘤抑制基因仅能抑制少数类型恶性肿瘤细胞的转移。

这些基因的确切性质仍然未明。尽管如此，也有一些基因具有毋庸置疑的抗转移特性。例如，许多关于 p53 的研究显示，这一肿瘤抑制基因的显性获得性突变等位基因比缺失型等位基因，更能促进肿瘤的恶性进展。突变的 p53 分子与野生型 p53 形成异源四聚体，削弱了野生型 p53 及其等位基因编码蛋白的功能（图 9.7）。然而，近年来 p53 的近亲——p63 的作用更加突出，p53 通过与 p63 形成异源四聚体，抑制 p63 功能，进而增加转移倾向性。

p63 蛋白同时抑制肿瘤发生与转移，因此并不是一个纯粹的转移抑制基因。其转移抑制功能来自其促进 *Dicer* 表达的能力，*Dicer* 可能是最有意思的转移抑制基因。该基因产物是 microRNA 加工（图 1.20）最后一步中的酶，其表达水平下调与肿瘤侵袭性增强相关。更重要的是，在动物模型中，这一 microRNA 加工酶水平的降低已被发现与增强的转移播散相关。然而 *Dicer* 水平并不会降至零，因为完全敲除 Dicer 对细胞是致死性的。考虑到 *Dicer* 在数百种不同的 microRNA 成熟中的作用，而这些 microRNA 又控制了细胞内过半的 mRNA 表达，这一结果并不意外。（事实上，一个作用如此广泛的细胞内酶水平改变后，仅特异地影响了一个生物进程——此处为转移，这一现象是极其令人惊讶的。）

在本章中已多次提到的 E-钙黏蛋白分子，也被认为是转移抑制基因的产物。它标志着细胞处于上皮细胞状态，通过稳定上皮细胞层中的细胞-细胞间连接和抑制 EMT 功能发挥作用（14.3 节）。这些能力使它成为阻断肿瘤细胞获得侵袭表型的主要障碍。E-钙黏蛋白通过结合并隔离胞质中的 β-联蛋白分子（图 6.26），使其无法转位至细胞核，进而通过与 Tcf/Lef 转录因子作用而激活 EMT 相关基因。

另外一个肿瘤抑制基因编码 KAI1/CD82 蛋白，它是一个 4 次跨膜蛋白质。在许多晚期肿瘤（肺癌、胰腺癌、前列腺癌、结肠癌和胃癌）中，该基因的表达都显著下调。在乳腺癌患者中，KAI1 的低表达与不良预后相关。在培养细胞中，KAI1 在抑制细胞迁移和侵袭的同时还增强细胞的聚集。它定位于黏附连接附近，在细胞-细胞黏附中发挥作用。也有报道 KAI1 可以作为 EGF 受体信号的拮抗剂。

另外一个比较有意思的基因编码 KISS1 蛋白，研究发现它是细胞表面 G 蛋白偶联受体（GPCR，见 5.7 节）的一个配体。*KISS1* 基因在癌细胞内的过表达抑制了其转移活性，但不影响原发性肿瘤的生长。与同类型的其他几个基因一样，它抑制转移的确切机制还不清楚。

乳腺癌转移抑制基因-1（breast cancer metastasis suppressor-1，*BRMS-1*）在转移性乳腺癌中低表达。它在乳腺癌和黑色素瘤中的过表达可抑制转移，但对原发性肿瘤生长的影响较弱。研究发现，它可以增强缝隙连接细胞间的信息交流。缝隙连接包含的通道可以使邻近细胞间交换相对分子质量小于 10^3 的分子。而且，还发现 BRMS-1 蛋白在细胞核内作为染色质重塑复合体的一部分拮抗 NF-κB 信号。显然，如何将这些迥然不同的功能联系起来还需进一步研究。

对转移抑制基因的研究才刚刚起步，对大多数基因来说，明确的分子机制还有待于进一步探讨。归入这一类的某些基因，包括编码 E-钙黏蛋白、RhoGDI-2 和 TIMP 等的基因，其产生的蛋白质是侵袭和转移已知生物学机制中的重要参与者。其他许多转移抑制蛋白和细胞恶性表型的生化联系还不是很清楚。虽然发现这些基因在肿瘤细胞基因组内通过突变或启动子甲基化而失活，但它们在调节癌细胞恶性表型过程中的具体作用仍不清楚。

14.15　隐匿性微小转移灶缩短癌症患者的长期生存时间

浏览整个章节，我们反复提到转移的极端低效性。癌细胞在经历侵袭-转移起始阶段时经历的重重困难，部分导致了其转移的低效性。很多癌细胞在远端转移位点存活下来，但是不能形成临床上可检测到的转移灶，其结果是在很多癌症患者体内存在遍布全身的无数微小转移灶。

虽然微小转移灶几乎不能形成临床上可检测到的转移灶，但它确实可以提示原发性肿瘤已将癌细胞播散至全身。如果其中的一些微小转移灶在其种植于远端组织几年后突然发展成临床可检测到的转移，那么将威胁癌症患者的长期生存。乳腺癌的可怕之处就在于肿瘤被切除并宣布患者无瘤 10 年甚至 20 年生存之后，肿瘤的再次复发。

对乳腺癌的一项研究显示，在骨盆髂前上棘采集的骨髓中可检测到微小转移灶。大约有 1%非恶性肿瘤患者的骨髓内可见细胞角蛋白阳性的细胞（即上皮细胞）。相反，36%的Ⅰ、Ⅱ、Ⅲ期乳腺癌患者骨髓中可见微小转移灶。骨髓中微小转移灶的出现已被证明是一个非常有意义的肿瘤临床复发的预后标志物（图 14.50A）。这样，在 4 年内骨髓微小转移灶阳性的患者中 1/4 会死于癌症，而无骨髓微小转移灶的患者中只有 6%死于癌症。总体来看，骨髓微小转移灶阳性的患者复发或死亡的概率比无微小转移灶的患者高 4 倍。另一项研究显示，骨髓中发现单个或成簇癌细胞的患者死亡率比无微小转移灶的患者高 10 倍。

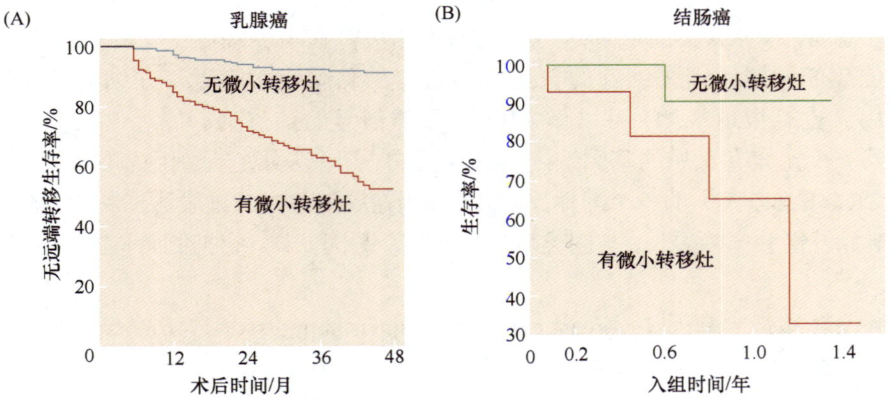

图 14.50　微小转移灶和临床预后　(A) 卡普兰-迈耶 (Kaplan-Meier) 曲线显示了手术切除原发性肿瘤后不同时间点患者的存活情况，图为无远端转移的乳腺癌患者所占的比例。在手术时已发现有微小转移灶的患者（红线）复发概率显著高于无微小转移灶的患者（蓝线）。(B) 对 54 位结肠癌肝转移患者的研究结果与上述结果非常相似，这些患者在术前诊断中都未发现明显的肝外转移灶，都接受了肝转移肿瘤切除术。那些骨髓中没有细胞角蛋白阳性转移细胞的患者（绿线）临床进程明显好于骨髓中有细胞角蛋白阳性转移细胞的患者（红线）。在本例中，纵坐标表示生存率，横坐标表示他们接受治疗后入组临床研究的时间。[A，引自 S. Braun et al., *N. Engl. J. Med.* 342: 525-533, 2000. B，感谢 R.A. 托勒纳 (R.A. Tollenaar)。]

接受切除术（resection，切除原发性肿瘤）的结肠癌患者通常会在术后一年或两年复诊时被发现少量的肝内转移，但其他脏器没有转移灶；手术切除这些肝转移瘤，通常可使患者临床获益。而且，骨盆骨髓中的微小转移灶情况可以评分。没有微小转移灶的患者中大约有 90%可以生存 15 个月以上，而有微小转移灶的患者中仅有 60%可存活 15 个月以上（图 14.50B）。

治疗食管癌的方法为我们理解转移播散提供了另一条思路。食管癌患者通常接受手术治疗，手术要求去除一个或多个肋骨片段，从肋骨断端可以很容易取到骨髓。两项独立的研究报道称，术中发现患者肋骨骨髓微小转移灶的概率分别是 79%和 88%。与乳腺癌初诊患者中大约 30%可检测到微小转移灶的比例相比，食管癌的高微小转移灶概率与此类患者的不良预后紧密相关，食管癌确诊 3 年后的生存率不足一半。

黑色素瘤的相关文献也提示了隐匿性（occult）或休眠性（即隐藏但没有显著生长的迹象）微小转移灶带来的长期危害。一份记载详细的病例报道中，一位黑色素瘤患者接受了切除手术，紧密随访了 15 年都未发现肿瘤的复发，术后 16 年死亡后从他尸体中取出的肾组织被用作器官移植的供体。然而，肾移植后不久接受他肾脏的两个受体都患有了与供体一样的侵袭性黑色素瘤（补充信息栏 14.4）。

阻止微小转移灶突然发展为危害生命的生长型肿瘤的机制还不清楚。在一些实例中，可以发现微小转移灶环绕小血管生长，这提示它们自身缺乏血管生成的能力，但是可以利用附近宿主的毛细血管。在骨髓中发现的大多数微小转移灶的细胞缺少任何细胞增殖的标记，因此可以长时间（几个月乃至几年）处于非生长性的 G_0 样状态（图 14.12，信息栏 14.8）。（因为这些细胞是非生长性的，它们可能对术后消除残余病灶的化疗更不敏感。）

信息栏 14.8　是不是所有的微小转移灶真的都处于休眠状态？ 微转移性疾病的休眠现象通常是一种错觉。由此我们可以设想，在原发性肿瘤切除后携带“微小残留疾病”患者的体内，微小转移克隆有时会获得克隆形成的能力，由此导致转移播散和疾病复发（图 14.11）。重要的是，这种细胞表型的主要改变（或基因型改变的结果）在不生长或休眠的细胞群中发生概率很低。事实上，很多持续多年的观察研究发现，这种改变仅在增殖细胞群中自发性发生。因此，在很多“微小残留疾病”患者的体内，一些微小转移灶的癌细胞克隆必须通过反复的生长与分裂周期，并且通过一些随机事件，偶尔衍生出获得克隆形成能力的突变细胞。这些微转移可无临床症状地潜伏数年，在无外来细胞帮助的情况下，细胞凋亡速率与增殖速率基本平衡。

免疫学机制也可以抑制微小转移灶的生长，并防止转移性疾病的复发。这一推论源于免疫抑制的器官移植受体中，偶尔可见侵袭性转移肿瘤快速生长的现象。肿瘤干细胞现象可能有助于解释为什么大多数种植性微小转移灶不会发展为肉眼可见的大转移灶（补充信息栏 14.13）。另外，对抑制微小转移灶在组织寄居处成功形成克隆的机制也知之甚少。

14.16　总结与展望

同其他生物学表型一样，癌细胞侵袭和转移的生物学行为都是由基因功能引发的。有几个主要问题使发现癌侵袭性表型的遗传学决定因素的努力变得复杂化：这些表型是由少数几个多效、主基因决定，还是由多个基因协作产生每一个表型？在肿瘤进展过程中这些基因是发生突变，还是通过控制基因表达的表观遗传学机制参与了肿瘤进展的晚期事件？我们熟知的癌基因和抑癌基因在侵袭和转移中发挥什么作用？

转移的遗传学机制还不清楚，科学家正努力解决另一个难题：在人类原发性肿瘤中获得侵袭和转移罕见变异（从更大的癌细胞群中）的细胞，是通过遗传学和表观遗传学改变获得这些能力并发生侵袭转移的吗？还是特定肿瘤原发灶中所有的癌细胞都具有侵袭和转移的能力（即使是非常低效的），而其他肿瘤的大多数细胞缺乏这一特性？

大量关于各种肿瘤基因表达谱的研究提示，在部分而非其他的原发性乳腺癌中，转移趋势与一种特定的基因表达模式相关。而且，原发性肿瘤中大多数细胞而非一小部分细胞表现出这一特征性的基因表达模式（图 14.51A 和 B）。如果转移潜能仅被限于原发性肿瘤中的一小部分癌细胞，它们的基因表达模式将不足以影响整个癌细胞群的基因表达谱，且更大的亚群将不表现出易于转移的基因表达谱。这反过来提示，在肿瘤多阶段演进过程中，转移潜能是在相对早期获得的，而非随后在原发性肿瘤中一小群特化的癌细胞亚群中形成的（图 11.20A）。

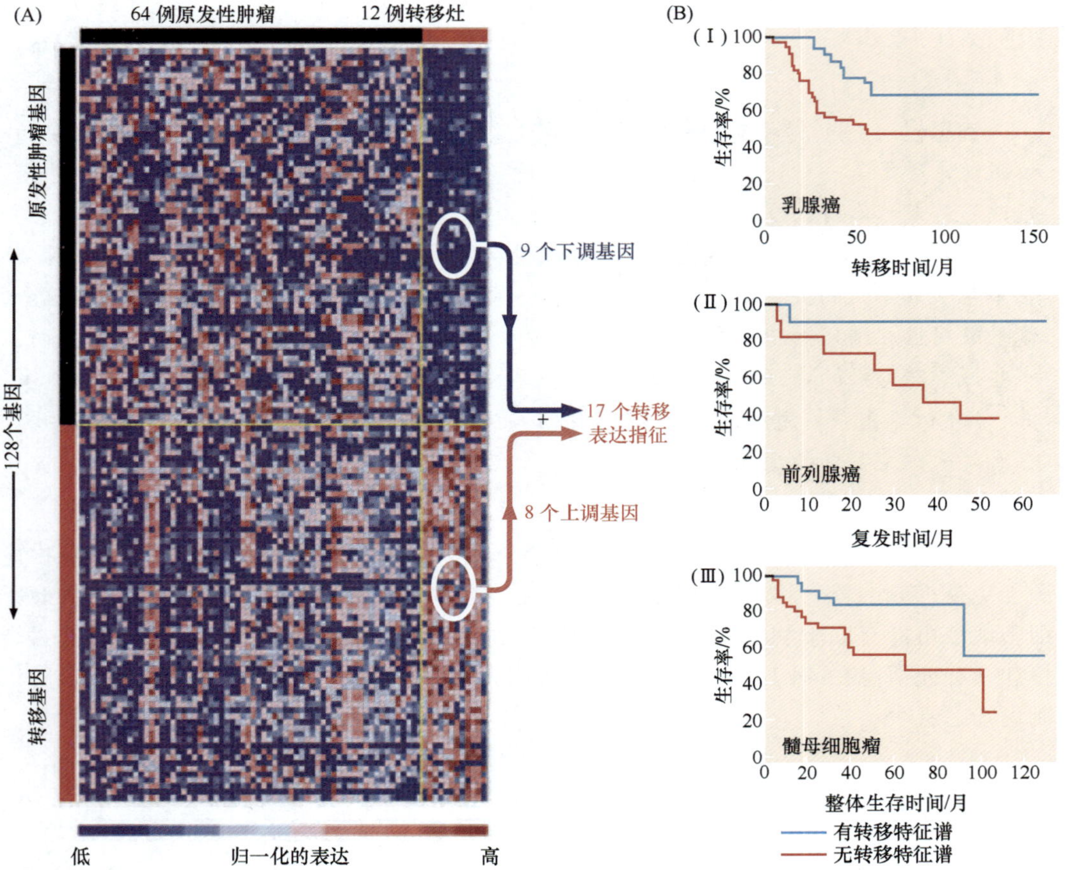

图 14.51　获得转移倾向的时间表　转移过程是许多人类肿瘤多阶段进展的终点。这带来一个问题，转移趋势的获得是一小群细胞进展到晚期获得的还是相对早期的事件？（A）基因表达芯片能同时监测成千上万个基因的表达水平，并得到与一个特定表型或一组表型相关的特定基因表达谱或特征谱。在此例的基因表达芯片分析中，高表达基因用红色标记，低表达基因用蓝色标记。对来源于 64 个原发腺癌（源自于不同组织）和 12 个腺癌转移结节的 RNA 分析后发现（图顶端分别用黑、红条标示），在表达芯片初始分析的数千个基因（未显示）中，128 个基因（纵向排列）的表达与转移相关（因为它们的高表达或低表达与转移相关）（分别用垂直的红、黑条标示）。进一步过滤数据分析发现，用 17 个基因就可以像 128 个基因组合一样，区分转移癌和原发癌。（B）重要的是，这种转移特异的表达特征谱在初始分析的一小组原发性肿瘤中就存在，提示它可用于预测其他组人类肿瘤的转移潜能。事实上，当研究人员利用图 A 中的转移特征谱分析其他类型原发性肿瘤的基因表达模式时，他们可将乳腺癌（Ⅰ）、前列腺癌（Ⅱ）和髓母细胞瘤（Ⅲ）患者分成两组（蓝线和红线），手术后这两组患者有着截然不同的临床进展和肿瘤复发时间。特定原发性肿瘤中的绝大多数细胞均表达转移相关基因特征谱的事实表明，该特征谱是原发性肿瘤进展相对早期获得的，这样绝大多数的子代细胞均继承了这一特征谱。（A 和 B，引自 S. Ramaswamy et al., *Nat. Genet.* 33: 49-54, 2002.）

事实上，各种癌细胞群最终转移行为的这种差异可能是在非常早期，即在肿瘤多步骤进展之前就产生了。如图 14.52A 所示，正常祖细胞的不同分化程序对衍生的肿瘤后代细胞的生物学行为有很大影响。因此，一个肿瘤最终转移的可能性早在肿瘤起始阶段，正常细胞开始向肿瘤转化时就由不同的分化程序决定了。

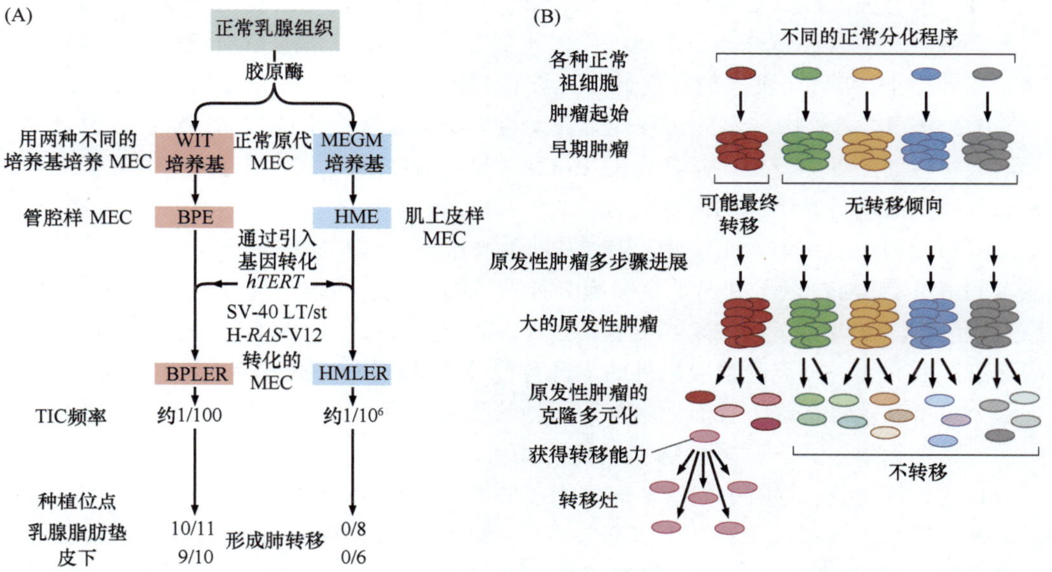

图 14.52　原始祖细胞对转移倾向性的影响　图 14.51 提示原发性肿瘤中相当数量的细胞在肿瘤演进进程的相对早期就获得了一个基因表达特征谱。这种获得可能来自于引发肿瘤多步骤进展的起始体细胞突变或更早地来源于正常原始祖细胞的基因表达谱，后者反映了它的分化程序。（A）将正常乳腺的人乳腺上皮细胞（MEC）群在体外两种不同组织培养基中培养，以选择更倾向于管腔（BPE）或更倾向于肌上皮（HME）型基因表达谱的 MEC 细胞群，这两群细胞来自乳腺的两种不同分化方向。这些细胞随后通过连续引入外源性的 *hTERT* 基因、SV40 早期基因（表达小 T 和大 T 抗原）和癌基因 *RAS*（图 11.27），导致产生 BPLER 和 HMLER 致瘤细胞。虽然外源性的转化基因在两种细胞中表达程度相近，但这两种细胞的行为非常不同。BPLER 细胞群中的肿瘤起始细胞（tumor-initiating cell，TIC，也称为肿瘤干细胞）浓度较 HMLER 细胞群高 10^4 倍。将 BPLER 细胞原位移植（植入乳腺基质脂肪垫，见图 14.27D）或皮下移植后发生肺转移（两种方式在移植小鼠中发生肺转移的数目分别为 10/11 和 9/10），而在这些部位移植相同数量的 HMLER 细胞则无法形成肺转移。因为两种细胞获得了相同表达水平的癌基因，造成这种显著区别的唯一原因就是先于实验转化的正常 MEC 的分化程序。此外，这提示正常原始祖细胞的不同分化程序对其肿瘤性子代细胞的行为产生影响。（B）这些发现必须与 DNA 测序结果一致，DNA 测序发现同一患者体内多个转移灶的遗传背景与原发性肿瘤中单个的、不同的亚细胞群相似。总之，不同结果提示原发性肿瘤中基因表达谱（及其行为）显著受其正常祖细胞（cell-of-origin，CoO）的影响。因此，来源于一种正常 CoO 的某些肿瘤可能被赋予最终播散转移的可能性，而来源于其他正常 CoO 的肿瘤则缺乏这一趋势，即使它们已经经历了肿瘤多步骤进展进程。这一遗传趋势是转移的必要但非充分条件，后续的克隆多样化及体细胞改变（左下）的获得，产生了原发性肿瘤中独特的细胞亚群，其中一些获得了显著增强的播散能力。（A，引自 T. Ince et al., *Cancer Cell* 12: 160-170, 2007.）

类似观察表明转移细胞来自于原发性肿瘤的普通细胞，而非一小群特化的、遗传学上无代表性的细胞亚群。然而，对转移灶及其原发性肿瘤基因组的 DNA 测序结果则得出了一个似乎相反的结论：原发性肿瘤具有遗传异质性，而转移灶源自原发性肿瘤中遗传特化的细胞亚群。对肿瘤转移进展的两种不同描述可解释如下（图 14.52B）：正常祖细胞的分化程序对原发性肿瘤细胞是否有潜力最终形成具有转移能力的亚克隆具有重要决定作用。在这些继承了最终与转移相适应的分化程序的肿瘤中，多样、特化的亚克隆通过体细胞突变或其他可能的方法获得这些可遗传变异。这些亚克隆成为转移扩散的主要来源。一些有关转移能力进化的推测扩展并增强了这一模型（补充信息栏 14.14）。

在肿瘤中，EMT 程序的发现最终允许我们进一步思考肿瘤是如何发展成高度恶性肿瘤的。图 14.52B 中展示的转移能力获得也许不能直接产生播散的癌细胞。反而是获得这一特性的癌细胞开始对基质中的 EMT 诱导信号敏感，而对信号没有反应的细胞则无法直接扩散至各种组织的间质成分中。

EMT 程序为回答癌细胞如何从原发性肿瘤扩散至远端组织提供了有吸引力但未经证实的解答。EMT 赋予肿瘤上皮细胞多种独特的表型，这很可能使原发性肿瘤细胞从原发性肿瘤内部转移至远端组织器官实质中。因此，经历了 EMT 程序的癌细胞可能完成除了最后一步——克隆形成以外的大部分侵袭-转移级联（图 14.3）步骤。一旦最终证实这个模型，它将是这个看似无尽复杂问题的简单答案。另外，有趣的是，如图 14.18D 所示，有证据显示，一旦乳腺癌细胞经历 EMT，就可从原发性肿瘤转移至远端组织并形成新的转移克隆，克隆中的许多癌细胞需要经历一次 MET 过程，重新产生上皮细胞。近期研究提示，转移灶中存在上皮细胞对后续增殖非常重要。

然而，EMT 程序还不能很好地解释非上皮系统肿瘤，尤其是造血系统、结缔组织和中枢神经系统（central nervous system，CNS）肿瘤的侵袭和转移。中枢神经系统来源于早期胚胎上皮——神经外胚层，可能某些在肿瘤进展中发挥重要作用的 EMT-TF 也在中枢神经系统的肿瘤中发挥作用。这也提醒我们目前对非上皮系统肿瘤的恶性进展认知还非常有限。

毫无疑问，无论要最终证实哪一种转移模型，鉴定特异参与转移程序的基因都是无法回避的问题。解决这些问题的不同水平的实验方法都受到其复杂性的局限。

1. 转移的低效率使实验分析复杂化。即使癌细胞获得了促进转移的基因型和表型，其转移的效率也是极其低下的。基因型和可衡量表型之间的相关性较弱，这限制了现有实验研究策略的应用。

2. 复杂性的第二个维度来自于遗传学和表观遗传学因子在产生转移性状方面具有明显协同作用。例如，在某种肿瘤实验动物模型中，当 *ras* 转化细胞受 TGF-β 刺激后可发生 EMT（14.4 节）。这种由某些组织微环境中的特异信号触发遗传学改变引起的细胞表型转变，可使很多人类肿瘤获得侵袭性。而在这些情况下，侵袭和后续的转移就不能描述为遗传驱动性状，由于这个原因，常规的实验技术无法很好地研究这类问题。

3. 在很多肿瘤中，直接参与程序性侵袭和转移事件的基因和蛋白质仅在原发性肿瘤的侵袭边界（图 14.17）表达，而这些处于侵袭边界的癌细胞可能只代表肿瘤细胞群的小部分细胞。这使得揭示侵袭和转移能力的生物化学和遗传学实验设计更复杂化，这些实验通常要依赖于对手术切除肿瘤内大部分癌细胞进行的分析。

4. 癌是人类肿瘤中最常见的类型，在肿瘤内的恶变上皮细胞需要经过 EMT 的过程获得侵袭和转移的能力。但是，如果侵袭的癌细胞完全经历了 EMT 过程，失去了上皮细胞的特征，它们就变成了“披着羊皮的狼”，此时常规使用的多数组织学分析方法无法将这些细胞与非恶变的肿瘤相关基质来源的间质细胞区分开来（实际上，这一困难也是很多肿瘤病理学家否认 EMT 是癌症侵袭的关键过程的原因）。

5. 转移性休眠是肿瘤实验研究的另一个难题。例如，在原发性肿瘤切除 20 年后的乳腺癌患者体内可以突然发现转移灶。因为其潜伏期长且患者携带相当数目的微小转移灶，所以我们很难了解为何只有很少的微小转移灶会突然形成肉眼可见、危及生命的转移瘤。

这些实验研究面临的困难严重地阻碍了侵袭转移相关研究的进展，使很多简单、基础性的问题无法解答。例如，是否真的存在特异赋予癌细胞侵袭或转移表型的基因？另外，在肿瘤细胞获得侵袭转移能力之前是否一定要有特异的转移抑制基因（14.14 节）失活？影响转移能力的基因或蛋白质是否作为调节环路（即在本书中反复提到的癌基因和抑癌基因产物调节环路）的组成部分？

癌细胞转移的组织倾向性（tropism），即它们倾向于在某些组织而非其他组织形成克隆的现象，是癌生物学家研究转移的主要挑战。图 14.43 显示了克隆形成问题的极度复杂性。图中显示 4 种常见肿瘤（前列腺癌、胰腺癌、乳腺癌和结肠癌）在 4 个组织（脑、肺、肝和骨髓）中形成转移灶的不同趋势。原则上，每种类型的原发性肿瘤细胞必须发生一系列不同的适应性改变以适应不同器官的微环境，这样会产生 16 种不同的适应性程序。实际上，还有许多类型的原发性肿瘤可转移至远端器官，且肿瘤还可在其他许多器官中形成转移灶。此外，同一器官不同亚型的原发性肿瘤（如不同的乳腺癌或肺癌亚型）在不同位点形成转移性克隆所需的适应性要求也不同。总之，这种组合相互作用提示存在几十种，甚至上百种不同的适应程序，每种程序都由很多遗传或表观遗传变化构成，从而使播散的原发性肿瘤细胞最终在特定目标器官中形成克隆（转移灶中的癌细胞通常比原发性肿瘤中的细胞携带更多的突变，这提示播散癌细胞对远端组织的很多适应性改变依赖于它们在那些位点形成的新突变）。

确实，对于骨转移详细机制的理解（14.13 节）加深了我们对这一问题的认识。然而这一转移机制仅代表了一个罕见的特例。我们几乎还不了解播散的癌细胞与它们形成克隆的组织之间功能性的、重要的相互作用。

对这一问题的探讨才刚刚开始。一个发现特定组织转移倾向性调控基因和蛋白质的有效策略是把倾向于在特定靶器官中形成克隆的癌细胞分离出来进行研究。通过从这些器官中分离出已转移的癌细胞，体外扩增后注射入宿主小鼠，再从该器官中进行下一轮的转移细胞分离，可选择出在该器官具有高度特异转移倾向的癌细胞克隆。

也可以从具有异质性的人类癌细胞系中分离单细胞克隆（即每个克隆细胞群都来自于一个分离的细胞）。然后分析每个克隆群的基因表达谱（图13.18），分别确定它们转移至靶器官的趋向性。这种方法可鉴定癌细胞中与器官转移倾向性相关，甚至是直接导致此事件的基因（图14.53）。实际上，在转移潜能低下的另一组细胞克隆群中过表达这一组基因可以诱导这些细胞发生骨转移。这些实验还提示在异质性的肿瘤细胞群中，已存在的不同基因表达模式可以强烈地影响单个细胞，使其表现出不同的转移行为。

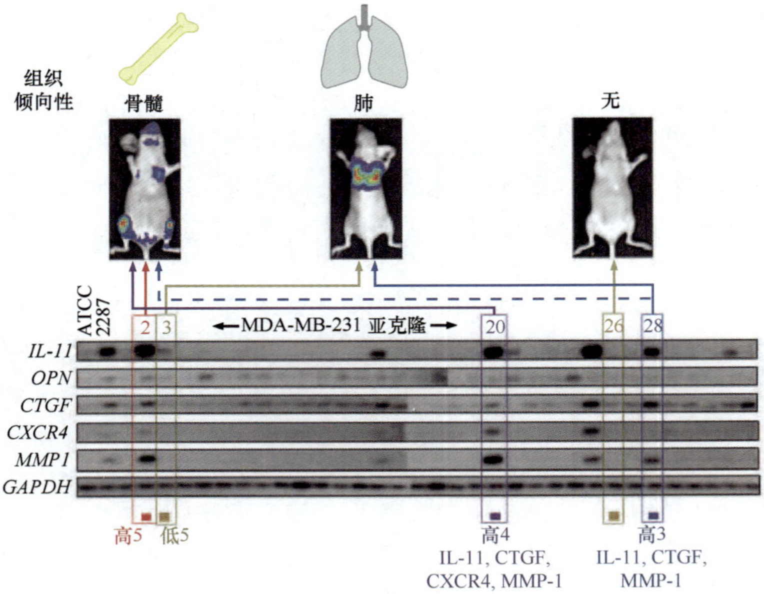

图 14.53　基因表达模式和转移倾向性　从大量的人 MDA-MB-231 细胞中挑选出 33 个单细胞，每个细胞在培养皿中均扩增为一个亚克隆群。用 5 个基因的 mRNA 探针：白细胞介素-11 基因（IL-11）、骨桥蛋白基因（*OPN*）、结缔组织生长因子基因（*CTGF*）、趋化因子受体 4 基因（*CXCR4*）和基质金属蛋白酶-1 基因（*MMP1*）分析了每个亚克隆群（从左至右列）的 mRNA 表达模式，以甘油醛-3-磷酸脱氢酶（GAPDH）mRNA 为对照。此外，也对亲本肿瘤细胞群（ATCC，左框）及 ATCC 的亚克隆肿瘤细胞群（该细胞群具有骨转移能力，左边第 2 个框）的基因表达模式进行了分析。所选的 5 个基因均在骨转移细胞中高表达，且已知具有促进溶骨性转移的生物学功能。将 2 号亚克隆细胞（红框）注射至小鼠动脉循环后，它表现出骨转移的能力，参见小鼠体内肿瘤成像的结果；这些细胞中以上 5 个基因的表达水平都很高。相反，3 号亚克隆细胞（黄框）中 5 个基因的表达水平较低，它表现出肺转移的能力。不表达以上 5 个基因的 26 号亚克隆细胞（黄框）根本不具有转移能力。而且，如果人为地使具有低转移潜能的细胞同时表达以上 5 个基因中的 3 个基因，它们便获得高效骨转移的能力（未显示），表明这些基因直接导致了癌细胞的转移。通过在癌细胞中表达萤光素酶基因，可使细胞释放生物发光信号从而使转移瘤成像。（引自 Y. Kang et al., *Cancer Cell* 3: 537-549, 2003.）

与转移相关的临床是令人望而生畏的。微小转移灶的存在是那些希望在切除原发性肿瘤后预防肿瘤复发的临床医生面临的主要挑战。直径不到 0.2mm 的微小转移灶可以包含几百个到几千个细胞，而将它们从一个拥有大约 5×10^{13} 个细胞的机体中检测出来是不可能实现的。如果不清除这些微小转移灶，它们会持续地威胁生命，因为一些微小转移灶会在无法预测的某个时间突然暴发，并给机体造成致命的打击。

这一问题又直接引出另一问题：用于治疗原发性肿瘤的方法是否也可用于治疗转移瘤？或是转移细胞与原发性肿瘤的前体细胞差别很大，是否需要专门针对转移细胞的治疗方法？实际上，基因表达芯片结果提示原发性肿瘤和转移灶之间的基因表达谱基本相似（图 14.54），这给了我们一些希望，针对原发性肿瘤的有效的治疗方案可能同样适用于转移细胞。

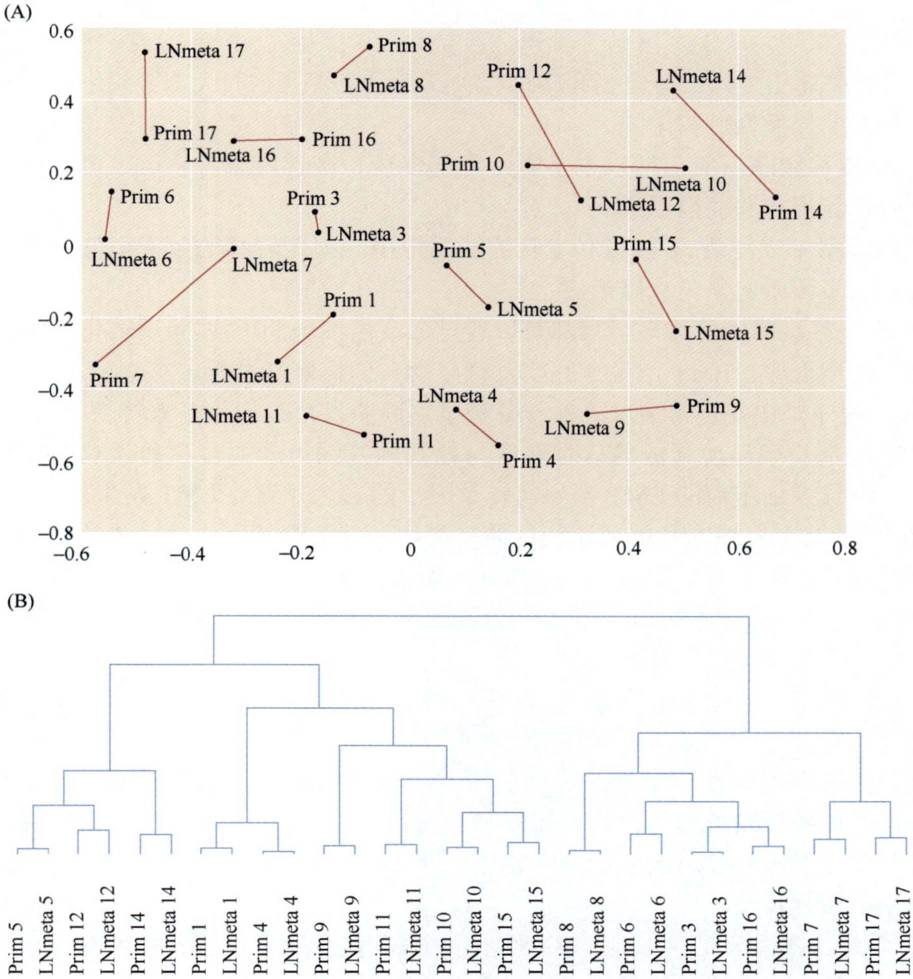

图 14.54　原发性肿瘤和转移瘤的遗传相似性　基因表达芯片分析能根据基因表达谱区分不同的原发性肿瘤和相应的转移灶（图 14.51）。随后可应用统计学的方法计算成对活检组织的相似程度。（A）如图所示，来源于一组患者（每一位患者有相应的编号）的原发性肿瘤和相应淋巴结的活检组织置于一张二维图上，在图中两个点之间的距离反映了基因表达模式的相似度。可见大部分原发性肿瘤（Prim）与相应的淋巴结转移灶（LNmeta）距离接近，提示基因表达模式相似。（B）另外，可以应用基因表达模式绘制原发性肿瘤和转移灶相关性，用树形图反映相关程度，关系最密切的肿瘤样本位于同一或邻近的分枝上。转移灶的基因表达模式几乎总是与其亲本的原发性肿瘤一致（注意这种表达芯片分析并不能显示原发性肿瘤和相应转移灶之间的遗传相似性）。（引自 B. Weigelt et al. *Br. J. Cancer* 93: 924-932, 2005.）

最后，让我们回到本章的伊始：如果真的像不断增加的实验证据显示的那样，EMT 是获得侵袭能力的关键事件，如果癌细胞重新激活了胚胎源性的转录因子以获得这些特征，那么刘易斯·沃尔珀（Lewis Wolpert）的陈述也许需要修改了，因为原肠胚形成（和相关的 EMT）可能会成为严重危害我们生命的潜在危险之一！

重要概念

- 90%的癌症相关死亡与侵袭和转移有关，而且患者死亡时大部分癌细胞存在于转移灶而非原发性肿瘤中。
- 侵袭-转移级联反应包括以下步骤：局部侵袭、血管内渗、转运、血管外渗、微小转移灶形成和克隆形成。
- 能够顺序完成侵袭-转移级联步骤的情况很少，因此转移的效率很低。其中效率最低的步骤看起来是克隆形成。
- 侵袭-转移级联中的许多步骤都可以通过激活癌细胞的上皮-间质转化（EMT）细胞生物学程序，EMT 常见于胚胎发育早期和创伤修复过程。
- EMT 程序是由在正常情况下参与各种早期胚胎发育过程的多效转录因子启动的。
- 癌细胞基质微环境释放的信号通常与癌细胞基因组的遗传学和表观遗传学改变协同诱导癌细胞内的 EMT 诱导性转录因子的表达并导致 EMT 发生。
- EMT 涉及上皮细胞基因表达程序的丧失和间叶细胞基因表达模式的获得。后者使细胞获得侵袭和运动能力，并增强细胞的抗凋亡能力。
- EMT 使癌细胞处于可进一步发展为肿瘤干细胞的状态，这反过来赋予它们产生新的肿瘤克隆所必需的能力。
- 细胞运动受一系列 Rho 家族小 G 蛋白的调节。这些蛋白由胞质内的信号转导通路活化并调节肌动蛋白细胞骨架的组装。
- 各种降解细胞外基质组分的基质金属蛋白酶（MMP）使细胞获得侵袭性。这些酶通常由肿瘤相关基质中的炎症细胞产生。
- 转移性癌细胞可以通过淋巴导管转移至淋巴结。但是，绝大多数远处转移源于癌细胞的血行播散。
- 许多进入血液循环的癌细胞形成微栓塞，并滞留在各种组织的小动脉和毛细血管内。
- 癌细胞外渗出血管的能力可能依赖于类似其在早期侵袭和血管内渗中的行为。
- 虽然在人类不同肿瘤中侵袭-转移级联的大多数步骤可能相似，但是最后一个步骤——克隆形成——可能依赖于特定类型的转移性细胞和它们着床的宿主组织微环境之间复杂的相互作用。
- 人们只对骨转移克隆形成的具体细节了解相对透彻，特别是乳腺癌细胞的溶骨性转移。
- 在某些情况下，原发性肿瘤部位和转移靶部位之间的血液循环结构特点可以解释癌细胞转移的组织倾向性。然而在其他情况下，癌细胞从原发性肿瘤部位转移至特定靶器官的原因还不清楚。
- 侵袭和转移能力的获得看起来并不需要原发性肿瘤内癌细胞基因型发生主要改变。

思考问题

1. 哪些证据可以支持或否定侵袭和转移可能是癌细胞在肿瘤进展晚期获得的特定突变等位基因共同作用的结果这一论断？

2. 如何解释微小转移灶内细胞克隆形成的低效性？

3. 哪些论断提示转移能力是由原发性肿瘤的大多数癌细胞还是由少数专门负责转移的细胞导致的？

4. 哪些事实提示癌细胞的遗传和表型进化可发生于体内远离原发性肿瘤的部位？

5. 在那些常见的转移部位中，哪些特异类型的生理支持可以确保癌细胞成功形成转移灶？它们是如何确保癌细胞最终成功形成克隆的？

6. 原发性肿瘤一旦形成，如何获得转移能力？

7. 抑制转移的能力是否影响某些肿瘤的临床结局？

8. 哪些证据支持 EMT 参与了人类肿瘤的病理发生，又有哪些证据不支持？

9. 准确地评估已确诊的前列腺癌或乳腺癌的预后会引起临床肿瘤实践发生哪些重要改变？

10. 大的原发性肿瘤通常与其预后差相关，其中可能的机制是什么？

参考读物

Akhurst RJ & Balmain A (1999) Genetic events and the role of TGF beta in epithelial tumor progression. *J. Pathol.* 187, 82–90.

Alix-Panabières C, Riethdorf S & Pantel K (2008) Circulating tumor cells and bone marrow micrometastasis. *Clin. Cancer Res.* 14, 5013–5021.

Barrallo-Gimeno A & Nieto MA (2005) The Snail genes as inducers of cell movement and survival: implications in development and cancer. *Development* 132, 3151–3161.

Berx G, Raspé E, Christofori G et al. (2007) Pre-EMTing metastasis? Recapitulation of morphogenetic processes in cancer. *Clin. Exp. Metastasis* 24, 587–597.

Blasi F & Carmeliet P (2002) uPAR: a versatile signalling orchestrator. *Nat. Rev. Mol. Cell Biol.* 3, 932–943.

Boccaccio C & Comoglio PM (2006) Invasive growth: a *MET*-driven genetic programme for cancer and stem cells. *Nat. Rev. Cancer* 6, 637–645.

Borovski T, De Sousa e Melo F, Vermeulen L & Medema JP (2011) Cancer stem cell niche: the place to be. *Cancer Res.* 71, 634–639.

Brabletz T, Jung A, Spaderna SK et al. (2005) Opinion: migrating cancer stem cells—an integrated concept of malignant tumour progression. *Nat. Rev. Cancer* 5, 744–749.

Braun S, Pantel K, Muller P et al. (2000) Cytokeratin-positive cells in the bone marrow and survival of patients with Stage I, II or III breast cancer. *N. Engl. J. Med.* 342, 525–533.

Bray D (2002) Cell Movements. New York: Garland Science.

Burridge K & Wennerberg K (2004) Rho and Rac take center stage. *Cell* 116, 167–179.

Cavallaro U & Christofori G (2004) Cell adhesion and signaling by cadherins and Ig-CAMs in cancer. *Nat. Rev. Cancer* 4, 118–132.

Chambers AF, Groom AC & MacDonald IC (2002) Dissemination and growth of cancer cells in metastatic sites. *Nat. Rev. Cancer* 2, 563–572.

Chiang AC & Massagué J (2008) Molecular basis of metastasis. *N. Engl. J. Med.* 359, 2814–2823.

Christofori G (2006) New signals from the invasive front. *Nature* 441, 444–450.

Condeelis J & Pollard JW (2006) Macrophages: obligate partners for tumor cell migration, invasion, and metastasis. *Cell* 124, 263–266.

Condeelis J, Singer RH & Segall JE (2005) The great escape: when cancer cells hijack the genes for chemotaxis and motility. *Annu. Rev. Cell Dev. Biol.* 21, 695–718.

Cristofanilli M & Braun S (2010) Circulating tumor cells revisited. *J.A.M.A.* 303, 1092–1093.

Drasin DJ, Robin TP & Ford HL (2011) Breast cancer epithelial-to-mesenchymal transition: examining the functional consequences of plasticity. *Breast Ca. Res.* 13, 266.

Dykxhoorn DM (2010) MicroRNAs and metastasis: little RNAs go a long way. *Cancer Res.* 70, 6401–6406.

Fidler IJ (2003) The pathogenesis of cancer metastasis: the "seed and soil" hypothesis revisited. *Nat. Rev. Cancer* 3, 453–458.

Fodde R & Brabletz T (2007) Wnt/β-catenin signaling in cancer stemness and malignant behavior. *Curr. Opin. Cell Biol.* 19, 150–158.

Friedl P & Gilmour D (2009) Collective cell migration in morphogenesis, generation and cancer. *Nat. Rev. Mol. Cell Biol.* 10, 445–457.

Friedl P & Wolf K (2009) Plasticity of cell migration: a multiscale tuning model. *J. Cell Biol.* 188, 11–19.

Gertler F & Condeelis J (2011) Metastasis: tumor cells becoming MENAcing. *Trends Cell Biol.* 21, 81–90.

Gregory PA, Bracken CP, Bert AG & Goodall GJ (2008) MicroRNAs as regulators of epithelial-mesenchymal transition. *Cell Cycle* 7, 3112–3118.

Gupta GP & Massagué J (2006) Cancer metastasis: building a framework. *Cell* 127, 679–695.

Hay ED (2005) The mesenchymal cell, its role in the embryo, and the remarkable signaling mechanisms that create it. *Dev. Dyn.* 3, 706–720.

Heasman SJ & Ridley AJ (2008) Mammalian Rho GTPases: new insights into their functions from *in vivo* studies. *Nat. Rev. Mol. Cell Biol.* 9, 690–701.

Heldin C-H, Landström M & Moustakas A (2009) Mechanism of TGF-β signaling to growth arrest, apoptosis, and epithelial–mesenchymal transition. *Curr. Opin. Cell Biol.* 21, 1–11.

Huber MA, Kraut N & Beug H (2005) Molecular requirements for epithelial-mesenchymal transition during tumor progression. *Curr. Opin. Cell Biol.* 17, 548–556.

Hugo H, Ackland ML, Blick T et al. (2007) Epithelial-mesenchymal and mesenchymal-epithelial transitions in carcinoma progression. *J. Cell Physiol.* 213, 374–383.

Ilina O & Friedl P (2009) Mechanisms of collective cell migration at a glance. *J. Cell Sci.* 122, 3203–3208.

Joyce JA & Pollard JW (2009) Microenvironmental regulation of metastasis. *Nat. Rev. Cancer* 9, 239–252.

Kedrin D, van Rheenen J, Hernandez L et al. (2007) Cell motility and cytoskeletal regulation in invasion and metastasis. *J. Mammary Gland Biol. Neoplasia* 12, 143–152.

Kingsley LA, Fournier PGJ, Chirgwin JM & Guise TA (2007) Molecular biology of bone metastasis. *Mol. Cancer Ther.* 6, 2609–2617.

Lee JM, Dedhar S, Kalluri R & Thompson EW (2006) The epithelial-mesenchymal transition: new insights in signaling, development and disease. *J. Cell Biol.* 172, 973–981.

Lu X & Kang Y (2010) Hypoxia and hypoxia-inducible factors, master regulators of metastasis. *Clin. Cancer Res.* 16, 5928–5935.

Mundy GR (2002) Metastasis to bone: causes, consequences, and therapeutic opportunities. *Nat. Rev. Cancer* 2, 584–593.

Murphy DA & Courtneidge SA (2011) The "ins" and "outs" of podosomes and invadopodia: characteristics, formation and function. *Nat. Rev. Mol. Cell Biol.* 12, 413–426.

Nguyen DX, Bos PD & Massagué J (2009) Metastasis: from dissemination to organ-specific colonization. *Nat. Rev. Cancer* 9, 274–284.

Nieto MA (2002) The Snail superfamily of zinc-finger transcription factors. *Nat. Rev. Mol. Cell Biol.* 3, 155–166.

Nieto MA (2011) The ins and outs of the epithelial to mesenchymal transition in health and disease. *Annu. Rev. Cell Dev. Biol.* 27, 347–376.

Page-McCaw A, Ewald AJ & Werb Z (2007) Matrix metalloproteinases and the regulation of tissue remodeling. *Nat. Rev. Mol. Cell Biol.* 8, 221–233.

Paget S (1889) The distribution of secondary growths in cancer of the breast (re-publication of 1889 *Lancet* article). *Cancer Metastasis Rev.* 8, 98–101.

Pollard JW (2004) Tumour-educated macrophages promote tumour progression and metastasis. *Nat. Rev. Cancer* 4, 71–78.

Sahai E (2007) Illuminating the metastatic process. *Nat. Rev. Cancer* 7, 737–749.

Savagner P (2001) Leaving the neighborhood: molecular mechanisms involved during epithelial-mesenchymal transition. *Bioessays* 23, 912–923.

Schmidt A & Hall A (2002) Guanine nucleotide exchange factors for Rho GTPases: turning on the switch. *Genes Dev.* 13, 1587–1609.

Siegel PM & Massagué J (2003) Cytostatic and apoptotic actions of TGF-β in homeostasis and cancer. *Nat. Rev. Cancer* 3, 807–820.

Stacker SA, Achen MG, Jussila L et al. (2002) Lymphangiogenesis and cancer metastasis. *Nat. Rev. Cancer* 2, 573–583.

Steeg PS (2003) Metastasis suppressors alter the signal transduction of cancer cells. *Nat. Rev. Cancer* 3, 55–63.

Thiery JP (2002) Epithelial–mesenchymal transitions in tumour progression. *Nat. Rev. Cancer* 2, 442–454.

Thiery JP (2003) Epithelial–mesenchymal transitions in development and pathologies. *Curr. Opin. Cell Biol.* 15, 740–746.

van de Stolpe A, Pantel K, Sleijfer S et al. (2011) Circulating tumor cell isolation and diagnostics: toward routine clinical use. *Cancer Res.* 71, 5955–5960.

Vigil D, Cherfils J, Rossman KL & Der CJ (2010) Ras superfamily GEFs and GAPs: validated and tractable targets for cancer therapy? *Nat. Rev. Cancer* 10, 842–857.

Vignjevic D & Montagnac G (2008) Reorganisation of the dendritic actin network during cancer cell migration and invasion. *Semin. Cancer Biol.* 18, 12–22.

Weigelt B, Peterse JL & van't Veer LJ (2005) Breast cancer metastasis: markers and models. *Nat. Rev. Cancer* 5, 591–602.

Weilbaecher K, Guise TA & McCauley LK (2011) Cancer to bone: a fatal attraction. *Nat. Rev. Cancer* 11, 411–425.

Wirtz D, Konstantopoulos K & Searson PC (2011) The physics of cancer: the role of physical interactions and mechanical forces in metastasis. *Nat. Rev. Cancer* 11, 512–522.

Yang J & Weinberg RA (2008) Epithelial-mesenchymal transition: at the crossroads of development and tumor metastasis. *Dev. Cell* 14, 818–829.

（赵晓航　孙玉琳　李薇　郑巍薇）

第 15 章　集群调控：肿瘤免疫和免疫治疗

少量肿瘤细胞发生后，由于它们可能具有新的抗原，它们可能会激发有效的免疫反应，使肿瘤消退，并且不留任何临床痕迹，这一现象一点也不奇怪。

麦克法兰·伯内特（Macfarlane Burnet），免疫学家，1957

在本章中，我们研究了机体建立的各种抗肿瘤生长的防御机制。许多防御机制是细胞中固有的，在它们复杂的网络调节环路中具有特异性。其中最明显的是通过凋亡机制（使生理功能失常或遭受某种损伤或应激的细胞死亡）对细胞进行调控。pRb 通路和 DNA 修复系统以类似的方式阻止初始癌细胞的形成。

组织结构对初始癌细胞的增殖也具有约束作用。例如，正常上皮细胞失去对基底膜的附着后会激活凋亡过程，称为失巢凋亡（anoikis）。这个机制使上皮细胞不能偏离它们在组织内的正常位置，从而保证它们不在异位（不正常的位置）生长。同时，干细胞及其基因组的特性也降低了突变肿瘤细胞在组织中生存的可能性（12.1 节）。

除了这些细胞和组织特异性机制之外，哺乳动物可能还有另一套防御体系——免疫系统。免疫系统从我们的组织中高效地发现和清除外来的感染性病原体，包括病毒、细菌和真菌等。在 20 世纪的后半叶，肿瘤研究关注的问题之一就是免疫系统能否将癌细胞识别为外来者进而清除它们。

实际上，机体的免疫系统确实存在多层次的抗肿瘤免疫，这方面的数据正在快速地积累。然而机体建立这种抗肿瘤防御形式是比较困难的，因为，免疫系统的主要功能是识别和清除外来者，不会给自身的组织带来麻烦。而肿瘤细胞源于自身机体，而且在许多方面与身体的正常细胞没有区别。免疫系统是以何种方式区分肿瘤细胞与正常细胞，并对其产生杀伤效应的呢？我们将在本章围绕这一难题及其所涉及的各个方面进行阐述。

与其他领域相比，虽然肿瘤免疫学领域与肿瘤研究在基本观念上仍然存在很多的争议，但对这一领域投入更多的时间与精力进行深入探究将极大地拓展我们对肿瘤病因学的认知，并有利于我们找到治疗人类肿瘤的新办法。

过去 30 年内，对哺乳动物进行的研究，已经为我们揭示了一个极为复杂和精妙的免疫系统。在我们开始讨论其抗肿瘤功能之前，首先需要熟悉常规免疫系统的工作方式。要大致地理解它的作用机制，至少先了解本章中的 3 个主要问题（15.1～15.6 节）。第一，是什么特定的分子和细胞机制使免疫系统能够识别并且攻击初始的肿瘤细胞？第二，这些免疫机制的确能有效地防止肿瘤产生吗？第三，一旦肿瘤已形成，如何动员免疫系统去攻击肿瘤？

15.1 免疫系统能够破坏外来入侵者和体内组织中的异常细胞

哺乳动物的免疫系统通过启动不同攻击类型来对抗外来病原体和被感染的机体自身细胞。免疫系统通过识别这些病原体产生的特殊分子——抗原来对其靶标进行识别。识别之后，免疫系统采用中和或破坏的方式清除病原体（细菌和真菌细胞、病毒颗粒）及表达这些抗原的被感染的自身细胞。免疫系统在一定程度上也能采取与清除外来感染物类似的机制来抵抗肿瘤。

体液免疫反应是最众所周知的免疫防御策略。它是免疫系统的一个分支，可通过产生可溶性抗体分子特异性识别和结合抗原（图 15.1）。因此，病毒颗粒或表达在细菌表面

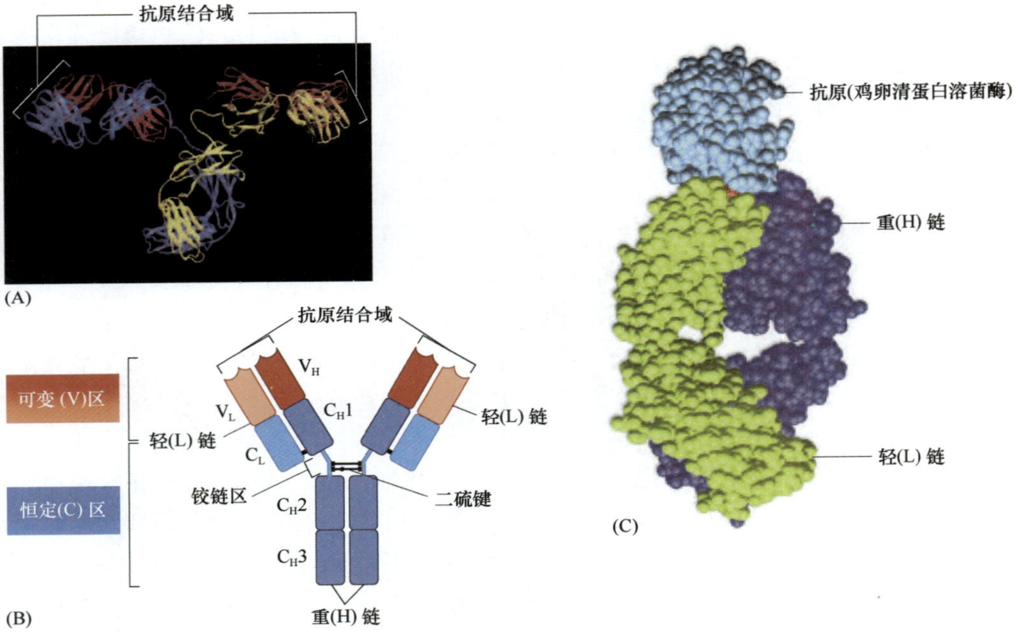

图 15.1 抗体分子和它们结合抗原的结构 血浆中最丰富的抗体分子是免疫球蛋白γ（IgG）分子。（A）X 射线晶体衍射图揭示了对称性的 IgG 分子，它有两个抗原结合域（左上端，右上端）可以同时结合两个抗原分子。（B）IgG 分子本质上可识别无限数量的抗原分子，因为它们能展示相对多样的氨基酸序列和与之相应的抗原结合域的结构，该区域被命名为可变区（粉色和红色）。IgG 分子的其他部分称为恒定区（浅蓝色和深蓝色），恒定区在特定亚型的所有 IgG 分子（如所有的 IgG1 分子）中是完全相同的。整个 IgG 分子是由两条轻（L）链和两条重（H）链组成的异源四聚体。两个单独的抗原识别和结合的口袋（左上端，右上端）如图所示，每一边都是由 H 链和 L 链的 N 端组成（凹陷型）。该分子的上半部分（包括 V 区，C_L 和 C_H1 区）通过弹性无固定结构的铰链与下半部分（包括 C_H2 区和 C_H3 区）相连。（C）在这个空间填充分子模型中可以看到详细的抗原–抗体复合物结构，其中重链（紫色）和轻链（黄色）的抗原结合域接触抗原分子。本例抗原为鸡卵清蛋白溶菌酶分子（浅蓝色）。这里仅显示了 H 链和 L 链的可变区部分。（用红色标记的谷氨酸在抗原/抗体分子之间的氢键形成过程中起重要作用。）[A，感谢 A. 麦克弗森（A. McPherson）和 L. 哈里斯（L. Harris），引自 L.J. Harris et al., *Nature* 360: 369-372, 1992. B，引自 K. Murphy, Janeway's Immunobiology, 8th ed. New York: Garland Science, 2012. C，感谢 R.J. 波利亚克（R.J. Poljak）。]

的抗原能快速地被抗体分子包被和中和（图 15.2）。同样，被感染的细胞可将病原体生成的抗原表达在细胞表面上并被识别和结合这些抗原的抗体分子包裹。一旦哺乳动物细胞或感染因子被抗体包裹（调理），它就可能被吞噬细胞如巨噬细胞识别、吞噬和消灭，或被细胞毒性细胞如自然杀伤（NK）细胞杀死（图 15.3）。重要的是，这些免疫细胞自己不具有识别特异外来抗原的能力。但是，结合于病毒、细菌或哺乳动物细胞表面抗原的抗体分子能引导这些免疫细胞来摧毁已存在的靶标。抗体基因的精细组成决定了其对特异性抗原的识别和结合能力，这些特定的抗原通常来自不同的感染因子和不同类型的哺乳动物细胞。抗体基因通过组合重组，理论上能生成包含有无限数量抗原识别序列的复杂抗体分子混合物（补充信息栏 15.1）。

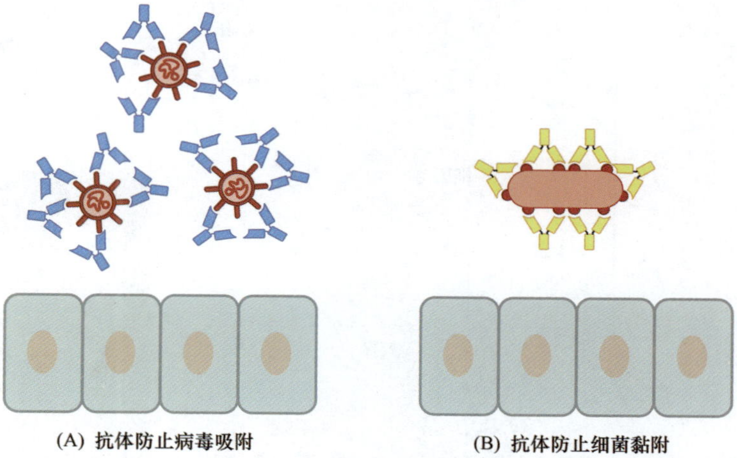

图 15.2　抗体分子的中和作用　(A) 病毒感染后宿主的免疫系统产生的抗体分子（蓝色）可结合病毒颗粒（红色）；这种情况下，抗体分子识别并结合于病毒抗原分子，后者为图中的红色刺突。这种抗体包被的方式能够通过封闭病毒附着于宿主细胞的能力来中和（灭活）病毒颗粒的感染活性。(B) 同样，细菌表达的某些表面抗原（红色）也可通过抗体分子的包被（黄色）阻止它们黏附宿主细胞。

免疫系统的另一方面涉及细胞免疫应答。这种反应一经激活，机体免疫系统就能生成和分化出大量的特异性细胞毒性细胞，它们自己能识别和直接攻击在表面表达特定抗原的其他细胞。这种情况下，不需要可溶性抗体作为中间介导者去识别靶细胞表达的抗原。因为细胞毒性 T 淋巴细胞（CTL）系统已形成了由它们自己的 T 细胞受体（TCR；图 15.4）去识别抗原的机制。

我们也能从另一个视角描述免疫系统：免疫系统对感染性病原体（如病毒的特定株）及其抗原的许多免疫应答反应依赖于之前遇到过的相同的病原体。免疫系统通过初次相遇并识别这些病原体表达的某些抗原而受到“训练”，当再次遭遇它们时会产生强有力的反击，这种现象称为获得性免疫应答。同时，免疫系统的其他细胞本能地参与了反应，它们不需要预先遇到抗原和训练即可识别某些感染物和异常细胞，这种生来具有的能力称为固有免疫应答。例如，前面所述的 NK 细胞就能识别表达特异性细胞表面分子的异常细胞（即使之前没有遇到过此类细胞）。

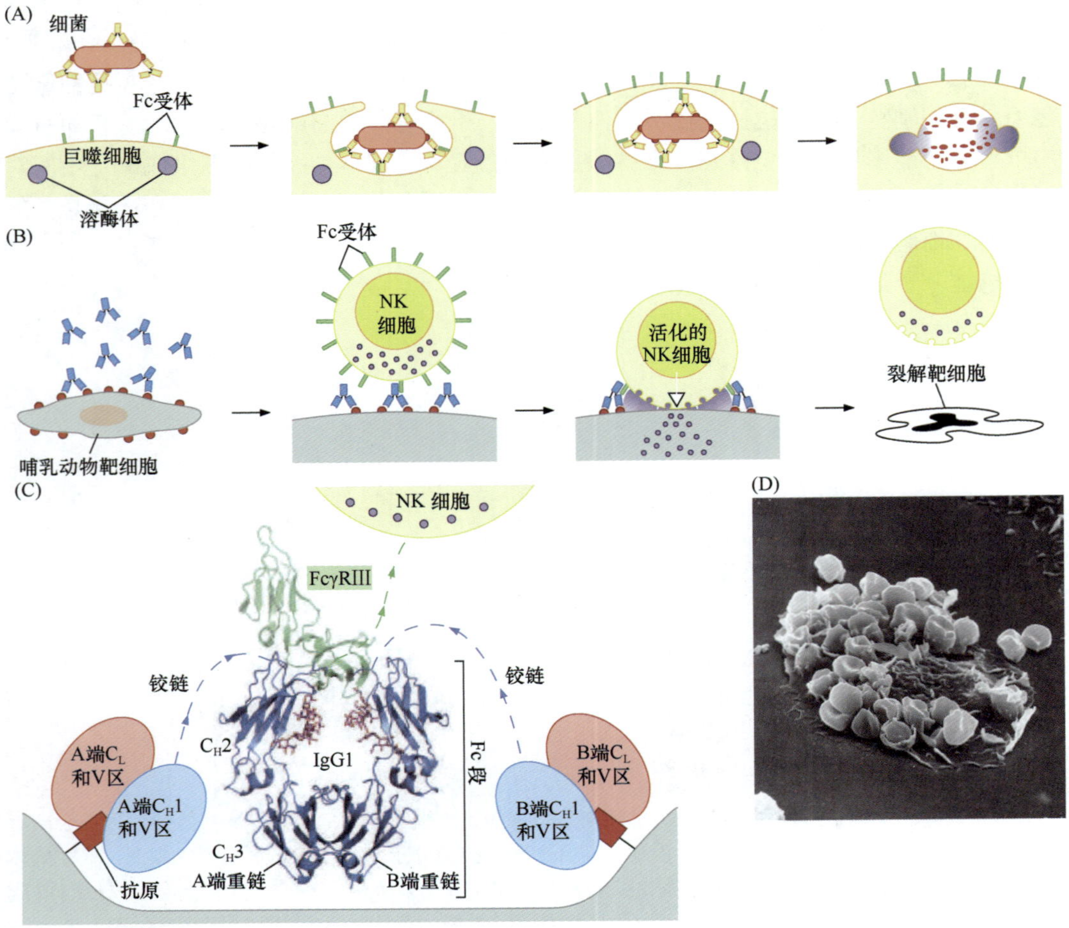

图 15.3　细胞靶标被抗体分子包被并由免疫系统的效应细胞清除　病毒、细菌和哺乳动物细胞被抗体分子结合通常是免疫系统的细胞毒性细胞对其进行吞噬和破坏的前奏。(A) 抗体（黄色）结合的细菌（红色），巨噬细胞通过表面的 Fc 受体（绿色）识别并结合抗体的恒定区（并不涉及抗原识别区）从而被激活，见图 15.1。这通常使巨噬细胞吞噬抗体包被的细菌，并通过其细胞质内的溶酶体将吞噬的细菌完全消灭。(B) 哺乳动物的细胞（灰色）被那些能识别并结合细胞表面抗原（红色）的抗体分子（蓝色）包裹。自然杀伤（NK）细胞通过其表面的 Fc 受体（绿色）结合于抗体分子的恒定区。这种结合使 NK 细胞活化，通过释放内含细胞毒颗粒（紫色点）进入靶细胞来摧毁它。(C) NK 细胞表面表达 FcγRIII受体（浅绿色），该受体与 IgG1 分子（蓝色）结合，而该 IgG1 分子已经通过其可变区（图 15.1B）与细胞表面抗原［如一个肿瘤细胞（灰色）表达的抗原（红色）］结合。这种 FcγRIII受体与 IgG1 分子的结合发生在 IgG1 分子的 C_H2 和 C_H1 间铰链区的一个末端上。由于 IgG 的糖基化修饰（单线条，紫色）位点紧邻 FcγRIII结合位点，相关联的碳水化合物部分的改变会影响 IgG 与 Fc 受体的结合。(D) 羊红细胞被能识别它们表面抗原的抗体处理。这种包被可以促使巨噬细胞和其他表面表达 Fc 受体的吞噬细胞产生吞噬作用。如扫描电子显微图像所见，一个巨噬细胞已经通过 Fc 受体将大量红细胞吸附到其表面。［A 和 B，改编自 K. Murphy, Janeway's Immunobiology, 8th ed. New York: Garland Science, 2012. C，感谢 P.D. 孙（P.D. Sun）。D，引自 J. Swanson and M. Diakonova.］

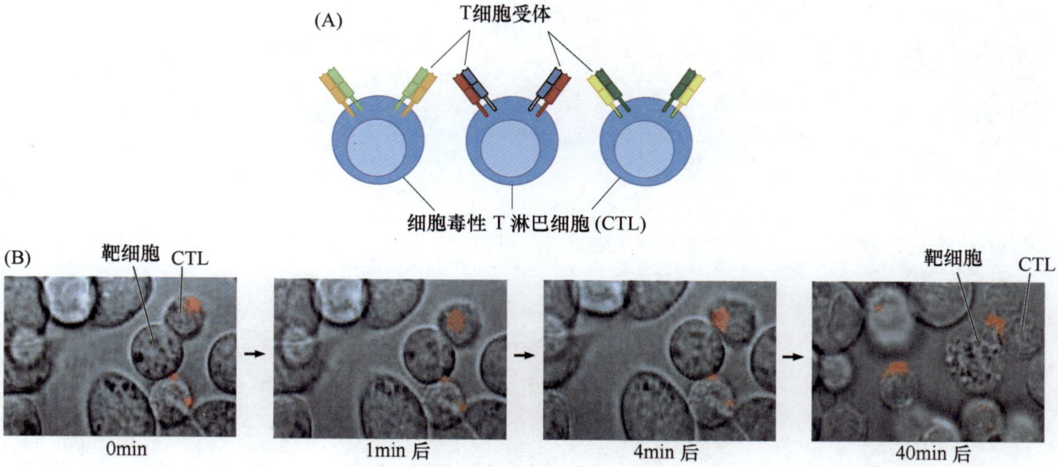

图 15.4　细胞毒性 T 淋巴细胞　免疫应答的细胞分化引发细胞毒性细胞的形成，如细胞毒性 T 淋巴细胞（T_C或 CTL）可以识别和杀伤表达某些抗原的其他细胞。（A）CTL 在其表面产生抗体样的分子，称为 T 细胞受体（TCR）。在免疫系统形成过程中产生出不同排列的 TCR，类似于可溶性抗体的多样性（补充信息栏 15.1）。每个 CTL 表达一种能识别特异抗原的 TCR。（B）这里显示了 CTL（第一个图，右上方）已经通过 TCR 识别和结合了靶细胞（在它左下方对角）。这些 CTL 内的细胞毒素颗粒（红点）在识别与结合开始几分钟后从 CTL 的细胞质移动到杀伤细胞和靶细胞之间。经过 40min，这些颗粒的内容物（如颗粒酶；见 9.14 节）已进入靶细胞内。靶细胞进入凋亡期，并且开始裂解。[B，感谢 G. 格里菲思（G. Griffiths）。]

15.2　获得性免疫应答诱导产生抗体

获得性免疫应答始于免疫系统特殊的吞噬细胞，特别是巨噬细胞和树突状细胞（DC）吞入感染性颗粒或者非正常的细胞（图 15.5）。摄取这些物体或碎片后，吞噬细胞转变了任务，将被摄取的物质呈现给免疫系统的其他细胞（更具体地说是各种类型的 T 细胞）。吞噬细胞呈递抗原的过程通常发生在淋巴结。因为，在吞噬抗原后，吞噬细胞移动到淋巴结内呈递被吞的抗原。

为了训练免疫系统，这些抗原呈递细胞（APC）首先消化被它们吞噬的（即直接吞入）或者内吞（即经由细胞表面受体结合，然后内化）的颗粒。在特化的细胞质的小泡中进行消化，将内化的蛋白质切割成寡肽残基。然后这些寡肽结合到主要组织相容性复合物（MHC）Ⅱ类分子上的特异抗原呈递区，后者通过相关的路径到达 APC 的表面（图 15.6 和图 15.7）。（在人类中，MHC 分子通常被称为 HLA 或人类白细胞抗原分子；但是，在本章各处提及的人类和小鼠的这类分子我们将使用更为广泛的名称 MHC。）

MHCⅡ类分子功能很像街上叫卖的小商贩手中拿着物品向路人展示。在这种情景下，物品是被 APC 捕获的寡肽抗原，有购买意向的顾客是免疫系统的其他细胞，特别是一类称为辅助性 T 细胞（T_H）的细胞，其通常被称为 CD4$^+$细胞，它们表达一种特异的细胞表面抗原。因为巨噬细胞和树突状细胞专门应用它们的 MHCⅡ类分子呈递它们自环境中摄取的抗原，免疫学家有时称它们为“专职的”APC，有别于其他不能专门进行这类抗原呈递的细胞类型。

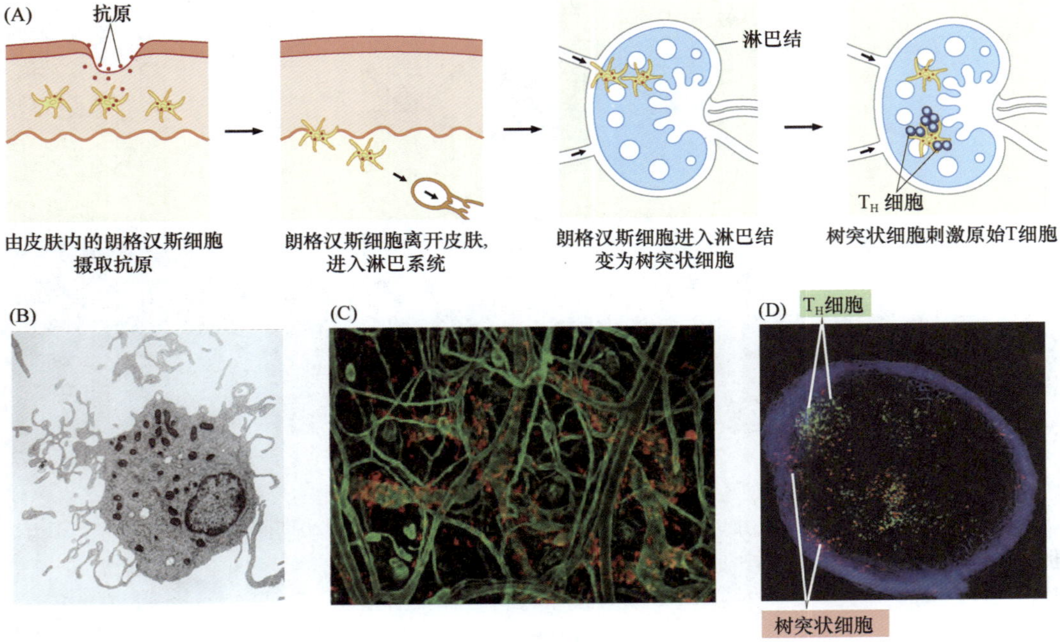

图 15.5　树突状细胞的抗原呈递　免疫系统通过抗原呈递细胞（APC），特别是树突状细胞来识别感染物和它们的抗原。（A）此处描述的是驻留在皮肤内专职的吞噬细胞（即朗格汉斯细胞，黄色），如树突状细胞（DC），它们通过吞噬摄取抗原（红点），然后迁移到淋巴结（浅蓝色），在这里它们分化成熟为树突状细胞，与许多其他组织中负责获取抗原的 DC 类似。在淋巴结内，这些细胞将其呈递的抗原展示给 T 细胞（深蓝圈），活化 T 细胞，进而产生针对细胞和病毒被呈递抗原特异性的免疫应答。（B）树突状细胞的名字是取自于这些细胞胞体延伸出的众多手臂样突起。（C）DC（橘红色）于组织实质中获取抗原后，就必须内渗进入淋巴管以抵达淋巴结，在此进行抗原呈递。在图中，一些 DC 聚集在淋巴管外，而大多数 DC 都已内渗。大的不规则形状的淋巴管和毛细血管标记为绿色。（D）多光子显微镜展示了小鼠淋巴结囊（蓝色）和许多新近到达的被染色标记的 DC（红点），同样还有染色标记的 T 细胞（绿点），这些 T 细胞将接受 DC 呈递的抗原。这两种细胞类型区别非常大，对它们的通行机制及其在淋巴结内的相互作用都尚不明确。[A，改编自 K. Murphy, Janeway's Immunobiology, 8th ed. New York: Garland Science, 2012. B，感谢 J. 巴克（J. Barker）。C，感谢 M. 西克斯特（M. Sixt）。D，引自 T.R. Mempel, S.E. Henrickson and U.H. Von Andrian, *Nature* 427: 154-159, 2004.]

注意：这些 APC 是将其表面表达的Ⅱ类分子裸露功能区（“手掌”）及其结合的寡肽抗原（“货物”）以联合分子的结构形式一起呈现给 T_H 细胞（图 15.6）。抗原呈递给某些 T_H 细胞，然后依次激活 B 细胞产生特异识别和结合独特抗原的免疫球蛋白（抗体）分子（图 15.8）。这些 B 细胞继而分化成熟形成一群细胞（称为浆细胞），它们活跃地将特定的抗体类型分泌到循环中。这些抗体分子特异地识别和结合触发这一系列反应的特定抗原。

在胞外区遇到感染性的病原体，如病毒颗粒、细菌和霉菌时，这个系统运作得很好。因此，这些感染的病原体可被专职 APC 内化，并且这些被摄取的来源于微生物的衍生肽可以再度表达于胞外空间。这些抗原的表达最终使 B 细胞和它们的后代产生抗体分子，这些抗体分子可以识别并结合感染性病原颗粒，从而中和它们（图 15.2）。我们可以设想，通过同样的方式，肿瘤细胞在它们的表面表达某些特定蛋白也可以激起免疫系统的抗体反应，抗体结合这些细胞表面的抗原分子而将其包被起来。

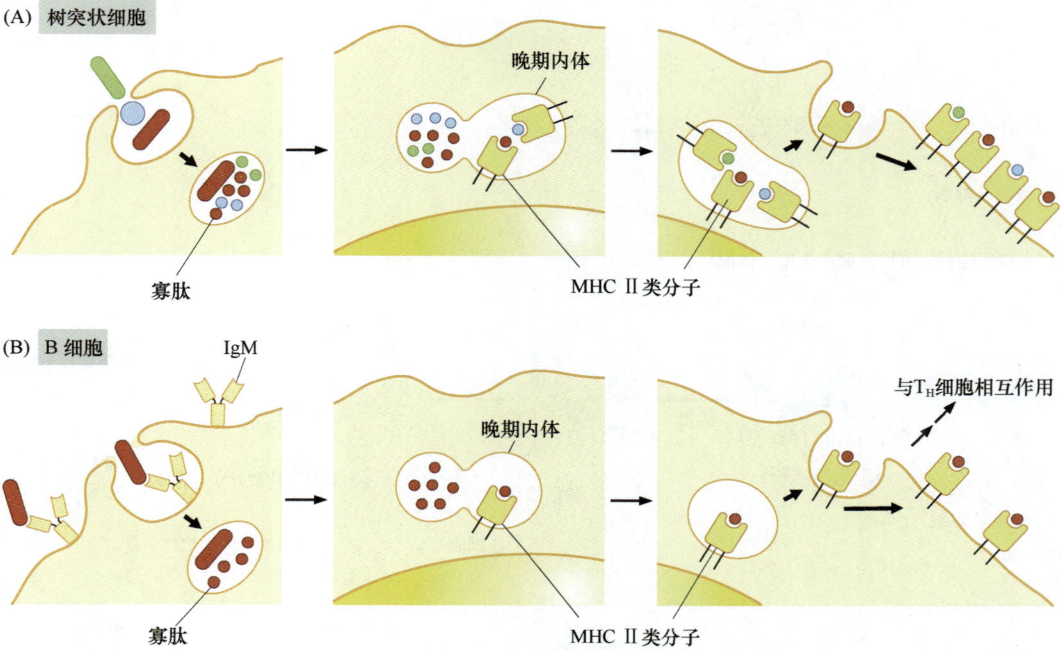

图 15.6　由抗原呈递细胞处理抗原　（A）专职抗原呈递细胞（APC）——树突状细胞（包括来自于朗格汉斯细胞的细胞）和巨噬细胞——将潜在抗原颗粒（红色、绿色和蓝色）吞噬后，在内吞小体中通过蛋白酶水解将其片段化成寡肽。然后，MHC Ⅱ类分子从内质网起步，途经高尔基体（未显示）到达这些内吞小体，在此遇到前面产生的寡肽并与其结合，而后再移到细胞表面，最后在淋巴结内向 T 细胞呈递寡肽片段。（B）B 细胞同样可以吞噬外源性物质并将加工衍生的切割产物呈递给细胞表面的 MHC Ⅱ类分子。但是，B 细胞和专职抗原呈递细胞的一个根本差异是，B 细胞只能内化由抗原特异性细胞表面抗体如 IgM 分子识别的颗粒，而 APC 可以混杂地吞噬所有类型的外来颗粒。

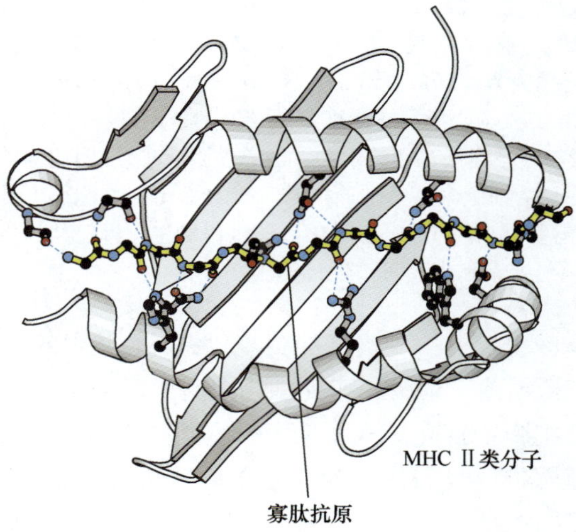

图 15.7　MHC Ⅱ类分子的抗原呈递
这里显示的 MHC Ⅱ类分子的抗原呈递凹槽结构是由 X 射线晶体衍射图确定的。寡肽抗原（棍状彩图）通过氢键（蓝色）结合到 MHC 分子（带状图）的手掌心中，其 N 端连到左侧，C 端连到右侧。寡肽抗原连同附近 MHC 分子的氨基酸残基一起形成被其他免疫细胞识别的分子结构，如被 T 细胞的受体识别。MHC Ⅱ类分子结合的寡肽为 15～24 个残基。（引自 K. Murphy, Janeway's Immunobiology, 8th ed. New York: Garland Science, 2012.）

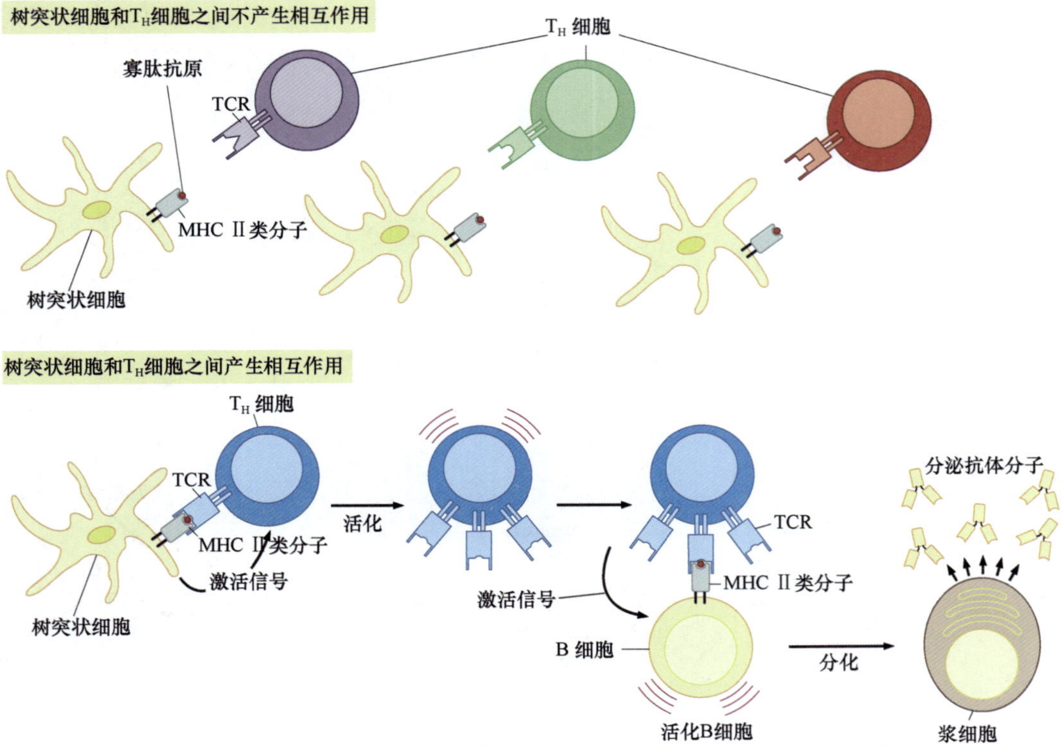

图 15.8　免疫细胞相会导致抗体产生　通过表面表达吞噬和加工的抗原肽（红点，见图 15.6），树突状细胞从淋巴管迁移到淋巴结，在淋巴结内，它们通过 MHCⅡ类分子（灰色）将抗原肽呈递给辅助性 T 细胞（T_H）。在这里，一个抗原呈递细胞会遇到一些 T_H 细胞，它们每个细胞都在其表面显示自己独特的 T 细胞受体（TCR；紫色、绿色和红色）（上方）。（这些 TCR 是抗体基因重排的产物，与补充信息栏 15.1 中描述的相似。）然而，最初 3 个相遇的 T 细胞没有一个其表面的 T 细胞受体能识别并结合被树突状细胞的 MHCⅡ类分子呈递的寡肽抗原，DC 会继续寻找表达兼容性更高 TCR 的 T_H 细胞。当树突状细胞成功地发现 T_H 细胞，其 T 细胞受体确实识别被树突状细胞的 MHCⅡ类分子呈递的寡肽抗原时（下方），这种精确的相互作用使 T_H 细胞被激活。激活的 T_H 细胞离开树突状细胞，并且继续寻找在其表面也由 MHCⅡ类分子呈递相同抗原的 B 细胞。当 T_H 细胞发现这种 B 细胞（浅黄色，第二图的右侧），它会激活 B 细胞，促进其增殖，并使其分化为具有释放能够识别这些寡肽抗原的抗体分子的浆细胞（浅棕色）。首先由 B 细胞获取，再由 MHCⅡ类分子介导的特异性寡肽抗原的呈递过程在图 15.6B 中已介绍。本图和图 15.6B 中描述的相互作用序贯顺序确保了之前由 DC 呈递以激活 T_H 细胞的寡肽抗原和 B 细胞呈递给 T_H 细胞的抗原是一致的，从而 T_H 细胞激活的是该抗原对应的特异 B 细胞而不是其他 B 细胞。（这里未显示 B 细胞的免疫球蛋白基因可变区的进一步进化，该过程发生在淋巴结的生发中心，能使初始活化的 B 细胞子代产生更高抗原结合亲和力的可溶性抗体。）

包被在细胞或感染性病原体上的抗体能引发另一种类型的免疫攻击：血浆中的一组蛋白，称为补体，能识别结合于细胞（包括细菌、真菌和哺乳动物细胞）表面的抗体分子的恒定区，与抗体分子结合，在邻近细胞膜上打孔，从而杀伤细胞（图 15.9）。

导致适应性体液免疫应答的一系列步骤告诉我们关于具有免疫原性，即能引发免疫应答的抗原分子结构的一些重要内容：它们不是完整的蛋白质，而是来自大的蛋白质切割后产生的寡肽片段（图 15.6 和图 15.7）。（例外的是，在某些情况下，某些复杂的碳水化合物链和偶联的侧链也可能是具有免疫原性的。）

(A)

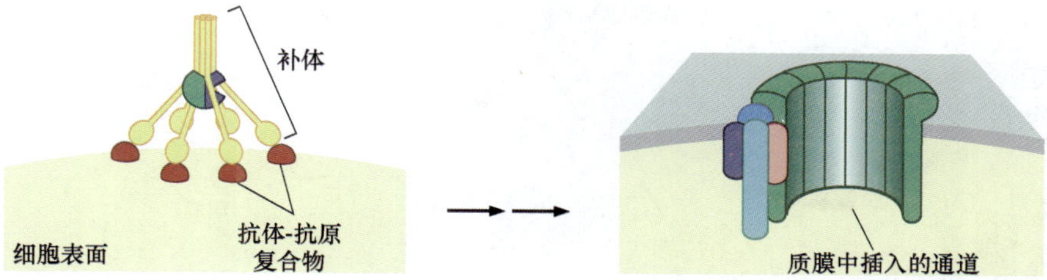

(B)

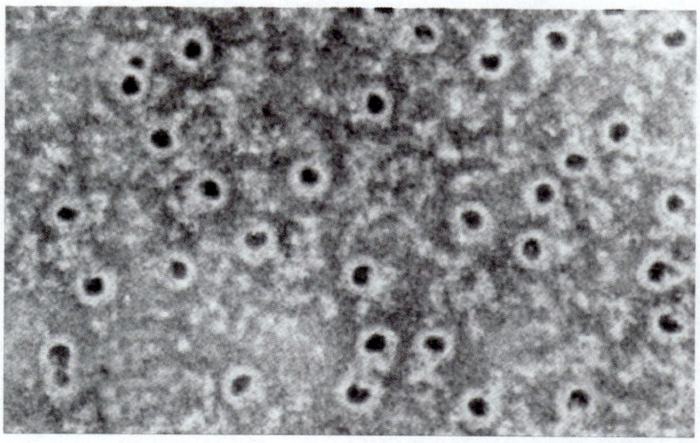

图 15.9 补体介导的杀伤 （A）抗体分子与细胞表面抗原（左侧）结合，形成的抗原-抗体复合物（红球）可吸引存在于血浆中的补体蛋白（黄色、绿色、紫色），并诱导它们形成复合体，通过一系列的过程，在细胞质膜上（右侧）抗原-抗体最初形成复合物的附近形成补体蛋白通道。（B）电子显微图片显示，产生的补体蛋白通道破坏了质膜防御功能的完整性，并快速引起细胞死亡。（A，改编自 K. Murphy, Janeway's Immunobiology, 8th ed. New York: Garland Science, 2012. B，引自 S. Bhakdi et al., *Blut* 60: 309-318, 1990.）

15.3 引起细胞毒性细胞形成的另一种获得性免疫应答

上面描述的免疫应答不能有效地对抗那些已进入细胞内的病原体，因为质膜屏蔽了免疫系统对它们的监视。同样在肿瘤细胞中，体液免疫应答系统不能识别隐藏在这些细胞深处的异常细胞蛋白。原则上讲，这种屏蔽将产生严重的免疫学难题，因为免疫系统不但承担监控胞外空间和细胞表面的任务，还需要监控在细胞内将要发生的事情。

这个难题是通过抗原呈递机制来解决的，第一种是通过上述的专职抗原呈递细胞（APC）的作用；第二种是由其他抗原呈递机制完成的。实际上第二种更为普遍，因为全身绝大多数细胞都采用第二种方式。

它的处理过程如下（图 15.10）：细胞内部分合成的蛋白质（通过测算，在某些细胞中约占 1/3）不是用于它们通常特定的功能，而是常规地被转运给专门的蛋白酶体（补充信息栏 7.5）。在那里，这些蛋白质被降解成寡肽。这些由 8～11 个氨基酸残基组成的寡肽先与 MHC Ⅰ类分子结合再被转运到细胞表面，并以 MHC-抗原呈递分子复合物的形式展示在细胞表面（图 15.10A 和 B）。

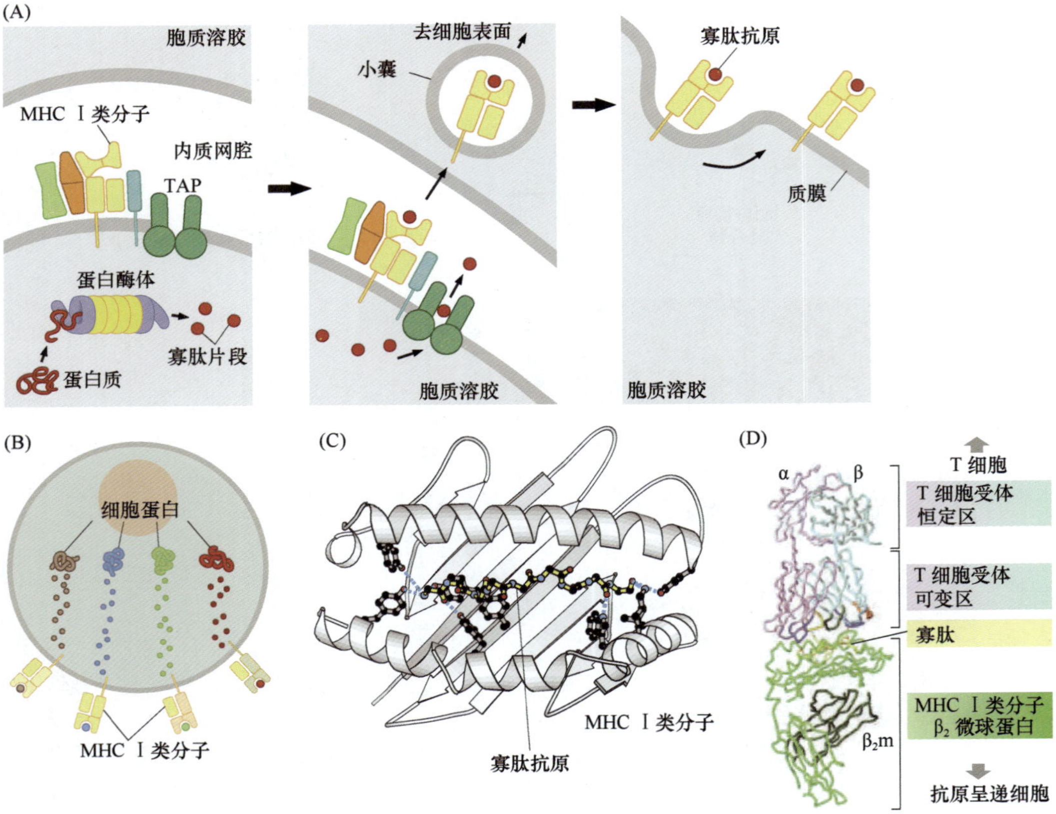

图 15.10　MHC Ⅰ类分子展示胞内抗原　几乎全身所有细胞类型，包括肿瘤细胞常规地将它们近期合成的一部分蛋白质转入抗原呈递系统。（A）一些在胞质溶胶中近期合成的蛋白质转送给蛋白酶体（紫色、黄色），在这里它们被降解成寡肽（红点）；然后，寡肽通过一个专门的通道（TAP，深绿色）被送入内质网腔，在这里遇到 MHC Ⅰ类分子（黄色）并与其相对紧密地结合（C 图）。这将使寡肽-MHC 复合物通过囊泡被传送到细胞表面，向免疫系统展示细胞内合成蛋白的片段。这些抗原表达的全部过程与 MHC Ⅱ类分子对抗原的处理、呈递类似（图 15.6）。然而，MHC Ⅱ类分子的呈递是由特异的“专职抗原呈递细胞”完成的，如巨噬细胞、树突状细胞和 B 细胞，而 MHC Ⅰ类分子的抗原呈递，几乎机体中所有细胞类型都可执行。（B）来自大量细胞蛋白（这里表示的是 4 种不同的蛋白类型）的广谱寡肽片段被细胞应用 MHC Ⅰ类分子同时呈递。这里显示单个细胞中 MHC Ⅰ类分子的多重变体形式，每种有稍微不同的抗原结合结构域，使得该细胞可以呈现多种多样的寡肽。（C）MHC Ⅰ类分子的抗原呈递区域的结构与 MHC Ⅱ类分子（图 15.7）非常相似，只能结合 8～10 个残基。（D）一个 T 细胞受体（TCR）由α和β亚体（上图）组成，识别并结合了一个呈递寡肽抗原（黄色）的 MHC Ⅰ类分子（下图）。TCR 识别寡肽-MHC 复合物的互补决定区，以深蓝色、黄色和红色显示。MHC 分子含有一个β_2微球蛋白（深绿色），该蛋白作为所有 MHC Ⅰ类分子的辅助亚基。（TCR 形成的基因机制描述在补充信息栏 15.1 中。）（A 和 C，引自 K. Murphy, Immunobiology, 8th ed. New York: Garland Science, 2012. D，引自 K.C. Garcia et al., *Science* 279: 1166-1172, 1998.）

由 MHC Ⅰ类分子呈递的这些肽可以是细胞正常合成的，也可以是由外来感染病原体在胞内制造的（如病毒和细菌）抗原。不论细胞内是否存在外来抗原，这种内部抗原在细胞表面的呈递过程都是常规、持续发生的。

某些细胞表面呈递寡肽抗原后（通过它的 MHC Ⅰ类分子，见图 15.10C）可以吸引细胞毒性 T 细胞（T_C，也称为细胞毒性 T 淋巴细胞，CTL，或 $CD8^+$细胞），进而被这些细胞杀伤（图 15.4 和图 15.10D）。这种杀伤的起源可以追溯到辅助性 T 细胞的作用。回顾一下，有些辅助性 T 细胞能够通过与产生抗体的 B 细胞相互作用和刺激，来激活体液免疫应答（图 15.8）。现在，我们来分析第二种独立功能的辅助性 T 细胞：它们当中一部分亚群能活化细胞毒性 T 细胞，使其特异性识别和杀伤表达激活免疫应答的特殊寡肽抗原的靶细胞（图 15.11）。这种细胞毒性 T 淋巴细胞攻击抗原表达细胞即为获得性细胞免疫应答反应。

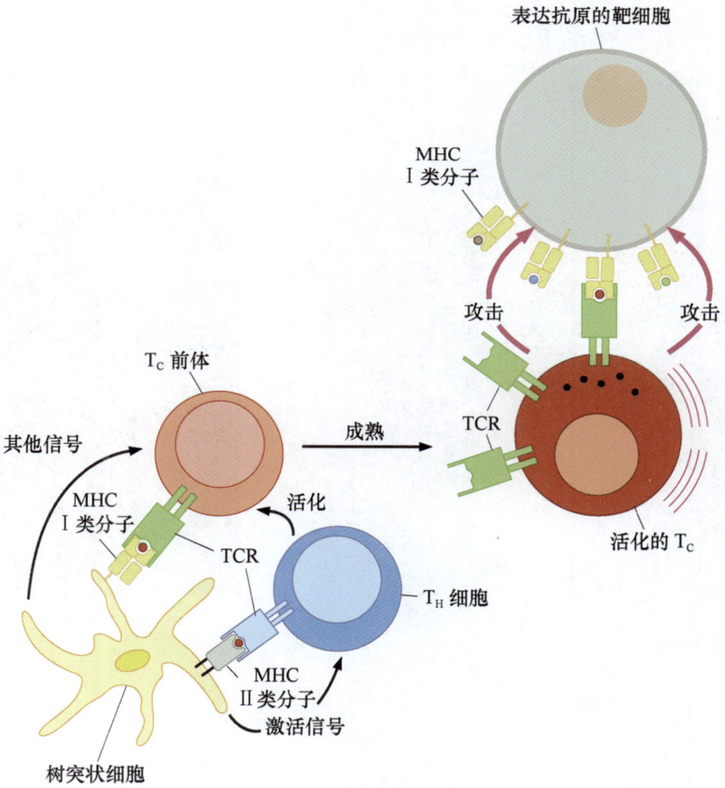

图 15.11　树突状细胞激活细胞毒性 T 淋巴细胞使其杀伤表达抗原的靶细胞　除了诱导 B 细胞产生抗体分子之外，某些树突状细胞（DC）能使用自有 MHC Ⅰ类分子来呈递吞下的寡肽给细胞毒性 T 淋巴细胞的前体（粉红色）。这种 DC 和 T_C 前体间的相互作用有时被称为“交叉呈递”，可以帮助诱导细胞毒性 T 淋巴细胞的前体成熟为活化的细胞毒性 T 淋巴细胞（称为 T_C 或 CTL，红色），由它们的 T 细胞受体（TCR）识别并结合由全身所有类型细胞表面的 MHC Ⅰ类分子呈递的抗原。这种识别导致的结果是展示抗原的细胞受到攻击（上部右侧灰色区域）。T_C 通过含有穿孔素和颗粒酶的细胞毒颗粒（黑点）去杀伤靶细胞（图 15.12）。

辅助性 T 细胞具有促进体液和细胞两方面免疫应答发生的能力，反映出 T_H 细胞的不同亚群可以产生和释放不同的可溶性免疫分子——细胞因子：促进体液免疫（通过刺激 B 细胞）的 T_H 细胞与促进细胞免疫（即通过细胞毒性 T 淋巴细胞作用）的 T_H 细胞，产生不同种类的分泌型细胞因子。

细胞毒性 T 淋巴细胞通过两种不同的机制有效地杀伤靶细胞。它们可以使靶细胞暴露于特定的毒性蛋白中，如颗粒酶。这些毒性蛋白以多蛋白复合体（包括穿孔素）的形式被内吞入靶细胞的细胞质中（图 15.12A 和 B）。穿孔素在由内吞作用产生的囊泡膜上打孔，允许颗粒酶由这些孔进入靶细胞的细胞质。如 9.14 节所述，一旦颗粒酶进入靶细胞的细胞质内，将切割并激活促凋亡胱天蛋白酶。

在 9.14 节中讨论了涉及 Fas 死亡受体的第二种杀伤机制，Fas 死亡受体在全身许多细胞的表面都有表达。细胞毒性 T 淋巴细胞可表达针对靶细胞 Fas 死亡受体的配体，称为 FasL。FasL 活化靶细胞表面的 Fas 死亡受体，从而激活其凋亡途径（图 15.12C）。

细胞毒性 T 淋巴细胞在限制病毒感染扩散方面起到重要作用。例如，受感染的细胞其胞内病毒复制活跃，该细胞可利用它的 MHC Ⅰ类分子表达来自正在复制的病毒蛋白

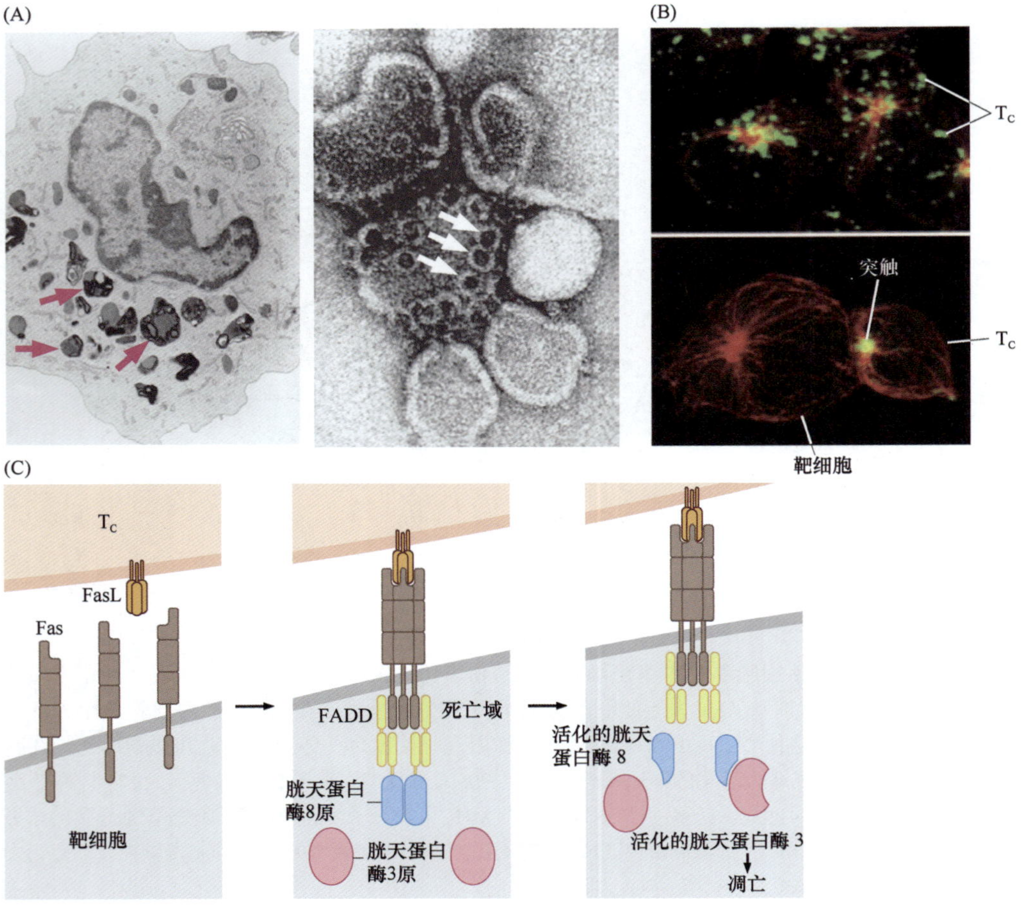

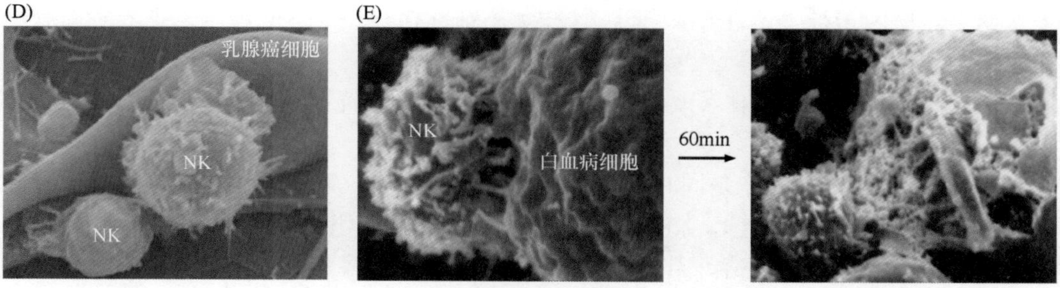

图 15.12　细胞毒性 T 淋巴细胞和自然杀伤细胞杀伤细胞的机制　（A）这幅透射电子显微图像显示了细胞毒性 T 淋巴细胞（T_C或 CTL）胞质内（左图，粉色箭头）的一系列裂解颗粒。当 T_C 与靶细胞接触时（这些靶细胞最初由 T_C 的 TCR 识别），这些颗粒通过释放穿孔素，在靶细胞质膜上形成柱形通道（右图，白色箭头）。然后，促凋亡蛋白，如颗粒酶（9.14 节），也是由这些颗粒运载的，通过柱形通道进入靶细胞的细胞质，在这里解离胱天蛋白酶原（procaspase）启动凋亡程序。（B）在缺乏靶细胞时，含有穿孔素和颗粒酶的裂解颗粒（绿色、黄色）分散在细胞毒性 T 淋巴细胞（上图）的细胞质中。在下图，靶细胞形成突触（左侧），裂解颗粒聚集在此处准备杀伤靶细胞。（C）T_C（上面，粉色）杀伤细胞的另一种机制是通过 FasL（橙色）进行靶向破坏。FasL 是一种三聚体，它与靶细胞（下面细胞，灰色）上的 Fas 受体（棕色）结合，触发受体成三聚体化后，在靶细胞内通过连续激活胱天蛋白酶 8 和胱天蛋白酶 3（图 9.32）导致外源性凋亡级联反应的激活。（D）NK 细胞程序性地识别和杀伤其他细胞，包括肿瘤细胞——其表面不表达正常水平的 MHC Ⅰ类分子。这张扫描电子显微图片（SEM）显示了两个 NK 细胞（绿色），其中一个在攻击的最初阶段已将它的部分细胞质覆盖在人乳腺导管癌细胞上。（E）这张 SEM 显示 NK 细胞（左图，较小的细胞）对白血病细胞的初始攻击。60min 后，NK 细胞已扩大了对白血病细胞质膜的损伤，其细胞膜已破溃并卷起（右图）。[A，感谢 E. 波达克（E. Podack），引自 E.R. Podack and G. Dennert, *Nature* 302: 442-445, 1983. B，引自 R.H. Clark et al., *Nat. Immunol.* 4: 1111-1120, 2003. C，引自 K. Murphy, Janeway's Immunobiology, 8th ed. New York: Garland Science，2012. D，感谢 S.C. 沃特金斯（S.C. Watkins）和 R. 赫贝曼（R. Herberman）。E，引自 R. Herberman and D. Callewaert, Mechanisms of Cytotoxicity by Natural Killer Cells. Orlando, FL: Academic Press, 1985；引用获爱思唯尔许可。]

降解的寡肽，借此向免疫系统发出警告：细胞内部正在产生一种异常蛋白。如果免疫系统功能正常，细胞毒性 T 淋巴细胞将识别由感染细胞的 MHC Ⅰ类分子呈递的病毒寡肽，并且在病毒繁殖和释放子代颗粒之前清除这些细胞。

免疫系统运用这两种获得性免疫应答限制病毒感染：细胞免疫应答用于杀伤病毒感染的细胞，而体液免疫应答通过抗体分子包被中和已被释放到细胞外，包括循环系统中的病毒颗粒（图 15.2A）。由此可知，抗病毒反应是免疫系统阻断病毒诱发肿瘤的一种重要方式。

15.4　固有免疫应答不需要预先致敏

地球上 99%的动物种类不具有获得性免疫应答来防御病原体的攻击，它们依靠固有免疫应答进行保护。重要的是这种远古的、广泛分布的固有免疫系统在动物进化过程中非常保守，并且在各种各样的免疫应答中持续起到关键的作用。

固有免疫应答的细胞能够识别并且攻击外来的病原体和异常细胞，而且无须通过预先暴露于这些因子被“诱导”。因此，这些免疫细胞在体内“本能地”识别异常细胞，如癌细胞，并且攻击和破坏这些靶细胞。介导固有免疫应答的细胞不是识别特异性抗原，而是识别表达在感染病原体（或者转化细胞）的表面具有特征性的分子模式，该分子模式在正常细胞上不表达。

自然杀伤（NK）细胞是固有免疫应答的重要介导者。可能许多最初接触肿瘤细胞的免疫系统成分是 NK 细胞。NK 细胞识别在许多不同类型的癌细胞表面表达的蛋白质结构，稍后我们将详细讨论。因此，NK 细胞是“预先程序化”地识别和清除癌细胞。除了 NK 细胞之外，固有免疫系统的其他细胞成分，包括巨噬细胞和中性粒细胞，可能参与了对抗癌细胞的固有免疫应答。

通过识别和攻击靶细胞启动了固有免疫应答的 NK 细胞（图 15.12D 和 E）之后，它发出细胞因子信号，特别是干扰素-γ（IFN-γ），来征募包括巨噬细胞在内的其他免疫细胞到达攻击的部位，这是免疫应答的第二次浪潮，它通常使免疫系统以特异的适应性体液免疫和细胞免疫应答方式，产生更加精确和更为有效的反应。例如，通过获得性免疫应答可以动员大量的细胞毒性 T 淋巴细胞去有效地杀伤肿瘤细胞。

15.5　免疫耐受的产生需要区分自己和非己

免疫系统具有精密的调控性和高度特异性。它必须能非常精准地区分外来蛋白（如入侵的感染性病原体产生的）与体内自身细胞产生的正常蛋白。由此推论，假如一个细胞表达的寡肽与免疫系统常规遇到的寡肽相似或相同，它在免疫系统各种武器面前将是安全的——表现为一种免疫耐受。事实上，免疫耐受是当前存在于免疫学研究中的难题：免疫系统如何学会从机体所有正常的蛋白中鉴别外来蛋白和肽？免疫学家通常将这种行为视为免疫系统区别“非己”和“自己”的能力。

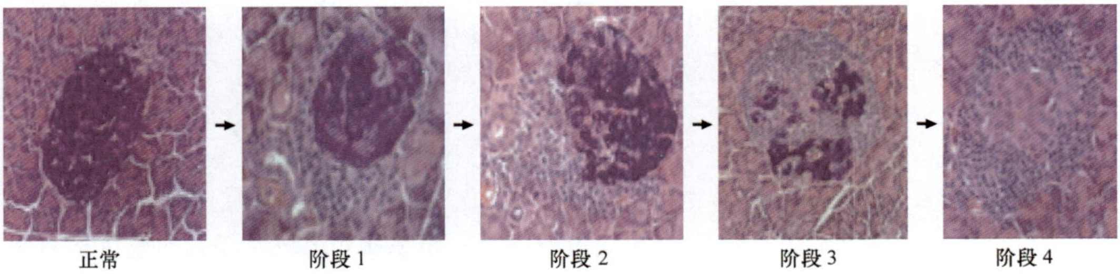

图 15.13　自身免疫攻击破坏正常的组织　原则上讲，已被激活的攻击机体正常组织的免疫系统可以造成组织的严重损伤，同样的免疫学机制也能攻击和破坏恶性组织。一个被研究得较清楚的例子来自于 I 型糖尿病，在该病的小鼠模型中正常的胰岛（左图，同见图 13.36）大部分由分泌胰岛素的β细胞（紫色）组成，可以看到β细胞被胰腺外分泌细胞（粉红色）包围。β细胞的自身免疫攻击最初引起了淋巴细胞（小的，深紫色）聚集在仍然完整的胰岛周围（阶段 1），而后逐渐清除更多比例的β细胞（阶段 2 和 3），最后完全清除所有功能性β细胞（阶段 4）。在其他大量被自身免疫危害和毁坏的组织中，也有相似的过程。［感谢 T. 高木（T. Takaki）和 T.P. 迪洛伦佐（T.P. DiLorenzo）。］

在免疫系统的发育过程中，有各种机制确保清除能识别自身抗原的任何 T 细胞或 B

细胞。换言之，如果这些自身反应性或自体反应性的淋巴细胞得以逃逸，它们的作用也将受到强烈的抑制。例如，免疫系统的早期发育中，T 细胞在胸腺基质中遇到巨大的蛋白库，其中包含全身以组织特异性形式表达的大量蛋白；在胸腺中识别自身抗原的 T 细胞通过凋亡而从淋巴细胞群中被删除。据估计，我们基因组编码的多达 50%的蛋白都在胸腺髓质中表达，从而产生（中枢）耐受性。诱导中枢耐受后还会经过外周耐受过程进一步补充，即从胸腺逃避至全身淋巴结的 T 细胞会识别自身抗原从而导致这些 T 细胞在淋巴结中被灭活。如果不能从淋巴细胞库中清除这些自身反应的淋巴细胞，那么自身正常的组织细胞将成为它们的靶子。打破这种（自身）耐受可能会导致自身免疫病，如类风湿关节炎、溃疡性结肠炎、红斑狼疮，抗体和细胞毒性细胞均参与攻击正常细胞和组织（图 15.13）。

免疫耐受现象的出现，引发了我们如下的思考：免疫系统如何对机体自身细胞产生耐受，而识别和攻击在生化水平方面与机体正常细胞非常相似的肿瘤细胞？假如它攻击肿瘤细胞以及那些被肿瘤病毒转化的细胞，那么这些细胞将以何种方式逃逸并阻碍免疫系统发起的攻击（补充信息栏 15.2）？

15.6　调节性 T 细胞能抑制获得性免疫应答

对调节性 T 细胞（T_{reg} 细胞或简化为 T_{reg}）的研究始于 20 世纪 90 年代。间接证据表明，正常个体内有一群重要的免疫细胞，隶属于 T_C（即细胞毒性 T 淋巴细胞，CTL）的群体，识别由 MHC Ⅰ类分子呈递的正常组织抗原——这将直接引起对正常组织的免疫攻击，引发自身免疫病。然而，事实上这种攻击并不会发生，显然是因为通过一些未知手段抑制了这些细胞的作用。

T_{reg} 细胞的发现似乎在很大程度上解答了上述问题——这些细胞阻遏了分布在我们全部组织中 T_C 的作用。确实，T_{reg} 细胞遗传缺陷的小鼠在生命早期就发生致死性的自身免疫病；在不能产生 T_{reg} 细胞的人中也被证明会产生同样致命性的自身免疫病。

像辅助性 T 细胞（T_H）一样，T_{reg} 在它们的细胞表面表达 CD4 抗原。然而，不同的是 T_{reg} 还表达 CD25 表面抗原和 FOXP3 的转录因子。由于 T_{reg} 表达抗原特异性 T 细胞受体（TCR；见图 15.4），它们可以特异地封闭那些具有识别同样抗原 TCR 的细胞毒性 T 淋巴细胞。此外，在淋巴结中，T_{reg} 可以阻止树突状细胞激活 T_H 细胞。似乎 T_{reg} 的抑制必须十分靠近 T_H 和 T_C 细胞，并且通常由 T_{reg} 释放 TGF-β 和白细胞介素-10（IL-10）来抑制这些其他类型的 T 淋巴细胞的增殖。

目前，对 T_{reg} 的研究仍处于初期阶段。然而，它们的行为很可能是我们了解一些自身免疫病的关键。同时，T_{reg} 的作用可以解释，为何许多类型的肿瘤细胞在大量 T_C 存在的情况下本应该能被清除，然而却能旺盛生长，该话题在本章后续部分将继续讨论。

至今为止免疫系统各种成分的概况见图 15.14。

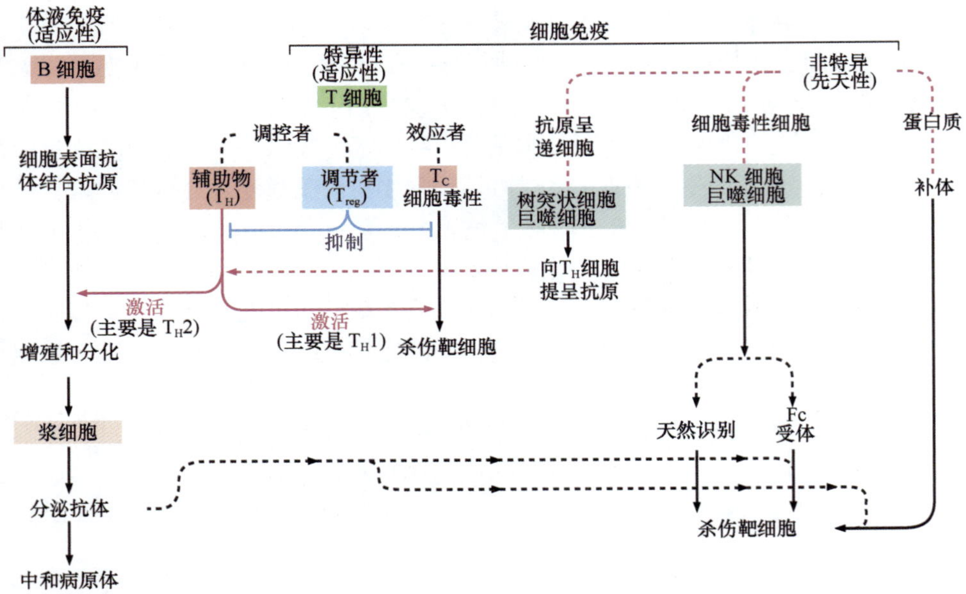

图 15.14　体液免疫系统和细胞免疫系统概览　体液免疫（左）由 B 细胞驱动，它通过编码抗体基因的重排和位于抗体分子可变区的抗原结合位点基因的多样性而产生几百万种具有不同抗原特异性的抗体。体液免疫应答需要辅助性 T 细胞（T_H）来激活，而 T_H 细胞需要在淋巴结预先由抗原呈递细胞，主要是树突状细胞激活。树突状细胞可以将蛋白加工处理成能被 T_H 细胞的 T 细胞受体识别的寡肽，随后激活 B 细胞，并产生识别同样寡肽抗原的抗体。细胞毒性 T 淋巴细胞（T_C）依赖 T 细胞受体（TCR，未显示），识别和杀伤表达同源抗原的靶细胞。T_C 细胞的活化也需要预先由 T_H 细胞激活。第三类表达抗原特异性 T 细胞受体的 T 细胞是调节性 T 细胞（T_{reg}）。它们在抑制 T_C 和 T_H 细胞方面起到重大作用，从而防止免疫应答被不适当地激活，以免打破耐受，产生自身免疫病。这些获得性免疫应答可由固有免疫系统应答的增强而进一步增强（右）。固有免疫系统特定的细胞类型可辅助清除病原体和肿瘤细胞，而且预先不需要通过接触这些物体进行任何的“诱导”。因此，NK 细胞可以通过识别癌细胞表面分子的异常结构而直接杀伤多种癌细胞；巨噬细胞不需要预先接触即可识别和杀伤多种位于细胞内的病原体。尽管巨噬细胞和 NK 细胞本身不能特异性识别大部分细胞表面抗原，但是包被了抗体分子（产生获得性免疫应答）的靶细胞可以吸引巨噬细胞和 NK 细胞，它们通过 Fc 受体识别抗体分子的恒定区（C 区），进而杀伤被抗体包被的靶细胞。同样，血浆中的补体成分也可以识别结合在细胞表面的抗体分子，并通过插入靶细胞膜形成通道而杀伤靶细胞。

15.7　免疫监视学说的产生和质疑

正如本章开头引文中所指出的那样，抗肿瘤免疫是一个古老的概念。1957 年伯内特（Burnet）和刘易斯 · 托马斯（Lewis Thomas）就有关免疫系统监视组织中肿瘤的发生做出推论，并首次清楚地提出和描述了肿瘤免疫监视的概念。

当时，人们认为细菌、病毒、真菌等感染性微生物具有较强的免疫原性，它们可以激发机体的免疫应答，并最终被免疫系统的不同分支完全清除。以此类推，机体的免疫系统很有可能时刻在监视机体组织中癌细胞的出现，一旦识别出癌细胞，顺理成章，免疫系统将像对待外来入侵者一样，在癌细胞获得增殖并形成威胁生命的肿瘤之前消灭它们。

在 20 世纪 50 年代，对这种模式的早期论证，并不具有代表性。研究者将荷瘤小鼠的肿瘤移植给其他小鼠，结果肿瘤很快被破坏掉，而且有确凿的证据显示是活跃的宿主免疫系统所为。但不久就清楚了，这种破坏与肿瘤细胞的恶性本质无关，而是同种异体排斥反应的结果。当一种小鼠的细胞和组织被植入另一种小鼠体内时，它们总是被认为是外来的。这是因为不同品系小鼠在细胞膜上表达不同的由独特遗传模板编码的主要组织相容性复合物（MHC）分子。（然而，在这种情况下，不是由附着的寡肽抗原唤起免疫应答，而是由不同品系小鼠的 MHC 分子自身结构上的细微差异所致，信息栏 15.1。）

信息栏 15.1　为什么 MHC 蛋白多态性如此丰富？ MHC 分子在给免疫系统中的 T 淋巴细胞呈递抗原过程中的核心作用，在这章开篇就予以讨论过（15.2 节），MHC 基因的特性就是其非凡的多态性。有一个数据库列举了超过 5000 种人Ⅰ类分子和差不多 1600 种Ⅱ类分子的等位基因。这种可以在许多种脊椎动物的基因库中观察到的令人震惊的变异性有各种不同的理论解释。最简单的基础理论认为，MHC 高度多态性保证了一个物种中至少部分个体表达的 MHC 分子能不断识别新的、高度致病的感染因子，允许这些个体累积产生有效的免疫防御，保证该物种整体上的持续存活。或者，物种内 MHC 的变异性保证一种感染性病原不能在一个物种内广泛扩散，因为有些个体表达能结合病原寡肽抗原的 MHC 分子，产生能清除病原的抗体，打破了个体间相互传播而引起的流行病的感染传播周期。然而也存在其他理论解释。

我们讨论的重点是 MHC 分子高度可变的抗原结合凹槽，其本身就是抗原。如此，每种凹槽是被设计成结合和展示本身特异的寡肽抗原的区域，由特定的氨基酸序列组装而成，其自身也因此代表了一种抗原。所以，在 MHC 多态性变异进化为保护自身对抗新感染因子的过程中，这个变异性附加产物就是一个物种内不同个体的组织存在个体差异：一个个体的细胞被另一个个体的免疫系统识别为外源物，在很大程度上就是由于物种内每个个体有其本身特定的 MHC 分子组合，即 MHC 相关抗原。

个体间的变异可以通过不断的近亲繁殖来清除，确保一组品系中杂合子逐渐减少，大部分乃至最终全部遗传位点（包括编码各种 MHC 分子的位点）都被纯合子替代。这种近亲繁殖，一个世纪前就已经开始，最终有了目前广泛使用的基因纯合的小鼠品系。

例如，将来源于 BALB/c 小鼠的癌细胞接种于 C57BL/6 小鼠时可被识别为外来抗原（即具有组织不相容性），反之亦然（图 15.15）。当来源于 BALB/c 小鼠的癌细胞植入 BALB/c 小鼠时，即植入同基因宿主（确切地说，是与移植细胞具有相同的遗传背景和组织相容性抗原的宿主），不会看到因异种或同种异型基因（即遗传性差异）小鼠品系而产生的这些移植排斥反应。[事实上，组织相容性（histocompatibility）这个名词即来源于所观察到的一种纯系小鼠的组织（histo-）能成功移植到同一遗传品系的其他小鼠身上，即意味着是“相容的”（compatible）。]

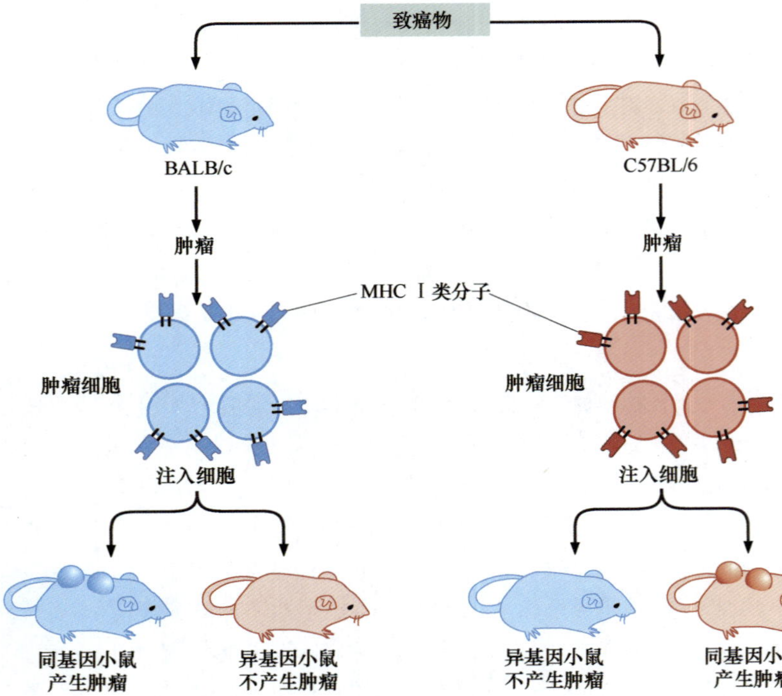

图 15.15　同基因小鼠和 MHC 可变性　对近交系小鼠的研究揭示，决定这些小鼠（包括哺乳动物）细胞的免疫原性的主要是 MHC Ⅰ、Ⅱ和Ⅲ类分子。（这里只描述了Ⅰ类分子，而且本节只描述了Ⅰ类分子和Ⅱ类分子。）这些分子在同一物种中就具有高度的多态性，即一个个体（或一种小鼠的近交系）几乎总是具有不同于其他个体或品系小鼠的 MHC 分子（红、蓝细胞表面分子）。而且，个体正常细胞表达的大多数 MHC 分子也会在该个体的肿瘤细胞中表达。因此来源于 BALB/c 小鼠的肿瘤可以移植给同基因的小鼠，如另一只 BALB/c 小鼠身上，而不能移植到异基因的小鼠，如另一只 C57BL/6 小鼠身上，反之亦然。

纵观对同种异型基因肿瘤排斥的研究，我们看到了肿瘤免疫学这一新领域所走的一个弯路，因为在关于小鼠或人的免疫系统怎样识别来源于自身组织的癌细胞方面没有任何资料可以借鉴。尽管如此，早期的研究工作确实揭示了重要的一点，即除了清除细菌和各种各样的病毒，免疫系统也能破坏外源（视为非己）的哺乳动物细胞，或者说很可能破坏一些异常的细胞。另外，这些关于免疫功能的观察也可得出一个推论，即癌细胞不能从一个个体传播到另一个个体（补充信息栏 15.3，图 S15.2）。

随之，研究免疫监视问题的其他策略应运而生。假如免疫系统真的能抑制肿瘤的出现，那么免疫功能低下的动物其肿瘤发生率将增加。这些起源于自身的肿瘤称为自体肿瘤，当然，这种肿瘤也可存在于具有同样组织相容性类型的动物组织中。在这些情况下，不考虑组织相容性（和不相容性）的问题。

20 世纪 60 年代末，免疫缺陷的裸鼠开始应用于肿瘤研究（补充信息栏 15.4）。这种小鼠缺乏有功能的胸腺——免疫系统中 T 细胞发育成熟的器官。（它们还有另外一个表型特征——缺少毛发，这也是它们得此名的原因，见图 3.13。）随后于 20 世纪 70 年代早期和中期进行的研究显示，与同窝出生的野生型正常小鼠相比，裸鼠的自发肿瘤和化学诱导肿瘤的发生率并没有升高。因此免疫监视理论的研究经历了巨大的挫折，在验证其有效性的试验中失败了。人们不再相信它，并且使其退出了癌症研究的主要领域近 20 年。

但是这种对免疫监视理论的否定是不成熟的。几年以后即证实了裸鼠虽然缺乏大量正常 T 细胞，但完整地保留了免疫系统的其他成分。例如，有些类型的 T 细胞可以在胸腺(即这些细胞成熟的部位)外发育。另外，两种非常重要的免疫细胞——自然杀伤(NK)细胞和巨噬细胞，完全是在胸腺外发育成熟的，因而裸鼠体内大量存在这些细胞。

在 20 世纪 80 年代，研究人员积累的资料证实，NK 细胞在识别和杀伤包括肿瘤细胞在内的异常细胞中发挥非常重要的作用，所以从裸鼠的低肿瘤发生率中得到的教训并没有太大的价值，因为裸鼠体内确实仍然持续存在免疫系统的重要功能性成分。然而，裸鼠同其他一些免疫缺陷的小鼠一样，仍然在癌症研究中具有很高的价值(补充信息栏 15.4)。

在小鼠模型中某些化学诱导的肿瘤具有免疫原性，并可被免疫系统识别和清除的证据也在积累。例如，在一批实验中，来自 3-甲基胆蒽（3-methylcholanthrene，3-MC）诱导的肿瘤细胞，经照射灭活后注射到小鼠体内，照射的目的是阻止细胞在小鼠体内增殖（图 15.16)。(化学诱导的肿瘤已在同基因宿主的小鼠中生长。) 随后小鼠被第二次注射相同的活的肿瘤细胞，或者来自第二种由 3-MC 诱导的肿瘤细胞。结果显示注射来自同样肿瘤的活的肿瘤细胞没有生长，而由 3-MC 诱导的另一种肿瘤细胞则继续生长并形成一个新的肿瘤。这表明两种肿瘤的抗原性不同。首次接种照射后的死细胞，使小鼠对后来接种的同一肿瘤来源的活细胞具有了免疫力，因此肿瘤细胞可能具有不同的抗原，在某些条件下，这些抗原能激活免疫系统使之攻击并杀伤这些细胞。

15.8 遗传改造小鼠的应用使免疫监视理论复苏

20 世纪 90 年代中期，一些新的研究途径使长期被怀疑的免疫监视理论焕发新生。研究者可以根据研究目的对小鼠的基因进行改造，从而产生新的小鼠品系。应用这项技术（补充信息栏 7.7）能创造缺失一个或多个在免疫系统中起重要功能性作用基因的小鼠。在此基础上开展的一系列研究为长期处于不受重视的免疫监视理论赋予了新的生机。

IFN-γ 受体表达缺陷的小鼠是通过在生殖细胞中靶向灭活 IFN-γ 受体基因而产生的。IFN-γ 像其他的生长因子一样，是一种可以扩散的蛋白质因子——一种细胞因子，它在细胞间传递信号，并通过结合和激活其同源细胞表面受体诱导细胞反应。重要的是，目前尚未发现免疫系统外的细胞可以产生 IFN-γ。因此敲除小鼠基因组中的 IFN-γ 受体基因后的任何变化，都能归因于免疫细胞之间及免疫细胞与身体其他细胞相互作用缺陷。引人注目的是，IFN-γ 受体基因敲除小鼠，对化学致癌物 3-MC 诱导肿瘤的敏感性提高了 10～20 倍。

在另外一个系列的实验中，让肿瘤细胞表达功能区缺陷的 IFN-γ 受体，使之对各种免疫细胞释放的 IFN-γ 不能产生反应，把这些细胞注入野生型的小鼠体内后，发现这些携带缺陷受体的肿瘤细胞比携带正常受体的肿瘤细胞具有更强的致瘤性。这个特殊的实

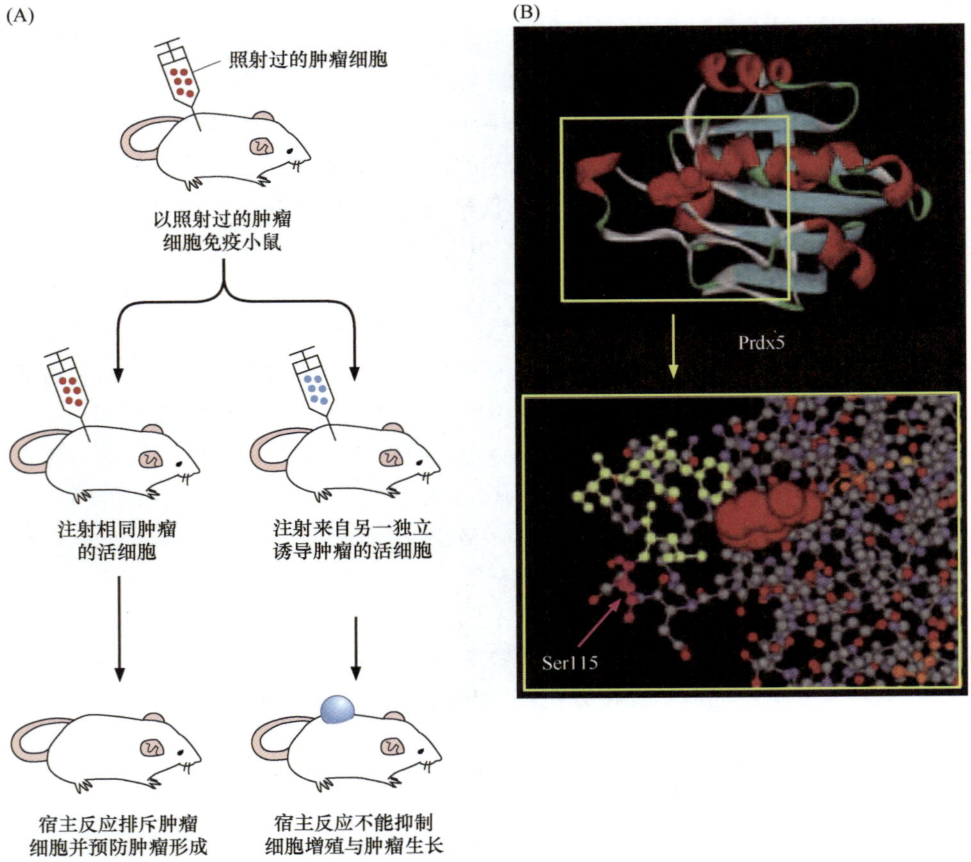

图 15.16　用灭活的肿瘤细胞免疫小鼠　（A）首先，一种化学诱导的小鼠肿瘤细胞（红色）经照射灭活后被注入同一品系的小鼠体内（即同基因小鼠，见图 15.15）。随后，当这些小鼠被注入同样活的肿瘤细胞时，肿瘤细胞不能生长（左下）。然而，当这些小鼠被注入另一种活的肿瘤细胞（蓝色）时，肿瘤细胞增殖并形成肿瘤（右下）。反之亦然，即提前注入灭活的蓝色肿瘤细胞，使小鼠对蓝色的肿瘤细胞产生了免疫力，而对红色肿瘤细胞没有免疫力。由于这些实验都是在遗传背景确定的相同品系的肿瘤细胞和小鼠上进行的，因此肿瘤排斥不能归因于组织不相容性，也就是说不能归因于同种异体细胞的排斥。反而这些实验证明了化学诱导肿瘤已获得了显著不同的抗原，显然这些抗原是在化学致癌过程中（伴随强烈突变）引起的细胞转化中获得的。这继而提示我们，肿瘤细胞表达的突变蛋白能作为外源物被荷瘤宿主免疫系统识别。（B）自发形成的肿瘤（包括人体中的那些）中新的抗原表位有可能以相同的频率产生。这里，Prdx5 突变是在人类黑色素瘤形成过程中产生的一种突变形式，通常是由于 UV 或正常皮肤黑色素细胞中的氧自由基的诱变效应所导致。突变的酶表现为一个氨基酸的替换——异亮氨酸（插入）取代正常 115 位丝氨酸，产生了一个抗原表位；含有这个表位的寡肽可以被肿瘤患者的一种 MHC Ⅰ类蛋白有效呈递，引发细胞毒性 T 淋巴细胞介导的免疫应答对抗黑色素瘤细胞。（这个突变不损害 Prdx5 的功能，似乎没有赋予初始的黑色素瘤细胞有利表型。如此它被认为是“伴随”突变，其出现不是被肿瘤进展过程中所选择导致的；见信息栏 11.3。）苯甲酸分子结合到该酶活化位点，可以看到以空间填充模型形式插入其中。（B，引自 M. Sensi et al., *Cancer Res.* 65: 632-640, 2005.）

验提示肿瘤细胞表达的 IFN-γ 受体常常能使它们对免疫细胞释放的 IFN-γ 起反应，而且这些反应通常可以阻止或延缓由这些细胞形成的肿瘤的生长。

IFN-γ 这种令人吃惊的作用至少部分与 NK 细胞的作用有关。NK 细胞的发现和得名源于它们具有将肿瘤细胞视为异常细胞并且可以清除它们的固有能力。一旦 NK 细胞将癌细胞视为杀灭的靶细胞，它们将在靶细胞附近释放 IFN-γ，而这些 IFN-γ 可以引起几种不同的反应。

如前所述，IFN-γ 帮助 NK 细胞募集其他类型的免疫细胞靶向杀伤癌细胞，从而扩大免疫系统的反应。在这些免疫应答细胞中，巨噬细胞不仅可以直接杀伤癌细胞，还可以作为专职抗原呈递细胞（APC）加工和呈递来自这些癌细胞的抗原分子（图 15.6）。同时，IFN-γ 可以刺激癌细胞，使其细胞表面 MHC I 类分子的表达升高，后者携带的寡肽抗原能进一步激发高度特异性的获得性免疫应答。这有助于解释为什么缺乏 IFN-γ 受体的转化细胞比表达该受体的相应细胞具有更强的致瘤性。在 IFN-γ 受体基因缺陷的小鼠中似乎缺乏上述这些反应，观察还发现这些小鼠对某些类型的自发性肿瘤具有更高的易感性。总之，这些实验为免疫监视在肿瘤形成，至少在化学致癌物诱发肿瘤的形成过程中发挥重要作用的理论提供了强有力的证据。

免疫监视理论的进一步支持来自穿孔素基因缺乏的小鼠，穿孔素是淋巴细胞和 NK 细胞介导杀伤靶细胞的蛋白质。回想一下，T_C 细胞利用穿孔素在靶细胞的细胞膜上形成通道，从而使诱导凋亡的颗粒酶进入靶细胞（图 15.12A）。失去产生穿孔素能力的突变小鼠表现出自发肿瘤的发生率升高，而且暴露于 3-MC 后更易形成肿瘤。

与之类似，因遗传改造而缺乏 RAG1 或 RAG2 蛋白的小鼠也具有更高的肿瘤易感性，这两种蛋白分子在编码可溶性抗体分子和 T 细胞表面识别抗原的 *TCR* 基因重排过程中发挥重要作用（补充信息栏 15.1）。*Rag1* 或 *Rag2* 阴性的小鼠缺乏 T 细胞、B 细胞、γδ T 细胞（本章没有进一步讨论）和一种 NK 细胞的亚类 NKT 细胞，因此这些小鼠的获得性免疫应答严重缺陷。

例如，在一个实验中，用 3-MC 处理的 52 只 $Rag2^{-/-}$基因缺陷的小鼠中有 30 只发生了肉瘤，而 57 只同样用 3-MC 处理的遗传背景一样的野生型小鼠只有 11 只发生了肉瘤。而且突变小鼠对自发肿瘤的易感性也增加。有 50%较老的 *Rag2* 基因缺陷的小鼠（18 个月大）发生了胃肠系统的恶性肿瘤，而在同样年龄的野生型小鼠中这种恶性肿瘤非常罕见。

支持免疫监视理论在肿瘤预防中重要性的最令人信服的证据来自对 $Rag2^{-/-}$缺陷或野生型小鼠 3-MC 诱发肉瘤的详尽研究。当来源于这两组小鼠的肿瘤细胞被移植入新的 $Rag2^{-/-}$缺陷的宿主时，两种来源的肿瘤细胞在新宿主形成肿瘤的效率都很高（图 15.17）。然而，当肿瘤细胞被移植入同基因的野生型（免疫功能健全的）宿主时，观察到明显不同的结果。预先已在野生型小鼠中诱发的 17 个肿瘤细胞都成功地在新宿主中生成肿瘤，相反，预先由 3-MC 在 $Rag2^{-/-}$诱发的 20 个肿瘤细胞中有 8 株细胞不能形成肿瘤，被这些野生型宿主的免疫系统排斥。

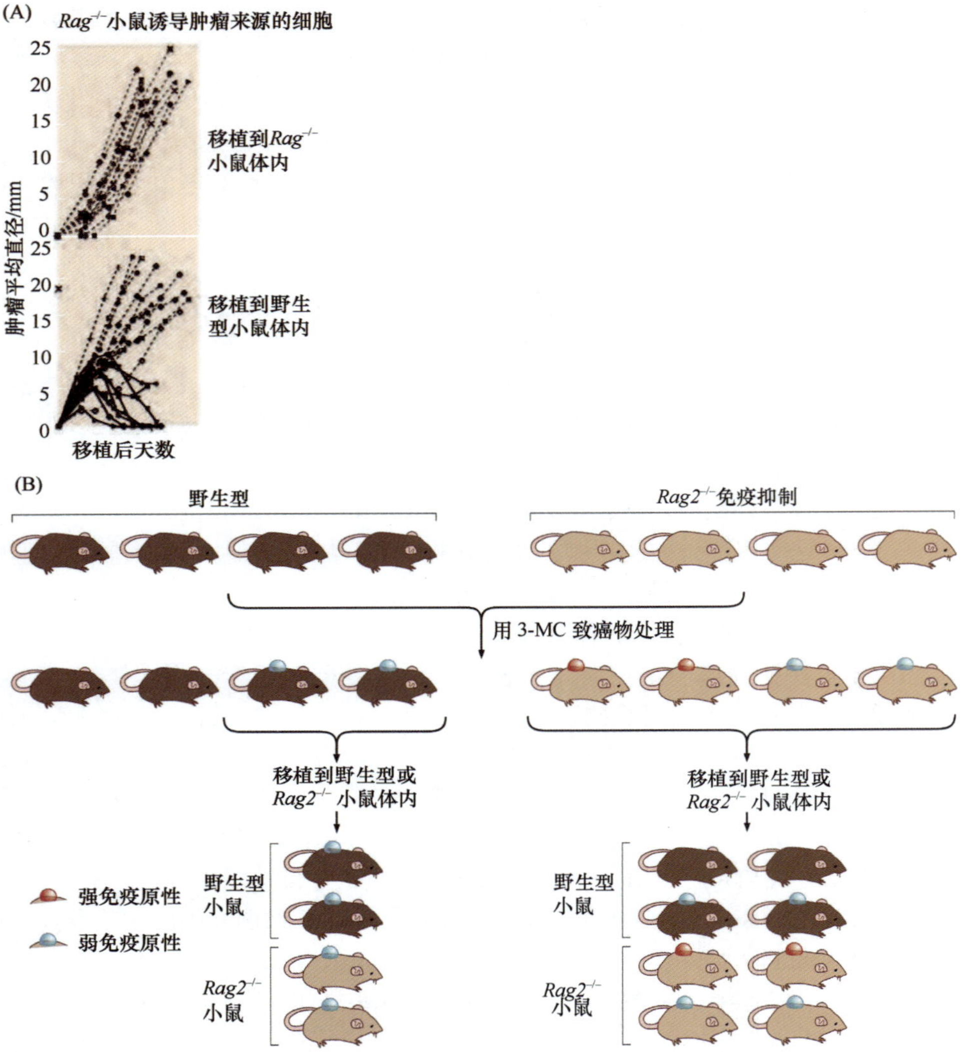

图 15.17　免疫功能在抗肿瘤免疫应答中的作用　野生型（wt，即 *Rag*$^{+/+}$）和 *Rag2*$^{-/-}$免疫缺陷型小鼠同时给予强致癌物 3-甲基胆蒽（3-MC）。（A）当 *Rag2*$^{-/-}$小鼠诱发的肿瘤被移植回 *Rag2*$^{-/-}$小鼠时，接受移植的所有 *Rag2*$^{-/-}$小鼠体内均形成肿瘤（上）。然而，当在 *Rag2*$^{-/-}$小鼠诱发的肿瘤被移植到野生型小鼠体内时，在 20 个接受移植的小鼠中，有 8 个没形成肿瘤（下）。图中每条线代表一只小鼠体内肿瘤的生长曲线。（B）这里总结了本实验和其他野生型小鼠诱导肿瘤的实验（未显示）。经 3-MC 处理以后，野生型小鼠形成肿瘤（蓝色）明显少于 *Rag2*$^{-/-}$突变小鼠（蓝色和红色）。将来自两组小鼠的肿瘤取出，培育成能在体外增殖的细胞系。将这些细胞系重新接种到野生型小鼠和 *Rag2*$^{-/-}$突变小鼠体内。来自野生型小鼠诱发肿瘤的细胞系（蓝色）在两组小鼠体内均能形成新的肿瘤（左），而来源于 *Rag2*$^{-/-}$的突变小鼠诱发肿瘤的细胞系在 *Rag2*$^{-/-}$突变小鼠体内也都能形成新的肿瘤（红色，蓝色），但是在野生型小鼠体内只有部分细胞系（蓝色）能形成新的肿瘤（右）。这些试验提示 3-MC 在所有小鼠体内最初都诱发两种类型的肿瘤：免疫原性强的肿瘤（红色）和免疫原性弱的肿瘤（蓝色）。蓝色和红色的细胞系在 *Rag2*$^{-/-}$的突变小鼠体内都能形成肿瘤，但是只有蓝色的肿瘤细胞系能在野生型小鼠体内形成肿瘤，红色的肿瘤细胞系被小鼠有功能的免疫系统清除掉了。这意味着在野生型小鼠体内诱发的肿瘤已经被选择为免疫原性弱的肿瘤，因此能在其他野生型小鼠体内形成新的肿瘤。（A，引自 V. Shankaran et al., *Nature* 410: 1107-1111, 2001.）

这些发现为我们开辟了肿瘤免疫学的全新领域。说明当 3-MC 在免疫功能正常的宿主体内诱导转化细胞形成时，那些免疫原性较强的转化细胞（能激发某些类型的免疫反应）能被宿主有效地清除，只有那些弱免疫原性的癌细胞才能生存下来并进一步生长。这些细胞在宿主体内增殖并形成肿瘤，随后被接种到同基因其他免疫功能正常的宿主体内也能形成肿瘤。因此这些肿瘤只是在前宿主体内被最初诱发出的肿瘤的一部分。那些免疫原性较强的肿瘤细胞在肿瘤进展的伊始阶段被宿主的免疫系统杀灭了，失去了形成肿瘤的机会（图 15.17B）。

与之相反，当 3-MC 转化的细胞在免疫功能缺陷的宿主体内出现时，最初同样会形成两类肿瘤细胞，如前所述，即免疫原性强的和免疫原性弱的肿瘤细胞，这两种肿瘤细胞都能在免疫受损的宿主体内生存下来。随后，当这两类肿瘤细胞都被移植到免疫功能正常的宿主体内时，那些免疫原性较强的肿瘤细胞不能形成肿瘤，而那些免疫原性较弱的肿瘤细胞则能够形成肿瘤。我们的结论是，在野生型小鼠中由 3-MC 所诱发的初始肿瘤中的一大部分都能被正常的免疫系统高效清除。

这些观察表明，这些小鼠的免疫系统在识别肿瘤起源及其表达抗原中起到积极作用。免疫系统对肿瘤表型的积极干预被称为免疫编辑（immunoediting）。免疫编辑可以看作达尔文自然选择学说的一种类型，在这里选择压力来自免疫系统对新生肿瘤的直接攻击。图 15.17 中描述该过程的后续研究直接证实：①在对高突变性 3-MC 致癌剂产生的突变蛋白的应答中发生了免疫编辑；②该免疫编辑由 T 细胞介导，该 T 细胞对具有强抗原性的突变蛋白发生应答；③免疫编辑后，存活的肿瘤细胞不再表达这些突变的、强抗原性的蛋白。

事实上，肿瘤（如图 15.17 描述）还能进入第三种模式。肿瘤可以被适应性免疫系统一直监测（不被消灭），在人体内惰性生长形成无明显症状的小肿瘤。这类肿瘤细胞增殖缓慢，具有抗原性，可被免疫细胞如细胞毒性 T 淋巴细胞清除，清除速率与肿瘤细胞产生速率相同，从而使肿瘤进入一个长期、表面稳定的平衡状态。

这种微妙的平衡可被至少两种方式破坏。一种是，肿瘤学会抑制其更强免疫原性抗原的表达，从而使其逃避免疫识别和清除，使具有弱抗原性肿瘤细胞突然暴发式生长。另一种是，获得性免疫系统的某些组成部分被损伤或破坏，免疫介导的肿瘤抑制减轻，使数月内甚至有些数年内处于休眠状态的肿瘤得到进展性生长。这些动态过程告诉我们微转移灶如何能长期保持不活跃：以前我们推测是因为它们需要经历遗传进化才能适应着陆的异源组织微环境（信息栏 14.2），新的免疫逃逸机制提示我们，肿瘤与免疫系统的相互作用在决定微转移灶能否获得临床可检测到的威胁生命的暴发性生长中起到了关键作用。

15.9 人类免疫系统在防御各种各样的人类肿瘤方面发挥关键作用

由于人类和小鼠的生物学性状存在巨大差异，因此当我们试图通过上述结果来理解人类免疫系统防御肿瘤的作用时应该慎重。另外，上述试验中所用化学致癌物在小鼠体内诱发的肿瘤与人类自发肿瘤相比具有更强的抗原性或者说免疫原性（将在 15.12 节论述）。尽管如此，20 世纪 90 年代积累的证据清楚地显示人类免疫系统在抵御癌症方面发挥非常重要的作用。这些证据大部分来自对免疫功能有缺陷的人群的观察，结果显示这些个体对某些类型的肿瘤比正常人群更加易感。

实际上，直到最近才发现免疫功能削弱的个体之间也存在很大的差异。那些出生就有免疫功能缺陷的个体早期就夭折了，而那些在生活过程中免疫系统功能逐渐降低的个体，在机体防御感染的能力降低到一定程度时也死亡了。然而在过去的几十年中，免疫功能低下的个体存活的时间明显地延长了，这主要有 3 个原因。

第一，在发达国家中，肾、心脏、肝脏的移植变得日益普遍。由于这些器官几乎总是来自与受者遗传背景不同的捐赠者，受者的免疫系统将移植器官中的供者细胞视为外源性的（即异基因型导致组织不相容），并设法清除它们。这种不可避免的宿主免疫系统抗移植器官的反应可通过长期应用几类免疫抑制剂被控制。

第二，除了这些临床诱导的免疫缺陷，全球范围内有 6000 多万人感染了人类免疫缺陷病毒（HIV），其中一半人因获得性免疫缺陷综合征（AIDS）而死亡。

第三，包括器官移植的受者和许多 HIV 感染者，这些免疫功能低下的人群能长期生存的重要原因是各种各样的抗生素（即抗细菌）、抗真菌和抗病毒药物的发展。随着这些免疫低下人群生存期的延长，以前处于潜伏状态的癌前病变也获得了足够的时间发展为临床疾病。

过去的二十多年里，有数千例器官移植的受者发生了各种各样的实体瘤和造血系统的恶性肿瘤。如前所述（补充信息栏 14.4），在这些肿瘤中，只有极小部分来源于隐藏在供者器官中的转移癌细胞，这些癌细胞在移植过程中未被检测出，一旦被植入受者体内就开始侵袭性生长。通过检测这些肿瘤携带的遗传标记可以分析出这些肿瘤是异体来源的（如器官供者的）。然而，由移植细胞引起肿瘤的发生，无助于我们回答免疫功能低下的患者其内源性肿瘤（即自身肿瘤）发生率是否高于免疫健全的患者。

事实上，在俄亥俄州肿瘤登记点记录了接受器官移植患者中有超过 15 000 人出现自发恶性肿瘤。一个澳大利亚的研究小组对肾移植术后的患者进行了长达 24 年的随访研究。72%的患者至少患上了一种肿瘤。在美国进行的相似研究发现，移植患者发生癌症的风险提高了 3～5 倍。肝移植的患者在移植后 5 年内通常会发生新的肿瘤和产生免疫抑制。

对于这些肿瘤，图 15.18A 提供了一个初步的解读。两类肿瘤的最显著差别在于：已知非病毒感染引起的肿瘤和由感染因子特别是病毒感染引起的肿瘤。非病毒引起的肿瘤在免疫健全和免疫缺陷的个体中发病率相当，但由病毒感染引起的肿瘤在免疫功能受损的个体中发病率大大增加。排在首位的是卡波西肉瘤（由人疱疹病毒-8 ——HHV-8 感染引起），其在 AIDS 患者中的发病率是普通人群的 3000 倍以上。还有，人乳头瘤病毒（HPV）可引起不同种类的肿瘤（主要是上皮来源的癌）（图 15.18B），这些肿瘤的大多数在器官移植患者和 AIDS 患者中的发病率均有显著提高。综上所述，这些发现清楚地表明，在世界范围内有 20%或更高比例的肿瘤直接或间接与上述病毒有关。对于这些肿瘤，免疫系统发挥着重要的防御功能。

在西方国家大约有 90%的人被强致癌病毒 EBV 感染，然而在这些人群中 EBV 诱导的恶性肿瘤是非常罕见的。这可以证明正常免疫系统在保护我们对抗病毒诱导的恶变方面是非常有效的。另外的例子是，多种抑制 HIV 复制药物的联合应用，使得大部分 HIV 感染的患者免疫功能得以恢复，因此在一些艾滋病医院，卡波西肉瘤的发生率降低了 40 倍。

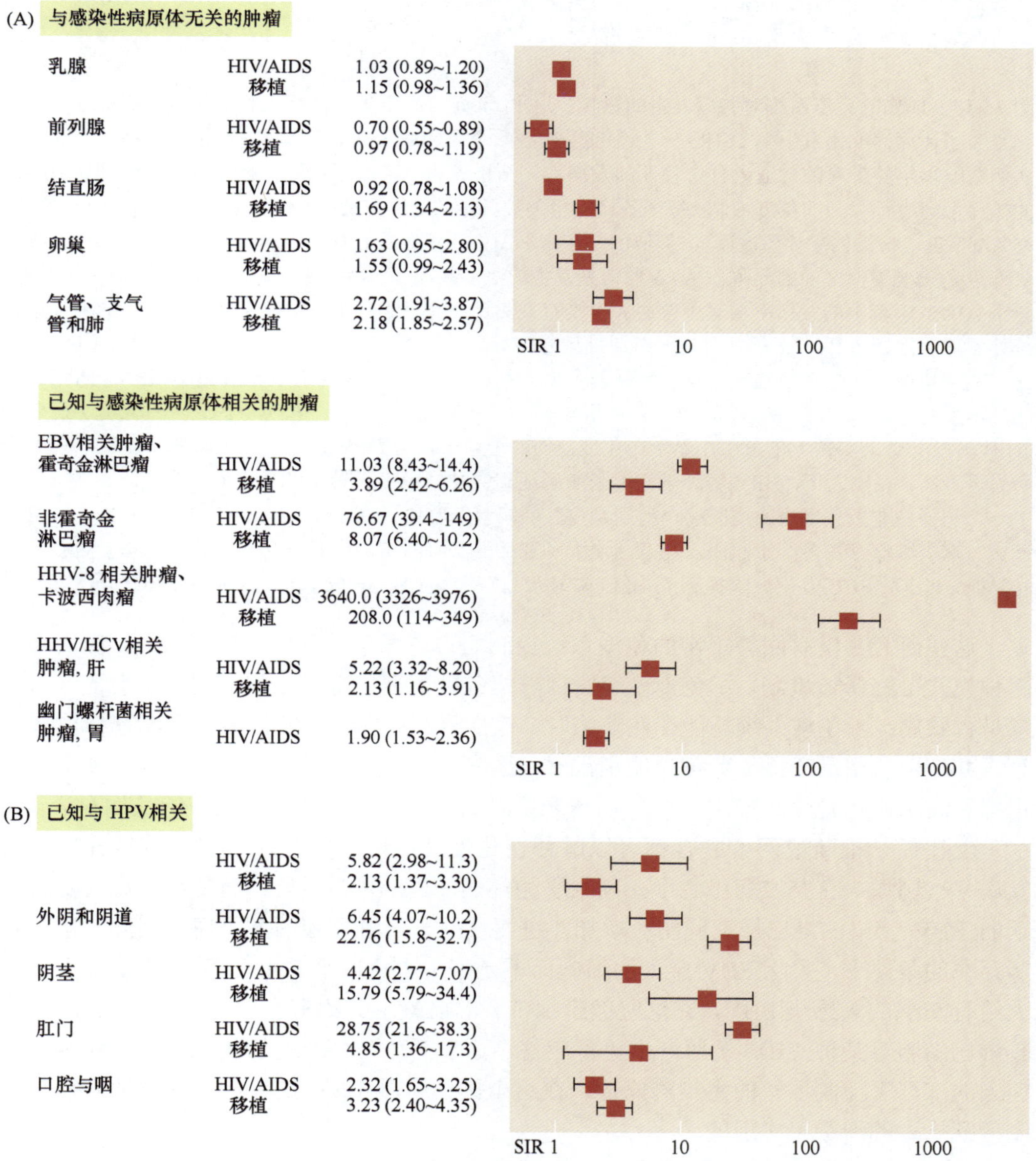

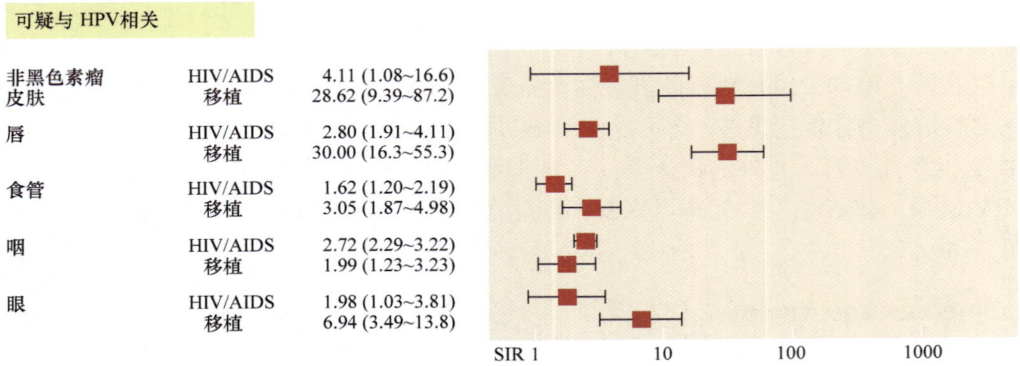

图 15.18 损伤的免疫系统对肿瘤发生的影响 这里 meta 分析汇集了一组流行病学研究的结论，该研究是为了计算标准化发生率（SIR）——免疫受抑制的个体和 HIV/AIDS 患者人群中真实观察到的肿瘤病例数除以年龄配对的普通人群中预期的发病数。结果表明，移植组的所有患者为了防止对移植器官的排斥都会进行强烈的免疫抑制。每个条目的相关数目指的是计算的平均 SIR 和置信区间（显示的是，95%可信度，检测的平均值区间）。类似的，在盒形图中，填充的方盒位于测量中间值的中心，连线的最外点是 95%置信区间的界限。（A）5 种常见发生的上皮肿瘤中，乳腺癌、前列腺癌和结直肠癌在 HIV 感染/AIDS 患者中的发病率相对于普通人群没有升高，而卵巢和肺部肿瘤的发病率有一定的上升，有统计学显著差异（上图）。已知与慢病毒或细菌感染相关的一系列肿瘤中（下图），可见明显不同的值，正常免疫功能的缺陷常导致肿瘤发病率显著升高。注意纵坐标是对数形式的 SIR 值。（EBV，EB 病毒；HHV-8，人疱疹病毒-8；HBV 和 HCV，B 型和 C 型肝炎病毒。）（B）分析感染因子——人乳头瘤病毒（HPV）——感染多种上皮组织，显示在免疫损伤的个体中，与 HPV 感染相关的肿瘤（上图）的发病率显著升高。相比之下，HPV 病因学作用未明确证实的肿瘤中（下图），SIR 值的上升风险不明显。其中一个例外是非黑色素瘤的皮肤癌，特别是皮肤的鳞状细胞癌（SCC），可能涉及 HPV 感染，但仍未证实，这类肿瘤存在多因素起源。注意，澳大利亚接受心脏移植的患者与挪威的相比，由于更多的阳光暴露，其皮肤 SCC 发生风险提高了 4 倍（未显示）。（引自 A.E. Grulich et al., *Lancet* 370: 59-67, 2007.）

这些研究并没有回答正常的免疫系统控制病毒诱发恶性肿瘤的准确机制。我认为有两种模式可解释该机制。①免疫系统发挥着抗各种类型病毒感染的作用，而不管这些病毒是否致癌；当免疫系统功能存在缺陷时，包括致癌病毒在内的许多病毒能在体内持续存在并增殖，相反在机体免疫功能正常时，这些病毒能很快被机体清除。②免疫系统能识别和清除病毒转化的细胞。在免疫功能缺陷的个体中，这些细胞也许能长期存活。

上述任一推断或两者联合都可以解释在免疫功能低下的个体中病毒诱导肿瘤的高发病率。例如，在艾滋病患者中，高水平循环的 EBV 并不常见。而是经常见到复制活跃的 EBV 感染的淋巴样细胞明显增加，进而发展为病毒诱导的淋巴瘤。因此，在艾滋病存在的条件下，去除 EBV 感染的细胞而不是病毒本身似乎并不正确。（在正常人群中大约有 90%的人感染 EBV，在这些健康携带者的血液中大约有高达 5%长寿命细胞毒性 T 淋巴细胞对某种 EBV 抗原产生免疫应答，这表明免疫系统的细胞免疫分支通常投入惊人的部分去控制单一的感染病原体，在这个例子中对 EBV 的控制是通过清除携带复制活跃病毒的细胞来实现的。）

然而，病毒诱导的恶性肿瘤只占到了临床常规治疗肿瘤的一小部分。这使我们提出，功能正常的免疫系统是否也能发起针对大多数非病毒起源的人类肿瘤（约 80%）的防御反应。事实上，成人器官移植的受者，与普通人群相比，黑色素瘤的发病率升高了 2～4 倍，而除卡波西肉瘤外，其他肉瘤的发病率也高于普通人群 3 倍。接受心脏移植的人群肺癌的发病风险升高了 25 倍。在澳大利亚、新西兰、斯堪的纳维亚登记的移植患者中记载的结肠、肺、膀胱和肾及内分泌系统肿瘤的发病率都升高了（表 15.1）。目前尚无明确证据表明这些肿瘤与病毒感染之间存在关联，除了在人肺癌细胞中偶然发现了 HPV 基因组。

表 15.1　处于免疫抑制状态的器官移植患者的肿瘤发病率 [a]

发生肿瘤的部位	观察到的病例数	预期病例数 [b]	观察与预期病例数比值 [c]
非黑色素瘤皮肤肿瘤	127	5.1	24.7
甲状腺，其他内分泌腺	30	2.1	14.3
口腔，舌，唇	22	1.6	13.8
宫颈，阴唇，阴道	39	3.6	10.8
非霍奇金淋巴瘤	25	2.4	10.3
肾，输尿管	32	3.5	9.1
膀胱	26	4.7	5.5
结直肠	38	10.5	3.6
肺	30	12.5	2.4
脑	10	4.1	2.4
前列腺	11	5.2	2.1
黑色素瘤	7	4.1	1.7
乳腺	15	13.6	1.1

a. 数据引自 S.A. Birkeland et al., *Int. J. Cancer* 60: 183-189, 1995. 改编自 J. Peto, *Nature* 411: 390-395, 2001.

b. 这些数字代表同一时期内年龄匹配人群中预期发生的各种肿瘤病例数量。

c. 2011 年的一项研究显示，移植器官的性质也决定了肿瘤发生风险。肝移植受者发生肝癌的风险升高 40 多倍，而肾移植受者发生肾癌的风险远高于其他器官移植者。

鉴于我们已了解获得性免疫，免疫系统识别病毒颗粒和被病毒感染细胞的机制似乎就很清晰明显了：病毒抗原对机体来讲是外源物，因而不能免疫耐受，具有很强免疫原性，会引起多种体液和细胞介导的免疫反应。（恰恰是免疫系统的这种特性使得对抗人类肿瘤的第一个临床有效疫苗诞生，补充信息栏 15.5。）但是，非病毒引起的肿瘤是怎么被识别和消灭的呢？事实上组成肿瘤的细胞的所有蛋白似乎都与正常机体里的那些蛋白相同，而免疫系统已进化为只攻击消灭外源感染性物质而无视正常细胞和组织，所以非病毒引起的原发性肿瘤无法引起免疫系统的注意。

尽管如此，免疫系统的有些武器确实可识别与病毒感染无关的肿瘤。例如，人类肿瘤的组织病理学研究清楚提示了这类免疫识别的发生：人类肿瘤中经常含大量已经浸润到肿瘤的淋巴细胞（图 15.19）。这些肿瘤浸润淋巴细胞（TIL）也许代表了另一类型的基质细胞，它们被肿瘤细胞募集到肿瘤块中，促进了整体肿瘤的生长，见第 13 章。然而另外一种解释也许更有趣，即这些 TIL 也许是免疫系统为了消灭癌细胞而专门被派遣到这里的。

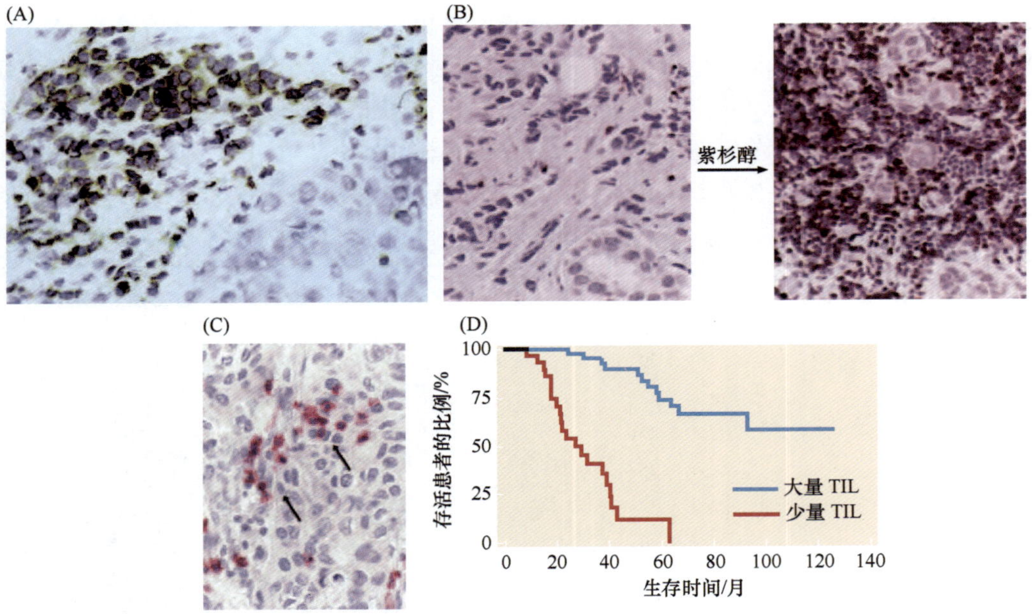

图 15.19　肿瘤浸润淋巴细胞　（A）利用识别 T 细胞表面 CD3 抗原的抗体进行免疫染色检测，揭示了口腔癌中肿瘤浸润淋巴细胞在肿瘤的某些区域密集存在。进一步的研究揭示这些细胞中包含几种 T 细胞的亚群（未显示）。（B）乳腺癌组织标本用抗 CD3 抗体染色（深紫色），结果表明在未治疗的组织标本中很少有 T 细胞浸润（左），而用化疗药治疗后 T 细胞的浸润大大增加（右）。（C）在侵袭性非小细胞肺癌（NSCLC）组织标本中经常可见 TIL 浸润（箭头所指处）。标本中表达 CD8 抗原的细胞（深粉色），主要是细胞毒性 T 淋巴细胞（CTL 或 T_C）。（D）卵巢癌患者的临床预后与他们肿瘤组织中 TIL 浸润数量高度相关。从卡普兰-迈耶（Kaplan-Meier）图［纵坐标为确诊后不同时间（月）生存患者的比例，横坐标为生存的月份］可以看出，肿瘤组织内有高水平 TIL 浸润的患者（蓝色曲线）预后明显比肿瘤组织内缺乏 TIL 浸润的患者（红色曲线）好。（A，引自 T.E. Reichert et al., *Clin. Cancer Res.* 8: 3137-3145, 2002. B，引自 S. Demaria et al., *Clin. Cancer Res.* 7: 3025-3030, 2001. C，引自 A. Trojan et al., *Lung Cancer* 44: 143-147, 2004. D，改编自 L. Zhang et al., *N. Engl. J. Med.* 348: 203-213, 2003.）

对一组卵巢癌患者的观察为 TIL 的抗肿瘤作用提供了生动的实例。这些证据来自将这些卵巢癌患者的临床病程与他们肿瘤组织中存在或缺乏充足数量的肿瘤浸润淋巴细胞进行的相关分析。结果表明，在一组经历了外科切除瘤组织，并随后进行化疗的患者中，肿瘤组织有大量 TIL 浸润的患者 5 年生存率为 74%，而癌组织无此现象的患者 5 年生存率只有 12%（图 15.19D）。

对肿瘤组织有大量 TIL 浸润的恶性黑色素瘤患者的观察分析也得出了相似的结论。这些患者确诊后的生存期是瘤组织缺乏大量 TIL 浸润患者的 1.5～3 倍。在乳腺癌、膀胱癌、结肠癌、前列腺癌和直肠癌患者中进行的分析也证实了浸润淋巴细胞的存在与患者生存之间存在相关性。然而，这些生动的实例只是相关分析，还不能完全说明淋巴细胞是阻止肿瘤进展的重要成分。

而且，这些研究并没有说明体液免疫反应在机体防御各种肿瘤中的作用。实际上，有许多研究结果证实在肿瘤患者血液中存在各种各样的抗肿瘤抗体，这些抗体的存在清楚地表明免疫监视功能的存在。然而，如前所述，仍然不能证实这些抗体是否可以帮助机体清除肿瘤细胞。

总之，大量支持免疫监视理论的证据来自观察报告，有些已被引用，癌细胞像病毒一样运用多种策略来逃避免疫系统的识别和清除。后面我们将详细介绍免疫逃逸的各种机制（补充信息栏 15.2）。目前，我们完全可以说癌细胞尽了最大努力去降低它们的免疫禁锢，使它们“在免疫雷达的监视下能自由飞翔”。而且，这些观察不断地提供了有说服力的证据，即在肿瘤发展中免疫监视和产生逃逸发生着重要的动态变化。正如我们将要在此章的剩余部分所看到的，这些过程的机制在当前是复杂且尚未能完全明确的。

复杂性之一在于对肿瘤细胞表达的可引发免疫应答的抗原身份的确定，复杂性之二在于对负责这些抗原信号应答的免疫细胞的确定，两者联合构成了双重维度的复杂性。表 15.2 显示，多种不同类型的淋巴细胞被募集到肿瘤。每种淋巴细胞会有不同的亚型，在增强或抑制肿瘤生长中发挥不同的，甚至相互冲突的作用。图 15.20 提供了一个例子说明这类复杂性，这里仅突显了一种白细胞类型——巨噬细胞。

表 15.2 促进或抑制肿瘤发生的淋巴细胞

	促肿瘤炎症	抗肿瘤免疫监视
细胞类型	M2 型巨噬细胞[a] 骨髓来源的抑制细胞[b] 中性粒细胞 $FOXP3^+$，T_{reg}，T_H17 细胞	树突状细胞 M1 型巨噬细胞[a] 辅助 $CD4^+$ T 细胞 有记忆效应细胞表型的细胞毒性 $CD8^+$ T 细胞
细胞因子谱	T_H2，T_H17	T_H1，CX3XL1，CXCL9，CXCL10
分布	瘤周	瘤内，靠近肿瘤细胞及侵袭前沿
相关特点	STAT3 磷酸化	丰富的内皮微静脉
功能影响	预后负影响因子	预后正相关预测因子

a. M1 型巨噬细胞初期是与抵御感染性因子相关的，而 M2 型巨噬细胞与创伤愈合和组织修复有关。M2 型巨噬细胞至少含有三种功能有差异的亚群，每种都有自己独特的基因表达图谱和生物学活性（也见图 15.21）。近期研究显示，巨噬细胞除了 M1 和 M2 型以外还存在其他多种功能亚群。

b.骨髓来源的抑制细胞（MDSC），是一类定义仍不清楚的未成熟骨髓细胞，含有至少 4 种功能不同的亚群，有些与树突状细胞和 M2 型巨噬细胞细胞有某些相同的特性。MDSC 目前还没能通过使用不同的细胞表面抗原标志组合来清楚区分谱系。

引自 W.H. Fridman et al., *Cancer Res*. 71: 5601-5605, 2011.

(A)

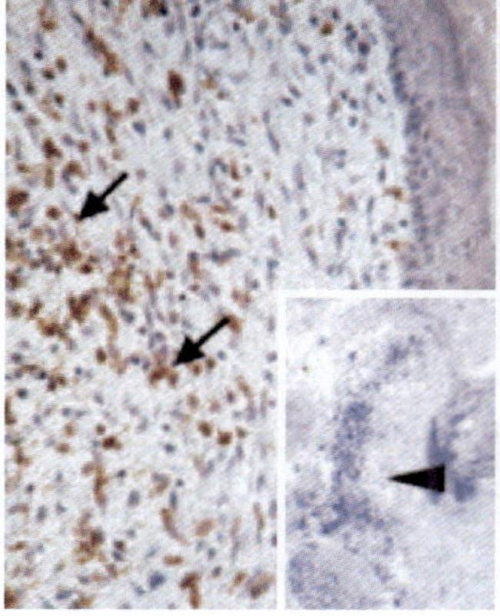

(B)

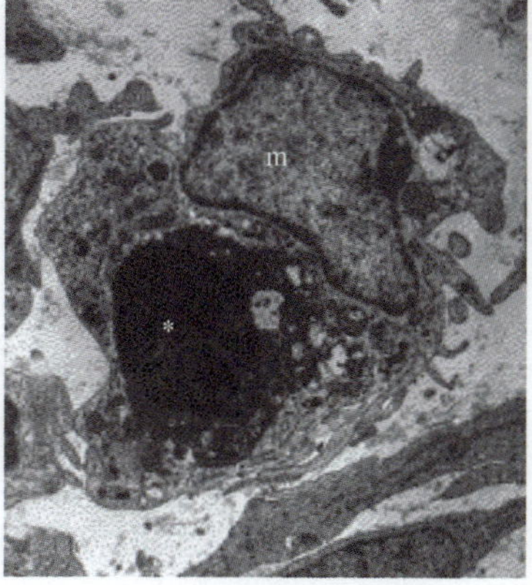

(C)

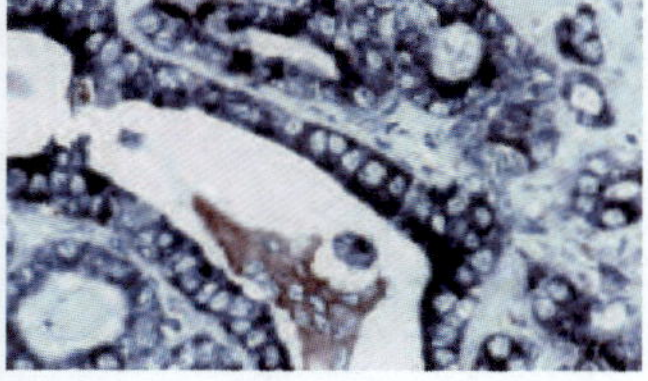

(D)

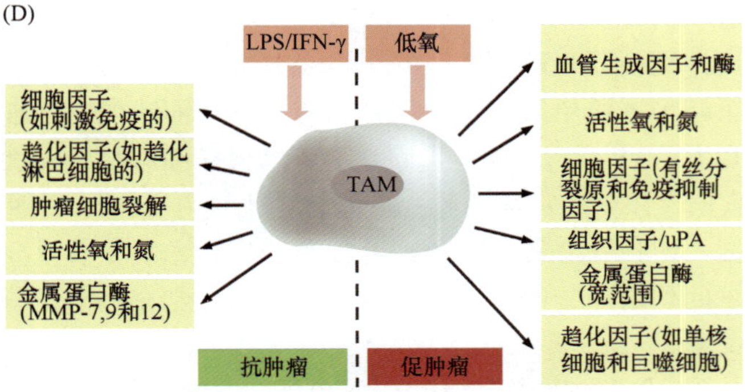

图 15.20　巨噬细胞的多种功能　巨噬细胞作为免疫系统一个组分，在促进创伤愈合和肿瘤进展过程中发挥重要作用，与此同时它还肩负着呈递肿瘤抗原和杀死肿瘤细胞的任务。这些截然不同的生物学功能可能由巨噬细胞的不同亚群来完成。（A）小鼠受损皮肤愈合过程中的一个部位，采用识别 F4/80 巨噬细胞特异抗原和 c-Fms 受体标志物（插图，箭头所示）的抗体可以检测到大量（箭头指示）的巨噬细胞（棕色标记）。（c-Fms 为 CSF-1 的受体，见图 14.21 和图 14.22。）（B）透射电镜显示了在创伤愈合的中间部位，巨噬细胞内被吞噬的凋亡细胞（星号，黑体）。（C）在甲状腺乳头状癌的导管内腔一个巨噬细胞（粉色）开始吞噬一个肿瘤细胞。（D）巨噬细胞可以通过干扰素-γ（IFN-γ）和可用来作为加强免疫应答的佐剂——细菌的脂多糖等多种信号转导途径被活化。活化的巨噬细胞可将抗原呈递给辅助性 T 细胞（T_H），并且启动抗体依赖细胞介导的细胞毒作用（ADCC）杀伤肿瘤细胞。相反，乏氧及肿瘤释放的各种生理信号激活的巨噬细胞促进肿瘤的发展（第 13 章和第 14 章）。（M1 型巨噬细胞可促进对肿瘤的免疫攻击，但 M2 型巨噬细胞可促进肿瘤生长，而一些工作提示实际上有许多功能不同的巨噬细胞亚型。有推测认为不同细胞因子信号的混合会诱导巨噬细胞间的相互转换。）（A 和 B，引自 P. Martin et al., *Curr. Biol.* 13: 1122-1128, 2003. C，引自 A. Fiumara et al., *J. Clin. Endocrinol. Metab.* 82: 1615-1620, 1997. D，引自 L. Bingle, N.J. Brown and C.E. Lewis, *J. Pathol.* 196: 254-265, 2002.）

另外，鉴于不同类型的人肿瘤里有不同的免疫细胞代表类型（图 15.21），对于免疫系统在控制所有类型肿瘤中的作用很难得出概括性结论。每种类型的肿瘤对其与免疫系统间的相互作用都有一套自身独特的解释。有些特例中，特定亚型免疫细胞的出现与肿瘤进展情况密切相关，为其能否控制临床表征的源头作用提供了强烈的关联性证据（图 15.22）。该图中的证据点出了 T 细胞亚群在控制结直肠癌进展中明显关键的作用，其他类型的肿瘤中也有类似的证据。

这些复杂的多维性帮助解释了为什么肿瘤免疫学的科学研究还在幼年期，为什么以下章节需要一小步一小步地来，仔细分析这个复杂系统里的若干部分，最终，对于免疫系统和肿瘤间的相互作用得出坚实的结论。我们开始将焦点从参与抗肿瘤免疫应答的细胞转到它们是如何学会识别肿瘤中的抗原上。

15.10　机体免疫系统可以根据正常组织和癌变组织之间的微小差别将两者区分

抗感染免疫的成功依赖于免疫系统能够把病原体视为外来入侵者。这些病原微生物稳定地展示出代表它们外来身份的分子，而唤起机体免疫系统固有的和获得性免疫细胞的攻击。通常这些外源性的分子含有一些可被免疫系统识别的不同于人体自身蛋白库的寡肽序列。

与此同时，功能完好的免疫系统可以对人体自身的蛋白质和氨基酸序列视而不见——这就是在 15.5 节讨论的免疫耐受。免疫耐受现象使我们更难理解免疫系统是怎样防御自发性肿瘤产生的。最终，针对肿瘤发生的免疫防御的成功实施取决于一个关键因素：对源于机体自身组织的癌细胞，免疫系统能够将其识别为外来物吗？

这个问题的答案目前并不清楚。肿瘤细胞表达的大多数蛋白质在结构和表达水平都是正常的。当然，在各种肿瘤细胞表达的大约 2000 种不同的蛋白质（和它们的异构体）中，只有一小部分蛋白质仅表达于肿瘤细胞，而在正常组织不表达，这些结构独特的外源性抗原分子可以诱发机体强烈的免疫应答效应。

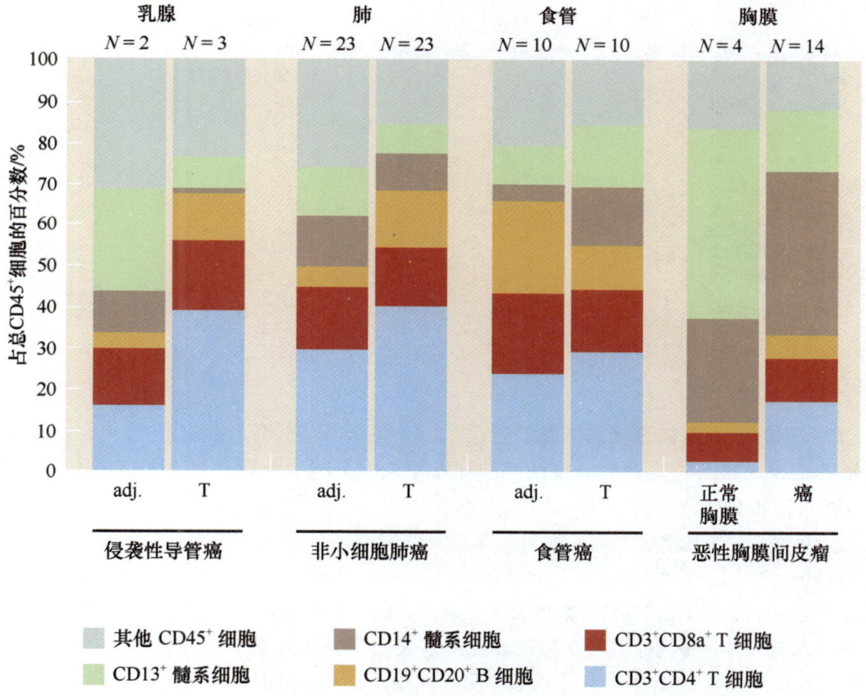

图 15.21　肿瘤特异性的淋巴细胞浸润　虽然我们试图总结关于免疫细胞在肿瘤发生和进展中广泛的共性作用，但生物学事实揭示，不同的肿瘤亚型和其吸引的淋巴细胞有极大的不同。这些细胞在促进或阻止肿瘤形成中发挥完全不同且常常相互冲突的作用（表 15.2）提示，免疫系统对肿瘤进展的总体影响似乎是依赖于这些功能差异性细胞群的联合作用及它们在不同类型肿瘤中的相对数目。这里的分析显示，从患者体内切除获得的正常和肿瘤组织样本经酶解消化；获得的单细胞悬液用染料标记的单克隆抗体和荧光激活细胞分选技术（FACS）进行检测分析。仅对表达 CD45 这一主要淋巴细胞抗原的那些细胞进行分析。每种肿瘤和相应正常组织样本中免疫细胞的数目在上图给出，每例样本中，癌变邻近的正常组织（adj.）与肿瘤样本（T）平行分析。Ag，抗原；CD3，一般 T 细胞抗原；CD4，T_H 细胞抗原；CD8，T_C 细胞抗原；CD13，髓系细胞抗原，包括粒细胞和单核细胞；CD14，单核细胞及其衍生细胞，主要是免疫抑制性的；CD19，滤泡 B 细胞抗原；CD20，一般 B 细胞抗原。[感谢 L.M. 库森（L.M. Coussens）。]

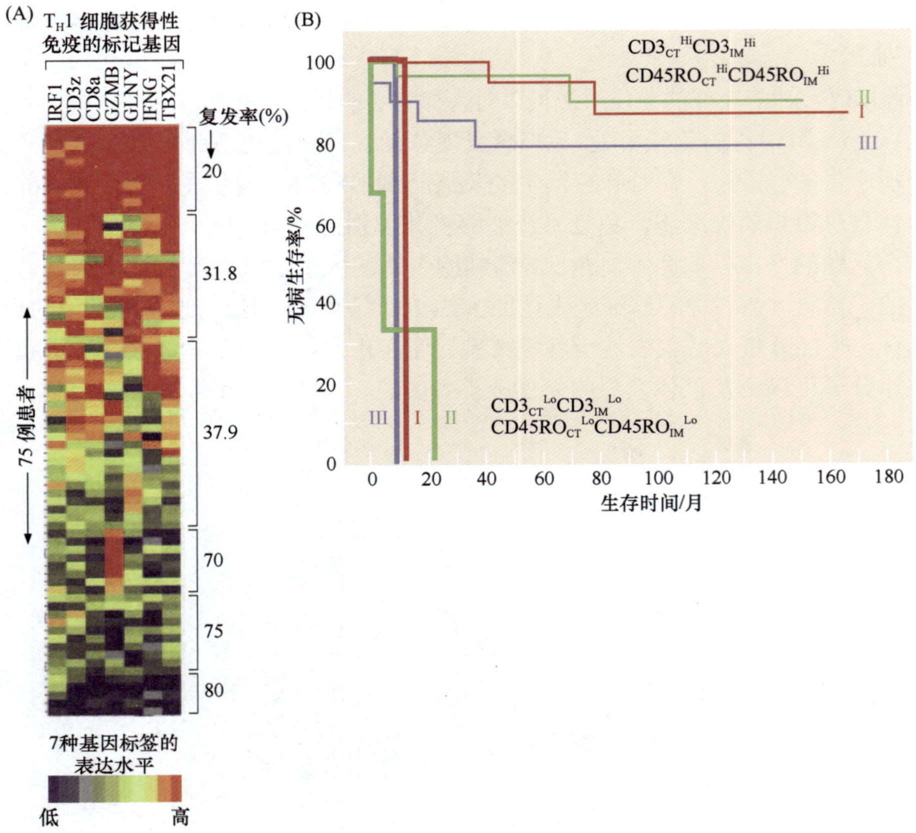

图 15.22　T 细胞的浸润和结直肠癌进展的过程　（A）对一组 75 例患者超过 15 年的监测发现，结直肠肿瘤进展的临床过程与特定亚型免疫细胞的存在相关。对整个肿瘤，包括上皮细胞和基质组分，使用 qRCR 分析它们的 RNA 表达模式。绘出 7 种基因（顶端）组成的表达图谱来评估判断浸润到结直肠癌中的代表性免疫细胞及辅助 T 细胞 T_H1 亚型表达的基因，特别是参与获得性免疫的 T_H1 型记忆 T 细胞表达的基因。（记忆 T 细胞代表了长期存活的 T 细胞亚群，接触抗原后能持续存活许多年，能快速应答同样抗原的再次攻击。T_H1 细胞代表的是 T_H 细胞的一个亚型，以它们分泌的特定白细胞介素和细胞因子——尤其是 γ-干扰素，以及专门的功能来定义。）患者的肿瘤中若含有大量高表达 T_H1 标志（顶端）的细胞，则与此类 T 细胞水平低（底部）的患者相比，术后复发（一般是肝转移）率大大降低（右侧）。（B）一组 406 例的患者，依据原发结直肠癌组织病理进展的分期分为 4 组，Ⅰ期肿瘤代表最低进展程度的 CRC 亚型，Ⅳ期代表最高进展程度的 CRC 亚型，分析发现 T 细胞浸润和临床进展间有更显著的相关性。对每种肿瘤的侵袭边缘（IM）和中心（CT）的 $CD3^+$（总 T 细胞）和 $CD45RO^+$（记忆 T 细胞）的表达进行分析。正如卡普兰-迈耶（Kaplan-Meier）曲线显示，大多数Ⅰ、Ⅱ和Ⅲ期肿瘤患者，若其肿瘤中心和侵袭边缘都有高水平的 CD3 阳性和 CD45RO 阳性的细胞，则显示长期生存；而肿瘤上述两个位置都缺乏此类 T 细胞的患者术后生存期急剧下降。几乎所有预后较差的临床Ⅳ期患者均未在此处囊括。（引自 J. Galon et al., *Science* 313: 1960-1964, 2006.）

Ras 癌蛋白是肿瘤新抗原中的一个典型例子，它是正常细胞表达的 4 种亚型的 Ras 蛋白第 12、13 或者 61 位氨基酸残基发生氨基酸置换后产生的。图中清晰地展示了这些癌蛋白发生改变后的化学结构。Ras 癌蛋白中已经改变的氨基酸残基与其相邻的氨基酸残基组成的氨基酸序列（图 4.9 和图 4.10）可能构成诱发免疫应答的寡肽抗原。同样，由 *p53* 抑癌基因编码的氨基酸结构可以因为众多的等位基因突变而使翻译的蛋白质发生改变，具有免疫原性，约 50%人的肿瘤中携带突变的 p53 蛋白（补充信息栏 15.6）。

至今，另一个产生肿瘤特异蛋白的例子，来自多种类型的染色体易位使原来无关联的基因一起编码特定的融合蛋白。这种染色体易位多见于血液系统恶性肿瘤，如在慢性髓细胞性白血病（CML）细胞中发现的 Bcr-Abl 融合蛋白（4.6 节）。结构上融合蛋白的大多数氨基酸序列与正常细胞中发现的两种母本蛋白（Bcr 和 Abl）的氨基酸序列相同，这两种蛋白相连接的小段区域组成了全新的氨基酸序列，能被免疫系统识别为外源物质，因而具有免疫原性。

由于人类肿瘤细胞基因组的不稳定性（第 12 章）以及在肿瘤进展的诸多过程中肿瘤细胞谱系通过大量的连续性细胞周期，突变等位基因可能会使它们所编码的异常结构的蛋白的出现频率增加（图 12.16）。虽然这些等位基因的绝大多数可能与肿瘤细胞的增殖加速无关，它们只是基因组不稳定性偶然的副产品，但是，由这些突变的等位基因编码的蛋白质可能恰好是免疫原性很强的蛋白质——这点我们将在后面讨论。

图 15.16B 为我们展示了人类肿瘤细胞中肿瘤特异性突变蛋白的例子。在肿瘤进展中产生的副产品也可以成为抗原，研究较为深入的黑色素瘤便是一个典型的例子。恶性黑色素瘤细胞表达一种突变型的磷酸丙糖异构酶（糖酵解中的一种关键酶），考虑到这种蛋白质的正常生理功能，它的突变型结构在肿瘤发病机制中不太可能发挥因果作用。这种蛋白质在胞内加工过程中产生了一种突变型的寡肽抗原，它以高于其野生型寡肽 5 个数量级的亲和力与 MHC Ⅱ类分子相结合（图 15.7）。这种结合极大地促进了抗原呈递和黑色素瘤细胞的整体免疫原性。

一般而言，要预测各种不同的蛋白质分子的免疫原性以及它们诱导机体产生免疫应答的相对能力是有很大难度的，许多具有独特结构的蛋白质由于它们的整体结构与正常的胞内蛋白质相似，因而被免疫系统所忽略。而某些结构独特的蛋白质，由于其浓度过低以至于不能被免疫系统所察觉，则导致免疫耐受。

Ras 癌蛋白就存在上述两种情况：在人类许多肿瘤中发现突变型 Ras 癌蛋白，它有着与正常 Ras 蛋白几乎一样的三维结构，在肿瘤细胞中的浓度相对较低。此外，某些突变型 Ras 寡肽由于它们的氨基酸序列，无法与患者的 MHC 分子的抗原展示臂结合。

由于我们对在免疫系统发育过程中建立起来的免疫耐受机制尚未完全认识，预测蛋白质的免疫原性变得更加困难。许多免疫耐受是在胚胎期和出生后早期发育过程中的胸腺和骨髓中获得的。此时，对自身蛋白有免疫反应的 B 细胞及 T 细胞被清除或功能失活。随后，正如我们上面看到的，全身循环的淋巴细胞对远离胸腺和骨髓的组织中遇到的蛋白质产生“外周耐受”。这些再次说明，机体可能通过清除识别正常组织抗原的淋巴细胞而获得耐受。此外，在 15.6 节描述的很多情况下，调节性 T 细胞（T_{reg}）可抑制通过其他机制逃避清除的反应性淋巴细胞。

但是假如发育中的淋巴细胞从未接触过某些正常蛋白质呢？这些蛋白质可能只在胚胎早期发展过程中的特定阶段瞬时表达，但此时免疫耐受尚未建立。而其他一些蛋白质可能表达水平很低（像上面已经提及的一样），因此发育期淋巴细胞很少与它们相遇，因而能够识别微量表达蛋白质的淋巴细胞未被清除。此外，某些蛋白质可能表达于免疫豁免组织，如脑部复杂机制构成的“血脑屏障”阻断了免疫系统的有效免疫监视。在睾丸的生殖细胞中也存在类似的屏障，从而也阻止了免疫系统的常规监控。

总之，机体免疫系统通过各种不同的机制对某些正常的细胞蛋白质产生免疫耐受。然而，如果这些蛋白质恰巧在肿瘤细胞中异常高水平表达，那么免疫系统可以识别这些肿瘤细胞。例如，端粒酶的催化亚单位 hTERT，它在正常细胞的表达水平较低，免疫系统不予识别，但是它在 85%～90%的人类肿瘤细胞中高水平表达（10.6 节）。在日本进行的一项研究表明，在约 10%肝细胞癌（HCC）患者体内可以检测到与特定 hTERT 来源的表位发生反应的 T_C 细胞群，而这些 T_C 细胞群对 HCC 细胞的细胞毒性与这些肿瘤细胞上的 hTERT 表达水平有关（目前并不清楚这些抗 hTERT 的 T_C 细胞的作用是否影响着这些患者的肿瘤进展）。

同样，许多乳腺癌细胞表达的 HER2/Neu 受体比正常上皮组织高 10～20 倍（图 4.4）。有些人类黑色素瘤细胞过度表达一类名为神经节苷脂的细胞表面碳水化合物，它也可以诱导机体的免疫反应。GD3 就是这类细胞表面物质中的一种，它有时在黑色素瘤细胞中的表达远高于正常黑色素细胞。在这些情形中，过度表达的蛋白质或者碳水化合物也许能吸引正常情况下对其并未觉察的免疫系统的注意。

人类的肿瘤细胞经常表达一些在正常成人组织中从未发现过的胚胎蛋白，这些胚胎蛋白可能成为有效的抗原物质。通过选择性剪接 mRNA 前体的机制，肿瘤细胞可能产生了在结构上不同于正常成人蛋白的“版本”，其编码蛋白极少与成人的免疫系统接触过。例如，在上皮-间质转化（EMT）中，成百上千的 mRNA 前体经历了选择性剪切，常会产生具有新型结构的蛋白质。EMT 过程中产生的特殊形式的 Mena 就是其中一个（图 14.41），免疫原性尤其强：一项研究中，52 例乳腺癌患者中有 10 例产生了与该蛋白质反应的 IgG 抗体，而在正常对照患者中没有检测到该抗体。类似地，12 例乳腺癌患者中有 9 人显示有针对该抗原的 T_C 反应，而同样来自正常对照的相应细胞则没有类似反应。因此，在乳腺癌的发展中，体液和细胞应答都被动员了。然而，在这些及其他肿瘤类型中，仍然不能明确在多步骤肿瘤进展的过程中，初次抗肿瘤免疫应答是何时及如何被引发的（补充信息栏 15.7）。

综上所述，功能健全的免疫系统可以对肿瘤细胞异位（非天然解剖位置）表达的蛋白质，或者发育阶段通常不能遇到的，或异常高水平表达的蛋白质发起免疫攻击。偶尔，这些缘于打破免疫耐受而引起的抗肿瘤免疫反应，对于肿瘤患者适得其反，因为它们诱发某些稀奇古怪的自身免疫病（补充信息栏 15.8）。

15.11 肿瘤移植抗原通常诱导有效的免疫应答

假如肿瘤细胞的确能诱导出获得性免疫应答，那么这种应答肯定可以追溯到肿瘤细胞表达的特异性抗原。肿瘤免疫学家将这些抗原蛋白分为两大类：肿瘤特异性移植抗原（TSTA）和肿瘤相关移植抗原（TATA；表 15.3）。（由于肿瘤移植实验不可能在人体实施，因此将类似的人类蛋白命名为 TSA 和 TAA。）

表 15.3　一些肿瘤相关抗原和肿瘤特异性抗原及人 T 细胞识别的抗原肽 [a]

人类肿瘤	蛋白质	抗原肽
黑色素瘤、食管癌、肝癌、非小细胞肺癌	MAGE	EADPTGHSY，SAYGEPRKL
黑色素瘤	酪氨酸酶	MLLAVLYCL，YMNGTMSQV
结肠癌	癌胚抗原（CEA）	YLSGANLNL
乳腺和卵巢癌	HER2/Neu	KIFGSLAFL
头颈癌	胱天蛋白酶 8	FPSDWCYF
慢性髓细胞性白血病（CML）	Bcr-Abl	ATGFKQSSKALQRPVAS
前列腺癌	前列腺特异性抗原（PSA）	FLTPKKKLQCV，VISNDVCAQV

a. 一个最新数据（2011）包含了 45 种突变 TSTA 和 87 种 TATA。后者中有 30 个在一种或多种类型肿瘤中表达，而在除睾丸外所有的正常组织中不表达，有 13 个在肿瘤起源组织中正常表达，剩余 44 个蛋白质为在特定类型肿瘤中广泛表达（http://www. cancerimmunity.org/ peptidedatabase/Tcellepitopes.htm）。

引自 R.A. Goldsby et al., Immunology, 5th ed. New York: Freeman, 2007；和 B.I. Van den Eynde and P. van der Bruggen, *Curr. Opin. Immunol.* 9: 684-693, 1997.

具体来说，TSTA 是只在某种肿瘤或者某一类肿瘤表达，而不在人体正常组织表达的蛋白质或者寡肽。肿瘤特异性移植抗原可以由病毒基因组或者在肿瘤进展过程中出现的突变体细胞的等位基因（例如，突变的 *ras*、*p53* 或 *bcr-abl* 基因）编码。由于肿瘤特异性移植抗原结构异常，它们不太可能在免疫系统的正常发育过程中诱导免疫耐受。

相反，TATA 的表达不仅限于恶性组织，也存在于正常组织或细胞。TATA 是一大类正常蛋白分子，这些蛋白分子由于各种原因未能诱导出完全免疫耐受。当这些蛋白分子在肿瘤中表达时，会产生免疫应答。TATA 是正常细胞蛋白成分这一事实解释了为什么我们会看到有些 TATA 在许多独立发生的特定类型肿瘤（如某类型的黑色素瘤）中都有表达。

肿瘤特异性移植抗原（TSTA）和肿瘤相关移植抗原（TATA），就像它们的名字所暗示的一样，这两种类型抗原的存在可以通过肿瘤移植实验得到证实。例如，化学致癌物 3-甲基胆蒽诱导近交系小鼠产生的肉瘤，可以移植给另外一只同基因小鼠（图 15.16）。待这些肿瘤细胞在小鼠体内增殖几周后经手术切除，再重新植回这只术后的小鼠，则会产生抗肿瘤的特异性排斥反应。然而，如果把来源于另一只经 3-甲基胆蒽诱导肉瘤的小鼠肿瘤细胞移植给这只小鼠，肿瘤则会生长。

以上现象表明，在不同小鼠体内 3-甲基胆蒽诱导出的两种肉瘤抗原性存在差别，第一种肉瘤细胞携带有一种或者多种特异的抗原决定基，可以诱导小鼠产生排斥移植相同肉瘤细胞的免疫应答。此现象说明两个问题：第一，高致突变性致癌物（3-甲基胆蒽）诱发的肿瘤，是使初期肿瘤细胞发生一种或者多种基因突变，从而编码具有肿瘤特异性移植抗原的产物；第二，3-甲基胆蒽似乎每次诱导的肿瘤所表达的肿瘤特异性移植抗原均有所不同（图 15.23）。

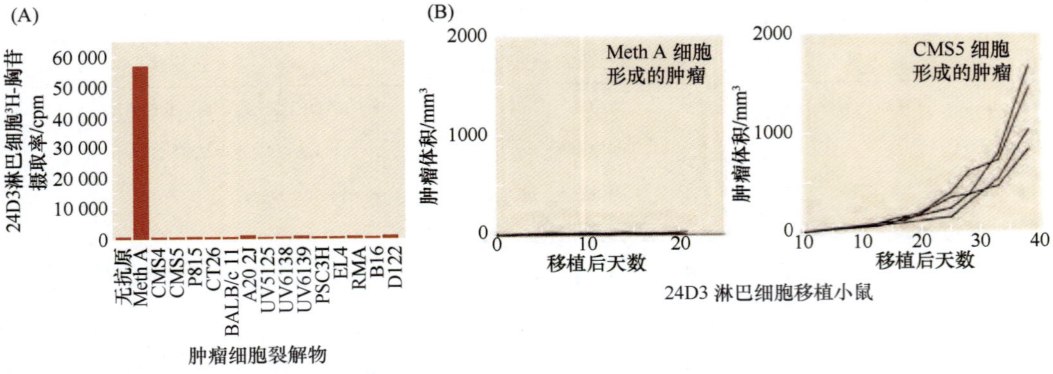

图 15.23　化学诱导的纤维肉瘤具有抗原特异性　将 3-甲基胆蒽诱导产生的 Meth A 纤维肉瘤细胞系的细胞裂解物免疫 BALB/c 小鼠。小鼠产生的抗原特异性淋巴细胞系，称为 24D3。（A）采用 ^{3}H-胸苷掺入实验可以检测到 24D3 淋巴细胞在 Meth A 细胞裂解物刺激下的增殖（第二条柱形）。但是，24D3 淋巴细胞在其他 14 种肿瘤细胞系的裂解物刺激下，包括 3-MC 诱导的其他肉瘤，UV 诱导产生的皮肤鳞状细胞癌、淋巴瘤、黑色素瘤和肺癌不发生增殖（剩余柱形）。在没有任何抗原刺激下，24D3 淋巴细胞也不出现增殖（第一条柱形）。（B）将 24D3 淋巴细胞的一个克隆群体移植给 BALB/c 宿主小鼠后，随后注射 Meth A 纤维肉瘤细胞，完全阻断了肿瘤的形成（左图）。但是假如注射的是另外一种不相关的纤维肉瘤细胞系 CMS5，则不受这些淋巴细胞的影响（右图）。（引自 T. Matsutake and R.K. Srivastava, *Proc. Natl. Acad. Sci. USA* 98: 3992-3997, 2001.）

通过实验检测和鉴定肿瘤特异性移植抗原具有很大难度。假设 3-甲基胆蒽诱导的每种肉瘤都表达一种强抗原性的肿瘤特异性移植抗原，那么荷瘤小鼠的免疫系统会针对这种肿瘤特异性移植抗原产生激烈的免疫应答，试图清除高表达此类抗原的肿瘤细胞，但对低表达——经过免疫编辑的肿瘤细胞则无法清除。根据达尔文的自然选择规律，能够被实验者研究的是那些可以长期生存的低表达肿瘤特异性移植抗原的肿瘤细胞和子代肿瘤细胞，这就使通过生化的方法分离和鉴定肿瘤特异性移植抗原蛋白变得更加困难。

然而近年来，采用基因克隆技术已经克隆出一些编码 3-甲基胆蒽诱导产生的肿瘤特异性移植抗原的基因。克隆策略之一是将作为免疫识别靶点的与 3-甲基胆蒽转化细胞表面 MHC Ⅰ类分子结合的寡肽洗脱、纯化、测定氨基酸序列，然后预测出其相应的编码基因的核苷酸序列，最后克隆出编码基因。通过分析从肿瘤细胞克隆出的肿瘤特异性移植抗原的基因编码序列，发现所有这些基因是经由编码各种细胞蛋白的正常基因相对应的等位基因发生点突变而产生，而这些正常蛋白质并未明显涉及细胞恶性转变的任何路径（补充信息栏 15.9）。

这些观察结果表明，在引起点突变的化学致癌物 3-甲基胆蒽致癌过程中，其表现与 12.6 节中的苯并[a]芘很相似，靶细胞的原癌基因（通常是 K-*ras* 基因）和其他一些基因（如突变后编码肿瘤特异性移植抗原的等位基因）都发生突变；后者作为无辜的旁观者，虽然它与致瘤过程无因果关系，但是在大量诱癌剂诱导肿瘤形成中被损伤。

值得一提的是，化学物质诱导产生的 TSTA 与肿瘤病毒感染诱导产生的 TSTA 的生物学行为差异显著。例如，SV40 病毒可以诱导小鼠产生肉瘤。将荷瘤鼠的肉瘤手术切除后，小鼠就像被免疫了，它们对随后接种的由 SV40 病毒诱导的肉瘤或其他肿瘤的细胞均产生排斥反应。在这种情况下，确实产生了交叉免疫，参与交叉反应的 TSTA 是病毒编码的大 T 癌蛋白，它在所有的 SV40 病毒转化细胞中都是高水平表达的。这与 3-MC 诱导的肿瘤不同，后者每个肿瘤都表达自身独特的 TSTA 或一套 TSTA。

这些现象使我们不禁想到：在人类肿瘤发生过程中是否也存在类似的机制呢？因此，是否癌细胞高度不稳定的基因组（第 12 章）产生的突变抗原蛋白是肿瘤发展突变过程伴随的副产品（信息栏 15.2）？或者，3-甲基胆蒽诱导产生的 TSTA 是否是在许多小鼠致瘤实验中人为地使用高剂量致癌物的结果，因此并不能准确反映人类肿瘤形成中的突变过程呢？

信息栏 15.2　微卫星不稳定性似乎经常引发免疫原性更强的肿瘤　在 12.4 节中已经提到，DNA 错配修复机制的缺陷可以引起微卫星不稳定性（MIN），它可以使肿瘤细胞基因组的数百个甚至数千个基因突变。等位基因突变的结果导致这些基因的阅读框发生移位。突变的等位基因常编码新的氨基酸序列，有时被称为“移码肽”（frameshift peptide），其中一些可能具有潜在的肿瘤特异性抗原的作用。

根据这种逻辑预测，15%的人类结直肠癌患者具有微卫星不稳定性，“移码肽”与宿主免疫系统相互作用应该异于没有 MIN 而具有染色体不稳定性（CIN）的多数结直肠癌患者。具有 MIN 的肿瘤内有较多的肿瘤浸润性淋巴细胞和较低转移率。此外，具有微卫星不稳定性的结直肠肿瘤，与染色体不稳定性的结直肠肿瘤相比，前者 MHC Ⅰ类蛋白抗原呈递率较后者低（分别为 30%和 60%），这提示具有 MIN 的肿瘤为逃避免疫系统各方面的杀伤，采取阻遏细胞表面 MHC Ⅰ类蛋白抗原呈递的免疫逃逸方式。总之，这些现象表明 MIN 能帮助高表达免疫原性的结直肠肿瘤更快地进展，同时也会由于这些肿瘤明显升高的免疫原性而付出代价。

15.12　肿瘤相关移植抗原也可诱导抗肿瘤免疫

前面已经提及，肿瘤相关移植抗原（TATA）是由于各种原因没有诱导出机体免疫耐受的正常细胞蛋白。当这些正常蛋白质在肿瘤细胞表达时，它们诱导出可以检测到的免疫应答，包括体液和细胞免疫应答。

由于黑色素瘤表达某些 TATA，对黑色素瘤抗原性的研究相比人类的其他肿瘤要更加深入（补充信息栏 15.10）。黑色素瘤细胞可能过度表达源自正常的黑色素细胞的前体细胞低水平表达的某些蛋白质，这些家系特异性的蛋白质有时称为分化抗原，它们是先前控制转化为肿瘤细胞的正常祖细胞分化程序的残迹。其中属于分化抗原的黑色素瘤肿瘤相关移植抗原包括转铁蛋白、酪氨酸酶（图 15.24A）、gp100、Melan-A/MART-1 和 gp75。

黑色素瘤细胞表达的分化抗原通常诱导机体免疫系统产生很强的免疫应答，伴随而来的还有一种非常特殊的自身免疫病——白癜风，即有些黑色素瘤患者出现大面积的皮肤色素脱失（图 15.25）。这种现象是机体针对黑色素瘤的一种特异性免疫应答产生的临床表现。例如，为提高肿瘤患者抗肿瘤免疫应答而采用 IL-2 治疗时，104 名肾癌患者无一发生白癜风；相反，74 个黑色素瘤患者中有 11 名患者出现了白癜风。

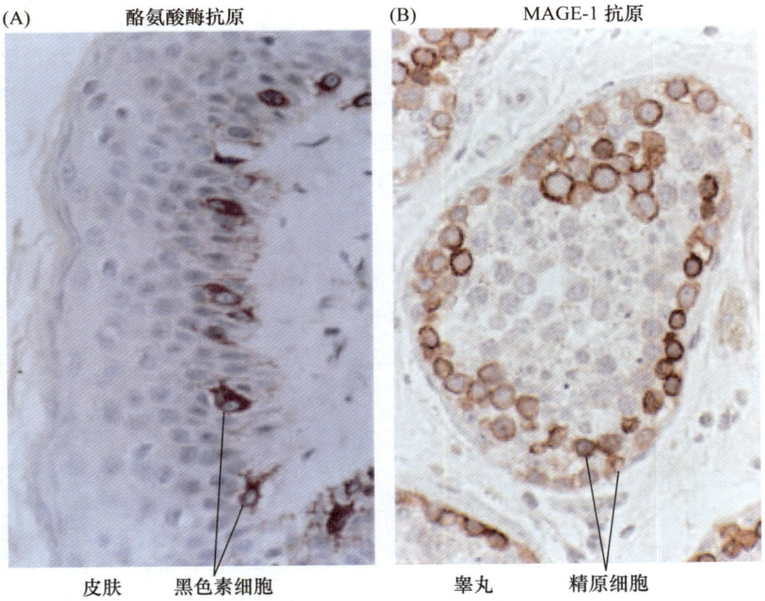

图 15.24 作为肿瘤相关抗原在黑色素瘤细胞上表达的正常蛋白 （A）应用单克隆抗体在皮肤的黑色素细胞中可检测到酪氨酸酶，它是一种与黑色素细胞和黑色素瘤细胞色素产生相关的酶。在黑色素细胞（深红色）中，该酶表达在表层基底膜的上方，而在其他正常组织中不能被检测到。它由黑色素瘤细胞表达，使黑色素瘤细胞具有免疫原性并成为细胞毒性淋巴细胞杀伤的靶子。（B）应用抗 MAGE-1 抗原（红色）的单克隆抗体对睾丸中的精原细胞染色。正常情况下，这种抗原仅见于胎盘中，在多种人类肿瘤中已经检测到它的表达。当黑色素瘤细胞表达 MAGE-1 时通常具有免疫原性，已对它进行过详细的研究。（A，引自 Y.T. Chen et al., *Proc. Natl. Acad. Sci. USA* 92: 8125-8129, 1995. B，引自 J.C. Cheville and P.C. Roche, *Mod. Pathol.* 12: 974-978, 1999.）

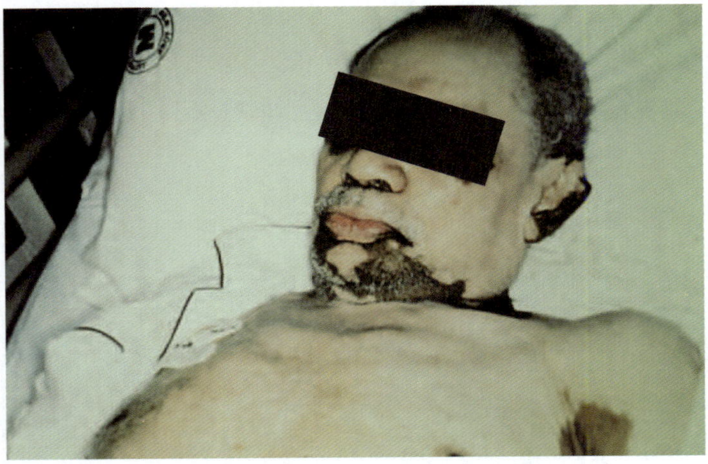

图 15.25 黑色素瘤诱发的自身免疫性色素脱失 图中显示，患有黑色素瘤前是黑色皮肤的患者，由于黑色素瘤细胞诱导产生的自身免疫攻击，导致患者除了一些孤立区域（面部，腋窝）外，其他部位的皮肤出现色素脱失——白癜风，它与黑色素瘤患者的生存期延长相关。［感谢 A.N. 霍顿（A.N. Houghton）。］

目前已清楚，在这些黑色素瘤患者中，由黑色素瘤细胞表达的 TATA 诱发的免疫应答可以产生一种副反应，即攻击和破坏同样表达这些抗原的正常黑色素细胞。这种类型的白癜风与前面讨论过的副癌综合征形式上是类似的（补充信息栏 15.8），即肿瘤细胞表达的蛋白质所引起的免疫应答，也可以使表达同类蛋白质的正常组织遭受破坏。值得注意的是，伴有白癜风的黑色素瘤患者相比不伴有者的生存时间更长，这表明至少在一段时间内这些患者的免疫系统可以有效地控制黑色素瘤。（例如，1987 年的调查发现，诊断为黑色素瘤患者中，5 年生存率为 75%；而在有伴随的白癜风症状的患者中，5 年存活率为 86%。）

人黑色素瘤细胞的抗原性可能来源于它们表达的其他主要 TATA 亚型，即癌胚抗原。顾名思义，癌胚抗原指的是曾在胚胎形成过程中表达并被肿瘤组织再次表达的一类抗原。这类抗原包括癌-生殖细胞或者癌-睾丸抗原（CT），表明它们在睾丸和胎儿卵巢正常表达。编码这些抗原的基因，如编码 MAGE-1（图 15.24B）、MAGE-3、BAGE、GAGE-1 和 GAGE-2 的基因已经被克隆（补充信息栏 15.11）。克隆 TATA 基因的策略依赖于黑色素瘤患者体内识别肿瘤相关抗原的细胞毒性 T 淋巴细胞的存在。该策略的成功实施也代表了第一个直接证据证明抗原特异性 T 细胞广泛存在于这些患者体内的淋巴细胞中。目前已鉴定出编码 89 种不同的癌-睾丸抗原的 44 个基因或基因家族，而这个基因名单还在继续增加。

另外，由于男性患者的睾丸中有些类型的细胞不表达 MHC Ⅰ类分子，无法将抗原有效地呈递，因而缺乏针对这些抗原的免疫应答。（当然，在女性的任何组织中都不会表达这些蛋白。）此外，睾丸中的正常细胞表达较高水平的 Fas 死亡受体的配体 FasL（9.14 节），从而可以使这些细胞安全远离巡视的 T 淋巴细胞和其他免疫细胞，进一步保证了表达这些蛋白的睾丸细胞在免疫豁免区是免疫耐受的，而不诱发免疫应答。这也许可以解释为什么生殖细胞蛋白在体内异位表达时通常会诱导出强烈的免疫应答。

对许多黑色素瘤蛋白诱导的免疫耐受很容易被克服（免疫学家称为打破），使科学家想到了一种简单有效的抗肿瘤治疗策略，即将这些抗原视为病毒或者细菌等外源微生物的侵袭产物。这种理念已使科学家尝试应用一种或多种这类抗原蛋白组成疫苗免疫小鼠或人。

例如，一些黑色素瘤细胞会上百倍过度表达某种正常的转铁蛋白受体，该受体涉及机体多种细胞铁的吸收和代谢。向小鼠注射这种纯化的鼠转铁蛋白受体后，可以诱导小鼠产生针对这种蛋白的免疫应答。这提示通过暴露于高水平的这种蛋白，很容易打破小鼠体内针对这种蛋白的任何免疫耐受。经过鼠转铁蛋白受体免疫的小鼠可以排斥随后移植的任何高表达该受体的黑色素瘤。为了使肿瘤患者产生有效抗肿瘤免疫，肿瘤学家提出了一种更加普遍用于动员免疫系统攻击人类肿瘤的策略。我们将在后面予以讨论。

15.13　肿瘤细胞通过抑制肿瘤抗原在细胞表面的表达逃避免疫监视

此前描述的免疫功能可能提示，试图通过免疫系统来防御已长出的多种肿瘤是相当罕见的，主要是因为免疫耐受使免疫系统对多种类型癌细胞表达的抗原视而不见。事实上，在肿瘤患者的血液中可以检测到结合在肿瘤细胞表面抗原上的相对较高滴度（浓度）的抗体，这种情况甚至可能出现在大多数肿瘤患者中。此外，在许多肿瘤患者的血液、淋巴结和肿瘤组织中，可以检测到能识别肿瘤相关移植抗原（TATA）的辅助性 T 淋巴细胞和细胞毒性 T 淋巴细胞。

这些观察表明，尽管机体存在免疫耐受，但人类的免疫系统可以针对许多类型（也许是所有类型）的肿瘤细胞成功地发起攻击。在免疫缺陷的个体中，肿瘤发病率增高，这也表明免疫系统发起的某些攻击可以阻止肿瘤的发展（15.9 节）。

尽管这样，免疫防御机制仍然无法有效地阻断许多肿瘤的进展，而这种免疫防御机制用某些标准来衡量的话是格外有效的。例如，免疫学家发现一个肿瘤细胞表面只要有 10 个源自 TATA 或者 TSTA 的寡肽（与 MHC Ⅰ类分子结合）就足以吸引细胞毒性 T 淋巴细胞，进而杀死这些肿瘤细胞。

为什么人类免疫系统动用其强大的免疫细胞和各种免疫手段，却在阻断肿瘤进展方面屡战屡败呢?一种可能的解释源于前面描述过的 15.8 节中基因改变小鼠的行为，得到的启示是：有些肿瘤免疫原性非常强，它们可以被正常的免疫系统有效地清除。即使在人群中可以检测到这类肿瘤，检出的概率也是很低的。其他一些肿瘤在形成时免疫原性就很低，它们表达的蛋白是被免疫系统耐受的，这些细胞生长旺盛，并很快形成明显的临床肿瘤。

另外一种可能就是某些具有免疫原性的肿瘤，最初可能遭受免疫系统的严重攻击，但是最终找到逃避清除的途径——免疫逃逸（表 15.4），这些肿瘤细胞随后可以旺盛生长，以至于形成体积较大、威胁患者生命的肿瘤。后面这种解释可以很好地描述许多人类肿瘤的生长过程：正是由于人类肿瘤细胞不断发生改变才有可能逃避免疫系统的攻击。

表 15.4　肿瘤细胞采用的免疫逃逸策略

策略	机制	逃避的对象
隐藏身份	抑制肿瘤抗原（TSTA 或 TATA）的表达，下调 MHC Ⅰ类蛋白表达	细胞毒性 T 淋巴细胞
隐藏应激	抑制 NKG2D 配体（如 MICA）	NK 细胞
灭活免疫细胞	破坏免疫细胞的受体 通过腺苷、MICA 饱和免疫细胞受体 诱导 T_{reg} 产生	NK 细胞、细胞毒性 T 淋巴细胞 NK 细胞、各种免疫细胞 各种 T 淋巴细胞
避免凋亡	通过增加 IAP 抑制胱天蛋白酶级联反应；获得对 FasL 介导的细胞凋亡的抵抗	
诱导免疫细胞凋亡	释放可溶性的 FasL 释放细胞因子（IL-10、TGF-β）	细胞毒性 T 淋巴细胞 细胞毒性 T 淋巴细胞、树突状细胞、巨噬细胞
中和细胞内毒素	通过酶作用解毒 H_2O_2，前列腺素 E_2	巨噬细胞、NK 细胞
中和补体	过度表达 mCRP	补体系统
上调 CD47 表达	在细胞表面表达“别吃我”信号	吞噬细胞

最常见的免疫逃逸策略是肿瘤细胞停止表达已经吸引免疫系统及其细胞毒性淋巴细胞注意的肿瘤相关移植抗原（TATA）或者肿瘤特异性移植抗原（TSTA）。值得注意的是，这些抗原中的大部分并不参与细胞恶性转化过程，它们是组织特异性分化抗原，只是肿瘤组织高表达而已（图 15.24）。肿瘤细胞抑制这些抗原的表达而不损伤自身持续的存活和增殖。肿瘤细胞群体经常通过启动子甲基化（7.8 节）抑制某些编码抗原基因的表达，隐藏它们中间的突变成分。这些抗原表达缺失的细胞可以逃避免疫攻击，最终成为肿瘤组织中的主要细胞。

例如，采用黑色素瘤细胞表达的酪氨酸酶蛋白（酪氨酸酶参与黑色素细胞的色素合成而不参与细胞恶性转化；见图 15.24A）对一位黑色素瘤患者进行免疫，以诱导出针对这种蛋白的免疫反应。起初，诱导出的免疫反应可以抑制黑色素瘤细胞的转移。但是，很快在转移的黑色素瘤细胞中出现了一些酪氨酸酶表达缺失的肿瘤细胞。当表达酪氨酸酶的细胞持续被抑制时，这些酪氨酸酶表达缺失的肿瘤细胞快速增殖，最终导致患者死亡。此现象被免疫学家称为“免疫逃逸”。然而，在另外一例黑色素瘤患者中，这种类型的免疫逃逸并未使肿瘤细胞免受免疫系统的攻击而得到长期保护（信息栏 15.3）。

信息栏 15.3 免疫逃逸可以暂时延缓肿瘤细胞遭受免疫攻击 一位黑色素瘤患者的原发病灶手术切除 5 年后，在患者的淋巴结出现多处转移灶，随后将这些转移灶也手术切除（图 15.26）。在这个病例中，肿瘤浸润性细胞毒性 T 淋巴细胞（CTL）识别目前研究较为深入的、公认的黑色素瘤相关的肿瘤抗原 MART-l。这位患者在随后的 6 年内没出现任何临床表现。6 年后在该患者的局部淋巴结出现黑色素瘤复发，这个病灶也被手术切除。此时，肿瘤细胞由 MHC Ⅰ类分子介导的 MART-1 寡肽呈递缺失，肿瘤组织中能够识别 MART-1 的特异性 CTL 也缺失。（尽管肿瘤细胞仍然继续合成 MART-1。）取而代之的是肿瘤相关的 CTL 识别另外一种黑色素瘤相关抗原酪氨酸酶，这种抗原由肿瘤细胞的 MHC Ⅰ类分子加工呈递。

以上迹象表明，肿瘤患者的免疫系统通过攻击另外一种肿瘤相关抗原（酪氨酸酶）来适应黑色素瘤细胞的最初免疫逃逸策略（抑制 MART-1 的抗原呈递）。尽管这样，到患者进行第三次手术时，其黑色素瘤细胞开始下调所有的 MHC Ⅰ类分子的表达。这种 MHC Ⅰ类分子的表达缺失最终应该可以使在第三次手术后散布的肿瘤细胞逃避所有的 CTL 攻击，并最终发展成威胁患者生命的转移病灶。尽管这样，这名患者又生存了 5 年并且最终的死因与黑色素瘤无关。该患者在患有这种高度侵袭性恶性肿瘤的情况下能够继续存活 5 年提示该患者的免疫系统能够采用目前我们尚未明确的机制对残存的黑色素细胞进行免疫监视。其中很有可能的一种机制就是，能够攻击 MHC Ⅰ类分子表达下调的靶细胞的自然杀伤细胞（后面章节讨论）在该患者最后 5 年生命中的无症状生存发挥关键作用。

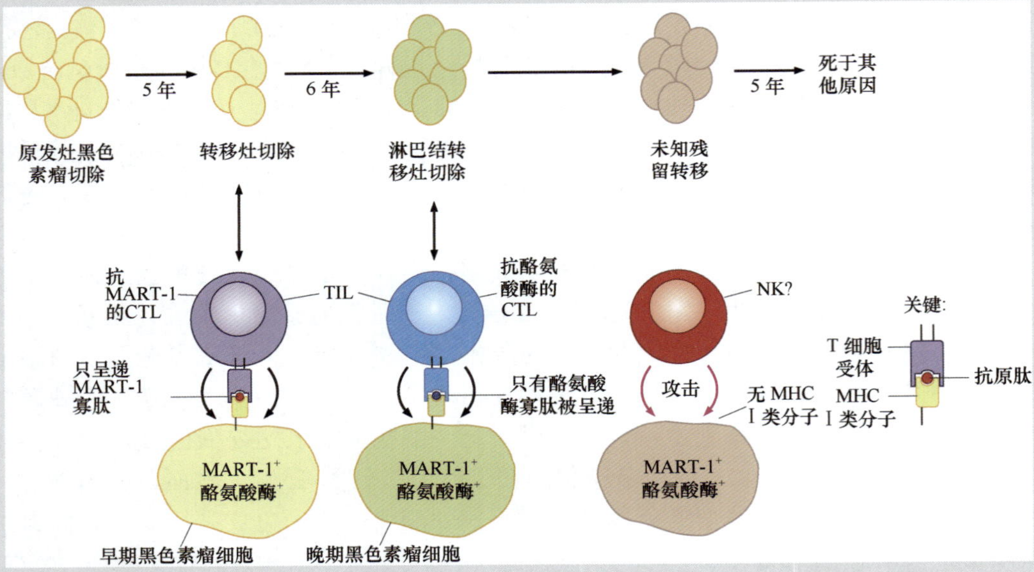

图 15.26　免疫系统动态适应变化的肿瘤细胞抗原呈递　首先切除患者的原发黑色素瘤，5 年后切除出现的转移灶，肿瘤细胞 MHC Ⅰ类分子仅呈递 MART-1 寡肽抗原（红点），尽管这些肿瘤细胞同时合成 MART-1 和酪氨酸酶蛋白。此时，肿瘤浸润性细胞毒性淋巴细胞（TIL/CTL）通过 T 细胞受体识别 MART-1 抗原。6 年后，患者再次出现一处淋巴结转移灶并被手术切除，虽然肿瘤细胞仍然同时合成 MART-1 和酪氨酸酶蛋白，但是肿瘤细胞的 MHC Ⅰ类分子这次仅呈递酪氨酸酶寡肽抗原（蓝点），而肿瘤浸润性 CTL 也仅仅识别酪氨酸酶抗原。随后，黑色素瘤细胞同时停止 MHC Ⅰ类分子的表达，此时这些细胞能很容易被 NK（自然杀伤）细胞（红色）攻击，从而又能保持肿瘤被控制 5 年。因此，免疫系统可以与肿瘤细胞同时进化，产生具有新的特异性的 CTL，以适应攻击黑色素瘤细胞的需要。

在许多肿瘤中，肿瘤细胞不能采取简单的关闭肿瘤抗原表达的权宜之计，仅仅是因为 TSTA 或者 TATA 的表达对于肿瘤细胞的持续性恶性增殖是必需的。例如，超过 20% 乳腺癌细胞过度表达的正常 HER2/Neu 蛋白（一种生长因子受体，见图 4.4）可以诱导有效的免疫反应。然而，乳腺癌肿瘤细胞却不能停止该蛋白的表达，因为它的持续性高表达对于肿瘤细胞的增殖和抑制凋亡是至关重要的。

在某些 TATA 或 TSTA 的表达对肿瘤的生长不可或缺而不能下调的肿瘤中，肿瘤细胞需要采取其他策略来逃避免疫系统的杀伤。其中一个重要而且被肿瘤细胞普遍采用的免疫逃逸策略就是下调呈递肿瘤抗原的相关分子——MHC Ⅰ类分子的表达（补充信息栏 15.2）。通常是通过抑制 MHC Ⅰ类基因的转录来下调 MHC Ⅰ类分子的表达。事实上，目前已经发现许多类型的人类肿瘤细胞缺乏正常水平的编码 MHC Ⅰ类分子的 mRNA，因而阻止了它们的合成及在细胞表面呈递抗原（图 15.27）。

MHC Ⅰ类分子表达缺失常与肿瘤细胞的侵袭性和转移性相关。例如，在超过半数的晚期乳腺癌中，这种重要的抗原呈递分子的表达几乎完全缺失，而这种表达缺失的肿瘤患者预后较差。此外，在骨髓中形成微转移灶的肿瘤细胞，其 MHC Ⅰ类分子表达水平也很低（图 14.10），可能与在这种组织微环境中免疫细胞介导的免疫监视作用较强有关。

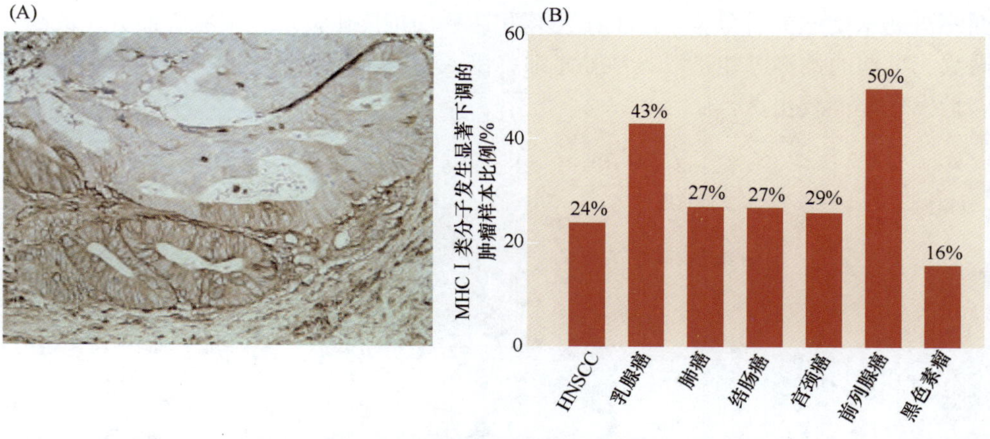

图 15.27　通过抑制 MHC Ⅰ类分子表达的免疫逃逸　肿瘤细胞经常下调 MHC Ⅰ类分子的表达，从表面上看是为了逃避获得性免疫应答细胞的识别和攻击。（A）在这张免疫组化染色的组织切片中可以看到人的结直肠肿瘤细胞，被识别人类 MHC Ⅰ类分子——HLA-A 的单克隆抗体免疫染色。肿瘤组织的底层细胞强烈表达 HLA-A（深红色），而上层细胞出现部分或者完全的 HLA-A 表达缺失。（B）图中纵坐标显示的是，大部分肿瘤区域中 MHC Ⅰ类分子发生显著下调的肿瘤样本的比例。[A，引自 A.G. Menon et al., *Lab. Invest.* 82: 1725-1733, 2002. B，感谢 S. 费龙（S. Ferrone）。]

另外，肿瘤细胞也可以采用转录后机制来抑制 MHC Ⅰ类分子介导的抗原呈递。例如，MHC Ⅰ类分子从内质网迁移至细胞表面的过程中，依赖于与它们相关的 β_2 微球蛋白（β_2m，见图 15.10D）。正常情况下，β_2m 能够帮助结合有抗原肽的 MHC Ⅰ类分子表达于细胞表面（图 15.28A）。然而某些高度恶性的肿瘤，β_2m 合成缺陷导致结合有抗原肽的 MHC Ⅰ类分子无法到达细胞表面（图 15.28B）。此外，肿瘤抗原呈递早期也可能出现异常：有些肿瘤 TAP1 或者 TAP2 蛋白（抗原呈递相关转运蛋白）表达缺陷（图 15.28C）。TAP1 或者 TAP2 能将胞质中蛋白酶体产生的寡肽运入有 MHC Ⅰ类分子的内质网腔中。缺乏这两种蛋白时，MHC Ⅰ类分子不能呈递抗原。

由于这里体现的仅是相关性，所以并不能证明此处观察到的 MHC 介导的抗原呈递紊乱与肿瘤细胞逃避免疫攻击之间具有因果关系。详细记录的一例接受抗肿瘤免疫治疗的黑色素瘤患者，肿瘤细胞就出现了 MHC Ⅰ类分子的表达下调，疗效也欠佳。又如，神经母细胞瘤和小细胞肺癌，MHC Ⅰ类分子的表达缺失与缺乏肿瘤浸润淋巴细胞（TIL；见 15.9 节）相关，而它们是攻击肿瘤细胞的关键免疫成分。

事实上，当一个细胞表面的 MHC Ⅰ类分子表达完全缺失时，它就会引起 NK 细胞的攻击，后者不断在体内各组织巡逻，寻找细胞表面 MHC Ⅰ类分子表达下调的细胞（在 15.14 节讨论过）。这就解释了为什么有些肿瘤细胞只选择性地抑制正常情况下机体细胞持续表达的 6 种 MHC Ⅰ类分子中的一种。这种抑制可能会阻断某种肿瘤抗原的呈递，使肿瘤细胞逃避肿瘤抗原特异性的细胞毒淋巴细胞的攻击，并且由于肿瘤细胞表面只有小部分 MHC Ⅰ类分子缺失，因此不会引起 NK 细胞的攻击。

总之，众多观察表明机体免疫系统通过识别肿瘤细胞表面的 MHC Ⅰ类分子和相关寡肽抗原复合物攻击肿瘤细胞，对各种肿瘤的生长造成了巨大的选择性压力，使癌细胞表面不再展示抗原提呈分子。由于在侵袭和转移的细胞中，这些细胞表面分子的展示往往缺失，早期的推测可能是，一旦肿瘤细胞侵入存有大量免疫细胞的基质，免疫系统会对它们发动全面攻击。

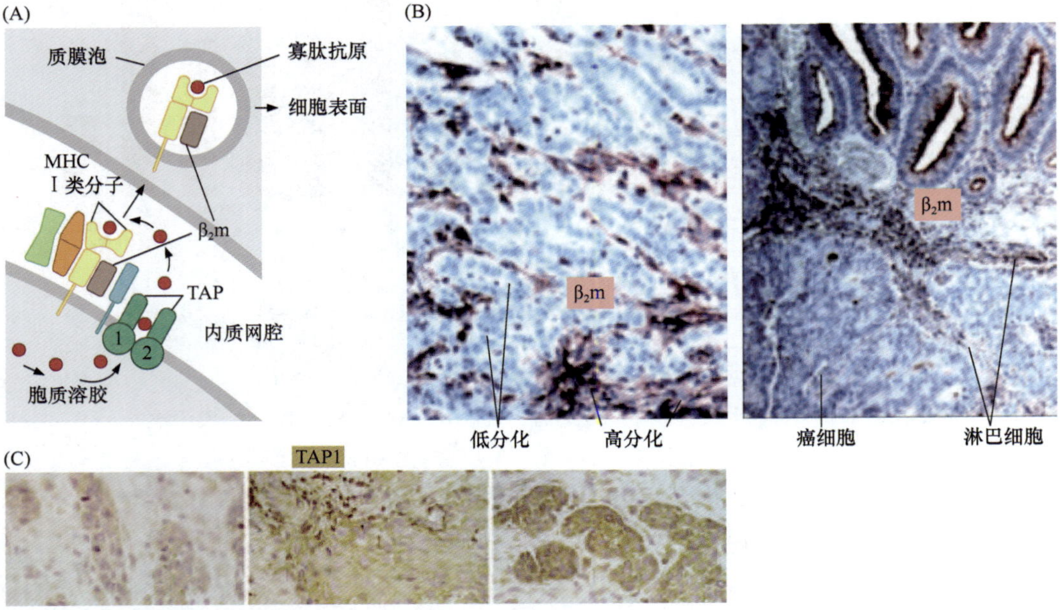

图 15.28　β_2 微球蛋白或者 TAP1 表达缺失导致抗原呈递失败　（A）图 15.10A 详细地描述了 TAP 复合物是 TAP1 和 TAP2 蛋白组成的异二聚体（抗原呈递相关转运蛋白，深绿色），参与寡肽（红点）从细胞质转运至内质网腔，在内质网腔中寡肽与 MHC Ⅰ类分子结合（黄色）。此外，β_2 微球蛋白（β_2m，浅褐色）与 MHC Ⅰ类分子结合并且协助结合有寡肽抗原的 MHC Ⅰ类分子表达于细胞表面。为了到达细胞表面，MHC Ⅰ类分子需要结合寡肽抗原和相关的 β_2m（也见于图 15.18B）。因此，β_2m 或者 TAP1 表达缺失阻止了细胞将抗原呈递至细胞表面。（B）在一例人结直肠癌中（左图），在形成分化程度较高的管状结构（下方）的肿瘤细胞中 β_2m 染色呈阳性（红棕色），而在分化程度低的肿瘤细胞中 β_2m 染色呈阴性（浅蓝色，上方）。在另外一例结直肠癌中（右图），β_2m 表达于浸润性淋巴细胞（暗红色），而在大多数肿瘤细胞中表达缺失（浅蓝色，下半图）。在 17 例检测到微卫星不稳定性（MIN）的结直肠癌中（信息栏 15.2），其中 5 例发现 β_2m 基因出现了失活突变，而在部分其他肿瘤中 β_2m 基因由于存在某种目前尚不清楚的机制出现了转录沉默。（C）在头颈鳞状细胞癌（HNSCC）中经常出现 TAP1 和 TAP2 蛋白表达缺失而导致的抗原呈递加工的失败。免疫组化染色显示 TAP1（米黄色）在头颈鳞状细胞癌中的表达呈多样性：在有些肿瘤中表达缺失（左图），在有些肿瘤中呈片状表达（中图），在有些肿瘤中表达水平正常（右图）。（A，引自 C.A. Janeway Jr. et al., Immunobiology, 6th ed. New York: Garland Science, 2005；B，引自 M. Kloor et al., *Cancer Res.* 65: 6418-6424, 2005；C，引自 M. Meissner et al., *Clin. Cancer Res.*11: 2552-2560, 2005.）

15.14　肿瘤细胞逃避 NK 细胞和巨噬细胞介导的杀伤

正如前述，肿瘤细胞可以通过下调细胞表面 MHC Ⅰ类分子的表达进行免疫逃逸，但这是一把双刃剑：免疫系统将计就计，利用自然杀伤（NK）细胞攻击 MHC Ⅰ类分子表达缺陷的细胞。这种 NK 细胞同样可以瓦解肿瘤病毒通过阻止感染细胞表达 MHC Ⅰ类分子和呈递病毒寡肽抗原而逃脱免疫监视的策略。

NK 细胞表面表达识别潜在靶细胞的 MHC Ⅰ类分子的受体（图 15.29A）。靶细胞的 MHC Ⅰ类分子与 NK 细胞表面的受体（称为杀伤细胞抑制性受体，KIR）结合后，这种受体向 NK 细胞传递抑制性信号，阻止 NK 细胞对 MHC Ⅰ类分子阳性细胞的攻击。相反，如果靶细胞表面 MHC Ⅰ类分子表达缺失，那么就会发生靶向杀伤。(NK 细胞介导的 MHC Ⅰ类分子表达缺失细胞的清除，也许可以解释为什么在某些类型的人类肿瘤中，肿瘤细胞表面 MHC Ⅰ类分子表达缺失与患者的预后呈正相关，这与前面提及的结果相反。)

此外，NK 细胞与肿瘤细胞之间另一种固有的相互作用也同样重要，且作用的方式相反。这种特殊的相互作用依赖于细胞遭受某些生理应激时（包括基因损伤、病毒感染和细胞恶性转化导致的）程序性地表达特定蛋白，这些应激蛋白分别命名为 MICA、MICB、ULBP4 等（图 15.29B）。NK 细胞表面针对这些蛋白表达的受体称为 NKG2D，它可以特异识别表达于潜在靶细胞表面的应激相关蛋白（图 15.29C）。NKG2D 受体与这些蛋白结合后，诱导出 NK 细胞的强烈细胞毒反应，从而迅速杀伤表达这些应激相关蛋白的靶细胞。

为了演示这种动态变化，将与人类 MICA 同源的小鼠基因转染小鼠淋巴瘤细胞，使它们的细胞表面高水平表达这种抗原。将这些淋巴瘤细胞注入宿主小鼠时它们失去了成瘤性。但是假如先将这些宿主小鼠体内的 NK 细胞清除，那么这些表达人 MICA 同源抗原的鼠淋巴瘤细胞又具有了成瘤性。

显然，正在生长的肿瘤细胞和 NK 细胞间的相互作用是复杂的。实际上，肿瘤细胞常表达某种 NKG2D 活化型配体，是癌变转化的自然结果，或是这些细胞受到普遍的 DNA 损伤影响的结果（图 15.29D）。这些配体的表达危及肿瘤细胞，因为产生了可被 NK 细胞识别的靶子，这迫使它们为了逃避 NK 细胞的攻击而下调这些配体的表达，最

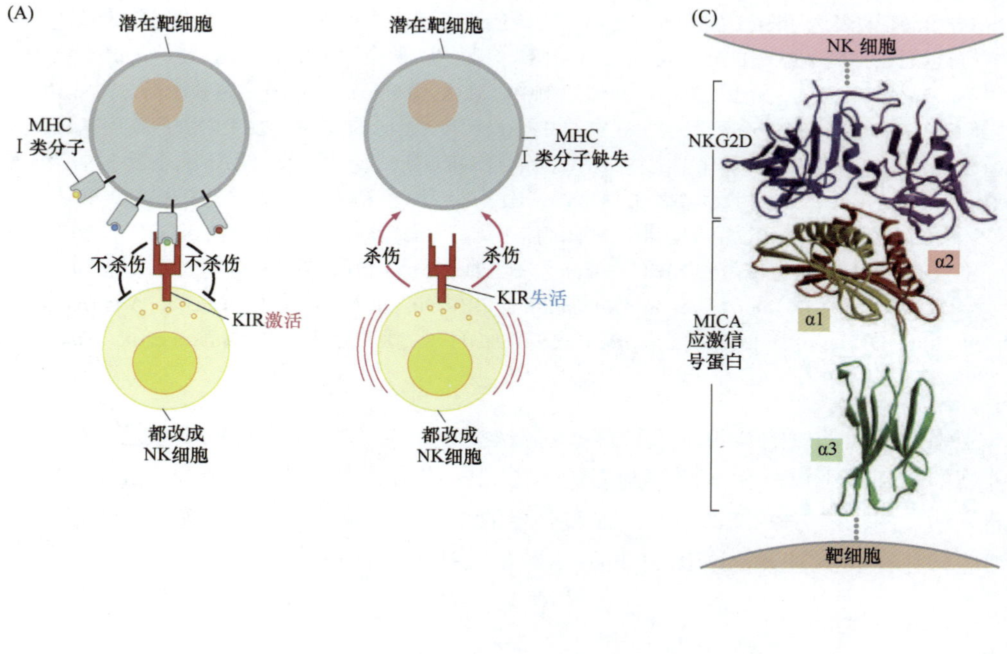

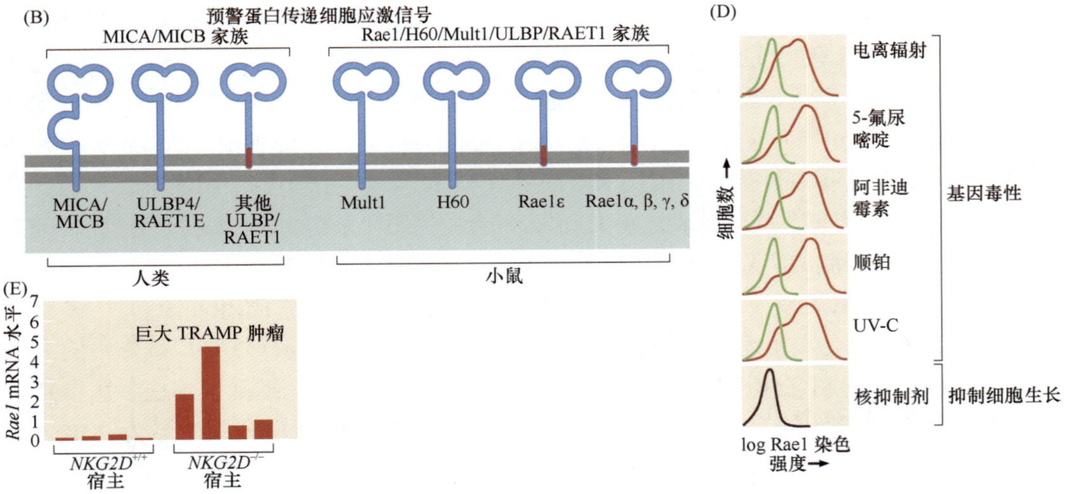

图 15.29　通过正向和负向信号控制 NK 细胞介导的杀伤　(A) 自然杀伤 (NK) 细胞 (黄色，底部) 表达识别潜在靶细胞 (灰色，上面) 表面 MHC I 类分子的杀伤细胞抑制性受体 (KIR，红色)。当发生这种识别时，KIR 传递的抑制性信号可以阻止 NK 细胞针对靶细胞的杀伤 (左图)。反之，当缺乏这种识别时，KIR 无法传递抑制性信号，NK 细胞启动针对靶细胞的杀伤 (右图)。(注意观察 KIR 识别和结合 MHC I 类分子恒定区，并不识别和结合于 MHC I 类分子抗原结合槽内的寡肽抗原。) (B) NK 细胞的 NKG2D 受体可以与靶细胞在基因损伤、病毒感染、肿瘤转化等应激条件下诱导表达的 NKG2D 各种配体结合。图中显示的是在人类和小鼠中已经鉴定出的 NKG2D 各种配体。例如，MICA 和 MICB 正常情况下只表达于应激诱导下的某些上皮细胞。(C) 图中显示的是 NKG2D 和它的配体 MICA 结合形成的复合物的分子结构。图中上半部分显示的是表达于 NK 细胞表面的 NKG2D 受体的两个亚单位 (蓝色和紫色)。图中下半部分显示的是可能表达于肿瘤细胞表面的 MICA 胞外区的 3 个结构子域 (浅褐色、红色和绿色)。[图中未显示将这些蛋白锚定到 NK 细胞和肿瘤细胞表面的结构域 (点线)。] (D) 不同的基因损伤，遭受如图所示的基因毒性处理，强烈诱导 Rae1 配体 (RAET1 亚家族的成员；见 B 版块) 在细胞表面表达；相反，用核抑制剂处理，使细胞周期进展停滞而不导致 DNA 损伤，则不会诱导 Rae1 的表达。Rae1 的基础表达水平由绿色曲线显示，而经诱导的水平由红色曲线显示。这种诱导可以通过抑制 ATM 和 ATR 激酶 (图 9.13) 来阻遏，两个激酶是 DNA 损伤的关键感受器。其他工作 (未显示) 显示，在许多类型的肿瘤细胞中，PI3K 组分 p110α信号通路被激活 (图 6.17)，可以诱导 Rae1 的表达。(E) 前列腺癌发展中的 TRAMP 转基因小鼠模型中发生的肿瘤细胞在其表面表达 Rae1 配体，是 NKG2D 的活化型配体。携带野生型 NKG2D 编码基因的 TRAMP 小鼠中肿瘤细胞表达低水平的 *Rae1* mRNA。相反，NKG2D 编码基因 (适合称为 *Klrk1*) 被敲除的 TRAMP 小鼠，*Rae1* 转录明显达到更高水平。这说明 TRAMP 肿瘤细胞下调其 Rae1 水平来避免表达 NKG2D 的 NK 细胞攻击。(重要的是，NK 杀伤常需要 MHC I 类分子表达的缺失，同时需要肿瘤细胞表达某种 NKG2D 活化型配体。) (B，引自 D. Raulet, *Nat. Rev. Immunol.* 3: 781-790, 2003. C，引自 P. Li et al., *Nat. Immunol.* 2: 443-451, 2001. D，引自 S. Gasser et al., *Nature* 436: 1186-1190, 2005. E，引自 N. Guerra et al., *Immunity* 28: 571-580, 2008.)

终产生强劲增长的肿瘤。为了检测这些动态变化，已经建立了表达或不表达 NKG2D 易发肿瘤的转基因小鼠。在 NK 细胞表达 NKG2D 的小鼠中，肿瘤细胞抑制 Rae1 应激抗原的表达 (图 15.29B) 来逃避 NK 细胞介导的杀伤，而缺失 NKG2D 受体的小鼠，其肿瘤细胞即使在表面显著表达 Rae1 抗原 (图 15.29E) 也能快速生长。

事实上，许多类型的人类肿瘤细胞和黑色素瘤细胞通过另外一种免疫逃逸策略使 NKG2D 信号通道失活：它们持续合成大量的 MICA，并将这些蛋白大部分分泌到肿瘤细胞周围的基质中（而不是表达在细胞表面）。分泌的可溶性 MICA 在许多肿瘤患者的血清中可以检测到，作为一种诱饵配体用来结合 NK 细胞上的 NKG2D 受体。因此可溶性的 MICA 与 NK 细胞（和细胞毒性 T 淋巴细胞）上的 NKG2D 受体结合，可以导致这些受体的内吞和降解，致使免疫细胞对持续表达在患者肿瘤细胞表面的 MICA 分子无能为力。

总之，NK 细胞通过两种方式本能地识别肿瘤细胞：对细胞表面 MHC Ⅰ类分子表达缺失或者表达应激蛋白（如 MICA、Rae1）的肿瘤细胞非常敏感。当这两种条件都满足时，NK 细胞杀伤肿瘤细胞的作用会比仅满足其中一个条件的更为有效。不过，有些免疫学家则认为肿瘤细胞必须同时满足两种条件（低水平表达 MHC Ⅰ类分子和高水平表达应激相关的 NKG2D 配体，如 MICA），NK 细胞才启动针对肿瘤细胞的杀伤。然而，大多数证据显示，多种信号的平衡决定了 NK 的活性。例如，细胞表达非常高水平的某种应激相关的警戒蛋白时，即使它们表面持续显著表达 MHC Ⅰ类分子，也能被 NK 细胞攻击和杀伤。

在结束我们对于肿瘤细胞及它们与 NK 细胞相互作用的讨论时，要提醒读者注意的是，在循环系统中游弋的肿瘤细胞通过一条独特的路径逃避 NK 细胞的杀伤。进入血管内的肿瘤细胞与血液直接迅速地接触，得到黏附血小板的保护屏障，肿瘤细胞与血小板一起形成微血栓（补充信息栏 14.2）。当通过一些实验策略使形成微血栓的凝血机制出现缺陷时，转移的肿瘤细胞形成新的肿瘤克隆的成功率则是凝血机制正常时的百分之几。这一减少是由 NK 细胞的攻击引起的，因为正常情况下血小板的保护屏障通常阻止 NK 细胞识别和攻击肿瘤细胞。这种独特的免疫逃逸策略并不是通过选择肿瘤中少量变异肿瘤细胞而发展起来的，相反，它几乎是普遍发生的，所有进入循环中的肿瘤细胞都会常规地采用这种免疫逃逸机制，去往全身较远的组织形成新的肿瘤病灶。

关于 NK 细胞和对肿瘤攻击的讨论并不包括抗肿瘤涉及的第二个同样重要的固有免疫成分——巨噬细胞的作用。不同于调控 NK 细胞对肿瘤的攻击，另外两种由肿瘤细胞表达的蛋白为邻近巨噬细胞提供了相互制衡的信号。其中一种——钙网蛋白（CRT）——代表“吃我”的信号，导致肿瘤细胞被巨噬细胞的内吞。钙网蛋白存在于大量不同的癌细胞中，它在细胞表面表达代表细胞内涉及基因表达程序的必要组分被细胞转化，其他类型细胞生理应激反应包括被化疗中的细胞毒制剂所激活。

CD47 蛋白作用于另一个方向，细胞以此避开巨噬细胞的吞噬作用，因此成为“别吃我”的信号。事实上，表达 CD47 是目前唯一已知的被全身多种细胞（包括正常和癌变细胞）广泛用来保护自身免于被游走的巨噬细胞主动攻击的方式（图 15.30）。在特定典型样本中，还未变成侵袭性的人原发乳腺癌细胞 CD47 表达几乎少到没有，但来自高度恶性的乳腺瘤的循环肿瘤细胞（CTC，见 14.1 节）显示高水平的该蛋白，从而保护自身不被巨噬细胞攻击。CD47 在多种正常细胞的存活中发挥作用。例如，正在衰老的红细胞，逐渐下调其 CD47 的表达，最终使其被巨噬细胞破坏，保证当这些细胞在血液中辛苦游走 3～4 个月筋疲力尽时能被清除。（在肿瘤环境中，巨噬细胞的吞噬似乎既需要低水平的 CD47 又需要积极的“吃我”信号，后者如凋亡细胞的质膜外侧展现的钙网蛋白或磷脂酰丝氨酸，见 9.10 节。）

肿瘤细胞高水平表达 CD47 启发了一种有趣的治疗策略，使用单克隆抗体（补充信息栏 11.1）结合和阻隔细胞表面的 CD47，剥夺肿瘤细胞对抗巨噬细胞攻击的一个关键防御能力（补充信息栏 15.12）。对巨噬细胞的研究和早期对 NK 细胞的研究提示了固有免疫系统在清除肿瘤细胞初始群体中的关键作用，远早于对获得性免疫在清除肿瘤中作用的关注。

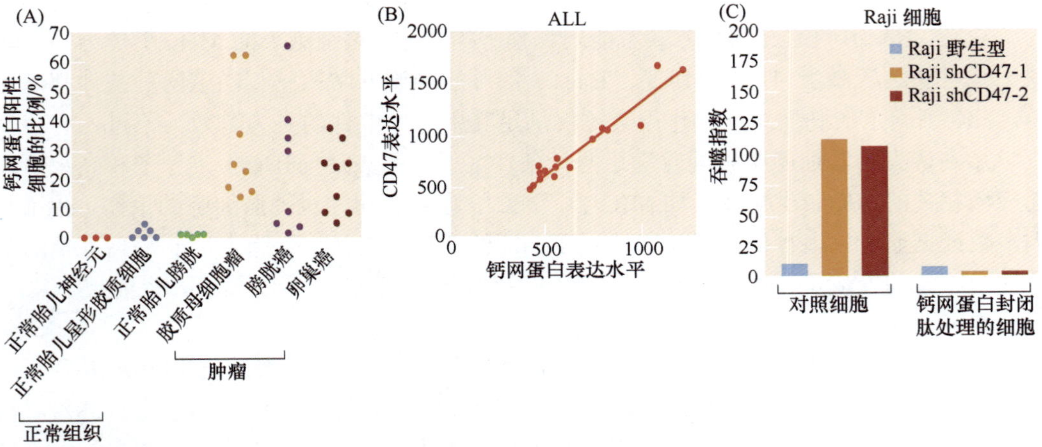

图 15.30　“吃我”信号引发的巨噬细胞的攻击　巨噬细胞在程序化地清除全身表达“吃我”信号的各种类型细胞的同时，却对表达“别吃我”信号的细胞始终保持一臂之遥。（A）通常由转化导致的特定类型的慢性细胞生理应激促使钙网蛋白（CRT）从正常胞内内质网定位转移到细胞表面，作为巨噬细胞“吃我”的信号。这里显示，3 种类型的肿瘤细胞群体含有相当比例 CRT 表达的细胞（右侧），而正常细胞群体（左侧）几乎不含有任何 CRT 阳性的细胞。凋亡前的细胞其表面表达的 CRT 水平也会升高（未显示）。（B）CD47 作用于相反方向，作为一个在不同种类的肿瘤细胞广泛表达上调的“不吃我”信号，保护肿瘤细胞对抗巨噬细胞的攻击。在一组急性淋巴细胞白血病中，CRT 和 CD47 的表达成比例地相应变化。这说明白血病细胞必须提高保护性 CD47 的表达来补偿表达升高的 CRT——这一“吃我”的信号。（C）这些动态变化可以通过调节 Raji 细胞（来自 B 细胞谱系的一株伯基特淋巴瘤的细胞系）CD47 和 CRT 的水平，将其与巨噬细胞共培养来验证。当 Raji 细胞通过两种 shRNA 中的任一种敲降 CD47 表达时，吞噬事件发生的次数显著增多（左半部分）；抗 CD47 的单克隆抗体有类似的结果（未显示）。（吞噬指数=100 个巨噬细胞吞入的 Raji 细胞数。）然而，如果这些细胞表达的合适的 CRT 警告信号被一种特定设计的肽封闭（右半部分），那么即使 CD47 的水平被敲降也不会被吞噬。所以如果巨噬细胞未被 CRT 的呈现所激发，那么 CD47 的保护性遮盖就不是必需的了。（引自 M. Chao et al., *Sci. Transl. Med.* 2: 63ra94, 2010.）

15.15　肿瘤细胞对免疫细胞发动的反击

早期，我们了解到肿瘤细胞可以在免疫抑制的环境中旺盛生长，如移植物的受者体内，由于服用免疫抑制剂，他们的免疫功能被抑制，再者就是 AIDS 患者。实际上，人类绝大部分肿瘤都能在免疫缺陷的环境中生长。确切地讲，肿瘤可能创造出局部免疫功能抑制的微环境。把功能性细胞毒性细胞拒之门外，以确保自身处于安全地带。

策略之一，细胞毒性淋巴细胞杀伤靶细胞通常的机制之一是，这些淋巴细胞运用表面的 Fas 死亡受体的配体（FasL）分子结合并激活在机体内其他细胞的 Fas 死亡受体（15.3 节）。FasL 与这个死亡受体结合，激活非固有的凋亡通路（9.14 节）。

然而，许多肿瘤细胞通过两个步骤来破坏上述的凋亡信号系统。首先，它们通过一种未完全明确的机制对 FasL 介导的杀伤产生耐受。例如，通过对多种凋亡形式获得抵抗能力（表 9.5），肿瘤细胞可以保护自己免受由 FasL 激活的 Fas 受体激发的外源性细胞凋亡级联反应攻击。显然这种抵抗就本身来讲是为这些细胞提供了一条避免被细胞毒性细胞（如细胞毒性 T 淋巴细胞）破坏的途径。

策略之二，许多种肿瘤细胞通过自己获得产生和释放可溶性 FasL 的能力（图 15.31A 和 B）而扭转了 FasL-Fas 系统作用的方向。这种 FasL 对肿瘤细胞没有影响，因为肿瘤细胞已经对其作用变得耐受了。但是，一些研究表明这一配体能激活在几种淋巴细胞上表达的 Fas 死亡受体，诱导它们的死亡。通过对围攻的免疫细胞发起这样的反击，肿瘤细胞使自身处于安全的地带，再一次减小被其杀伤的概率。

在许多肿瘤患者中，有证据表明循环系统中的某些淋巴细胞数量处于受到抑制的水平，这表明存在着免疫功能系统性缺陷。例如，在口腔癌患者中，膜状的囊泡显示膜结合的有生物学活性的 FasL 可以在循环系统中找到（图 15.31C）。这些囊泡似乎由肿瘤细胞释放，并具有抑制全身淋巴细胞的功能。 对于口腔癌和人类其他类型肿瘤的生长来说，这种独特的免疫抑制机制的重要性还需要进一步论证。

许多类型的人类肿瘤细胞采用另一种反击方式，即释放 TGF-β 或是白细胞介素-10（IL-10）。这两种分泌的蛋白均能有效地抑制免疫功能，有很强的抑制 T 淋巴细胞生长、阻止树突状细胞的成熟和抑制其表达 MHCⅡ类分子的作用。在某些情况下，TGF-β 还能诱导免疫系统中两种关键的抗原呈递细胞——树突状细胞和巨噬细胞发生凋亡。[回顾已经发生 EMT 的肿瘤细胞分泌大量的 TGF-β，运用自分泌方式来维持自身停留在间充质状态（图 14.19 和图 14.20）；TGF-β 也许能围绕这些细胞建立安全区，以旁分泌的方式作用于附近极端危险的免疫细胞。]

有趣的是，EBV 通过获得细胞 IL-10 基因并发生了重构，从而获得了类似人类癌细胞释放 IL-10 的能力。正如我们所了解到的那样（3.4 节），这种病毒是伯基特淋巴瘤、B 细胞来源的其他淋巴瘤以及鼻咽癌的一个重要致病因素。通过促使病毒感染的细胞释放 IL-10 样的细胞因子，EBV 保护这些细胞免受细胞毒性免疫细胞的直接攻击，在长时间内能保证自身有一个安全的避风港。

一组实验特别说明了 TGF-β 的免疫抑制能力，同时印证了旧格言的正确性，即最好的防御就是先发制人（图 15.32A）。在这个实验中，一组 10 只小鼠均被注入一种可以分泌高水平 TGF-β 的小鼠黑色素瘤细胞，所有的小鼠均在 45 天内死于肿瘤。另一组，向小鼠的骨髓中移植经过基因修饰的造血干细胞，它们表达一种显性负效应（dn）TGF-β Ⅱ受体（具有能封闭正常受体的功能），使小鼠的淋巴细胞第一次对 TGF-β 介导的杀伤产生耐受。当相同的黑色素瘤细胞系注入这组小鼠后，10 只中的 7 只在 45 天后仍然存活，检查它们的肺脏，发现黑色素瘤转移显著减少（图 15.32B）。使用前列腺癌细胞替代黑色素瘤细胞时也观察到类似的结果。

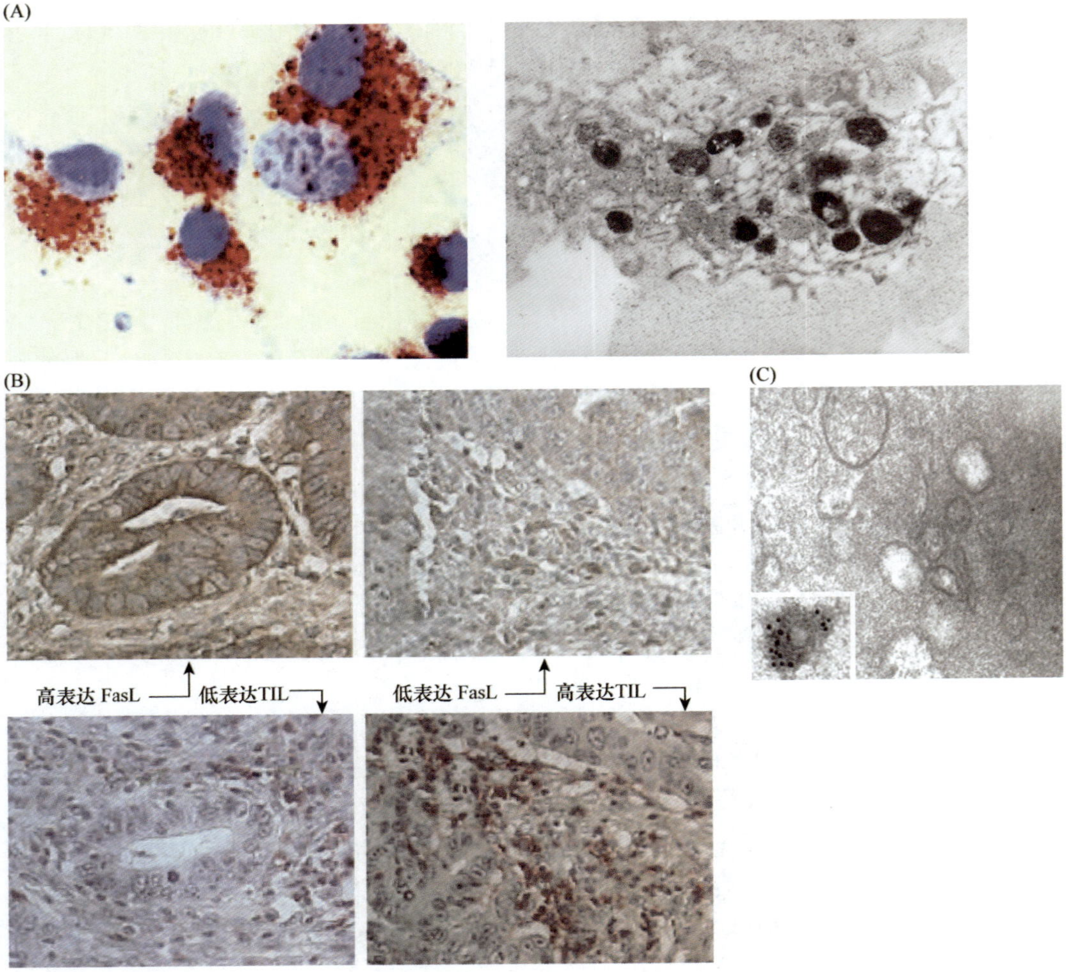

图 15.31　FasL 对免疫逃逸所起的作用　一些肿瘤细胞通过一个两步程序的方式保护自己免受 T 淋巴细胞的杀伤。第一步，它们获得对 FasL（Fas 死亡受体的配体）杀伤的抵抗。第二步，通过获得产生和释放 FasL 的能力，使它们可以杀伤那些离群且和自己靠得很近的淋巴细胞及其他细胞。（A）用抗 FasL 抗体对黑色素瘤细胞染色（左），可以看到大量的 FasL 在细胞质中浓缩成泡状（红），细胞核染成蓝色，用免疫电子显微镜可以看得更加清晰（右图）。这表明黑色素瘤细胞上的 FasL（大黑点）位于黑色素体上（正常黑色素细胞中携带黑色素分子的细胞质体）。黑色素瘤细胞可以释放黑色素体至胞外，黑色素体上的 FasL 具有能使表达 Fas 的细胞（如邻近淋巴细胞）死亡的能力。（B）在一个结肠腺癌病例中，高水平表达 FasL（棕色）的肿瘤区域（上左）显示肿瘤浸润淋巴细胞（TIL；红色，底左）处于非常低的水平（在另一个组织切片）；相反的是，FasL 低水平的区域（棕色，上右）显示 TIL 处于高水平（红色，下右）。在高水平的 FasL 区域附近的 TIL 表现出较高的凋亡率（没有显示）。（C）在口腔癌患者中观察到循环系统中功能性 T 细胞经常处于抑制状态，一种解释是可能在大部分患者（不是正常的对照）的循环系统中含有膜结合 FasL 的膜状囊泡，它们是一种特别有效的死亡受体配体诱导凋亡的形式。这些囊泡是从这些患者的血清中提纯的，可以用免疫电子显微镜观察到（A 图），其包含一个膜结合 FasL（黑点，内图）。（A，左图，引自 G. Andreola et al., *J. Exp. Med.* 195: 1303-1316, 2002. A，右图，引自 L. Rivoltini et al., *Immunol. Rev.* 188: 97-113, 2002. B，引自 A. Houston et al., *Br. J. Cancer* 89: 1345-1351, 2003. C，引自 J.W. Kim et al., *Clin Cancer Res.*11: 1010-1020, 2005.）

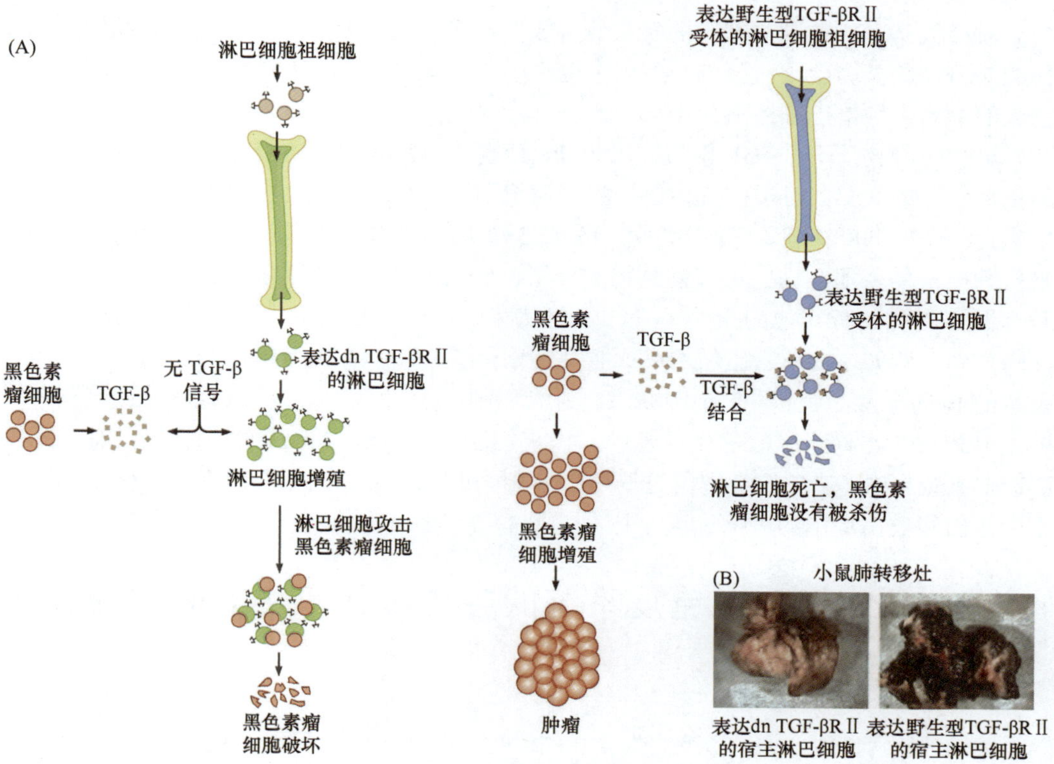

图 15.32　TGF-β在免疫反应中的作用　（A）如果将表达显性负效应的 TGF-βⅡ受体（dn TGF-βRⅡ，上图）的淋巴细胞祖细胞注入小鼠的骨髓中，形成分化的淋巴细胞（绿色），对 TGF-β 的杀伤作用没有反应（左图）。如果将黑色素瘤细胞（粉红色，左）注入一个携带有这种淋巴细胞的小鼠中，尽管这些黑色素瘤细胞分泌大量的 TGF-β（正常情况下对淋巴细胞有毒性；浅褐色的四边形），但淋巴细胞可旺盛生长并且杀灭这些黑色素瘤细胞，因此阻碍了肿瘤的形成。相反，当相同的黑色素瘤细胞导入一个移植了表达野生型（wt）TGF-βⅡ受体（右图）淋巴细胞祖细胞的宿主小鼠时，黑色素瘤细胞释放的 TGF-β 引起表达正常功能的 TGF-β 受体的淋巴细胞（蓝色）进入凋亡（下图）。这证明了分泌 TGF-β 是这些黑色素瘤细胞保护自己免受免疫攻击的一个非常有效的方法。（B）有颜色的黑色素瘤形成肺转移灶的相对能力揭示了形成肿瘤能力的明显差异。野生型的 C57/BL6 小鼠迅速发生转移（黑点，右图），而那些 T 细胞表达显性负效应的 TGF-βⅡ受体（dn TGF-βRⅡ）小鼠却能够有效地阻止转移（左图）。此处观察的肺部标本源自静脉注射 B16 黑色素瘤细胞 21 天后的小鼠。（数据引自 L. Gorelik and R.A. Flavell, *Nat. Med.* 7: 1118-1122, 2001. B，A. Shah et al., *Cancer Res.* 62: 7135-7138, 2002.）

这些观察表明，黑色素瘤和前列腺癌细胞通过释放 TGF-β 保护自己免遭免疫细胞的杀伤。不过，一旦宿主的免疫细胞对 TGF-β 介导的凋亡产生抵抗，就能很有效地杀灭肿瘤细胞；而且，从造血干细胞表达 dn TGF-βRⅡ的荷瘤小鼠脾脏中分离的细胞毒性淋巴细胞，在体外具有杀伤黑色素瘤细胞的能力。这种脾淋巴细胞在缺乏这种变异受体（dn）的对照动物中完全不存在。

（这些实验可能描绘了一种新型抗肿瘤疗法的轮廓，即将肿瘤患者的骨髓细胞修饰成对 TGF-β 介导的凋亡产生抵抗，使其高效地攻击释放 TGF-β 的人类肿瘤。不幸的是，一旦免疫细胞对 TGF-β 失去应答能力，它们常常会对全身的组织发动灾难性的自身免疫攻击，使机体比患有肿瘤性疾病时更加衰弱和更快死亡。）

对释放 TGF-β的肿瘤细胞的实验研究表明，将反义基因结构插入这些肿瘤细胞，其释放 TGF-β的能力会大大降低，成瘤性也不同程度地衰减。原因是它们被众多的能将其杀灭的细胞毒性淋巴细胞所包围。

至少 3 种物质——TGF-β、IL-10 和 FasL 被认为是肿瘤细胞用来反击众多威胁它们的免疫细胞的武器。对于被抗体包被的肿瘤细胞的杀伤，通常是由细胞毒性的免疫细胞来执行的（如 NK 细胞、 巨噬细胞；图 15.3），因此如果在患者的循环系统中具有高水平抗肿瘤抗体，那么这些免疫抑制物的分泌可能会保护肿瘤细胞不被杀伤。

很有可能还有其他的策略——一些仍然未知的——使得肿瘤细胞逃逸免疫系统组分的杀伤。例如，在正常组织的微血管（特别是炎症组织）中，内皮细胞的管腔表面上表达的 E-选择素，使循环 T 细胞在溢出进入周围组织实质之前，将自身附着在这些血管壁上。相反，在许多肿瘤的微血管中，内皮细胞 E-选择素的表达受到抑制。有人推测 E-选择素缺失时，T 细胞会巡游过这些肿瘤相关的微血管，而不黏附在血管壁上，因此不能渗出和攻击周围的肿瘤细胞（补充信息栏 15.13）。

15.16 肿瘤细胞对免疫系统的各种杀伤作用具有内在抵抗能力

肿瘤细胞可能也会通过改变它们自身的生化特性削弱对免疫系统攻击产生的反应性。这个通用策略的例子就是前面已经提到的：一些肿瘤细胞对几种细胞毒性的免疫细胞释放的 FasL 产生抵抗。它们通过改变 Fas 受体信号通路下游来使自身对 FasL 相对不敏感。

与之相关的防御性措施还影响到细胞毒性 T 淋巴细胞和 NK 细胞杀伤包括肿瘤细胞在内的靶细胞的另外一种主要相关机制。回想一下，这些淋巴细胞将一种蛋白酶（颗粒酶）导入靶细胞（9.14 节和 15.3 节），这种酶能剪切和激活胱天蛋白酶原而诱导靶细胞的凋亡。肿瘤细胞可以简单地通过增加某些凋亡抑制子（IAP）而逃脱这种杀伤机制，IAP 是通过隔离和灭活关键的促凋亡胱天蛋白酶（9.13 节）来运作的。

这两种逃逸杀伤的策略是我们之前在第 9 章讨论的机制的拓展。第 9 章中讲到，获得对凋亡的抵抗是肿瘤的特点之一。因此，免疫启动的细胞毒性被看作另一种生理学应激，其他生理学应激还包括组织缺氧、细胞内信号传递失衡、锚定点的丢失，这些应激迫使肿瘤在多步骤的进展过程中，肿瘤细胞因其促凋亡信号通路失活而能够存活下来。

通常在肿瘤患者的循环系统中有大量抗肿瘤抗体，提示他们体内的肿瘤细胞可能包被有抗体分子。从图 15.9 可以看出，这些细胞容易被一群血浆蛋白组成的补体所杀伤。在参与补体依赖的细胞毒性（CDC）的过程中，补体分子与黏附在细胞表面的抗体分子结合，在附近的细胞膜上释放穿孔素，导致细胞迅速死亡。正常细胞通过在其质膜上表达一种或是几种抗补体蛋白来保护自身免受补体的意外杀伤，这些抗补体蛋白被称为膜结合补体调节蛋白（mCRP），其中最重要的是 CD46、CD55 和 CD59。

在多种类型的人类肿瘤细胞表面均过度表达这些膜结合补体调节蛋白，其目的是为肿瘤细胞提供一种远离补体依赖的细胞毒性杀伤的策略（图 15.33）。对多种类型肿瘤细

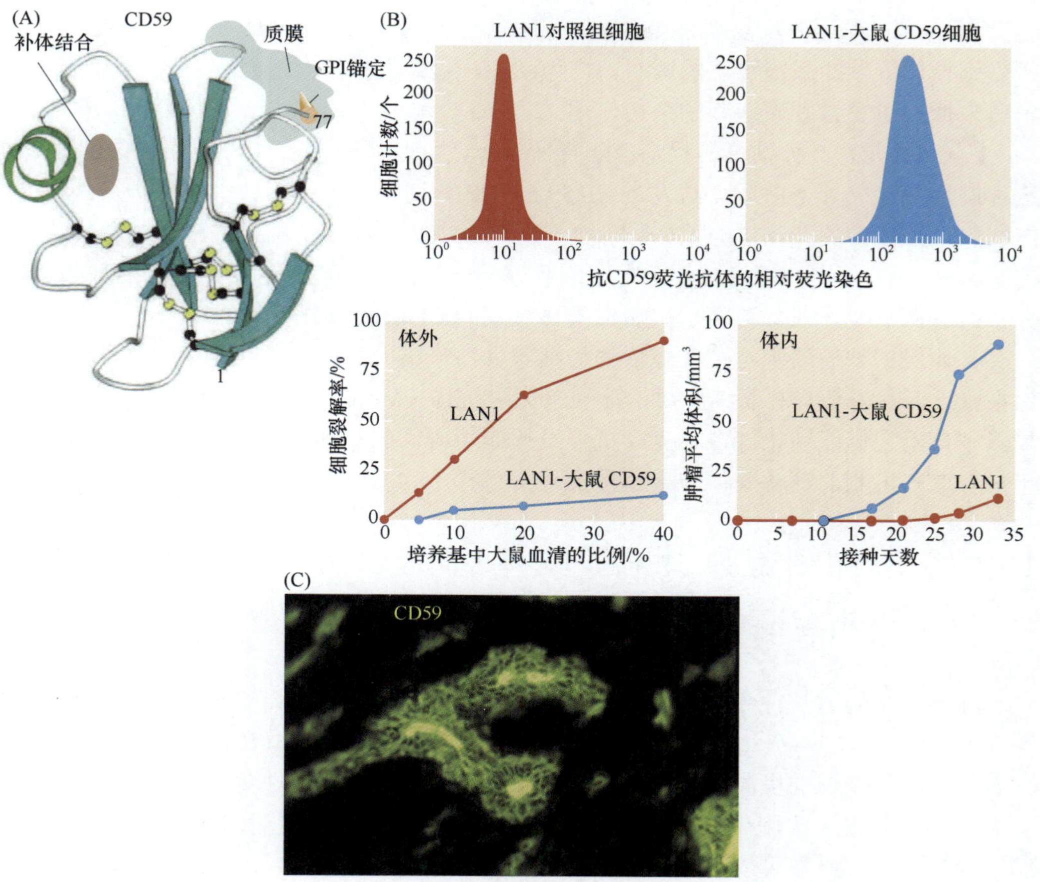

图 15.33　mCRP 对补体级联反应的调控　mCRP（CD46、CD55 和 CD59）是补体级联反应的膜结合抑制物，能防止补体介导的细胞溶解作用，常常在人类肿瘤细胞上过度表达。（A）CD59 是一种小的糖蛋白，以糖基磷脂酰肌醇（GPI）锚定末端连接在细胞膜上。CD59 结合在 C8、C9 的补体成分上，并且阻止介导补体溶细胞作用的膜攻击复合物（MAC）的形成。C8/C9 结合发生在 α 螺旋和 β 折叠的间隙中（在核磁共振测定的结构中，半胱氨酸的碳和硫残基分别呈黑色和黄色）。（B）人类 LAN1 神经母细胞瘤细胞通常对大鼠补体的溶解作用十分敏感，用一种表达载体转染，使其过度表达大鼠的 CD59 mCRP 蛋白。荧光激活细胞分选技术（FACS）分析（上方）发现 CD59 比正常的 LAN1 细胞（左）表达水平高了 20～30 倍（右）。当这两个细胞群在含有大鼠血清和一种含有激活补体的抗体血清的培养基中（左下）体外培养后，过度表达 CD59 的细胞没有遭到补体介导细胞溶解的破坏（蓝色曲线），相比之下，那些未经过处理的 LAN1 细胞却对补体介导的细胞溶解高度敏感（红色曲线）。当将这两种细胞群接种到免疫缺陷的裸大鼠（右下）上时，LAN1 细胞形成肿瘤的速度很慢（红色曲线），而那些过度表达 CD59 的细胞形成肿瘤的速度却非常快（蓝色曲线）。这表明补体介导的杀伤通常可以阻止这些大鼠体内 LAN1 肿瘤的生长。（C）人类乳腺导管肿瘤切片的免疫荧光显微照片显示，CD59 在形成导管的肿瘤细胞（绿色）中强烈表达，而在周围的基质组织中几乎不染色。（CD59 通过一个 GPI 轻易地锚定在导管上皮细胞的管腔面，被大量地释放入管腔中而产生强烈的黄色。）（A，引自 C.M. Fletcher et al., *Structure* 2: 185-199, 1994. B，引自 S. Chen et al., *Cancer Res*. 60: 3013-3018, 2000. C，引自 J. Hakulinen and S. Meri, *Lab. Invest*. 71: 820-827, 1994.）

胞上调 mCRP 表达的反复观察提示，这些肿瘤细胞的祖先在它们发展的某个过程中，曾经受到补体依赖的细胞毒性的威胁，作为回应，它们选择过度表达一种或不同种 mCRP 蛋白来抵抗对变异肿瘤细胞的杀伤作用。

[有趣的是，一种剧毒的猴疱疹病毒 saimiri，可以使新大陆猴患上淋巴瘤和白血病。这种病毒表达一种蛋白质，与人类 CD59 mCRP 密切相关。它显然用于保护被病毒感染的细胞不被宿主的补体迅速杀伤。同样，当子代 HIV 颗粒要从感染的细胞中释放出来时（图 3.4C 和 D），它们不仅获得了宿主细胞膜的一小片，还获得了相当数量的细胞 CD59 分子，这似乎能降低其被随后抗病毒抗体激发的 CDC 的致命攻击。]

其他保护肿瘤细胞对抗补体依赖的细胞毒性攻击的一些机制虽也有描述，但研究仍然很匮乏。因为某些肿瘤细胞对治疗性单克隆抗体（MoAb；补充信息栏 11.1）的抗性，显然来自于它们能钝化许多单克隆抗体发挥作用所需的补体依赖的细胞毒性，这使得近年来对这些机制的理解变得越来越重要（信息栏 15.4）。

15.17 肿瘤细胞吸引调节性 T 细胞以阻挡其他淋巴细胞的攻击

肿瘤细胞的另一种免疫逃逸策略包括其试图修饰它们周围混合的淋巴细胞群。调节性 T 细胞（T_{reg}）——一种最近确定的具有特色的淋巴细胞类型（15.6 节）——似乎在肿瘤细胞的免疫逃逸机制中也起着重要的作用。募集这些调节性 T 细胞，能直接抑制甚至杀伤与调节性 T 细胞识别相同抗原的细胞毒性 T 淋巴细胞和辅助性 T 淋巴细胞。[在任何情况下，抗原都可以被多种 T 淋巴细胞表达的 T 细胞受体（TCR）所识别。]

在正常的个体中，调节性 T 细胞仅仅占 $CD4^+$淋巴细胞群的 5%～10%，而剩余的均是辅助性 T 细胞（T_H）。但是在肿瘤患者体内，这一数字可以升高到 25%～30%。而且，调节性 T 细胞往往被发现大量存在于肺、卵巢、乳腺、胰腺肿瘤和肿瘤腹水（图 15.34A 和 B）的肿瘤浸润淋巴细胞（TIL）中。总之，众多的观察表明，调节性 T 细胞在影响抗肿瘤免疫中起着重要的作用。

肿瘤释放趋化因子 CCL22 以募集调节性 T 细胞，在后者表面表达同源性受体，称为 CCR4。一旦调节性 T 细胞存在于肿瘤组织中，就可以抑制辅助性 T 细胞的作用。这些辅助性 T 细胞在获得性免疫应答中对体液和细胞免疫的动员起辅助作用，其中也包括细胞毒性 T 淋巴细胞以其他方式攻击和杀伤肿瘤细胞（15.1 节）。实现这一免疫逃逸策略的能力可以追溯到肿瘤细胞合成和分泌 CCL22 的能力（图 15.34A）。此外，TGF-β早期被描述为对某些类型的免疫细胞有毒性，也被认为在胸腺和外周组织中均能帮助诱导其他类型的 T 细胞反向分化成 T_{reg}。

调节性 T 细胞的发现，明显使许多在最近几年中得出的结论复杂化。这些结论是关于在肿瘤发病机制中 TIL 所起的作用。这些淋巴细胞广泛地被归类于细胞毒性 T 淋巴细胞，其积极参与清除它们周围的肿瘤细胞（图 15.19）。但是，如果调节性 T 细胞在一些肿瘤的 TIL 构成中所占比例增大，那么这些肿瘤中存在的 TIL 数量的意义就不得而知

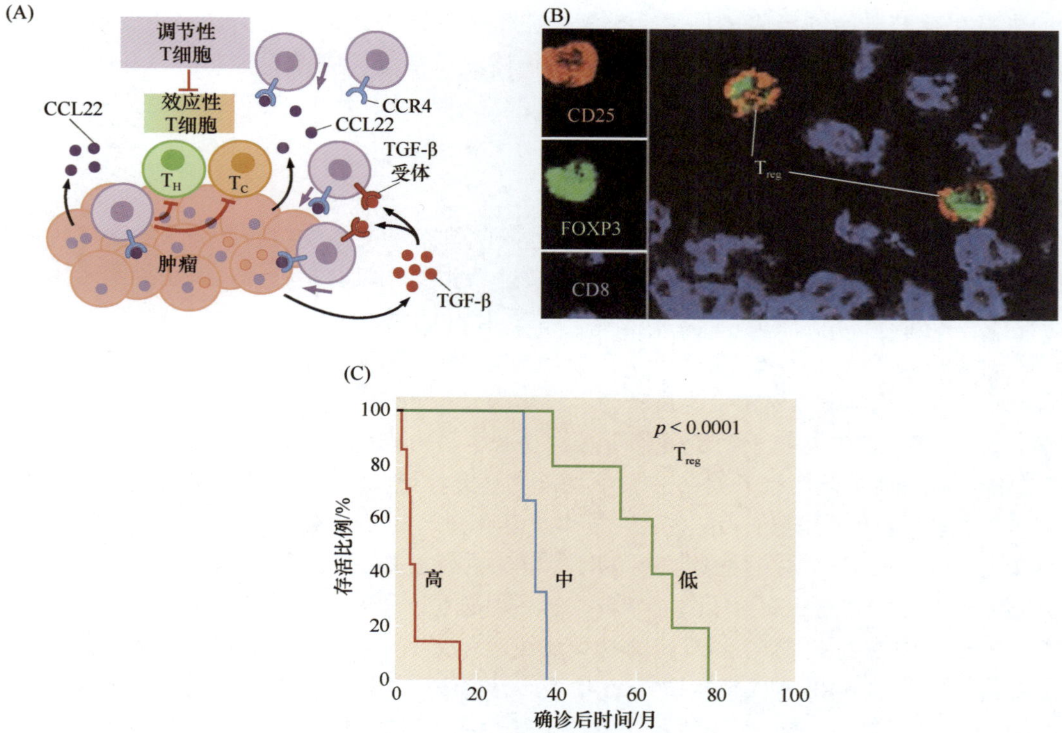

图 15.34　调节性 T 细胞和肿瘤免疫逃逸　（A）肿瘤细胞（粉红色）释放 CCL22 趋化因子（紫色圆点），结合在调节性 T 细胞表达的 CCR4 趋化因子受体（蓝色）上，吸引它们进入肿瘤。此外，好像肿瘤细胞和其他细胞释放的 TGF-β促进了 T_{reg} 分化的主要调节者 FOXP3 转录因子表达。表达 CD25 表面抗原的 T_{reg} 一旦被募集，就可以抑制两种“效应性”T 细胞——$CD4^+$辅助性 T 淋巴细胞（浅绿色）和 $CD8^+$细胞毒性淋巴细胞（浅橙色）。这些措施能削弱宿主大部分成分对肿瘤的免疫应答。（B）免疫荧光染色通过标记 CD25 表面抗原（红色）和 FOXP3 的转录因子（绿色）显示调节性 T 细胞的存在。调节性 T 细胞分布于 CD8 阳性的细胞毒性 T 淋巴细胞中（蓝色），对其进行抑制。这些淋巴细胞均来自卵巢癌患者的腹水中。（C）晚期（Ⅳ期）的卵巢癌患者中，根据肿瘤切片中的肿瘤浸润的调节性 T 细胞的浓度，可以有效预测患者的生存期，如卡普兰-迈耶（Kaplan-Meier）图所示。（A，引自 E.M. Shevach, *Nat. Med.* 10: 900-901, 2004. B 和 C，引自 T. Curiel et al., *Nat. Med.* 10: 942-949, 2004.）

了。这意味着对细胞毒性 T 淋巴细胞和调节性 T 细胞相对比例的评估，将有利于理解肿瘤与宿主细胞免疫反应相互作用的真正动态变化。图 15.34C 中的描述表明，许多肿瘤相关的细胞毒性 T 淋巴细胞功能紊乱的状态可以用它们中间存在许多调节性 T 细胞来解释，因此这些调节性 T 细胞是免疫系统能否控制肿瘤的关键因素。

重要的是，如前面提及的，试图清除全身性 T_{reg} 的治疗性策略会导致免疫系统对各种不同组织的灾难性自身免疫攻击。一方面，这揭示了这些细胞在抑制自身免疫中的关键作用。另一方面，这决定了以治疗为目的而减少 T_{reg} 细胞群必须局限在肿瘤和周边组织，来避免无意中引发的广泛的自身免疫病。

T_{reg} 和 NK 细胞通常在调节肿瘤发展中产生相反的作用。例如，免疫抑制的器官移植受者，其皮肤发生鳞状细胞癌的风险提高达 200 倍，那些循环系统中有高水平 T_{reg}

的人发生这些肿瘤的风险增加了 2.5 倍。在循环 NK 细胞低水平的这些患者中，会导致风险提高约 5.5 倍。这些相关性说明获得性免疫系统（由 T_{reg} 控制的）和固有免疫系统（以 NK 细胞为代表的）互相制衡决定这些瘤内细胞的命运和这些免疫抑制患者的临床进程。

信息栏 15.4　补体依赖的细胞毒性是许多单克隆抗体成功治疗肿瘤的关键吗？

单克隆抗体（MoAb）可以从两种已经很清楚的机制来驱动免疫系统攻击肿瘤细胞，一种涉及补体依赖的细胞毒性（CDC，见图 15.9），另一种是抗体依赖细胞介导的细胞毒作用（ADCC，见图 15.3B）。（有 1/3 的杀伤机制涉及通过细胞表面结合的抗体直接诱导凋亡，在肿瘤中似乎是应验的，但对其了解仍很匮乏。）

补体在 CDC 运行中的关键作用在利妥昔单抗治疗中引起高度重视，这一 MoAb 在 B 细胞系的血液恶性肿瘤的治疗中显示了重大疗效。它作为治疗制剂的使用已经在肿瘤临床上被广泛接受，在 15.19 节中更具体地讨论了它的进展。利妥昔单抗识别 CD20 抗原，后者在 B 淋巴细胞系各种类型细胞的表面表达，包括 B 细胞淋巴瘤和 B 细胞慢性淋巴细胞白血病（CLL）和可能一半的非霍奇金淋巴瘤（NHL，在图 15.39 中描述）。它在引发 CDC 方面的治疗有效性却是受限的，从而促使研发的另一种抗体在对抗 B 细胞 CLL 中显示了更高的有效性。奥法木单抗与 CD20 有更强的结合亲和力，靶向 CD20 最接近膜侧的表位（图 15.35A），比利妥昔单抗更能诱导各种针对 B 细胞恶性肿瘤的 CDC 效应。重要的是，虽然 MoAb 靶向 CD20，但这并不是说所有的治疗效应都是通过 CDC 效应发挥的。例如，另一种抗体阿妥珠单抗，由于工程化修饰使其铰链区发生糖基化改变（图 15.3C），似乎对 Fc 受体（如 FcγRIII）的亲和力大大增加，因而引发抗体依赖细胞介导的细胞毒作用攻击 B 细胞系恶性肿瘤，而盖过了它的 CDC 效应。（也可能通过结合 CD20 以某种方式直接杀伤细胞。）

在所有这些例子中，对各种恶性肿瘤杀伤的有效性最终是由淋巴瘤细胞表面表达的 CD20 抗原的密度决定的（图 15.35B）。这里，奥法木单抗也许特别有效，在于其与利妥昔单抗相比能更有效杀伤表面表达相对低水平 CD20 的淋巴瘤细胞。另外，还有人尝试通过降低某些淋巴瘤细胞表达的强效 CDC 拮抗分子 mCRP 的影响来进一步增强 MoAb 诱导 CDC 的疗效（图 15.35C）。

有趣的是，与利妥昔单抗靶向的造血来源的肿瘤细胞相比，一般认为上皮来源的肿瘤细胞表面多种 CDC 抑制分子的表达都是升高的，以此来对抗 CDC 防御效果。这使研究注意力转向了另一种肿瘤免疫治疗的机制——ADCC，它依赖于 MoAb 通过结合于细胞表面抗原来包被靶细胞的能力。回忆一下这种结合能够吸引细胞毒性细胞（如 NK 细胞）并通过抗体分子的稳定区与之结合，从而促进细胞裂解（图 15.3）。在大多数情况下，这两种细胞毒性反应对 MoAb 相关免疫治疗疗效的相对贡献尚无法确定。

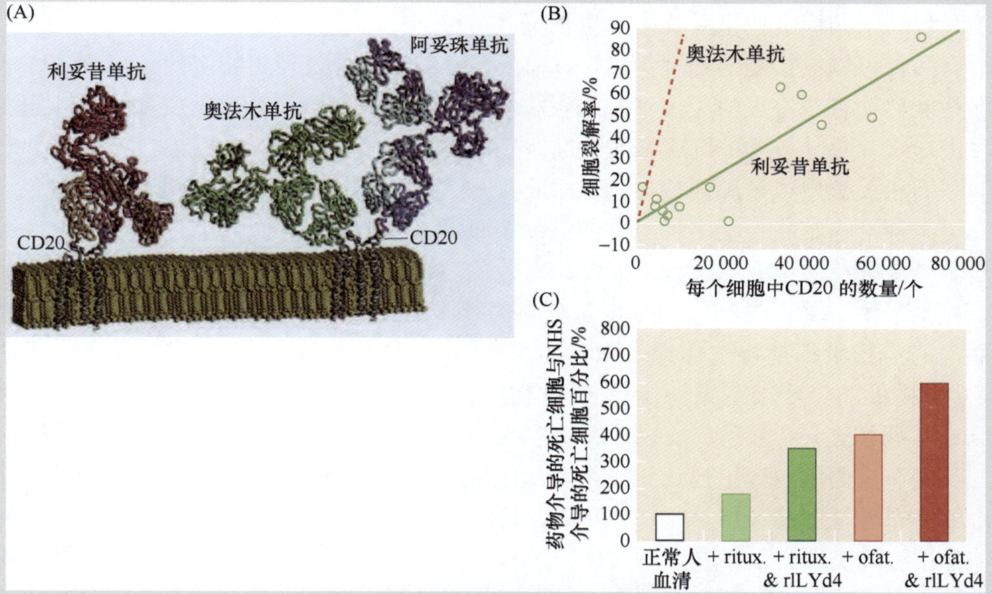

图 15.35 补体依赖的细胞毒性（CDC）、抗体依赖细胞介导的细胞毒作用（ADCC）和 CD20⁺淋巴瘤的治疗 MoAb 通过 CDC 或 ADCC 杀伤肿瘤的相对有效性是明显依赖于它们之间精细的生化差异的。（A）CD20 蛋白在多种 B 细胞系的细胞上表达（图 15.39），是四次跨膜蛋白超家族，其蛋白有 4 个跨膜结构域加两个胞外环，能提供单克隆抗体识别和结合的表位。MoAb 与这些环的结合对于靶细胞的杀伤作用有相当独特的效应。例如，有些检测显示利妥昔单抗和奥法木单抗对 C1q——多蛋白补体复合物的一个关键组分——有相似的结合亲和力。然而，奥法木单抗能引起抗体- CD20 复合物在活细胞的细胞膜上发生更多寡聚化，从而能高效地结合六聚化的 C1q 组分，从而更有效地杀伤靶细胞。相反，阿妥珠单抗表现出专一通过 ADCC 和抗体直接结合淋巴细胞发挥直接细胞毒作用而杀伤淋巴瘤细胞。（B）决定 MoAb 免疫治疗成功的另一个重要参数似乎是 B 细胞系的各种肿瘤细胞上表达的 CD20 抗原水平。在这个例子中，收集了 14 个新鲜分离的白血病样本（都是幼淋巴细胞和慢性淋巴细胞白血病）。如此处显示，在利妥昔单抗加补体存在下，各种不同培养条件下的白血病细胞对裂解的易感性也显著不同，它们受每个肿瘤样本的每个细胞上 CD20 的数量影响。（C）奥法木单抗（ofat.）比利妥昔单抗（ritux.）能更有效地杀伤 CD20 水平相对低的淋巴瘤细胞。然而，它的疗效仍然被图 15.33 中描述的补体抑制分子所削弱。这里，26 种慢性淋巴细胞白血病细胞分别用两种 MoAb 培养，加上含有补体蛋白的正常人血清，或在其基础上加入 rILYd4，后者是 CD59 CDC 拮抗分子的抑制剂。这 26 种 CLL 细胞群对 5 种处理的分别应答如图所示。这些应答清楚说明抑制 CD59 能够导致补体功能的增强，会显著提高这两种抗体的杀伤力。［A，感谢 C. 克莱因（C. Klein），罗氏制药（Roche）公司。B，引自 J. Golay et al., *Blood* 98: 3383-3389, 2001. C，引自 X. Ge et al., *Clin. Cancer Res.* 17: 6702-6711, 2011.］

15.18 用单克隆抗体的被动免疫杀伤乳腺癌细胞

直到现在，让我们苦思冥想的一个问题是，人类的免疫系统在预防自发性肿瘤产生中到底有多大的作用。这一问题的答案肯定很复杂，而且会引起激烈的争论。但是，即使解决了这一争论仍然无法直接回答另一个问题，即是否能巧妙地处理肿瘤患者的免疫系统，使其杀伤已经在全身许多部位形成的肿瘤。

有两种可以被接受的处理策略，一种重要的策略是通过使用特定的免疫刺激因子激活那些能启动有效进攻的免疫细胞的发育和增殖，增强肿瘤患者的免疫系统对肿瘤发起的攻击；或者通过与接种抗病毒或抗细菌感染疫苗相类似的方法，使患者接触其肿瘤表达的肿瘤相关抗原或是肿瘤特异抗原来实现患者对肿瘤产生有效的免疫。

另一种治疗策略包括多种形式的被动免疫。这一种策略意味着即使采用了免疫激活治疗，患者自身的免疫系统也不能发起有效的攻击。它包括给患者提供免疫制品（如抗体）或是来源于另一生物体的免疫系统中的细胞。（免疫学家保留着“被动免疫”这一名称，因为其步骤是将抗体导入患者体内，但是我们这里用这一名称具有更广泛的含义。）当提供的免疫细胞来源于另一个体的免疫系统时，通常称为过继转移（adoptive transfer）。我们先介绍被动免疫的方式，然后在15.21节中再回到免疫激活策略的讨论中来。

我们在前面的内容里已认识了被动免疫的一种形式——利妥昔单抗——用于对抗B淋巴细胞系恶性肿瘤（15.14节）。然而，目前为止最著名的被动免疫治疗涉及的单克隆抗体是被称为赫赛汀的单抗，也被研发者称为曲妥珠单抗。赫赛汀来源于一种鼠源的单克隆抗体，可以与EGF受体相关蛋白强烈作用，该蛋白在不同的地方分别被称为HER2、ErbB2或Neu（4.3节和5.6节；表 5.2），这一受体在西方30%的乳腺瘤中存在过度表达。

但HER2蛋白并非肿瘤特异性抗原，细胞表达异常高水平的HER2蛋白——通常高于正常的10～100倍——可能会成为被赫赛汀优先作用的靶细胞。这种优先杀伤肿瘤细胞的选择性，直接源于正常细胞和肿瘤细胞之间的差异，即乳腺癌细胞过度表达HER2。这一过度表达，通常是由于受体编码基因的扩增导致的，一般代表预后不良（图4.4B）。

为了制造赫赛汀，最初研制了一种抗HER2的小鼠单克隆抗体。但是，就像所有鼠源性抗体那样，其恒定区具有鼠源性（图 15.1），是有效的免疫原，所以会刺激人类的免疫系统产生高水平的人类抗体，结合并中和小鼠抗体分子，因而该抗体不能直接用于人类抗肿瘤治疗。而且这些人抗鼠抗体（HAMA）偶尔会引起再次使用者发生过敏性休克。

因此，通过重组编码鼠抗HER2抗体的cDNA，用人的序列取代其抗体分子恒定区（C）的编码序列。我们希望制造出来的人源化抗-HER2 单克隆抗体（图 15.36A）注射入患者体内后通常没有免疫原性。重要的是，注射后发现人源化制造的赫赛汀分子以有效浓度在循环中保留一个月左右，表明没有明显的宿主抗赫赛汀的免疫反应，具有发挥长时间治疗作用的潜能。

使用赫赛汀抗体能延长肿瘤中过度表达HER2蛋白的乳腺癌患者的生命。赫赛汀很少单独使用，常和一些已经有确定疗效的化疗药物联合用药治疗乳腺癌患者。在一个大规模的临床试验研究中，将赫赛汀与晚期乳腺癌女患者的标准化学疗法联用，可以使疾病无进展期延长（二者联合，7.4 个月；单用化学疗法，4.6 个月），一年内死亡率降低（22% vs 33%），且生存期更长（25 个月 vs 20 个月）。

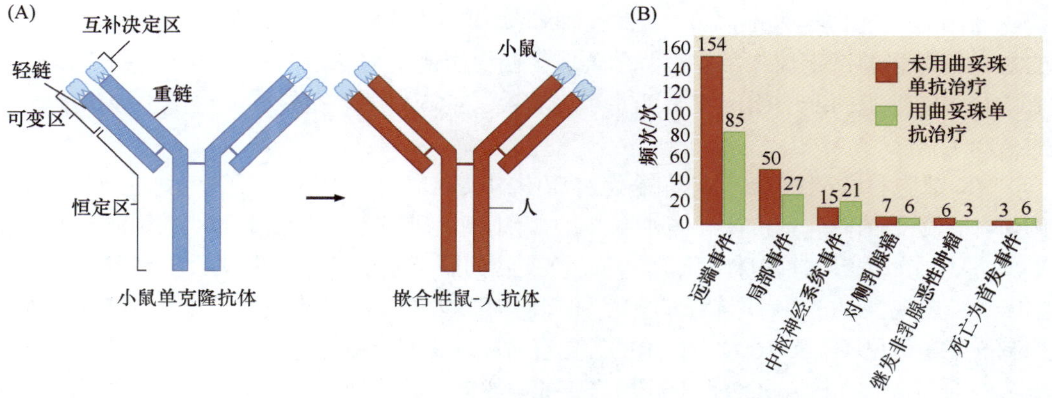

图 15.36　治疗抗体的人源化和赫赛汀（曲妥珠单抗）治疗案例　（A）鼠源性单克隆抗体（MoAb）通常不能长期用于人体治疗，因为当小鼠抗体注入人体中时，抗体重链和轻链的恒定区（左图）自身具有免疫原性，会刺激被治疗的患者产生抗单克隆的抗体，这些抗抗体可以中和注入的单克隆抗体。为了解决这个问题，编码小鼠单克隆抗体重链和轻链的 cDNA（蓝色）被克隆出来，将处于重链和轻链可变区的编码小鼠单克隆抗体的抗原结合域的 DNA 片段和编码人类抗体恒定区的基因（红色）融合，二者融合成没有免疫原性或免疫原性较弱的嵌合性抗体。（B）在多种水平都能观察到曲妥珠单抗治疗乳腺癌患者的效果。这个柱状图展示了对一组手术切除原发性肿瘤的患者两年内的随访结果。随后的研究显示某些类型的患者手术切除原发性肿瘤后用赫赛汀治疗能降低 50%的复发率。“远端事件”指所有类型的转移。未用曲妥珠单抗治疗，患者仅用紫杉醇治疗；用曲妥珠单抗治疗，患者同时用紫杉醇和曲妥珠单抗治疗。［A，改编自 R.A. Goldsby et al., Immunology, 5th ed. New York: Freeman, 2002. B，引自 J. Baselga et al., *Oncologist* 11 (Suppl 1): 4-12, 2006.］

令人印象深刻的消息来自 2005 年，对适宜手术的过度表达 HER2 的早期乳腺癌患者术后单用化疗方案或是与赫赛汀联合使用进行治疗。这些妇女大部分存在引流淋巴结的转移（图 14.41）。4 年后，接受联合用药的妇女中仅有 15%肿瘤复发，而单用化疗方案的妇女中有 33%肿瘤复发。尽管还没有得到证实，但赫赛汀治疗的优势在这一研究中得以体现。其治疗的优点是能阻断原发性肿瘤切除后残余肿瘤细胞的增殖，而如果没有使用赫赛汀，这些肿瘤细胞可能对手术后伤口愈合时产生的有丝分裂原起反应，这一结论现在仍存在争议（信息栏 13.2）。2010 年，欧洲和美国的管理部门均批准在过表达 HER 的胃肠癌患者（约占胃癌患者的 20%）中使用赫赛汀治疗。

自第一个赫赛汀抗体研发出来至今已二十多年，该抗体阻断增殖或杀伤过度表达 HER2 的乳腺癌细胞的确切机制仍然是一个待解决的问题。它杀伤肿瘤细胞的一个重要机制是依赖多种细胞毒性细胞和吞噬细胞的表面有 Fcγ 受体的存在，包括最重要的 NK 细胞和巨噬细胞（图 15.3）。总的来说，Fcγ 受体结合在免疫球蛋白 γ（IgG）抗体的恒定区，而抗体结合在其他细胞的表面，如赫赛汀治疗的乳腺癌细胞上。抗体结合在表达 Fcγ 受体的细胞毒性细胞上，后者将靶细胞杀伤。因此，NK 细胞和巨噬细胞通过它们的 Fcγ 受体缩短了与 IgG 抗体结合的肿瘤细胞的距离，并且杀伤肿瘤细胞——这一过程称为抗体依赖细胞介导的细胞毒作用（ADCC）。

ADCC 作为赫赛汀启动细胞杀伤关键机制的直接证据来自免疫缺陷型小鼠，其通过敲除特异性编码 Fcγ 受体的基因而获得。在这样的小鼠中，依赖赫赛汀杀伤移植的人类乳腺癌细胞的能力极大地降低。另外，曲妥珠单抗重链恒定区的糖基化状态对 ADCC 的效应有很强的决定性作用：缺少在碳水化合物侧链上常黏附的海藻糖残基的抗体分子通常与 NK 细胞的 FcγRIIIa 受体的亲和力更高（约 50 倍），在临床前模型中显示了更强的 ADCC 效应。

NK 细胞和它们的 Fc 受体在杀伤肿瘤中的关键作用在临床观察中得到进一步证实。例如，赫赛汀/曲妥珠单抗在某些肿瘤患者中治疗作用不理想，是由于 NK 细胞低于正常水平。而且，临床上对曲妥珠单抗治疗有更强应答的肿瘤显示了更多的 NK 细胞浸润。最后，临床试验发现乳腺癌患者用赫赛汀治疗比靶向 HER2 的 TK 结构域的低分子量酪氨酸激酶抑制剂莱帕替尼（在第 16 章中讨论的）更有效；这说明简单地抑制该受体信号转导，并不能获得抑制该信号与 ADCC 同时作用产生的同样效应。各种不同的观察数据体现了相同的结论，即赫赛汀治疗的成功显著依赖于 NK 细胞和它们的 Fcγ 受体对肿瘤细胞的杀伤作用。并且，可以通过再度工程化修饰赫赛汀分子来增强杀伤作用（补充信息栏 15.14）。

但是其他机制也有助于赫赛汀介导的杀伤。例如，当许多细胞表面蛋白结合反应性抗体时，这些蛋白可以被内化和降解。同样的过程也能导致赫赛汀介导乳腺癌肿瘤细胞表面表达 HER2 减少。另外，赫赛汀也许能阻断 HER2 与 HER3 形成异二聚体的能力，后者是其主要的信号传递部分。这些改变能迅速剥夺乳腺癌细胞高水平的 HER2/HER3-活化的 PI3K 及保护其免于凋亡的 Akt/PKB 信号。这也许解释了为什么赫赛汀处理的细胞更容易被放化疗诱导的杀伤所损伤（图 15.37）。

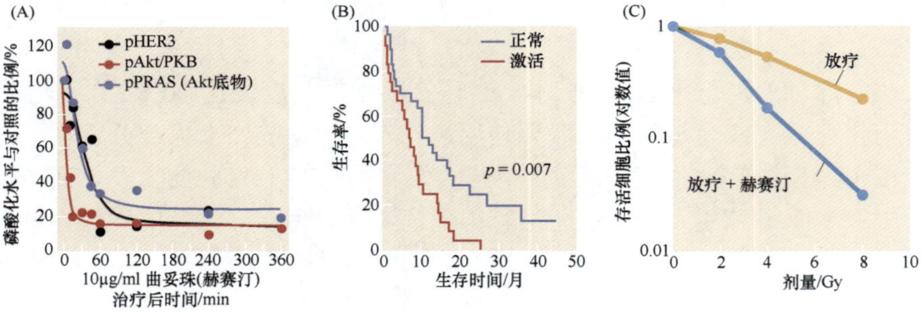

图 15.37 赫赛汀作用的生化机制 PI3K-Akt 信号通路显示出对赫赛汀结合 HER2 蛋白的快速应答。其他非 HER2 依赖的激活机制同样控制患者肿瘤对赫赛汀治疗的反应性。（A）赫赛汀作用的生化效应实验揭示了它处理人乳腺癌细胞 SKBR-3 至少会引发 3 种快速的信号通道变化。①HER2 酪氨酸激酶转移磷酸至 HER3 受体（这两种 RTK 组装成异二聚体）会在 1h 内急剧降低。②Akt 的磷酸化形式［能释放相当的抗凋亡信号（9.7 节和 9.13 节）］会更快地减少。推测主要是 PI3K 信号转导失败导致的，后者在赫赛汀结合后迅速发生。③PRAS 的磷酸化是 Akt 磷酸化的底物，同样在 1h 内降低。总体来讲，这些应答提示 HER2 信号的抗凋亡作用在赫赛汀结合后迅速失效。（B）使用 RNA 干扰筛选技术研究表明敲降 PTEN 的表达能使培养中的 HER2 过表达细胞逃避赫赛汀的杀伤。这说明 PI3K 通路的传导在所观察到的治疗耐药中发挥着很关键的作用。确实，对这个信号通路作用（图 6.19A）的详细分析表明，PI3K（红线）通路持续组成性活化的患者对赫赛汀治疗产生耐受，与 PI3K 信号通路（蓝线）正常的肿瘤患者相比，肿瘤进展显著增快，总生存期缩短。（C）这里显示的是放疗（剂量，单位是 Gy）与赫赛汀联合的效果：用抗体处理过的细胞对放射更敏感，显然是由于它们失去了大部分防止细胞凋亡的活化的 Akt/PKB 信号。（注意这里的纵坐标是对数形式的。）（A，引自 T.T. Junttila et al., *Cancer Cell* 15: 429-440, 2009. B，引自 K. Berns et al., *Cancer Cell* 12: 305-402, 2007. C，引自 K. Liang et al., *Mol. Cancer Ther*. 2: 1113-1120, 2003.）

在许多乳腺癌中，一旦 HER2 蛋白在细胞表面表达，其胞外区就可以被细胞外的蛋白酶切割。剩余的蛋白残基包括 HER2 跨膜的酪氨酸激酶功能域和细胞质内的酪氨酸激酶功能域具有组成性的被活化激酶的功能，因此是一种高效的原癌蛋白（图 5.11A）。HER2 翻译后剪切产生的这种异常受体蛋白的功能可以被赫赛汀结合而阻断。但近些年研发的每一种其他抗受体的 MoAb 都以某种特定的方式影响肿瘤细胞（信息栏 15.5）。

信息栏 15.5　赫赛汀仅是众多临床有效的抗受体抗体中的第一个药物　EGF 的受体（EGFR；HER1）约在 1/3 的人类肉瘤和几乎一半的神经母细胞瘤中存在过度表达。而 HER2 的过度表达在为肿瘤细胞提供促有丝分裂和抗凋亡信号的传递过程中起着关键的作用。而且，由于 HER2 和 EGFR 异源性二聚体化，后者在促进过度表达 HER2 的乳腺癌细胞的增殖中可能发挥着关键的作用。

由于许多历史原因，抗 EGFR 的单克隆抗体，尤其是爱必妥（Erbitux），也称为西妥昔单抗（cetuximab）的研制比赫赛汀的研制推迟了大约 3 年。2004 年美国食品药品监督管理局（FDA）已经批准其用于临床上治疗晚期结直肠癌。长期以来，爱必妥比赫赛汀具有更广泛的用途，主要是因为 EGFR 似乎比 HER2 参与了更多肿瘤的发病机制。

如图 15.38 所示，爱必妥的功能明显与赫赛汀不同，因为它可以通过阻断 EGF、TGF-α、双调蛋白和其他 EGFR 配体的结合而抑制受体的活性。第三个抗体，称为

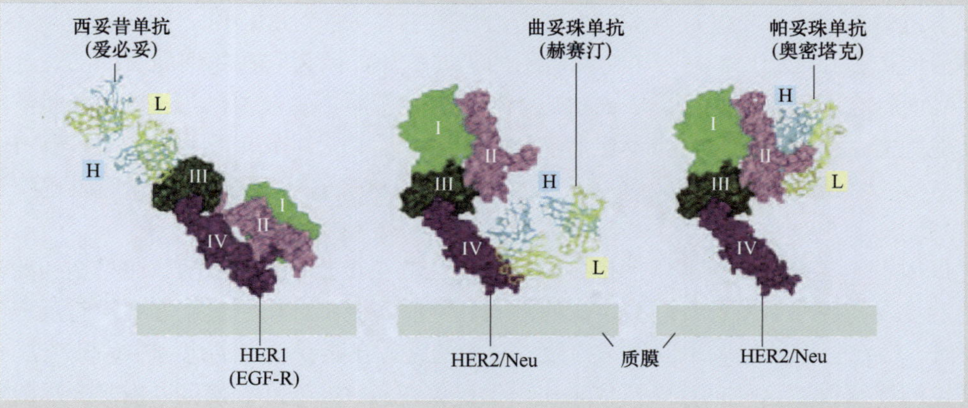

图 15.38　比较单克隆抗体干扰的肿瘤 RTK 的作用　许多单克隆抗体（MoAb）生产用于对抗细胞表面的 RTK，来治疗高水平表达这些受体的肿瘤。图片显示的是靶向 EFGR（HER1；左边）和它的近亲 HER2/Neu（中间，右边）胞外区的 MoAb 抗原结合结构域的重链（淡蓝色）和轻链（黄色）。各种不同抗受体的单克隆抗体的特定结合位点经 X 射线晶体衍射所显示。当从侧面看 3 种不同的抗体-受体复合物时，很清楚地发现抗体与受体以完全不同的方式作用。爱必妥结合在 EGFR/HER1 的子域Ⅲ上，已经在 A 图中被详细地描绘了，可以看出其封闭了 EGF 配体的结合位点（与图 5.16C 对比）。相反，赫赛汀结合 HFR2/Neu 受体，在某种程度上允许后者继续与 HER 家族中的其他成员同源或异源二聚体化（HER1、HER3 和 HER4，偏爱 HER3），而第三种抗体，称为奥密塔克（Omnitarg）或 帕妥珠单抗（pertuzumab）（右图），结合在对二聚化发挥关键作用的 HER2 子域Ⅱ向右的指状区域，因此阻断了 HER2 与其他相关受体的异源性二聚体化。（像赫赛汀那样，奥密塔克也能触发 ADCC。）（引自 S.R. Hubbard, *Cancer Cell* 7: 287-288, 2005.）

奥密塔克（Omnitarg）或是帕妥珠单抗（pertuzumab），其作用于 HER2，阻止其与 EGFR 家族中其他成员组成异源性二聚体。2011 年，有临床研究报道，之前未治疗的、HER2 阳性转移性乳腺癌患者单独化疗后无进展生存期（PFS）为 6.1 个月，化疗加赫赛汀/曲妥珠单抗为 12.4 个月，化疗、曲妥珠单抗和帕妥珠单抗联合为 18.5 个月。

这些众多的受体抗体，比那些小分子药物在抑制受体信号传递方面具有更高的特异性，因为它们不太可能直接影响无关受体酪氨酸激酶（RTK）的活性。但是，它们也许不能像小分子酪氨酸激酶抑制物那样能有效地渗入肿瘤间隙中（在第 16 章中讨论）。更重要的是，许多人类肿瘤表达截短的 EGFR，其缺乏胞外区且被组成性地激活（通过一种不依赖配体的形式）：这些蛋白质失去了可以被针对受体的单克隆抗体识别的抗原决定簇，因此可以逃避这些抗体的抑制作用。

15.19　用抗体进行被动免疫也可用于治疗 B 细胞肿瘤

正如我们之前看到的（信息栏 15.4），MoAb 也可很成功地用于治疗造血系统恶性肿瘤。结合 CD20、称为美罗华（Rituxan）或利妥昔单抗（rituximab）的药物已被研发出来，CD20 在不同发育阶段的 B 细胞和 B 细胞来源的肿瘤上均有表达（图 15.39）。与赫赛汀不同，利妥昔单抗是含有人源 IgG1 的 Fc 段部分和保留的来自鼠源的 MoAb 组成的嵌合抗体，这种修饰也是为了减少接受治疗的患者可能对 MoAb 产生免疫反应，导致抗体活性被中和。CD20 是一个特别有用的靶向抗原，因为它在靶细胞表面的表达水平非常高而且它不同于其他细胞表面抗原，与抗体结合后不会被内化。已经证明美罗华对于其他肿瘤，如许多非霍奇金淋巴瘤（NHL）治疗有效。非霍奇金淋巴瘤是美国 1/5 男性和 1/6 女性最常见的肿瘤相关死亡原因。（超过 90%的 B 细胞非霍奇金淋巴瘤表达 CD20 抗原。）

每周用一定剂量的美罗华治疗复发性滤泡性非霍奇金淋巴瘤（例如在早期初始治疗成功后复发的肿瘤）患者或这些疾病的顽固性肿瘤病例（对其他治疗方案没有反应的肿瘤）时，约在一半的患者中取得了疗效。有趣的是，在接受治疗的患者中，其正常 B 细胞群也同样可以被这种单克隆抗体杀伤，但仅仅在 6～9 个月后就可以恢复。尽管利妥昔单抗治疗会损伤正常 B 细胞功能并出现相应的免疫抑制及其他较短暂的伴发影响，但这种治疗的副作用较小，是可以被患者接受的。

截至 2012 年，美罗华已经被用于治疗全世界几百万患有多种 B 细胞来源恶性肿瘤的患者。在大多数情况下，它对现有的治疗方法有很好的辅助作用。例如，将美罗华加入到治疗弥漫性大 B 细胞淋巴瘤（DLBCL）的标准化疗方案中（即联合使用 4 种药物，称为 CHOP 的化疗方案），可以使疾病进展率或是死亡率下降 41%。对治疗滤泡性淋巴瘤的 CHOP 方案进行类似修改后，其治疗失败率下降 66%。

虽然这一单克隆抗体治疗能稳定患者病情并因此延长其生存时间，但它还不能治愈患者，几乎所有患者都会在几年内复发。一些复发患者的肿瘤可能对美罗华的第二轮治

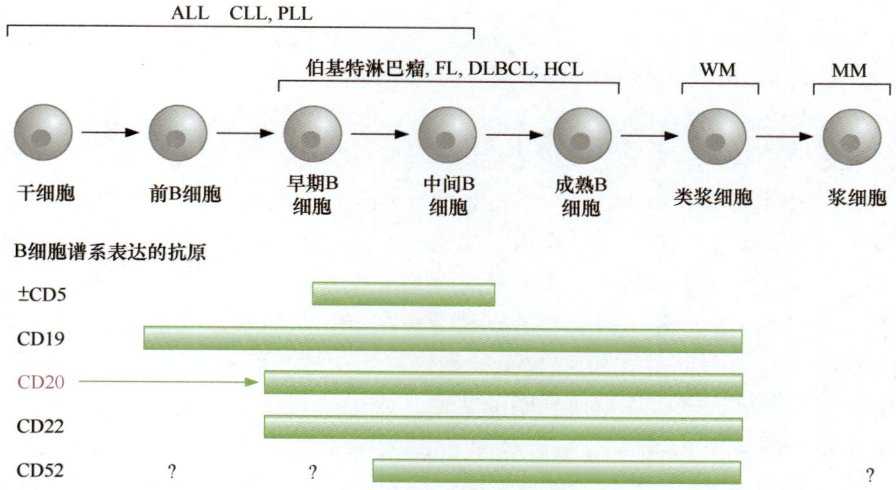

图 15.39 B 细胞系的细胞表达 CD20 抗原 美罗华（利妥昔单抗）的功能部分源于其可以识别 B 细胞在不同分化阶段表达的作为细胞表面跨膜蛋白的 CD20 抗原，这一分化阶段包括从前 B 细胞开始到形成可以转变成浆细胞的 B 细胞的全过程，而后者是抗体分泌性浆细胞的直接前体。绿条显示 B 细胞表达特征性抗原的不同分化阶段。例如，在前 B 细胞和所有后来形成的细胞包括可以转变成浆细胞的 B 细胞均表达 CD20。如图所示，多种 B 细胞来源的肿瘤，包括伯基特淋巴瘤、滤泡性淋巴瘤（FL）、弥漫性大 B 细胞淋巴瘤（DLBCL）、毛细胞白血病（HCL）、瓦氏巨球蛋白血症（WM），其表型上表现出 B 细胞在多种不连续分化阶段中显著的特点，即同样也表达这种抗原，这就使美罗华在治疗这些白血病中成为非常有效的手段。值得注意的是，因为骨髓瘤的基因表达模式类似于高度分化的浆细胞，所以大部分多发性骨髓瘤（MM）不再表达 CD20 抗原，这就可以解释为什么美罗华治疗这些肿瘤无效。事实上还有其他几个与 CD20 同样广泛表达的细胞表面抗原（如 CD19），这些抗原的抗体也许某天能被证明也具有很好的治疗价值。［感谢 R. 利维（R. Levy）。］

疗仍然有效，而其他的也许会对其产生耐药。迄今为止，美罗华获得性耐药的确切机制并没有完全清楚：其中提出了关于 CD20 表达的改变、抵抗凋亡能力的提高、补体活性缺失（信息栏 15.4）和介导细胞毒性的细胞免疫能力缺失等理论。具有争议的是患者的遗传背景对于美罗华的治疗也有较强的影响（信息栏 15.6）。

信息栏 15.6 遗传和非遗传因素决定美罗华治疗效果 之前讨论过，抗体依赖细胞介导的细胞毒作用（ADCC）介导肿瘤靶细胞的杀伤依赖于细胞毒性细胞的能力，如 NK 细胞通过它们的 Fcγ 受体与肿瘤细胞表面包被的免疫球蛋白 γ 分子（IgG 抗体）相结合（图 15.3）。人类 NK 细胞上有一种称为 FcγRIIIa 的重要 Fcγ 受体，有两种多形态变异体，它的第 158 位氨基酸残基可以是缬氨酸（V）或苯丙氨酸（F）。缬氨酸异构体的 FcγRIIIa 对人类 IgG 分子的亲和性高于苯丙氨酸异构体。事实上，有缬氨酸异构体的 FcγRIIIa 的细胞毒性细胞比苯丙氨酸异构体的 FcγRIIIa 的细胞能更为有效地激活 ADCC 反应。

人类 NK 细胞表达 Fcγ 受体的类型明显影响患者对于美罗华治疗的临床反应（图 15.40A）。所以，在具有 *V* 等位基因的纯合子（*V*/*V* 基因型）的 B 细胞淋巴瘤患者中，用利妥昔单抗治疗后显示疾病中位无进展生存时间（从最初的治疗到疾病的复发之间的时间）为 534 天，而那些 *F* 等位基因纯合子或是杂合子（*V/F* 或是 *F/F* 基因型）患者疾病的中位无进展生存时间为 170 天。（已经发现 FcγRIIIa 的变异体也影响赫赛汀的临床反应。）另一个 Fcγ 受体的变异体称为 FcγRⅡa，对治疗反应也有很强的影响。因此，除了肿瘤细胞表型的影响，免疫治疗的效果往往受到被治疗的患者基因组成的强烈影响。在上述情况中，一个基因决定着一个 Fc 受体的结构。

但是其他因素也可以预测患者是否或如何对美罗华治疗起反应。例如，美罗华的血清学水平较高、维持时间较长的患者显示出较好的临床反应（图 15.40B）。这说明单克隆抗体治疗的一个关键的局限性和一个在免疫治疗发展中未解决的问题是对于决定循环中单克隆抗体的寿命的生物学机制，我们仍不清楚。

其他决定美罗华治疗成功与否的重要因素似乎是众多肿瘤的 CD20 表达水平（图 15.40）。通过测定 14 例新鲜分离的白血病标本，可以得到细胞表面的 CD20 表达水平（前淋巴细胞和慢性淋巴细胞白血病，都是 B 细胞来源的）。如图 15.40 所示，当美罗华和补体存在时，这些众多的肿瘤对于前两者的溶细胞作用易感性差别很大，其易感性取决于每一种肿瘤标本表达 CD20 分子的水平。

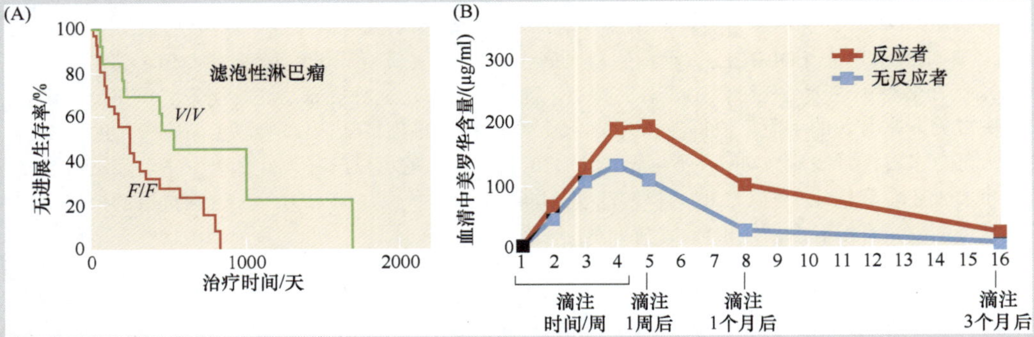

图 15.40　利妥昔单抗和 B 细胞肿瘤的治疗　（A）卡普兰-迈耶（Kaplan-Meier）图显示了滤泡性淋巴瘤患者对利妥昔单抗治疗的反应。他们的临床进展情况显著依赖于编码 FcγRIIIa 蛋白的等位基因情况。表达该受体的 NK 细胞能与已结合于淋巴瘤细胞表面抗原 CD20 上的 IgG1 分子的 Fc 段相结合。FcγRIIIa 蛋白含有缬氨酸（V）的变异体比苯丙氨酸（F）变异体结合 IgG1 的亲和力要高得多，这似乎解释了为什么 *V/V* 纯合体与对应的 *F/F* 相比无进展生存期要长得多。（B）一种治疗药物在循环中持续的时间，即它的药代动力学（PK）常数，常常决定着它的治疗效果。如图所示，给一组白血病和淋巴瘤患者每隔 4 周用药一次美罗华，在这一次和接下来的 3 个月中密切测定血清中的美罗华水平。在那些对这种单克隆抗体治疗产生和没有产生明显临床反应的患者中，美罗华的药代动力学常数明显不同。这一现象表明患者中存在某些能结合可利用美罗华的“抗原库”，因此加快了美罗华在循环中的清除，抵消了其治疗的效果。（A，改编自 W.-K. Weng and R. Levy，*J. Clin. Oncol.* 21: 3940-3947, 2003. B，数据引自 N.L. Berinstein et al., *Ann. Oncol.* 9: 995-1001, 1998.）

美罗华和赫赛汀两者广泛用于临床，是大量处于研制和开发不同阶段的治疗性抗体的先锋。一般来说，仅使用赫赛汀或是美罗华，能够成功地将患者的存活期延长几个月，偶尔可以延长几年。这一事实与迅速积累的临床证据表明单克隆抗体疗法与其他的抗肿瘤疗法联合时最有效，这种情况下它们有可能高度协同地诱导肿瘤的持久缓解，很可能在未来治愈肿瘤。（额外收获的是，利妥昔单抗还在两种部分由 B 细胞功能驱动的自身免疫病中显示了疗效——类风湿关节炎和系统性红斑狼疮，因此用此类抗体删除非癌变的 B 细胞对非肿瘤疾病也能产生临床治疗效果。）

对于抗肿瘤单克隆抗体的研究也可以从另一个方向进行：许多实验已经在探究增强这些抗体分子的细胞毒效应的可能性。目前，我们已经讨论过这一现象，即抗体分子可能会结合在肿瘤细胞的表面，随后通过补体作用或结合 Fc 受体的细胞毒性细胞引起细胞杀伤。一个有前景的选择是将抗体与毒物连接，制造出免疫毒素，它就像一个“巧妙的导弹”对肿瘤进行靶向攻击，这样它们可以将高浓度的毒素导入靶细胞。例如，抗体分子可以在体外与强毒性的生物学物质，如与蓖麻毒素 A 链或与假单胞菌产生的毒素结合，然后将这些毒素导入肿瘤中。

另一种方法是在注入肿瘤患者体内之前，将抗体分子与放射性分子连接，希望通过放射线杀伤邻近的肿瘤细胞。这种方法的另一种应用，是将高度有效的化疗药物分子（如阿霉素）连接在抗体分子上。

第三种策略是，将特异性的酶连接在抗体分子上这些酶能将无毒的药物前体活化为有毒性的药物。一旦抗体和相连的活化酶在肿瘤中富集后，随后注射入患者体内的药物前体就能被肿瘤邻近区域的酶激活。这种策略的优势在于，酶可以在靶肿瘤细胞的邻近区域激活上百种或是上千种有毒性的药物分子，将单个结合的单克隆抗体分子的毒性效应扩大。这些利用单克隆抗体分子作为肿瘤治疗的靶向载体的众多策略正在积极地研制和开发中。

15.20　回输外源免疫细胞可以治愈某些造血系统的恶性肿瘤

被动免疫中一个特殊的类型就是骨髓移植（BMT）。这种治疗最初的基本原理是通过药物治疗或是 X 射线照射使小鼠或是人的免疫系统崩溃，随后植入供者的骨髓移植物，因为它包含造血干细胞（HSC），所以可以重建受者的骨髓、再生正常造血功能和免疫功能所需要的所有细胞系（补充信息栏 15.15）。

在许多造血系统恶性肿瘤，特别是淋巴瘤和白血病中，骨髓移植的目的是配合去除全身各处的肿瘤干细胞（11.6 节），最重要的是去除骨髓中的肿瘤干细胞。根据这一设想，肿瘤干细胞已经从患者的骨髓中去除，骨髓移植细胞的再生不会导致肿瘤复发。

当第一次使用这种肿瘤干细胞治疗策略时，最有效的骨髓供者被认为是与那些骨髓受者组织相容性抗原最匹配的人。这可以保证最有效的骨髓重建和来源于移植物的免疫细胞攻击宿主组织的可能性最小化。但是，随着时间的推移，我们发现供者和受者之间只要具有最低水平的组织相容性就可以了。例如，早期的 BMT 试验提示同卵双胞胎之间移植后，疾病复发率比组织相容性抗原有一定程度不匹配的患者高好几倍。这使得同种异体干细胞移植（ASCT）和供者-受者的次要组织相容性抗原（而非 15.3 节和 15.7 节中描述的主要组织相容性抗原）不匹配的移植治疗得到广泛应用。

骨髓移植在治疗造血系统恶性肿瘤中的大部分治疗功效来源于移植物抗肿瘤反应（GVT），即供者的免疫细胞识别和攻击剩余的肿瘤细胞，这些肿瘤细胞是用放射线照射和化疗方法清髓后残余下来的。这种攻击需要移植供者细胞中存在的 T 淋巴细胞，因为受者的肿瘤细胞表达的抗原对于供者的移植免疫细胞来说是陌生的，因此会激发免疫攻击。目前 GVT 应答是使得格列卫耐药的慢性髓细胞性白血病（CML）产生持续缓解和偶尔治愈的唯一真正有效的方法。出于某些不清楚的原因，GVT 通常不会对移植受者的正常组织产生较为严重的攻击——移植物抗宿主疾病（GVHD）。若发生严重的 GVHD，移植的免疫细胞会导致广泛的炎症和对受者多种正常组织的破坏，产生致死性结果。正有研究探索如何将 GVHD 最小化，这可以部分通过改变移植异体供者细胞的组成来实现。

因此，我们再一次看到这种情况，即肿瘤患者在自身免疫系统无能的情况下，通过引入外来的免疫系统成分实现有效的抗肿瘤反应。在这种情况下，免疫细胞通常能有效地攻击患者的肿瘤细胞。遗憾的是，由于多种原因，一直未能证实骨髓移植对实体瘤（而不是造血系统肿瘤）治疗有效。

15.21　动员患者的免疫系统攻击他们的肿瘤

另一主要的肿瘤免疫治疗依靠动员和增强肿瘤患者自身的免疫防御。支持这些方法的观点是患者的免疫系统本身能够攻击和消灭肿瘤，可以通过增加多种细胞毒性免疫细胞的数量和活性来启动积极的抗肿瘤免疫反应。

[这些策略通常被认为是建立新型的抗肿瘤“疫苗”。其实这种说法是不准确的，因为传统上疫苗是一种用于预防疾病而不是治疗已有疾病的物质。这就解释了为什么许多听到这种说法的人认为研制中的免疫治疗最终将能够用于肿瘤预防——这一目标与目前从事抗肿瘤免疫治疗人员的想法相去甚远。迄今为止唯一例外的是抗 HPV 疫苗，称为加卫菌（Gardasil）（补充信息栏 15.5），通过阻断病毒复制成功阻止宫颈癌，而不是免疫患者对抗肿瘤细胞本身。]

正在进行的新免疫治疗方案的大规模开发很大程度上依赖于我们在分子和细胞水平上对免疫功能的不断深入了解。许多研究拓宽了我们对有关信号分子的认识，这些信号是由免疫系统调节各种机制而自然运用的。有趣的是多年来一直应用免疫动员非常成功地治疗早期膀胱癌，但令人遗憾的是对它发挥作用的机制却一直没搞清楚（信息栏 15.7）。

信息栏 15.7　细菌可用于治疗膀胱癌　用细菌治疗肿瘤要追溯到 19 世纪末。William Coley，一个纽约的外科大夫，注意到患有细菌性皮肤感染（已治愈）的患者肿瘤常常会缩小。这一现象导致产生了一个为期数十年的研究计划。采用活的或是灭活的细菌作为制剂来刺激免疫反应，以抵抗存在于机体中同样的细菌和肿瘤细胞。这些尝试除了 BCG 以外均半途而废，BCG 是一种减毒的（变弱的）分枝杆菌疫苗，是最初研制的一种抗结核病的疫苗。

BCG 被频繁地注入早期膀胱癌患者的膀胱中。这种疗法能有效地削弱或延迟肿瘤的进展，且这种治疗通常比外科手术或放射线照射的创伤性更小（图 15.41）。BCG 疗法通过吸引多种免疫细胞，包括 $CD4^+$ T_H 和 $CD8^+$ T_C 细胞及巨噬细胞和 NK 细胞进入膀胱而发挥显著疗效。在膀胱中这些细胞发生局限性的炎症反应。但是，BCG 抗肿瘤的具体机制仍然不清楚。

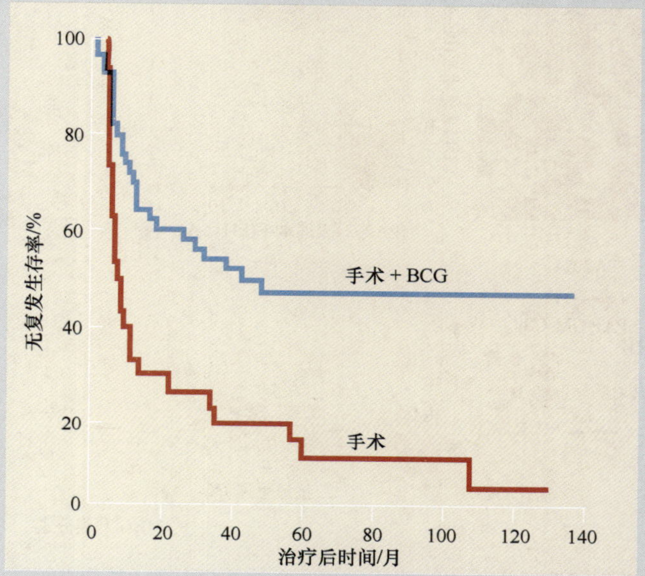

图 15.41 BCG 增强免疫反应 BCG 是一种减毒的活分枝杆菌，其作为一种免疫刺激剂在阻止人类膀胱癌进展中有明显的疗效。在那些仅经尿道切除术外科治疗后的患者中（红线），在治疗后数月中（横坐标）无复发生存率（纵坐标）快速下降，如卡普兰-迈耶（Kaplan-Meier）图所示。相比之下，在外科治疗后膀胱中再注射 BCG（蓝线）的患者复发的概率要小得多，有些人在 5 年中都没有复发。（引自 J. Patard et al., *Urology* 58: 551-556, 2001.）

动员抗肿瘤反应的一个重要策略取决于树突状细胞的激活（15.2 节）。这些抗原呈递细胞（APC）通常内吞遍布全身组织的感染原或其他抗原颗粒（包括肿瘤细胞），然后迅速回到邻近的引流淋巴结，在那里它们用其 MHC Ⅱ类分子呈递消化后的寡肽片段给辅助性 T 细胞（图 15.8）。粒细胞-巨噬细胞集落刺激因子（GM-CSF）能够激活树突状细胞的功能。

一种以 DC 为基础的策略（图 15.42）被证明是成功的，使无临床症状或较少症状的转移性前列腺癌男性患者的平均生存期从 21.7 个月延长到 25.8 个月，因此成功获得美国食品药品监督管理局批准，用于临床治疗前列腺癌。（这些男性患者都经雄激素阻断治疗失败。雄激素阻断治疗绝大部分前列腺癌的疗效能够持续数月，然而，两年时间里，几乎有一半的患者会发生肿瘤进展。）

这种新的免疫治疗药物——称为普列威（Provenge 或 sipuleucel-T）——依赖于提取单核细胞（取自于患者，通过白细胞分离术这一步骤获得的）并将它们与来自前列腺酸性磷酸酶（PAP）形成的蛋白在体外共培养 36～44h，几乎所有的前列腺癌细胞都表达

PAP（图 15.42A）。这一步骤的目的是将 PAP 来源的抗原肽负载到从患者提取的树突状细胞（DC）的 MHC Ⅱ类分子上。

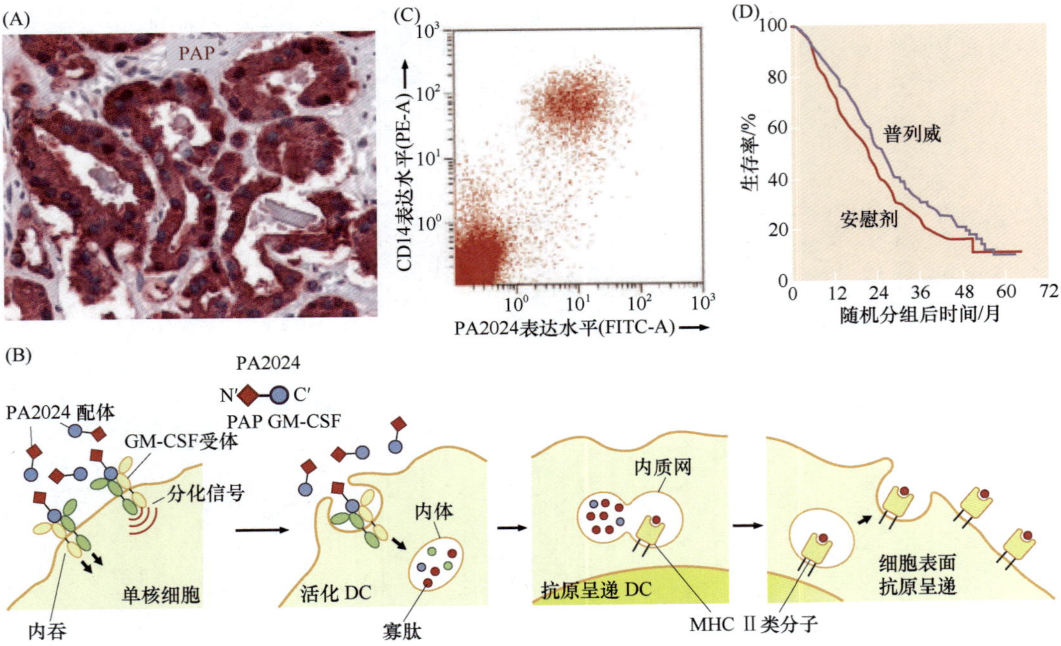

图 15.42 普列威和前列腺癌疫苗 FDA 批准的第一个抗肿瘤疫苗，称为普列威，它能引起对前列腺酸性磷酸酶（PAP）的免疫反应，PAP 是一种功能未知的酶类，在几乎所有的前列腺癌中均高水平表达和分泌。该策略需要在体外将 PAP 和 GM-CSF 融合蛋白负载到从体内分离出的单核细胞上，然后回输细胞到最初提取获得这些细胞的患者体内（自体移植的步骤），目的是让这些改变的单核细胞诱导患者的 T 细胞和 B 细胞攻击表达 PAP 蛋白的癌细胞。（A）PAP（暗红色），这里用染料偶联的 PAP 单克隆抗体染色，在人的前列腺癌的导管细胞上强烈表达，而在机体的大部分其他组织中表达很弱。（B）单核细胞吸收 PA2024 重组蛋白大体上类似图 15.6 中描述的被 DC 和 B 细胞摄取的抗原。此处，GM-CSF 受体（左版块）结合融合蛋白，激活信号通路，驱动单核细胞向活化型 DC 细胞分化。与此同时抗体-受体复合物内化，在内吞小体中降解融合蛋白成寡肽。后面内容是假设寡肽负载到 MHC Ⅱ类分子（第三版块）和呈递到 DC 表面（右版块）；此外 MHC Ⅰ类蛋白的呈递（未显示）也可能发生。此后，产生的抗原呈递 DC 能激活包含 T_H 和 T_C 细胞及 B 细胞的抗肿瘤获得性免疫应答。（C）使用荧光激活细胞分选技术（FACS，见补充信息栏 11.1）可以分选两种抗原是否共表达在同一个细胞上，从而知道是否 PA2024 融合蛋白物理性连接到 DC 上。每个红点代表一个细胞，染色的程度（代表细胞表面抗原的表达）在两个坐标都是以对数形式展示。流式分选显示，当单核细胞和早期树突状细胞体外暴露于 PA2024 融合蛋白后，少部分淋巴细胞（右上）既表达单核细胞和 DC 的特征蛋白 CD14，又表达 PA2024 蛋白，而大部分（左下）细胞两种蛋白都不表达，提示这些代表了其他的淋巴细胞系，不能摄取 PA2024 融合蛋白。（D）临床试验中，使用普列威能显著延长入选组的包括临床上药物去势治疗抵抗（一种雄激素阻断治疗形式）的、症状轻且有远端转移的前列腺癌患者的中位生存期。普列威治疗虽然显著延长了中位生存期，但最终都与安慰剂组一样发生疾病进展。（A，引自 T.J. Graddis et al., *Int. J. Clin. Exp. Pathol.* 4: 295-306, 2011. B，部分改编自 G. Hansen et al., *Cell* 134: 496-507, 2008. C，引自 USDA Center for Biologics Evaluation and Research hearing of March 29, 2009. D，改编自 P.W. Kantoff et al., *N. Engl. J. Med.* 363: 411-422, 2010.）

进一步将 PAP 的 C 端与 GM-CSF 的 N 端融合形成重组形式，产生融合蛋白，称为 PA2024。PA2024 的生长因子部分有两个作用。一方面，GM-CSF 部分应能刺激单核细胞分化成未成熟的树突状细胞（DC），然后才能加工和呈递抗原（图 15.5～图 15.8）。另一方面，PA2024 通过 GM-CSF 部分与表达在单核细胞表面的同源受体（GM-CSFR）物理连接。然后内化配体-受体复合物，PA2024 融合蛋白被水解，并且呈递产生的肽到 DC 表面（图 15.42B）。虽然还没有直接证明，但理想的结果是来自 PA2024 的 PAP 部分的寡肽片段被树突状细胞上的 MHCⅡ类分子呈递给 $CD4^{+}T_{H}$ 细胞（图 15.42C）。这一过程广泛涉及了包括 CD8 T 细胞介导的细胞毒性 T 淋巴细胞活性，甚至 B 细胞介导的抗体反应在内的先天免疫与获得性免疫功能，包括 CD8 细胞介导的细胞毒性 T 淋巴细胞（CTL）活性和 B 细胞介导的抗体应答。

在涉及 PAP 和其他抗原的各种临床前试验中，发现单核细胞和 DC（图 15.42B）对这些抗原的荷载，正如所期望的，是依赖于感兴趣的抗原蛋白（如 PAP）和这些细胞表达的细胞表面受体的配体（这里是 GM-CSF）间的融合。当这些单核细胞和 DC 在体外暴露于融合蛋白后，再与其他淋巴细胞一起被回输到这些细胞的供者体内——该过程称为自体移植。

早期的临床试验中，31 名去势抗性的前列腺癌患者都不含针对 PAP 的预存抗体或 T 细胞应答；对普列威治疗应答中，38%发生了 T 细胞应答同时 53%产生了抗 PAP 抗体。在另一项研究中，在 36 个月后，安慰剂治疗组 11%的患者存活，而普列威治疗组有 34%仍然存活。尽管最终这些曲线仍然发生了汇集（图 15.42D），然而不管怎样，这次成功成为抗肿瘤免疫治疗的一个里程碑，是第一个通过成功控制获得性免疫系统在相当一部分患者中阻止肿瘤进展的临床实验。

可以通过多种途径增强 T 淋巴细胞尤其是 T_{H} 和 Tc 细胞对抗原呈递细胞（APC）呈递寡肽的反应。这个反应通常经历两个阶段。在第一个阶段中（图 15.43A），T 淋巴细胞最初与 APC 相遇，可以导致多种淋巴细胞反应，这些反应是由 T 淋巴细胞表面的 CD28 受体介导的。CD28 参与呈递抗原结合到 T 细胞受体（TCR）的过程，而 TCR 参与抗原的识别。随后，在第二个阶段中（图 15.43B），另一个 T 淋巴细胞表面受体，称为细胞毒性 T 淋巴细胞抗原-4（CTLA-4）与 CD28 竞争性地结合相同的 APC 配体，强烈抑制抗原呈递的树突状细胞对 T 淋巴细胞进一步激活。因此 CTLA-4 受体控制着一个关键的负反馈调控系统，确保 T 淋巴细胞的活化仅仅是短暂的，并限制随后的免疫反应。

结合和中和 CTLA-4 抑制性受体的单克隆抗体，能极大地增强 T 淋巴细胞的免疫反应，可能是因为这些抗体能延长和增强抗原呈递的树突状细胞对于淋巴细胞的刺激活化。在肿瘤方面，对荷瘤小鼠使用称为伊匹单抗（Ipilimumab）的抗 CTLA-4 单克隆抗体治疗后，可以强烈地刺激抗肿瘤免疫反应，使一些肿瘤消退（图 15.43C）。（这里未显示同时注射 GM-CSF 进一步增强伊匹单抗（Ipilimumab）作用的效果，前面我们看到 GM-CSF 能强烈激活单核细胞，诱导它们分化成树突状细胞。）

但是抗 CTLA-4 抗体有个副作用，即能促发或加剧人类和小鼠的自身免疫反应。这一现象表明，这种特殊的信号传递系统是用来防止免疫系统破坏正常组织的主要机制之一。在极端案例中，小鼠的 CTLA-4 通过种系敲除编码基因而被完全清除时，新生小鼠只存活 2～3 周就死于淋巴扩增导致的大部分器官被淋巴细胞浸润和摧毁。

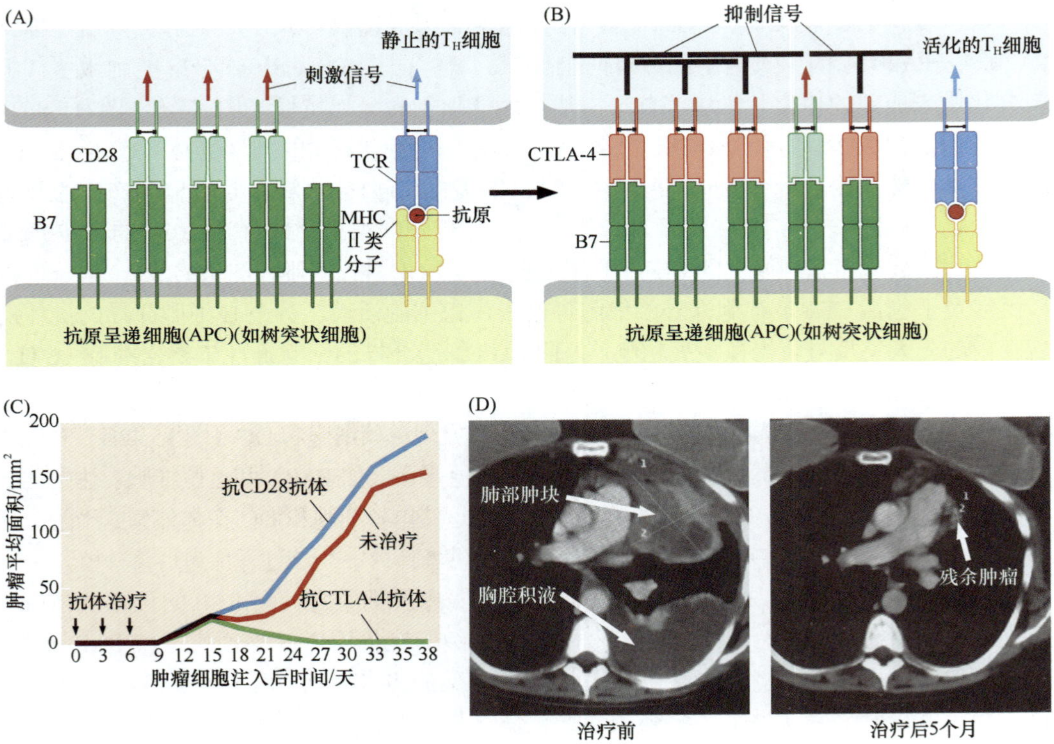

图 15.43　CTLA-4 调节细胞免疫反应　T_H 细胞（上）与抗原呈递细胞（APC，下）如树突状细胞之间的相互作用，包括两个步骤。（A）首先，T_H 细胞表面表达的 CD28 蛋白（浅绿色）与抗原呈递细胞表面的 B7 蛋白（深绿色）互补并结合，这使得 CD28 分子释放共刺激信号（红色箭头），其与抗原结合的 T 细胞受体释放的信号（蓝色箭头）共同作用使 T_H 细胞活化。（B）在第二个阶段中，作为其活化程序的一部分，T 细胞开始合成 CTLA-4 分子（粉红）。这些 CTLA-4 分子结合在 APC 的 B7 分子上，其亲合力高于 CD28 分子。 因此，可以取代 CD28 的结合，继而限制 T 细胞的进一步活化。（“B7”包括两种类似的作用分子，称为 B7-1 和 B7-2。）（C）调节 CTLA-4 的活性对于抗移植性肿瘤的免疫反应具有较大的作用。如果缺失 CTLA-4 的调节，肿瘤细胞在注入宿主小鼠 9 天后就会开始旺盛地生长（红线）。抗 CD28 血清可以干预 APC 对 T 细胞的激活（A 图），它对这些肿瘤的生长仅有微弱的作用（蓝线对红线）。但是当荷瘤小鼠在如图所示的时间注射抗 CTLA-4 抗体后，通常 T 细胞功能关闭机制被明显阻断，产生高度活化的 T 细胞杀灭肿瘤（绿线）。这就产生了一种肿瘤免疫治疗的策略，即通过抗 CTLA-4 抗体抑制 CTLA-4 的功能。（D）临床上使用称为 MDX-010 的抗 CTLA-4 单克隆抗体会在部分患者中产生明显的疗效。如图所示，黑色素瘤转移的患者在开始免疫治疗（右图）的 5 个月后，其主要的肺转移瘤和胸膜渗出物（左图）大部分消失，这两幅图是用 CT 扫描显示的。这个患者首次使用反复注射树突状细胞的方法进行治疗。这种树突状细胞的 MHC Ⅱ 受体已在体外与 MART-1 黑色素瘤抗原寡肽结合负载（图 15.26）。在这一治疗后，再注射抗 CTLA-4 抗体。这样明显的疗效反映了这种免疫治疗方法的潜能。但由于它只能在很小一部分患者上达到这样的疗效，因此其至今还未被广泛认同。［A 和 B，引自 K. Murphy, Janeway’s Immunobiology, 8th ed. New York: Garland Science, 2012. C，引自 D.R. Leach, M.F. Krummel and J.P. Allison, *Science* 271: 1734-1736, 1996. D，感谢 A. 里巴斯（A. Ribas）；另见 A. Ribas et al., *J. Immunother.* 27: 354-367, 2004.］

在晚期黑色素瘤和卵巢瘤的患者中进行的最初临床试验表明，通过注射抗 CTLA-4 单克隆抗体伊匹单抗可以增强几种抗肿瘤免疫治疗疗效，且不会伴随严重的自身免疫反应（图 15.43D）。那些之前没有经过任何免疫治疗的患者可以进行抗 CTLA-4 单克隆抗体的治疗。而在其他情况下，患者的抗肿瘤免疫反应首先可以通过下列方法进行激活：①用前面列举的纯化的黑色素瘤相关抗原疫苗免疫；②注射自体（即他们自己的）肿瘤细胞，这些细胞在体外被改造为表达 GM-CSF，并且被照射（避免回输患者体内的这些细胞增殖）。GM-CSF 的表达有助于募集前面提到的单核细胞，诱导它们分化成树突状细胞。在抗肿瘤免疫反应激活的情况下这些患者再用抗 CTLA-4 单克隆抗体治疗。2011 年，FDA 批准了伊匹单抗（商品名为 Yervoy）用于治疗转移性黑色素瘤，用抗体治疗的患者总生存期达 10 个月，相比而言用一种肽疫苗治疗的患者总生存期为 6 个月。

白细胞介素-2（IL-2）能激活淋巴细胞，已证实在体外将这种细胞因子（或是称为淋巴因子）加入淋巴细胞和已被灭活的肿瘤细胞中混合培养，能够激活淋巴细胞，增强对荷瘤小鼠体内肿瘤细胞的杀伤。这些淋巴因子激活的杀伤细胞（LAK）几乎主要是 NK 细胞，如同我们了解的那样，它能特异性杀伤表面缺乏正常数量的 MHC Ⅰ类分子和表达特定的应激相关蛋白的靶细胞（图 15.29）。在一些临床试验中，将这些 LAK 细胞和 IL-2 一起注入患者体内。在一个详细记录的试验中，222 位肿瘤患者中的 16 位患者肿瘤完全消退。但是，IL-2 的副作用阻碍了其作为肿瘤临床常规治疗策略的进一步应用。

另一个相关的策略是从患者肿瘤中提取淋巴细胞，在体外将这些细胞进行处理，然后再回输患者体内——这一过程称为过继性细胞输入（ACT）。来自手术切除的肿瘤标本中的大部分肿瘤浸润淋巴细胞（TIL，见图 15.19）被证实是 NK 细胞。但是，这些 TIL 群体中具有关键功能的亚细胞群是细胞毒性 T 淋巴细胞（T_C），它们对分离出来的肿瘤细胞表面表达的抗原具有特异的反应性。重要的是，这些“受诱导的”细胞毒性 T 淋巴细胞的功能能够在体外被激活。而且，激活这些“受诱导的”细胞所需要的 IL-2 剂量只有激活大量 NK 细胞所需剂量的 1%。当将这些肿瘤浸润的细胞毒性 T 淋巴细胞注射入患者体内后有大约 1/4 的黑色素瘤和肾脏肿瘤患者出现肿瘤部分消退。迄今为止，从其他类型的肿瘤中得到具有特异抗肿瘤的细胞毒性 TIL 的尝试还没有取得成功。

上述 TIL 治疗产生短期反应，部分原因是输入的 TIL 不能在接受治疗的患者体内稳定存在。因此，研究者试图通过化疗后给黑色素瘤患者注射体外扩增的 TIL 来稳定和扩增体内抗肿瘤的淋巴细胞群。在这种情况下，化疗的目的不是杀伤肿瘤细胞，而是用于减少患者骨髓中淋巴细胞和淋巴细胞前体的数量，为接下来注入的 TIL 克隆“腾出空间”。继而后者可以在患者的骨髓中定居下来，并在患者接受免疫治疗过程中继续存活甚至增殖。在一些患者中，输入的抗肿瘤 CTL 克隆细胞群最后可以占到患者免疫系统中细胞毒性 T 淋巴细胞的绝大部分。这些细胞毒性 T 淋巴细胞在体内的生长是由注射入患者体内的 IL-2 来维持的，它们对于患者体内的黑色素瘤细胞具有很强的杀伤力。结果显示在这些患者中黑色素瘤明显消退。

这些结果是令人鼓舞的，但仅仅是零星出现的。此类免疫治疗方案中还没有一种可以稳定地在较大比例的肿瘤患者中产生显著的疗效。很明显，我们似乎刚刚开始了解如何调控肿瘤患者的免疫系统才能使肿瘤衰退。这也解释了为什么这里介绍的方案仅仅是序幕，它们将很快被那些更能有效激活抗肿瘤免疫反应的方案所取代。

15.22　总结与展望

免疫系统和肿瘤之间的相互作用的确非常复杂，我们对免疫细胞在抑制许多类型的人类肿瘤中所起的确切作用仍然知之甚少。对免疫抑制患者进行的研究表明，免疫监视是阻止大量的病毒诱导肿瘤出现的重要原因。体液免疫反应可能是阻止病毒在组织间感染性传播的原因。由于部分病毒感染的细胞最终可能会发展成致瘤状态，因此体液免疫反应能够最大限度地减少这些病毒侵袭的细胞数量。

更重要的是，病毒转化的肿瘤细胞持续性表达病毒蛋白，能产生容易被识别的外来抗原，从而激发高效的免疫攻击。这种免疫攻击大部分是被细胞免疫所调控的。当肿瘤细胞的 MHC Ⅰ类分子呈递抗原性病毒寡肽时，可以被细胞毒性 T 淋巴细胞识别，这些 T 淋巴细胞可以杀灭病毒感染或是病毒转化的细胞。

免疫反应保护机体抵制多种非病毒来源肿瘤的机制仍不清楚，因此很难衡量免疫监视在消灭或延迟这种肿瘤形成中的作用。对免疫缺陷患者的研究可以在一定程度上看出这些机制的重要性。因为在这些患者中一些非病毒来源的实体瘤的发生率比一般人群高 2～3 倍。

一些肿瘤细胞能成功地逃避免疫系统的杀灭作用，是因为它们很少呈递明确的外来抗原，因此它们得益于正常的免疫系统对“自身”蛋白的耐受。但是其他肿瘤细胞也许会表达异常数量或异常解剖位置的潜在抗原。这些异常表达可能会引起免疫监视系统的识别，继而穷追猛打和杀灭这些肿瘤细胞。

一旦受到攻击，肿瘤细胞常常使用各种对策来保护自己。它们通常采用启动子甲基化这一相同的机制下调最初引起免疫系统识别的抗原表达，这是它们用来摆脱自身不想要的肿瘤抑制基因活性的策略。另外，它们可能抑制 MHC Ⅰ类分子的表达，因为 MHC Ⅰ类分子可以使免疫系统监测到肿瘤细胞表面抗原的存在。转移肿瘤细胞缺乏 MHC Ⅰ类分子的事实回答了人们的一种怀疑：肿瘤细胞行经人体组织和循环对它来说是一场危险的旅行，在转移途中经常被潜伏于途中的免疫细胞所清除。

仅有这些免疫逃避的机制是不够的，肿瘤细胞还可能通过驱逐或杀灭潜在的攻击者而发挥更有效的自我保护作用。例如，释放有效的促凋亡分子，如 TGF-β 和 FasL，常常能保证杀灭任何靠近肿瘤细胞的免疫细胞。

最后，由肿瘤建立的最有效的防御来自机体建立和维持免疫耐受机制的主要细胞系统，这一耐受机制在生理情况下用于防止机体产生针对自身组织的免疫攻击。机体对许多抗原的耐受似乎依赖于调节性 T 细胞的作用，后者能保证体液免疫反应和细胞免疫反应不会破坏机体的正常组织。人类肿瘤释放趋化因子 CCL22（可以吸引调节性 T 细胞）可能比在这里列举的其他免疫逃逸机制更能使肿瘤受益。

总之，这些已经被证明的肿瘤细胞所采用的策略，使我们相信逃避免疫攻击是大部分甚至所有的肿瘤向高度恶性的生长状态转变过程中的一个重要步骤。事实上，免疫逃逸和之前列举的特征（11.18 节）一样是肿瘤的基本属性之一。

之前，我们描述的肿瘤进展的每一个步骤，都能成功地打破机体细胞和组织中重要的抗肿瘤防御机制（第 11 章）。如果真是这样，我们可能会问，各种防御机制在阻止肿瘤发生的过程中所作出的相对贡献到底有多大。这些机制大多数是我们所有细胞中固有的调节环路的作用。表明反馈环路是我们所有细胞中的一种标配。抗肿瘤防御反应在多大程度上依赖着这些细胞发展成肿瘤过程中的内在自主机制？抗肿瘤防御反应又在多大程度上依赖着整个机体及其免疫系统的作用？目前尚难以对这些问题给出最后的回答，再过 10 年可能会有答案。

即便正常免疫系统建立的有效防御工事频繁受挫，也不能就此否定将来会研发出真正有效的免疫治疗策略。免疫学家正逐渐认识到各种免疫成分是如何发挥作用的，并能够在一定程度上操控它们，使其对细胞发起攻击。本章只对正在研究的许多免疫动员策略中的少数例子进行了描述（表 15.5，图 15.44）。

表 15.5　抗肿瘤免疫治疗策略的例子

被动免疫
注射肿瘤特异的单克隆抗体（如赫赛汀，美罗华）
移植组织相容的骨髓
主动免疫
注射活化的肿瘤浸润淋巴细胞（TIL）
注射负载有肿瘤特异寡肽抗原的树突状细胞
将 B7 共刺激受体加到肿瘤特异性抗原中
阻断 CTLA-4 的功能
抑制调节性 T 细胞

迄今为止，已确定了上百种的细胞因子（免疫系统的调节因子，包括白细胞介素和干扰素）和它们的同源受体。对某些细胞因子的功能已经有所认识，但大部分细胞因子的功能尚不清楚。它们几乎可以被笼统地分成增强免疫功能的因子（如干扰素、白细胞介素-2）和抑制免疫功能的因子（如 IL-10、TGF-β）。如此长的细胞因子清单说明了免疫调节的复杂性。实际上，我们仅仅初步了解了正常免疫功能的生理学和运用它去加强抗肿瘤防御的可能性。一种非常重要的免疫细胞——调节性 T 细胞——仅在最近才被研究清楚，这一事实表明免疫学领域的许多基础概念正在不断地被修正。

在肿瘤的多步骤进展期间，仍不清楚免疫系统如何及何时对存在的肿瘤细胞首先识别并启动对它们的不完全清除。这种情况可发生于癌细胞侵透基质直接面对免疫细胞时。一个较被认可但尚未证实的模型认为这一接触发生在肿瘤进展的炎症阶段早期，从那时起巨噬细胞和其他白细胞开始被“招募”到肿瘤基质中。

目前很难说正在研究中的多种免疫治疗策略中，哪种会比已经研制出的策略更加有效，会成为对大部分肿瘤患者产生持久、有效的抗肿瘤免疫治疗策略的先头兵。例如，综合采用分子遗传学和细胞免疫学的前沿进展来产生新的、潜在强效的疗法来驱动免疫应答反应，清除人类肿瘤（补充信息栏 15.16）。或许肿瘤疾病的基本特征为免疫学家和肿瘤生物学家设置了以他们的智力程度无法克服的障碍。我们将在下一章继续讨论这些问题，把本书通篇讨论的生物学的发现应用于研发新型低分子量药物来攻克来源不清、不断变化的癌细胞。

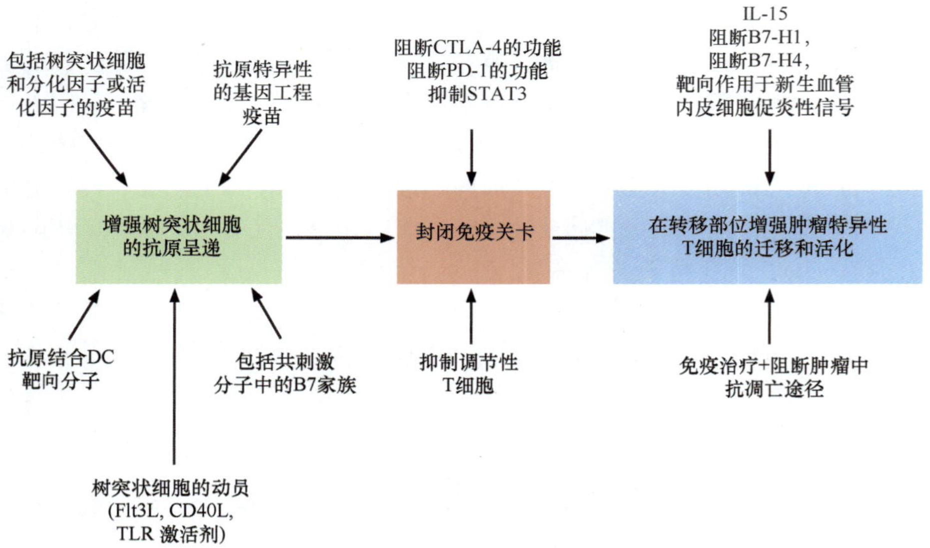

图 15.44　抗肿瘤免疫治疗的策略　为了创造出更有效的抗肿瘤免疫治疗方法，研究者已经尝试了一些独特的策略。如图所示，免疫学功能集中在 3 个主要的步骤上：增强抗原呈递、抑制免疫学的检测点和增加向肿瘤迁移的活化 T 细胞的数量。在这幅图中显示的许多策略并没有在本章中进行详细讨论。B7-H1 和 B7-H4，B7 相关蛋白；DC，树突状细胞；Flt3L，Fas 样细胞因子受体的配体；PD-1，CTLA-4 相关蛋白；TLR，Toll 样受体。（引自 D. Pardoll and J. Allison, *Nat. Med.*10: 887-892, 2004.）

重要概念

- 为了破坏和中和已成为靶子的感染病原体或细胞，免疫系统发动两种攻击，包括体液免疫和细胞免疫。
- 某些类型的免疫细胞——特别是巨噬细胞和 NK 细胞——对理应被清除的细胞具有固有识别能力。
- T 细胞通过表达 T 细胞受体才能发挥识别抗原的作用。T 细胞受体是获得性免疫的关键成分，它是通过基因重组而产生的，这一过程类似于可溶性抗体的形成。这些 T 细胞大部分是细胞毒性 T 淋巴细胞（CTL 或 T_C）、辅助性 T 细胞（T_H）和调节性 T 细胞（T_{reg}）。
- 辅助性 T 细胞辅助 B 细胞产生抗体（因此可以引起体液免疫）以及辅助细胞毒性 T 淋巴细胞的成熟和识别需要被清除的细胞。调节性 T 细胞抑制辅助性 T 细胞和细胞毒性 T 淋巴细胞的活性。
- 机体中的正常细胞通过 MHC Ⅰ类分子在细胞表面呈递蛋白质寡肽片段。专职的抗原呈递细胞（如巨噬细胞和树突状细胞）通过 MHC Ⅱ类分子呈递它们在清理组织环境时所得到的蛋白质寡肽片段。这些众多的寡肽片段就是辅助性 T 细胞和细胞毒性 T 淋巴细胞上 T 细胞受体识别的抗原。
- 抗体识别一个细胞表面的抗原后可以通过两种机制介导细胞的杀伤：①表达 Fc 受体的细胞（特别是巨噬细胞和 NK 细胞）能识别抗体结合的细胞并将其杀死；②补体可以与结合在细胞表面的抗体结合，通过在细胞膜上形成孔道将细胞杀死。

- 免疫系统对正常组织抗原和外来成分表达的抗原，特别是对感染性抗原能发挥固有的免疫识别能力。但是免疫系统通过一些特有的机制抑制其各种成分对正常组织抗原的反应性，因此对它们产生了免疫耐受。
- 免疫系统中许多旨在识别和消灭感染性抗原的作用也可能用于对癌细胞的攻击。但是，免疫系统的耐受诱导机制会阻碍这些攻击，因为这些肿瘤细胞抗原绝大部分是正常细胞蛋白质的成分。
- 某些肿瘤相关抗原也能吸引免疫系统的识别，因为它们通常仅在胚胎中或是在免疫豁免部位表达（如睾丸和大脑），免疫系统还没有对这些抗原产生耐受。其他肿瘤相关抗原可能由于表达水平增高而激发免疫识别和攻击。
- 免疫缺陷个体中多种肿瘤的发病率增高，这一事实有力地表明免疫系统能持续监视机体组织中出现的肿瘤并试图清除它们——具有免疫监视作用。
- 尽管有免疫监视存在，但是一些肿瘤仍能在机体中旺盛生长，仅仅是因为这些肿瘤的抗原性较弱。另一些肿瘤本来具有强抗原性，但是产生了抗原性较弱的变异体，这是众多的肿瘤细胞免疫逃逸机制之一。
- 肿瘤细胞表达肿瘤相关抗原(TAA)常常可以反映产生这些肿瘤细胞的组织分化程度。抑制 TAA 的表达可以使肿瘤细胞逃避免疫监视而通常不会影响细胞的增殖能力。
- 其他免疫逃逸机制包括肿瘤细胞释放一些细胞因子，如 IL-10、FasL 和 TGF-β，这些因子能杀伤靠近肿瘤细胞的免疫细胞。
- 肿瘤细胞也可能吸引调节性 T 细胞，后者可以使任何进入肿瘤内的细胞毒性 T 淋巴细胞失活。
- 研究者设计了许多肿瘤治疗方法，通过补充或是增强已有的免疫反应对抗肿瘤。一个重要的策略是向肿瘤患者提供可以结合在肿瘤细胞上的单克隆抗体（如赫赛汀和利妥昔单抗），通过多种机制杀死肿瘤细胞。
- 另外，人们也在尝试对多种免疫细胞活性的调控通路进行干预，从而实现肿瘤免疫治疗的目标。例如，GM-CSF 能激活树突状细胞，而抗 CTLA-4 抗体能增强抗原呈递细胞和辅助性 T 细胞之间的相互作用。
- 人们对免疫系统抗击肿瘤的反应的认识还不够全面，免疫调节机制的多样性为激活抗肿瘤免疫反应创造了机会，但其中大部分尚未在肿瘤治疗的临床应用中进行尝试。

思考问题

1. 我们是如何借助于病毒基因来了解肿瘤细胞是如何逃避免疫监视的？
2. 用什么方法才能使肿瘤细胞变得更具免疫原性？
3. 如何通过免疫功能的测定来洞察体内肿瘤的存在？
4. 如何确定肿瘤相关巨噬细胞是支持肿瘤生长还是作为免疫系统中的成分对肿瘤进行杀伤？
5. 癌蛋白通过哪些途径使肿瘤细胞更能抵抗免疫系统中多种组分的杀伤作用？
6. 你认为表明免疫系统在抑制多种常见的实体瘤的发生方面起关键作用的最令人信服的证据是什么？

7. 你如何评估固有与获得性免疫在抑制发生临床可见肿瘤中的重要性？

参考读物

Arteaga CL, Sliwkowski MX, Osborne CK et al. (2011) Treatment of HER2-positive breast cancer: current status and future perspectives. *Nat. Rev. Clin. Oncol.* 9, 16–32. doi: 10.1038/nrclinonc.2011.177, Nov. 29.

Banck MS & Grothey A (2009) Biomarkers of resistance to epidermal growth factor receptor monoclonal antibodies in patients with metastatic colorectal cancer. *Clin. Cancer Res.* 15, 7492–7501.

Brody J, Kohrt H, Marabelle A & Levy R (2011) Active and passive immunotherapy for lymphoma: proving principles and improving results. *J. Clin. Oncol.* 29, 1864–1875.

Burstein HJ (2005) The distinctive nature of HER2-positive breast cancers. *N. Engl. J. Med.* 353, 1652–1654.

Chao MP, Majeti R & Weissman IL (2011) Programmed cell removal: a new obstacle in the road to developing cancer. *Nat. Rev. Cancer* 12, 58–67.

Cheson BD (2002) Rituximab: clinical development and future directions. *Expert Opin. Biol. Ther.* 2, 97–110.

Chung CC, Campoli M & Ferrone S (2005) Classical and nonclassical HLA class I antigen and NK cell-activating ligand changes in malignant cells: current challenges and future directions. *Adv. Cancer Res.* 65, 189–234.

Curiel TJ (2007) Tregs and rethinking cancer immunotherapy. *J. Clin. Invest.* 117, 1167–1174.

Darnell R (2004) Tumor immunity in small-cell lung cancer. *J. Clin. Oncol.* 22, 762–764.

De Visser KE, Eichten A & Coussens LM (2006) Paradoxical roles of the immune system during cancer development. *Nat. Rev. Cancer* 6, 24–37.

Dranoff G (2004) Cytokines in cancer pathogenesis and cancer therapy. *Nat. Rev. Cancer* 4, 11–22.

Dudley ME & Rosenberg SA (2003) Adoptive-cell-transfer therapy for the treatment of patients with cancer. *Nat. Rev. Cancer* 3, 666–675.

Dunn GP, Old LJ & Schreiber RD (2004) The three E's of cancer immunoediting. *Annu. Rev. Immunol.* 22, 329–360.

Figdor CG, de Vries IJ, Lesterhuis WJ & Melief CJ (2004) Dendritic cell immunotherapy: mapping the way. *Nat. Med.* 10, 475–480.

Fin, OJ (2008) Cancer immunology. *N. Engl. J. Med.* 358, 2704–2715.

Fridman WH, Galon J, Pages F et al. (2011) Prognostic and predictive impact of intra- and peritumoral immune infiltrates. *Cancer Res.* 71, 5601–5605.

Gabrilovich DI & Nagaraj S (2009) Myeloid-derived suppressor cells as regulators of the immune system. *Nat. Rev. Immunol.* 9, 162–174.

Gajewski TR (2007) Failure at the effector phase: immune barriers at the level of the melanoma tumor microenvironment. *Clin. Cancer Res.* 12, 5256–5261.

Gelderman KA, Tomlinson S, Ross GD & Gorter A (2004) Complement function in mAb-mediated cancer immunotherapy. *Trends Immunol.* 24, 158–164.

Jaiswal S, Chao MP, Majeti R & Weissman I (2010) Macrophages as mediators of tumor immunosurveillance. *Trends Immunol.* 31, 212–219.

Johansson M, DeNardo DG & Coussens LM (2008) Polarized immune responses differentially regulate cancer development. *Immunol. Rev.* 222, 145–154.

Kane MA (2012) Preventing cancer with vaccines: progress in the global control of cancer. *Cancer Prev. Res.* 5, 24–29.

Klein C, Lammens A, Schäfer W et al. (2013) Epitope interactions of monoclonal antibodies targeting CD20 and their relationship to functional properties. *mAbs* 5, 1–12.

Mellman I, Coukos G & Dranoff G (2011) Cancer immunotherapy comes of age. *Nature* 480, 480–489.

Mouglakakos D, Choudhury A, Liadser A et al. (2010) Regulatory T cells in cancer. *Adv. Cancer Res.* 107, 57–117.

Old LJ (2001) Cancer/testis (CT) antigens: a new link between gametogenesis and cancer. *Cancer Immun.* 1, 1.

Pages F, Galon J, Dieu-Nosjean M-C et al. (2010) Immune infiltration in human tumors: a prognostic factor that should not be ignored. *Oncogene* 29, 1093–1102.

Pastan I, Hassan R, FitzGerald DJ & Kreitman RJ (2006) Immunotoxin therapy of cancer. *Nat. Rev. Cancer* 6, 559–564.

Peggs KS, Quezada SA & Allison JP (2008) Cell intrinsic mechanisms of T-cell inhibition and application to cancer therapy. *Immunol. Rev.* 224, 141–165.

Pohlmann PR, Mayer IA & Mernaugh R (2009) Resistance to trastuzumab in breast cancer. *Clin. Cancer Res.* 15, 7479–7491.

Raulet D (2003) Roles of the NKG2D immunoreceptor and its ligands. *Nat. Rev. Immunol.* 3, 781–790.

Sakaguchi S (2005) Naturally arising Foxp3-expressing CD25+CD4+ regulatory T cells in immunological tolerance to self and non-self. *Nat. Immunol.* 6, 345–352.

Schwartz RH (2005) Natural regulatory T cells and self-tolerance. *Nat. Immunol.* 6, 327–330.

Sharma P, Wagner K, Wolchok J & Allison JP (2011) Novel cancer immunotherapy agents with survival benefits: recent successes and next steps. *Nat. Rev. Cancer* 11, 805–812.

Smith MR (2003) Rituximab (monoclonal anti-CD20 antibody): mechanisms of action and resistance. *Oncogene* 22, 7359–7368.

Smyth MJ, Hayakawa Y, Takeda K & Yagita H (2002) New aspects of natural-killer cell surveillance and therapy of cancer. *Nat. Rev. Cancer* 2, 850–861.

Smyth MJ, Dunn GP & Schreiber RD (2006) Cancer immunosurveillance and immunoediting: the roles of immunity in suppressing tumor development and shaping tumor immunogenicity. *Adv. Immunol.* 90, 1–50.

van der Burg SH & Melief CJ (2011) Therapeutic vaccination against human papillomavirus induced malignancies. *Curr. Opin. Immunol.* 23, 252–257.

Weiner LM, Surana R & Wang S (2010) Monoclonal antibodies: versatile platforms for cancer immunotherapy. *Nat. Rev. Immunol.* 10, 317–327.

Wrzesinski SH, Wan YY & Flavell RA (2007) Transforming growth factor-β and the immune response: implications for anticancer therapy. *Clin. Cancer Res.* 13, 5262–5270.

Yang L, Pang Y & Moses HL (2010) TGF-β and immune cells: an important regulatory axis in the tumor microenvironment and progression. *Trends Immunol.* 31, 220–227.

Yu J, Pardoll D & Jove R (2009) STATs in cancer inflammation and immunity: a leading role for STAT3. *Nat. Rev. Cancer* 9, 798–809.

Zang X & Allison JP (2007) The B7 family and cancer therapy: costimulation and coinhibition. *Clin. Cancer Res.* 13, 5271–5279.

Zou W (2005) Immunosuppressive networks in the tumour environment and their therapeutic relevance. *Nat. Rev. Cancer* 5, 263–274.

Zou W (2006) Regulatory T cells, tumour immunity and immunotherapy. *Nat. Rev. Immunol.* 6, 295–307.

（张叔人 吴艳红 葛科立）

第 16 章　肿瘤的合理治疗

所有的物质都是有毒的，没有毫无毒性的物质。正确的使用剂量决定了它是毒物还是药物。

帕拉塞尔苏斯（奥罗莱斯·菲利普·泰奥斯特拉特斯·邦巴斯图斯·冯霍恩海姆）
［Paracelsus（Auroleus Phillipus Theostratus Bombastus von Hohenheim）］
炼丹师、内科大夫，1538 年

医生虽然能够开具处方，但对药物的细节却知之甚少，对所治疗的疾病知道的就更少了，而对使用药物的患者基本一无所知。

伏尔泰（弗朗梭阿·马利·阿鲁埃）［Voltaire（François-Marie Arouet）］
作家、哲学家，1760 年

本书所描述的研究结果代表了我们在认识肿瘤发生过程中的一场革命。1975 年以前，人们对人体细胞内导致肿瘤表型的分子改变毫无所知。经过一代人的努力，我们获得了这方面的丰富知识。实际上，现有的关于肿瘤起源的信息和概念已经形成了一门学科，这门学科的结构具有逻辑性，概念具有连贯性。

尽管我们对肿瘤的认识已经向前跨进了一大步，但我们探索肿瘤病因学（如肿瘤的病因与机制）并将其应用于肿瘤的预防与治疗这一过程进展缓慢。目前广泛应用的大部分抗肿瘤药物是在 1975 年以前开发的，而那时的药物开发还没有受到肿瘤发生的遗传学和生物化学机制的启发。为此，分子肿瘤学家因为他们的研究成果没能在抗肿瘤药物开发中充分发挥作用而感到挫败。

我们需要开发新的肿瘤治疗方法去治疗晚期肿瘤，并且这些新方法需要跟上传统肿瘤治疗手段（手术、放疗和化疗）的总体进展，然而目前还未发现更好的新的治疗手段。晚期肿瘤治疗效果一直没有取得太大进展。例如，1970 年，美国肺癌患者的 5 年生存率为 7%，而 30 年后，这一生存率仅为 14%，这只能说是一个微小的进步。甚至这一微小的治疗上的进步也是不可靠的，现代诊断技术通常能在肿瘤自然病程的早期就发现肿瘤，这实际上使肿瘤初期诊断与最终进展至疾病末期的时间间隔延长了。由于早期发现并通过外科手术切除了早期肿瘤，肿瘤生长停止，结肠癌的死亡率已经开始下降（图 16.1A；也可见图 11.9B）。然而，近几十年来晚期结直肠肿瘤的死亡率几乎没有发生改变，这正好证明了一旦肿瘤发生侵袭并开始转移，用化疗和放疗手段来清除它们也是无用的（补充信息栏 16.1）。此外，其他类型的肿瘤年龄标化死亡率也保持不变或下降相对较少（图 16.1B）。这些统计数据表明，对于晚期恶性肿瘤，传统治疗方法已经发挥了最大的潜力，若想取得更大的进步只能依靠新的治疗手段。

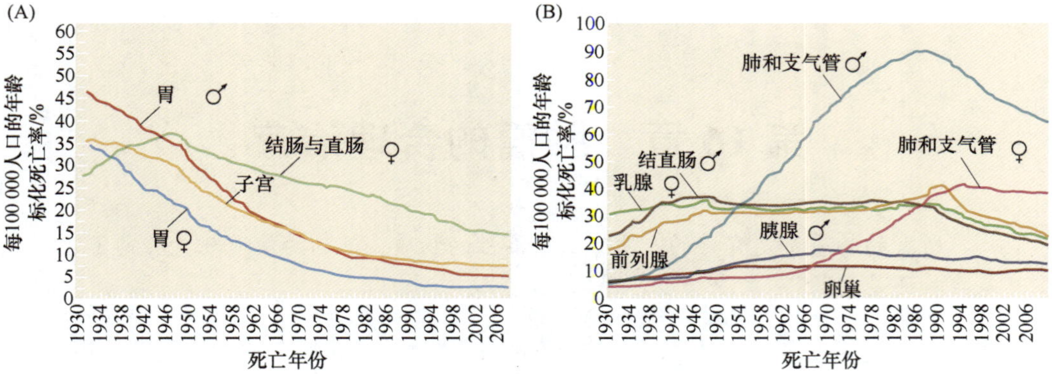

图 16.1　过去 3/4 个世纪的肿瘤死亡率统计：不同部位肿瘤的发展趋势　美国对各种肿瘤的年龄标化死亡率的统计揭示了两个长期的趋势。(A) 1930 年以来一些主要致死性肿瘤的死亡率明显下降。导致胃癌死亡率下降的原因是食物储存方法的改变和幽门螺杆菌（*Helicobacter pylori*）感染率的下降，而使宫颈癌和结直肠癌死亡率下降的原因则是普查的推行。(B) 一些肿瘤相关的死亡数据表明它们对传统化疗是耐受的，尤其是那些已经进展至高度恶性并已有转移的晚期肿瘤。（引自 A. Jemal et al., *CA Cancer J. Clin.* 55: 10-30, 2005.）

对此我们面临的问题是多方面的。首先，实际上对于某些常见的癌症，我们并不能很好地估计问题的大小。例如，每年诊断的病例（年龄标化发病率；见 11.1 节）中有多少是有可能长大至威胁生命的程度的？对肿瘤相对良性的患者而言，从后续健康和寿命延长的角度考虑，临床治疗的频率多大会诱发更多的疾病从而导致弊大于利？

我们在第 11 章中学习到的重要一课可以解释这个问题：随着我们年龄的增长，各种各样的组织都会自发地产生许多小肿瘤。同时，由于诊断技术变得越来越敏感（图 16.2），

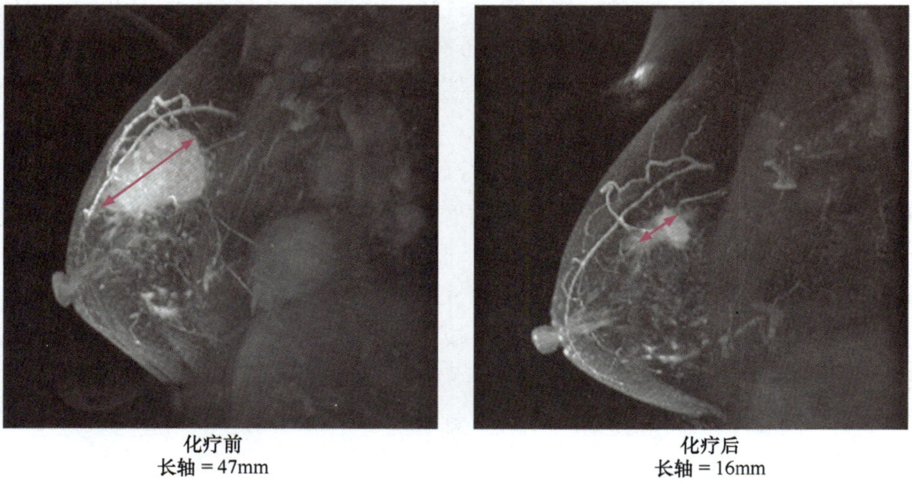

图 16.2　高分辨率、非侵入性人体组织成像　磁共振成像（MRI）技术的发展使活体组织的非侵入性可视化的分辨率越来越高。现在的 MRI 可以检测到体积非常小的乳腺瘤（直径几毫米）。如图中所示，MRI 可以用来详细观察抗肿瘤治疗的进展（在这一病例中使用的是蒽环类的细胞毒制剂进行化学治疗）。这一高灵敏成像技术的广泛应用可能会使未来的乳腺癌发病率升高（原因是以前漏检的肿瘤现在可以检出），但是其对死亡率的影响还未知晓。[感谢 N.M. 希尔顿（N.M. Hylton）和 L.J. 埃瑟曼（L.J. Esserman）。]

我们可以发现越来越多的早期肿瘤，然而对于这些病例中有多少可以发展成为致命的肿瘤，我们并没有一个明确的鉴定。鉴于目前肿瘤科室的能力有限及投入资金的不足，难以应对不断增长的肿瘤发病数量（信息栏 16.1），这个问题已经非常突出。

信息栏 16.1　癌症在多大程度上需要临床干预？　20 世纪下半叶，由于敏感性日益提高的诊断技术的开发利用，乳腺癌和前列腺癌的发病率呈现大幅增加的趋势。就乳腺癌来说，其发病率在 20 世纪后期先逐渐增加，然后趋于平稳（图 16.3）。正如我们稍后将讨论的，其中的一些肿瘤会不断生长并最终危及生命，而其他许多却并不会。然而，显而易见的是发病率的上升是技术进步的结果，除非这些新的诊断技术生成的图像发挥的是肿瘤预警作用，否则随着诊断水平的提高（图 16.2），年龄标化发病率将会同步增加。因此，只有真正严格、可靠的肿瘤诊断才会影响死亡率。

最近有一项研究，对 80 岁左右死亡的女性的各种死亡原因进行了解剖分析，发现其中至少有 2/3 的女性患有乳腺癌（然而只有约 4%的女性真正会死于乳腺癌）。同样的死后解剖研究发现，在这个年纪死亡的男性患有前列腺癌的比例更大，达到了 80%左右。因此如果应用在活人身上的诊断技术的灵敏度可以达到与尸体解剖诊断一样的程度，那乳腺癌和前列腺癌的发病率估计会极其显著地增加，因为大量非致命性的肿瘤将会被统计在内（补充信息栏 16.2）。

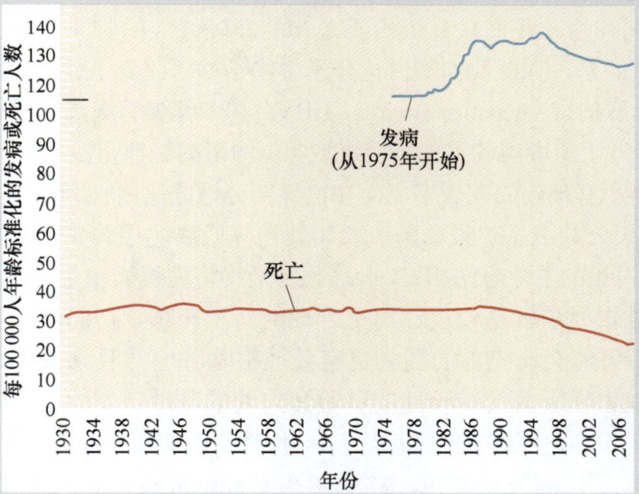

图 16.3　美国乳腺癌发病率与死亡率对比　在过去的几十年中年龄标准化的乳腺癌发病率稳步上升，而这一疾病的死亡率却相当稳定，直到 20 世纪才开始大幅下降。发病率的增加在很大程度上是由于普查的推广，只有一小部分是由于生殖方式、营养、肥胖、月经初潮和更年期年龄等改变而导致真正的疾病发生增加。（引自 A. Jemal et al., *CA Cancer J. Clin.* 55: 10-30, 2005.）

正如在下一节中将要讨论的，随着对疾病发病机制快速深入的理解，我们可能很快就可以更准确地判断有多少癌症值得积极治疗，有多少可以安全地忽略。同时，对特殊疾病发展过程的洞察分析，如对于肿瘤转移过程的深入了解，可以让我们更好地了解为什么广泛使用的传统治疗手段对许多癌症患者的治疗效果并不理想（补充信息栏 16.3）。

我们将利用这章的大部分内容来介绍大量的正在开发或刚刚进入临床的治疗策略，并且揭示如何通过这本书前面章节学习到的知识来随时了解这些策略的进展情况。我们的目的并不是对当前这一领域的研究进行全面的调查。这样做也是不可能的：一本 2010 年的抗肿瘤治疗方法的汇编资料表明，由制药公司和生物技术公司进行的处于临床前期或临床试验阶段的研究和开发项目有 2600 个之多。目前正在开发中的治疗药物包括低分子量药物、蛋白质、单克隆抗体和包括病毒载体在内的基因治疗策略。我们的目的不是使本书成为一本百科全书，而是聚焦于一些近期发展起来的治疗策略，用它们来说明我们前面章节描述的那些发现如何催生了新的肿瘤治疗策略。这些治疗方法具有广阔的应用前景，但它们真正的治疗潜能也有待于进一步实现。每一个药物开发过程中的轶事是非常有趣和令人兴奋的，其中的成功和失败使我们学到了很多东西。值得指出的是，许多基于单克隆抗体的治疗方法和一些以预防或阻断肿瘤血管生成的治疗方法已经在前面的章节中进行了讨论。

尽管本书中所描述的研究发现不一定非常有趣，但是几乎所有的研究成果都经得起时间的考验，都是当代人认为可信和正确的。然而那些喜欢确定性和永恒真理的人可能会发现随后介绍的这些内容并不令人十分满意，原因很简单：这里报道的结果具有很大的波动性，因此会随着时间的推移而改变。这本书出版 10 年后可能会发现这里介绍的新疗法中有许多是十分离奇，甚至是错误的。从认识肿瘤发生的分子机制转化为疾病治疗方法的战役刚刚开始，我们只是迈出了最初的磕磕绊绊的脚步。

同样需要注意的是，在此我们不讨论分子生物学如何改变了肿瘤预防策略。因此本章将不涉及在预防乙肝病毒（hepatitis B virus，HBV）和人乳头瘤病毒（human papillomavirus，HPV）感染疫苗研发上所取得的重大研究进展（事例请参见补充信息栏 15.5）。这些疫苗将极有效地降低肝癌和宫颈癌的发病率，而在世界部分地区这两种肿瘤是导致癌症相关死亡的主要原因。（如果公共卫生建设的历史表明其在降低癌症相关死亡率方面有指导意义的话，那么与本章所讨论的治疗方法相比，肿瘤预防最终将使疾病相关死亡率下降得更明显。）

一个简单的逻辑要求就是要设计出更合理的新型药物，它们可以攻击特定的、确认的分子靶标，从而可能会比先前的药物更有效地根除肿瘤并且具有更小的毒性作用。先前的抗癌药物是在大量反复的经验性的试验和失败的基础上发现的，当时没有任何肿瘤细胞相关的生物化学和分子生物学知识基础。然而，正如我们将在 16.2 节中看到的，这些传统的治疗肿瘤疾病的方法在阻止疾病进展和减少癌症相关死亡率方面已经被证明是非常有效的，这也是这些传统治疗方法值得我们关注的原因。具有讽刺意味的是，接下来我们将会看到最新开发的肿瘤治疗方案还未达到这样的治疗效果。

16.1 有效治疗方法的研发和临床应用依赖于疾病的准确诊断

在前面的章节中，我们曾反复地根据组织来源和临床进展分期来对肿瘤进行分类。这些分类几乎总是根据正常与恶性组织在显微镜下的表现来进行。有些时候，为了进一步确定，我们还需要通过描述一些分子标志物（如乳腺癌中 HER2 的表达）及它们对于预后的意义来进一步细化这些分类。但总的来说，与半个多世纪的临床肿瘤学实践中看到的一样，组织病理学是我们讨论的主要根据。

然而，人们也越来越清楚地认识到传统的肿瘤分类方法具有一定的局限性。真正有用的诊断必须为临床医生提示疾病的潜在性质，更重要的是提示每一个疾病亚类对不同治疗方法的反应性如何。随着对人类肿瘤认识的加深，我们逐步认识到传统上划归为一种疾病的人类肿瘤实际上应该被划分为不同的疾病亚类。这将有助于解释为什么过去 30 年中一直使用的抗肿瘤治疗策略的总体治疗成功率如此之低，原因就在于它们其实是在治疗不同种类的肿瘤，而仅有小部分亚型的肿瘤对采用的针对性治疗手段有应答。这些药物应答率对新药的开发也具有重要的提示意义（补充信息栏 16.4）。

换句话说，临床肿瘤学家面临两个问题：肿瘤确诊后是否应该治疗？如果需要治疗的话，哪种可用的治疗方案适合这种确定的肿瘤亚类呢？理想情况下，决定是否治疗应该是一个非常具有挑战性的工作，但现实情况是，人们常常将问题简单化：过度治疗几乎所有的肿瘤（除了皮肤癌）以便尽可能地减少其最终发展到威胁生命程度的可能性。

判断是否需要治疗的复杂性就在于需要将肿瘤明确地诊断为 3 种类型。

1. 惰性肿瘤，这种肿瘤具有较低侵袭性和转移性潜力，并在患者的一生中都将维持这个状态。

2. 高度恶性肿瘤，这种肿瘤具有高度的转移倾向，很可能在原发性肿瘤诊断出来的时候就已经播散转移到其他组织或器官了。

3. 中度恶性肿瘤，这种肿瘤具有一定的播散转移倾向，但是在播散出现、致命的转移灶形成前可以被手术切除或者用细胞毒性手段治疗。

第一种类型的肿瘤不需要包括手术在内的任何治疗，无须理会它就可以了（事实上，在某些情况下，如果该肿瘤不是侵袭性的，手术甚至可能引发惰性肿瘤变成临床症状明显的肿瘤）。胰腺神经内分泌肿瘤（neuroendocrine tumor，NET），即胰岛细胞瘤，就是一个很好的例子（图 13.36），该种类型的肿瘤约占胰腺肿瘤的 3%，经常在高分辨率成像的其他检查时偶然发现。这些低等的肿瘤被肿瘤学家有趣地称为“意外瘤”，而患有这些肿瘤的无症状患者的 5 年无进展生存率可以达到 86%。和其他任何类型的胰腺癌手术一样，切除这些肿瘤将会伴随着非常高的术后发病率，如此高的术后发病率将会抵消手术给患者带来的收益，因为这些肿瘤临床进展的可能性很低。[可以将这种肿瘤的预后情况与最近诊断出的一种胰腺外分泌腺癌进行对比，胰腺外分泌腺癌患者的 5 年总体生存率只有 5%左右（图 11.12B）。] 目前，诊断标准并不能将这一小部分最终将会发生临床进展的胰腺神经内分泌肿瘤和一生都不会发生临床进展的大部分胰腺神经内分泌肿瘤区分开来。甲状腺乳头状癌是另一类意外瘤：对于该肿瘤类型目前只有为数不多的系统的尸检研究报告，其中芬兰研究小组的一项研究报告发现 1/3 解剖的尸体中存在这种肿瘤，而在美国每年死亡的人数中只有 0.07%是由这种肿瘤导致的。

既然目前没有真正有效的治疗手段来阻止大部分肿瘤转移的发生，那么我们将面临一个重要问题：由于无论用何种治疗手段第二种类型的肿瘤最终都会致命，那么这种类型的肿瘤是否值得治疗呢？（这里的附加条件是，目前存在一种治疗手段可以在很长时间内减轻患者的临床症状，甚至可以提前阻止某些必然发生的临床症状，从而显著地延长患者的寿命。）一些悲观者过分简单地认为既然无论用何种临床策略进行治疗，前两种肿瘤患者的最终结果都是可以预知的，那么就应该不去治疗。（悲观者无法理解的是，虽然第二类肿瘤对现有治疗策略反应欠佳，但却可能发展成为未来更有效疗法的基础，这些疗法将拯救那些目前面临不可避免的疾病进展及死亡的人。）

第三类中等恶性程度的肿瘤，是我们本章应该并且将要关注的重点，对这类中间类型的肿瘤来说，积极地治疗将会有效地防止肿瘤的转移进程，延长生存时间，甚至治愈。现实中，在美国等国家，绝大多数人会将忽视肿瘤治疗视为近乎医疗事故一样严重，因此所有类型的肿瘤都会给予相同的治疗方法，并且经常是过度治疗。如果经济上无法再承担这些不必要的治疗成本的话，这种毫无目的的治疗策略应该很快就会成为过去。

目前，除了需要耗费大量的经济成本，这种一律治疗的策略还有其他的缺点。抗癌治疗经常会引发许多副作用，有一些实际上会增加几年后在其他部位发生二次肿瘤的概率。例如，在 20 世纪 80 年代早期，接受当时标准剂量环磷酰胺（烷化剂一类的肿瘤化疗药，见表 16.1）治疗的乳腺癌患者继发急性髓细胞性白血病的危险性增高了 5.7 倍，很明显这是该药物诱导基因突变的结果（目前的治疗方案使用较低剂量，大大降低了这种第二部位肿瘤的发生率）。所有这些事实都表明患者迫切需要更精细的诊断方法，这种方法能够准确预测患者对不同抗肿瘤药的反应性，以避免不必要的治疗。

表 16.1　癌症治疗中使用的烷化剂及其他 DNA 修饰药物实例

名称	化学结构	对 DNA 的作用	临床应用实例
博来霉素	非核糖体性合成短肽	链断裂	霍奇金淋巴瘤、鳞状细胞癌
环磷酰胺	氮芥类似物	鸟嘌呤 N^7 交联	淋巴瘤、白血病
氮烯咪胺	氮芥类似物	鸟嘌呤甲基化	霍奇金淋巴瘤、黑色素瘤
美法仑	氮芥类似物	鸟嘌呤 N^7 烷基化	多发性骨髓瘤
瘤可宁	氮芥类似物	碱基烷基化，交联	慢性淋巴细胞白血病
卡铂/顺铂	烷化剂类似药物	链内交联	乳腺癌、卵巢癌、睾丸癌
替莫唑胺	烷化剂	鸟嘌呤甲基化	多形性胶质母细胞瘤

我们关注一下乳腺癌在美国的发病情况。2012 年美国新发现了 227 000 例浸润性乳腺癌和 63 000 例原位乳腺癌，并且预计当年有 40 000 人被乳腺癌夺去了生命。绝大多数的浸润性乳腺癌患者都曾接受过大规模的化疗。由于 20 世纪的大部分时间里，在没有有效的治疗方法的情况下，美国的乳腺癌年龄调整死亡率并没有明显改变（图 16.1B），这提示威胁生命的乳腺癌的年化发病率和现在相差无几，并且大部分现今被诊断为侵袭性乳腺癌（可能大于 3/4）的患者即使不进行治疗干预也不大可能导致死亡（补充信息栏 16.2）。这种情况与西方大量确诊的前列腺癌一样。随着乳腺癌筛查的普及和微小的以前会造成漏诊的肿瘤的检测方法的进步，乳腺癌发病率和死亡率之间的差距会逐渐加大。

这类的统计结果着重表明了发展分子标志物的迫切需要，以使肿瘤学家能够区分真正需要强化治疗的肿瘤及可被定期反复监测症状和进展的肿瘤。对于其他类型的癌症，也必须做出同样重要的区分，把对治疗敏感和不敏感的肿瘤区分开来是更为严肃的事情，在这种情况下，有人文关怀的护理方式应该允许疾病自然发展。

图 13.18 首次描述的这类基因表达芯片在使临床医生对肿瘤进行精细分类方面显示出巨大的前景。它可以将肿瘤分成具有不同生物学特性与预后的亚类。这些基因芯片被认为是功能基因组学中关键的分析工具，它使研究者能够检测组织样本中 10 000 个甚至 20 000 个不同基因的表达水平。随后应用生物信息学对这些表达芯片进行计算机分析，使人们能够从发生表达改变（特征性的高水平或低水平表达）的基因中鉴定出一小部分基因，这些基因的表达水平与某一特定的生物表型、药物反应性、预后相关。例如，某一肿瘤中几十个基因的改变可能足以预测其进展程度或它与另一种肿瘤亚型的关系。

对于乳腺癌患者来说，迫切需要一种能将可发生转移的原发性肿瘤与处于休眠期、在患者生存期内不可能发生扩散的原发性肿瘤区别开来的方法。传统上，广泛用于预测乳腺癌发展进程的主要预后因素为患者年龄、肿瘤大小、涉及的腋窝淋巴结数量、肿瘤组织类型、病理分期，以及激素受体状态（如雌激素、孕酮及 HER2 受体的表达）等。由于无论单独应用还是联合应用这些因素都不能很准确地判断患者的预后，美国大部分被诊断为原发浸润性乳腺癌的患者接受了过度治疗，而这些患者中只有 19%会发展至威胁生命的程度。（如果没有现代的诊断和治疗方法的进步，诊断为浸润性癌症的死亡率有可能会达到 25%。）

基因表达芯片和生物信息学的应用使预测乳腺癌临床进展的准确性达到了 90%（图 16.4），并且具有更高预测效能的方法正在进展中。这样高的预测准确性给众多乳腺癌患者带来了希望，使她们免于接受不必要的化学治疗。在将来，基因表达芯片分析的详细结果可能为肿瘤学家提供治疗方案，告诉肿瘤学家哪些方案最可能产生持久的临床反应，甚至治愈肿瘤（信息栏 16.2）。

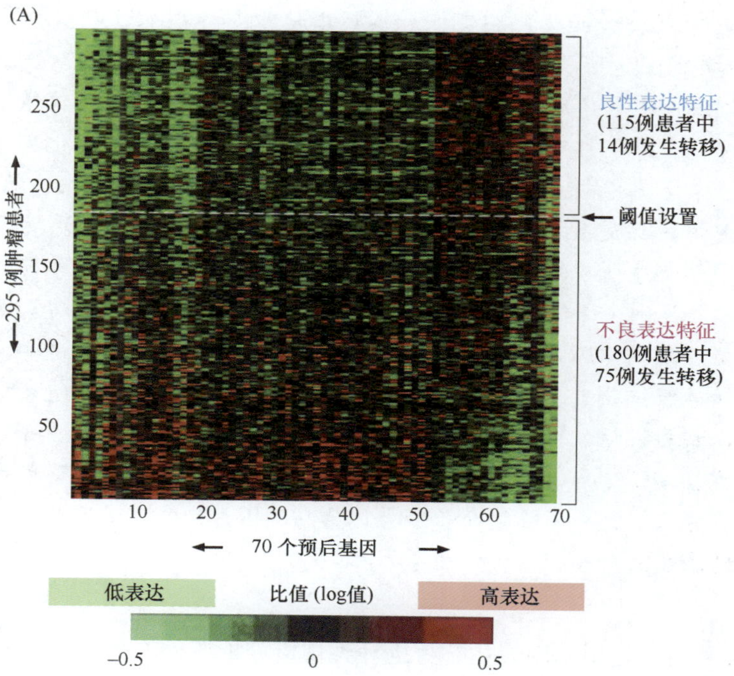

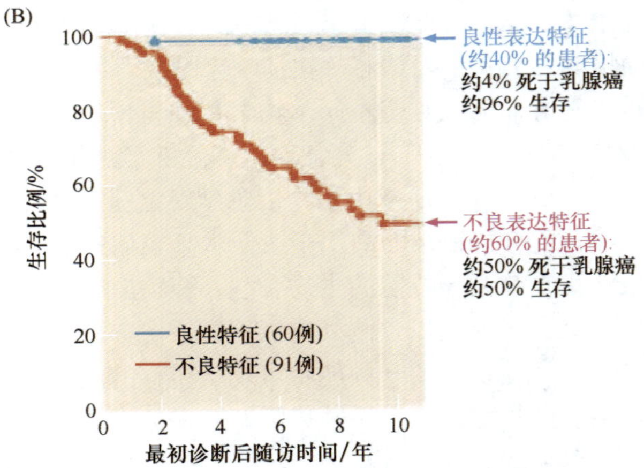

图 16.4　乳腺癌的功能基因组学分层分析　(A) 用基因表达芯片分析 295 例 53 岁以下患者的原发性乳腺癌的基因表达。这一人群中既包括腋窝淋巴结转移细胞阳性的患者，又包括淋巴结转移阴性的患者。采用生物信息学方法对这些肿瘤进行分析，选择了 70 个“有诊断意义的基因”的集合，这些基因的表达水平能用来对这些乳腺癌患者进行分类（按垂直轴进行排列）。患者的临床过程被随访了平均 7 年的时间。将选择的 70 个基因的表达水平（按水平轴进行排列，但未给出基因名称）与患者的临床病史相结合，设立一个阈值，这一阈值能区分具有良性表达特征的肿瘤和不良表达特征的肿瘤。(B) 这一卡普兰-迈耶（Kaplan-Meier）曲线图显示了 151 例乳腺癌患者的亚类分型。对这些患者的生存状况进行了最初诊断后的 10 年时间的随访。应用图（A）所建立的标准，他们被分成两个具有完全不同临床过程的组别。与其他因素（如化疗疗效）相结合进行计算分析表明，具有良性表达特征的肿瘤患者实际上并没有从辅助化疗中受益。（引自 M.J. van de Vijver et al., *N. Engl. J. Med.* 347: 1999-2009, 2002.）

信息栏 16.2　表达阵列和肿瘤起源　正如我们先前在第 11 章讲到的，肿瘤从发生到成熟过程中所携带的体细胞突变和表观遗传学变异很少可以抹去正常细胞来源的分化程序对它们产生的影响（信息栏 11.2，图 11.13 和图 14.52）。在大部分肿瘤中，尽管受到肿瘤发展过程中所获得的各种基因突变和可遗传的表观遗传学变异的巨大干扰，但这种分化程序仍然可以从上一代细胞遗传至下一代。这些分化程序与体细胞突变和表观遗传学变异共同决定了肿瘤细胞表型，进而决定了肿瘤对抗癌治疗的反应性。

这些决定肿瘤细胞生物学行为的基因组和非基因组因素之间复杂的相互作用不能被肿瘤基因组测序所识别，因而需要一种可以系统检测肿瘤生物学行为非基因组决定因子的技术。原则上，细胞表型可以通过蛋白质组学技术进行系统和定量分析，蛋白质组学分析可以揭示肿瘤细胞所表达的复杂的蛋白质阵列，以及这些蛋白质的表达水平及其翻译后修饰状态。目前利用蛋白质组学技术来检测肿瘤细胞表型还是不切实际的，这提示需要采用基因表达分析这样一个切实可行的方法来检测肿瘤细胞表型。将来需要开发出更复杂的生物信息学算法去整合基因表达分析结果和肿瘤基因组测序结果，生成更完整的肿瘤细胞分子和生化状态的图片，这将比目前获得的单纯的表达阵列分析结果更有价值。

这种分类分析只是用基因表达芯片进行大规模分析各种人类肿瘤的最初步骤，产生的信息可能进一步将不同肿瘤类型分为几类，并在此芯片信息的基础上为每一特定亚类设计不同的治疗方案。例如，B 细胞淋巴瘤患者临床预后的差异十分显著，这曾使肿瘤学家感到困惑，有一些患者会在诊断后 4 周内死亡，而另外一些患者能够被治愈，或者至少达到 10 年的无临床症状生存。而所有的这些肿瘤在显微镜下看起来都是相似的（图 16.5A 上图）。然而，基因表达芯片的应用（图 16.5A 下图）能将这些肿瘤分为 3 类明显不同的疾病，这 3 类疾病具有完全不同的临床结局，即原发性纵膈 B 细胞淋巴瘤（primary mediastinal B-cell lymphoma，PMBL）、生发中心 B 细胞样淋巴瘤（germinal-center B-cell-like lymphoma，GCB）和激活的 B 细胞样淋巴瘤（activated B-cell-like lymphoma，ABC）（图 16.5B）。

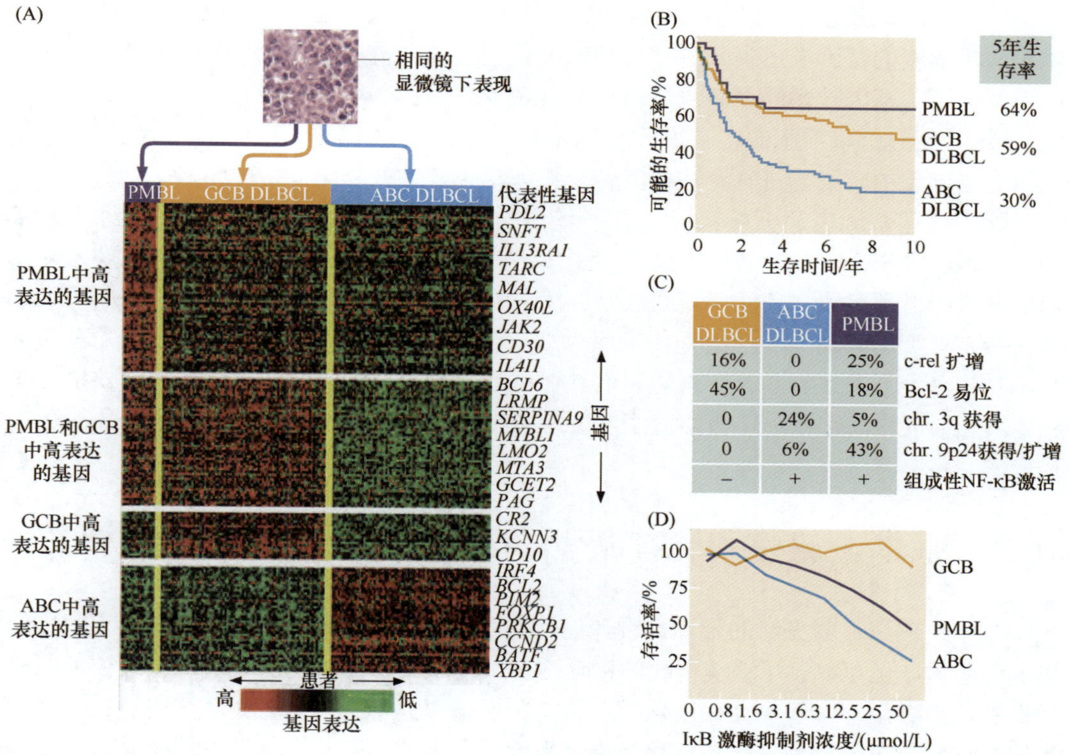

图 16.5 弥漫性大 B 细胞淋巴瘤（DLBCL）的亚类分层 （A）DLBCL 代表一组由几个 B 细胞淋巴瘤亚类构成的肿瘤集合。这几个亚类在显微镜下不能彼此区分，也不能与原发性纵膈 B 细胞淋巴瘤（上图）区分。但是用基因表达芯片（下图）方法可以将这些肿瘤分成 3 个亚类，即原发性纵膈 B 细胞淋巴瘤（PMBL）、生发中心 B 细胞样淋巴瘤（GCB）DLBCL 和激活的 B 细胞样淋巴瘤（ABC）DLBCL。从这个基因表达芯片中选择了一组表达水平可以用于亚类分层的基因，并将其以点状沿垂直轴排列，而将患者肿瘤（未标出）以点状沿水平轴排列。（B）卡普兰-迈耶（Kaplan-Meier）曲线表明，患者所经历的 3 种肿瘤亚类具有显著不同的疾病过程。（C）图 A 基因表达分析分层后的肿瘤显示了不同的核型和生化改变。（D）PMBL 和 ABC 显示了高水平的 NF-κB 持续性表达，这一事实表明它们可能对 NF-κB、IκB 激酶（IKK，图 6.29）的上游激活因子的抑制所引起的这一信号通路破坏尤为敏感。这一现象得到了实验研究的支持。将 IKK 的药理学抑制剂 MLX105 用于以上 3 类淋巴瘤亚类来源的细胞系，的确显示了不同的体外效应。（A 和 C，引自 L.M. Staudt and S. Dave, *Adv. Immunol.* 87: 163-208, 2005. B，引自 A. Rosenwald et al., *J. Exp. Med.* 198: 851-862, 2003. D，引自 L.T. Lam et al., *Clin. Cancer Res.* 11: 28-40, 2005.）

在这 3 类淋巴瘤中，ABC 和 PMBL 表现为持续性高水平表达 NF-κB（图 16.5C）。这一转录因子（6.12 节）可能驱动着肿瘤的增殖，同时保护其免遭凋亡的命运。因此，以 NF-κB 为靶点的药物，尤其是作用于其上游激活因子 IKK 的药物，已经被用来尝试治疗这两类 DLBCL。在培养的这两类淋巴瘤细胞中，一旦失去 IKK 的活性，细胞将死亡（图 16.5D）。而来源于第三类淋巴瘤亚型生发中心 B 细胞样淋巴瘤的细胞，由于其 NF-κB 活性不高，因此基本不受 NF-κB 靶向药物的影响。

对于组织学较复杂的肿瘤（如包含上皮细胞和基质细胞类型的肿瘤），由于进行基因表达分析所用的 RNA 是来源于多种细胞类型的混合体，对其基因表达模式的解释经常会显得非常混乱。激光捕获显微解剖（LCM，请参阅补充信息栏 13.5）技术的应用能够将贴附在显微载玻片上的肿瘤样品中的上皮细胞与基质细胞进行物理分离。这样就可以对两组细胞的基因表达模式进行单独的和更精细的分析，以便对肿瘤样品进行更准确的亚类分层。基因技术的最新进展可以对 mRNA 的逆转录产物进行测序（RNA-seq 过程），这样使分析单细胞的转录组（mRNA 表达谱）成为可能。用于对正常组织和肿瘤组织中单细胞的转录物进行测序的其他分析方法也正在开发中。

除了这些基因表达分析可以代表一代新的诊断工具外，还有一种蛋白质组学的方法。在这一方法中，患者肿瘤或血清中蛋白质的表达谱提供了重要的诊断信息。无论是功能基因组学还是蛋白质组学，这些分析技术的长期目标都是将每一患者的肿瘤归类于某一特定亚型的疾病，并应用先前证明对这一肿瘤亚型有效的药物治疗方法进行治疗，而不是按其他亚类进行治疗。虽然它们表面上看起来相似，但同一治疗方法的效果可能相差甚远。量体裁衣地选择药物治疗方法有希望使一组精确选择的患者产生很高的药物反应率。

16.2　手术、放疗和化疗仍然是当今肿瘤治疗的主要方法

本章只关注那些更新的推理性设计的药物是不可取的。我们得承认这样一个简单的事实：手术、化疗、放疗这些传统的治疗方案，经过几十年时间的检验，已经被证明在延长肿瘤患者生存时间和彻底治愈某些类型的肿瘤上是非常有效的，而这些新的推理设计的药物却很少能达到这样的治疗效果。因此，在本节的开头，我们将首先介绍一下这些传统的治疗方式，以及它们的成功和失败之处。

从 19 世纪末开始，人们开始认识到肿瘤的发生是一个多步骤的过程，尤其意识到原发性肿瘤会导致大量转移灶的形成，这也成为当时肿瘤治疗的一个核心理念。20 世纪放疗发展得非常缓慢，而化疗是在第二次世界大战之后才开始兴起的。在 20 世纪的大部分时间里，手术是扭转甚至治愈肿瘤的唯一希望。

肿瘤外科学是围绕着两个基本理念发展起来的：小肿瘤必然会发展成大的肿瘤；切除原发性肿瘤是降低转移复发风险的有效手段，复发指的是原发性肿瘤切除多年之后又再次发生。例如，即使没有术后辅助化疗，早期大肠癌手术治疗的 5 年生存率也可以达到 95%，可以说已经达到了治愈的效果。

事实上，在 20 世纪的最后几十年出现循证医学之前，外科实践中这两个被广泛认

同的理念很少受到质疑。当时出现了循证医学这一专业。循证医学出现的证据可以追溯到在随机患者群体中对两个或两个以上可选手术策略的治疗效果进行比较的临床试验。这些随机试验的结果表明，一些外科手术治疗会产生很好的临床效果，而另一些却并不能，如补充信息栏 16.3 所述。

1895 年伦琴发现 X 射线后不久，放射肿瘤学便出现了。起初人们经常看到暴露于这种电磁辐射的正常组织会发生明显的灼伤，甚至组织坏死。放射肿瘤学在肿瘤临床治疗中的广泛应用，得益于第二次世界大战之后人们研制出了可以将射线集中照射到一个相当狭小区域内的方法，该方法可以将射线精确定位到确诊的原发性肿瘤区域上。精确的辅助放疗已成为减少术后肿瘤在手术区域（即被切除的原发性肿瘤的毗邻组织）复发的一个重要临床手段。一个引人注目的例子来自患早期乳腺癌的老年妇女行乳房肿瘤切除术（补充信息栏 16.3）后的随访调查：术后辅助放疗使首次手术后的患者 10 年内需要进行后续乳房切除术（切除整个乳房而不是肿瘤边缘组织）的概率下降了 50%。将放射性核素-放射性同位素作为药物制剂组成成分或者耦合到单克隆抗体上进行静脉注射可以进行全身放疗，当全部肿瘤或者部分肿瘤无法切除时，或者需要清除扩散的肿瘤细胞时经常使用该策略。

化疗有更多的近代起源故事：一个相关的故事描述的是 1943 年美国军舰在意大利巴里港口遭德国轰炸，释放出大量芥子气类的云雾，这些云雾是在第一次世界大战中使用的一种化学武器。随后将近 1000 人死于这次爆炸及其所释放的毒气。这次灾难的一些幸存者的临床病情恶化再次唤起了医学研究人员的兴趣，即早在 1919 年就发现芥子气暴露会导致骨髓细胞缺失，从而产生贫血。事实上，在爆炸发生前一年，即 1942 年，康涅狄格州的耶鲁大学开展的一项独立研究已经表明，静脉注射一定量的芥子气（根据其特征性气味命名）可以导致淋巴瘤的短暂缓解。我们熟悉的常常用于治疗恶性胶质瘤的烷化剂也属于这一类化学物质（表 16.1）。回想一下，除了细胞毒性，这些药物还具有高度的基因诱变作用，可以使暴露其中的细胞基因组发生成百上千的点突变（图 12.7B）；这揭示了许多抗癌治疗的另一面：除了可以缩小或消退肿瘤，X 射线和某些细胞毒性药物还具有致癌性，它们在临床症状缓解方面取得的短期成功很可能会被数年之后基因诱变所致的第二位点肿瘤的发生所抵消。

在随后的几年，耶鲁大学观察到的淋巴瘤治疗中取得的短暂临床效果迅速引起了研究人员寻找类似药物的兴趣。这里的重点是那些以一种未知的机制优先地杀死肿瘤细胞而保留正常组织，或者至少只给患者造成可忍受的副作用的细胞毒性药物。对于这些药物的生物化学和细胞生物学机制，几乎总是在其进入临床应用几十年后才被阐明。在许多情况下，正如下面所讨论的，有许多高效的细胞毒性药物，目前我们仍然还不了解其确切的作用机制。

1947 年发现了另一种类型的细胞毒性药物，最初用来治疗儿童白血病和淋巴瘤。在这个例子中，我们所讨论的化合物——氨基蝶呤——作为一种叶酸代谢的拮抗剂，可以抑制四氢叶酸的形成，阻断核苷酸生物组装所必需的一些关键的生物合成反应，进而阻断 DNA 和 RNA 的合成。当年采用氨基蝶呤治疗淋巴瘤的那个小男孩存活了下来并且继续生活了半个世纪，这是该病被治愈的首个记录。像氨基蝶呤这样的化合物通常被称为抗代谢物，因为它们可以干扰细胞中某个特定代谢物或者合成该代谢产物所需酶的正常功能。这些药物大多数与正常代谢产物非常相似，因此称为正常代谢产物的化学类似物。例如，许多高效的抗代谢物都是嘌呤或嘧啶类似物，它们可以阻止 DNA 正常的生物合成或者掺入到 DNA 的组成成分中，从而抑制 DNA 的功能（表 16.2，图 16.6）。

表 16.2　肿瘤治疗中使用的抗代谢物实例

名称	化学结构	目标反应	临床应用实例
氨甲蝶呤	叶酸类似物	形成四氢叶酸	乳腺癌、淋巴瘤
6-巯基嘌呤	嘌呤类似物	嘌呤生物合成	白血病、NHL
阿霉素	天然产物[a]	插入剂、抑制拓扑异构酶	范围广
硫鸟嘌呤	鸟嘌呤类似物	嘌呤生物合成	急性粒细胞白血病
氟达拉滨	嘌呤类似物	核苷酸还原酶、DNA 复制	慢性淋巴细胞白血病、NHL
克拉屈滨	腺嘌呤类似物	腺苷脱氨酶	毛细胞白血病
硼替佐米	多肽类似物	蛋白酶体降解	多发性骨髓瘤
紫杉醇	天然产物[a]	微管解聚	肺癌、卵巢癌、乳腺癌
依托泊苷	天然产物[a]	DNA 解螺旋	肺癌、肉瘤、恶性胶质瘤
米托蒽醌	拓扑异构酶抑制剂	DNA 解螺旋	AML、乳腺癌、NHL
伊立替康	拓扑异构酶抑制剂	DNA 解螺旋	结肠癌
长春新碱	天然产物[a]	微管组装	霍奇金淋巴瘤
伏立诺他	异羟肟酸	组蛋白去乙酰化	皮肤 T 细胞淋巴瘤
阿扎胞苷	嘧啶类似物	DNA 甲基化	骨髓增生异常综合征

注：NHL. 非霍奇金淋巴瘤；AML. 急性髓细胞性白血病。
a. 复杂的结构。

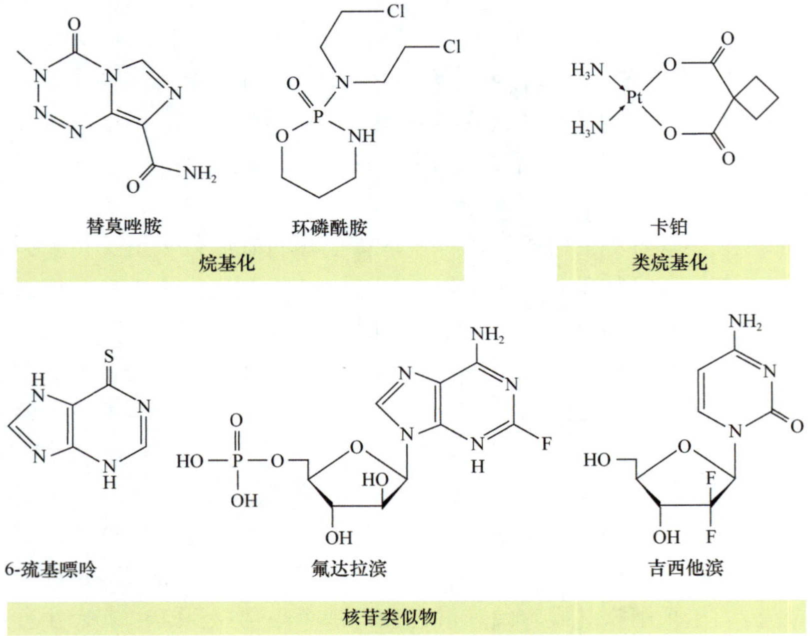

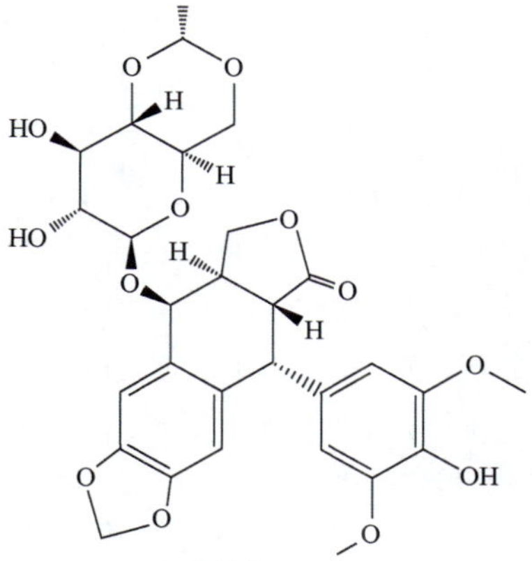

依托泊苷

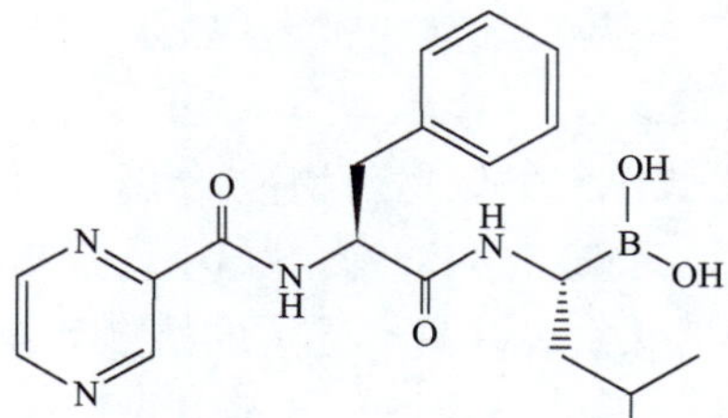

硼替佐米

复杂合成物

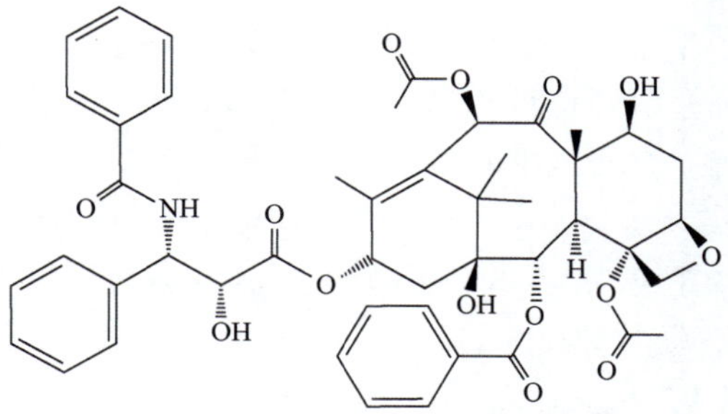

紫杉醇

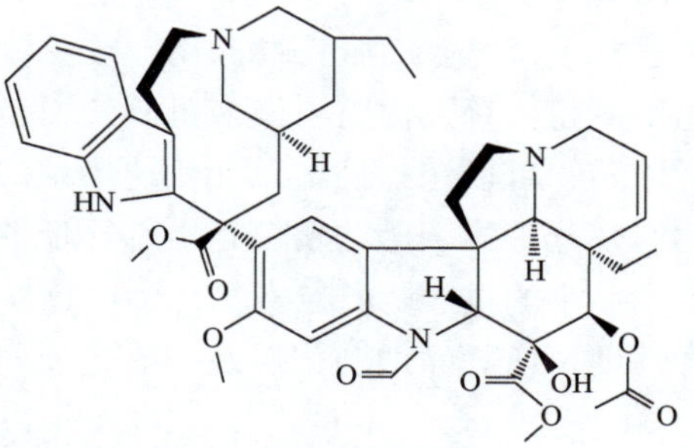

长春新碱

天然产物

图 16.6　目前使用的细胞毒性药物　大多数细胞毒性药物并不是在对肿瘤发病机制的遗传和分子机制详细了解的基础上发展起来的，而是基于对大量有机分子毒性效应的研究结果。大部分药物都是合成的有机化合物，只有小部分是天然产物。这些药物通过不同的方法杀死肿瘤细胞，尽管大部分药物的具体细胞毒性机制目前还不清楚。替莫唑胺和环磷酰胺可以使 DNA 烷基化，造成难以修复的 DNA 损伤；卡铂作用方式类似，但是通常是造成链内交联。6-巯基嘌呤可以干扰嘌呤的生物合成，而氟达拉滨和吉西他滨这些核苷类似物的细胞毒性作用更依赖于它们整合到细胞 DNA 中并产生难以复制和（或）修复的缺陷。依托泊苷是一个拓扑异构酶抑制剂；硼替佐米可以破坏蛋白酶体功能；而紫杉醇和长春新碱的功能分别是破坏和稳定微管。

另一类抗代谢物是通过干扰（抑制或者促进）微管的组装过程从而影响正常细胞功能的。这类药物是首批被证实有效的抗癌药物之一，它们是通过筛查天然产物库（各种植物、霉菌甚至动物种属所表达的产物）而发现的。紫杉醇最初被命名为紫杉酚，取自太平洋紫杉树——一种红豆杉属植物。它能够抑制有丝分裂末期微管的解聚，从而在包括肺癌、卵巢癌、乳腺癌和头颈鳞状细胞癌在内的各种常见肿瘤中都有很好的治疗效果。与紫杉醇作用相反的药物称为微管解聚药，这类药物通常通过阻碍微管与微管组织中心的相互作用而阻止微管的组装（图 12.38）。秋水仙酰胺就是这样一种药物，实验中通常利用其将细胞阻滞在有丝分裂中期，便于进行核型分析（图 1.11）。长春花碱和长春新碱是临床中更为常用的两种药物，都来自长春花——一种生长在马达加斯加的小长春花植物。这类药物于 1958 年在加拿大被发现后广泛用于治疗淋巴瘤、非小细胞肺癌、乳腺癌及头颈鳞状细胞癌。

1965 年，另一类烷化剂类似物药物被发现，它们可以导致 DNA 发生共价修饰，产生不易被细胞修复系统去除的加合物。顺铂［*cis*-$PtCl_2(NH_3)_2$］是一种偶然发现的抗菌剂，形成于铂电极，后来发现其具有强大的抗癌活性。和双功能烷化剂类似，它可以导致 DNA 内部发生共价交联；某些烷化剂可以导致链间交联，而顺铂主要形成链内交联，通常发生在两个相邻的鸟嘌呤之间。顺铂及相关药物卡铂问世之前，睾丸癌的治愈率为 10%，而使用顺铂及相关药物后该肿瘤的治愈率可以达到 90%～95%。

随着各种各样的细胞毒性药物的发现，我们不断地面临着 3 个主要疑问。第一，它们是如何杀死癌细胞的？第二，为什么癌细胞比正常细胞更容易被杀死？第三，肿瘤细胞及其形成的肿瘤是如何对这些起初有效的药物产生耐药性的。这些疑问促成了现今很多关于分子水平改造药物的研究，这些药物是本章大部分内容的主题。

事实上，许多细胞毒性药物，已经使用了半个世纪甚至更长，然而以上问题的答案仍然不清楚。有人提出了许多机制（表 16.3）去解释这种选择性。最简单的一个就是细胞毒性药物可以选择性地杀死快速增殖的细胞，然而该机制并不能很好地解释多数肿瘤中的大部分肿瘤细胞的增殖指数都很低的事实。迄今为止，尽管在解决这些基础问题上取得了小小的进步，但专家仍在疑惑这些药物中有多少可以发挥功能，为什么它们可以选择性地杀伤肿瘤细胞，以及肿瘤是怎样轻易获得耐药性的。

表 16.3 已知或猜想的选择性抗肿瘤机制 [a]

名称	选择性机制
环磷酰胺	由正常骨髓中的 ALDH 解毒
克拉屈滨	由非血液细胞解毒
紫杉酚/紫杉醇	高增殖指数 [b]；其他未知机制
多细胞毒性药物	高增殖指数 [b]
顺铂	在睾丸生殖细胞肿瘤中具有完整的 p53 功能 [c]
DNA 损伤剂	DNA 损伤发生时不能阻滞细胞周期进程 [d]
PARP 抑制剂 [e]	同源重组修复缺陷
DNA 损伤剂	各种类型的 DNA 修复缺陷

a. 药物选择性，可以使治疗指数大于 1，提示肿瘤细胞由于各种原因对治疗药物具有更高敏感性。缺乏选择性或者高治疗指数表示肿瘤细胞与正常组织细胞对治疗药物具有相同的敏感性。

b. 增殖依赖性细胞毒性作用目前还不是十分清楚。在某些情况下，增殖速率快的细胞在 DNA 复制前缺乏足够的时间去修复治疗药物引起的 DNA 损伤。

c. p53 的功能是使细胞发生 DNA 损伤时更容易走向凋亡。

d. p53 功能缺陷及细胞周期检查点失活，可以允许细胞携带损伤并且还未修复的基因组进入 S 期或 M 期，或者两个时期，导致复制停止或者有丝分裂灾变。

e. 缩略语：ALDH，醛脱氢酶；PARP，多腺苷二磷酸核糖聚合酶。

很早以前，肿瘤学家就认识到几乎对所有的药物和治疗过程中的各种类型肿瘤而言，肿瘤细胞迟早都会获得耐药性，这体现为耐药的变异细胞群的优势生长。人们很快利用细菌耐药的遗传学规律对这个现象进行了解释，在药物或者噬菌体处理前，细菌群中就已经存在耐药突变的变异体，当遭受各种抗生素治疗（以及之前的噬菌体介导的杀伤作用）时，这些耐药的变异细菌就可以选择性生长。考虑到临床上能检测到的肿瘤包含数量巨大的肿瘤细胞，直径 1cm 的肿瘤大约含有 10 亿个细胞，耐药突变细胞的比例大约是一百万分之一，因此耐药突变细胞的存在几乎是不可避免的。

解决细胞耐药的方法就是多药联合用药，经常是使用具有不同和互补的细胞杀伤模式的药物组合，如一种抗代谢物、一种烷化剂和一种微管拮抗剂。理论上，一个肿瘤细胞群体中先天存在对 3 种药物同时耐受的突变体的可能性是极低的，其概率为 3 个概率的乘积，约为 $1/10^{18}$。事实上，我们经常看到这些药物在治疗某种肿瘤上具有非常好的协同效应，甚至可以治愈。一个很好的例子就是 ABVD 疗法，它是 20 世纪 70 年代中期在意大利开始使用的一种用于治疗晚期霍奇金淋巴瘤（HL）的联合用药疗法，包括阿霉素（adriamycin）、博来霉素（bleomycin）、长春新碱（vinblastine）和达卡巴嗪（dacarbazine），它们分别是 DNA 插入药物、DNA 断裂剂、微管拮抗剂和烷化剂（表 16.4）。依赖于患者所处于的肿瘤分期的不同，治疗后患者的 5 年无进展生存率在 85%～98%，甚至其中很多患者实际上被治愈了。另一个用于治疗儿童（确诊时<15 岁）急性淋巴细胞白血病（ALL）的联合用药方案治愈率几乎可达到 90%。

表 16.4　多药联合治疗方案实例

首字母缩略词	组分	作用机制	应用
ABVD	阿霉素、博来霉素、长春新碱、达卡巴嗪	插入、DNA 链断裂、微管抑制	霍奇金淋巴瘤
CHOP	环磷酰胺、羟基柔红霉素、长春新碱、泼尼松	烷基化、DNA 插入、微管抑制、类固醇拮抗剂	霍奇金淋巴瘤
FOLFOX	氟尿嘧啶、亚叶酸、奥沙利铂	嘧啶类似物、叶酸拮抗剂、DNA 交联	结直肠癌
TIP	紫杉醇、异环磷酰胺、铂剂顺铂	微管拮抗剂、烷基化、DNA 交联	睾丸癌

尽管上面这些联合用药的效果让人受到鼓舞，但是除人们凭直觉认识到使用不同作用机制的细胞毒性药物可能会互补发挥作用，从而达到协同效果以外没有一个固定的原则帮助设计多药联合治疗方案。从这些多药联合疗法第一次应用到现在已经过去几十年了，我们依然还不清楚它们为什么会起作用，以及它们是如何发挥作用的。

与造血系统恶性肿瘤相比，大多数实体肿瘤因为存在多种耐药的肿瘤细胞亚群（表 16.5），所以对多药联合治疗的反应率通常会受到限制。这些耐药群体出现的频率总是远远高于根据单药耐药变异细胞测得的频率而预测的值。通常，这些治疗策略会被多种不同类型肿瘤细胞所表现出来的由于相关单基因及其编码蛋白的改变而获得的多药耐药特性逐步瓦解。多药耐药蛋白通常起到一个细胞膜外排泵的作用，它可以主动地将多种分子物质排出细胞外，包括各种类型的药物分子（图 16.21）。我们也可以想象削弱或破坏细胞促凋亡机制（例如，p53 失活）的肿瘤细胞的改变同样可以赋予肿瘤细胞多药耐药的特性。而且，多药联合治疗策略还会受到药物毒性的限制；单个药物给药剂量可以远低于患者所能承受的严重副作用的水平，而 3 种或 4 种药物的同时使用经常会导致难以忍受的机体毒性。通常情况下，联合使用的多种药物中，不能有一种以上药物成分可以产生强烈的毒性，如周围神经病变，肾、肝、心脏毒性，骨髓抑制毒性等。

表 16.5　抗肿瘤治疗中产生的获得性耐药的机制 [a]

耐药的本质	耐药的机制
多药耐药 [b]	药物输出泵表达增强
广泛耐药 [c]	未知
药物解毒作用 [d]	药物分子的酶解毒作用
获得性耐药	肿瘤细胞躲避在药物受保护的解剖学位点 [e]
	组织未能成功把前体药转化为活性形式
	肿瘤细胞躲避在提供保护性营养信号的解剖学位点 [f]
	大规模的基质化 [g]
	结构性改变细胞靶点的突变出现 [h]
	基因编码的靶蛋白的扩增
	肿瘤细胞携带突变基因，这些基因产物在功能上与药物靶点冗余 [i]
	药物输入分子的缺失 [j]
	经由 EMT 传递获得 [k]
	抗凋亡调节因子的激活
补偿适应性机制的生理激活	
对 EGFR 抑制剂的耐受	IGF-1R 信号的上调
	Met 基因扩增
	一个 *ras* 基因的突变激活
对 Smoothened 抑制剂的耐受	*Gli2* 基因扩增
对 Bcr-Abl 抑制剂的耐受	*Bcr-Abl* 基因扩增

a. 这个表中的条目指的是最初对采用的治疗方法有效应答，继而出现耐药的肿瘤，也就是出现肿瘤的再生长，这提示临床复发。耐药的出现可能是源于细胞亚群的生长。这些变异细胞很可能在治疗开始之前就存在于细胞群里，或者是在治疗过程中形成的遗传或者表观遗传变异的细胞亚群。还有一种可能，耐药可能是作为对最初施用的治疗产生的抑制作用的一种正常补充性生理反应。但这种耐药形式应该广泛存在于肿瘤中，而不是由肿瘤中的耐药亚群的选择性增殖导致的。

b. 例如，p-糖蛋白是一种在质膜上起作用的药物排出分子，过表达 p-糖蛋白的细胞可表现出对紫杉醇、多柔比星、依托泊苷和长春新碱的共同耐药。

c. 广泛耐药指的是对用于治疗一种肿瘤的所有药物耐药，而且这种耐药不是由增加药物排出造成的。

d. 例如，胶质瘤失去对替莫唑胺烷（基）化药物的反应性通常是由表达 MGMT 酶将药物解毒导致的。

e. 例如，大脑中各种各样转移性生长的肿瘤可能由于受到血脑屏障的保护而对化疗不敏感，血脑屏障可阻断循环系统中的药物进入大脑实质。

f. 例如，因为胸腺基质细胞能够在化疗产生的基因毒性作用下释放存活因子，因而胸腺中的淋巴瘤细胞能够存活下来。

g. 例如，胰腺癌难以治疗的部分原因在于肿瘤中产生了高度纤维化的间质，这些高纤维化间质妨碍药物从循环系统运输到肿瘤细胞。

h. 例如，用伊马替尼/格列卫成功治疗的患者会逐渐产生耐药是由于发现了表达突变的、结构改变的 Bcr-Abl 蛋白的细胞，这一变异 Bcr-Abl 蛋白不能再被药物高亲和性地结合。

i. 例如，EGFR 抑制剂治疗有效的肿瘤患者可能由于 *ras* 癌基因的激活突变或者 *crkl* 扩增而逐渐产生耐药。慢性髓细胞性白血病细胞对伊马替尼/格列卫产生耐药的原因可能是细胞的 $p19^{ARF}$、*Myc*、*p53* 或 *Ras* 表达发生了改变，这些改变使肿瘤细胞生长不再依赖药物靶点 Bcr-Abl 癌蛋白。对 B-Raf 抑制剂耐药可源于 PDGFRβ或者 N-*ras* 突变。

j. 晚期卵巢浆液性癌通常用人工合成脂质体包裹的多柔比星治疗。耐药细胞常常丢失 LDL 受体相关蛋白（LRP1B），这一蛋白质位于细胞表面，其功能是将脂质体内化至细胞内。

k. 在细胞发生上皮-间质转化（ EMT）的过程中，会产生包括质膜药物外排泵表达增加和抗凋亡蛋白增加在内的多种改变。

对药物测试及最大疗效监测的需求催生了一个全新的学科，该学科致力于抗肿瘤治疗的药理学研究。因此，致力于测试候选药物对体外培养肿瘤细胞及实验小鼠移植瘤疗效的临床前试验，成为后续一系列以人为研究对象测试药物毒性与耐受性、判断能否用于治疗特定肿瘤亚型和最终治疗效果的研究的基础。研究表明，药物的药代动力学（pharmacokinetics，PK）是其疗效的决定因素，其取决于一种药物服用后：①吸收进入循环系统的速率，可以测量药物的血浆浓度；②扩散至全身不同生理部位的速率；③增强或者失活其预期功能的代谢速率；④排出速率。这些复杂的反应仍然不能预测细胞或者分子靶标对所服用药物的实际动力学反应——药效动力学（pharmacodynamics，PD）。因此，细胞内存在着对治疗产生反应的细胞或生化动力学，这种动力学不依赖细胞或组织中药物积累的速率。例如，如果紫杉醇的细胞毒性作用取决于其稳定肿瘤细胞微管的能力，那么首次给药后细胞内观察到的微管的实际生长速率有多快呢，其对肿瘤细胞的细胞毒性作用发挥得有多迅速呢？

理论上，在接下来的章节中以细胞作用机制为基础描述了药物的特性，这些特性应该能够为先前提到的 3 个问题提供合适的答案，这 3 个问题指的是：每一种药物是如何杀死肿瘤细胞的？为什么药物的活性对癌组织有选择性？肿瘤经过最初阶段对药物的有效应答后是如何进展为耐药的？事实上，尽管我们对推理设计的药物有相当细致的了解，但我们仍然无法令人满意地回答以上问题。

16.3　分化、凋亡和细胞周期检查点的机制可以用来发展成杀死肿瘤细胞的治疗策略

原则上，几种不同的生物治疗策略实际上有可能对清除肿瘤或控制肿瘤的生长同样有效。这些策略中最常采用的是通过诱导凋亡来杀死肿瘤细胞。实际上，几乎所有现行的非手术方法都通过这样或那样的途径激活肿瘤细胞的凋亡通路来清除它们。然而，还有一种治疗策略是诱导肿瘤细胞分化，在这里我们将首先简要地讨论一下这个策略。

如第 8 章所述，恶性表型的获得通常伴随着细胞分化缺陷和细胞进入有丝分裂后期的缺陷。而且，随着肿瘤细胞恶性程度的增加，它们也通常会有越来越多的细胞分化标志分子表达缺失。

肿瘤细胞的这些行为给我们提供了一种非常具有吸引力的肿瘤治疗策略：促使肿瘤细胞进行分化并进入有丝分裂后期。虽然我们已经知道了许多细胞周期调控和分化程序调控之间的关联信息（8.9 节和 8.11 节），但这些信息中的大部分仍然没有转化成有效的治疗方法。到目前为止，急性早幼粒细胞白血病（APL）的治疗是一个突出的特例。在全反式维甲酸（all-*trans*-retinoic acid，ATRA；图 16.7B）治疗急性早幼粒细胞白血病的过程中，未分化的白血病母细胞能被诱导分化成中性粒细胞。ATRA 和化疗药物联合治疗该类型白血病经常可以达到完全缓解的效果，5 年生存率达到 75%～85%。

在 APL 进展的初始阶段，特定造血细胞的正常分化程序被一种称为 PML-RARα 的融合蛋白阻断。这一融合蛋白是 15 号、17 号染色体易位的产物，它在几乎所有的 APL

患者的白细胞中都可以见到（图 16.7A)。这一融合蛋白是由未知功能的 PML（早幼粒细胞白血病）蛋白融合于维甲酸受体蛋白 α（RARα）而形成的。正常情况下后者通过结合维甲酸配体能够诱导全身多种类型细胞中细胞分化调控相关基因的表达（5.8 节）。[在维甲酸配体缺失的情况下，RARα 招募组蛋白去乙酰化酶（HDAC)，能够抑制分化相关基因表达；在维甲酸配体存在的情况下，RARα 招募组蛋白乙酰基转移酶（HAT)，从而使上述分化相关基因得以表达，见 1.8 节。]

实际上，PML-RARα 蛋白阻断早幼粒细胞白血病细胞分化的精确机制尚不清楚。一个比较大的可能性是白血病细胞中发现的 PML-RARα 融合蛋白干扰了正常 RARα 在骨髓细胞中的分化诱导功能，从而使这些骨髓细胞处于干细胞样状态并大量累积。(尽管配体激活的 RARα 可能诱导与造血前体细胞分化相关的特定基因的表达，但 PML-RARα 融合蛋白可能作为 RARα 的抑制因子，或至少是拮抗因子而发挥作用。这种对正常 RARα 功能的干扰看起来源自 PML-RARα 复合体比正常的 RARα 蛋白具有更牢固地结合于 HDAC 辅阻遏物复合体的能力。）反式维甲酸治疗 APL 产生的治疗效应大部分归因于它

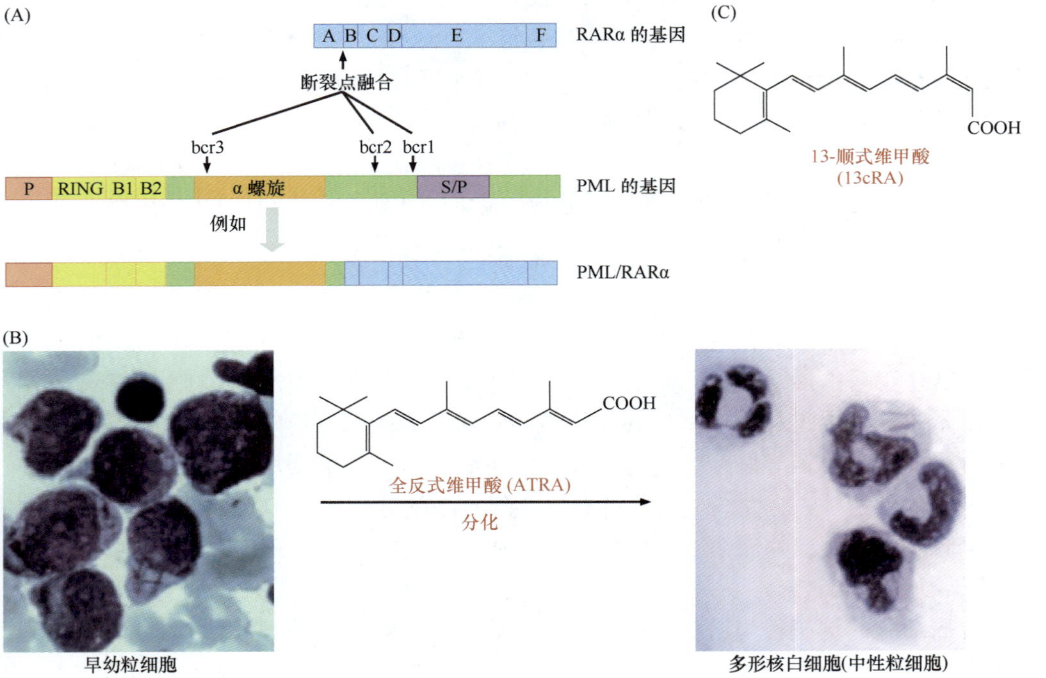

图 16.7　维甲酸和诱导肿瘤细胞的分化　(A) 在大于 95%的急性早幼粒细胞白血病（APL）病例中，15 号和 17 号染色体相关的易位会导致编码维甲酸受体 α（RARα，也称为 RARA）的基因和早幼粒细胞白血病（PML）的基因的融合。融合蛋白一旦形成，新生的融合蛋白就会阻断早幼粒细胞分化为各种类型的粒细胞。正常情况下这个过程依赖于维甲酸（RA）结合于它的受体 RARα（bcr，易位断裂点簇区域）的作用。(B) 大量细胞质中携带许多颗粒的早幼粒细胞出现在 APL 患者的循环系统中（左)。然而，随着使用全反式维甲酸（ATRA）治疗，这些未成熟的早幼粒细胞消失进而被分化的粒细胞取代，尤其是被多形核白细胞（PMN）取代。ATRA 引起 PML-RARα 融合蛋白的失活和降解，允许正常的 RARα 驱动正常分化。(C) 13-顺式维甲酸用于头颈癌症癌前病变的治疗并使其消退。[A，改编自 S. Kalantry et al., *J. Cell Physiol.* 173: 288-296, 1997. B，感谢 P.P. 潘多尔菲（P.P. Pandolfi)。]

能够使 PML-RARα 复合体释放 HDAC，并且随后诱导 PML-RARα 融合蛋白通过泛素化和蛋白酶体依赖途径降解，从而解除了 PML-RARα 对细胞分化的阻断作用。一种 APL 的补充性治疗方法采用了最早在中国发现的砒霜（ATO），它也能够使 PML-RARα 复合体降解；和 ATRA 联合应用时，这两种药物对 APL 的治愈率可以超过 90%。砒霜通常被描述为一种剧毒药物，然而在这一疗法中它确实是疗效卓著的救星。

13-顺式维甲酸（13cRA）疗法的成功可能也是由于类似的机制（图 16.7C）。13-顺式维甲酸是在化学结构上与维生素 A 和上述全反式维甲酸相类似的分子。13-顺式维甲酸可逆转口腔或喉部的癌前病变，进而预防或推迟它们发展为头颈部肿瘤。有意思的是，功能上类似于反式维甲酸受体的 RARβ 的表达缺失在这些癌前病变及其他许多种人类癌症中很常见，看起来它使这些病变细胞逃避了进入分化程序和有丝分裂后期状态。应用反义转基因技术降低小鼠 RARβ 受体表达，18 个月后形成了大量肺部肿瘤。这进一步支持逃避维甲酸诱导的分化过程是癌症发生的一个重要机制的观点。

除了以上这两个典型的例子，分化诱导策略在治疗肿瘤模型的过程中取得的成功是较有限的。因此，许多正在探索中的肿瘤治疗方法把目光指向激活肿瘤细胞内的促凋亡信号。乍看起来，激活肿瘤细胞内凋亡反应的尝试可能是一种无益的徒劳，因为我们已经知道肿瘤细胞通过无数的途径使细胞脱离凋亡途径（9.15 节）。但是凋亡环路的复杂性和功能冗余性表明，即使是在最恶性的肿瘤中也几乎不可避免地保留着未受干扰的凋亡环路的重要成分。正是这些仍在执行正常功能的成分可以作为激活细胞凋亡的靶点，直接或间接地将肿瘤细胞从患者体内清除。我们正在逐渐了解规则，这些规则可能使我们在未来能够预测患者的肿瘤细胞对特定凋亡诱导治疗方法的反应（实例见补充信息栏 16.5）。

许多正在研发中的新治疗策略都是通过剥夺维持其生存的抗凋亡信号来杀死肿瘤细胞的。我们在第 9 章已经提到，肿瘤细胞通常依赖高活性的生长因子信号来产生细胞内抗凋亡信号（如 Akt/PKB，见图 9.36），通过它们可以抑制细胞内促凋亡通路的作用。干扰肿瘤细胞中调控 Akt/PKB 活性的上游信号级联反应中的某一个步骤，可能是一种较有效的肿瘤治疗手段。

肿瘤细胞一旦丢弃正常细胞周期应有的关键检查点调控就变得容易受到损伤，另一类治疗策略正是利用了这一特点（表 16.3）。正常情况下细胞内受到损伤的基因组 DNA 或染色体被修复以前，细胞从 G_2 期进入 M 期的进程将被阻断，但在一些肿瘤细胞中缺少这一机制。结果是化疗药物或放射治疗损伤肿瘤细胞基因组时，正常细胞会发生细胞周期阻滞，修复了损伤的 DNA 后才能进入 M 期，而肿瘤细胞会忽略这些损伤并顺利地进入有丝分裂过程，这样 DNA 受损后进入 M 期的肿瘤细胞可能会遇到“有丝分裂灾变”。当这些细胞试图分离它们受损伤的染色体时，细胞的持续生存能力受到了威胁（图 16.8）。这一类损伤势必要成功激活细胞内残留的凋亡反应。实际上，许多传统应用的肿瘤治疗药物被怀疑是利用了检查点调控缺陷这一特性来发挥杀死肿瘤细胞效应的，但目前也缺少支持这一观点的确凿证据。我们随后的讨论中将主要集中于靶向肿瘤细胞内关键蛋白质分子的药物，而不是集中于靶向肿瘤细胞基因组的药物。

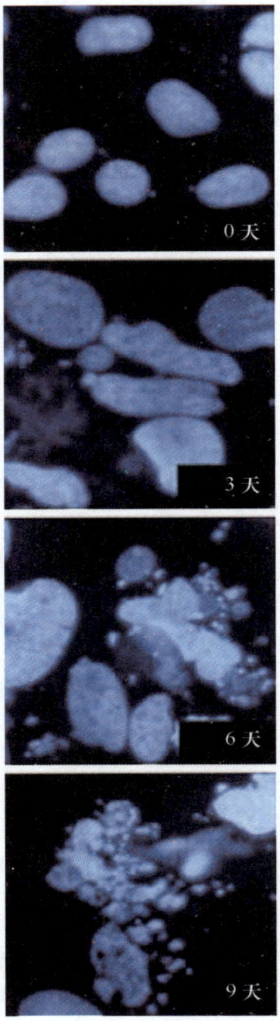

图 16.8　化学治疗与有丝分裂灾变　许多化疗药物可以损伤肿瘤细胞的染色体。由于肿瘤细胞缺少 G_2/M 期检查点调控，它们可以不修复损伤的 DNA 而直接进入有丝分裂。这就会使它们进入“有丝分裂灾变”，从而产生非整倍体、多倍体，形成微核，并最终导致细胞死亡。从图中可以看到广泛应用的化疗药物阿霉素（doxorubicin）在低剂量（50ng/ml）下对人肝癌细胞 Huh-7 的影响。经过 9 天的培养，细胞核变大或变小，并最终形成只含少量染色体的微核。这些改变常常通过诱导凋亡最终导致细胞死亡。（引自 Y.W. Eom et al., *Oncogene* 24: 4765-4777, 2005.）

16.4　从功能方面考虑，肿瘤中的缺陷蛋白只有一部分能成为有前景的药物研发靶点

过去（16.2 节）抗癌药的发现和优化是基于对癌细胞进而对整个肿瘤的细胞毒效应，然而对于这些药物是如何准确杀死癌细胞的没有任何预期。与此不同，目前抗肿瘤药物研发的趋势是指导药物靶向癌细胞内特定的分子靶标而不是试图诱导某些细胞生物学反应（如细胞毒性反应）。这个新策略背后的逻辑很简单：如果肿瘤细胞异常的生物学状态来源和依赖于异常功能的信号蛋白，那么抑制或消除细胞通路的这些蛋白质会引起细胞生长抑制或者产生细胞毒性反应，这些反应进而阻碍肿瘤的进一步进展，或者产生更好的结果——肿瘤消退。

另外两个因素又进一步延伸了这一思路。首先，过去三十多年有关控制正常细胞和肿瘤细胞机制知识的积累，为我们提供了大量潜在的分子靶标。其次，由于正常细胞和

肿瘤细胞分子靶标功能的差异，靶向这些分子会产生很高的治疗指数，即选择性杀伤肿瘤细胞而不是正常细胞并可能可以降低对正在治疗的肿瘤患者的毒性作用。

尽管看起来很吸引人，但这一议程又被某些功能上的现实状况所限制。因此，除极个别例外，通常情况下低分子量的有机化合物药物抑制而非增强生化功能。这个简单的事实大大缩小了开发抗肿瘤药物的选择范围。正如我们在第 7 章所述，肿瘤抑制基因的蛋白质产物（也就是所谓的“守门员”）缺失会导致肿瘤发生。并且通过发展低分子量化合物来代替或补偿这些缺失的功能看起来还比较遥远，而且这种状况可能还要持续很久。这里仅举出取得成功的有限的几个例子。例如，某些化合物能够将突变的 p53 蛋白从功能缺陷的立体化学构象转变成野生型的构象，从而恢复其功能。

我们所讨论的这种情况同样可以拓展到维持细胞基因组稳定的其他蛋白质——基因看管者（caretaker）（第 12 章）。它们在肿瘤细胞内经常出现功能缺失，即使最复杂的药物分子也不能恢复其功能。即使能够被修复，它们产生的作用也是很有限的。毕竟，如果肿瘤的进展是由缺陷的 DNA 修复所驱动的并已经导致了等位基因突变，那么恢复缺失的 DNA 修复功能对许多已经积累在肿瘤细胞基因组中的基因突变来说已经毫无作用了。

按照这个逻辑，除了“守门员”和“看管者”以外，正常细胞内过度激活的促进生长或生存的蛋白质——癌蛋白，就成了抗肿瘤治疗中最有前景的靶点了。这些蛋白质分子原则上能被药物分子抑制，导致它们的活性下降，如果幸运的话会阻断肿瘤生长过程。实际上，过度激活的癌蛋白的直接下游信号转导分子也是很好的药物靶点，因为它们大部分都是重要的正效应物（图 16.9）。

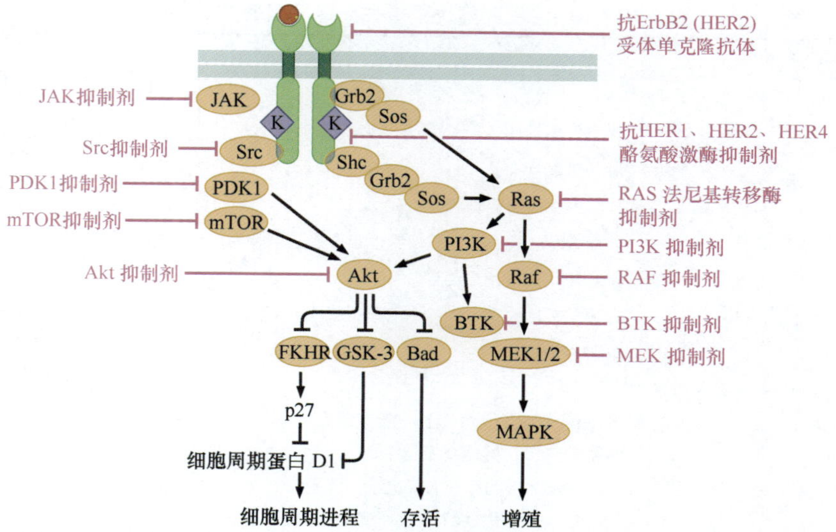

图 16.9　通过靶向下游信号转导分子抑制肿瘤生长　如图所示，EGF（HER1）和 HER2/Neu 等受体触发的信号转导可被多条途径所抑制。赫塞汀（Herceptin）等单克隆抗体可靶向受体的外部功能区。这些受体的酪氨酸激酶信号触发区可被许多低分子量化合物所结合。另外，已经开发了一些靶向下游信号转导通路蛋白分子的药物。这些药物能抑制 Ras（通过抑制其翻译后成熟过程中的法尼基化）、Raf 和 MEK（通过抑制它们的丝氨酸/苏氨酸激酶催化功能）、mTOR（通过抑制 mTOR 与相关蛋白之间功能性信号复合体的形成）等。[感谢 J. 巴塞尔加（J. Baselga）。]

如果考虑某些遗传因素的话会进一步缩小抗肿瘤药物研发中有前景的分子靶点的可选范围。在前面，我们已经知道肿瘤进展过程中细胞群体会连续获得遗传和生物化学方面的改变，并最终导致这些细胞发展成肿瘤样的生长状态（第 11 章）。这一事实为我们提出了一个具有挑战性的问题：这些肿瘤发生这一多步骤过程中的早期事件，在肿瘤充分获得恶性表型后还继续发挥着重要的作用吗？例如，如果肿瘤发生的起始阶段有 *ras* 癌基因形成，那么在随后高度恶性进展的子代细胞中还会需要该基因的持续作用吗？或者说肿瘤进展过程中是否发生了一些改变，使 Ras 癌蛋白的持续功能不再必要？

以胰腺癌为例，在绝大部分（约 90%）这种肿瘤中存在 K-*ras* 癌基因。由于突变的 K-*ras* 基因通常发现于胰腺导管上皮内肿瘤（PanIN，图 11.12C）和癌周的良性边缘内，因此认为这一癌基因的获得发生在肿瘤进展的相对早期阶段。但是，一些随后获得的改变，如 *Smad4*/*DPC4* 和 *p16* ^{INK4A}/*CDKN2A* 基因激活会使 K-Ras4B 癌蛋白不再必需吗？如果是这样，那么阻断 K-*ras* 通路的药物将对这一类肿瘤无效。

在这里，我们通过肿瘤进展的小鼠模型获得了一些启示（表16.6）。在这些转基因小鼠中能够通过实验手段在肿瘤发生后的几周内关闭负责启动肿瘤进展的癌基因。这些实验表明，H-*ras* 癌基因能产生黑色素瘤，K-*ras* 癌基因能诱导肺腺癌，*bcr-abl* 癌基因能诱发白血病，而 *myc* 癌基因能够产生胰岛细胞癌、白血病及淋巴瘤。在这些例子中，当癌基因的表达被关闭后肿瘤发生了消退，因此我们认为这些肿瘤细胞的进展是依赖于启动癌基因的。某些人类肿瘤细胞的生物行为也表明了启动肿瘤发生的遗传元件是持续发挥作用的（信息栏16.3）。

表 16.6　转基因易发肿瘤小鼠中关闭癌基因表达后的效应

转基因的癌基因	肿瘤的反应
关闭转基因后肿瘤永久性消退	
H-*ras*	黑色素瘤抑制
K-*ras*	肺癌抑制
bcr-abl	B 细胞性白血病抑制
myc	T 细胞淋巴瘤、急性髓细胞性白血病，以及表皮、乳腺和胰岛细胞癌消退
fgf-7	肺上皮不典型增生消退
SV40 大 T	如果转基因表达< 4 个月，唾液腺不典型增生消退
wnt1	乳腺癌消退
关闭转基因后肿瘤持续存在或复发	
SV40 大 T	如果转基因表达>4 个月，唾液腺不典型增生复发
neu	乳腺癌抑制，然后复发
myc	在 K-*ras* 癌基因存在的情况下，乳腺癌复发
wnt1	在 p53 功能缺失的情况下，乳腺癌复发

部分改编自 D.W. Felsher, *Curr. Opin. Genet. Dev.* 14: 37-42, 2004.

信息栏 16.3　启动性遗传改变具有持续作用的最突出例子——HeLa 细胞　人宫颈癌细胞系 HeLa 的生物学行为提供了启动性遗传改变具有持续作用的最极端例子。这一细胞系是 1951 年从一高度恶性的宫颈癌（补充信息栏 13.3）中分离出来的。与大部分（>99.7%）宫颈癌类似，这一肿瘤的启动也可以归因为人乳头瘤病毒（HPV）感染（HeLa 细胞为 HPV18 型感染，它的两个癌蛋白 E6 和 E7 为其致癌因素）。在随后的半个世纪里，HeLa 细胞经历了几千代细胞生长分裂的周期循环，其间科学家通过遗传手段关闭了 HPV18 癌蛋白在细胞内的表达。关闭 E7 表达能够重新激活 pRb 和细胞衰老；而关闭 E6 表达导致细胞重新表达 p53 并出现衰老和凋亡。因此，在 HeLa 细胞这一例子中，启动性的遗传改变（HPV 基因组的获得）对维持随后癌细胞的生存力和几千代的增殖来说是一个持续性的关键因素。

这种对一个癌基因（通常是起始癌基因）的持续依赖性，称为癌基因的成瘾性，这提示该基因在肿瘤细胞的持续生存和肿瘤的持续生长中发挥不可替代的作用。稍后在这一章我们还会提及这种生理状态。

然而，癌基因的成瘾性并不普遍，如表 16.6 所示。对另一携带 *myc* 癌基因的鼠系所进行的实验则产生了同样令人注目却截然不同的结果：关闭 *myc* 癌基因表达最初能导致转基因诱导的乳腺癌消退，但是这些小鼠中很多会出现肿瘤复发。这意味着除了诱发癌变形成，*myc* 转基因还能促进细胞发生遗传改变，这使得肿瘤细胞在随后的进展中不再需要 *myc* 本身的持续作用。诸如此类的实验结果使得应用靶向某些肿瘤起始癌蛋白使之失活的抗癌药物的治疗更为复杂，因为一旦肿瘤发生，一段时间以后这些蛋白质可能在维持细胞的生命和生长方面就不再发挥重要作用了。

16.5　蛋白质的生物化学特性也决定了它们是否能成为有前景的干预靶点

已经被选择作为药物干预靶点的蛋白质分子的生物化学方面的复杂特征使发展新的抗肿瘤药物的尝试变得更为复杂。这些药物几乎全部是小分子有机化合物，因为：①总的来说，利用合成有机化学的方法，这些小分子化合物比高分子化合物要容易合成得多；②小分子更容易穿透肿瘤间隙，从而对所有的肿瘤细胞发挥治疗效应。

从靶分子的角度来说，它们在结构上必须具有能与小分子药物发生强烈且特异作用的结构域。这些潜在分子靶点（如癌蛋白）分成两个主要类别：可作为药物靶点的和不可作为药物靶点的。可作为药物靶点的是指靶分子具有容易被小分子化合物攻击和抑制的结构。除了这些和其他一些限制条件，靶分子可以是各种各样的蛋白质。

如果一个蛋白质具有腔隙，且该腔隙凹处通常是一个明确的催化间隙，那么该蛋白质就可以考虑作为药物靶点；如果该蛋白质有明确的、可检测的酶功能，那么会对候选药物的临床前评价非常有帮助。研发者对这些催化结构非常感兴趣，因为它们通常以高度特异的方式结合小的有机分子。尤其是这些小间隙为小分子量化合物与围绕腔隙壁的多个氨基酸残基之间形成非共价键提供了可能（图 16.10 和图 16.46）。这些彼此独立的多点接触使药物分子能够高特异性与高亲和力地结合于靶蛋白。同样重要的是，由于在这个催化间隙中，药物分子占据了蛋白质分子的重要功能区，它们的结合很可能会干扰蛋白质功能。

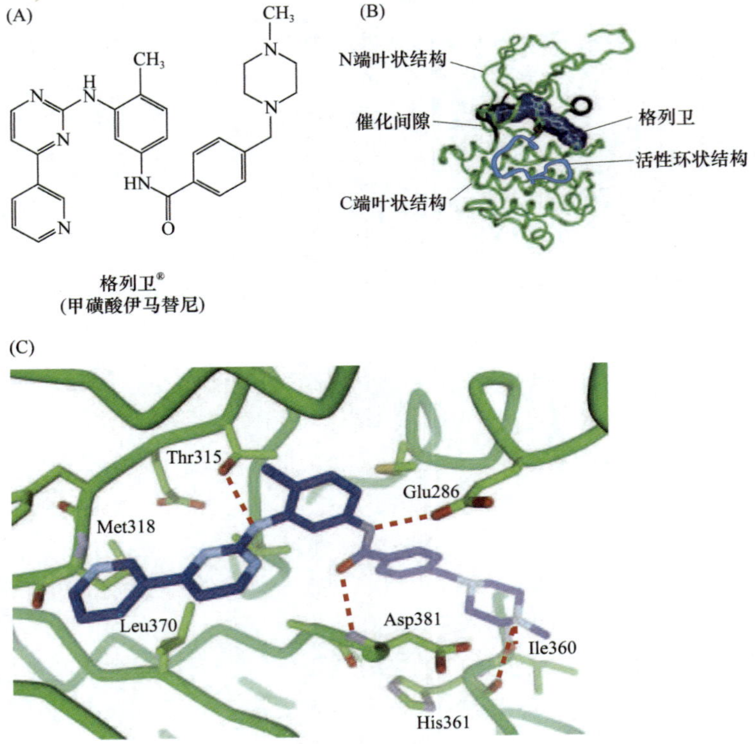

图 16.10　药物与其靶点的复杂接触　(A) 格列卫 (Gleevec) 的化学结构。格列卫是通过优化前体化合物(去掉前体化合物中的一些侧链并加入一侧链)的结构而获得的,用来抑制慢性髓细胞性白血病(CML)中激活的 Bcr-Abl 融合蛋白的酪氨酸激酶活性。(B) Abl 激酶的催化间隙位于 N 端叶状结构与 C 端叶状结构之间,如图绿色条带结构所示。格列卫分子的空间填充模型(范德瓦耳斯力)用深蓝色表示,正常情况下以催化间隙阻止底物进入的 Abl 活性环状结构用浅蓝色表示(当激酶转变为激活构象时这一活性环向外旋出)。(C) 格列卫(蓝色)和 Abl 催化间隙强烈并且特异的相互作用依赖于多重氢键(红色虚线)的形成,以及较弱的范德瓦耳斯力,未显示)。这些键增加了药物和蛋白质结合的亲和性,同时,这也解释了相互作用的特异性,因为参与氢键形成的各种质子供体和受体必须被准确放置到三维空间中。[A 和 B,引自 B. Nagar et al., *Cancer Res.* 62: 4236-4243, 2002. C,感谢 E. 布坎登格 (E. Buchdunger)、S.W. 考恩-雅各布 (S.W. Cowan-Jacob)、G. 芬德里希 (G. Fendrich)、J. 利贝坦兹 (J. Liebetanz)、D. 法布罗 (D. Fabbro) 和 P.W. 曼利 (P.W. Manley),诺华制药公司 (Novartis Pharmaceuticals)。]

缺乏这些催化间隙的蛋白质分子通常被认为不可作为药物靶点。例如,转录因子是一类普遍认为不可作为药物靶点的分子,就是因为它们通常缺乏催化间隙,并缺乏备受关注的药物结合的"口袋"。这些原因使诸如 Myc 和 Fos 之类的转录因子癌蛋白被归于不可作为药物靶点的分子。同时,也正是由于这些原因,许多参与肿瘤发生的激酶成为可作为药物靶点的分子。[转录因子缺少药物开发价值的一个例外是核激素受体,如雌激素受体和孕酮受体。由于它们具有激素结合结构域,总体来说这些受体蛋白对假配体的干扰是很敏感的,如他莫昔芬 (tamoxifen) 能够结合并拮抗雌激素受体。] 药物化学家认为平均有 1/5 的细胞蛋白可作为药物靶点。

具有可识别的催化功能和明显的药物开发价值本身并不意味着已经鉴定出具有前景的药物靶点。拿 Ras 癌蛋白的例子来讲,已经清楚地证明它具有催化活性——GTP 酶活性。

正如 5.10 节所述的那样，由于 Ras GTP 酶发挥 Ras 信号通路的负调控作用，在表达 Ras 的细胞中这一酶活性从来没有成为药物开发的靶点。抑制它的活性只会放大既存的由于氨基酸置换产生突变的 Ras 癌蛋白导致的恶性效应。许多酪氨酸磷酸酶也会出现上述情况，它们的本来作用是逆转具有促细胞生长作用的酪氨酸激酶的活性（6.3 节），PTEN 磷酸酶抑制 PI3K 作用的现象与此相似（图 6.19）。正是考虑到直接攻击 Ras 蛋白的困难性，一些研究策略将研究焦点转向修饰 Ras 蛋白的酶类从而使其恢复正常功能（补充信息栏 16.6）。

从分子间隙为药物开发提供了潜在靶点这一理论出发，许多类型的蛋白质-蛋白质相互作用也代表着一类可作为药物开发的靶点。毕竟，物理空间上互相接近的蛋白质之间的狭窄空间产生了一个高度特异的药物结合口袋。因此，在这一间隙中插入药物分子会使蛋白质-蛋白质相互作用变得不稳定，甚至阻断这种作用。这一抑制作用显而易见的候选分子是某些类型的细胞周期-CDK 配对分子，它们的作用驱动着所有癌细胞的增殖（第 8 章）。

不幸的是，许多通过设计药物分子阻止这些蛋白质-蛋白质相互作用的尝试并没有获得成功。从众多的失败中总结到了以下几点：两个蛋白质分子的相互作用涉及结合面的多个结合位点，这些接触位点的延伸超过了分子结构域。这些结构域远远地超过了药物分子的空间结构（这些药物分子通常有一个相当低的相对分子质量，通常<600）。因此，只有一小部分位于两个相关蛋白质之间的接触位点能够被单个药物分子阻断，大部分的相互作用基本上未受到干扰。

虽然上述观点被广泛认可，但 2003 年公布的一项研究结果则打破了这个观点，该研究表明一个小分子量化合物能够抑制 Mdm2-p53 复合体（9.7 节）的形成（图 16.11A）。这一进展意味着从理论上讲在多种类型的人类肿瘤中，由 $p14^{ARF}$ 表达缺失或 Mdm2 过表达而导致的 p53 缺失是可以通过药物处理而恢复的。

随后发现，从绿茶和红茶中分离到的天然化合物能够在较低浓度下阻断抗凋亡蛋白 Bcl-2 和 Bcl-X_L 对促凋亡蛋白 BH3 结构域的结合与中和作用（图 16.11B）。一个合成的 Bcl-2、Bcl-X_L 和 Bcl-w 蛋白抑制剂能够和这些抗凋亡蛋白相互作用。这种抑制剂能在接近 1nmol/L 的浓度下与抗凋亡蛋白发生亲和作用。这一浓度比抑制剂与茶提取化合物的亲和力高两个数量级（图 16.11C），另一个通过高通量筛选（HTS，补充信息栏 16.7）得到的化合物 ICG-001 能够抑制 β-联蛋白与 CBP（cAMP 反应元件结合蛋白）的相互作用。CBP 是一广泛作用的转录辅激活物，与 β-联蛋白共同作用诱导一些关键基因的表达，包括存活蛋白（表 9.5）和细胞周期蛋白 D1 等。其中存活蛋白是一个重要的抗凋亡 IAP 蛋白（图 16.11D）。ICG-001 和一个更有效（比 ICG 强 20 倍）的衍生物 PRI-724 都已经用

(A)

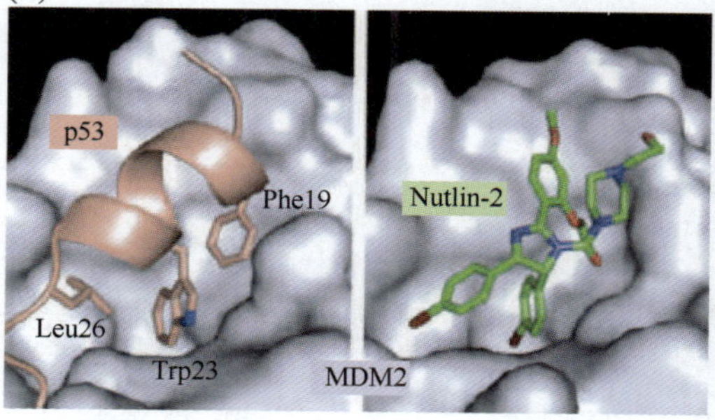

(B)

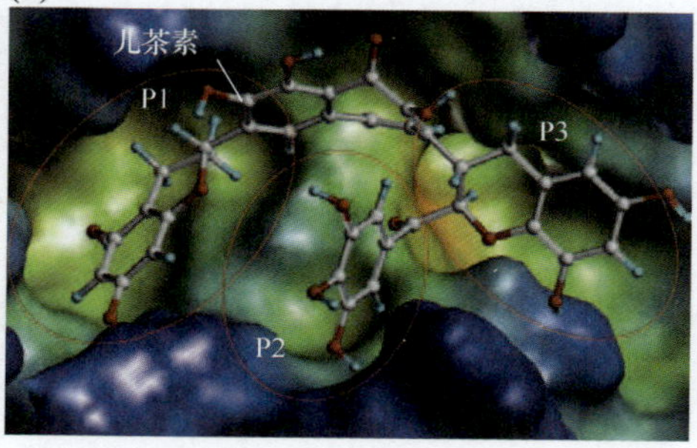

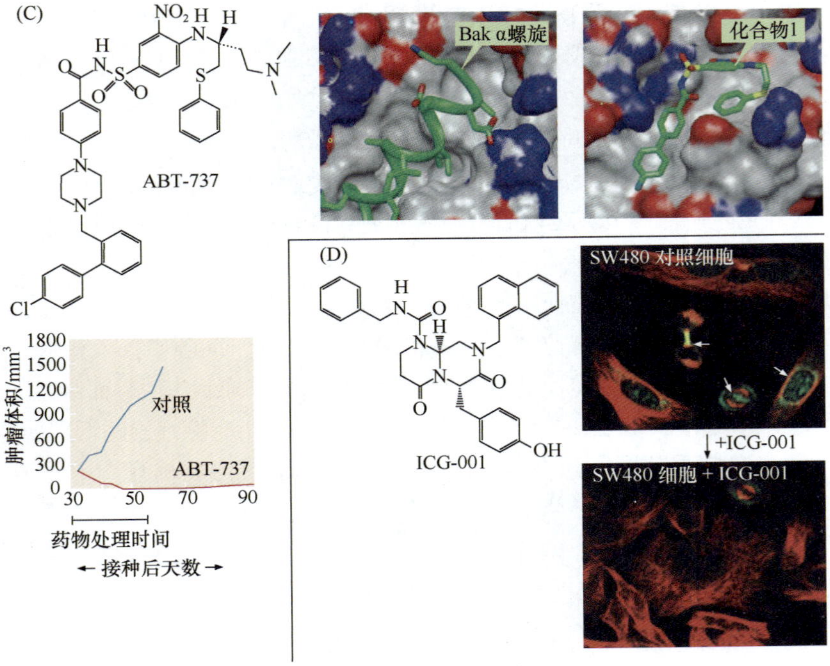

图 16.11　蛋白质-蛋白质相互作用的抑制　(A) 在寻找抑制 Mdm2-p53 结合化合物的过程中发现了 Nutlin-2，它与 p53 蛋白的 Mdm2 结合口袋有关，其表面结构如图所示。p53（粉色，图 9.6）的转录激活结构域和 MDM2（灰色，左）（图 9.12A）近 N 端结构域处的疏水间隙之间的相互作用。Nutlin-2（棒状图）模拟同样的方式结合 MDM2（右）的疏水间隙。Nutlin-2 及其相似的化合物阻止 Mdm2 介导的 p53 降解，因而引发某些肿瘤细胞的凋亡，这种作用发生于低至微摩尔浓度的水平。(B) 茶叶中的一些成分能够在很低的浓度下诱导细胞凋亡。从绿茶中提取的表没食子儿茶素没食子酸酯（epigallocatechin gallate，EGCG，见棒状图）与重要的抗凋亡蛋白 Bcl-X_L 结合，抑制常数（K_i）为 490nmol/L；与 Bcl-2 结合后的抑制常数为 335nmol/L（这些常数的数值反映了这些蛋白质的活性被抑制 50%时的药物浓度；微摩尔以下范围的值意味着很高的效能）。将核磁共振（NMR）分析、荧光极性分析和计算机对接分析技术相结合，得到了如图所示的图像，显示了 EGCG 泊于 Bcl-X_L（用黄色与绿色表示）的 3 个相邻疏水袋中。其分子表面如图所示，标记为 P1、P2、P3。这些疏水袋组成了一个 Bcl-X_L 的疏水结构域。Bcl-X_L 在许多肿瘤中有高表达，能与仅有 BH3 结构域的这类促凋亡分子结合并消除其促凋亡作用（图 9.26 和图 9.28）。(C) ABT-737（组合化学式）是在联合应用核磁共振扫描、并行合成法（组合化学的一种）及结构设计方法的基础上研发的药物。它用于可视化观察促凋亡蛋白 Bak 相互作用结构，最开始根据它开发出的一个候选药物分子称为复合物 1（左）。化合物（绿色棒状图，右侧远端）占据了 Bak 的α螺旋区（绿色螺旋，中右；图 9.26），抑制与抗凋亡蛋白 Bcl-X_L（红色、白色与蓝色表面）的结合。随后又从化合物衍生出一类小分子药物 ABT-737，它的特性更接近临床使用的药物。图中（左下）显示了 ABT-737 对人小细胞肺癌（SCLC）移植瘤的作用。黑色线条表示 ABT-737 作用的时间窗。ABT-737 口服衍生物已经投入临床，来评价它对慢性髓细胞性白血病和小细胞肺癌的疗效。目前的结果表明，ABT-737 可以有效增强肿瘤细胞对 FDA 已批准的细胞毒性药物的敏感性。(D) 小分子化合物 ICG-001（左）抑制复合体 β-联蛋白-Tcf/Lef 与转录辅激活物 CBP（1.8 节）的相互作用。CBP 是组蛋白乙酰基转移酶。转录因子复合体诱导凋亡抑制子（inhibitor of apoptosis，IAP；见 9.15 节）存活蛋白编码基因的表达。图中可见，存活蛋白（右上；绿色与黄色免疫荧光）在人结肠癌细胞 SW480（箭头）中通常是高表达的，而在 ICG-001 存在的情况下，存活蛋白的表达明显降低（右下）。两图中的微管蛋白（tubulin，红色）用于复染。本实验中该浓度下 ICG-001 使存活蛋白启动子的活性降低了 6 倍（未显示）。ICG-001 的临床试验从 2012 年已经开始。（A，引自 A.C. Joerger and A.R. Fersht, *Annu. Rev. Biochem.* 77: 557-582, 2008. B，引自 M. Leone et al., *Cancer Res.* 63: 8118-8121, 2003. C，引自 T. Oltersdorf et al., *Nature* 435: 677-681, 2005. D，左图，引自 K.H. Emami et al., *Proc. Natl. Acad. Sci. USA* 101: 12682-12687, 2004；右图，引自 H. Ma et al., *Oncogene* 24: 3619-3631, 2005.）

于临床治疗白血病、结肠癌和胰腺癌。

紧随着这些开拓性工作，近几年，已经报道了很多靶向蛋白质-蛋白质相互作用的药物研发的成功案例。这其中就包括 Sos 和 Ras 的相互作用（6.2 节和 6.4 节），VEGF 和 PDGF 与它们各自配体的配体-受体相互作用（5.6 节）。

激酶是一种很有前景作为药物靶点的细胞内分子，而且我们已经获得了许多成功的经验，但这些激酶只属于细胞内很小的一部分。我们已经看到，许多激酶发挥癌蛋白的功能，它们驱动着肿瘤的增殖，是具有精细催化作用的酶。在人类基因组中至少已经发现了 518 种编码不同激酶的基因，其中有 90 种编码酪氨酸激酶（补充信息栏 16.8），在许多人类肿瘤中它们是主要的功能调控分子。

对于许多肿瘤研究者来说，这些肿瘤内的潜在药物靶点的复杂性既是一种财富，又是一种困窘。但对于药物化学家来说，这样的数量简直是一种噩梦。因为几乎所有的蛋白激酶之间都有进化上的相关性（补充信息栏 16.8），而且它们的催化间隙在结构上是非常相似的（图 16.12A）。这种相似性在亲缘性更高的酪氨酸激酶之间简直是令人惊奇

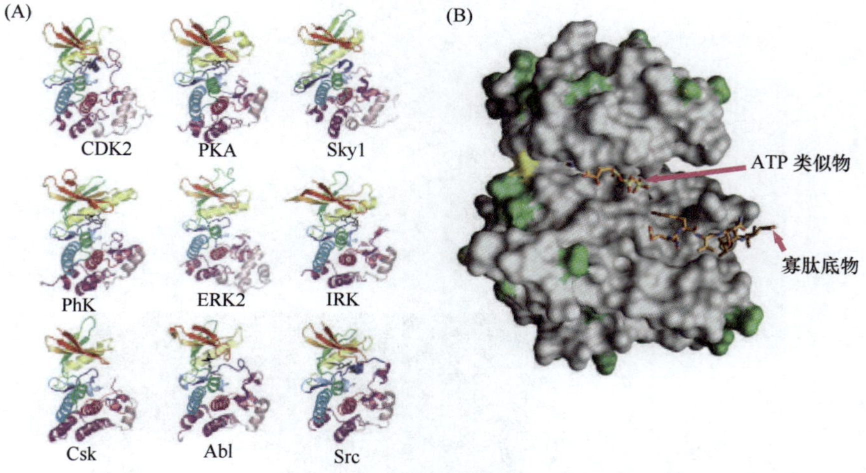

图 16.12 激酶的相似结构 （A）许多丝氨酸/苏氨酸和酪氨酸激酶的结构有极大的相似性，这就表明了生产出特异性的激酶抑制剂十分困难。这里描述的带状图是 5 个丝氨酸/苏氨酸激酶结构域，即 CDK2（第 8 章）、环腺苷酸调节蛋白激酶 A（PKA）、酵母 SR 蛋白特异激酶（Sky1）（该丝氨酸激酶参与酵母核 RNA 处理）、参与糖原代谢的磷酸化酶激酶（PhK）和 MAPK 级联反应细胞外信号调节激酶（Erk2）见 6.5 节），以及 4 个酪氨酸激酶（TK）结构域，即胰岛素受体激酶（IRK）、C 端 Src 激酶（Csk）、Abl（16.12 节）和 Src（5.2 节）。在这些激酶中，催化间隙都夹在蛋白质的两个主要端（分别为 N 端和 C 端，上和下）之间。（B）表面结构图说明了相关激酶之间结构相似性的一个极端例子。该图对胰岛素受体（IR，见 A 图的 IRK）与胰岛素样生长因子-1 受体（IGF-1R）的酪氨酸激酶结构域的催化间隙与邻近的氨基酸残基进行了比较。相同的氨基酸残基用灰色表示，不同的氨基酸残基用绿色表示。该图显示出了这两个 TK 结构域有多么相似，这也解释了为什么很难找到只抑制一种酪氨酸激酶受体而不影响其他酪氨酸激酶受体的抑制物。连接激酶两端的肽段中的一个苏氨酸用黄色标出，同时还标出了表示 ATP 类似物和寡肽底物的棒状图（橘黄色、蓝色、红色、黄色表示）。几乎所有的 TK 拮抗药物都结合于它们所抑制的激酶的 ATP 结合位点。[A，感谢 N.M. 黑斯特（N.M. Haste）、S.S. 泰勒（S.S. Taylor）和蛋白激酶资源（The Protein Kinase Resource）。B，引自 S. Favelyukis et al., *Nat. Struct.Biol.* 8: 1058-1063，2001.]

的（图 16.12B），而酪氨酸激酶参与了肿瘤的发生。如何才能开发既能干扰肿瘤相关激酶的功能，又能保留细胞正常生存所需要的激酶不受影响的药物呢？以下介绍的推理性药物设计和高通量筛选（HTS）法将尝试解决这些问题。

16.6　药物化学家能设计和开发一系列具有特定生化特征的潜在药物分子

“理性药物设计”的概念包括了以下观点：①设计的药物应该能够靶向于细胞内已知功能失调并促成疾病状态的特异蛋白分子；②这些作为治疗干预有吸引力的靶点的候选蛋白要经预测分析具有可作为药物开发的特点；③这些靶蛋白的细微分子结构要为拟开发药物的化学结构设计提供信息。更详细地说就是合成的化学分子必须能够在微细的三维结构上（即立体）与大蛋白分子的特殊袋或位点以“钥匙与锁”的方式紧密结合，从而攻击或灭活靶蛋白（图 16.13 和图 16.10）。

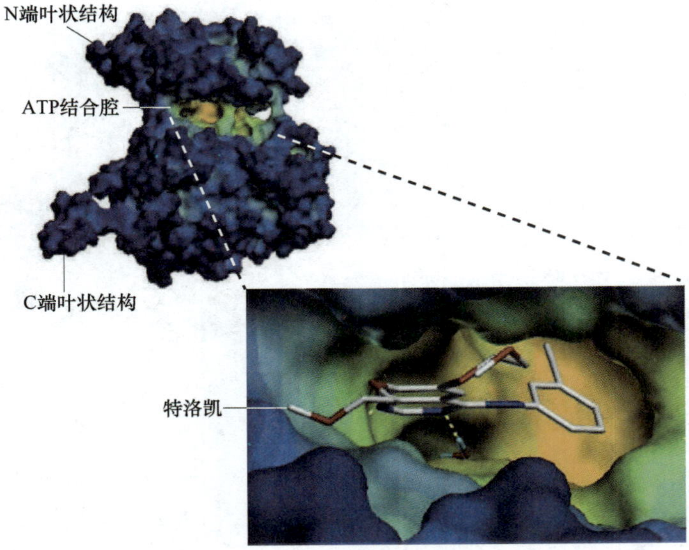

图 16.13　特洛凯（Tarceva）与 EGF 受体的激酶结构域　通过 X 射线晶体学获得的 EGF 受体酪氨酸激酶结构域催化间隙空间填充模型显示，特洛凯（棒状图）完美地结合于催化间隙的 ATP 结合腔，并抑制了该受体的信号转导。药物与靶蛋白的三维结构的互补对于药物的结合来说是不够的，因为通过氢键形成产生的特异性结合，药物分子与蛋白质分子的药物结合袋表面的氨基酸之间必须形成以氢键（未显示）为主的特异性结合（示例见图 16.10C）。图中也显示出了以氢键结合于特洛凯分子的一个水分子。[感谢 C. 桑布鲁克-史密斯（C. Sambrook-Smith）和 A. 卡斯特拉尼奥（A. Castelanho），奥西制药公司（OSI Pharmaceuticals Inc.）；另见 J. Stamos, M.X. Sliwkowski and C. Eigenbrot, *J. Biol. Chem.* 277: 46265-46272, 2002.]

原则上说，一个熟练的有机化学家能够根据对靶蛋白的潜在药物结合腔详细结构的了解来设计合成药物分子，该分子能够通过共价键与靶蛋白活性袋表面氨基酸结合，并很好地吻合于腔隙中。但是，到目前为止，这一设计新药物结构的纯理论方法还没有产生实践中可用的药物产品。因此，当前的药物研发还更多地依赖于通过经验性的方法发现有用的分子结构，通过高通量筛选（HTS）的方法对成百上千的化合物进行筛选（补充信息栏 16.7）。

例如，假设我们通过高通量筛选技术得到了一个能在 10～100mmol/L 浓度范围（即靶蛋白的活性被抑制 50%所需要的浓度）抑制活细胞内靶蛋白活性的药物分子。这一特定药物的进一步开发是不现实的，原因是在患者体内达到治疗效应时所需药物的用量太大了。某一类分子的化学特性能否允许衍生作用（这一化合物的修饰后衍生物的合成）以生成 IC_{50} 值在纳摩尔浓度下即能发挥作用的分子，这是进入临床药物的先决条件（补充信息栏 16.7）。

如果确实合成了这样的一种药物，接下来进行的临床前研究便是比较药物作用于目标靶点产生的相对效应和作用于细胞内其他蛋白质产生的脱靶效应。这一步骤的目的是确定药物抑制靶蛋白的浓度是否比影响细胞内其他相似蛋白质所需的浓度低得多（10～100 倍）（图 16.14）。（实际上，由于哺乳动物细胞内有 20 000 种甚至更多不同的蛋白质结构，这一检测并不能排除研究中的药物可能对细胞内结构上并不相关的蛋白质产生影响。）

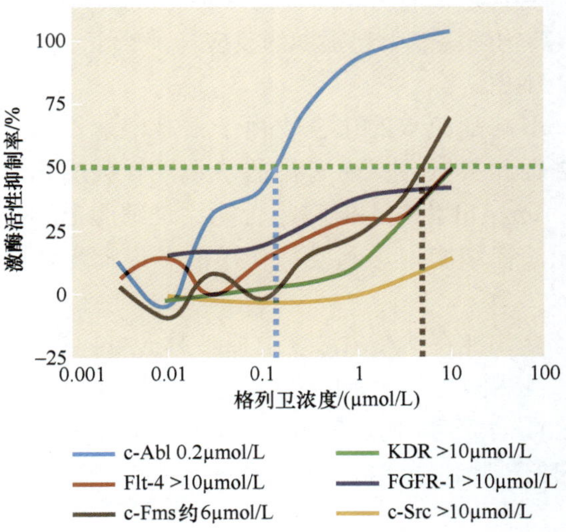

图 16.14　格列卫的剂量效应曲线　对于药物来说，只抑制靶蛋白的活性而不影响细胞内其他相关蛋白质的活性的特性对于治疗的成功是非常关键的，即只产生可能的治疗反应而不产生非期望的副作用。我们观察了一组（6 种）酪氨酸激酶对格列卫的反应（图 16.10）。所有的样本都测量了纯化酶在溶液中的激酶活性。注意所画图表以格列卫浓度为横坐标，以激酶活性的抑制率为纵坐标。绿色虚线指的是 50%水平的抑制。在大约 0.2μmol/L 浓度下（蓝色虚线），50%的 c-Abl 酶活性被抑制；相对而言，要对 c-Fms 酪氨酸激酶达到相似的抑制效果，需要的格列卫浓度为 6μmol/L 左右（棕色虚垂直线）。在所检测的各种浓度格列卫作用下，几乎都不能抑制 c-Src 酪氨酸激酶的活性。［感谢 E. 布坎登格（E. Buchdunger），诺华制药公司（Novartis Pharmaceuticals）。］

以酪氨酸激酶抑制剂为例，这是目前药物发展的核心，新的研究策略使研究者能够在大量激酶中筛选候选药物的作用靶点。诸多像在补充信息栏 16.9 描述的技术极大地加快了筛选速度，可以在大范围的激酶中对大量候选药物进行筛选。通过对与这一方法类似的筛选技术进行研究发现，药物的脱靶效应（我们会在后面见到）能够在两方面发挥实际作用：①它可能解释了药物的毒性——在肿瘤靶点以外的组织产生非期望的副作用；②由于药物可能会抑制药物开发中并没有考虑到却在某种肿瘤中发挥活性的激酶，这种脱靶效应能发现药物新的临床应用。

16.7 进行候选药物的整体生物体试验以前要在细胞模型上进行检验

一种药物在溶液体系中显示出抑制纯化的靶蛋白的能力后，通常要在培养细胞的水平上进行检验。以格列卫为例（图 16.10A），最初发现它能抑制纯化的 Bcr-Abl 融合蛋白的酪氨酸激酶的活性。而已知这一融合蛋白具有驱动慢性髓细胞性白血病（CML）癌细胞生长和生存的功能。在明确了该药物对纯化的融合蛋白的作用后（图 16.14），药物开发者开始进行下一步的工作，即选择体外生长和生存依赖于该融合蛋白持续作用的培养细胞系进行验证。

图 16.15 显示了格列卫研发后经过一段时间进行细胞学试验的一个例子。这一试验中使用了鼠类的前 B 淋巴细胞系。正常情况下该细胞系需要培养基中存在白细胞介素-3（interleukin-3，IL-3）才能维持生存和增殖。但如果细胞的 Bcr-Abl 癌蛋白异常表达，则细胞可以不依赖于 IL-3 而生存。随后将这一修饰细胞在无 IL-3 存在下（使其完全依赖于持续激活的 Bcr-Abl）暴露于拮抗 Bcr-Abl 癌蛋白的不同候选药物，然后分析细胞的增殖与生存情况（图 16.15B）。

设计这类细胞学试验的目的是确定待测药物是否能诱导细胞凋亡或使细胞静止（阻碍细胞增殖），或是根本没有作用。如果该药物确实能引起预期的反应，那么下一个问题就是它引起反应的浓度是否在一个合理范围内。

这类细胞学试验的结果很难预计，许多高度疏水的化合物由于很难溶解以至于不能在培养细胞中达到一定浓度而无法进行此类试验。而它们的亲水性较强的化学类似物的溶解度虽然很高，能作用于纯化 Bcr-Abl 蛋白，但它是否能穿过细胞质膜还是个问题。这些化学类似物很可能由于无法在细胞内达到发挥作用的浓度而无法使用（补充信息栏 16.7）。

要是能成功克服这些障碍，使候选治疗药物能在纳摩尔浓度下抑制 Bcr-Abl 依赖的细胞增殖就好了。由于生物选择性的特点，虽然候选药物能作用于这些细胞，但并不排除它也能影响这些细胞或其他细胞内许多激酶的活性。而这些激酶中有一些可能对细胞代谢，即生物选择的特性是非常重要的（它的生物化学选择性很可能已经被先前的实验确定了，这些实验如补充信息栏 16.9 所述）。

因此，下一步需要确定由其他酪氨酸激酶驱动生长的肿瘤细胞是否也对格列卫之类的抗 Bcr-Abl 药物作用同样敏感，以及格列卫之类的候选药物是否和如何影响完全正常的培养细胞的。如果幸运的话，可能会得到较高的治疗指数。例如，在图 16.15 所描述的实验中，能杀死 Bcr-Abl 依赖性细胞的药物浓度，在生长于 IL-3 的同样细胞或由其他酪氨酸激酶癌蛋白驱动生长的其他肿瘤细胞中，可能没有明显的作用。这便给研发只攻击肿瘤而不对正常组织产生明显副作用的药物带来了希望。如果这些试验得到了较好的结果，就会进一步鼓励研发者进行下一步工作——在体内的细胞和组织水平评价药物的细胞生物学作用。

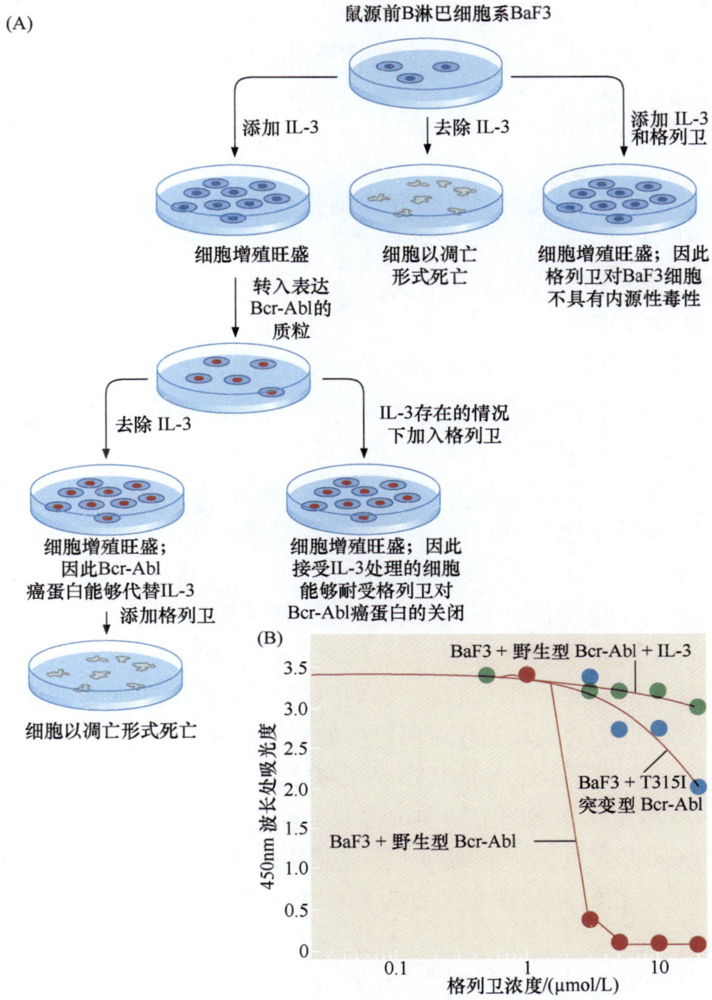

图 16.15　在培养细胞中检测格列卫的作用　(A) 正常情况下，鼠源前 B 淋巴细胞系 BaF3 需要在培养基中补充 IL-3 来维持细胞的生存和增殖（左上），当格列卫与 IL-3 同时加入时，细胞继续生长（右上），表明该细胞以 IL-3 为基础的生长机制对格列卫的抑制作用并不敏感。将表达癌蛋白 Bcr-Abl 的质粒转入这些细胞后，即使在没有 IL-3 存在的情况下 BaF3 细胞也能继续增殖（左侧），表明 Bcr-Abl 能代替 IL-3 维持细胞生长。然而，向这些依赖 Bcr-Abl 才能生存的细胞加入抑制 Abl 激酶浓度的格列卫则可以杀死这些细胞（左下）。但向在 IL-3 中的表达 Bcr-Abl 的细胞中加入格列卫并不影响细胞的生存（表明只要 BaF3 细胞继续接受 IL-3 刺激，格列卫就不能对细胞产生毒性）。因此，在 IL-3 缺乏的情况下，表达 Bcr-Abl 的细胞可用作筛选格列卫及类似作用于 Bcr-Abl 的药物指示细胞，并且有很高的敏感性和特异性。(B) 图 A 的信息可用来开发一种分析系统，即用 BaF3 细胞悬液的光密度（450nm 波长处吸光度）（纵坐标）来表示特定处理后生存的 BaF3 细胞的数量。IL-3 存在时，无论 BaF3 细胞内是否表达 Bcr-Abl 癌蛋白（绿色点），格列卫均不能对细胞的生存产生影响。但当 IL-3 缺乏时，2μmol/L 浓度的格列卫（红色点）就能强烈抑制表达 Bcr-Abl 的细胞的生存。但是，如果在格列卫治疗的患者 CML 细胞内克隆到的不是“野生型”Bcr-Abl 癌蛋白，而是产生了高度耐药的 Bcr-Abl 突变体（称为 T315I），这种突变体在缺乏 IL-3 的培养基中培养的 BaF3 细胞中也能表达，那么就需要很高浓度的格列卫才能杀死这些细胞（蓝色点）。[感谢 M. 阿扎姆（M. Azam）和 G.Q. 戴利（G.Q. Daley）。]

16.8 实验动物水平的药物作用研究是临床前试验的重要部分

一旦发现候选抗肿瘤药物对体外培养的肿瘤细胞具有较强的杀伤能力，药物的研发便必定进入下一步骤——检测抗肿瘤药物是否能够杀伤体内肿瘤团块中增殖的肿瘤细胞。理想情况下，通过药物在体外的行为应该能预测它在体内的作用。

在这里，我们遇到了很多问题，其中一个便是由 13.10 节中介绍的我们所遇到的实验结果产生的。在那一部分我们了解了肿瘤对放射的敏感性可能是由肿瘤脉管系统中内皮细胞的辐射敏感性决定的，而不是由肿瘤细胞对辐射的敏感性决定的。同样，一些药物可能作用于肿瘤里支持性的间质细胞（体外的实验很少有这方面研究），而不作用于肿瘤细胞本身。例如，内皮细胞被一些能引起 DNA 损伤效应的细胞毒性药物处理后会释放 IL-6，这会使附近的淋巴瘤细胞对这类杀伤性药物的耐受性增加。（这可能解释了为什么在化疗药物处理的伯基特淋巴瘤小鼠模型中淋巴瘤细胞会在胸腺中躲避化疗而存活下来，这是因为胸腺里的固有内皮细胞能产生相当丰富的促生存信号。）

间质细胞可能不断地产生一些与治疗反应无关的抗凋亡生存信号，如 IGF-1。但对于体外培养的肿瘤细胞来说会相对缺乏这些体内的信号作用。从一个更普遍的意义上说，肿瘤相关间质与肿瘤之间的异质相互作用所产生的复杂的肿瘤生物学行为通常表明，体外增殖的纯化肿瘤细胞群体对药物的反应是不能预测体内生长的肿瘤对药物的应答情况的。

因为啮齿动物和人类细胞的生物学过程差别很大（11.12 节），所以几乎总是用寄长在鼠身上的人的（不是鼠的）肿瘤细胞去做候选抗癌药物的体内检测。这种做法的前提是在免疫缺陷鼠上生长的人移植瘤的行为要与肿瘤学家在患者身上见到的肿瘤行为十分相似。

但这又提出了更具挑战性的问题。用于形成移植瘤的人类肿瘤细胞是从肿瘤细胞系中繁殖而来的，这些肿瘤细胞作为纯化群体已经在培养基中繁殖扩增了许多年，通常是几十年。美国国家癌症研究所（National Cancer Institute，NCI）已经建立了 60 种这样的人类肿瘤细胞系，作为在美国评价候选抗肿瘤药物的标准材料。这一 NCI-60 系列中的许多细胞系已经不能代表临床中常规遇到的肿瘤了，因为它们均是从恶性程度较高的人类肿瘤中衍化得来的，而这些细胞尤其适应体外的扩增培养（图 16.16）。其他肿瘤细胞系在培养过程中几乎不可避免地产生了远不同于从最初切除的人肿瘤中获得的初始肿瘤细胞特性的一些变化。考虑到这个事实——这些细胞系中的细胞已经被筛选成能在体外条件下进行良好扩增的群组，这与来源于活组织中的原代细胞存在着巨大差异。

这些事实有助于解释为什么人类移植瘤模型相对预测不出真实肿瘤对药物的反应情况（信息栏 13.1）。实际上，在一些情况下，这些肿瘤细胞都是值得怀疑的。例如，据称是胰腺癌来源的一个肿瘤细胞在一个或几个实验室中经历了几十年体外传代后是否还能继续反映胰腺的行为？或者是否在先前的某点不经意地污染了结肠癌或乳腺癌细胞？此外，已清楚地表明，生长在鼠身上的人肿瘤细胞移植物与宿主鼠组织微环境的作用方式不同于鼠肿瘤细胞移植物与同源鼠组织间的作用方式。但到目前为止，这些很

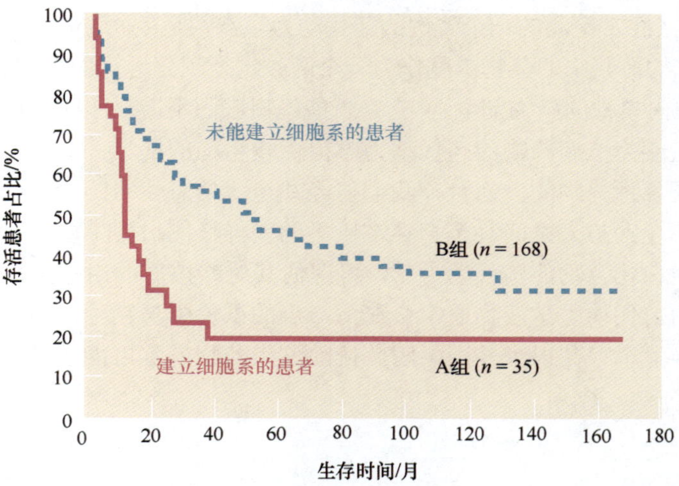

图 16.16　代表人类肿瘤的癌细胞系　许多研究者试图从人肿瘤中分离出癌细胞使其适应体外培养，以建立肿瘤细胞系。他们的经验证明，更多的是只有恶性程度很高的肿瘤细胞才能在体外扩增，产生肿瘤细胞系。这一观点最终在一项为期 12 年的对 203 例食管癌患者的癌细胞进行体外培养系统性试验中得到了证实。其中只有 35 例能够建立体外培养的细胞系（约占 17%）。这组（A 组）患者的临床情况（红色线）比没能建成体外细胞系的那组（B 组，蓝色线）差得多。该图说明了为什么来源于已建成的肿瘤细胞系的移植瘤通常不能代表临床遇到的典型肿瘤的特性（因为肿瘤细胞系常来源于晚期肿瘤，它们具有最高的恶性程度）。（引自 Y. Shimada et al., *Clint. Cancer Res*. 9: 243-249, 2003.）

不完美的移植瘤模型通常是我们所能获得的最好的实验材料，这一模型在未来的一段时间内还几乎不可能被其他改良的人肿瘤动物模型所取代。

有一个问题到目前为止还没有引起注意。2009 年的一项实验报道了胰腺癌遗传工程小鼠模型（GEMM）的具体细节，这项研究通过对小鼠引入致癌作用的小鼠 K-*ras* 和 *p53* 胚系等位基因，从而诱导小鼠自身形成肿瘤，继而对这个肿瘤进行药物治疗并分析应答情况。这些自发的（就是宿主自主发生的）胰腺肿瘤对药物治疗的应答情况，与那些经过从自发的肿瘤里提取细胞，在培养基里短暂繁殖，再植入同源宿主鼠的皮下，从而形成的胰腺肿瘤移植物相比有很大区别。这也点出了另一个被长期忽略的问题——即使两种肿瘤细胞群体在遗传上没有差别，其实验性移植瘤与自发生长的肿瘤在行为表现上也可能很不一样。在这个例子中，植入的移植瘤就对吉西他滨治疗较为敏感（图 16.6），然而自发的肿瘤对其表现出耐药性。如果这个现象普遍适用于其他肿瘤模型和癌症种类，这将会使临床前药物的试验变得极其复杂，因为制造 GEMM 疾病模型要比植入肿瘤细胞系的方法复杂和昂贵得多。

药物研发过程的互补科学，是首先在细胞毒性药物的使用优化中发展起来的（16.2 节），并已经在过去 20 年间得到了应用，它们把实验室新型的靶向治疗方案推动到临床应用的阶段。像之前讨论过的，药代动力学（PK）是药物在体内发挥疗效的一个关键因素：药物是否能在用药一段时间后在血浆或组织中积累到一定水平？它是否在体内只是短暂存在，进入循环系统后几分钟内就被肾排掉？它是否能抵抗快速的降解，或者某些药物代谢系统，如细胞色素 P450（12.6 节），是否能很快将其转化成一个无毒的分子(图 16.17)?(经常检测的一个关键的药代动力学参数是“曲线下面积”,或称为 AUC,是将随时间变化的血浆中的药物浓度作为一个函数进行积分运算而得到的;AUC 被认为能反映肿瘤细胞内累积的药物剂量。)它是否能经口服而不需要注射途径?

实验动物只能为抗癌药物的药代动力学提供较粗糙的提示,而无法准确预测人体是如何代谢并排泄各种药物的。而且,我们已经知道(信息栏 12.4),不同的化合物被代谢或排泄的速率在人与人之间甚至会存在巨大的差异(图 16.18)。(一些制药公司甚至可能会先检测候选化合物的药代动力学,再评估其对移植瘤的治疗疗效;那些在实验动物中表现很差的药代动力学药物通常会在下一步的试验中被剔除。但由于啮齿动物与人的药物代谢和排泄率存在很大差别,因此排除这类药物偶尔可能会显得为时过早。)

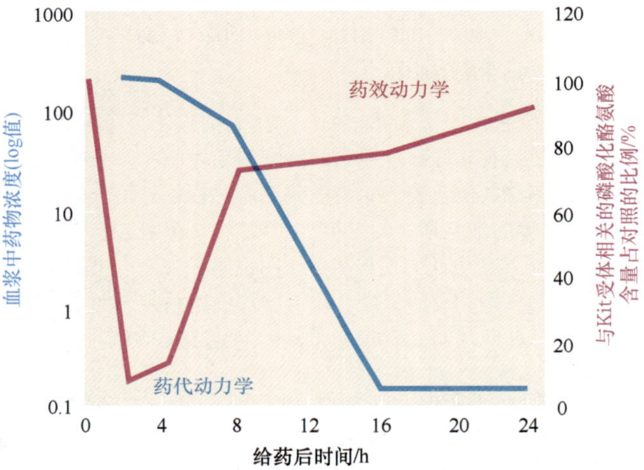

图 16.17 格列卫的药代动力学和药效动力学 药代动力学代表着药物在血浆中累积和清除的动力学,反过来它可以提示实验动物或临床治疗中肿瘤细胞所需要接受的药物浓度。血浆中格列卫的药物浓度以对数形式(左侧纵坐标)绘制,在将药物注射到小鼠体内后显著波动(蓝色曲线)。这个浓度是药物浓度的一个倍数,也就是我们熟知的 Kit 受体酪氨酸激酶的活性有 50%受到抑制时的药物浓度(即药物的 IC_{50})(Kit 生长因子受体酪氨酸激酶的结构域也是格列卫的抑制作用位点)。从这里可以看出,在药物注射后 1h,与 Kit 受体相关的磷酸化酪氨酸(反映了 Kit 受体酪氨酸激酶的活性)在移植的人肥大细胞白血病细胞(红色曲线)中的表达水平减少到了最初水平(设为 100%)的 1%以下,但在药物注射 8h 后血浆中的药物浓度开始下降,此时细胞中的磷酸化酪氨酸水平开始反弹。[感谢 D.L. 埃默森(D.L. Emerson),奥西制药公司(OSI Pharmaceuticals Inc.)。]

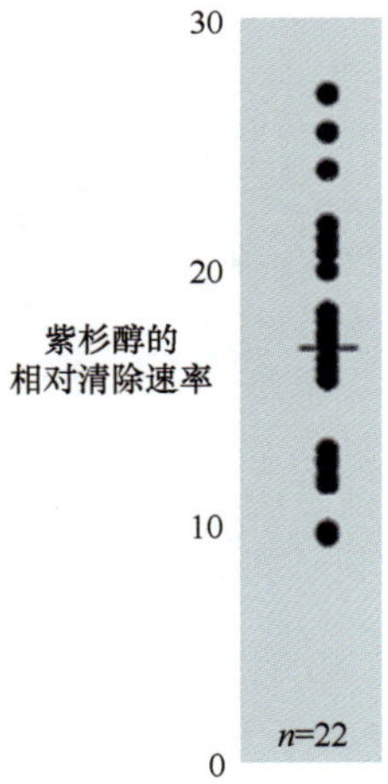

图 16.18 药物清除的个体差异 紫杉醇是用于治疗多种恶性肿瘤的化疗药物,它通过稳定微管使细胞不能通过 M 期而发挥作用(图 16.6)。从图中可以看到,研究使用了 22 例卵巢癌患者,从注射开始,血浆中药物的相对清除速率变化了 3 倍。这些清除速率可能会受到如细胞色素 *c* 等酶类的代谢率变化和肾排泄的影响。(引自 M. Nakajima et al., *J. Clin. Pharmacol.* 45: 674-682, 2005.)

图 16.17 显示了之前提到的另一种关键的药物动力学过程——药效动力学(PD),这里显示的是格列卫的药效动力学情况。请记住药效动力学检测的是药物靶向肿瘤中目标生化过程或细胞生物学功能的能力。该图中显示的药效动力学与实际情况类似,检测

了一个针对 Bcr-Abl 功能的替代标记物——Kit 受体的行为。我们将在后面看到更加详细的说明，Kit 是受格列卫影响的几个酪氨酸激酶之一，Kit 对药物的应答可能与 Bcr-Abl 一致。图 16.17 展示了在该实验中只有当血液循环中药物浓度处于最高点时 Kit 的活性才会被短暂地抑制。这样的一个短暂抑制通常不足以引起诸如杀死肿瘤细胞的实质性生物效应，因为它只是细胞周期中很短的一段时间。

在动物实验过程中，药物可能会在整体中引发毒性副作用。这些副作用几乎可见于所有现行的肿瘤治疗中。在杀死肿瘤细胞所需的药物浓度下，发生于包括肝、肾、胃肠道和造血系统等在内的多种正常组织的毒性作用很常见。从体外组织培养的实验中很难预测这些毒性，即使在如狗、猴、小鼠和大鼠等实验动物身上进行的毒性检测也不一定能预测在人体内的反应。例如，当与某种细胞毒性药物联合应用治疗某些类型的胰腺癌和胃癌时，赫赛汀（即曲妥珠单抗，见 15.18 节）会产生心脏毒性，并且这种毒性无法在各种类型上皮细胞中表达的 HER2/ErbB2 受体这一药物靶点的水平进行预测。这一毒性作用会在一定比例接受治疗的患者中导致心脏衰竭。

这些观察结果使我们将注意力再次转移到药物的治疗指数上——药物影响癌组织的效率与它在正常组织内毒性的比值。显然，理想的肿瘤治疗药物应具有很高的治疗指数，即大规模杀伤肿瘤细胞而相对不损伤正常组织。影响药物这种治疗选择性的根本障碍是，在大多数肿瘤细胞中表达的约 11 000 种基因，绝大多数也同时在它们对应的正常组织中表达。

用动物模型无法预测药物在人体内产生的毒性副作用，这带来许多严重问题。经过了约 8000 万年的独立进化，人类从啮齿动物中分离出来，也使两者在代谢上产生了本质的区别。人类对药物的反应可能远不同于小鼠和大鼠，即使是为了获得药物对人类毒性的相对准确预测而最终作为候选测试动物的与人亲缘关系更近的猴子，其体内药物代谢与人的药物代谢也有很大的不同。如果一种药物经历了这一系列检测后并没有出现太多需要警惕的潜在毒性。它才有可能提升成为人体测试的候选药物。

16.9　任何有前景的候选药物都必须经过严格的人体内 I 期临床试验

前面的讨论解释了为什么说通常在患者体内进行的药物试验才是对该药耐受性的首次真正检测，这在美国称为 I 期临床试验。候选药物按照不同的剂量，其中包括拟定的治疗剂量进行试验，并精确测量药物的毒副作用。通常这些药物试验的初始尝试剂量要远低于会导致任何明显毒性的剂量（如动物实验毒性剂量的 1/10），然后在一系列患者中逐步增加剂量，直到药物水平达到开始引起不可耐受的毒性为止。这种“剂量爬坡”产生了一个值——最大耐受剂量（MTD）——用来指导下一步的治疗方案。皮疹或短暂性恶心等副作用一般可以耐受，不会影响药物的进一步研发，然而其他一些副作用，如重度腹泻或骨髓抑制，可能是难以承受甚至是威胁生命的，以至于会促使我们迅速放弃对这些药物的进一步开发。

在Ⅰ期临床试验中，像先前对动物做的药代动力学检测一样，也将运用药代动力学测试来确定药物是否能在肿瘤细胞中达到足够的浓度并维持足够的时间。同样，这些测试不能指示出肿瘤细胞是以何种方式应答的——这是之前描述的药效动力学的范畴。例如，图 16.19 显示的是用 EGF 受体阻断剂（这里显示了一种单克隆抗体和一种低分子量酪氨酸激酶抑制剂）进行治疗的药效动力学反应。为了测定患者肿瘤中 EGFR 抑制剂的治疗效果，肿瘤学家以患者皮肤细胞中的 EGFR 活性作为替代指标进行检测，这种方法要容易进行得多。

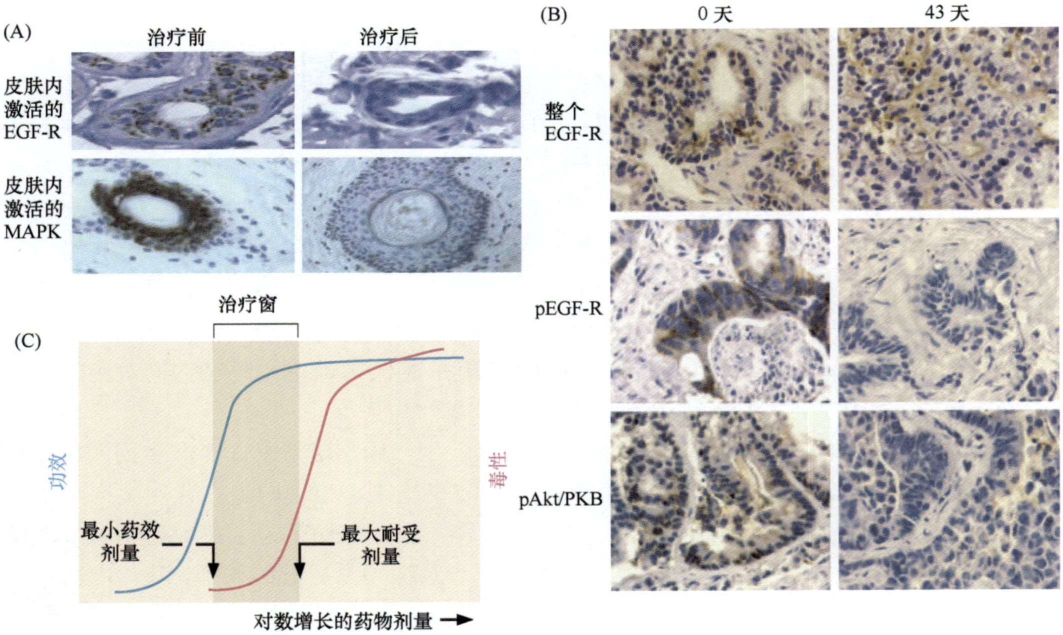

图 16.19 药效动力学检测和治疗窗的确定 肿瘤组织中 EGFR 受抑制的程度原则上可以通过药物对皮肤中 EGFR 抑制的效果来评价，而且后者很容易通过小皮肤活检确定。这里显示了一些案例，患者罹患的肿瘤包括卵巢癌、肺癌、结肠癌、前列腺癌和头颈部癌。（A）易瑞沙对肿瘤患者的疗效。易瑞沙是一种低分子量的 EGFR 酪氨酸激酶抑制剂（图 16.29）。上面一组显示的是磷酸化 EGFR（EGFR 的激活形式）的免疫组化结果（棕色）；下面一组是磷酸化 MAPK（MAPK 的激活形式）的免疫组化结果。两者都以毛囊角质细胞中常规强度的信号为标准。（B）用 EGFR 单抗（EMD7200）进行结肠癌组织免疫组化检测的结果。在该病例中，长期治疗能轻度降低 EGFR（棕色）的整体水平，且能大幅度降低磷酸化（激活形式）受体（棕色，pEGFR）的整体水平。有活性的磷酸化 Akt/PKB 表达水平也仅轻度降低，所以可能的结果是，患者接受该抗体治疗后仅表现为部分疗效反应。（C）通过这些药效动力学检测，并联合药代动力学和毒性的研究，就可以确定出给药的治疗窗——产生疗效但不会产生不可耐受的毒副作用的药物浓度范围。[A 和 B，感谢 J. 巴塞尔加（J. Baselga）。]

如图 16.19A 所示，接受 EGFR 酪氨酸激酶抑制剂治疗的患者，其皮肤内 EGFR 信号受到强烈抑制。此外，作为 EGFR 信号下游重要调节器的 MAPK 激酶活性也被抑制，表明下游的有丝分裂信号得到了有效的阻滞。

接受抗 EGFR 单克隆抗体治疗后的结肠癌患者肿瘤活检中也得到了类似的结果

（图 16.19B）。这些药效动力学检测确保了所给予的治疗药物（这里是一种单克隆抗体）能够以足够的浓度到达预期的靶点，并能充分关闭靶点分子的大部分活性。

有趣的是，包括 Akt/PKB 在内的很多 EGFR 下游信号转导蛋白在结肠癌中仅被轻度抑制（图 16.19B），表明肿瘤细胞已经获得了激活这些信号分子的其他途径。因此，药效动力学检测只是保证治疗能成功的一个前提（治疗药物能够到达靶细胞和靶分子），但并不能保证最终治疗成功，因为还有其他的因素可能会干扰治疗效果。

将最大耐受剂量（MTD）、药代动力学（PK）和药效动力学（PD）检测联合起来，就可以确定药物的治疗窗——药物的浓度范围，即既高于药物发挥疗效的最低浓度，又低于最大耐受剂量（图 16.19C）。理想的话，药物的治疗窗范围应该是宽广的，这样才能使临床医生灵活地调整药物剂量以适应不同的人和不同的治疗方式。治疗窗越狭窄，候选药物被证实具有临床价值的可能性就越小。

I 期临床试验往往是在小规模的志愿患者中进行的。现有治疗已经对他们无效，I 期临床试验可能会在患者身上展示出一些有利的治疗效果，如肿瘤消退或者肿瘤生长得到抑制。所有的这些都是在可接受的低毒性水平下进行的。然而，即使有提示表明药物具有临床疗效，但在 I 期临床试验中所观察到的阳性结果也不具备统计学意义，因此不能得出药物有效的结论。相反，进行 I 期临床试验的真正目的是要发现不曾预料到的药物毒性和药物剂量的耐受水平。

16.10　II 期和III期临床试验提供可靠的临床疗效证据

I 期临床试验中确定的可接受的低水平毒性，推动候选药物进入 II 期临床试验，以检测药物的临床疗效，这个阶段就需要较大规模人群的肿瘤患者。此时，第一次需要按照严格的适应证标准招募特定的患者进入试验，即哪些类型或哪一进展阶段的肿瘤患者才能被招募进入这一试验中来。

有时候临床适应证是很明显的。例如，一种靶向 Bcr-Abl 癌蛋白的药物应该在诊断为慢性髓细胞性白血病（CML）的患者中检验其疗效。一种靶向 HER2/Neu 受体的药物应该在表达这一蛋白质的乳腺癌患者中检验疗效，这类患者占乳腺癌患者的 30%左右。一种 Raf 激酶抑制剂可以用于晚期黑色素瘤患者，因为这类患者的 B-Raf 激酶通常（约 60%）是突变和组成性激活的（16.17 节）。

但更多的情况是，临床适应证的选择既不是最合理的又不是最佳的。例如，凋亡诱导药物能普遍作用于多种肿瘤细胞，应该选择哪类肿瘤患者进行试验呢？直接抑制抗凋亡 Akt/PKB 激酶的药物如何在临床上应用呢？如何证明抗 EGF 受体药物是对所有高表达该受体蛋白的肿瘤有效，还是仅对其中一部分有效呢（补充信息栏 16.10）？我们将在本章后面看到，某些类型的肿瘤在遗传学或分子生物学方法鉴定阶段被认为不是某药物的理想适应证，但事实证明了这些肿瘤对这种研发中的药物高度敏感。在这些例子中，药物的治疗效用只能依赖于随机发现。

（许多 II 期临床试验对肿瘤适应证的选择理由是很片面的，我们可以想象过去有多少种实际上有效的候选药物只因此阶段试验设计中没有“交好运”而被抛弃。例如，一种药物很可能对胃癌有着引人注目的疗效，但一直没被注意到，因为在Ⅱ期临床试验中这种药物是在胰腺癌或者肺癌中检验的，而恰好药物在这两种肿瘤中没有展示出任何疗效，因而该药物被放弃了进一步的研究和临床验证。）

如果在Ⅱ期临床试验中看到候选药物在治疗某些肿瘤时产生了明确的有效迹象，就会在更大的患者范围内开展Ⅲ期临床试验。这些试验耗资巨大，但如果它们能首次显示出药物引起的任何临床疗效则具有统计学意义，那么这种花费就是值得的。只有在同样的大样本患者人群中使用另一种已经得到认可并广泛使用的治疗方法作平行对照进行试验后，所得到的试验结果通常才是吸引人的。重要的是，候选药物是否能被批准用于特定的疾病适应证［在美国由美国食品药品监督管理局（FDA）批准，在欧洲由欧洲药品管理局（EMA）批准］，取决于该药物产生的疗效是否显著地优于现有的标准治疗。

进入抗癌药物Ⅲ期临床试验的患者通常已使用过不同的细胞毒性药物进行了多程化疗，每次化疗的结果都是复发的同时，肿瘤对现有的治疗产生了耐药性（不敏感）。此外，这些肿瘤通常恶性度较高。这有助于解释为什么 FDA 在批准一个新药或者联合用药方案时设立的门槛并不高，因为在Ⅲ期临床试验中的药物都是针对一些非常难治的肿瘤。因此，即使不一定能提高长期生存率，只要能够改善患者的生活质量或使肿瘤暂时缩小也就足够被批准上市了。

当前对胰腺癌的治疗就是这样一个例子。确实胰腺癌是一个比较极端的例子，这种疾病的 5 年生存率（从初次诊断算起）始终不超过 5%。吉西他滨（双氟胞苷，图 16.6）目前已经广泛应用于胰腺癌的治疗，但 FDA 最初批准该药时仅仅是因为某些患者在治疗后症状有所改善、体重增加及肿瘤的生长被短暂地抑制，实际上生存时间只延长了一点：吉西他滨治疗组的患者中位数生存时间是 5.65 个月，作为对照的 5-氟尿嘧啶（5-FU）标准治疗组中位数生存时间是 4.41 个月（图 16.20）。这个例子和其他类似的例子说明了对实体瘤的治疗是多么迫切需要真正有效的方法。这个例子也说明了 FDA 批准抗肿瘤药物的要求远比其他疾病治疗药物宽松，在其他疾病中，新药需要产生非常显著的疗效才会被批准上市。

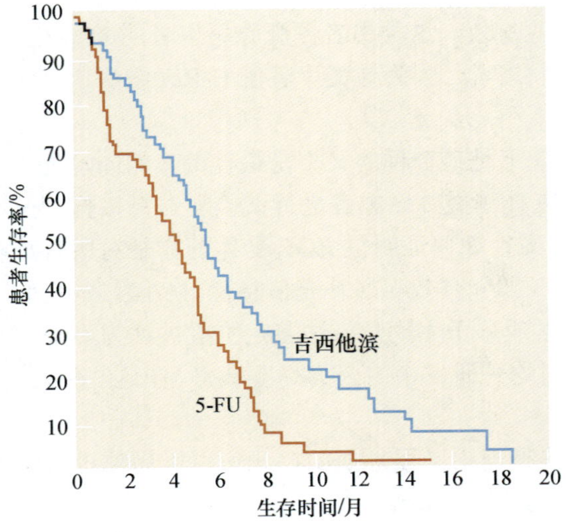

图 16.20　吉西他滨对胰腺癌的治疗
该 Kaplan-Meier 生存曲线说明了胰腺癌的死亡率尤其高。用吉西他滨（GEM，见图 16.6）治疗的患者存活时间稍长于 20 世纪 90 年代用 5-氟尿嘧啶（5-FU）进行标准治疗的患者。这两种药物都是嘧啶衍生物，细胞毒性主要来源于它们掺入 DNA 后抑制 DNA 合成的能力（5-FU 还能干扰嘌呤的生物合成）。1997 年的一项研究表明，吉西他滨治疗仅能稍微提高患者的生存时间，但这足以使吉西他滨获得 FDA 的批准。（引自 H.A. Burris III et al., *J. Clin. Oncol.* 15: 2403-2413, 1997.）

尽管对这些药物的要求相对宽松，但药物研发过程中其他复杂的因素使当前抗肿瘤药物的研发成功率极其低。也许只有百分之一的候选药物能通过研发过程的所有流程从最初的体外试验坚持到Ⅲ期临床试验并证实其对患者有明确的改善作用，最终获得 FDA 的批准上市。（批准上市后，可能会进行Ⅳ期临床试验来比较同种适应证中新药与其他药物的疗效差异，确定该药对一些亚群患者的疗效，以及进一步评价该药最终广泛应用于患者人群后的安全性。）

16.11　肿瘤通常会对初始有效的治疗产生耐药性

HER2/neu 转基因小鼠的结果揭示了所有抗肿瘤药物面临的一个难题。*HER2/neu* 转基因小鼠中转入的癌基因能够在小鼠体内按照既定程序诱导乳腺癌的发生，并可在肿瘤发生后表达关闭。转基因诱导的原发乳腺癌和转移病灶在 *HER2/neu* 基因表达关闭后出现全面消退，然而大部分小鼠在 1～9 个月后又发生了新的肿瘤。新发肿瘤表现出了与先前明显不同的特性，产生了其他促进肿瘤生长的途径，也就是说，肿瘤细胞的生长不再依赖于癌基因 *HER2/neu* 的表达。

正如在第 12 章中所看到的，不稳定、易突变的癌细胞基因组会持续产生新的等位基因和新的遗传表型。进化中的癌细胞能够从这些遗传突变中挑出促进自身存活和增殖能力的遗传组合。在 *HER2/neu* 的例子中，在癌基因关闭后相对存活下来的少数癌细胞需要经过数月的时间在它们的基因组中捕捉新生的癌基因（或其他导致肿瘤的等位基因），以重新启动侵袭性增殖进程。极少数细胞获得这种对它有利的基因突变或表观遗传学状态后开始克隆性扩增，最终导致肿瘤复发。

肿瘤细胞中一种相似的动力学过程使几乎所有类型的人类癌症治疗复杂化了，最初成功使肿瘤细胞数目减少的临床治疗通常因肿瘤通过这样或那样的方式产生耐药性而再度复发（表 16.5）。肿瘤耐药性大多是通过遗传可塑性或表型可塑性来实现的。重要的是，大多数这种产生继发耐药性的肿瘤细胞在治疗刚开始时就可能已经存在于肿瘤内了。

肿瘤细胞产生继发耐药性的机制多种多样，这也显示了肿瘤细胞的顽强生命力。如表 16.5 所示，这些机制包括细胞失去把药物分子运输进入质膜的能力，或者肿瘤细胞产生了将药物泵出质膜的能力。其他机制包括肿瘤获得了代谢药物分子的能力，如在一些情况下，肿瘤细胞能够利用正常细胞的一种酶来降解药物，这些酶通常会对进入细胞的有毒化合物进行解毒（12.6 节）。肿瘤细胞还能使凋亡机制中的某些分子丧失功能，或者增强修复化疗或放疗所造成的 DNA 分子损伤。

如 16.2 节所讨论的，这些行为对所有类型的抗肿瘤治疗都提出了挑战。多药联合治疗就是为了克服这种继发性耐药而发展起来的治疗方法，就是把传统的细胞毒性药物与新研发的分子靶向药物联合起来使用。然而，即便是多药联合治疗，癌细胞也能进化出逃避药物杀伤的有效对策，如进化出多药耐药性（MDR）。在最近几年里，我们已经了解了肿瘤细胞是如何在分子水平上获得这种耐药性的。例如，编码一种跨膜药物外排的 *MDR1* 基因，在高水平表达时能将肿瘤细胞内一系列甚至化学上不相关的药物排到细胞外，从而使细胞内的化疗药物浓度降低到对肿瘤细胞亚毒性的水平（图 16.21）。相似地，细胞凋亡程序（表 16.5）中一些分子失活也能使肿瘤细胞对多种不同细胞毒性药物产生耐药性。分子靶向药物的出现（后面章节将会讨论到）也没有改变药物研发中的一个普遍规律：大部分类型的肿瘤都不可能通过小分子量药物或生物分子药物的单一治疗而治愈，所以将来一定要设计出有效的多药治疗，以获得明确和持久的临床疗效。

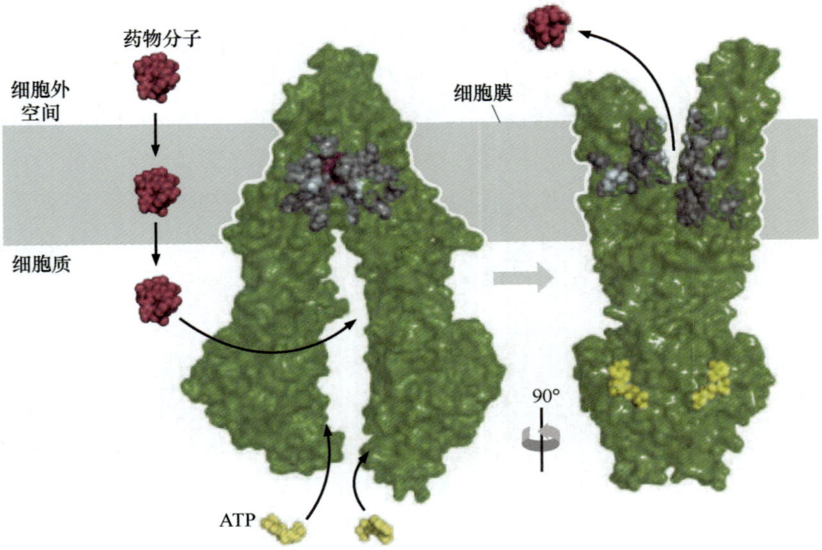

图 16.21　多药耐药和 P 糖蛋白　在接受各种化疗的肿瘤细胞内经常会出现 *MDR1* 基因编码的 P 糖蛋白表达水平升高。P 糖蛋白的结构模型如图所示。它是一个 170kDa 的 ATP 依赖跨膜蛋白，能把相对分子量为 330～4000 的多种不同分子泵出细胞外，它的表达升高通常被认为与多药耐药相关，并可导致多药耐药。P 糖蛋白是哺乳动物 ABC（ATP 结合盒）转运蛋白大家族的一员，这一家族目前已发现有 49 个成员。如图所示，像品红这样的化疗药物进入细胞后会作为底物与 P 糖蛋白的胞质区域结合（左），这一结合发生后，P 糖蛋白结合 ATP，最终导致 P 糖蛋白构象的改变，使细胞质底物结合域被破坏，朝向细胞外的结构域被打开（右），从而把药物分子从细胞内泵出。青色所示为药物结合槽。右侧是旋转 90° 后的 P 糖蛋白分子，很好地展现了药物泵出的多维化学反应。（引自 S.G. Aller et al., *Science* 323: 1718-1722, 2009.）

考虑到上述内容，我们将在接下来的章节里阐述一系列的案例。每一部分都会聚焦一类化疗药物，以及它们在癌细胞内的作用靶点。我们将按从经典的治疗药物开始，以那些很有前途但未进入临床验证的药物为结束的顺序进行阐述。在一些情况下，特异性治疗方法是受发现肿瘤细胞内存在异常功能蛋白的启发研发出来的，这些蛋白质的发现使药物的开发具有逻辑性和系统性。在其他情况下，高活性的化合物的研发可能最初来源于好运或突发的灵感。不可避免地，这些例子展示的药物只是从当时所研究或开发的巨大药物池中武断地选出来的，它们代表了一大类可能在未来几年得到临床批准和应用的药物。

16.12　格列卫的研发为多种高特异性靶向治疗药物的研发奠定了基础

在前面的章节里，我们反复提到 Bcr-Abl 癌蛋白及针对它所采取的实验策略。现在，我们回顾一下最初是如何发现和证实 Bcr-Abl 癌蛋白是一个有前景的药物靶点并最终成为推理性药物设计的目标的。这个故事非常有价值，因为它展示了药物研发所经历的从最初的实验室发现到应用于肿瘤临床的整个漫长过程。

这个故事开始于 1914 年，当时德国细胞学家西奥多·博韦里（Theodor Boveri）提出了一个假设，认为染色质异常可能会引起细胞异常增殖，最终导致一些肿瘤的形成。但几乎过了大半个世纪博韦里的设想才得到了一些证实。1960 年，在费城工作的两位细胞学家注意到，在大多数慢性髓细胞性白血病（CML）的细胞中都很特异地存在一种异常而且显著短小的 22 号染色体。这个染色体从此被命名为费城染色体（Philadelphia chromosome）或简称 Ph。又过了数十年时间，才有一位芝加哥的研究者证实了 9 号和 22 号染色体相互的易位是 Ph 染色体形成的原因（4.6 节）。（因为 22 号染色体的一个很大的片段供给了 9 号染色体的易位点，这种分离使原来就很短小的 22 号染色体变得更短；22 号染色体的残余部分加上 9 号染色体易位过来的小片段就形成了 Ph，见图 16.22A。）这种明显由体细胞突变而导致的染色体异常被认为是该病的潜在病因。如前所述，我们现在知道 95%以上的 CML 病例中存在这种特殊的易位。

通过这个易位而产生的融合基因在此后几十年里依然未知，直到 1982 年分子生物学家才发现是鼠 *c-abl* 原癌基因的人类同源基因 *ABL* 直接参与了这个染色体的易位，与另一个未知的基因融合。此后不久发现，另一个未知基因的断点（与 *ABL* 基因融合的染色体位点）分布在几 kb 长的一段 DNA 上，被命名为裂点簇区（breakpoint cluster region），简称 BCR。实际上，N 端不同长度的 Bcr 蛋白与 C 端几乎完整长度的 Abl 蛋白构成了 3 种不同的融合蛋白（图 16.22B）。如图所示，不同的融合蛋白与不同的白血病类型相关。

两年后发现，Bcr-Abl 蛋白具有组成性激活的酪氨酸激酶活性。在这方面，它与阿贝尔松小鼠白血病病毒的 Abl 癌蛋白的功能相似。这个逆转录病毒的基因组携带一个 *abl* 癌基因，它来源于正常小鼠基因组的相应原癌基因（3.10 节）。

1990 年，科学家将编码 Bcr-Abl 融合蛋白的 cDNA 导入一个逆转录病毒的载体中，随后发现这个重组的病毒能够在小鼠身上诱导出一种与人类 CML 非常相似的白血病。与这种人白血病一样，患病小鼠的血液中同样具有大量完全分化的粒细胞。在某种条件下，小鼠白血病也会和人类白血病一样发展至一个“原始细胞危象”（blast crisis），血液中出现大量未成熟的淋巴细胞或粒细胞（信息栏 8.6）。在鼠身上观察到的这些现象最早证明了 Bcr-Abl 融合蛋白是 CML 发生的中心驱动力。

不幸的是，这个对 Bcr-Abl 关键角色的阐述并没有揭示它的作用机制。这两个涉及的蛋白质的结构和功能域的不同排列方式使 Bcr-Abl 的信号途径异常复杂（图 16.22B）。

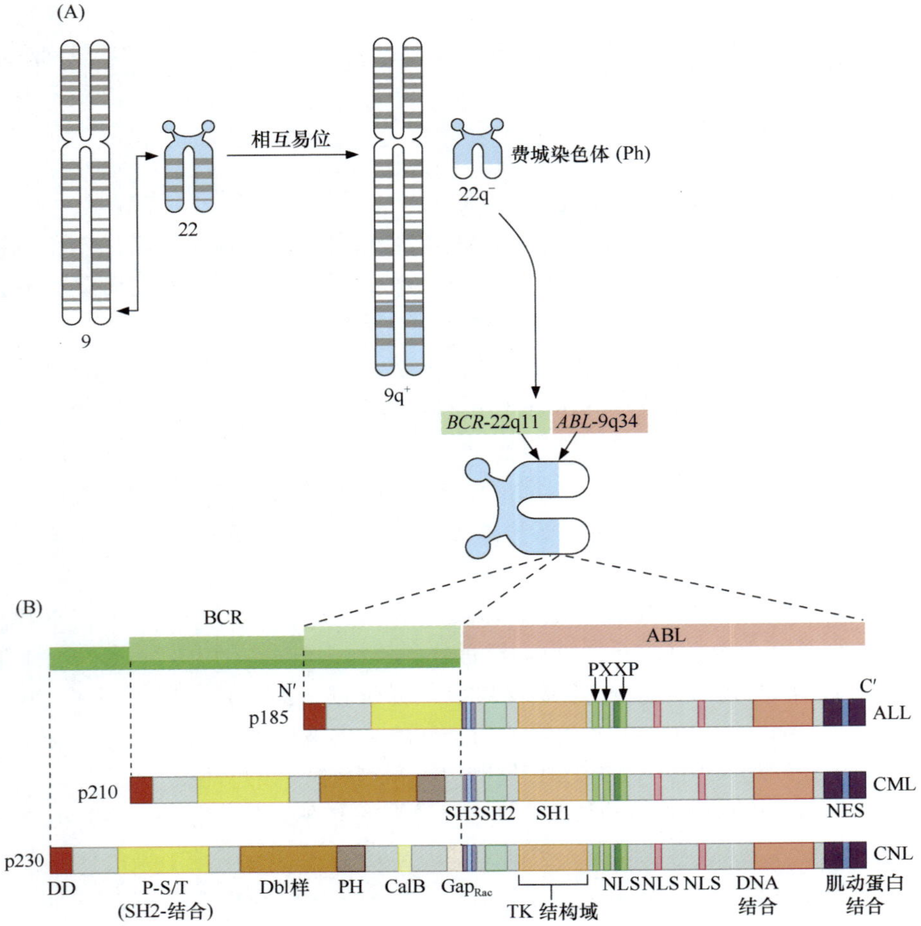

图 16.22　Bcr-Abl 蛋白的起源和结构　（A）95%以上的慢性髓细胞性白血病（chronic myelogenous leukemia，CML）患者存在费城染色体。费城染色体是由 9 号和 22 号染色体易位形成的。携带有大部分 *ABL* 基因的 9 号染色体 q34 区易位到 22 号染色体的 q11 区，22 号染色体原有的较大片段则易位到了 9 号染色体上，其结果是获得了一个截短的 22 号染色体（如 $22q^-$），通常称为费城染色体。它的产物是 *ABL* 基因的 5′端部分和位于 22q11 区 *BCR* 基因的 3′-近端的融合体。（B）根据 BCR 断裂的精确位点，可能形成 3 种不同的 Bcr-Abl 融合蛋白，它们分别见于 ALL（急性淋巴细胞白血病，acute lymphoblastic leukemia）、CML 和 CNL（慢性中性粒细胞白血病，chronic neutrophilic leukemia）。每个 *BCR-ABL* 融合基因编码一个多结构域（多功能）的融合蛋白。（引自 A.S. Advani and A.M. Pendergast, *Leuk. Res*. 26: 713-720, 2002.）

总的来说，这个融合蛋白的结构域能够激活 Ras 通路、PI3 K-Akt/PKB 通路、Jak-STAT 通路和 Jun、Myc、NF-κB 等转录因子。此外，调控着细胞迁移、存活和增殖活化的 Ras 样（Ras-like）Rac 蛋白和两个非受体类酪氨酸激酶（Hck 和 Fes）也被激活。这些不同的融合形式使 Bcr-Abl 蛋白能够影响控制细胞增殖和存活的几乎所有调控通路。

尽管相当复杂，研究者还是发现了来源于 *Abl* 原癌基因编码蛋白的 Bcr-Abl 酪氨酸激酶结构域是其诱导白血病的关键元件。例如，导致 Bcr-Abl 酪氨酸激酶催化活性丢失的微小改变都会使其完全丧失细胞转化功能。20 世纪 90 年代初期，在一项针对 Bcr-Abl 酪氨酸激酶活性的低分子量抑制剂进行的研究中，最终发现了一种药物——甲磺酸伊马替尼，别名 STI-571、Glivec 和 Gleevec（图 16.10A），它能够结合 Bcr-Abl 酪氨酸激酶的催化部位。与这个家族的其他所有激酶相似，Bcr-Abl 酪氨酸激酶的催化部位位于激酶蛋白的两个主要结构单元之间（图 16.10B）。

尽管 Abl 激酶结构域和许多其他的酪氨酸激酶在氨基酸序列上的相似性约有 42%，但格列卫对 Bcr-Abl 的抑制效果却相对地特异（图 16.14）。随后，又发现格列卫也能抑制来源于 PDGF（α和β）、Kit 受体，以及 Arg（阿贝尔松相关基因）蛋白的酪氨酸激酶活性。据此，格列卫在治疗浓度下只对人类 90 多种酪氨酸激酶中的 4 种有作用。像大部分其他激酶抑制剂一样，格列卫分子与 Abl 激酶结构域的 ATP 结合袋（ATP-binding pocket）相关（图 16.10）。然而格列卫并不像其他激酶抑制剂一样通过阻断 ATP 结合于催化裂隙来发挥作用，而是通过结合并稳定激酶使之转换为一个没有催化活性的构象。

格列卫的成功鼓舞了小分子量激酶抑制剂的其他研发尝试，这类药物与单克隆抗体相比具有一定的治疗优势（表 16.7）。此外，它还促进了具有精确靶向性的酪氨酸激酶抑制剂的研发，而且其中的一些药物也确实展现出了极高的特异性。例如，尽管胰岛素受体（IR）和胰岛素样生长因子-1 受体（IGF-1R）的酪氨酸激酶结构域在结构上十分相似（图 16.12B），但一种优先靶向 IGF-1R 的低分子量抑制剂达到对 IR 的同样抑制效果时所需的药物浓度比 IR 的低 27 倍。

表 16.7　抗受体抗体和小分子酪氨酸激酶抑制剂在肿瘤治疗中的优缺点

	小分子	抗体
靶点	酪氨酸激酶结构域	受体细胞外结构
特异性	+++	++++
结合	大多数很快可逆	受体嵌入，仅缓慢再生
给药方式	每日口服	静脉给药，每周小于等于一次
组织内分布	较完全分布	不完全分布
毒性	皮疹、腹泻、肺炎	皮疹、过敏
抗体依赖的细胞毒性作用	无	可能有

感谢 N.J. 梅罗普尔（N.J. Meropol），并引自 N. Damjanov and N. Meropol, *Oncol.* (*Huntington*) 18: 479-488, 2004.

1996 年体外试验发现格列卫能够抑制 CML 细胞的生长但不会影响正常的骨髓细胞。更为特异的是，低至 40nmol/L 的药物浓度仍然能抑制 Bcr-Abl 依赖的细胞增殖，这表明格列卫与酪氨酸激酶区域的催化部位具有相当高的亲和性。（格列卫通过抑制 Abl 的激酶功能，会强制 Bcr-Abl 依赖性细胞进入凋亡程序。）开始于 1998 年的临床试验显示，所有的接受格列卫治疗的 31 例 CML 患者都得到了疾病缓解，持续多年的每日服药也只产生轻微的副作用。4 年后 6000 例患者加入了格列卫的临床试验。

使用格列卫治疗早期的 CML 可以使 90%的患者出现血液学应答：血涂片镜检显示血液的细胞组成发生了明显的改变（图 16.23A），并且 PCR 分析表明，血细胞内的

BCR-ABL mRNA 水平明显下降（图 16.23B）。治疗后，在 50%的患者白细胞核型分析中无法检测到已易位的费城染色体。60%已进展至原始细胞危象的患者对格列卫治疗有效，但通常在数月后复发。2006 年报道的一项临床研究表明，慢性患者长期接受格列卫治疗 5 年后，只有少于 5%的患者死于 CML 相关疾病。到用药的第 5 年为止，治疗组中每年的复发率（进展至原始细胞危象）仅约为 0.6%。

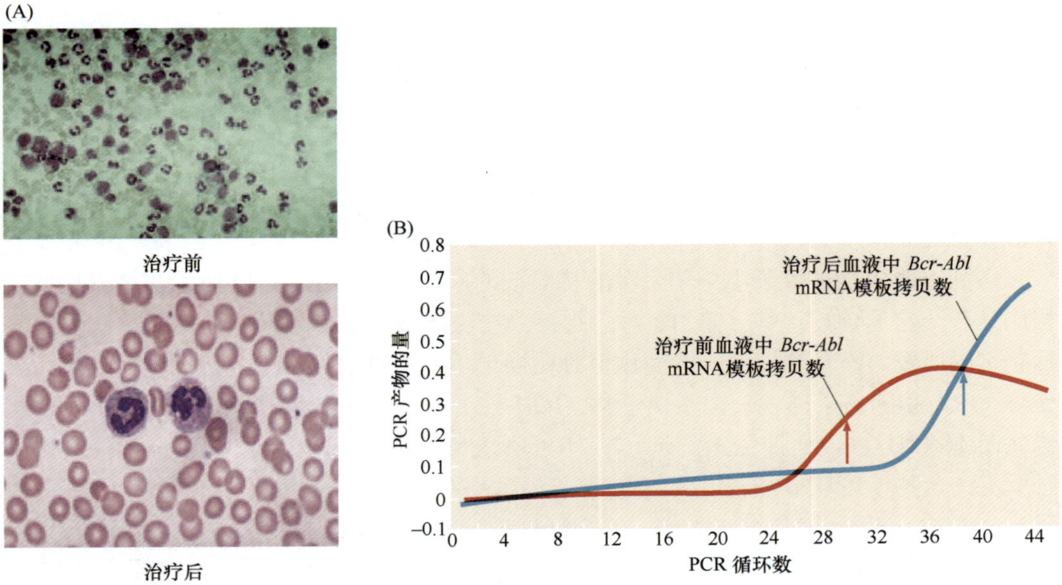

图 16.23　格列卫治疗效果的评价　（A）格列卫治疗慢性髓细胞性白血病（CML）的疗效可以通过患者血液细胞学分析来衡量。如图所示，格列卫治疗前的患者血涂片中可以看到很多白血病细胞（大而深染的核，上图），而治疗后患者的血涂片中只能看到红细胞中正常的粒细胞（下图）。（B）用 qPCR 检测 *Bcr-Abl* mRNA（PCR 扩增前进行逆转录）的水平是一种更为敏感的定量方法。未经治疗的患者（红色曲线）中，50%左右病例的 PCR 基因扩增的最大值（红色箭头）出现在基因扩增的第 29 个循环左右（每个循环扩增序列都会增加一倍）。格列卫治疗的患者（蓝色曲线），相同程度的扩增出现在第 39 个循环左右（蓝色箭头），这表明在 *Bcr-Abl* 表达的细胞中 mRNA 的水平降低了近 2^{10}。基于 PCR 技术的分析可以检测到每 10^5～10^6 个正常血细胞中的一个 CML 细胞。[A 和 B，感谢 B.J. 德鲁克尔（B. J. Druker）。]

使肿瘤细胞最终逃脱格列卫抑制的分子机制十分有趣，这也进一步阐明了 Bcr-Abl 癌蛋白及其作用，更具有普遍意义的是，这些机制还揭示了肿瘤细胞是如何获得了对高特异性靶向药物的耐药性的。对格列卫耐药患者癌细胞中的 *BCR-ABL* 序列进行分析后显示，32 例复发病例中有 29 例 *BCR-ABL* 基因发生了突变，共产生了激酶区域内 13 个不同氨基酸的替换。其他的突变也在后面的研究中进行了归类。

其中一些突变直接干扰了格列卫与催化位点的结合或间接地通过改变癌蛋白立体化学构型的方式阻止格列卫与催化位点的结合（图 16.24A 和 B）。少数患者中对格列卫的耐药性是由于白血病细胞内 *BCR-ABL* 基因发生扩增，因此提升了编码癌蛋白的水平，很自然地导致白血病细胞不能再被常规使用的药物浓度所抑制（图 16.24C）。

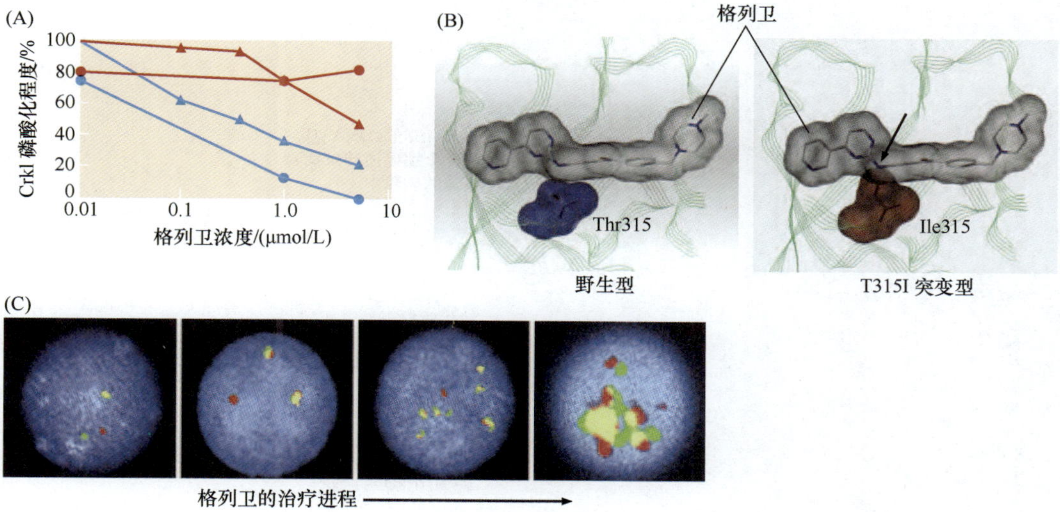

图 16.24　CML 细胞获得格列卫继发性耐药　格列卫抑制 Bcr-Abl 激酶活性的能力随着肿瘤复发和继发耐药而发生巨大改变。(A) 在这个例子中，离体白血病细胞中的激酶活性是通过检测 Crkl 的磷酸化程度来评估的，Crkl 蛋白是 Bcr-Abl 磷酸化作用的一个底物。治疗开始时，在 0.1μmol/L 的格列卫浓度下，两位患者（蓝色三角、蓝色圆圈）的 Bcr-Abl 激酶活性抑制达到了 50%。然而，当这些患者发生格列卫耐药后，大约需要药物浓度达到 8μmol/L 才能使一个患者的 Bcr-Abl 活性受到抑制（红色三角），而另一个患者则完全耐药（红色圆圈）。(B) 格列卫分子能够紧紧嵌入野生型 Bcr-Abl 癌蛋白 315 位苏氨酸形成的分子空隙里（左，也可见图 16.10C）。然而，在一个格列卫耐药患者（右）的白血病细胞里发现了一个 315 位苏氨酸被异亮氨酸（棕色，箭头）取代的 Bcr-Abl 突变，以致药物结合的空隙向外突出而干扰格列卫进入结合位点。(C) 一个患者白血病细胞中 *BCR-ABL* 基因的拷贝数可以用荧光原位杂交（fluorescence *in situ* hybridization，FISH）技术检测。在该检测中细胞核呈蓝色，ABL 序列呈红色，BCR 序列呈绿色。黄色显示的是 ABL 和 BCR 的重叠序列，也就是由染色体易位产生的融合基因部位。在治疗开始时（左）融合基因（黄色）的拷贝数非常低，但是随着治疗的进行（向右），融合基因（即 Bcr-Abl 融合蛋白）的拷贝数渐渐增多直到患者的白血病细胞产生耐药性。在这个特殊的患者中，肿瘤细胞因为融合蛋白过表达发生了获得性耐药，超出了正常情况下结合并完全抑制癌蛋白所需的格列卫浓度。(引自 M.E. Gorre et al., *Science* 293: 876-880, 2001.)

白血病细胞对格列卫耐药通常伴随着 Bcr-Abl 蛋白结构的改变或过表达，这些现象也有力地证明了格列卫的治疗效应直接归结于它对 Bcr-Abl 蛋白的作用。进一步的探索尝试在编码 Bcr-Abl 蛋白的载体中引入随机突变，以确定哪种突变类型能够抵抗格列卫对白血病细胞的抑制作用（图 16.25）。采用这个实验策略，对具有 Bcr-Abl 依赖性生长和生存的细胞（图 16.15）进行体外培养和格列卫治疗实验，原则上能够发现所有能产生对格列卫耐药性的 Bcr-Abl 结构变化谱，这些结果同时也加深了我们对获得性耐药分子机制的理解。

CML 患者中产生的对格列卫耐药的 Bcr-Abl 突变会导致疾病临床复发，很多二代 Bcr-Abl 抑制剂已经被合成并能有效抑制这些突变 Bcr-Abl 蛋白。这些抑制剂包括尼洛替尼和达沙替尼，它们实际上比格列卫/伊马替尼更有效。然而，它们及其他新开发的 Abl 抑制剂却不能抑制 T315I 这一最棘手的突变蛋白类型（图 16.26A 和 B）。在对这一突变

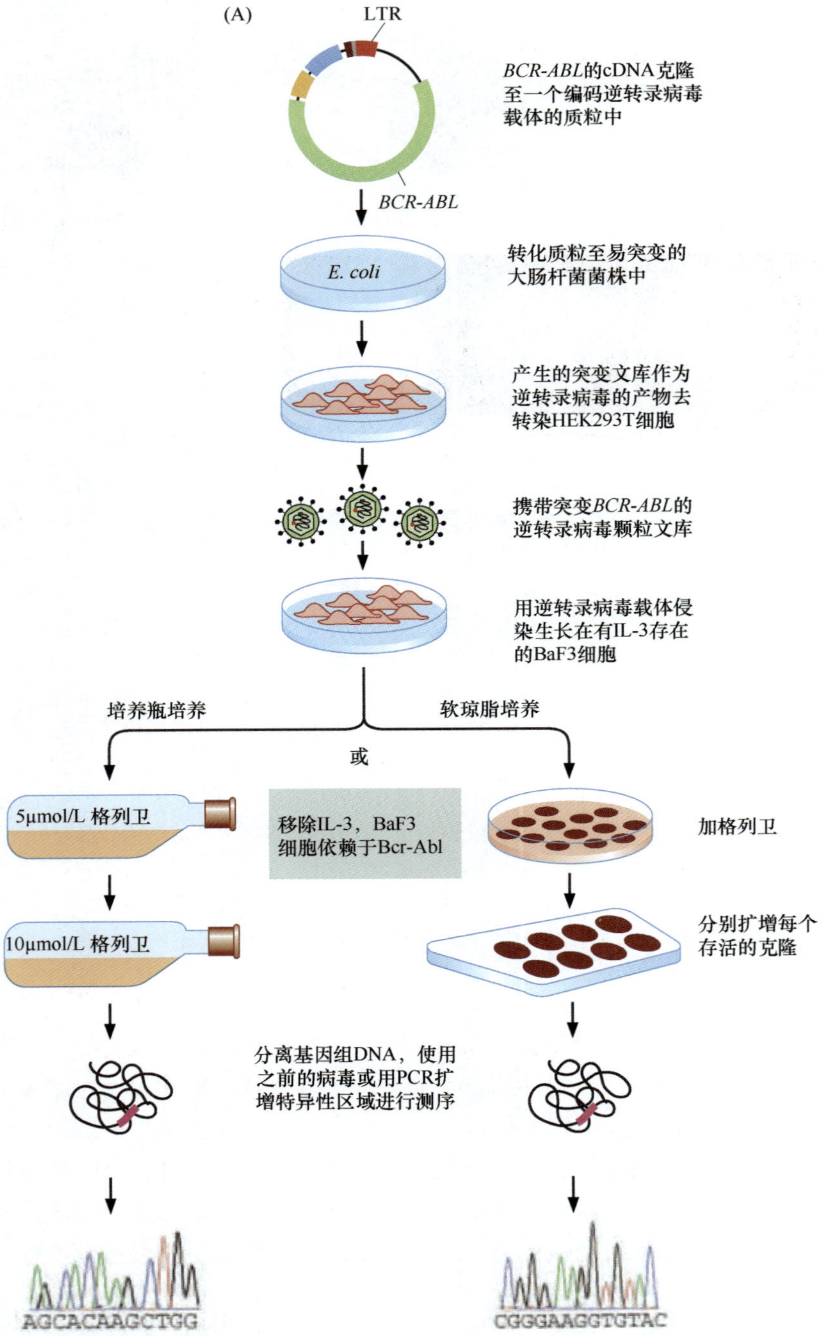
(A)
LTR
*BCR-ABL*的cDNA克隆至一个编码逆转录病毒载体的质粒中
BCR-ABL
E. coli
转化质粒至易突变的大肠杆菌菌株中
产生的突变文库作为逆转录病毒的产物去转染HEK293T细胞
携带突变*BCR-ABL*的逆转录病毒颗粒文库
用逆转录病毒载体侵染生长在有IL-3存在的BaF3细胞
培养瓶培养
软琼脂培养
或
5μmol/L 格列卫
移除IL-3，BaF3细胞依赖于Bcr-Abl
加格列卫
10μmol/L 格列卫
分别扩增每个存活的克隆
分离基因组DNA，使用之前的病毒或用PCR扩增特异性区域进行测序
AGCACAAGCTGG
CGGGAAGGTGTAC

(B)

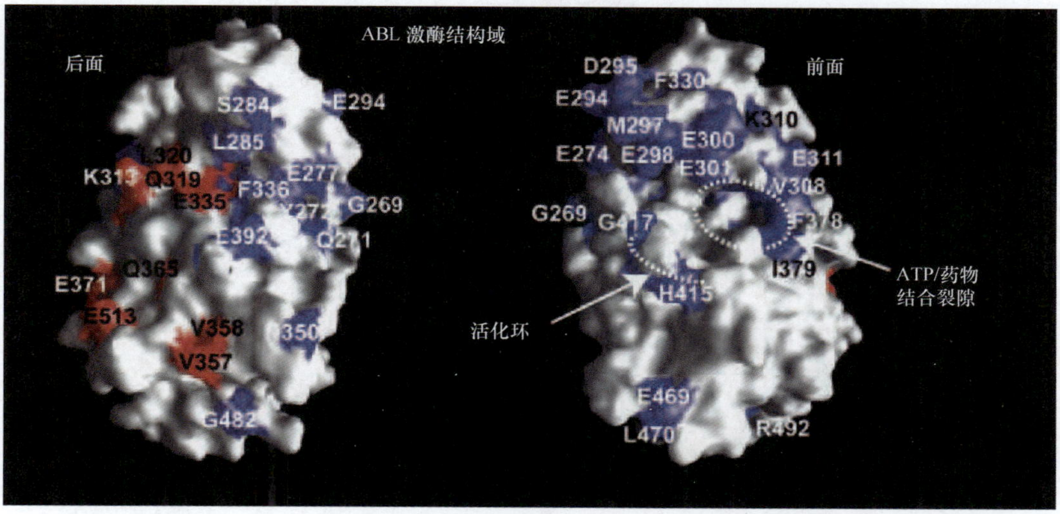

图 16.25　格列卫耐药 Bcr-Abl 突变体的体外筛选　检测 Bcr-Abl 耐药突变体需要用到培养细胞系，如 BaF3 细胞（图 16.15），该细胞的持续生存能力可依赖于功能激活的 Bcr-Abl 蛋白。当用格列卫对这种表达 Bcr-Abl 的细胞进行治疗时，细胞对 Bcr-Abl 信号的依赖性也将导致细胞死亡。（A）表达“野生型”Bcr-Abl 蛋白的 cDNA 克隆载体（如染色体易位的直接产物）能够通过 DNA 复制时容易发生错配的 *E.coli* 细菌内传代而诱发突变，从而在携带 *BCR-ABL* 序列的质粒上产生突变体。将产生随机突变的 Bcr-Abl 表达克隆文库通过一种逆转录病毒载体引入 BaF3 细胞，继而用格列卫进行筛选。少数格列卫耐药细胞能够被分离出来，从而可以确定格列卫耐药的突变型 Bcr-Abl 蛋白的序列信息。（B）通过对格列卫耐药的突变型 Bcr-Abl 蛋白的分析发现，分布于 Abl 激酶区的单氨基酸残基替换非常普遍。如图显示了激酶区域的“后”面和“前”面，同时还显示了突变残基的位点和对应的正常存在的氨基酸残基。令人吃惊的是，ABL 区域的很多单点突变都能赋予细胞对格列卫的耐药性，这表明 CML 细胞可以通过多种途径产生耐药性。这些突变残基中很多都位于 Abl 的背侧，背对着催化裂隙；一些突变残基（红色）参与了激酶（如 SH1）结构域和 Abl（图中未显示）的 SH2、SH3 结构域间的相互作用。其他突变位点（蓝色）导致的耐药性机制尚不清楚。格列卫耐药性 Bcr-Abl 突变体的体外筛选谱显示，绝大部分突变型都能在患者中找到，当然患者中还有很多先前没有发现的突变类型。（引自 M. Azam, R.R. Latek and G.Q. Daley, *Cell* 112: 831-843, 2003.）

蛋白的结构及其对药物结合的影响进行详尽分析的基础上，终于研发出对这种特殊突变类型具有抑制能力的新型化合物（图 16.26C）。这一药物研发的过程为采用结构生物学和合成生物化学方法联合解决酶的耐药突变问题提供了一个范例。

格列卫还能够抑制血小板衍生生长因子受体（PDGFRα和 PDGFRβ），提示格列卫也可能在其他类型恶性肿瘤的治疗中发挥重要作用。例如，在一些慢性骨髓增生性疾病中发现了由编码这两种受体的基因易位引起的受体组成性激活，正是这种异常激活造成了血液循环中某种髓系来源的细胞水平升高（补充信息栏 12.1）。实际上，格列卫治疗能使嗜酸性粒细胞增多综合征（hypereosinophilic syndrome）的患者获得完全缓解，嗜酸性粒细胞完全消失。很多更为常见的胶质母细胞瘤的生长是通过 PDGF-PDGF 受体的自分泌环路来调控的。然而，在这个例子里，同时使用格列卫和细胞毒性药物并没有产生鼓舞人心的效果，可能是因为格列卫不能有效地穿过血脑屏障到达肿瘤组织。

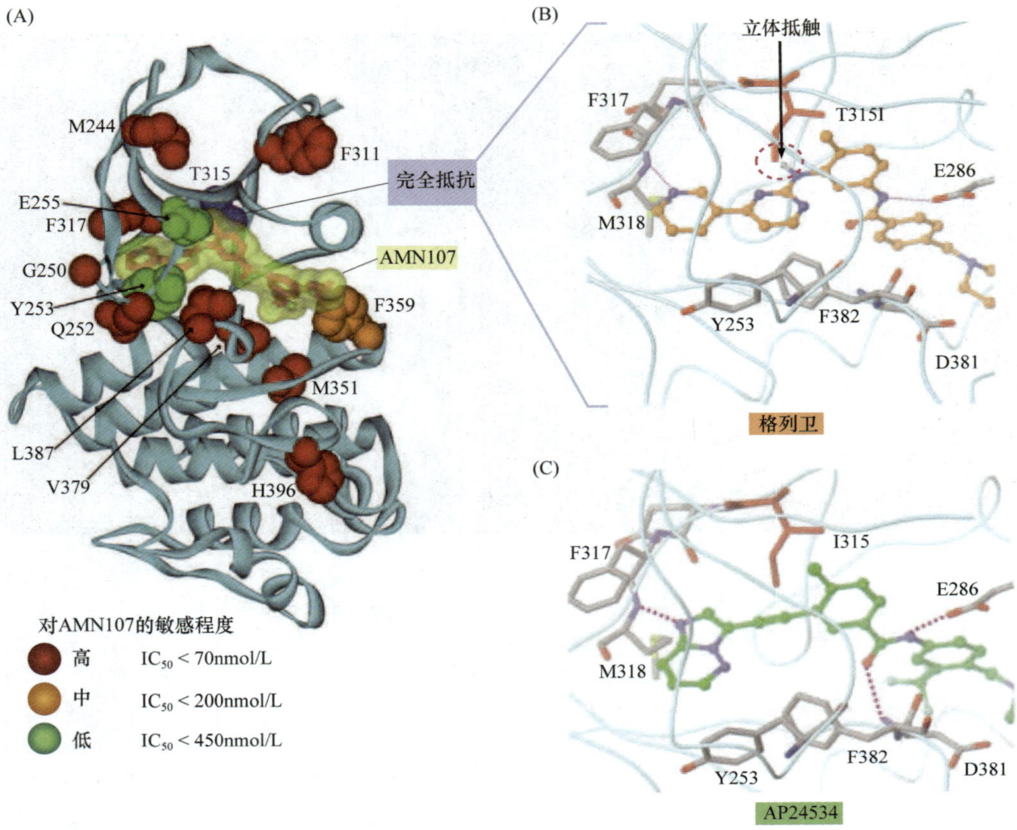

图 16.26 格列卫耐药肿瘤患者 Bcr-Abl 的替代抑制剂 CML 急性期（原始细胞危象）的患者常常会产生格列卫（图 16.24）耐药，这一事实促进了 Abl 酪氨酸激酶替代抑制剂的研发。（A）AMN107 是一种 Abl 酪氨酸激酶替代抑制剂，对无突变的 Bcr-Abl 阳性患者的疗效约是格列卫的 20 倍，如图显示了 AMN107（黄色条形）与 Bcr-Abl 酪氨酸激酶结构域形成的复合体，格列卫耐药肿瘤中的突变型 Bcr-Abl 的多个氨基酸置换位点也在复合体中被标出。（一个位置上彩色小球的数目代表发生替代的氨基酸侧链上的原子数目。）格列卫耐药的突变型 Bcr-Abl 蛋白中的氨基酸替换区域以红色、橙色和绿色小球标示，表示对 AMN107 治疗的不同敏感程度。其中一种格列卫耐药型 Bcr-Abl 突变，它的一个正常苏氨酸被异亮氨酸所取代（T315I，蓝色球），对 AMN107 和绝大多数其他二代 Bcr-Abl 抑制剂也完全耐受。（IC_{50}，对靶分子形成 50%的抑制效果时所需要的浓度。）（B）如图所示，T315I 突变型 Bcr-Abl 蛋白的异亮氨酸（红色）侧链在格列卫结合槽（图 16.24B）中制造了一个立体的氢原子抵触结构，有效地阻碍了格列卫的结合（左）。（C）为了克服 T315I 突变型的这种抵抗性，格列卫的一种药理活性衍生物已经被合成出来，称为 AP24534，它能避免立体结构的抵触，因而能与 T315I 突变蛋白结合。[A，引自 T. O'Hare et al., *Cancer Res.* 65: 4500-4505, 2005. B 和 C，感谢 T. 克拉克森（T. Clackson），并引自 T. O'Hare et al., *Cancer Cell* 16: 401-412, 2009.]

格列卫还对第 3 种酪氨酸激酶——Kit 受体有效，这也使它成为一种受欢迎的胃肠道间质瘤（gastrointestinal stromal tumor，GIST）治疗药物。GIST 是一种相对少见的肉瘤性肿瘤，几乎没有有效的治疗措施。这些肿瘤中大多数（约 85%）存在 Kit 受体突变，少数（3%～5%）存在 PDGFRα突变，这两种蛋白质均是格列卫的靶标。这些肿瘤中的突变受体是组成性激活的，似乎是肿瘤细胞有丝分裂的主要驱动力（图 5.17）。在一项研究中，几乎 70%接受治疗的患者都观察到了明显的肿瘤消退（图 16.27A）。2005 年，第二个 Kit 酪氨酸激酶抑制剂 SU11248 获得 FDA 批准，可应用于包括那些已经对格列卫耐药的肿瘤在内的 GIST 治疗。当格列卫用于外科手术切除原发性肿瘤后的辅助治疗时，患者能够长期生存，甚至可以治愈。对于转移性肿瘤，格列卫虽然能够使 GIST 病灶消退，但在一两年内肿瘤又会复发（图 16.27B）。

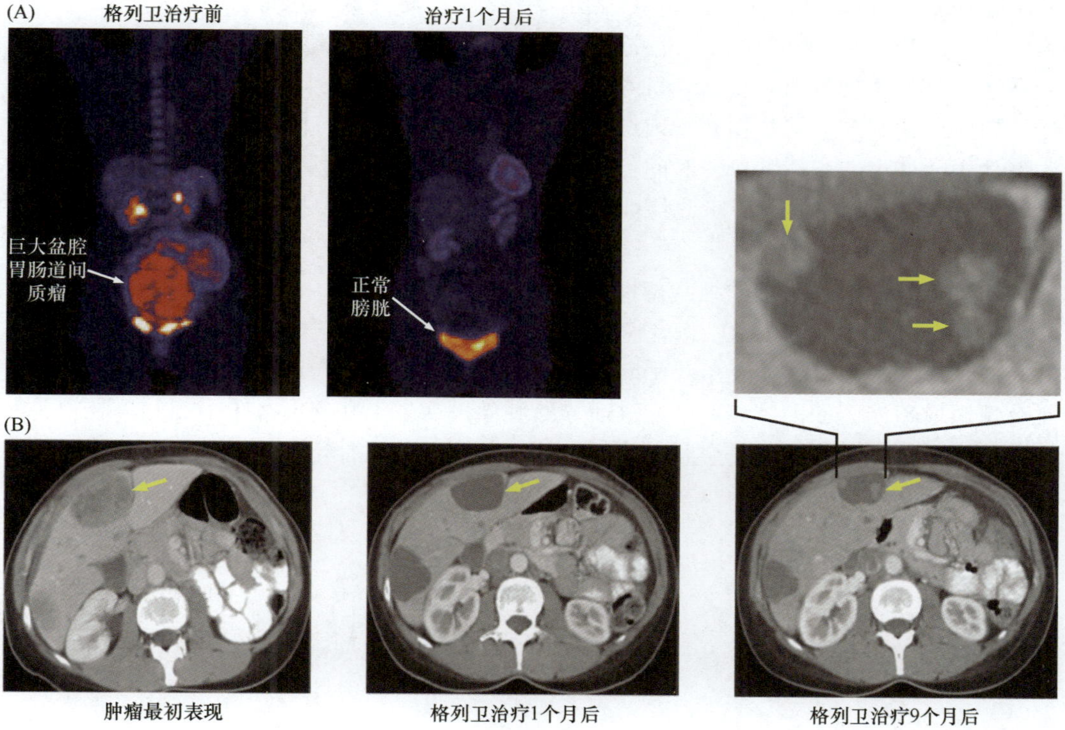

图 16.27　使用格列卫治疗胃肠道间质瘤　格列卫对 Kit 受体的酪氨酸激酶活性具有抑制作用，因此它对 Kit 受体突变、组成性活化发生率较高的胃肠道间质瘤（GIST）可能有效。（A）如图所示，患者体内摄取了经过标记的葡萄糖类似物后被显影的即为 GIST（左图，盆腔，红色肿块），接受格列卫治疗后 GIST 病灶明显缩小（右图）（治疗后的残余标记信号是由标记物在患者膀胱中的积累导致的）。（B）尽管格列卫在将近 90%的初治患者中显示出抗肿瘤活性，但大多数胃肠道间质瘤患者会发生格列卫耐药。即使持续给予格列卫治疗，大约 50%的患者也会在 2 年后发生肿瘤恶化。这里显示的是一个晚期胃肠道间质瘤患者的 CT 扫描结果，肝中已经有转移灶在生长（左图黄色箭头所示）。每日接受格列卫/伊马替尼治疗持续 1 个月以后，先前的肿瘤转移灶由轻微斑驳灰色转变为深黑色，这是由广泛的肿瘤细胞凋亡和退行性改变引起的含水量增加导致的（中图）。然而，格列卫治疗 9 个月后（右图），黑色区域中出现 3 个浅灰结节，这是原始肿瘤中快速生长的肿瘤细胞亚群所产生的，标志着靶向治疗临床耐药的开始（右上黄色箭头所示）。在这一特定的患者中，3 个复发的肿瘤结节的 *Kit* 基因都携带了启动原发性肿瘤的初始突变以外的二次点突变，因此每个复发结节都含有 *Kit* 基因的双等位基因突变。[感谢 G.D. 杰梅特里（G.D. Demetri）。]

格列卫的巨大成功首次表明，推理性药物设计能够生产出针对人类不同类型肿瘤的高效治疗药物。格列卫能干扰多个酪氨酸激酶的现象最初被当作这种药物的缺点，因为担心这种较广泛的活性会导致不可耐受的副作用。然而，随着时间的推移，已逐渐明确这种多靶点作用实际上可能会为有效地治疗某些恶性肿瘤提供机会。许多肿瘤的存活和增殖取决于多个酪氨酸激酶的协同作用，将来有一天可能会发现同时作用于多个酪氨酸激酶的药物有巨大的治疗优势。

不幸的是，肿瘤干细胞的存在限制了格列卫的功效。回顾一下，那些针对血液肿瘤、乳腺癌和脑瘤等人类肿瘤进行的研究显示，在这些肿瘤组织中肿瘤干细胞经常是肿瘤细胞的一小部分（≪5%），并且它们的存在只能通过肿瘤形成能力的生物学检测或使用荧光激活细胞分选技术得以显示（11.6 节）。巧合的是，格列卫可以强力杀伤具有活性循环的白血病细胞（也就是短暂增殖细胞或“前体”细胞，见 11.6 节）。然而，肿瘤干细胞群体中的许多细胞在某单一时间点处于活跃的细胞周期之外，已经证明这些细胞对药物治疗具有相当的抵抗性。除此特性之外，这些肿瘤干细胞中执行多药耐药的外排泵分子表达水平升高（图 16.21）。另外，大部分肿瘤干细胞所处的静息状态使它们对常用的以杀伤快速增殖细胞为主的细胞毒性药物具有更强的抵抗性。

接受格列卫治疗的 CML 患者通常只存在很少量的肿瘤干细胞，只能由高度敏感的 PCR 检测出来。然而，如果治疗中断，肿瘤干细胞通常会重新进入生长分裂周期，产生具有短暂增殖能力的前体细胞，并进而导致肿瘤再次生长和复发（图 16.28）。这一现象解释了为什么格列卫治疗需要长期维持，以及为什么未来的药物开发需要通过杀死肿瘤干细胞来彻底根除肿瘤（信息栏 16.4）。

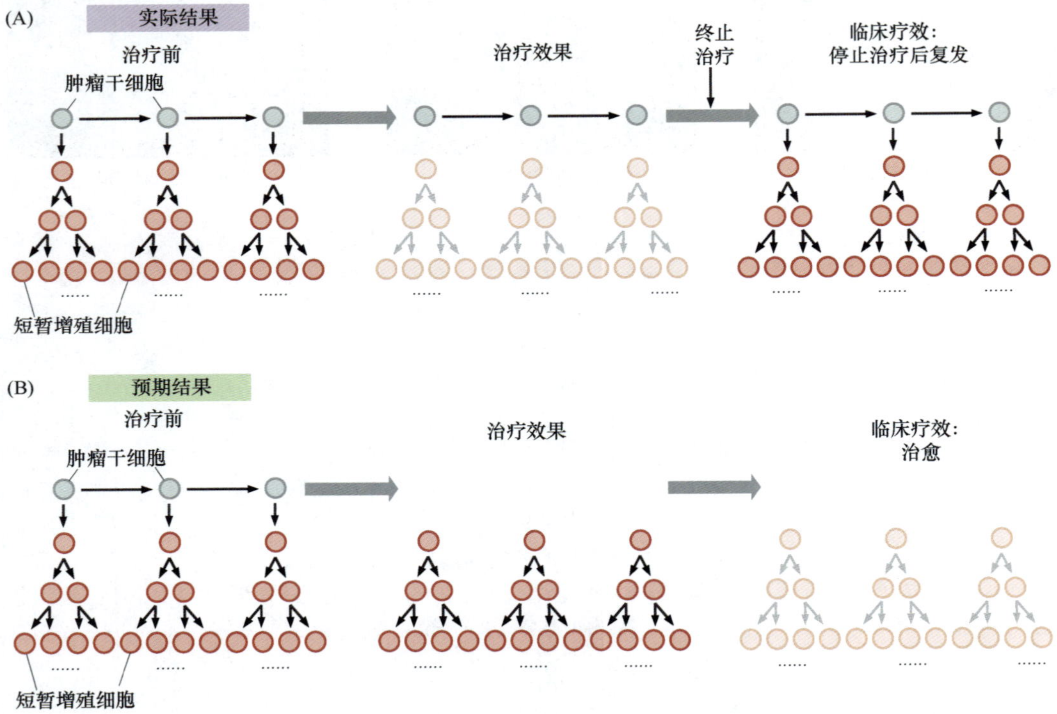

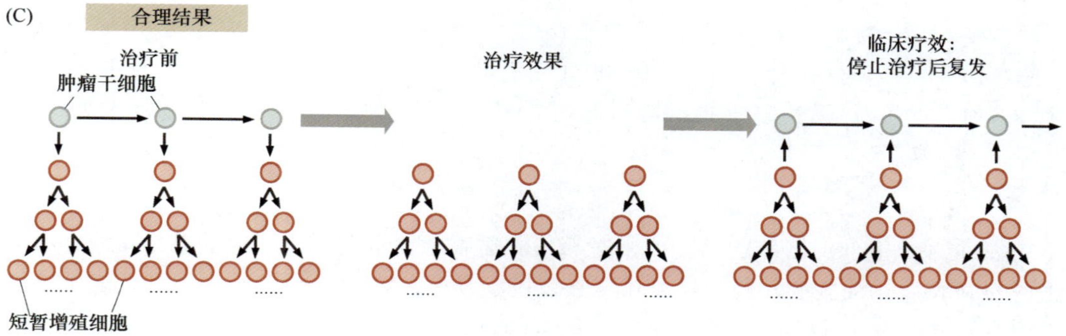

图 16.28　肿瘤干细胞对抗肿瘤治疗效果的影响　尽管资料还比较零散，但看起来在许多甚至所有的肿瘤中（11.6 节）都存在一小部分具有自我更新能力的肿瘤干细胞（灰色）。它们分散在由正常前体细胞、短暂增殖细胞及较多数量的分化前体细胞构成的瘤体中（粉色）。（A）以格列卫为例，如果抗肿瘤治疗只是消灭了那些具有短暂增殖能力的肿瘤细胞，而没有消灭肿瘤干细胞，那么后者会在治疗停止之后很快再次生长导致肿瘤复发。的确，不同来源的资料表明，在许多癌中肿瘤干细胞的耐药性远远高于肿瘤主体细胞。因此，肿瘤干细胞具有双重危险性，它不仅可以在治疗中存活下来，还能够在肿瘤原发位点及远处组织产生新的肿瘤。（B）为了避免肿瘤干细胞带来的风险，一些人想要找到优先消灭肿瘤干细胞的办法。他们认为消灭肿瘤干细胞会破坏其他肿瘤细胞的自我更新来源，从而消灭全部肿瘤细胞（右图）。（C）消灭肿瘤干细胞本身可能不会治愈癌症，因为最新证据显示（右图），肿瘤中的非肿瘤干细胞能够自发生成新的肿瘤干细胞。因此，同时靶向含肿瘤干细胞和非肿瘤干细胞的治疗方法才能在治疗后维持持久的临床疗效。

信息栏 16.4　肿瘤干细胞的存在使抗肿瘤治疗的评价复杂化　许多实体肿瘤中存在的肿瘤干细胞对多种抗肿瘤治疗的评价产生了深远的影响。这些教训以白血病和格列卫为例用图表形象地说明了。(如图 16.28A 所示，假设肿瘤复发是由停止治疗导致的，但实际上对大部分仍处于治疗中的肿瘤来说，是肿瘤细胞产生对治疗药物的耐受性而导致其复发。) 例如，在肿瘤中，表现出间皮细胞性质的肿瘤干细胞通常比肿瘤主体细胞对当时的治疗方案更耐受（表 16.5）。因此，一种治疗方案也许能够消除肿瘤主体细胞（从而产生明显的临床疗效），却残留了处于临床上检测不到的肿瘤干细胞，当治疗停止或发生耐药后，肿瘤干细胞则重新长成新的肿瘤。临床上有时称这一行为为“蒲公英效应”，即仅割去叶子而保留根部的锄草方式会使残存在草地上的种子再次快速生长起来。药物是否具有清除肿瘤干细胞的能力将是决定其是否能产生持续临床疗效的关键。但是，这种单纯清除肿瘤干细胞的能力可能还不足以彻底清除肿瘤，因为有些移植瘤研究证明，处于短暂增殖状态的细胞或前体细胞能够在特定的生理环境下发生去分化从而重新生成新的肿瘤干细胞（图 16.28C）。综合来看，这一现象提示需要同时清除肿瘤中的肿瘤干细胞和非肿瘤干细胞才能防止肿瘤复发。尤其重要的是，由于靶向清除肿瘤干细胞的药物本身减小肿瘤体积的作用并不明显，从而很可能得出没有进一步研发价值的结论，这在靶向肿瘤干细胞药物筛选过程中非常具有挑战性。

实际上，抗 CD20 单克隆抗体的利妥昔单抗用于治疗 B 细胞瘤（15.19 节），正好体现了这一特性：它能清除多发性骨髓瘤中的肿瘤干细胞，而不是已经分化、大量存在的具有抗体分泌功能的肿瘤细胞。（幸运的是，在利妥昔单抗开发的早期就已经认识到它对治疗多种 B 淋巴细胞系肿瘤具有较好的疗效，因此被批准进行开发并推荐进入临床。）

然而，像格列卫这样的药物如果能够使肿瘤临床消退并维持多年的话，即使它不具有杀死 CML 干细胞的功能也还是可以接受的。从任何方面来说，格列卫都代表了抗肿瘤药物研发中的重要胜利，它优于目前所有的可选治疗方法，否则这一疾病的进程仍然无法阻挡。

值得注意的是，格列卫在 CML 治疗中取得的显著成功让人们相信在不久的未来多种由酪氨酸激酶失调导致的肿瘤的治疗都可以取得类似的成功。但后期的研究结果表明，CML 是一种相当特殊的成人肿瘤类型，几乎所有的这一类白血病都依赖于一个共同的驱动基因（Bcr-Abl 易位），而很少携带其他的染色体畸变或致癌突变。另外，处于慢性期的白血病细胞并不是彻底的癌变细胞，而是与乳腺原位癌和肠道早期腺瘤类似（11.2 节）。慢性期 CML 细胞的这些特征与其他大部分成人肿瘤有所不同，这可能解释了为什么与 CML 对格列卫的反应相比，许多类型癌症对以下讨论的其他酪氨酸激酶抑制剂（TKI）的反应差距如此之大。（格列卫取得的巨大成功鼓舞人们对其后的许多 TKI 产生了不切实际的过高期望。）

16.13　EGF 受体拮抗剂可能用来治疗多种类型的肿瘤

格列卫的研发最初在它发源的药物公司遇到了相当大的阻力，原因只是这一药物的预期市场非常小，以至于不能填平药物研发和临床试验的巨额费用。但另一类抑制表皮生长因子受体（EGFR）的药物则是不一样的，因为上皮癌是最常见的肿瘤，而且 EGFR 在 1/3 的肿瘤发生中存在高表达并发挥着关键性的作用。

研究最充分的两个 EGFR 酪氨酸激酶抑制剂是易瑞沙和特洛凯，它们也分别被称为吉非替尼/ZD1839 和埃罗替尼/OSI-774（图 16.29A）。这两种药物具有十分相似但不完全相同的特性，都是破坏受体相关激酶的 ATP 结合位点（图 16.29B 和图 16.13）。一旦通过抑制 EGFR 剥夺了肿瘤细胞的受体信号转导功能，它们就失去了由这一受体驱动的强烈的促有丝分裂和抗凋亡作用。例如，在许多上皮细胞类型中，持续的 EGFR 信号能维持 Bcl-X_L（与 Bcl-2 同一家族，具有强烈抗凋亡作用的蛋白）的表达，通过 MAPK 驱动磷酸化和抗凋亡蛋白 Bad 的功能失活（9.13 节）。

由于易瑞沙和特洛凯都是作用于细胞表面的受体，因此它们的治疗效果就要与同样作用于该受体的单克隆抗体相比较（信息栏 15.5）。原则上，这些小分子化合物能穿透实体肿瘤的所有间质，包括那些大分子量的抗体分子很难进入的地方它们也能进入（表 16.7）。而且，与生产大量的单克隆抗体相比，低分子量化合物更容易达到生产的规模，同时也更经济。

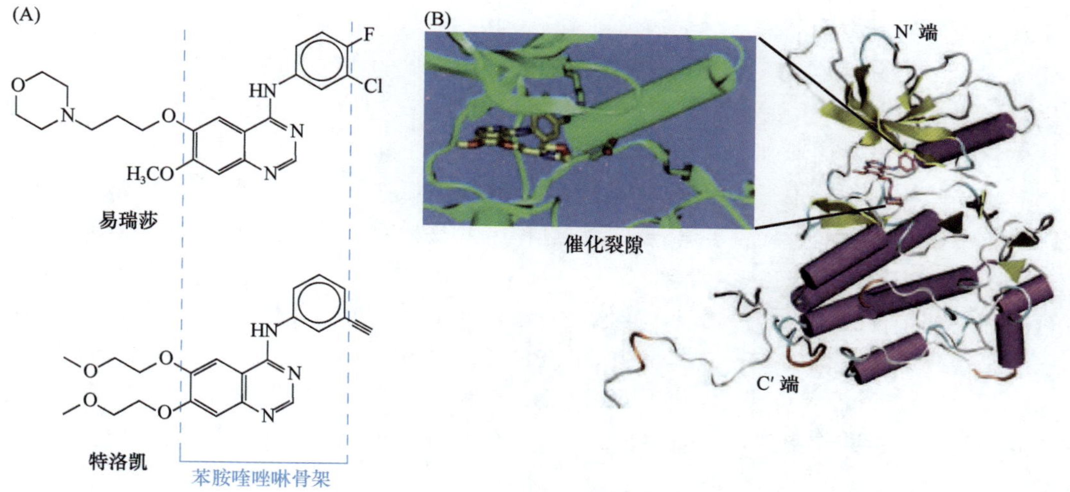

图 16.29　易瑞沙和特洛凯　(A) 这两种表皮生长因子受体（EGFR）拮抗剂具有相同的苯胺喹唑啉骨架，这使它们对受体酪氨酸激酶 ATP 结合位点产生亲和性。但连接于骨架的化学侧链具有生物学效应，这就使这两种药物对肿瘤具有不同的疗效，如对非小细胞肺癌（NSCLC）的治疗。(B) 易瑞沙也称为 ZD1839，它结合的 EGFR 酪氨酸激酶区域与特洛凯（图 16.13）非常相似。EGFR 酪氨酸激酶的药物（右）结合位点的放大示意图如图所示（左），图中彩色的棒状图表示药物分子。药物与位点的结合能力非常强，在大约 0.03μmol/L 的浓度下即可抑制酪氨酸激酶活性的 50%。[B，感谢 A.C. 凯（A.C. Kay），阿斯利康制药有限公司（AstraZeneca）。]

低分子量酪氨酸激酶抑制剂可能还有其他的优势。例如，我们已经知道在许多人类癌症中存在缺少胞外功能区的截短的 EGFR。这些突变的 EGFR 能以配体非依赖的方式持续发出生长信号，即具有强烈的致癌蛋白功能（图 5.10 和图 5.11）。与此相似，约有一半的进展期胶质瘤（也称为多形性胶质母细胞瘤，GBM）表现为 EGFR 高表达。在这些肿瘤中，又有大约 40%的肿瘤表达的 EGFR 缺少由编码序列中外显子 2～7 编码的胞外区。这些截短的受体不能被单克隆抗体（MoAb）识别，因为这些抗体只能识别正常受体蛋白的胞外区抗原表位。但这不能阻止低分子量的酪氨酸激酶拮抗剂发挥作用，因为这些药物作用于这一受体胞内的信号触发区。这些药物的缺点在于其药代动力学特征。例如，特洛凯的半衰期是 36h，而西妥昔（一种抗 EGFR 的单克隆抗体）的半衰期多于 5 天，赫赛汀的半衰期为 28 天。

易瑞沙对 EGFR 相关酪氨酸激酶活性的抑制能力比对其他许多已经检测过的酪氨酸激酶活性的抑制能力强 50 倍以上（补充信息栏 16.9），因此它在肿瘤临床的最初应用也是相当鼓舞人心的。在它的第一项临床试验中，10%的非小细胞肺癌（NSCLC）患者显示了包括肿瘤稳定生长在内的对药物的部分反应性。这些患者大部分是不吸烟的女性和支气管肺泡型的肺癌患者。在日本进行的一项平行研究中发现，患者对易瑞沙的部分反应率更高（27%）。对药物反应的差异可能体现了日本人与高加索人的遗传组成方面的差异（NSCLC 类型的肿瘤是一类很难治疗的肿瘤，最初诊断后 5 年的生存率只有 15%）。

这些结果是令人满意的，因为它们在患者中产生了明确的治疗反应，而如果患者接受其他任何治疗方法都不会产生治疗反应。但是，与单独应用化疗药物治疗占美国肺癌80%的 NSCLC 相比，易瑞沙与标准化疗药物合用产生的协同效应并没有在患者中产生生存优势。当单独应用时，特洛凯能延长对标准化疗药物治疗耐药的 NSCLC 患者的总体生存时间，而易瑞沙则没有这种作用。

从这些初期试验中得到了一些有价值的经验，可以在随后这些药物和相似药物的临床试验中提高患者的反应性。第一，治疗过程中 EGFR 对肿瘤生长的特定贡献尚没有报道，因此较高的治疗反应率可能来源于对 NSCLC 患者的分层选择和只将易瑞沙用于具有特异性分子标志的肿瘤。第二，其他突变蛋白在促有丝分裂作用和抗凋亡方面的作用还没有得到评价。例如，有证据表明，PTEN 阴性的肿瘤（PI3K 通路反应性增高，见6.6 节）对易瑞沙没有反应性，并且 Akt/PKB（PTEN 灭活后活性增强的下游分子）抑制剂能与易瑞沙协同作用阻断肿瘤生长。第三，只进行了较少的临床前研究来优化药物的剂量和治疗方案。

2004 年，在第一次报道了易瑞沙的初期临床试验结果之后 4 年，波士顿的两个研究小组分别独立地从分子角度对观察到的易瑞沙的不同反应性进行了解释。从前只是从 NSCLC 细胞中 EGF 受体是否高表达或是否以持续激活的截短体形式存在这两方面来研究 EGF 受体的状态，这与在人类恶性胶质瘤中的研究情况相似。但 2004 年进行的研究中，研究者对接受易瑞沙治疗的 NSCLC 患者中 EGFR 编码基因的阅读框进行了详细测序。

结果他们惊奇地发现，几乎所有对易瑞沙治疗具有较好反应性的患者（占总患者的10%）的肿瘤细胞都携带结构发生了改变的 EGFR（图 16.30A）。在对易瑞沙治疗没有反应的肿瘤中没有发现这一类型的突变受体，即使在表达高水平的 EGFR 的肿瘤患者中也没有发现这些突变（补充信息栏 16.10）。例如，78%抗 EGFR 疗法有效的患者表达突变 EGFR 蛋白，而没有疗效的患者中只有 6%表达这种发生结构性改变的受体蛋白。这些突变在激酶结构域产生了氨基酸替换和小片段缺失（图 16.30B），而不是在胶质母细胞瘤中发现的典型的受体胞外区大部分缺失。这些突变受体改变了它们 C 端的酪氨酸磷酸化模式（6.3 节），并选择性地激活下游 Akt/PKB 和 STAT3 通路，但 MAPK 信号通路则不受影响。

这些发现提供了确凿的证据表明 EGFR 在这一小部分肿瘤的生长中发挥了核心作用。另外，它们也表明了在用如易瑞沙和特洛凯之类的分子靶向药物治疗肿瘤时利用分子标志物对肿瘤进行分层（次级分类）的重要性。但是，这些实验并没有揭示为什么易瑞沙和特洛凯对这些特殊的肿瘤具有如此强烈的作用（信息栏 16.5）。

另外一个困惑是发现 NSCLC 患者表达结构改变的 EGF 受体的频率不同。西方 NSCLC 患者中它的表达率为 10%，而某些亚洲人群 NSCLC 患者中这些突变受体蛋白的表达率高达 30%；这就解释了上述案例中日本患者对易瑞沙的反应率更高的原因。（在所有情况下，这些改变的受体是体细胞突变造成的，而不是胚系多态性的。）造成这一差异的原因及这类肿瘤在女性非吸烟患者中发生的频率更高的事实，给这一问题又增加了新的待解疑团。

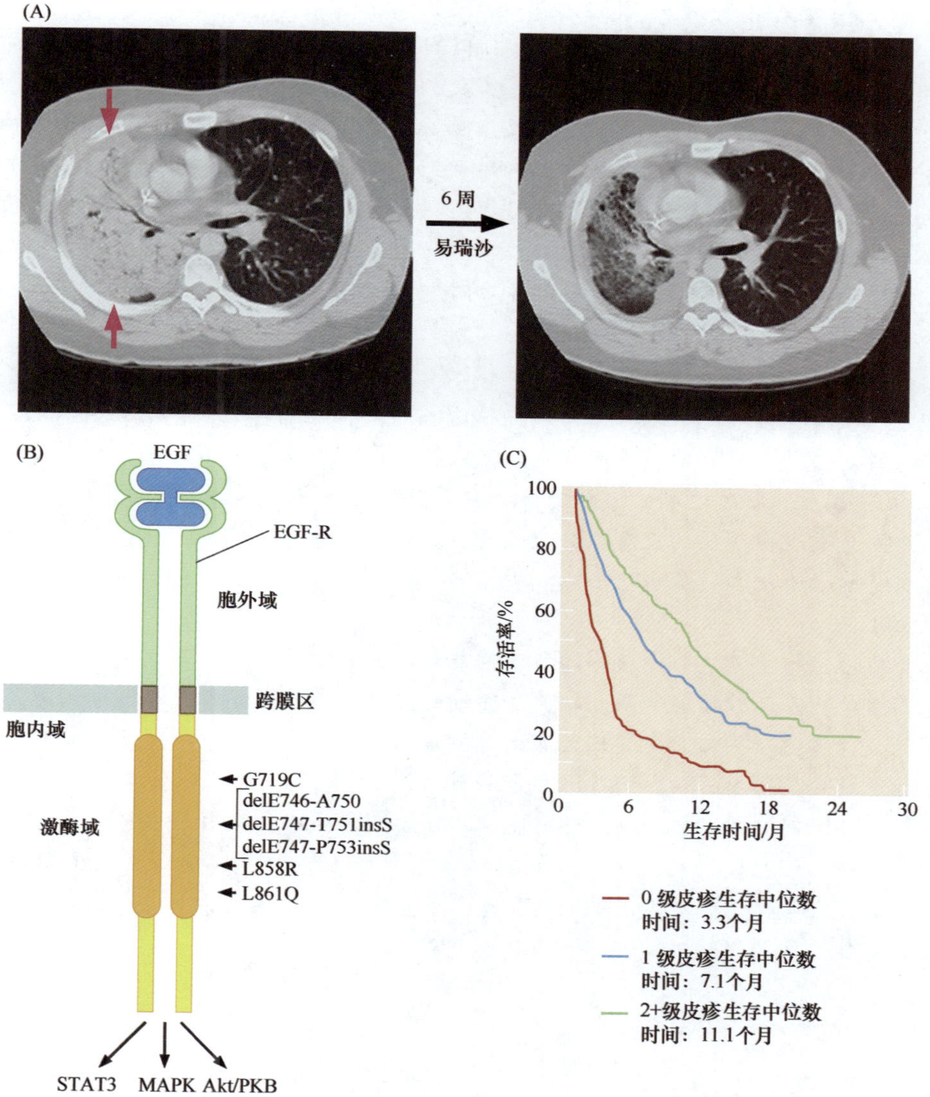

图 16.30　决定易瑞沙和特洛凯对 NSCLC 患者治疗疗效的因素（A）少数耐药非小细胞肺癌（NSCLC）患者对标准化疗无反应或不再有反应，但对易瑞沙的治疗有明显的反应。这些计算机断层影像显示患者右肺的大片肿物（左图）经过 6 周易瑞沙治疗后明显缩小（右图）。（B）现已证明易瑞沙治疗有效的大部分 NSCLC 患者都具有 EGFR 基因缺失或点突变，这会影响 EGF 受体的胞内结构域。EGFR 结构的这些改变会激活受体的酪氨酸激酶功能，从而刺激 Akt/PKB 和 STAT 信号通路，使肿瘤细胞免受凋亡。（C）各种抗 EGFR 治疗的经验提示，除了肿瘤细胞的遗传状态，治疗过程中患者皮疹的出现是肿瘤治疗最终有效的一个重要阳性提示指标。（这个结果清晰地反映了在皮肤角质形成细胞中 EGFR 的角色，治疗过程中患者正常角质形成细胞和肿瘤细胞对治疗反应的精确机制上的关联还不清楚。）在这种情况下，NSCLC 患者对特洛凯治疗的反应如卡普兰-迈耶（Kaplan-Meier）图所示。中位数表示中间存活时间。（A 和 B，引自 T.J. Lynch et al., *N. Engl. J. Med.* 350: 2129-2139, 2004. C，引自 B. Wacker et al., *Clin. Cancer Res.* 13: 3913-3921, 2007.）

信息栏 16.5　原癌基因成瘾也许能解释易瑞沙和特洛凯是如何成功杀死非小细胞肺癌的　在一些非小细胞肺癌中存在突变的 EGFR 能使这些特殊的肿瘤细胞比表达野生型受体的肿瘤细胞对易瑞沙的敏感性高约 100 倍（图 16.31A），这使患者能达到的实际血药浓度落在了这种选择性抑制剂发挥作用的范围内。16.4 节中已介绍的“原癌基因成瘾”机制可以解释为什么易瑞沙和特洛凯对表达结构性突变的 EGFR 肿瘤细胞具有选择性作用。原癌基因成瘾是指一些肿瘤细胞的生长和存活严格地依赖于一种原癌基因或原癌蛋白，然而其他的肿瘤可以丢失这个基因或蛋白质而不会产生严重后果。

要解释这种现象，我们可以认为一些原癌基因在野生细胞中表达通常是有害的，但对已经获得了另外一个原癌基因的等位基因特定突变的细胞来说则是有益的。*myc* 原癌基因就是一个很好的例子，除非细胞被以前获得的某种抗凋亡等位基因突变（如 *ras* 原癌基因）保护免于凋亡，否则 *myc* 会促使细胞凋亡。如果出现抗凋亡突变，*myc* 原癌基因就表现出明显的促有丝分裂作用。因此，携带 *ras* 和 *myc* 原癌基因的肿瘤细胞就像对 *ras* 的表达“成瘾”一样，一旦 *ras* 原癌基因被剥夺，它们就会通过凋亡迅速死亡。

相应地，肿瘤进展早期获得的特定癌基因，如突变的 *EGFR* 基因，可能产生其他癌基因活化（或者肿瘤抑制基因缺失）的细胞环境，这种环境本身对肿瘤细胞是非常有害的。如果现在丢失突变受体，那么其他癌基因的有害作用，特别是那些有利于凋亡的作用就会变得显著，最终导致细胞快速丧失活力。

对非小细胞肺癌来说，存在突变受体的肿瘤细胞依赖于突变 EGFR 的作用而生存和增殖，即它们对突变的受体“成瘾”。相反，大量的表达高水平野生型 EGFR 的非小细胞肺癌，可能已经产生了保护有丝分裂和生存信号的其他方法，如在一些肺癌中发现的受体非依赖性的 MAPK 和 PI3K 信号通路。

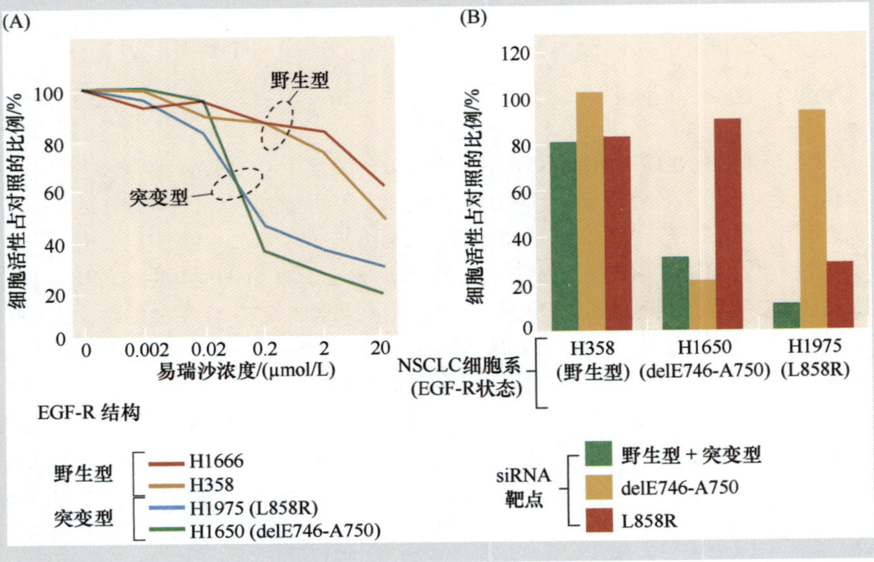

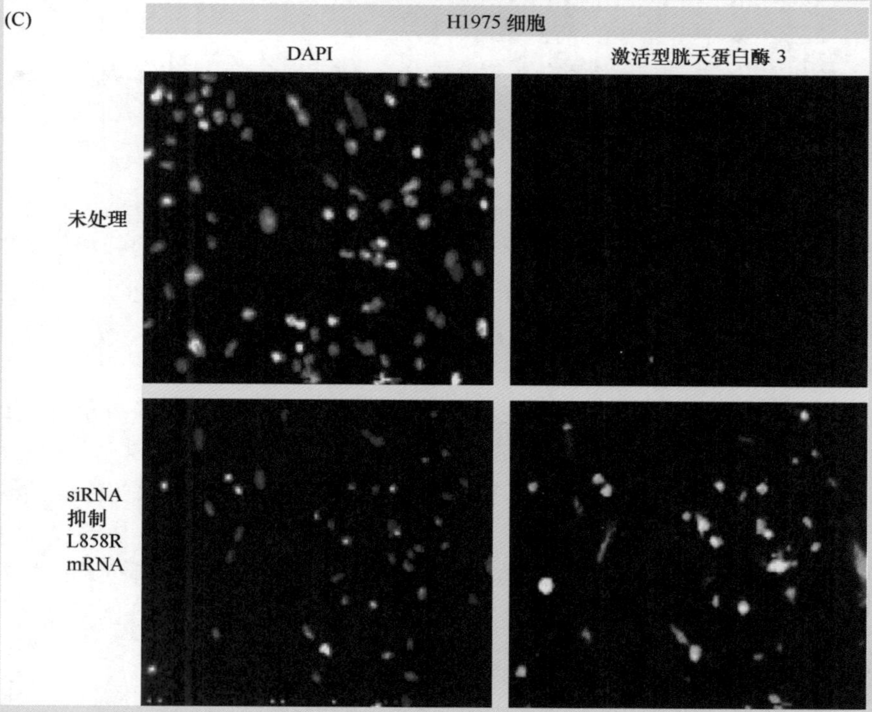

图 16.31　siRNA 对 EGFR 表达的抑制作用　EGFR 结构性突变（图 16.30B）的非小细胞肺癌细胞对易瑞沙和特洛凯治疗产生显著反应的原因还不清楚。（A）当体外培养时，两种过表达正常结构（即野生型）EGFR 的 NSCLC 细胞系相对抵抗易瑞沙治疗（橘色、红色），但是另外两种表达一种替换氨基酸（蓝色）或部分缺失（绿色）受体蛋白的 NSCLC 细胞系中，它们对药物的杀伤大约敏感 100 倍。（B）通过外源表达能够抑制 EGFR mRNA 的 siRNA 来消除 EGFR 表达，证实了这些差异存在的生物学机制（补充信息栏 1.4）。表达野生型 EGFR 的 H358 细胞（左侧 3 条柱形）无论使用靶向所有受体形式（绿色）的 siRNA，还是只靶向两种突变受体的 siRNA，都没有产生显著影响（黄色、红色）。但是，特异性靶向编码部分缺失型受体（delE746，黄色）mRNA 的 siRNA 能够使约 80% 表达这一突变受体的肿瘤细胞失活（中间柱形），而对表达氨基酸置换型突变受体的细胞没有影响（红色，中间柱形）。相反，将特异靶向氨基酸置换型突变受体（右侧柱形）的 siRNA 导入细胞能使细胞失活，而在这种细胞中导入靶向缺失型突变受体的 siRNA 则不会产生这种效应。在这两种 EGFR 突变细胞中导入靶向所有形式受体（绿色柱形）的 siRNA 也能导致大量细胞死亡。因此，携带突变型受体的两种 NSCLC 细胞对 EGFR 功能具有依赖性（“成瘾”），而表达野生型受体的 NSCLC 细胞对 EGFR 功能的依赖并不显著。（C）组图 B 中 siRNA 治疗产生的细胞活力丧失是由于特异性地诱导凋亡产生的，这通过特异抗体对固定细胞中剪切激活的胱天蛋白酶 3 进行免疫染色的实验已经证实（图 9.19C）。NSCLC 细胞用 DAPI 染色显示核和细胞数量。（引自 R. Sordella et al., *Science* 305: 1163-1167, 2004.）

用 siRNA 抑制野生型或突变型受体表达的实验进一步证明了这个理论（补充信息栏 1.4）：存在突变 EGFR 的非小细胞肺癌细胞迅速死亡，而野生型受体的细胞只受到轻微影响（图 16.31B 和 C）。因此，存在突变 EGFR 的肿瘤细胞的死亡并不是由易瑞沙或特洛凯产生的一些未知的靶外效应引起的，而是肿瘤细胞失去这些受体释放的利于细胞生长的信号的直接结果。此外，这些实验表明，如果EGFR抑制剂和抑制另一种功能冗余的信号通路的药物联合应用，如PI3K，可能对表达野生型受体的非小细胞肺癌产生更明显的治疗作用。

但是这个困惑看起来已经被解决了。在某些东亚人群中多至一半的CML患者对格列卫产生不完全反应，而在西方患者中这一数值只有1/4。在非小细胞肺癌患者的EGFR抑制剂治疗中也存在着类似的耐药人群。在这两种情况下，这些患者的肿瘤从一开始就对酪氨酸激酶抑制剂（TKI）耐药。肿瘤学家把这种开始就存在的耐药称为原发性耐药，从而与治疗中产生的继发性耐药相区别。

在非小细胞肺癌和白血病中，原发性耐药已经追溯到促凋亡基因*Bim*的一个等位基因上（9.13节），这个基因编码一种Bim缺陷蛋白。12.3%的东亚人携带这种缺陷基因，但是非洲和欧洲人群中没有发现这种突变基因。其他研究表明，致癌的酪氨酸激酶能够抑制野生型Bim蛋白的表达，抑制TK后Bim蛋白激活对于格列卫、易瑞沙和特洛凯成功诱导肿瘤细胞发生凋亡具有重要的作用。由于Bim的两个野生型等位基因均缺失，因而失去了正常的Bim蛋白表达，这些东亚患者的肿瘤发生凋亡的趋势显著降低，因而这些肿瘤对这类抑制剂杀伤作用的反应也下降。

除了以上提到的胚系或体系突变基因，还有其他基因也有助于预测抗EGFR TKI的疗效。癌基因K-*ras*或*PI3K*发生激活突变或抑癌基因*PTEN*失活与肿瘤对这些TKI药物治疗失败显著相关，这与对抗EGFR抗体MoAb的治疗效果较差这一事实相符（补充信息栏16.10）。如果考虑到我们在第6章阐述的信号转导级联通路的话，这些发现就能够得到合理解释。因此，如果细胞表面受体的胞质下游效应分子被某种突变激活的话，即使采用靶向治疗使受体失活，下游分子仍然可以不依赖于受体的状态而保持持续激活。

但是，也有一个重要的现象无法通过我们现在对细胞信号的理解来解释，至目前为止还是谜：各种抗EGFR治疗的抗肿瘤疗效最佳提示指标是肿瘤患者的皮疹严重程度。由于皮肤并不参与肺癌或结直肠癌的病理发生过程，这一现象可能提示不同患者在决定治疗疗效的药代动力学（PK）方面存在显著差异，并且这一差异也同时影响到了皮肤，但是PK和皮疹的发生并没有相关性。此外，皮疹严重程度和治疗反应呈正相关这个规律适用于多种小分子药物及受体单克隆抗体药物（补充信息栏16.10）。这些发现强烈提示不同患者间全身多种上皮细胞的基本信号处理机制存在着细微的差异，而且这种差异对抗EGFR治疗的疗效有强烈的影响（图16.30C）。这一现象也反映出我们对细胞信号调节因子的了解还非常少，而患者间的这些信号处理差异对当前“合理”治疗方案的成败具有决定性影响。

而且，这些酪氨酸激酶抑制剂的疗效持续时间较短，大部分患者在6～18个月后会复发，产生对治疗药物的耐受。这一现象迫切需要我们开发替代药物来治疗耐药的患者，并发展具有协同效应的多药联合治疗的方法。的确，一些与苯胺喹唑啉骨架具有不同结构的药物分子（图 16.29A）能关闭对易瑞沙或特洛凯具有抵抗性的 EGFR 的功能，这给经这两种药物治疗后复发的患者带来了希望。

16.14　蛋白酶体抑制剂产生了意想不到的治疗作用

运气在药物开发领域中发挥了不寻常的突出作用。但有些时候，抗肿瘤药物的研发是在理性设计的指导下进行的，而且最终结果表明该药物也十分有效。万珂（Velcade，也称为 PS-341 和硼替佐米）这个药物的研发过程就是一个最好的例证（图 16.32A）。

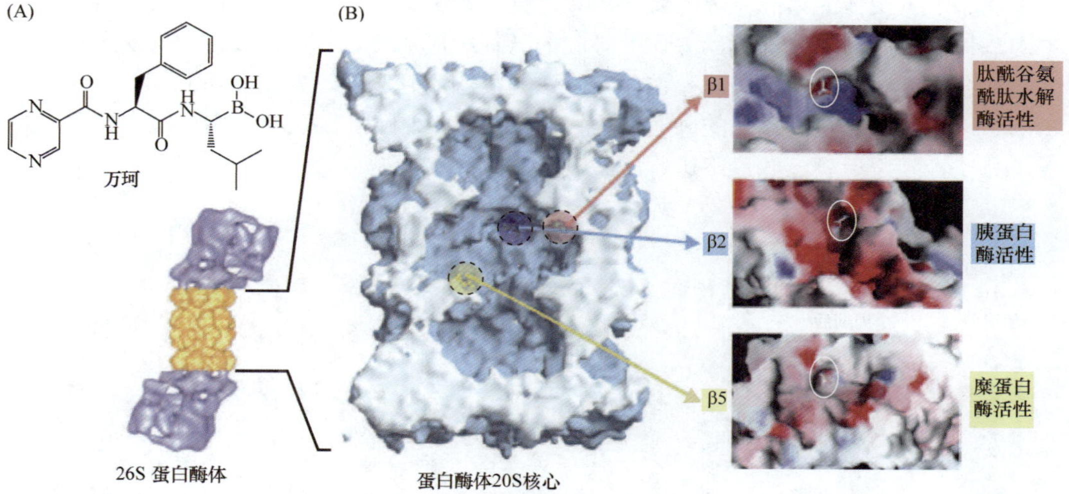

图 16.32　万珂及其对蛋白酶体的作用　（A）万珂的化学结构展示了其他药物中少见的硼原子。已知像万珂这样的肽硼酸能通过模拟糜蛋白类的丝氨酸蛋白酶（在苯丙氨酸和酪氨酸残基附近切割底物蛋白）的正常底物来结合酶的活性位点，表明这种化合物能抑制蛋白酶体 20S 核心的糜蛋白酶样活性位点。（B）酵母蛋白酶体核心（20S）核体横切面图（左）显示了这 3 种不同催化位点，涉及 β1、β2、β5 亚基（右上），它们分别负责肽酰谷氨酰肽水解酶（peptidyl-glutamyl-peptide hydrolyzing，PGPH）活性、胰蛋白酶活性和糜蛋白酶水解活性。万珂表现出很强的抑制 β5 糜蛋白酶的活性（右下），对 β2 胰蛋白酶活性作用较弱（右中），对 β1 PGPH 活性无作用（右上）。每一个催化位点上的关键亲核苏氨酸残基用棒状图表示（白色椭圆形里的棒状所示）；催化裂隙中的碱性氨基酸以蓝色显示，酸性氨基酸以红色显示，疏水残基以白色显示。（B，引自 M. Groll et al., *Chembiochem* 6: 222-256, 2005.）

我们在这本书的许多地方讲述了关键细胞调节蛋白的水平是如何在它们的合成和降解过程中达到平衡的。大部分蛋白质降解过程是由泛素蛋白酶体系统来调控的（补充信息栏 7.5）。当蛋白质被添加多泛素标记后，它就会被运输到蛋白酶体上，并在这些胞内结构中发生降解。

肿瘤相关的恶病质现象最先激起了研究者对蛋白酶体抑制剂的兴趣。恶病质发生于肿瘤晚期阶段，是一个肿瘤患者组织被渐进性消耗的过程，目前机制不明。蛋白酶体抑制剂有望能够有效延缓恶病质患者中广泛的蛋白质降解。目前至少已经研发过 5 种不同种类的蛋白酶体抑制剂，但是大部分由于它们的代谢不稳定、缺少特异性和不可逆结合并灭活蛋白酶体等而被放弃了。万珂（Velcade）是其中一种包含硼酸二肽的蛋白酶体抑制剂，是人工设计的蛋白酶体 20S 核心的肽酶（肽剪切）活性特异性抑制剂（图 16.32B）。它有非常高的效能，仅在 0.6nmol/L 的浓度下就能够抑制 50%的蛋白酶体胰凝乳蛋白活性。通过竞争性抑制酶活性，万珂能够降低蛋白酶与底物的结合，从而使其功能受阻。

蛋白酶体介导的蛋白质降解在许多重要的细胞信号通路中起关键的调节作用。因为发现其他的蛋白酶体抑制剂能杀死多种体外培养的肿瘤细胞，所以万珂在临床 I 期试验中被用于现有治疗手段失败后的肿瘤患者的治疗。它在实体肿瘤患者中并没有产生显著疗效。但在血液恶性肿瘤中有一种 B 细胞系来源的多发性骨髓瘤（MM），在这种骨髓瘤中能够产生抗体的单一克隆的浆细胞会占据骨髓的大部分（图 2.21）。骨髓瘤细胞产生的溶骨性病灶会导致骨折，并代替骨髓的其他细胞成分，结果产生严重的免疫抑制，多数最终因无法控制的感染而死亡。首次诊断后的生存时间通常为 3～5 年。经过万珂初次治疗的患者发生了显著的肿瘤消退（图 16.33A），随后在这项 I 期试验中又迅速纳入了其他骨髓瘤患者，并最终进行了大规模的临床试验。

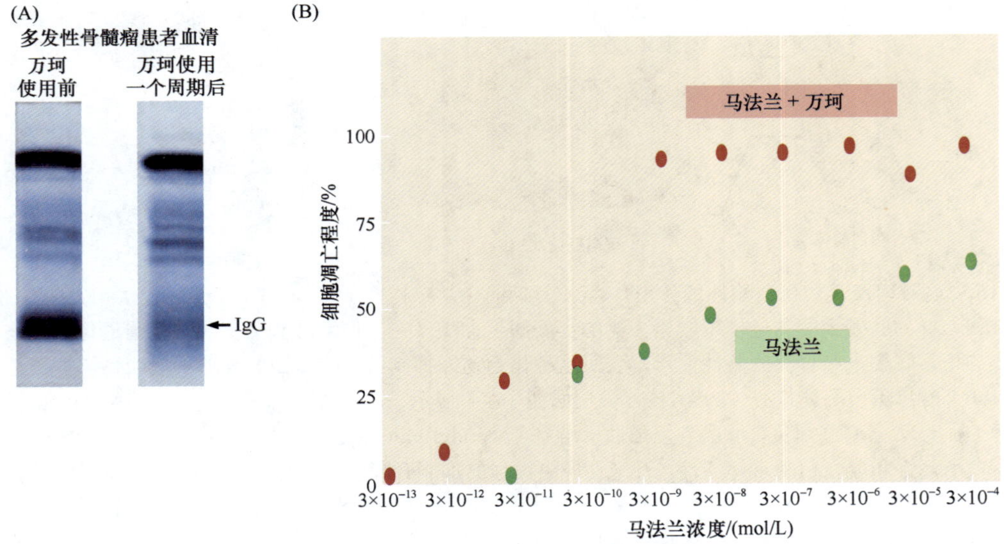

图 16.33　多发性骨髓瘤和万珂的生物学效应　（A）万珂对骨髓细胞组分和血液中抗体分子组分有重要作用。一个多发性骨髓瘤患者，经过一个周期 8 次服用万珂后，骨髓中恶性浆细胞从占总细胞数的 41%降至 1%。同时，这种骨髓细胞所产生的单种免疫球蛋白 γ（IgG）也明显减少。如图所示，在电泳凝胶上，治疗前 IgG 的种类很少（提示单克隆肿瘤，左），治疗后发生了杂合性迁移，显示为健康个体血液循环中 IgG 的多克隆模式（右，亦见图 2.21A）。（B）马法兰是一种治疗多发性骨髓瘤的常规烷化剂类化疗药物，在体外以不同剂量单独加入（绿色）或与非细胞毒剂量的万珂一同加入（红色）到多发性骨髓瘤细胞系中。万珂存在的条件下，马法兰在 3nmol/L 浓度下能够诱导大量细胞凋亡；而在单独使用的情况下，即使更高剂量也不能诱导凋亡。（A，引自 R.Z. Orlowski et al., *J. Clin.Oncol.* 20: 4420-4427, 2002. B，引自 M.H. Ma et al., *Clin. Cancer Res.* 9: 1136-1144, 2003.）

后来在一组快速进展的多发性骨髓瘤患者进行的 I 期临床试验中，万珂显示出明显的“目标疗效”。它使 55%的患者疾病进展减慢，另外有 25%的患者疾病停止进展。在一项 II 期临床试验中，半数患者接受万珂治疗，另一半接受标准的地塞米松治疗作为对照。这些患者中的大多数经常规骨髓瘤化疗药物治疗后失败。这项试验在 2003 年提前终止，因为万珂与其他现有治疗方案相比表现出明显优势，少数患者显示完全有效（complete response，CR；骨髓瘤细胞在血液中完全消失至少 6 周以上），35%接受万珂治疗的患者表现为部分有效（partial response，PR，血液中骨髓瘤细胞分泌的抗体至少降低 50%，同期尿中这种抗体水平降低 90%）。结果，对照组的患者也被给予相同的治疗。后来的临床试验中发现，万珂治疗组的患者经中位时间 7 个月后疾病进展至下一阶段，而同期对照组患者经中位时间 3 个月后就会进展至相同程度。此外，临床前研究表明，相对小剂量的万珂能增加骨髓瘤细胞对化疗药物的敏感性，增强化疗药物的疗效（图 16.33B）。

事实上，最初在临床试验中纳入骨髓瘤患者是很偶然的。认为可以应用蛋白酶体抑制剂治疗多发性骨髓瘤，是因为发现骨髓瘤中 NF-κB 信号通路持续活化，而 NF-κB 在细胞的生存和增殖中发挥重要的生理作用。在 6.12 节，我们提到转录因子 NF-κB 通常被其抑制因子 IκB 隔离在细胞质中。当 IκB 被 IκB 激酶 IKK 这一特异激酶磷酸化时，IκB 发生多泛素化并被降解；释放出的 NF-κB 进入细胞核，活化多种抗凋亡基因和促生长基因的表达（图 16.34 和图 16.35；也可见图 6.29A 和图 11.38B）。

(A)

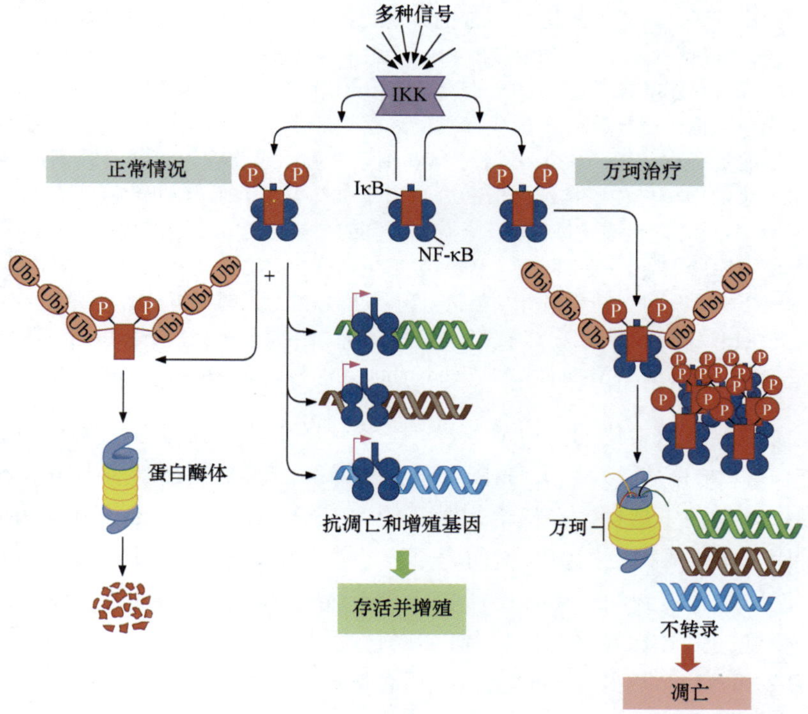

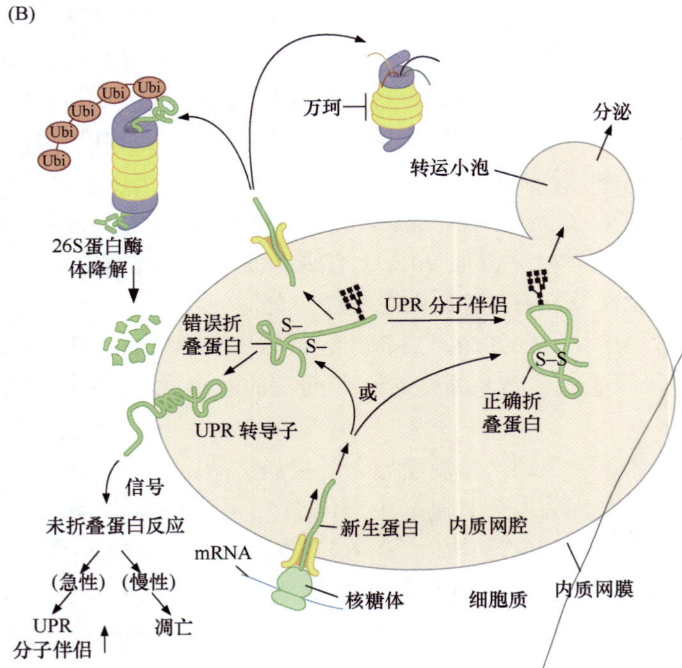

图 16.34　万珂的作用机制　万珂有两种被大量实验证实的作用机制假说。（A）正常细胞和肿瘤细胞中（左），多种应激、促有丝分裂和营养信号能够激活 IκB 激酶（IKK，紫色，上方）信号通路。此通路一旦被激活，IKK 磷酸化 NF-κB 的抑制因子 IκB（红色）。这一磷酸化导致 IκB 泛素化（左）并被蛋白酶体降解（左下）。然后 NF-κB（蓝色）可自由进入核内，活化多种增殖和抗凋亡基因的表达。在万珂存在的条件下（右），泛素化的 IκB 不能被蛋白酶体降解，因为后者已经被未加工的多肽过饱和占据。这导致 IκB 在细胞质中富集并持续结合 NF-κB（右）。结果，NF-κB 无法入核并活化关键的抗凋亡基因。（B）万珂对 MM 细胞的强烈杀伤作用可能反映了这样一个事实：这些细胞像正常浆细胞一样能够持续合成和分泌大量抗体分子。像其他分泌性糖蛋白一样，抗体分子在分泌到胞外以前在内质网中进行加工（右上）。这样，一部分新合成的抗体分子会在插入内质网腔后不可避免地发生错误折叠。大部分未正确折叠的蛋白质会突出内质网表面，并被泛素化后在蛋白酶体中降解（左上）。但是，当蛋白酶体功能被万珂阻断时（上），错误折叠的蛋白质会在内质网中累积并触发未折叠蛋白反应（UPR）。在这个复杂的过程中，如果错误折叠蛋白累积到中毒浓度就会诱导细胞发生凋亡。（B，改编自 Y. Ma and L.M. Hendershot, *Nat. Rev. Cancer* 4: 966-977, 2004.）

和其他大量被多泛素化的蛋白质一样，泛素化的 IκB 最终在蛋白酶体中被降解。因此，如果蛋白酶体的活性被抑制，IκB 就不会被降解，而是在细胞质中结合 NF-κB，抑制其入核发挥转录因子活性。在核内，激活的 NF-κB 是已知能够诱导 IL-4 和 IL-6 表达的重要转录因子，这两种白细胞介素作为重要的自分泌因子调节骨髓瘤细胞的生长和存活。另外，正如后面提到的，NF-κB 在多种肿瘤细胞中起重要的抗凋亡作用；NF-κB 失活能使这些细胞的信号转导平衡向促凋亡倾斜。更具体一些来讲，一旦肿瘤细胞失去了 Bcl-2、cIAP-2 和 XIAP 这些抗凋亡蛋白（所有这些蛋白表达都受 NF-κB 调节），这些细胞就会“滑向”凋亡的深渊。

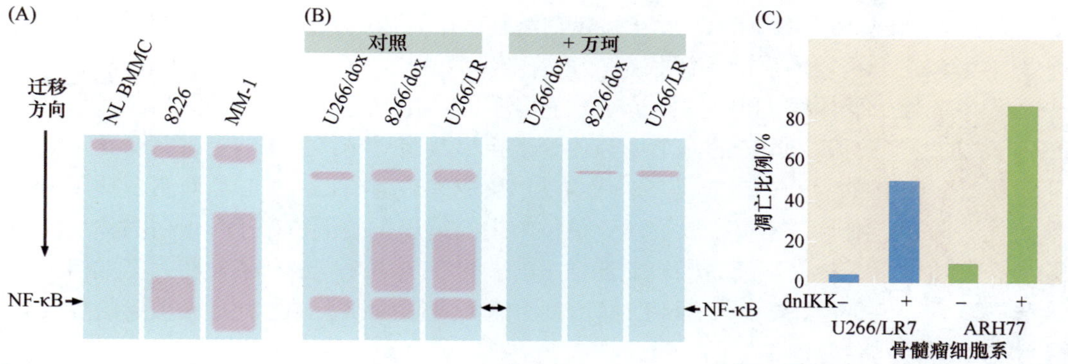

图 16.35　支持 NF-κB 信号在万珂诱导凋亡中重要性的证据　一系列证据支持图 16.34 所展示的内容。（A）电泳迁移率变动分析（EMSA，也称凝胶阻滞实验）中，可以将核蛋白质抽提物与放射性标记的、携带 TF 结合位点的 dsDNA 寡核苷酸混合，来评估 DNA 结合转录因子的存在及其浓度。通过与 TF 结合成核酸蛋白复合体的寡核苷酸的量来反映 DNA 结合转录因子的含量。与寡核苷酸相互作用的大分子蛋白质使寡核苷酸的电泳速度减慢，因而会出现在电泳胶中较高的位置。图中箭头指示的是包含转录因子 NF-κB 和放射性标记的寡核苷酸复合物的预期位置。本例中的寡核苷酸来源于 NF-κB 下游激活的 TNF-α 基因的启动子区（未被结合的情况下，寡核苷酸会移出凝胶底部）。这一分析并不能提示正常骨髓单核细胞（NL BMMC）中是否存在可检测到的 NF-κB 活性、多发性骨髓瘤细胞系（8226）中是否存在相当的 NF-κB 活性，以及直接从多发性骨髓瘤（MM-1）患者中制备的骨髓细胞中是否存在很高的 NF-κB 活性。（B）同图（A）一样，采用 EMSA 方法检测分别经对照缓冲液（左三泳道）和万珂（右三泳道）处理的 3 种 MM 细胞系中功能性 NF-κB 转录因子的水平。万珂基本上清除了所有细胞中的 NF-κB 的活性。（C）在这个实验中显示了持续的 NF-κB 信号通路对多发性骨髓瘤细胞存活的重要影响，实验将一个表达显性负效应的 IKK（dnIKK）载体加到两种不同的骨髓瘤细胞中。如果 NF-κB 信号通路在万珂发挥作用的过程中非常关键，那么 dnIKK 就应该能通过诱导多发性骨髓瘤细胞凋亡来模拟万珂的作用，本实验正是观察到了这样的结果。实验中应用不表达 dnIKK 的载体作为对照。（引自 M.H. Ma et al., *Clin. Cancer Res.* 9: 1136-1144, 2003.）

但是，这些还都不能解释为什么万珂能有效抑制骨髓瘤，但对依赖 NF-κB 信号通路而免受凋亡的其他肿瘤没有疗效。从骨髓瘤细胞的生长和存活高度依赖于它们表达血管内皮生长因子（VEGF，见 13.1 节）和黏附分子这一现象可以得到一些线索。黏附分子能使骨髓瘤细胞黏附到骨髓干细胞（BMSC），使骨髓瘤细胞完成关键的异型相互作用。所有编码这些蛋白质的基因都受 NF-κB 活性的调节。

NF-κB 拮抗剂也可能应用于多种其他肿瘤的治疗。NF-κB 对多种肿瘤的发展起重要作用（11.16 节），并且肿瘤一旦形成，NF-κB 就是维持肿瘤特性所必需的。另外，基因表达阵列显示显微镜下呈单一均质肿瘤的弥漫性大 B 细胞淋巴瘤（DLBCL）能够被分成 3 种不同的亚型（图 16.5）。活化 B 细胞和纵膈淋巴瘤亚型的肿瘤细胞表现为 IKK 持续激活。结果，这两种 DLBCL 亚型和其他存在高度 NF-κB 活性的肿瘤一样，被药物公司列为万珂或大量其他 IKK 抑制剂治疗的目标肿瘤。

万珂作用的另外一种广受支持的理论机制与它特异性灭活 NF-κB 信号通路功能无关。这种理论机制来源于这样一种事实：骨髓瘤细胞与具有正常抗体分泌功能的浆细胞一样，估计以每秒几千个分子的惊人速度持续合成和分泌抗体分子。这些分子中的相当一部分会由于错误折叠或其他翻译后成熟过程中的灾难性事件而导致其在蛋白酶体中常规降解。如图 16.34B 所示，除了被蛋白酶体降解，未折叠或错误折叠的蛋白质在内质网中累积还会诱发内质网应激状态，并进一步激活未折叠蛋白反应（UPR）。这一复杂的程序依赖于受体样 UPR 信号转导分子传递 ER 腔中过量错误折叠蛋白的信息。在 ER 应激的急性阶段，UPR 的一个成分使分子伴侣从胞质转移到 ER 腔，帮助异常蛋白正确折叠。UPR 的另一个功能是参与慢性 ER 反应并启动凋亡。骨髓瘤对蛋白质降解抑制剂尤其敏感，细胞中充满了以抗体亚单位为主的错误折叠蛋白分子。蛋白酶体功能缺陷会在胞质中以某种尚不清楚的机制激活 ER 中的 UPR 过程，这一事件在大多数情况下会导致凋亡。万珂能在低至 nmol/L 的浓度下杀死骨髓瘤细胞，这种令人惊讶的疗效和治疗指数可能与骨髓瘤细胞的特殊分泌表型有关。

这些数据解释了万珂对一组特定血液恶性肿瘤有效的原因，尤其是 MM。但是，单独使用或和其他药物混合使用的临床前试验已经用于人工培养的结肠癌、胃癌、乳腺癌、前列腺癌和肺癌细胞的治疗研究。其中部分研究已经进入临床研究阶段，旨在测试万珂虽然本身不是治疗这些肿瘤的高效药物，但与其他常规化疗药物联合应用的情况下可能可以产生较明显的协同作用。

目前万珂在这些不同种类肿瘤细胞中发挥功能的机制还不清楚，已经提出可能存在着第三种作用机制的设想。这一机制的提出起源于发现万珂能有效诱导 NOXA 促凋亡蛋白（图 9.26）。因此，尽管万珂可有效杀死 MM 细胞是偶然发现的，但最终可能证明它对多种恶性肿瘤都具有临床疗效。

16.15 一个可能成为有效抗肿瘤药物的羊致畸因子

抗肿瘤药物的一个重要潜在来源就是自然界中存在的化合物。细菌或真菌产生数不胜数的不同天然产物。例如，1994 年汇编列出了 11 900 种抗生素，其中一些还具有抑制哺乳动物细胞活性的功能。另外的 3000 种化合物有其他的生物活性。这些数字仅仅只是皮毛：2001 年的一项研究估计链霉菌属产生的不同生物活性化合物就达到几十万种。其中的一部分还对包括肿瘤细胞在内的哺乳动物细胞有生长抑制或毒性作用。具有生物活性的植物来源化合物的应用价值还没有得到充分研究。

在所有提到的例子中，进化的力量远超过有机合成化学家的智慧，植物进化产生了具有高度特异性药理作用的分子种类。其中许多分子被生物体用来清除竞争者或保护自己免受捕食者伤害。这些自然存在的药物数量非常巨大，它们有可能在未来几十年成为新的抗肿瘤药物的来源。

植物来源产物环巴胺（cyclopamin，西洛帕明）的发现就是一个很好的例子。这个奇特的故事起始于观察到美国西部高地牧草羊群中的小羊有时候出现流行性先天畸形，它们大多数生下来就是死胎。最极端的畸形是独眼（cyclopia）——小羊只有一个中间单眼（这一名字来源于神话中的独眼巨人 Cyclos）。

20 世纪 50 年代开始的兽医研究工作发现，如果怀孕的母羊在怀孕第 14 天吃了假藜芦（藜芦属，见图 16.36A）就会产下独眼的新生羊羔。如果在怀孕早期或晚些时候吃了假藜芦就会出现其他的畸形（如腭裂和短腿）。1968 年之前，对假藜芦引起的致畸效应的追踪研究发现了一种后来称为环巴胺的生物碱（图 16.36B），它能在多数有机体中诱导独眼畸形（图 16.36C）。

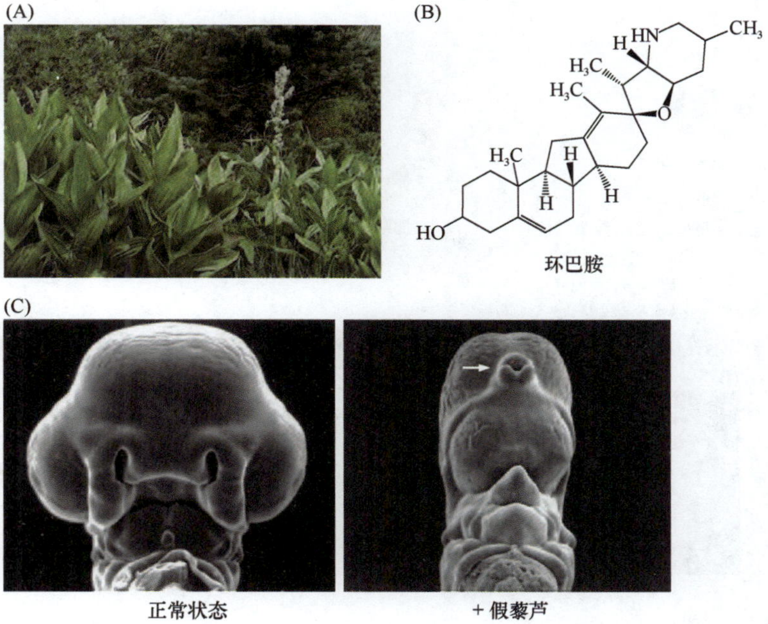

图 16.36　假藜芦和其致畸化合物——环巴胺　（A）加州藜芦又称假藜芦或玉米百合，生长于美国西部高地牧场。怀孕的母羊吃了这种植物通常会导致羔羊因为头部发生严重的形态缺陷而造成死产，表明这种植物中有潜在的致畸因子。（B）已发现环巴胺是一致畸因子。它的结构与雌激素或孕酮之类的类固醇相似。它结构上的复杂性意味着采用合成有机化学技术进行生产是非常困难的，无法有效地达到工业生产的规模。（C）用环巴胺或蒜藜芦碱（一种可由藜芦产生的环巴胺的化学类似物）处理鸡胚会严重影响头的形成，在所有脊椎动物胚胎中也观察到这一现象。在扫描电镜下可以看到，暴露于假藜芦后，胚胎会发生极端的单眼畸形，即正常情况下发育中的头和成对鼻孔两边存在的两个正在发育中的眼睛（左）被一个鼻孔（箭头）的雏形和下面的一个中央独眼所代替（右）。［A，引自 H. Kress，http://www.henriettesherbal.com. C，感谢 P.A. 比奇（P.A. Beachy），引自 M.K. Cooper et al., *Science* 280: 1603-1607, 1998.］

许多这类畸形与人类中称为前脑无裂畸形的疾病相似，是胚胎脑的双侧对称性结构发育异常导致的。人类这种畸形胎儿是由于 *PTCH*（patched）受体基因或编码其配体的 *SHH*（sonic hedgehog）基因发生遗传种系突变引起的。目前已经发现了 23 种 *SHH* 突变和 3 种 *PTC* 突变与这一情况有关（通常，250 个人类流产胎儿中有 1 个独眼畸形）。这些发现第一次提示环巴胺这一强烈的致畸药物能够干扰 Hedgehog 激活的信号通路。

在这个信号通路中，Gli 转录因子的前体通常在胞质中被裂解，分解后的一个片段入核发挥转录抑制因子的作用（5.7 节和 6.12 节）。质膜定位蛋白 Smo（Smoothened）能保护 Gli 转录因子前体蛋白免受裂解，但这一作用通常被质膜中 Ptc 受体蛋白通过尚不清楚的机制所抑制。然而，当 Hh（Hedgehog）配体与 Ptc 结合后，Ptc 失去抑制 Smo 蛋白的作用。Smo 则进入初级纤毛蛋白保护 Gli 蛋白免受正常情况下发生的裂解。完整的 Gli 能从初级纤毛运动到核内，在那里它将作为锌指结构转录因子诱导基因表达（图 16.37A）。这一信号通路在果蝇和脊椎动物胚胎中涉及多种形态发生过程。

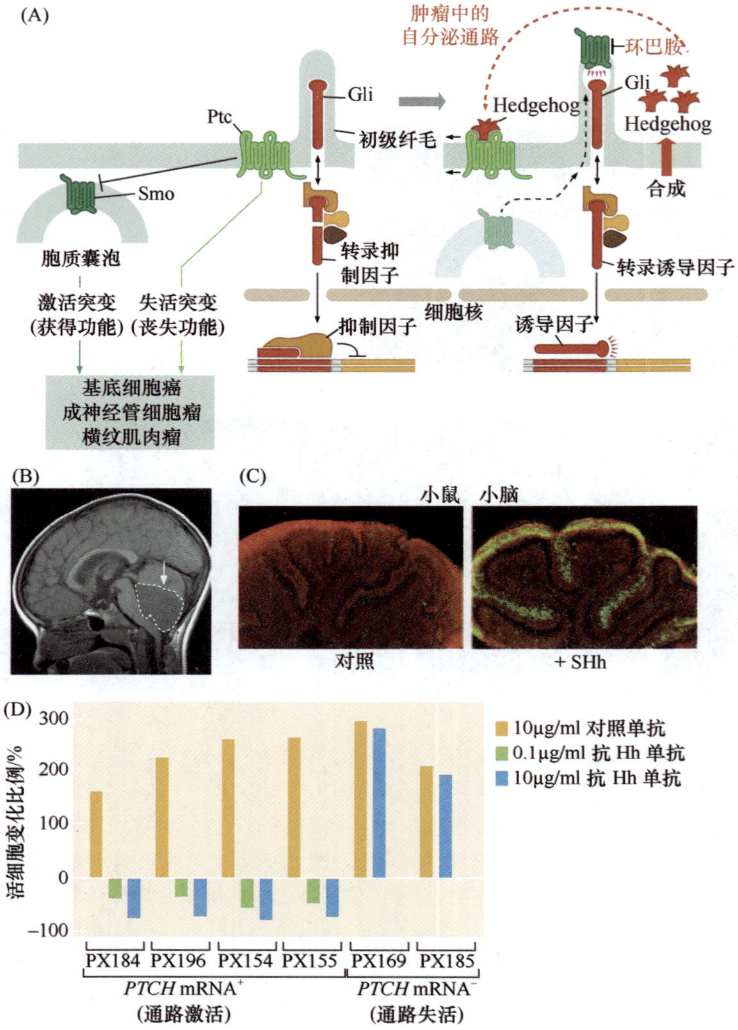

图 16.37　Patched-Smoothened 信号通路的干预研究　(A) 通常，Ptc 抑制 Smo 活性（左上）。但当 Ptc 结合于 Hh 配体时（Sonic、Indian 或 Desert Hh；右上），它失去了对 Smoothened 的抑制作用，后者激活 Gli。Gli 被激活后入核执行促增殖转录因子功能。Hedgehog 结合 Patched 后产生的效应可以用突变的方法造成 Ptc 功能缺失或 Smo 功能获得来模拟，这些基因突变在皮肤基底细胞癌（左下）中很常见。许多内胚层起源的肿瘤能够释放 Hh 配体，以自分泌模式驱动细胞的增殖和生存（右上）。而且，许多成神经管细胞瘤可以追溯到这一信号通路失活。近来研究表明，环巴胺直接拮抗 Smo 阻止其激活 Gli 进入转录状态。(B) 成神经管细胞瘤起源于小脑的颗粒细胞前体，如 CT 扫描所示的肿瘤（箭头）。它是常见的儿童脑肿瘤，通常产生灾难性的临床后果。(C) 小脑的颗粒细胞对加入的 SHh 配体促有丝分裂作用反应明显（绿色）。小鼠小脑切片显示，加入 SHh 后小脑沟回表面的粒层细胞增殖活性明显增加（绿色），而处于这一发育阶段的对照切片中的该细胞数目最少（左）。[细胞增殖活性通过向 DNA 中掺入溴脱氧尿苷（BrdU）来测定。] (D) 6 例处于传代培养早期的胰腺癌细胞系中有 4 例发现 Gli 信号通路激活（*PTCH* mRNA 阳性，左），而另外两例未发现该信号通路激活（右）。向细胞中加入能中和 Indian Hedgehog 和 Sonic Hedgehog 蛋白的单克隆抗体 5E1，高 Gli 信号通路活性的肿瘤细胞生长和活性受到抑制，而无 Gli 信号通路激活的肿瘤细胞未受影响。这表明涉及 Hedgehog 蛋白的胞外自分泌环路在促进细胞生长方面具有重要作用。[B，感谢 M. 鲁塞尔（M. Roussel）和 R. 吉尔伯森（R. Gilbertson），圣犹达儿童研究医院（St. Jude Children's Research Hospital）。C，引自 R. J. Wechsler-Reya and M. P. Scott, *Neuron* 22: 103-114, 1999. E，引自 D. M. Berman et al., *Nature* 425: 846-851, 2003.]

在皮肤基底细胞痣综合征（BCNS）中检测到 Patched 编码基因存在胚系突变。皮肤细胞 *PTCH* 基因座杂合性丢失（LOH）会使痣朝着基底细胞癌（BCC；见 6.12 节）演变。此外，基底细胞癌是最常见的 UV 照射导致的皮肤肿瘤，近半数散发性基底细胞癌存在 *PTCH* 基因失活突变或 *SMO* 基因的激活突变。（研究发现 1994 年以后在美国出生的高加索人一生中患至少一个 BCC 的机会为 28%。）不过幸运的是，这些皮肤癌相对预后较好和容易治疗。但是这两个基因存在等位基因突变的其他肿瘤，尤其是肌细胞和小脑来源的肿瘤（成神经管细胞瘤，图 16.37B）则不是这样。

自从发现这一通路的另一种失调形式，这些发现就得到了进一步延伸。在多种培养的人肿瘤细胞中发现，Smoothened 受体的两种配体之一有不同寻常的高表达，尤其是 Indian Hedgehog 或 Sonic Hedgehog。这些细胞来源于食管、胃、胆管、肺和结肠的上皮性肿瘤。（有意思的是，所有这些肿瘤发生器官都起源于内胚层。）后来又发现前列腺癌这一非内胚层肿瘤也具有类似特征。在胰腺癌中，70%以上的受检肿瘤标本中发现 Hedgehog 型配体的过表达。（在正常上皮细胞中，Hh 配体及其激活的下游信号通路是维持其干细胞自我更新所必需的。）

据推测，这些多种肿瘤细胞分泌的高水平 Hh 配体能激活自分泌信号环路并使其持续活化，结果是持续产生完整的、具有转录激活功能的 Gli 到肿瘤细胞核内。向肿瘤细胞培养基中加入具有中和作用的 Hh 抗体能阻止细胞增殖，这证明 Hh 在促进某些肿瘤细胞增殖方面具有重要作用（图 16.37D）。相反，如果向培养基中加入 Hh，则发现其具有促有丝分裂作用（图 16.37C）。正如预期的那样，只有在表达 Smo 受体蛋白的肿瘤细胞中才会发现抗 Hh 抗体对细胞有生长抑制作用和毒性作用。

2000 年研究者发现环巴胺能直接抑制 Smo 蛋白（图 16.37A），而且这种相互作用阻滞了 Hh 过度表达或 *SMO* 基因突变所造成的异常信号转导。这表明环巴胺的致畸效应是直接由胚胎发育期阻滞 Hh 信号通路的重要环节而导致的。而且，发育期间 Hh 的低信号转导活性与多种肿瘤中这条信号通路的过度激活形成了鲜明对比。

环巴胺与 Smo 相关性的发现随后引发了用环巴胺治疗多种 Hh 阳性的人类肿瘤细胞系的尝试，其对肿瘤细胞增殖的抑制程度达到 75%～95%。例如，体外培养的人成神经管细胞瘤细胞具有较强的 Hedgehog 信号通路活性，能对环巴胺产生显著的治疗反应，导致细胞生长停止并快速失去活性；而另外两种 Hedgehog 未激活的脑肿瘤细胞（胶质母细胞瘤和室管膜瘤）中环巴胺未能产生治疗反应。环巴胺对其他无 Hedgehog 信号通路激活的肿瘤细胞系不能产生治疗作用，表明环巴胺不只是一种非特异性广泛作用的细胞毒性药物。另外，环巴胺能彻底阻滞胆囊肿瘤（另一种分泌 Hedgehog 的内胚层肿瘤）细胞在小鼠模型中的肿瘤形成能力（图 16.38A）。

大约 70%人胰腺癌存在高水平的 Hh 表达，表明 Hh-Smo-Ptc-Gli 信号通路的活化是这些肿瘤生长程序的内在部分，但是这条信号通路在其他肿瘤和多种正常组织中很少起作用。另外，成年小鼠长时间应用治疗剂量的环巴胺至今没有任何毒性作用的表现。所有这些证据都提示，环巴胺可能作为高效治疗某些存在 Hedgehog 通路过度激活的肿瘤亚型的候选药物，这些肿瘤类型包括小细胞肺癌、胰腺癌、前列腺癌、乳腺癌、结肠癌和肝癌等。

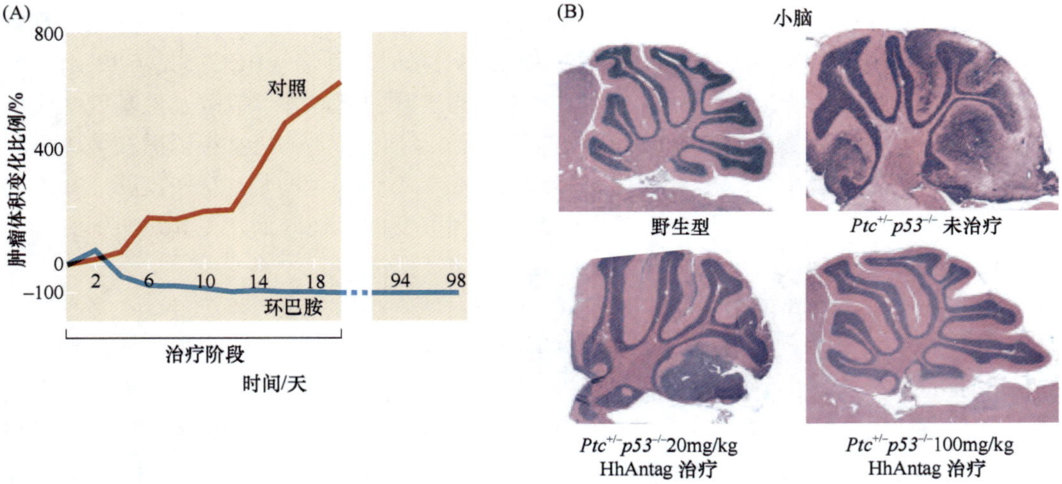

图 16.38　环巴胺及其类似物对肿瘤生长的影响　（A）人类胆管肿瘤细胞在小鼠体内形成异种肿瘤移植模型。红线所示为未治疗组，蓝线所示为用环巴胺处理 22 天的治疗组。在治疗组中，肿瘤发生消退，并且停止环巴胺治疗后 76 天仍未复发。（B）*Ptc*$^{+/-}$*p53*$^{-/-}$基因型的小鼠在生命早期就在整个小脑中形成成神经管细胞瘤。在 5 周龄左右，野生型小鼠的小脑（左上图）明显小于携带肿瘤风险突变型的小鼠（右上图）。Smo 拮抗剂 HhAntag 是通过大规模药物筛选鉴定出来的。如果利用这种药物治疗基因突变型小鼠，在它们出生后第 3～5 周，每天两次分别以 20mg/kg 体重或 100mg/kg 体重的剂量给药，则可以部分或完全抑制肿瘤（左下图和右下图）。进一步利用该药物治疗 8～10 周龄的已经长有较大肿瘤的突变型小鼠也产生了较明显的疗效（未显示）。（A，引自 D.M. Berman et al., *Nature* 425: 846-851, 2003. B，引自 J.T. Romer et al., *Cancer Cell* 6: 229-240, 2004.）

事实上，有 3 个主要问题动摇了环巴胺作为有效抗肿瘤治疗候选药物的潜力。首先，与其他天然产物相类似，环巴胺是一系列复杂酶反应的最终产物，这一复杂的酶反应过程很难通过有机合成化学实验来实现。其次，要从假藜芦中得到足够大量的产物是不实际的。最后，尽管已经在小鼠体内得到了以上结果，但是在人体内环巴胺仍然产生了过高的毒性作用。

因此，在环巴胺的基础上研发了无毒性但具有类似环巴胺阻断 Hh 信号通路能力的 Smo 拮抗剂。Smo 是一种细胞表面 7 次跨膜受体，其整体结构与哺乳动物细胞中许多 G 蛋白偶联受体（G protein-coupled receptor，GPCR，见 5.7 节）相类似。研发低分子量、高度特异性的 GPCR 复合物是比较容易的。因此，一些医药公司已经研发了一些能够高特异性靶向 Smo 的药物，且这些药物对其他细胞受体的影响很小。

为了检验这些新的复合物，研究者建立了一种人成神经管细胞瘤发生的小鼠模型，这一小鼠模型携带胚系单拷贝失活的 *Ptc* 基因和双拷贝失活的 *p53* 基因，因而产生 *Ptc*$^{+/-}$*p53*$^{-/-}$基因型。所有这种小鼠在 3 月龄时都会发生成神经管细胞瘤。HhAntag 是一种合成的 Smo 抑制剂，其疗效相当于环巴胺的 10 倍，能够轻易穿过隔离血液和脑组织的血脑屏障。如图 16.38B 所示，HhAntag 治疗成神经管细胞瘤的 3 周龄基因突变小鼠，能够使肿瘤在 2 周内消退，几乎没有任何全身毒性。

对于胰腺癌来说，研发一种临床有效的 Hh 信号通路抑制剂具有令人兴奋的前景。

在胰腺癌中 Hedgehog 信号通路发挥着关键作用。目前，一旦诊断为胰腺癌，则其预后不良，诊断后的 5 年生存率低于 5%。与此相比，1998 年美国乳腺癌患者的 5 年存活率为 86%，前列腺癌为 97%。

然而，Hh 信号对胰腺癌进展具有非常多元的作用，如图 16.37 所示。一般来说，在许多肿瘤中，自分泌 Hh 驱动肿瘤进展，因为这类肿瘤细胞分泌 Hh 配体同时表达 Patched 受体，此情况已在胰腺癌基因工程小鼠模型中确证，然而，旁分泌 Hh 信号在这些肿瘤的进展中具有更重要的作用。

胰腺癌细胞释放能刺激肿瘤微环境中成纤维细胞和肌成纤维细胞增殖的 Sonic Hh，胰腺癌特征之一就是具有这些间质细胞构成的致密结缔组织基质（图 13.17）。此基质形成了阻碍化疗药物杀伤内部肿瘤细胞的物理屏障（图 16.39A 和 B），该现象能从一个方面解释为什么一些肿瘤几乎对所有类型的治疗都不敏感。所以 Hh 抑制剂可以用于阻断致密基质形成来和其他细胞毒性药物联合抗癌（图 16.39C），这种新策略的临床效果目前还不清楚。但仍可预言，针对高度进展的肿瘤，以肿瘤相关基质为靶点的治疗将成为一项联合策略。

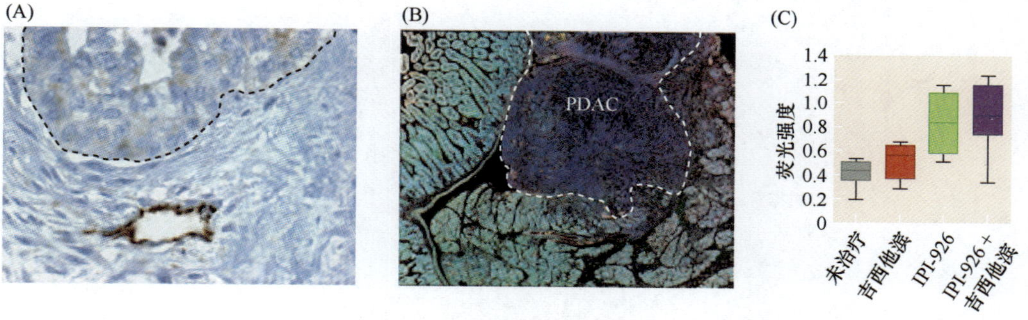

图 16.39　Hh 信号与胰腺癌间质纤维增生　大量关于 Hh 信号在肿瘤发病机制中的作用研究专注于自分泌信号，如图 16.37A 所示。然而，越来越多的证据显示在某些肿瘤中，癌细胞通过释放 Hh 配体激活肿瘤相关基质是更为重要的信号通路。这一现象在胰腺导管腺癌（PDAC）中尤其明显，显示为致密的纤维增生性基质。在这些肿瘤中，Gli 转录因子激活和 Hh 信号活化仅限于形成基质的细胞。（A）细胞毒性药物对人 PDAC 疗效很差，部分原因是药物不能有效传递至肿瘤细胞。本图展示了导致这一现象的主要原因，胰腺癌细胞群（上面虚线）被包围在致密的纤维增生性基质（虚线下划线所示）中，这阻碍了静脉输注药物的渗入。此外，如图所示的肿瘤内部血管较少也是原因之一（深棕色）。（B）一种胰腺细胞中条件性表达突变型 K-*ras* 和 *p53* 等位基因的小鼠，能够产生无论在分子水平上还是在组织病理学上均与人 PDAC 十分相似的肿瘤。多柔比星（阿霉素，见表 16.2）是常用于多种肿瘤治疗的细胞毒性药物，用于发生 PDAC（虚线所示）的小鼠的治疗。可以明显看到，药物渗透到相邻的外分泌胰腺（左），而未能渗入 PDAC（右），故只有蓝色细胞核被 DAPI 染色。（C）通过测定其肿瘤部分的荧光强度发现阿霉素进入未经治疗的 PDAC 的量很有限（灰色所示），即使与常用的细胞毒性药物吉西他滨（红色，图 16.20）联合治疗也只能微弱提高药物渗入。以 IPI-926（一种 Smo 拮抗剂）治疗 PDAC 负荷小鼠能让阿霉素渗入（绿色）提高两倍，而吉西他滨联合治疗组只能微弱提升这种效果（紫色）。吉西他滨与 IPI-926 联用治疗也能显著延长这些小鼠的生存期（未展示）。（引自 K.P. Olive et al., *Science* 324: 1457-1461, 2009.）

成神经管细胞瘤大部分发生于儿童，发生率约为胰腺癌的 1/10。目前，几乎 2/3 的这种肿瘤能够通过手术、放疗和化疗的联合方法治愈。但是，这些治疗会给患者带来严重的神经损伤，包括认知功能下降。但让人不可思议的是，研发环巴胺类似物药物的主要经济驱动力来源于治疗良性肿瘤及最常见的人类皮肤基底细胞癌的需要。

16.16 mTOR 这一细胞生理调控分子是一个很有前景的抗肿瘤治疗靶点

mTOR 通路比本章前面提到的目前正在研发的所有治疗方法都具有更大优势。mTOR 的故事也是从一个天然产物雷帕霉素开始的。雷帕霉素于 1960 年从太平洋中部那个广为人知的复活节岛（Rapa Nui）上土壤中生长的吸水链霉菌中分离而来。20 世纪 70 年代早期，一个制药公司把它分离出来作为抗真菌药物。在随后的几十年中发现雷帕霉素（图 16.40A）能够阻止真核细胞生长，而且对从酵母菌到哺乳动物的真核细胞具有广谱作用。

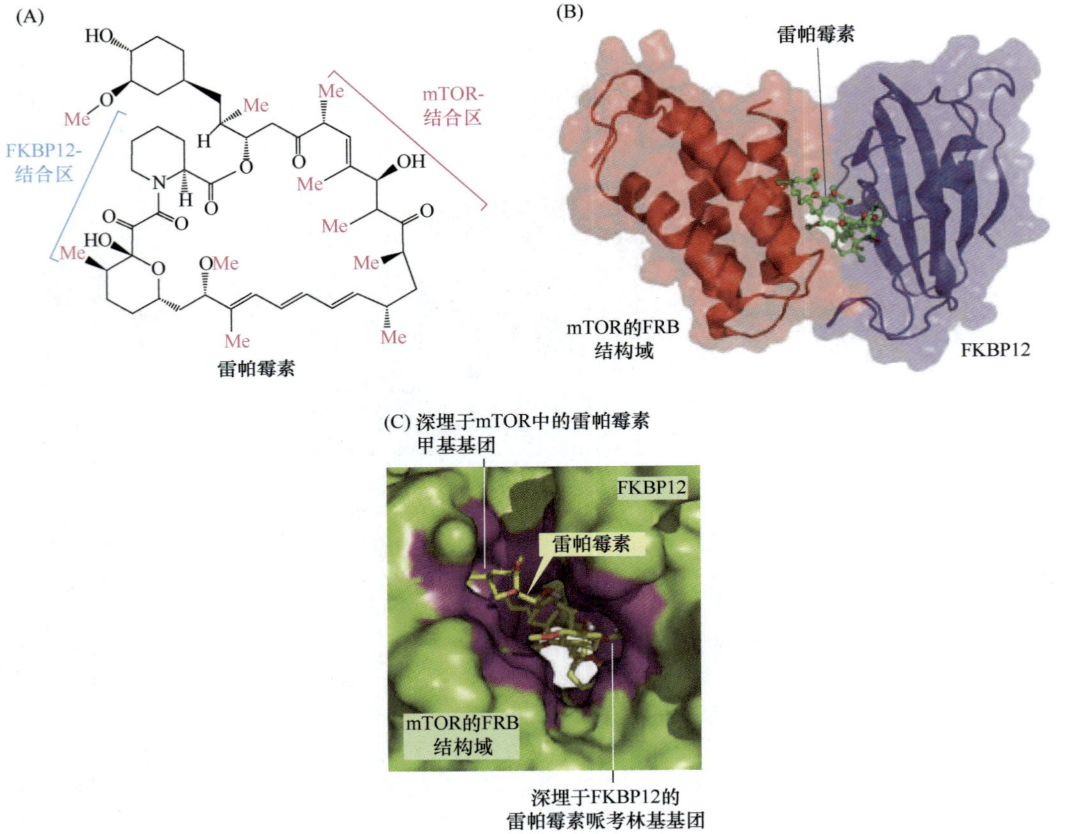

图 16.40 雷帕霉素、FKBP12 和 mTOR （A）雷帕霉素在化学成分上属于大环内酯类，在生物学上也被认为属于大环内酯类抗生素，主要用于链球菌属细菌感染治疗。雷帕霉素和它的化学衍生物可以是高效的免疫抑制剂，并且不会产生严重的副作用。在很大程度上其功能可能是通过抑制 mTOR 信号通路来实现的。（B）雷帕霉素（绿、红棒图）与 FKBP12（蓝带空间填充模型，右）结合具有高度亲和力，解离常数（K_d）为 0.2～0.4nmol/L。这一双分子复合物形成了一个能够与 mTOR（红带空间模型）结合的分子表面，阻断后者的丝氨酸/苏氨酸激酶活性。这张图中，只显示了 mTOR 的 FRB（FKBP12+雷帕霉素结合）结构域。（C）图示为雷帕霉素（黄、红棒图）和两种蛋白表面的接触面细节，紫色部分高亮显示其具有高度立体化学互补性。这种高亲和力在一定程度上依赖于雷帕霉素的化学基团插入 FKBP12（右）和 mTOR 的 FRB 结构域（左）形成的深腔内。［B 和 C，感谢 Y. 毛（Y. Mao）和 J. 克拉迪（J. Clardy），并引自 J. Choi et al., *Science* 273: 239-242, 1996.］

后来发现即使极低浓度的雷帕霉素也有很强的免疫抑制能力。1999 年美国 FDA 批准它作为器官移植（主要为肾移植）的免疫排斥药物。这一药物也称为西罗莫司，能够与其他免疫抑制药物发挥协同作用，尤其是与环孢霉素和类固醇药物联合应用来保证长时间的移植物移入不会引起移植者的严重副作用。雷帕霉素选择性影响免疫系统的原因还不是很清楚。[有意思的是，环孢霉素产生的免疫抑制会在器官移植受者中增加产生肿瘤的风险（15.9 节）。而雷帕霉素诱导的免疫抑制能够降低这些患者发生移植后淋巴增生紊乱的风险。因此认为免疫抑制通常会增加肿瘤风险的观点应该得到重新评估，因为有些类型的免疫抑制会增加肿瘤发生率，但有些类型的免疫抑制并不会增加这种风险。]

生化分析显示雷帕霉素能够直接结合于低分子量蛋白 FKBP12（分子质量为 12kDa 的 FK506 结合蛋白），这一认识起始于发现雷帕霉素也能被相似作用机制的药物 FK506 结合。一旦雷帕霉素-FKBP12 结合成复合体（图 16.40B 和 C），其就能够与 mTOR 这一于 1994 年才被鉴定的蛋白质相互作用，并导致其功能失活。mTOR 是一个 289kDa 的丝氨酸/苏氨酸激酶，它的激酶结构域与 PI3K 和相关的酶相似。

mTOR 由于调控哺乳动物细胞生理活动中两个关键节点而备受瞩目（图 16.41A）。因此，mTOR 整合了包括营养利用和有丝分裂原在内的一系列输入（即传入细胞内部）信号，并进而调控葡萄糖摄入和蛋白质合成等一系列其他细胞生物学过程。具体过程为 mTOR 磷酸化两个关键的翻译调控分子：p70S6 激酶（S6K1）和 4E-BP1。S6K1 的磷酸化导致 4E-BP1 磷酸化核糖体小亚基的 S6 蛋白，然后小亚基才能够参与形成核糖体（与核糖体大亚基相互作用）并参与蛋白质的合成。

另外，通过磷酸化 4E-BP1（及 4E-BP2），mTOR 能够使 4E-BP1/2 释放关键的翻译起始因子 eIF4E（真核起始因子 4E）。eIF4E 被释放以后就可以与其他一些起始因子结合成复合体，该复合体能够使核糖体起始特定 mRNA 的翻译过程，尤其是那些 5′非翻译区有寡嘧啶的 mRNA。如下所述，这一系列反应过程使 mTOR 成为一个细胞生长的关键调控因子（而不是调控细胞增殖，见图 8.2）。

最初，mTOR 被当作 Akt/PKB 的多种下游底物之一，即 Akt/PKB 通过调控蛋白质合成来调节细胞生长的通路底物。但现在这种情况被颠覆了：mTOR 被证明是 Akt/PKB 的一种关键上游活化因子（补充信息栏 16.11）。这一认识转变将 mTOR 置于一个在细胞内更重要的功能位置。通过控制 Akt/PKB 通路，除了已知的调节细胞生长功能以外，mTOR 还能够调控细胞凋亡和增殖过程。

在图 16.41A 所描绘的细胞通路中，mTOR 出现在两个位置，反映了它与 Raptor 和 Rictor 两个伴侣分子相互作用的功能。mTOR-Rictor 复合物与第三个蛋白分子 GβL 一起形成 TORC2 复合体，通过生长因子以未知的方式激活 Akt/PKB。mTOR-Raptor 复合体与 GβL 形成 TORC1 复合体。目前我们已经清楚 TORC1 复合体（通过磷酸化 S6K1、4E-BP1 和 4E-BP2）负责激活蛋白质合成过程。通过与 FKBP12 结合，雷帕霉素直接与 mTOR-Raptor 复合体结合该复合体在该药应用于细胞后被迅速抑制。然而，如果雷帕霉素作用持续几小时，mTOR-Rictor 将会被关闭，最终抑制 Akt/PKB 通路。对于雷帕霉素抑制 mTOR-Rictor 复合体的机制还知之甚少。

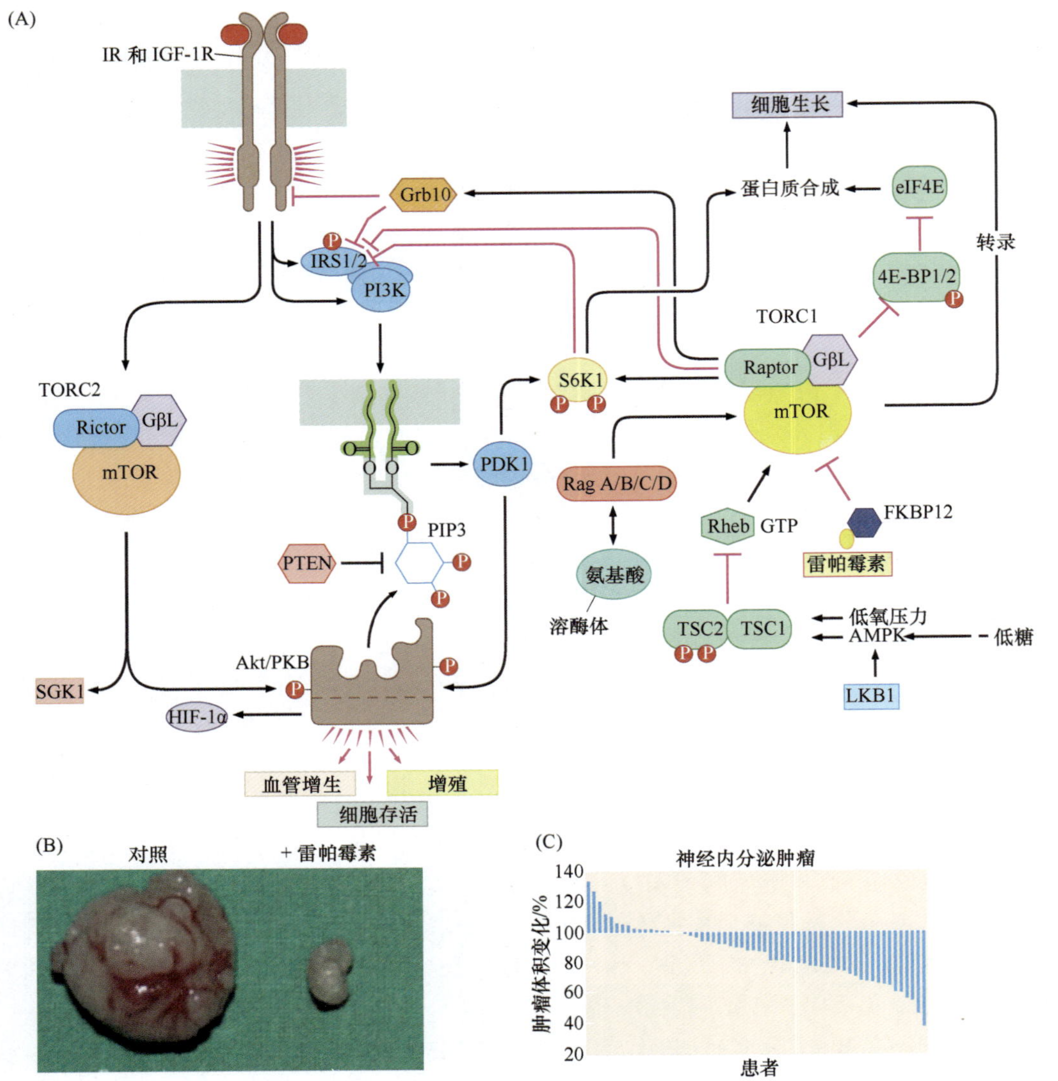

图 16.41　mTOR 通路和肿瘤对 mTOR 抑制剂的反应　（A）mTOR 位于复杂调节通路的中心，整合多种传入信号，如营养物质利用度、氧张力、ATP 水平、促有丝分裂信号等，并进一步释放信号指导核糖体生物合成、蛋白质合成、细胞增殖、保护细胞免于凋亡、血管增生，甚至细胞运动等。mTOR 可以与 Rictor（左）或 Raptor（右）形成两种复合体。mTOR-Rictor 复合体通过向 Akt/PKB 中加入具有重要功能的第二个磷酸基团来控制其下游多种效应因子。雷帕霉素（右下）能迅速抑制 mTOR-Raptor 复合体，并且经过一段时间后使 mTOR-Rictor 复合体功能逐渐关闭。黑色线表示刺激效应，红色线表示抑制效应。IR，胰岛素受体；IGF-1R，胰岛素样生长因子-1 受体。（B）BALB/c 小鼠注射同基因型结肠腺癌细胞系 35 天后形成体积较大、血供良好的肿瘤（左）。但是肿瘤形成一周后，应用雷帕霉素以相当于对人产生免疫抑制的剂量持续治疗荷瘤小鼠一周后，肿瘤与对照组相比明显缩小（右），并且肿瘤中微血管的密度不到对照组的一半（未显示）。（C）依维莫司在一项临床试验中用于 30 例神经内分泌肿瘤的治疗（主要为胰腺神经内分泌瘤）。该瀑布图中每个柱状条展示了单个患者的肿瘤大小在治疗期间的变化程度。瀑布图展示出治疗期间继续生长和发生不同程度萎缩的肿瘤的比例情况。（A，引自 D.A. Guertin and D.M. Sabatini, *Trends Mol. Med.* 11: 353-361, 2005. B，引自 M. Guba et al., *Nat. Med.* 8: 128-135, 2002. C，引自 J. C. Yao et al., *J. Clin. Oncol.* 26: 4311-4318, 2008.）

雷帕霉素的肿瘤治疗作用很可能是因为其抑制了 Akt/PKB 信号通路，这些肿瘤表现出 PI3K 过度激活或 PTEN 表达缺失。这些细胞像携带 EGF 受体的小细胞肺癌一样（信息栏 16.5），已经对 Akt/PKB 信号产生依赖，一旦该信号通路被雷帕霉素和相关药物灭活，细胞就会走向凋亡。但是，对雷帕霉素敏感性的检测标准尚在制定中。

此外，图 16.41A 所示的调节通路与肿瘤发生过程中的其他通路有交叉。例如，本书中已经提到了 TSC1 和 TSC2（也称为 hamartin 和 tuberin）是肿瘤抑制蛋白。失去其中任何一个蛋白都会导致结节性硬化（表 7.1），并且如图 8.2 所示，TSC1 缺失在果蝇和人类中都会导致巨细胞形成。TSC2 对 Ras 样小分子蛋白发挥 GTP 酶激活蛋白（GAP，见信息栏 5.7）的作用。只要它维持在 GTP 结合状态，Rheb 就会以尚不清楚的方式激活 mTOR-Raptor-GβL 复合体。但是，一旦 TSC2 水解 Rheb 结合的 GTP，Rheb 就会失去这种激活能力。而 mTOR 通路与其他重要生长诱导信号和有丝分裂蛋白之间的信号交叉当前尚处于研究争论中。

在移植受者中长期使用雷帕霉素产生的毒性副作用也很低，雷帕霉素和有类似作用机制药物的研发在一定程度上受到雷帕霉素耐受性较好这一事实的鼓舞。在临床前试验中，雷帕霉素在小鼠身上用于诱导慢性免疫抑制的剂量水平能够强烈地抑制肿瘤相关的新血管增生及肿瘤生长（图 16.41B）。这一效应可能与内皮细胞及其前体细胞中 Akt/PKB 的 3 种同工酶之一 Akt1 在血管内皮生长因子（VEGF）刺激下的血管增生有关。

2006 年报道雷帕霉素能够诱导结节性硬化相关的星形细胞瘤消退。此后的几年中，依维莫司（雷帕霉素/西罗莫司的异构体，也称为癌伏妥）被 FDA 批准用于晚期肾细胞癌（RCC）和胰腺神经内分泌肿瘤（NET，见图 16.41C），以及巨细胞星形细胞瘤（图 8.2B）的治疗。在 RCC 患者中，依维莫司能使无进展生存期延长 2 倍。正是这样乐观的临床疗效使我们在本章中对 mTOR 的通路进行了详细讨论。

不过，虽然 mTOR 在细胞调节环路中有重要地位，雷帕霉素及其类似物治疗多种实体肿瘤的临床疗效却没有那么好，这很让人费解，但近年来的研究对 mTOR 所处的调控通路有了更多了解。如图 16.41A 所示，TORC1 对其上游调节分子具有重要的负反馈调节作用。这解释了为什么用雷帕霉素或其类似物抑制 TORC1 后会迅速使该信号复合体失活。但是，随着治疗时间的延长，负责抑制 IRS1、IRS2 和 PI3K 的负反馈环路也被关闭，最终导致 PI3K 激活、占据信号优势，并使最初 TORC1 的抑制作用消失。这一事件告诉我们药物研发中有时会得到这样的教训：对药物靶点的抑制作用可能会产生与最初设计和期望完全相反的生物学效应。

16.17 B-Raf 研究在黑色素瘤中的进展

新测序技术推动下的全肿瘤细胞基因组测序发现了大量新候选癌基因和抑癌基因。然而，这些新发现的候选基因中最重要的一个是已知的 Ras-Raf-MEK-Erk 信号通路（6.5 节）。处于研究中的其他基因还包括 *C-Raf*（早期称为 *c-Raf*）及它的两个同家族分子，*A-Raf* 和 *B-Raf*，它们都能被 GTP 结合的 Ras 激活。*C-Raf* 编码产物与 Raf

癌蛋白相似，是从一个具有急性转化能力的逆转录病毒中首次鉴定出来的（表 4.1）。2002 年进行的序列分析发现超过半数的人皮肤黑色素瘤中携带突变的 *B-Raf* 等位基因。在某种程度上，这一发现是令人惊讶的。因为，以 C-Raf 为主的 Raf 蛋白已经被研究了二十多年，但竟没有发现这个基因中的任何一个在常见的人类肿瘤中存在着如此高频率的异常。

人 90%的 *B-Raf* 等位基因突变涉及编码第 600 位氨基酸残基的密码子点突变，通常是正常编码的缬氨酸被谷氨酸取代（图 16.42A）。*B-Raf* 的 V600E 突变与 *Ras* 癌基因的突变很相似，*Ras* 癌基因的等位基因突变甚至以更高的频率影响到第 12 个密码子这一特定位置（图 4.10）。有意思的是，在黑色素瘤和其他肿瘤类型中，*B-Raf* 等位基因突变很少与 *Ras* 癌基因突变同时存在。这一互斥性的模式表明，Ras-Raf-MEK-Erk 通路在这些不同肿瘤的发生过程中发挥着重要作用，并且这两个家族的等位基因突变在功能上是冗余的。

2011 年，特异性靶向 V600E 突变型 B-Raf 蛋白的药物维罗非尼（以前称为 PLX4032）在欧洲获批用于治疗转移性黑色素瘤，该药物很快也获得了美国的批准。这是第一个对这些高度恶性的晚期肿瘤产生显著临床疗效的药物。在 6 个月的试验期内，与当时的烷化剂达卡巴嗪标准治疗方案相比，维罗非尼使无进展生存率（PFS）提高了 74%，总死亡率降低了 20%。换句话说，维罗非尼使这些患者的总体无进展生存期延长了 4 个月。

这些数字表明，维罗非尼虽然能使携带 V600E 型突变的转移性黑色素瘤患者生存期延长，但仍无法治愈疾病。这些肿瘤迟早会产生耐药进而复发，并最终导致患者死亡。此外，有一定比例接受此药物治疗的患者会出现皮肤鳞状细胞癌，这明确提示该药物可能会刺激一些处于临床潜伏期的肿瘤发生进展。事实上，若肿瘤患者携带 V600E 以外的其他突变，维罗非尼的确会促进肿瘤生长。因此，使用该药物前对肿瘤进行序列分析非常重要。

维罗非尼这些恰恰相反的疗效使我们反思 Raf 蛋白在分子水平上是如何发挥正常功能的。现在已经很清楚，与 RTK 激酶相似，Raf 蛋白以同源二聚体（如 B-Raf：B-Raf）或异源二聚体（如 B-Raf：C-Raf，见图 16.42B）的形式发挥作用。两个亚基间有明确的调节互作，维罗非尼结合到二聚体中的 V600E 型突变蛋白，会激活另外一个野生型的 B-Raf 和 C-Raf 蛋白分子。在正常细胞中，Ras 确实也能通过 B-Raf：C-Raf 异源二聚体进行信号转导（图 16.42C）。携带 *Ras* 癌基因突变的黑色素瘤患者，用此药治疗后能强烈激活 Ras-Raf-MEK-MAPK 信号通路。MEK 是 Raf 蛋白的直接下游激酶，阻断 MEK 活性的药物通常能阻止该药物出现相反疗效，这进一步支持了以上结论。又如早期 mTOR 抑制剂的例子（16.16 节），细胞内的正常调节机制会产生复杂的临床反应，这经常使药物的研发受阻。不过，维罗非尼有望成为多药治疗方案的一部分，将来用于治疗目前尚无法治疗的转移性黑色素瘤。虽然不像格列卫那样有效，但这种药物能给黑色素瘤患者带来很大的益处，从而为合理研发抗肿瘤药物治疗癌症的目标提供了支持。

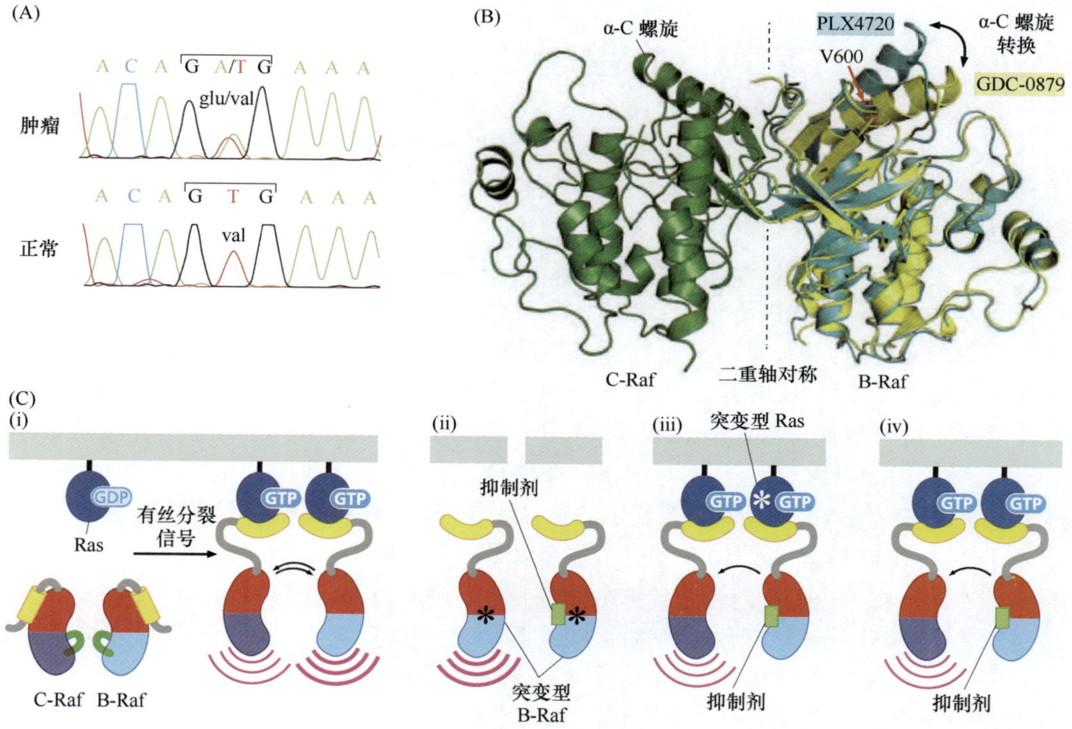

图 16.42　突变 B-Raf 及针对它的治疗　对细胞内主要促有丝分裂信号通路（Ras-Raf-MEK-MAPK 通路）的研究显示，Ras 蛋白的直接下游丝氨酸/苏氨酸激酶——Raf 家族激酶的 3 个基因之一存在着高频等位基因突变（图 6.14）。（A）此图显示了一个卵巢肿瘤的 *B-Raf* 等位基因点突变（上）的基因组测序，结果显示蛋白 600 位密码子为杂合状态，此处正常应为缬氨酸。肿瘤基因组中该等位基因突变位点由谷氨酸特异性替代。目前发现此 V600E 等位基因突变是 *B-Raf* 等位基因突变的主要事件，其存在于半数以上的恶性黑色素瘤和多种其他肿瘤，包括存在于 10%的结肠癌中。（B）图示为 B-Raf/C-Raf 异源二聚体结构的分子模型。两个激酶分子的作用方式为彼此平行、面面相对，其 N 端和 C 端均参与形成异源二聚体接触面。B-Raf 的 V600 残基（红色箭头）致癌突变（例如，通常是 V600E）导致的最常见的结构改变，可使酶持续激活。即使在 B-Raf 失去激酶活性时（V600E 突变或药物作用所致），它也能通过异构作用激活 C-Raf 信号。α-C 螺旋的方向会影响 B-Raf/C-Raf 二聚作用，并进而影响 C-Raf 激酶激活。如图所示，两个不同的 B-Raf 抑制剂 PLX4720 和 GDC-0879 结合于 B-Raf 的 ATP 结合袋中，导致该 α 螺旋的方向发生变化，从而改变了 B-Raf/C-Raf 之间的相互作用。（C）Raf 二聚体的存在使 B-Raf V600E 抑制剂的治疗反应复杂化了。（i）正常细胞中，具有丝分裂原活性的 GTP 型 Ras 蛋白结合并激活 B-Raf/C-Raf 异源二聚体，并由 B-Raf 强烈激活下游信号通路，这导致 MEK 和 MAPK/Erk 激活（图 6.14）。（ii）在许多恶性黑色素瘤中，V600E 突变型 B-Raf 蛋白，可以作为一种单体（右）以 Ras 非依赖方式发挥功能，强烈激活该信号级联。以一种 V600E 特异性抑制剂（绿色矩形）阻断这个信号（左）后能暂时抑制恶性黑色素瘤。（iii）有 Ras 癌蛋白突变存在的肿瘤细胞中（例如，在许多大肠癌中），V600E 特异性抑制剂关闭 B-Raf 信号，却通过异构互作导致后者被激活，并由 C-Raf 激活下游信号。（iv）在某些 B-Raf 野生型的正常细胞中，这种抑制剂可能会通过 C-Raf 来激活下游信号。[A，引自 H. Davies et al., *Nature* 417: 949-954, 2002. B，引自 G. Hatzivassiliou et al., *Nature* 464: 432-435, 2010. C，感谢 M.B. 亚夫（M. B. Yaffe）。]

16.18 总结与展望：前进道路上的挑战与机遇

“何时才能治愈肿瘤？”这是个简单又合理的问题，常常被不直接参与生物医学研究的肿瘤科研工作者问到。在他们脑海中闪现的是公共卫生措施预防其他疾病的史实。感染性疾病，如脊髓灰质炎和天花，都能被预防；细菌的感染也通常是能被治愈的。在很多人眼中，心脏疾病也有很好的预防方式。为什么肿瘤这样与众不同呢？

这本书里的信息提供了一些回答类似问题的思路。尽管我们借助统一的概念来描述肿瘤，像单一疾病一样，但实际上至少在临床肿瘤学家的眼中它们是有很大不同的。肿瘤实际上是 100 多种疾病的集合体，每一种疾病都能影响体内不同的细胞和组织类型。

病理学的分析能够让我们信奉这一数字，甚至比这个数字还要大一点（如乳腺癌至少有 8 种不同的组织病理分类）。但是，即使是这个大一些的数字，也只是现阶段的一个数字：现在应用的分子诊断，尤其是基因表达阵列，正导致肿瘤亚型的数目急剧增加，以至于在 21 世纪的第二个 10 年里，可能会有数百种不同的肿瘤疾病被识别，每一种又预示着不同的临床进程和对特定治疗方法的反应。随着时间的推移，肿瘤会越来越多地通过生物信息学而不是受训过的病理医生的眼睛进行诊断。

因此，对有关“治愈”这类问题的最直接的回答是，不会有一场类似于决定性战役胜利的能治愈所有肿瘤的重大突破，因为肿瘤并不是一种单一疾病。相反，还要经过许多小的零星战斗才能逐渐降低各种类型肿瘤的总体死亡率。不过，由于某些分子缺陷和病理过程（如血管增生）在多数肿瘤中共有，有时候也会在多种肿瘤的治疗同时取得进展。

在我们预测肿瘤治疗的未来之前，有必要先回顾和评价一下所面临的挑战：①肿瘤的问题有多大，以后治愈多种类型肿瘤的需求有多么迫切？②当今我们在治疗实体肿瘤方面做得如何？

流行病学和人口统计学在一定程度上回答了第一个问题。它们对未来的情况给出了一个清晰的估计。图 16.43 的统计显示肿瘤主要是中老年人的疾病，这个数字正在迅速增加而且还会持续增长，这会导致未来几十年内的肿瘤相关死亡数目不断增加。

同样重要的是，我们仍然使用仅有的一些并不完美的方法来检测疾病发生的频率。这在很大程度上使评价现在治疗的有效性和未来治疗的需求变得更为复杂。正如图 16.44 中指出的那样，某一特定肿瘤发病率的大小受诊断规范的影响很大。

对多数肿瘤来说，看得越多，发现得也就越多。图 16.44 中的统计结果表明，以前很多没有症状的肿瘤没有被诊断发现，这部分肿瘤诊断规范的改进会使该肿瘤的发病率增加，尤其在常见肿瘤，如乳腺癌和前列腺癌中更为明显（这里主要的例外是和烟草有关的肿瘤，它的发病率增加真的是不容争辩的，因为发病率的增加几乎伴随着死亡率同样的增加）。这个统计结果表明，对于特定的某些肿瘤，乳腺癌和前列腺癌就是最突出的例子，我们很难了解真正需要治疗肿瘤的数量（补充信息栏 16.2）。考虑到这些难以预计的数量，目前西方国家对确诊癌症的全部患者进行过度治疗的做法（不论他们是否真的需要这样的治疗）很快就会超出国民经济支持此类医疗的能力。

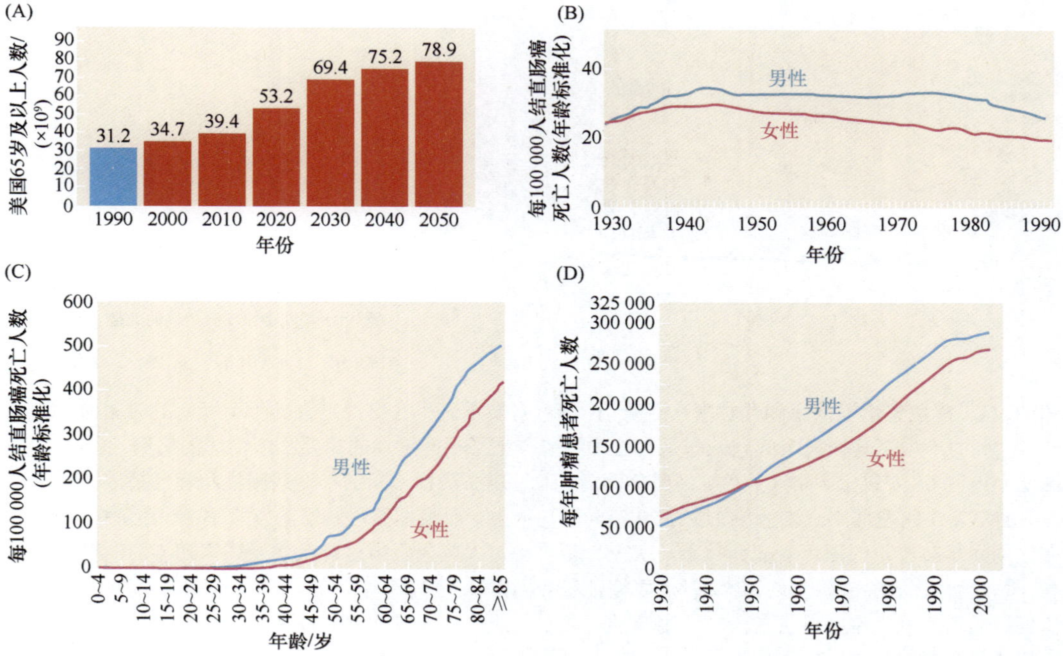

图 16.43　肿瘤的人口统计和流行病学调查　（A）由于中年人死亡率的迅速下降，工业国家人口迅速老龄化。在美国，1900 年以来，65 岁及以上人口数量增加了 11 倍，而 65 岁以下只增加 3 倍。类似的这种人口老龄化增加 21 世纪会在全球发生。（B）在过去的几十年，年龄标准化的结直肠癌死亡率变化很小。其他多数肿瘤也显示了相似的曲线。（C）和其他许多疾病一样，肿瘤在年轻人和中年人中很少见，此后随着年龄增长迅速增加。这里显示的是结直肠癌的年龄依赖死亡率。（D）肿瘤死亡率增加的原因如下：①老年人口在 20 世纪稳定增长，并且还将持续下去（图 A）；②肿瘤是老年性疾病（图 C）；③多数肿瘤的年龄标准化死亡率几十年几乎都没有改变（图 B），但过去的 75 年里每年死亡的绝对数迅速增长。看来这个趋势还会持续下去，所以工业国家肿瘤病例会持续攀升几十年。[A，感谢 D. 辛格（D. Singer）和 R. 霍兹（R. Hodes），引自美国人口普查局（U. S. Bureau of the Census），1996 年预测。B，感谢 M. J. 图恩（M. J. Thun），引自 A. Jemal et al., *CA Cancer J. Clin*. 53: 5-26, 2003. C，引自 A. Jemal et al., *CA Cancer J. Clin*. 55: 10-30, 2005. D，引自 A. Jemal, E.M. Ward and M.J. Thun, in V. DeVita et al. (eds.), Cancer: Principles and Practice of Oncology, 7th ed. Philadelphia: Lippincott/Williams & Wilkins, 2004.]

图 16.44 中的数据也动摇了根植在多数肿瘤生物学家和临床肿瘤医生头脑中的一个观念（第 11 章）：良性肿瘤的生长迟早都会有发生高度恶变的危险。肿瘤流行病学的数据让我们知道还有其他可能性：许多种早期肿瘤都不太可能在人的平均寿命内进展为高度恶性肿瘤，而长期进行过度治疗导致的副作用可能比统计出来的死于这些肿瘤的后果更加严重。不幸的是，我们仅仅刚开始学习如何区分哪些是真正需要积极治疗的肿瘤，哪些是不需要积极治疗的肿瘤（图 16.4）。

至于第二个问题，它是一个与当前肿瘤治疗疗效有关的问题，患者带瘤生存时间逐渐延长的事实深深地影响了我们对这个问题的看法。这个事实似乎让我们感觉有些安慰，看似我们真的取得了一些进展。然而，在肿瘤治疗方面我们觉察到的一些进步只是肿瘤筛查增加和更敏感的检查技术的应用所造成的又一个假象，因为这些新的检查技术

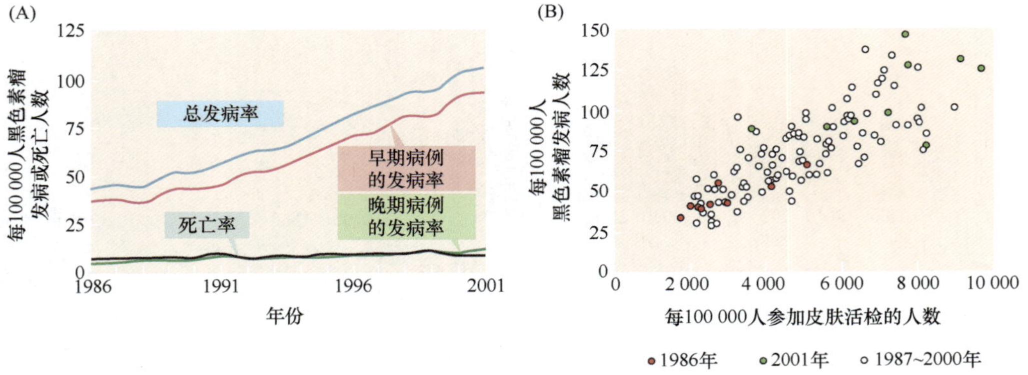

图 16.44 黑色素瘤发病率和死亡率 在美国，黑色素瘤发病率在已经过去的半个世纪的时间内增加了 6 倍，同时产生了这样一个问题，即是否这种趋势产生了相应增加的需要临床治疗的病例。(A) 在美国 9 个地区 65 岁以上人群（蓝色）中黑色素瘤（通过皮肤活检诊断的早期局限性和晚期播散性黑色素瘤）的早期疾病发病率（红色）在过去 20 年间迅速增加，而晚期黑色素瘤的发病率（绿色）相对稳定。在这期间年龄校正的黑色素瘤死亡率（灰色）相对稳定（黑色素瘤这种疾病发病率随年龄渐增，所以在计算这种疾病的发病率和死亡率时需要校正年龄因素）。这些资料中产生了一个问题，即是否早期黑色素瘤的真实发病率在过去这段时间内真的升高了，还是真实发病率并没有升高，只是筛查方法的改进使登记在册的疾病发病率增加了。(B) 如果将图 A 所示的发病率做成点状图与美国 9 个地区在不同时间点的黑色素瘤的筛查率相比较，可以通过散点图发现两者有非常高的相关性。这强烈地提示我们，黑色素瘤的发病率受诊断方法的影响非常大。对这一现象的可能解释是：①在过去的 20 年中致死性黑色素瘤（图 A）的真实发病率没有发生明显改变；②真实发病率确实增加了，但由于疾病筛查的加强，早期肿瘤在进展至侵袭与转移之前就被切除了，因此黑色素瘤的死亡率还保持在 20 年前的水平。（引自 H.G. Welch, S. Woloshin and L.M. Schwartz, *BMJ* 331: 481, 2005）

能发现越来越多进展阶段中相对早期的肿瘤，这就造成无论是否进行治疗，肿瘤患者通过自然病程进展至晚期前的时间更长（图 16.45）。这就从逻辑上强化了这样一个结论，就是治疗效果的评价需要通过设置精确的对照试验来校准：将患有同种恶性肿瘤经不同药物和治疗方案治疗的患者群进行比较。直到最近，这种并排比较表明在实体肿瘤的治疗方面受益有一点点增加（图 16.20），但是随着新药和单克隆抗体不断引入临床，这个受益会逐渐增大。事实上，在西方国家，乳腺癌的年龄调整死亡率下降了 20%～30%，或多或少，这个死亡率的降低是过度临床干预导致的。

目前，最有希望的就是像格列卫、维罗非尼和美罗华这样的药物最终能成为上百种高效靶向药物的前身。计算机驱动的过程，如高通量筛选（HTS）、自动生成目标分子的立体化学结构及有计算机辅助的药物分子设计（图 16.46），正在推动这一理想变为现实。如果没有这样的自动化程序，目前发展新型抗癌药物的成本很快就会变得经济上不可持续，并且针对常见肿瘤中不常见亚型的药物的发展将永远不会实现。

最终，当前及未来药物开发的最大挑战就是证明药物有长期的疗效：被测试的药物是否对肿瘤患者延长寿命有效，该药物的毒性作用是否在可接受水平，我们是否敢期望该药物能发挥持久的药效，包括彻底治愈。

正如本书多次提到的，迅速增长的肿瘤细胞可获得使其免受多种治疗攻击的药物逃避机制。事实上，最近有证据直接证明，经过更多的基因多样化进化而来的肿瘤可能对

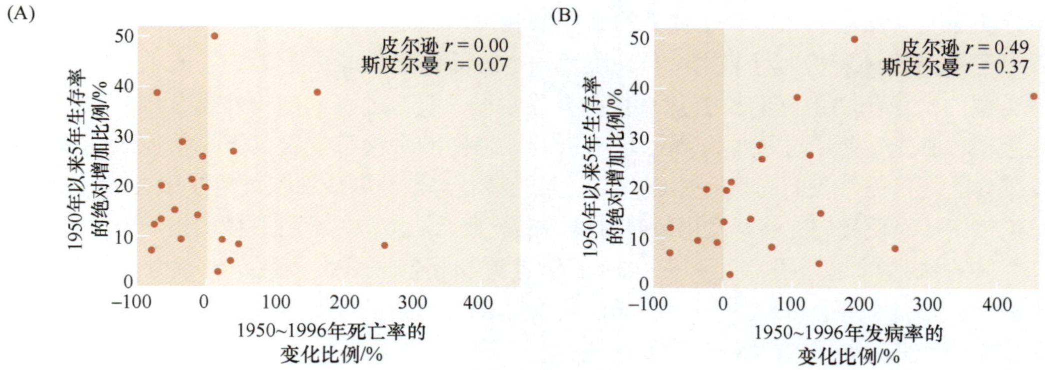

图 16.45　美国 1950 年以来肿瘤发病率和生存情况　评价一种肿瘤治疗有效性的常用的一个办法是计算初次确诊后存活 5 年的患者比例。（A）如果确诊后患者存活时间的延长能够反映治疗效果增加，那么这一存活时间的延长应与过去半个世纪内该病的年龄标化死亡率有相关性。实际上，像我们这里所说的，当把许多实体肿瘤的 5 年生存率和死亡率做成散点图时，并没有发现这两个参数之间有相关性（请注意相关系数很低）。（B）相反，5 年生存率与疾病发生率的改变有明显的相关性。如果后者受诊断偏倚（图 16.44）影响很大的话，那 5 年生存率的提高就变得很难解释，因为它们可能更主要地反映了早期被发现的疾病在自然临床病程中的情况。（引自 H.G. Welch, L.M. Schwartz and S. Woloshin, *JAMA* 282: 2976-2978, 2000.）

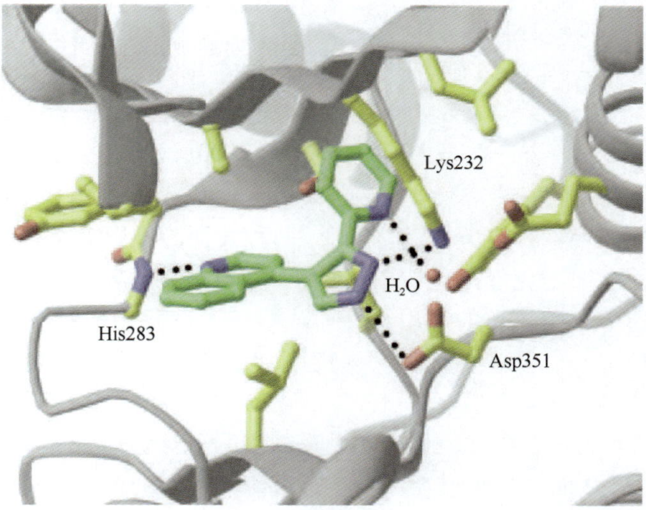

图 16.46　虚拟筛选——在计算机上设计药物　高通量筛选产生了大量引人注目的候选药物，其中一些已经进入临床试验。但是，将来这种非常昂贵的筛选将会被有效的数学运算所代替，这种运算能够使药理学家根据已知的靶点蛋白的结构设计药物。本图展示的这种药物的开发始于对一种能与 TGF-β Ⅰ型受体激酶 ATP 结合位点微弱结合（IC_{50} 是 30μmol/L）的化合物的研究。研究者在 200 000 种已知的化合物中寻找与这一化合物有相同化学特征并且符合 ATP 结合位点已知结构要求的化合物。这样产生了 87 个符合这一标准的化合物，接下来用传统的生物化学方法筛选。其中一个名为 HTS466284 的化合物能结合于 TGF-β Ⅰ型受体激酶 ATP 结合位点，其 IC_{50} 是 27nmol/L，因此能作为潜在的 TGF-β 信号抑制剂。重要的是，另一个独立工作的研究组用传统的高通量筛选方法锁定了相同的抑制剂。氢键用虚线表示。（引自 J. Singh et al., *Bioorg. Med. Chem. Lett.* 13: 4355-4359, 2003.）

治疗更耐受（图 16.47）。有些种类的肿瘤细胞可以通过增强它们抗凋亡的防御能力来发展自己的药物逃避机制（表 16.5）。还有一些肿瘤细胞可能由于丢失了先前使它们对某些类型的治疗药物敏感的检查点调控而发生耐药，或通过表达药物外排泵逃避服用药物的杀伤。那些先前通过抗体介导的攻击机制被杀伤的肿瘤可能仅仅下调抗原表达就可以发生耐药。目前，我们尚不清楚是否有一天能够制定预测癌症细胞可塑性和逃避机制的治疗策略，从而使我们能够开发出最终可以治愈一直无法治愈的恶性肿瘤的治疗方法。

肿瘤细胞的逃避机制让肿瘤科研工作者更加相信——大多数单一治疗方法是不太可能达到治愈效果的，这是因为肿瘤注定会选择肿瘤内的变异细胞进行优势生长，进而促使肿瘤对正在使用的某种药物发生耐药性。这提示真正成功的临床预后和持久的临床有效性在未来将依赖于多种药物治疗方法的发展，并且临床肿瘤所含有的肿瘤细胞群体不含同时对所有可用的治疗药物耐药才行。

各种常见的人类肿瘤在经过长期治疗后迟早都会出现对治疗耐受。这包括肺癌、乳腺癌、前列腺癌、胰腺癌、卵巢癌、肝癌等一些分化较差的肿瘤。这种获得性耐药代表了先前描述的第二种耐药，也提示肿瘤学家面临的严峻局面，因为这意味着大多数治疗方案（包括那些涉及多种药物治疗的）只在疾病进程中可以暂时起缓解作用。因此，临床肿瘤学家需要一次又一次地通过设计新的治疗方案来应对肿瘤产生的最新逃避机制导致的肿瘤临床复发。理想状态下，这一系列治疗方案中的每一个都将引发可承受水平的毒性作用，并且这一系列治疗会让癌症患者生活在一个相对无症状的状态，在许多情况下患者可以存活到一个正常的预期寿命。然而现在我们离这个目标依然十分遥远。

用一种治疗方案代替先前失败的治疗方案，需要弄清楚引起临床复发和促使耐药肿瘤细胞生长的耐药机制。有一些是上面已经提到的机制，但是在很大程度上，我们已经了解的获得性耐药机制仍然非常有限（表 16.5）。显而易见的是，大部分的耐药机制来自我们在第 12 章中详细讲述的肿瘤细胞基因型和表型的不稳定性，这种不稳定性可以导致变异的耐药肿瘤细胞克隆出现。图 16.47 中的证据可能首次直接证明了遗传可塑性在产生二次耐药中起着重要的作用。然而，事实上，我们仍然不清楚多少种二次耐药来源于遗传不稳定，以及多少种二次耐药可以追溯到这些细胞的表观遗传产生的变化（1.9 节）。

在这里，我们还面对着这样一个事实，我们依旧没有明确的、有逻辑的策略来设计多种药物治疗方法，从而来超越已经用了半个世纪的现有的治疗方案：选择具有不同细胞毒性作用机制的药物进行组合，并希望它们协同作用将患者体内癌细胞的负荷降到阈值水平以下，从而使肿瘤临床康复成为可能。

这涉及了一个相关的问题：如果在研发过程中一种药物的真正作用只有在与其他药物联合使用时才能实现，那会怎样呢？理论上，很多抗癌药物都应该是这样的。反过来说，这就表明，在过去，很多真正有治疗效果的候选药物在单药治疗测试中失败就被遗弃；在将来，也会有许多药物是这种命运，仅仅因为它们作为多药治疗方案的组分所发挥的真正效用永远不会被测试到。这里再次强调，人们希望越来越多地了解细胞内的信号通路，从而改善这种情况（信息栏 16.6）。

信息栏 16.6　法律和财政的限制降低了联合用药实验的可能性　现在，检测候选药物的联合应用效果所面临的生物学困难由于经济利益的影响而变得更加困难，这种经济利益经常使药厂不愿意将拥有自主产权的药物与竞争对手生产的药物联合应用。专利规则也不鼓励受专利保护的化合物被该专利持有者的直接竞争对手使用。

过去，在美国组织多药联合的早期临床试验更困难，因为 FDA 坚决要求提供候选药物单独用于治疗时的临床疗效。但是现在这种状况开始改变，尽管十分缓慢。例如，安必妥（Erbitux）是一种抗 EGF 受体的单克隆抗体（信息栏 15.5），是第一个被批准与依立替康（irinotecan）一起使用的药物，因为它们联合使用的效果比依立替康单独使用效果好得多。（依立替康是一种更传统的细胞毒制剂，具有拓扑异构酶 I 抑制剂的功能，见表 16.2。）

肿瘤干细胞的存在（11.6 节）使得抗癌药物的发展面临着另一个重大挑战。具有自我更新能力的肿瘤干细胞会生成新的肿瘤，而它们产生的数量巨大的具有短暂增殖能力的子代细胞，只有有限的自我更新能力，不能产生新的肿瘤。这样的组织层次最初是在白血病、乳腺癌和脑瘤上被证实的，但可能存在于大多数肿瘤中，这对抗癌药物的发展有重要意义。通常意义上来讲，这些药物治疗效果的临床验证取决于它们是否有进一步阻止肿瘤生长或减小肿瘤体积的能力。许多临床试验中的抗肿瘤药物可能会通过消除在肿瘤细胞中占据大部分数量的短暂增殖细胞和分化细胞来缩小肿瘤肿块。然而，如果药物没有影响那些极少数的具有自我更新能力的肿瘤干细胞（图 16.28A），肿瘤就很可能再增长，导致迟早都会出现的临床复发。实际上，如上所述，已经有明确的证据表明，肿瘤干细胞对现今开展的多种模式的抗肿瘤治疗都更耐受（信息栏 16.4）。

这些证据表明，持久地缓解和治愈只能来自那些既可以攻击肿瘤中数量巨大的非肿瘤干细胞，又可以攻击那些在肿瘤中具有核心地位的具有自我更新能力的肿瘤干细胞的治疗方法。目前，在大部分肿瘤类型中检测这些细胞存在的手段还很欠缺。因此，药物开发工作开展困难，因为研究人员缺乏关键的发展真正有效疗法所必需的分析工具。

但是这里又有了最近才出现的另外一个问题：肿瘤中的非肿瘤干细胞，更具体来说就是短暂增殖细胞或祖细胞（图 11.18），在某些肿瘤中能够分化，在大多数肿瘤中很可能去分化，并且形成新的肿瘤干细胞（图 16.28C）。如果经确认这是一种广泛存在的现象，那么就需要强调消除已有的肿瘤干细胞及那些准备就绪、随时准备再生成为新的肿瘤干细胞的细胞的必要性。

一个仍然没有解决的主要问题就是在临床前药物开发阶段人类肿瘤生物模型的建立。一些人类肿瘤的异种移植模型能用来预测临床中遇到的肿瘤的生物行为，但是对于大多数肿瘤而言这种方法并不可行（信息栏 13.1）。同样，人类肿瘤的基因工程小鼠模型用来预测临床反应的能力也有其局限性。如果能够建立具有预测能力的人类肿瘤的临床前模型必然将减少药物开发的费用，甚至很有可能避免某些早期临床试验。但目前，真正令人满意的动物肿瘤模型只是一个美好的愿望。

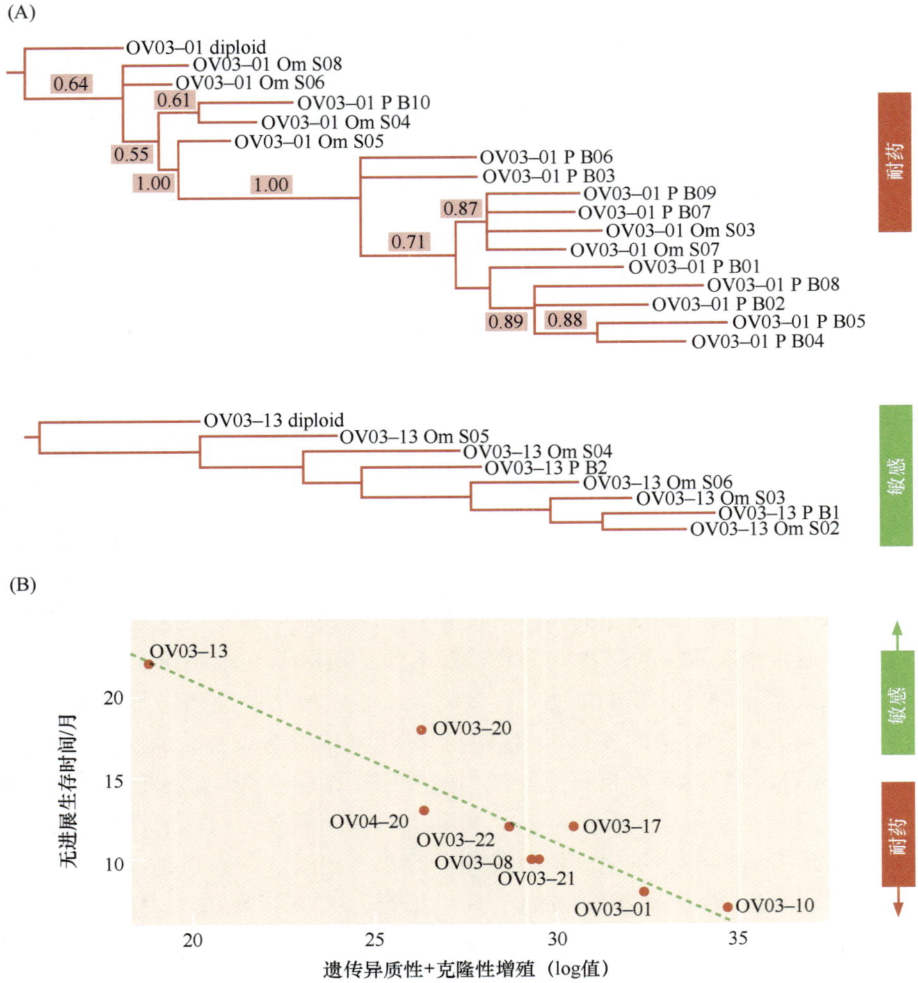

图 16.47　基因的多样化和治疗的耐受性　一个广泛被接受的概念是，肿瘤通过基因多样性的发展导致更多具有耐药性的细胞亚型的出现来提升其抗药能力——一个类似于达尔文进化论的模型。这个概念几乎没有在临床上进行过试验测试。如图所示，卵巢癌患者的癌组织会在治疗过程中被取样，样品间相互的关联性和肿瘤内不同亚群的基因多样性是根据基因组的序列分析和生物信息学算法进行计算的。（A）来自两个患者的不同亚型的遗传相关性如图所示。很明显，卵巢癌对治疗耐受的患者（上）内的肿瘤亚群展现出广泛的基因多样性，有多个分支点，这些分支点说明了该患者肿瘤内不同细胞亚群彼此之间的相互关系。相反，肿瘤对治疗敏感的患者（下）展现的是肿瘤细胞群中的分支很少，因此基因多样性也很少。（B）9 种卵巢癌肿瘤细胞的遗传行为和携带这些肿瘤的患者的临床进展在此被标绘。很明显，一个肿瘤遗传异质性的衡量标准（横坐标）与无进展生存期的时间（纵坐标）是呈负相关的。[感谢 R. 施瓦茨（R. Schwarz）和 F. 马科维茨（F. Markowetz）。]

肿瘤内的非肿瘤基质细胞可能是决定其对多数药物治疗反应性的主要因素，然而在许多人类肿瘤的临床前模型的设计过程中往往忽略了它们的作用。例如，我们在第 13 章已经知道，在一些肿瘤中对放射治疗最敏感的细胞很可能是形成新生血管的内皮细胞（图 13.47）。同样地，越来越多的证据表明，广泛应用的抗肿瘤化学药物可能对肿瘤相关内皮细胞具有很强的作用，而这一点以前从未被考虑过。事实上，一些研究者为了优化化疗药物对肿瘤相关新生血管的毒性效应正在重新设计化疗方案。把肿瘤干细胞和肿瘤间质细胞这两种细胞作为化学治疗中相当重要的生物学靶点进行识别，必将改变整个药物开发领域。此外，“基质”这个概念肯定会被扩展到包括整个体内肿瘤细胞的微环境，如同我们所知道的那样，作为转移性传播的一个确定的途径，基质为肿瘤提供一个舒适的港湾，保护它们免受各种治疗方法的毒性作用。

许多抗肿瘤候选药物的最后测试是在大量的肿瘤患者身上进行的。这时，药品制造商经常陷入两难的境地，不知道这种药会对哪种类型的肿瘤有效果。每一种候选药物都应该在那些胰腺癌或者是神经母细胞瘤的患者身上进行测试吗？在这些肿瘤或者其他类型的肿瘤细胞中发现的分子损伤看起来都暗示着这个观点。但是很多时候，肿瘤对药物产生应答的原因并不能通过现在已知的在肿瘤生长过程中出现的突变基因和下调的信号通路来预测，所以那些募集患者进行临床试验的决策是武断的，并不是最好的。另外，我们希望随着对各种肿瘤分子病因机制了解的不断深入，可以提出真正可用的可供肿瘤学家遵循的治疗指导原则。

除了药物的开发和试验，人类肿瘤细胞的复杂生物学特征是我们要面临的更大挑战：是否应该针对不同类型的肿瘤研发不同类型的药物？或是少数的治疗方案可以有广泛的适用性？是否需要根据肿瘤的特殊基因型和表型为一个特定群体（如结肠癌）中的不同肿瘤制定不同的、个性化的治疗方案？我们会不会有一天可以提供一种患者可以负担得起的“个性化分子药物”，一种根据每个患者肿瘤的具体特点和基因组成所设计的特定治疗？

抗肿瘤药物能否发展到只杀伤恶性增殖细胞而对正常细胞只产生极小副作用的地步？药物设计师是否应该进行可以控制肿瘤，而不是试图消灭肿瘤的抗肿瘤药物的开发？上面提到的治疗多种肿瘤的目标很可能是无法实现的，于是对于这些肿瘤，将其变为慢性并且可忍受的疾病可能才是一个更为实际的目标(这也是正在开发新型抗 HIV 治疗策略的研究者的想法，这个想法中的一部分已经成为现实)。

一份 2012 年的人类肿瘤细胞基因组突变基因的调查圈定了 488 个不同的基因——占人类基因组的 2%以上。其中，447 个基因主要通过体细胞突变参与肿瘤进程，而其余 41 个基因只与遗传的肿瘤易感性的生殖细胞决定因素有关。这一清单在很大程度上来源于癌症基因测序的结果，毫无疑问，这一数字在未来不会增长：体细胞变异的基因数目会通过启动子甲基化关闭各种各样的肿瘤抑制基因等机制而增加；启动子甲基化等效于细胞调节环路中消除基因和蛋白质的遗传突变。与此同时，随着我们不断发现那些先前没发现的可影响肿瘤易感性的等位基因（以及其他基因），这些肿瘤生殖细胞决定因素的统计数据将会扩大。

这一统计结果为药物研发人员提供了许多药物靶点。与此同时，也给他们出了一个难题。一些基因只在很少的肿瘤中存在突变，开发针对其蛋白产物的治疗药物的费用是不可能通过销售来得到补偿的。并且，现在还不清楚各种类型肿瘤细胞中大多数编码的突变蛋白质是如何对肿瘤生长发挥作用的。我们又如何对这大约 500 种已知或怀疑参与了许多肿瘤发生过程的基因的关键功能进行分类呢？我们现在使用的消化吸收和解释人类肿瘤细胞基因组和信号通路数据的方法还无法完成这个任务。

[与这相关联的事实是，只有一小部分的激酶组（信息栏 16.8）已由实验室研究人员和制药化学家开发出来。2009 年的一项调查表明，与 10 种激酶（这些细节都在本书讨论过）曾经作为 5000 篇或更多报告的主题形成对比的是，一半的激酶组（大约 518 种激酶）仅有 20 篇或者更少的学术文章刊登过。许多目前的研究表明，潜在药物酶可能参与肿瘤的发生，甚至出现于肿瘤细胞内的野生型构造区。因此，一系列大的潜在的药物酶还有待于深入探讨。]

许多肿瘤科研工作者想要了解整个生物系统，如一个活着的肿瘤细胞，而不是细胞某一组分的功能。在他们眼中，着眼于复杂系统中某一可分离组分的“还原生物学”的时代已经结束了，将这些已知组分的海量信息整合为复杂的相互作用系统，并通过生物信息学来预测这一系统的行为的新时代已经到来。

这些努力探索的结果，包括“系统生物学”这一新学科的建立，肯定会有益于肿瘤研究工作。想象有一天，包括正常细胞和恶性肿瘤细胞在内的人体细胞的生物学反应都可以通过细胞的数学模型和内部调控环路来进行预测。这种进步将使现在的实验生物学研究，包括药物开发过程的许多步骤，不再成为必要。如果这真的能够成为现实，药物开发将会更多的是一种生物信息学工作，而不再主要是实验室生物学工作。

但就目前而言，这个想象中的内容大部分还只是一个梦想，实现的道路依旧很遥远。但至少现在我们在正视药物开发的严酷现实、动物模型的不足、对细胞环路调节行为的无知，以及人类癌症混杂生物学的复杂性。最主要的是，我们永不言弃。如果我们的祖先当时放弃了，我们依旧生活在石器时代。

重要概念

- 分子肿瘤学的知识揭示了许多功能失调有助于肿瘤形成和肿瘤维持的蛋白质。很多这些蛋白质所暴露出来的分子特征，使它们成为如单克隆抗体和低分子量药物等新型抗癌药物的吸引人的靶点。
- 能被抗体所攻击的蛋白质靶点总是位于细胞表面或细胞外间隙。
- 能够被低分子量药物攻击的大部分蛋白质靶点都是具有药物催化间隙的酶。
- 目前的研究进展扩大了候选药物靶点的范围，包括通过低分子量药物抑制特定的蛋白质与蛋白质之间的相互作用。
- 最适合作为靶点的蛋白质是那些一旦失活可用来预测肿瘤细胞停止增殖或诱导凋亡导致肿瘤细胞死亡的蛋白质。
- 到目前为止开发得最成功的抗肿瘤药物都具有干扰各种促细胞生长和存活的酶的功能，尤其是受体相关的酪氨酸激酶。
- 成功的药物都要有较高的治疗指数、适合的药代动力学和药效动力学特征，以及对主要器官系统的副作用很小。
- 药物在临床 I 期、II 期、III期的试验研究是不可或缺的，因为临床前对药物疗效和耐受性的研究结果不能很好地预测该药物在人体内的行为。

- 某些正在开发的药物的临床用途，可以通过肿瘤细胞中目标蛋白的已知行为特征（如格列卫），或通过实验测试各种类型的人类肿瘤对治疗产生的反应（如万珂）来提示。
- 将表面类似的肿瘤进行亚型的分类，非常有助于研究者和临床医生选择对应的药物来治疗它们可以最有效治疗的特定类型的肿瘤细胞。
- 像格列卫这样的药物，最大的优点可能是最终都会被证明拥有广泛的目标特异性，从而可以用于各种癌症的治疗。

思考问题

1. 能够作用于广泛分子靶点的药物在治疗上的优点和缺点是什么？

2. 鉴于已经在这本书中描绘的大量异质性的信号分子集合在各种肿瘤的发病机制中发挥关键作用，你认为除了已经被充分研究的激酶，哪类分子可能会成为新一代抗肿瘤治疗药物的靶点？

3. 由特定的癌基因形成而启动的肿瘤是如何在随后的肿瘤进展过程中不依赖于该癌基因的？

4. 你能够采用什么策略来发现延长治疗后肿瘤中的细胞已经变得耐药了？

5. 既然认为天然产物富含丰富的潜在抗肿瘤药物，那么寻找和检测这些药物的障碍是什么？

6. 开发针对在肿瘤人群总数中所占比例很小的那些肿瘤的抗肿瘤药物所面临的障碍是什么？

7. 在未来的肿瘤临床中，为个体肿瘤患者“量身定制”的抗肿瘤治疗方案在设计时应考虑哪些信息？

8. 你将采用什么策略来建立人类肿瘤的临床前模型，使其能很好地用于预测患者对候选药物的反应？

参考读物

Alison MR, Lim SML & Nicholson LJ (2010) Cancer stem cells: problems for therapy? *J. Pathol.* 223, 147–161.

Arbiser J (2007) Why targeted therapy hasn't worked in advanced cancer. *J. Clin. Invest.* 117, 2762–2765.

Barouch-Bentov R & Sauer K (2011) Mechanisms of drug-resistance in kinases. *Expert Opin. Investig. Drugs* 20, 153–208.

Barr S, Thomson S, Buck E et al. (2008) Bypassing cellular EGF receptor dependence through epithelial-to-mesenchymal-like transitions. *Clin. Exp. Metastasis* 25, 685–693.

Beachy PA, Hymowitz SG, Lazarus RA et al. (2010) Interactions between Hedgehog proteins and their binding partners come into view. *Genes Dev.* 24, 2001–2012.

Black WC & Welch HG (1993) Advances in diagnostic imaging and overestimations of disease prevalence and the benefits of therapy. *N. Engl. J. Med.* 328, 1237–1243.

Cantor JR & Sabatini DM (2012) Cancer cell metabolism: one hallmark, many forms. *Cancer Discov.* 2, 881–898.

Cantwell-Dorris ER, O'Leary JJ & Sheils OM (2011) $BRAF^{V600E}$: implications for carcinogenesis and molecular therapy. *Mol. Cancer Ther.* 10, 385–394.

Chabner BA & Roberts TG Jr (2005) Chemotherapy and the war on cancer. *Nat. Rev. Cancer* 5, 65–72.

Cohen P (2002) Protein kinases: the major drug targets of the twenty-first century? *Nat. Rev. Drug Discov.* 1, 309–315.

Courtney KD, Corcoran RB & Engelman JA (2010) The PI3K pathway as drug target in human cancer. *J. Clin. Oncol.* 28, 1075–1083.

Creighton CJ, Chang JC & Rosen JM (2010) Epithelial-mesenchymal transition (EMT) in tumor-initiating cells and its clinical implications in breast cancer. *J. Mammary Gland Biol. Neoplasia* 15, 253–260.

Deininger MW (2008) Nilotinib. *Clin. Cancer Res.* 14, 4027–4031.

Di Cosimo S & Baselga J (2010) Management of breast cancer with targeted agents: importance of heterogenicity. *Nat. Rev. Clin. Oncol.* 7, 139–147.

Easton JB & Houghton PJ (2006) mTOR and cancer therapy. *Oncogene* 16, 6436–6446.

Felsher DW (2008) Oncogene addiction versus oncogene amnesia: perhaps more than just a bad habit? *Cancer Res.* 68, 3081–3086.

Fojo T & Grady C (2009) How much is life worth: cetuximab, non-small cell lung cancer, and the $440 billion question. *J. Natl. Cancer Inst.* 101, 1044–1048.

Frei E III (1985) Curative cancer chemotherapy. *Cancer Res.* 45, 6523–6537.

Garber K (2009) Trials offers early test case for personalized medicine. *J. Natl. Cancer Inst.* 101, 136–138.

Garraway LA & Jänne PA (2012) Circumventing cancer drug resistance in the era of personalized medicine. *Cancer Discov.* 2, 214–226.

Gilbert LA & Hemann MT (2011) Chemotherapeutic resistance: surviving stressful situations. *Cancer Res.* 71, 5062–5066.

Glunde K, Pathak AP & Bhujwalla ZM (2007) Molecular-functional imaging of cancer: to image and imagine. *Trends Mol. Med.* 13, 287–297.

Guertin DA & Sabatini DM (2007) Defining the role of mTOR in cancer. *Cancer Cell* 12, 9–22.

Hammerman PS, Jänne PA & Johnson BE (2009) Resistance to epidermal growth factor receptor tyrosine kinase inhibitors in non-small cell lung cancer. *Clin. Cancer Res.* 15, 7502–7509.

Hellman S (2005) Evolving paradigms and perceptions of cancer. *Nat. Rev. Clin. Oncol.* 2, 618–624.

Hirst GL & Balmain A (2004) Forty years of cancer modeling in the mouse. *Eur. J. Cancer* 40, 1974–1980.

Horn L & Sandler A (2009) Epidermal growth factor receptor inhibitors and antiangiogenic agents for the treatment of non-small cell lung cancer. *Clin. Cancer Res.* 15, 5040–5048.

Humphrey RW, Brockway-Lunardi LM, Bonk DT et al. (2011) Opportunities and challenges in the development of experimental drug combinations for cancer. *J. Natl. Cancer Inst.* 103, 1222–1226.

Hunter T (2007) Treatment for chronic myelogenous leukemia: the long road to imatinib. *J. Clin. Invest.* 117, 2036–2043.

Kaelin WG Jr (2005) The concept of synthetic lethality in the context of anticancer therapy. *Nat. Rev. Cancer* 5, 689–698.

Khazak V, Astsaturov I, Serebriiskii IG & Golemis EA (2009) Selective Raf inhibition in cancer therapy. *Expert Opin. Ther. Targets* 11, 1587–1609.

Klein S & Levitzki A (2009) Targeting the EGFR and the PKB pathway in cancer. *Curr. Opin. Cell Biol.* 21, 1–9.

Klein S, McCormick F & Levitzki A (2005) Killing time for cancer cells. *Nat. Rev. Cancer* 5, 573–580.

Lane HA & Breuleux M (2009) Optimal targeting of the mTORC1 kinase in human cancer. *Curr. Opin. Cell Biol.* 21, 219–229.

Laplante M & Sabatini DM (2009) mTOR signaling at a glance. *J. Cell Sci.* 122, 3589–3594.

Lord CJ & Ashworth A (2010) Biology-driven cancer drug development: back to the future. *BMC Biol.* 8, 38. doi: 10.1186/1741-7007-8-38.

Lynch TJ, Bell DW, Sordella R et al. (2004) Activating mutations in the epidermal growth factor receptor underlying responsiveness of non-small-cell lung cancer to gefitinib. *N. Engl. J. Med.* 350, 2129–2139.

Massagué J (2007) Sorting out breast-cancer gene signatures. *N. Engl. J. Med.* 358, 294–297.

Milojkovic D & Apperley J (2009) Mechanisms of resistance to imatinib and second-generation tyrosine inhibitors in chronic myeloid leukemia. *Clin. Cancer Res.* 15, 7519–7527.

Orlowski RZ & Kuhn DJ (2008) Proteasome inhibitors in cancer therapy: lessons from the first decade. *Clin. Cancer Res.* 14, 1649–1657.

Rauch J, Volinsky N, Romano D & Kolch W (2011) The secret life of kinases: functions beyond catalysis. *Cell Commun. Signal.* 9, 23. doi: 10.1186/1478-811X-9-23.

Riese DJ 2nd, Gallo RM & Settleman J (2007) Mutational activation of ErbB family receptor tyrosine kinases: insights into mechanisms of signal transduction and tumorigenesis. *Bioessays* 29, 558–565.

Rubin LE & de Sauvage F (2006) Targeting the Hedgehog pathway in cancer. *Nat. Rev. Drug Discov.* 5, 1026–1033.

Sawyers C (2004) Targeted cancer therapy. *Nature* 432, 204–207.

Scaltriti M & Baselga J (2006) The epidermal growth factor receptor pathway: a model for targeted therapy. *Clin. Cancer Res.* 12, 5268–5272.

Schiller JT & Lowy DR (2006) Prospects for cervical cancer prevention by human papillomavirus vaccination. *Cancer Res.* 66, 10229–10232.

Schlessinger J (2005) SU11248: genesis of a new cancer drug. *The Scientist* 19, 17–18.

Sebolt-Leopold JS & Herrera R (2004) Targeting the mitogen-activated protein kinase cascade to treat cancer. *Nat. Rev. Cancer* 4, 937–947.

Settleman J & Kurie JM (2007) Drugging the bad "AKT-TOR" to overcome TKI-resistant lung cancer. *Cancer Cell* 12, 6–8.

Sharpless NE & DePinho RA (2006) The mighty mouse: genetically engineered mouse models in cancer drug development. *Nat. Rev. Drug Discov.* 5, 741–754.

Singh A & Settleman A (2010) EMT, cancer stem cells and drug resistance: an emerging axis of evil in the war on cancer. *Oncogene* 29, 4741–4751.

Sotiriou C & Pusztai L (2009) Gene-expression signatures in breast cancer. *N. Engl. J. Med.* 360, 790–800.

Staudt LM (2003) Molecular diagnosis of the hematologic cancers. *N. Engl. J. Med.* 348, 1777–1785.

Stegmeier F, Warmuth M, Sellers WR & Dorsch M (2010) Targeted cancer therapies in the twenty-first century: lessons from imatinib. *Clin. Pharmacol. Ther.* 87, 543–552.

Teodori E, Dei S, Martelli C et al. (2006) The functions and structure of ABC transporters: implications for the design of new inhibitors of Pgp and MRP1 to control multidrug resistance (MDR). *Curr. Drug Targets* 7, 893–909.

Tinker AV, Boussioutas A & Bowtell DDL (2006) The challenges of gene expression microarrays for the study of human cancer. *Cancer Cell* 9, 333–339.

Tsou LK, Cheng Y & Cheng Y-C (2012) Therapeutic development in targeting protein-protein interactions with synthetic topological mimetics. *Curr. Opin. Pharmacol.* 12, 403–407.

van der Heijden MS & Bernards R (2010) Inhibition of the PI3K pathway: hope we can believe in? *Clin. Cancer Res.* 16, 3094–3099.

van't Veer LJ & Bernards R (2008) Enabling personalized cancer medicine through gene-expression patterns. *Nature* 452, 564–570.

Welch HG & Black WC (2010) Overdiagnosis in cancer. *J. Natl. Cancer Inst.* 102, 605–613.

Welch HG, Woloshin S & Schwartz LM (2008) The sea of uncertainty surrounding ductal carcinoma in situ: the price of screening mammography. *J. Natl. Cancer Inst.* 100, 228–229.

Zhou B-B, Zhang H, Damelin M et al. (2009) Tumour-initiating cells: challenges and opportunities for anticancer drug discovery. *Nat. Rev. Drug Discov.* 8, 806–823.

Zhu J, Chen Z, Lallemand-Breitenbach V & de Thé H (2002) How acute promyelocytic leukaemia revived arsenic. *Nat. Rev. Cancer* 2, 705–714.

（林晨　钱海利　王海娟　李春晓）

缩略语表

缩略语	英文全称	中文翻译
13cRA	13-*cis*-retinoic acid	13-顺式维甲酸
2D	2-dimensional	二维
2-HG	2-hydroxyglutarate	羟戊二酸
3D	3-dimensional	三维
^{3}H	tritium	氚
3-MC	3-methylcholanthrene	3-甲基胆蒽
4-OHT	4-hydroxytamoxifen	4-羟基他莫昔芬
5-FU	5-fluorouracil	5-氟尿嘧啶
5hmC	5-hydroxymethylcytosine	5-羟甲基胞嘧啶
5mC	5-methylcytosine	5-甲基胞嘧啶
6-4PP	pyrimidine (6-4) pyrimidinone photoproduct	嘧啶（6-4）光反应产物
8-oxo-dG	8-oxo-deoxyguanosine	8-氧（代）-脱氧鸟苷
α-SMA	α-smooth muscle actin	α-平滑肌肌动蛋白
β_2 m	β2 microglobulin	β2 微球蛋白
β-gal	β-galactosidase	β-半乳糖苷酶
εdA	1,N^6-ethenodeoxyadenosine	1-N^6-乙烯脱氧腺苷
μM	micromolar (10^{-6} molar)	微克分子的（10^{-6} 摩尔）
A	(1) adenine; (2) adenosine	（1）腺嘌呤；（2）腺苷
ABC	(1) activated B-cell-like lymphoma; (2) adenoid basal carcinoma; (3) ATP-binding cassette (transporter)	（1）激活的 B 细胞样淋巴瘤；（2）腺样上皮癌；（3）ATP 结合盒蛋白（转运体）
Abl	Abelson leukemia virus oncoprotein	艾贝尔逊（氏）白血病病毒癌蛋白
ABVD	adriamycin, bleomycin, vinblastine, dacarbazine combined chemotherapy	阿霉素、博来霉素、长春新碱和达卡巴嗪混合化学疗法治疗
ACF	aberrant (intestinal) crypt focus/foci	隐窝病灶
ACT	adoptive cell transfer	过继性细胞输入
ACTH	adrenocorticotropic hormone	促肾上腺皮质激素
ADCC	antibody-dependent cell-mediated cytotoxicity	抗体依赖细胞介导的细胞毒作用
ADH	alcohol dehydrogenase	乙醇脱氢酶
AEV	avian erythroblastosis virus	禽成红细胞增生病毒

续表

缩略语	英文全称	中文翻译
AFB1	aflatoxin B1	黄曲霉毒素 B1
Ag	antigen	抗原
AGT	O^6-alkylguanine-DNA-alkyltransferase; *also called* MGMT	O^6-乙酰基鸟嘌呤-DNA 乙酰基转移酶
AID	activation-induced cytidine deaminase	激活诱导的胞苷脱氨（基）酶
AIDS	acquired immunodeficiency syndrome	获得性免疫缺陷综合征
Akt	T-cell lymphoma of Ak mouse strain (serine-threonine kinase); *also* PKB	Ak 鼠系 T 细胞淋巴瘤基因；也称为蛋白激酶 B
ALDH1	aldehyde dehydrogenase isoform 1	乙醛脱氢酶 1
ALK	anaplastic lymphoma kinase	间变性淋巴瘤激酶
ALL	acute lymphocytic (or lymphoblastic) leukemia	急性淋巴细胞白血病
ALT	alternative lengthening of telomere	端粒延长的替代
ALV	avian leukosis virus	禽白血病病毒
AML	acute myelogenous leukemia	急性早幼粒细胞白血病
AMP	adenosine monophosphate	腺苷一磷酸（盐）
AMV	avian myelocytomatosis virus	禽髓细胞瘤病毒
Ang	angiopoietin	血管生成素
Angptl4	angiopoietin-like protein 4	血管生成素样蛋白 4
AP	(1) apurinic; (2) apyrimidinic	（1）无嘌呤；（2）无嘧啶
AP-1	activator protein-1 transcription factor (Fos + Jun complex)	激活蛋白 1 转录因子（Fos+Jun 复合物）
Apaf-1	apoptotic protease-activating factor-1	细胞凋亡蛋白酶体激活因子 1
APC	(1) antigen-presenting cell; (2) anaphase-promoting complex; (3) adenomatous polyposis coli	（1）抗原呈递细胞；（2）后期促进复合体；（3）腺瘤结肠息肉病
APE	apurinic/apyrimidinic endonuclease	无嘌呤/无嘧啶内切核酸酶
APL	acute promyelocytic leukemia	急性前髓细胞性白血病
AR	androgen receptor	雄激素受体
ARF	alternative reading frame (protein)	可变读码框（蛋白）
ASCT	allogeneic stem cell transplantation	同种异体干细胞移植
asmase	acid sphingomyelinase	促凋亡酸性神经磷脂酶
AT	ataxia telangiectasia (syndrome)	共济失调毛细血管扩张综合征
ATM	mutated in ataxia telangiectasia	运动失调性毛细血管扩张症中的突变
ATP	adenosine triphosphate	三磷酸腺苷
ATR	(1) ATM-related kinase; (2) ATM and Rad3-related kinase	（1）ATM 相关的激酶；（2）ATM 和 Rad3 相关的激酶

续表

缩略语	英文全称	中文翻译
ATRA	all-*trans*-retinoic acid	全反式维甲酸
AUC	area under the curve	曲线下面积
BCC	basal cell carcinoma	基底细胞癌
BCG	Bacillus Calmette-Guérin (mycobacterium)	卡介苗（分枝杆菌）
Bcl-2	B-cell lymphoma gene-2	B 细胞淋巴瘤基因-2
BCNS	basal cell nevus syndrome	皮肤基底细胞痣综合征
BCR, bcr	breakpoint cluster region	裂点簇区
BDNF	bone-derived neurotrophic factor	脑源神经营养因子
BER	base-excision DNA repair	碱基切除修复
BFB	breakage-fusion-bridge (cycle of chromosomes)	断裂-融合-桥
BH	Bcl-2-homologous (domain)	B 细胞淋巴瘤基因-2 同源物
BHK	baby hamster kidney (cells)	乳仓鼠肾（细胞）
bHLH	basic helix-loop-helix (transcription factor)	碱性螺旋-环-螺旋（转录因子）
BL	Burkitt's lymphoma	伯基特淋巴瘤
BM	(1) bone marrow; (2) basement membrane	（1）骨髓；（2）基底膜
BMI	body-mass index	体重指数
BMP	bone morphogenetic protein	骨形成蛋白
BMPR1	BMP receptor-1	骨形成蛋白受体 1
BMMC	marrow mononuclear cell	骨髓单核细胞
BMSC	bone marrow stem cell	骨髓干细胞
BMT	bone marrow transplantation	骨髓移植
BP	benzo[a]pyrene	苯并［a］芘
bp	base pair	碱基对
BPDE	benzo[a]pyrenediolepoxide	苯并［a］芘环氧化物
BPV	bovine papillomavirus	牛乳头状瘤病毒
BrdU	bromodeoxyuridine	溴脱氧尿苷
BTK	Bruton's TK	Bruton 酪氨酸激酶
C	(1) carboxy (terminus of polypeptide); (2) constant region (of an antibody molecule); (3) cytidine; (4) cytosine	（1）（蛋白的）羧基；（2）（抗体分子）恒定区；（3）胞苷；（4）胞嘧啶
C/EBP β	CCAAT/enhancer binding protein β	CCAAT/增强子结合蛋白 β
C′	carboxy (terminus of polypeptide)	羧基端；羧基端的
ca	(1) cancer; (2) carcinoma	（1）癌；（2）组成性激活

续表

缩略语	英文全称	中文翻译
CAD	caspase-activated DNase	胱天蛋白酶激活的 DNA 酶
CAF	carcinoma-associated fibroblast	肿瘤相关成纤维细胞
CAK	CDK-activating kinase	CDK 活化激酶
CalB	calcium-phospholipid binding domain	钙磷脂结合区域
cAMP	cyclic adenosine monophosphate	环腺苷酸
CASP	caspase-encoding gene	胱天蛋白酶编码基因
CBL	Casitas B-lineage lymphoma (gene)	Cacitas B 谱系淋巴瘤（基因）
Cbl	Casitas B-lineage lymphoma (protein)	Cacitas B 谱系淋巴瘤（蛋白）
CBP	cyclic AMP response element-binding protein	cAMP 反应元件结合蛋白
CCK	cholecystokinin	缩胆囊素
CCL	chemokine ligand with two adjacent cysteines	含两个相邻胱氨酸的趋化因子配体
CD	cluster of differentiation (cell surface antigen)	（细胞表面蛋白）分化簇
CDC	complement-dependent cytotoxicity	补体依赖的细胞毒性
CDH1	E-cadherin	E-钙黏蛋白
Cdh1	(1) the gene encoding E-cadherin; (2) a regulatory subunit of the anaphase-promoting complex	（1）E-钙黏蛋白编码基因；（2）（有丝分裂）后期促进复合物调节亚单位
CDK	cyclin-dependent kinase	细胞周期蛋白依赖性激酶
CdkI	CDK inhibitor	细胞周期蛋白依赖性激酶抑制子
cDNA	complementary DNA copy of mRNA	信使 RNA 的互补 DNA 拷贝
CDR	complementarity-determining region (of an antibody)	（抗体的）互补决定区
CEA	carcinoembryonic antigen	癌胚抗原
CEF	chicken embryo fibroblast	鸡胚成纤维细胞
CEP	circulating endothelial progenitor (cell)	循环内皮祖细胞
CGH	comparative genomic hybridization	比较基因组杂交
CHFR	checkpoint with forkhead and RING finger domains (protein)	叉头和环指域检查点（蛋白）
ChIP	chromatin immunoprecipitation	染色质免疫沉淀
CHK2	gene encoding Chk2 protein	*Chk2* 基因编码蛋白
Chk2	checkpoint kinase 2	检查点激酶 2
CHOP	cyclophosphamide, doxorubicin, vincristine, and prednisone (chemotherapy cocktail)	环磷酰胺、阿霉素、长春花碱、泼尼松（鸡尾酒化学疗法）
CI	confidence interval	置信区间
CIMP	CpG island methylator phenotype	CpG 岛甲基化表型

续表

缩略语	英文全称	中文翻译
CIN	(1) cervical intraepithelial neoplasia; (2) chromosomal instability	（1）宫颈上皮内瘤；（2）染色体不稳定性
CIS	carcinoma *in situ*	原位癌
CKI	cyclin-dependent kinase inhibitor	细胞周期素依赖激酶抑制剂
CKⅡ	casein kinaseⅡ	酪蛋白激酶Ⅱ
CLL	chronic lymphocytic leukemia	慢性淋巴细胞白血病
CM	conditioned medium	条件培养基
CML	chronic myelogenous leukemia	慢性髓细胞性白血病
CMV	cytomegalovirus	细胞巨化病毒
CNA	copy number alteration	拷贝数变化
CNK	connector enhancer of KSR	KSR 连接增强子
CNL	chronic neutrophilic leukemia	慢性中性粒细胞白血病
CNS	central nervous system	中枢神经系统
CoA	coenzyme A	辅酶 A
CoO	the (normal) cell-of-origin (of a population of cancer cells)	肿瘤细胞群的正常祖细胞
COX-2	cyclooxygenase-2	环氧合酶 2
CPD	cyclobutane pyrimidine dimer	环丁烷嘧啶二聚体
CPE	cytopathic effect	致细胞病变[效应]
CpG	cytidine phosphate guanosine (DNA sequence)	磷酸胞苷鸟苷
CR	complete response	完全缓解
CRC	colorectal carcinoma	结肠癌
Crkl	Crk-like (*also* CrkL)	Crk 样的
CRT	calreticulin	钙网蛋白
CS	Cockayne syndrome	科凯恩综合征
CSC	cancer stem cell	肿瘤干细胞
CSF-1	colony-stimulating factor-1	集落刺激因子-1
Csk	C-terminal Src kinase	C 端 Src 激酶
CSR	core serum response (gene expression signature)	核心血清反应基因
CT	(1) cancer-testis (antigen); (2) computed tomography (usually using X-ray scanning); (3) chemotherapy	（1）癌-睾丸（抗原）；（2）计算机（X 射线）断层成像术；（3）化疗
CTGF	connective tissue growth factor	结缔组织生长因子
CTL	cytotoxic T lymphocyte	细胞毒性 T 淋巴细胞

续表

缩略语	英文全称	中文翻译
CTLA-4	cytotoxic T lymphocyte-associated antigen-4	细胞毒性 T 淋巴细胞抗原-4
CTVS	canine transmissible venereal sarcoma	犬传染性性病肉瘤
CUP	cancer of unknown primary	未知原发灶癌
CXCL	ligand of chemokine receptor	趋化因子受体的配体
CXCR	chemokine receptor	趋化因子受体
CYP	cytochrome P450 enzyme	细胞色素 P450 酶
d5′-mC	deoxy-5′-methylcytosine	脱氧-5′-甲基胞嘧啶
dA	deoxyadenosine	脱氧腺苷
DAG	diacylglycerol	二酰甘油
DAPI	4′,6′-diamidino-2-phenylindole	4′,6′-二脒基-2-苯基吲哚
DBD	DNA-binding domain	DNA 结合域
DC	(1) dendritic cell; (2) dyskeratosis congenita	（1）树突状细胞；（2）先天性角化不良症
DCIS	ductal carcinoma *in situ* (of the breast)	导管原位癌
DDR	discoidin domain receptor	盘状结构域受体
del	genetic deletion	遗传缺失
DES	diethylstilbestrol	己烯雌酚
DFS	disease-free survival	无病生存
dG	deoxyguanosine	脱氧鸟苷
DIABLO	direct IAP-binding protein with low pI	低等电点的 IAP 直接结合蛋白
di-I	3,3-dioctadecyl indocarbocyanine (dye)	3,3-二十八烷基吲哚花青(染料)
DISC	death-inducing signaling complex	死亡诱导信号复合体
DKK	dickkopf (inhibitor of Wnts)	dickkopf 蛋白（Wnt 抑制物）
DLBCL	diffuse large B-cell lymphoma	弥漫性大 B 细胞淋巴瘤
DLC	(1) dynein light chain; (2) deleted in liver cancer	（1）动力蛋白轻链；（2）肝癌中缺失
DM	double-minute chromosome	双微染色体
DMBA	dimethylbenz[a]anthracene	二甲基苯并[a]蒽
dn, DN	dominant-negative (allele)	显性负调控（等位基因）
DNMT	DNA methyltransferase	DNA 甲基转移酶
DP	differentiation-related transcription factor protein	分化相关的转录因子
DPC4	deleted in pancreatic cancer-4	胰腺癌缺失 4
dR	deoxyribose	脱氧核糖
ds	double-stranded (DNA *or* RNA)	双链（DNA 或 RNA）

续表

缩略语	英文全称	中文翻译
DSB	double-strand (DNA) break	双链（DNA）断裂
DTC	disseminated tumor cell	播散肿瘤细胞
dTg	deoxythymidine glycol	脱氧胸苷乙二醇
DUB	de-ubiquitylating enzyme	去泛素化酶
dUTP	deoxyuridine triphosphate	脱氧尿苷三磷酸
E2	17-β-estradiol/estrogen	17-β-雌二醇/雌激素
E2F	transcription factor activating adenovirus E2 gene	转录因子激活腺病毒 E2 基因
EBV	Epstein-Barr virus	EB 病毒
EC	embryonal carcinoma (cell)	畸胎瘤（细胞）
ECM	extracellular matrix	细胞外基质
EFC-XV	endostatin-like fragment of type XV collagen	XV 型胶原的内皮他丁样片段
EFS	event-free survival	无病生存期
EGF	epidermal growth factor	表皮生长因子
EGFR	EGF receptor	表皮生长因子受体
eIF	eukaryotic (translation) initiation factor	真核（翻译）起始因子
eIF4E	eukaryotic (translation) initiation factor 4E	真核（翻译）起始因子 4E
EM	electron micrograph (or electron microscope)	电子显微镜
EMSA	electrophoretic mobility shift assay	电泳迁移率变动分析
EMT	epithelial-mesenchymal transition; also epithelial-to-mesenchymal transition	上皮-间质转化
EMT-TF	EMT-inducing transcription factor	EMT 诱导转录因子
ENU	*N*-ethylnitrosourea	*N*-乙基亚硝基脲
env	retrovirus envelope glycoprotein	反转录病毒包装糖蛋白
EPC	endothelial precursor cell; endothelial progenitor cell	内皮前体细胞
EpCAM	epithelial cell adhesion molecule	上皮细胞黏附分子
EPO	erythropoietin	红细胞生成素
ER	(1) estrogen receptor; (2) endoplasmic reticulum	（1）雌激素受体；（2）内质网
erb	(oncogene of) avian erythroblastosis virus	禽成红细胞增生病毒原癌基因
ERG	ETS-related gene	ETS 相关基因
ERK	extracellular signal-regulated kinase	细胞外信号调节激酶
ERV	endogenous retrovirus	内源逆转录病毒
ESA	epithelial surface antigen	上皮表面抗原

续表

缩略语	英文全称	中文翻译
ESC	embryonic stem cell	胚胎干细胞
ET-1	endothelin-1	内皮素-1
EZH2	enhancer of zeste homolog 2	zeste 增强子同源物 2
F	filamentous (actin)	丝状（肌动蛋白）
FA	Fanconi anemia (syndrome)	范科尼贫血综合征
FACS	fluorescence-activated cell sorting	荧光激活细胞分选技术
FADD	Fas-associated death domain (protein)	Fas 相关死亡结构域（蛋白）
FAK	focal adhesion kinase	黏着斑激酶
FANC	proteins defective in Fanconi anemia syndrome	范科尼贫血综合征蛋白质缺陷
FAP	familial adenomatous polyposis	家族性腺瘤性息肉病
FasL	ligand of the Fas death receptor	Fas 死亡受体的配体
Fc	CH2 + CH3 fragment of IgG antibody molecule	免疫球蛋白 γ 分子的恒定区
FDA	U.S. Food and Drug Administration	美国食品药品监督管理局
FDG	2-deoxy-2-(^{18}F)fluoro-d-glucose	[^{18}F]-氟代脱氧葡萄糖
FGF	fibroblast growth factor	成纤维细胞生长因子
FH	fumarate hydratase	延胡索酸水合酶
Fig	fused in glioblastoma	胶质母细胞瘤中融合
FISH	fluorescence in situ hybridization	荧光原位杂交
FITC	fluorescein isothiocyanate (dye)	异硫氰酸荧光素
FKBP12	FK506-binding protein of 12 kD	12kDa 的 FK506 结合蛋白
FL	(1) follicular (B-cell) lymphoma; (2) ligand of the Flt-3 receptor	（1）滤泡性（B 细胞）淋巴瘤；（2）Flt-3 受体的配体
FLICE	FADD-like interleukin-1β-converting enzyme; *also called* **caspase 8**	FADD 样白细胞介素-1β 转化酶
FLIP	FLICE-inhibitory protein	FLICE 抑制蛋白
Flk-1	murine VEGF-R2	鼠 VEGF 受体 2
Flt	Fms-like tyrosine kinase	Fms 样酪氨酸激酶
Flt-1	human VEGF-R1	人 VEGF 受体 1
FLV	Friend murine leukemia virus	弗里德小鼠白血病病毒
FOX	member of the Forkhead family of transcription factors	Forkhead 家族转录因子成员
FPT	farnesyl protein transferase	法尼基蛋白转移酶
FRB	FKBP12 + rapamycin-binding (domain of mTOR)	（mTOR 的结合域）FKBP12+雷帕霉素结合域

续表

缩略语	英文全称	中文翻译
Frz	Frizzled	卷曲蛋白
FSH	follicle-stimulating hormone	卵泡刺激素
FTI	farnesyltransferase inhibitor	法呢酰基转移酶抑制剂
G	(1) guanine; (2) guanine nucleotide; (3) guanosine	（1）鸟嘌呤；（2）鸟嘌呤核苷酸；（3）鸟苷
G_1	gap 1 phase (of cell cycle)	间期 1（细胞周期）
G_2	gap 2 phase (of cell cycle)	间期 2（细胞周期）
G6PD	glucose-6-phosphate dehydrogenase	葡萄糖-6-磷酸脱氢酶
GAG	glycosaminoglycan	葡萄糖胺聚糖
gag	group-specific antigen (retrovirus capsid protein)	种群特异性抗原（反转录病毒衣壳蛋白）
GAK	cyclin G-associated kinase	细胞周期 G 期相关激酶
GAP	GTPase-activating protein	GTPase 激活蛋白
GAPDH	glyceraldehyde-3-phosphate dehydrogenase	甘油醛-3-磷酸脱氢酶
GBM	glioblastoma multiforme	多形性胶质母细胞瘤
GCB	germinal-center B-cell-like lymphoma	生发中心 B 细胞样淋巴瘤
GDNF	glial cell-derived neurotrophic growth factor	胶质细胞源的神经营养生长因子
GDP	guanosine diphosphate	二磷酸鸟（嘌呤）苷
GEF	guanine nucleotide exchange factor	鸟嘌呤核苷酸交换因子
GEMM	genetically engineered mouse model	胰腺癌遗传工程小鼠模型
GF	growth factor	生长因子
GFAP	glial fibrillary acidic protein	胶质纤维酸蛋白
GFP	green fluorescent protein	绿色荧光蛋白
GGF	glial growth factor	胶质细胞生长因子
GGR	global genomic repair	全基因组修复
GH	growth hormone	生长激素
GIST	gastrointestinal stromal tumor	胃肠道间质瘤
GLUT	glucose transporter	葡萄糖转运蛋白
GM-CSF	granulocyte-macrophage colony-stimulating factor	粒细胞-巨噬细胞集落刺激因子
gp	glycoprotein	糖蛋白
GPCR	G-protein-coupled receptor	G-蛋白偶联受体
GPI	glycosylphosphatidylinositol	糖基磷脂酰肌醇
Grb2	growth factor receptor-bound-2	生长因子受体结合蛋白 2

续表

缩略语	英文全称	中文翻译
GRIP-1	glucocorticoid receptor interacting protein-1	糖皮质激素受体反应蛋白 1
GRP	gastrin-releasing peptide	促胃液素释放肽
GSK-3β	glycogen synthase kinase-3β	糖原合成酶激酶-3β
GSTP1	glutathione S-transferase π	谷胱甘肽-S-转移酶 π
GTP	guanosine triphosphate	三磷酸鸟（嘌呤）苷
GTPase	enzyme that cleaves GTP, usually generating GDP	三磷酸鸟（嘌呤）苷酶
GVHD	graft versus host disease	移植物抗宿主疾病
GVT	graft versus tumor (immunological reaction)	移植物抗肿瘤反应
Gy	gray (radiation dose unit)	戈（瑞）（放射剂量单位）
H	histone	组蛋白
h	prefix referring to the human form of a gene or protein	人类基因和蛋白的前缀
H&E	hematoxylin-eosin (tissue stain)	苏木精-伊红（组织染料）
hABH	human AlkB homolog	人 AlkB 同源物
hABH2	human AlkB homolog-2	人 AlkB 同源物 2
HAMA	human anti-mouse antibody	人抗鼠抗体
HAT	(1) hypoxanthine-aminopterin-thymidine (culture medium); (2) histone acetyltransferase	（1）次黄嘌呤-氨基蝶呤-胸腺嘧啶核苷（培养基）；（2）组蛋白乙酰基转移酶
HB-EGF	heparin-binding EGF	肝素结合表皮生长因子
HBV	hepatitis B virus	乙型肝炎病毒
HCA	heterocyclic amine	杂环胺
HCC	hepatocellular carcinoma	肝细胞癌
hCG	human chorionic gonadotropin	人体绒毛膜促性腺激素
HCL	hairy-cell leukemia	毛细胞白血病
HCMV	human cytomegalovirus	人巨细胞病毒
HCV	hepatitis C virus	丙型肝炎病毒
HDAC	histone deacetylase	组蛋白去乙酰化酶
HDM2	human homolog of MDM2	鼠双微基因 2 的人同源物
HDR	homology-directed repair; *also* **HR**	同源介导修复
HEK	human embryonic kidney (cells)	人胚胎肾（细胞）
HER	human EGF receptor (or related protein)	人 EGF 受体（或相关蛋白）
HERV	human endogenous retrovirus	人内源性反转录病毒
HES	hairy and enhancer of split	发状分裂相关增强子

续表

缩略语	英文全称	中文翻译
HGF	hepatocyte growth factor; *also called* **scatter factor (SF)**	肝细胞生长因子
HGFL	hepatocyte growth factor-like	肝细胞生长因子样
HGPRT	hypoxanthine guanine phosphoribosyltransferase	次黄嘌呤磷酸核糖基转移酶
HHV	human herpesvirus	人疱疹病毒
HHV-8	human herpesvirus type 8; *also called* **Kaposi's sarcoma herpesvirus (KSHV)**	人疱疹病毒 8
HIF	hypoxia-inducible (transcription) factor	低氧诱导因子
HIP1	huntingtin-interacting protein-1	亨廷顿作用蛋白-1
HIPK2	homeodomain-interacting protein kinase 2	同源域相互作用蛋白激酶 2
HIV	human immunodeficiency virus	人类免疫缺陷病毒
HLA	human leukocyte antigen (*equivalent to* **MHC**)	人白细胞抗原
HMEC	human mammary epithelial cell	人类乳腺上皮细胞
HMT	histone methyltransferase	组蛋白甲基转移酶
HNPCC	hereditary non-polyposis colon cancer	遗传性非息肉性结肠癌
hnRNA	heterogeneous nuclear RNA	核不均一 RNA
HNSCC	head-and-neck squamous cell carcinoma	头颈鳞状细胞癌
HPE	human prostate epithelial (cell)	人前列腺上皮细胞
HPGD	15-hydroxyprostaglandin dehydrogenase	15-羟基前列腺素脱氢酶
HPRT	hypoxanthine phosphoribosyltransferase	次黄嘌呤磷酸核糖转移酶
HPV	human papillomavirus	人乳头瘤病毒
HR	homology-directed (DNA) repair; *also* **HDR**	同源重组修复
HRE	hormone response element (in DNA)	（DNA 中）激素应答元件
HRG	heregulin	调蛋白
HSA	human serum albumin	人血清白蛋白
HSC	hematopoietic stem cell	造血干细胞
HSIL	high-grade squamous intraepithelial lesion	高度鳞状上皮内病变
HSR	homogeneously staining region	均匀染色区
HSV-1	herpes simplex virus type 1	1 型单纯疱疹病毒
hTERT	human telomerase reverse transcriptase	人端粒酶逆转录酶
HTLV-I	human T-cell lymphotropic virus type I (*or* human T-cell leukemia virus)	人类 T 细胞白血病病毒
hTR	human telomerase RNA	人端粒酶 RNA

续表

缩略语	英文全称	中文翻译
HTS	high-throughput screening	高通量筛选
HU	hydroxyurea	羟（基）脲
IAP	(1) intracisternal A particle; (2) inhibitor of apoptosis	（1）脑池内 A 颗粒；（2）凋亡抑制子
IC_{50}	concentration required to obtain 50% inhibition	半抑制浓度
ICAD	inhibitor of caspase-activated Dnase	胱天蛋白酶激活的 DNA 酶抑制子
Id	inhibitor of DNA binding (transcription factor)	DNA 结合（转录因子）抑制剂
IDH	isocitrate dehydrogenase	异柠檬酸脱氢酶
IEG	immediate early gene	即早期基因
IEL	intraepithelial lymphocyte	上皮内淋巴细胞
IF	immunofluorescence	免疫荧光
IFN	interferon	干扰素
IFN-R	interferon receptor	干扰素受体
Ig	immunoglobulin	免疫球蛋白
IGF-1	insulin-like growth factor-1	胰岛素样生长因子-1
IGF-1R	IGF-1 receptor	胰岛素样生长因子-1 受体
IGFBP	insulin-like growth factor-binding protein	胰岛素样生长因子结合蛋白
IHC	immunohistochemistry	免疫组织化学
IκB	inhibitor of NF-κB	NF-κB 的抑制子
IKK	IκB kinase	IκB 激酶
IL	interleukin	白细胞介素
ILK	integrin-linked kinase	整合素连接激酶
iMCs	immature myeloid cells	未成熟骨髓细胞
int	gene identified through insertional mutagenesis	通过插入突变鉴定的基因
IP_3	inositol (1,4,5)-triphosphate	纤维醇（1,4,5）-三磷酸盐
IR	insulin receptor	胰岛素受体
IRES	internal ribosome entry site	内部核糖体进入位点
IRK	insulin receptor kinase	胰岛素受体激酶
IRS	adaptor for insulin RTK signaling	胰岛素受体酪氨酸激酶信号接头
Jak	Janus kinase	JAK 激酶
JCV	JC virus, a close relative of SV40	JC 病毒
JM	juxtamembrane	近膜区
Jmj	Jumonji (enzyme)	Jumonji 酶

续表

缩略语	英文全称	中文翻译
kb	kilobase	千碱基（对）
kD	kilodalton	千道尔顿
KDR	human VEGF-R2	人 VEGF 受体 2
KGF	keratinocyte growth factor	角质形成细胞生长因子
KIR	killer inhibitory receptor	杀伤细胞抑制性受体
KO	knockout; knocked-out (gene)	敲除
LAK	lymphokine-activated killer (cell)	淋巴因子激活的杀伤细胞
LANA	latency-associated nuclear antigen (of KSHV)	（KSHV 的）潜伏期相关核抗原
LCM	laser capture microdissection	激光捕获显微解剖（法）
LDL	low-density lipoprotein	低密度脂蛋白
LEF	lymphoid enhancer factor	淋巴增强因子
LH	luteinizing hormone	促黄体（生成）激素
LIF	leukemia inhibitory factor	白血病抑制因子
lincRNA	long intergenic non-coding noncoding RNA; usually lncRNA	长链基因间非编码 RNA；通常写为 lncRNA
LLC	Lewis lung carcinoma	刘易斯肺癌
LNA	locked nucleic acid	锁核酸
lncRNA	long noncoding RNA	长链非编码 RNA
LOH	loss of heterozygosity	杂合性丢失
LRC	label-retaining cell	标记滞留细胞
LRP	LDL receptor-related protein	LDL 受体相关蛋白
LT	large T antigen (of SV40 or polyomavirus)	（SV40 或多瘤病毒的）大 T 抗原
LTR	long terminal repeat (of a provirus)	（原病毒的）长末端重复序列
M	mitosis	有丝分裂
m	prefix referring to the murine form of a gene or protein	鼠类基因和蛋白的前缀
MAC	membrane attack complex	膜攻击复合物
MALT	mucosa-associated lymphoid tissue	黏膜相关淋巴组织
MAPK	mitogen-activated protein kinase; *also* **MAP-kinase**	促丝裂原活化蛋白激酶；也作 MAP 激酶
MAPKK	kinase that phosphorylates a MAPK	磷酸化 MAPK 的激酶
MAPKKK	kinase that phosphorylates a MAPKK	磷酸化 MAPKK 的激酶
Mb	megabase; *also* **MB**	兆碱基
MCP-1	monocyte chemotactic protein-1	单核细胞趋化性蛋白-1

续表

缩略语	英文全称	中文翻译
mCRP	membrane-bound complement regulatory protein	膜结合补体调节蛋白
M-CSF	macrophage colony-stimulating factor	巨噬细胞集落刺激因子
MCT	monocarboxylate transporter	单羧酸转运蛋白
MDCK	Maden-Darby canine kidney (cells)	Maden-Darby 犬肾（细胞）
MDM2	mouse double-minute chromosome 2	鼠双微染色体 2
MDR	multi-drug resistance (phenotype)	多药耐药性
MDS	myelodysplastic syndrome	骨髓增生异常综合征
MDSC	myeloid-derived suppressor cell	骨髓来源的抑制细胞
MEC	mammary epithelial cell	乳腺上皮细胞
meCpG	methyl-cytidine within a CpG dinucleotide	CpG 二核苷酸中的甲基化胞苷
MEF	mouse embryo fibroblast	小鼠胚胎成纤维细胞
MeIQx	2-amino-3,8-dimethylimidazo[4,5-f]-quinoxaline	2-氨基-3,8-二甲基咪唑并［4,5-f］-喹喔啉
MEK	MAPK/Erk kinase	MAPK/Erk 激酶
MEN	multiple endocrine neoplasia	多发性内分泌肿瘤
MET	mesenchymal-epithelial transition; *also* mesenchymal-to-epithelial transition	间叶-上皮转化
Met	receptor of hepatocyte growth factor	间充质上皮转化因子
mFISH	multicolor fluorescence *in situ* hybridization	多色荧光原位杂交
MGMT	O^6-methylguanine-DNA-methyltransferase; *also called* **AGT**	O^6-甲基鸟嘌呤 DNA 甲基转移酶
MHC	major histocompatibility complex (*see also* **HLA**)	主要组织相容性复合物
MIN	microsatellite instability	微卫星不稳定性
miRNA	microRNA	微小 RNA
Miz-1	Myc-interacting zinc finger protein-1	Myc 相互作用锌指蛋白 1
MKP	MAP kinase phosphatase	MAP 激酶磷酸酶
MLL	mixed lineage leukemia; myeloid/lymphoid leukemia	混合性白血病
MLV	murine leukemia virus	鼠白血病病毒
MM	multiple myeloma	多发性骨髓瘤
mM	millimolar (10^{-3} molar)	毫摩尔
MMP	matrix metalloproteinase	基质金属蛋白酶
MMR	mismatch repair (of DNA)	（DNA 的）错配修复
mms	methylmethane sulfonate	乙烷磺酸盐

续表

缩略语	英文全称	中文翻译
MMTV	mouse mammary tumor virus	小鼠乳腺瘤病毒
MNNG	*N*-methyl-*N'*-nitro-*N*-nitrosoguanidine	*N*-甲基-*N'*-硝基-*N*-亚硝基胍
MNU	*N*-methylnitrosourea	*N*-甲基亚硝基脲
MoAb	monoclonal antibody	单克隆抗体
moca	4,4′-methylenebis(2-chloroaniline)	4,4′-亚甲基双-（2-氯苯胺）
mPGES	microsomal prostaglandin E2 synthase	微粒体前列腺素 E2 合成酶
MPNST	malignant peripheral nerve sheath tumor	恶性周围神经鞘瘤
MRE11	meiotic recombination 11	减数分裂重组 11
MRI	magnetic resonance imaging	磁共振成像
MRN	MRE11/Rad50/Nbs1 complex	MRE11/Rad50/Nbsl 复合体
mRNA	messenger RNA	信使 RNA
MSC	mesenchymal stem cell	间充质干细胞
MSH	melanocyte-stimulating hormone	黑色素细胞刺激激素
MSP	methylation-specific polymerase chain reaction	甲基化特异聚合酶链反应
MT	middle T antigen of polyomavirus	多瘤病毒的中 T 抗原
MT1-MMP	membrane type MMP	膜型 1-基质金属蛋白酶
MTD	maximum tolerated dose	最大耐受剂量
mTERT	mouse/murine TERT	鼠端粒酶逆转录酶
MTH1	mammalian MutT homolog-1	突变的 Thomolog-1
mTOR	mammalian target of rapamycin	雷帕霉素的哺乳类靶点
MUP	major urinary protein	严重的尿蛋白
myc	(oncogene of) avian myelocytomatosis virus	禽类髓细胞瘤病病毒的原癌基因
N′	N (amino) terminus of polypeptide; N-terminal (adj.)	（1）N 端；（2）N 端的
NAT	*N*-acetyltransferase	*N*-乙酰基转移酶
NBCCS	nevoid basal cell carcinoma syndrome	痣样基底细胞癌综合征
NBS	Nijmegen break syndrome	奈梅亨断裂综合征
NCAM	neural cell adhesion molecule	神经细胞黏附因子
NCI	National Cancer Institute of the United States	美国国家癌症研究所
NER	nucleotide-excision DNA repair	核苷酸切除修复
NES	nuclear export signal	核输出信号
NET	neuroendocrine tumor	神经内分泌肿瘤
Neu	rat homolog of HER2 (receptor)	HER2 受体的大鼠同源物

续表

缩略语	英文全称	中文翻译
Nf/NF	neurofibromatosis; *also* NF	神经纤维瘤
NF-κB	nuclear factor-κB	核因子-κB
NGF	nerve growth factor	神经生长因子
NHEJ	nonhomologous end joining	非同源末端连接
NHL	non-Hodgkin's lymphoma	非霍奇金淋巴瘤
NK	natural killer (lymphocyte)	自然杀伤（淋巴细胞）
NKT	natural killer lymphocyte expressing T-cell receptor	自然杀伤淋巴细胞表达 T 细胞受体
NLS	nuclear localization (import) sequence	核定位信号
nM	nanomolar (10^{-9} molar)	毫微摩尔（10^{-9} mol/L）
NMR	nuclear magnetic resonance	核磁共振
NO	nitric oxide	一氧化氮
NOD	non-obese diabetic	非肥胖糖尿病患者
NOD/SCID	non-obese diabetic/severe combined immunodeficient	非肥胖糖尿病/重症联合免疫缺陷病
NotchL	Notch ligand	Notch 配基
NRG	neuregulin	神经调节蛋白
NSAID	nonsteroidal anti-inflammatory drug	非类固醇类的消炎药
NSCLC	non-small-cell lung carcinoma	非小细胞肺癌
nt	nucleotide	核苷酸
NTD	N-terminal domin	N 端结构域
NURF	nucleosome remodeling factor	核小体重塑因子
OC	oral contranceptive	口服避孕药
OD	optical density	光密度
OPG	osteoprotegrin	护骨因子
OPN	osteopontin	骨桥蛋白
OS	overall survival	总体生存
OSCC	oral squamous cell carcinoma	口腔鳞状细胞癌
OSE	ovarian surface epithelium	卵巢上皮细胞
p	(1) short arm of a chromosome; (2) probability of an event	（1）染色体短臂；（2）事件发生的概率
Pa	Pascal (unit of measured rigidity)	帕斯卡（压强单位）
PAH	polycyclic aromatic hydrocarbon	多环芳（香）烃
PAI-1	plasminogen activator inhibitor-1	纤溶酶原激活物抑制剂 1

续表

缩略语	英文全称	中文翻译
PanIN	pancreatic intraepithelial neoplasia	胰腺上皮内瘤变
PAP	prostatic acid phosphatase	前列腺酸性磷酸酶
PARP	poly (ADP-ribose) polymerase	多腺苷二磷酸核糖聚合酶
PBS	phosphate-buffered saline	磷酸盐缓冲液
PCNA	proliferating-cell nuclear antigen	增殖细胞核抗原
PCR	polymerase chain reaction	聚合酶链反应
PD	(1) pharmacodynamics; (2) population doubling	（1）药效动力学；（2）群体倍增
PD-1	programmed death-1 (receptor)	程序性死亡受体 1
PDAC	pancreatic ductal (exocrine) adenocarcinoma	胰腺导管腺癌
PDGF	platelet-derived growth factor	血小板衍生生长因子
PDGF-R	PDGF receptor	血小板衍生生长因子受体
PDH	pyruvate dehydrogenase	丙酮酸脱氢酶
PDK1	(1) phosphoinositide-dependent kinase 1; (2) pyruvate dehydrogenase kinase 1	（1）磷酸肌醇依赖性激酶 1；（2）丙酮酸脱氢酶激酶 1
PDM	mean population doublings	平均群体倍增
PEG	polyethylene glycol	聚乙二醇
PEP	phosphoenolpyruvate	磷酸烯醇丙酮酸
PET	positron-emission tomography	正电子发射断层成像术
PFS	progression-free survival	无进展生存
PGDH	15-hydroxyprostaglandin dehydrogenase	15-羟基前列腺素脱氢酶
PGE_2	prostaglandin E_2	前列腺素 E_2
P-gp	P-glycoprotein	P-糖蛋白
PGPH	peptidyl-glutamyl-peptide hydrolyzing	肽酰谷氨酰肽水解酶
PH	pleckstrin homology (PIP3 binding) (domain)	普列克底物蛋白同源物（PIP3 结合）（结构域）
PHD	proline hydroxylase	脯氨酸羟化酶
PhIP	2-amino-1-methyl-6-phenylimidazo[4,5-b] pyridine	2-氨基-1-甲基-6-苯基亚氨基［4,5-b］吡啶
PhK	phosphorylase kinase	磷酸化酶激酶
PI	(1) phosphatidylinositol; (2) propidium iodide	（1）磷脂酰肌醇；（2）碘化丙啶
PI3K	phosphatidylinositol 3-kinase	磷脂酰肌醇 3 激酶
PIN	prostatic intraepithelial neoplasia	前列腺上皮内瘤变
PINCH	particularly interesting new cysteine-histidine-rich (protein)	新的半胱氨酸-组氨酸富集（蛋白）

续表

缩略语	英文全称	中文翻译
PIP2	phosphatidyl inositol (4,5) diphosphate/PI(4,5) P_2	(4,5)-二磷酸磷脂酰肌醇
PIP3	phosphatidyl inositol (3,4,5) triphosphate/ PI(3,4,5)P_3	(3,4,5)-三磷酸磷脂酰肌醇
PK	(1) pyruvate kinase; (2) pharmacokinetics	(1) 丙酮酸激酶；(2) 药代动力学
PKA	protein kinase A	蛋白激酶 A
PKB	protein kinase B (=Akt)	蛋白激酶 B
PKC	protein kinase C	蛋白激酶 C
PLC	phospholipase C	磷脂酶 C
PLD	phospholipase D	磷脂酶 D
PMA	phorbol-12-myristate-13-acetate	佛波醇-12-肉豆蔻酸酯-13-乙酸酯
PMBL	primary mediastinal B-cell lymphoma	原发性纵膈 B 细胞淋巴瘤
PML	(1) promyelocytic leukemia; (2) progressive multifocal leukoencephalopathy	(1) 早幼粒细胞白血病；(2) 渐进性多灶脑白质病
PMN	polymorphonuclear leukocytes/neutrophils	多形核白细胞
PND	paraneoplastic neurological degeneration	类肿瘤性神经退化
pol	(1) polymerase; (2) retrovirus reverse transcriptase	(1) 聚合酶；(2) 反转录病毒反转录酶
pol II	RNA polymerase II	RNA 聚合酶 II
PP1	protein phosphatase 1	蛋白磷酸酶 1
PP2A	protein phosphatase 2A	蛋白磷酸酶 2A
PR	partial response	部分有效
PRAS	proline-rich Akt substrate	富脯氨酸 Akt 底物
pRb	retinoblastoma protein; *also* **Rb, RB**	视网膜母细胞瘤蛋白；见 Rb
PRC1	polycomb repressive complex 1	多梳蛋白抑制复合物 1
PRL	prolactin	催乳（激）素
pro-B ALL	pro-B-cell acute lymphocytic leukemia	前 B 细胞急性淋巴细胞性白血病
PS	phosphatidylserine	磷脂酰丝氨酸
PSA	prostate-specific antigen	前列腺特异性抗原
PTB	phosphotyrosine-binding (domain)	磷酸酪氨酸结合（结构域）
PTC	papillary thyroid carcinoma	乳头状甲状腺癌
PTEN	phosphatase and tensin homolog deleted on Chromosome 10	10 号染色体上磷酸酶和张力蛋白同源物缺失
PTH	parathyroid hormone	甲状旁腺素
PTHrP	parathyroid hormone-related peptide	甲状旁腺素相关肽

续表

缩略语	英文全称	中文翻译
PTP	phosphotyrosine phosphatase	磷酸酪氨酸磷酸酶
pY	phosphotyrosine	磷酸酪氨酸
PyMT	polyomavirus middle T oncoprotein	多瘤病毒中 T 癌蛋白
q	long arm of a chromosome	染色体长臂
qPCR	quantitative polymerase chain reaction	定量聚合酶链反应
qRT-PCR	quantitative real-time PCR (*see also* **RT-PCR**)	定量实时 PCR（也见 RT-PCR）
R	restriction point	限制点
RA	retinoic acid	维甲酸
Rad	radiation repair (gene)	放射修复（基因）
RAG	recombination-activating gene	重组活化基因
RANK	receptor activator of NF-κB	NF-κB 受体激活蛋白
RANKL	ligand of RANK (receptor)	NF-κB 受体激活蛋白因子
RAR	retinoic acid receptor	维甲酸受体
ras	(oncogene of) rat sarcoma virus	鼠肉瘤病毒的原癌基因
RAS	protein of *ras* oncogene	*ras* 癌基因编码蛋白
Rb	retinoblastoma protein	成视网膜母细胞瘤蛋白
RCC	renal cell carcinoma	肾细胞癌
REF	rat embryo fibroblast	大鼠胚胎成纤维细胞
RFLP	restriction fragment length polymorphism	限制性（内切酶）片段长度多态性
RFP	red fluorescent protein	红色荧光蛋白
Rheb	Ras homolog enriched in brain	脑中富集的 Ras 同源物
RING	really interesting new gene (protein domain)	非常有趣的新基因（蛋白域）
RISC	RNA-induced silencing complex	RNA 诱导沉默复合体
RNAi	RNA interference pathway (involving miRNAs, siRNAs, shRNAs)	RNA 干扰
RNS	reactive nitrogen species	活性氮
ROS	reactive oxygen species	活性氧
RPA	replication protein A	复制蛋白 A
RR	(1) relative risk; (2) response rate	（1）相对危险度；（2）响应率
RSV	Rous sarcoma virus	劳斯肉瘤病毒
RT	reverse transcriptase	逆转录酶
RTK	receptor tyrosine kinase	受体酪氨酸激酶
RT-PCR	reverse transcription PCR (*see also* **qRT-PCR**)	逆转录 PCR（也见 qRT-PCR）

续表

缩略语	英文全称	中文翻译
S	(1) DNA synthesis phase (of cell cycle); (2) svedberg (unit of sedimentation in centrifuge)	（1）DNA 合成期；（2）斯韦柏（沉降系数的单位）
S1P	sphingosine-1-phosphate	1-磷酸-鞘氨醇
S6	protein 6 of the small ribosomal subunit	小核糖体亚单位的蛋白 6
S6K1	p70 S6 kinase-1	p70 S6 激酶-1
SA-β-gal	senescence-associated β-galactosidase	衰老相关 β-半乳糖苷酶
SAC	spindle assembly checkpoint	纺锤体组装检查点
SAHF	senescence-associated heterochromatic foci	衰老相关异染色质灶
SASP	senescence-associated secretory phenotype	衰老相关分泌表型
SC	stem cell	干细胞
SCC	squamous cell carcinoma	鳞状细胞癌
SCE	sister chromatid exchange	姐妹染色单体交换
SCF	stem cell factor	干细胞因子
SCID	severe combined immunodeficiency (syndrome)	重症联合免疫缺陷病
SCLC	small-cell lung carcinoma	小细胞肺癌
SDF-1	stromal-derived factor-1	间质衍生因子-1
SDH	succinate dehydrogenase	琥珀酸脱氢酶
SEM	scanning electron micrograph/microscope/microscopy	扫描电子显微图片/扫描电子显微镜/扫描电子显微术
Ser	serine	丝氨酸
SERM	selective estrogen receptor modulator	选择性雌激素受体调节剂
SF	scatter factor; *see* **HGF**	离散因子
SFRP/sFRP	secreted frizzle-related protein (Wnt inhibitor)	分泌的卷曲蛋白相关蛋白（Wnt 抑制物）
SGK1	serum- and glucocorticoid-inducible kinase 1	血清和糖皮质激素诱导的激酶 1
SH1	Src homology 1 domain (tyrosine kinase)	Src 同源物 1 结构域（酪氨酸激酶）
SH2	Src homology 2 domain (phosphotyrosine binding)	Src 同源物 2 结构域（磷酸酪氨酸结合结构域）
SH3	Src homology 3 domain (proline-rich binding)	Src 同源物 3 结构域（脯氨酸富集结合结构域）
SHP	SH2-containing phosphatase	含 SH2 结构域的磷酸酶
shRNA	small hairpin RNA	短发夹 RNA
SIP1	Smad-interacting protein 1	Smad 作用蛋白 1
SIR	standardized incidence ratio	标准化发生率
siRNA	small interfering RNA	小干扰 RNA

续表

缩略语	英文全称	中文翻译
Skp2	S-phase kinase-associated protein 2	S 期激酶相关蛋白 2
SKY	multicolor spectral karyotyping	多色光谱核型
Sky1	SR-protein-specific kinase of budding yeast	出芽酵母的 SR 蛋白特异性激酶
SLE	systemic lupus erythematosus	全身性红斑狼疮
SMA	smooth muscle actin	平滑肌肌动蛋白
Smac	second mitochondria-derived activator of caspase	第二个线粒体来源的胱天蛋白酶激活剂
SMDF	somatic and neuron-derived growth factor	感觉和运动神经元来源生长因子
SNP	single-nucleotide polymorphism	单核苷酸多态性
SOD	superoxide dismutase	超（过）氧化物歧化酶
Sos	son of sevenless	鸟苷酸交换因子
Srf	serum response factor	血清应答因子
ss	single-stranded (DNA *or* RNA)	单链（DNA 或 RNA）
STAT	signal transducer and activator of transcription	信号转导子和转录激活子
Str-1	stromelysin-1	基质分解素-1
SUMO	small ubiquitin-like modifier	小泛素样调节物
SV	simian virus	猴病毒
T	(1) thymine; (2) thymidine	（1）胸腺嘧啶；（2）脱氧胸腺嘧啶苷
t	referring to a chromosomal translocation	查阅染色体易位
$T_{1/2}$	half-life	半衰期
T_C	cytotoxic T cell	细胞毒（性）T（淋巴）细胞
T_H	helper T cell	辅助（性）T 细胞
T_m	melting temperature	解链温度
T_{reg}	regulatory T cell	调节性 T 细胞
TAA	tumor-associated antigen	肿瘤相关抗原
Tag	SV40 T-antigen	SV40 T 抗原
T-ALL	T-cell acute lymphocytic leukemia	T 细胞性淋巴细胞白血病
TAM	tumor-associated macrophage	肿瘤相关巨噬细胞
TAP	transporter associated with antigen processing	抗原加工相关转运蛋白
TATA	tumor-associated transplantation antigen	肿瘤相关移植抗原
TCF	T-cell factor	T 细胞因子
TCR	(1) T-cell receptor; (2) transcription-coupled DNA repair	（1）T 细胞受体；（2）转录偶联的 DNA 修复
TdT	terminal deoxynucleotidyl transferase	末端脱氧核苷酸转移酶

续表

缩略语	英文全称	中文翻译
TEL/AML1	chromosomal translocation	染色体易位
TEM	transmission electron microscopy	透射电子显微镜/透射电子显微术
TERT	telomerase reverse transcriptase	端粒末端转移酶
TF	(1) transcription factor; (2) tissue factor	（1）转录因子；（2）组织因子
TGF-α	transforming growth factor-α	转化生长因子-α
TGF-β	transforming growth factor-β	转化生长因子-β
TGF-βR	TGF-β receptor	TGF-β 受体
Thr	threonine	苏氨酸
TIAM-1	T-cell lymphoma invasion and metastasis-1	T 细胞淋巴瘤浸润和转移基因 1
TIC	tumor-initiating cell	肿瘤起始细胞
TIF	telomere dysfunction-induced foci	端粒机能紊乱病灶
TIL	tumor-infiltrating lymphocyte	肿瘤浸润性细胞毒性淋巴细胞
TIMP	tissue inhibitor of metalloproteinase	组织金属蛋白酶抑制物
TK	(1) tyrosine kinase; (2) thymidine kinase	（1）酪氨酸激酶；（2）胸苷激酶
TKI	tyrosine kinase inhibitor	酪氨酸激酶抑制剂
TM	transmembrane (domain of a protein)	跨膜结构域
TNF	tumor necrosis factor	肿瘤坏死因子
TOR	target of rapamycin	雷帕霉素靶点
TORC	mTOR-containing complex	含 mTOR 复合物
TPA	12-*O*-tetradecanoylphorbol-13-acetate (=PMA)	12-*O*-十四烷酰佛波醇-13-乙酸酯
TPO	thrombopoietin	血小板生成素
TRAIL	TNF-related apoptosis-inducing ligand	TNF 相关的凋亡诱导配体
TRAMP	transgenic adenocarcinoma of the mouse prostate	小鼠前列腺转基因腺癌
TRAP	telomeric repeat amplification protocol	端粒重复序列扩增实验
TRF	telomeric restriction fragment	端粒限制性片段
tRNA	transfer RNA	转运 RNA
TrpRS	tryptophanyl-tRNA synthetase	色氨酰-tRNA 合成酶
ts	temperature-sensitive	温度敏感型
TSA	(1) trichostatin A; (2) tumor-specific antigen	（1）曲古抑菌素 A；（2）肿瘤特异性抗原
TSC	tuberous sclerosis	结节性（脑）硬化
TSG	tumor suppressor gene	抑癌基因
TSHR	thyroid-stimulating hormone receptor	促甲状腺激素受体

续表

缩略语	英文全称	中文翻译
Tsp-1	thrombospondin-1	血小板应答蛋白-1
TSS	transcription start site	转录起始位点
TSTA	tumor-specific transplantation antigen	肿瘤特异性移植抗原
TUNEL	TdT-mediated dUTP nick end labeling	TdT 介导的 dUTP 缺口末端标记
tx	transformed (cell)	转化的（细胞）
U	(1) uracil; (2) uridine	（1）尿嘧啶；（2）尿核苷
UC	ulcerative colitis	溃疡性结肠炎
uPA	urokinase (type) plasminogen activator	尿激酶纤溶酶原激活物
uPAR	receptor of uPA	uPA 受体
UPR	unfolded protein response	未折叠蛋白反应
UTR	untranslated region (of an mRNA)	（mRNA 的）非翻译区
UV	ultraviolet	紫外线
UV-B	ultraviolet-B radiation	紫外线 B 辐射
V	variable region (of an antibody molecule)	可变区（抗体分子）
VDAC	voltage-dependent anion channel	电压依赖性离子通道
VEGF	vascular endothelial growth factor (=VPF)	血管内皮生长因子
VHL	von Hippel-Lindau syndrome	冯希佩尔-林道综合征
VPF	vascular permeability factor (=VEGF)	血管通透性因子（血管内皮生长因子）
VSMC	vascular smooth muscle cell	血管平滑肌细胞
WM	Waldenström's macroglobulinemia	瓦氏巨球蛋白血症
Wnt	wingless/integration site (growth factor)	无翼/整合位点（生长因子）
wt	wild type	野生型
XAF1	XIAP-associated factor 1	XIAP 相关因子 1
XIAP	X-chromosome-linked inhibitor of apoptosis	X 染色体连锁的凋亡抑制子
XP	xeroderma pigmentosum	着色性干皮病
YFP	yellow fluorescent protein	黄色荧光蛋白

索 引

K

L

M

N

P

Q

R

S

T

W

X

Y

Z